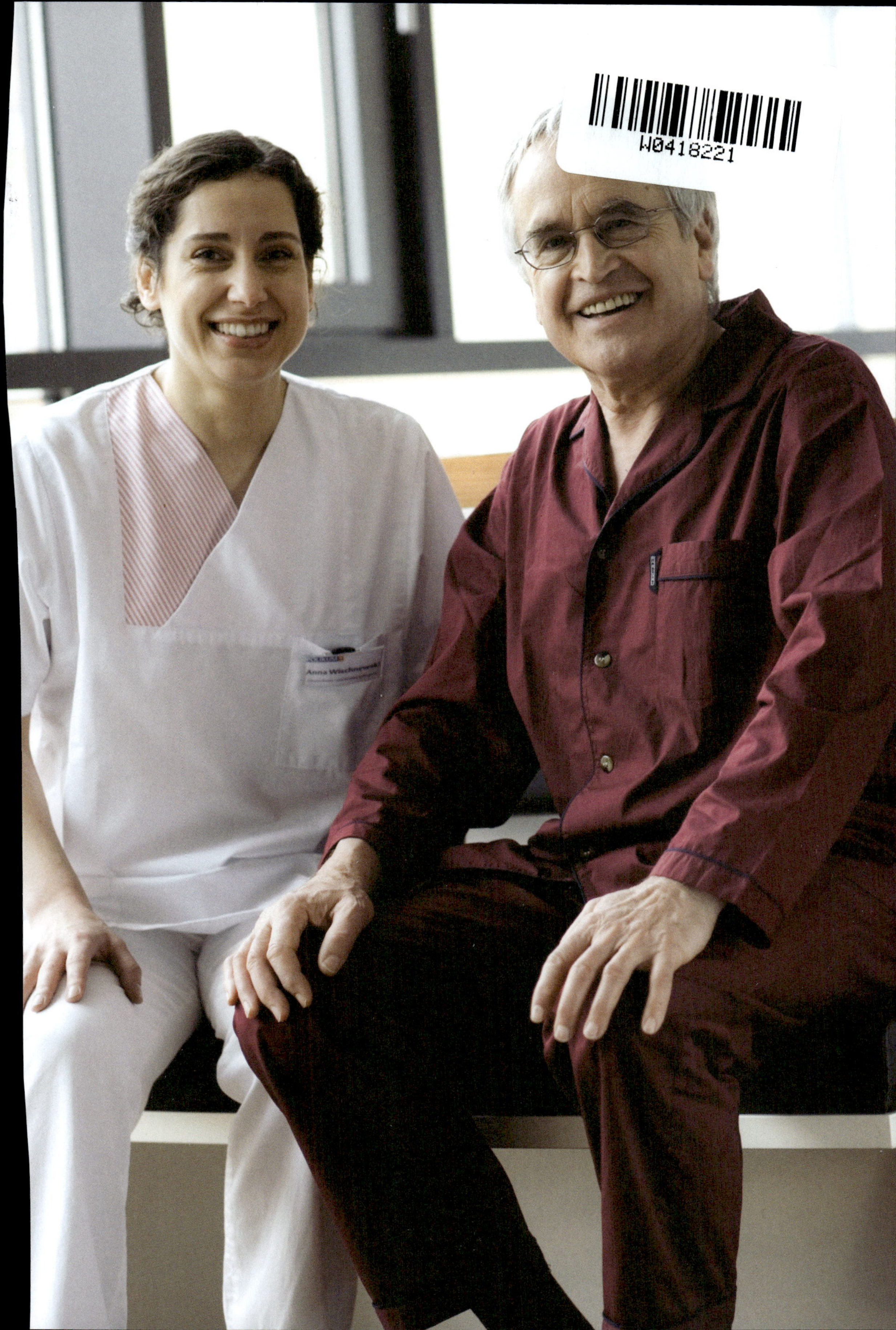

Reihe Krankheitslehre

# Innere Medizin für Gesundheits- und Krankenpflege

Thieme

# Innere Medizin für Gesundheits- und Krankenpflege

Ulrich Gerlach
Hermann Wagner
Wilhelm Wirth

unter Mitarbeit von
Wolfram Domschke
Bernhard Högemann
Alexander Horn
Florian Neuhierl
Jürgen Ohms
Thorsten Pohle
Gerhard Pott

7., überarbeitete und erweiterte Auflage

749 Abbildungen
172 Tabellen

Georg Thieme Verlag
Stuttgart · New York

*Bibliografische Information der Deutschen Nationalbibliothek*
Die Deutsche Nationalbibliothek verzeichnet diese Publikation in der Deutschen Nationalbibliografie; detallierte bibliografische Daten sind im Internet über http://dnb.d-nb.de abrufbar.



1. Auflage 1981
2. Auflage 1985
3. Auflage 1989
4. Auflage 1994
5. Auflage 2000
6. Auflage 2006

1. französische Auflage 2000

Zeichnungen: Christine Lackner, Ittlingen,
Karin Baum, Paphos, Zypern
Barbara Gay, Bremen

Fotos:
PhotoDisc: Kapiteleinstiegfoto 4, 5
Dynamic Graphics, Kapiteleinstiegfoto 15
Creativ collection: Kapiteleinstiegfoto 16
Fotolia, Sebastian Kaulitzki: Kapiteleinstiegfoto 17
Fotolia, Vincius Tupinamba: Abb. 21.3
Paavo Blåfield: Kapiteleinstiegfoto 18
Bert Bostelmann: Kapiteleinstiegfoto 8, 23
Johannes Dziemballa: Abb. 12.18
Alexander Fischer: Kapiteleinstiegfoto 1, 2, 9, 10, 11, 13, 19, 22
Christoph von Haussen: Kapiteleinstiegfoto 7
Stefan Mugrauer: Kapiteleinstiegfoto 20
Tjark Schwerner: Kapiteleinstiegfoto 6
Roman Stöppler: Kapiteleinstiegfoto 21
Eberhardt/Arteria Photography: Abb. 9.47, 12.38, 12.39




Rüdigerstraße 14, D-70469 Stuttgart
Unsere Homepage:
http://www.thieme.de

Printed in Germany

Umschlaggestaltung: Thieme Verlagsgruppe
Umschlagfoto: Alexander Fischer, Baden-Baden
Satz: medionet Publishing Services Ltd., gesetzt in Adobe InDesign CS5
Druck: Grafisches Centrum Cuno, Calbe

ISBN 978-3-13-593007-7



1 2 3 4 5 6

# Vorwort zur 7. Auflage

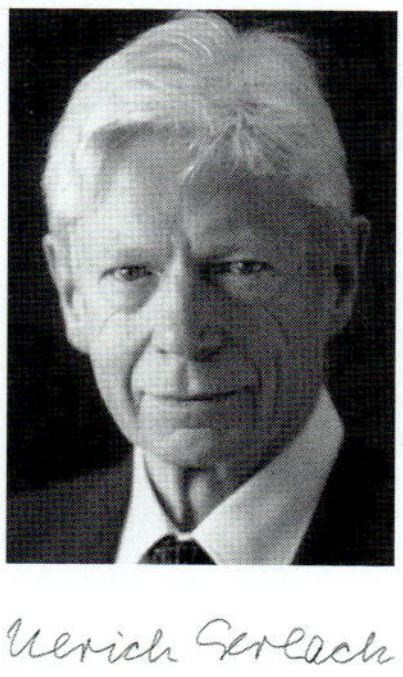
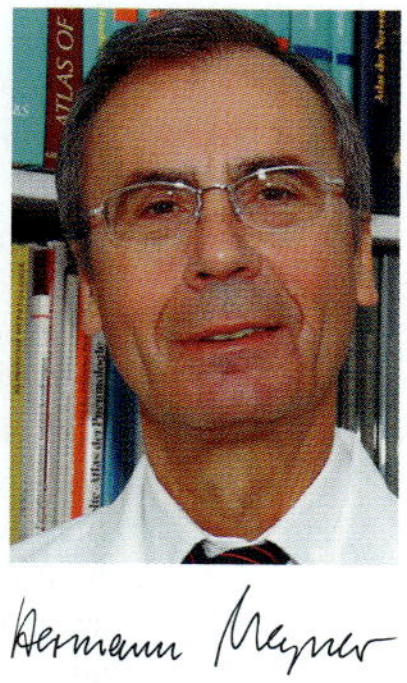
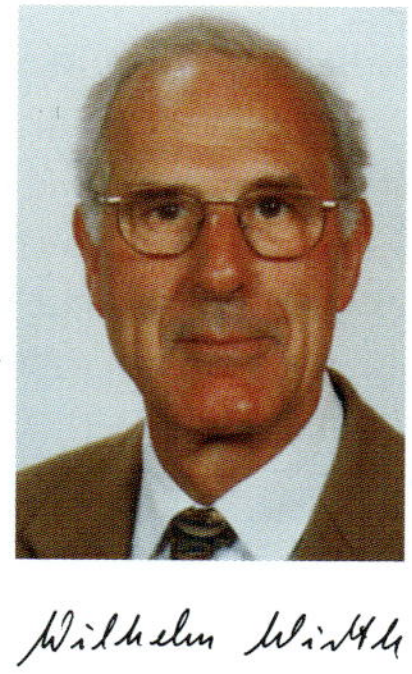

Liebe Leserin, lieber Leser,
Sie halten die 7.Auflage der Inneren Medizin für Gesundheits- und Krankenpflege in Ihren Händen und damit ein Buch in völlig neuer Bearbeitung und Gestaltung, wie schon der erweiterte Titel „Innere Medizin für Gesundheits- und Krankenpflege" signalisiert.

Die ersten Kapitel, „Einführung" und „Pflege" in der Inneren Medizin, verdeutlichen, dass die Grundlagen der ärztlichen Arbeitsweise mit der modernen Pflegewissenschaft und der praktischen Pflege eng verknüpft sind. Von Pflegenden und Ärzten wird hohe fachliche Kompetenz und gleichermaßen Zuwendung und Gesprächsbereitschaft erwartet, sodass sich eine personalisierte Medizin entwickeln kann. Voraussetzung für Ihr künftiges verantwortungsvolles Handeln ist die Kenntnis der allgemeinen und speziellen Krankheitslehre.

Die Darstellung des großen Gebiets der Inneren Medizin folgt unseren bewährten **didaktischen Regeln:** grundlegende anatomische und physiologische Vorbemerkungen leiten die Beschreibung der Krankheiten ein. Dadurch wird Ihnen ermöglicht, das Zusammenspiel der verschiedenen Strukturen und Funktionen im menschlichen Organismus zu erkennen und krankhafte Vorgänge zu verstehen. Die neue Auflage enthält vermehrt informative Abbildungen, den Text begleitende Grafiken und zusammenfassende Tabellen. Beeindruckend hat sich die Bildgebende Diagnostik entwickelt. Deshalb sind in die 7. Auflage vermehrt MRT- und CT-Abbildungen aufgenommen worden.

**Wichtige** und **häufig vorkommende** Krankheiten werden ausführlich beschrieben. Der Einfluss von Umweltfaktoren auf die Entstehung von Krankheiten wird an vielen Beispielen verdeutlicht. Um den Bezug zum klinischen Bild und zur Praxis herzustellen, finden Sie in der 7. Auflage erstmals einprägsame **Fallbeispiele**, die das persönliche Krankheitsschicksal eines Patienten beschreiben und zum Nachdenken anregen.

Auch **seltene** Krankheiten werden erwähnt, weil sich gerade an diesen das Zusammenwirken von genetischer Anlage und Umwelt sowie die Entwicklungen in der molekularbiologischen Diagnostik und Therapie aufzeigen lassen.

Neben dem beachtlichen Fortschritt in Diagnostik und Therapie gewinnt die **Prävention** von Krankheiten vordringende Bedeutung. Darum werden Ihnen bei vielen wichtigen Krankheiten die Möglichkeiten einer gezielten Prävention vorgestellt. Dem reformierten Gesundheits- und Krankenpflegegesetz folgend, sind auch die Gesundheitsberatung und die Maßnahmen zur Rehabilitation verstärkt berücksichtigt worden.

Zunehmend richten Kliniken und Krankenhäuser Palliativstationen ein. Deshalb finden Sie in dem **neu** aufgenommenen Kapitel Palliativmedizin eine übersichtliche Darstellung der Prinzipien ärztlicher und pflegerischer Betreuung schwerkranker Patienten am Lebensende.

Die einzelnen Kapitel der speziellen Krankheitslehre schließen jeweils mit **Beispielen** aus der **praktischen Pflege**, die sich auf das vorausgehend Erlernte beziehen und von erfahrenen Lehrerinnen und Lehrern verfasst wurden.

Dem Georg Thieme Verlag, insbesondere Frau Kerstin Jürgens, danken wir für die sorgfältige Gestaltung des Buches, Frau Susanne Gay für die gelungene redaktionelle Bearbeitung, die dem Benutzer das Lesen, Lernen und Nachschlagen durch vielfältige Hinweise erleichtert. Dem Verleger, Herrn Dr. h.c. Albrecht Hauff, gebührt unser Dank für die großzügige Förderung und Ausstattung des Buches.

Die Autoren wünschen den Leserinnen und Lesern Freude und Erfolg bei der Arbeit mit diesem Buch!

Münster, Weiden, Mülheim
Im Januar 2011

*Ulrich Gerlach*
*Hermann Wagner*
*Wilhelm Wirth*

# Danksagung

Bei der Neugestaltung der vorliegenden 7. Auflage und der vorherigen 6. Auflage der „Inneren Medizin für Pflegeberufe“ waren namhafte Kolleginnen und Kollegen behilflich, die uns in großzügiger Weise auch zahlreiche Abbildungen aus ihren Fachgebieten zur Verfügung gestellt haben. Dafür sind wir den nachfolgend Genannten zu besonderem Dank verpflichtet:

Privatdozent Dr. Stephan Achenbach
(Med. Klinik 2, Friedrich-Alexander-Universität Erlangen)

Dr. J. Altmeppen
(Klinik für Anästhesie und operative Intensivmedizin, Klinikum Weiden)

Dr. M. Angerer
(Neurologische Klinik, Klinikum Weiden)

Univ.-Prof. Dr. med. G. Assmann, FRCP
(Assmann-Stiftung für Prävention, Münster)

Heinz-Günther Beer (Oberasbach);
Prof. Dr. Luis Filgueira (Universität Zürich)

Univ.-Prof. Dr. W. E. Berdel,
Privatdozent Dr. M. Zühlsdorf
(Medizinische Klinik und Poliklinik A, Universitätsklinikum Münster)

Univ.-Prof. Dr. W. Böcker
(Gerhard-Domagk-Institut für Pathologie, Universitätsklinikum Münster)

Univ.-Prof. Dr. H. Busse (Klinik und Poliklinik für Augenheilkunde, Universitätsklinikum Münster)

Dr. R. Cromme
(Klinik für Diagnostische und Interventionelle Radiologie & Nuklearmedizin, Raphaelsklinik Münster)

Prof. Dr. K. Dietl
(Klinik für Allgemein-, Thorax- und Visceralchirurgie, Klinikum Weiden)

Prof. Dr. A.-R. Fischedick
(Abt. für Radiologie, Clemenshospital Münster)

Privatdozent Dr. B. Gagel
(Institut für Strahlentherapie und Radioonkologie, Klinikum Weiden)

Prof. Dr. M. Gaubitz
(Interdisziplinäre Diagnostik und Therapie, Akademie für Manuelle Medizin an der Universität Münster)

Privatdozent Dr. J. Giedl
(Pathologisches Institut am Klnikum Weiden)

Privatdozent Dr. Christian Hafner
(Klinikum d. Univ. Regensburg, Klinik u. Poliklinik f. Dermatologie)

Univ.-Prof. Dr. W. Heindel,
Dr. N. Roos, Univ.-Prof. Dr. J. Weßling
(Institut für Klinische Radiologie – Röntgendiagnostik – Universitätsklinikum Münster)

Dr. V. Henke
(Facharzt für Augenheilkunde, Klinikum Weiden)

Dr. R. Heyder
(Abteilung für Strahlentherapie, Radioonkologie und Nuklearmedizin, Klinikum Weiden)

Univ.-Prof. Dr. R. Hildebrand
(Institut für Anatomie, Westfälische Wilhelms-Universität Münster)

Privatdozent Dr. I. Kaczmarek
(Herzchirurgische Klink und Poliklinik, Klinikum der Universität München)

Prof. Dr. Th. Klotz
(Klinik für Urologie, Andrologie und Kinderurologie, Klinikum Weiden)

Dr. A. Köppen
(KfH-Nierenzentrum, Tirschenreuth)

Frau Dr. S. Kreutzer, Schw. B. Spickenreuther
(Palliativstation des Klinikums Weiden im KH Neustadt)

Prof. Dr. F. Kullmann
(Medizinische Klinik I, Klinikum Weiden)

Privatdozent Dr. Michael Lell
(Radiologisches Institut, Friedrich-Alexander-Universität Erlangen)

Prof. Dr. E. Most
(St. Vincenz-Krankenhaus, Kardiologische Abteilung, Paderborn)

Dr. E. Müller
(Klinik für Gefäßchirurgie, Klinikum Weiden)

Univ.-Prof. Dr. med. K. Müller
(Gerhard- Domagk-Institut für Pathologie, Universitätsklinikum Münster)

Univ.-Prof. Dr. S. Nolting † (Klinik und Poliklinik für Hautkrankheiten, Universitätsklinikum Münster)

Privatdozent Dr. Ch. Paetzel,
Dr. K. Scheibl
(Institut für Radiologische Diagnostik, Interventionelle Radiologie und Neuroradiologie, Klinikum Weiden)

Univ.-Prof. Dr. P. Scheutzel
(Zentrum für Zahn-, Mund- und Kieferheilkunde, Universitätsklinikum Münster)

Dr. Franz Joseph Schingale
(Lympho-Opt Privatklinik, Pommelsbrunn)

Univ.-Prof. Dr. Dr. O. Schober,
Privatdozentin Dr. Chr. Franzius
(Klinik und Poliklinik für Nuklearmedizin, Universitätsklinikum Münster)

Privatdozent Dr. J. Schönberger
(Institut für Nuklearmedizin, Klinikum Weiden)

Prof. Dr. R.H.G. Schwinger, Dr. R. Laun
(Medizinische Klinik II, Klinikum Weiden)

Prof. Dr. U. Wahrburg
(Fachbereich Oecotrophologie, Fachhochschule Münster)

Dr. Helga Wirth
(Hygiene, Betriebsmedizin, St. Marienhospital Mülheim a. d. Ruhr)

# Anschriften

## Herausgeber

Univ.-Prof. Dr. med. Ulrich Gerlach
ehem. Direktor der Medizinischen Klinik
und Poliklinik B und des Instituts für Arterioskleroseforschung, Universitätsklinikum Münster
Badestraße 7
48149 Münster

Prof. Dr. med. Hermann Wagner
ehem. Chefarzt der Medizinischen Klinik I,
Akademisches Lehrkrankenhaus der Universität
Regensburg, Klinikum Weiden
Fasanenweg 6
92718 Schirmitz

Prof. Dr. med Wilhelm Wirth
ehem. Chefarzt der Medizinischen Klinik I,
St. Marien-Hospital
Leonard-Stinnes-Straße 55
45470 Mühlheim/Ruhr

## Mitarbeiter

Univ.-Prof. Dr. med. Dr. med. h.c. mult.
Wolfram Domschke
ehem. Direktor der Medizinischen Klinik
und Poliklinik B
Universitätsklinikum Münster
Albert-Schweitzer-Straße 33
48129 Münster

Prof. Dr. med. Bernhard Högemann
Chefarzt der Medizinischen Klink II
Klinikum Osnabrück GmbH
Am Finkenhügel 1
49076 Osnabrück

Dr. med. Alexander Horn
Chefarzt der Klinik für Innere Medizin I
Klinikum Pirna GmbH
Struppener Straße 13
01796 Pirna

Dr. med. Florian Neuhierl, D.E.S.A.
Leiter der Sektion Notfallmedizin
Kliniken Nordoberpfalz AG
Klinikum Weiden
Klinik für Anästhesie und operative Intensivmedizin
Söllnerstraße 16
92637 Weiden i. d. OPf.

Jürgen Ohms
Dipl.-Pflegepädagoge (FH)
Leitung Contilia Akademie
Contilia Akademie
Kaiserstraße 50
45468 Mülheim

Prof. Dr. med. Thorsten Pohle
Chefarzt der Medizinischen Klinik I
Klinikum Herford
Schwarzenmoorstraße 70
32049 Herford

Prof. Dr. med. G. Pott, MA (phil.)
ehem. ltd. Arzt
Ethikbeirat und Seminar
Euregio-Klinik und Kloster Frenswegen
Akad. Lehrkrankenhaus UK Münster
Praxis c/o Drs. Kellersmann und Kirschner
Osnabrückerstr. 1
48529 Nordhorn

## Autoren Pflegeschwerpunkte

Christiane Becker
Lehrerin für Pflegeberufe
Hamelmannstraße 12
44141 Dortmund

Prof. Dr. med. Gert Gabriëls
Arzt für Innere Medizin, Nephrologie, Diabetologie,
Hypertensiologie
Leitender Oberarzt Medizinische Klinik
und Poliklinik D
Universitätsklinikum Münster
Albert-Schweitzer-Straße 33
48149 Münster

Elke Goldhammer
Pflegewissenschaftlerin (FH), Fachkrankenschwester für die Pflege in der Onkologie
Kursleitung Palliative Care, Kursleitung Weiterbildung Pflege in der Onkologie
Universitätsklinikum Münster
Weiterbildungsstätte für Intensivpflege, Anästhesie u. Pflege in der Onkologie
Schmeddingstraße 56
48129 Münster

Matthias Grünewald
Dipl.-Pflegepädagoge
Fachkrankenpfleger für Intensivpflege und Anästhesie
Bildungszentrum
Universitätsklinikum Düsseldorf
Moorenstraße 5
40225 Düsseldorf

Elke Kobbert
Erziehungswissenschaftlerin (M.A.)
Robert-Bosch-Krankenhaus
Bildungszentrum
Auerbachstraße 110
70376 Stuttgart

Dr. med. Brigitte Osterbrink
Leiterin der Akademie für Gesundheitsberufe
Mathias-Spital Rheine
Frankenburgstraße 31
48431 Rheine

Prof. Dr. med. Claudia Rössig
Oberärztin
Universitätskinderklinik Münster
Pädiatrische Hämatologie und Onkologie
Albert-Schweitzer-Straße 33
48149 Münster

Brigitte Sachsenmaier
Freiberufliche Dozentin für Pflegethemen, Lehrerin für Pflege
Stomatherapeutin, Mentorin, Hygienebeauftragte in Einrichtungen der Altenpflege
Ziegelstraße 42
73084 Salach

Franz Sitzmann
Lehrer für Pflegeberufe, Fachkrankenpfleger für Krankenhaushygiene
Sakrower Kirchweg 86A
14089 Berlin

Dietmar Stolecki
Dipl.-Berufspädagoge
Referat Fort- und Weiterbildung
St. Johannes-Hospital
Johannesstraße 9–17
44137 Dortmund

Heiner Terodde
Praxisanleiter, Fachkrankenpfleger für Intensivpflege und Anästhesie
Oberschwabenklinik gGmbH
Elisabethenstraße 15
88212 Ravensburg

# Inhalt

## Teil I Einführung



## Teil II Innere Medizin

# Anhang

TEIL I

# Einführung

# 1 Einführung in die Innere Medizin

Ulrich Gerlach



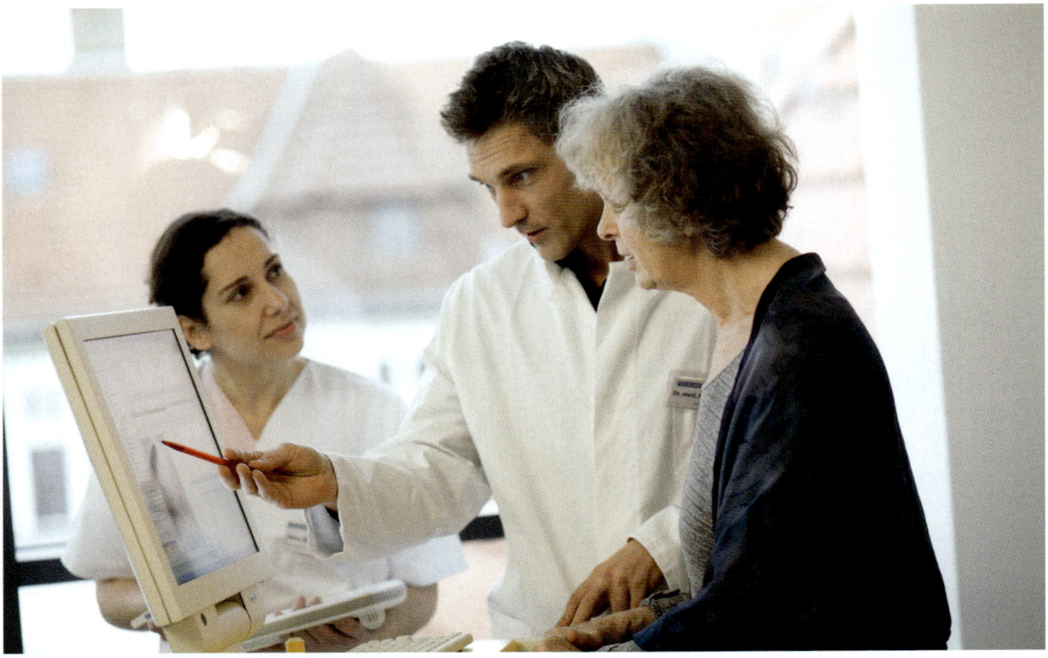

„Innere Medizin" im Titel dieses Lehrbuchs signalisiert Einsicht in diejenigen Krankheiten des Menschen, die vorwiegend die inneren Organe betreffen, jedoch die Organisation des ganzen menschlichen Organismus beeinflussen und somit aus dem gesunden Menschen einen Leidenden, einen Patienten machen. Zwar wird die Rede sein von Krankheiten im Allgemeinen (*Nosologie*, griech. *nosos-*: Krankheit), doch werden auch psychologische und soziale Einflüsse einbezogen, um dem Ziel einer persönlichen, ganzheitlichen Patientenbetreuung näher zu kommen.

In der Inneren Medizin begegnen wir Patienten mit verschiedenen Schweregraden und Stadien ihrer Krankheit, akut oder chronisch Kranken, jungen Menschen oder älteren, deren Alternsprozess zu *Multimorbidität* (mehrere Krankheiten bestehen gleichzeitig) geführt hat. Leichte Erkrankungen, die oft nur Befindlichkeitsstörungen verursachen, sind nicht immer von beginnenden schweren Krankheiten zu unterscheiden. Der Umgang mit unheilbar Kranken und Sterbenden erfordert besondere Zuwendung. Seltene Krankheiten stellen den Arzt manchmal vor große diagnostische Probleme. Häufig kommen funktionelle Beschwerden vor, bei denen es sich um Organbeschwerden handelt, die ohne morphologisch erkennbare Schädigung des Organs ablaufen (*somatoforme Funktionsstörung*, griech. *soma-*: Körper). Zunehmend suchen gesunde Menschen ihren Arzt auf, um sich vorsorglich untersuchen und beraten zu lassen (*Prävention*, lat. *praevenire*: zuvorkommen). In der präventiven Medizin wird insbesondere untersucht, ob Risikofaktoren bestehen, deren vorbeugende Behandlung die Entwicklung einer Krankheit hinauszögern oder sogar verhindern kann. Zweckdienlich unterscheidet man beeinflussbare und nicht beeinflussbare Risikofaktoren.

Beispiele für beeinflussbare Risikofaktoren sind LDL-Cholesterin, Bluthochdruck, Rauchen oder Übergewicht. Dagegen sind andere Risikofaktoren, wie Alter, Geschlecht und weitere genetische Merkmale, nicht beeinflussbar. Zur allgemeinen Gesundheitsvorsorge (Prävention) gehört die eingehende Beratung zum Lebensstil, bezogen auf gesunde Ernährung, Körpergewicht, körperliche Bewegung, Alkoholkonsum, Rauchen und andere Gewohnheiten. Bei manchen Krankheiten ist eine spezielle Prävention erforderlich. Wegen der großen Bedeutung von Prävention benennt dieses Lehrbuch bei den speziellen Krankheiten jeweils die zutreffenden Maßnahmen.

Die abstrakte Beschreibung einer Krankheit vermittelt Kenntnis und Wissen, doch soll immer bedacht werden, dass eine *Person* betroffen ist und dass Entstehung, Ausprägung und Ablauf einer Krankheit durch genetische Faktoren, durch Vorerkrankungen, durch Virulenz der Erreger, durch ein geschwächtes Immunsystem, aber auch durch Ernährung, psychosoziales Umfeld, Familie und Beruf des Kranken gewandelt werden. Deshalb erfährt jeder Patient seine Krankheit als individuelles Ereignis, und deshalb ist verstärkt darauf zu achten, den Patienten als Person zu würdigen.

Der *Patient* erwartet vom modernen Behandlungsteam, das Ärzte, Pflegende, Seelsorger und viele technische Helfer umfasst, beste fachliche Qualität, neben Kompetenz auch Zuwendung, die emotionale, psychische und soziale Aspekte hat. Ohne Zweifel verlangt der heutige Patient von seinem Arzt genaue, rational begründete Auskunft über Diagnose und Therapie, über die Erfolgsaussichten verschiedener Behandlungsmethoden und über den Sinn technischer Maßnahmen. Ein Ausdruck dieser Wandlung ist die Diskussion über Schutz in der ersten und letzten Phase des Lebens, über die verschiedenen Vorschläge zu den Patientenverfügungen und über Sterbebegleitung. Der Patient unserer Zeit erwartet das klärende, vertrauliche Gespräch mit Pflegenden und Ärzten, wofür das Vertrauen auf die Schweigepflicht und den Datenschutz Voraussetzung ist. Oberflächliche, eilig wirkende Besprechungen, geringe Bereitschaft zur Kommunikation schwächen die Beziehung des Patienten zu Arzt und Pflegenden.

Der Wissenschaftszweig *Epidemiologie* (griech. *epi*: auf, *demos*: Volk, *logos*: Lehre) befasst sich mit quantitativen Aussagen zu Ursachen, Verbreitung und modifizierenden Faktoren von Krankheiten.

*Prävalenz* (Häufigkeit) ist das epidemiologische Maß für die Anzahl (x) einer bestimmten Krankheit in einer bestimmten Population zu einer bestimmten Zeit. Beispiel: x/100 000 Einwohner.

*Inzidenz* ist das epidemiologische Maß für die Anzahl (x) der Neuerkrankungsfälle einer bestimmten Krankheit in einer bestimmten Population innerhalb eines bestimmten Zeitraums. Beispiel: x/100 000 Einwohner pro Jahr.

Waren früher die großen Infektionskrankheiten häufig und tödlich, so sind heute diese Krankheiten eher selten. Stattdessen sind jetzt chronische Krankheiten, wie Herz-Kreislauf-Krankheiten, Arteriosklerose, Krebsleiden, Atemwegerkrankungen und Rheumatismus, die häufigste ernste Bedrohung für die Gesundheit. Das Spektrum hat sich weiter verändert durch neue, früher nicht bekannte Infektionskrankheiten, wie AIDS und SARS (S. 581). Pathogene Mechanismen aus dem psychosozialen Umfeld wandeln ihrerseits den Ablauf der somatischen Krankheit. Erheblich gestiegen ist die Morbidität an sog. Zivilisationskrankheiten, wie Adipositas, Metabolisches Syndrom und Typ-II-Diabetes. Eine Folge der demografischen Entwicklung in den westlichen Industrieländern ist die Zunahme von Demenz-Syndromen, die gehäuft im hohen Lebensalter auftreten. Alterskrankheiten sind vielgestaltig, oft bestehen Multimorbidität, Hilflosigkeit und Pflegebedürftigkeit.

Auch die **Krankenhäuser** haben sich gewandelt. Das Krankenhaus des Mittelalters war Hospital – Behausung des Gastes – und oft einem Kloster angeschlossen. Früh machten sich zeitgemäße technische Einflüsse auf die Bauweise der Krankenhäuser bemerkbar. So entstand schon im Mittelalter das Isolierhaus. Aus dem mittelalterlichen Hospital entwickelte sich im 18. Jahrhundert das neuzeitliche Behandlungs-Krankenhaus, und die rasch zunehmende Technisierung im 20. Jahrhundert hat das Haus immer mehr der gewünschten medizinischen Funktion angepasst. Weil die neuzeitlichen Krankenhäuser und der Arbeitsablauf innerhalb der Institution wesentlich vom Stand der Wissenschaft in Medizin, Ingenieurtechnik und Betriebswirtschaft verändert wurden, wuchs in der Bevölkerung das Unbehagen vor einer übergroßen Technisierung der Medizin. Dabei blieb oft unbedacht, dass Technik sowohl Gefahr als auch Chance ist. Von den hoch technisierten Intensivbehandlungseinheiten sagte einer der Begründer der Intensivmedizin „these intensive care units save lives".

## Die Diagnose der Krankheit, die Therapie des Kranken

Wichtige Bausteine der Diagnostik sind Anamnese, körperlicher Untersuchungsbefund, Laboratoriumsbefunde, bildgebende Verfahren, eventuell mit Probepunktion, apparative Untersuchungen wie Lungenfunktionsprüfung und Elektrokardiografie. Die Verwendung dieser Bausteine, bezogen auf Auswahl und Reihenfolge, geschieht in stufenförmigem Aufbau in methodischen, logischen Schritten (*Stufendiagnostik*), in die auch ökonomische Überlegungen einfließen. Ziel einer rationellen Diagnostik ist, mit möglichst geringem Aufwand und mit Methoden, die den Patienten möglichst schonen, eine verlässliche Diagnose zu stellen. Dies gilt als Voraussetzung für die gezielte Therapie.

Abweichend von dieser Voraussetzung wird bei Patienten, deren Erkrankung unverzüglich eine Therapie erfordert, z. B. bei Atemstillstand, die symptombezogene Notfalltherapie begonnen, auch wenn die Grundkrankheit noch nicht exakt diagnostiziert werden konnte. In dieser lebensbedrohenden Situation wird der pathophysiologische Vorgang diagnostiziert und behandelt, bevor die weitere Diagnostik mit der Suche nach der eigentlichen Ursache folgt.

Von diesem Beispiel aus der klinischen Intensivmedizin unterscheidet sich das „abwartende Offenhalten" einer genauen Diagnose, das in der Praxis für Allgemeinmedizin oft berechtigt ist. Dabei handelt es sich meistens um Gesundheitsstörungen, deren Prognose günstig und deren Beschwerlichkeit gering ist, z. B. bei viralen Infekten, besonders, wenn diese sich jahreszeitlich bedingt häufen; dennoch bleibt Vorsicht geboten, zumal wenn ältere Personen oder Patienten mit vorbestehenden Krankheiten betroffen sind. Dann ist ein Hausarzt im Vorteil, der seine Patienten und deren Familien („Familienmedizin") über Jahre aus gesunden und kranken Tagen kennt und deshalb aus Erfahrung urteilt („erlebte Anamnese").

## Die Anamnese

Die Erhebung der Anamnese (griech. *anamnesis*: Erinnerung) beginnt am Krankenbett oder im Sprechzimmer mit Begrüßung des Patienten und Vorstellung des Arztes. Anamneseerhebung bedeutet Befragung und Gespräch mit dem Kranken und hat in der Inneren Medizin unverändert den Wert einer objektiven Untersuchungsmethode. *Ihr Instrument ist die Sprache.* Die Erhebung der Anamnese ist eine schwierige Aufgabe. Sie erfordert Zeit (Sprechstunde, wenngleich die Zeit oft drängt), denn das Gespräch hat nicht nur die Schilderung von Krankheitszeichen (Symptomen) zum Inhalt, sondern gibt auch Aufschluss über das Umfeld des Kranken, seine persönlichen Sorgen, seine Familienangelegenheiten, seine Arbeit oder aber den Verlust des Arbeitsplatzes. Auch Geduld wird von Arzt und Patient erwartet, um neben dem **Präsentiersymptom** auch versteckte oder zunächst als unwichtig erachtete Einzelheiten aus der Krankheitsentwicklung in ihrer Bedeutung zu erkennen.

Das Gespräch soll möglichst ungestört, ohne unterbrechende Telefonate, in ruhiger Umgebung stattfinden. Dann gewinnt man während des ärztlichen Gesprächs einen Eindruck von der Person des Kranken, wie er mit seinem Zustand umgeht, ob er die Beschwerden objektiv bewertet, eher verharmlost oder übertreibt. Man wird erkennen, ob der Patient zeitlich und örtlich **voll orientiert** ist. Die Befragung sollte einfühlsam sein, möglichst keine überflüssigen Fachausdrücke verwenden, und darf nicht durch Sympathie oder Antipathie beeinflusst sein.

Der Patient soll schon bei der ersten Begegnung mit seinem Arzt erkennen, dass dieser sich für ihn Zeit nimmt, seine Angaben ernst und aufmerksam anhört und bemüht ist, die weiteren Untersuchungsschritte und die richtige Behandlung kompetent einzuleiten. Damit hat die Anamnese eine wesentliche Funktion im Aufbau einer vertrauensvollen Arzt-Patient-Beziehung.

Die Anamnese ist zu **dokumentieren** und wird mit Datum und Unterschrift des Arztes abgeschlossen. Die Einträge sind vertraulich und dürfen nicht ohne Einwilligung des Patienten an Außenstehende weitergegeben werden. Auch eine Weitergabe an Angehörige bedarf der Einwilligung des Patienten. Die genaue Dokumentation dient auch dem Fortschritt der medizinischen Wissenschaft, indem diese Daten mit anderen Untersuchungsergebnissen anonymisiert in epidemiologische Studien einfließen können.

Die Kunst der Anamnese-Erhebung erfordert das Zuhören, auch dann wenn sprachliche Einschränkungen bestehen. So entsteht eine Vertrauensbasis, die sich in nachfolgenden Gesprächen, während der Visite im Krankenhaus, bei der stationären Pflege und bei ambulanter Nachbehandlung bewähren wird. Schwestern und Pfleger, die im täglichen Umgang das Vertrauen ihrer Patienten gewonnen haben, erfahren häufig weitere Einzelheiten aus der Vorgeschichte des Kranken und seiner Angehörigen, die für Diagnose und Therapie wichtig sind.

Angehörige sollten bei der Erhebung der Anamnese nicht zugegen sein, sondern erst auf Wunsch und mit Einwilligung des Patienten hinzugezogen werden. Angaben von Angehörigen, Begleitpersonen oder Fremden (**Fremdanamnese**) sind wertvoll bei Kranken mit Bewusstseinsstörungen, nach Unfällen oder bei Patienten mit ungenügenden Deutschkenntnissen.

In der Familienanamnese erfährt man Allgemeines, hört möglicherweise auch von Krankheiten, denen genetische Defekte zugrunde liegen. Dies wird nicht allein die Diagnostik erleichtern, sondern auch die Therapie des Kranken und eventuell notwendige Präventionsmaßnahmen bei seinen Familienangehörigen beeinflussen (z. B. bei Fettstoffwechselstörungen, Herzinfarkt, bestimmten Krebskrankheiten).

Wir bevorzugen, zuerst nach der **jetzigen Krankheit** zu fragen und den Patienten aussprechen zu lassen, nur gelegentlich mit hilfreichen Fragen das Gespräch zu lenken und erst später Fragen zur Familienanamnese zu stellen. Dieses chronologische Vorgehen ist bei akuten und bedrohlichen Krankheiten ohnehin erforderlich, aber auch in weniger dringenden Situationen möchte ein Patient zunächst über *sein* Befinden sprechen, über *seine* Beschwerden und Krankheitszeichen (*Symptome*, griech.: *symptoma*: Begleiterscheinung) und erst dann über Einzelheiten, die seine Familie betreffen.

#### Jetzige Krankheit

Das Gespräch kann mit einleitenden Fragen beginnen:
- Weshalb kommen Sie in die Sprechstunde? Welche Beschwerden haben Sie? Kommen Sie zur Vorsorge?
- Wann haben die Beschwerden begonnen? Erstmals? Auch früher schon?
- Wo sind die Schmerzen lokalisiert? Wohin strahlen sie aus?
- Beschreiben Sie Art und Dauer des Schmerzes! Kolikartig, stechend, brennend, anhaltend?
- Auslösung oder Ursache der Beschwerden, in Ruhe oder nach Belastung?
- Haben Sie Atemnot? In Ruhe? Nach körperlicher Anstrengung, z. B. Treppensteigen?
- Haben Sie Husten, Auswurf, Nachtschweiß, Fieber?

Häufig werden **Fragebögen** benutzt, auf denen die Antworten auf Standardfragen notiert werden. Gut strukturierte Fragebögen sind hilfreich und erleichtern den Aufwand bei der notwendigen schriftlichen **Dokumentation.** Fragebögen können an wichtige Fragen erinnern, doch ersetzen sie keinesfalls das persönliche ärztliche Gespräch.

Fragebögen enthalten Standardfragen zu
- Appetit, Essgewohnheiten, Durst,
- Auswurf,
- Gewichtsverlauf (jetzt, zugenommen, abgenommen),
- Stuhlgang, insbesondere Veränderungen in Farbe, Anzahl, Form, Beimengung von Blut, Schleim,
- Wasserlassen, nächtliches Wasserlassen,
- Schlaf,
- Atemnot,
- Schwindel,
- Kopfschmerzen,
- Ödeme,
- Ernährung,
- Alkohol-, Nikotinkonsum,
- Voruntersuchungen, Vorbehandlungen, Operationen,
- verordnete Medikamente: welche, Dosis, verträglich oder unverträglich,
- Allergie,
- Geschlechtskrankheiten,
- zusätzlich bei Frauen: Menarche, Menstruationszyklus, Geburten, Blutungen, Ausfluss, Menopause.

**Soziale Anamnese:** häusliche Versorgung, Infektionskrankheiten im Umfeld, Risikofaktoren und Belastungen am Arbeitsplatz, besondere Sportarten, Hobbys.

#### Frühere Krankheiten

- Kinderkrankheiten,
- andere frühere Krankheiten,
- ambulante oder stationäre Behandlungen, Operationen,
- können Arztberichte und Untersuchungsbefunde (Röntgenaufnahmen, EKG usw.) beschafft werden?

#### Familienanamnese

Fragen nach erreichtem Lebensalter, Todesursachen, besonderen Krankheiten bei Eltern, Kindern, Geschwistern, Großeltern und anderen Verwandten.

1

## Die körperliche Untersuchung

So wie bei der Erhebung der Anamnese wird auch in den folgenden Untersuchungen nach Symptomen gesucht, die auf eine Krankheit hinweisen. **Symptome** sind Beschwerden und Krankheitszeichen, die der Patient subjektiv angibt, oder die im Untersuchungsgang objektiv festgestellt werden. **Symptomatologie** ist die Lehre von den Krankheitszeichen, wie sie in den einzelnen Kapiteln dieses Buches dargestellt werden. Mit **Syndrom** bezeichnet man im klinischen Gebrauch eine Gruppe von Symptomen, die pathogenetisch verbunden sind, z. B. Metabolisches Syndrom (S. 147), Paraneoplastisches Syndrom (S. 647).

Bereits die Anamnese und die unmittelbare körperliche Untersuchung des Patienten durch seinen Arzt führen in den meisten Fällen zu einer **Vermutungsdiagnose (Verdachtsdiagnose)**, eine Feststellung, die den Wert der körperlichen Untersuchung im Stufenprogramm der Diagnostik zeigt.

Die erste körperliche Untersuchung eines neuen Patienten beginnt – wenn der Patient zu Fuß kommt – mit der Beurteilung seiner Körperhaltung und seines Ganges, bei Bettlägerigen mit einem Blick auf Lage und Beweglichkeit. Der Gesamteindruck, den ein Patient auf den Untersucher macht, setzt sich aus vielen Komponenten zusammen, von denen wichtige in **Tab. 1.1** aufgelistet sind.

Die **Grundmessgrößen** sind Gewicht, Körperlänge und Körpertemperatur.

Für die weitere Untersuchung, die am besten am liegenden Patienten erfolgt, entkleidet sich der Patient (bei Schwerkranken mit Hilfe), doch sollte er stets teilweise bedeckt bleiben.

Die körperliche Untersuchung erfolgt methodisch von Kopf bis Fuß. Ihre wichtigsten Bestandteile sind:
- **Inspektion** (lat. *inspicium*: Besichtigung), bei der nach äußerlich sichtbaren Krankheitszeichen gesucht wird,
- **Palpation** (lat. *palpare*: tasten), bei der z. B. nach krankhaften Veränderungen im Bauchraum getastet wird,
- **Perkussion** (lat. *percussio*: Klopfen, meistens Finger-Finger-Perkussion) zur Beurteilung des normalen Lungenschalls, zum Erkennen einer Dämpfung des Lungenschalls, z. B. bei Pleuraerguss,

- **Auskultation** (lat. *auscultare*: horchen), bei der mit dem Stethoskop nach pathologischen Geräuschen gesucht wird, z. B systolische und diastolische Geräusche bei Herzklappenfehlern oder Bronchialatmen bei Pneumonie.

**Benötigte Instrumente:**

- Stethoskop
- Mundspatel
- Taschenlampe
- Blutdruckmessgerät (**Abb. 1.1**)
- Reflexhammer
- Nadel und Pinsel oder Sicherheitsnadel mit spitzem und stumpfem Ende zur Prüfung der Sensibilität
- Maßband
- Handschuhe

### Beispiel für Stichpunkte auf einem einfachen Fragebogen

**Körperlänge** in cm
**Gewicht** in kg
**BMI** Gewicht in kg: (Körperlänge in cm)$^2$

***Inspektion***
**Gesamteindruck**: gesund – kränklich – niedergeschlagen – zuversichtlich
**Gang**: aufrecht – gebeugt – schleppend – behindert

*Allgemeinzustand (AZ)*
gut – reduziert – kränklich – schwerkrank
Bewusstsein: klar – Somnolenz *(schläfrig, leicht erweckbar)* – Sopor *(eingetrübt)*
Sprache: deutlich – Sprachfehler *(Lispeln, Stottern)* – verwaschen – Wortfindungsstörungen
auffälliger Geruch:

- wie frische Leber *(bei Leberkoma)*,
- wie Aceton *(nach faulen Äpfeln, bei Coma diabeticum)*,
- wie Harn *(bei Urämie, bei Harninkontinenz)*.

*Ernährungszustand (EZ)*
normal – abgemagert – übergewichtig
Taillenumfang (gemessen in der Mitte zwischen unterem Rippenbogen und Beckenkamm) in cm

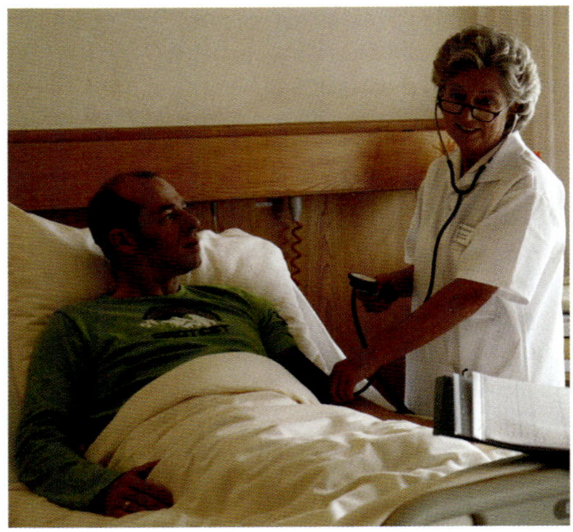

**Abb. 1.1** Blutdruckmessung nach Riva-Rocci.

**Tab. 1.1 Wichtige Komponenten, die den Gesamteindruck eines Patienten vermitteln.**

| *Der Gesamteindruck des Patienten wird vermittelt durch* | *Beispiel für Störung* |
|---|---|
| Gang | Morbus Parkinson |
| Haltung | Kyphose bei Osteoporose |
| Gesicht | „Vollmondgesicht“ bei Morbus Cushing*, Akromegalie bei Hypophysentumor** |
| Bewusstseinszustand | Coma diabeticum |
| Psychisches Verhalten | erregt bei Hyperthyreose |
| Mimik | mimische Starre bei Morbus Parkinson |
| Tremor | Alkoholismus |
| Sprache | „verwaschen“ bei Schlaganfall |
| Atmung | beschleunigt bei Fieber |
| Hautfarbe | Gelbfärbung bei Hepatitis |
| Ernährungszustand | Magersucht |
| abnormer Geruch | wie „Leber“ bei Coma hepaticum<br>wie Aceton bei Coma diabeticum |

**/** seltene, aber eindrucksvolle Beispiele für eine „Prima-vista-Diagnose“, die Diagnose „auf den ersten Blick“ s. S. 441,* **Abb. 13.23**, *und S. 446,* **Abb. 13.28.**

***Organbefunde***

*Haut*

Sensibilität für spitze und stumpfe Berührung
Farbe: Blässe – Zyanose – Ikterus – pathologische Hautzeichen (Xanthelasmen, Xanthome, Ekzem, Hautblutungen)

*Kopf und Hals*

Fontanellen geschlossen?
Beweglichkeit frei? Stirnrunzeln, Lippenspitzen
Temporalarterien: normal – geschlängelt – verhärtet
Auskultation: A. carotis Strömungsgeräusche?
Nervenaustrittspunkte druckschmerzhaft?

**Augen:**
- Lidspalte: normal – Exophthalmus – Enophthalmus
- Stellung und Bewegung der Bulbi
- Lidschlag
- Nystagmus
- Pupillenweite
- Pupillenreaktion auf Lichteinfall und bei Konvergenz
- Sklerenfarbe
- Sehvermögen, Brillenträger?

**Nase:**
- Riechvermögen?
- Durchlässig für Atemluft?
- Nasennebenhöhlen klopfschmerzhaft?

**Ohren:**
- Druckschmerz
- Ohrmuscheln
- Gehör: versteht Patient Flüstersprache? hört er Uhren ticken?

**Mund:**
- Lippen
- Zähne: vollständig – Gebiss – kaufähig
- Zunge: Farbe – Belag – Feuchtigkeit – Seitenabweichung bei Vorstrecken?
- Rachenring: Tonsillen

**Hals:**
- Umfang in cm
- Beweglichkeit
- Schilddrüse
- Lymphknoten
- Einflussstauung

*Brustkorb*

Form symmetrisch?
Umfang in cm: bei tiefer Einatmung – bei tiefer Ausatmung
Atmung
Lymphknoten axillär und Schlüsselbeingrube

**Lunge:**
- Klopfschall
- untere Lungengrenze zwischen tiefer In- und Exspiration verschieblich um ... cm
- Atemgeräusch: normales Vesikuläratmen – Bronchialatmen
- Stimmfremitus: normal?
- Husten, Auswurf

**Herz:**
- Ruhe-Blutdruck: rechter Arm ... mmHg – linker Arm ... mmHg
- Palpation: Spitzenstoß normal im 5. Rippenzwischenraum in der Medioklavikularlinie?
- Auskultation: Geräusche? systolisch – diastolisch
- Puls: Frequenz – Rhythmus

**Mamma:** links – rechts

*Abdomen*

**Bauchdecke:**
- Abwehrspannung
- Operationsnarben
- Darmperistaltik und Darmgeräusche
- Druckschmerz
- Striae
- Venenzeichnung
- Aszites
- Lymphknoten inguinal

**Leber:**
- Grenzen perkussorisch ... cm unterhalb des Rippenbogens
- Leber bei tiefer Inspiration tastbar ... cm unterhalb des Rippenbogens
- Leberrand: Konsistenz – Oberfläche

**Gallenblasengegend:**
- Gallenblase tastbar?

**Milz:**
- tastbar? – Größe

**Nieren:**
- beidhändige Palpation
- Klopfschmerz
- nächtliches Wasserlassen
- Blut im Harn

**Bruchpforten:**
- geschlossen?

*Wirbelsäule*

Deformierung
Druckschmerz – Klopfschmerz
Beweglichkeit
Muskeltonus paravertebral

*Extremitäten*

Gelenkveränderungen – Ödeme – Krampfadern – Geschwüre
Fußpulse, Lymphknoten in der Leistenbeuge, Auskultation in der Leistenbeuge (Strömungsgeräusche)
Lasègue-Zeichen

1

*Reflexe*
Bizepssehnenreflex
Radiusperiostreflex
Trizepssehnenreflex
Bauchhautreflex
Patellarsehnenreflex
Achillessehnenreflex
Fußsohlenreflex
Babinski-Zeichen

*Genitale*
äußerlich

*Rektale Untersuchung*
Analring
Sphinktertonus
Prostata: Größe – Oberfläche – Sulcus erhalten?

## Untersuchung eines Notfallpatienten

Abweichend von dem vorhergehend beschriebenen Untersuchungsgang gelten andere Regeln für den Umgang mit einem Patienten, der als Notfall eingestuft ist.

Die Vitalfunktionen müssen sofort überprüft werden:
- Atmet der Patient spontan?
- Sind die Atemwege frei (Zunge zurückgefallen, Erbrochenes)?
- Puls tastbar?
- Ist der Patient ansprechbar?

Sind Atmung und Puls ungenügend, wird sofort die Reanimation eingeleitet.

Weitere Sofortmaßnahmen (auch bei Patienten mit erhaltenen Vitalfunktionen):
- Blutdruck messen
- intravenösen Zugang legen
- Sauerstoffzufuhr, wenn erforderlich
- Blutentnahme für Notfall-Labor, Kreuzblut für ggf. Transfusionen

Erhebung einer Kurzanamnese:
- eigene Anamnese, wenn der Patient bei Bewusstsein ist, sonst
- Fremdanamnese, Gespräch mit Angehörigen (an Vertraulichkeit denken).

## Laboruntersuchungen

Laboruntersuchungen werden eingeleitet mit dem Ziel, die Vermutungsdiagnose zu erhärten, zu differenzieren oder zu verwerfen. Eventuell lenken unerwartete Laborbefunde die Diagnostik in eine neue Richtung. Die Laboratoriumsmedizin hat nicht allein Aufgaben in der Diagnostik, sondern ist darüber hinaus wichtig für die Beurteilung von Krankheitsverlauf, Therapieerfolg und Prognose. Eine weitere Funktion hat die Laboratoriumsmedizin in der Gesundheitsvorsorge (Prävention) durch rechtzeitige Aufdeckung von schädigenden Risikofaktoren.

### Praktisches Vorgehen

Ein minimales Laborprogramm wird bei der Untersuchung jedes neuen Patienten empfohlen:
- **BSG** (Blutsenkungsgeschwindigkeit) oder CRP (C-reaktives Protein): Erhöhte Werte ergeben erste allgemeine Hinweise auf Entzündungen, mögliche Tumorleiden. Das nach 1 und 2 Stunden überstehende Blutplasma zeigt bei Gelbfärbung eine Bilirubinvermehrung an oder bei Trübung eine Hyperlipidämie.
- **Blutbild**: wichtige und unkompliziert auszuführende Methode, um z. B. Entzündungen (Leukozytose mit Linksverschiebung im Differenzialblutbild) oder eine Anämie aufzuspüren.
- **Blutzucker**
- **Im Serum** Leber- und Nierentests, Elektrolyte, Fettstoffwechsel-Untersuchung,
- **Vorsorge-Untersuchung** bei Männern: PSA (prostataspezifisches Antigen),
- **Harnuntersuchung** auf Eiweiß, Glukose, Blutzellen, Bilirubin.

● WISSEN *Linksverschiebung im Differenzialblutbild bedeutet vermehrtes Vorkommen jugendlicher und stabkerniger Granulozyten als Ausdruck gesteigerter Bildung von Leukozyten. Vorkommen bei vielen Infektionskrankheiten. Diese Reaktion wurde 1904 von Joseph Arneth (Internist in Münster) entdeckt und in den späteren Jahren von Victor Schilling (1883–1960 – Internist in Münster, Rostock, Berlin) weiter entwickelt. Die Bezeichnung Linksverschiebung beruht auf der von Arneth benutzten Schreibweise, bei der die Prozentzahl der jugendlichen Granulozyten links von den stabkernigen und segmentkernigen Granulozyten aufgeschrieben wurde.*

Das Laborprofil wird je nach Anamnese, körperlichem Befund und aufgrund vorliegender Laborergebnisse stufenweise mit spezieller Indikation erweitert durch ausgewählte biochemische, immunologische, bakteriologische und virologische Untersuchungen.

Tests werden einzeln oder in Testprofilen, die Aufschluss über bestimmte Organfunktionen geben, mit bestimmter Fragestellung angefordert.

Screening-Programme werden bei Einzelpersonen gezielt oder in Reihenuntersuchungen ungezielt auf der Suche nach einem auffälligen Wert angewendet. In der Epidemiologie werden Screening-Verfahren (engl. *screen*: Sieb) eingesetzt, um noch symptomfreie, „prämorbide" Krankheitsstadien zu erkennen, sodass eine präventive Therapie eingeleitet werden kann. Ein Beispiel ist das Neugeborenen-Screening zur Frühdiagnose von gut behandelbaren Krankheiten, die unerkannt schwer verlaufen würden, z. B. Hüftgelenkdysplasie, Stoffwechselanomalien. Bei Erwachsenen trägt die Labormedizin wesentlich dazu bei, Risiko- und Hochrisiko-Patienten zu identifizieren, sodass diese frühzeitig beraten und behandelt werden können.

**Probenmaterial** ist Vollblut, Blutplasma, Blutserum, Harn, Liquor, Magensaft, Transsudat, Exsudat, Stuhl.

● MERKE *Normale Laboratoriumswerte schließen Krankheiten nicht aus!*

Zur Bewertung von Laborproben gehören Kenntnisse über Sensitivität und Spezifität.

Die **Sensitivität** eines diagnostischen Tests zur Erkennung eines Krankheitsmerkmals gibt den Anteil an Patienten in % an, bei denen dieses Merkmal gefunden wurde.

Die **Spezifität** eines diagnostischen Tests zur Erkennung eines Krankheitsmerkmals gibt den Anteil an Gesunden in % an, bei denen dieses Merkmal nicht gefunden wurde.

Sensitivität und Spezifität sind meist gegenläufig: je spezifischer der Test ist, umso weniger ist er sensitiv.

### Ausblick

Schon heute sind zahlreiche molekularbiologische Tests verfügbar, wodurch die Diagnostik grundlegend erweitert wird: Definierte Gendefekte sind als Ursache oder Teilursache von Krankheiten bekannt. Zukünftig werden molekularbiologische Tests vermehrt in der Diagnostik von bereits manifesten Krankheiten eingesetzt und in der Präventionsmedizin, um bei bestimmten Anlagen die Manifestation zu verzögern oder zu verhindern.

Ein anderes Feld für den Einsatz molekularbiologischer Methoden ist die Pharmakogenetik. Die individuell unterschiedlichen Erbanlagen des Menschen beeinflussen die Wirkung eingenommener Medikamente bezüglich Absorption, Gewebsverteilung, Transport durch Membrane, Biotransformation und Ausscheidung sowie die Wechselwirkung mit anderen Medikamenten. Die zu erwartenden Forschungsergebnisse werden auch die Entwicklung neuer Medikamente fördern.

## Bildgebende Verfahren

Die allgemeine technische Entwicklung der letzten Jahrzehnte hat die Anwendung apparativer diagnostischer Verfahren in der praktischen Medizin wesentlich erweitert und damit die Diagnostik schneller, sicherer und für die Patienten schonender gemacht. Die neuen bildgebenden Verfahren haben viele invasive diagnostische Eingriffe abgelöst.

Die Ergebnisse der neuen technischen Untersuchungen sind oft sicherer als die unmittelbare Krankenuntersuchung durch Perkussion und Auskultation. So liefern die Sonografie, Echokardiografie und Dopplersonografie des Herzens und der Gefäße genauere und quantifizierbare Befunde über Herzform und Funktion der Herzklappen als Perkussion und Auskultation vermögen, sind aber bei Hausbesuchen oder bei „Erste-Hilfe-Maßnahmen" nicht verfügbar.

● MERKE *Fazit: Altbewährte und neue Verfahren ergänzen sich!*

Die Röntgenuntersuchung des Thorax gehört zur Routinediagnostik. Neben sicherer Darstellung der Herzkonfiguration zeigen die Aufnahmen in zwei Ebenen mit Hartstrahltechnik einen normalen Lungenbefund oder decken pathologische Strukturen (entzündliche Infiltrate, Tumoren) auf.

Prinzipiell neuartige, bahnbrechende Entwicklungen unter den bildgebenden Verfahren sind die Computertomografie (CT) und Magnetresonanztomografie (MRT, syn. Kernspintomografie).

Die CT ist ein computergestütztes röntgenologisches bildgebendes Verfahren nach dem Prinzip der Tomografie. Mit der CT werden umschriebene Gewebsveränderungen dargestellt, insbesondere Tumoren, Metastasen und Abszesse. Verbesserte Geräte erzeugen eine noch höhere Bildqualität, die als hochauflösende Computertomografie (HRCT) bezeichnet wird. Die Untersuchung kann ohne und mit Kontrastmittel vorgenommen werden.

Die MRT ist ein computergestütztes bildgebendes Verfahren nach dem Prinzip der Tomografie, bei dem keine Röntgenstrahlen verwendet werden. Es wird die Energie gemessen, die unter Einfluss eines außen angelegten starken Magneten in elektromagnetischen Wellen austritt. Die MRT eignet sich besonders zur Untersuchung des Gehirns (Kap. 8), des Rückenmarks, der Bandscheiben, der Gelenke und Muskeln.

Zu den Bildern, die mit nuklearmedizinischen Methoden erzeugt werden, gehören seit Langem die Szintigrafie der Schilddrüse und der Knochen (S. 174, **Abb. 8.19**; S. 354, **Abb. 11.29**).

Neue nuklearmedizinische Untersuchungsverfahren sind die Positronen-Emissions-Tomografie (PET) und die Single-Positronen-Emissions-Szintigrafie (SPECT). Mit diesen Methoden (S. 173) gelingt es, die inneren Organe abzubilden, ihre äußere Form und ihre innere Struktur sichtbar zu machen. Sogar bestimmte Stoffwechselvorgänge können auf molekularer Basis dargestellt werden (S. 10, **Abb. 1.2c**; vgl. S. 174, 175).

Im PET-CT (S. 175) werden die Vorteile der exakten Lokalisation eines Befundes (CT) mit der Abbildung von Stoffwechselprozessen (PET) in einem einzigen Untersuchungsgang zu einem Bild fusioniert (**Abb. 1.2c**)

Noch viele andere technische Untersuchungsverfahren haben großartige Entwicklungen im großen Gebiet der Inneren Medizin eingeleitet und sind inzwischen zu Routineverfahren geworden. So ist auch an Beispielen wie Endoskopie, Laseranwendung, Bronchoskopie, digitale Bildbearbeitung und Lungenfunktionsprüfung, abzulesen, wie rasch die Technik und ihre Anwendbarkeit fortschreiten. Hierüber wird in den einzelnen Kapiteln berichtet.

## Elektrophysiologische Untersuchungen

Die Elektrokardiografie ist die in der ärztlichen Praxis am häufigsten angewendete elektrophysiologische Untersuchungsmethode. Sie wird in unterschiedlichen Techniken und Ableitungen (Extremitäten- und Brustwandableitungen, ösophageale oder intrakardiale Ableitungen) ausgeführt und ist unentbehrlich in der Diagnostik von Herzkrankheiten. Elektroenzephalografie und Elektromyografie, Verfahren, mit denen Hirn- und Muskelströme registriert werden, Messung der Nervenleitgeschwindigkeit sind Beispiele für wichtige elektrophysiologische Methoden in der Diagnostik neurologischer Störungen.

## Histologische Untersuchung von Gewebeproben

In bestimmten Situationen muss die vermutete Diagnose durch die histologische Untersuchung einer durch Punktion oder Probeexzision gewonnenen Gewebeprobe gesichert werden. Dies wird z. B. notwendig, um gutartige von bösartigen Gewebeveränderungen zu unterscheiden und ist Voraussetzung für die Anwendung eingreifender therapeutischer Verfahren.

## Aufklärungsgespräch

Vor geplanten Untersuchungen, insbesondere invasiven Verfahren, wie Herzkatheter, Endoskopie oder Punktionen, ist ein Aufklärungsgespräch – besser ein erklärendes Gespräch – mit dem Patienten zu führen und seine Einwilligung zu dem Eingriff schriftlich zu dokumentieren. Auch die Behandlung mit eingreifenden Medikamenten bedarf der Einwilligung des Patienten.

## Diagnose

Liegen Anamnese, körperlicher Befund, Laboratoriumswerte und die Ergebnisse der bildgebenden Verfahren vor (**Abb. 1.2**), folgt auf den analytischen Vorgang die Synthese der Einzelkomponenten zur Diag-

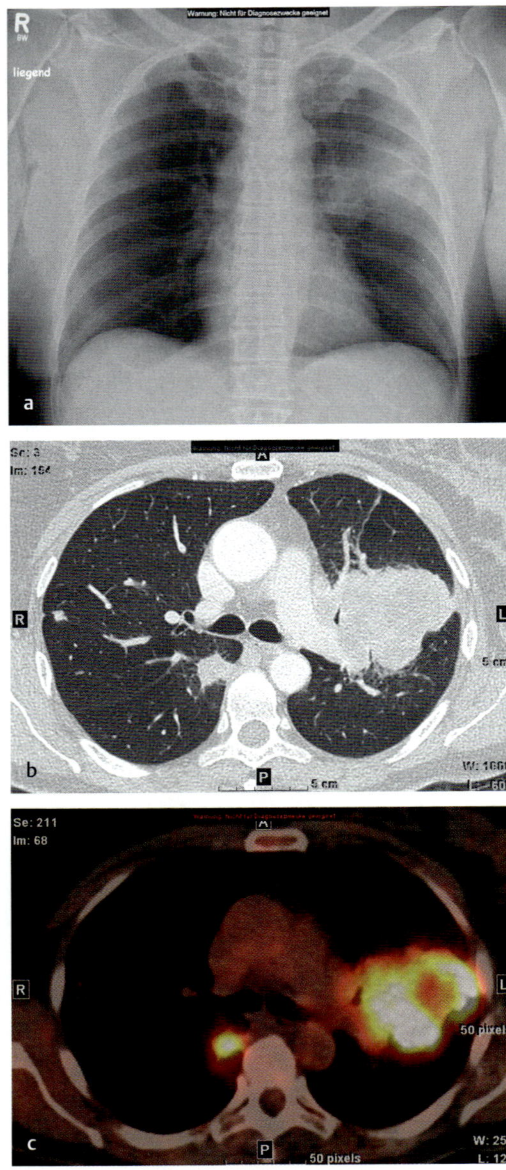


**Abb. 1.2 Bildgebende Verfahren zur Diagnose eines Bronchialkarzinoms. a** Röntgenbild (konventionell) des Thorax im a.p. (anterior-posterior) Strahlengang: Verdichtetes Gewebe in der linken Lunge. **b** CT (transversale Ebene) im Lungenfenster: deutlich abgebildete große Raumforderung links. **c** PET-CT: großer Tumor in der linken Lunge, besonders im Randgebiet stoffwechselaktiv. Geringe Aktivität im Zentrum infolge nekrotischen Zerfalls. In der rechten Lunge kleine stoffwechselaktive Herde.

nose. Diese Synthese erfordert medizinisches Wissen und Kenntnis pathophysiologischer Zusammenhänge. Unvoreingenommenheit und Nachdenken erleichtern den Prozess. In die diagnostische Überlegung ist immer die Differenzialdiagnostik einzubeziehen: Sie gibt Antwort auf die Frage, welche anderen Krankheiten bei den erhobenen Befunden auch infrage kommen, sodass eventuell eine weitere Untersuchung erforderlich wird. Manchmal sind ärztliche Erfahrung, intuitives Erfassen des Krankheitsbildes und eine gute Anamnese, die dem Erfahrenen den Vergleich mit früheren Beobachtungen erlaubt, der Schlüssel zur Diagnose.

Wird keine Krankheitsentität diagnostiziert, sondern ein *Syndrom* (griech. begleitend), so versteht man darunter einen Komplex von Krankheitszeichen, die für ein bestehendes Krankheitsbild charakteristisch sind. Oft ist bei Syndromen die Ätiologie (Ursache) einheitlich, die Pathogenese (Krankheitsentstehung) aber nicht bekannt.

## Versorgung des Patienten

Aus Allgemeinmaßnahmen, speziellen konservativen und operativen therapeutischen Verfahren wird ein Therapieplan entwickelt mit dem Ziel, den Kranken zu heilen, das Befinden und die Beschwerden des unheilbar Kranken zu bessern und den tödlich Kranken auch in der letzten Phase seines Lebens fürsorglich zu begleiten (Ethik der Fürsorge). Für eine betont ganzheitliche persönliche Versorgung des Patienten bilden Ärzte, Krankenschwestern und Krankenpfleger ein Behandlungsteam, zu dem auch Krankenhausseelsorger, Physiotherapeuten, Sozialarbeiter und Diätassistenten gehören. Erst durch ihre gemeinsame Anstrengung ist die gewünschte Humanität in der Patientenversorgung gewährleistet.

Voraussetzungen für eine gelingende Beziehung von Arzt, Schwester und Pfleger zum Patienten sind einfühlendes Verstehen (Empathie), Takt und Achtung der Integrität und Würde des Patienten. Diese Anforderung geht über gewohnheitsmäßige Anteilnahme hinaus: Es sind spezifische Leistungen in einer humanen Patientenversorgung. Das Instrument dafür ist die Sprache, durch die sich ein persönliches Verhältnis zum Patienten entwickelt, das auf Vertrauen, Zuversicht und Hoffnung beruht und die Sicherheit vermittelt, dass alles Notwendige geschieht. In diesen Dialog fließen somatische, emotionale, soziale und psychologische Gedankengänge ein, doch gehört zu bester Qualität der Krankenversorgung zweifellos auch die hohe fachliche Kompetenz der Krankenpflege, die Bestandteil der Therapie ist. Die allen Beteiligten des Behandlungsteams auferlegte Schweigepflicht ist unverbrüchlich. Sie ist die Voraussetzung für Vertrauen und Offenheit. Im Mittelpunkt bleiben die Person des Kranken und seine Freiheit.

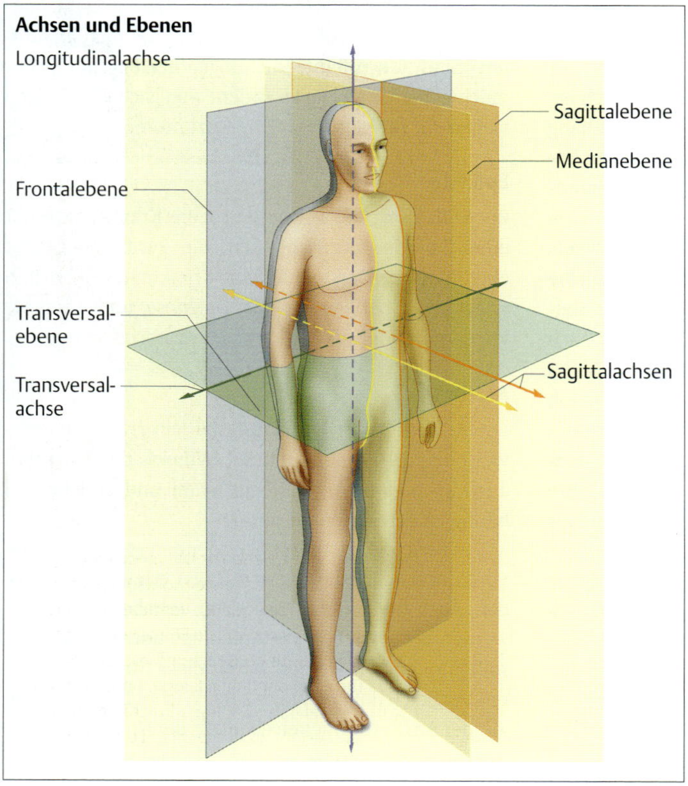


**Abb. 1.3** Achsen und Ebenen des menschlichen Körpers.

Unsere Patienten erwarten nicht allein Aufklärung über Diagnose und Therapie, sondern auch über die **Prognose** ihrer Krankheit. Das Wort Prognose stammt aus dem Griechischen und meint „Vorherwissen". Eine Prognose zu stellen, bedeutet also, den voraussichtlichen Ablauf der diagnostizierten Krankheit, den Einfluss der vorgesehenen Therapie und den Heilungsverlauf einzuschätzen. Die Prognose kann gut oder schlecht, ungewiss, zweifelhaft oder infaust (verzweifelt, ohne Aussicht auf Besserung) sein. Es erfordert großes Einfühlungsvermögen, in welcher Form dem Patienten prognostische Überlegungen mitzuteilen sind, zumal es sich um einen Blick in die Zukunft handelt.

Trotzdem scheint der vordringende Wunsch heutiger Patienten zu sein, auch in hoffnungsloser Krankheit von der infausten Prognose zu wissen. Wann, in welcher Form und wie weit der Arzt den auf den Tod Kranken aufklären soll, ist im Einzelfall schwer zu beantworten. Ferdinand Hoff schreibt in seinem Buch „Von Krankheit und Heilung und vom Sterben", dass ein Kranker, der die Hoffnung verloren hat, kaum noch zu heilen sei. Völlige Hoffnungslosigkeit sei tödlich.

Es ist ein Gebot der Humanität, den Schwerkranken und Sterbenden von seinen Schmerzen zu befreien. Der Sorge und Angst, dass Sterben im modernen Krankenhaus verbunden sei mit Anonymität und Verlassenheit, ist das vertrauensvolle Gespräch des Kranken mit seinem Arzt und seinen Pflegenden entgegenzusetzen. Falsch indizierte technische Handlungen, die einen Sterbevorgang nur verlängern, werden als unärztlich angesehen.

Der in der Bevölkerung vorherrschende Wunsch ist, zu Hause sterben zu können. In diesem Zusammenhang gewinnt die Stellung des Hausarztes zunehmende Bedeutung. Die Kriterien, die eine hausärztliche Behandlung und Sterbebegleitung ermöglichen, sind vielfältig und betreffen den Kranken selbst, seine Angehörigen, die Seelsorge, die Verfügbarkeit und das persönliche Engagement des Arztes und der Pflegenden. Die Stellung des Arztes als Haus- und Familienarzt, aber auch seine Kenntnisse der Schmerztherapie machen ihn zu dem Arzt, der auch über den Tod hinaus das Gespräch mit der trauernden Familie weiterführt. Zwischen dem hoch technisierten Krankenhaus und dem Hausarzt sind Einrichtungen entstanden, die sich seit dem Jahre 1967 von England ausgehend, auch in Deutschland als Hospiz bewährt haben.

Wissen über Sterben und Tod, über den Umgang mit Sterbenden und deren Angehörigen gehören in den Lehrplan für Studenten der Medizin und der Pflegewissenschaften und sind in der Weiterbildung und Fortbildung zu verankern.

## Verlaufsbeobachtung

Alle Befunde des Patienten werden in der Krankenakte konventionell oder elektronisch zusammengeführt und im Arztzimmer auf der Krankenstation aufbewahrt. Die wichtigsten Informationen werden übersichtlich in die Verlaufstabelle eingetragen, aus der auch Gewicht, Temperatur, Puls, Blutdruck, Stuhlgang, Harnmenge sowie die verordneten Diäten und Medikamente ersichtlich sind. Die Verlaufstabelle wird bei der täglichen Visite am Krankenbett mitgeführt; sie dient auch zur raschen Information für den diensthabenden Arzt. Die Krankenakte enthält ebenfalls die täglichen, vom Pflegepersonal verfassten Pflegeberichte (S. 26).

Bei ambulanten Patienten wird in der Praxis des niedergelassenen Arztes eine inhaltlich angepasste Kartei (elektronisch) mit entsprechenden Informationen geführt.

## Entlassung des Patienten

Zusätzlich zum täglichen Gespräch zwischen Arzt und Patient ist rechtzeitig vor der Entlassung in Ruhe ein ausführliches Gespräch mit dem Patienten zu führen. Dieses Gespräch hat bestimmte Funktionen, insbesondere, dem Patienten nochmals die Diagnose angemessen zu erklären, die eingeschlagene Therapie zu begründen und darzulegen, was weiterhin zu beachten ist. Soll die Therapie fortgesetzt werden? Sind Nachbehandlungen oder Rehabilitationsmaßnahmen anzuraten? Sind Kontrolluntersuchungen erwünscht? Sicher möchte der aufgeklärte Patient von sich aus Fragen stellen, für die genügend Zeit einzuräumen ist.

### Epikrise

Bei Entlassung des Patienten ist die Krankenakte mit einer Epikrise abzuschließen, die zusammengefasst eine kritische Darstellung von Krankheitsverlauf und wichtigen Überlegungen zu Diagnose und Therapie wiedergibt. Als Epikrise kann der Arztbrief dienen.

### Arztbrief

Der Arztbrief oder Entlassungsbericht ist an den einweisenden Arzt gerichtet, auf Wunsch des Patienten auch an andere Ärzte seiner Wahl und zunehmend häufig an den Patienten selbst.

Der Bericht beginnt mit der oder den gestellten Diagnosen und begründet diese mit den erhobenen Befunden. Auch die von Konsiliarärzten erhobenen Befunde werden berücksichtigt. Unauffällige, normale Befunde sollten mitgeteilt werden, damit diese für einen späteren Vergleich dokumentiert sind. Wichtige Einzelheiten aus der Anamnese dienen ebenfalls der Dokumentation.

Im Bericht folgen Angaben zur Therapie, zur Verträglichkeit der Behandlung und zum Verlauf der Krankheit. Auch erfolglose Therapiemaßnahmen, die abgebrochen wurden, sollen erwähnt werden. Vorschläge zur ambulanten Weiterbehandlung, zu Kontrolluntersuchungen und Rehabilitationsmaßnahmen beschließen den ärztlichen Bericht.

Ein Telefonanruf beim Hausarzt mit kurzem Bericht über die Entlassung des Patienten sichert die Weiterbehandlung ohne Unterbrechung. Die prompte Auslieferung des Arztbriefes an den Hausarzt fördert das Ansehen des Krankenhauses.

## Abschluss

Auf allen Gebieten, die in dieser Einführung in die Innere Medizin angesprochen wurden, hat sich erwiesen, dass die angewandte Innere Medizin nicht nur naturwissenschaftliche, sondern auch geisteswissenschaftliche, psychische und soziale Wurzeln hat, die eine interdisziplinäre und interprofessionelle Zusammenarbeit zur Lösung offener Fragen wünschenswert machen.

# 2 Gesundheits- und Krankenpflege in der Inneren Medizin

Jürgen Ohms

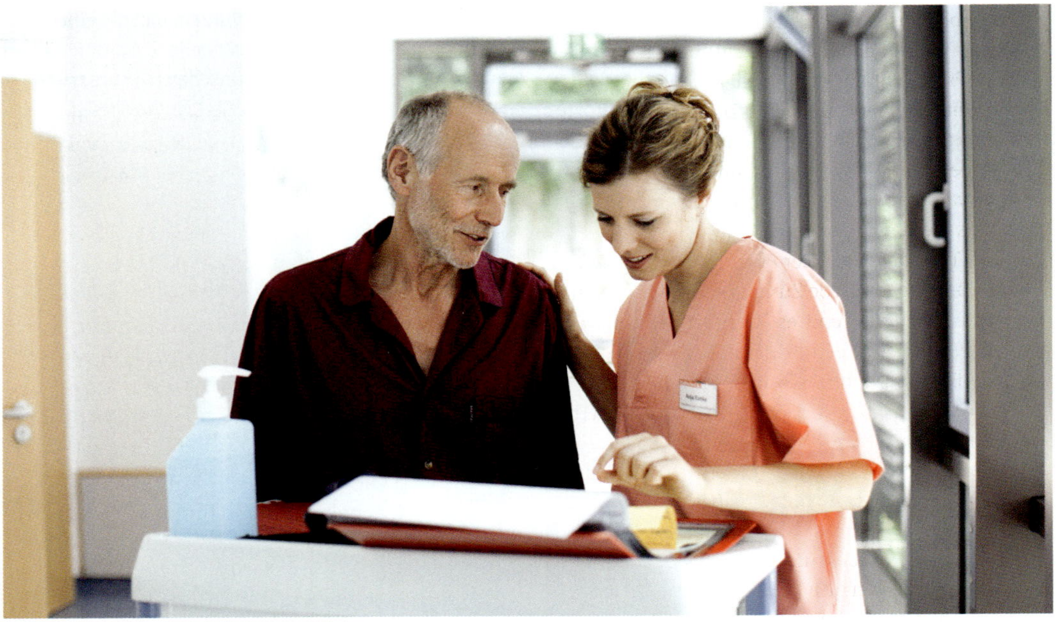

## Einführung

Mein Weg in die Krankenpflege begann vor 34 Jahren auf einer internistischen 40-Betten-Station. Nach meiner damaligen Ausbildung bis in meine heutige berufliche Praxis begleitet mich schon fast 30 Jahre lang das „Lehrbuch für Innere Medizin" von Herrn Prof. Dr. Wirth, Herrn Prof. Dr. Wagner, Herrn Prof. Dr. Gerlach und Herrn Prof. Dr. van Husen.

Vor 19 Jahren – ich übernahm die Leitung der Krankenpflegeschule am St. Marien-Hospital in Mülheim – lernte ich Herrn Prof. Dr. Wirth als damaligen Chefarzt in der Inneren Medizin persönlich kennen. Als ärztlicher Direktor war er zugleich Mitglied der Schulleitung.

Bereits in früheren Auflagen des Lehrbuches war ich mit einigen Pflegethemen beteiligt. So war ich natürlich sehr erfreut, auch an der Neukonzeption des bekanntesten Innere-Medizin-Lehrbuchs für Pflegeberufe beteiligt sein zu können. Die inzwischen schon langjährige Zusammenarbeit mit dem Thieme-Verlag war für mich bisher immer sehr unkompliziert und zudem bereichernd. Auch die Arbeit als Autor an inzwischen schon zwei Auflagen des „Thiemes Pflege" hat mir sehr viel Freude bereitet und viele Einblicke in die sehr professionell gestaltete Verlagsarbeit gewähren lassen.

Den sehr engen Kontakt mit den Kolleginnen und Kollegen in den praktischen Einsatzorten der Auszubildenden in der Gesundheits- und Krankenpflege habe ich nutzen können, um die Einführung in das vorliegende Lehrbuch vor allem auch aus der Sicht der Pflegepraktiker heraus schreiben zu können. Entstanden ist ein vielschichtiges, modulartiges System von Kompetenzen, über das gerade Pflegende in der Inneren Medizin verfügen sollten, so die „internistischen Pflegeexperten".

Eine sehr geschätzte Kollegin, die bereits 19 Jahre Erfahrung als Krankenschwester in der Inneren Medizin besitzt, davon 17 Jahre als Leitung von Internistischen Stationen, möchte ich am Anfang zu Wort kommen lassen. Frau Shala Bahrami leitet eine 30-Betten-Station. Sie beeindruckt mich immer wieder durch ihr großes Engagement und ihre Motivation, Innovationen in der Pflege mit voran zu treiben und diese mit ihrem Team umzusetzen. Ihre Funktion als Stationsschwester umschreibt sie bezeichnenderweise als Wechsel von der Aufgabe einer Stationsleitung hin zu einem umfassenden Stationsmanagement.

## Pflege in der Inneren Medizin im Wandel der letzten 20 Jahre

„Die Arbeit in der Inneren Medizin hat sich für alle verändert“, so Frau Bahrami. „Dies gilt für die Ärzte genauso wie für die Mitarbeiter in der Pflege. Immer mehr – heute noch ausgeprägter als früher – ist es wichtig, dass es ein Miteinander der Berufsgruppen gibt.“

Wenn Frau Bahrami erzählt, hält sie oft inne und schmunzelt, als ich sie nach der Zeit frage, als sie als Stationsleitung begonnen hat. Es werden immer mehr Managementfähigkeiten nicht nur von der Leitung, sondern von jeder Pflegeperson im Stationsteam gefordert. Es werden immer mehr vor allem auch administrative Tätigkeiten von der Pflege mit übernommen. Wissen über ökonomische Zusammenhänge ist immer mehr von Bedeutung und es kann vorkommen, dass ein Pflegemitarbeiter den Arzt auf die notwendig gewordene Entlassung hinweisen muss. Fallpauschalen bestimmen den Alltag im Stationsdienst. Aufwendige Dokumentationen – auch Fotodokumentationen – belegen die Pflegetätigkeiten und sichern sie rechtlich ab.

Die Einführung des Qualitätsmanagements hat erhebliche Vorteile gebracht. Die Abläufe sind strukturierter und für alle klarer nachvollziehbar.

Der PC hat unwiderruflich Einzug in das Dienstzimmer gehalten, alles läuft über die elektronische Datenerfassung.

„Das Personal ist quantitativ weniger aber qualitativ besser“, sagt sie mit Bezug auf die Tatsache, dass es weniger Pflegepersonal insgesamt gibt.

„Es finden immer mehr umfangreiche Untersuchungen mit hoch technisierten Geräten statt. Ein Internist hat zunehmend chirurgische Anteile.“ Für die Pflege bedeutet dies auch zwangsläufig ein Mitdenken in Bezug auf medizinische Abläufe. „Wir werden ernster genommen als früher. Die Kooperation ist noch intensiver geworden. Es geht aber niemals auf Kosten der Pflege. Da sind wir selbstbewusster geworden.“, fügt Frau Bahrami hinzu.

Das Klima bei einer Visite ist deutlich entspannter. „Es ist auch ein für den Patienten spürbares Miteinander und keine Über- oder Unterordnung.“

Es wird großen Wert darauf gelegt, neue Mitarbeiter – u.a. neue Schüler – gezielt einzuarbeiten und anzuleiten. „Früher sind wir oft ins kalte Wasser geworfen worden.“

Auch das Leitungsverständnis hat sich gewandelt: weg von der autoritären Leitung hin zu einem demokratischen Führungsstil. Das hat auch Niederschlag gefunden im veränderten Pflegesystem. Statt Funktionspflege gibt es Gruppenpflege. „Das heißt für jeden aus dem Team mehr Verantwortung, aber auch mehr Arbeitszufriedenheit.“

„Die Verweildauer ist kürzer geworden. Früher kannte man die Patienten besser, wenn sie 3–4 Wochen auf der Station lagen.“ Innerhalb einer Woche laufen jetzt viel mehr Untersuchungen, die vom Team völlig selbstständig vor- und nachbereitet werden.

## Aufgaben- und Kompetenzprofil „Pflege in der Inneren Medizin heute“

Die Fähigkeit, in der Inneren Medizin als Pflegeperson zu arbeiten, hängt im Wesentlichen auch von dem Vorhandensein von Grundfähigkeiten ab, die fachgebietsübergreifend vorhanden sein sollten.

An erster Stelle muss eine ausgezeichnete fachliche Qualifikation – als Basisqualifikation – vorhanden sein, die im Laufe der Berufstätigkeit aktualisiert und erweitert werden muss. Die Pflegeperson muss, auf der Grundlage ihrer vorhandenen Fähigkeiten und Fertigkeiten, in der Lage sein, Pflegekonzepte so anzuwenden, dass sie der jeweiligen individuellen Situation des Patienten entsprechen. Aktivierende Pflege soll dabei die Ressourcen erkennen, fördern und nutzen. Neben einer krankheitsorientierten, medizinischen Fachkompetenz soll das pflegerische Handeln die Orientierung an den Fähigkeiten des Patienten zur Gesunderhaltung durch eine intensive Beratung und Schulung fördern.

Die Fähigkeit, in Beziehung zu anderen zu treten, sei es zu Patienten oder dessen Angehörigen, zu Mitarbeitern der eigenen oder kooperierender Berufsgruppen, ist eine wesentliche Voraussetzung für Pflegende. Den Patienten in seiner Situation verstehen zu können, setzt Empathie voraus. Das In-Beziehung-treten-können braucht eine hohe kommunikative Kompetenz. Dies betrifft den Umgang mit den Patienten genauso wie mit seinen Angehörigen.

In der Pflege wird ein analytisches, abstrahierendes Denken benötigt. Pflege als Prozess zu verstehen, vorausschauend zu planen, durchzuführen und mit wissenschaftlichen Methoden zu evaluieren bedarf einer hohen methodischen Kompetenz. Ebenso ist die Pflege gefordert, gemeinsam mit dem Patienten, den Angehörigen und den Mitgliedern der kooperierenden Berufsgruppen die Versorgung koordinieren zu können.

Die hohen Belastungen, die mit der Arbeit im Beruf verbunden sind, benötigen eine starke Persönlichkeit. Eine Balance zu finden in der Gewogenheit zwischen Distanz und Nähe ist von erheblicher Bedeutung.

2

## Veränderungen vonseiten der Patienten

„Die Erwartungen an die Qualität der Pflege und der Versorgung insgesamt sind deutlich gestiegen", so Frau Bahrami, „sowohl vonseiten der Patienten als auch der Angehörigen."

Es gab zu Beginn ihrer Tätigkeit regelrechte Privatstationen, die interdisziplinär aufgebaut waren. Inzwischen sind in alle Stationen Wahlleistungsbereiche integriert.

Immer häufiger befinden sich auf ihrer Station ältere Patienten mit mehreren Erkrankungen. Auch diese werden einer intensiven Diagnostik unterzogen, natürlich wird dies aber immer mit dem entsprechenden Nutzen-Risiko-Verhältnis abgewogen. „Es gibt deutlich mehr Pflegefälle."

Die Patienten werden besser aufgeklärt und sprechen viel mehr mit. „Besonders jüngere Patienten wissen sehr viel besser Bescheid."

## 24 Stunden im Dienst

Folgende Übersicht soll beispielhaft den Tagesablauf einer internistischen Station beschreiben.

***Tagesablauf auf einer internistischen Station***
***Aufgaben im Frühdienst***
*Um 05:45 Uhr*
Ablösung der Nachtwache und Übergabe (examinierte Pflegende).

*Ab 06:00 Uhr*
- Medikamente verteilen (Tabletten, Tropfen, Vormedikation)
- saubere Gläser verteilen
- Heparine spritzen (Nüchtern-Plan beachten!)
- Spülmaschine einräumen, ggf. einschalten
- Apothekenanforderung kontrollieren, ggf. vervollständigen und den Apothekenkasten in den Flur stellen
- Kühlschranktemperatur kontrollieren (+2 ° – +8 °C) und entsprechenden Plan abzeichnen

*Ab 06:30 Uhr Übergabe*
Besonderheiten vom Spätdienst/von der Nacht.

***Ab 06:45 Uhr***
- Grundpflege in zwei/drei Bereichen
- Behandlungspflege (Verbände, Gewicht, ZVD-Messung usw.)
- Vitalzeichenkontrolle
- Dokumentation der gesamten Beobachtung im Optiplan inkl. Abzeichnung der Pflege und Lagerungspläne

***Ab 08:00 Uhr***
- Verabreichung von Insulin
- Frühstück für die Patienten verteilen
- Essen reichen und bilanzieren
- ggf. Sondenkost verabreichen
- auf Tabletteneinnahme achten
- Frühstückstabletts abräumen
- Pflegewagen auffüllen
- Pflegearbeitsraum aufräumen, Waschschüsseln reinigen, volle Wäschesäcke entfernen
- Kontrolle der Blutentnahmen zur Mitnahme ins Labor
- BKS aufziehen
- mobilisierte Patienten ins Bett bringen
- Patienten zu diversen Untersuchungen begleiten

*Ab 09:00 Uhr*
- nach Absprache Frühstückspause für die Mitarbeiter
- Kurvenvisite (im Arztzimmer)
- Mittagstropfen stellen
- notwendige Vitalzeichenkontrollen für Mittag/Abend aufschreiben
- Bilanzbögen für den nächsten Tag ausdrucken
- Essensplan kontrollieren ggf. vervollständigen

*Ab 10:00 Uhr*
- Lagerungsrunde (Lagerungspläne abzeichnen)
- Verabreichen von Zwischenmahlzeiten
- auf Bilanzen achten
- Patienten inhalieren lassen
- Kurvenvisite ausarbeiten

*Ab 11:00 Uhr*
- Verteilen der Vormedikation
- Kontrolle der Vitalzeichen (Mittag!)
- Medikamente aus dem Apothekenkasten einsortieren

*Ab 12:00 Uhr*
- Mittagessen verteilen
- Essen reichen, Medikamente geben
- bilanzieren
- Tabletts abräumen

*Ab 12:30 Uhr*
- Stationsvisite (examinierte Pflegende)
- Lagerungsrunde (Lagerungspläne abzeichnen)
- Pflegearbeitsraum aufräumen, Wäschesäcke leeren
- Pflegewagen nachfüllen
- Küche aufräumen, ggf. Spülmaschine einschalten
- Kaffeewagen für Spätdienst richten

*Von 13:30 bis 14:00 Uhr*
Übergabe (Frühdienst an Spätdienst).

***Aufgaben im Spätdienst***
*Von 13.30 bis 14.00 Uhr*
Übergabe (Frühdienst an Spätdienst).

*Ab 14:00 Uhr*
Examinierte Pflegende:
- Visite ausarbeiten, ggf. neue Kurven schreiben
- Patienten im Optiplan einstufen
- Pflegeplan abzeichnen
- BZ-Werte eintragen (über hohe Werte den Arzt informieren)
- BZ für den nächsten Tag im KIS-System anmelden

2. Examinierte Pflegeperson:
- 14-Uhr-Kurzinfusionen vorbereiten (Antibiotika, i.v.-Medikamente aufziehen)
- Tropfen und Heparine für Abend stellen
- Medikamentendispenser einsammeln
- Untersuchungsscheine verteilen

Alle:
- Kaffee verteilen (falls vorhanden auf Bilanzbögen eintragen)
- Pflegepatienten beim Trinken behilflich sein
- ggf. Patienten zu Untersuchungen begleiten
- Kaffeegeschirr einsammeln

*Ab 15:00 Uhr*
Examinierte Pflegende:
- Infusionen für den nächsten Tag stellen
- Tabletten für den nächsten Tag kontrollieren/ stellen
- Anordnungen vom Arzt entgegennehmen und ausarbeiten

Examinierte Pflegende/KPH/Schüler:
- Pflegepatienten lagern
- Tropfen für den Abend verteilen
- Bilanzbögen für den nächsten Tag verteilen
- DK-Beutel leeren (falls vorhanden, bilanzieren) und saubere Urinbehälter im Zimmer lassen (für die NW)
- Vitalzeichen messen
- abwechselnd auf den Patientenruf gehen

*Ab 17:00 Uhr*
Examinierte Pflegende:
- Laborbefunde einkleben
- Nüchternplan für den nächsten Tag aufschreiben und falls erforderlich Patienten entsprechend für die Untersuchungen vorbereiten
- Insuline spritzen
- Apotheke für den nächsten Tag schreiben
- Abends-BZ-Werte im KIS-System einsehen (falls erforderlich AVD informieren) und in die BZ-Kurve eintragen

Alle:
- Rundgang machen (Postfach, Labor, Röntgen, Sono)
- Lagerungspläne abzeichnen
- gemessene Vitalzeichen eintragen

*Ab 18:00 Uhr*
- Abendessen verteilen
- Pflegepatienten beim Essen helfen
- Abend-Medikamente verabreichen
- Flüssigkeitszufuhr bilanzieren (falls vorhanden)
- anschließend Essenstabletts einsammeln

*Ab 19:00 Uhr*
- abschließender Durchgang, um die Patienten für die Nachtruhe vorzubereiten
- Heparine spritzen
- Kurzinfusionen/Infusionen anschließen
- Patienten über bevorstehende Untersuchungen informieren (nüchtern)
- ggf. Vitalzeichen nachmessen
- Bilanzbögen ausrechnen

*Ab 20:00 Uhr*
Examinierte Pflegende:
- Übergabe schreiben
- Patienten im ITB-System einstufen
- Wagen mit Wasser, kontrollierten Tabletten und sauberen Gläsern und Bechern für den nächsten Tag vorbereiten
- Bettenreinigung für den nächsten Tag beauftragen und im Postfach abgeben (Firma Cleaners)
- Diagnoseplan im Computer aktualisieren und für die NW ausdrucken

Alle:
- Station aufräumen
- volle Wäschesäcke auf den Flur stellen
- Pflegewagen nachfüllen und auf dem Flur stehen lassen
- Wäschekörbe, Behälter mit dem Desinfektionsmittel und Waschschüsseln für den nächsten Tag bereitstellen
- Wagen mit dem Mineralwasser für die Patienten im Flur nachfüllen
- Küche aufräumen
- Spülmaschine anschalten und ggf. ausräumen

*Von 20:45 bis 21:00 Uhr*
Übergabe (Spätdienst an die Nachtwache)

Änderungen des zeitlichen Ablaufes und des Aufgabenbereichs des Pflegepersonals aufgrund einer Neuaufnahme, eines Exitus oder eines Notfalls vorbehalten!

2

*Aufgaben der Nachtwache*

Im Fall einer Neuaufnahme:

- Vitalzeichen messen
- Aufnahmebogen soweit wie möglich ausfüllen
- Kurve anlegen (den Prinzipien der Station angepasst)
- Vitalwerte eintragen
- ggf. Lagerungsplan u. Pflegeplan anlegen und abzeichnen
- Visite/Anordnungen ausarbeiten – komplett
- erste Infusionen geben
- Tropfen stellen
- Tabletten geben und entsprechend Angaben auf jeweilige Pläne eintragen
- Routine für BE u. dazugehörige Röhrchen stellen (Auftragsetiketten ausdrucken)
- Versorgung des Patienten, inklusive Glas, Mineralwasser, Bettschild (kein Patientenaufkleber – Datenschutz!), ggf. spezielle Utensilien (Kissen, Schiene, Bettgitter usw.)
- Patienten auf Namenstafel im Schwesternzimmer eintragen
- Kontrolle, ob Patient im ITB-System vorhanden ist (sonst unter Tel. ... anmelden) und Patientenaufkleber ausdrucken
- im KIS-System Notlabor ausdrucken und einkleben

Im Fall eines Exitus:

- Den AVD unter Tel. ... informieren
- komplette Versorgung des Toten: DK, PEG usw. entfernen, Nachthemd anziehen, Fußzettel anbringen u. Patientenaufkleber auf das Hemd (Brustbereich) kleben
- Patient auf die Trage umlagern
- seine Sachen zusammenpacken
- im Zimmer Ordnung schaffen: Glas, Getränke, Absauggerät usw. wegräumen
- Patient im ITB-System austragen und Name von der Tafel wischen

## Ganzheitlichkeit versus Ökonomie?

Bei dem Fachgebiet Innere Medizin handelt es sich um einen sehr komplexen und vielfältigen Bereich der Medizin. Die Pflege passt sich den medizinischen Veränderungen an und entwickelt sich parallel eigenständig. Die Diagnostik wird immer mehr perfektioniert und ausgedehnt. Eine Verknüpfung zwischen diagnostischen und therapeutischen Maßnahmen wird immer häufiger vorgenommen, die Therapiemaßnahmen erfolgen jedoch vorwiegend konservativ.

Prävention, Diagnostik und Rehabilitation bilden zusammen mit der Therapie zentrale Tätigkeitsschwerpunkte, denen Pflegetätigkeiten ebenfalls unmittelbar zugeordnet oder zu diesen komplementär entwickelt werden können. Laut des am 1.1.2004 in Kraft getretenen Krankenpflegegesetzes werden Gesundheitsvorsorge und Gesundheitsförderung zu zentralen Aufgabenschwerpunkten der Pflege, über die Durchführung der Maßnahmen hinaus, die sich aus der Erkrankung unmittelbar ableiten lassen. Ärztliche und pflegerische Maßnahmen wirken dabei immer symbiotisch zum Wohle des Patienten. Unterschiedliche, sich ergänzende Sichtweisen ergeben ein umfassendes Patientenbild. Von der gelungenen interdisziplinären Zusammenarbeit aller an der Behandlung des Patienten beteiligten Berufsgruppen hängt die Erreichung des Ziels einer patientenorientierten Versorgung unter gleichzeitiger Beachtung ökonomischer Rahmenbedingungen im Wesentlichen ab. Ein ganzheitlich orientiertes Menschenbild und die wirtschaftlichen Rahmenbedingungen stehen deshalb in einem nicht unauflösbaren Widerspruch.

## Auswirkungen der demografischen Entwicklung

Immer mehr ältere, multimorbide Patienten befinden sich in allen Fachbereichen der Kliniken so auch in der Inneren Medizin. Hinzu kommen immer häufiger demente Patienten.

Die Verkürzung der Liegezeiten und die Ausdehnung der ambulanten Versorgung ist unmittelbare Folge des veränderten Abrechnungs- und Finanzierungssystems.

## Auswirkungen der veränderten Finanzierung

Das Abrechnungs- und Finanzierungssystem für Behandlungen in Krankenhäusern basiert auf einem Fallpauschalensystem. Jeder Patient wird im DRG-System einer Fallgruppe zugeordnet, die diagnoseorientiert ist. Die Erstattung von Behandlungskosten orientiert sich an den überregional ermittelten, durchschnittlichen Fallkosten. Ein Krankenhaus, dem es gelingt, Leistungen günstiger als die Durchschnittskosten zu erbringen, erreicht eine gute Erlössituation. Alle Versorgungs- und Behandlungsprozesse werden künftig noch mehr unter Effektivitätsgesichtspunkten betrachtet. Die Liegezeiten von Patienten sind als Folge deutlich verkürzt.

Obwohl die DRG´s medizinisch ausgerichtet sind, erhält die pflegerische Beobachtung und die korrekt dokumentierte Pflegeleistung eine besondere Bedeutung, weil damit auch abrechnungsrelevante Komplikationen und Nebendiagnosen ermittelt werden können. In standardisierte Behandlungspfade („clinical pathways") fließen Pflegestandards und eine sorgfältig geplante und durchgeführte Pflege ein. Die Pflege wird in verstärktem Maße gezwungen, sich betriebswirtschaftlichen und damit auch zeitökonomischen Gesichtspunkten zu stellen. Das „Case Management" überwacht die Prozesse der Leistungserbringung und versucht, den Behandlungsverlauf trotz Verkürzung der Verweildauer so zu steuern, dass er optimal gestaltet werden kann. Es bedarf vermehrt einer sowohl auf evidenzbasiertem Fachwissen als auch auf wissenschaftlichen Prinzipien basierenden Pflege.

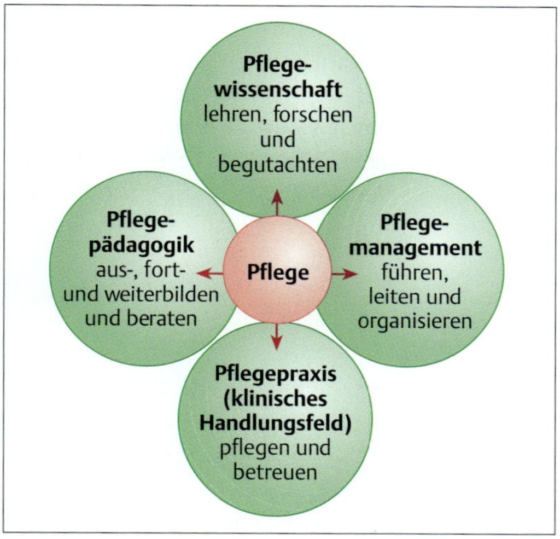


**Abb. 2.1 Pflegewissenschaft.** Die Pflegewissenschaft ist eines der vier Handlungsfelder der Disziplin Pflege.

## Pflege als Wissenschaft – Professionelle Pflege

Die Pflegewissenschaft soll die Qualität der Pflege verbessern, indem sie die in **Abb. 2.2** dargestellten Aufgaben erfüllt und damit einen wesentlichen Beitrag für die Praxis leistet.

Bei der Professionalisierung der Pflege handelt es sich um einen Prozess, der sowohl die Berufsgruppe als auch das einzelne Berufsgruppenmitglied betrifft.

Die eigenständige Berufsethik, die eigene Fachsprache oder eine akademische Qualifikation sind beispielhafte Voraussetzungen für den gesellschaftlichen Anerkennungsprozess.

Patricia Benners Beschreibung der Schritte vom „Neuling zum Experten" erläutert den Prozess, der den einzelnen Pflegenden betrifft (**Abb. 2.3**). Expertenwissen setzt – nach erworbener Qualifikation mit Erwerb einer anerkannten Berufsbezeichnung – auch eine ständige fachliche Weiterbildung voraus.

## Qualitätsmanagement in der Pflege

Ein Qualitätsmanagement dient der strukturierten Beurteilung der Pflegequalität anhand standardisierter Methoden (**Abb. 2.4**). Qualitätsmängel in der Pflege sollen auf dieser Grundlage festgestellt und behoben werden. Das Qualitätsmanagement ist ein umfassendes Konzept, das alle Bereiche der Pflege betrifft.

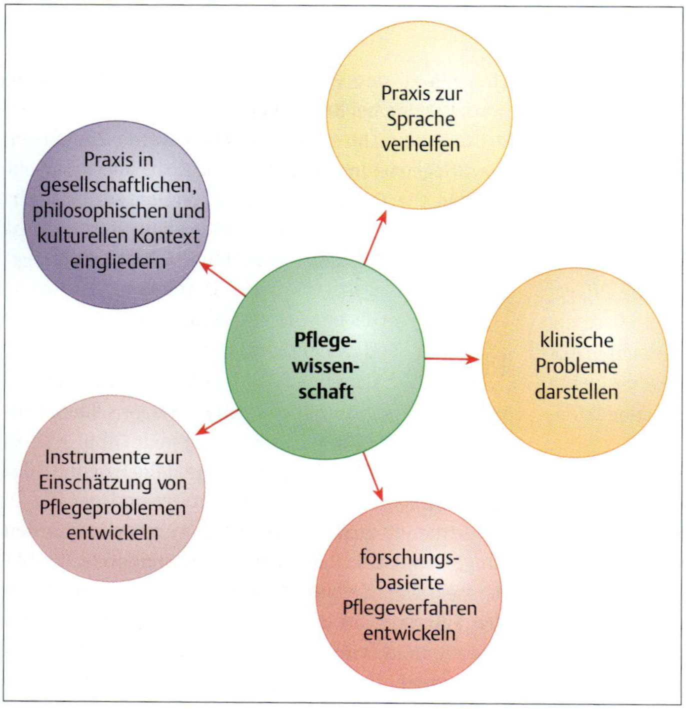


**Abb. 2.2 Pflegewissenschaft.** Aufgaben der Pflegewissenschaft.

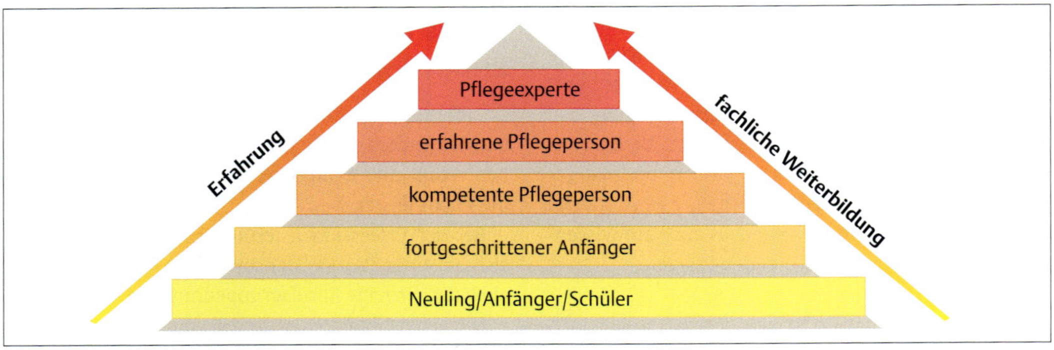


**Abb. 2.3 Professionalisierung.** Stufen der Professionalisierung im individuellen Qualifizierungsprozess.

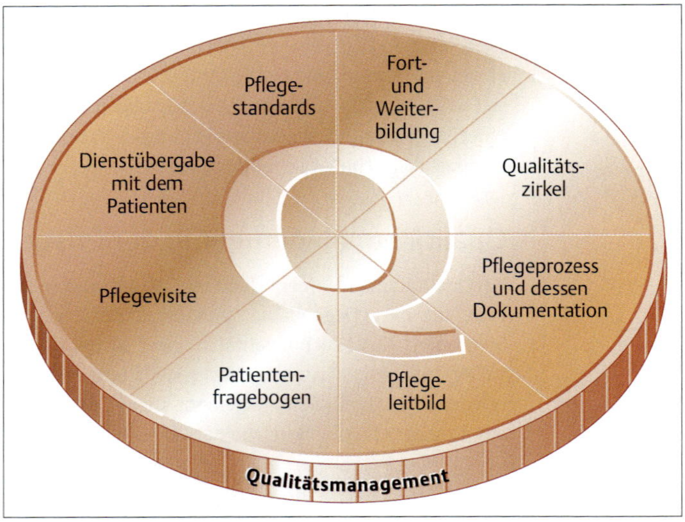


**Abb. 2.4 Qualitätssicherung.** Diese Elemente sichern und entwickeln Qualität in der Pflege.

● MERKE *Pflegestandards zählen zu den Instrumenten der Qualitätssicherung und -entwicklung.*

Sie dienen sowohl der Sicherung als auch der Verbesserung von Pflegequalität. Sie sollen einerseits die Orientierung an der individuellen Situation des Patienten ermöglichen, andererseits sollen sie gewährleisten, dass nur wissenschaftlichen Prinzipien genügende Pflegehandlungen zur Anwendung kommen. Ergebnisse der Pflegeforschung fließen genauso ein, wie evidenzbasierte Pflegerichtlinien.

Die Nationalen Expertenstandards geben hier Orientierung.

Hausinterne Pflegestandards sind ebenfalls allgemeingültig, aber beschreiben ergänzend genauer die Vorgehensweise hinsichtlich einer bestimmten Pflegeverrichtung, z. B. das Verabreichen von Sondenkost. Erarbeitet werden sie innerhalb einer Klinik von einer ständigen Arbeitsgruppe, die Mitglieder aus verschiedenen Bereichen der Pflege besitzt. Pflegestandards sind für alle zugänglich. Sie lassen begründbare Abweichungen zu und werden in regelmäßigen Abständen bewertet und bei Bedarf neu formuliert.

Die Arbeitsabläufe in der Pflege werden optimiert, die Pflegeleistungen werden messbar und nachvollziehbar. Die Dokumentation der Pflege wird erleichtert. Die Vereinheitlichung der Arbeitsweisen begünstigt die Einarbeitung neuer Mitarbeiter und Pflegeschüler.

## Pflegeleitbild

In einem Pflegeleitbild wird das pflegerische Selbstverständnis im Krankenhaus dargestellt (**Abb. 2.5**). Es steht in enger Beziehung zum allgemeinen Leitbild der Einrichtung.

Für die Pflegenden ist es eine Orientierung für den Umgang mit dem Patienten und untereinander. Es gibt Perspektiven für die Weiterentwicklung sowohl für den Einzelnen als auch für die Pflege allgemein. Das Pflegeleitbild wird auf der Grundlage von Pflegemodellen geschaffen und ist das Ergebnis einer intensiven

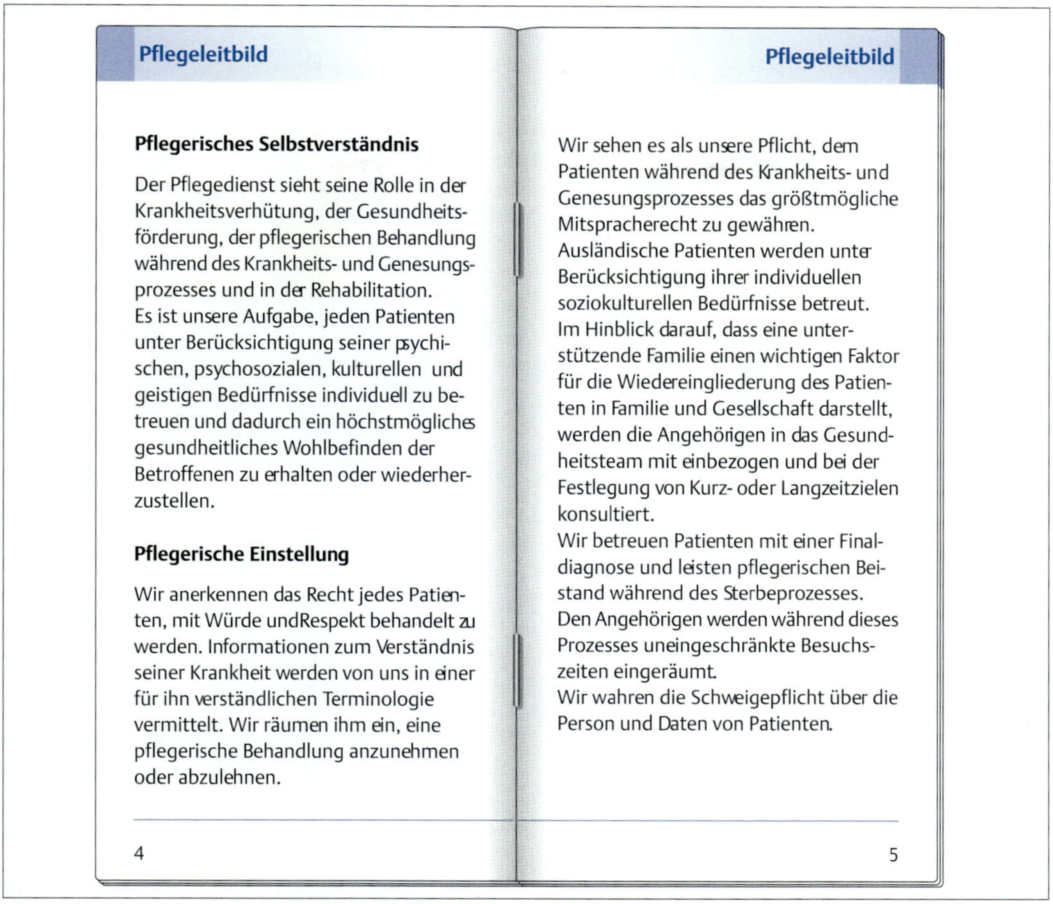
Pflegeleitbild

**Pflegerisches Selbstverständnis**

Der Pflegedienst sieht seine Rolle in der Krankheitsverhütung, der Gesundheitsförderung, der pflegerischen Behandlung während des Krankheits- und Genesungsprozesses und in der Rehabilitation.
Es ist unsere Aufgabe, jeden Patienten unter Berücksichtigung seiner psychischen, psychosozialen, kulturellen und geistigen Bedürfnisse individuell zu betreuen und dadurch ein höchstmögliches gesundheitliches Wohlbefinden der Betroffenen zu erhalten oder wiederherzustellen.

**Pflegerische Einstellung**

Wir anerkennen das Recht jedes Patienten, mit Würde undRespekt behandelt zu werden. Informationen zum Verständnis seiner Krankheit werden von uns in einer für ihn verständlichen Terminologie vermittelt. Wir räumen ihm ein, eine pflegerische Behandlung anzunehmen oder abzulehnen.

4

Pflegeleitbild

Wir sehen es als unsere Pflicht, dem Patienten während des Krankheits- und Genesungsprozesses das größtmögliche Mitspracherecht zu gewähren.
Ausländische Patienten werden unter Berücksichtigung ihrer individuellen soziokulturellen Bedürfnisse betreut.
Im Hinblick darauf, dass eine unterstützende Familie einen wichtigen Faktor für die Wiedereingliederung des Patienten in Familie und Gesellschaft darstellt, werden die Angehörigen in das Gesundheitsteam mit einbezogen und bei der Festlegung von Kurz- oder Langzeitzielen konsultiert.
Wir betreuen Patienten mit einer Finaldiagnose und leisten pflegerischen Beistand während des Sterbeprozesses.
Den Angehörigen werden während dieses Prozesses uneingeschränkte Besuchszeiten eingeräumt.
Wir wahren die Schweigepflicht über die Person und Daten von Patienten.

5

**Abb. 2.5 Pflegeleitbild.** Pflegeleitbilder machen Aussagen zur pflegerischen Einstellung, zum pflegerischen Selbstverständnis und zur pflegerischen Verpflichtung.

Auseinandersetzung der Pflegenden mit der Zielsetzung der Pflege. Es verändert sich als Ergebnis eines ständigen Dialogs.

## Menschenbild

Pflege soll geprägt sein von einem ganzheitlichen Menschenbild, das die Bedürfnisse des kranken Menschen in den Vordergrund stellt (**Abb. 2.6**). Sein persönliches Erleben von Krankheit und seine Gefühle stehen im Mittelpunkt des pflegerischen Handelns mit der Prämisse, vorhandene Ressourcen zu nutzen und zu fördern. Immer verbunden ist dies mit dem Ziel der Erreichung der größtmöglichen Autonomie des Patienten.

## Gesundheit und Krankheit

DEFINITION *„Gesundheit ist der Zustand des völligen körperlichen, seelischen und sozialen Wohlbefindens und nicht nur das Freisein von Krankheit.“ (WHO 1946)*

In der Wissenschaft bestehen unterschiedliche Ansichten darüber, was im Zentrum der Bemühungen stehen sollte. Das pathogenethische bzw. biomedizinische Modell begreift Krankheit als eine Störung von Vorgängen im Organismus, bei der Therapie sollte demzufolge die Erkennung und die Bekämpfung von den Ursachen der Krankheit im Vordergrund stehen. Das salutogenetische Modell stellt die Gesundheit und die Gründe für das Zustandekommen sowie die bestmögliche Erhaltung von Gesundheit in den Vordergrund.

Der Medizinsoziologe Antonovski stellt die Frage nach dem, was Menschen dazu bringt, ihre Gesundheit zu erhalten oder Gesundheit zu erreichen. Seiner Meinung nach befinden sich Menschen in einem Gesundheits-Krankheitskontinuum.

Es handelt sich dabei um einen kontinuierlichen und dynamischen Prozess, der in einer Art Wechselwirkung von zahlreichen belastenden und auch entlastenden Faktoren steht. Sie bewirken das Vorhandensein von Krankheit oder Gesundheit. Zahlreiche Stressoren und Widerstandsressourcen stehen in einem ständigen Ba-

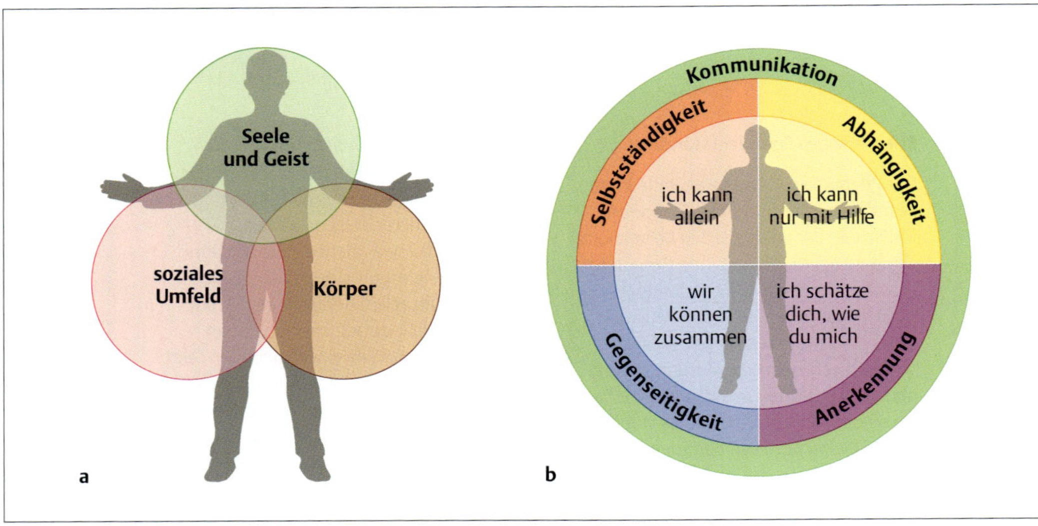


**Abb. 2.6 Menschenbild.** **a** Das ganzheitliche Menschenbild stellt den Menschen in den Mittelpunkt und betrachtet ihn in seiner Gesamtheit. **b** Im Umgang wird berücksichtigt, was der Mensch benötigt, um sich als Mensch zu fühlen.

lanceakt. Über allem steht das Kohärenzgefühl, das ein Gefühl des Vertrauens in die eigenen Ressourcen darstellt. Gerade wenn es um Fragen der Gesundheitsförderung geht, lässt sich das Modell sehr gut nutzen, um bei Patienten Stressoren ausfindig zu machen oder das Vertrauen in eigene Ressourcen (das Kohärenzgefühl) gezielt zu unterstützen und zu fördern.

## Der Pflegeprozess

Der Pflegeprozess wurde in den 70er Jahren erstmals von der WHO als ein kybernetisches Modell zur wissenschaftlichen Begründung von Pflege vorgestellt. Fiechter und Meier setzten dies 1993 eindrucksvoll in der Form um, dass sie Pflege als einen Beziehungs- und Problemlösungsprozess beschrieben (**Abb. 2.7**). Nur dann, wenn der Pflegende eine positive Beziehung zum Patienten aufbauen kann, gelingt es ihm, Informationen über den Patienten zu sammeln mit deren Hilfe Probleme und Ressourcen beschrieben werden können. Pflegeziele werden benannt und zu diesen werden Pflegemaßnahmen geplant und anschließend durchgeführt. Die Auswirkung der Pflege wird bewertet und führt zu einer Veränderung in der Vorgehensweise oder möglicherweise zu einer Problembehebung. Neue Informationen werden genauso verarbeitet wie veränderte Bedürfnisse des Patienten. Idealerweise werden die zu Beginn gesetzten Ziele erreicht. Sie können aber revidiert bzw. neu formuliert werden. Alle Schritte des Pflegeprozesses werden nacheinander durchgeführt.

## Pflegemodell nach Roper/Logan/Tierney

Das am weitesten verbreitete und in den vorliegenden Ausführungen berücksichtigte Pflegemodell ist das von Roper/Logan/Tierney. Es basiert auf einem Modell des Lebens. Zentrale Elemente sind dabei die Lebensaktivitäten, die Lebensspanne, das Abhängigkeits- und Unabhängigkeitskontinuum, Faktoren, die die Lebensaktivitäten beeinflussen sowie die Individualität im Leben. Es lässt sich in den Pflegeprozess integrieren und findet z. B. Anwendung bei der Pflegeanamnese oder bei der Pflegeplanung und der Pflegedokumentation.

Die **12 Lebensaktivitäten** stehen im Zentrum des Modells. Sie sollen vereinfacht darstellen, dass das Leben aus einer Reihe von zusammenhängenden Aktivitäten besteht, die ein Mensch ausübt, egal ob er gesund oder krank ist:

1. Für eine sichere Umgebung sorgen
2. Kommunizieren
3. Atmen
4. Essen und trinken
5. Ausscheiden
6. Sich sauber halten und kleiden
7. Regulieren der Körpertemperatur
8. Sich bewegen
9. Arbeiten und spielen
10. Sich als Mann oder Frau fühlen und verhalten
11. Schlafen
12. Sterben

Die Pflegenden haben die Aufgabe, zusammen mit dem Patienten, Probleme in der gewohnten Ausübung einer oder mehrerer Lebensaktivitäten zu erkennen

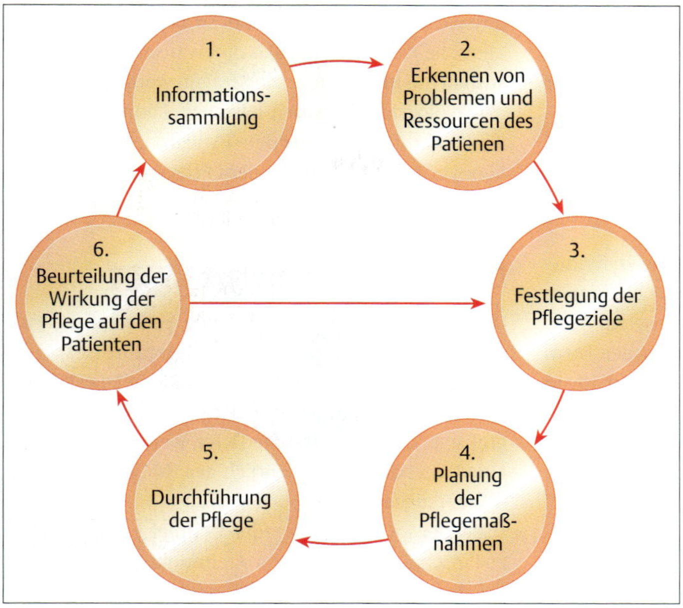


**Abb. 2.7 Pflegeprozess.** Der Pflegeprozess als Regelkreis dargestellt.

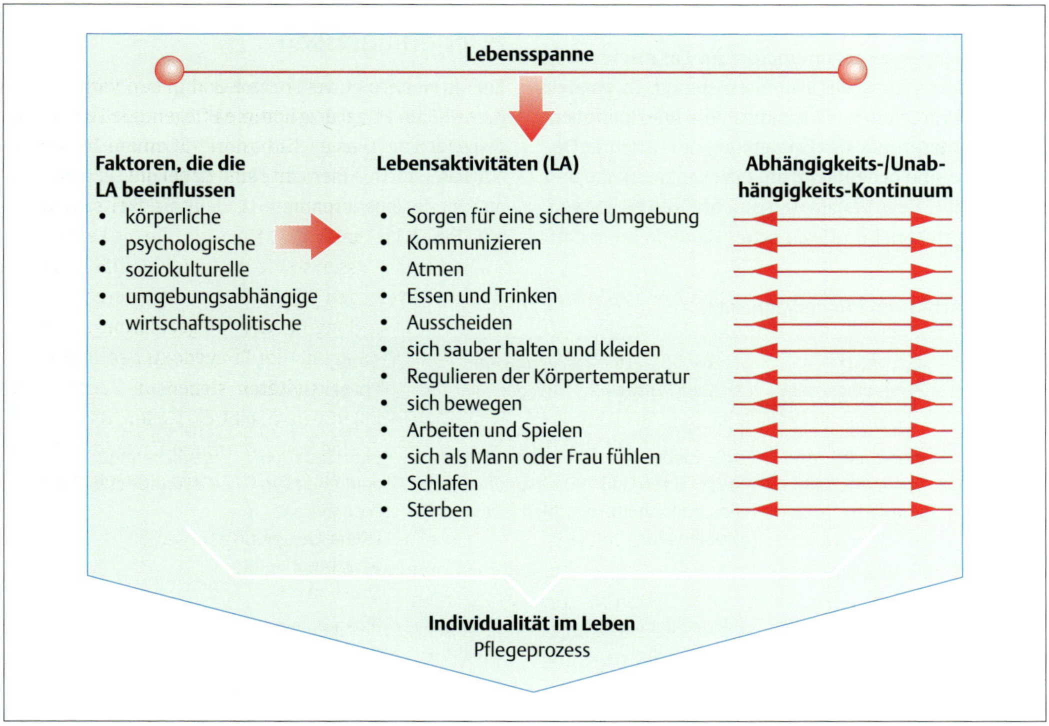


**Abb. 2.8 Pflegemodell.** Das Pflegemodell nach Roper beruht auf fünf Konzepten, die eng miteinander verbunden sind.

und zu versuchen, dass der Patient diese Fähigkeiten bestmöglich wiedererlangt. In unterschiedlichen Situationen stehen verschiedene Lebensaktivitäten im Vordergrund.

Die **Lebensspanne** stellt die altersbedingt unterschiedlichen Lebensabschnitte dar. Am Anfang und zum Ende des Lebens ist die Abhängigkeit von anderen am größten, in der Mitte des Lebens ist die Phase der größtmöglichen Selbstständigkeit. Zu den verschiedenen Zeiten des Lebens haben auch die einzelnen Aktivitäten des Lebens eine unterschiedlich große Bedeutung.

Das **Abhängigkeits- und Unabhängigkeitskontinuum** hat eine enge Beziehung zu der Lebensspanne und zu den Lebensaktivitäten. Die Einschränkung in einer Aktivität des Lebens – z. B. durch eine Krankheit – hat zumeist auch eine verminderte Unabhängigkeit zur Folge.

**Faktoren, die die Aktivitäten des Lebens beeinflussen**, sind neben körperlichen z. B. auch psychologische und soziokulturelle Aspekte.

Ein weiteres Konzept des Modells ist die **Individualität**. Es ist Tatsache, dass jeder Mensch einzigartig ist. Der Pflegende trägt diesem bei der Umsetzung des Modells nach Roper/Logan/Tierney nun in der Form Rechnung, dass eine Einschätzung unabdingbar ist, in welcher Weise und in welcher Ausprägung von Abhängigkeit und Unabhängigkeit der zu pflegende Mensch der Lebensaktivität Bedeutung schenkt und diese ausüben kann (**Abb. 2.8**).

## Biografische Arbeit

Im Rahmen der Pflegeanamnese werden Informationen über alle diejenigen Bereiche des Patienten eingeholt, die über die vom Arzt eingeholten medizinischen Informationen hinausgehen und die im Zusammenhang mit der Erkrankung des Patienten stehen. Es handelt sich dabei vor allem um soziokulturelle Informationen, die die Hintergründe der Erkrankung des Patienten betreffen. Sie sind bedeutsam, um eine ganzheitliche und individuelle Pflege planen und durchführen zu können. Pflegende richten ihr pflegerisches Handeln immer am physischen, psychischen und sozialen Befinden des Menschen aus. So kann alles das, was sein Leben bisher ausmachte in die Pflege einbezogen werden.

Um biografische Arbeit leisten zu können, bedarf es der Empathie gegenüber dem Patienten. Das aktive Zuhören ermöglicht es dabei dem Pflegenden, sich in die Perspektive des anderen hineinversetzen zu können.

## Das Pflegestammblatt

Das **Pflegestammblatt** bildet eine Verknüpfung zwischen dem ersten Schritt des Pflegeprozesses – der Informationssammlung – und dem Modell der Lebensaktivitäten nach Roper/Logan/Tierney (**Abb. 2.9**). Biografische und medizinische Daten werden ergänzt um eine Einschätzung hinsichtlich der Fähigkeiten bezüglich der einzelnen LA.

Bei der LA „Atmen" werden beispielsweise Angaben zu Einschränkungen bei der Atemfunktion notiert oder bei der LA „Kommunikation" wird dokumentiert, ob eine Sprachstörung vorliegt.

## Pflegediagnosen

Eine Erweiterung der Formulierung von Pflegeproblemen stellen Pflegediagnosen dar. Sie liegen in standardisierter Form, angelehnt an die Formulierungen der NANDA (North American Nursing Diagnosis Association) vor. Es existieren bereits mehr als 100, sie enthalten (**Tab. 2.1**)

**Tab. 2.1 Arten von Pflegediagnosen.**

| | *aktuelle Pflegediagnosen* | *Risiko-Pflegediagnosen* | *Verdachts-Pflegediagnosen* | *Syndrom-Pflegediagnosen* | *Gesundheits diagnosen* |
|---|---|---|---|---|---|
| Situation des Patienten | Es bestehen ein oder mehrere Gesundheitsprobleme | Es liegen ein oder mehrere Risikofaktoren für ein Gesundheitsproblem vor | Es werden ein oder mehrere Gesundheitsprobleme vermutet | Es liegt eine komplexe Reaktion aufgrund eines besonderen Erlebnisses oder einer besonderen Situation vor | Zustand der Ausgeglichenheit; stabiler Gesundheitszustand |
| Struktur | Pflegediagnosetitel + beeinflussende, ätiologische Faktoren + Kennzeichen und Symptome (dreiteilig) | Pflegediagnosetitel + Risikofaktor (zweiteilig) Zusatz im Titel: „Gefahr von …" | Pflegediagnosetitel + beeinflussende ätiologische Faktoren (zweiteilig) Zusatz im Titel: „Verdacht auf …" | Pflegediagnosetitel (einteilig) | Pflegediagnosetitel (einteilig) Formulierung: „Möglichkeit eines verbesserten …" |
| Beispiel | Flüssigkeitsdefizit b/d Diarrhö a/d trockene Haut und Schleimhäute | Gefahr eines Flüssigkeitsdefizits b/d übermäßigen Flüssigkeitsverlust durch Diarrhö | Verdacht auch Flüssigkeitsdefizit b/d aktiven Verlust von Körperflüssigkeit durch Diarrhö | Immobilitätssyndrom | Gesundheitsförderung anstrebende Verhaltensweisen Möglichkeit eines verbesserten Ernährungsverhaltens |

- ein vordefiniertes gesundheitliches Problem,
- Merkmale, die typisch sind für eine bestimmte Pflegediagnose,
- ursächliche Faktoren, die mit dieser Pflegediagnose verbunden sind.

**Pflegestammblatt Marc Stein**

Herr Marc Stein wird notfallmäßig zur stationären Aufnahme ins Krankenhaus Maria Hilf eingeliefert. Die Diagnose lautet: Lobärpneumonie mit Befall des rechten Mittellappens. Die Symptome sind: Dispnoe, Tachypnoe, und Tachykardie.
Herr Stein kommt in Begleitung seiner Eltern, er ist 18 Jahre alt und hat vor 3 Monaten eine Ausbildung zum Krankenpfleger begonnen.

Der Arzt ordnet folgendes an:
Bettruhe,
stdl. Kontrolle der Atemfrequenz und Atemtiefe,
5 x tgl. Kontrolle des Blutdrucks und Pulses,
2-stdl. Temperaturkontrolle,
bei Körpertemperatur höher als 39°C bis zu 3 x tgl. 1 Supp. 1000 mg Paracetamol,
bei Bedarf Sauerstoff per Nasensonde 2 l/min,
6 x tgl. Ultraschallvernebler,
Flüssigkeitsbilanzierung,
periphere Venenverweilkanüle 2 x 500 ml NaCl 0,9% in 24 h,
Antibiotikatherapie i.v.,
6 x tgl. Vibrax

**Pflegestammblatt**

Name: Stein  Vorname: Marc
Geb. Datum: 18/10/1984  Aufnahme-Datum: 16/10/2010  Station: Innere

**Eigene Angaben zum Wohlbefinden und gesundheitsfördernde Maßnahmen**
- [ ] Rauchen
- [ ] Alkohol
- [ ] Drogen
- [x] sportliche Aktivitäten
- [ ] Arztbesuche
- [ ] häusliche Medikamente

**Erläuterungen / Sonstiges**
spielt gerne Volleyball

**Kommunikation**
- [x] ohne Einschränkungen
- [ ] Sprachstörung
- [ ] Brille
  - [ ] kurzsichtig
  - [ ] weitsichtig
- [ ] Kontaktlinsen
- [ ] Glasauge
- [ ] Hörgerät

**Erläuterungen / Sonstiges**
muss sich auf Grund seiner Schwäche und seines Fiebers bei Fragen sehr konzentrieren, um zu antworten

**Essen und Trinken**
- [ ] ohne Besonderheiten
- [ ] Diät
- [x] Vorlieben
- [x] Abneigungen
- [ ] Zahnprothese
- [ ] Zahnspange
- [ ] Mundschleimhaut

Größe: Gewicht:

**Erläuterungen / Sonstiges**
isst kein Schweinefleisch,
putzt sich nach jeder Mahlzeit die Zähne,
trinkt Mineralwasser ohne Kohlensäure

**Bewusstseinslage**
- [x] orientiert
- [ ] desorientiert
  - [ ] zeitlich
  - [ ] örtlich
  - [ ] zur Person
- [x] wach/ansprechbar
- [ ] somnolent
- [ ] komatös

**Erläuterungen / Sonstiges**

**Bewegung/Mobilität**
- [ ] ohne Einschränkung
- [ ] Spastik
- [ ] Lähmung
- [ ] Gehhilfe
- [ ] Amputation

**Erläuterungen / Sonstiges**
möchte am liebsten nur im Bett liegen wegen Schwäche und Gliederschmerzen

**Waschen und Kleiden**
- [ ] selbstständig
- [x] Hilfestellung
- [ ] Übernahme
- [ ] spezielle Gewohnheiten

**Erläuterungen / Sonstiges**
hat eigene Pflegeprodukte dabei, möchte von einem Krankenpfleger gewaschen werden und so viel es geht selbst tun

**Schlaf**
- [ ] ohne Einschränkung
- [x] Einschlafprobleme
- [x] Durchschlafprobleme
- [ ] Medikamente

Husten, Atemnot und Schwächegefühl lassen Herrn Stein schlecht schlafen

**Hautzustand**

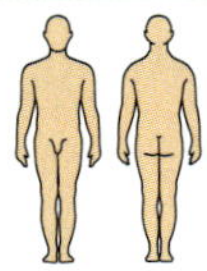

**Erläuterungen / Sonstiges**
laut Norton-Skala keine Dekubitus-Gefährdung

**Atmen/Kreislauf regulieren**
Blutdruck: 110/76 mmHg
Körpertemperatur: 39,6°C
Puls: 112/min
Atmung: 23/min
- [ ] ohne Beschwerden
- [x] Husten
- [ ] Geräusche
- [ ] Zyanose

**Erläuterungen / Sonstiges**
Atemnot,
Husten mit wenig Auswurf,
festsitzendes Sputum

**Ausscheidungen**
- [ ] ohne Einschränkung
- [x] Miktionsprobleme
- [ ] Defäkationsprobleme
- [ ] Laxantien
- [ ] spezielle Gewohnheiten

**Erläuterungen / Sonstiges**
Herr Stein ist einverstanden, eine Urinflasche zu benutzen. Für den Stuhlgang möchte er mit dem Toilettenstuhl zur Toilette gefahren werden.

**Wünsche/Erwartungen der Angehörigen/des Patienten**
Herr Stein wünscht den Besuch seiner Freundin

**Schmerzen**
Gliederschmerzen,
Schmerzen bei der Atmung

**Soziale Situation**
Herr Stein lebt bei seinen Eltern, er hat eine Freundin

Aufnehmende Pflegeperson: Nicole Hartmann
Datum: 16/10/2010
Uhrzeit: 9.30 Uhr

**Abb. 2.9 Pflegestammblatt.** Beispiel für ein vollständig ausgefülltes Pflegestammblatt nach Aufnahme eines Patienten.

## Pflegedokumentation

Die Dokumentation von Pflegetätigkeiten ist gesetzlich vorgeschrieben. Sie ist ein zentrales Nachweisdokument pflegerischer Leistungen, dient der Qualitätssicherung und unterstützt zudem das strukturierte Übergabegespräch bei den Informationsweitergaben zwischen den einzelnen Schichten. Beim Lesen der Dokumentation muss die zugrunde liegende Struktur nachvollziehbar und die gewählte Fachsprache verständlich sein.

Sowohl die einzelnen Schritte des pflegerischen Vorgehens als auch der Prozess als Ganzes muss verständlich nachvollziehbar und begründet sein. Alle Mitglieder des therapeutischen Teams nutzen die Dokumentation als Informationsquelle.

## Gesundheitsberatung und -förderung

Gesundheitsberatung hat die Gesundheitsförderung zum Ziel. Auf den Einzelnen bezogen sollen Verhaltensweisen angeregt, entwickelt und unterstützt werden, die der Gesundheitserhaltung oder deren Wiedererlangung dienen sollen. Im Kontakt zwischen Rat suchenden und Beratendem werden Alltagskompetenzen erworben. Gesundheitsberatung ist der pädagogische Prozess, der Gesundheitsförderung zum Ziel hat.

Gesundheitsförderung als Teil der Gesundheitspflege, die alle im Zusammenhang mit Gesundheit stehenden pflegerischen Aktivitäten beinhaltet, richtet sich an gesunde und kranke Menschen und knüpft an vorhandene Ressourcen des Patienten an. Seine Kenntnisse, Fähigkeiten und Fertigkeiten sollen gezielt genutzt werden.

● MERKE *Gesundheitsförderung ist ein Lernprozess, der in engem Zusammenhang mit Prävention steht.*

## Der Informations-, Anleitungs- und Beratungsprozess

Angelehnt an das kybernetische Modell des Pflegeprozesses lässt sich der **Informations-, Anleitungs- und Beratungsprozess** beschreiben. Zu Beginn werden die Probleme und Ressourcen ermittelt. Das können z. B. Defizite im Umgang mit einem Insulin-Pen sein. Ziel der Anleitung kann dann der selbstständige Umgang des Diabetikers mit dem Injektionsgerät sein. In kleinen Schritten werden sukzessiv die Fähigkeiten erworben, die am Ende zum eigenständigen Umgang befähigen. Entscheidend ist dabei die fortlaufende Einschätzung des Patienten hinsichtlich seiner Fähigkeit und Bereitschaft zur Mitarbeit und das Einhalten von Absprachen. Dies wird als die **Compliance** des Patienten bezeichnet. Sie hat entscheidenden Einfluss auf das Gelingen der Beratung.

Unterstützt wird dies von der positiven Einstellung des Patienten zu seiner Erkrankung und dem verbundenen Bewältigungsvermögen (**Coping**).

## Zusammenarbeit zwischen Pflegepersonen und Angehörigen

Die Zusammenarbeit zwischen Pflegenden und Angehörigen ist ein zentraler Aspekt professioneller Pflege sowohl im stationären als auch im ambulanten Bereich. Sie umfasst neben den konkreten pflegerischen Hilfeleistungen am Patienten z. B. die Information über Unterstützungsmöglichkeiten durch Selbsthilfegruppen, die Beratung über Möglichkeiten der Kurzzeitpflege, die Empfehlung und Hilfe bei der Beschaffung von Pflegehilfsmitteln, die Schulung und Anleitung hinsichtlich des Einübens rückenschonender Arbeitsweisen oder auch die Begleitung und Unterstützung in Krisensituationen.

## Gestaltung der Arbeitsabläufe im Stationsalltag

Die systematische Darstellung der Gestaltung der pflegerischen Arbeitsabläufe findet als Zuordnung zu einem **Pflegesystem** statt. Dabei wird in patientenorientierte und funktionsorientierte Systeme unterschieden. Deutlich werden unterschiedliche Menschenbilder, die beiden zugrunde liegen. In einem Pflegesystem wird z. B. beschrieben, in welcher Weise Arbeitsabläufe definiert und von welchen Personen sie typischerweise ausgeführt werden. Patientenorientierte Pflegesysteme orientieren sich am ganzheitlichen Menschenbild und lassen Patienten nur von einer eng begrenzten Zahl von qualifizierten Pflegenden möglichst umfassend versorgen. Das funktionelle Pflegesystem lässt eine große Zahl sehr unterschiedlich qualifizierter Pflegenden Einzeltätigkeiten am Patienten ausüben, sodass eine ganzheitliche Versorgung nur ansatzweise zustande kommt. Die **Funktionspflege** orientiert sich mehr an Einzeltätigkeiten als an einer ganzheitlichen Versorgung (**Abb. 2.10**).

In der Praxis kommen sehr häufig sowohl patientenorientierte als auch funktionsorientierte Pflegesysteme eng miteinander verknüpft vor. So wird meistens die morgendliche Versorgung der Patienten in der Form durchgeführt, dass eine bleibende Zuordnung von Pflegepersonen zu Patienten vorgenommen wird. Im Laufe des Tages dominieren jedoch zunehmend aufgabenbezogene Arbeitsabläufe, die einen Einsatz gemäß der vorhandenen Qualifikationen erkennen lassen und von der Patientenorientierung abrücken.

Das **Primary Nursing** – als ein Beispiel für eine patientenorientierte Pflege – lässt durch die Arbeitseintei-

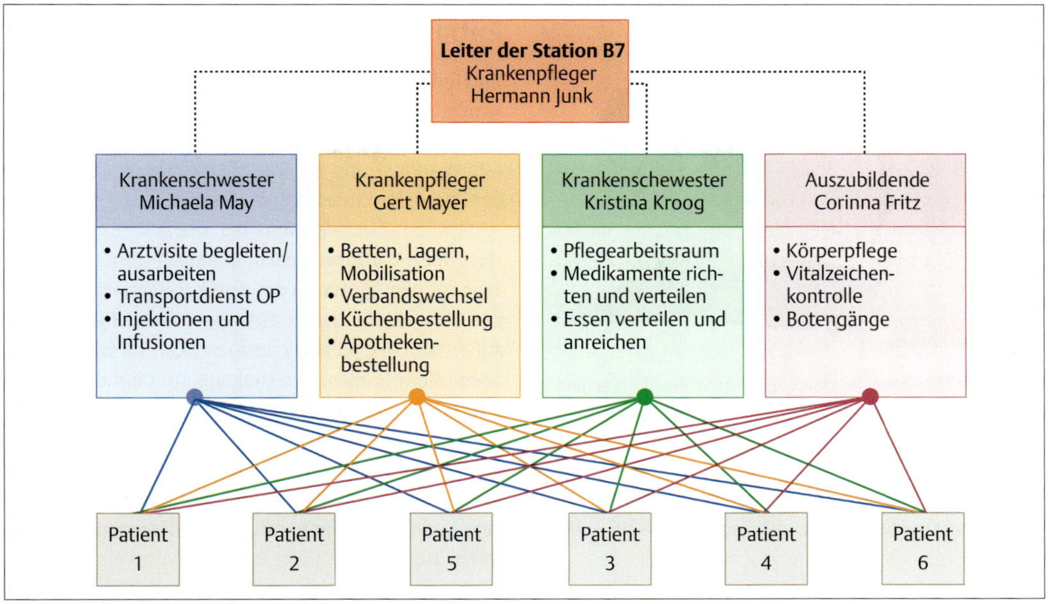


**Abb. 2.10 Funktionelle Pflege.** Schichteinteilung bei funktioneller Pflege. Die einzelnen Pflegepersonen tragen nur die Durchführungsverantwortung für die Pflegeverrichtungen.

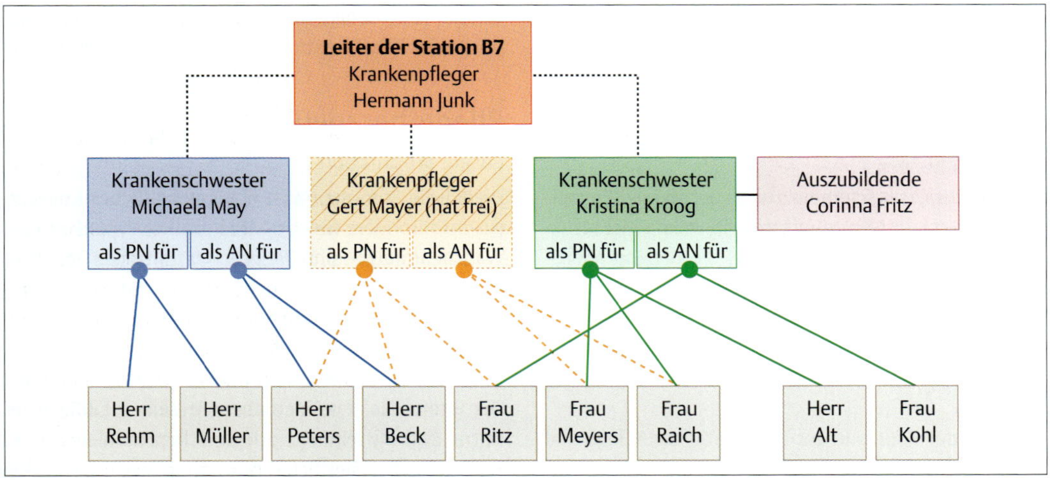


**Abb. 2.11 Primary Nursing.** Schichteinteilung bei Primary Nursing. Jede Pflegeperson fungiert gleichzeitig als Primary Nurse (PN) und als Associate Nurse (AN). Die Pflegenden sind für sämtliche Pflegemaßnahmen bei den ihnen zugeteilten Patienten zuständig und verantwortlich.

lung eine sehr intensive Beziehung zwischen einer begrenzten Zahl von Patienten zu einer für sie zuständigen Pflegeperson zu (**Abb. 2.11**). Sämtliche pflegerischen Befugnisse bezogen auf die Patientengruppe liegen bei einer Primary Nurse. Sie trägt die Verantwortung für Planung, Umsetzung und Evaluation der Pflege. Sie ist der zentrale Ansprechpartner für alle Berufsgruppen und koordiniert z.B. gemeinsam mit dem zuständigen Arzt die Entlassung. An der Seite der Primary Nurse stehen Associate Nurses und eine Stationsleitung, die jedoch vorwiegend Managementfunktion übernimmt.

## Übergaben

Übergaben innerhalb des Pflegeteams finden immer bei einem Schichtwechsel statt (**Abb. 2.12**). Vom Nachtdienst werden an den Frühdienst, vom Frühdienst an den Spätdienst und vom Spätdienst an den Nachtdienst usw. Informationen weitergegeben.

Der Austausch findet in einem geschützten Rahmen statt. Die Übergabe ist jeweils im Tagesablauf zeitlich fest verankert. Es handelt sich dabei um eine dokumentengestützte, strukturierte Weitergabe. Sie dient

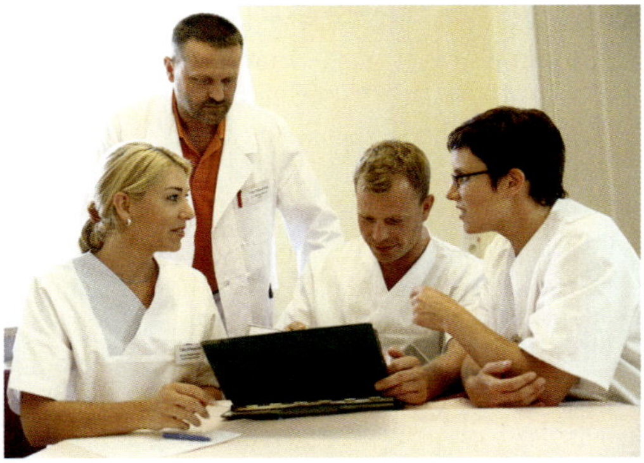

**Abb. 2.12 Übergabe.** Im Übergabegespräch wird die schriftliche Dokumentation als Gedächtnisstütze und Informationsmaterial gebraucht.

ebenso dem Informationsaustausch innerhalb des Teams und der Qualitätssicherung pflegerischer Arbeit.

## Interdisziplinäre Zusammenarbeit

Innerhalb eines Pflegebereichs ist die Pflege selbstständig und eigenverantwortlich. Sowohl gegenüber den Mitgliedern der eigenen Berufsgruppe als auch gegenüber allen anderen Mitgliedern des therapeutischen Teams besteht eine intensive Kooperation. Partnerschaft im therapeutischen Team stellt als professionelles Miteinander den Patienten in den Mittelpunkt aller Bemühungen.

Ein wichtiges Instrument zur Steuerung der Zusammenarbeit ist die Kommunikation in Form einer strukturierten Informationsweitergabe, die patientenbezogene Angaben und berufsgruppenübergreifende Lösungen zum Wohle des Patienten zum Gegenstand hat.

## Pflegevisite

Sie dient der Kontrolle der Effektivität der Pflege und somit der Erreichung, Bewahrung und Weiterentwicklung von Pflegequalität. Schwachstellen werden frühzeitig erkannt und behoben. Es findet ein intensiver Dialog mit dem Patienten statt, im Laufe dessen er Fragen zu seinem pflegerischen Behandlungsverlauf stellen und diesen durch Mitsprache mitgestalten kann. Idealerweise sind neben dem Pflegepersonal – in einem patientenorientierten Pflegesystem die verantwortliche(n) Pflegeperson(en) bezogen auf die Patientengruppe – auch Mitglieder anderer Berufsgruppen vertreten, z. B. der Überleitungspflege, um gemeinsam die Entlassung des Patienten vorzubereiten.

## Entlassungsgespräch

Im Hinblick auf den Trend zu immer kürzeren Klinikaufenthalten und zu vermehrt ambulanten und teilstationären Versorgungsangeboten können Pflegende Informations- und Beratungsangebote gerade auch in der Phase der Entlassung machen.

In einem Gespräch, das bei Klarheit über den anstehenden Entlassungstermin, jedoch mindestens 1–2 Tage vor dem Verlassen der Klinik stattfinden soll, werden noch ausstehende Fragen zur weiteren Versorgung außerhalb der Klinik angesprochen. So können z. B. noch offene Fragen zum Umgang mit dem Insulin-Pen oder Unklarheiten bezüglich der Diabetesdiät selbst oder mithilfe der Diabetesberatung beantwortet werden. Hinweise auf Informationsmaterialien werden gegeben oder auf der Station selbst ausgehändigt bzw. eine Kontaktaufnahme mit Selbsthilfegruppen kann – sofern bisher noch nicht erfolgt – vermittelt werden. Die Möglichkeit der Beschaffung von Hilfsmitteln kann durch die Kooperation mit einem Sanitätsfachgeschäft erleichtert werden. Die Seniorenberatung der Stadt kann Hilfe bei der notwendig gewordenen Wohnraumveränderung anbieten. Sozialdienst und Überleitungspflege der Klinik ergänzen das Beratungsangebot.

## Pflegetherapeutische Ansätze

### Basale Stimulation

Die Basale Stimulation ist ein ganzheitliches Konzept, das insbesondere für Patienten mit Kommunikations-, Wahrnehmungs- und Bewegungsstörungen geeignet ist. Es wurde Mitte der 70er Jahre ursprünglich als pädagogisches Konzept zur Förderung schwerstbehinderter Kinder und Jugendlicher entwickelt.

Der Basalen Stimulation liegt ein Pflegeverständnis zugrunde, das den Menschen in seiner Einzigartigkeit in den Mittelpunkt pflegerischen Handelns stellt. Hauptaufgaben der Pflegenden sind dabei das Unterstützen und Begleiten. Durch intensive Beobachtung wahrgenommene Impulse des Patienten werden in das pflegerische Handeln aufgenommen. Gleichbleibende, an Routine ausgerichtete, standardisierte Abläufe sind hier nicht indiziert. Sie treten zugunsten bedürfnisorientierter Vorgehensweisen zurück.

Die individuelle Entwicklung des Patienten stellt eine wesentliche Grundlage pflegerischen Handelns dar. Pflege unterstützt Menschen in ihrer weiteren Entwicklung. Monotone und gleichbleibende Wahrnehmungssituationen führen dazu, dass Veränderungen nicht mehr wahrgenommen werden können. Ein innerer Rückzug kann die Folge sein. Erkennbar ist dies an scheinbarer Teilnahmslosigkeit und Apathie.

Basale Stimulation hilft Pflegenden dabei, Patienten in der Wiedererlangung ihrer Selbstständigkeit zu fördern. Eigenbewegungen des Patienten werden gefördert und motivierend unterstützt. Damit wird die Wiedererlangung der Wahrnehmungsfähigkeit gefördert.

Eine Methode der Basalen Stimulation ist die atemstimulierende Einreibung. Durch Berührung soll der Patient gezielt angesprochen und die Atmung positiv beeinflusst werden. Sie hat Ähnlichkeit mit einer beruhigend wirkenden rhythmischen Massage. Die Atmung soll vertieft werden und die Atemfrequenz wird dabei gesenkt. Außerdem kann die atemstimulierende Einreibung zu einer verbesserten Körperwahrnehmung beitragen.

Die Einreibung wird am Rücken durchgeführt. Beim sitzenden Patienten führt die Pflegeperson kreisförmige Bewegungen im Rhythmus ihrer eigenen, ruhigen Atmung aus. Eine dafür benötigte Lotion oder ein Massageöl wird in den Händen zuvor angewärmt.

### Kinästhetik

Die Kinästhetik ist ein ergänzendes Konzept für den bewegungsorientierten Umgang mit Patienten. Diese sollen dabei zur Eigenaktivität motiviert und nur wenn notwendig unterstützt werden. Ferner ist es ein Ziel der Kinästhetik, die eigene Körperbewegung und die Körperwahrnehmung zu fördern.

Sie betrachtet Pflege als einen Beziehungsprozess, bei dem es zu einem intensiven Wahrnehmungsdialog kommt. Wahrnehmungsinformationen werden wechselseitig gegeben und empfangen. Die Pflegeperson gibt Berührungsimpulse und sie nimmt gleichzeitig bewusst Rückmeldungen des Patienten wahr. Als Konsequenz passt sie das Handeln ständig den veränderten Ressourcen des Patienten an. Der Patient wird niemals überfordert, er wird ständig motiviert, seine Eigenaktivität bestmöglich zu steigern. Kinästhetik beschreibt die Struktur und die Funktion des menschlichen Körpers, sie verwendet dabei bildhafte Vorstellungen.

Pflegehandlungen werden als Möglichkeiten, nicht als Normen beschrieben. Grundlage sind die sensomotorischen Fähigkeiten und damit verbunden die Möglichkeit, Bewegungssignale zu geben aber auch gleichzeitig Rückmeldungen erhalten und diese auch wahrnehmen bzw. verarbeiten zu können. Vonseiten des Pflegepersonals ist es von entscheidender Bedeutung die vorhandenen Bewegungsmöglichkeiten der Patienten richtig einschätzen und auf körperliche Signale angemessen reagieren zu können.

Menschliche Bewegung ist genetisch betrachtet spiralförmig aufgebaut. Im Rahmen der Kinästhetik werden – daran angelehnt – spiralförmige Bewegungen gefördert. Berührungskontakte zur Bewegungsunterstützung werden an den knöchernen Anteilen des Bewegungsapparates gesetzt.

Für Pflegende bietet Kinästhetik die Möglichkeit, die eigenen Interaktions- und Kommunikationsfähigkeiten sowie die eigenen Bewegungsmuster zu reflektieren, zu verändern und zu erweitern.

### Bobath-Konzept

Alle Patienten mit zentralen neurologischen Störungen können auf der Grundlage des Bobath-Konzeptes behandelt werden. Schwerpunkt bildet jedoch die Therapie von Schlaganfallpatienten mit Halbseitenlähmung. Für jeden Patienten werden individuell abgestimmte Unterstützungsprogramme zur Förderung seiner Aktivitäten geschaffen.

Grundlage sind normale Bewegungen, vorhandene Ressourcen und Bedürfnisse des Patienten. Therapieziele sind die Wiedererlangung der Regulation des Muskeltonus und die Anbahnung funktioneller Bewegungen.

Die Behandlungen sollen schnellstmöglich nach Diagnosestellung beginnen, regelmäßig und ununterbrochen durchgeführt werden. Das Therapiekonzept sieht eine koordinierte interdisziplinäre Zusammenarbeit aller beteiligten Berufsgruppen voraus.

Die Umgebung, in der sich der Patient befindet, soll so gestaltet sein, dass möglichst viele Reize über die betroffene Seite erfolgen. Dies hat z. B. Auswirkungen auf die Zimmergestaltung, die Ansprache bei Beginn von Pflegehandlungen oder das Setzen der Initialberührung bei der Hilfe im Rahmen der Körperpflege.

Die Lagerung muss den individuellen Möglichkeiten angepasst sein. Sie soll die Sensibilität fördern, physiologische Bewegung anbahnen und pathologische Bewegungsmuster verhindern.

Der Umgang mit dem Patienten wird als Handling bezeichnet. Dabei wird aktives und passives Handling unterschieden. Beim aktiven Handling kann der Patient Aktivitäten aufgrund von Eigenfähigkeiten noch unterstützen. Kann er z. B. die Hand auf der betroffenen Seite nicht anheben, so kann er sich selbst unterstützen, indem er mit der gesunden Hand den sog. Betgriff ausführt, gesunde und kranke Hand greifen ineinander.

Beim passiven Handling unterstützt die Pflegeperson den Patienten mit dem Ziel der best- und schnellstmöglichen Wiedererlangung der verloren gegangenen Fähigkeiten.

## Alternative Ansätze von Pflege

Die Anlehnung der Medizin an ergänzende Therapierichtungen hat Auswirkungen auf die Pflegetätigkeiten. Die Pflanzenheilkunde z. B. erweitert die Pflege um den Umgang mit Wickeln, Auflagen, Einreibungen, Bädern oder Tees.

Es handelt sich bei der Phytotherapie um eine Jahrtausende alte Therapie, die z. T. auf Überlieferungen beruht, jedoch inzwischen weitreichend wissenschaftlich erforscht wurde.

### Physikalische Maßnahmen

Durch die physikalische Therapie sollen die Selbstheilungskräfte des Körpers gefördert werden. Zur Anwendung kommen dabei z. B. Wärme in Form der Thermotherapie und Kälte als Kryotherapie, Wasser im Zusammenhang mit der Hydrotherapie oder Licht im Rahmen der Heliotherapie. Auch die Phytotherapie wird häufig mit physikalischen Maßnahmen kombiniert. Eine besondere Beachtung sollten Verbindungen mit naturheilkundlichen Anwendungen finden, da sie in besonderer Weise die Selbstheilungskräfte des Patienten fördern.

#### *Kälteanwendungen*

Der Patient erhält z. B. eine lokale Behandlung mit Eiswind oder mit auf ca. 10 °C gekühlten Gelbeuteln. Im Rahmen der Fiebersenkung sind Wadenwickel sehr bekannt.

#### *Hydrotherapie*

Wasser als therapeutisches Mittel ist seit jeher bekannt. Die Hydrotherapie erreichte einen besonderen Stellenwert durch die Behandlungskonzepte von Kneipp.

Die morgendliche kühle Waschung nach kneippschen Prinzipien verbessert die Durchblutung und fördert die Stoffwechseltätigkeit. Die lokale Anwendung ca. 42 °C warmer, feuchter Heublumensäcke wirkt schmerzlindernd.

#### *Heliotherapie*

Die positive Wirkung des Sonnenlichts macht sich die Heliotherapie zunutze. Die Behandlung mit natürlichem Sonnenlicht oder künstlichem Licht, das bestimmte UV-Anteile besitzt, bewirkt eine Steigerung der Abwehrkräfte. Zudem ist die positive Beeinflussung der psychischen Befindlichkeit von großer Bedeutung.

### Naturheilkunde

Neben den schulmedizinischen Behandlungsmethoden kommen immer häufiger **naturheilkundliche Prinzipien** zur Anwendung. Die Pflegepersonen sollten den Therapieansatz als Ausdruck einer ganzheitlichen Betrachtungsweise kennen; z. B. bei Patienten mit rheumatischen Erkrankungen sind diese sehr oft indiziert. Die ausgeprägte Bewegungseinschränkung führt zu einer großen Beeinträchtigung des seelischen Empfindens. Dieser Bezug führt zu einer regelkreisähnlichen Beziehung, deren Bedeutung für den Patienten größer ist, als dies eine Reduktion allein auf die körperliche Symptomatik zulassen würde.

#### *Akupunktur*

Die traditionelle Chinesische Medizin bildet die Grundlage für die Akupunktur. Sie darf nicht als Einzeltherapie aufgefasst werden, sondern als ein Baustein im gesamten Therapiekonzept. Die Akupunktur zählt nicht zu den klassischen Naturheilverfahren, kann aber ergänzend zu naturheilkundlichen Behandlungen eingesetzt werden. Ihr positiver Einfluss auf die zugrunde liegende Erkrankung durch Schmerzlinderung, Muskelentkrampfung und Aktivierung des Immunsystems ist erwiesen.

#### *Ausleitende Verfahren*

Ausleitende Verfahren sind z. B. das blutige und unblutige Schröpfen und die Blutegeltherapie. Die Wirkungsweisen dieser Therapien sind

- Stimulierung des Immunsystems,
- Ausscheiden von Schmerz- und Entzündungsauslösern und
- Verbessern der Stoffwechseltätigkeit.

#### *Eigenblutinjektionen*

Eigenblutinjektionen regen die Selbstheilungskräfte des Körpers an. Es kommt zu einer sog. Umschaltung. Aus einer Vene wird Blut entnommen, das dem Patienten später wieder subkutan oder intramuskulär injiziert wird. Dabei kann das Blut zuvor verändert werden, z. B. durch Aktivierung oder Potenzierung.

#### *Neuraltherapie*

Die Neuraltherapie beseitigt Störfelder im Körper. Dabei wird in bestimmte Stellen des Körpers ein Lokalanästhetikum injiziert. Es kann auf den Gesamtorganismus wirken und eine positive Umstimmung auf den Heilungsprozess erzielen.

## PEG

Immer häufiger ist die Anlage einer perkutanen endoskopischen Gastrostomie zu Ernährungszwecken indiziert. Es handelt sich dabei um einen durch die Bauchdecke in den Magen geführten Ernährungskatheter. Es wird dadurch eine längerfristige Ernährung bei Patienten möglich, bei denen eine orale Nahrungszufuhr nicht durchführbar ist. So findet die PEG z. B. Anwendung bei Patienten nach Schlaganfall mit Schluckstörung, bei schwerer Demenz oder bei Verlegungen der oberen Speisewege.

Die Sondenkost wird meist mithilfe einer Ernährungspumpe verabreicht. Über ein spezielles Schlauchsystem wird die Nahrung in die Nährsonde geleitet. Die Geschwindigkeit, mit der die Flüssigkeit einlaufen soll, lässt sich variabel einstellen. Alternativ kann die temperierte Sondenkost auch ohne ein spezielles System, mithilfe des Schwerkraftprinzips, einlaufen.

Der Patient wird informiert und mit dem Oberkörper etwas erhöht gelagert. Nach der Kontrolle der korrekten Lage der Sonde lässt man die flüssige Nahrung einlaufen. Während der Verabreichung wird der Patient auf Unverträglichkeitszeichen hin beobachtet. Eine Verabreichung von Tee oder kohlensäurearmem Mineralwasser, insbesondere nach Verabreichung von zermörserten Tabletten vermindert das Risiko des Verstopfens der Sonde.

Die Lagerung nach der Verabreichung orientiert sich am Krankheitsbild, eine Flachlagerung sollte jedoch nicht zu früh erfolgen.

Eine besondere Bedeutung bei der Versorgung der PEG spielt der Verbandwechsel. Er soll regelmäßig unter besonderer Beachtung steriler Kautelen durchgeführt werden. Dadurch kann die häufigste Komplikation bei liegender PEG – die Wundinfektion – vermieden werden.

## Demenz

Immer häufiger befinden sich wegen internistischer Erkrankungen eingelieferte, multimorbide und vor allem auch demente Patienten auf der Inneren Abteilung. Die bekannteste und am weitesten verbreitete Demenz ist die Alzheimer-Demenz.

Bei Demenzen handelt es sich allgemein um Schwächen oder Störungen der Hirnleistung. Die Patienten sind in ihrer Erinnerungs- und Denkfähigkeit beeinträchtigt. Es wird zwischen der primären (die Ursache liegt im Gehirn selbst, irreversibel) und sekundären (die Ursache liegt in einer Minderversorgung des Gehirns, reversibel) Form unterschieden.

Die primäre Demenz, deren häufigste Form die Alzheimer-Demenz ist, wird symptomatisch und medikamentös behandelt, bei der sekundären Form wird versucht, die Ursache zu beheben.

Die Aufgaben der Pflege bestehen insbesondere in

- Nutzen der Erinnerungsfähigkeit,
- Orientierung über alle Sinne,
- Struktur geben,
- das Umfeld anpassen,
- validierendes Arbeiten,
- allgemeine Tipps im Umgang.

Demenzkranke ziehen sich scheinbar schrittweise in eine eigene Welt zurück. Der phasenweise Verlauf weist typische Symptome auf. Erste geistige Defizite zeigen sich als Vergesslichkeit oder vorübergehende zeitliche Orientierungsschwierigkeit. Unruhiges Umherwandern wird später begleitet von einer zunehmenden Desorientierung.

Ein Sprachzerfall verbunden mit der Unfähigkeit, die Körperpflege selbst durchzuführen, weist auf ein Fortschreiten der Erkrankung hin.

● MERKE *Das pflegerische Handeln orientiert sich an der Einschätzung des aktuellen Stadiums.*

### Nutzen der Erinnerungsfähigkeit

Die Pflegeanamnese und insbesondere das Gespräch mit den Angehörigen ermöglicht die Biografiearbeit. Sie schafft die Möglichkeit des Zugangs über Erinnerungen aus der Vergangenheit des Patienten. Alte Bilder, Filme und Musik knüpfen an frühere Erfahrungen an. Die Anbindung an alte Zeiten kann ein Schlüssel für den Zugang zu dem Patienten werden.

### Orientierung über alle Sinne

Alle verfügbaren Erinnerungen aus der gesunden Zeit und der Zugang über alle Sinnesreize gelten als die bedeutsamen Zugangsmöglichkeiten zum Patienten.

Bilder und Fotos aktivieren das Sehen und können sogar Stimmungsveränderungen bewirken, indem der Patient Bekanntes wieder erkennt.

Die Qualität der Berührungen hat unmittelbaren Einfluss auf das Verhalten des Patienten. Behutsame und einfühlende Berührungen schaffen Zutrauen und Annahme, abrupte und nicht vorher durch Initialberührungen angekündigte Kontaktaufnahmen können ein Zurückziehen und eine Abwehrhaltung bewirken.

Die Kommunikation stellt eine wirkliche Herausforderung dar. Im weiteren Verlauf der Erkrankung scheinen die Patienten ihre sprachliche Fähigkeit zu verlieren. Das Verstehen ist stark erschwert, das vom Pflegepersonal Gesagte kann oftmals nicht in einen Sinnzusammenhang gebracht werden. Die Ansprache sollte mit kurzen, einfachen Sätzen erfolgen. Verstehenspausen helfen, den Patienten nicht zu überfordern. Lautes – aber nicht zu lautes – Sprechen verbessert das Hören und Verstehen.

Das Schmecken und Sehen sollten miteinander verknüpft werden, z.B. bei der Nahrungsaufnahme. Das Essen sollte in seiner ursprünglichen Form optisch und geschmacklich wiederzuerkennen sein. Falls die Nahrung z.B. aufgrund von Schluckschwierigkeiten in seiner Konsistenz verändert werden muss, so ist darauf zu achten, dass sie dennoch appetitlich zubereitet wird (insbesondere bei passierter Kost).

**Struktur geben.** Der Demenzkranke verliert die Fähigkeit, seinen Tagesablauf selbstständig zu strukturieren, eine Gleichförmigkeit der Abläufe ist daher für ihn von Bedeutung. Der Tagesrhythmus sollte aus Modulen bestehen, die nach Möglichkeit seine biografischen Gewohnheiten berücksichtigen sollen. So kann z.B. der Mittagsschlaf oder der Kaffee zu einer bestimmten Uhrzeit sein. Dosierte Belastungen, z.B. durch die Teilnahme an Gruppenangeboten, sollten sich mit Entspannungsphasen abwechseln.

### Das Umfeld anpassen

Die Fähigkeiten des Patienten sollten so gut und solange wie möglich genutzt werden. Doch im weiteren Verlauf ergibt sich die Notwendigkeit, die Wohnung oder das Zimmer krankheitsgerecht und pflegegerecht zu gestalten. Das geliebte Bett muss dann unausweichlich gegen ein Pflegebett ausgetauscht werden, jedoch kann versucht werden, dies mit einem annehmbaren Kompromiss auszugleichen (die gewohnte Decke und die Kissen bleiben). Im Krankenhaus oder im Pflegeheim hilft ein Symbol oder ein Bild an der Zimmertür beim Zurechtfinden von mobilen Patienten.

### Validierendes Arbeiten

Im Laufe der Erkrankung wird das Verstehen immer schwieriger. Der Patient scheint die Pflegenden nicht mehr zu verstehen, die Pflegenden haben große Mühe, einen Sinn hinter dem zu finden, was der Patient sagt oder wie er sich verhält.

● MERKE *Validieren bedeutet wertschätzen und soll den Pflegenden Mut machen, sich in die Welt des Patienten zu begeben. Die Realität des Kranken ist die Realität, die Gültigkeit hat. Die Gefühle des Demenzkranken sind es, die es gilt wertzuschätzen. Aussagen werden nicht korrigiert, es gibt keine falschen Aussagen. Fragen dienen der Verdeutlichung, dass der Pflegende die Welt des Kranken nicht hinterfragt, sondern nur besser verstehen möchte.*

### Allgemeine Tipps im Umgang

- Dem Kranken gebührt Respekt und Wertschätzung.
- Den Patienten und sich selbst nicht überfordern.
- Ein strukturierter Tagesablauf hilft gegen Verwechseln und Vergessen.
- Der Kranke wird niemals wie ein Kind behandelt, auch wenn er scheinbar eine ähnliche Entwicklungs- oder Abhängigkeitsstufe besitzt.
- Die Gefühle des Patienten sind real.
- Nicht zurechtweisen, sondern helfen mit Mimik und Gestik.
- Die Vergangenheit ist die Realität des Patienten.
- Mit allen Sinnen arbeiten.

## Onkologie

Innerhalb der Inneren Medizin besitzt die onkologische Station eine Sonderstellung. Hier werden Patienten mit Krebserkrankungen betreut. Chemotherapie oder Bestrahlungen gehören zu den sehr stark belastenden und mit massiven Nebenwirkungen behafteten Therapieformen.

Die Schwächung des Immunsystems bedeutet für das Pflegepersonal eine immense Beachtung der hygienischen Richtlinien.

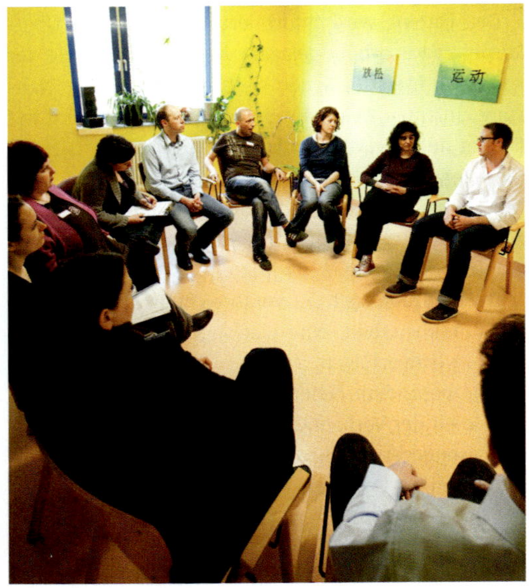

**Abb. 2.13** Supervision.

Die psychologische Betreuung der Patienten stellt das Pflegepersonal vor eine große Herausforderung. Gerade das Thema Tod und Sterben spielt in diesem Bereich, in dem Patienten oftmals mit einer Krankheit konfrontiert werden, die nicht dauerhaft geheilt werden kann, eine große Rolle. Auch das Team der onkologischen Station selbst bedarf einer besonderen Begleitung z. B. in Form einer Supervision oder kollegialen Beratung (**Abb. 2.13**).

## Palliativpflege

Im Mittelpunkt steht der unheilbar kranke oder sterbende Mensch. Herkömmliche Therapieverfahren bleiben ohne Erfolg. Alle medizinischen und pflegerischen Bemühungen sollen die bestmögliche Lebensqualität in der letzten Lebensphase erreichen.

Die Betreuung findet in einem multidisziplinären Team statt, zu dem auch ehrenamtliche Mitarbeiter z. B. eines angegliederten Hospizvereins gehören. Bezugspersonen und die Familie des Patienten werden in die Betreuung intensiv einbezogen. In zahlreichen Kliniken etablieren sich in sich geschlossene Palliativstationen, alternativ können aber auch innerhalb von internistischen Stationen Palliativbereiche eingerichtet sein.

## Pflege-Checks in der Inneren Medizin

Die Fähigkeit zur Wahrnehmung von Veränderungen ist niemals nur einseitig medizinisch ausgerichtet. Sie lässt durch die im Rahmen der Krankenbeobachtung ermittelten Feststellungen die Weitergabe von gezielten Informationen z.B. über Veränderungen der Vitalfunktionen an die Mitglieder des Pflegeteams und den behandelnden Arzt zu. Die Beobachtung von Ausscheidungen kann ein vorhandenes ungenaues Bild über das Krankheitsgeschehen des Patienten ergänzen und klarer werden lassen.

Sowohl im Rahmen der Pflegeanamnese als auch im Rahmen der dauerhaften Überwachung werden dazu Werte ermittelt oder Auffälligkeiten dokumentiert. Die patientenorientierte Pflege hat als eine Grundlage auch die bewusste Wahrnehmung und systematische Beobachtung.

In der täglichen Patientenbeobachtung müssen die Beobachtungsergebnisse aussagekräftig sein, dazu müssen die Kriterien der Objektivität, der Validität und der Reliabilität erfüllt sein.

Dort wo es sich um subjektive Einschätzungen handelt, weil dazu keine eindeutigen Messmethoden vorliegen, muss dies eindeutig vermerkt sein.

Geplantes, standardisiertes und an Kriterien orientiertes Beobachten ist nützlich, weil es die der Wahrnehmung und Beobachtung anhaftende Subjektivität vermindern kann.

Die Aussagekraft von Beobachtungen kann erhöht werden durch

- Beachtung bestehender Beobachtungskriterien,
- Formulierung des Beobachtungsergebnisses mittels standardisierter Vorgaben oder eindeutiger Wortwahl,
- Wiederholung der Beobachtung in einem definierten Zeitraum,
- Kontrolle durch eine andere Pflegeperson mit dem gleichen Messverfahren,
- Dokumentation mittels standardisierter Beobachtungsbögen durch den Beobachter selbst unmittelbar im Anschluss an die Beobachtung.

## Vitalzeichen-Check

### *Körpertemperatur*

- Welche Farbe hat die Haut?
- Wie fühlt sich die Haut an?
- Welche Temperatur wurde ermittelt?
- Welche Messmethode wurde gewählt?
- Wie stark ist die Abweichung vom Normalwert?
- Wie fühlt sich der Patient?

### *Atmung*

- Welchen Rhythmus hat die Atmung?
- Welche Frequenz liegt vor?
- Welcher Atemtyp liegt vor?
- Liegt eine Atemnot vor?
- Welche Form der Atemnot liegt vor?
- Wie wird die Atemtiefe beurteilt?
- Sind Atemgeräusche hörbar?
- Liegt ein typischer Atemgeruch vor?
- Welches Aussehen hat das Sputum?
- Sind Farbveränderungen der Haut erkennbar?

### *Puls*

- Wie hoch ist die Frequenz?
- Welcher Pulsrhythmus liegt vor?
- Wie ist die Pulsqualität?

### *Blutdruck*

- Wie hoch sind systolischer und diastolischer Wert?
- Wie hoch ist die Blutdruckamplitude?
- Äußert der Patient z.B. Kopfschmerz, Müdigkeit oder Schwindel?

## Ausscheidungs-Check

### *Urin*

- Wie häufig findet die Entleerung statt?
- Welche Harnmenge wird ausgeschieden?
- Welche Farbe hat der Urin?
- Welches Aussehen hat der Urin?
- Welchen Geruch hat der Urin?

### *Stuhl*

- Wie häufig finden die Stuhlentleerungen statt?
- Welche Beschaffenheit hat der Stuhl?
- Welche Menge wird ausgeschieden?
- Welchen Geruch hat der Stuhl?
- Weist der Stuhl Beimengungen auf?
- Welche Farbe hat der Stuhl?

### *Erbrechen*

- Welche Form des Erbrechens liegt vor?
- Zu welchem Zeitpunkt trat das Erbrechen auf?
- Wie häufig wurde erbrochen?
- Welche Menge wurde erbrochen?
- Welchen Geruch wies das Erbrochene auf?
- Welche Farbe hat das Erbrochene?
- Welche Bestandteile sind erkennbar?

## Prophylaxen-Check

Unter Prophylaxen versteht man vorbeugende Maßnahmen, die eine Krankheit (meist eine Sekundärerkrankung) verhindern sollen. Fallpauschalen geben indirekt vor, in welchem Zeitraum ein Patient unter Kostengesichtspunkten wieder entlassen sein sollte. Aus diesem Grund kommt den Prophylaxen eine besondere Bedeutung zu. Sie sollen neben der Vermeidung von Belastungen für den Patienten die mit der Aufenthaltsverlängerung möglicherweise verbundenen finanziellen Risiken für die Klinik verhindern helfen. Dazu gehören:

- die **Thromboseprophylaxe**: als medikamentöse Form durch Beeinflussung des Gerinnungssystems des Blutes oder als physikalische Form durch Kom-

pression der oberflächlichen Venen oder Aktivierung der Muskelpumpe,
- die **Dekubitusprophylaxe** in Form von speziellen Lagerungsarten unter Einsatz von Lagerungshilfsmitteln oder durch gezielte Ernährung,
- die **Kontrakturprophylaxe** durch spezielle Lagerungsarten, aktive und passive Bewegungsübungen oder im Rahmen aktivierender Pflege,
- die **Prophylaxe zur Vorbeugung von Erkrankungen der Mundhöhle und Lippen** durch eine regelmäßige Mundpflege, die Anregung des Speichelflusses und den Schutz der Mundschleimhaut,
- die **Pneumonieprophylaxe** durch richtige Atemtechnik, Übungen zur Atemtherapie, Mobilisation und Lagerung zur Verbesserung der Ventilation und Vermeidung von Sekretansammlung sowie durch die Inhalationstherapie und sekretlockernde bzw. sekretentleerende Maßnahmen,
- die **Obstipationsprophylaxe** durch faser- und ballaststoffreiche Ernährung, das Vermeiden stopfender Nahrungsmittel, eine möglichst hohe Trinkmenge und regelmäßige Bewegung sowie die medikamentöse oder manuelle Anregung der Darmperistaltik,
- die **Sturzprophylaxe** durch richtige Einschätzung endogener (z. B. bestehende Gangunsicherheit oder beeinträchtigtes Sehvermögen) und exogener (z. B. ungewohnte Umgebung oder falsches Schuhwerk) Ursachen bzw. durch Unterstützung beim Gehen, Schutz vor dem Herausfallen beim Bettenmachen oder das bewusste und reflektierte Anbringen bzw. Weglassen von Bettgittern unter Beachtung rechtlicher Vorgaben.

## Ausblick

Unter dem Einfluss von bestimmten Veränderungen wird die Pflege sich in den nächsten Jahren positionieren müssen und dabei immens verändern. Diese Veränderungen sind u. a. bedingt durch
- demografische Entwicklungen,
- Professionalisierung der Pflege,
- Entwicklung der Medizin,
- Ausweitung ambulanter Angebote,
- Erschließung neuer Tätigkeitsfelder, z. B. in der Gesundheitsberatung,
- Ökonomisierung der medizinischen und pflegerischen Arbeitsbereiche,
- Verkürzung der Liegezeiten,
- Etablierung eines Qualitätsmanagementsystems,
- Einführung klinischer Behandlungspfade.

TEIL II

# Innere Medizin

# 3 Krankheiten der Speiseröhre und des Magens

Thorsten Pohle, Wolfram Domschke

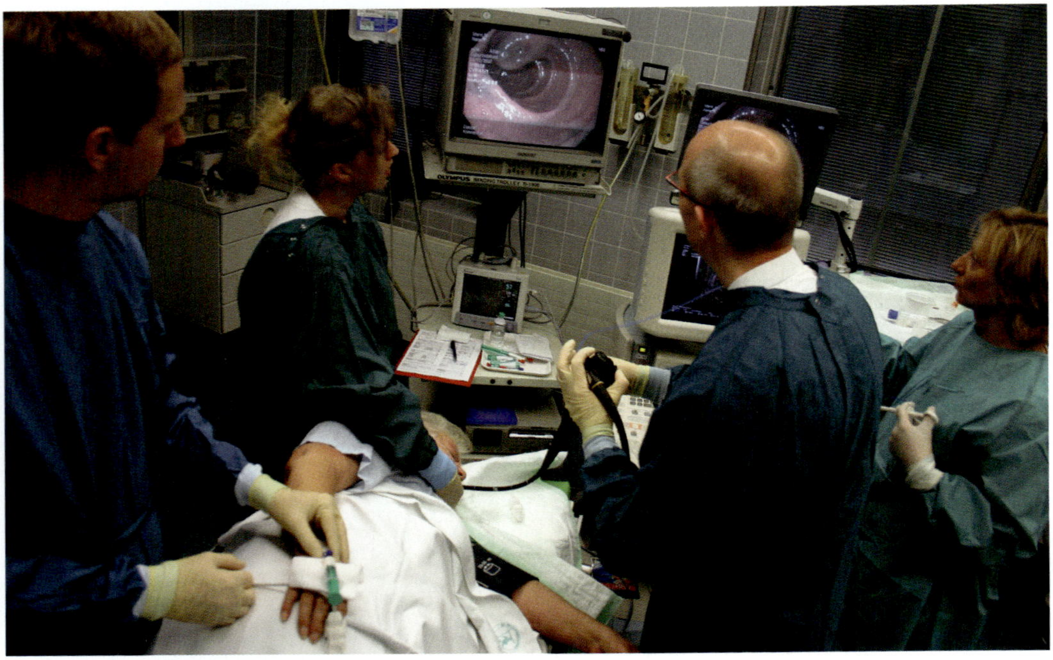



3

## 3.1 Krankheiten der Speiseröhre

### 3.1.1 Anatomie und Physiologie

Im Mund, in der Speiseröhre sowie im gesamten Magen-Darm-Trakt laufen vielfältige physiologische Funktionen ab, die teils willkürlich und z. T. unwillkürlich gesteuert werden:

- Einnahme der Nahrungsmittel
- Verdauung (Digestion)
- Aufnahme (Absorption) der Nährstoffe
- Entleerung (Defäkation)

Das willkürliche und das unwillkürliche (autonome) Nervensystem mit motorischen und sensiblen Fasern sowie zahlreiche Enzyme und Hormone regulieren den geordneten Ablauf der Vorgänge. Störungen dieses Systems führen zu funktionellen Krankheiten und zu morphologisch sichtbaren organischen Krankheiten.

In der Mundhöhle (Os: Mund, oral: durch den Mund) wird die aufgenommene Nahrung durch Kauen zerkleinert und gleichzeitig mit *Mundspeichel* vermischt. Der Speichel enthält das Enzym Amylase aus der Ohrspeicheldrüse (Glandula parotidea). Durch den Speichel wird der Bissen gleitfähig. Die Zunge schiebt den Bissen in den Rachen (Pharynx). Hier wird sowohl willkürlich als auch unwillkürlich der Schluckakt ausgelöst, an dem Nerven und Muskeln beteiligt sind (**Tab. 3.1**). Geordnete Kontraktionen der Ösophagusmuskulatur (Peristaltik) befördern den geschluckten Bissen innerhalb von ca. 10 Sekunden in den Magen.

Kau- und Schluckakt:

- Beteiligt sind Muskeln von Kiefer, Zunge, Zungengrund, Pharynx, Larynx.
- Die Steuerung erfolgt supranukleär von kortikalen Efferenzen (willkürlich) und von Basalganglien (Hirnstamm).
- Der normale Schluckakt geschieht durch geordnete Motorik mit sensibler Kontrolle.

- Die Ösophagusmotilität ist autonom durch ein neurales Netzwerk geregelt.

Die Speiseröhre (Ösophagus) ist ein etwa 25 cm langer Schlauch, der Rachen und Magen verbindet (**Abb. 3.1**). Die Wand der Speiseröhre besteht aus drei Schichten:

- Innen ist die *Schleimhaut* (Tunica mucosa), die von geschichtetem, unverhorntem Plattenepithel bedeckt ist und zahlreiche Schleimdrüsen enthält.
- Die *Tela submucosa* ist eine bindegewebige Verschiebeschicht.
- Die äußere *Muskelschicht* (Tunica muscularis) enthält schraubenförmig angeordnete Muskelfasern. Im oberen Drittel besteht die Muskelschicht der Speiseröhre aus quergestreifter, im unteren Drittel aus glatter Muskulatur. Das mittlere Drittel hat gemischt quergestreifte und glatte Muskulatur.

Der obere und der untere Speiseröhrenabschnitt sind physiologisch verschließbar. Der wichtige untere Ösophagussphinkter verhindert übermäßigen Rückfluss von Mageninhalt in die Speiseröhre. Bei Versagen dieses Verschlusses kann eine Refluxösophagitis entstehen.

**Tab. 3.1 Schluckphasen.**

| *Phase* | *Regulation* |
|---|---|
| orale Phase | vorwiegend willkürlich ausgelöst und vom Hirnstamm reguliert |
| pharyngeale Phase | hirnstammregulierte Motorik über N. glossopharyngeus und N. vagus |
| ösophageale Phase | z. T. vom Hirnstamm, z. T. autonom reguliert |

● PFLEGE **Sicherheit.** *Die Speiseröhre besitzt drei Engstellen: die Ringknorpelenge am Kehlkopfausgang, die Aortenbogenenge und die Zwerchfellenge. Beim Legen einer Magensonde kann sich die Sondenspitze in einer Tasche oder Ausbuchtung des Ösophagus verfangen. Es ist daher wichtig, nach dem Legen der Sonde ihre Lage zu überprüfen. Bei korrekter Sondenlage ist auskultatorisch über der Magengrube ein gurgelndes Geräusch zu hören, wenn man Luft über die Sonde einbläst. Die Lagekontrolle sollte täglich durchgeführt werden, da die Sonde verrutschen kann.*



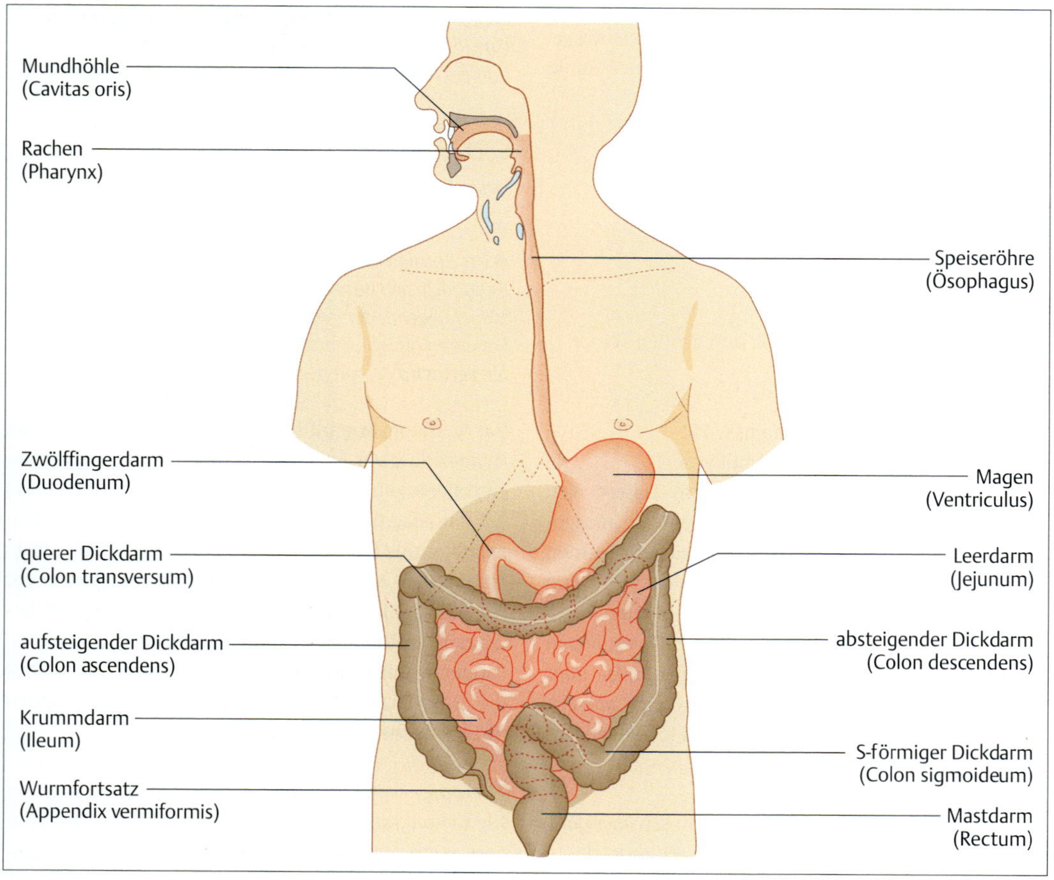


**Abb. 3.1 Organe im Brust- und Bauchraum.** Übersicht über die Lage von Organen des Brust- und Bauchraumes.

## 3.1.2 Untersuchungsmethoden

Die Röntgenuntersuchung mit Kontrastmittel und die Ösophagoskopie, ggf. die Probeexzision aus der Schleimhaut, sind die wichtigsten Untersuchungsverfahren. Ergänzt werden sie bei besonderen Fragestellungen (v.a. bei Tumoren) durch den endoskopischen Ultraschall (EUS, Endosonografie) bzw. die Computertomografie (CT). In speziellen Fällen kann man eine manometrische Druckmessung zum Nachweis funktioneller Störungen der Ösophagusmuskulatur vornehmen. Zur Dokumentation sauren oder biliären Refluxes aus dem Magen in die Speiseröhre dient die Langzeit-pH-Metrie.

## 3.1.3 Leitsymptome

### Dysphagie

DEFINITION *Leitsymptome, die Erkrankungen des Ösophagus kennzeichnen, sind Schluckstörung, Transportstörung des geschluckten Bissens in der Speiseröhre, Druckgefühl und Schmerz hinter dem Brustbein. Diese Symptome werden als Dysphagie zusammengefasst.*

Hoch sitzende Störungen führen zum Symptom des „Verschluckens“: Speisen gelangen in die Atemwege, was Hustenreiz und in schweren Fällen Pneumonie hervorruft.

*Ursachen*

- Ösophagitis (S. 39)
- Achalasie (S. 41)
- diffuse Spasmen (S. 42)
- Sklerodermie (S. 46)
- Divertikel (S. 42)
- Kompression von außen (z.B. durch einen Tumor im Mediastinum)
- gutartige Tumoren (S. 45)
- bösartige Tumoren (Karzinom, S. 44)
- mechanische Dysphagie (Fremdkörper)

Motorische Störungen der Speiseröhre äußern sich in diffusen oder segmentalen Spasmen, die röntgenologisch und durch Manometrie gesichert werden können. Der geschluckte Bissen wird nicht mehr von geordneten Muskelbewegungen transportiert. Die Störung kommt häufiger im Alter als bei Jugendlichen vor. Auch bei Patienten mit Erregungszuständen oder bei Hyperthyreose tritt diese Störung gehäuft auf. Die Ursachen der Dysphagie werden in den folgenden Abschnitten näher erläutert.

MERKE *Jede Dysphagie muss diagnostisch abgeklärt werden, da sie auch Hinweis auf eine schwerwiegende Erkrankung (z.B. Ösophaguskarzinom) sein kann.*

PFLEGE ***Sicherheit.*** *Schluckstörungen sind grundsätzlich mit der Gefahr der Aspiration verbunden (Eindringen von festen oder flüssigen Stoffen in die Luftröhre/Lunge). Das kann zu Erstickungsanfällen oder zu einer lebensbedrohlichen Lungenentzündung führen. Eine Störung des Schluckaktes kann man daran erkennen, dass Speichel oder Essensreste ständig aus dem Mund fließen oder dass sich Speisereste in den Wangentaschen sammeln. Häufiges Husten, Würgen und Verschlucken deuten ebenfalls darauf hin. Bei Patienten mit diesen Symptomen besteht Aspirationsgefahr. Gefährdet sind außerdem diejenigen, die längere Zeit oral keine Nahrung zu sich genommen haben (bei Intubation oder parenteraler Ernährung) und verwirrte Menschen. Um eine Aspiration zu vermeiden, muss der Oberkörper des Patienten zum Essen und Trinken bis ca. ½ Stunde danach hoch gelagert werden. Halten Sie den Patienten dazu an, langsam zu essen, gut zu kauen und nur kleine Bissen zu schlucken. Keinesfalls darf der Patient zur Nahrungsaufnahme gedrängt oder gar genötigt werden. Getränke können angedickt werden (z.B. mit Nestargel), da man sich an dickflüssigen Getränken nicht so leicht verschluckt wie an dünnflüssigen. Lassen Sie den Patienten nach dem Essen den Mund ausspülen oder unterstützen Sie ihn bei der Mundpflege, damit er sich nicht noch nachträglich an Speiseresten verschluckt. Um bei einer Aspiration möglichst schnell eingreifen zu können, sollte bei gefährdeten Patienten stets eine Pflegeperson bei der Nahrungsaufnahme anwesend und ein Absauggerät im Zimmer einsatzbereit sein.*

### Sodbrennen

*Ursachen und Symptome*

DEFINITION *Sodbrennen ist ein Symptom verschiedener Krankheiten im Speiseröhren-Magen-Abschnitt. Es handelt sich um einen brennenden Schmerz in der Magengegend, der in die Speiseröhre aufsteigt und vom Patienten oft als „Brennen hinter dem Brustbein“ charakterisiert wird.*

Das Symptom kommt bei Hyperazidität, aber auch bei Hypoazidität vor. Es ist eine Folge funktioneller Störungen oder organischer Krankheiten. So wird Sodbrennen bei Ösophagitis, Hiatushernien, Magenkarzinom, Magenulkus und Pylorusstenose (Magenausgangsstenose) empfunden. Auch die Verlagerung des Magens in der Gravidität oder bei Adipositas kann Sodbrennen bewirken. Sodbrennen entsteht gleichfalls bei manchen Patienten mit Gallenblasenerkrankungen. Wichtig ist die Differenzierung gegenüber der Angina pectoris (Brustenge bei Herzerkrankungen).

*Therapie*

Die Grundkrankheit muss gesucht und behandelt werden. Symptomatisch helfen oft Antazida und Spasmolytika.

### Singultus (Schluckauf)

#### *Ursachen*

Singultus wird durch plötzliche, oft rhythmische Kontraktionen des Zwerchfells hervorgerufen. Singultus kann bedingt sein durch Cholezystitis, Tumoren, Hiatushernien, Ösophagitis, Mediastinitis oder Perikarditis, wodurch der Phrenikusnerv, der das Zwerchfell erregt, gereizt wird.

Auch andere Ursachen, z. B. zentralnervöse Schädigung bei Enzephalitis, sind bekannt. Oft ist Singultus ein harmloses Symptom, das nach Minuten oder Stunden vorübergeht; doch soll man bei anhaltenden Beschwerden immer nach einer organischen Ursache suchen (z. B. Cholezystitis).

#### *Therapie*

Behandlung der Grundkrankheit. Symptomatisch helfen manchmal Sedativa oder Metoclopramid (z. B. Paspertin). Bisweilen wird der Anfall durch Atemanhalten beendet.

## 3.1.4 Ösophagitis

● DEFINITION *Bei der Ösophagitis handelt es sich um eine Entzündung der Speiseröhrenschleimhaut, die akut oder chronisch verlaufen kann.*

#### *Ursachen*

**Akute Ösophagitis.** Das Verschlucken von Säuren oder Laugen kann eine schwere Verätzung der Speiseröhre bewirken, die eine sofortige Notfalltherapie erfordert. Auch durch eine Strahlenbehandlung oder als Begleiterscheinung von schweren Allgemeinerkrankungen (z. B. AIDS, Leukämie) kann sich eine akute, dann häufig infektiös bedingte Ösophagitis entwickeln.

**Soorösophagitis.** Eine spezielle Form der Ösophagusentzündung ist die Soorösophagitis. Soor ist eine Pilzerkrankung. Der Soorpilz (Candida albicans) erzeugt grauweiße Beläge im Mund, Rachen und Ösophagus (**Abb. 3.2**). Die Soorinfektion kann sich aber auch generalisieren (Pilzsepsis, Pilzpneumonie, S. 339). Diese Krankheit tritt vorwiegend bei Patienten mit schweren Allgemeinerkrankungen und geschwächtem Abwehrsystem (AIDS) auf, insbesondere, wenn diese Patienten mit Zytostatika, Kortikosteroiden und Antibiotika behandelt werden. Dann kann der Soorpilz auf der Speiseröhrenwand wuchern und zur Entzündung führen.

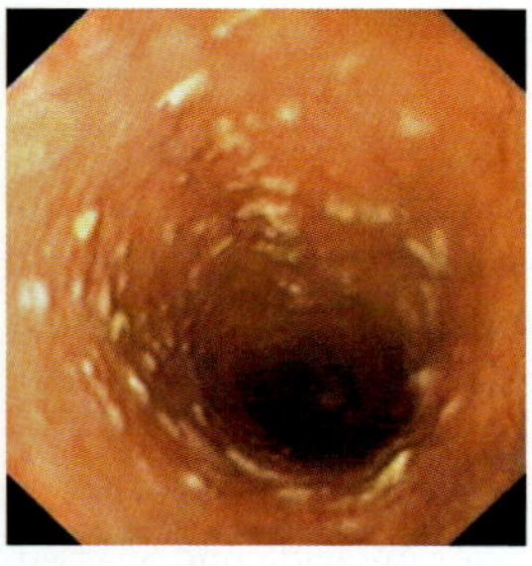

**Abb. 3.2 Soorösophagitis.** Die Endoskopie zeigt die weißen Beläge der Speiseröhrenschleimhaut.

**Chronische Ösophagitis.** Sie kann als Folge von Alkohol- und Nikotinabusus eintreten, häufigste Ursache ist jedoch der gastroösophageale Reflux.

**Refluxkrankheit.** Im Gegensatz zur seltenen Achalasie (S. 41), die zu einer Engstellung der Speiseröhre im unteren Abschnitt führt, ist bei der häufigeren Refluxkrankheit die Entleerung des unteren Ösophagusabschnittes aufgrund einer zu häufigen Erschlaffung gestört. Nach Nahrungsaufnahme kann auch bei Gesunden ein geringer Reflux von Mageninhalt in die Speiseröhre eintreten. Dieser wird durch fettreiche Speisen, beim Bücken oder bei der Bauchpresse (z. B. Husten) und durch Nikotin verstärkt. Die Peristaltik der Speiseröhre befördert das Refluxmaterial normalerweise rasch in den Magen zurück, sodass die Speiseröhre durch verschluckten Speichel bald wieder gereinigt und neutralisiert wird. Kommt es zu einem vermehrten Rückfluss von Mageninhalt in die Speiseröhre bzw. verweilt dieser dort abnorm lang, spricht man von einer Refluxkrankheit. Dieses Phänomen ist in der westlichen Welt sehr häufig; viele Patienten berichten über Symptome einer Refluxkrankheit. Bei etwa der Hälfte der Betroffenen finden sich endoskopisch Entzündungszeichen im unteren Teil der Speiseröhre (Ösophagitis), bei der anderen Hälfte findet sich eine intakte Schleimhaut bei typischen Beschwerden. Liegt eine *funktionelle* Störung dieser Verschlussmechanismen vor, spricht man von *primärer Refluxkrankheit*. Bei der *sekundären Refluxkrankheit* findet man als Ursache eine organische Veränderung in oder in der Nachbarschaft der Speiseröhre.

**Peptisches Ulkus der Speiseröhre.** Eine tiefer greifende Entzündung kann im Rahmen der Refluxösophagitis zu Ulzerationen führen. Gelegentlich kommt es bei der unsachgemäßen Einnahme von Medikamenten (z. B. Kaliumpräparate oder Tetrazyklin mit zu wenig Flüssigkeit) zu lokalen Schäden an den Engstellen der Speiseröhre (vor allem direkt oberhalb des Übergangs von Speiseröhre zu Magen) mit der Ausbildung von Geschwüren.

● PFLEGE ***Prophylaxe.*** *Zur Vermeidung von Geschwüren der Speiseröhre durch unsachgemäße Einnahme von Medikamenten sollten Sie den Patienten raten, diese Präparate im Sitzen oder Stehen mit einer ausreichenden Menge Flüssigkeit zu nehmen. Besondere Aufmerksamkeit ist bei Präparaten mit bekannt hohem Risiko (Kalium- und Eisenpräparate, Tetrazykline) geboten.*

### *Symptome und Diagnostik*

Die Patienten schildern je nach Ausprägung der Krankheit Schmerzen beim Schlucken, die hinter dem Brustbein und unterhalb des Brustbeins im Rippenwinkel lokalisiert sind. Sodbrennen (S. 38) ist das Hauptsymptom der Refluxösophagitis.

Zu den wichtigsten diagnostischen Maßnahmen gehört die Endoskopie. Bei unkomplizierten Formen der Ösophagitis sind keine speziellen Abweichungen bei den Laborbefunden zu erwarten.

### *Komplikationen*

Verätzungen durch Laugen und Säuren können zur Perforation der Speiseröhre und damit zur Mediastinitis, oft mit tödlichem Ausgang, führen. Übersteht der Kranke die Verätzung, kann sich eine narbige Schrumpfung der Speiseröhre einstellen.

Bei akuter und chronischer Ösophagitis, besonders bei der ulzerierenden Form, können Blutungen einsetzen.

Auch eine Refluxösophagitis kann – insbesondere beim schwer kranken, älteren Patienten – zu Blutungen führen; gelegentlich finden sich auch peptische Stenosen als Folge langjährigen, unbehandelten Refluxes. Eine weitere Komplikation stellt die Umwandlung des Plattenepithels der Speiseröhre in Zylinderepithel, der sog. Barrett-Ösophagus, dar, da dieser zur Entwicklung einer Krebserkrankung prädisponiert (S. 41).

### *Therapie*

#### *Verätzungen des Ösophagus*

Schockprophylaxe und Schockbehandlung sind notwendig. Starke Analgetika sind indiziert. Falls vom Patienten toleriert, lässt man ihn sofort 1–2 Liter einer indifferenten Flüssigkeit (z. B. Wasser) trinken, um die ätzende Substanz zu verdünnen. Die Ernährung ist parenteral, um die entzündete Speiseröhre nicht zu gefährden. Bei einer Perforation kann eine operative Behandlung notwendig werden.

Medikamentös gibt man prophylaktisch Antibiotika. Um eine weitere Schädigung der Schleimhaut durch aufsteigende Magensäure zu vermeiden, sollten in dieser Akutphase Säuresuppressiva aus der Gruppe der Protonenpumpenhemmer (z. B. Omeprazol) eingesetzt werden. Einige Tage nach dem Unfall beginnt man mit einer Bougierung (Dehnung durch Einführung von Gummischläuchen verschiedenen Kalibers), um narbige Strikturen zu vermeiden.

#### *Refluxkrankheit*

Bei nur gelegentlichen Reflux*beschwerden* beginnt die Behandlung diätetisch. Man empfiehlt dem Patienten, täglich 5–6 kleine Mahlzeiten einzunehmen. Die Speisen dürfen keine Säurelocker (z. B. Kaffee, Tee, Alkohol) und keine sauren Getränke enthalten. Auch Süßspeisen sind schlecht verträglich. Man gibt wenig Fett. Nikotin schwächt den Sphinkter, deshalb Rauchverbot. Um den Rückfluss zu verringern, sollen die Kranken mit erhöhtem Oberkörper schlafen.

Handelt es sich jedoch um eine Reflux*krankheit* mit regelhaft auftretenden Beschwerden (mehrfach pro Woche) und/oder besteht eine Entzündung der Speiseröhrenschleimhaut (Ösophagitis), so reicht eine Verhaltensänderung allein nicht aus. Man beginnt mit der Gabe von Säureblockern (Protonenpumpenhemmer, wie z. B. Omeprazol) und behält diese dann entweder bei oder wählt eine bedarfsorientierte („on demand") Anwendung.

Wird durch diese Maßnahmen die Refluxösophagitis nicht verbessert, kann man in selteneren Fällen eine operative Behandlung erwägen: Der Chirurg bildet einen neuen Muskelring an der Einmündungsstelle des Ösophagus in den Magen. Eine operative Therapie ist eher indiziert, wenn bei Refluxösophagitis eine große Hiatushernie besteht, die den Kardiaschluss beeinträchtigt.

PFLEGE **Prophylaxe.** *Menschen, die mehrere Tage flach gelagert werden (müssen), sind besonders gefährdet, eine Refluxösophagitis zu entwickeln, da es bei ihnen sehr leicht zum Rückfluss von Mageninhalt in die Speiseröhre kommt. Zusätzlich verschärft wird die Situation durch eine liegende Magensonde, da der Verschlussmechanismus dadurch außer Kraft gesetzt wird. Außerdem führt eine Magensonde als Fremdkörper zu einer ständigen Reizung der Ösophagusschleimhaut.*
*Neben den oben genannten Diätempfehlungen sollten Sie Patienten mit einer Refluxkrankheit zeigen, wie sie sich rückenschonend – und damit zugleich refluxvermindernd – bücken können. Raten Sie den Betroffenen, keine einengende Kleidung zu tragen und mit erhöhtem Oberkörper zu schlafen, weil beides den Reflux verringert.*

#### *Soorösophagitis*

Zur Prophylaxe ist sorgfältige Mundpflege wichtig. Therapeutisch gibt man Antimykotika, z. B. Nystatin (Moronal-Suspension) oral, es kann auch eine systemische Therapie indiziert sein. Wenn möglich, sollten die Soor fördernden Medikamente abgesetzt werden.

#### *Ösophagitis bei AIDS*

Typische Erreger der Ösophagitis bei Patienten mit Immunschwäche sind Candida albicans (Soor, s. o.), Herpes-simplex- und Zytomegalieviren. Ein Kaposi-Sarkom in der Speiseröhre kann zu Blutungen führen.

## 3.1.5 Barrett-Ösophagus (Zylinderepithel-Metaplasie des Ösophagus)

Normalerweise ist der Ösophagus mit Plattenepithel ausgekleidet. Bildet sich im untersten Teil der Speiseröhre Zylinderepithel aus, nennt man diesen Befund Metaplasie. In der Mehrzahl der Fälle ist dies Folge einer lang andauernden chronischen Refluxkrankheit. Nur selten liegt eine angeborene Abnormität vor. Die Metaplasie ist eine Präkanzerose. Der Patient ist durch eine Entartung der Metaplasie vom Adenokarzinom der Speiseröhre bedroht.

### *Häufigkeit*

Etwa 10 % aller Patienten mit Refluxösophagitis entwickeln eine Zylinderepithelmetaplasie (Barrett-Ösophagus, **Abb. 3.3**). Von diesen Patienten bekommt wiederum jeder Zehnte ein Ösophaguskarzinom. Allerdings gehen neuere Studien von einer deutlich geringeren Rate aus. Oft entstehen diese Karzinome erst in sehr hohem Alter und haben nicht selten – bei bestehender Multimorbidität – keinen entscheidenden Einfluss auf die Gesamtsituation des Patienten. Dennoch sollte man bei jüngeren, operablen Patienten eine Operation mit kurativer (heilender) Intention anvisieren. In frühen, auf die Schleimhaut begrenzten Stadien kann eine endoskopische Lokaltherapie durch Abtragung im Sinne einer Mukosaresektion (oberflächliche Anteile der Schleimhaut werden komplett entfernt) mit deutlich geringerer Belastung für den Patienten indiziert sein.

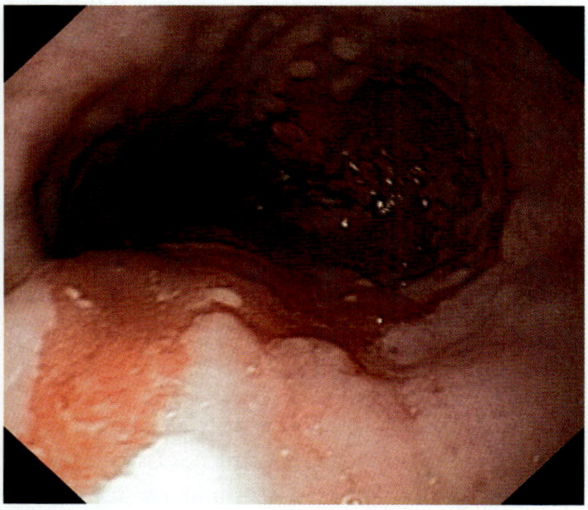

**Abb. 3.3 Barrett-Ösophagus.** Im endoskopischen Bild sieht man lachsfarbene Schleimhaut im unteren Speiseröhrendrittel; dieser Befund entspricht einem Barrett-Ösophagus. Die normale Speiseröhrenschleimhaut stellt sich deutlich heller dar.

## 3.1.6 Ösophagusruptur, Schleimhauteinriss

● DEFINITION *Die spontane Ruptur der gesamten Wand der Speiseröhre wird nach dem Erstbeschreiber auch als Boerhaave-Syndrom bezeichnet. Reißt am unteren Ende der Speiseröhre bzw. in der Kardia des Magens nur die Schleimhaut in Längsrichtung ein, bezeichnet man dies als Mallory-Weiss-Syndrom (***Abb. 3.4***).*

Alkoholexzesse, insbesondere bei gleichzeitiger Druckerhöhung im Magen durch kohlensäurehaltige Getränke, und heftiges Erbrechen begünstigen Schleimhauteinrisse bzw. eine Ruptur.

### *Symptome*

Plötzlich einsetzende starke Schmerzen hinter dem Brustbein, Blutung, ggf. Schocksyndrome sind die führenden Symptome. Sofortige Krankenhausbehandlung ist erforderlich.

### *Therapie*

Liegt eine Ruptur vor, ist eine operative Behandlung meist notwendig. Liegt lediglich ein Einriss der Schleimhaut vor, ist eine konservative bzw. endoskopische Therapie (Unterspritzung, Versorgung mit einem Clip) in der Mehrzahl der Fälle ausreichend.

## 3.1.7 Achalasie

● DEFINITION *Es handelt sich um eine Motilitätsstörung der Speiseröhre. Die Innervation der Muskulatur ist nicht intakt: Im mittleren Ösophagus fehlt die vorwärts transportierende Peristaltik. Im unteren Abschnitt (Sphinkterbereich) ist die Erschlaffung ungenügend, sodass sich hier das Passagehindernis ausbildet. Diese Relaxationsstörung ist pathognomonisch für die Achalasie.*

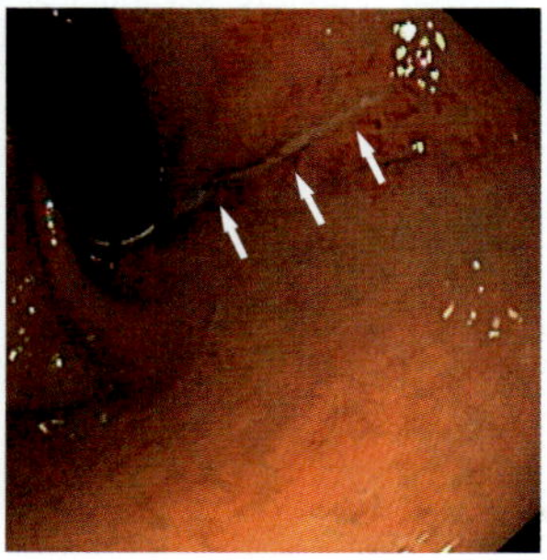

**Abb. 3.4 Mallory-Weiss-Riss.** Endoskopisch findet sich ein mit gelbem Fibrin belegter länglicher Riss der Schleimhaut am Übergang von Ösophagus zu Magen (Pfeile) neben dem Endoskop; hierbei handelt es sich um einen Mallory-Weiss-Riss.

3

*Dadurch ist der Übertritt des geschluckten Bissens aus dem Ösophagus in den Magen behindert und in schweren Fällen unmöglich. Oberhalb des spastisch verengten Sphinkters ist die Speiseröhre erweitert.*

### *Symptome*

Dysphagie und Druckgefühl sowie Schmerzen hinter dem Brustbein sind charakteristisch. Die Symptome treten zunächst anfallsweise mit beschwerdefreien Intervallen auf. Im Laufe der Zeit häufen sich die Anfälle, sodass ein Dauerspasmus entsteht.

Röntgenologisch oder endoskopisch sieht man eine spindelförmige Verengung des unteren Ösophagusabschnitts und eine Erweiterung des darüber liegenden Anteils der Speiseröhre (Bild der „zugebundenen Wurst“, **Abb. 3.5**).

Organische Krankheiten, die dem Bild der Achalasie gleichen, müssen ausgeschlossen werden, z. B. ein peptisches Ulkus oder ein Karzinom, da auch diese ähnliche Veränderungen der Peristaltik der Speiseröhre bedingen können.

### *Komplikation*

Als Komplikation kann der Inhalt des erweiterten Ösophagus „überlaufen“, sodass es zur Aspirationspneumonie kommt. Diese gefährliche Komplikation ist besonders beim liegenden Patienten zu befürchten; vorbeugend soll der Patient mit erhöhtem Oberkörper gelagert werden.

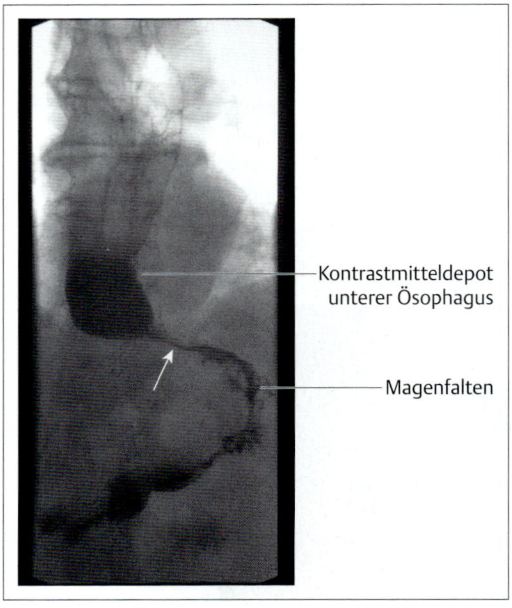


**Abb. 3.5 Achalasie.** Das Röntgenbild zeigt das Kontrastmitteldepot im unteren Drittel der erweiterten Speiseröhre, den fadenförmigen Übertritt von Kontrastmittel auf Höhe des unteren Ösophagussphinkters (Pfeil) in den Magen, erkennbar an der Faltenstruktur.

### *Therapie*

Da es keine ursächliche Therapie gibt, versucht man, den unteren Ösophagussphinkter zu erweitern. Dazu wird ein Ballondilatator benutzt. Der aufblasbare Ballon dehnt schonend die Muskulatur des Sphinkters. Eine zumindest kurzfristig ähnlich effektive Behandlung stellt die endoskopisch gesteuerte Einspritzung von Botulinum-Toxin in den unteren Schließmuskel der Speiseröhre dar. Dieses Medikament blockiert die neuromuskuläre Überleitung und entspannt so die Muskulatur des Sphinkterapparates. Bei Rezidiven ist die operative Behandlung möglich, bei der die spastisch verengte Muskulatur des Ösophagus gespalten wird (Myotomie).

Eine medikamentöse Behandlung der Achalasie ist unsicher. Eine gewisse Wirkung zeigen Kalziumantagonisten (z. B. Nifedipin).

## 3.1.8 Ösophagospasmus

DEFINITION *Es handelt sich um Motilitätsstörungen der Speiseröhre, die röntgenologisch (kinematographisch) und durch Druckmessungen (Manometrie, Verfahren der ersten Wahl) im Ösophagus nachgewiesen werden können. Die Ursache ist nicht bekannt.*

### *Symptome und Therapie*

Heftige, plötzlich eintretende Schmerzen hinter dem Brustbein sind charakteristisch. Dadurch ähneln die Beschwerden einem Angina-pectoris-Anfall.

Besonders starke Kontraktionen findet man bei hyperkontraktilem Ösophagus (**Abb. 3.6**). Heftige retrosternale Schmerzen sind wegweisend (Nussknacker-Ösophagus) und müssen differenzialdiagnostisch von kardialen Schmerzen unterschieden werden.

Ähnlich wie bei Achalasie wird Nifedipin angewendet, eine chirurgische Behandlungsoption besteht in der langstreckigen Durchtrennung der Muskulatur der gesamten Speiseröhre.

## 3.1.9 Ösophagusdivertikel

DEFINITION *Bei Ösophagusdivertikeln handelt es sich um sackartige Ausstülpungen der Speiseröhre. Sie kommen in allen Abschnitten des Ösophagus vor.*

### *Ursachen*

Die **Traktionsdivertikel** sind echte Divertikel, d. h., sie bestehen aus allen Wandschichten des Ösophagus. Sie sind meistens im mittleren Abschnitt der Speiseröhre lokalisiert und entstehen aufgrund von Motilitätsstörungen der Speiseröhre oder infolge angeborener Fehlbildungen.

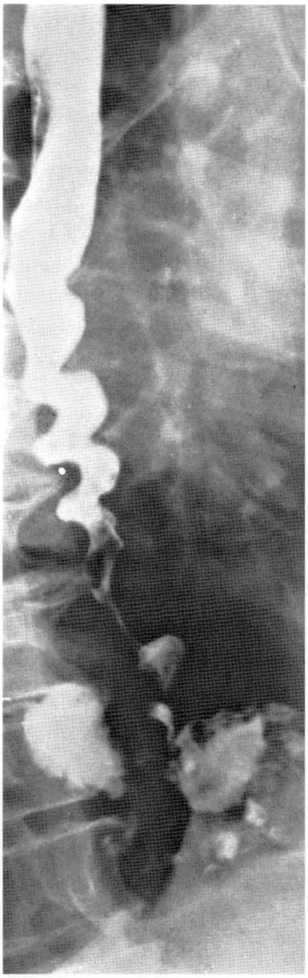

Abb. 3.6 **Ösophagospasmus.** Röntgenologisch zeigen sich in dem schraubenförmigen Verlauf des Ösophagus die starken Kontraktionen (Nussknacker-Ösophagus).

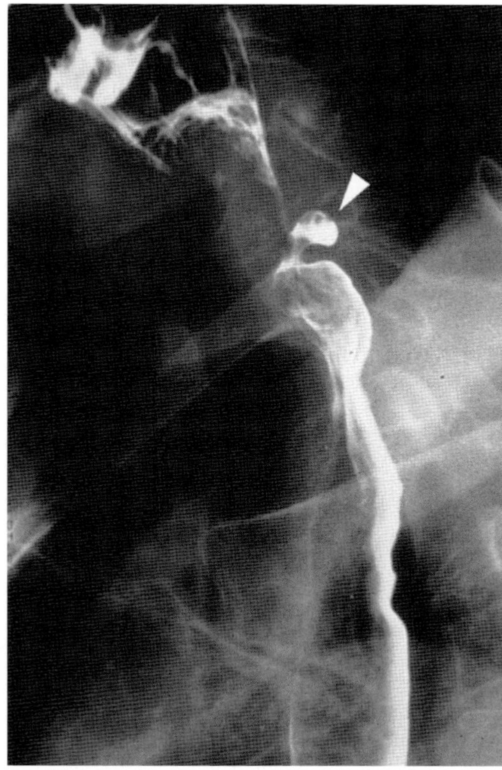

Abb. 3.7 **Zenker-Divertikel.** Röntgenkonstrastmittelpassage mit Nachweis eines kleinen Divertikels (Pfeilspitze) im Hypopharynx.

**Pulsionsdivertikel** sind falsche Divertikel, deren Wand nur aus der Speiseröhrenschleimhaut besteht, die durch eine Lücke in der Muskelschicht hindurchgedrückt wurde (Pulsion). Diese Divertikel sind hauptsächlich zervikal (im Hypopharynx, **Zenker-Divertikel**, Abb. 3.7) und epiphrenal (oberhalb des Zwerchfells, Abb. 3.8) lokalisiert. Sie bilden sich wahrscheinlich infolge Druckerhöhung in der Speiseröhre vor einem Hindernis.

### *Symptome und Therapie*

Die Patienten klagen über Dysphagie, Druck und Schmerzen hinter dem Brustbein. Aus großen Divertikeln wird unverdaute Speise erbrochen. Die Divertikel sind röntgenologisch oder ösophagoskopisch leicht zu erkennen. Sie können klein sein, aber auch Faustgröße erreichen. Bei stärkeren Beschwerden ist die operative Behandlung erforderlich.

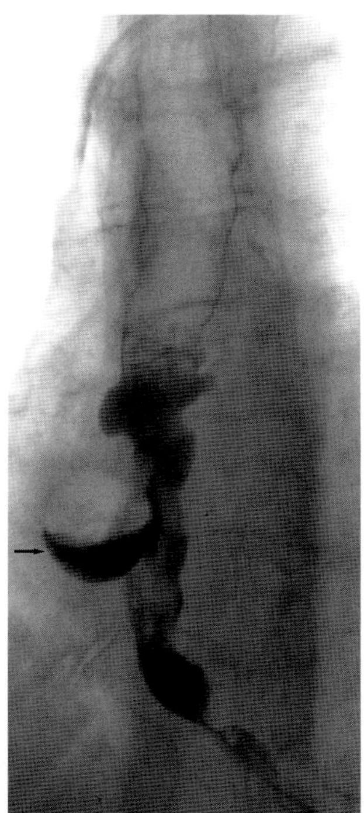

Abb. 3.8 **Epiphrenisches Divertikel.** Röntgenologisch füllt sich knapp oberhalb des Zwerchfelldurchtritts eine kugelige Struktur, ein epiphrenisches Divertikel (Pfeil).

PFLEGE ***Beobachtung.*** *Menschen mit Zenker-Divertikel klagen oft über Schluckbeschwerden und Fremdkörpergefühl im Hals. Die Speisereste im Divertikel sind bakteriell besiedelt, was zu faulig-jauchigem Mundgeruch (Foetor ex ore) führt. Nachts kommt es häufig zum Zurückfließen (Regurgitation) von unverdauten Essensresten, sodass sich morgens entsprechende Flecken auf dem Kopfkissen finden können.*

## 3.1.10 Tumoren des Ösophagus

Überwiegend handelt es sich um Karzinome. Sarkome und gutartige Tumoren sind selten.

### Ösophaguskarzinom

DEFINITION *Bösartige Erkrankung der Speiseröhre. Meist handelt es sich um Plattenepithelkarzinome, allerdings steigt die Inzidenz der Adenokarzinome aufgrund einer Zunahme der Refluxkrankheit.*

#### *Häufigkeit*

Etwa 2% aller Malignome und etwa 7% der bösartigen Tumoren des Gastrointestinaltrakts betreffen den Ösophagus. Männer sind im Verhältnis 3 : 1 häufiger betroffen als Frauen. Die Altershäufigkeit liegt zwischen dem 50. und 70. Lebensjahr.

#### *Ursachen*

Chronische Schädigungen der Ösophagusschleimhaut bilden den Boden für die Krebsentstehung. Solche Schäden sind chemischer, mechanischer oder thermischer Art.

DEFINITION *Präkanzeröse Bedingungen nennt man Vorerkrankungen, die eine manifeste Krebserkrankung fördern.*

Für den Krebs der Speiseröhre zählen hierzu:
- Barrett-Ösophagus (S. 41)
- Verätzungen und Narben
- Plummer-Vinson-Syndrom (S. 46)
- Achalasie (S. 41)

Die größten Risiken für die Entstehung des Ösophaguskarzinoms sind
- Alkoholabusus und
- Nikotinabusus.

Besonders gefährlich ist das Zusammenwirken mehrerer Risikofaktoren.

#### *Pathologische Anatomie*

Im oberen Drittel der Speiseröhre entstehen 20%, im mittleren 45% und im unteren Drittel 35% aller Speiseröhrenkrebse. Von allen Speiseröhrenkarzinomen sind 80–95% Plattenepithelkarzinome und ca. 15% Adenokarzinome, diese finden sich wiederum besonders im unteren Drittel und bei einem Barrett-Ösophagus.

#### *Symptome*

Das wichtigste Symptom ist die Dysphagie mit Druckgefühl und Brennen bzw. Schmerzen hinter dem Brustbein. Die Passagebehinderung bemerkt der Patient zuerst bei festen Speisen; später verursachen auch breiige und flüssige Speisen Beschwerden. Diese Symptome entstehen durch die zunehmende Einengung der Speiseröhre durch das wachsende Karzinom. Blutiger Ösophagusinhalt wird erbrochen.

#### *Diagnostik*

*Röntgenologische*, *endoskopische* und *sonografische* Verfahren mit Probeexzision und histologischer Untersuchung sichern die Diagnose (**Abb. 3.9a**). Mittels Endosonografie und Computertomografie kann die Tiefenausdehnung der Krebsgeschwulst festgestellt werden (**Abb. 3.9b**). Die Kenntnis von Sitz, Größe und Tiefenausdehnung, von Beteiligung der Nachbarorga-

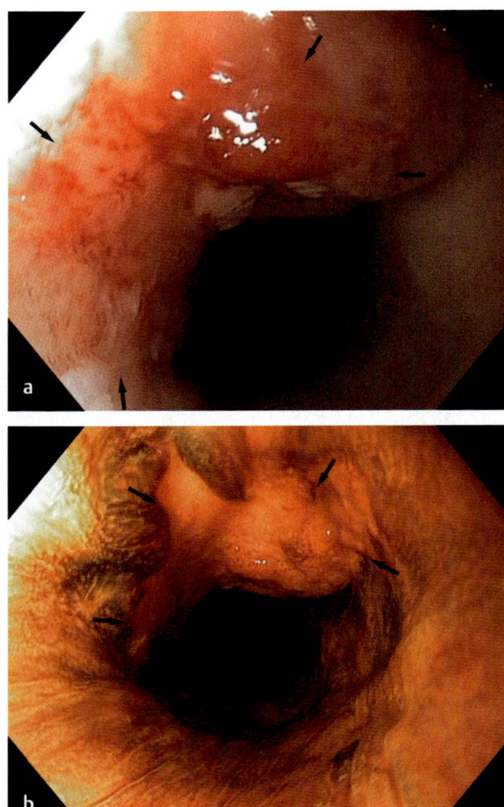


**Abb. 3.9 Ösophaguskarzinom. a** Bei der endoskopischen Untersuchung werden knotige Veränderungen der Schleimhaut sichtbar (Pfeile). **b** Die Färbung mit 2% Lugol'scher Lösung hebt die veränderten Schleimhautbereiche besser hervor (Pfeile).

ne und von Metastasen dient der Stadieneinteilung (Staging), die ebenso wie die histologische Sicherung der Diagnose zur Aufstellung des Therapieplans gehört.

### *Komplikationen*

Infiltratives Wachstum und frühzeitig einsetzende Metastasierung bedingen weitere und schwerwiegende Komplikationen, z.B. Lähmung des Rekurrens- und Phrenikusnervs. Der Krebs kann auf die Luftröhre übergreifen, sodass lebensbedrohende *Fisteln* zwischen Luftröhre und Speiseröhre entstehen (**Abb. 3.10**).

### *Therapie*

Bei einer auf die Speiseröhrenwand beschränkten Tumorausdehnung ist eine *operative Entfernung* möglich. Die Strahlentherapie bringt besonders bei Plattenepithelkarzinomen und in Kombination mit Chemotherapie zeitweiligen Erfolg, z.T. wird sie jedoch auch neoadjuvant (vor einer operativen Therapie) zur Größenreduktion des Tumors eingesetzt.

Bei fortschreitender Einengung des Speiseröhrenlumens kann der Tumor *endoskopisch* mittels Lasergerät verkleinert werden. Ebenfalls endoskopisch kann ein Kunststofftubus oder ein sich selbst ausdehnender Metallstent (Platzhalter) in den Ösophagus eingelegt werden (**Abb. 3.11**), um eine eingeschränkte Nahrungsaufnahme, v.a. aber das Schlucken des eigenen Speichels, zu ermöglichen. Ist keine Nahrungsaufnahme mehr möglich, kann der Patient durch eine perkutane endoskopische Gastrostomiesonde (PEG) ernährt werden.

*Medikamentös* verordnet man Analgetika und sorgt für ausreichende Ernährung; je nach Ausmaß der Schluckbehinderung gibt man feste, breiige oder flüssige Speisen, eventuell Infusionen.

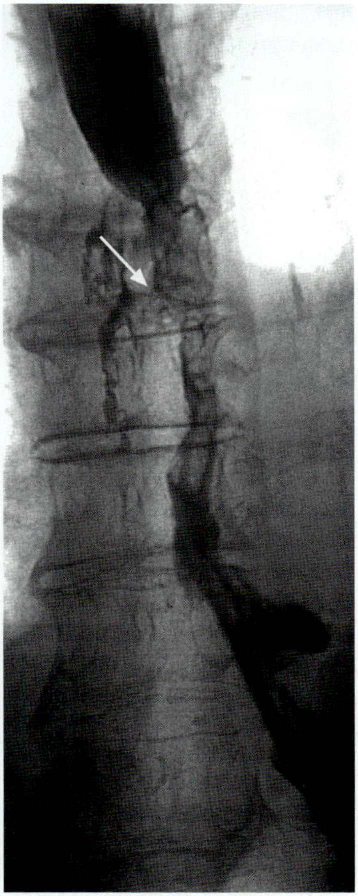

**Abb. 3.10 Fistel.** Röntgenkonstrastmittelpassage (Breischluck) bei einem Patienten mit Ösophaguskarzinom (apfelbissartig veränderte Schleimhautoberfläche), bei dem im Bereich des Karzinoms Kontrastmittel aus der Speiseröhre über einen Fistelgang in die Bronchien übertritt (Pfeil).

● PFLEGE **_Beobachtung._** *Bei der Anlage einer PEG-Sonde wird im Rahmen einer Gastroskopie der Magen von außen durch die Haut (perkutan) und die Bauchdecke hindurch punktiert, die Sonde eingeführt und fixiert. Der Patient erhält zuvor eine Lokalanästhesie.*
*Pflegerische Vor- und Nachbereitung des Patienten entsprechen der bei Gastroskopie. Hinzu kommen hinterher regelmäßig ein aseptischer Verbandwechsel und Wundkontrollen im Hinblick auf Blutungen oder Infektionen. Wenn die Wundheilung abgeschlossen ist, darf der Patient duschen; der Verband muss anschließend erneuert werden. Die PEG-Sonde kann in der Regel am Tag nach dem Eingriff zur Verabreichung von Nahrung, Flüssigkeit und Medikamenten benutzt werden. Damit die Sonde nicht verstopft, wird sie vor und nach jedem Gebrauch mit 30–50 ml Wasser oder Tee gespült.*

## Bösartige mesenchymale Ösophagustumoren

Lymphome, Melanome und das Kaposi-Sarkom bei AIDS sind sehr seltene Tumoren der Speiseröhre.

## Gutartige Ösophagustumoren

Seltener als bösartige Tumoren der Speiseröhre sind gutartige Ösophagustumoren. Sie entwickeln sich meist aus mesenchymalem Gewebe (Leiomyome, Fibrome, Lipome, Hämangiome), selten aus Epithel (Zysten, Papillome).

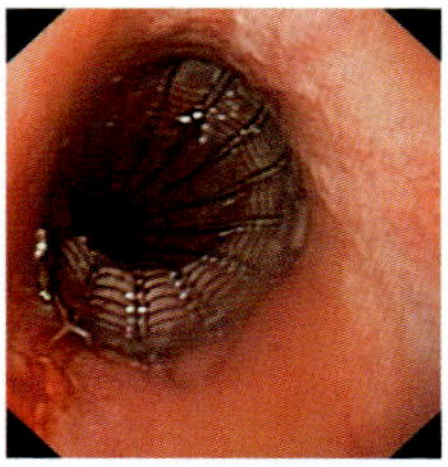

**Abb. 3.11 Metallstent.** Endoskopisches Bild eines in die Speiseröhre eingelegten Metallstents, der eine karzinomatöse Engstelle überbrückt.

### Ösophagusvarizen

Sie entstehen als Symptom der portalen Hypertension v.a. im unteren Drittel der Speiseröhre und im Fundus des Magens (**Abb. 3.12**). Aufgrund ihrer relativ dünnen Wandung können sie rupturieren und zu massiven Blutungen mit z.T. tödlichem Ausgang führen. Ihre Behandlung kann durch eine medikamentöse Senkung des Drucks im Pfortaderstromgebiet (z.B. Betablocker, Nitrate), operative/interventionelle Entlastung durch Shuntanlagen (Kurzschlussverbindungen der Pfortader mit der unteren Hohlvene) oder durch endoskopische Verödung (Unterspritzung, Gummibandligatur) erfolgen.

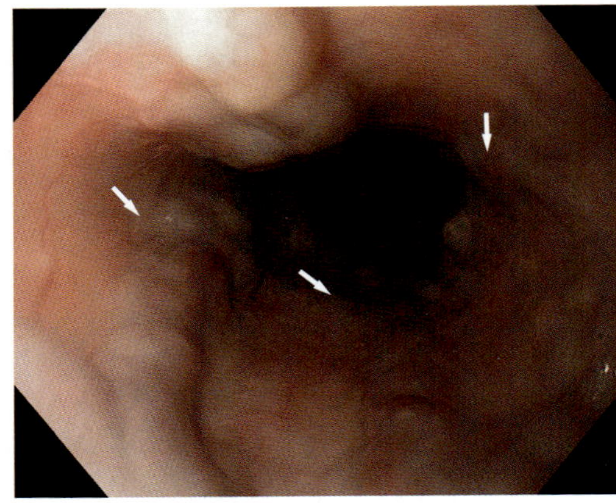

**Abb. 3.12 Ösophagusvarizen.** Krampfadern der Speiseröhre (Ösophagusvarizen; Pfeile) bei einem Patienten mit Leberzirrhose.

### Plummer-Vinson-Syndrom

Es handelt sich um eine Atrophie der Schleimhaut von Zunge und Speiseröhre, die ein Symptom der Eisenmangelanämie ist. Die Patienten klagen über Brennen und Dysphagie (S. 38).

3

### Progressive Sklerodermie des Ösophagus

Im Rahmen der Krankheit Sklerodermie ist auch die Speiseröhre befallen. Die Wandmuskulatur wird geschwächt und durch Bindegewebe ersetzt. Die Kontraktionswellen werden schwächer. Der Ösophagus ist – röntgenologisch erkennbar – erweitert. Oft bildet sich parallel eine sekundäre Refluxösophagitis aus.

# 3.2 Krankheiten des Magens

## 3.2.1 Anatomie und Physiologie

Der Magen (lat. *Ventriculus*) ist ein Hohlorgan, dessen Größe, Form und Lage stark vom Füllungszustand abhängig ist. Auch die Körperhaltung beeinflusst seine Lage.

Anatomischer Bau des Magens und der Magenwand (**Abb. 3.13**):

- Magenabschnitte:
  - Kardia
  - Fundus (Fornix)
  - Korpus
  - Antrum
  - Pylorus
- Schichten der Magenwand (von innen nach außen):
  - Tunica mucosa
  - Tela submucosa
  - Tunica muscularis
  - Tunica serosa

Im Fundus sieht man röntgenologisch die Luftblase des Magens. Die Incisura angularis (Angulus) trennt Korpus und Antrum. Am Magenausgang ist ein Schließmuskelsystem (Pförtner, Pylorus), das den Speisebrei schubweise in den Zwölffingerdarm entlässt (**Abb. 3.14**).

Die Schleimhaut von Fundus und Korpus enthält die sog. Hauptdrüsen. Die Hauptdrüsen enthalten Hauptzellen, Belegzellen und mukoide Zellen (**Tab. 3.2**):

- Hauptzellen sezernieren Pepsinogen
- Belegzellen sezernieren Salzsäure, Intrinsic Factor (S. 177) und Kalium
- mukoide Zellen produzieren Schleim
- Die Schleimhaut des Antrums und des Pylorus enthält Pylorusdrüsen, diese sezernieren alkalischen bis neutralen Schleim; das Hormon Gastrin, in den G-Zellen der Antrumschleimhaut gebildet, stimuliert die Belegzellen zur Sekretion von Salzsäure.

Die Regulation der Magensekretion erfolgt in drei Phasen (**Tab. 3.3**):

- *vagale Phase*: gesteuert durch den N. vagus, ausgelöst z.B. durch Sinneseindrücke und Vorstellung von schmackhaften Speisen,

**Tab. 3.2 Physiologische Aufgaben des Magens.**

| *mechanische Aufgaben* | *chemische Aufgaben* |
|---|---|
| – Durchmischen des Nahrungsbreis<br>– Transportieren des Nahrungsbreis | – Sekretion von Verdauungssäften:<br>– Pepsinogen/Pepsin (aus Hauptzellen)<br>– Salzsäure, Intrinsic Factor, Kalium (aus Belegzellen)<br>– Magenschleim (aus Nebenzellen) |

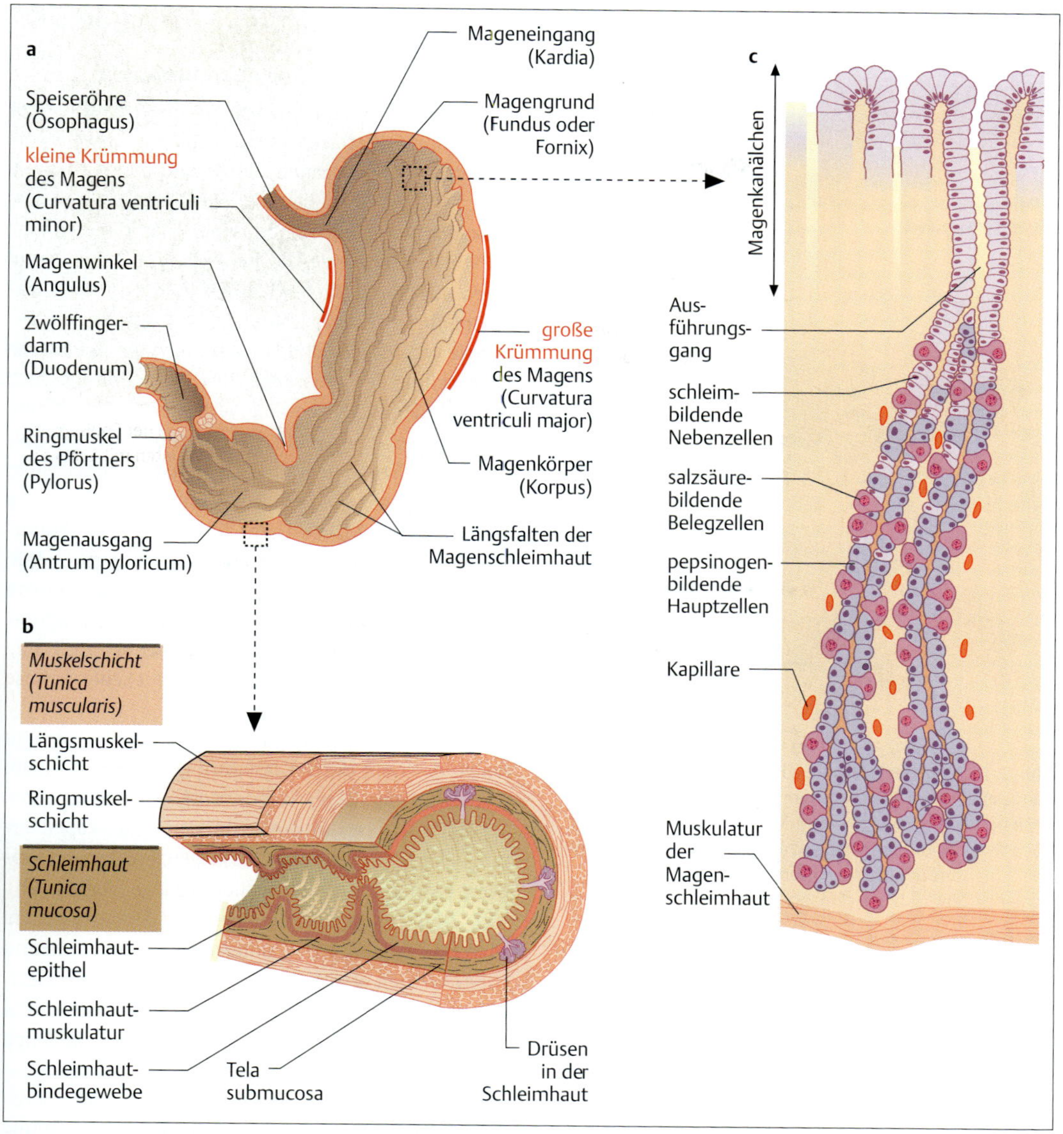


**Abb. 3.13 Magenanatomie.** **a** Der Magen besteht aus verschiedenen Anteilen. **b** Die Magenwand setzt sich aus verschiedenen Wandschichten zusammen, dabei befinden sich in der Schleimhaut von Fundus und Korpus die zur Verdauung wichtigen Magendrüsen (**c**) (nach Schwegler 2002).

**Tab. 3.3 Regulation der Magensekretion.**

| *Phase* | *Auslöser* | *Steuerung und Ablauf* |
|---|---|---|
| vagale Phase | Sinneseindrücke | N. vagus |
| Gastrin-Phase | Berührung/ Dehnung der Antrumwand | Freisetzung von Gastrin |
| intestinale Phase | pH-Veränderung im Duodenum | saures Milieu im Duodenum → Sekretinfreisetzung → Hemmung der Säureproduktion und Förderung der Bikarbonatanlieferung (zur Neutralisation) aus Leber und Pankreas |

3

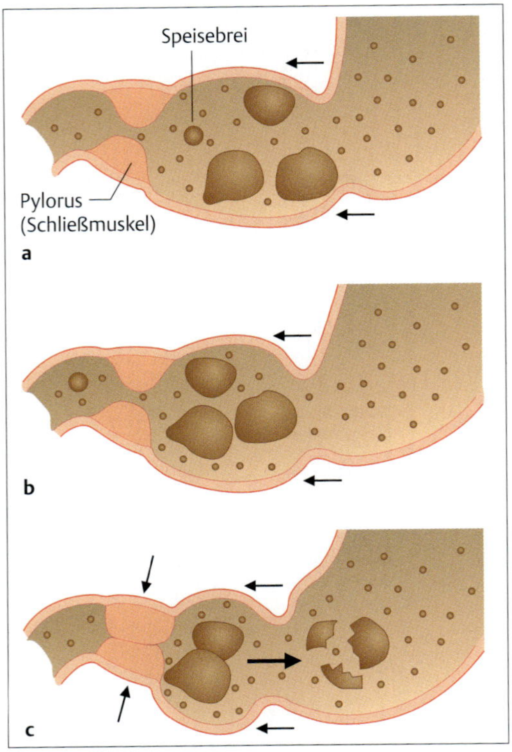


**Abb. 3.14 Magenentleerung.** **a** Peristaltische Wellen pressen den Speisebrei im Antrum zusammen, während der Pylorus noch geöffnet ist. **b** Eine kleine Portion tritt ins Duodenum über, worauf sich der Pylorus schließt (c). Dadurch wird der Speisebrei zurückgestoßen und zermahlen (nach Murer u. Berger in Deetjen u. Speckmann 1994).

- *Gastrin-Phase*: gesteuert durch Freisetzung von Gastrin aus den Zellen der Antrumschleimhaut; diese Phase kommt durch Berührung und Dehnung der Antrumschleimhaut und durch nervale Stimulierung in Gang,
- *Intestinalphase* (Intestinum: Darm): pH-Veränderungen im Anfangsteil des Duodenums beeinflussen die Sekretion der Magensäure: Saures Milieu im Duodenum setzt das Hormon Sekretin frei, das die weitere Sekretion von Salzsäure hemmt, die Magenentleerung verzögert und die Bikarbonatanlieferung aus Leber und Pankreas beschleunigt.

## 3.2.2 Untersuchungsmethoden

### Endoskopische Untersuchungsmethoden

An dieser Stelle soll allgemein auf die Bedeutung der Endoskopie (Betrachtung/Spiegelung von Körperhöhlen und Hohlorganen) für Diagnose und Therapie internistischer Krankheiten hingewiesen werden. Endoskopische Methoden, mit denen man direkten Einblick in das Innere des Körpers gewinnt, haben heute einen außerordentlich wichtigen Anteil in der Diagnostik internistischer Krankheiten, so z.B. bei der Diagnose von Magen- und Darmkrankheiten. Die rasche Entwicklung der endoskopischen Methoden hat auch die endoskopische Therapie verbessert, sodass heute endoskopisch-therapeutische Eingriffe auch bei solchen Krankheiten gebräuchlich sind, die früher allein chirurgisch behandelt werden konnten, z.B. Abtragung von Polypen im Magen-Darm-Trakt (**Abb. 3.15**), Entfernung oberflächlicher Tumoren (Mukosektomie, **Abb. 3.16**), endoskopische Papillotomie mit Extraktion von Gallengangssteinen oder endoskopische Methoden zur Blutstillung. Auch die endoskopische Sklerosierung von Ösophagusvarizen bei Patienten mit Leberzirrhose hat große Bedeutung erlangt.

Die älteren Instrumente sind Fiberendoskope, in denen das Licht durch Glasfasern geleitet wird. Heute werden in der Regel Videoendoskope benutzt (**Abb. 3.17a**). Instrumentierkanäle in den Endoskopen ermöglichen Lufteinblasung, Absaugen, Spülen und Probeexzisionen mittels einer Biopsiezange (**Abb. 3.17b**). Vielfältige Zusatzinstrumente zur Steinextraktion, Diathermieschlingen in unterschiedlicher Form und Größe werden verwendet (**Abb. 3.18**). Mit einem speziellen Instrumentarium können die endoskopische Papillotomie an der Vater-Papille und die anschließende Steinextraktion ausgeführt werden.

Pflege, Desinfektion und Aufbewahrung der Endoskope gehören ebenso wie die sachgerechte Behandlung des Biopsiematerials zum Aufgabenbereich des Krankenpflegepersonals.

Vor jedem Eingriff müssen die Patienten durch ein Aufklärungsgespräch zwischen Arzt und Patient über

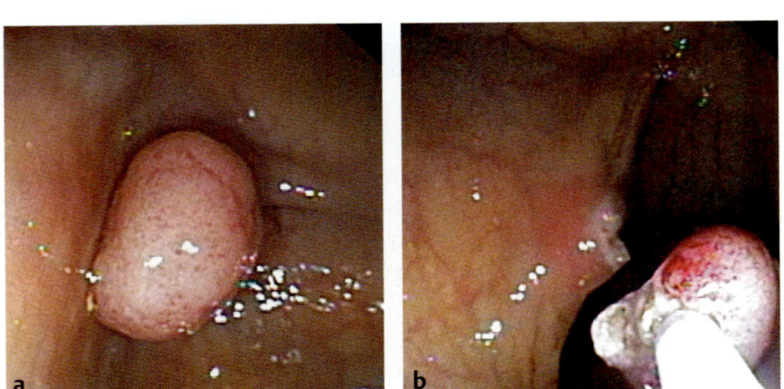


**Abb. 3.15 Polypektomie.** **a** Endoskopisches Bild eines kleinen (ca. 8 mm) Polypen des Dickdarms. **b** Abtragung mit der Schlinge (**Abb. 3.18**); die reizlose Abtragungsstelle in der Bildmitte, der Polyp noch an der Schlinge fixiert.

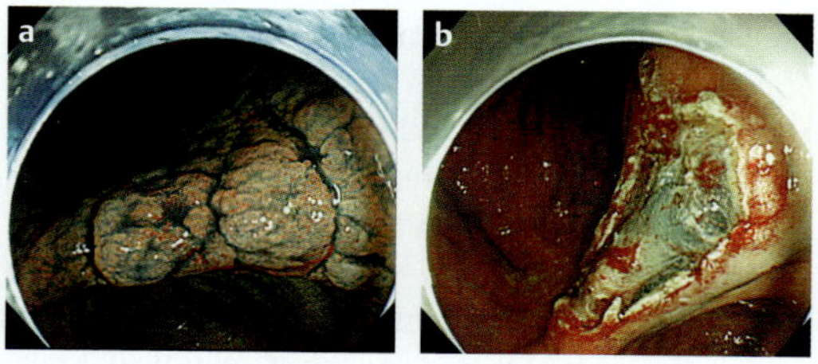

**Abb. 3.16 Mukosektomie. a** Magenfrühkarzinom an der Angulusfalte. **b** Situation nach Abtragung des gesamten Areals durch endoskopische Dissektion (Entfernung der gesamten Schleimhaut); Blick auf die Muscularis propria (die Bilder wurden freundlicherweise von T. Nakamura und K. Shirakawa, Dokkyo School of Medicine, Mibu, Japan, zur Verfügung gestellt).

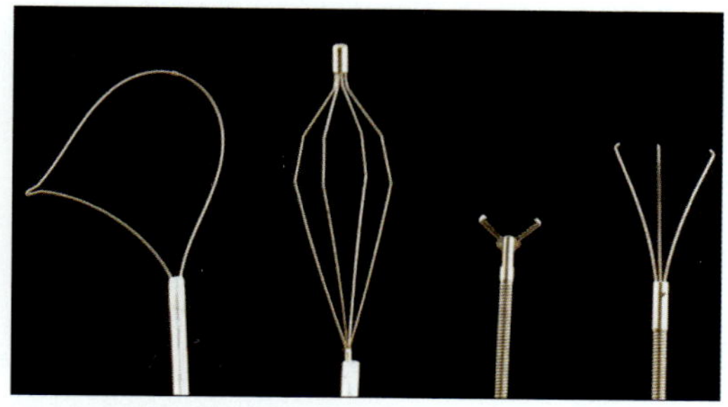

**Abb. 3.18 Endoskopische Instrumente.** Von links nach rechts: Schlinge zur Polypenabtragung, Fangkorb zur Steinentfernung, Krokodilfasszange und dreiarmiger Greifer zur Entfernung von Fremdkörpern.

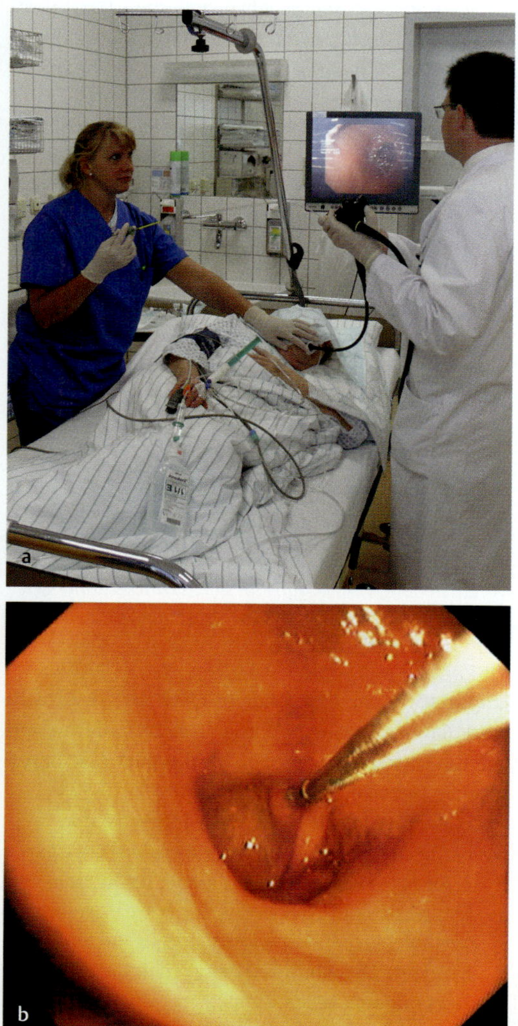

**Abb. 3.17 Gastroskopie. a** Durch biegsame Endoskope ist die Betrachtung des Körperinneren, wie hier bei einer Magenspiegelung, möglich. Eine Pflegende assistiert dem Arzt und beobachtet zugleich den Patienten. **b** Dabei können mit einer Zange Proben von der Schleimhaut entnommen werden.

die vorgesehene Untersuchungsmethode bzw. über das geplante Behandlungsverfahren informiert werden. Nutzen und Risiko der invasiven Verfahren, häufige und typische Komplikationen sind Gegenstand des Aufklärungsgesprächs.

Die Vorbereitung des Patienten durch das Krankenpflegepersonal umfasst je nach geplanter Untersuchung z. B. die Darmreinigung oder die Information über das Nüchternbleiben. Zur Nachsorge gehören bspw. die richtige Lagerung des Patienten, die Kontrolle von Puls und Blutdruck sowie die allgemeine Beobachtung des Patienten.

Gastroskopie, Koloskopie, Probeexzision und histologische Untersuchung einer endoskopisch entnommenen Gewebeprobe sind die Verfahren, mit denen die wichtigsten und häufigsten Magen-Darm-Krankheiten zu erkennen sind: Gastritis, Ulkus, Polypen, Karzinom. Durch den Einsatz des endoskopischen Ultraschalls können weitere wichtige Informationen über die Tiefenausdehnung von Tumoren sowie umgebender Organe gewonnen werden.

Große praktische Bedeutung hat die endoskopische Extraktion von Fremdkörpern, die versehentlich, aber manchmal auch absichtlich verschluckt wurden (**Abb. 3.19**). Vor der Entfernung müssen grundsätzliche Fragen abgeklärt werden:

- Was wurde verschluckt?
- Extraktion möglich?
  - Aktuelle Lage?
  - Konfiguration?
- Extraktion notwendig?

PFLEGE ***Gastroduodenoskopie.*** *Der Patient wird darüber informiert, dass er 6–10 Stunden vor der Magen- und Zwölffingerdarmspiegelung nüchtern bleiben soll, bei Entleerungsstörungen des Magens auch länger. Herausnehmbare Zahnprothesen müssen entfernt werden. Eine Rachenanästhesie wird mit einem Lokalanästhetikum als Pumpspray einige Minuten vor der Untersuchung ausge-*

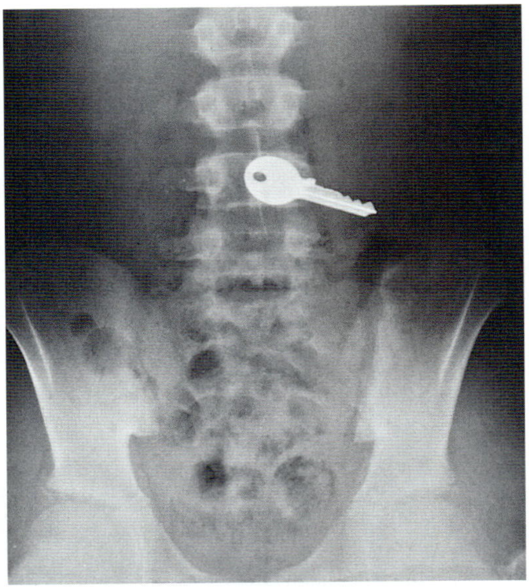

**Abb. 3.19 Verschluckter Fremdkörper.** Röntgenologische Lokalisation eines verschluckten Schlüssels.

*führt. Anstelle der oder zusätzlich zur lokalen Anästhesie kann eine allgemeine Prämedikation, z. B. mit Midazolam (Dormicum) oder Propofol (z. B. Disoprivan), angeordnet werden. Prämedizierte Patienten müssen sorgfältig überwacht werden (Puls, Blutdruck, Sauerstoffsättigung). Nach der Untersuchung müssen das Bewusstsein, die Vitalzeichen und ggf. das Einhalten der Bettruhe überwacht werden. Wurde der Rachenraum lokal betäubt, darf der Patient aufgrund der Aspirationsgefahr erst nach längerer Karenz wieder Flüssigkeit und Nahrung zu sich nehmen.*

### Weitere Untersuchungsverfahren

Die *Röntgenuntersuchung* mit Kontrastmittel liefert gute Bilder von Schleimhaut, Form und Funktionsablauf des Magen-Darm-Kanals.

● MERKE *Bei Verdacht auf Perforation darf das Kontrastmittel Bariumsulfat wegen der Gefahr der Peritonitis nicht angewendet werden. Eventuell wird ein wasserlösliches Kontrastmittel benutzt.*

Über eine Sonde kann Magensaft fraktioniert abgesaugt werden. Diese Untersuchung wird heute kaum noch angewendet. Zum Verständnis der Physiologie der Magensaftsekretion wird der Untersuchungsgang kurz skizziert. Man unterscheidet zwei Phasen:

- *Basalsekretion*: Das innerhalb 1 Stunde sezernierte Volumen an Magensaft und die darin enthaltene Salzsäure werden gemessen.
- *Sekretion nach maximaler Stimulierung*: Zur maximalen Stimulierung der Magensekretion benutzt man Pentagastrin.

Die Basalsekretion ist normal bis 5 mval/h. Diagnostische Bedeutung hat das Verhältnis von Basalsekretion zur Gipfelsekretion. Abweichungen von der Norm sind

- Subazidität: verminderte Säuresekretion,
- Superazidität (Hyperazidität): vermehrte Säuresekretion,
- Anazidität: keine Magensäure nachweisbar,
- Achylie: weder Magensaft noch Magensäure nachweisbar.

Auch mit dem Verfahren der pH-Metrie kann man eine Anazidität des Magens belegen; allerdings wird dieses Verfahren v. a. zum Nachweis einer Refluxkrankheit der Speiseröhre angewandt.

Eine andere Untersuchung hat in den letzten Jahren zunehmend an Bedeutung gewonnen, nämlich die histologische, kulturelle und biochemische (Harnstoff-Urease-Test [*HUT*] und $^{13}$C-Harnstoff-Atemtest) Untersuchung auf Besiedlung des Magens mit ***Helicobacter pylori*** (S. 53).

Eine weitere, seltener eingesetzte Untersuchungsmethode ist die Bestimmung von ***Gastrin im Blutserum.*** Exzessiv erhöhte Werte sprechen für ein Gastrinom (Zollinger-Ellison-Syndrom, S. 54). Auch bei Patienten mit schwerer chronisch-atrophischer Gastritis findet man erhöhte Gastrinwerte im Blutserum, da die Hemmung der Gastrin produzierenden Zellen durch fehlende Salzsäureproduktion (Atrophie der Säure bildenden Zellen) unterbleibt: gestörter Feedback-Mechanismus.

## 3.2.3 Lageanomalien

### Hiatushernien (Zwerchfellhernien)

● DEFINITION *Bei Hiatushernien handelt es sich um eine Verlagerung von Magenanteilen in den Brustkorb. Die Entstehung wird begünstigt durch Druckerhöhungen im Bauchraum, wie sie bei Adipositas, Gravidität und Obstipation vorkommen.*

Bindegewebsschwäche und Atrophie der Zwerchfellmuskulatur, die sich im Alter einstellen, fördern ebenfalls die Entstehung von Zwerchfellhernien. Man unterscheidet verschiedene Formen:

- **Axiale Gleithernie** (**Abb. 3.20a**): Diese ist die häufigste Form aller Zwerchfellhernien. Die trichterförmig erweiterte Kardia gleitet bei intraabdomineller Drucksteigerung durch die erweiterte Zwerchfelllücke (Hiatus oesophageus) in den Brustkorb. Die Häufigkeit der axialen Gleithernie steigt mit dem Lebensalter.
- **Paraösophageale Hernie** (**Abb. 3.20b**): Der Magenfundus ist neben (para) dem Ösophagus vom Bauchraum in den Brustraum übergetreten. Dabei bleibt die Lage der Kardia unverändert. Bezogen auf alle diagnostizierten Hiatushernien beträgt

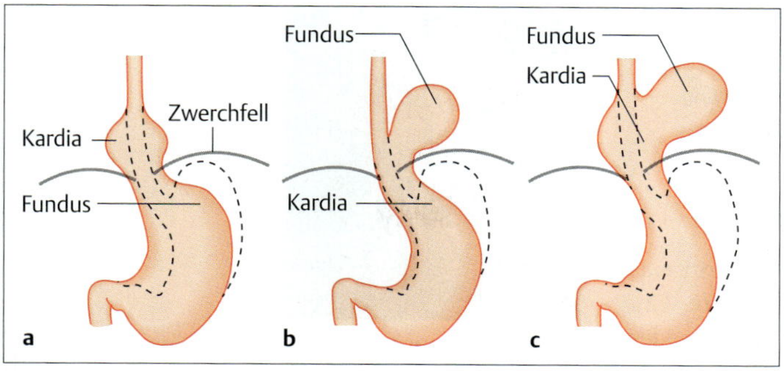


**Abb. 3.20 Hiatushernien.** Schematische Darstellung der anatomischen Verhältnisse **a** bei einer axialen Gleithernie, **b** bei einer paraösophagealen Hernie und **c** bei einer gemischten Hernie. Die gestrichelte Linie zeigt die normale Anatomie (nach Hahn u. Riemann 1996).

ihre Häufigkeit nur etwa 5 %. Im Extremfall ist der gesamte Magen in den Thoraxraum eingetreten (totaler Thorax-Magen oder Upside-down-Stomach).

- **Kombinierte Hiatushernie** (Abb. 3.20c): Es handelt sich um eine Kombination von axialer und paraösophagealer Hiatushernie. Sowohl die Kardia als auch der obere Magenanteil liegen innerhalb des Thorax.

### *Symptome*

Die Mehrzahl der Patienten mit axialer Gleithernie ist beschwerdefrei. Die übrigen Formen der Zwerchfellhernie führen häufiger zu Beschwerden. Diese sind sehr vielfältig. Sie hängen auch davon ab, wie groß der verlagerte Magenteil ist. Manchmal kommt es zur begleitenden Refluxösophagitis.

Häufige Beschwerden sind Aufstoßen, Sodbrennen, Druckgefühl und Schmerzen hinter dem Brustbein. In Horizontallage, auch bei Pressen oder in gebückter Haltung, verstärken sich die Beschwerden.

Röntgenologische und endoskopische Verfahren sichern die Diagnose.

### *Therapie*

Oft genügen konservative Maßnahmen zur Behandlung der Beschwerden: häufige kleine Mahlzeiten, Oberkörperhochlage, Gewichtsabnahme und Regelung einer eventuell vorhandenen Obstipation (zur Verminderung des intraabdominellen Drucks). Eine operative Behandlung ist bei großen Hernien und bei Einklemmungsgefahr angezeigt.

## Kaskadenmagen

Es handelt sich um eine Lageanomalie, die in den meisten Fällen keine klinische Bedeutung hat. Der Speisebrei verbleibt länger im oberen Drittel des Magens, weil sich der mittlere Teil des Magens in die linke Zwerchfellkuppel verlagert hat.

## Magenvolvulus

Es handelt sich um die sehr seltene Verdrehung des Magens, wodurch Zu- und Abfluss des Magens blockiert werden. Auch die Blutgefäße werden stranguliert. Dieses seltene Ereignis ruft das Erscheinungsbild des akuten Abdomens hervor. Im Frühstadium kann der Magen noch durch Einführen einer Magensonde entleert werden, später ist eine Operation notwendig. Gelingt das Einführen einer Magensonde nicht, muss sofort operiert werden.

## Reizmagen (funktionelle Dyspepsie, nichtulzeröse Dyspepsie)

DEFINITION *Beim Reizmagen handelt es sich um eine funktionelle Störung ohne krankhaften morphologischen Befund.*

### *Ursachen*

Auslösende Faktoren sind Motilitätsstörungen des Magens mit verzögerter Magenentleerung, galliger Reflux vom Duodenum in den Magen und Säurereflux vom Magen in die Speiseröhre (ohne dass eine Refluxkrankheit besteht).

### *Symptome*

Die Patienten schildern Druck- und Völlegefühl in der Oberbauchgegend, Sodbrennen, mäßige bis heftige Schmerzen in der Magengegend und Unverträglichkeit von Alkohol und Kaffee. Oft werden süße Speisen und erhitzte Fette schlecht vertragen. Psychogene Faktoren können das Leiden verstärken.

### *Therapie*

Aufklärung über den funktionellen Mechanismus der Störung. Absetzen unnötiger Medikamente, die Dyspepsie verursachen können. Fünf bis sechs kleine Mahlzeiten pro Tag. Vermeiden von säurelockenden Speisen und Getränken, insbesondere von Alkohol, Kaffee und Süßspeisen.

Medikamentös gibt man Prokinetika zur Förderung der Peristaltik, bei Bedarf kombiniert mit Schmerzmitteln. Die Behandlung wird durch lokale Wärmeanwendung, Antazida und ggf. Psychopharmaka unterstützt.

## 3.2.4 Gastritis

DEFINITION *Die Gastritis kommt als akute und chronische Entzündung der Magenschleimhaut vor.*

### Akute Gastritis

#### *Ursachen*

Meist handelt es sich um die akute Folge exogener Noxen, z.B. Alkoholgenuss und Medikamente. Eine Sonderform ist die akute Gastritis nach verschluckten Säuren bzw. Laugen, einhergehend mit schweren Gewebsschäden an der Schleimhaut von Mund, Rachen, Speiseröhre und Magen. Auch virale und bakterielle Infektionen sowie eine Strahlentherapie verursachen eine Gastritis. Als Sonderform der bakteriell verursachten Gastritis führt auch eine Lebensmittelvergiftung mit Staphylokokken-Enterotoxinen (Softeis!) zu einer Reizung und Entzündung der Magenschleimhaut.

3

#### *Pathologische Anatomie*

Ausdruck der akuten Schleimhautschädigung sind oberflächliche Defekte (Erosionen) und Blutungen der Magenschleimhaut. Mikroskopisch sind Leukozyteninfiltrate zu sehen.

#### *Symptome*

Schmerzen in der Magengegend, aber auch im Rücken, Erbrechen, Übelkeit und Appetitlosigkeit sind typische Symptome. Die Erosionen können zu schweren Blutungen führen.

MERKE *Extremen physischen Belastungen sind beispielsweise intensivpflegebedürftige Patienten ausgesetzt, v. a. bei Langzeitbeatmung, Sepsis, Schädel-Hirn-Trauma, Verbrennung oder Schock. Daher erhalten diese Patienten grundsätzlich eine medikamentöse Gastritis- bzw. Ulkusprophylaxe.*

#### *Therapie*

Die akute Gastritis behandelt man mit Nahrungskarenz von 24–36 Stunden. Danach gibt man Tee, Haferschleim und Zwieback. Bei starkem Erbrechen werden intravenös Flüssigkeit und Elektrolyte zugeführt.

Antazida, Spasmolytika und Antiemetika (Mittel gegen Brechreiz) unterstützen den Heilverlauf. Lokale Wärmeanwendung wird subjektiv angenehm empfunden. Auslösende Noxen (Alkohol, Medikamente) müssen abgesetzt werden.

Die akute erosive Gastritis kann zu gefährlichen Blutungen führen (**Abb. 3.21**), die nach den Richtlinien der Behandlung von Magenblutungen (S. 59) angegangen werden.

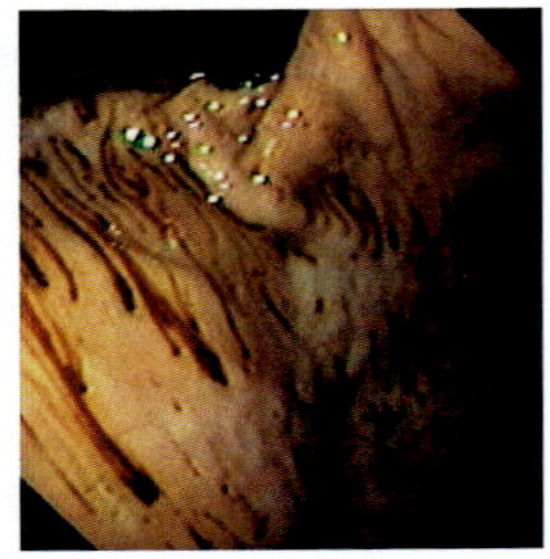

**Abb. 3.21 Erosive Gastritis.** In der Endoskopie wird die stark blutende Schleimhaut deutlich.

### Chronische Gastritis

DEFINITION *Eine chronische Gastritis ist eine histologisch nachweisbare Entzündung des Magens.*

Sie ist mit zunehmendem Lebensalter außerordentlich häufig zu finden.

#### *Ursachen*

Es sind verschiedene Einteilungen der chronischen Gastritis gebräuchlich. Aus didaktischen und aus praktischen Gründen wird in **Tab. 3.4** eine Dreiteilung nach dem ABC-Schema beschrieben.

#### *Symptome und Diagnostik*

Auf chronische Gastritis hinweisende Beschwerden sind Druck- und Völlegefühl in der Magengegend, Brennen und Schmerzen, Appetitlosigkeit und Unverträglichkeit von schwer verdaulichen Speisen, doch hat die Mehrzahl der Patienten *keine* Beschwerden.

Das wichtigste diagnostische Verfahren ist die *gastroskopische Untersuchung* mit Probeexzision und histologischer Beurteilung. Während der Gastroskopie wird die Schleimhaut makroskopisch beurteilt (Lokalisation und Ausdehnung, Erosionen, Polypen, Atrophie, Gallereflux). Die entnommenen Proben werden histologisch untersucht (Grad und Aktivität der Entzündung, Atrophie, Dysplasie, Helicobacter pylori). Die Befunde werden nach Vorkommen und Grad der Entzündung eingeteilt.

*Säuresekretionsleistung*: Je stärker die Atrophie der Schleimhaut ist, umso mehr wird die Säuresekretion eingeschränkt.

Mittels einer nuklearmedizinischen Methode, die den Patienten nicht belastet, kann ein Mangel an *Intrinsic Factor* nachgewiesen werden *(Schilling-Test)*. Dann entwickelt sich eine perniziöse Anämie (S. 544).

#### *Therapie*

Nur wenn die Patienten über Schmerzen klagen, sollte man einen Versuch mit Antazida oder Spasmolytika machen. Weiterhin versucht man, die Beschwerden des Patienten durch lokale Wärmeanwendung zu verringern.

**Tab. 3.4** Formen der chronischen Gastritis. Einteilung nach dem ABC-Schema (Stolte u. Heilmanns).

| | *Typ A* | *Typ B* | *Typ C* |
|---|---|---|---|
| **Ätiologie** | autoimmun | bakteriell (Helicobacter pylori, selten andere Erreger) | chemisch (z. B. nicht steroidale Antirheumatika, Gallereflux) |
| **Häufigkeit in % aller Gastritiden** | 5 | 85 | 10 |
| **Lokalisation** | Fundus und Korpus | Antrum, Ausdehnung zum Korpus | alle Abschnitte |
| **Verlauf** | Schleimhautatrophie, Vitamin-$B_{12}$-Mangel, Anämie, Polyneuropathie | Magenulkus, erhöhtes Vorkommen von Magenkarzinom und Magenlymphom | Abheilung nach Ausschalten der Noxe |
| **Therapie** | Substitution von Vitamin $B_{12}$, endoskopische Überwachung | Eradikation von Helicobacter pylori | Vermeiden von Noxen |

PFLEGE ***Ernährungs- und Gesundheitsberatung.*** *Eine spezielle, strenge Gastritisdiät ist nicht erforderlich, da der Patient meist die Nahrungsmittel weglässt, die ihm nicht bekommen. Einige Hinweise zur Ernährung können dem Patienten jedoch hilfreich sein: Günstig für den Heilungsverlauf sind 5–6 kleine Mahlzeiten pro Tag. Die Speisen sollen gut gekaut werden. Dies fördert die Speichelsekretion, und Speichel ist ein gutes Antazidum. Die Nahrung soll ausgewogen, leicht verdaulich, mild gewürzt und ballaststoff- und fettarm sein. Raten Sie dem Patienten, auch koffeinfreien Kaffee nur in geringen Mengen und nicht auf nüchternen Magen zu trinken. Auf hochprozentigen Alkohol und Nikotin sollte er nach Möglichkeit ganz verzichten. Zur ausführlicheren Beratung des Patienten kann auch eine Diätassistentin hinzugezogen werden.*

*Helicobacter pylori*

Die Besiedlung des Magens mit Helicobacter pylori (bzw. verwandten Erregern, **Abb. 3.24**) ist die Ursache der Typ-B-Gastritis. Der gleiche Keim findet sich häufig auch bei Ulcus duodeni, Ulcus ventriculi und dem seltenen MALT-Lymphom.

Nachweismethoden für Helicobacter pylori:

- mikroskopisch
- Urease-Test
- Antikörper (Immunglobuline)
- Kultur
- Atemtest ($^{13}C$, $^{14}C$): Urease spaltet Harnstoff in Ammoniak und Kohlendioxid ($CO_2$); der markierte Kohlenstoff (C) erscheint in der Ausatmungsluft.

Die wichtigste Maßnahme bei Typ-B-Gastritis mit Helicobacter-pylori-Befall ist eine kombinierte Therapie mit Säurehemmer und Antibiotika, die nach verschiedenen Schemata vorgenommen wird: In einem Tripelschema werden z. B. als Säurehemmer ein Protonenpumpenhemmer (z. B. Omeprazol), als Antibiotika Clarithromycin und Amoxicillin für 7 Tage verordnet. Da eine chronische Gastritis selbst keine Beschwerden verursacht, sollte eine Behandlung des Keims im Regelfall nur beim Nachweis von Geschwüren oder eines MALT-Lymphoms erfolgen.

### Riesenfaltengastritis (Morbus Ménétrier)

Es handelt sich um eine Hyperplasie (Zellvermehrung) der Magenschleimhaut. Die Symptome sind uncharakteristisch: Oberbauchbeschwerden, Diarrhö, Völlegefühl, Druckgefühl. Endoskopisch finden sich Riesenfalten. Eine Rückbildung nach Helicobacter pylori-Eradikation ist möglich.

## 3.2.5 Ulkuskrankheit (Ulcus pepticum)

DEFINITION *Mit der Bezeichnung Ulkuskrankheit werden das chronische Ulcus ventriculi (Magengeschwür) und das chronische Ulcus duodeni (Zwölffingerdarmgeschwür) zusammengefasst. Meistens handelt es sich um ein einzelnes Geschwür, doch können auch mehrere Ulzera gleichzeitig vorkommen.*

Die Krankheit neigt zu Rezidiven, sofern nicht die Ursachen (in der Regel Helicobacter pylori-Infektion und/oder Einnahme nicht-steroidaler Antiphlogistika [NSAR]) behandelt werden. Im Gegensatz zur chronischen Ulkuskrankheit stehen das akute Stressulkus und die stressbedingten Erosionen, die ein akutes Ereignis infolge Minderdurchblutung, z. B. nach schweren Traumen, nach Verbrennung oder nach Operationen, sind.

***Häufigkeit***

Etwa 10 % der Bevölkerung sind einmal oder mehrmals von einem Geschwür betroffen. Das Zwölffingerdarmgeschwür kommt etwa 3–4-mal häufiger vor als das Magengeschwür. Männer sind vom Duodenalulkus etwa doppelt so häufig betroffen wie Frauen. Häufigkeitsgipfel im Frühjahr und Herbst.

### *Lokalisation*

Das Magengeschwür entsteht vorwiegend an der Grenze von Korpus zu Antrum. Die kleine Kurvatur ist häufiger befallen als die große (**Abb. 3.22**). Rezidiviert das Ulcus ventriculi, dringt es in Richtung Kardia vor (auch die sich ausbreitende chronische Gastritis nimmt diesen Weg). Das Ulcus duodeni liegt meist 1–2 cm jenseits des Pylorusringes im Bulbus duodeni.

### *Ursachen*

Eine familiäre Häufung spricht für die genetische Disposition. Träger der Blutgruppe 0 haben ein erhöhtes Risiko, an einem Ulkus zu erkranken.

Im Allgemeinen gilt die Feststellung: Ohne Magensäure entsteht kein Magen- oder Zwölffingerdarmgeschwür. Normalerweise wird die Magenschleimhaut vor der verdauenden Kraft des Magensaftes (peptische Aktivität) durch „schützende Faktoren" bewahrt. Die „aggressiven peptischen Faktoren" sind: Salzsäure, Pepsin, Gallensäuren und bestimmte Medikamente (NSAR, Steroide). Defensive (schützende) Faktoren sind: gute Durchblutung, Schleimqualität und -menge, Neutralisationsvermögen des Duodenalsekrets (**Abb. 3.23**). Größtes Gewicht in der Pathogenese hat die Besiedelung des Magens mit Helicobacter pylori (**Abb. 3.24**). Diese Keime werden bei über der Hälfte (früher in über 70 %) der Patienten mit Ulcus ventriculi gefunden. Die Eradikation dieser Bakterien ist die Grundlage der Therapie der Ulkuskrankheit und vermindert die sonst hohe Rezidivrate.

#### *Ulcus duodeni*

In der Pathogenese des Magengeschwürs und des Zwölffingerdarmgeschwürs bestehen Unterschiede: Beim *Ulcus duodeni* ist die Säuresekretion erhöht. Im Bulbus duodeni sind daher die Konzentrationen von Säure und Pepsin erhöht. Die Hypersekretion beruht auf einer Vermehrung der Belegzellen. Die Entwicklung eines Duodenalulkus im Zusammenhang mit psychischer Belastung, emotionalen Einflüssen und Stresssituationen weist auf die Bedeutung des zentralen Nervensystems in der Pathogenese des Ulcus duodeni hin. Jedoch scheint die Besiedelung des Magens mit Helicobacter pylori entscheidend in der Entstehung des Ulcus duodeni zu sein, da bei einer erfolgreichen Behandlung des Keims die Rezidivrate dramatisch sinkt.

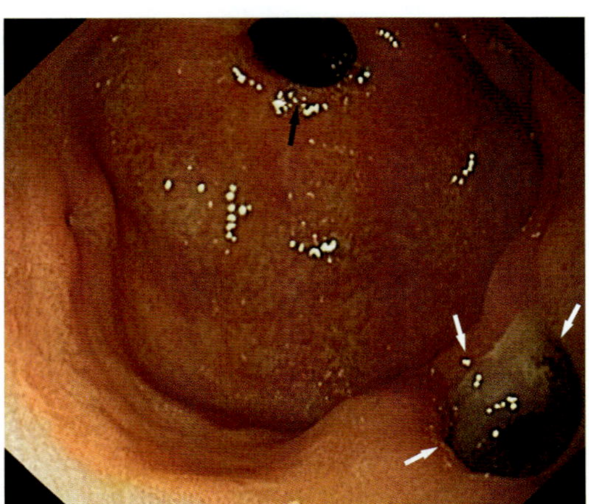

**Abb. 3.22 Ulcus ventriculi.** Zur Magenhinterwand im Antrum gelegenes Geschwür (weiße Pfeile) mit Fibrin und Hämatin belegtem Ulkusgrund. Der schwarze Pfeil markiert den Pylorus (Magenpförtner).

Pathogenetische Faktoren des Ulcus duodeni (nach Maity et al. 2003):

- Helicobacter pylori
- erhöhte Pepsinsekretion
- Hypersekretion von Magensäure:
  - erhöhte basale und maximale Säuresekretion
  - gesteigerte nächtliche Säuresekretion
  - erhöhter Vagotonus
  - gesteigerte vagale Histaminfreisetzung
  - gesteigerte Sensibilität der Parietalzelle gegenüber Gastrin
- gestörte Mukosabarriere (verminderte Prostaglandinsynthese)
- Motilitätsstörungen (beschleunigte Magenentleerung)
- psychische Faktoren (Stress)
- Rauchen
- Antiphlogistika (NSAR [nicht-steroidale Antirheumatika], ggf. kombiniert mit Kortikosteroiden)
- genetische Faktoren

#### *Ulcus ventriculi*

Hier ist die Säuresekretion eher vermindert. Pylorusinsuffizienz mit Gallereflux fördert die Ulkusentstehung. Medikamente (Antirheumatika) und Nikotinabusus begünstigen gleichfalls die Ulkusentstehung (**Tab. 3.5**).

Eine überaus starke Säureproduktion findet man bei dem seltenen Krankheitsbild **Zollinger-Ellison-Syndrom**. Hierbei handelt es sich um endokrin aktive Tumoren der Bauchspeicheldrüse bzw. der Duodenalwand, die sehr viel Gastrin bilden. Dadurch wird eine außerordentlich starke Sekretion von Salzsäure bewirkt. Es entstehen Ulzera im Duodenum, aber auch in tieferen Dünndarmabschnitten, da bei so viel Säure die Pufferungskapazität im Zwölffingerdarm nicht ausreicht und deshalb die Übersäuerung auch tiefer gelegene Darmabschnitte schädigt.

DEFINITION *Die wichtigsten Faktoren für die Entstehung der peptischen Ulzera sind Säure, Helicobacter pylori und NSAR.*

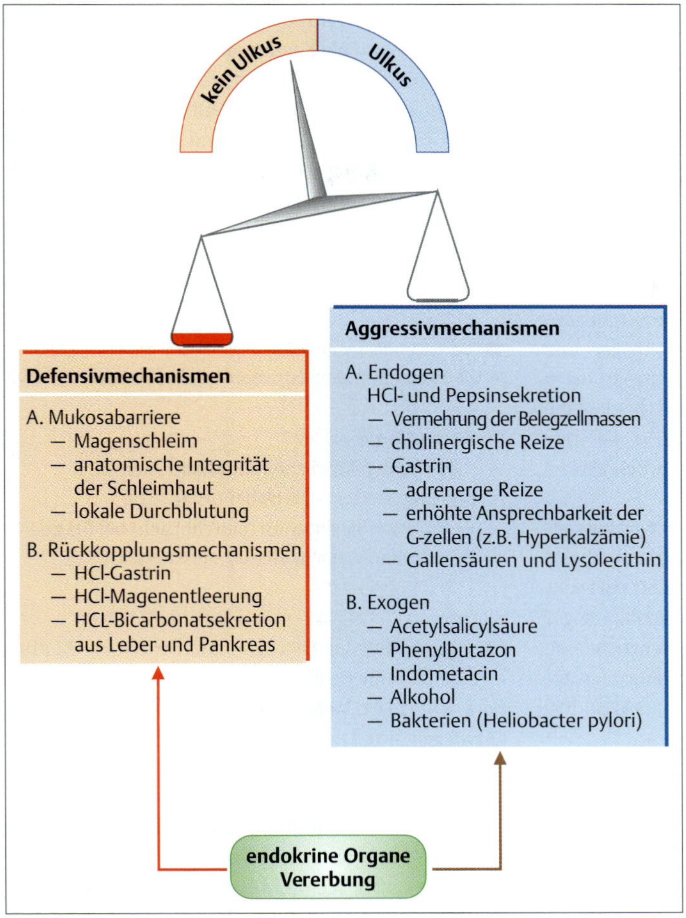


**Abb. 3.23 Mechanismen der Ulkusentstehung.** Ist das Gleichgewicht zwischen defensiven und aggressiven Faktoren gestört, wird die Entstehung eines Ulkus begünstigt.



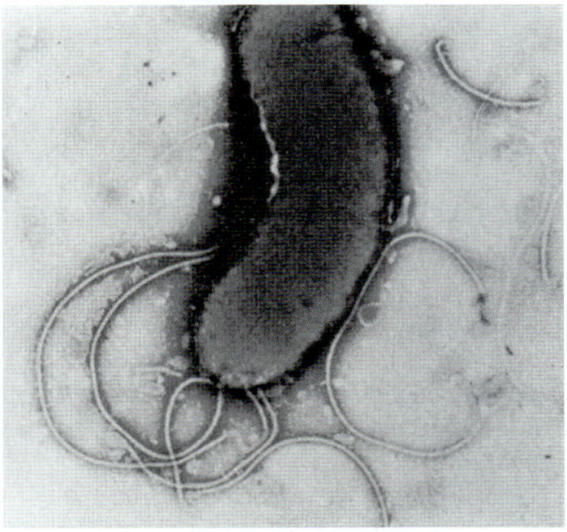

**Abb. 3.24 Helicobacter pylori.** Mikroskopische Darstellung des für die Ulkusentstehung wichtigen Bakteriums Helicobacter pylori.

### *Pathologische Anatomie*

Das Ulkus der Schleimhaut dringt bis in die Muskelschicht vor. Es kann die Muskelschicht durchdringen und umgebende Organe, wie z.B. das Pankreas, mit

**Tab. 3.5 Exogene und endogene Faktoren bei der Pathogenese des Ulcus ventriculi.**

| *Endogene Faktoren* | *Exogene Faktoren* |
|---|---|
| galliger Reflux | Helicobacter pylori<br>Rauchen |
| Gastritis | Alkohol<br>Ernährungsgewohnheiten |
| Störung der Motilität | psychische Faktoren |
| Störung der Schleim- und Bikarbonatsekretion | Störung der Schleimhautdurchblutung<br>Medikamente – nicht-steroidale Antirheumatika (NSAR) |

einbeziehen (Penetration). Auch ein Durchbruch in die freie Bauchhöhle ist möglich (Perforation).

### *Symptome*

Das typische Symptom der Ulkuskrankheit ist der **Schmerz**. Oft sind die Schmerzen des Ulkuskranken von Übelkeit, Aufstoßen, Druck- und Völlegefühl begleitet. Der Schmerz wird wahrscheinlich durch die Einwirkung der Salzsäure auf die erkrankte Schleimhaut und durch einen gesteigerten Muskeltonus mit Spasmen der Magenmuskulatur in der Geschwürsregion verursacht. Im Gegensatz zum diffusen Schmerz bei Gastritis kann der Ulkuspatient häufig die schmerzhafte Stelle zeigen. Es muss aber betont werden, dass aus der *Schmerzlokalisation* nur ein ungefährer Rückschluss auf den Sitz des Geschwürs möglich ist, und dass viele Ulkuskranke keine Schmerzen haben. Strahlt der Ulkusschmerz in den Rücken und nach links aus, spricht dies für die Penetration eines an der Hinterwand des Magens gelegenen Ulkus in die Bauchspeicheldrüse. Bei der Perforation in die freie Bauchhöhle kommt es zur Ausbildung eines akuten Abdomens.

Der Schmerz ist deutlich von der *Nahrungsaufnahme* abhängig. Postprandial (nach Nahrungsaufnahme) auftretender Schmerz, Frühschmerz, wird oft bei Ulcus ventriculi angegeben. Auch nahrungsunabhängiger Schmerz kommt bei Patienten mit Ulcus ventriculi vor. Dagegen ist Nüchternschmerz, der nach Nahrungsaufnahme oder nach Antazidaeinnahme nachlässt, typisch für ein Duodenalulkus.

Säurelockende Speisen und Getränke werden schlecht vertragen. Beispiele sind stark gewürzte Speisen, Süßigkeiten, Alkohol und Kaffee.

● WISSEN *Marcellus Donatus soll 1586 das Magengeschwür als Erster beschrieben haben. Der französische Arzt Cruveilhier veröffentlichte die erste umfassende Darstellung der Geschwürkrankheit mit Abbildungen. Die Krankheit trug in Frankreich daher seinen Namen.*

### *Diagnostik*

Endoskopisch sind alle Formen des Magen- und Zwölffingerdarmgeschwürs sicher zu erkennen (**Abb. 3.25** u. **Abb. 3.26**). Probeexzisionen vom Ulkusrand dienen der differenzialdiagnostischen Abgrenzung eines geschwürig zerfallenden Karzinoms. Deshalb muss jedes Magengeschwür histologisch untersucht werden (Biopsie bei Endoskopie), um ein Karzinom frühzeitig zu erkennen.

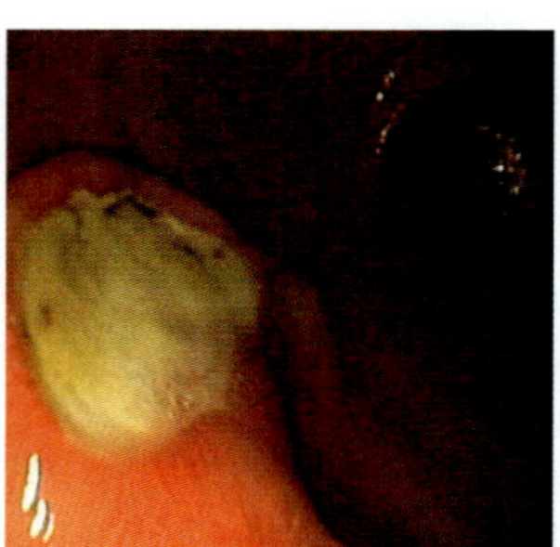

**Abb. 3.25 Ulcus ventriculi.** In der Gastroskopie wird ein Ulcus ventriculi an der Magenvorderwand sichtbar.

Auch *röntgenologisch* sind die Ulzera des Magens und des Zwölffingerdarms sichtbar. Ein charakteristischer röntgenologischer Befund ist die sog. Ulkusnische: Der Krater des Geschwürs füllt sich mit Kontrastmittel. Oft kann der Röntgenologe sehen, dass die Schleimhautfalten strahlenförmig auf das Geschwür zulaufen (Faltenstern). Die Methode der Wahl ist aber die Endoskopie.

● MERKE *Bei jedem Magengeschwür muss die Differenzialdiagnose Magenkarzinom geklärt werden.*

### *Komplikationen*

Wichtige und gefährliche Komplikationen sind
- Blutung aus dem Ulkus bei bis zu 20 %,
- Penetration/Perforation (Durchbruch) bei bis zu 5 %,
- Pylorusstenose/Magenausgangsstenose (3 %).

*Blutung*

Bei bis zu 20 % der Ulkuspatienten tritt eine Blutung ein. Diese kann geringfügig oder massiv sein. Der Patient wird matt, kalter Schweiß bricht aus, ein Schock entwickelt sich. Die Pulsfrequenz steigt, der Blutdruck sinkt ab. Oft wird Blut erbrochen. Der Patient klagt über Durst, der sich durch den Flüssigkeitsverlust erklärt.

Weniger massive Blutungen lassen die augenfälligen schweren Symptome vermissen. Müdigkeit, Blässe, einige Tage später Teerstuhl weisen dann auf die Diagnose hin.

**Bluterbrechen und Blutstuhl (Teerstuhl).** Kommt der rote Blutfarbstoff mit der Salzsäure des Magensaftes in Berührung, entsteht aus Hämoglobin das schwarze Hämatin. Wird der Mageninhalt dann erbrochen, hat er das charakteristische Aussehen von Kaffeesatz.

Wird das Hämatin aus dem Magen weitertransportiert, wird es als Teerstuhl sichtbar. Teerstuhl ist schwarz und glänzend.

● MERKE *Blutungsquellen, deren Blut mit der Salzsäure des Magens in Berührung kam, liefern Teerstuhl. Solche Blutungsquellen können sich z. B. im Nasen-Rachen-Raum, in der Speiseröhre und im Magen befinden. Auch der obere Abschnitt des Zwölffingerdarmes enthält noch Säure, sodass auch blutende Zwölffingerdarmgeschwüre Teerstuhl verursachen. Blutungsquellen unterhalb des Treitz-Bandes führen nicht mehr zu Teerstuhl, da unterhalb dieser Grenze keine Magensäure mehr anzutreffen ist.*

*Ausnahmen*: Blut, das länger als 8 Stunden im Darm blieb, zersetzt sich auch ohne Säureeinwirkung und verursacht Schwarzfärbung des Stuhls. Massive Blutungen aus dem Magen können so rasch den Darm-

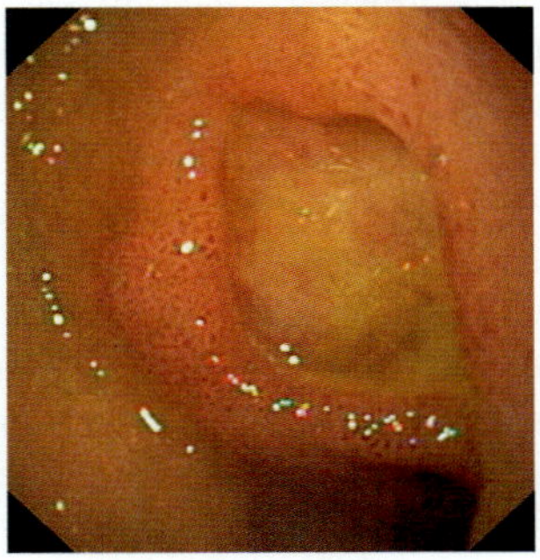
a

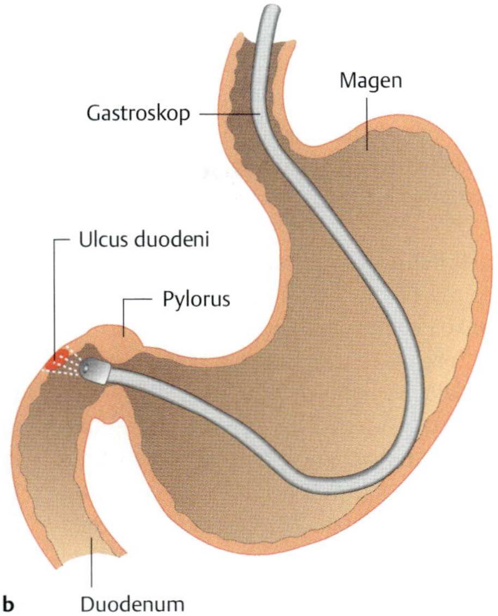

b

**Abb. 3.26 Ulcus duodeni. a** Die Gastroskopie zeigt ein Ulkus am Bulbusdach. **b** Skizze zu a.

3

kanal passieren, dass flüssiges rotes Blut mit charakteristischem Geruch entleert wird. Enthält der Magen keine Säure (Anazidität), entsteht auch bei Blutungen im oberen Abschnitt des Magen-Darm-Kanals kein Hämatin und damit kein Teerstuhl.

*Laboruntersuchungen*: Abfallen von Hämatokrit und Hämoglobin sind typische Zeichen der Blutung.

● PFLEGE ***Beobachtung.*** *Das Aussehen von Stuhl und Erbrochenem kann Hinweise auf Blutungen im Magen-Darm-Trakt geben. Beachten Sie, dass die Blutungsquelle nicht zwingend im Magen, sondern auch im Nasen-Rachen-Raum liegen kann. Zu frischen, hellroten Blutauflagerungen auf dem Stuhl kann es bspw. bei einer Hämorrhoidalblutung kommen. Informieren Sie den Patienten, dass er den Stuhl selbst beobachtet und Ihnen veränderten Stuhl umgehend zeigt!*

### *Perforation*

Der Patient klagt über plötzlich einsetzenden heftigsten Schmerz im Oberbauch. Die Bauchdecken sind hart angespannt (bretthart Bauch als Abwehrspannung). Ein Schock bildet sich aus.

Röntgenologisch sieht man eine Luftsichel unterhalb des Zwerchfells. Die Röntgenaufnahme muss bei aufgerichtetem Patienten gemacht werden. Ist dies nicht möglich, kann man auch eine Aufnahme in Linksseitenlage anfertigen (**Abb. 3.27**), wobei die Luft dann bei seitlichem Strahlengang unter den Bauchdecken zu erkennen ist. Schon wenige Stunden nach der Perforation ist eine Peritonitis ausgebildet, es muss operiert werden.

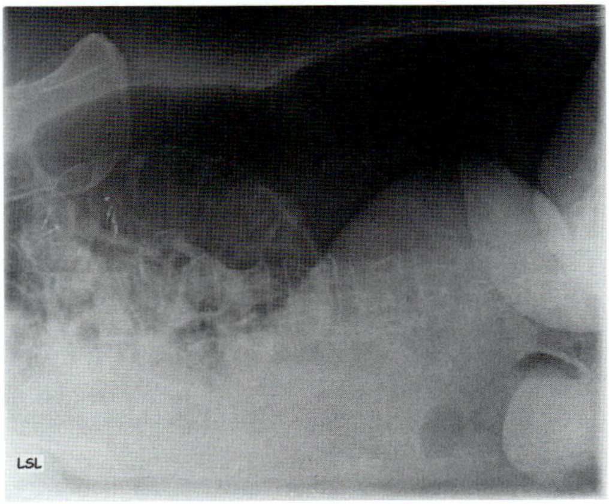


**Abb. 3.27 Perforation.** Im Röntgenbild stellt sich in Linksseitenlage des Patienten eine große Menge freier Luft dar. Freie Luft wandert zu den am höchsten gelegenen Stellen (in der Linksseitenlage ist dies die rechte Körperseite des Patienten) und bildet sich durch ihre vermehrte Strahlentransparenz schwarz ab.

### *Pylorusstenose/Magenausgangsstenose*

Immer wieder rezidivierende Geschwüre in der Pylorusregion führen zu narbigen Wandveränderungen, die eine zunehmende Verengung (Stenose) des Pylorus bewirken. Der Mageninhalt kann nicht mehr rechtzeitig vom Magenpförtner hinausgelassen werden. Die Retention des Mageninhalts führt zur Aufweitung des Magens (in fortgeschrittenen Fällen „Eimermagen"). Der retinierte Mageninhalt wird erbrochen. Störungen des Wasser- und Elektrolythaushaltes sowie Gewichtsabnahme sind die Folge; hier muss auch an die Differenzialdiagnose eines Malignoms gedacht werden.

### *Therapie der Ulkuskrankheit*

Der Patient mit Ulkuskrankheit kann im Allgemeinen ambulant behandelt werden. Eine stationäre Anfangsbehandlung ist indiziert, wenn Komplikationen eingetreten sind.

Im Gespräch mit dem Patienten versucht man, die Hintergründe psychischer Belastung zu erkennen und mit dem Kranken zu beraten, wie Abhilfe zu schaffen ist. In diesem Zusammenhang kann auch eine kurzzeitige Gabe von Sedativa hilfreich sein.

Die strengen Diätvorschriften früherer Jahre sind verlassen, doch tut man gut daran, dem Patienten zu sagen, was nach allgemeiner Erfahrung gut oder schlecht bekömmlich ist (**Tab. 3.6**). Bei der diätetischen Beratung wird berücksichtigt, welche Beobachtungen der Patient bereits selbst gemacht hat. Zigarettenrauchen ist verboten.

*Medikamentöse Therapie*

Unkomplizierte Ulcera ventriculi oder duodeni werden bei Nachweis von Helicobacter pylori mit Antibiotika und Säuresekretionshemmern behandelt (S. 53).

Die *medikamentösen* Maßnahmen zur Behandlung der Ulkuskrankheit des Patienten ohne Helicobacter-Infektion hemmen die aggressiven Faktoren der Ulkusentstehung und verstärken die schützenden Einflüsse. Entsprechend der Regel „ohne Magensäure kein Ulkus" (S. 54) ist der wichtigste therapeutische Angriffspunkt die Magensäure; daher die zwei Prinzipien:

- Abpufferung der sezernierten Säure
- Hemmung der Säuresekretion

**Antazida.** Antazida puffern die in das Magenlumen sezernierte Säure. Antazida gibt man als Gel oder Tabletten 1 und 3 Stunden nach den Mahlzeiten. Wirkstoffe sind Aluminiumhydroxid, Magnesiumsalze oder Magaldrat. Viele Handelspräparate sind auf dem Markt.

**Histamin-$H_2$-Rezeptor-Antagonisten.** $H_2$-Blocker blockieren die Rezeptoren für Histamin an den Belegzellen des Magens und hemmen dadurch die Sekretion von Magensäure; sie besitzen jedoch eine geringere Potenz als Protonenpumpenhemmer. Man gibt diese Präparate abends und meist über einen Zeitraum von ca. 4 Wochen. Wirkstoffe sind z. B.

- Cimetidin, z. B. Tagamet,
- Famotidin, z. B. Pepdul,
- Nizatidin, z. B. Gastrax,
- Ranitidin, z. B. Zantic, Sostril,
- Roxatidin, z. B. Roxit.

**Enzymhemmer (H+/K+-ATPase-Hemmer, Protonenpumpenhemmer).** Diese Wirkstoffe hemmen ein Enzym, das den Protonentransport an der Belegzelle reguliert (H+/K+-ATPase). Die Hemmung der Protonenpumpe als letzter Schritt der Säuresekretion verhindert diese vollständig; somit sind diese Medikamente die derzeit potentesten Säuresuppressiva und somit Mittel der ersten Wahl. Präparate sind z. B.

- Omeprazol, z. B. Antra, Gastroloc,
- Lansoprazol, z. B. Agopton, Lanzor,
- Pantoprazol, z. B. Pantozol, Rifun,
- Rabeprazol, z. B. Pariet,
- Esomeprazol, z. B. Nexium.

**Misoprostol.** Misoprostol ist ein synthetisch hergestellter Prostaglandinabkömmling. Prostaglandine hemmen die Säureproduktion und fördern die schützenden Faktoren, wie Schleimbildung und Durchblutung der Schleimhaut (zytoprotektive Wirkung: zellschützende Wirkung). Handelspräparat: z. B. Cytotec.

**Wismut.** Gegen die Besiedlung des Magens mit Helicobacter pylori werden neben der auf S. 53 beschriebenen Tripeltherapie Wismutpräparate eingesetzt; aufgrund des Nebenwirkungsprofils werden diese Medikamente jedoch nur selten appliziert.

Durch die moderne Therapie (Gabe eines Protonenpumpenhemmers) werden die Patienten mit Ulcus ventriculi oder duodeni meist innerhalb weniger Tage beschwerdefrei, und das Ulkus heilt in 4–6 Wochen ab.

### *Verlauf*

Der *Verlauf* der Ulkuskrankheit ist unterschiedlich. Wird die Ursache (Helicobacter-pylori-Infektion, NSAR-Einnahme) nicht behandelt, neigt das Ulkusleiden über Jahre zu Rezidiven. Dadurch beeinträchtigt die Krankheit die Lebensfreude der Ulkusträger beträchtlich. Es

**Tab. 3.6 Grundzüge der Diät bei Ulkuskrankheit.**

| *Bekömmliches* | | *Unbekömmliches* |
|---|---|---|
| 6–7 kleine Mahlzeiten (nicht passiert); gut kauen! | | große Portionen |
| Eiweiß | Milch, Käse, verrührtes Ei, gekochtes Fleisch, Fisch | scharf Gebratenes |
| Fett | nicht oder nur wenig erhitzt | erhitzes Fett |
| Kohlenhydrate | Grieß, Reis, Nudeln, Haferflocken, altes Weißbrot, Knäckebrot, zarte Gemüse, Salat, geriebene Äpfel, Bananen | |
| Getränke | Vollmilch, Kakao, Pfefferminztee (von mittlerer Temperatur) | Alkohol, Kaffee, Tee, Zitrusfrüchte |

gibt aber auch Geschwüre an Magen und Zwölffingerdarm, die durch besondere Stresssituationen ausgelöst werden und nach Überwinden dieser Situation ohne weitere Rezidive ausheilen.

● MERKE *Rezidive der Ulkuskrankheit werden durch Eradikation von Helicobacter pylori weitgehend verhindert.*

Führt die konservative Behandlung nicht zum Erfolg oder treten Komplikationen ein, kann ein operativer Eingriff erforderlich sein; dies stellt jedoch nach der Einführung der Protonenpumpenhemmer eine absolute Rarität dar. Die chirurgischen Maßnahmen bei Ulkuskrankheit ohne Komplikationen, z. B. bei Nichtansprechen auf die konservative, medikamentöse Therapie, kommen heute praktisch nicht mehr zum Einsatz; in der Vergangenheit (vor der Ära der $H_2$-Blocker und der Protonenpumpenhemmer) erfolgten Vagotomie oder resezierende Verfahren, wie die Magenteilresektionen nach Billroth I bzw. II. Bei der Ulkuschirugie handelt es sich heutzutage um Maßnahmen bei eingetretenen Komplikationen der Ulkuskrankheit, wie der Übernähung einer Perforation oder die Umstechung einer Blutung.

### *Therapie der Komplikationen*

Bei jeder Komplikation der Ulkuskrankheit ist ein frühzeitiges *Konsil* zwischen Internisten und Chirurgen notwendig.

#### *Ulkusblutung*

Die internistische Therapie der Blutung aus Ulzera oder Erosionen des Magens ist gegen den *Blutungsschock* gerichtet. Der Patient muss strikte Bettruhe einhalten. Bluttransfusionen bzw. Infusionen von Blutersatzflüssigkeit sind bei jeder schweren Blutung erforderlich. Man gibt Säurehemmer (v. a. Protonenpumpenhemmer) und endoskopiert notfallmäßig.

Zur Beurteilung des Krankheitsverlaufs sind genau protokollierte Kontrollen von Blutdruck, Puls und zentralem Venendruck, Messung der stündlichen Harnproduktion, Hämoglobin- und Hämatokritbestimmung sowie die Feststellung einer eventuell einsetzenden Verbrauchskoagulopathie erforderlich. Die Kontrolle des zentralen Venendrucks hilft, Überwässerung frühzeitig zu erkennen.

Nach der anfänglichen Schockbekämpfung versucht man, den Ort der Blutung endoskopisch zu bestimmen (Notfallendoskopie, **Abb. 3.28**). Unterspritzung und/ oder Koagulation bzw. Clippung des blutenden Gefäßes sind Standardbehandlungsverfahren bei blutendem Ulkus. Stärkere Blutungen sind lebensgefährlich, insbesondere bei älteren Menschen. Sind endoskopische Therapieversuche erfolglos oder kommt es zu gehäuften Rezidiven, ist eine Operation (s. oben, in der Regel Umstechung der Blutungsquelle) angezeigt.

Ulkusblutungen können Sickerblutungen oder arteriell spritzende Blutungen sein. Eine Einteilung in verschiedene Stadien (nach Forrest) aufgrund endoskopischer Kriterien hat sich für die Planung der Therapie bewährt (**Tab. 3.7**).

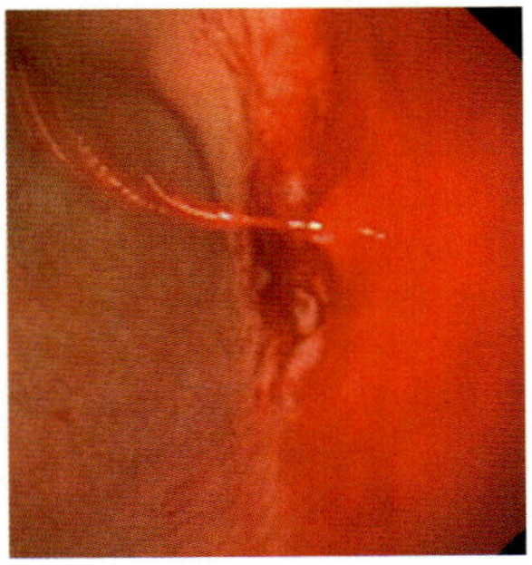

**Abb. 3.28 Blutung.** Spritzende Blutung aus einer kleinen Arterie an der Magenhinterwand.

**Tab. 3.7 Modifizierte Forrest-Klassifikation der Ulkusblutung.**

| *Blutung* | | *Therapie* |
|---|---|---|
| **aktive Blutung** | | |
| Forrest Ia | arteriell-spritzend | endoskopische Blutstillung, bei wiederholten Blutungsrezidiven Operation |
| Forrest Ib | Sickerblutung (arteriell, kapillär, venös) | endoskopische Blutstillung |
| **zum Stillstand gekommene Blutung** | | |
| Forrest IIa | sichtbarer Gefäßstumpf im Ulkusgrund | endoskopische Blutstillung |
| Forrest IIb | adhärentes Koagulum | ggf. endoskopische Blutstillung, Blutungsrezidivprophylaxe |
| Forrest IIc | Hämatinbelag im Ulkusgrund | Blutungsrezidivprophylaxe |
| **keine Blutung mehr nachweisbar** | | |
| Forrest III | Ulkus ohne Stigmata einer vorausgegangenen Blutung | Blutungsrezidivprophylaxe |

3

*Perforation*

Diese gefürchtete Komplikation ist immer lebensbedrohend. Schockbekämpfung und sofortige Operation (Übernähung der Perforation) sind notwendig.

*Magenausgangsstenose*

Ist durch immer wieder rezidivierende Geschwüre eine Schrumpfung des Magenausgangs eingetreten, ist eine Operation erforderlich.

FALLBEISPIEL ULKUSKRANKHEIT *Die 75-jährige Frau G kommt mit seit einer Woche bestehendem dunklen Stuhlgang sowie am Vortag erfolgtem Erbrechen von Blut in die Notaufnahme. Aufgrund einer chronisch obstruktiven Lungenerkrankung (COPD) erhält sie eine Kortisondauertherapie, bei Osteoporose mit Knochenschmerzen nimmt sie Diclofenac, ein nicht steroidales Antirheumatikum (NSAR) ein. In der Aufnahmeuntersuchung wirkt sie blass, der Herzschlag ist tachykard und der Blutdruck auf 90/60 mm Hg erniedrigt. Das Blutbild ergibt einen Hämoglobinwert von 3,7 g/l (Normwerte: 12–16 g/l). Die Notfallspiegelung zeigt ein großes Ulcus duodeni zur Bulbusvorderwand mit dem Nachweis eines Gefäßstumpfes (Forrest IIa), aus welchem es bei der Versorgung mit einem Clip spritzend zu bluten anfängt (Reaktivierung der Blutung, somit dann Forrest Ia-Situation). Die Blutung kann durch Unterspritzung mit verdünnter Adrenalinlösung und Fibrinkleber gestillt werden. Nach Gabe von drei Erythrozytenkonzentraten steigt der Hämoglobinwert adäquat auf 7,5 g/l an. Trotz hoch dosierter Gabe eines Säureblockers kommt es eine Woche später zu einer Rezidivblutung, die endoskopisch nicht gestillt werden kann. In einer Notfalloperation wird das Gefäß umstochen, es kommt zu keinen weiteren Blutungen und die Patientin erholt sich zügig.*

## 3.2.6 Der operierte Magen

Auch am operierten Magen können als Folge der behinderten Funktion charakteristische Veränderungen auftreten, die besonderer Therapie bedürfen.

Eine Teilresektion des Magens und die Ausschaltung der Passage des Mageninhalts durch das Duodenum können zu *Störungen der Nahrungsabsorption* führen. Anämie infolge Mangels an Eisen (Eisenmangelanämie) oder Vitamin $B_{12}$ (perniziöse Anämie), Gewichtsverlust, Osteoporose infolge gestörter Kalziumabsorption können sich einstellen. Die Beschwerden bei „zu kleinem Magen" verursachen Druck- und Völlegefühl nach der Nahrungsaufnahme.

Bei partiellen Magenresektionen tritt bisweilen ein *Dumping-Frühsyndrom* auf, das auf einer sog. Sturzentleerung des Mageninhalts beruht. Die Patienten klagen über Blässe, Schweißausbruch, Übelkeit, Schwindel. Diese Symptome treten etwa ½ Stunde nach Nahrungsaufnahme auf, v. a., wenn die Speisen viel Flüssigkeit und leicht aufschließbare Kohlenhydrate enthalten.

Das *Dumping-Spätsyndrom* wird auch als postalimentäre Hypoglykämie bezeichnet. Es tritt 2–3 Stunden nach einer kohlenhydratreichen Mahlzeit ein. Die kohlenhydratreiche Mahlzeit verursacht zunächst eine Hyperglykämie (vom Patienten unbemerkt) und als Reaktion darauf eine Hypoglykämie, die zu Schweißausbruch, Übelkeit und Kollapsneigung führt.

***Therapie***

Die Diät soll wenig Flüssigkeit (keine Suppe, keine Getränke zu den Mahlzeiten) und nur schwer resorbierbare Kohlenhydrate (z. B. Stärke aus Kartoffeln) enthalten. Essen im Liegen wird empfohlen.

Selten tritt das *„Syndrom der zuführenden Schlinge"* auf. Es beruht auf einer mechanischen Behinderung des Abflusses aus der nach Operation blind endenden Duodenalschlinge. Die Patienten klagen über Druckgefühl und Schmerzen im rechten Mittelbauch.

*Therapeutisch* gibt man Antibiotika, da in dieser Schlinge gelegentlich Bakterien überwuchern. Bei stärkeren Beschwerden ist eine operative Korrektur notwendig (Umwandlungsoperation).

Weitere Komplikationen sind

- nach Vagotomie: Schluckstörungen und Durchfall,
- Ulcus pepticum jejuni: In der zuführenden Schlinge und im Anastomosenbereich können Geschwüre auftreten; therapeutisch ist zunächst eine konservative Behandlung, bei Versagen eine Nachresektion, ggf. Vagotomie notwendig,
- Karzinom im Restmagen: Im Resektionsmagen nach Billroth II entwickeln sich häufiger Magenkarzinome als im nicht operierten Magen; operative Behandlung des Karzinoms ist notwendig.

## 3.2.7 Tumoren des Magens

### Magenkarzinom

DEFINITION *Es handelt sich um eine bösartige Geschwulst der Magenschleimhaut.*

***Häufigkeit***

Unter den bösartigen Tumoren des Magen-Darm-Trakts war das Magenkarzinom der zweithäufigste Tumor (am häufigsten war und ist das Kolonkarzinom); in den letzten Jahren ist die Inzidenz des Magenkarzinoms weltweit rückläufig. Speiseröhrenkrebs und Pankreaskarzinom liegen nun je nach Statistik in der Häufigkeit vor dem Magenkarziom. Es bestehen große geografische Unterschiede. Männer erkranken etwa doppelt so häufig wie Frauen.

*Ursachen*

Die Pathogenese ist wie bei allen bösartigen Tumoren multifaktoriell. Endogene Faktoren (z.B. genetische Prädisposition) und Umweltfaktoren (z.B. Ernährung, Helicobacter pylori-Infektion) bilden einen Ursachenkomplex. Bei Patienten, die zu den in **Tab. 3.8** aufgeführten Risikogruppen gehören, sind Vorsorgeuntersuchungen (Gastroskopie) zu empfehlen.

*Pathologische Anatomie*

Magenkarzinome finden sich zu ca. 35% im Antrum, zu ca. 30% an der kleinen Kurvatur und zu ca. 25% an der Kardia. Nach dem Stadium trennt man das Magenfrühkarzinom vom fortgeschrittenen Magenkarzinom. Das Magenfrühkarzinom ist als Oberflächenkarzinom auf die Mukosaschicht beschränkt, kann auch schon in die Submukosaschicht eingedrungen sein. In dieser Form kann das Karzinom langfristig bleiben, bis ein rasches Wachstum einsetzt: Im fortgeschrittenen Stadium ist das Magenkarzinom in die Muskelschicht und die darunter liegenden Schichten eingewachsen. Der Tumor breitet sich durch Wachstum in die Umgebung und durch Metastasierung aus. Die Nachbarorgane (Leber, Pankreas, Kolon) sind betroffen, Fernmetastasen findet man in Leber, Lunge, Niere und Knochen.

Nach dem histologischen Aufbau unterscheidet man: Adenokarzinom, Siegelringkarzinom und anaplastisches Karzinom.

*Symptome*

In den Frühstadien kann die Krankheit symptomlos sein oder uncharakteristische Beschwerden, wie Völle- und Druckgefühl, Brennen und Schmerzen in der Oberbauchgegend, bewirken. In späteren Stadien verstärken sich diese Beschwerden; Appetitlosigkeit, Widerwillen gegen bestimmte Speisen, besonders gegen Fleisch, und stärkere lokale Beschwerden werden geschildert. Schreitet das Krankheitsbild unbehandelt fort, kann der Tumor zerfallen und Beschwerden und Krankheitszeichen wie bei Ulkusleiden hervorrufen. Kommt es zu einer Verlegung des Magenausganges, tritt Erbrechen auf. Wie bei den meisten fortschreitenden Tumorkrankheiten nimmt das Körpergewicht ab. Eine Anämie kann sich einstellen. In diesen Stadien sind oft Zeichen der Metastasierung (Lymphknotenschwellung, Lebermetastasen) nachweisbar.

*Diagnostik*

An erster Stelle steht die endoskopische Untersuchung: Gastroskopie mit Gewebeentnahme zur histologischen Untersuchung (**Abb. 3.29**). Die lokale Ausdehnung kann durch die Endosonografie bestimmt werden.

Fernmetastasen werden gesucht mit

- Röntgenuntersuchung (ggf. Spiral-CT) der Lunge,
- Sonografie des Bauchraumes,
- CT des Bauchraumes,
- Szintigrafie des Knochensystems.

Die Stadieneinteilung (Staging) hat große Bedeutung für die Therapie. Die TNM-Klassifikation berücksichtigt die Größe des Primärtumors (T), den Befall regionaler Lymphknoten (Noduli, N) und das Vorhandensein von Fernmetastasen (M).

*Prognose*

Immer noch ist die Prognose des Magenkarzinoms schlecht, weil die Krankheit zumeist erst im fortge-

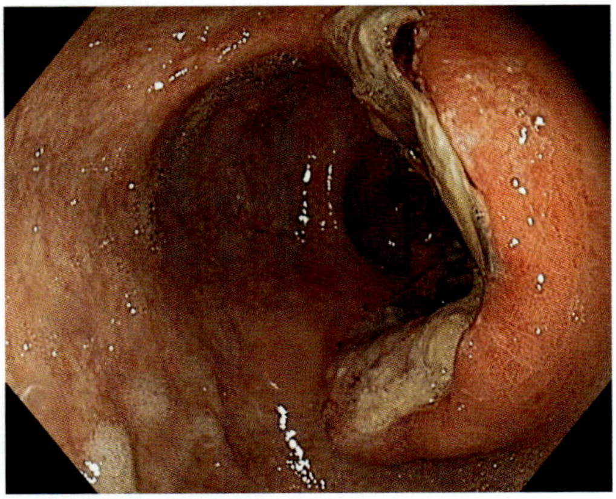

**Abb. 3.29 Magenkarzinom.** Großes Magenkarzinom an der Magenhinterwand mit prominentem Randwall; zentrale Anteile geschwürig zerfallen und mit Fibrin belegt.

**Tab. 3.8 Prädisponierende Faktoren für die Entstehung eines Magenkarzinoms.**

| *genetische Faktoren* | *Umweltfaktoren* | *prädisponierende Krankheiten* |
| --- | --- | --- |
| – Magenkarzinom bei Blutsverwandten<br>– Blutgruppe A | – Nitrat (aus Lebensmitteln oder Trinkwasser)<br>– geräucherte Nahrungsmittel<br>– Nahrungsmittel mit Pilzbefall<br>– Helicobacter pylori<br>– Alkoholabusus<br>– Rauchen | – chronisch-atrophische Gastritis<br>– perniziöse Anämie<br>– Magenpolypen<br>– Billroth-Resektionsmagen (nach 15 und mehr Jahren)<br>– juvenile Polypose<br>– Peutz-Jeghers-Syndrom<br>– Dermatomyositis<br>– Acanthosis nigricans |

schrittenen Stadium erkannt wird. Deshalb ist die endoskopische Frühdiagnose von entscheidender Bedeutung, da bei einer auf die obersten Schichten beschränkten Erkrankung, dem sog. Frühkarzinom, in der Regel eine Heilung erreicht werden kann.

● MERKE *Auch Patienten mit geringfügigen Magenbeschwerden, die länger als 4–6 Wochen bestehen, sollen endoskopisch untersucht werden.*

### *Therapie*

Nur bei rechtzeitiger Operation ist eine Heilung möglich: ***kurative*** Therapie durch Radikaloperation, d.h. Gastrektomie mit Lymphadenektomie (R0-Resektion). Unter einer ***palliativen*** Operation (palliativ: lindernd) versteht man z.B. die Resektion des Magentumors unter Belassung nicht operabler Metastasen oder die Anlage einer Gastroenterostomie (Kurzschlussverbindung von Magen zu Dünndarm) zum Erhalt des Nahrungstransportes an einer Engstelle vorbei.

Hat ein ausgedehntes Magenkarzinom die Kardia verschlossen, kann diese Stenose mittels Laseranwendung geöffnet werden. Eventuell legt man einen Tubus bzw. Stent zur Überbrückung ein. Eine Chemotherapie des Magenkarzinoms kann mit adjuvanter und palliativer Zielsetzung erfolgen.

Patienten mit Magenkarzinom sind schwer krank. Sie bedürfen fachkundiger Pflege und menschlicher Zuwendung. Darüber hinaus sind Maßnahmen zur Schmerzbehandlung von besonderer Bedeutung.

● FALLBEISPIEL MAGENKARZINOM *Herr V ist 67 Jahre alt und stellt sich mit vorzeitigem Sättigungsgefühl und Brechreiz vor. Trotz der Einnahme eines Säureblockers liegen Refluxbeschwerden vor, außerdem zeigt sich ein Gewichtsverlust von ca. 20 kg binnen eines Jahres. In der Magenspiegelung finden sich eine ausgeprägte Refluxösophagitis sowie eine Enge am Magenausgang mit verdächtig erscheinender Schleimhaut. Die im Rahmen der Spiegelung entnommene Gewebeprobe ergibt keinen krankhaften Befund; eine erneute Biopsie nach Einschnitt der oberen Schleimhautschichten belegt dann den Befund eines Magenkarzinoms vom diffusen Typ. In der Endosonografie erscheint der Tumor auf die Wand begrenzt, es finden sich nur kleinere Lymphknoten. Im Rahmen einer Tumorkonferenz wird die Indikation zur Magenentfernung (Gastrektomie) gestellt, die Operation erfolgt komplikationslos und es dokumentiert sich ein Tumorstadium pT3pN3 G3-4. Hieraus resultiert die Empfehlung zur Durchführung einer adjuvanten Chemotherapie, die der Patient mäßig gut verträgt. Im Abschlussstaging finden sich keine Hinweise auf einen Tumorrest. Ein Jahr später tritt jedoch Aszites (Bauchwasser) aufgrund einer Aussaat von Tumorzellen in die Bauchhöhle (Peritonealkarzinose) auf; der Patient unterzieht sich nun einer palliativen Chemotherapie.*

## Lymphome des Magens

Das Ursprungsgewebe ist das lymphatische Gewebe der Magenschleimhaut. Es hat sich die englische Bezeichnung „*m*ucosa *a*ssociated *l*ymphatic *t*issue" (MALT)-Lymphom eingebürgert.

Die MALT-Lymphome entstehen als Folge einer Infektion des Magens mit Helicobacter pylori. Es kommt zu uncharakteristischen Symptomen, wie Übelkeit, Appetitlosigkeit, Druckgefühl im Oberbauch.

### *Diagnostik und Therapie*

Gastroskopie und Biopsie werden diagnostisch durchgeführt (**Abb. 3.30**). Die Endosonografie zeigt die Ausdehnung des Lymphoms in die Tiefe. Die Therapie richtet sich nach dem Malignitätsgrad (hoch bzw. niedrig) und der Ausdehnung der Erkrankung; die Beseitigung der Helicobacter-Infektion, Operation, Bestrahlung und/oder Chemotherapie können angezeigt sein.

## Gutartige Tumoren des Magens

Gutartige Tumoren des Magens werden meist als Zufallsbefund während einer Gastroskopie entdeckt. Hierzu gehören die Adenome, die in verschiedener Form und Größe vorkommen. Adenome sind Präkanzerosen. Zudem existieren Neubildungen tieferer Wandabschnitte, die sich aus Bindegewebe (sog. „GIST" – gastrointestinale Stromazelltumore, **Abb. 3.31**; können auch Züge maligner Tumoren besitzen) oder der Muskulatur (z.B. Leiomyome) ableiten. Neubildungen, die gastroskopisch erkannt werden, werden mit einer Schlinge abgetragen. Auch eine Entfernung mittels Laser ist möglich. Endoskopisch nicht zu entfernende Veränderungen – v.a. solche tieferer Wandschichten – werden chirurgisch reseziert.

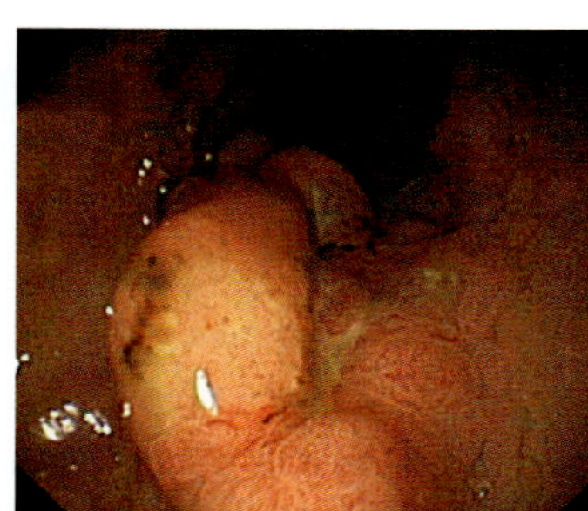

**Abb. 3.30 MALT-Lymphom.** Mehrere Fibrin-belegte Erosionen bzw. Ulzerationen mit bizarren Rändern im Magen; feingeweblich als MALT-Lymphom diagnostiziert.

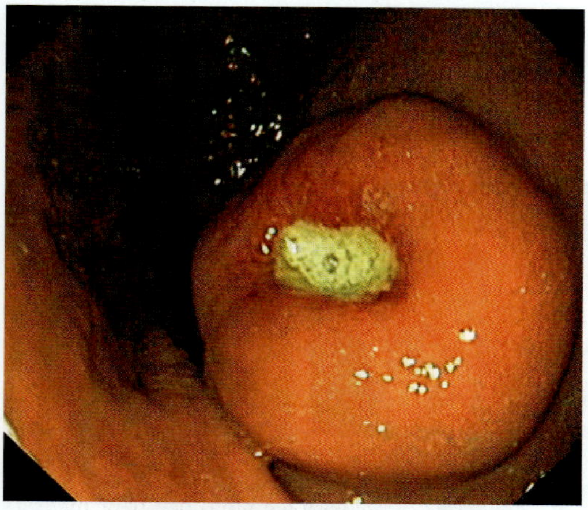

**Abb. 3.31 GIST.** Kugelige Struktur im Magenkorpus mit zentraler Ulzeration; feingeweblich als gastrointestinaler Stromazelltumor klassifiziert.

## 3.2.8 Diätempfehlungen bei Erkrankungen der Verdauungsorgane

Die Kost soll leicht verdaulich und im Rahmen des Erlaubten möglichst vielseitig sein. Man verteilt die tägliche Nahrungsmenge auf 5–6 kleine Mahlzeiten. Regelmäßige Essenszeiten einhalten, langsam essen und gut kauen! Nahrungsmittel und Zubereitungen, die individuell schlecht vertragen werden, sind zu vermeiden.

Geeignete Garmethoden sind Kochen, Dünsten, Dämpfen und Grillen. Garen nach Möglichkeit in Alufolie, Teflonpfanne und Bratfolie. Fett gibt man Gemüsen oder Saucen erst zu, nachdem die Speisen vom Feuer genommen wurden.

**Gastroenterologische Basisdiät:** Kostbeispiel für 2 200 Kalorien (1 kcal = 4,187 kJoule, 1 kJoule = 0,239 kcal) Zusammensetzung der Kost aus:

60 % Kohlenhydraten, entspr. 327 g = 1 308 kcal
22 % Fett, entspr. 52 g = 468 kcal
18 % Eiweiß, entspr. 97 g = 38 kcal
100 % = 2 164 kcal ≈ 2 200 kcal

**Diätprinzipien:**

- leicht verdaulich (ballastarm)
- reich an leicht aufschließbaren Kohlenhydraten
- fettarm
- mild

**Bevorzugte Nahrungsmittel:**

- mageres Fleisch
- magere Wurst
- magerer Fisch
- magere Käsesorten, d. h. bis zu 30 % Fett i.Tr.
- fettarme Milch und Milchprodukte mit einem Fettgehalt von 1,5–1,8 %
- Halbfettmargarine oder Halbfettbutter
- Salzkartoffeln, Kartoffelpüree, Kartoffelschnee, Reis, Nudeln
- Bananen, Kompott, z. B. aus Birnen, Erdbeeren, Ananas
- Tee, kohlensäurearmes Mineralwasser, Gemüsesaft, Fruchtsaft
- leicht verdauliche Gemüsesorten
- Weißbrot, Mischbrot, Graubrot, Grahambrot, Knäckebrot, Zwieback
- Marmelade, Honig

# 4 Krankheiten des Dünn- und Dickdarms

Gerhard Pott

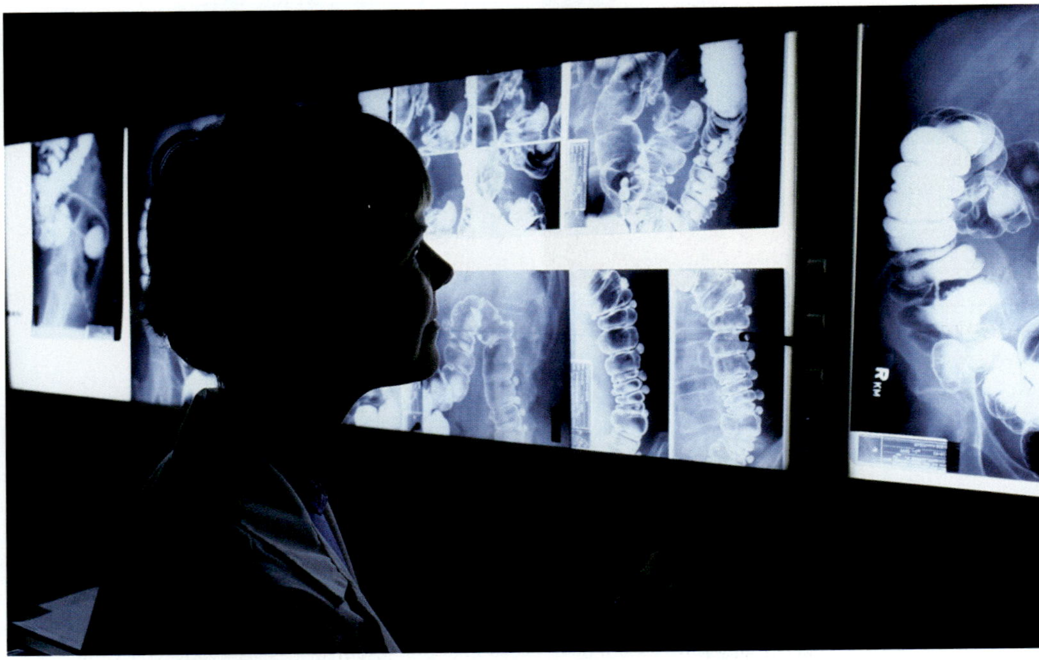



## 4.1 Krankheiten des Dünndarms

### 4.1.1 Anatomie und Physiologie

Die Länge des Dünndarms beträgt etwa 5 m, der Durchmesser 4 cm. Seine Wand besteht von innen nach außen aus

- Tunica mucosa,
- Tela submucosa,
- Tunica muscularis und
- Tunica serosa.

Für die Funktion des Dünndarms ist der Aufbau der Schleimhautschicht (Tunica mucosa) von besonderer Bedeutung (**Abb. 4.1**). Die für die Absorption eingerichtete Oberfläche der Schleimhaut wird durch die *Zotten* noch außergewöhnlich stark vergrößert. Zotten sind fingerförmige Vorsprünge, die in die Darmlichtung hineinragen. Das Innere der Zotte enthält reichlich Blut- und Lymphkapillaren. Die Zottenhöhe beträgt etwa 0,5 mm. Die Zellen, welche die Dünndarmzotten bekleiden, sind Absorptionszellen. Sie sind mit einem hochwirksamen Enzymapparat ausgestattet. Diese Zellen tragen als nochmalige Vergrößerung ihrer Oberfläche feinste Vorsprünge, die man als Bürstensaum bezeichnet.

Die Dünndarmzotten sind mit *Absorptionszellen* belegt, die eine *Enzymausstattung* und einen *Bürstensaum* haben. Im *Inneren* der Zotten befinden sich

- Blutgefäße und
- Lymphgefäße.

Die Oberfläche des Dünndarms ist *600-mal größer* als die eines Zylinders mit gleichem Durchmesser. Die gesamte *Absorptionsoberfläche* beträgt etwa 200 m$^2$.

Der Anfangsteil des Dünndarms ist der Zwölffingerdarm (**Tab. 4.1**). Daran schließt sich das Jejunum, dann das Ileum an.

Die Funktion des Magen-Darm-Trakts besteht in der Zerkleinerung und Absorption (Resorption) der

Nahrungsbestandteile. Die Absorptionszellen auf den Dünndarmzotten nehmen aus dem Darminhalt Stoffe auf und geben sie im Inneren der Zotte an die Blut- und Lymphkapillaren zum Weitertransport ab.

**Tab. 4.1 Abschnitte des Dünndarms.**

| *Abschnitt* | *deutsche Bezeichnung* | *Länge* |
|---|---|---|
| Duodenum | Zwölffingerdarm | 25–30 cm |
| Jejunum | Leerdarm | 2/5 der Gesamtlänge* |
| Ileum | Krummdarm | 3/5 der Gesamtlänge* |

** Gesamtlänge: ca. 5 m, Durchmesser: 4 cm.*

Man unterscheidet zwei wichtige Mechanismen der Absorption: Diffusion und aktiver Transport. Bei der **Diffusion** gelangen Wasser und kleine Moleküle durch Poren in der Zellwand in die Absorptionszelle hinein. Besondere Trägermoleküle werden beladen und dienen zum Transport.

**Aktiver Transport**: Dieser Absorptionsmechanismus verbraucht chemische Energie (im Gegensatz zur Diffusion, die keine Energie verbraucht). Die Trägermoleküle müssen gegen ein Konzentrationsgefälle „bergauf" fahren.

Die *Peristaltik* des Dünndarms dient zum *Mischen* und zum *Transportieren* des Darminhaltes (**Abb. 4.2**).

Für den geordneten Ablauf der Verdauung (Digestion) müssen die Verdauungssäfte des Magens, der Bauchspeicheldrüse und der Galle in ausreichender

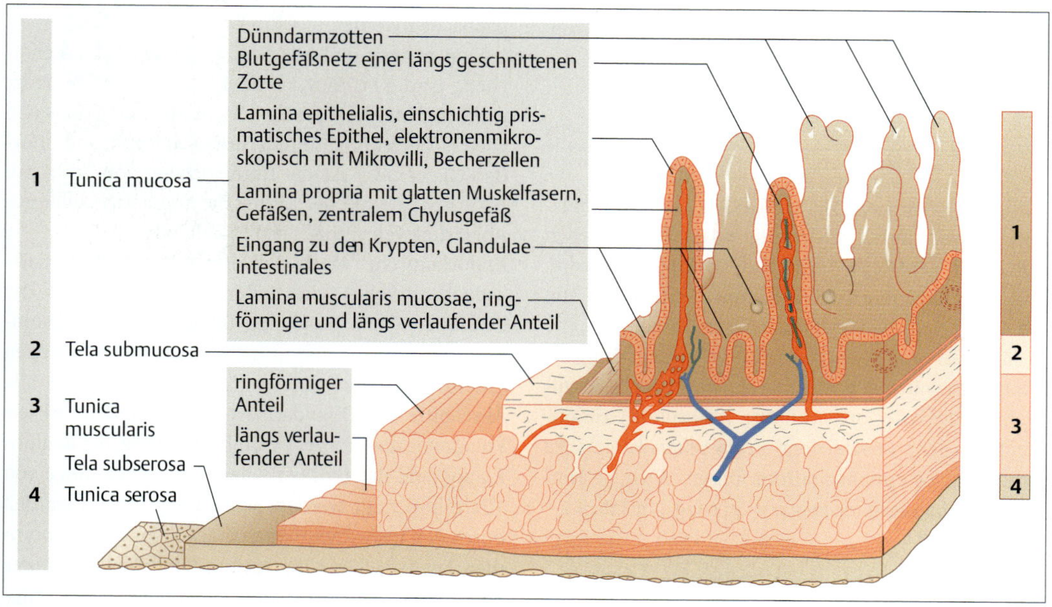


**Abb. 4.1 Dünndarm.** Anatomischer Aufbau der Dünndarmwand.

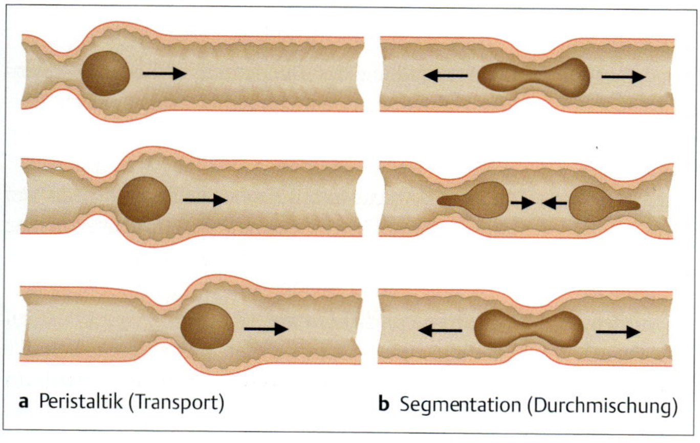


**Abb. 4.2 Bewegungen der Dünndarmmuskulatur. a** Peristaltische Wellen treiben den Speisebrei voran. **b** Die Durchmischung und Zerkleinerung erfolgt durch kurzzeitige Kontraktion der zirkulären Muskulatur (nach Murer u. Berger in Deetjen u. Speckmann 1994).

**Tab. 4.2 Malabsorptionssyndrom bei verschiedenen Darmkrankheiten.**

| *zugrunde liegende Störung* | *Krankheit* |
|---|---|
| Schädigung der Dünndarmschleimhaut | – Sprue<br>– Morbus Crohn<br>– Infektionen mit Bakterien, Viren oder Parasiten<br>– Morbus Whipple<br>– Strikturen<br>– Fisteln<br>– Amyloidose |
| Störungen in der Blutversorgung des Dünndarms | Gefäßverschluss |
| Verkürzung des Dünndarms | ausgedehnte operative Dünndarmresektion |
| sekundär bei endokrinen Erkrankungen | Morbus-Addison-Hyperthyreose |
| pankreasbedingt | Pankreatitis (Mangel an Verdauungsenzymen) |
| leber-/gallebedingt | Fehlen von Galle infolge Gallengangsverschluss |

4

Menge zur richtigen Zeit vorhanden sein. Die Transportfunktion muss regulär sein, sodass der Speisebrei durch die Peristaltik rechtzeitig transportiert wird, und schließlich muss die Schleimhaut intakt sein, um die Absorption von Darminhalt auszuführen.

Störungen der Absorption führen zwangsläufig zu Mangelerscheinungen, die man als Malabsorptionssyndrom (Malabsorption: schlechte Absorption) zusammenfasst. Sehr verschiedene Krankheiten können zu einem Malabsorptionssyndrom führen. Wichtige Hinweise auf die zugrunde liegende Störung gibt **Tab. 4.2**.

## 4.1.2 Untersuchungsmethoden

Krankheiten des Dünndarms verursachen Absorptionsstörungen (Malabsorption). Im Test prüft man, ob bestimmte Stoffe, die man oral zuführt, vom Dünndarm richtig absorbiert werden und danach im Blut bzw. Harn erscheinen. Hierfür sind verschiedene Tests geeignet:

- Im **Laktose-Toleranztest** wird festgestellt, ob der Patient Laktose (Milchzucker) absorbieren kann, oder ob das Enzym Laktase in den Enterozyten vermindert ist.
- Im **$H_2$-Atemtest** kann eine Malabsorption von Kohlenhydraten festgestellt werden: Kohlenhydrate, die im Dünndarm nicht absorbiert wurden, werden im Dickdarm durch Bakterien abgebaut. Die dabei entstehenden Produkte, u. a. $H_2$, können im Atemtest nachgewiesen werden.

Die *Röntgenuntersuchung* gibt Aufschluss über Form und Transportfunktion des Darmes. Aufschlussreiche röntgenologische Abbildungen des Dünndarms findet man, wenn das Kontrastmittel über eine Duodenalsonde direkt in den Dünndarm eingebracht wird. Unter Durchleuchtung kann die Passage im Darm beobachtet werden. Die Einbringung des Kontrastmittels in den Dünndarm ist zweckmäßig, weil mit dieser Methode der Magen frei von Kontrastmittel ist und daher den Dünndarm nicht überlagert.

Ohne Strahlenbelastung erfolgt die Darstellung durch Magnet-Resonanz-Tomografie (MRT-Sellink). Weiterer Vorteil ist das hohe Auflösungsvermögen.

*Stuhluntersuchung:* Besonders beim Malabsorptionssyndrom sind Konsistenz, Farbe und Volumen des Stuhls verändert, wie bei den entsprechenden Krankheiten beschrieben wird. Pathologische Beimengungen, wie Würmer oder Wurmeier, müssen sorgfältig beobachtet werden.

Eine ebenso einfache wie wichtige Stuhluntersuchung ist die Prüfung, ob dem Stuhl Blut beigemengt ist (S. 56). Makroskopische Besichtigung des Stuhls und chemische Prüfung mittels Testsubstanzen sind erforderlich. Wichtig ist die Untersuchung von Stuhl auf pathogene Keime bei akuter Gastroenteritis oder zur Abklärung von chronischen Diarrhöen.

**Endoskopische Methoden.** Bei der üblichen Gastroduodenoskopie wird außer dem Magen stets der Zwölffingerdarm besichtigt. Biopsien aus der Dünndarmschleimhaut sind möglich. Mit besonders langen Enteroskopen mit Ballontechnik können heute alle Abschnitte des Dünndarms erreicht werden. Mittels Koloskopie können der gesamte Dickdarm, die Bauhin-Klappe und das terminale Ileum auf einer Länge von 15 cm besichtigt werden. Schleimhautproben werden durch den Instrumentierkanal des Koloskops entnommen. Bei derselben Untersuchung sind Polypektomien, Blutstillung und Aufdehnung von Verengungen (Stenosen) möglich (siehe unten).

## 4.1.3 Duodenitis

Die Entzündung des Duodenums (Duodenitis) wird histologisch nach endoskopischer Zangenbiopsie festgestellt. Sie ist keine selbstständige Krankheit, sondern Symptom einer anderen Krankheit, wie z. B. Ulcus duodeni, Sprue, Morbus Crohn. Auch die Erreger von Infektionskrankheiten (Lamblien, Wurmkrankheiten, Viren) können eine Duodenitis bewirken.

### *Symptome und Therapie*

Charakteristische Beschwerden oder klinische Befunde gibt es nicht. Die Therapie besteht in der Behandlung der Grundkrankheit.

### 4.1.4 Duodenaldivertikel

Sie liegen häufig an der kleinen Kurvatur nahe der Vater-Papille und können eine ERCP erschweren.

### 4.1.5 Chronisch-entzündliche Darmkrankheiten

Unter diesem Begriff werden Morbus Crohn und Colitis ulcerosa zusammengefasst, weil sich ihre genetischen Merkmale, Lokalisation und Symptomatik ähneln. Allerdings bestehen auch Unterschiede, die eine Identifizierung ermöglichen. Die Unterscheidung ist am Beginn der Krankheit nicht immer möglich.

Wenngleich die Crohn-Krankheit ebenso den Dünndarm wie den Dickdarm betrifft, wird das Krankheitsbild bei den „chronisch-entzündlichen Darmkrankheiten" im Abschnitt Erkrankungen des Dickdarms beschrieben (S. 75).

### 4.1.6 Sprue (Syn. glutensensitive Enteropathie, im Kindesalter Zöliakie)

DEFINITION *Die glutensensitive Enteropathie ist eine Schädigung der Dünndarmschleimhaut durch Gluten und die darin enthaltene Fraktion Gliadin, die in der Klebereiweißschicht des Getreides (Weizen, Roggen, Hafer, Gerste) vorkommen.*

Man nimmt an, dass bei den Patienten eine verstärkte Immunantwort auf diese Eiweißstoffe besteht. Gesichert ist eine genetische Disposition.

#### *Pathologische Anatomie*

Die Überempfindlichkeit gegen Gluten führt zu einem (hyperregeneratorischen) Umbau der Schleimhaut und zum Zottenschwund im oberen Dünndarm. Die Folge ist eine Malabsorption.

#### *Symptome*

Die klinischen Symptome sind direkte Folge der gestörten Absorption wichtiger Nahrungsbestandteile. Hauptsymptom der Zöliakie sind Durchfälle. Zunehmend wird die Erkrankung erst bei Erwachsenen festgestellt. Die Symptome sind dann vielgestaltig und nicht mehr eindeutig, häufiger fehlt eine Diarrhö als Leitsymptom. Die Stühle sind voluminös, breiig, sehr übel riechend und von braun-grauer, glänzender Farbe. Der Fettanteil ist stark erhöht, da auch die Absorption von Fett gestört ist.

Wegen der Fettabsorptionsstörung ist die Aufnahme fettlöslicher Vitamine (A, D, E und K) vermindert. Auch Kalzium und Kohlenhydrate werden schlecht absorbiert. Folge solcher Absorptionsstörungen sind Gewichtsabnahme, Osteoporose, Osteomalazie, hypokalzämische Tetanie und Anämie.

Der Leib ist infolge Meteorismus (Luftansammlung in den Därmen) aufgetrieben. Die körperliche Leistungsfähigkeit ist stark eingeschränkt. Der Mangel an Eiweiß zeigt sich auch an der Verringerung des Albumingehaltes im Blut. Die Folge sind Ödeme.

WISSEN *Sprue kommt von dem holländischen Wort „sprouw", das im Deutschen der Bezeichnung Aphthe entspricht und damit auf eine Schleimhautentzündung hinweist. 1904 wurde auf einem Internistenkongress in Wiesbaden erstmals über drei Fälle von Sprue berichtet.*

#### *Diagnostik*

Die Diagnose wird durch eine *Dünndarmbiopsie* bei einer oberen Intestinoskopie (Darmspiegelung) gesichert: Die Darmzotten sind plump, verkürzt oder fehlen ganz. Die Schleimhaut ist mit Rundzellen durchsetzt. Serologisch werden Antikörper gegen Gliadin und Transglutaminase nachgewiesen.

MERKE *Eine Antikörperbestimmung ersetzt die Biopsie nicht, keine glutenfreie Kost vor Dünndarmbiopsie, da nach Regeneration der Zotten häufig die Diagnose nicht mehr zu stellen ist. Zunehmend werden inkomplette Verlaufsformen mit partieller Zottenatrophie beobachtet .Dann sollte man erst die Diagnose Sprue stellen, wenn Antikörper nachwiesen werden.*

#### *Therapie*

In schweren Fällen sind zu Beginn der Behandlung intravenöse Ernährung, Wasserzufuhr und Elektrolytausgleich erforderlich. Sonst besteht das Prinzip der Therapie in lebenslang einzuhaltender *streng glutenfreier Diät*. Das bedeutet, dass die Speisen kein Gluten der Getreidesorten Weizen, Roggen, Hafer und Gerste enthalten dürfen. Fett wird zumindest anfangs in Form mittelkettiger Triglyceride (MCT-Fette) gegeben, die wesentlich besser absorbiert werden. Anfangs muss die glutenfreie Kost zusätzlich milchzuckerreduziert zubereitet werden, wenn es durch den Zottenschwund auch zu einem relativen Mangel an Laktase gekommen ist.

Mais, Reis, Kartoffeln und Sojamehl sind erlaubt. Für die Patienten mit Sprue ist es deshalb notwendig, glutenfreies Brot aus Mais zu backen. Glutenfreie Mehle und Brote sind im Handel käuflich.

*Medikamentös* unterstützt man bei schweren Verlaufsformen die Spruebehandlung vorübergehend durch Vitaminzufuhr. Der Therapieerfolg ist bei Kindern gut: Die Zotten regenerieren sich, die Patienten sind beschwerdefrei. Je älter ein Patient bei Behandlungsbeginn ist, desto langsamer und unvollkommener regenerieren sich die Dünndarmzotten.

**Ernährungsberatung.** Die lebenslange streng glutenfreie Diät ist die einzige wirksame Behandlung der Sprue. Klären Sie den Patienten – in Zusammenarbeit mit einer Diätassistentin – über für ihn geeignete und nicht geeignete Nahrungsmittel auf. Neben den bereits genannten zu meidenden Getreidesorten Weizen, Roggen, Hafer, Gerste, kann beispielsweise auch in Instant-Kaffee und in Fertiggerichten Gluten enthalten sein. Sie können dem Patienten auch die Kontaktaufnahme zur Deutschen Zöliakie-Gesellschaft (DZG) empfehlen. Die Adresse lautet: Deutsche Zöliakie-Gesellschaft e.V., Kupferstr. 36, 70565 Stuttgart.

4

FALLBEISPIEL SPRUE *Solange die 35-jährige Patientin zurückdenken kann, leidet sie gelegentlich unter Durchfällen. Sie gibt an, immer schlank bis untergewichtig gewesen zu sein. Ihre Menstruation trat verspätet auf, gelegentlich blieb sie sogar ganz aus. Unerfüllter Kinderwunsch. Seit einigen Jahren Rückenschmerzen. Feststellung einer Osteoporose. Bei der Suche nach Ursachen Verdacht auf Sprue anhand einer Antikörperbestimmung. Bestätigung durch eine Dünndarmbiopsie. Beginn einer glutenfreien Kost. Mehrfache Diätberatungen. Behandlung der Osteoporose mit Kalzium und Vitamin D.*

***Verlauf.*** *Gewichtszunahme nach 3 Monaten 2 kg. Osteoporose leichtgradig rückläufig.*

***Kommentar.*** *Die Sprue ist eine glutensensitive Enteropathie, d. h., dass Patienten das Gluten vieler Getreidesorten nicht vertragen können. Entzündungsähnliche Vorgänge im Dünndarm führen zu einer Zottenatrophie mit den auch bei dieser Patientin erkennbaren Zeichen einer Malabsorption. Im Kindesalter wird die Erkrankung Zöliakie genannt. Seit zwei Jahrzehnten beobachtet man, dass diese Krankheit zunehmend erst im Erwachsenenalter aufgrund der nur geringen und unspezifischen Symptome entdeckt wird. Häufig ist die Zottenatrophie im Dünndarm nur gering ausgeprägt. Deshalb ist die Diagnose erst gesichert, wenn Antikörper nachgewiesen werden. Der Nachweis der Antikörper allein ist für die Erkrankung nicht beweisend, vor Diätbeginn sollte immer erst eine Dünndarmbiopsie erfolgen.*

### Tropische Sprue

Die Ursache ist nicht sicher geklärt. Wahrscheinlich ist der Dünndarm der Patienten chronisch mit pathogenen Keimen kontaminiert. Die Symptome gleichen denen, die bei der einheimischen Sprue beschrieben werden. Behandelt wird mit Antibiotika und Vitaminen.

### Morbus Whipple

Sehr seltene Erkrankung mit den Symptomen der Malabsorption und Gelenkschmerzen. Die Krankheit wird durch Aktinobakterien hervorgerufen, die in der Dünndarmschleimhaut nachzuweisen sind. Die Therapie besteht in der Gabe von Antibiotika.

## 4.1.7 Divertikel

Divertikel (Ausstülpungen) kommen im gesamten Darmtrakt vor. Sie werden bei der röntgenologischen Magen-Darm-Passage oder bei endoskopischen Untersuchungen gefunden.

Aus der Entwicklungsgeschichte ist bekannt, dass der Rest des Ductus omphalomesentericus als sog. Meckel-Divertikel bestehen bleiben kann, und zwar bei ca. 2 % aller Menschen (**Abb. 4.3**). Es liegt bei Erwachsenen 60–100 cm proximal der Bauhin-Klappe. In diesem Meckel-Divertikel kann sich eine Entzündung mit den Symptomen des akuten Abdomens entwickeln. Dann ist eine operative Behandlung erforderlich.

DEFINITION *Das Meckel-Divertikel ist ein echtes Divertikel, d. h. alle Schichten der Darmwand sind beteiligt, wogegen es sich bei den vorgenannten Divertikeln um Pseudodivertikel handelt. Die Wand der Pseudodivertikel enthält keine Muskelschicht.*

Die häufigen Kolondivertikel werden auf S. 79 beschrieben.

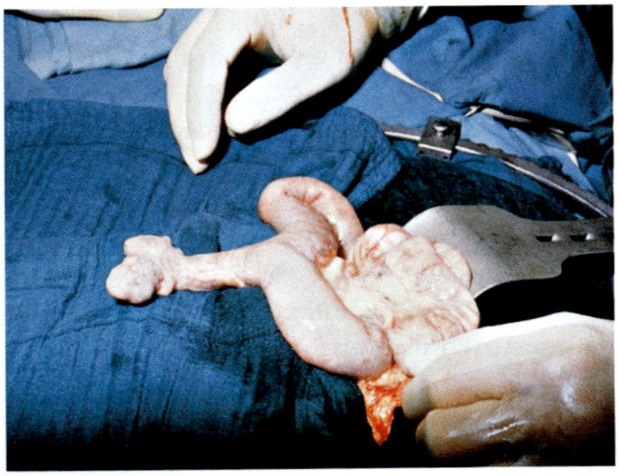

**Abb. 4.3 Meckel-Divertikel.** Die Ausstülpungen der Darmwand sind auf dem OP-Tuch deutlich zu erkennen.

## 4.1.8 Tuberkulose

DEFINITION *Es handelt sich um eine meldepflichtige Infektionskrankheit, die durch säurefeste Stäbchenbakterien (Mycobacterium tuberculosis) hervorgerufen wird.*

### *Häufigkeit und Lokalisation*

Die Erkrankung ist heute sehr selten. Bevorzugte Lokalisation im Magen-Darmtrakt ist der Ileozäkalbereich, also der letzte Abschnitt des Dünndarms und der Anfangsteil des Dickdarms.

### *Symptome und Therapie*

Schmerzen in der Ileozäkalgegend, Durchfälle, Gewichtsverlust und Fieber sind häufige Symptome.

*Röntgenologische* und *endoskopische* Untersuchungen zeigen die entzündlichen Veränderungen der Darmwand. *Histologische* Untersuchung einer Probeexzision und *bakteriologische* Untersuchung des Stuhls auf Tuberkelbakterien sichern die Diagnose.

Behandlung nach den Regeln der allgemeinen Tuberkulosetherapie (S. 618).

## 4.1.9 Vaskuläre Störungen

Arteriosklerotische Durchblutungsstörungen im Versorgungsgebiet der A. mesenterica superior können heftige Bauchschmerzen verursachen. Kommt es zum Gefäßverschluss, tritt die gefährliche Darmgangrän ein. Dann ist eine sofortige Operation erforderlich.

### Vaskulitis

Bei vielen Systemkrankheiten, wie Lupus erythematodes, Dermatomyositis, Arteriitis nodosa oder rheumatischen Krankheiten, kommt es zu einer Entzündung großer und kleiner Blutgefäße (Vaskulitis). Befällt diese den Magen-Darm-Trakt, kommt es zu Schmerzen im Bauchraum, zu Ulzerationen und Blutung. Wird ein größeres Blutgefäß im Mesenterium verschlossen, tritt eine akute Ischämie ein. Dann entwickelt sich ein akutes Abdomen, was eine rasche operative Behandlung erfordert.

### Angiodysplasie

Es handelt sich um arterio-venöse Fehlbildungen, die im gesamten Gastrointestinaltrakt vorkommen können.

### *Symptome und Therapie*

Sie verursachen rezidivierende Darmblutungen (**Abb. 4.4**). Endoskopisch oder angiografisch wird die Blutungsquelle gesucht und lokal unterspritzt oder mit Laser oder elektrothermisch koaguliert.

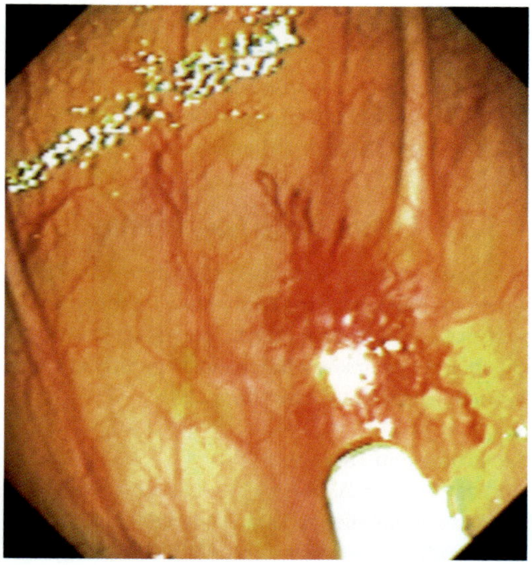

**Abb. 4.4 Angiodysplasie im Zökum.** Lasersonde und Koagulation zur Therapie sichtbar.

## 4.1.10 Akute infektiöse Enteritis

DEFINITION *Es handelt sich bei dieser Form der Enteritis um eine akute Darmentzündung mit den führenden Symptomen Diarrhö (S. 71), Leibschmerzen, Gliederschmerzen und Exsikkose. Die infektiöse Enteritis ist die häufigste Krankheit mit akuter Diarrhö. Sie wird durch Viren, Bakterien oder Protozoen hervorgerufen.*

Die Erreger teilt man in invasive und nichtinvasive pathogene Keime ein. Die invasiven Keime zerstören die Darmzellen, sodass im Stuhl Blut erscheint. Die nichtinvasiven Erreger dringen nicht in die Darmschleimhaut ein, sodass Blutbeimengungen fehlen. Besonders von der letzteren Erregergruppe werden Enterotoxine gebildet, wodurch schwere, wässerige Durchfälle hervorgerufen werden.

Therapeutische Maßnahmen bestehen im Ersatz von Flüssigkeit und Elektrolyten; ggf. Antibiotika (S. 72).

## 4.1.11 Tumoren des Dünndarms

Im Vergleich zu Dickdarmtumoren sind die Tumoren des Dünndarms selten. Es handelt sich sowohl um gutartige als auch um bösartige Tumoren. Ein Beispiel für gutartige Dünndarmtumoren sind Hämangiome, aus denen es bluten kann. Beispiele für bösartige Dünndarmtumoren sind maligne Lymphome z. B. in Form eines MALT (Mucosa associated lymphoid tissue) und Adenokarzinome. Die Tumoren wachsen lange Zeit unbemerkt, erst durch Obstruktion oder durch Blutungen fallen sie auf.

Auch endokrin wirksame Dünndarmtumoren kommen vor: Zu dieser Gruppe gehören die Karzinoide, in denen endokrin wirksame Substanzen gebildet werden. Hierdurch entstehen explosionsartige Durchfälle, die mit Bauchkrämpfen verbunden sind.

### 4.1.12 Eosinophile Gastroenteritis

Bei dieser seltenen Krankheit sind die eosinophilen Zellen im Blut vermehrt. Eosinophile Infiltrate finden sich im Gastrointestinaltrakt, besonders im Magen und Dünndarm. Wahrscheinlich handelt es sich um eine Typ-I-Hypersensitivitätsreaktion.

***Symptome und Therapie***
Übelkeit, Erbrechen, Durchfall und Bauchschmerzen in Verbindung mit allergischem Schnupfen und Bronchialasthma bestimmen das klinische Bild. Als Ausgangspunkt für eine Therapie sucht man nach Allergenen in der Nahrung. Medikamentös gibt man Prednisolon.

4

### 4.1.13 Exsudative Enteropathie (Eiweißverlustsyndrom)

Es handelt sich um ein seltenes Syndrom, das bei verschiedenartigen Krankheiten des Magens und des Darms vorkommt. Das gemeinsame Symptom ist eine vermehrte Ausscheidung von Eiweiß in den Darm, wodurch dieses Eiweiß dem Organismus verloren geht. Ursachen der vermehrten Ausscheidung von Eiweiß in den Darm sind Entzündung der Darmschleimhaut, z. B. bei Colitis ulcerosa und Morbus Crohn, aber auch Lymphgefäßkrankheiten oder polypöse Tumoren.

Diagnostik und Therapie

Im Serum sind Gesamt-Protein und Albumin vermindert. Die Diagnose wird durch die $\alpha_1$ Antitryptin Clearance gesichert, womit der Eiweißverlust über den Darm nachgewiesen wird. Therapeutisch versucht man, die Grundkrankheit zu bessern.

### 4.1.14 Gallensäureverlustsyndrom

● DEFINITION *Störung der Resorption von Gallensäuren aus dem Stuhl im terminalen Ileum.*

Sehr selten angeboren. Der Gallensäureverlust wird beobachtet nach Resektion des terminalen Ileums oder nach starken Entzündungen (auch Morbus Crohn). Hauptkrankheitszeichen sind wässrige Diarrhöen. Behandlung durch Cholesteramin.

### 4.1.15 Kurzdarmsyndrom

Nach ausgedehnten Resektionen von Anteilen des Dünndarms reicht die resorptive Oberfläche nicht mehr aus. Es kommt zu einem Malabsorptionssyndrom. Man schätzt, dass etwa 1 m Dünndarm belassen werden müsste, damit nicht ein schweres Malabsorptionssyndrom auftritt. Die Behandlung besteht in speziellen leicht resorbierbaren Diäten mit Zusatz an Vitaminen und essenziellen Fettsäuren.

## 4.2 Krankheiten des Dickdarms

### 4.2.1 Anatomie und Physiologie

Die Länge des Dickdarms (lat. *Kolon*) beträgt etwa 1,2–1,5 m. Seine lichte Weite beträgt bis 6 cm.

Die deutschen Bezeichnungen Dünndarm und Dickdarm beziehen sich auf die Konsistenz des Darminhaltes, der im Dünndarm flüssig-breiig ist und sich im Dickdarm durch Rückresorption von Wasser eindickt und formt.

Anatomische Abschnitte des Dickdarms sind

- Zäkum (Blinddarm) mit Appendix vermiformis (Wurmfortsatz),
- Kolon (Grimmdarm) und
- Rektum (Mastdarm).

Das Kolon lässt sich in vier Abschnitte unterteilen:

- Colon ascendens, aufsteigender Teil
- Colon transversum, quer gelagerter Teil
- Colon descendens, absteigender Teil
- Colon sigmoideum, sigma-förmiger Teil

Colon ascendens und Colon descendens liegen z. T. außerhalb des Bauchfells und sind daher wenig beweglich. Dagegen haben das Colon transversum (Querkolon) und das Colon sigmoideum (Sigma) Mesenterien, wodurch sie sehr beweglich werden.

Die Längsmuskulatur des Dickdarms ist in drei Streifen *(Tänien)* angeordnet. Durch die Kontraktionen der Ringmuskulatur wird die Haustrierung hervorgerufen. Die Haustrierung bewirkt die Erweiterungen *(Haustren)* des Kolons.

Der Endabschnitt des Darmes, der Mastdarm (Rektum), weitet sich in seinem letzten Abschnitt zur „Ampulle" auf. Im Anus verschließen ein äußerer und ein innerer Ringmuskel den Darm.

*Schichten der Dickdarmwand* von innen nach außen:

- Tunica mucosa
- Tela submucosa
- Tunica muscularis
- Tunica serosa

Die Mukosa hat keine Zotten und sieht deshalb glatt aus. Zahlreiche Schleim produzierende Drüsen sind vorhanden.

Der Dünndarminhalt, der über die Ileozäkalklappe (Bauhin-Klappe) in den Dickdarm gelangt, wird im Kolon transportiert und eingedickt. Das Eindicken geschieht durch Absorption von Wasser und Elektrolyten aus dem Darminhalt. Der Transport des Darminhalts erfolgt durch *fließende Kontraktionen*, die in verschiedenen Wellen ablaufen. Die Zeit der Passage durch das Kolon liegt zwischen 10 und 90 Stunden. N. vagus und N. sympathicus steuern den Bewegungsablauf des Darmes. Das Absetzen des Stuhls (Defäkation) erfolgt durch Reflexe, die durch ein eigenes Zentrum in der Medulla oblongata (verlängertes Mark) gesteuert werden.

Die tägliche Stuhlmenge wiegt 200–400 g. 70 % davon ist Wasser.

## 4.2.2 Untersuchungsmethoden

Proktoskopie, Rektoskopie und Koloskopie sind die wesentlichen endoskopischen Untersuchungsverfahren, bei denen gleichzeitig Material zur mikroskopischen Untersuchung gewonnen wird.

Bevor diese Verfahren ausgeführt werden, muss die Analregion inspiziert und das Rektum digital (mit dem Finger) untersucht werden. Größe, Form, Oberfläche und Konsistenz der Prostata werden bei Männern zusätzlich beurteilt.

● PFLEGE ***Koloskopie.*** *Um während der Dickdarmspiegelung die Darmschleimhaut optimal beurteilen zu können, muss der Darm zuvor gereinigt werden. Die Darmreinigung beginnt 1 Tag vor der Untersuchung; je nach Standard des Krankenhauses stehen verschiedene Möglichkeiten zur Verfügung: stark wirksame Abführmittel (Laxanzien) zusammen mit Einläufen oder die orthograde Darmspülung jeweils in Kombination mit ausschließlich flüssiger Kost.*
*Mögliche Komplikationen während bzw. nach der Untersuchung sind Verletzungen des Darms bis hin zur Perforation und Blutungen durch Biopsien. Zur Nachbereitung gehört daher neben der Kontrolle der Vitalzeichen und des Abdomens die Überwachung des Patienten im Hinblick auf Schmerzäußerung und Blutungen. Wurde eine endoskopische Operation (z. B. Polypektomie) durchgeführt, ist eine Nahrungskarenz von einigen Stunden je nach Schwere des Eingriffs einzuhalten.*

● PFLEGE ***Beobachtung.*** *Bei der Untersuchung des Stuhls auf mit dem Auge nicht erkennbares (okkultes) Blut (Haemoccult-Test) sind bestimmte Richtlinien zu beachten, um ein sicheres Testergebnis zu erhalten. Informieren Sie den Patienten darüber, dass er 3 Tage vor und während der Testphase kein rohes Fleisch und keine Vitamin-C-Tabletten zu sich nehmen soll. Bei Frauen darf der Haemoccult-Test nicht während der Menstruation durchgeführt werden, weil daraus falsch positive Testergebnisse resultieren können. Die Stuhlentnahme erfolgt bei drei aufeinander folgenden Stuhlgängen mit einem Spatel jeweils an zwei verschiedenen Stellen des Stuhls. Die Proben werden auf Feld A und B des Testbriefes aufgebracht. Behinderte Patienten können diesen Test oft nicht alleine durchführen und sind daher auf Ihre Hilfe angewiesen.*

## 4.2.3 Leitsymptome

Vier wichtige und häufige Leitsymptome für Darmkrankheiten sind Diarrhö, Obstipation, Ileus und blutiger Stuhl.

### Diarrhö

● DEFINITION *Bei der Diarrhö werden mehr als drei dünnflüssige und voluminöse Stühle pro Tag entleert.*

Wegen der beschleunigten Darmpassage enthält der Stuhl noch reichlich Wasser, das normalerweise im Dickdarm resorbiert wird. Infolgedessen sind die Stühle breiig bis flüssig.

#### *Ursachen*

Diarrhö ist ein Symptom und keine Krankheitseinheit. Deshalb muss bei Vorhandensein dieses Symptoms sorgfältig nach der Ursache gesucht werden. Es kann sich um Erkrankungen des Dünndarms und des Dickdarms, auch des Pankreas handeln. Diese können gutartig oder bösartig sein.

*Häufige Erkrankungen, die mit Diarrhö einhergehen*

- Darminfektionen
- Reizkolon
- Colitis ulcerosa
- Morbus Crohn
- Pankreaskrankheiten
- Nebenwirkungen von Medikamenten
- hormonelle Krankheiten, z. B. Hyperthyreose
- chologene Diarrhö (infolge vermehrter Gallensäuren im Darm)

● PFLEGE ***Sicherheit.*** *Wählen Sie für einen Patienten mit Diarrhö ein Zimmer mit angegliederter Nasszelle aus, und stellen Sie ihm eventuell einen Nachtstuhl bereit, damit er die Sicherheit hat, die Toilette rechtzeitig zu erreichen. Wenn der Betroffene stark geschwächt ist bzw. Kreislaufschwankungen hat – was bei Durchfall häufig vorkommt –, sollte er auf der Toilette nicht allein gelassen werden. Legen Sie eine hautschützende Salbe (z. B. Panthenol) und weiches Toilettenpapier zur Analpflege bereit. Beobachten Sie den Stuhl auf Veränderungen.*
*Menschen mit Diarrhö benötigen viel Flüssigkeit, um*

*verlorenes Wasser und Salze wieder auszugleichen, z. B. 2–3 Liter Mineralwasser am Tag. Wenn keine Nahrungskarenz besteht, ist ballaststoffarme Kost sinnvoll, weil sie den Darm nicht noch zusätzlich reizt oder zur Peristaltik anregt.*

***Therapie***

Während der Diagnostik kann man dem Patienten mit Diarrhö vorübergehend durch symptomatische Maßnahmen helfen.

*Symptomatische Maßnahmen bei Durchfall*

- Nahrungskarenz für 1–2 Tage
- Diät: schlackenarme Kost
- medikamentöse Maßnahmen: intravenöser Ersatz von Flüssigkeit und Elektrolyten
- ggf. Antibiotika
- Medikamente, die die Darmmotilität hemmen, z.B. Opioide, Atropinabkömmlinge



## Obstipation

DEFINITION *Bleibt die Stuhlentleerung über mehrere Tage aus, spricht man von akuter Obstipation, wenn zuvor die Stuhlentleerung regelmäßig war. Wird weniger als 3-mal wöchentlich Stuhl entleert, handelt es sich um eine chronische Obstipation.*

Als besonders wichtiges Symptom, über das fast jeder Patient mit Obstipation klagt, ist die Notwendigkeit, bei der Stuhlentleerung stark zu pressen.

***Ursachen***

Verschiedene Pathomechanismen werden zur Erklärung der Obstipation angenommen, doch bleibt in vielen Fällen die eigentliche Ursache unklar. Häufige Ursachen der ***habituellen Obstipation***, bei der sich definitionsgemäß keine morphologische Schädigung (Stenose durch Tumor, Entzündung oder neurologische Störung) findet, sind ballaststoffarme Ernährung und Bewegungsmangel. Auch langfristiger Gebrauch von Abführmitteln und Psychopharmaka kann eine Obstipation bedingen.

***Diagnostik***

Die sorgfältig erhobene Anamnese mit der Frage nach Ernährungsgewohnheiten und Lebensweise steht am Anfang der Diagnostik.

DEFINITION *Ergibt sich in der Anamnese, dass die Obstipation kürzlich oder plötzlich aufgetreten ist, muss ein Darmkarzinom ausgeschlossen werden.*

Soll geklärt werden, ob die Obstipation auf verlangsamter Stuhlpassage im Kolon oder auf einer funktionellen Störung im Analkanal beruht, können spezielle Untersuchungen vorgenommen werden, z.B. die Bestimmung der Kolontransitzeit und die Manometrie. Da diese Untersuchungen im Krankenhaus sehr selten erfolgen, kann auf die Darstellung der Durchführung verzichtet werden.

***Therapie***

Ballaststoffreiche Kost und körperliche Bewegung. Medikamentös gibt man Macrogol oder Muzilaginosa, Laktulose oder Lactitol, erhöhte Flüssigkeitszufuhr.

Speziell für die funktionelle Obstruktion bei Outlet-Syndrom (Störung der Defäkation) wird eine Biofeedback-Behandlung empfohlen.

Die Kost soll vielseitig zusammengesetzt, schmackhaft und abwechslungsreich sein. Ballaststoffreiche Produkte fördern die Darmtätigkeit: Bevorzugt werden deshalb Vollkornerzeugnisse, Gemüse und Obst. Ballaststoffarme Nahrungsmittel, wie Weißbrot, Brötchen, Kuchen und Teigwaren sollen dagegen eingeschränkt oder ganz ausgeschaltet werden (**Tab. 4.3**).

Alle Arten der Zubereitung und des Würzens sind erlaubt. Deshalb kann man den individuellen Essenswünschen weitgehend folgen. Grundsätzliche Regeln für den Erfolg der ballaststoffreichen Diät sind: 5 Mahlzeiten täglich! Langsam essen und gut kauen! Körpergewicht überwachen!

PFLEGE ***Darmtraining.*** *Förderlich für einen regelmäßigen Stuhlgang ist es, den Darm an feste Entleerungszeiten zu gewöhnen. Der Patient sollte jeweils zur gleichen Tageszeit zur Toilette gehen und sich ohne Zeitdruck mindestens eine Viertelstunde Zeit nehmen zur Darmentleerung. Darüber hinaus muss der Patient lernen, Defäkationsreize wahrzunehmen, nicht zu unterdrücken, sondern sofort zur Toilette zu gehen. Der Stuhl lässt sich dann leichter, mit weniger Bauchpresse entleeren. Defäkationsreize treten häufig nach größeren Mahlzeiten auf (gastrokolischer Reflex).*

*Müslirezepte*

Müsli sind reich an Ballaststoffen, Vitaminen und Mineralstoffen. Weiterhin enthalten sie wertvolles Eiweiß durch die Verbindung von pflanzlichem Eiweiß (Getreide, Obst, Nüsse) mit Milchprodukten. Nüsse und Samen liefern außerdem pflanzliche Fette. Müsli sind daher besonders hochwertige und ausgewogene Nahrungsmittel und lassen sich zudem abwechslungsreich zubereiten. Beim Verzehr von Müsli ist auf eine ausreichende Flüssigkeitszufuhr zu achten. Bei zu geringer Flüssigkeitszufuhr besteht die Gefahr der Obstipation.
**Müslizutaten:** Wählen Sie für das Müsli mindestens ein Produkt aus jeder Gruppe.

Tab. 4.3 Diätempfehlungen bei funktioneller Obstipation.

| *Lebensmittel* | *zu empfehlen* | *zu vermeiden* |
|---|---|---|
| Milch und Milchprodukte | in jeder Form, günstig sind Sauermilchprodukte | |
| Fleisch, Wurstwaren, Geflügel, Wild | mageres Rind-, Kalb- und Schweinefleisch, magerer Bratenaufschnitt, Schinken roh oder gekocht, Rauchfleisch, Corned beef, Kalbfleischsülze, Hähnchen, Pute, Geflügelsülze, Geflügelwurst, sämtliches Haar- und Federwild | fettes Rind- und Schweinefleisch, Hammelfleisch, Fleischwurst, Blutwurst, Dauerwurst |
| Fisch und Fischwaren | in jeder Form | |
| Fett | Pflanzenfette und Pflanzenöle | Speck, Schmalz, Talg, Hammel- und Gänsefett, Kokosfett, Butter, Mayonnaise |
| Brot und Backwaren | grobe, dunkle Sorten, wie Vollkorn-, Roggen- und Leinsamenbrot, Knäckebrot, Kleiegebäck, Obstkuchen, Vollkornbrötchen | helle Brotsorten, wie Weißbrot, Zwieback, Brötchen, Kekse, Torten |
| Nährmittel | grobe Mehle, wie Roggenmehl, grobe Haferflocken, Weizenkleie, Vollkornreis, Vollkornnudeln, Leinsamen, Sesamsaat, Weizenflocken, Sonnenblumenkerne | Weizenmehl, Stärkemehl, Teigwaren, Grieß, Sago, Graupen |
| Gemüse | alle Sorten unter Bevorzugung von Rohkost | |
| Kartoffeln | in jeder Form und Zubereitung | |
| Obst | die meisten Sorten unter Bevorzugung von Trockenobst und pektinreichen Sorten, wie Beerenobst und Äpfel | Kompotte bzw. gekochtes Obst |
| Zucker und Süßwaren | | möglichst meiden |
| Getränke | Bevorzugung kohlenhydratarmer Getränke, wie Mineralwasser, Kaffee, Tee, Gemüsesaft | |
| Gewürze | alle in- und ausländischen Gewürze, sämtliche Küchenkräuter | |

- *Körner*: Flocken: Hafer, Gerste, Roggen, Weizen; geschrotete Körner: Weizen, Gerste, Roggen, Hafer, Buchweizen, Leinsamen; Keime: Weizen, Hafer, Hirse, Naturreis, Roggen, Buchweizen, Leinsamen, Kürbiskerne; Müslimischungen, ungesüßt.
- *Nüsse und Samen*: Haselnüsse, Walnüsse, Mandeln, Paranüsse, Erdnüsse, Pistazien, Kokosnuss, Pinienkerne, Sonnenblumenkerne, Kürbiskerne, Sesam.
- *Frische Früchte*: alle Beeren, Äpfel, Birnen, Kirschen, Aprikosen, Pfirsiche, Nektarinen, Pflaumen, Trauben, Orangen, Grapefruit, Ananas, Bananen, Mandarinen, Melonen, Mangos, Kiwi, Mirabellen.
- *Trockenobst*: Rosinen, Aprikosen, Pflaumen, Birnen, Äpfel, Bananenchips, Datteln, Feigen.
- *Milchprodukte*: Milch, Buttermilch, Dickmilch, Kefir, Joghurt, Quark, Hüttenkäse.

**Rezeptvorschläge für 1 Portion Müsli**

- Beerenmüsli:
  - 20 g Erdbeeren
  - 10 g Johannisbeeren
  - 10 g Stachelbeeren
  - 30 g Heidelbeeren
  - 10 g Nüsse
  - 10 g Rosinen
  - 1 EL Haferflocken
  - 1 TL Leinsamenkerne
  - 100 ml Milch
- Exotisches Müsli:
  - 20 g Kiwi
  - 20 g Ananas
  - 20 g Mango
  - 1 kleine Banane
  - 1 TL Zitronensaft
  - 1 EL Kokosflocken
  - 1 TL Honig
  - 1 EL Hirse
  - 100 ml Dickmilch
- Frühstücksmüsli:
  - 30 g Orangenfilets
  - 30 g Grapefruitfilets
  - 30 g Apfel
  - 40 g Müslimischung, ungesüßt
  - 100 ml Joghurt
- Wintermüsli:
  - 20 g Apfel
  - 20 g Birne

- 20 g Orange
- 10 g Walnüsse
- 10 g Backpflaumen
- 1 TL Leinsamenkerne
- 1 EL Roggen- oder Weizenflocken
- 1 TL Honig
- 100 ml Milch

## Ileus

DEFINITION *Beim Ileus besteht eine lebensgefährliche Behinderung der Passage durch den Darmkanal (Dünn- oder Dickdarm).*

### *Ursachen*

Man unterscheidet zwei Hauptformen:

- **mechanischer Ileus**: Verlegung des Lumens von Dünn- oder Dickdarm durch
  - Tumoren oder Entzündungen,
  - Kompression von außen (Tumoren des Bauchraumes),
  - Adhäsionen, die den Darm zuschnüren.
- **paralytischer Ileus** (Darmlähmung) aufgrund
  - intraabdomineller Ursachen: z. B. Peritonitis oder Verschluss der Mesenterialgefäße,
  - extraabdomineller Ursachen: toxisch, z. B. bei Pneumonie oder Sepsis, bei Störungen des Wasser- und Elektrolythaushaltes, insbesondere bei Hypokaliämie.
  - durch Medikamente: Opiate, Anticholinergika, einige Antidepressiva.

### *Symptome*

Der *mechanische Darmverschluss* verursacht kolikartige, sehr schmerzhafte Darmkontraktionen, womit der Darm versucht, das Hindernis zu überwinden. Das Abdomen ist anfangs weich, dann tritt Erbrechen auf. Koterbrechen (Miserere) wird heute nur noch sehr selten beobachtet, weil der Ileus früher erkannt und behandelt wird. Stuhl und Winde gehen nicht ab. Später entwickeln sich Abwehrspannung durch eine Peritonitis und dann ein Schocksyndrom.

Bei *paralytischem Ileus* fehlt die Darmperistaltik. Mit dem Stethoskop vernimmt man keine Darmgeräusche mehr („Grabesstille"). Im weiteren Verlauf entwickeln sich je nach der Grundkrankheit wie beim mechanischen Ileus lebensgefährliche Zustände.

### *Diagnostik*

Zur *Diagnostik* gehört das Abtasten der Bruchpforten, damit eingeklemmte Hernien als eine Ursache des Ileus erkannt werden. Rektale Untersuchung ist notwendig.

Radiologisch wird nach freier Luft im Bauchraum gesucht. Eine Abdomenübersichtsaufnahme im Stehen oder in Linksseitenlage ist ein wichtiges Untersuchungsverfahren, um Flüssigkeitsspiegel und Verteilung der Darmgase zu erkennen. Bei mechanischem Ileus kann das Hindernis durch wasserlösliches Kontrastmittel dargestellt werden.

Die Sonografie ist eine rasch verfügbare diagnostische Methode.

### *Therapie*

Ist die Ursache des Ileus operativ zu beheben, darf keine Zeit bis zur Operation versäumt werden.

Konservative Maßnahmen:

- keinerlei orale Zufuhr
- Normalisierung des Wasser- und Elektrolythaushaltes
- Magensonde und Absaugen des Mageninhaltes
- Einlegen eines Darmrohres
- hohe Einläufe
- keine Laxanzien

PFLEGE ***Beobachtung.*** *Der Darmverschluss gehört zu den gefährlichsten Erkrankungen im Bauchraum. Ein davon betroffener Patient muss daher intensiv überwacht werden. Eine regelmäßige, engmaschige Kontrolle von Bewusstsein, Blutdruck, Ausscheidung und Herzfrequenz hilft, einen Kreislaufschock frühzeitig zu erkennen. Zur genaueren Flüssigkeitsbilanzierung wird meist ein Blasenkatheter gelegt. Der Patient darf vor der Diagnosestellung keine schmerz- oder krampflösenden Mittel erhalten, da diese das Krankheitsbild verschleiern können. Eine Knierolle entlastet die Bauchdecke und kann so schmerzlindernd wirken. Hilfreich sind auch feucht-warme Bauchwickel (nach Anordnung) und das Legen eines Darmrohres zum leichteren Abgang von Blähungen. Durch die schmerzbedingte Schonatmung und einen durch den Ileus bedingten Zwerchfellhochstand, der zu mangelnder Belüftung der Lunge führt, sind die Patienten stark pneumoniegefährdet und müssen daher auf Pneumoniezeichen hin beobachtet werden. Bei chronischer Ileussituation (z. B. Tumorkompression bei Ovarial- oder Kolonkarzinom) können infolge der Nahrungskarenz Stomatitis und Parotitis gehäuft auftreten. Mundpflege mit Salbei- oder Kamillentee, Mundspülungen und Anregung der Kautätigkeit, z. B. mit Kaugummi, wirken vorbeugend. Ausreichende Schmerztherapie, seelischer und spiritueller Beistand – auch der Angehörigen – sind große Herausforderungen für diesen palliativmedizinischen Krankheitszustand.*

## Blutiger Stuhl

Schwarzes Blut im Stuhl (Hämatin) tritt als „Teerstuhl" in Erscheinung. Zu der Bedeutung dieses Leitsymptoms s. S. 56.

Rotes Blut, das in tieferen Darmabschnitten dem Stuhl beigemengt wird, kann der Stuhlsäule aufgelagert sein oder am Ende der Defäkation abgesetzt werden. Stets ist blutiger Stuhl ein wichtiges Symptom, nach dessen Ursache eingehend gesucht werden muss. Makroskopische Stuhlbesichtigung und chemische Probe sind einfache, wichtige Untersuchungsmethoden.

## 4.2.4 Reizdarm-Syndrom (irritabler Darm)

DEFINITION *Bei Patienten mit Reizdarm-Syndrom handelt es sich um ein sehr häufiges Krankheitsbild mit funktionellen Störungen (Motilitätsstörungen) des Dickdarms. Voraussetzung für die Diagnose ist der Ausschluss organischer Leiden.*

### *Symptome*

Die Hauptsymptome sind
- Schmerzen im Abdomen,
- Transportstörungen und
- Sekretionsstörungen, die zu schafskotförmigem Stuhl mit Schleimauflagerungen führen.

Krampfartige Schmerzen im Kolonbereich, häufig in der Gegend des Sigmas, sind charakteristisch. Oft kann man in diesem Gebiet das spastisch kontrahierte Kolon als Walze fühlen. Andere bevorzugte Stellen für Schmerzen bei Reizkolon sind das Zäkum und die rechte sowie die linke Flexur (Biegung) des Dickdarms.

Die Transportstörungen (Motilitätsstörungen) äußern sich häufig als Obstipation mit schafskotartigem Stuhl, nicht selten abwechselnd mit Durchfall. Manchmal begleiten Sekretionsstörungen das klinische Bild: dann ist der Stuhl mit Schleimabsonderungen vermischt.

Oft schildern die Patienten Völlegefühl und geblähtes Abdomen in wechselndem Ausmaß. Dies erklärt sich durch die wechselnden Luftansammlungen im Darmtrakt.

Nachts und in den Ferien sind die Symptome geringer.

### *Diagnostik*

Besonders wichtig ist eine genaue Anamnese, in der insbesondere nach schafskotartigem Stuhl und Schleimauflagerungen gefragt wird. Liegen derartige Symptome vor, ist die Diagnose Reizdarm-Syndrom sehr wahrscheinlich richtig, doch muss eine vollständige klinische Untersuchung andere Krankheiten ausschließen.

Das Reizkolon wird durch unterschiedliche Faktoren ausgelöst. Es handelt sich um Patienten mit einem funktionellen Syndrom (Syn. somatiformes Syndrom), dazu gehören
- Reizblase,
- Fibromyalgie,
- Reizmagen und Reizdarm,
- funktionelle Herzrhythmusstörungen und
- funktionelle Kopfschmerzen.

Selten ist eine somatisierte Depression Ursache. Es handelt sich um die häufigste Ursache abdominaler Schmerzen. 50 % aller Patienten, die einen Allgemeinarzt oder Internisten in der Sprechstunde aufsuchen, leiden unter einem funktionellen Syndrom.

DEFINITION *Bei Änderungen des Stuhlverhaltens ohne erkennbaren äußeren Anlass muss die Koloskopie empfohlen werden, insbesondere wenn es sich um ältere Menschen handelt und ein kurzzeitiger Therapieversuch ohne bleibenden Erfolg ist.*

### *Therapie*

Verständnisvolles Gespräch und Erklärung der ungefährlichen Symptomatik sind die Grundlage der Therapie. Die Ernährung soll reich an Ballaststoffen sein. Medikamentös können Prokinetika versucht werden. Körperliche Bewegung und geregelter Tagesablauf sind weitere Bausteine eines Therapieplanes, der die oft hartnäckigen, jahrelang währenden Beschwerden bessern kann.

## 4.2.5 Chronisch-entzündliche Darmkrankheiten

### Morbus Crohn

DEFINITION *Es handelt sich beim Morbus Crohn um eine chronische Entzündung, die alle Abschnitte des Verdauungstraktes, vor allem Dünn- und Dickdarm befallen kann. Eine Enteroarthritis als Ursache von Gelenkbeschwerden tritt bei 20 % der Patienten im Entzündungsschub auf.*

Die jährliche Inzidenz beträgt 2–3 von 100 000 Einwohnern. Der Häufigkeitsgipfel liegt zwischen dem 15. und 35. Lebensjahr. In den letzten Jahren wird ein zweiter Häufigkeitsgipfel bei über 60-Jährigen beschrieben. Eine sichere Unterscheidung einer ischämischen Kolitis, die in diesem Alter zunehmend als Ursache einer segmentären Kolitis auftreten kann, ist jedoch nicht möglich.

### *Ursachen*

Die eigentliche Ursache ist unbekannt, genetische Faktoren und immunologische Reaktionen auf im Einzelnen unbekannte Faktoren aus Bakterienflora, Ernährung und Umwelt sind für die Krankheitsentwicklung von Bedeutung. Eventuell vorhandene psychische Auffälligkeiten sind eher die Folge der Krankheit als ihre Ursache.

WISSEN *Die Krankheit wurde nach dem amerikanischen Arzt Burrill B. Crohn (1884–1932) benannt. Er hatte sie gemeinsam mit seinen Kollegen Ginzburg und Oppenheimer als Ileitis terminalis anhand von 14 eigenen Beobachtungen beschrieben.*

### *Pathologische Anatomie*

Häufig ist die Crohn-Krankheit im terminalen Ileum lokalisiert, was zu der Bezeichnung Ileitis terminalis geführt hat. Ein anderer Name – Enteritis regionalis – weist darauf hin, dass die Darmentzündung oftmals scharf regional begrenzt ist (**Abb. 4.5a**). Ist der Dickdarm betroffen, lautet die Bezeichnung Colitis Crohn.

Bei *makroskopischer* Betrachtung ist der befallene Darmabschnitt sulzig verdickt (**Abb. 4.5b**). Fisteln zu benachbarten Darmschlingen (**Abb. 4.5c**), auch zu Blase und Vagina, sind häufig. Oft bilden sich Abszesse in der Umgebung der Fisteln aus. Die Fisteln können die Oberfläche der Bauchhaut erreichen. Perianale Fisteln sind ein häufiger und charakteristischer Befund (**Abb. 4.5d**). Im Verlauf der Krankheit verdickt sich die Darmwand mehr und mehr, sodass das Darmlumen eingeengt wird und ein Passagehindernis entsteht.

*Mikroskopisch* sind alle Wandschichten des Darmes von der Entzündung befallen, womit sich die häufigen Fisteln erklären. Im Biopsiematerial sind Entzündungszellen und die charakteristischen Granulome nachweisbar. Daher auch die Bezeichnung „granulomatöse Entzündung". Die Granulome sind allerdings nicht spezifisch, sondern kommen auch bei infektiösen Enterokolitiden mit Yersinien, Chlamydien vor.

### *Symptome*

Überwiegend sind junge Erwachsene betroffen. Die Krankheit kann akut im terminalen Ileum beginnen und ähnelt dann einer akuten Appendizitis.

Die mehr chronische Verlaufsform verursacht Fieber, Druckgefühl, Schmerzen, die sich zu erheblicher Kolik steigern können, und Durchfälle. Oft tastet man in der Ileozäkalgegend eine schmerzhafte, walzenförmige

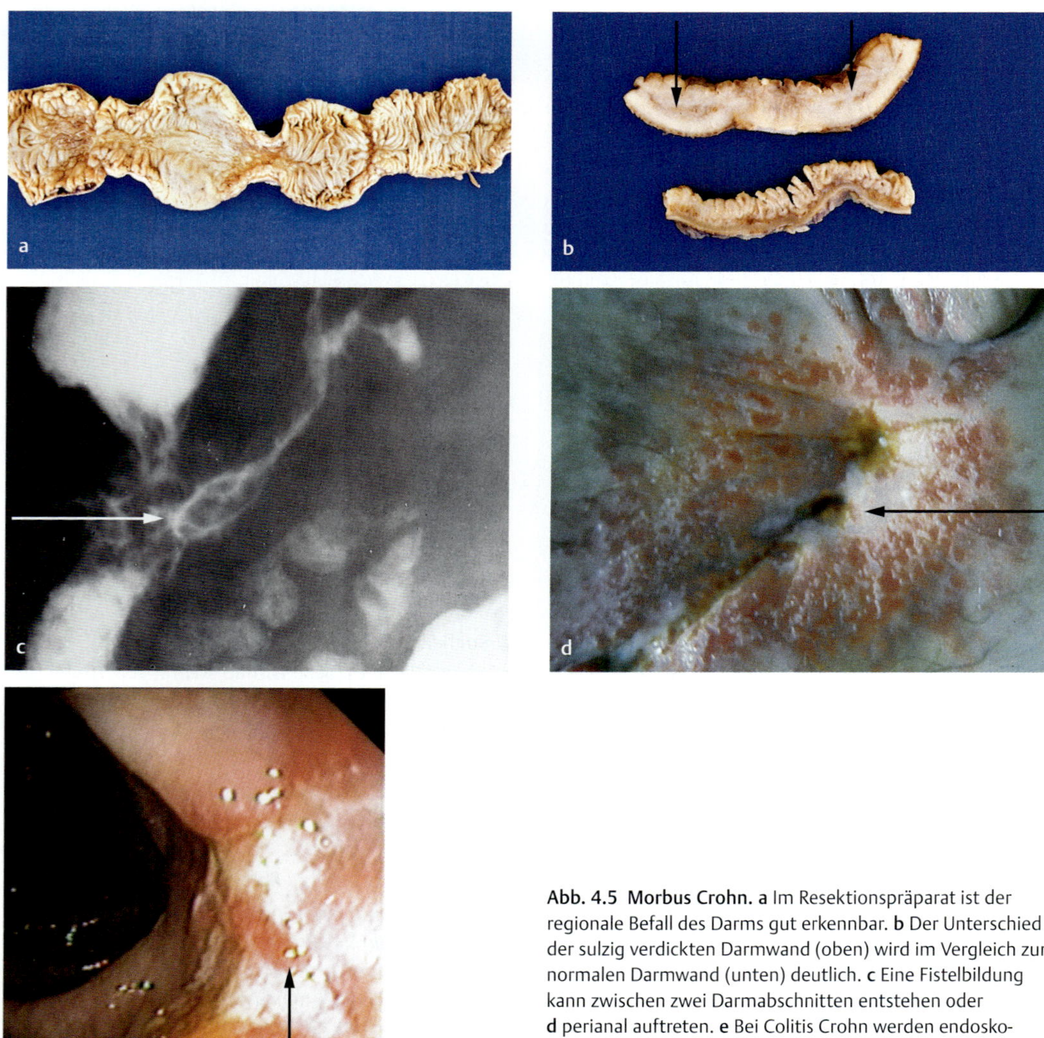

**Abb. 4.5 Morbus Crohn. a** Im Resektionspräparat ist der regionale Befall des Darms gut erkennbar. **b** Der Unterschied der sulzig verdickten Darmwand (oben) wird im Vergleich zur normalen Darmwand (unten) deutlich. **c** Eine Fistelbildung kann zwischen zwei Darmabschnitten entstehen oder **d** perianal auftreten. **e** Bei Colitis Crohn werden endoskopisch länglich-flache Ulzerationen erkennbar.

Verdickung des Darmes. Sind mehrere Darmschlingen miteinander verbacken, tastet man einen Konglomerattumor. Appetitlosigkeit, Gewichtsverlust und Anämie stellen sich ein.

Spielen sich die Veränderungen des Morbus Crohn am Dickdarm ab (Colitis Crohn), gleicht das klinische Bild den Symptomen der Colitis ulcerosa.

Symptome und Begleitkrankheiten des Morbus Crohn treten auch außerhalb des Magen-Darm-Traktes an Haut, Gelenken, Leber und Niere auf: An der Haut kann ein Erythema nodosum entstehen. Die Gelenke sind als Mono- oder Polyarthritis betroffen. Bei der Mehrzahl der Patienten mit Morbus Crohn und Spondylarthritis sind genetische Merkmale, u. a. HLA-B27 positiv. In der Leber kann eine Cholangitis entstehen. Der Verlauf der Crohn-Krankheit ist sehr wechselhaft. Die Neigung zu Rezidiven und Komplikationen ist groß.

### *Diagnostik*

Als Zeichen der Entzündung sind BSG und CRP erhöht. Die *Röntgenuntersuchung* zeigt Veränderungen des Schleimhautreliefs (Pflastersteinrelief) und Wandstarre im befallenen Darmabschnitt. Fisteln können röntgenologisch dargestellt werden. Auch die Einengung des Lumens ist ein wichtiger röntgenologischer Befund.

Ist der Dickdarm betroffen, sieht man *koloskopisch* die entzündlich gerötete Schleimhaut mit oberflächlichen Läsionen (**Abb. 4.5e**). Die histologische Untersuchung zeigt entzündliche Infiltration und nur selten (etwa 10%) die charakteristischen Granulome (granulomatöse Entzündung). Auffallend häufig ist die Rektumschleimhaut bis auf den distalen Abschnitt normal.

*Sonografisch* sind in fortgeschrittenen Stadien die verdickte Darmwand, Entzündungskonglomerate, Stenosen und Fisteln erkennbar.

### *Therapie*

*Diätetisch* werden schlackenarme Kost, Formeldiät und in schweren Fällen parenterale Ernährung verordnet.

*Medikamentös* sind mehrere Pharmaka in der Behandlung akuter Schübe wirksam. Durch eine Langzeittherapie können Rezidive verhindert oder gemildert werden. Wirksame Medikamente in der Therapie des Morbus Crohn:

- Glukokortikoide wirken im akuten Schub entzündungshemmend und immunsuppressiv.
- 5-Aminosalicylsäure ist im akuten Schub wirksam.
- Metronidazol hat bakterizide Wirkung auf anaerobe Darmbakterien. Es wird bei Fisteln eingesetzt.
- Bei Nichtansprechen auf die Standardtherapie immunsuppressive Therapie mit Azathioprin.
- Immunmodulierende Substanzen wie Infliximab.
- Besondere Bedingungen gelten für die medikamentöse Therapie in der Schwangerschaft (kein Azathioprin, kein Metronidazol verordnen!).
- Salazosulfapyridin wirkt auch entzündungshemmend auf die begleitende Enteroarthritis.

*Chirurgische Behandlung* ist dann angezeigt, wenn die Krankheit zum Darmverschluss geführt hat, wenn sich Abszesse, Fisteln und Peritonitis ausgebildet haben oder wenn sich ein toxisches Megakolon entwickelt hat.

● MERKE *Resektion von Darmabschnitten so sparsam wie möglich, da chronischer Verlauf und Rezidive gerade an den Anastomosen häufig sind.*

## Colitis ulcerosa

● DEFINITION *Es handelt sich bei der Colitis ulcerosa um eine chronische Entzündung des Dickdarms (Kolon) mit schubweisem Verlauf und Neigung zu maligner Entartung.*

**Inzidenz:** 3–15 von 100000 Einwohnern mit starker Abhängigkeit von ethnischer und geografischer Zugehörigkeit. Häufigkeitsgipfel zwischen 20. und 40. sowie 60. und 70. Lebensjahr.

### *Ursachen*

Die Ursache der Krankheit ist nicht geklärt. Genetische und immunologische Faktoren spielen bei der Entstehung der Krankheit und bei Schüben eine Rolle. Die Krankheit ist nicht psychosomatisch bedingt, aber der Patient ist durch somatopsychische Einflüsse betroffen.

### *Pathologische Anatomie*

Je nach Stadium sieht man eine hochrote, verletzliche und leicht blutende Schleimhaut (**Abb. 4.6a**). Oberflächliche und tiefe Ulzerationen stehen einzeln oder fließend zusammen. Daneben kommen reparative Vorgänge, Narbenbildung und Pseudopolypenbildung vor (**Abb. 4.6b**).

### *Symptome*

Die Krankheit kann akut oder schleichend beginnen. 10–20 Stuhlentleerungen in 24 Stunden sind keine Seltenheit. Der Stuhl ist breiig bis flüssig und enthält Schleim, Blut und Eiter. Oft sind die Stuhlentleerungen schmerzhaft. Gewichtsverlust bis zur Kachexie kann eintreten.

Die Ausdehnung der Erkrankung ist wechselnd: Anteile des Kolons oder der ganze Dickdarm können betroffen sein. Stets ist das Rektum befallen.

● PFLEGE ***Hautbeobachtung.*** *Da Patienten mit schwergradiger Colitis ulcerosa häufig kachektisch sind, sind die sorgfältige Hautbeobachtung und entsprechende Maßnahmen zur Dekubitusprophylaxe besonders wichtig.*

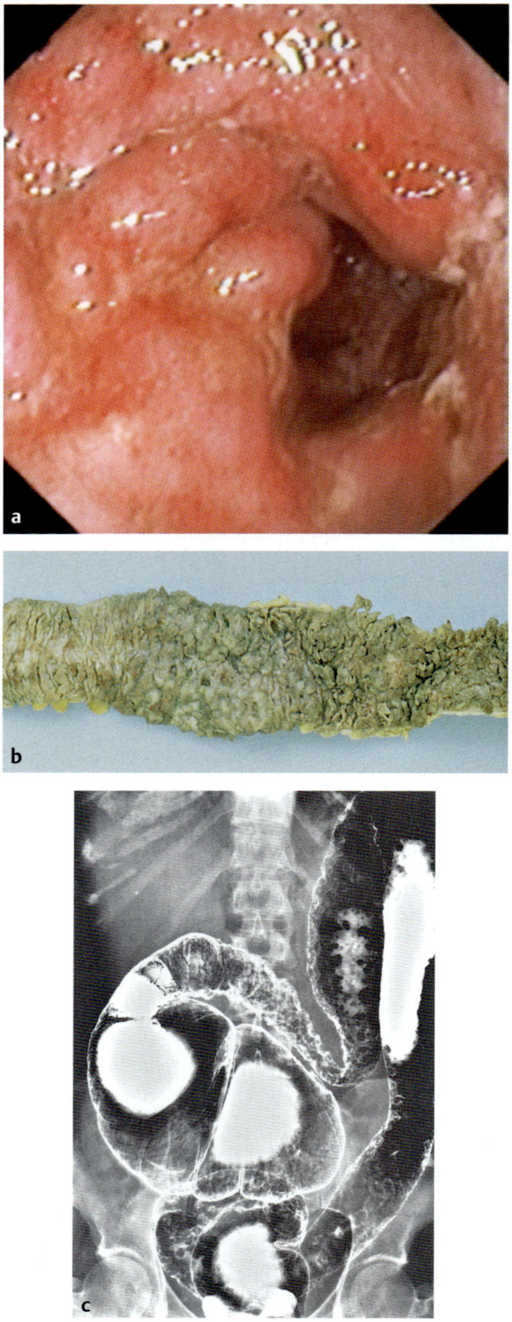

**Abb. 4.6 Colitis ulcerosa.** **a** Endoskopisch wird eine gerötete, leicht verletzliche, blutende Schleimhaut mit einzelnen Ulzerationen sichtbar. **b** Das Resektionspräparat zeigt zahlreiche Pseudopolypen. **c** Im Röntgenbild fällt die fehlende Haustrierung („Fahrradschlauch“) mit der Ausbildung von Pseudopolypen auf.

### *Verlauf*

Leichte und schwere, das Leben bedrohende Formen kommen vor. Hohes Fieber, Exsikkose, Leukozytose, Anämie und Hypokaliämie stellen sich ein. Die BSG ist stark beschleunigt. Das Abdomen ist schmerzhaft.

Die Geschwüre können, vor allem unter Behandlung mit Glukokortikoiden, perforieren und zur Peritonitis führen.

Nach langjährigem Verlauf der Kolitis ist die Haustrierung des Darms aufgehoben. Es entsteht das Bild des „Fahrradschlauches“ (**Abb. 4.6c**).

### *Komplikationen*

Komplikationen zeigen an, dass die Krankheit nicht allein eine Darmkrankheit, sondern eine Allgemeinerkrankung ist: An der Haut entwickeln sich gelegentlich Pyodermien. Die Gelenke schmerzen (Enteroarthritis). Am Auge kann eine Iritis oder Uveitis entstehen. Leber- und Pankreasentzündungen, auch Venenentzündungen (Thrombophlebitis) und Darmblutungen kommen vor. Analabszesse und Analfisteln entwickeln sich deutlich seltener als bei Morbus Crohn.

Toxisches Megakolon, Darmperforation und Peritonitis sind lebensbedrohende Komplikationen.

● MERKE *Nach jahrzehntelangem Verlauf der Colitis ulcerosa kann die Krankheit zu einem Kolonkarzinom entarten. Deshalb sind nach mehrjähriger Krankheitsdauer, insbesondere bei Befall des gesamten Kolons, regelmäßige Koloskopien mit Stufenbiopsien erforderlich.*

### *Therapie*

Der Therapieplan muss Ausdehnung und Schweregrad der Krankheit berücksichtigen.

#### *Diätetische Behandlung*

Leichte Formen werden diätetisch behandelt. Die Kost soll schlackenarm, aber kalorienreich sein. Verordnung von sog. Formeldiäten, die gänzlich schlackenfrei sind, ist vorteilhaft. In schweren Fällen ist parenterale Ernährung notwendig, um den Darm zu entlasten.

#### *Arzneimitteltherapie*

Medikamentös gibt man 5-Aminosalicylsäure. Glukokortikoide werden als Tabletten, Injektionen und rektale Instillation gegeben. Für Metronidazol und Azathioprin gelten die Indikationen wie für Morbus Crohn. In den letzten Jahren hat sich in Studien bestätigt, dass leichte bis mittelschwere Schübe durch getrocknete Bakterienkulturen von E. coli in Tablettenform (z.B. Mutaflor) behandelt werden können.

Wasser- und Elektrolythaushalt müssen ausgeglichen werden. Bluttransfusionen sind in schweren Fällen notwendig.

In der medikamentösen Behandlung der Colitis ulcerosa hat eine Langzeitbehandlung im Gegensatz zur Behandlung des Morbus Crohn große Bedeutung für die Rezidivprophylaxe. Dadurch kann die Anzahl akuter Schübe deutlich vermindert werden.

Viele Patienten mit chronischen Erkrankungen entwickeln ein reaktiv depressives Syndrom oder Angststörungen und erleiden Beziehungsstörungen. Die seelische Behandlung besteht in lösend stützenden Gesprächen, vorsichtigem Aufspüren von Partnerproblemen, insbesondere sexueller Art. In einigen Fällen ist eine Psychotherapie notwendig. Wichtig ist allen Patienten, dass sie über die technische Untersuchung und die medikamentöse Therapie hinaus in ihrem Arzt einen persönlichen Ansprechpartner haben, der in Krisenphasen erreichbar ist bzw. Vertreter benennt, die den Patienten individuell weiter betreuen. Hilfreich sind Selbsthilfegruppen mit ärztlichem Beirat, wie z.B. die Deutsche Morbus Crohn / Colitis ulcerosa Vereinigung – DCCV – e.V.

*Operative Behandlung*

Bei Versagen der konservativen Therapie ist die chirurgische Entfernung des Dickdarms (Proktokolektomie) angezeigt. Dadurch kann der Kranke geheilt werden. Eine moderne Operationstechnik besteht in der Anlage einer ileoanalen Anastomose mit Anlage eines Pouch, wobei der natürliche Darmausgang und damit die Kontinenz erhalten bleiben.

Absolute Operationsindikationen sind

- toxisches Megakolon, wenn konservativ keine rasche Besserung eintritt,
- Darmperforation,
- unstillbare Darmblutung und
- Dickdarmkarzinom.

● PFLEGE ***Beratung.*** *Vor allem junge Patientinnen mit chronisch-entzündlichen Darmkrankheiten sehen sich hinsichtlich ihrer Familienplanung vor besondere Probleme gestellt. Der Kinderwunsch sollte mit dem behandelnden Arzt und einem Gynäkologen besprochen werden. Während der Schwangerschaft muss die Überwachung der Patientin sowohl seitens des Internisten als auch von gynäkologischer Seite intensiviert werden. Die Kontroll- und Vorsorgetermine müssen zuverlässig wahrgenommen werden.*

## 4.2.6 Seltene Kolitisformen

### Mikroskopische Kolitis

Es handelt sich um entzündungsähnliche Veränderungen der Kolonschleimhaut, die zu Diarrhöen führen. Ob dabei eine Verdickung der Basalmembran der Schleimhaut (kollagene Kolitis) oder eine vermehrte Einwanderung von Lymphozyten (lymphozytäre Kolitis) Ursache ist, ist offen. Die Behandlung ist symptomatisch.

### Neutropene Kolitis

Bei einer Agranulozytose, z.B. beobachtet im Rahmen einer Chemotherapie, kommt es zu Störungen der Schleimhaut, die auch als Mukositis im gesamten Gastrointestinaltrakt auftreten kann. Besserung nach Rückgang der Agranulozytose.

## 4.2.7 Divertikulose und Divertikulitis (Divertikelkrankheit)

● DEFINITION *Divertikel sind Ausstülpungen der Kolonwand (***Abb. 4.7***).*
*Divertikulose: keine Entzündungszeichen, keine klinischen Symptome.*
*Divertikulitis: Entzündung der Divertikel und der Umgebung.*

#### *Häufigkeit und Ursachen*

Die Häufigkeit von Divertikeln nimmt im höheren Lebensalter zu (30–40% Divertikelträger bei über 70-Jährigen). Erhöhter Darminnendruck infolge schlackenarmer Kost fördert die Entstehung der Divertikel. Die Divertikel entstehen dort, wo die Blutgefäße durch die Muskelschicht des Kolons hindurchtreten. Hier ist die Struktur der Darmwand aus anatomischen Gründen schwach.

#### *Pathologische Anatomie*

Es handelt sich um Pseudodivertikel: Nicht alle Schichten der Darmwand sind ausgestülpt, in der Divertikelwand fehlt die Muskelschicht. Deshalb sind Divertikel weniger widerstandsfähig als die intakte Darmwand.

#### *Diagnostik*

Die Divertikulose ist oft ein Zufallsbefund während einer Koloskopie, die aus anderen Gründen durchgeführt wird. Die Divertikulitis verursacht Entzündungszeichen (Leukozytose), Schmerzen, akut einsetzende Obstipation. Sonografisch sind eventuell Verdickungen der Kolonwand sichtbar. Kontrasteinlauf und Koloskopie können die vermutete Diagnose sichern (**Abb. 4.8**). Palpatorisch ist häufig die Abwehrspannung bei Sigmadivertikulitis zu erkennen.

● DEFINITION *Aufgrund der Perforationsgefahr besondere Vorsicht bei invasiven Untersuchungen im akuten Stadium. Bei der Röntgenuntersuchung muss ein wasserlösliches Kontrastmittel benutzt werden, weil bei Verwendung von Bariumsulfat bei Perforation die gefährliche Bariumperitonitis droht.*

#### *Symptome*

Oft entwickelt sich die Divertikulose ohne Beschwerden. Mit Auftreten von Komplikationen bekommen die

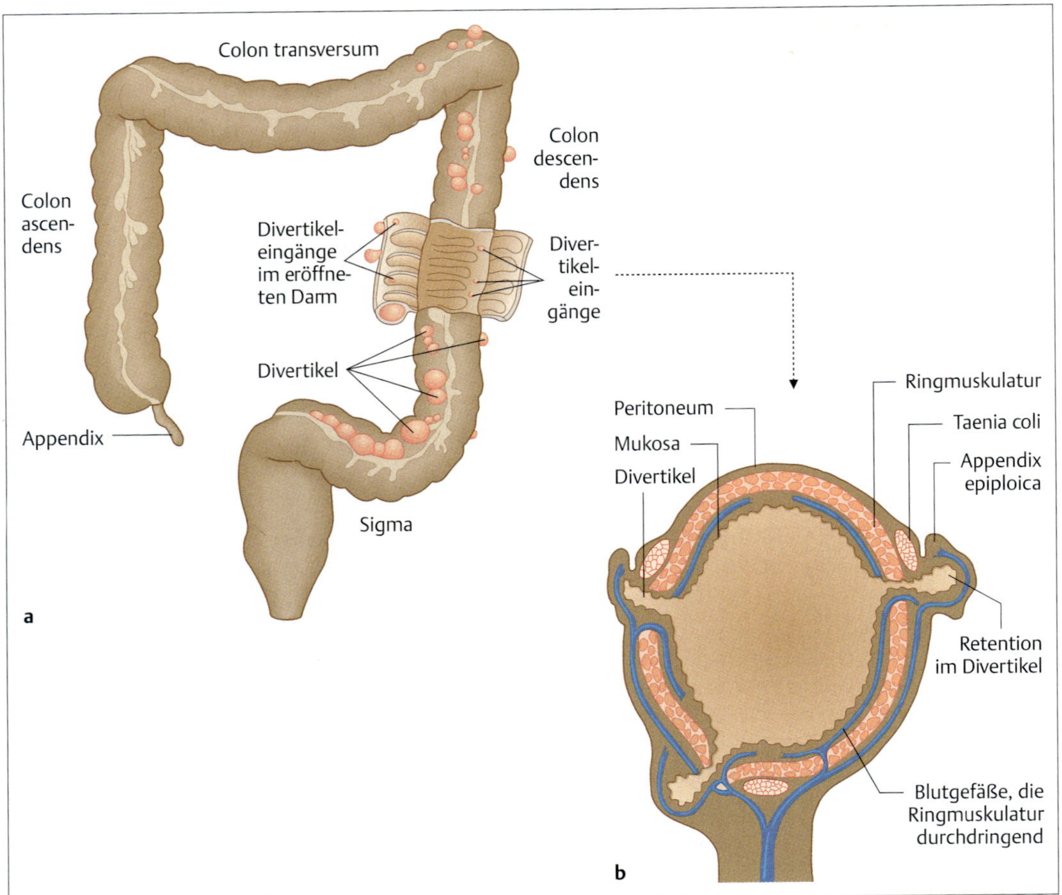


**Abb. 4.7 Dickdarm-Divertikulose.** **a** Entstehung von Divertikeln im Dickdarm. **b** Divertikeleingänge im eröffneten Darm (Schema nach Hahn u. Riemann 1996).

Patienten Schmerzen im Abdomen. Fieber und erhöhte CRP können sich einstellen. Die häufigste Komplikation ist der Übergang der Divertikulose in die Divertikulitis. Diese ist oft bakteriell bedingt. Durch Retention und Verhärtung von Stuhl in den enghalsigen Divertikeln bilden sich „Kotsteine", die die Divertikelwand durch Druck schädigen. Abszedierung und Perforation sowie Blutung sind möglich.

Immer wieder rezidivierende Entzündungen der Divertikel und deren Umgebung (Divertikulitis und Peridivertikulitis) führen zu narbiger Schrumpfung in dem befallenen Darmabschnitt (**Abb. 4.8b**), sodass eine Stenose entstehen kann.

### *Therapie*

Bei Divertikulose verordnet man schlackenreiche Kost, um einer Obstipation vorzubeugen. Ist eine Divertikulitis entstanden, sind schlackenarme Diät, eventuell parenterale Ernährung und Antibiotika erforderlich. Die Perforation erfordert eine Operation.

Eine immer wiederkehrende Divertikulitis mit starken Schmerzen sollte ebenfalls operativ behandelt werden, insbesondere wenn die Divertikulitis auf einen kleinen Darmabschnitt begrenzt ist. Hat sich eine Stenose gebildet, so ist eine Operation erforderlich, um das mechanische Hindernis zu beseitigen.

## 4.2.8 Pseudomembranöse Kolitis

Die Einnahme von Antibiotika kann die Darmflora so nachhaltig verändern, dass das Bakterium Clostridium difficile überwuchert und zu einer hochfloriden Kolitis führt. Die Krankheit nimmt bei älteren multimorbiden Patienten wegen der häufigeren Antibiotikagabe zu. Die Krankheitssymptome werden durch Zytotoxine des Clostridium difficile hervorgerufen. Das Bakterium ist gegen fast alle Breitspektrumantibiotika resistent. Blutige Diarrhö, heftige Bauchschmerzen und hohes Fieber sind die Symptome.

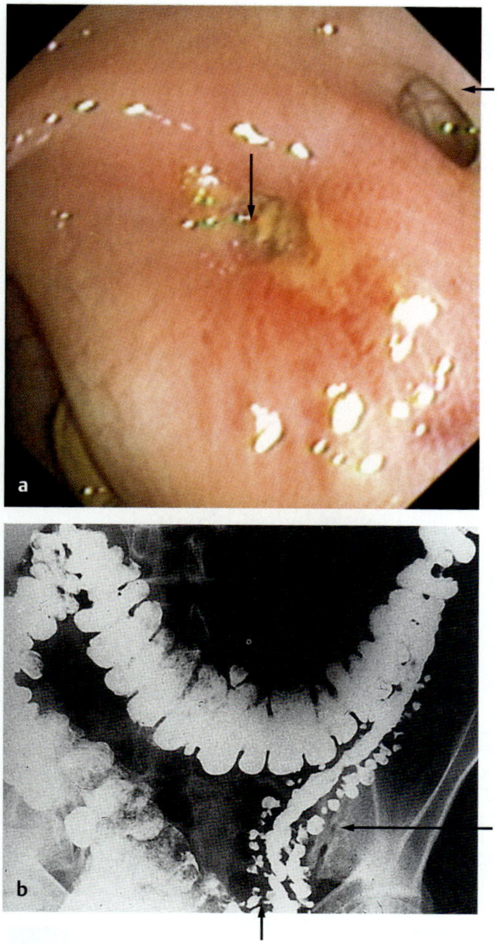

Abb. 4.8 **Divertikel.** **a** Koloskopische Sicht auf Divertikeleingänge, ein Divertikel entzündet als Hinweis auf eine Divertikulitis. **b** Im Kontrasteinlauf erkennt man zahlreiche Divertikel im Colon ascendens und transversum. Das Lumen des Colon descendens (rechte Bildhälfte) ist infolge Divertikulitis und Peridivertikulitis hochgradig verengt.

### *Diagnostik und Therapie*

Bakteriologische, serologische und endoskopische Untersuchungen sichern die Diagnose. Therapie: Absetzen der auslösenden Antibiotika. Weiterbehandlung mit Metronidazol (Clont) oder mit Vancomycin. Bedrohliche Komplikationen sind Ileus, Megakolon, Kolonperforation.

### Strahlenkolitis

Eine Strahlentherapie, die gegen bösartige Krankheiten im Bereich des Abdomens und des Beckens gerichtet ist, kann als Nebenwirkung eine Entzündung des Dickdarms (Strahlenkolitis) oder des Dünndarms (Strahlenenteritis) hervorrufen. Durch die differenzierte moderne Bestrahlungsplanung ist die Strahlenkolitis sehr selten geworden.

## 4.2.9 Kolorektale Polypen

DEFINITION *Ein Polyp ist eine Vorwölbung der Schleimhaut in das Darmlumen. Man kann die Polypen nach der Anzahl in solitäre oder multiple Polypen einteilen. Von Polypose spricht man, wenn eine Vielzahl von Polypen (über 100) zu finden ist.*

### *Pathologische Anatomie*

Darmpolypen entstammen dem epithelialen oder mesenchymalen Gewebe (**Tab. 4.4**).

Der neoplastische, vom Epithel ausgehende Polyp (Adenom) und die neoplastische Polypose (Adenomatose) sind *Präkanzerosen* im Dickdarm. Die Entartung eines Adenoms zum Karzinom (Adenom-Karzinom-Sequenz, heute genauer: Dysplasie-Karzinom-Sequenz) ist in etwa 5% der Adenome zu erwarten. Bei Patienten mit familiärer adenomatöser Polypose (FAP) ist die maligne Entartung obligat. In großen Adenomen findet man häufiger bösartige Anteile als in kleinen Adenomen. Adenome enthalten immer dysplastische Anteile und sind deshalb Präkanzerosen. Mit Blick auf die Gefahr der malignen Entartung unterscheidet man:

- Adenome mit geringer Dysplasie (Low-Grade-Dysplasie)
- Adenome mit hochgradiger Dysplasie (High-Grade-Dysplasie), Syn. Tis-Neoplasie
- Invasives Karzinom (T1-Stadium) in einem Polypen

Der histologische Aufbau des Adenoms kann tubulär, villös oder tubulovillös sein. Die Entfernung durch endoskopische Polypektomie ist stadiengerecht in **Abb. 4.9** dargestellt.

### *Häufigkeit*

Am häufigsten werden kolorektale Polypen in Ländern mit hohem Lebensstandard gefunden. Die Zahl der Polypenträger steigt mit höherem Lebensalter deutlich an. 15–20% der über 50-jährigen Menschen in westlichen Ländern sind Adenomträger.

Von großer Bedeutung ist die Unterscheidung zwischen neoplastischen Polypen und nicht neoplastischen (tumorähnlichen) Polypen, z.B. Darmpolypen bei Peutz-Jeghers-Syndrom.

### *Ursachen*

Man nimmt an, dass eine fettreiche, aber faserarme Ernährung sowie vermehrter bakterieller Abbau von Gallensäuren im Darm und genetische Einflüsse wichtige Faktoren für die Entstehung und für das Wachstum kolorektaler Polypen sind. Alkoholabusus ist wahrscheinlich ein weiterer Risikofaktor. Prophylaktisch wird der Verzehr von frischem Obst und Gemüse empfohlen.

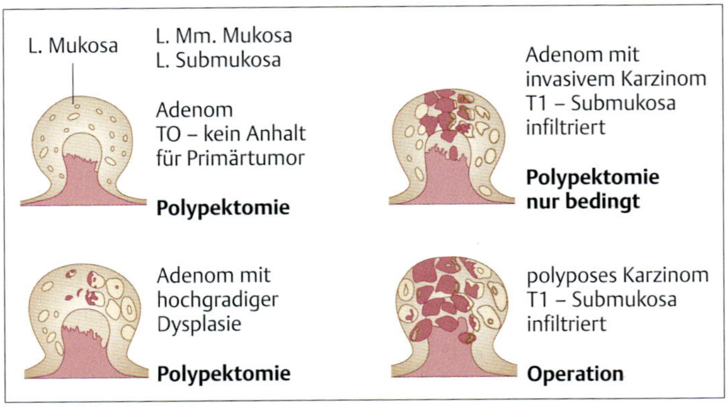


**Abb. 4.9 Karzinombildung.** Karzinomentwicklung in einem gestielten Dickdarmadenom. Polypektomie oder Operation je nach Ausbreitungsstadium.

**Tab. 4.4 Kolorektale Polypen – WHO-Klassifikation.**

| *Tumoren* | *benigne* | *maligne* |
|---|---|---|
| mesenchymal | Leiomyom | Sarkom |
| | Lipom/Fibrom | Sarkom |
| | Neurinom/Fibrom | Sarkom |
| | Hämangiom | Sarkom |
| epithelial | Adenom | Adenokarzinom |
| | Adenomatosis coli | undifferenziertes Karzinom |
| | Karzinoid | |
| tumorähnlich | Hamartome | |
| | Peutz-Jeghers-Polyposis | |
| | juvenile Polypose | |
| | hyperplastischer Polyp | |
| | benigner lymphoider Polyp | |
| | entzündlicher Polyp | |

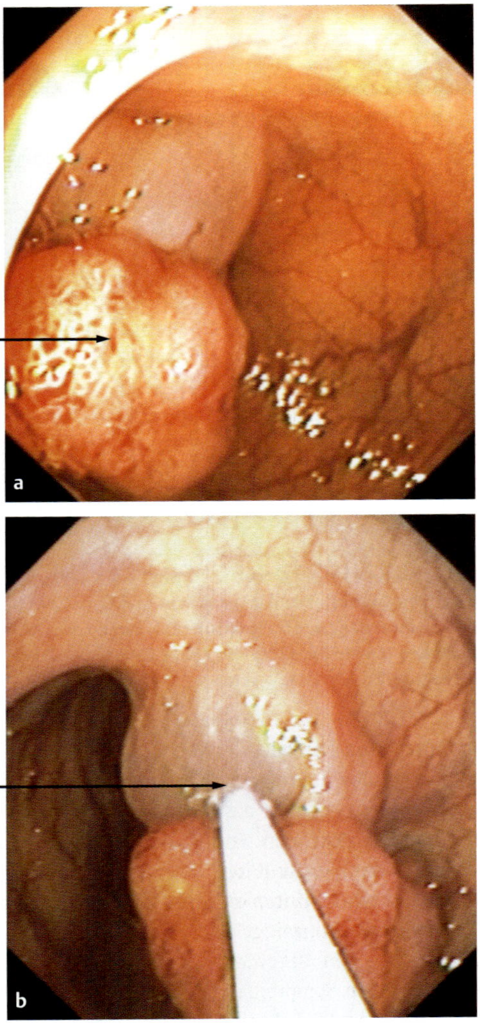


**Abb. 4.10 Polypen.** **a** Dickdarmpolyp, **b** Polypektomie.

### *Symptome*

Kolorektale Polypen sind meistens ohne klinische Symptome. Sie werden koloskopisch bei Vorsorgeuntersuchungen oder Untersuchungen aus anderen Gründen entdeckt. Große Polypen können bluten. Villöse (zottenförmige) Adenome verursachen Schleimabgang und Verlust von Eiweiß und Kalium.

### *Praktisches Vorgehen*

Jeder Polyp muss entfernt (**Abb. 4.10b**) und histologisch untersucht werden. Patienten, bei denen Polypen gefunden wurden, müssen koloskopisch nach 3–5 Jahren nachuntersucht werden, weil das Risiko erneuter Polypenbildung besteht.

Bei Patienten mit genetisch bedingter, familiärer adenomatöser Polypose ist die Kolektomie mit Anlage eines Dünndarmpouchs erforderlich.

## 4.2.10 Kolorektales Karzinom

DEFINITION *Es handelt sich um bösartige Tumoren des Dickdarmes, die sich zu 95 % aus Adenomen entwickeln.*

### *Epidemiologie*

Das kolorektale Karzinom ist bei Männern (nach Malignomen der Lunge und der Haut) und Frauen (nach Malignomen der Mamma und der Haut) der dritthäufigste bösartige Tumor. Die Häufigkeit nimmt vom 40. Lebensjahr an deutlich zu. Die Inzidenz beträgt 10 Neuerkrankungen pro Jahr auf 100 000 Einwohner im Alter zwischen 40 und 45 Jahren; sie steigt im 8. Lebensjahrzehnt auf etwa 400 Neuerkrankungen. Während die Inzidenz des Magenkarzinoms abnimmt, nimmt die des Dickdarmkarzinoms zu.

### *Ursachen*

Etwa 6% der kolorektalen Karzinome entstehen auf dem Boden genetischer Defekte, die molekularbiologisch in den letzten Jahren entdeckt wurden.

Die Manifestation eines kolorektalen Karzinoms wird durch bestimmte Risikofaktoren sowie durch fettreiche und faserarme Kost möglicherweise gefördert. Etwa 1% aller kolorektalen Karzinome entsteht auf der Grundlage einer genetisch bedingten familiären adenomatösen Polypose (FAP). Etwa 5% gehören in die Gruppe der ***hereditären (ererbten) nicht polypösen kolorektalen Karzinome (HNPCC).***

### *Prävention*

Maßnahmen zur Prävention von kolorektalen Karzinomen:

- fettreduzierte und ballaststoffreiche Kost
- regelmäßiger Verzehr von Gemüse und Früchten
- Reduktion des Alkoholgenusses
- Vermeiden bzw. Reduktion von Übergewicht
- ggf. Vitamingaben oder Aspirin, Erfolg noch nicht gesichert, deshalb keine allgemeine Empfehlung

### *Früherkennung*

Die wichtigste Maßnahme zur Senkung der Mortalität an kolorektalem Karzinom ist die Anwendung von Methoden, die eine frühzeitige Erkennung des Karzinoms schon bei solchen Patienten ermöglichen, die noch keine klinischen Symptome haben. Deshalb wird für Personen ab dem 50. Lebensjahr neben Anamnese und allgemeiner körperlicher Untersuchung empfohlen:

- jährliche digitale rektale Untersuchung
- jährliche Stuhluntersuchung auf okkultes Blut
- ab dem 55. Lebensjahr Vorsorgekoloskopie

Bei den genetisch bedingten kolorektalen Karzinomen wird die molekulargenetische Untersuchung der Familienangehörigen in Zukunft weiter an Bedeutung für die Prävention gewinnen. Bei Patienten mit familiärer Disposition für das kolorektale Karzinom müssen Vorsorgeuntersuchungen schon in früheren Lebensjahren und häufiger vorgenommen werden.

### *Symptome*

In frühen Stadien des kolorektalen Karzinoms fehlen häufig hinweisende Symptome. Erst in späteren Stadien stellen sich Schmerzen, Abgang von Blut, unwillkürlicher Abgang von Stuhl und Winden („falscher Freund") ein. „Bleistiftförmiger" Stuhl kann Folge eines stenosierenden Rektumkarzinoms sein. Grundsätzlich können Bauchschmerzen im Alter unterschiedliche Ursachen und Ausprägungen aufweisen (**Tab. 4.5**).

### *Diagnostik*

Zur Häufigkeitsverteilung des kolorektalen Karzinoms s. **Abb. 4.11**.

Rektoskopie und Koloskopie mit Probeentnahme zur histologischen Untersuchung sichern die Diagnose des kolorektalen Karzinoms (**Abb. 4.12**). Die Suche nach

**Tab. 4.5 Bauchschmerz im Alter.**

| *Veränderung* | *Schmerzursache* |
|---|---|
| Änderung der Prävalenz | - Ischämie<br>- Embolie<br>- Krebs<br>- Divertikulose (Duodenalulkus seltener) |
| Änderung des Schmerzcharakters | Kolik weniger schwer (geringere Kontraktilität?) |
| Änderung der Reaktion | - Leukozytose<br>- Fieber |

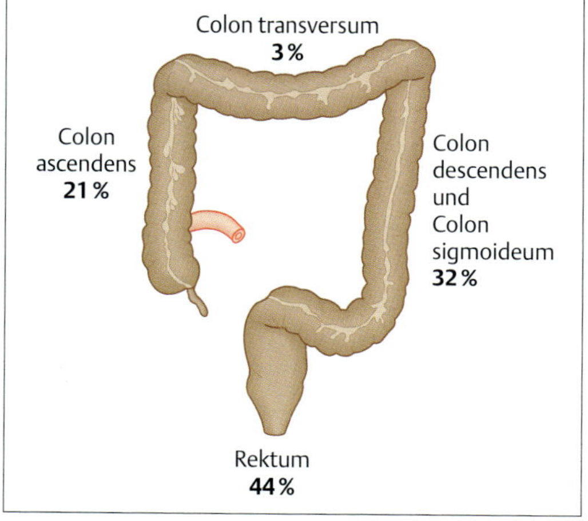


**Abb. 4.11 Karzinome in Dickdarm und Rektum.** Häufigkeitsverteilung in den einzelnen Darmabschnitten.

Metastasen und die Darstellung der Stenose geschieht mit bildgebenden Verfahren (**Abb. 4.13**). Für Therapieplan und Prognose des Krankheitsverlaufs ist die TNM-Klassifikation des kolorektalen Karzinoms von großer Bedeutung (**Tab. 4.6**).

### *Therapie*

Das Prinzip der chirurgischen Therapie ist die Resektion des Tumors mit einem Sicherheitsabstand im gesunden Gewebe von mindestens 5 cm. Außerdem werden die regionalen Lymphknoten und die infiltrierten Nachbarorgane reseziert. Auch Fernmetastasen (Leber) können operativ entfernt werden. Die Rezidivrate beträgt jedoch 80 %.

Bei Patienten mit Rektumkarzinom wird eine adjuvante kombinierte *Radiochemotherapie* empfohlen.

### *Nachsorge*

Trotz operativer und radiochemischer Therapie der kolorektalen Karzinome ist die Rezidivrate hoch. Deshalb ist eine regelmäßige Nachsorge erforderlich. Diese umfasst möglichst frühzeitige Diagnose und Therapie von Rezidiven oder Metastasen. Wie bei allen Karzinompatienten hat die Nachsorge nicht nur die körperliche, sondern auch die psychische Rehabilitation der Patienten zum Ziel.

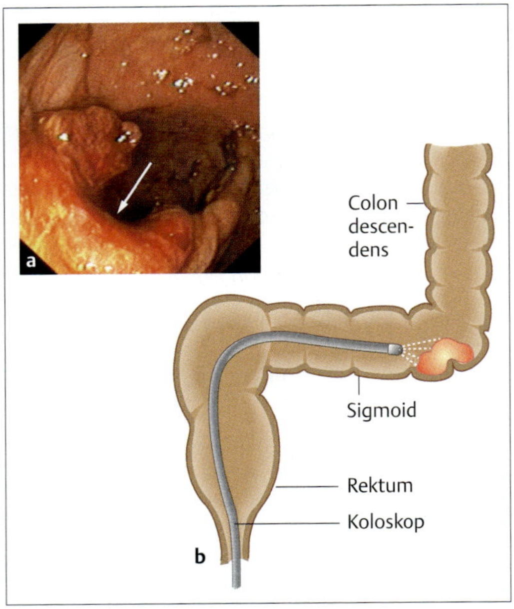


**Abb. 4.12 Kolorektales Karzinom. a** Endoskopische Sicht, **b** Skizze zu **Abb. 4.12a**.

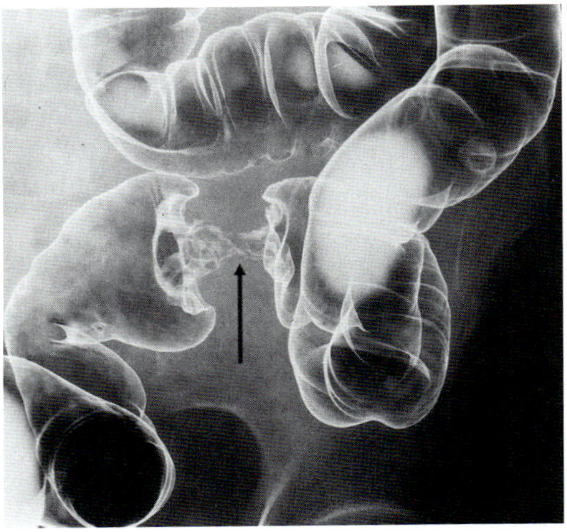

**Abb. 4.13 Kolonkarzinom.** Röntgenologische Darstellung im fortgeschrittenen Stadium.

**Tab. 4.6 TNM-Klassifikation (Staging) des kolorektalen Karzinoms.**

| *Eingruppierung* | *Primärtumor* | *Regionale Lymphknoten* | *Fernmetastasen* |
|---|---|---|---|
| Stadium 0 | TiS (high grade Neoplasie) | N0 (kein Befall) | M0 (keine Fernmetastasen) |
| Stadium I | T1 Submukosa | N0 | M0 |
| | T2 Muscluaris propria | N0 | M0 |
| Stadium II | T3 Subserosa, perikolisches Gewebe, perirektales Gewebe | N0 | M0 |
| | T4 Nachbarorgane | N0 | M0 |
| Stadium III | jedes T | N1: 1–3 regionäre Lymphknoten befallen | M0 |
| | jedes T | N2: mehr als 3 regionäre Lymphknoten befallen | M0 |
| | jedes T | N3: Lymphknoten entlang der Blutgefäßstämme | M0 |
| Stadium IV | jedes T | jedes N | M1 (Fernmetastasen vorhanden) |

Im Serum messbare Tumormarker sind in der Nachsorge gebräuchliche Bestimmungen, z. B. CEA (karzinoembryonales Antigen).

Die Darmtumoren, die sich aus mesenchymalem Gewebe entwickelt haben, wachsen stets submukös. In dieser Gruppe ist das Lipom am häufigsten. Leiomyome, Leiomyosarkome und andere seltene Stromatumoren mit speziellen histologischen Kennzeichen werden als gastrointestinale Stromatumoren (GIST) zusammengefasst.

FALLBEISPIEL KOLONKARZINOM *Ein 70-jähriger Patient hat gelegentlich beim Stuhlgang etwas helles Blut beobachtet. Seit drei Wochen ist die Defäkation beschwerlicher. Bei einem Bruder wurde vor drei Jahren ein Sigmakarzinom festgestellt. Zu einer Vorsorgekoloskopie konnte sich der Patient noch nicht entschließen.*
*Der Bauch ist weich zu tasten. Bei der rektalen Untersuchung sieht man etwas frisches und altes Blut am Handschuh. Sonografisch fallen zwei Leberrundherde mit 3–5 cm Durchmesser auf, das Binnenecho ist inhomogen. Bei der Koloskopie findet sich eine nicht passierbare Stenose im unteren Sigma, 25 cm vom After entfernt. Im präoperativen Computertomogramm sieht man keine Lymphknotenvergrößerungen, dann jedoch intraoperativ. Tumorresektion und Enukleation der Lebermetastasen. Tumorstadium: T3, N2, M (Leber)*

***Kommentar:*** *Dieses Fallbeispiel unterstreicht die Wichtigkeit einer Vorsorgekoloskopie besonders, wenn ein Kolonkarzinom bei Blutsverwandten ersten Grades bekannt ist. Bei einer früher durchgeführten Koloskopie hätte man wahrscheinlich den Tumor in einer geringeren Ausdehnung festgestellt und kurativ behandeln können. Trotz Resektion der Lebermetastasen ist bei 80–90 % der Patienten mit Rezidiven zu rechnen.*

#### Analkarzinom

Der „chirurgische" Analkanal ist etwa 4 cm lang. Hier auftretende Karzinome sind weit überwiegend Plattenepithelkarzinome. Die häufigsten Symptome sind Blutungen, Juckreiz und Schmerzen. Therapie: Resektion und/oder kombinierte Radiochemotherapie.

## 4.2.11 Weitere Krankheiten des Dickdarms

#### Durchblutungsstörungen der Mesenterialgefäße

Zur Einengung des Gefäßlumens und schließlich zum akuten Verschluss von Mesenterialgefäßen kommt es bei schwerer Arteriosklerose in dieser Gefäßprovinz. Die Unterbrechung der Blutversorgung führt zur Gangrän im Versorgungsgebiet jenseits des Verschlusses. Meist ist ein mehr oder weniger ausgedehnter Bezirk des Darmes betroffen. Ist das Kolon betroffen, entwickelt sich eine *ischämische Kolitis*.

##### *Symptome und Therapie*

Die *ischämische Kolitis* ist eine Erkrankung im höheren Lebensalter. Akutes Abdomen mit plötzlich aufgetretenen heftigsten Schmerzen, Schocksyndrom sowie blutiger Stuhl sind typische Symptome der lebensgefährlichen Erkrankung. Dieser Verlauf ist eher selten. Häufig tritt die ischämische Kolitis in Form einer segmentären Kolitis auf und lässt sich von einem Morbus Crohn im höheren Lebensalter nicht sicher unterscheiden. Bei Gefäßverschluss kann nur frühzeitige chirurgische Behandlung Hilfe bringen.

#### Akute Gastroenteritis

Bei akuter Gastroenteritis (S. 601) sind Abschnitte von Dünn- und/oder Dickdarm entzündet. Dies gilt für Erreger, wie Salmonellen, Yersinien, Shigellen, Campylobacter und Viren.

#### Innervationsstörungen von Kolon und Rektum

Es kommen verschiedene Innervationsstörungen des Kolons vor. Die häufigste angeborene ist der Morbus Hirschsprung. Dabei handelt es sich um eine Aganglionose. In der Darmwand von Rektum und Sigma fehlen die Ganglienzellen des Plexus myentericus. In diesem Abschnitt ist der Muskeltonus erhöht, sodass der Ringmuskel spastisch kontrahiert ist. Oberhalb ist das Kolon erweitert (**Abb. 4.14**). Von Kindheit an besteht eine hartnäckige Obstipation. Bei schweren Formen wird der Darmanteil, dessen Ganglienzellen fehlen, operativ entfernt.

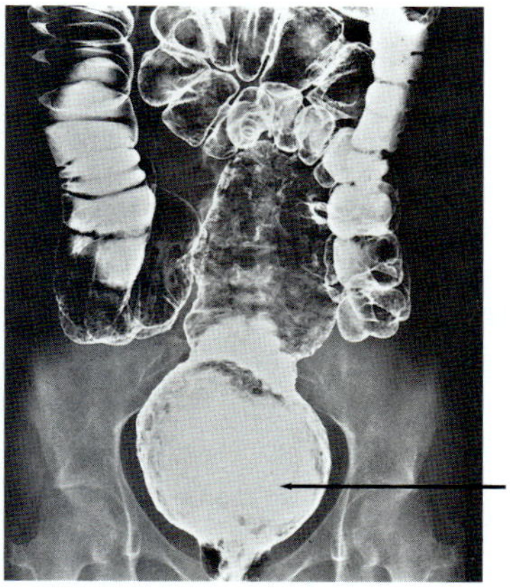

**Abb. 4.14 Morbus Hirschsprung.** Röntgen-Kontrastdarstellung des stark erweiterten Dickdarms.

# 4.3 Krankheiten des Bauchfells

## 4.3.1 Peritonitis

DEFINITION *Die eitrige Entzündung des Bauchfells ist die Peritonitis. Fast immer erkrankt das Bauchfell (Peritoneum) sekundär; d. h., dass die primäre Erkrankung anderswo zu suchen ist.*

Die häufigsten Ausgangsherde der Peritonitis sind
- phlegmonöse Appendizitis,
- Ulkusperforation an Magen oder Duodenum,
- Darmperforation,
- Entzündung und Perforation der Gallenblase,
- Pankreatitis,
- Entzündung der weiblichen Genitalorgane.

### Symptome

Eine beginnende Peritonitis ist nicht immer leicht zu entdecken. Charakteristische Symptome der (schon fortgeschrittenen) Peritonitis sind
- Bauchschmerz (spontan und auf Druck),
- Abwehrspannung (brettharter Bauch),
- Darmlähmung (auskultatorisch keine Darmgeräusche).

Ist die Peritonitis Folge einer Perforation, beginnt der Schmerz blitzartig (Perforationsschmerz). Bald entwickelt sich ein Schockzustand mit fliegendem Puls, Blutdruckabfall, Oligurie. Der Kranke ist von kaltem Schweiß bedeckt, die Hautfarbe ist blass-zyanotisch, die Zunge trocken und belegt.

### Therapie

Sofortige Schockbehandlung ist erforderlich. Sobald wie möglich muss die Operation angeschlossen werden, bei der die Perforationsstelle bzw. die Infektionsquelle beseitigt werden soll.

4

# P 4.4 Pflegeschwerpunkt Chron.-entz. Darmerkrankung

Christiane Becker

Der schubweise Verlauf der Erkrankung sowie das Auftreten von Komplikationen führen häufig zu einer stationären Aufnahme und Behandlung im Krankenhaus. Bei der pflegerischen Betreuung des Patienten sind verschiedene Schwerpunkte zu berücksichtigen.

**Ernährung.** Im akuten Schub ist die Ernährung mit ballaststoffarmer Kost zu empfehlen, um den Darm zu entlasten. Niedermolekulare Formeldiät wird als Flüssignahrung getrunken oder als Sondenkost mittels Ernährungspumpe über eine Magen- oder Duodenalsonde verabreicht. Die Aufgabe der Pflegenden besteht in der Überwachung der Sondenkostverabreichung und Beobachtung des Patienten auf Schmerzen, Diarrhöe, Kreislaufprobleme oder Übelkeit. Klingt der akute Schub ab, kann mit dem langsamen Kostaufbau begonnen werden. Es gibt keine allgemein gültigen Diätrichtlinien, insgesamt gilt die individuelle Verträglichkeit als ausschlaggebend. Natürlich bereiten einige Nahrungsmittel häufiger Probleme (blähende Speisen, fette Nahrungsmittel, scharfe Gewürze, Vollkornprodukte, Süßigkeiten).

PFLEGE *Empfehlen Sie dem Patienten individuelle Unverträglichkeiten herauszufinden, z. B. durch das Führen eines Ernährungsprotokolls. Wichtig ist eine hochwertige und kalorienreiche Kost, um eine etwaige Mangelernährung nach einem akuten Schub auszugleichen.*

**Bewegung.** Während eines akuten Schubes sollte sich der Betroffene schonen. Eine bauchdeckenentspannende Lagerung wird oft als angenehm empfunden, ebenso Einreibungen der Bauchdecke mit Anis- oder Kümmelöl. Nach Möglichkeit sollte der Patient in einem ruhigen Zimmer untergebracht werden. Ist der Patient sehr geschwächt oder besteht Kollapsneigung, sollte der Patient nur in Begleitung aufstehen.

**Stuhlausscheidung.** Während eines akuten Schubes mit bis zu 30 Stuhlentleerungen/Tag ist es notwendig, die Intimtoilette und Pflege der Analregion mit besonderer Sorgfalt durchzuführen. Dem Patienten werden weiches Toilettenpapier, Hautschutzsalbe und Vorlagen zum Wäscheschutz zur Verfügung gestellt. Das Führen eines Stuhlprotokolls gibt Aufschluss über die Häufigkeit und Konsistenz der Stuhlausscheidungen. Blutauflagen und das Auftreten von Schmerzen werden ebenfalls dokumentiert (**Abb. 4.15**).

**Psychische Situation.** Während eines akuten Schubes sind viele Betroffene verzweifelt und deprimiert. Sie reagieren mit Resignation und Rückzug. Diese Form der Krankheitsbewältigung geht meist mit einem verlängerten Krankheitsschub einher. Deshalb ist es wichtig, den Patienten bei einer aktiven Auseinandersetzung mit der Erkrankung zu unterstützen, Dies gelingt am besten, wenn eine beständige Pflege durch wenige Bezugspersonen gewährleistet ist. Der Verlauf der Erkrankung kann zu seelischen, zwischenmenschlichen

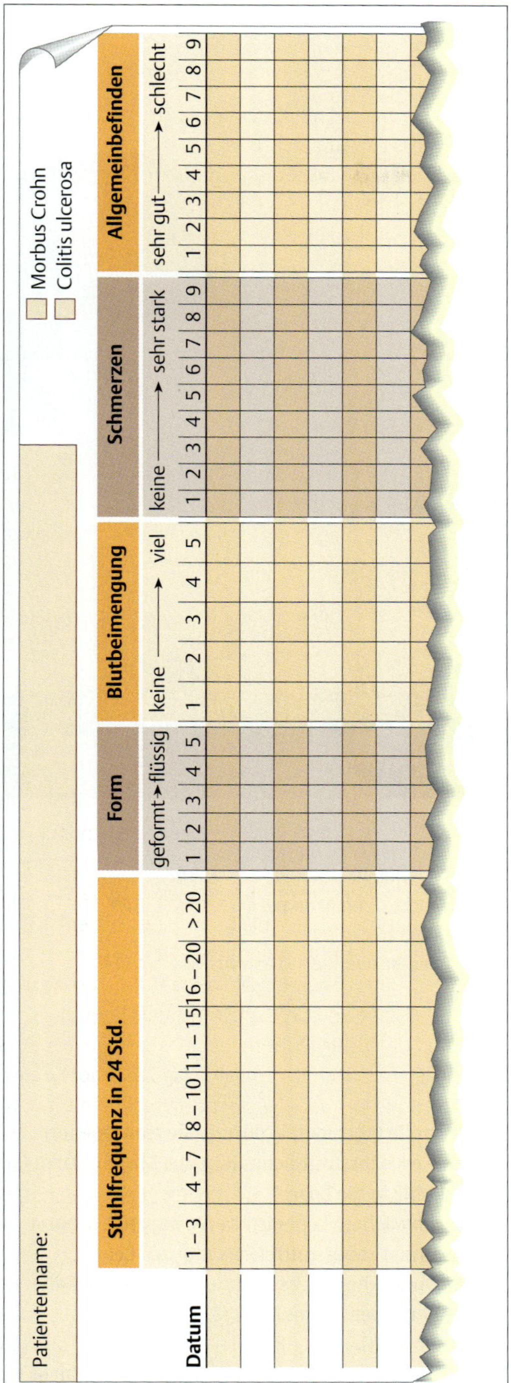


**Abb. 4.15 Stuhlprotokoll.** Bei chronisch entzündlichen Darmerkrankungen wird ein Stuhlprotokoll geführt.

(sexuellen oder partnerschaftlichen) und sozialen (z. B. Probleme bei der Berufsausbildung oder am Arbeitsplatz durch Krankschreibung) Problemen führen.

Einige Patienten reagieren auf Alltagsbelastungen und Stresssituationen mit Bauchkrämpfen und Durchfällen. Teilweise ist auch ein Zusammenhang zwischen einschneidenden Lebensereignissen, wie Arbeitsplatzwechsel oder Partnerverlust, und Krankheitsschüben zu beobachten. Das Erlernen von Entspannungstechniken kann hier weiterhelfen. Sport in Maßen und unter Berücksichtigung der individuellen Krankheitssituation kann helfen, Stress abzubauen, negative Stimmungen zu vertreiben und das Immunsystem zu stärken.

● PFLEGE *Die Teilnahme an Schulungsprogrammen sowie an Regionaltreffen der Deutschen Morbus Crohn/Colitis ulcerosa Vereinigung DCCV e. V. können eine aktive Krankheitsbewältigung fördern. Eine Psychotherapie kann bei spezifischen psychosozialen Problemen gerechtfertigt sein.*

# 5 Krankheiten der Leber

Bernhard Högemann

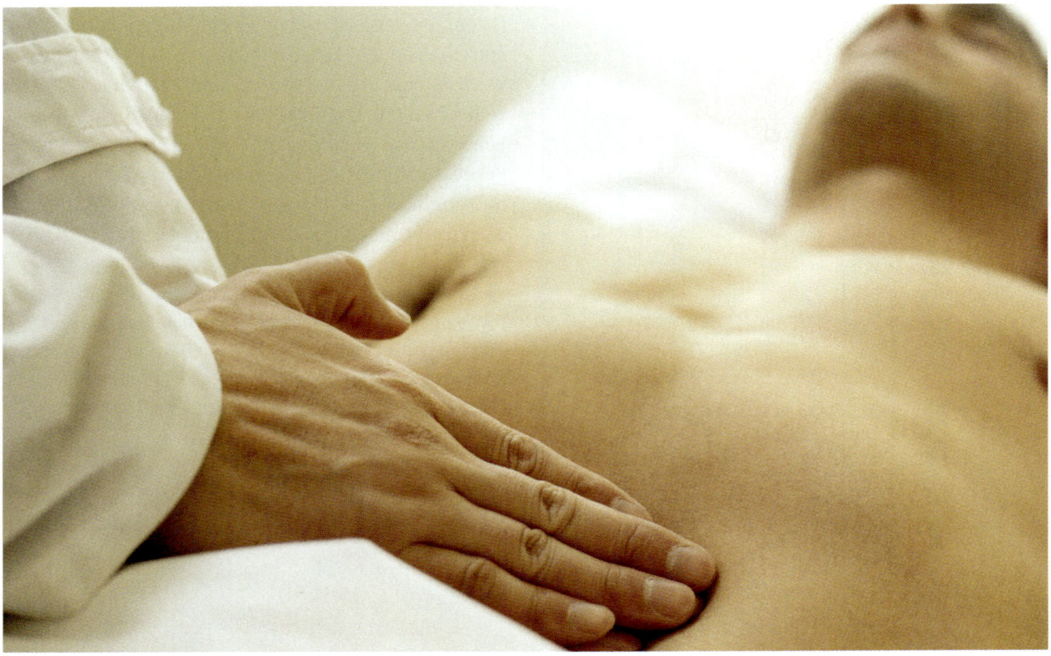



## 5.1 Anatomie und Physiologie

### 5.1.1 Lage und Aufbau

Die Leber liegt im rechten Oberbauch. Sie ist mit 1 500 g das schwerste Organ des Körpers. Die Leber gliedert sich in vier verschieden große Lappen: den großen rechten und den kleineren linken Leberlappen sowie zwei kleinere Lappen (Lobus caudatus und Lobus quadratus, **Abb. 5.1**). Zwischen Lobus quadratus und rechtem Leberlappen befindet sich das Gallenblasenbett mit der Gallenblase.

Die kleinste Baueinheit der Leber ist das bis 2 mm große Leberläppchen, das aus Leberzellen, kleinsten Gefäßen (Sinusoiden) und der Zentralvene besteht.

Durch die Leberpforte (Porta hepatis) verlaufen Gallengang, Nervenäste und Gefäße:

- die große Pfortader, V. portae (sie transportiert venöses, nährstoffreiches Blut aus Magen, Darm und Milz in die Leber),
- die schwächere Leberarterie, A. hepatica propria (sie bringt sauerstoffreiches Blut zur Leber),
- der Ductus hepaticus communis (leitet die Galle aus der Leber heraus),
- Lymphgefäße,
- Nervenäste des N. vagus und des N. sympathicus (sie versorgen Leberzellen und Gefäße).

Das venöse Blut verlässt die Leber über mehrere Lebervenen, die direkt in die untere Hohlvene (V. cava) einmünden.

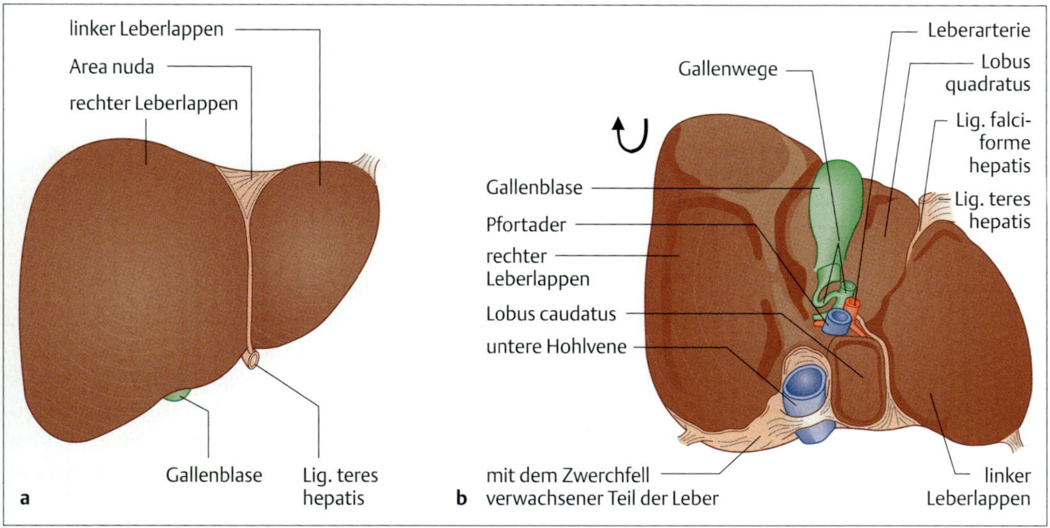


**Abb. 5.1 Anatomischer Aufbau der Leber. a** Die Vorderfläche der Leber lässt deutlich den Größenunterschied der beiden Leberlappen erkennen. **b** In der gedrehten Ansicht der Unterseite sind die Ein- und Austrittstellen der verschiedenen Blutgefäße und die Gallenblase mit den Gallenwegen zu sehen (nach Schwegler 2002).

## 5.1.2 Aufgaben der Leber

Die Leber hat folgende Aufgaben, sie:
- übernimmt wichtige Stoffwechselfunktionen,
- entgiftet den Körper von körpereigenen und körperfremden schädlichen Substanzen,
- baut viele Arzneimittel um oder ab,
- baut Hämoglobin ab,
- hat immunologische Aufgaben.

MERKE *Die vielfältigen Aufgaben der Leber erfordern eine starke Durchblutung des Organs. Deshalb beansprucht die Leber (unter Ruhebedingungen) ca. 35 % des Herzzeitvolumens.*

### Stoffwechsel

Die Leber ist das Zentralorgan im Stoffwechsel der Kohlenhydrate, Eiweiße und Fette. Der Stoffwechsel wird durch zahlreiche Enzyme ermöglicht. Darüber hinaus ist die Leber ein wichtiges Organ für den Cholesterinstoffwechsel. Aus dem Cholesterin entstehen in den Leberzellen die primären Gallensäuren. Diese werden über die Gallengänge zur Gallenblase bzw. zum Duodenum abgeleitet. Im Darm werden sie zur Resorption von Lipiden benötigt. Die Hepatozyten (Leberzellen) sind wesentlich am Stoffwechsel von Vitaminen und Spurenelementen (z. B. Eisen, Kupfer, Zink und Mangan) beteiligt.

### Abbau des Hämoglobins

Beim Abbau von Hämoglobin entsteht der Gallenfarbstoff Bilirubin. Man unterscheidet zwei Formen des Bilirubins:
- das unkonjugierte, indirekte Bilirubin (erhöht bei prähepatischem Ikterus, z. B. bei hämolytischer Anämie)
- das konjugierte, direkte Bilirubin (erhöht bei hepatischem oder posthepatischem Ikterus, z. B. Hepatitis, Gallengangsverschluss)

### Immunologische Aufgaben

Spezielle Zellen, die sog. Kupffer-Zellen, übernehmen immunologische Aufgaben. Sie haben eine hohe Fähigkeit zur Phagozytose und bilden den größten Anteil der ortsständigen Fresszellen (Makrophagen). Sie liegen im Innern der Sinusoide (kleinste Blutgefäße).

WISSEN *Die Kupffer-Zellen werden auch Kupffer-Sternzellen genannt. Namensgeber war der Anatom K. W. von Kupffer (1829–1902), der diese Zellen entdeckte.*

## 5.1.3 Diagnostik

Form und Funktion der Leber können mit folgenden Methoden untersucht werden:
- Perkussion und Palpation
- Laboruntersuchungen
- Sonografie, einschließlich Farb-Duplexsonografie
- Laparoskopie (Besichtigung von Leberoberfläche und Gallenblase, ggf. mit Gewebeentnahme; nur noch in seltenen Fällen erforderlich)
- Punktion (sonografisch gezielt oder als Leberblindpunktion)
- histologische Untersuchung eines durch Punktion gewonnenen Leberzylinders

- Computertomografie (ggf. mit Kontrastmittel)
- Kernspintomografie (Magnetresonanztomografie)
- szintigrafische Untersuchungen (selten erforderlich)
- Angiografie (Darstellung der Lebergefäße, besonders vor Operationen)
- Positronen-Emissionstomografie (PET, PET-CT)

## 5.2 Akute Hepatitis

### 5.2.1 Akute Virushepatitis

DEFINITION *Die akute Virushepatitis ist eine Entzündung des Leberparenchyms (das Parenchym ist ein Gewebe, das der spezifischen Funktion eines Organs dient – im Unterschied zum Bindegewebe).*

Die akute Virushepatitis ist ansteckend und weist zahlreiche Allgemeinsymptome auf. Sie ist global verbreitet und gehört zu den häufigsten meldepflichtigen Infektionskrankheiten in Deutschland.

Zur Virushepatitis im weiteren Sinne gehören auch die Krankheiten, bei denen eine Hepatitis nur begleitend auftritt, z. B. bei Infektionen mit Epstein-Barr-Viren (infektiöse Mononukleose, S. 592), Zytomegalieviren (S. 592), Herpesinfektionen (S. 588), Mumps (S. 591), Toxoplasmose (S. 619).

#### *Ursachen*

Die Virushepatitis wird durch verschiedene Erreger (hepatotrope, d. h. die Leber betreffende Viren) verursacht. Zurzeit sind sechs dieser Viren bekannt:

- Hepatitis-A-Virus
- Hepatitis-B-Virus
- Hepatitis-C-Virus
- Hepatitis-D-Virus
- Hepatitis-E-Virus
- Hepatitis-G-Virus

**Tab. 5.1** zeigt für den jeweiligen Erregertyp Inkubationszeit und Übertragungsweg, die Risikogruppen, den Beginn und den Verlauf der Erkrankung sowie die Prognose.

Die hepatotropen Viren werden vom gesunden Organismus als Antigene erkannt. Als Abwehrreaktion werden Antikörper gebildet. Diese Reaktion läuft nach bestimmten Gesetzen ab und kann für die Diagnose und Prognose der Virushepatitis genutzt werden. Bei Nachweis einer Virushepatitis muss immer auch die Infektion mit einem anderen Hepatitisvirus ausgeschlossen werden. Eine Leberbiopsie ist bei akuter Hepatitis nur im Ausnahmefall indiziert.

MERKE *Alle genannten Virusinfektionen rufen bei günstigem Verlauf eine lang anhaltende Immunität hervor.*

#### Hepatitis A

##### *Erreger und Übertragung*

In Industrieländern mit hohem Hygienestandard ist die Durchseuchung der Bevölkerung mit dem Hepatitis-A-Virus rückläufig. Das Hepatitis-A-Virus (HAV) ist ein RNA-Virus (RNA: ribonucleic acid, Ribonukleinsäure). Die Übertragung erfolgt in erster Linie fäkal-oral durch Schmierinfektion oder durch Verunreinigung von Trinkwasser und Nahrungsmitteln.

##### *Diagnostik*

Im Serum des Patienten können Antikörper gegen Hepatitis-A-Viren nachgewiesen werden (**Tab. 5.2**). Im Verlauf der Erkrankung steigen diese messbar an (**Abb. 5.2**). Im akuten Stadium sind nur Antikörper der IgM-Klasse nachweisbar. In späteren Stadien findet man Antikörper aus der IgG-Klasse. So kann eine frische von einer älteren Infektion unterschieden werden.

PFLEGE ***Gesundheitsberatung.*** *In Deutschland tritt die Hepatitis A besonders häufig nach Reisen in Länder mit schlechten hygienischen Verhältnissen auf. Raten Sie Reisenden, nur durcherhitzte Speisen zu essen und abgekochtes Leitungswasser zu trinken. Machen Sie auf die Möglichkeit der prophylaktischen Immunisierung aufmerksam (vgl.* **Tab. 5.3***).*

#### Hepatitis B

##### *Erreger und Übertragung*

Die Durchseuchung in Nord- und Mitteleuropa beträgt etwa 0,1–1 % der Bevölkerung. Das Hepatitis-B-Virus (HBV) ist ein DNA-Virus (DNA = Desoxyribonucleic acid, Desoxyribonukleinsäure), das gleichfalls global vorkommt. Das Hepatitis-B-Virus besteht aus

- einem Innenkörper (core, HBc-Antigen),
- einer Außenhülle (surface, HBs-Antigen),
- dem HBe-Antigen,
- dem eigentlichen Kern (HBV-DNA).

Die Übertragung erfolgt vorwiegend parenteral, aber auch perinatal und sexuell. Eine orale Übertragung ist in seltenen Fällen möglich.

##### *Diagnostik und Verlauf*

HBV-DNA, HBs-Antigen und HBe-Antigen können im Blutserum nachgewiesen werden, ebenso wie die Anti-

Tab. 5.1 Merkmale zur Differenzierung der Virushepatitis (modifiziert nach Manns et al. 1998).

| | *Hepatitis A* | *Hepatitis B* | *Hepatitis C* | *Hepatitis D* | *Hepatitis E* | *Hepatitis G/ GB-C* |
|---|---|---|---|---|---|---|
| **bevorzugte Jahreszeit** | Herbst/Winter | keine | keine | keine | „Regenzeit" | unbekannt |
| **Inkubationszeit (Tage)** | 14–45 | 30–180 | 16–160 | 30–180 | 20–75 | unbekannt |
| **Beginn** | akut | schleichend | schleichend | akut/ schleichend | akut | schleichend |
| **Übertragungsweg:** | | | | | | |
| **– fäkal-oral** | +++ | – | – | – | +++ | – |
| **– sexuell/ perinatal** | – | +++ | + | + | – | + |
| **– parenteral** | – | ++ | ++ | ++ | – | +++ |
| **Schwere der Erkrankung** | Kindesalter: mild, Erwachsene: oft schwer | oft schwer | oft mild | schwerer als Hepatitis B | oft mild | unbekannt |
| **Risikogruppen** | Personal in Kinderkliniken, Kindergärten und Kindertagesstätten, Endoskopiepersonal, Kanalarbeiter, Küchenpersonal, Urlauber in (sub-)tropischen Ländern, Homosexuelle | medizinisches Personal, Dialysepatienten, Drogenabhängige, Homosexuelle, Personen, die Geschlechtsverkehr mit häufig wechselnden Partnern haben, Neugeborene infizierter Mütter<br>Personen, die mit HBsAg- positiven Personen in einem Haushalt wohnen (auch Heime und Behindertentagesstätten) | Personen, die vor 1990 Bluttransfusionen erhielten | | Urlauber/ Einwohner der Endemiegebiete | |
| **Endemiegebiete** | Tropen | Tropen, Subtropen, Mittelmeerraum | | Mittelmeerraum | indischer Subkontinent, Tropen | |
| **Prognose** | Kindesalter: gut, mit zunehmendem Alter schlechter | mit zunehmendem Alter schlechter | mäßig | oft schlecht | gut (Ausnahme: Infektion Schwangerer) | unbekannt |
| **chronischer Verlauf** | keiner | Erwachsene: 5–10 % perinatal: 90 % | 70–80 % | Koinfektion: 5 % Superinfektion: über 90 % | keiner | häufig (>50 %) |
| **fulminanter Verlauf** | 0,2 % | 1 % | sehr selten | 2–20 % | unbekannt (Ausnahme: Infektion Schwangerer: Letalität 20 %) | unklar |

körper anti-HBs, anti-HBc und anti-HBe (**Tab. 5.2**). Das HBc-Antigen findet sich nur in der Leberzelle. Nachweis und Verlauf der Serumkonzentrationen dienen der Diagnose und Prognose. Die zeitlichen Beziehungen zwischen Infektion, Auftreten der Antigene und der Antikörper werden in **Abb. 5.3** dargestellt. Das Auftreten von Anti-HBc und Anti-HBs zeigt an, dass die Infektion überwunden ist. Anti-HBs bleibt über Jahre im Serum nachweisbar und bedeutet Schutz vor erneuter Infektion mit Hepatitis-B-Viren.

Molekularbiologisch ist mit der Polymerase-Kettenreaktion (PCR) das Vorhandensein von Viren (HBV-DNA) im Blut nachweisbar. Auch elektronenmikroskopisch können diese direkt nachgewiesen werden. Die PCR ist heute relativ leicht durchführbar.

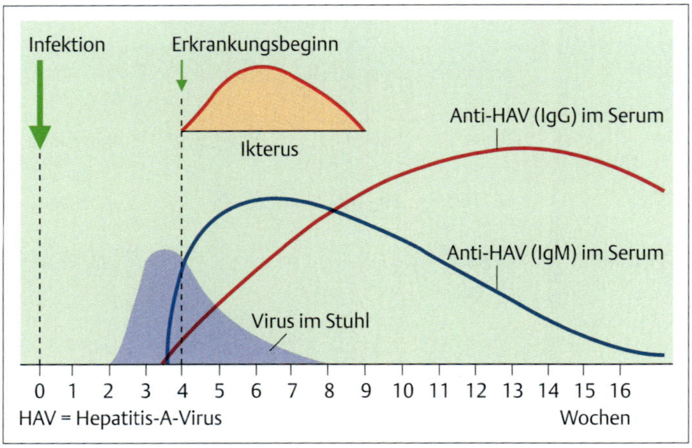


**Abb. 5.2** Schematischer Ablauf einer Hepatitis-A-Infektion mit immunologischer Reaktion.



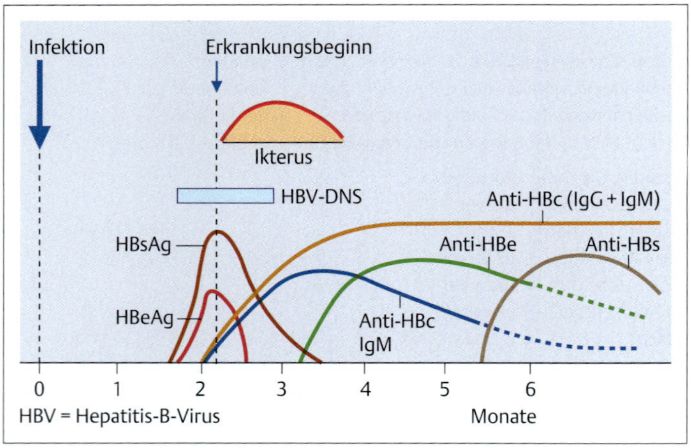


**Abb. 5.3** Schematischer Ablauf einer Hepatitis-B-Infektion mit immunologischer Reaktion.

PFLEGE ***Selbstschutz.*** *Hepatitis-B-Viren werden durch Blut, Blutprodukte, seltener durch Speichel, sexuellen Kontakt, Trachealsekret und Liquor übertragen. Tragen Sie beim Umgang mit (potenziell) infektiösem Material geeignete Schutzkleidung (z. B. Einmalhandschuhe, Schutzbrille und Mundschutz). Stecken Sie niemals eine gebrauchte Kanüle in die Kunststoffhülle zurück, sondern entsorgen Sie sie sofort nach Gebrauch in einem stichfesten Spezialbehälter. Desinfizieren Sie sich nach jedem Patientenkontakt die Hände. Weitere Hygienemaßnahmen sind die Flächendesinfektion von Duschen, Steckbecken, medizinischen Geräten u. ä. nach Gebrauch am Patienten und die gesonderte Entsorgung von kontaminierter Bettwäsche.*

### Hepatitis C

#### *Erreger und Übertragung*

Das Hepatitis-C-Virus ist ein RNA-Virus. Es wird überwiegend parenteral übertragen, die sexuelle und perinatale Übertragung spielt eine geringere Bedeutung als bei der Hepatitis B. Infizierte Blutspender sind eine wichtige Infektionsquelle. Durch die Testung von Blut und Blutprodukten auf Hepatitis-C-Viren ist diese Gefahr aber weitgehend ausgeschlossen (**Tab. 5.2**). Besonders gefährdet sind Drogensüchtige, tätowierte Personen und Dialysepatienten. Das Risiko einer HCV-Infektion für Krankenhauspersonal durch einen Nadelstich ist sehr gering. Die Infektion wird am Auftreten des Virus und von Antikörpern im Blut erkannt (anti-HCV, HCV-RNA).

### Hepatitis D

#### *Erreger und Übertragung*

Das Hepatitis-D-Virus (HDV) kommt bei uns selten, in den Mittelmeerländern dagegen häufiger vor. Es ist ein RNA-Virus. Um infektiös zu sein, muss es von HBs-Antigenen umhüllt werden. Deshalb entwickelt sich die Hepatitis D nur bei Personen, die schon früher oder simultan mit Hepatitis-B-Viren infiziert sind. Wie das Hepatitis-B-Virus wird auch das Hepatitis-D-Virus vorwiegend parenteral oder aber sexuell übertragen.

Die Infektion wird durch Nachweis von Antikörpern gegen HDV-Antigene im Blut der Patienten erkannt.

**Tab. 5.2** Diagnostik der akuten Virushepatitis (modifiziert nach Manns et al. 1998).

| | *Hepatitis A* | *Hepatitis E* | *Hepatitis B* | *Hepatitis D* | *Hepatitis C* |
|---|---|---|---|---|---|
| **Risikogruppen** | Personal in Kinderkliniken, Kindergärten und Kindertagesstätten, Endoskopiepersonal, Kanalarbeiter, Küchenpersonal, Urlauber in (sub-)tropischen Ländern, Homosexuelle | Urlauber/ Einwohner der Endemiegebiete | medizinisches Personal, Dialysepatienten, Drogenabhängige, Homosexuelle, Personen, die Geschlechtsverkehr mit häufig wechselnden Partnern haben, Neugeborene infizierter Mütter<br><br>Personen, die mit HBsAg-positiven Personen in einem Haushalt wohnen (auch Heime und Behindertentagesstätten) | | Personen, die vor 1990 Bluttransfusionen erhielten |
| **Endemiegebiete** | Tropen | indischer Subkontinent, Tropen | Tropen, Subtropen, Mittelmeerraum | Mittelmeerraum | |
| **Serologie** | – anti-HAV<br>– IgM + IgG | – anti-HEV<br>– IgM + IgG | – HBsAg<br>– anti-HBs<br>– anti-HBc<br>– HBeAg<br>– anti-HBe | – anti-HDV<br>– IgM + IgG<br>– (HDV-AG) | – anti-HCV (mittels ELISA, Bestätigung durch RIBA [Recombinant Immunoblot Assay])<br>– HCV-RNA: Marker der Virusreplikation (durch Polymerase-Kettenreaktion) |
| **Weiterführende Serologie bei positivem Befund** | | | HBV-DNA: Indikator für Infektiosität, Therapieverlauf | HDV-RNA | quantitative Bestimmung von HCV-RNA, Differenzierung der HCV-Genotypen (wichtig für Prognose und Therapie) |
| | Bei Nachweis einer Virushepatitis muss immer die Koinfektion mit einem anderen Hepatitisvirus ausgeschlossen werden | | | | |
| **Leberbiopsie** | bei akuter Hepatitis nur im Ausnahmefall indiziert | | | | |

**Tab. 5.2** gibt einen Überblick über die Befunde im Serum und die weiterführende Diagnostik.

### Hepatitis E und Hepatitis G

#### *Erreger und Übertragung*

Das Hepatitis-E-Virus (HEV) ist ein RNA-Virus. Es wird ähnlich wie Hepatitis-A-Viren übertragen. Das Hepatitis-G-Virus (HGV) ist ebenfalls ein RNA-Virus. Es wird parenteral übertragen. Zur Diagnostik s. **Tab. 5.2**.

## 5.2.2 Pathophysiologie und pathologische Anatomie der Virushepatitis

Die Viren erreichen über den Blutweg die Hepatozyten. Dort vermehren sie sich. In der Auseinandersetzung zwischen Hepatitisviren und Wirtszelle kommt es zu immunologischen Reaktionen. Leberzellen werden geschädigt, etliche sterben ab (Lebereinzelzell-Nekrose). Die Virusausschaltung erfolgt wahrscheinlich immunologisch. Dabei entwickeln sich folgende diagnostisch verwertbare Symptome:

- Permeabilitätsstörung
- Ikterus
- Juckreiz

**Permeabilitätsstörung.** Die Zellwand wird undicht, sodass zellständige Enzyme (z.B. Transaminasen) die Leberzelle verlassen können und über den extrazellulären Saftstrom ins Blut gelangen. Dort sind sie frühzeitig nachweisbar (**Abb. 5.4**).

**Ikterus.** Der Transport des Gallenfarbstoffs Bilirubin ist gestört, es kommt zum Ikterus (Gelbsucht).

**Juckreiz.** Oft ist die Ausscheidung von Gallensäuren durch die Leber behindert. Es kommt zur Vermehrung der Gallensäuren im Blut und zur Anreicherung in der Haut. Die Folge ist Juckreiz.

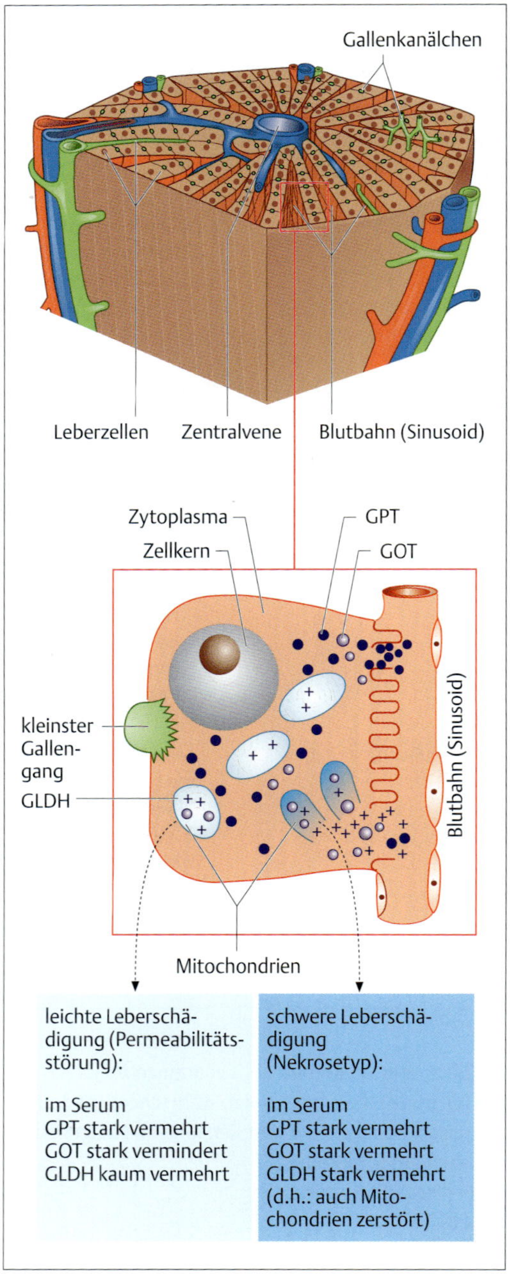


**Abb. 5.4 Intrazelluläre Enzymlokalisation.** GPT im Zytoplasma, GOT in Zytoplasma und Mitochondrien, GLDH in Mitochondrien.

**MERKE** *Übersteigt die Bilirubinkonzentration im Serum 2–3 mg/dl, lagert sich das gelbe Bilirubin im Gewebe ab und wird zunächst in der Bindehaut des Auges sichtbar. Höhere Bilirubinkonzentrationen führen zu einer dunkel- bis ockergelben Hautfärbung, dem klassischen Bild der Gelbsucht (Ikterus).*

## 5.2.3 Klinik der akuten Virushepatitis

Die verschiedenen Formen der akuten Virushepatitis laufen in ähnlichen klinischen Bildern, aber in unterschiedlichem Schweregrad und mit unterschiedlicher Prognose ab. Das klassische Krankheitsbild ist die akute Hepatitis mit Gelbsucht. Die Inkubationszeiten sind in **Tab. 5.1** angegeben.

### Präikterisches Prodromalstadium

Im präikterischen Prodromalstadium (Vorläuferstadium) klagen die Patienten über uncharakteristische Beschwerden, wie Appetitlosigkeit, Übelkeit, Unverträglichkeit von Alkohol, Fett und Nikotin. Die Leistungsfähigkeit ist vermindert: Die Patienten fühlen sich müde, matt und klagen über Konzentrationsschwäche. Weitere Symptome, wie Schwindel, Meteorismus, Durchfall, Gelenkschmerzen (in ca. 20 % der Fälle) und gelegentlich Juckreiz, können auftreten. Häufig entwickelt sich leichtes Fieber.

Die Leber ist druckempfindlich. Der Harn ist schon im Prodromalstadium dunkel gefärbt, der Stuhl ist oftmals lehmfarben. An der Haut sieht man gelegentlich Exantheme und Petechien (punktförmige Hautblutungen). Etwa 5–8 Tage später wird die Haut des Patienten bei ikterischer Verlaufsform gelb.

### Ikterisches Stadium

Das ikterische Stadium erkennt man zuerst an der Gelbfärbung der Augen (Sklerenikterus). Mit Beginn des Ikterus bessern sich bei vielen Patienten die subjektiven Beschwerden. Die Leber ist meist vergrößert und druckschmerzhaft. Gelegentlich besteht eine Milzschwellung.

**PFLEGE** ***Linderung von Juckreiz.*** *Viele Menschen mit Ikterus leiden unter heftigem Juckreiz. Bieten Sie zur Linderung kühlende Einreibungen an. Kühles Duschen oder kühle Waschungen mit klarem Wasser können den Juckreiz vorübergehend reduzieren. Auch Puder hat sich als hilfreich erwiesen. Darüber hinaus sind noch einige anordnungspflichtige Medikamente wirksam, wie z. B. Colestyramin (z. B. Quantalan) und Antihistaminika. Die Fingernägel des Patienten sollten möglichst kurz sein, um Verletzungen durch Kratzen in Grenzen zu halten.*

Selten sind extrahepatische Symptome, wie Bradykardie, Oberflächengastritis, Oligurie und Myokarditis. Im ikterischen Stadium lassen sich gelegentlich im Halsbereich geringfügige Lymphknotenschwellungen tasten.

Das Bilirubin erreicht im Serum bei ikterischer Verlaufsform innerhalb weniger Tage sein Maximum. Das

Ausmaß der Hyperbilirubinämie schwankt beträchtlich: Werte zwischen 2 und 20 mg/dl, in seltenen Fällen auch darüber hinaus, kommen vor. Der Anteil des konjugierten (direkten) Bilirubins beträgt ca. 50 % des Gesamtbilirubins.

Zu Beginn der akuten Hepatitis sind die Blutgerinnungsfaktoren wenig verändert. Dagegen werden bei schwerem Verlauf der Virushepatitis die in der Leber synthetisierten Gerinnungsfaktoren, insbesondere Faktor II, V, VII und X, im Blut vermindert angetroffen. Deshalb ist die Kontrolle des Prothrombinwertes (Quick-Wert) eine wichtige Methode in der Verlaufsbeurteilung: Der Übergang in eine fulminante Hepatitis kann am Absinken der genannten Gerinnungsfaktoren frühzeitig erkannt werden.

Während die Transaminasen und andere hepatozelluläre Enzyme im Blutserum der Kranken stark erhöht sind, sinkt die Cholinesterase ab. Dieses Enzym wird in den Hepatozyten synthetisiert. Bei einem Untergang von Leberzellen sinkt die Syntheserate, sodass die Aktivität von Cholinesterase im Serum der Kranken vermindert ist. Die Konzentration von Eisen im Serum ist erhöht (bei den meisten anderen Infektionskrankheiten vermindert).

### Postikterisches Stadium

Im postikterischen Stadium (Reparationsphase) ist die Gelbsucht abgeklungen, Leber und Milz sind noch tastbar, aber weniger schmerzhaft. Die pathologischen Laborwerte sind rückläufig. **Abb. 5.5** zeigt den charakteristischen Ablauf einiger Laborwerte bei akuter ikterischer Virushepatitis.

## 5.2.4 Prognose

**Hepatitis A.** Die Hepatitis A verläuft im Allgemeinen mild und ohne Komplikationen. Sie heilt meist innerhalb von 4–6 Wochen, bisweilen erst nach 3 Monaten folgenlos ab. Oft verläuft die Infektion sogar unbemerkt. Ein Übergang in eine chronische Hepatitis kommt nicht vor. In seltenen Fällen kann die Hepatitis A bedrohlich verlaufen, sodass akute Leberinsuffizienz und Tod des Patienten eintreten.

**Hepatitis B.** Die akute Hepatitis B heilt in der Mehrzahl der Krankheitsfälle nach 6–12 Wochen aus. Aber bei 5–10 % der erwachsenen Kranken geht die akute Hepatitis B in eine chronische Hepatitis über, bei infizierten Neugeborenen persistiert das HBs-Ag in bis zu 90 % der Fälle.

**Hepatitis C.** Die Hepatitis C ähnelt in ihrem Verlauf der Hepatitis B, doch ist der Ablauf häufig wellenförmig und geht bei 70–80 % der Patienten in ein chronisches Stadium über.

**Hepatitis E.** Die in Europa seltene Hepatitis E ähnelt in ihrem Ablauf der Hepatitis A, ist aber für Schwangere gefährlich.

**Hepatits B mit Hepatitis D.** Die gleichzeitige Infektion oder Superinfektion mit Hepatitis-B- und Hepatitis-D-Viren verursacht einen besonders schweren Krankheitsverlauf, der relativ oft in eine chronische Hepatitis, aber auch in eine fulminante Hepatitis einmündet.

**Hepatits G.** Die Hepatitis G tritt oft zusammen mit der Hepatitis C auf, der Krankheitswert der Hepatitis-G-Infektion ist jedoch noch umstritten.

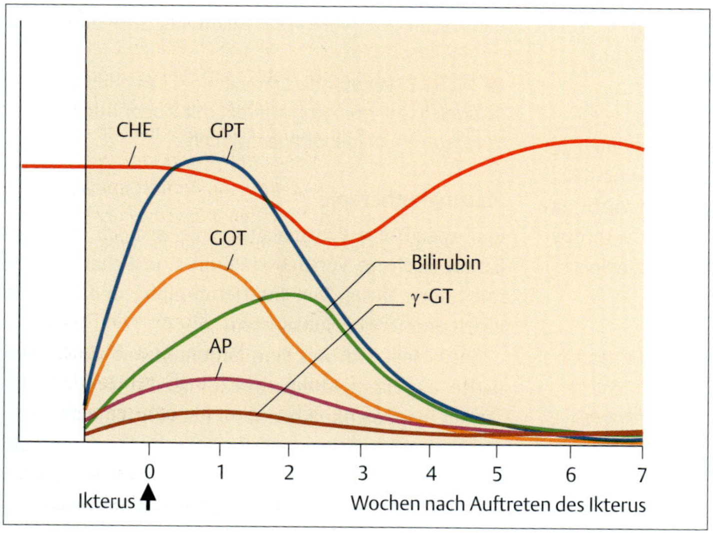


**Abb. 5.5 Akute ikterische Virushepatitis.** AP = Alkalische Phosphatase, CHE = Cholinesterase, gamma-GT = Glutamyltransferase, GOT = Glutamat-Oxalacetat-Transaminase, GPT = Glutamat-Pyruvat-Transaminase.

5

### 5.2.5 Besondere Verlaufsformen

**Anikterische Hepatitis.** Anikterische Verlaufsformen, bei denen die Erkrankten keine Gelbsucht ausbilden, sind wahrscheinlich sehr häufig. Untersuchungen während Hepatitisepidemien haben gezeigt, dass mehr als die Hälfte der infizierten Personen keinen Ikterus aufweisen. Die kindliche Hepatitis verläuft besonders häufig anikterisch. Die Patienten mit anikterischer Hepatitis haben gleiche Beschwerden, Transaminaseerhöhung und Immunreaktionen wie ikterisch Kranke. Auch die anikterische Hepatitis kann in ein chronisches Stadium übergehen.

**Cholestatische Hepatitis.** Im klinischen Bild imponiert ein starker Ikterus mit Bilirubinwerten zwischen 15 und 30 mg/dl. Die alkalische Phosphatase ist besonders stark erhöht. Im Harn kann die Urobilinogenprobe negativ sein. Die Kranken klagen über starken Juckreiz.

**Fulminante Hepatitis.** Bei dieser seltenen Form der akuten Hepatitis (A–E) kommt es innerhalb weniger Tage zur Leberinsuffizienz und zum Leberkoma. Etwa 80 % der Patienten mit dieser Form der akuten Hepatitis sterben an ihrer Erkrankung.

### 5.2.6 Immunität und Prophylaxe

Eine überstandene Virushepatitis hinterlässt jahrelange, wahrscheinlich lebenslange Immunität. Eine Kreuzimmunität besteht aber nicht.

Die wichtigsten prophylaktischen Maßnahmen, um die Übertragung von Hepatitisviren zu vermeiden, sind

- sorgfältige Hygienemaßnahmen beim Umgang mit Erkrankten,
- aktive bzw. passive Immunisierung gegen Hepatitis A und B (**Tab. 5.3**),
- Vermeidung unnötiger Gabe von Bluttransfusionen und Blutprodukten.

**Tab. 5.3 Aktive und passive Immunisierung gegen Hepatitis A und B.**

| *Immunisierung* | *Hepatitis A* | *Hepatitis B* |
|---|---|---|
| passiv | Human-Immunglobulin (intramuskulär) mit standardisiertem Gehalt an Antikörpern gegen Hepatitis A relativer Schutz für ca. 3 Monate | nur gleichzeitige passive und aktive Immunisierung, humanes Hepatitis-B-Immunglobulin (intramuskulär) mit standardisiertem Gehalt an Antikörpern gegen HBs-Antigen Schutz wahrscheinlich |
| aktiv | Havrix, Hepatitis-A-Impfstoff (intramuskulär), enthält inaktivierte Hepatitis-A-Viren (gezüchtet in Kulturen) Schutz für 5–10 Jahre | Gen-H-B-Vax (intramuskulär) mit standardisiertem Gehalt an gentechnisch in Hefezellen her gestelltem HBs-Antigen nach eingetretener Serokonversion Schutz für mehrere Jahre |
| | Twinrix, Hepatitis-A- und -B-Impfstoff (intramuskulär) mit standardisiertem Gehalt an inaktivierten Hepatitis-A-Viren und HbsAg (in Kulturen und gentechnisch hergestellt) | |

### 5.2.7 Therapie

#### Allgemeinmaßnahmen

Der akut erkrankte Patient wird im Allgemeinen im Krankenhaus behandelt, doch ist durchaus eine häusliche Behandlung zu vertreten, sofern es sich nicht um eine schwere Verlaufsform handelt. Man verordnet Bettruhe, die im weiteren Krankheitsverlauf gelockert wird.

● PFLEGE ***Förderung des Wohlbefindens.*** *Häufig klagen die Patienten über Oberbauchbeschwerden. Warme Auflagen werden als angenehm empfunden. Allerdings können sie bei Ikterus den Juckreiz verstärken.*

**Diätetik.** Diätetisch versorgt man den Patienten mit einer leicht verdaulichen Kost, wobei man sich nach dem Appetit des Kranken richten kann: Besonders in den ersten Behandlungstagen wird man wegen der subjektiven Inappetenz leichte Kost bevorzugen. Kehrt der Appetit zurück, gibt man etwa fünf kleine Mahlzeiten pro Tag, die aus gemischter Kost bestehen. Fettreiche Speisen, Gebratenes und blähende Speisen werden meist schlechter vertragen. Alkohol ist strikt verboten.

● MERKE *Verläuft die Erkrankung schwer und lebensgefährlich, soll frühzeitig Kontakt mit einem Transplantationszentrum aufgenommen werden.*

#### Pharmakotherapie

Eine spezifische Pharmakotherapie ist noch nicht bekannt. Noch im Versuchsstadium sind Behandlungen mit hohen Dosen von Interferon-alpha und anderen virushemmenden Substanzen.

Entwickelt sich bei dem Patienten mit akuter Hepatitis ein Flüssigkeitsverlust infolge Erbrechens oder starker Inappetenz, substituiert man die fehlende Flüssigkeit durch intravenöse Infusionen. Falls erforderlich, sind leichte Sedativa erlaubt. Bei starkem Juckreiz wird Colestyramin oder ein Antihistaminikum verordnet.

Bei länger dauerndem Ikterus, insbesondere bei der cholestatischen Form, muss man den Prothrombinwert kontrollieren und eventuell fettlösliche Vitamine (A, D, E, K) parenteral verabreichen.

### 5.2.8 Hepatitis in der Schwangerschaft

Die Virushepatitis in der Schwangerschaft kann zur Infektion des Kindes führen, und zwar prä-, intra- und postpartal.

**Hepatitis A.** Wenn bei der erkrankten Mutter das akute Stadium in den Zeitraum der Geburt fällt, wird die aktive und passive Immunisierung des Neugeborenen vorgenommen.

**Hepatitis B (und D).** Bei Müttern mit akuter oder chronischer Hepatitis B und bei asymptomatischen HBsAg-Trägern ist die Infektion des Kindes intrauterin (seltener) oder durch Blut im Geburtskanal (häufiger) während der Geburt möglich. Deshalb ist aktive und passive Immunisierung des Neugeborenen erforderlich. Immunisierung gegen Hepatitis B schützt auch vor Hepatitis D.

**Hepatitis C.** Die Infektion des Kindes kann wie bei Hepatitis B ablaufen. Immunisierung ist noch nicht möglich.

**Hepatitis E.** Die Infektion mit dem Hepatitis-E-Virus ist in Europa selten, in Entwicklungsländern häufig. Die kindliche Mortalität ist erhöht.

● MERKE *Schädigungen des Erbguts der Kinder von Müttern mit Hepatitis sind nicht nachgewiesen.*

### 5.2.9 Hepatitis bei Infektionskrankheiten

Eine akute Hepatitis entwickelt sich bei verschiedenen Infektionskrankheiten. Wichtige Beispiele sind

- infektiöse Mononukleose,
- Zytomegalie,
- Toxoplasmose,
- Herpes,
- Gelbfieber,
- Leptospirosen.

Diese Krankheiten werden im Kapitel „Infektionskrankheiten“ abgehandelt.

Kranke mit erworbenem Immundefektsyndrom (*ac*quired *i*mmune *d*eficiency *s*yndrome = AIDS) haben fast immer histologisch sichtbare Leberveränderungen. So genannte opportunistische Infektionen führen zu einer Leberentzündung. Dabei handelt es sich oft um Mykobakterien (Mycobacterium avium intracellulare) und um Zytomegalieviren.

5

## 5.3 Chronische Hepatitis

● DEFINITION *Der Begriff chronische Hepatitis beschreibt keine Krankheitsentität, sondern ein klinisches Syndrom von Erkrankungen der Leber mit unterschiedlicher Ätiologie und Pathogenese. Man spricht von einer chronischen Hepatitis, wenn der Entzündungsprozess in der Leber – erkennbar an einer Erhöhung der Transaminasen im Blut – mindestens 6 Monate besteht und/oder die chronische Entzündung in einer Leberbiopsie nachgewiesen wurde.*

#### *Ursachen*

Häufigste Ursachen einer chronischen Hepatitis sind

- akute Virushepatitis B, C, D,
- Autoimmunhepatitis,
- Arzneimittelhepatitis/Alkoholhepatitis,
- nicht alkoholische Steatohepatitis (NASH),
- kryptogene chronische Hepatitis (griech. *kryptogen*: verborgener Ursprung).

Die chronische Hepatitis als Folge einer akuten Virushepatitis der Typen B, C und D ist als andauernde Immunreaktion gegen virusbefallene Leberzellen aufzufassen. Die persistierende Virusinfektion der Leberzellen wird vom Organismus durch Immunreaktionen bekämpft. In diesem System spielen verschiedene Zytokine als Mediatoren der Entzündung eine wichtige Rolle. Die fortwährende Zerstörung von Hepatozyten hat eine Vermehrung von Bindegewebe zur Folge (fibrotische Umwandlung). Dadurch wird die Architektur der Leber (Läppchenaufbau und Gefäßstruktur) zerstört.

Bei der prompt ausheilenden akuten Hepatitis B und C werden die virusbefallenen Hepatozyten durch ein lymphozytäres Immunsystem eliminiert. Bei der nicht ausheilenden akuten Hepatitis B mit Übergang in die chronische Hepatitis besteht bei dem betroffenen Patienten eine ungenügende Abwehrreaktion, sodass die Viruselimination nicht gelingt. Die chronische Hepatitis B und C können verschiedene Verläufe nehmen: Bei starker entzündlicher Aktivität entwickelt sich eine Leberzirrhose (S. 99). Bei geringer entzündlicher Aktivität ist noch nach Jahren eine Ausheilung der Krankheit möglich. Auf dem Boden der chronischen Hepatitis kann sich ein primäres Leberkarzinom entwickeln.

**MERKE** *Hepatitisvirus-B-Träger können asymptomatisch und klinisch gesund sein.*

*Autoimmunhepatitis*
Bei der Autoimmunhepatitis, bei der keine Viren nachzuweisen sind, ist es aus nicht geklärten Gründen zu einem Toleranzverlust gegenüber dem körpereigenen (autogenen) Lebergewebe gekommen.

In Europa haben etwa 10–20% der Patienten mit chronischer Hepatitis eine Autoimmunhepatitis. Etwa 90% dieser Patienten sind Frauen. Die Ursache der Autoimmunhepatitis ist nicht genau bekannt. Als Auslöser oder als Teilursache werden Hepatitisviren, Herpesviren, Arzneimittel, chemische Mittel und genetische Faktoren genannt. Für das Vorliegen einer chronischen Autoimmunhepatitis sprechen begleitende extrahepatische Krankheiten, wie Thyreoiditis (S. 482), entzündliche Darmkrankheiten, rheumatoide Arthritis (S. 372) und Sjögren-Syndrom (S. 378).

Für das Vorliegen einer Autoimmunhepatitis sprechen
- fehlender Nachweis von Hepatitisviren,
- keine leberschädigenden Medikamente,
- kein Alkoholkonsum,
- verschiedene Autoantikörper positiv,
- gamma-Globulin stark vermehrt,
- Kombination mit anderen Autoimmunkrankheiten,
- weibliches Geschlecht.

Zu der Gruppe der autoimmunologisch induzierten chronischen Lebererkrankungen gehören auch die primär sklerosierende Cholangitis und die primär biliäre Zirrhose (S. 107).

### *Diagnostik*
Bei jedem Patienten mit chronischer Hepatitis sind zu klären: Ursache, Aktivität und Stadium der Krankheit. Die Klärung der Ursache beinhaltet Anamnese und verschiedene Laboruntersuchungen:
- Anamnese: Gebrauch von Medikamenten, Alkoholkonsum
- Blutuntersuchung:
  - Marker für Hepatitis B und Hepatitis C (Hepatitis-D-Marker, falls C-Marker nachgewiesen wurden)
  - Marker für Zytomegalievirus
  - Marker für Epstein-Barr-Virus
  - Marker für Herpes-simplex-Virus

Bei Verdacht auf Autoimmunhepatitis werden Autoantikörper gemessen, z.B. antinukleäre Antikörper, Antikörper gegen mikrosomale Antigene aus Leber und Niere sowie Antikörper gegen Leber- und Pankreasgewebe. Zur Klärung der Krankheitsaktivität wird eine histologische Untersuchung durchgeführt und es werden folgende, wichtige Laborwerte bestimmt:
- Transaminasen (GOT und GPT)
- gamma-GT
- Bilirubin
- alkalische Phosphatase
- gamma-Globuline/Immunglobuline

Das Stadium der Krankheit wird nach der Anamnese und nach dem histologischen Ausmaß der Fibrose (Sonografie mit Punktion, Leberblindpunktion, selten Laparoskopie) festgestellt.

Die Diagnose der chronischen Hepatitis erfordert eine histologische Sicherung. Histologisch sind entzündliche Infiltrate sichtbar. Diese schieben sich zwischen die Leberzellbälkchen vor. Damit ist ein fortschreitender Untergang von Leberzellen verbunden („Mottenfraßnekrosen"). In späteren Stadien nimmt die Bindegewebsvermehrung zu. Auf diesem Weg kann die chronische Hepatitis in eine Leberzirrhose übergehen.

### *Symptome*
Die Beschwerden der Patienten mit chronischer Hepatitis sind uncharakteristisch. Müdigkeit, Abgeschlagenheit und verminderte Leistungsfähigkeit sind häufig, aber nicht regelmäßig vorhanden. Bei der Palpation und der Sonografie findet man oft eine vergrößerte Leber.

### *Therapie*
*Allgemeine Maßnahmen*
Die Kost soll gemischt sein. Eine spezielle Diät ist nicht erforderlich. Alkohol ist verboten. Die Therapie der durch Medikamente, andere chemische Substanzen oder Alkohol induzierten chronischen Hepatitis besteht im Absetzen dieser Noxen (vgl. Alkoholhepatitis, S. 108).

*Medikamentöse Therapie*
**Chronische Hepatitis B.** Die Behandlung mit alpha-Interferon, oft auch mit anderen, antiviral wirksamen Medikamenten (z.B. Lamivudin) bewirkt bei etwa 40–50% der Patienten die Elimination von HBsAg oder die Serokonversion von HBeAg zu anti-HBe. Dann werden die vorher erhöhten Transaminasen normal. Die histologisch erkennbaren Zeichen der Entzündung gehen zurück. Ob die Lebenserwartung der so behandelten Patienten steigt, ist noch unklar.
**Chronische Hepatitis C.** Auch bei dieser Hepatitis ist ähnlich wie bei chronischer Hepatitis B die Wirksamkeit einer Kombinationstherapie mit alpha-Interferon und antiviralen Substanzen (z.B. Ribavirin) nachgewiesen. Das Virus kann in Abhängigkeit vom Stadium und dem Virustyp (Genotyp) in etwa 40–80% der Fälle eliminiert werden. Nicht selten kommt es nach Absetzen der Interferon-Therapie zu einem Rezidiv (relapse).
**Chronische Hepatitis D.** Das Hepatitis-D-Virus kommt nur zusammen mit dem Hepatitis-B-Virus vor. Auch bei dieser Form wird alpha-Interferon angewen-

det. Nach Absetzen dieser Therapie entwickeln sich häufiger Rezidive.

**Autoimmunhepatitis.** Entsprechend der Annahme, dass in der Entstehung dieser Hepatitis autoimmunologische Prozesse eine Rolle spielen, wird eine immunsuppressive Therapie mit Kortison und Azathioprin über mindestens 2 Jahre empfohlen.

## 5.4 Hyperbilirubinämie

DEFINITION *Eine Hyperbilirubinämie ist eine isolierte Störung im Bilirubinstoffwechsel bei sonst normaler Funktion der Leberzellen und normaler Leberstruktur. Die funktionellen Hyperbilirubinämien können in erworbene und angeborene (ererbte) familiäre Formen eingeteilt werden.*

### 5.4.1 Erworbene Hyperbilirubinämien

**Hämolytischer Ikterus.** Bei dem Krankheitsbild des hämolytischen Ikterus entsteht die Hyperbilirubinämie durch ein Überangebot von Bilirubin, das durch vorzeitigen Abbau von Erythrozyten in der Milz anfällt.

**Intravasale Hämolyse.** Bei anderen Krankheiten tritt eine intravasale Hämolyse ein, z. B. bei Malaria (S. 629).

**Shunt-Hyperbilirubinämie.** Durch Zerfall unreifer Erythrozyten im Knochenmark entsteht die Shunt-Hyperbilirubinämie (Kurzschluss-Hyperbilirubinämie), z. B. bei perniziöser Anämie (S. 544) oder erythropoetischer Porphyrie (S. 158).

### 5.4.2 Funktionelle Hyperbilirubinämien

Hierzu gehört eine Gruppe von genetisch bedingten Defekten des Bilirubinstoffwechsels. Dazu zählen die folgenden drei Krankheitsbilder.

**Gilbert-Meulengracht-Syndrom.** Diese häufigste Form der Hyperbilirubinämie tritt bei etwa 2% der Bevölkerung auf. Die Symptome werden gewöhnlich erst nach der Pubertät manifest. Das Syndrom kann familiär gehäuft sein, kommt aber auch sporadisch vor. Die Gelbsucht tritt schubweise auf. Häufig klagen die Patienten über Mattigkeit, Ermüdbarkeit, Druckempfindlichkeit der Leber, Kopfschmerzen, Übelkeit, Reizbarkeit und ähnliche Symptome. Die Schübe der Gelbsucht können durch körperliche Anstrengung, durch Infekte oder Alkohol ausgelöst werden. Leber und Milz sind nicht vergrößert. Im Blutserum ist das indirekte Bilirubin erhöht (selten über 3 mg/dl). Die Transaminasen sind normal. Es handelt sich um eine harmlose Anomalie. Eine Therapie ist unnötig.

**Crigler-Najjar-Syndrom.** Dieses seltene Syndrom beruht auf einem Mangel an Glucuronyltransferase, einem Enzym, das die Konjugation des Bilirubins bewirkt. Bei Fehlen dieses Enzyms steigt das indirekte, unkonjugierte Bilirubin im Serum bis auf 40 mg/dl. Die Kinder, die mit diesem Enzymmangel geboren werden, sterben meist innerhalb des 1. Lebensjahres an Kernikterus (Ablagerung von Bilirubin im Gehirn). Fehlt das Enzym nicht vollständig, kann das Erwachsenenalter erreicht werden.

**Dubin-Johnson- und Rotor-Syndrom.** Bei diesen seltenen Syndromen ist das direkte Bilirubin erhöht. Sie sind differenzialdiagnostisch bei der Abklärung einer Gelbsucht zu beachten.

## 5.5 Leberzirrhose und Komplikationen

### 5.5.1 Leberzirrhose

DEFINITION *Bei der Leberzirrhose handelt es sich um eine fortschreitende chronische Leberkrankheit, die zu einem Umbau der normalen Leberstruktur führt.*

Funktionsfähiges Lebergewebe wird durch funktionsloses Bindegewebe ersetzt. Sowohl die Gefäßstruktur als auch der normale Läppchenaufbau sind durch Entzündung, Gewebsuntergang (Nekrose), Regeneration und Bindegewebsvermehrung (Fibrose) zerstört.

#### *Ursachen*

Die zwei häufigsten Formen von Leberzirrhose sind
- die alkoholbedingte Zirrhose und
- die posthepatitische Zirrhose.

Seltener sind Leberzirrhosen, die als Folge eines anderen Grundleidens entstehen, z. B. Zirrhose bei Hämochromatose (S. 160), Morbus Wilson (S. 161), Herzkrankheiten (S. 181) und bei weiteren Stoffwechselkrankheiten (S. 137). Darüber hinaus gibt es noch primäre und sekundäre biliäre Zirrhosen (S. 107). Gelegentlich bleibt die Ursache der Zirrhose unbekannt.

### *Pathologische Anatomie*

Durch den zirrhotischen Umbau wird die normalerweise glatte Oberfläche der Leber höckerig: Laparoskopisch erkennt man die feinen und in späteren Stadien gröberen Höcker auf der Leberoberfläche (**Abb. 5.6**; grobe Höckerbildung kann man durch die Bauchdecke tasten oder sonografisch erkennen). Einige Formen der Leberzirrhose zeigen Besonderheiten in der Größe und Verteilung der Zonen von Zelluntergang, Regeneration, Entzündungszeichen und Bindegewebsvermehrung. So ist die alkoholische Leberzirrhose meist feinknotig, die posthepatitische dagegen vorwiegend grobknotig, jedoch spiegelt diese Einteilung die Ätiologie nur unsicher wieder.

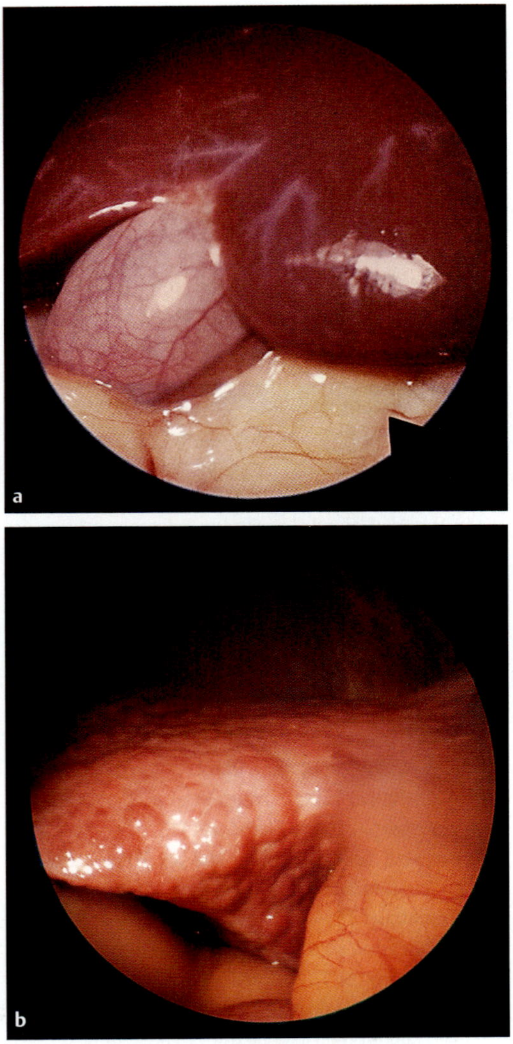

**Abb. 5.6 Leber in laparoskopischer Sicht. a** Normale Leber und Gallenblase, **b** höckeriger Umbau der Leber bei Leberzirrhose.

Die histologische Diagnose ist aus einem Gewebszylinder, der durch Nadelbiopsie gewonnen wird, nicht immer leicht zu stellen. Der Pathologe erkennt mikroskopisch die Entzündung, den unregelmäßigen Aufbau der Hepatozyten, die Vermehrung des Bindegewebes und die Zeichen der verstärkten Zellregeneration.

### *Pathophysiologie*

Fortschreitende Nekrosen von Leberzellen (Hepatozyten) führen zur Vermehrung von Bindegewebe. Über verschiedene Vermittlersubstanzen (Mediatoren) kommt es zu einer Steigerung der Bindegewebssynthese in den Fibroblasten der Leber. Das Bindegewebe durchzieht straßenförmig die Leber. Eine ungeregelte Regeneration von Hepatozyten lässt Regeneratknoten entstehen. So werden der normale Läppchenaufbau und die Durchblutung zunehmend gestört.

● WISSEN *Die Bezeichnung Zirrhose leitet sich ursprünglich vom griechischen Wort „kirrhos" ab, das die blassgelbe Verfärbung des Organs bezeichnet. Da dies jedoch im Vergleich zur generell vorhandenen Verhärtung des Organs ein unbedeutenderes Symptom ist, wurde die Bezeichnung fälschlicherweise auch auf das griechische Wort „skirros" (= hart) zurückgeführt.*

Der Untergang von Hepatozyten und die Vermehrung des Bindegewebes sowie die gestörte Durchblutung vermindern die funktionelle Leistungsfähigkeit der Leber. Die Verschlechterung kann zur Leberinsuffizienz und zum völligen Versagen der Leberfunktion (Coma hepaticum) führen. Wegen der vielfältigen Aufgaben der Leber im Stoffwechsel des Organismus entwickeln sich infolge Verringerung der Leberzellmasse und wegen der Zunahme des Bindegewebes (Fibrose) verschiedenartige Störungen im Stoffwechsel des Gesamtorganismus: Syntheseleistungen, aber auch Entgiftungsfunktionen der Leber nehmen ab. Fehler im Eiweiß- und Aminosäurenstoffwechsel treten auf. Andere Symptome betreffen den Fettstoffwechsel und den Kohlenhydrathaushalt.

### *Symptome und Diagnostik*

Patienten mit gering aktiver Leberzirrhose können über lange Zeit ohne Symptome sein oder uncharakteristische Krankheitszeichen aufweisen. Müdigkeit, Mattigkeit, verminderte körperliche und geistige Leistungsfähigkeit sind wichtige, aber uncharakteristische Hinweise für die Lebererkrankung. Hinzu kommen Appetitlosigkeit, Völlegefühl im Leib, Druck unter dem rechten Rippenbogen, Menstruations- und Potenzstörungen.

Anzeichen für die fortschreitende Leberzirrhose mit zunehmender Leberinsuffizienz sind

- Verschlechterung im Befinden des Patienten,
  - Absinken der Gerinnungsfaktoren im Blut,
  - Entwicklung von Gelbsucht, Aszites und Ösophagusvarizen mit Blutungen und
  - Bewusstseinstrübung (Präkoma und Koma).

Schübe der Verschlechterung können durch körperliche Belastungen, Alkoholabusus, Infekte und Magen-Darm-Blutungen ausgelöst werden.

Die wichtigsten Untersuchungsmethoden bei Krankheiten der Leber sind
- Inspektion,
- Palpation und
- Sonografie.

**Inspektion.** Im fortgeschrittenen Stadium ist der Brustkorb abgemagert, wogegen der Leib durch Meteorismus und im Spätstadium durch Aszites aufgetrieben ist. Gynäkomastie und Hodenatrophie entwickeln sich (**Abb. 5.7ab**). An der Haut sind vielfältige Zeichen für die Lebererkrankung ablesbar:
- grau-gelbliche Verfärbung
- Gefäßspinnen (Spider naevi: arteriell-pulsierende Kapillarerweiterungen, **Abb. 5.7c**)
- Palmar- und Plantarerythem (symmetrische Rötung der Handflächen bzw. Fußsohlen)
- Weißfleckenbildung
- Subikterus
- Dollarscheinhaut
- Nagelveränderungen
- Hautblutungen (infolge Störung der Gerinnungsfaktoren)
- Behaarungsanomalien (Verlust der Achsel- und Schamhaare)

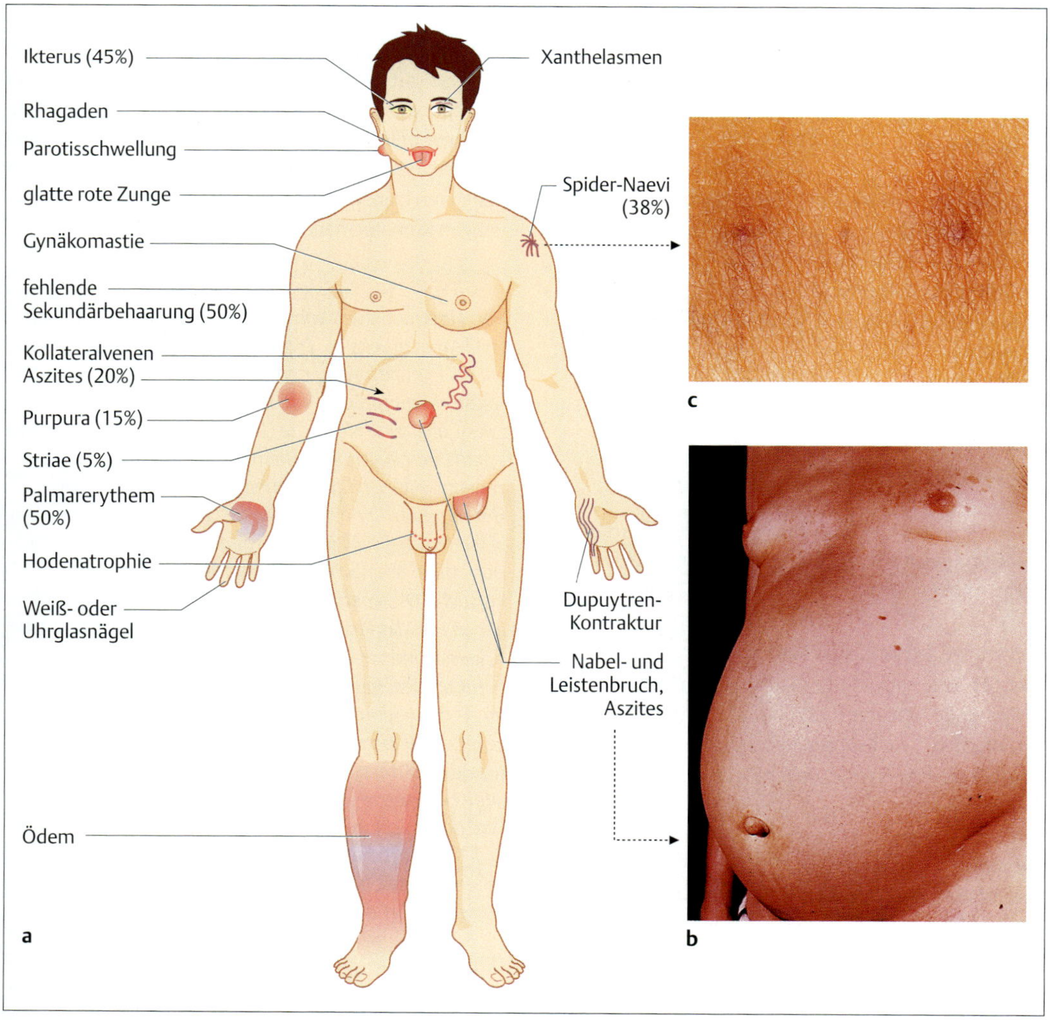


**Abb. 5.7 Zirrhosezeichen. a** Schematische Zusammenstellung der verschiedenen Symptome bei Leberzirrhose. **b** Der männliche Patient mit Leberzirrhose zeigt deutlich die Gynäkomastie, einen abgemagerten Brustkorb und eine starke Vorwölbung des Leibes mit Nabelbruch durch Aszites. **c** Gefäßspinnen in der Haut (Spider naevi).

- bei Männern Gynäkomastie
- selten Gefäßerweiterungen in der Nabelgegend („Caput Medusae")

**Palpation.** Häufig tastet man eine vergrößerte, verhärtete und höckerige Leber. In fortgeschrittenen Stadien kann die Leber verkleinert sein (Schrumpfleber). Sehr häufig ist die Milz vergrößert.

**Sonografie.** Das Binnenreflexmuster der Leber ist verdichtet. Der Leberrand ist abgerundet, bisweilen sind Höcker erkennbar. Die Gefäßstrukturen in der Leber sind vermindert, wogegen die Pfortader als Zeichen der Blutstauung vor der Leber verbreitert ist. Eine gute Beurteilung der Lebergefäße ist mit Hilfe der Farb-Dopplersonografie möglich. Die sonografischen Befunde sind jedoch auch bei anderen Lebererkrankungen zu finden; die Treffsicherheit der Sonografie für die Diagnose Leberzirrhose beträgt nur ca. 60%.



*Serumuntersuchungen*

Wichtige Serumuntersuchungen bei Verdacht auf Leberzirrhose sind
- GOT und GPT,
- gamma-GT,
- CHE,
- serologische Marker der Hepatitisvirus-Infektion,
- Autoantikörper, z.B. antinukleäre und antimitochondriale Faktoren,
- Gerinnungsfaktoren,
- Eiweißelektrophorese (gamma-Globulin vermehrt),
- Bilirubin,
- Ammoniak,
- Eisen,
- Kupfer.

● MERKE *Viele der oben genannten biochemischen Untersuchungen können normal ausfallen, obwohl eine Leberzirrhose besteht.*

Anamnese, körperlicher Befund und Laboruntersuchungen sind gewichtige Bausteine für die Diagnose. Bildgebende Verfahren (Sonografie einschließlich Leberpunktion, Farb-Dopplersonografie, Computertomografie, Magnetresonanztomografie) ergänzen die Diagnostik.

### Therapie

Eine ursächliche medikamentöse Therapie der Leberzirrhose gibt es noch nicht. Bei Patienten mit posthepatitischer, chronischer Hepatitis mit Übergang in eine Zirrhose wird auch die Kombinationsbehandlung mit Interferon und Ribavirin eingesetzt.

Die Möglichkeit zur kurativen Therapie ist in Einzelfällen die Lebertransplantation.

Die Nahrung soll ausgewogen sein, d.h., die Nahrungskalorien für Kohlenhydrate, Fett und Eiweiß sollen eine Relation von 40 : 40 : 20% haben. Alkohol ist streng verboten. Die diätetischen Richtlinien ändern sich bei Eintritt von Komplikationen, wie Blutung, Aszites und Enzephalopathie. So muss eventuell die Eiweißzufuhr in der Nahrung gesenkt werden. Belastungen, wie Infekte, Operationen oder körperliche Überanstrengung, können Schübe der Krankheit bewirken. Dann ist körperliche Schonung, ggf. Bettruhe, bis zum Rückgang der Transaminasenaktivität notwendig.

Der Patient soll möglichst keine unnötigen und möglicherweise die Leber schädigenden Medikamente einnehmen. Viele Medikamente können bei Patienten mit Leberzirrhose wegen des veränderten Stoffwechsels zu unerwünschten Wirkungen führen.

Sonderformen der Leberzirrhose, wie Hämochromatose oder Wilson-Krankheit, erfordern eine spezifische medikamentöse Therapie.

Wenngleich man den Krankheitsvorgang „Leberzirrhose" nicht spezifisch behandeln kann, sind in der Therapie der Komplikationen der Leberzirrhose wichtige therapeutische Maßnahmen indiziert. Dies bezieht sich besonders auf die moderne Behandlung von Ösophagusvarizen, Ösophagusvarizenblutung, Aszites und einigen Komaformen.

● FALLBEISPIEL LEBERZIRRHOSE *Der 58-jährige Herr Hackmann war von Beruf Baggerfahrer und ist seit vier Jahren arbeitslos. Er lebt mit seiner Frau zusammen, gilt als kontaktfreudig und umgänglich und nimmt zahlreiche ehrenamtliche Aufgaben wahr. Seine Frau ist beunruhigt über eine plötzliche Gewichtszunahme des ohnehin schon übergewichtigen Ehemannes und beklagt seine zunehmende Schläfrigkeit und Antriebsarmut. „Deine Hosen passen Dir nicht mehr, außerdem bist Du so zittrig in letzter Zeit" beklagt die besorgte Ehefrau, sodass Herr Hackmann am nächsten Tag widerwillig den Hausarzt aufsucht. Dieser erschrickt etwas, als er den aufgetriebenen Leib des Patienten sieht, der Nabel ist verstrichen, teilweise sind venöse Gefäße der Bauchhaut deutlich sichtbar. Der Hausarzt nimmt Blut ab, macht eine Sonografie des Abdomens und murmelt etwas von höckriger Leber und Bauchwasser. Der Befund sei ernst, am Abend werde er anrufen, dann seien auch die Blutwerte fertig. „Ihre Leberwerte sind schlecht, ihre Blutgerinnungswerte sind auch nicht in Ordnung, Sie müssen ins Krankenhaus, weil Sie wahrscheinlich schon länger eine chronischer Leberkrankheit haben, die geklärt und behandelt werden muss", erklärt der Hausarzt am Abend.*

#### Diagnostik

*Herr Hackmann lässt sich stationär aufnehmen, es folgen weitere Blutuntersuchungen sowie eine erneute Sonografie mit Darstellung der Pfortader (Duplex-Sonografie); dabei fallen u. a. tumorverdächtige Knotenbildungen in*

*der Leber auf. Auch eine Magenspiegelung wird gemacht: "Vielleicht haben Sie ja noch Krampfadern in der Speiseröhre", erklärt ein junger, übermüdeter Arzt lapidar dem Patienten. „Wir machen außerdem noch ein CT, um einen Leberkrebs auszuschließen".*
*Nach Abschluss der Untersuchungen erfährt Herr Hackmann, dass er eine dekompensierte Leberzirrhose mit Komplikationen (Aszites und Ösophagusvarizen Grad I) hat. Der Oberarzt erklärt ihm: „Ursachen für eine Leberzirrhose gibt es viele: Leberentzündungen und Stoffwechselkrankheiten haben wir ausgeschlossen; wie steht's denn so mit Ihrem Alkoholgenuss, mal ehrlich!"*
*„Ich trinke aber doch nur wenig", protestiert Herr Hackmann. Nach längerem Zögern gibt er aber den Genuss von drei bis vier Schnäpsen und ca. 5 Glas Pils (0,3 l) pro Tag zu, und das schon seit Jahren. Ihm war nicht bewusst, dass er damit ca. 150 g Alkohol pro Tag zu sich nimmt. Als nicht schädlich gelten 20–30 g pro Tag für Männer (Frauen die Hälfte!!).*

***Therapie***
*Zunächst wird Herr Hackmann mit harntreibenden Mitteln (Diuretika) behandelt und erhält Vitamine. Auch wird er über die Gefahr einer Blutung aus seinen Krampfadern der Speiseröhre aufgeklärt. Weiterer Alkoholgenuss ist ihm strikt verboten. Nach einigen Tagen wird er aus dem Krankenhaus entlassen, da die Therapie wirksam ist und sein Körpergewicht wieder sinkt. Seine Prognose ist aber ungünstig, da die Krankheit trotz konservativer Therapie weiter fortschreiten wird. Eine Lebertransplantation bei alkoholischer Zirrhose wird nur sehr zurückhaltend vorgenommen. Eine sichere Alkoholkarenz von mindestens 6 Monaten ist eine der Voraussetzungen, die zumeist nicht erfüllt werden kann.*

## 5.5.2 Komplikationen bei Leberzirrhose

### Pfortaderhochdruck (portale Hypertension) und Ösophagusvarizen

Der zunehmende zirrhotische Umbau der Leber verengt die Blutstrombahn in der Leber und behindert dadurch den Blutdurchfluss. So entsteht „vor" der Leber ein Bluthochdruck. Infolgedessen sucht sich der Blutstrom von der Pfortader aus Umgehungsbahnen. Diese führen zu den Ösophagusvenen, die sich jetzt durch den erhöhten Druck zu Varizen in der Speiseröhre und im Fundus des Magens erweitern (**Abb. 5.8**). In schweren Fällen entstehen auch Venenerweiterungen im Nabelgebiet. Die Ösophagusvarizen können platzen, wodurch lebensgefährliche Blutungen entstehen.

PFLEGE ***Ernährungsberatung.*** *Empfehlen Sie ballaststoffreiche, überwiegend laktovegetabile Kost mit dem Ziel, weichen Stuhl zu produzieren, der eine geringe Bauchpresse erfordert. Harte und grobe Nahrungspartikel (Nüsse, Brotrinden, Radieschen u. ä.) sind zu vermeiden. Keine zu heißen Getränke! Halten Sie den Patienten zu gründlichem Kauen und zum Schlucken kleiner Einzelbissen an. Geeignete Nahrungsmittel sind u. a. Nudeln und Brot mit weicher Rinde, eventuell pürierte Kost. Bei Ösophagusvarizenblutung erfolgt die Unterbrechung jeglicher oraler Nahrungsaufnahme.*

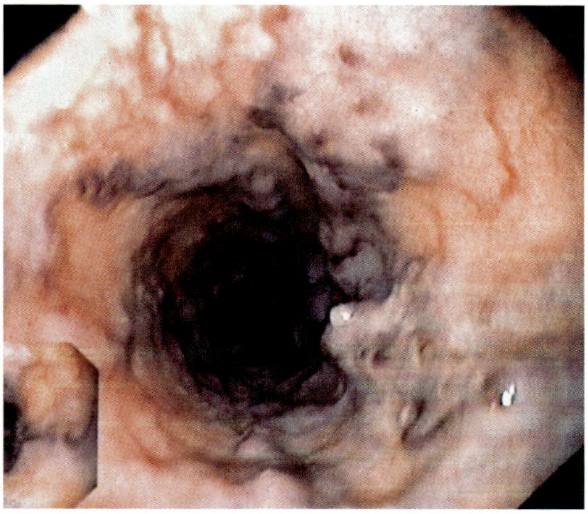

**Abb. 5.8** Das Endoskopiebild zeigt in der Speiseröhre hervorstehende Varizen mit fleckförmigen Gefäßektasien, die eine Blutungstendenz anzeigen.

***Therapie***
Die akute Ösophagusvarizenblutung sollte nach Stabilisierung des Kreislaufs (Schockbehandlung, Volumenersatz, ggf. Frischblut) unmittelbar endoskopisch erkannt und behandelt werden. Ist die endoskopische Therapie nicht sofort verfügbar, kann die Blutung durch Einführen einer Ballonsonde (Sengstaken-Blakemore-Sonde oder Linton-Nachlas-Sonde) vorübergehend behandelt werden (**Abb. 5.9**).

PFLEGE ***Patientenbeobachtung.*** *Eine Ösophagusvarizenblutung kann z. B. durch Husten oder durch den Einsatz der Bauchpresse ausgelöst werden, weil dadurch der Druck im Abdominalraum und damit in den krankhaft erweiterten Gefäßen schlagartig ansteigt. Zeichen einer Varizenblutung sind kaffeesatzartiges Erbrechen, das Absetzen von Teerstuhl und Blutdruckabfall bzw. Schockzeichen. Das plötzliche, oft massive Erbrechen von frischem oder geronnenem Blut wirkt besonders bedrohlich. Ein Patient mit liegender Varizenkompressionssonde bedarf der ständigen Kontrolle durch das Pflegepersonal. Es besteht die Gefahr einer Asphyxie durch Verlegung von Kehlkopf oder Trachea bei verrutschter Sonde. Es kann zur Aspiration von Speichel kommen, den der Patient wegen der Sonde nicht schlucken kann. Der Speichel sollte daher halbstündlich abgesaugt werden, wenn der Patient ihn nicht selbstständig entleeren kann. Um*

*Druckulzera in der Speiseröhre zu vermeiden, wird alle 6 Stunden nach Anordnung der Druck im Ballon kurzfristig abgesenkt. Eine weitere Gefahr besteht in der Ruptur des Ösophagus.*

Nach Überwinden der akuten Situation wird eine endoskopische Umspritzung der Ösophagusvarizen zur Verhärtung der Wand (Sklerosierung) vorgenommen. Die vorgewölbten Varizen können auch mit speziellen Instrumenten abgebunden (ligiert) werden (**Abb. 5.10**). Heute ist eine portokavale Shuntoperation nur selten – bei Versagen der endoskopischen Therapie – indiziert. Medikamentös kann die akute Blutung durch Vasopressingabe bekämpft werden.

Eine neue Behandlungsmethode zur Senkung des erhöhten Pfortaderdrucks ist der transjuguläre intrahepatische portosystemische Stent-Shunt (TIPSS). Hierbei handelt es sich um eine Kathetertechnik, durch die innerhalb der Leber eine Verbindung zwischen Pfortader und Lebervene geschaffen wird (**Abb. 5.11**). Dieser Shunt wird durch einen Metallstent offen gehalten.

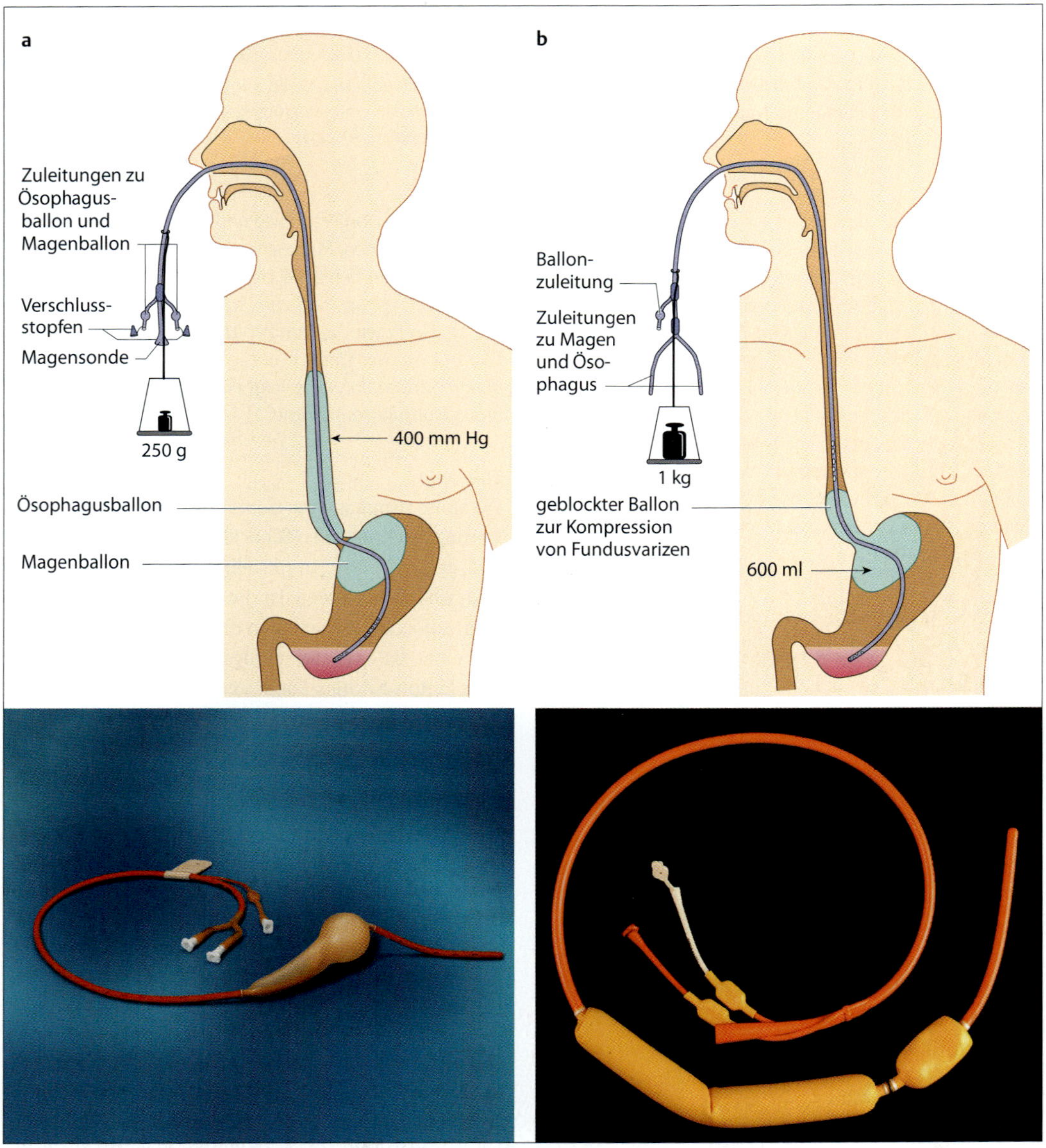


**Abb. 5.9 Sondenarten. a** Sengstaken-Blakemore-Sonde: Der Ballon in der Speiseröhre komprimiert die blutenden Varizen, der Magenballon dient zur Fixierung der Sonde und komprimiert vorhandene Fundusvarizen. Das angehängte Gewicht von 250 g bildet einen Gegenzug und verhindert ein Abrutschen der Sonde nach unten. **b** Linton-Nachlas-Sonde: zur Komprimierung von Magenfundus und Ösophagusvarizen.

### Pfortaderhochdruck (portale Hypertension) und Aszites

Eine weitere Folge des Pfortaderhochdrucks ist der Aszites (Bauchwassersucht). Der Bluthochdruck in der Pfortader bewirkt eine Vermehrung des hydrostatischen Drucks im Zuflussgebiet, d.h. im Venengebiet des Bauchraums (Mesenterialvenen). Es kommt zum „Abpressen" der flüssigen Bestandteile des Blutes in den Bauchraum, also zur Bildung von Aszites. Das Abpressen der flüssigen Blutbestandteile wird durch den erniedrigten Albumingehalt des Blutes begünstigt: Wenig Albumin im Blut bedeutet, dass der onkotische Druck erniedrigt ist und die Blutflüssigkeit deshalb intravasal schwächer gebunden wird.

Zusätzlich kommt es in der Niere zur Aktivierung des Renin-Angiotensin-Aldosteron-Systems (S. 444) und damit zur Retention von Natrium und Wasser. Die Menge des Aszites kann bei Patienten mit Leberzirrhose wenige Liter bis zu 20 l betragen. Dadurch wird der ohnehin schwerkranke Patient wesentlich behindert.

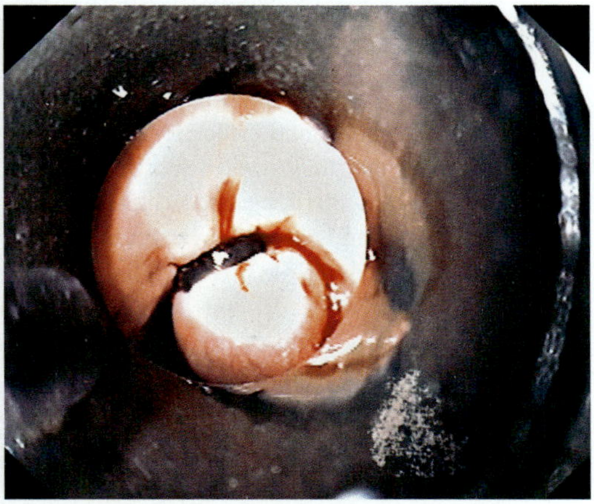

**Abb. 5.10** Endoskopische Ösophagusvarizenligatur (Unterbindung von Ösophagusvarizen mit kleinen Gummibändern).

Eine andere Folge der portalen Hypertension ist eine gesteigerte Produktion von Lymphe, die durch die Leberkapsel in den Aszites „abtropft".

#### *Therapie*

Die Behandlung besteht zunächst in Flüssigkeitsbeschränkung und salzarmer Kost. Gute Erfolge werden durch medikamentöse Therapie mit Aldosteronantagonisten (z.B. Spironolacton) und Saluretika (z.B. Furosemid, Torasemid) erzielt. Bei Versagen dieser Therapie und bei erheblichen Beschwerden des Patienten (Atemnot!) ist eine Aszitespunktion indiziert: etwa 3–5 l/Tag werden entnommen.

● MERKE *Bei forcierter Therapie kann sich die Leberfunktion verschlechtern!*

### Hepatische Enzephalopathie

● DEFINITION *Die hepatische Enzephalopathie ist ein hirnorganisches Syndrom, das verschiedene psychiatrische, neurologische und internistische Symptome aufweist und in verschiedenen Stadien abläuft (***Tab. 5.4***).*

**Tab. 5.4 Stadien der hepatischen Enzephalopathie.**

| *Stadium* | *Symptome* |
|---|---|
| 1 | Patient zeigt auffälliges Verhalten und Stimmungsschwankungen, wirkt geistesabwesend. |
| 2 | Patient ist schläfrig und desorientiert. |
| 3 | Patient schläft, ist durch Anruf und Berührung noch weckbar, Sprache verwaschen und unkoordiniert. |
| 4 | Patient ist in tiefem Schlaf, nicht mehr weckbar, Reflexe erloschen, Kußmaul-Atmung, alle Zeichen des Coma hepaticum. |

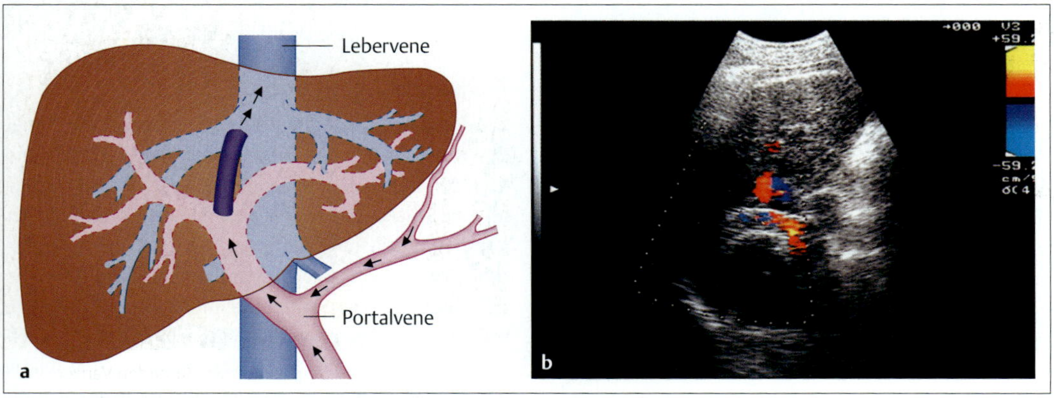


**Abb. 5.11 TIPSS. a** Skizze zur Platzierung eines TIPSS, **b** sonografische Lokalisation des Metallstent in der Leber und Farb-Dopplersonografie zur Kontrolle des Durchflusses.

Die hepatische Enzephalopathie kann das Endstadium bei fortgeschrittener Leberzirrhose sein, weil im Verlauf der langjährigen, progredienten Krankheit die verbliebene Restfunktion der Leber nicht mehr ausreicht (Leberausfallkoma).

Entwickelt sich aber ein Leberversagen ohne vorausgegangene chronische Leberschädigung als akutes Leberversagen, spricht man von Leberzerfallkoma, z. B. nach akuter, fulminanter Hepatitis, Knollenblätterpilzvergiftung oder Paracetamolvergiftung.

### Pathophysiologie

Verschiedene Faktoren führen zur Entstehung von neurologischen und psychiatrischen Symptomen. Im Stadium der Leberzellinsuffizienz kommt es zu Störungen im Aminosäurenstoffwechsel, so dass eine Vermehrung von Ammoniak im Blut resultiert. Die Ammoniakkonzentration ist allerdings nicht streng an den Schweregrad der Enzephalopathie gekoppelt. Eine Quelle, aus der Ammoniak entsteht, ist das Nahrungseiweiß, aber auch die Muskulatur des Kranken. Ammoniak und andere toxische Substanzen, die das Zentralnervensystem beeinflussen, gelangen nicht nur wegen der gestörten Leberfunktion zum Gehirn, sondern auch durch Shunts an den Hepatozyten vorbei in den großen Kreislauf, z. B. über Ösophagusvarizen. Aus dem Darm werden ebenfalls toxische Substanzen absorbiert, die für die Entwicklung der Enzephalopathie eine wichtige Rolle spielen.

### Symptome und Diagnostik

Im Stadium 1 sind Stimmungsschwankungen, Verlangsamung und Sprachstörung erkennbar. Die Gehirnstörung ist noch reversibel. Über die Stadien 2 und 3 entwickelt sich das Stadium 4, in dem der Patient tief komatös ist (Leberkoma, Coma hepaticum) und nicht mehr reagiert. Der Hirndruck ist gesteigert, wodurch das Gehirn irreversibel geschädigt werden kann. In der Ausatmungsluft ist ein typischer Lebergeruch (Foetor hepaticus) wahrnehmbar. Es entwickelt sich eine Blutungsneigung. Durch Hypoglykämie infolge zusammengebrochener Leberfunktion ist der Patient zusätzlich gefährdet.

### Auslösende Faktoren

Auslösende Faktoren einer hepatischen Enzephalopathie sind

- Progredienz der Krankheit,
- Infektionen,
- vermehrter Eiweißanfall (durch gastrointestinale Blutungen, durch überhöhte Eiweißzufuhr in der Nahrung),
- Obstipation,
- Sedativa,
- Diuretika (gestörter Säure-Basen- und Elektrolythaushalt),
- portosystemischer Shunt (Umgehung der Leber).

Diagnostisch werden psychometrische Tests (Schriftproben) und EEG durchgeführt. Im Serum werden Ammoniak und Leberenzyme bestimmt.

### Therapie

Therapeutische Maßnahmen:

- Beseitigung auslösender Faktoren
- Unterbrechung der Eiweißzufuhr
- Ernährung überwiegend mit Kohlenhydraten, um den endogenen Eiweißabbau zu verringern
- Hemmung der Resorption von Eiweiß im Darm durch hohe Einläufe, Laktulose, schwer resorbierbare Antibiotika

### Hepatorenales Syndrom

Bei Patienten mit dekompensierter Leberzirrhose entwickelt sich häufig ein weiteres gefährliches Symptom, nämlich eine Niereninsuffizienz, die oft Ausdruck des Endstadiums der Lebererkrankung ist. Die Niereninsuffizienz tritt häufig nach einer akuten Varizenblutung, im Stadium des Leberkomas, aber auch nach forcierter Diurese oder zu großer Aszitespunktion auf. Es handelt sich meist um funktionelle Störungen an der Niere, denen kein morphologisches Substrat des Nierenparenchyms zugrunde liegt. Als wichtige diagnostische Kriterien gelten Oligurie sowie Retention von Natrium und Wasser durch die Niere.

#### *Therapie*

Man versucht, Störungen im Wasser- und Elektrolythaushalt sowie im Säure-Basen-Haushalt zu korrigieren. Dies gelingt besonders dann, wenn die Störungen infolge forcierter Diuresetherapie entstanden sind, Diuretika müssen dann reduziert bzw. abgesetzt werden. Die Gabe von gefäßverengenden Substanzen (Vasopressin) ist in Einzelfällen hilfreich. Im Übrigen hängt die Prognose zwar vom Verlauf der dekompensierten Leberzirrhose ab, ist aber in der Mehrzahl lebensbedrohlich.

### Prognose der Leberzirrhose

Die Prognose des Patienten mit Leberzirrhose hängt von der Aktivität und Progredienz der Krankheit und von der optimalen Behandlung der Komplikationen ab. Der Prozess des zirrhotischen Umbaus in der Leber kann zum Stillstand kommen, schreitet jedoch meistens fort und verschlechtert schubweise das Befinden des Patienten. Die Stadieneinteilung nach Child-Pugh erleichtert die prognostische Einordnung. Die einzelnen Parameter dieser Klassifikation sind durch relativ einfache klinische und laborchemische Untersuchungen zu ermitteln (**Tab. 5.5**).

**Tab. 5.5 Kriterien für die Prognose des Patienten mit Leberzirrhose (Child-Pugh-Klassifikation).**

| *Kriterium* | | | |
|---|---|---|---|
| Enzephalopathie | nein | Stadium 1–2 | Stadium 3–4 |
| Aszites | nein | mäßig | viel |
| Bilirubin im Serum (mg/dl) | <2 | 2–3 | >3 |
| Quick-Wert im Serum (%) | >50 | 30–50 | <30 |
| Albumin im Serum (g/dl) | >3,5 | 2,8–3,5 | <2,8 |
| **Punktwert je Kriterium:** | 1 | 2 | 3 |
| **Bewertung:** | <6 Punkte: Stadium A<br>7–9 Punkte: Stadium B<br>>10 Punkte: Stadium C | | |

## 5.5.3 Biliäre Zirrhosen

### Primär biliäre Zirrhose

DEFINITION *Als primär biliäre Zirrhose bezeichnet man das Endstadium der chronisch destruierenden, nichteitrigen Cholangitis. Die primär biliäre Zirrhose gehört gemeinsam mit Autoimmunhepatitis und primär sklerosierender Cholangitis in die Gruppe der Autoimmunkrankheiten der Leber.*

#### *Ursachen*

Es handelt sich um eine autoimmunologisch bedingte Krankheit, bei der die immunologischen Prozesse gegen die Gallengangsepithelien gerichtet sind.

#### *Pathologische Anatomie*

Durch Autoimmunprozesse kommt es zur Entzündung der kleinen intrahepatischen Gallengänge, die zunehmend verschlossen werden. Man unterscheidet vier Stadien der Krankheit:

Im **Stadium I** sieht man histologisch die Zeichen der floriden Entzündung der Gallengänge und der Periportalfelder.

Im **zweiten Stadium** entwickeln sich Gallengangsproliferation und als Folge der chronischen Entzündung Fibrosen im Lebergewebe.

Zunehmende Fibrosierung und fortschreitender Untergang der Gallengänge kennzeichnen das **dritte Stadium**.

Im **Stadium IV** ist die Leberzirrhose mit Ausbildung von Regeneratknoten komplett.

#### *Symptome*

Frauen sind 10-mal häufiger betroffen als Männer. Es bestehen uncharakteristische Oberbauchbeschwerden. Häufig klagen die Patienten über Juckreiz als Ausdruck der intrahepatischen Cholestase. Die Leber ist in späten Stadien vergrößert, die Milz tastbar. Andere immunologisch bedingte Krankheiten, wie Immunthyreoiditis und Sjögren-Syndrom, können gleichzeitig auftreten.

#### *Diagnostik*

Die antimitochondrialen Antikörper als Ausdruck des immunologischen Geschehens sind im Blut nachweisbar. Der Nachweis gelingt bei fast 100 % der Patienten mit primär biliärer Zirrhose. Zeichen der Cholestase sind erhöhte alkalische Phosphatase im Blut und Xanthelasmen in der Umgebung der Augen. Im fortgeschrittenen Stadium ist auch Bilirubin vermehrt. Zur Abgrenzung gegenüber anderen Krankheiten mit Cholestase ist die endoskopische retrograde Cholangiografie (ERC) geeignet, die die Merkmale der chronisch destruierenden, nichteitrigen Cholangitis zeigt. Histologisch sind die Zeichen der Entzündung und der Destruktion der Gallengänge zu sehen.

Folgende Laborwerte sind positiv bzw. erhöht:

- antimitochondriale Antikörper (AMA)
- spezifisch: Subtyp Anti M2
- Cholestaseenzyme (alkalische Phosphatase)
- IgM-Immunglobuline

#### *Therapie*

Die orale Gabe der primären Gallensäure Ursodeoxycholsäure (z.B. Ursofalk) bessert die subjektiven Symptome der Krankheit. Auch die histologischen Veränderungen werden günstig beeinflusst. Medikamente zur Beeinflussung der gestörten Immunabwehr (Immunsuppressiva) helfen nicht. Symptomatisch gibt man die fettlöslichen Vitamine A, D, E und K intramuskulär, da diese bei Cholestase schlecht absorbiert werden. Im Endstadium der Krankheit ist eine Lebertransplantation indiziert.

## 5.6 Toxische Leberschädigung

DEFINITION *Die Leberfunktion kann durch verschiedene schädigende Substanzen (Toxine, Gifte) beeinträchtigt werden. Zu den wichtigsten leberschädigenden Stoffen zählen*
- *Alkohol,*
- *Arzneimittel und*
- *Umweltgifte.*

### 5.6.1 Leberschädigung infolge Alkoholabusus

5

Chronischer Alkoholabusus kann zu drei verschiedenen Formen der Leberkrankheit führen:
- alkoholinduzierte Fettleber (Steatose)
- alkoholische Steatohepatitis (ASH)
- alkoholinduzierte Leberzirrhose

Chronischer Alkoholismus führt zu Veränderungen im Stoffwechsel und zu mikroskopisch sichtbarer Schädigung der Hepatozyten.

#### Alkoholinduzierte Fettleber

Die Symptome entsprechen denen bei Fettleber (S. 110). Eine Sonderform der alkoholinduzierten Fettleber ist das Zieve-Syndrom. Bei diesen Patienten sind die Fettlebersymptome verbunden mit Gelbsucht, Hyperlipoproteinämie, Pankreatitis und hämolytischer Anämie.

#### Alkoholische Steatohepatitis (ASH)

Pathologisch anatomisch findet man in den Hepatozyten deutliche Fetteinlagerung als Zeichen der Entzündung, Leukozyteninfiltration sowie Nekrose von Hepatozyten. Es folgt die Fibrosierung, die bei fortgesetzter Alkoholschädigung schließlich zur alkoholischen Leberzirrhose führt. Bei Patienten mit Alkoholhepatitis findet man in den Hepatozyten häufig Mallory-Körperchen. Diese sind charakteristisch für alkoholbedingte Leberkrankheiten, kommen aber auch bei anderen Leberkrankheiten vor.

Die Alkoholhepatitis verläuft klinisch sehr unterschiedlich: Manche Patienten haben subjektiv kaum Beschwerden, doch kann sich bei fortgesetzter Alkoholeinnahme ein akutes Leberversagen mit Todesfolge entwickeln.

PFLEGE ***Gesundheitsberatung.*** *Bei Menschen mit Alkoholhepatitis besteht die einzig wirksame Heilungschance im Verzicht auf den Alkohol. Für den Alkoholsüchtigen ist dies sehr schwer; die Entscheidung zum Entzug muss in jedem Fall von ihm selbst ausgehen. Sie können dem Patienten anbieten, über den Sozialdienst Kontakte zu geeigneten Stellen herzustellen (z. B. zu Selbsthilfegruppen, wie die Anonymen Alkoholiker, oder Therapiezentren).*

#### Alkoholinduzierte Leberzirrhose

Auch bei dieser Form des alkoholischen Leberschadens können zunächst subjektive Symptome fehlen. Im weiteren Verlauf entwickeln sich Komplikationen, wie Gelbsucht, Aszites und Ösophagusvarizenblutung (S. 103). Das Risiko, eine alkoholinduzierte Leberzirrhose zu erwerben, steigt mit Menge und Zeitdauer des Alkoholkonsums.

MERKE *Die „Schwellendosis" für die Entwicklung einer alkoholischen Leberkrankheit ist individuell verschieden. Sie liegt bei kontinuierlicher Einnahme für Männer bei ca. 40 g Alkohol pro Tag und für Frauen bei ca. 20 g Alkohol pro Tag.*

#### *Diagnostik*

Die Anamnese hat besondere Aussagekraft! Bei den Laboruntersuchungen ist die Erhöhung von gamma-GT (gamma-Glutamyltransferase) ein charakteristischer Befund. Auch die Vergrößerung des Erythrozytendurchmessers über den normalen Referenzbereich von 100 $\mu m^3$ hinaus (Makrozyten), ist ein typischer Befund.

Sonografisch ist das Echomuster der Leber verdichtet und inhomogen. Knotenbildungen sind erkennbar. In späten Stadien werden die Zeichen der portalen Hypertension (S. 103) sichtbar.

### 5.6.2 Arzneimittelbedingte Leberschäden

Es kommen akute oder chronische arzneimittelbedingte Leberschädigungen vor.

#### *Pathogenese*

Viele Arzneimittel werden in der Leber umgebaut. Im Rahmen dieser Biotransformation entstehen wasserlösliche Substanzen, die über die Niere oder die Galle ausgeschieden werden. Bei diesem sinnvollen Entgiftungsvorgang können auch „reaktive Metabolite" entstehen, die die Leberzellen schädigen. Sowohl die Arzneimittel selbst als auch solche Metabolite lösen Leberzellschädigungen aus.

MERKE *Arzneimittelschäden an der Leber können in Abhängigkeit von der zugeführten Dosis, aber auch infolge allergischer Reaktion eintreten.*

#### *Symptome*

Das Bild der durch Arzneimittel ausgelösten Leberschädigung ist vielgestaltig, sodass bei jedem Patienten mit Leberkrankheit in der Anamnese sorgfältig nach voraus-

gegangener Einnahme von Arzneimitteln geforscht werden muss. Die Arzneimittelschäden an der Leber können unter verschiedenen Schädigungsmustern ablaufen:
- Leberschädigung mit Überwiegen eines Verschlusssyndroms (Cholestase)
- Leberschädigung mit überwiegend hepatitisähnlichem Muster
- gemischte Schädigungsmuster einschließlich Induktion von akutem Leberversagen, Zirrhose, Adenomen und Karzinomen

#### *Therapie*
Schädigende Medikamente müssen abgesetzt werden, in den meisten Fällen ist nur eine symptomatische Therapie möglich. Bei fulminantem Leberversagen (z. B. bei Vergiftungen mit Schmerzmitteln, wie z. B. Paracetamol) ist die Lebertransplantation Therapie der Wahl.

### 5.6.3 Leberschädigung durch Umwelt- bzw. Pflanzengifte

Viele Umwelt- bzw. auch einige Pflanzengifte haben in hoher Dosierung Einfluss auf die Leberfunktion. Hierzu zählen z. B. PVC, Lösungsmittel und Pilzgifte.

**Polyvinylchlorid (PVC).** Bei der Herstellung von PVC waren die Arbeiter früher durch Einatmen der toxischen Substanz Vinylchlorid gefährdet. Die Exposition gegenüber dem giftigen Stoff ist heutzutage stark vermindert. Das Polymer PVC (z. B. Fußbodenbelag) ist ungiftig.

**Lösungsmittel und ähnliche Substanzen.** Eine große Zahl chemischer Substanzen, wie z. B. Tetrachlorkohlenstoff, Benzol, einige Nitroverbindungen und Amine, sind direkte Lebergifte, was beim Arbeiten mit solchen Substanzen vorsorgliche Maßnahmen wie Atemschutzmaske, Arbeiten unter einem Abzug usw. erfordert.

**Pilzgifte.** Eine sehr gefährliche, oft tödlich endende Pilzvergiftung entwickelt sich nach Verzehr von Knollenblätterpilzen. Diese Pilze enthalten die Gifte Amanitin und Phalloidin. Die Vergiftung ruft zunächst eine Gastroenteritis und einige Tage später eine hochakute Hepatitis mit rasch einsetzendem Leberversagen hervor. Therapeutisch werden allgemeine intensivmedizinische Maßnahmen angesetzt. In seltenen Fällen muss die Leber transplantiert werden.



## 5.7 Weitere Erkrankungen der Leber

### 5.7.1 Primär sklerosierende Cholangitis

DEFINITION *Die primär sklerosierende Cholangitis (PSC) ist eine chronische Entzündung der intra- und extrahepatischen Gallenwege mit Fibrosierung, Verengungen und Erweiterungen.*

#### *Ursachen und Pathogenese*
Die primär sklerosierende Cholangitis wird zu den autoimmunen Leberkrankheiten gerechnet. Die Mehrzahl der Patienten hat gleichzeitig eine Colitis ulcerosa. Im Blut der Patienten sind antinukleäre Antikörper und antineutrophile zytoplasmatische Antikörper (ANCA) nachweisbar.

#### *Diagnostik*
Neben den Laboruntersuchungen (ANCA) geben die Ultraschalluntersuchung der Gallenwege und insbesondere die endoskopische retrograde Cholangiopankreatikografie (ERCP) diagnostische Sicherheit (**Abb. 5.12**). Eine Leberbiopsie ist häufig sinnvoll, histologisch kann das Stadium der Krankheit festgestellt werden.

#### *Symptome*
Durch die Verlegung der Gallenwege kommt es zur Cholestase mit den zugehörigen Symptomen Gelbsucht und Juckreiz. Begleitend kann ein Sjögren-Syndrom auftreten. Besteht gleichzeitig eine Colitis ulcerosa, finden sich die Symptome dieser entzündlichen Darmkrankheit (S. 77).

#### *Therapie*
Die Behandlung besteht in der Gabe von Ursodeoxycholsäure (primäre Gallensäure, z. B. Ursofalk) und fettlöslichen Vitaminen. Bei Fieber als Ausdruck einer eitrigen Cholangitis werden Antibiotika gegeben. Strikturen in den Gallengängen können endoskopisch dilatiert und mit einem Stent versorgt werden. Im Endstadium ist eine Lebertransplantation indiziert.

**MERKE** *Im Verlauf der primär sklerosierenden Cholangitis entwickeln sich häufig Gallengangskarzinome (Cholangiokarzinome). Somit ist die primär sklerosierende Cholangitis eine Präkanzerose.*

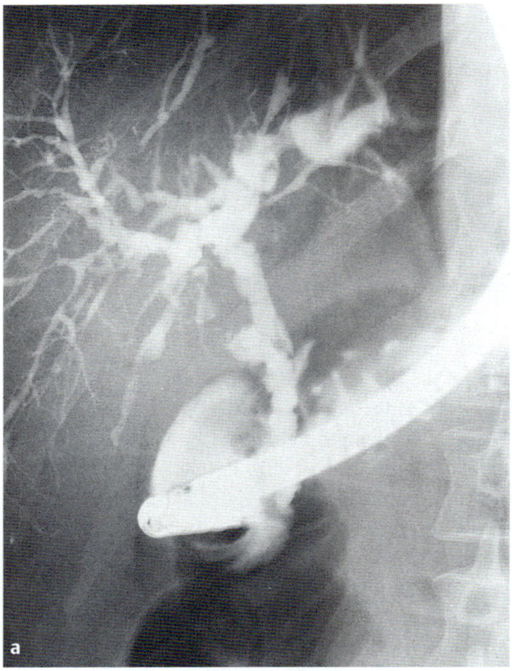


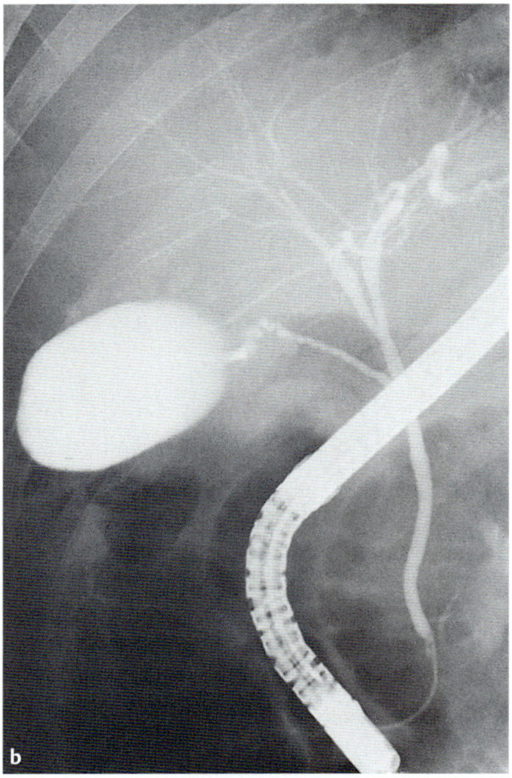


**Abb. 5.12 Primär sklerosierende Cholangitis. a** Die endoskopisch retrograde Cholangiografie (ERC) zeigt die plumpen, teils verengten, teils erweiterten Gallengänge. **b** Normalbefund: Im Vergleich dazu schlanke, glatte, anatomisch normale Gallengänge und eine gefüllte Gallenblase.

## 5.7.2 Schwangerschaftsspezifische Lebererkrankungen

Man unterscheidet vier schwangerschaftsspezifische Leberkrankheiten:
- Schwangerschaftscholestase
- Schwangerschaftsfettleber
- Schwangerschaftsgestose
- HELLP-Syndrom

**Schwangerschaftscholestase.** Bei der intrahepatischen Schwangerschaftscholestase (Schwangerschaftsikterus) entwickeln sich Juckreiz und Gelbsucht. Der Schwangerschaftsikterus verläuft für die Mutter gutartig, rezidiviert aber bei erneuter Schwangerschaft, oft auch nach Gabe östrogenhaltiger Medikamente. Für das Kind besteht erhöhte Gefahr bezüglich Frühgeburt und perinataler Mortalität.

**Schwangerschaftsfettleber.** Im Gegensatz zum gutartigen Schwangerschaftsikterus ist die seltene akute Schwangerschaftsfettleber eine lebensgefährliche Komplikation in der Schwangerschaft. Es entwickelt sich eine fulminante Hepatitis mit hoher Letalität. Intensivmedizinische Maßnahmen sind erforderlich. Die sofortige Entbindung ist die einzige kurative Behandlung, die Mutter und Kind retten kann.

**Schwangerschaftsgestose.** Im Verlauf der Schwangerschaftsgestose (EPH-Gestose) kann es zu akuten Durchblutungsstörungen der Leber kommen (EPH-Gestose: Ödem-[Edema-]Proteinurie-Hypertonie-Gestose; s.a. Hepatitis in der Schwangerschaft, S. 97). Die Leberbeteiligung verursacht Schmerzen im Oberbauch und Ikterus.

**HELLP-Syndrom.** Das HELLP-Syndrom (Hemolysis, elevated liver enzymes, low platelets) ist eine Sonderform der schwangerschaftsinduzierten Gestose. Wie der Name sagt, sind die charakterisierenden Symptome Hämolyse, erhöhte Leberenzyme, niedrige Thrombozytenzahl.

## 5.7.3 Fettleber (Steatosis hepatis)

Die Leberzellverfettung ist ein Symptom, das bei verschiedenen Krankheiten vorkommt. Es handelt sich um die häufigste Leberkrankheit, die bei ca. 20 % der Bevölkerung vorkommt.

Man unterscheidet folgende Formen der Fettleber:
- reine Fettleber ohne entzündliche Reaktion
- Fettleberhepatitis mit entzündlicher Reaktion:
  - alkoholische Steatohepatitis (ASH, S. 108)
  - nichtalkoholische Steatohepatitis (NASH)

### *Pathologische Anatomie und Pathophysiologie*

Im Zytoplasma der Leberzellen findet man fein- bis grobtropfige Ansammlungen von Fettvakuolen. Bei ausgeprägter Fettansammlung sind mehr als 50 % der

Hepatozyten betroffen. Die Fettsäuren können in den Hepatozyten synthetisiert oder aus dem Blutstrom in die Leberzellen aufgenommen werden.

*Ursachen*
Die Verfettung der Hepatozyten entsteht besonders häufig bei folgenden Grundkrankheiten bzw. körperlichen Zuständen:
- Alkoholismus, Medikamente
- Diabetes mellitus
- Überernährung
- Eiweißmangelernährung
- metabolisches Syndrom
- Fettstoffwechselstörungen
- Schwangerschaft, Pubertät

*Symptome und Diagnostik*
Die Patienten klagen über Druckgefühl oder geringgradige Schmerzen im rechten Oberbauch; viele haben keinerlei Beschwerden. Die vergrößerte Leber ist tastbar. Die Milz bleibt normal groß.

Die Diagnose einer Fettleber wird sonografisch erhärtet: Im Sonogramm ist die Echodichte der Leber vermehrt. Unter den Laborproben ist die gamma-GT im Serum häufig erhöht; weniger stark ist die Aktivität der Transaminasen im Serum gesteigert. Eine histologische Überprüfung der Diagnose ist bei charakteristischen klinischen, sonographischen und laborchemischen Befunden nicht erforderlich.

*Therapie und Prognose*
Ausschalten der auslösenden Noxe bzw. Behandlung der Grundkrankheit, wie z. B. Gewichtsreduktion und optimale Diabetestherapie. Nach Ausschalten der Ursache bildet sich die Verfettung der Leberzellen zurück.

### 5.7.4 Speicherkrankheiten der Leber

Zu dieser Gruppe von Leberkrankheiten gehören die Hämochromatose (Eisenspeicherkrankheit), die Wilson-Krankheit (Kupferspeicherkrankheit), die Amyloidose, bei der bestimmte Eiweißkörper abgelagert werden, die Glykogenspeicherkrankheiten und einige weitere seltene Stoffwechselstörungen, bei denen Stoffwechselprodukte abgelagert werden.

Die krankhafte Speicherung der Stoffwechselprodukte führt zur Schädigung der Organe, sodass sich in der Leber Funktionsstörungen, Fibrose und Zirrhose entwickeln können.

Diese seltenen Krankheiten werden in Kap. 8 abgehandelt.

### 5.7.5 Gefäßerkrankungen der Leber

**Pfortaderthrombose.** Meist handelt es sich um ein Symptom bei Leberzirrhose infolge der verminderten Blutströmung in der Pfortader oder um eine Gerinnungsstörung bei hämatologischen Krankheiten.

**Budd-Chiari-Syndrom.** Bei diesem seltenen Syndrom handelt es sich um eine Thrombosierung der Lebervenen. Das Krankheitsbild tritt vergleichsweise häufig mit myeloproliferativen Erkrankungen und nach Knochenmarkstransplantation auf. Das akute Budd-Chiari-Syndrom verursacht Schmerzen in der vergrößerten Leber. Es bildet sich Aszites aus. Ein akutes Leberversagen kann sich entwickeln. Therapie: im akuten Stadium Lysetherapie.

## 5.8 Tumoren der Leber

### 5.8.1 Bösartige Lebertumoren

#### Hepatozelluläres Karzinom (Leberzellkarzinom, HCC)

DEFINITION *Das hepatozelluläre Karzinom ist eine bösartige Entartung der Hepatozyten.*

*Ursachen und Pathogenese*
Das Leberkarzinom ist in Europa selten; es entsteht hier meist auf dem Boden einer Leberzirrhose. Bei etwa 4–6% der Patienten mit Leberzirrhose entwickelt sich pro Jahr ein Leberzellkarzinom. Alkoholabusus, Infektion mit Hepatitis-B- und Hepatitis-C-Viren sind gesicherte und voneinander unabhängige Risikofaktoren.

Wegen der hohen Durchseuchung mit Hepatitisviren ist das hepatozelluläre Karzinom in Afrika und Asien das häufigste Karzinom bei Männern.

*Symptome und Diagnostik*
Die Krankheit entwickelt sich schleichend in der meist vergrößerten Leber. Das Karzinom kann unilokulär oder multilokulär entstehen.

Diagnostisch ist die Erhöhung von alpha1-Fetoprotein im Serum kennzeichnend. Die modernen Verfahren der Sonografie, Computertomografie, Magnetresonanztomografie, PET, Angiografie und Feinnadelbiopsie sind wichtige diagnostische Hilfen bei der Entdeckung des Leberzellkarzinoms (**Abb. 5.13**). Patienten mit Leberzirrhose sollten deshalb regelmäßig auf Entwicklung eines Leberzellkarzinoms untersucht werden (Sonografie, alpha1-Fetoprotein im Serum).

### *Therapie und Prognose*

Leberresektion oder Lebertransplantation sind kurative Verfahren. Ist eine Operation nicht möglich, kann eine selektive Embolisation des Tumors versucht werden. Eine systemische Chemotherapie ist wenig erfolgreich. Die Prognose ist ernst.

## Cholangiozelluläres Karzinom (Gallengangskarzinom)

DEFINITION *Das cholangiozelluläre Karzinom ist ein Adenokarzinom, das vom Epithel der Gallengänge ausgeht.*

Das Gallengangskarzinom entsteht meist auf dem Boden einer primär sklerosierenden Cholangitis (S. 109). Sonderform: Beim Klatskin-Tumor handelt es sich um die Lokalisation des Gallengangskarzinoms in der Gabel des linken und rechten Ductus hepaticus.

### *Diagnostik*

ERCP (endoskopische retrograde Cholangiopankreatikografie), PTC (perkutane transhepatische Cholangiografie), Sonografie, eventuell Cholangioskopie, Computertomografie oder Magnetresonanztomografie werden durchgeführt, um die Ausdehnung des Prozesses festzulegen.

PFLEGE ***ERCP.*** *Die pflegerischen Aufgaben vor und nach einer endoskopischen retrograden Cholangiopankreatikografie sind vergleichbar mit denen bei der Gastroduodenoskopie (S. 49). Durch die ERCP kann eine Pankreatitis oder eine Cholangitis hervorgerufen werden. Daher richtet sich die Patientenbeobachtung nach der Untersuchung auf Zeichen dieser Erkrankungen, wie z. B. starke, nach links und in den Rücken ausstrahlende Oberbauchschmerzen.*

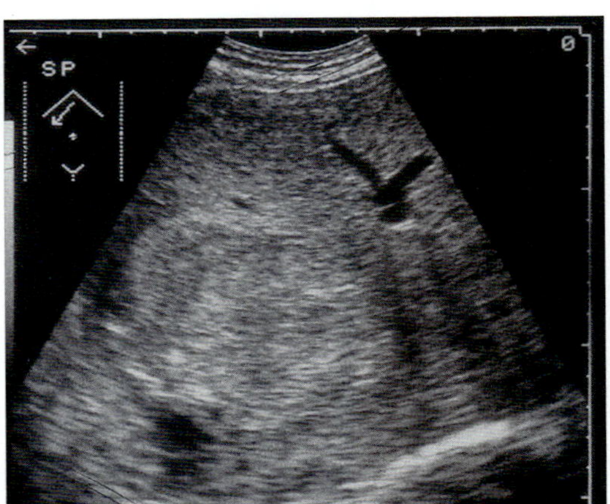


**Abb. 5.13** Hepatozelluläres Karzinom (HCC) im sonografischen Bild.

### *Therapie*

Wenn möglich Resektion des Tumors. Palliative Behandlung: endoskopische Tumorverkleinerung, Stent-Einlage.

## Lebermetastasen

Lebermetastasen sind die häufigsten bösartigen Tumoren in der Leber. Der Primärtumor ist meistens im Gastrointestinaltrakt (**Abb. 5.14**), in der Lunge oder in den Mammae zu finden.

Die Metastasen werden häufig in der Leber gefunden, weil der Blutfluss durch die Leber sehr groß ist (V. portae und A. hepatica) und weil die Kupffer-Zellen mit ihrer hohen Fähigkeit zur Phagozytose in der Leber eine große Filterfunktion haben.

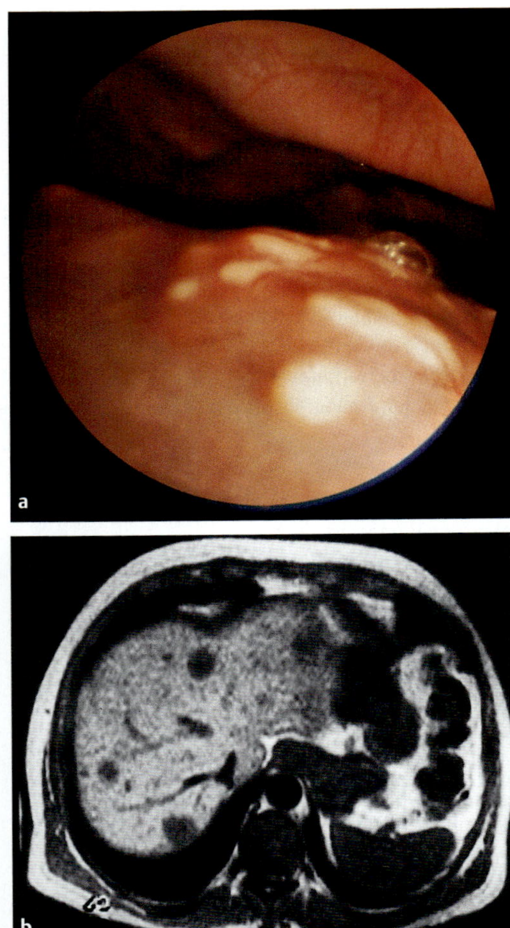


**Abb. 5.14 Lebermetastasen beim Kolonkarzinom.** **a** Laparoskopischer Befund, **b** Befund bei Magnetresonanztomografie.

## 5.8.2 Gutartige Lebertumoren

### Leberzelladenome

DEFINITION *Leberzelladenome sind gutartige Tumoren der Leber, die von den Hepatozyten ausgehen.*

Sie treten öfter bei Frauen nach langfristiger Einnahme von Antikonzeptiva auf. In ca. 10% der Fälle kann es zu Einblutungen mit akuten Abdominalschmerzen kommen. Eine maligne Entartung dieser relativ seltenen Tumoren zum HCC ist nicht ausgeschlossen.

Die Therapie besteht im Absetzen der Antikonzeptiva, ggf. Operation.

### Fokal noduläre Hyperplasie

Es handelt sich um eine gutartige Erkrankung der Leber, die überwiegend Frauen betrifft. Hepatozyten und Gallengangskapillaren sind proliferiert und haben einen oder mehrere Knoten von verschiedener Größe in der Leber gebildet. Die Gefahr einer malignen Entartung besteht nicht. Die Hyperplasie wird häufiger bei Frauen als bei Männern beobachtet. Die Einnahme von Antikonzeptiva über mehrere Jahre ist ein Risikofaktor.

Die Patientinnen haben selten Beschwerden. Die Diagnose wird meist sonografisch gestellt (**Abb. 5.15**). Orale Antikonzeptiva werden abgesetzt.

### Hämangiom

Es handelt sich um einen gutartigen Gefäßtumor (Blutschwamm) ohne Gefahr der Entartung. Die Hämangiome sind meist angeborene Fehlbildungen, oft klassischer Zufallsbefund bei einer Sonografie aus anderen Anlässen. Die sonografische Struktur (homogene echodichte Raumforderung) ist nahezu beweisend (**Abb. 5.16**). Hämangiome sind die häufigsten Lebertumoren, der Durchmesser liegt meist unter 4 cm. Eine Therapie ist nicht erforderlich, Komplikationen (Spontanruptur mit Blutung) kommen nur bei großen, oberflächlich gelegenen Hämangiomen vor.

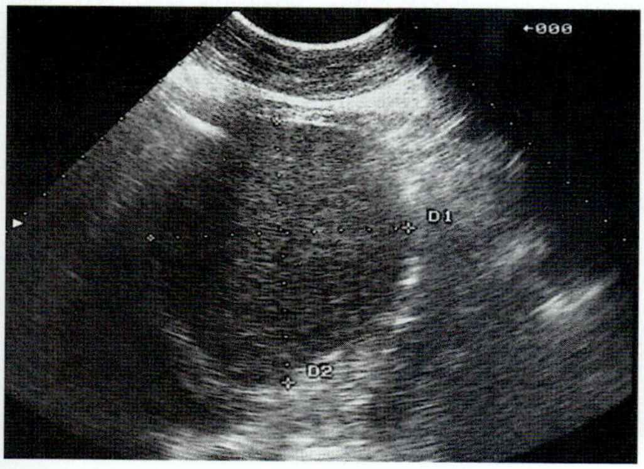


**Abb. 5.15** Fokal noduläre Hyperplasie in sonografischer Darstellung.

### Leberzysten

DEFINITION *Zysten sind flüssigkeitsgefüllte Hohlräume, die in der Leber einzeln oder zu mehreren vorkommen. Leberzysten entstehen wahrscheinlich als angeborene Fehlbildung.*

Die Zysten verursachen meist keine Beschwerden. Oft werden sie bei sonografischen Untersuchungen als Zufallsbefund entdeckt (**Abb. 5.17**). Eine Behandlung ist meist nicht erforderlich. Nur bei sehr großen Zysten, die ein Druckgefühl in der Lebergegend verursachen, kann eine Sklerosierungstherapie mit Ethanol vorgenommen werden.

### Zystenleber

DEFINITION *Es handelt sich um eine familiäre, genetisch bedingte Krankheit, bei der die Leber von Zysten durchsetzt ist.*

Man unterscheidet eine genetisch bedingte Form, bei der nur die Leber betroffen ist (selten), von der häufigeren generalisierten Zysten-Krankheit, bei der auch andere Organe (Niere, Bauchspeicheldrüse, Milz) betroffen sind.

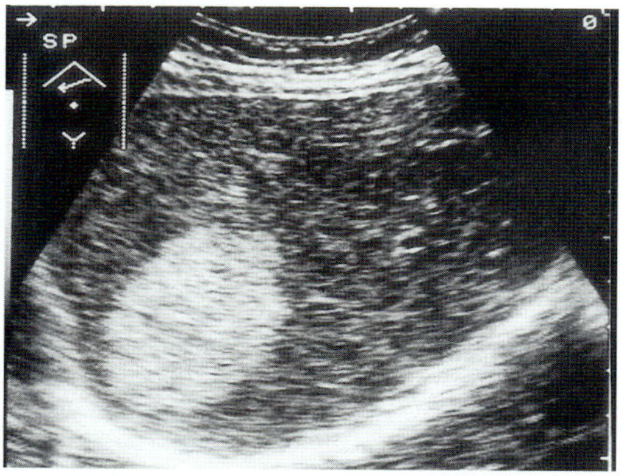


**Abb. 5.16** Sonografische Darstellung eines Leberhämangioms.

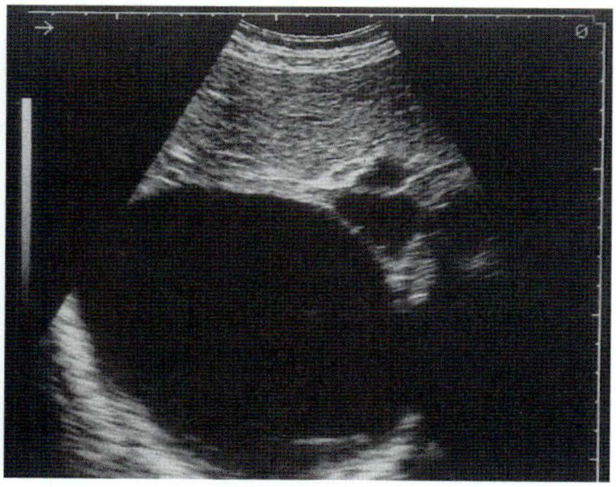

**Abb. 5.17** Sonografische Darstellung einer großen Leberzyste von etwa 10 cm Durchmesser.

5

Im Laufe der Zeit vergrößern sich die Zysten und führen zu Druckgefühl und Schmerzen. Wenn die Leber infolge starker Vergrößerung die anderen Organe im Bauchraum verdrängt, treten Ernährungsstörungen auf. Die Funktion der Leber ist zunächst erhalten, kann später aber reduziert sein. Dann ist eine Lebertransplantation erforderlich. Einzelne große Zysten können punktiert und sklerosiert werden. Bei Zystenleber mit gleichzeitig vorhandenen Zystennieren wird die Prognose der Krankheit meist durch die sich einstellende Niereninsuffizienz bestimmt.

### Leberabszess

Infektionen mit aeroben und anaeroben Bakterien, Pilzen (Candida, Aktinomyzeten), Protozoen (Amöben) und Würmern (Echinokokken) können in der Leber zur Entzündung und Einschmelzung von Lebergewebe führen (s. Kap. 17).

Bakterielle Leberabszesse entstehen über die Gallenwege oder über den Blut- und Lymphweg. Rasch entsteht ein schweres Krankheitsbild mit Fieber und Schüttelfrost, Druckgefühl und Schmerzen in der Lebergegend. Sonografisch sieht man eine echoarme Raumforderung mit unscharfer Grenze zur Umgebung (**Abb. 5.18**). Darüber hinaus liegen Zeichen der Entzündung (erhöhte BSG, Leukozytose, Linksverschiebung im Differenzialblutbild) vor. Therapie: Antibiotika, ggf. Anlegen einer Spüldrainage.

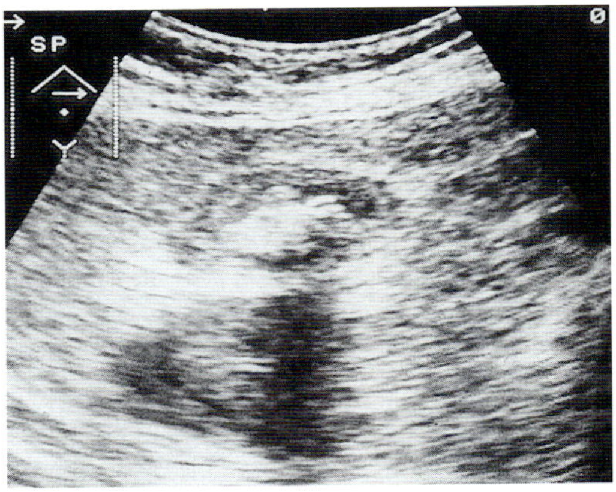


**Abb. 5.18** Sonografischer Befund eines Leberabszesses mit Gasbildung.

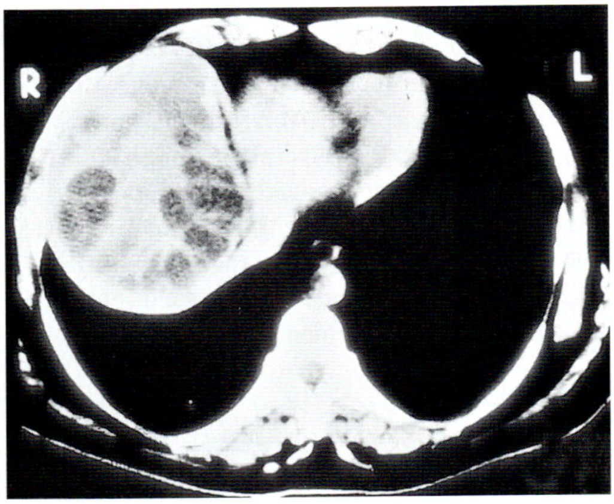


**Abb. 5.19** Darstellung von Zysten in der Leber bei Echinokokkose in der Magnetresonanztomografie.

### Echinokokkose der Leber

Es handelt sich um eine Infektion mit den Parasiten Echinococcus cysticus (Hundebandwurm) oder Echinococcus multilocularis (Fuchsbandwurm). In der Leber findet man bei Befall mit Hundebandwurm Zysten (**Abb. 5.19**), bei Befall mit Fuchsbandwurm diffuse Infiltrationen der Leber und anderer Organe. Symptome und Behandlung s. S. 623.

## P 5.9 Pflegeschwerpunkt Leberzirrhose

Christiane Becker

Im fortgeschrittenen Stadium der Leberzirrhose mehren sich die Symptome, die den Patienten in seiner Selbstständigkeit enorm einschränken.

### 5.9.1 Krankenbeobachtung

Im Vordergrund steht das Meiden aller möglicherweise leberschädigenden Substanzen (Medikamente, Alkohol). Körperliche Belastung und Stress können Krankheitsschübe auslösen. Deshalb werden Schonung und Ruhe (eventuell Bettruhe) empfohlen. Folgende Parameter müssen regelmäßig überprüft und dokumentiert werden:

- Vitalzeichen
- Körpergewicht
- Ausscheidungen
- Bewusstseinslage

### 5.9.2 Bewusstseinslage

Zur frühzeitigen Erkennung einer hepatischen Enzephalopathie ist die Überwachung der Bewusstseinslage von großer Bedeutung. Dabei wird die Sprech- und Schreibfähigkeit mithilfe psychometrischer Tests (**Abb. 5.20**) und Schriftproben überwacht.

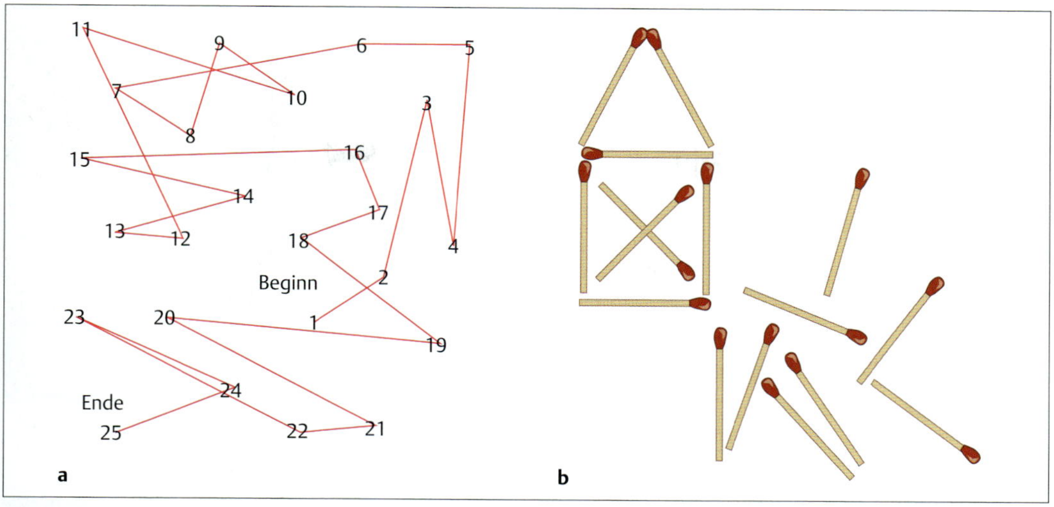


**Abb. 5.20 Verschiedene psychometrische Tests.** Mithilfe von Verfahren wie **a** Zahlenverbindungstest und **b** Streichholztest kann das Stadium der hepatischen Enzephalopathie bestimmt werden.



● MERKE *Liegt eine alkoholtoxische Leberzirrhose vor, können Koordinationsstörungen und Desorientierung auch Zeichen für ein (beginnendes) Alkoholentzugsdelir sein!*

## 5.9.3 Hilfe bei der Körperpflege

Bei ausgeprägter Immobilität kann die teilweise oder vollständige Übernahme der Körperpflege erforderlich sein. Dabei sind notwendige Prophylaxen zu integrieren. Die Haut wird mit W/O-Lotion oder Calendula-Salbe eingecremt, um Verletzungen und Juckreiz vorzubeugen. Zur Mund- und Zahnpflege werden weiche Zahnbürsten verwendet, um das Blutungsrisiko gering zu halten. Die Rasur erfolgt möglichst mit einem Trockenrasierer.

Bei Patienten mit Aszites ist auf passende, nicht beengende oder einschnürende Kleidung zu achten.

## 5.9.4 Hilfe bei der Ernährung

Der Patient erhält leichte Vollkost oder Basisdiät, wenn keine Symptome einer hepatischen Enzephalopathie oder Aszites vorliegen. Nahrungsmittel, die häufig Unverträglichkeit hervorrufen (z.B. saure, blähende, stark gewürzte und fettige Speisen) sollten vermieden werden. Zur Verbesserung der Verträglichkeit verteilt man sie auf mehrere kleine Mahlzeiten am Tag.

**Ernährung bei hepatischer Enzephalopathie.** Die Eiweißzufuhr muss reduziert werden, damit auch die Entstehung von Ammoniak verringert wird. Je nach Stadium wird die Zufuhr biologisch hochwertiger Eiweiße auf 50g oder sogar nur 25g/Tag beschränkt. Die notwendige Tageskalorienmenge sollte in erster Linie durch die Zufuhr von Kohlenhydraten gedeckt werden. In schweren Fällen kann die parenterale Zufuhr von Aminosäuren erforderlich werden. Zur sog. „Darmsterilisation" erhält der Patient schwer resorbierbare Antibiotika, z.B. Metronidazol oder Vancomycin. Durch die Gabe von Laktulose sinkt der pH-Wert im Darm und die Ammoniakproduktion kann reduziert werden. Eine Steigerung dieses Effektes erzielt man mit hohen Einläufen.

**Pflege und Ernährung bei Aszites.** Durch Flüssigkeitsbeschränkung (1 l/Tag) und kochsalzarme Diät (1–2g NaCl/Tag) wird mit einer schonenden Aszitesausschwemmung begonnen. Dabei müssen täglich Körpergewicht, Flüssigkeitsbilanz und eventuell ZVD kontrolliert werden. Unterstützend werden Diuretika (z.B. Lasix) oder Aldosteron-Antagonisten (z.B. Aldactone, Osyrol) verabreicht. Zeigt diese Therapie nicht den gewünschten Erfolg oder verursacht der Aszites sehr große Einschränkungen, ist eine Aszitespunktion indiziert. Dabei können täglich bis zu 5 l Flüssigkeit entleert werden. Es entsteht allerdings ein großer Eiweißverlust, der mit Humanalbuminlösung ausgeglichen werden sollte. In Ausnahmefällen kann die Aszites über einen transjugulären intrahepatischen portosystemischen Shunt (TIPS) abgeleitet werden (**Abb. 5.22**). Dabei besteht jedoch ein erhöhtes Risiko einer Enzephalopathie, da die Entgiftung durch die Leber noch geringer ausfällt. Zur Beobachtung des Aszites sollte täglich der Bauchumfang an der gleichen Stelle und in gleicher Lagerung (**Abb. 5.21**) gemessen werden. Bedingt durch den Zwerchfellhochstand und die Dyspnoe sind Patienten mit Aszites pneumoniegefährdet. Zur Atemerleichterung wird eine Oberkörperhochlagerung empfohlen.

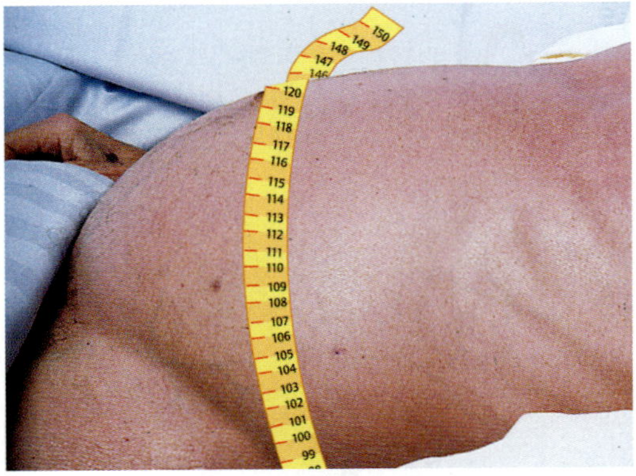

**Abb. 5.21 Messen des Bauchumfanges bei Aszites.** Der Bauchumfang bei Aszites kann nur durch eine dauerhafte Markierung ober- und unterhalb des Maßbands sicher gemessen werden.

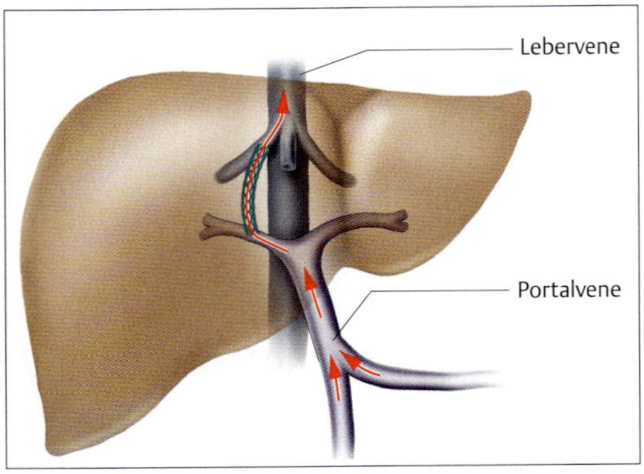


**Abb. 5.22 TIPS.** Durch eine spezielle Kathetertechnik wird eine Verbindung zwischen Lebervene und Pfortader geschaffen. Diese führt zu einer Reduktion des erhöhten Pfortaderdrucks.



**MERKE** *Liegt eine erhöhte Blutungsgefahr vor, ist der Patient vor Verletzungen und Stößen zu schützen. Haut und Schleimhäute sowie Ausscheidungen sind auf Anzeichen von Blutungen zu beobachten.*

**PFLEGE** *Die Leberzirrhose ist eine fortschreitende, nicht heilbare Krankheit. Nimmt der Betroffene weiter leberschädigende Substanzen zu sich, beeinflusst das den Krankheitsverlauf ungünstig. Raten Sie dem Patienten daher, auf keinen Fall eigenmächtig Arzneimittel einzunehmen, die die Leber belasten. Dazu gehören einige freiverkäufliche Arzneimittel, z. B. Paracetamol.*

# 6 Krankheiten der Gallenblase und der Gallenwege

Bernhard Högemann

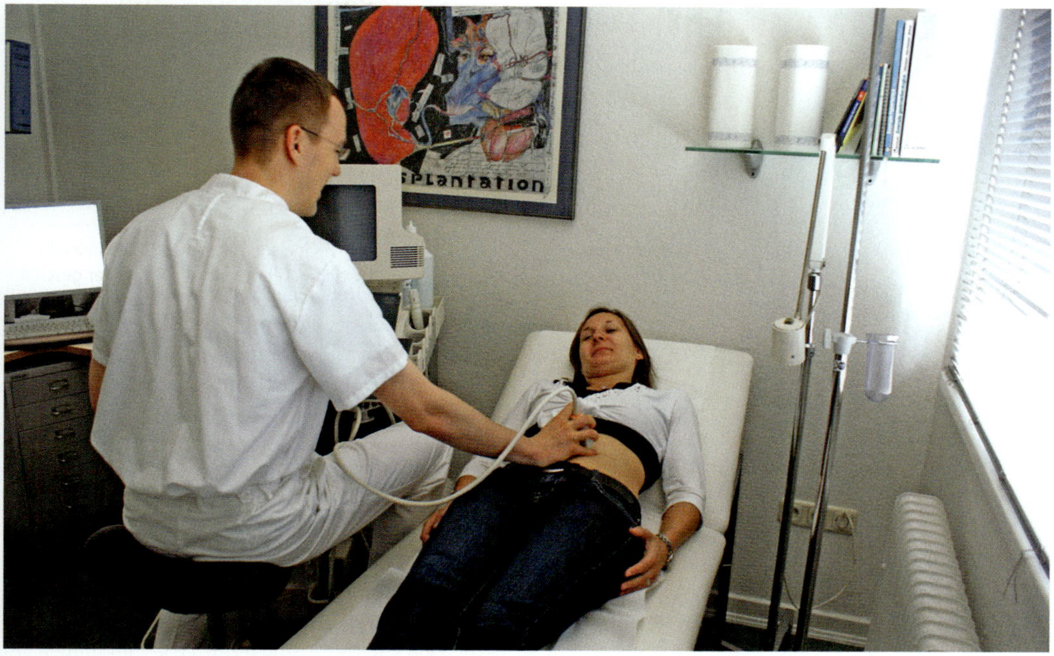




## 6.1 Anatomie und Physiologie

### 6.1.1 Lage und Aufbau

Die Gallenblase hat eine annähernd birnenförmige Gestalt (**Abb. 6.1**). Sie ist 7–10 cm lang und fasst 35–50 ml Gallenflüssigkeit. Die Gallenblasenwand enthält eine Schicht von glatter Muskulatur, die ein Geflecht von autonomen Nerven durchzieht. So kann sich die muskuläre Wand der Gallenblase kontrahieren und dadurch den Inhalt durch den Ausführungsgang (Ductus cysticus) austreiben. Der Ductus cysticus verbindet sich mit dem Ductus hepaticus zum Ductus choledochus. Der Ausführungsgang mündet in der Vater-Papille in den Zwölffingerdarm. Die Vater-Papille kann durch einen Schließmuskel, den Sphincter ampullae hepatopancreaticae, verschlossen werden.

● WISSEN *Der Sphincter ampullae hepatopancreaticae wird auch kurz Sphincter Oddi genannt, benannt nach dem italienischen Chirurgen Ruggero Oddi (1864–1913).*

### 6.1.2 Physiologie und Pathophysiologie

Die Galle wird in den Leberzellen kontinuierlich gebildet. Sie wird in die kleinsten Gallengänge (Canaliculi), die von benachbarten Leberzellen gebildet werden, ausgeschieden. Kleinere Gallengänge (Ductuli) vereinigen sich zu größeren Gallengängen. Auch in den Gallengängen wird Galle gebildet und durch Absorptions- und Sekretionsvorgänge modifiziert (duktuläre Gallebildung). Die Galle fließt bei Verdauungsruhe über den Ductus hepaticus und den Ductus cysticus in die Gallenblase. Hier wird die „Lebergalle“ durch Absorpti-

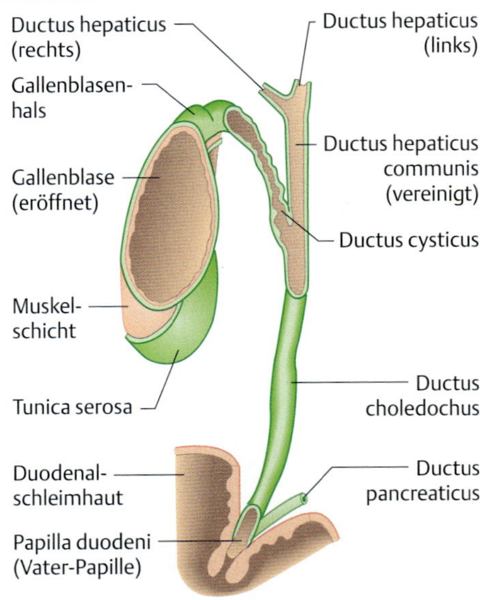


**Abb. 6.1** Anatomischer Aufbau der Gallenblase und der Gallenwege.

on von Kochsalz und Wasser auf 10–20 % des Ausgangsvolumens eingedickt und als „Blasengalle" gespeichert.

Der biochemische Mechanismus für Bildung und Transport der Galle ist kompliziert. Zwei Drittel der täglich gebildeten Galle werden von den Hepatozyten sezerniert. Ein Drittel der täglichen Gallebildung geschieht in den Ductuli, also den größeren Gallengängen. Die Sekretion ist abhängig von dem gastrointestinalen Hormon Sekretin.

Wird zur Verdauung Galle im Zwölffingerdarm benötigt, kommt es durch den Nahrungsreiz zur Freisetzung des Dünndarmhormons Cholezystokinin. Dieses bewirkt gleichzeitig eine Kontraktion der Gallenblase mit Entleerung von Galle und eine Öffnung des Sphinkter Oddi, um den Durchfluss der Galle in den Zwölffingerdarm zu ermöglichen.

### 6.1.3 Wichtige Bestandteile der Gallenflüssigkeit

Die wichtigsten Bestandteile der Gallenflüssigkeit sind
- Gallensäuren,
- Cholesterin,
- Phospholipide (Lezithin),
- Gallenfarbstoffe,
- Elektrolyte (Na, K, Ca, Cl, $HCO_3$),
- Wasser.

Von den Bestandteilen der Galle sind für die Verdauung bzw. Resorption der aufgenommenen Nahrung die Gallensäuren von besonderer Bedeutung: Sie ermöglichen es, das aufgeschlossene Nahrungsfett zu emulgieren und dadurch resorbierbar zu machen. Andererseits werden über die Galle zahlreiche exogene Substanzen ausgeschieden (Exkretion): Cholesterin, Medikamente und deren Stoffwechselprodukte, auch Quecksilber, Kupfer und Zink. Die Gallensäuren sind Stoffwechselprodukte des Cholesterins.

Kann bei Verschluss der Gallenwege die Gallenflüssigkeit nicht in den Zwölffingerdarm abfließen, ist die Resorption von Fetten und fettlöslichen Vitaminen gestört. Der Rückstau der Gallenfarbstoffe führt zur Gelbsucht (Verschlussikterus).

Ist die Zusammensetzung der Galle fehlerhaft, kommt es zur Ausfällung von Gallebestandteilen und damit zur Bildung von Gallensteinen, die in der Gallenblase und in den Gallenwegen gefunden werden (S. 120). Die pathologisch zusammengesetzte Gallenflüssigkeit, die zur Bildung von Steinen führt, nennt man lithogene Galle.

## 6.2 Untersuchungsmethoden

Die Gallenblase ist normalerweise unter der Leber verborgen, sodass man sie nicht fühlen oder perkutieren kann. Erkrankt die Gallenblase, verursacht sie oft Schmerzen, insbesondere wenn man auf die Gallengegend drückt. Ist die Gallenblase stark vergrößert, wird sie unterhalb des Leberrandes tastbar.

Die wichtigste Untersuchungsmethode zur Darstellung von Gallenblase und Gallengängen ist die Ultraschalluntersuchung (Sonografie). Die Sonografie erlaubt eine rasche und gute Beurteilung von Größe und Lage der Gallenblase und der Gallengänge. Auch die Dicke der Gallenblasenwand lässt sich sonografisch feststellen. Insbesondere dient die Sonografie zur Diagnostik von Steinen in der Gallenblase und – weniger sicher – von Steinen in den Gallengängen. Ein charakteristischer sonografischer Befund bei Gallenblasensteinen ist der sog. Schallschatten (**Abb. 6.2**).

Weitere bildgebende Verfahren sind
- MRC, MRCP,
- CT der Gallenblase,
- ERC, PTC,
- Endosonografie,
- Cholangioskopie.

**MRC.** Die kernspintomografische Darstellung der Gallenwege hat die konventionelle Röntgenkontrastdarstellung (i.v.-Cholangiografie) ersetzt. Das Verfahren ist wenig belastend, aber teuer. In der MRCP können die Gallenwege und der Pankreasgang dargestellt werden.

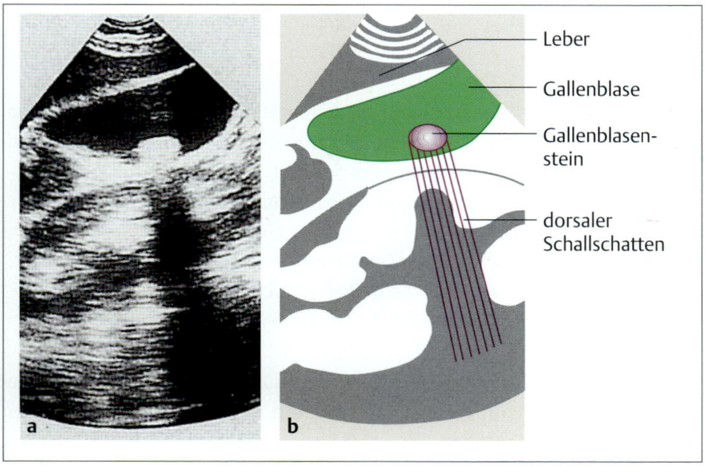


**Abb. 6.2** **Gallenblasensteine (Cholezystolithiasis).** **a** Sonografisches Bild, **b** Skizze zu Abb. a.

**CT.** Ein CT der Gallenblase dient zur Erkennung von Verkalkungen in Gallensteinen. Dies hat eine Bedeutung für die Auswahl von Therapiemöglichkeiten.

**ERC/PTC.** In ausgewählten Fällen werden die Gallengänge retrograd dargestellt, indem man die Vater-Papille endoskopisch sondiert und Röntgenkontrastmittel durch das Endoskop in die Gallengänge einspritzt. Diese endoskopische retrograde Cholangiografie (ERC) gelingt auch bei Patienten mit starker Gelbsucht. Wird gleichzeitig auch der Pankreasgang dargestellt, bezeichnet man die Untersuchung als endoskopische retrograde Cholangiopankreatikografie (ERCP). Eine Fülle von endoskopisch-operativen Eingriffen an den Gallenwegen ist möglich (z.B. Papillotomie, Steinextraktionen und -zertrümmerungen, Biopsien, Einlage von Drainagen). Falls die ERCP technisch nicht möglich ist (z.B. operierter Magen), kann perkutan ein großer Gallengang punktiert und mit Röntgenkontrastmittel gefüllt werden (perkutane transhepatische Cholangiografie, PTC) oder eine kernspintomografische Untersuchung (MRCP) weiterhelfen.

**Endosonografie/Cholangioskopie.** In geeigneten Fällen kann man die Gallenwege mittels Endosonografie besser als mit dem üblichen Ultraschall beurteilen und auch kleinere Veränderungen (Steine, Tumoren) erkennen. Will man den Gallengang oder den Pankreasgang endoskopisch besichtigen, wird durch das größere Endoskop ein „Baby-Endoskop" (**Abb. 6.3**) über die Vater-Papille eingeführt, um krankhafte Wandveränderungen zu beurteilen. Transhepatisch kann man die Gallenwege mit einem dünnen Cholangioskop untersuchen. Druckmessungen (Manometrie) mittels endoskopisch platzierter spezieller Manometriekatheter erlauben eine Beurteilung von Gallengangsdyskinesien.

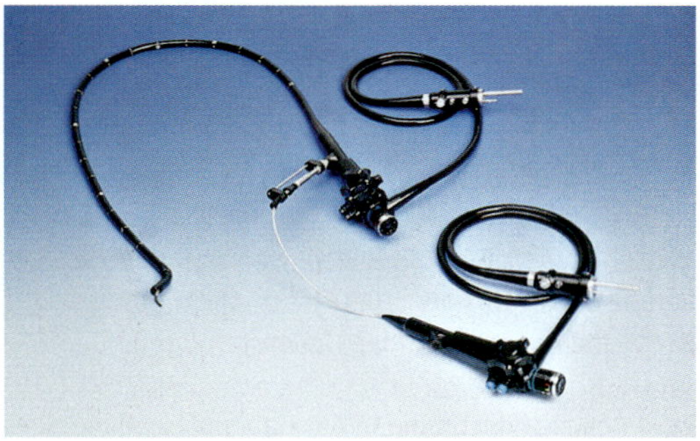

**Abb. 6.3** Instrumentarium zur direkten Cholangioskopie.

**Duodenalsonde.** Führt man eine Duodenalsonde in den Zwölffingerdarm ein, kann die Gallenflüssigkeit abgesaugt und untersucht werden (z.B. auf Erreger). Gallen- und Pankreasflüssigkeit kann auch im Rahmen einer endoskopischen Untersuchung (Gastroskopie, ERCP) gewonnen werden.

## 6.3 Gallengangsatresie

Bei dieser angeborenen, aber nicht erblichen Krankheit sind die intra- oder extrahepatischen Gallengänge nicht angelegt. Zur Behandlung wird chirurgisch eine Anastomose zwischen dem biliären System und dem Darm gebildet, um einen Gallenabfluss zu ermöglichen. Gelingt dies nicht, muss eine Lebertransplantation ausgeführt werden, sonst bildet sich eine biliäre Zirrhose aus (S. 107), die innerhalb weniger Jahre zum Tode führt.

## 6.4 Papillenstenose/Dyskinesie

Eine verengte Papille kann ein Abflusshindernis darstellen. Verschiedene Ursachen sind bekannt, Entzündungen der Papille werden diskutiert. Selten sind Papillenkarzinome die Ursache einer Stenose.

Die Diagnose wird durch die endoskopische Untersuchung gestellt. Die gutartige Stenose kann durch endoskopische Papillotomie behandelt werden. Eine bösartige Stenose wird in der Regel operativ behandelt.

DEFINITION *Bei der Dyskinesie des Sphincter Oddi handelt es sich um eine Motilitätsstörung.*

Von den Patienten werden uncharakteristische Schmerzen im rechten Oberbauch, Völlegefühl, Blähungen und Fettintoleranz angegeben. Ein fehlender Steinnachweis, eine geringe Erhöhung der GOT und der AP sowie ein sonografisch über 6–8 mm erweiterter Ductus choledochus können die Diagnose erhärten. Die Funktion des Sphinkter Oddi kann durch endoskopische Manometrie beurteilt werden.

MERKE *Die Diagnose einer Dyskinesie des Sphincter Oddi darf nur gestellt werden, wenn organische Veränderungen sicher ausgeschlossen sind.*

Nitroglyzerin und Kalziumantagonisten werden verordnet, um den erhöhten Tonus des Sphinkter Oddi zu senken.

Bei dauernd erhöhtem Druck kann in Einzelfällen durch die endoskopische Papillotomie eine Besserung der schmerzhaften Dyskinesie erreicht werden.

6

## 6.5 Gallensteinkrankheit (Cholelithiasis)

Wissen Das Gallensteinleiden ist seit alter Zeit bekannt: Schon in über 3000 Jahre alten Mumien aus Kreta und Ägypten wurden Gallensteine gefunden.

Befinden sich die Steine in der Gallenblase, handelt es sich um eine Cholezystolithiasis, sind die Steine in den Gallengängen (Ductus choledochus), um eine Choledocholithiasis. Vorstufen der Steine sind stark eingedickte Galle (sludge) und Gallengrieß.

Häufige Krankheiten, die in vielen Fällen mit Cholelithiasis verknüpft sind, sind die akute und chronische Cholezystitis, die Cholangitis und der Verschlussikterus.

### *Häufigkeit*

Die Gallensteinkrankheit ist eine der häufigsten Krankheiten in den westlichen Industrieländern. Deshalb rechnet man sie zu den Zivilisationskrankheiten. In der Bundesrepublik Deutschland haben ca. 12% der Bevölkerung Gallensteine (Träger „stummer" Steine oder Gallensteinkranke). Frauen sind häufiger betroffen als Männer (15% gegenüber 7,5%). Cholesterinsteine überwiegen. Als Gedächtnisstütze zur Häufigkeit von Gallensteinen ist eine Sechs-F-Regel beliebt (**f**emale, **f**air, **f**at, **f**orty, **f**ertile, **f**amily).

### *Ursachen*

Verschiedene Faktoren disponieren zur Steinbildung; hierzu zählen:

- fettreiche, ballaststoffarme Ernährung,
- Übergewicht (20% Übergewicht verdoppelt das Gallensteinrisiko),
- Alter und Geschlecht (bei Frauen und im Alter häufiger Gallensteine),
- erbliche Faktoren („Gallensteinfamilien"),
- Schwangerschaft,
- Medikamente (Östrogene, Fettsenker),
- chronische Gallenblasenentzündungen.

### *Pathophysiologie*

Steine entstehen, wenn die normale Zusammensetzung der Gallenflüssigkeit sich so ändert, dass wasserunlösliche Substanzen, wie Cholesterin oder Bilirubin, als Kristalle ausfallen. Die Kristalle wachsen und bilden verschieden große Steine, die einzeln oder zu mehreren gefunden werden. Am häufigsten findet man Cholesterin-Pigment-Steine, die aus Cholesterin und Bilirubin bestehen. Diese Steine geben keinen Röntgenkontrast (**Abb. 6.4**). Sind die Steine kalkhaltig, sind sie dagegen röntgenkontrastpositiv.

Nach Zahl und Form der Steine unterscheidet man Cholesterinsolitärsteine (Einzelsteine), Gallengrieß (Pigmentsteine) und Cholesterin-Pigment-Steine (Facettensteine, Tonnensteine, Maulbeersteine).

### *Symptome*

Bisweilen ist der sonografische Steinnachweis nur ein Zufallsbefund bei Personen, die keinerlei Beschwerden haben; man spricht von „stummen Steinen": 75% der Gallensteinträger haben keine Beschwerden. Oft verursachen die Gallensteine jedoch Symptome in wechselnder Stärke: Druck im rechten Oberbauch, Blähungen, Aufstoßen, Erbrechen sowie Unverträglichkeit von

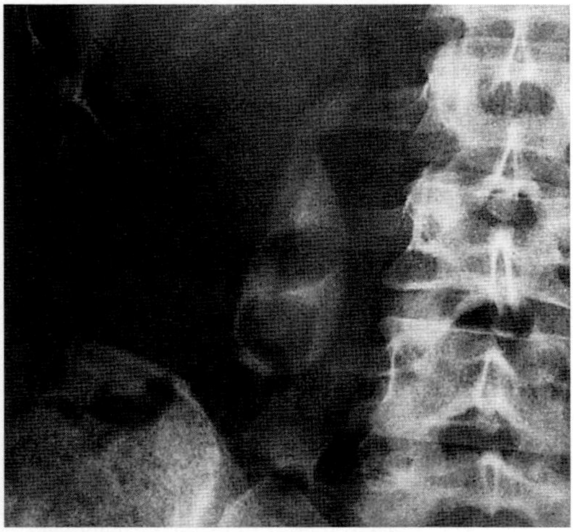

Abb. 6.4 Röntgenaufnahme von kontrastnegativen Steinen in der Gallenblase.

Fett, insbesondere von Speisen, die in erhitztem Fett gegart sind. Die genannten Krankheitszeichen können diskret sein, sie können sich aber auch bis zur heftigsten Gallensteinkolik steigern.

● PFLEGE ***Ernährungsberatung.*** *Als Auslöser für eine Gallenkolik sind fettreiche und gebratene oder geröstete Speisen, Kohl, Hülsenfrüchte, hart gekochte Eier sowie Alkohol und Kaffee (auch koffeinfreier Kaffee) bekannt. Raten Sie daher Patienten mit Gallensteinen, den Genuss dieser Lebensmittel stark einzuschränken oder ganz darauf zu verzichten, um der sehr schmerzhaften Gallenkolik vorzubeugen.*

**Gallensteinkolik.** Zur Gallensteinkolik kommt es dann, wenn eine plötzliche Drucksteigerung im Gallengangsystem eintritt, z. B. bei Einklemmung eines Steines im Ductus cysticus oder in der Vater-Papille. Die Gallensteinkolik wird durch Diätfehler, auch durch psychische Belastungen ausgelöst; sie verursacht anfallsweise krampfartige, heftige Schmerzen, die im rechten Oberbauch lokalisiert sind und in die rechte Schulter und zwischen die Schulterblätter ausstrahlen. Dann ist die Gallenblasengegend extrem druckschmerzhaft. Oft besteht eine Abwehrspannung.

● MERKE *Die Kombination der Symptome Kolik, Übelkeit und Erbrechen mit Fettintoleranz ist kennzeichnend für die Diagnose Cholelithiasis.*

**Gelbsucht.** Je nach dem Sitz des Steines entwickelt sich eine Gelbsucht: Verschließt der Stein den Ductus cysticus, so ist kein oder nur ein geringfügiger Anstieg des Bilirubins im Serum zu erwarten. Verschließt der Stein den Ductus choledochus, entwickelt sich rasch eine starke Gelbsucht (Verschlussikterus, S. 124).

**Pankreatitis.** Verschließt ein in der Vater-Papille eingeklemmter Stein auch die gemeinsame Mündung des Pankreasganges, entsteht eine akute Pankreatitis (S. 129). Dies ist neben der Perforation der Gallenblasenwand und der Peritonitis eine gefährliche Komplikation!

### *Diagnostik*

Anamnese und körperlicher Befund machen die Diagnose wahrscheinlich. Die Sonografie ist die empfindlichste und schnellste Methode zum Nachweis von Steinen (Nachweisgrenze ab 2 mm Größe des Steins). Sonografisch wird untersucht, ob die Gallengänge erweitert sind; dann ist wegen Verdachts auf eine Choledocholithiasis bzw. auf einen eingeklemmten Stein in der Vater-Papille eine ERC indiziert.

**Laboruntersuchungen.** Im unkomplizierten Gallensteinanfall bleiben Körpertemperatur und Laborproben im Wesentlichen normal. Tritt ein Verschlussikterus ein, sind im Blut direktes Bilirubin, alkalische Phosphatase und die gamma-GT vermehrt. Mitunter kommt es zu einem leichten Transaminasenanstieg.

Bei Verschlussikterus ist der Stuhl hell, da Gallenfarbstoffe und Abbauprodukte fehlen. Der Urin ist dunkelbraun verfärbt (Gallenfarbstoffe vermehrt).

*Differenzialdiagnose bei Cholelithiasis mit Kolik*

Differenzialdiagnostisch sind zu beachten:

- Magenperforation
- akute Blinddarmentzündung
- akute Pankreatitis
- Pleuritis
- Lungenembolie
- Nierenkolik
- Herzinfarkt

### *Therapie*

Im akuten Gallensteinanfall verordnet man krampflösende und schmerzstillende Medikamente sowie Nahrungskarenz. Unter dieser Behandlung lässt der Schmerz rasch nach.

Da neue Koliken und Komplikationen drohen, soll im symptomfreien Intervall eine Cholezystektomie erfolgen, wenn Steine in der Gallenblase oder in den Gallenwegen vorhanden sind. Handelt es sich allein um Gallengangskonkremente, werden diese endoskopisch entfernt. Hierfür sind verschiedene Instrumente entwickelt worden. Oft muss die Vater-Papille endoskopisch geschlitzt werden (Papillotomie), sodass die Gallengangssteine in den Zwölffingerdarm übertreten können bzw. mit Fangkörben oder kleinen Ballons extrahiert werden können. Sind die Gallengangssteine zu groß, um die Papille zu passieren, werden sie endoskopisch mechanisch oder durch Stoßwellen zerkleinert und extrahiert. Die operative Entfernung der Gallenblase wird heute üblicherweise laparoskopisch ausgeführt („minimal invasive Chirurgie").

Ist der Gallensteinanfall schwer und verursacht deutlichen Druckschmerz, Fieber und hohe Leukozytose, kann auch sofort operiert werden (Frühoperation), um gefährliche Komplikationen, wie die einer Gallenblasenperforation, zu vermeiden. Auch nach Cholezystektomie können sich in den Gallengängen erneut Gallensteine bilden, die dann durch Papillotomie und endoskopische Steinextraktion zu entfernen sind.

So genannte stumme Steine, die z. B. bei Ultraschalluntersuchungen zufällig in der Gallenblase gefunden werden, müssen nicht durch Cholezystektomie entfernt werden. Nur ca. 25% der symptomlosen Gallensteinträger entwickeln innerhalb von 25 Jahren Beschwerden.

Nicht verkalkte, nicht zu große Steine in der Gallenblase können medikamentös behandelt werden, wenn eine Operation nicht möglich ist (Risikopatienten) oder nicht gewünscht wird. Durch tägliche orale Gabe von speziellen Gallensäuren können solche Steine innerhalb von 12–18 Monaten zu 50–70% aufgelöst werden (Chemolitholyse). Die Rezidivrate ist aber hoch, 30–50% der steinfrei gewordenen Patienten entwickeln innerhalb von 5 Jahren neue Steine.

Ein weiteres Verfahren zur Zertrümmerung von Gallensteinen ist die extrakorporale Lithotripsie durch Ultraschallstoßwellen (ESWL). Dieses Verfahren wurde zuerst für die Zertrümmerung von Nierensteinen angewendet. Bei Gallenblasensteinen werden die nichtoperativen Verfahren aber zunehmend weniger eingesetzt, die laparoskopische Cholezystektomie ist hier das Mittel der Wahl. Lediglich bei endoskopisch nicht extrahierbaren Steinen in den Gallenwegen ist die ESWL noch hilfreich.

● FALLBEISPIEL GALLENWEGSVERSCHLUSS DURCH STEINE *Bei Frau N. (49) wurde vor ca. 5 Jahren die Gallenblase wegen wiederholter Gallenkoliken operiert. Es fanden sich seinerzeit viele Steine, die Operation verlief ohne Komplikationen. Frau N. hat drei gesunde Kinder (19, 18 und 14 Jahre) und ist bis auf ein mäßiges Übergewicht (85 kg bei einer Größe von 168 cm) ohne wesentliche Beschwerden. Frau N. engagiert sich u. a. im Kunstverein, der regelmäßig Vernissagen zur Förderung junger Künstler organisiert. Anlässlich einer Ausstellung im örtlichen Stadttheater trinkt sie im Anschluss an die Veranstaltung zwei Gläser Prosecco sowie – eher widerwillig – ein weiteres Glas auf das Wohl des anwesenden Künstlers. Plötzlich verspürt sie einen stechenden Schmerz im rechten Oberbauch. Sie muss sich setzen und ruft Ihre Freundin zu Hilfe. „Das ist derselbe Schmerz wie früher, wie bei der Galle, aber die ist doch operiert!" Nach kurzer Zeit lässt der Schmerz etwas nach, verschwindet aber nicht ganz. Die Freundin ist besorgt und bringt Frau N. zunächst nach Hause.*
*Am nächsten Tag – die Beschwerden haben nachgelassen – sucht Frau N. den Hausarzt auf. „Ich hatte wieder so'ne Gallenkolik, aber die Galle ist doch weg. Oder?" Der Hausarzt führt eine Sonografie durch, die aber keine eindeutigen Befunde ergibt sowie eine Blutuntersuchung, die am Nachmittag fertig ist. Er ruft Frau N. zuhause an. „Ihre Leber- und Gallenwerte sind zu hoch, wahrscheinlich haben Sie einen Stein in den Gallenwegen, Sie müssen sofort stationär aufgenommen werden". Frau N. erschrickt: „Wieso das denn? Ich dachte, ich kriege nie wieder Steine! Jetzt sollen welche im Gallengang sein?" Frau N. weiß nicht, dass sie trotz Operation der Gallenblase eine Risikopatientin ist, die aufgrund der chemischen Zusammensetzung der Gallenflüssigkeit ein erhöhtes Risiko aufweist, erneut Steine in den Gallenwegen zu bilden. Der Hausarzt beruhigt Frau N. „Im Krankenhaus müssen Sie einen Schlauch schlucken unter Kurznarkose, wie bei einer Magenspiegelung, das tut nicht weh. Der Arzt spritzt dann über das Gerät etwas Kontrastmittel unter Röntgensicht in die Gallenwege und kann dann eventuell einen Stein erkennen und aus den Gallenwegen entfernen. Wahrscheinlich müssen Sie aber nicht erneut operiert werden".*

***Diagnostik und Therapie***
*Frau. N. wird stationär aufgenommen, die Darstellung der Gallenwege (ERCP) zeigt zwei Steine im Gallengang (***Abb. 6.5***). Diese können nach endoskopischer Eröffnung der Papille (Papillotomie) mit einem Drahtkorb entfernt werden (***Abb. 6.6***). Frau N. ist danach beschwerdefrei.*
*Sie weiß jetzt, dass sie zur Steinbildung in den Gallenwegen neigt. Dies ist die Folge einer wohl vererbten, speziellen Zusammensetzung der Gallenflüssigkeit. Die Ärzte erklären ihr aber, dass das Risiko einer erneuten Kolik geringer geworden ist, da die Papille endoskopisch aufgeschnitten wurde (endoskopische Papillotomie) und somit kleine, eventuell neu gebildete Steinbröckchen auch spontan abgehen können. Die Ärzte raten Frau N. zu einer langsamen Gewichtsabnahme, weitere effektive Maßnahmen zur Verhinderung neuer Steine seien nicht bekannt.*

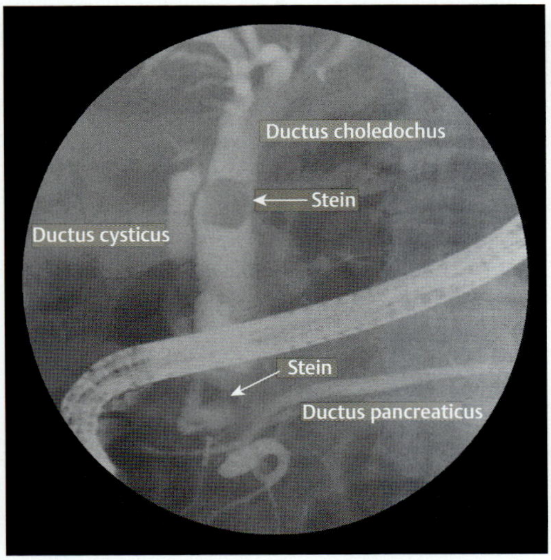


**Abb. 6.5 ERCP.** Die Darstellung zeigt mindestens zwei Steine im Gallengang. Dies bestätigt den Verdacht der Choledocholithiasis.

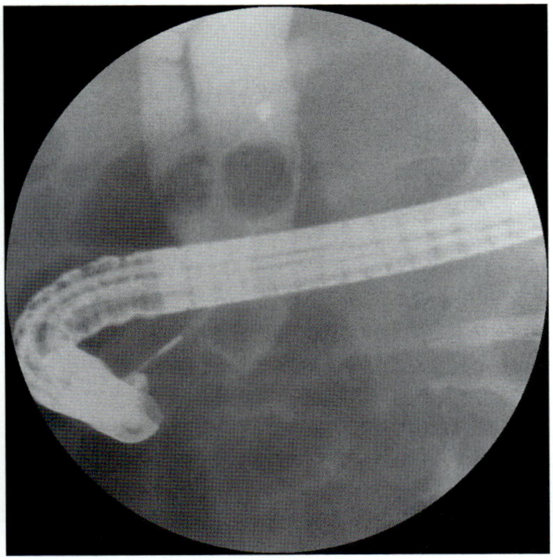

**Abb. 6.6 Dormia-Schlinge.** Das Dormia-Körbchen ist direkt um einen der Steine gelegt und ist bereit zur Extraktion.

6

## 6.6 Postcholezystektomie-Syndrom

DEFINITION *Nach Cholezystektomie können Beschwerden bestehen bleiben oder neu auftreten. Sie werden unter dem Begriff „Postcholezystektomie-Syndrom" zusammengefasst.*

Oft handelt es sich um zurückgelassene oder neu entstandene Steine in den Gallenwegen oder um eine chronisch rezidivierende Cholangitis. Auch kann – wenn auch selten – eine Stenose der Vater-Papille bestehen, die durch endoskopische Papillotomie behandelt wird. Erkrankungen der Nachbarorgane müssen ausgeschlossen werden (Pankreatitis). Der Verdacht auf ein „Postcholezystektomie-Syndrom" erfordert deshalb genaue diagnostische Maßnahmen.

Je nach dem zugrunde liegenden Leiden werden als Therapie eine endoskopische Papillotomie, Antibiotika und Spasmolytika verordnet.

## 6.7 Cholezystitis

### 6.7.1 Akute Cholezystitis

DEFINITION *Eine akute Cholezystitis ist eine akute Gallenblasenentzündung, die meist mit einer Cholezystolithiasis kombiniert ist. Ursache ist eine zeitweilige Verlegung des Ductus cysticus durch Steine. Selten ist die sog. akalkulöse Cholezystitis (Intensivpatienten, bei Salmonelleninfektionen).*

Man findet ein entzündliches Ödem der Gallenblasenwand, in schweren Fällen ein Gallenblasenempyem oder die ulzeröse und gangränöse Entzündung der Gallenblasenwand.

#### *Symptome und Diagnostik*

Es treten, wie bei einer akuten Gallensteinkolik, starke Schmerzen auf, die jedoch anhalten und mit Fieber, Schüttelfrost und septischen Temperaturen verbunden sind. Im Blutbild lassen sich eine Leukozytose und Linksverschiebung als Zeichen einer akuten Entzündung feststellen.

PFLEGE ***Fieber.*** *Zur Fiebersenkung können zusätzlich Wadenwickel oder Abwaschungen mit Pfefferminzzusatz eingesetzt werden. Sorgen Sie für leichte Bekleidung und dünne Decken, wenn der Patient dies als angenehm empfindet sowie dafür, dass er viel trinkt, um den Flüssigkeitsverlust infolge starken Schwitzens zu ersetzen.*

#### *Therapie*

Die frühzeitige Cholezystektomie ist angezeigt, sofern keine gefährlichen Begleiterkrankungen vorliegen. In diesem Fall wird zunächst konservativ behandelt mit Allgemeinmaßnahmen, parenteraler Ernährung, Antibiotika und Analgetika.

### 6.7.2 Chronische Cholezystitis

Meistens ist die Ursache eine Cholelithiasis mit rezidivierenden Schüben einer Gallenblasenentzündung. Die Gallenblasenwand ist chronisch entzündet (**Abb. 6.7**). Die verdickte Wand ist gelegentlich mit Kalk inkrustiert (Porzellangallenblase).

Die Beschwerden ähneln den Symptomen der akuten Cholezystitis, sind aber weniger heftig. Die operative Entfernung der chronisch entzündeten Gallenblase ist notwendig, um die Erkrankung zu heilen. Bei der Porzellangallenblase ist darüber hinaus das Karzinomrisiko erhöht.

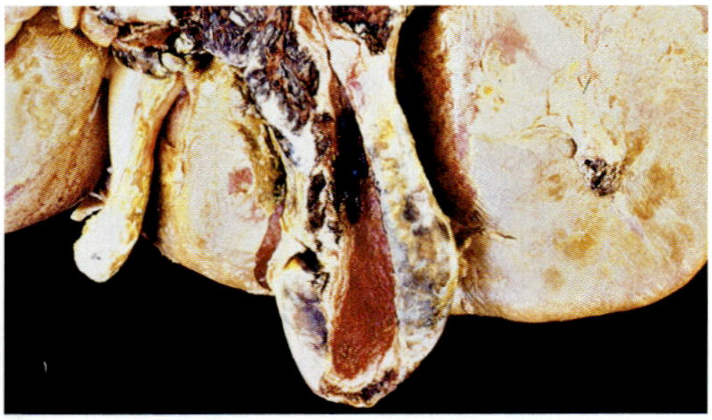

**Abb. 6.7** Chronische Cholezystitis mit verdickter Wand, die mit kleinen Abszessen durchsetzt ist (Sektionspräparat).



## 6.8 Entzündliche Erkrankungen der Gallenwege

### 6.8.1 Cholangitis

DEFINITION *Eine Cholangitis ist eine bakteriell bedingte Entzündung der intrahepatischen oder extrahepatischen Gallenwege.*

#### *Ursachen*

Anlass für die Entzündung ist eine Behinderung des Gallenabflusses, am häufigsten durch Steine oder durch Tumoren. Chronische Entzündungen entstehen auch auf dem Boden autoimmuner Leberkrankheiten (PSC, PBC) und können zu Strikturen der intra- und extrahepatischen Gallenwege führen.

#### *Symptome*

Nach dem Verlauf unterscheidet man eine akute und eine chronisch rezidivierende Cholangitis. Typische Beschwerden sind Schmerzen im rechten Oberbauch, Fieber, wechselnde Gelbsucht und Juckreiz. Als Komplikationen können sich Leberabszesse bilden.

#### *Diagnostik und Therapie*

Entzündungszeichen (Beschleunigung der BSG, Leukozytose) und Symptome des Verschlussikterus sind in wechselndem Ausmaß vorhanden: Anstieg von Bilirubin, alkalischer Phosphatase, gamma-GT im Serum, heller Stuhl, dunkler Urin. Die Erreger sind gewöhnlich Kolibakterien und Enterokokken.

Sonografisch ist die verdickte Wand der Gallengänge erkennbar. Frühzeitige ERC ist zur Sicherung der Diagnose erforderlich. Je nach Befund kann sofort durch Papillotomie und Steinextraktion die Therapie eingeleitet werden. Kann das Abflusshindernis so nicht beseitigt werden, wird zunächst ein Pigtail-Katheter am Hindernis vorbei eingelegt, um den Abfluss der gestauten Galle zu ermöglichen.

## 6.9 Verschlussikterus, Cholestase

DEFINITION *Der Verschlussikterus ist ein Leitsymptom, das bei verschiedenen Krankheiten vorkommt: Der Abfluss der in der Leber gebildeten Galle ist gestört (Cholestase). Man trennt eine extrahepatische von einer intrahepatischen Form.*

#### *Ursachen*

Der extrahepatische Verschlussikterus entsteht infolge Behinderung des Gallenabflusses in den großen Gallengängen oder in der Vater-Papille, am häufigsten verursacht durch Steine, Entzündungen oder Tumoren.

Ursache der intrahepatischen Cholestase sind Medikamente, bestimmte Formen der Virushepatitis oder multiple Metastasen bösartiger Tumoren.

#### *Symptome*

Auf den extrahepatischen Verschluss weisen solche Symptome hin, die bei dem Krankheitsbild Cholelithiasis beschrieben sind, insbesondere Koliken. Schmerzlose Entstehung der Gelbsucht mit vergrößerter tastbarer Gallenblase spricht für einen bösartigen Tumor (Courvoisier-Zeichen). Einsetzen der Gelbsucht nach Gabe von Medikamenten macht eine intrahepatische Cholestase wahrscheinlich. Zu allen Formen der Cholestase gehört Juckreiz. Er wird durch die Ablagerung von Gallensäuren in der Haut verursacht.

#### *Diagnostik*

Sowohl bei intra- als auch bei extrahepatischem Ikterus sind charakteristische Befunde zu erwarten:

- Erhöhung der cholestaseanzeigenden Enzymaktivitäten im Serum (alkalische Phosphatase und gamma-GT)
- Bilirubin im Serum vermehrt
- Stuhl hell, Urin dunkel

*Differenzialdiagnostik und Therapie*

Mit den genannten Laboruntersuchungen gelingt es, das Syndrom Cholestase zu diagnostizieren, aber nicht immer, den intrahepatischen vom extrahepatischen Typ der Cholestase zu unterscheiden. Dazu sind bildgebende Verfahren, wie Sonografie, die endoskopische retrograde Gallengangsdarstellung und die Kernspintomografie, besser geeignet. Die Differenzialdiagnose soll frühzeitig geklärt werden, weil bei der extrahepatischen Form der Cholestase eine endoskopische oder chirurgische Therapie notwendig ist, bei der intrahepatischen Form dagegen eine konservative Behandlung.

# 6.10 Tumoren der Gallenblase und der Gallengänge

## 6.10.1 Gutartige Tumoren

### Gallenblasenpolypen

Gutartige Tumoren der Gallenblase werden wegen der modernen sonografischen Untersuchungstechnik meist zufällig entdeckt. Die Häufigkeit wird auf 5 % geschätzt. Meist handelt es sich um Cholesterinpolypen oder Adenome. Polypen der Gallenblasenwand werden sonografisch vermessen und sollten regelmäßig kontrolliert werden. Größere Polypen über 10–15 mm werden besser durch Cholezystektomie entfernt, da Adenome entarten können.

## 6.10.2 Bösartige Tumoren

### Gallenblasenkarzinom

*Symptome*

Die Frühsymptome des Gallenblasenkarzinoms sind uncharakteristisch, weshalb Gallenblasen- und Gallengangskarzinome meistens zu spät erkannt werden. Erst Ikterus, Dauerschmerz im rechten Oberbauch, Gewichtsabnahme, Appetitlosigkeit und allgemeines Schwächegefühl machen die bösartige Krankheit deutlich.

*Diagnostik*

Sonografie, Endosonografie, MRCP/MR-Angiografie, Spiral-CT, endoskopisch retrograde Cholangiopankreatikografie (ERCP) oder direkte perkutane transhepatische Cholangiografie (PTC) zeigen Ort und Ausdehnung der bösartigen Krankheit an (**Abb. 6.8**).

*Therapie*

Nach Möglichkeit operative Entfernung eventuell nach vorheriger Radiochemotherapie, doch erlauben frühzeitiges Einwachsen des Karzinoms in die Leber und frühzeitige Metastasierung selten eine kurative Operation. Ist eine operative Behandlung nicht mehr möglich, kann der Gallengangsverschluss häufig durch endoskopisches Einlegen einer Endoprothese oder eines selbstexpandierenden Metallstents vorübergehend überwunden werden. Auch perkutan können dünne Katheter in einen Gallengang eingeführt werden, damit die Galle nach innen oder außen abgeleitet werden kann.

Eine Sonderstellung nimmt das Karzinom der Vater-Papille ein. Dieses metastasiert spät, sodass die Prognose bei rechtzeitiger Operation günstiger ist.

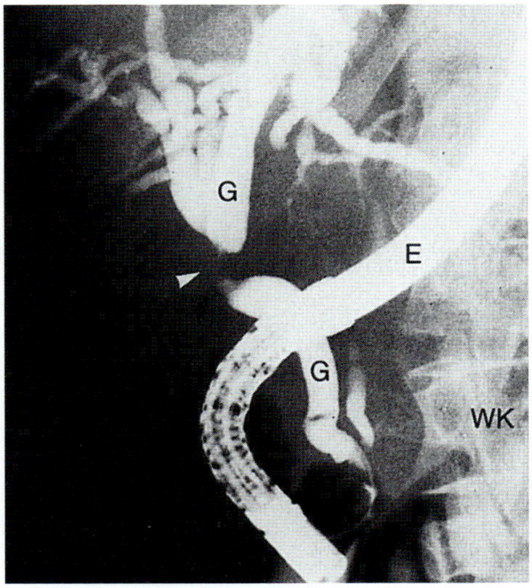


**Abb. 6.8 Endoskopisch retrograde Cholangiografie eines primären Gallengangskarzinoms.** Die Stenose im Gallengang ist durch einen Pfeil markiert. E = Endoskop, G = Gallengang, WK = Wirbelkörper.

# 7 Krankheiten des exokrinen Pankreas

Bernhard Högemann

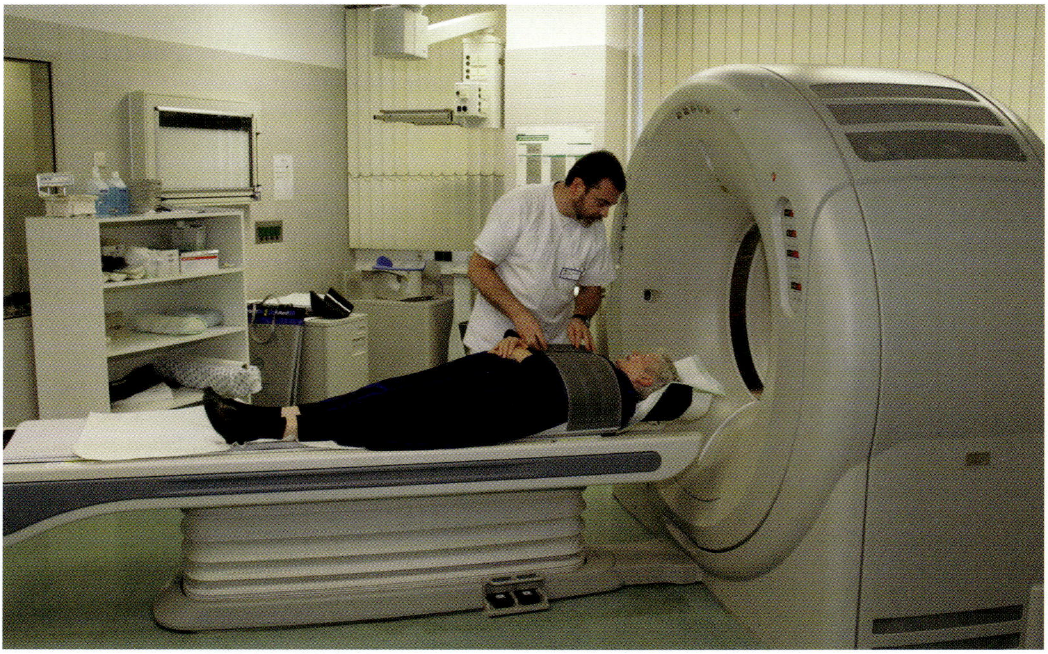



## 7.1 Anatomie und Physiologie

Die Bauchspeicheldrüse (Pankreas) liegt retroperitoneal in Höhe des 1. und 2. Lendenwirbelkörpers. Makroskopisch unterscheidet man drei Teile: Kopf, Körper und Schwanz des Pankreas. Der Pankreaskopf ist am breitesten und liegt in der C-förmigen Schlinge des Zwölffingerdarms (**Abb. 7.1**). Der Körper des Pankreas verschmälert sich und endet als Schwanz an der Milz. Morphologisch und funktionell besteht die Bauchspeicheldrüse aus zwei Anteilen:

- endokrines Pankreas
- exokrines Pankreas

### Endokrines Pankreas

Der endokrine Anteil des Pankreas ist über das ganze Organ verstreut und besteht aus den Langerhans-Inseln. Diese machen 1–2 % des Gesamtvolumens des Pankreas aus. In den verschiedenen Zellen der Langerhans-Inseln werden Insulin, Glukagon, Somatostatin, Gastrin und verschiedene Polypeptide gebildet. Die Produkte des endokrinen Pankreasanteils werden direkt in das Blut abgegeben. Krankheiten des endokrinen Anteils sind Diabetes mellitus und die neurohormonalen Tumoren (Vipom, Apudome).

### Exokrines Pankreas

Das exokrine Pankreas besteht aus den Drüsenzellen und dem Gangsystem. Täglich werden 1–3 Liter Pankreassaft gebildet und über die Vater-Papille in das Duodenum eingeleitet. Der Pankreassaft enthält Verdauungsenzyme (**Abb. 7.2**) zur Spaltung von Fett (Lipase, Phospholipase), Kohlenhydraten (Amylase) und Eiweiß (Trypsin, Chymotrypsin). Die Enzyme werden von den Drüsenzellen als inaktive Proenzyme sezerniert (Ausnahme: Amylase und Lipase). Erst im Duodenum werden die Proenzyme durch Gallensäuren und Enterokinasen aktiviert. Außerdem enthält der Pankreassaft als weitere Bestandteile

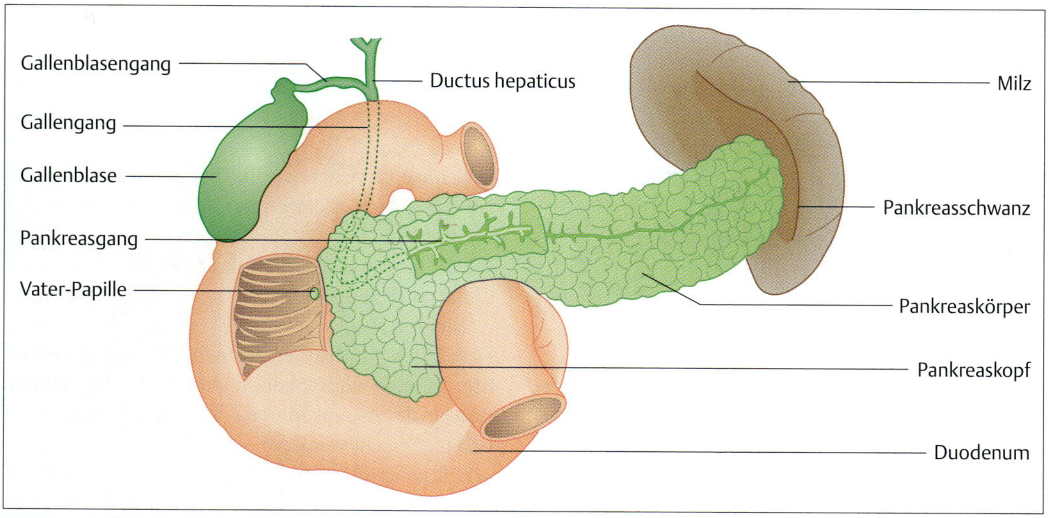


**Abb. 7.1 Pankreas und Gallenwege.** In dieser Abbildung ist das Bauchfell entfernt und ein Teil der Bauchspeicheldrüse aufgeschnitten. Pankreas und Zwölffingerdarm liegen retroperitoneal, Milz und Gallenwege intraperitoneal (nach Schwegler).



- Bikarbonat,
- Elektrolyte,
- Schleimsubstanzen und
- Wasser.

Der exkretorische Anteil der Bauchspeicheldrüse besteht aus einzelnen Drüsenläppchen (lat. *Acini*: Weinbeeren). Das in den Läppchen gebildete Sekret wird durch die Ausführungsgänge der Drüsenläppchen in den Hauptausführungsgang geleitet, der den Drüsenkörper in seiner ganzen Länge durchzieht. Der Ausführungsgang (Ductus pancreaticus) mündet meist zusammen mit dem Ductus choledochus in der Vater-Papille (**Abb. 7.1**). Variationen der Gallengangs- und Pankreasmündung sind bekannt. Ein zweiter schwächerer Ausführungsgang des Pankreas (Ductus pancreaticus accessorius, Ductus Santorini) kommt vor.

● WISSEN *Der Pankreasgang wird auch als Ductus Wirsungianus bezeichnet. Benannt nach dem deutschen Anatomen J. W. Wirsung (1600–1643), der ihn 1642 erstmalig beschrieb.*

Die Tätigkeit des Pankreas wird durch verschiedene Faktoren reguliert: Nervale Reize werden über den N. vagus geleitet. Die hormonale Steuerung geschieht durch die Enterohormone Sekretin und Pankreozymin (syn. Cholezystokinin). Durch diese Mechanismen wird die

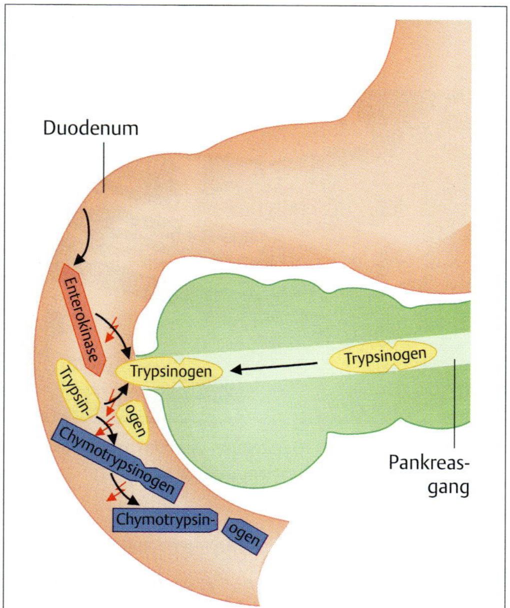


**Abb. 7.2** Das Pankreas scheidet die meisten Verdauungsenzyme als inaktive Vorstufen aus, die im Duodenum aktiviert werden.

Sekretion des Pankreassaftes in Abhängigkeit von der Nahrungszufuhr gesteuert. Bikarbonat wird zur Neutralisation des sauren Magensaftes im Duodenum benötigt.

## 7.2 Untersuchungsmethoden

Die folgenden diagnostischen Verfahren sind gebräuchlich:
- Sonografie, Endosonografie
- Angio-CT, MRCP, ERCP
- Laboruntersuchungen
- ultraschallgeleitete Feinnadelpunktion
- Funktionsproben

Sonografisch werden Form, Größe und Struktur der Bauchspeicheldrüse beurteilt. Auch der Pankreashauptgang ist sonografisch zu erkennen (**Abb. 7.3**). Die Röntgenübersichtsaufnahme des Abdomens gehört zum Basisprogramm der bildgebenden Verfahren. Sie dient dem Erkennen einer Perforation eines Hohlorgans, die zu einer Ansammlung von freier Luft in der Bauchhöhle führt (s. S. 57, **Abb. 3.27**). Auch sucht man nach Verkalkungen, wie sie bei chronischer Pankreatitis typisch sind.

Die endoskopische retrograde Pankreatikografie (ERP, **Abb. 7.4**), lässt pathologische Veränderungen des Gangsystems und des Drüsenkörpers erkennen.

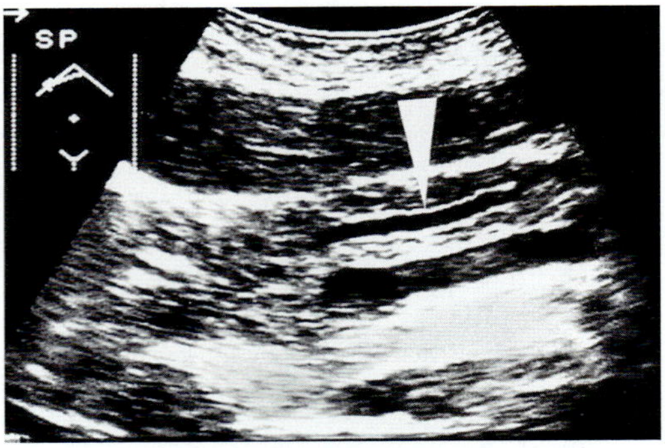


**Abb. 7.3** Sonografische Darstellung des Pankreasgangs (Pfeil), auch Ductus Wirsungianus genannt.

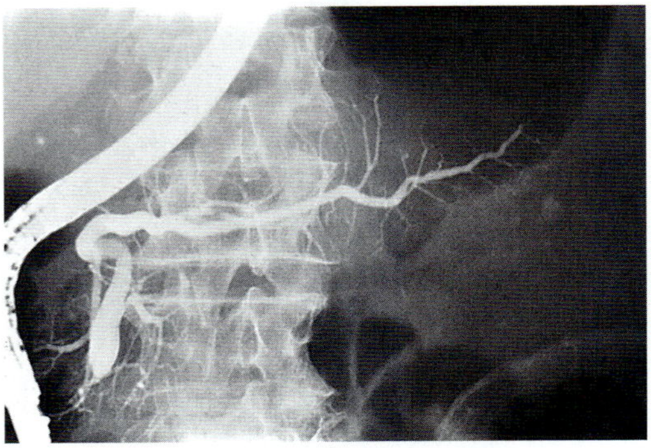

**Abb. 7.4** Die endoskopische retrograde Pankreatikografie (ERP) zeigt einen normalen Befund an Haupt- und Seitenästen des Pankreas (vgl. im Gegensatz dazu **Abb. 7.5**)

Die Untersuchungen werden durch Angio-Computertomografie und Magnetresonanztomografie erweitert und ergänzt.

Wichtige Laboruntersuchungen zur Beurteilung des Pankreas sind Messungen der Enzymaktivität in Blut und Urin:
- Blut: Amylase, Lipase, Pankreas-Elastase 1, Tumormarker CA 19-9
- Urin: Amylase

Besonders bei infizierten Formen der akuten Pankreatitis ist eine ultraschallgeleitete Feinnadelpunktion hilfreich, das Aspirat kann bakteriologisch und zytologisch untersucht werden.

Funktionsproben sind bei bestimmten Fragestellungen, insbesondere zur Bestimmung des Schweregrades einer chronischen Pankreatitis, gelegentlich erforderlich:
- Sekretin-Pankreozymin-Test
- Pankreolauryltest
- Stuhluntersuchungen

**Sekretin-Pankreozymin-Test.** Eine doppelläufige Sonde wird in den Zwölffingerdarm eingelegt. Der Duodenal- und Magensaft wird in Fraktionen abgesaugt. Das exokrine Pankreas wird durch intravenöse Injektion von Sekretin und Pankreozymin stimuliert. In den verschiedenen Fraktionen werden die Bikarbonatkonzentration und die Enzymaktivität von Amylase, Lipase und Trypsin bestimmt.

**Pankreolauryl-Test.** Fluoreszeindilaurat wird zusammen mit einer Testmahlzeit eingenommen. Fluoreszeindilaurat wird durch pankreasspezifische Enzyme gespalten. Das freiwerdende Fluoreszein wird resorbiert und im Urin ausgeschieden. Aus der Menge des ausgeschiedenen Fluoreszeins kann auf die Funktionsleistung des exokrinen Pankreas geschlossen werden.

**Stuhluntersuchung.** Das Pankreasenzym Chymotrypsin kann im Stuhl gemessen werden. Bei Pankreasinsuffizienz stärkeren Grades ist die Aktivität des Enzyms im Stuhl vermindert. Der Fettgehalt im Stuhl (quantitative Messung) wird nur noch selten bestimmt. Bei schwerer Pankreasinsuffizienz ist die Fettausscheidung erhöht. Am genauesten ist bei höhergradiger chronischer Pankreatitis die Bestimmung von Pankreaselastase 1, die dann vermindert ist.

## 7.3 Angeborene Pankreasveränderungen

**Pancreas divisum.** Es handelt sich um ein geteiltes Pankreas: Bei dieser Anomalie haben sich im Embryonalstadium die zwei Pankreasanlagen nicht vereinigt. Daraus resultieren zwei Ausführungsgänge, die getrennt im Duodenum münden.

**Pancreas anulare.** Ein Teil der Bauchspeicheldrüse umgibt ringförmig (lat. *anulus*: Ring) das Duodenum. Dadurch kann eine Stenose des Zwölffingerdarms eintreten, die operativ behandelt wird.

**Pankreaszysten.** Echte Zysten können in der Bauchspeicheldrüse allein oder zugleich in Leber und Niere vorkommen. Meist werden sie als Zufallsbefund bei Ultraschalluntersuchungen gefunden.

### 7.3.1 Mukoviszidose (zystische Fibrose)

DEFINITION *Bei der Mukoviszidose liegt eine angeborene Dysfunktion der exokrinen schleimbildenden Drüsen vor. Es wird pathologischer, zähflüssiger Schleim mit zu hoher Viskosität gebildet. Betroffen sind vor allem das Bronchialsystem, der Darm und das Pankreas.*

Der hyperviskose Schleim verlegt die Gänge des Pankreas. Die exkretorischen Drüsen atrophieren. Im Laufe der Jahre entsteht eine Pankreasinsuffizienz mit allen Zeichen der Maldigestion.

Die chronisch obstruktive Lungenerkrankung, die zum Krankheitsbild Mukoviszidose gehört, wird in Kapitel 11 (S. 323) beschrieben.

PFLEGE ***Aspekte der Pflege.*** *Mukoviszidose kann zurzeit nicht geheilt werden. In den vergangenen Jahrzehnten ist die Behandlung der Krankheitssymptome jedoch effektiver geworden; daher erreicht heute ein Großteil der betroffenen Kinder das Erwachsenenalter. Früher traf man Patienten mit Mukoviszidose überwiegend in der stationären Kinderkrankenpflege, wogegen heute Patienten zunehmend auch auf internistischen Stationen und in der ambulanten Pflege betreut werden. Neben der Anleitung zur Inhalation von schleimlösenden und bronchienerweiternden Medikamenten und der Physiotherapie (Klopfmassage, Vibration, Lagerungsdrainage, Einüben von Atemtechniken), die für die an Mukoviszidose Erkrankten zum Alltag gehören, sind aufgrund der Pankreasfunktionsstörung Enzym- und Vitaminsubstitution und kalorienreiche Kost erforderlich. Sehr oft benötigen die belasteten Eltern eine psychosoziale Begleitung.*

#### *Diagnostik*

Die Diagnose wird meist schon im Kindesalter gestellt. Schweißtest: Die Kranken sezernieren vermehrt Kochsalz in den Schweiß. Der genetisch zugrunde liegende Defekt kann molekularbiologisch nachgewiesen werden.

MERKE *Die Mukoviszidose ist die häufigste angeborene Stoffwechselkrankheit der weißen Bevölkerung in Europa und USA (1 Krankheitsfall pro 2 500 Geburten).*

7

## 7.4 Pankreatitis

DEFINITION *Die Pankreatitis ist eine Entzündung der Bauchspeicheldrüse aus verschiedenen Ursachen. Die Erkrankung kommt in allen Schweregraden, von leichten bis zu schweren, tödlich endenden Formen vor. Nach der Verlaufsform unterscheidet man die akute und die chronische Pankreatitis.*

### 7.4.1 Akute Pankreatitis

Die akute Pankreatitis kommt in zwei Verlaufsformen vor:

- die ödematöse Pankreatitis als milde Verlaufsform mit Schwellung des Organs und geringen Nekrosen im Fettgewebe der Umgebung
- die hämorrhagisch-nekrotisierende Pankreatitis mit ausgedehnten Nekrosen und Hämorrhagien (Blutungen) in der Bauchspeicheldrüse und in der Umgebung

#### *Pathologische Anatomie*

Bei der milden Verlaufsform steht die ödematöse Schwellung der Bauchspeicheldrüse im Vordergrund. Bei der schweren Verlaufsform entstehen ausgedehnte Nekrosen sowohl des Pankreas selbst als auch der umgebenden Organe. Fettgewebsnekrosen und Einblutungen kennzeichnen das Bild, deshalb der Name hämorrhagisch-nekrotisierende Pankreatitis. Das plötzlich einsetzende schwere Krankheitsbild wird auch als Pankreasapoplexie bezeichnet.

#### *Ursachen*

Hauptursachen für die Entwicklung einer akuten Pankreatitis sind

- Gallensteinkrankheit (45 %),
- Alkoholabusus (35 %),
- idiopathisch (15 %).

Seltenere Ursachen sind

- Hyperparathyreoidismus,
- Hyperlipidämie,
- Infektionskrankheiten (Parotitis),
- hereditäre Pankreatitis,
- allergisch-toxische Reaktionen (Medikamente).

### *Pathophysiologie*
Gallensteine können bei Sitz vor der Vater-Papille den Abfluss des Pankreassaftes verhindern. Die Verdauungsenzyme werden am falschen Ort aktiviert (Autodigestion: Selbstverdauung). Alkohol schädigt das Drüsengewebe, vergleichbar mit der Alkoholschädigung an der Leber. Die akute Pankreatitis, die durch Alkoholabusus ausgelöst wird, entsteht meist auf dem Boden einer vorbestehenden alkoholisch bedingten chronischen Pankreatitis.

Kreislaufwirksame Pankreassekrete (besonders Kinine) und Gewebszerfall im Pankreas bewirken ein Schocksyndrom. Die vom Schock besonders betroffenen Organe Lunge und Niere sind in ihrer Funktion eingeschränkt. Störungen der Blutgase, Oligurie bzw. Anurie sind die Folgen.



### *Symptome und Diagnostik*
Charakteristisch sind Schmerzen im Oberbauch mit Ausstrahlung in die linke Flanke. Ist der Pankreaskopf befallen, können die Schmerzen auch nach rechts ausstrahlen. Übelkeit, Erbrechen, Subileus, elastische Abwehrspannung der Bauchdecke, Fieber und Schocksymptome sind charakteristische Krankheitszeichen. Bei der Palpation des Abdomens tastet man eine elastische Abwehrspannung (das Pankreas liegt retroperitoneal!).

#### *Bildgebende Verfahren*
Die bildgebenden Verfahren, mit denen die Schwellung des Organs und eventuelle Komplikationen in der Nachbarschaft erkannt werden, sind (Endo-)Sonografie sowie Computer- und Magnetresonanztomografie. Bei Verdacht auf eine biliäre Pankreatitis ist eine ERCP erforderlich, um ggf. einen verschließenden Stein zu erkennen und zu beseitigen.

#### *Laboruntersuchungen*
Charakteristisch ist der Anstieg von alpha-Amylase und Lipase im Blutserum und von alpha-Amylase im Urin. Oft findet man Hyperglykämie und Glukosurie. Allgemeine Entzündungszeichen stellen sich ein: erhöhte BSG, erhöhte Werte für CRP, LDH und Leukozyten. Bei Verschluss des Ductus choledochus steigen gamma-GT, AP und Bilirubin an. Hypovolämie und Kreatininanstieg entwickeln sich als Schocksymptome.

### *Komplikationen*
Die schwere Pankreatitis führt zu ausgeprägtem Schocksyndrom mit Blutdruckabfall durch Hypovolämie. Die totale Pankreasnekrose (Pankreasapoplexie) verläuft oft tödlich. Nekrosen können bakteriell infiziert werden und abszedieren. In diesem Fall wird durch Feinnadelpunktion versucht, Bakterien in den Pankreasnekrosen nachzuweisen.

● PFLEGE ***Sicherheit.*** *In der Akutphase werden die Patienten meist auf einer Intensivstation betreut. Um schwere Komplikationen, wie Kreislaufversagen, Nierenversagen, Schocklunge, Verbrauchskoagulopathie (Blutungen) und Sepsis frühzeitig zu erkennen, müssen Sie – dem individuellen Schweregrad angepasst – engmaschig Vitalzeichen, Bewusstsein, Ausscheidung, zentraler Venendruck (ZVD), Blutzuckerspiegel und den Zustand von Haut und Schleimhäuten überprüfen. Es besteht strikte orale Nahrungs- und Flüssigkeitskarenz. Über eine Duodenalsonde wird regelmäßig Magen- bzw. Duodenalsaft abgesaugt.*

### *Konservative Therapie*
**Basistherapie.** Stationäre Aufnahme, intensivmedizinische Überwachung und Behandlung unter Kontrolle der Vitalzeichen sind indiziert. Parenterale Ernährung und in schweren Fällen Absaugen von Magen- und Duodenalsaft über eine nasal gelegte Sonde. Dadurch wird der Subileus, der fast immer vorhanden ist, entlastet. Alkohol ist strikt verboten.

**Schockprophylaxe und -therapie.** Sorgfältige Überwachung aller Vitalfunktionen! Da der Kreislaufschock (infolge der Hypovolämie) die gefährlichste Komplikation und häufigste Todesursache bei akuter Pankreatitis ist, gehören Kreislaufüberwachung, Schockprophylaxe und -therapie zu den wichtigsten Maßnahmen in der Behandlung der akuten Pankreatitis. Die Volumensubstitution wird zweckmäßig mit Plasmaexpandern oder Blutplasmakonserven durchgeführt. Volumenersatz bis zu 8–10 Liter pro Tag ist erforderlich.

**Schmerzbekämpfung.** Die Schmerzbekämpfung zielt auf Besserung des subjektiven Befindens des Patienten. Bei leichteren Schmerzen verwendet man Spasmoanalgetika. In schweren Fällen gibt man Morphinderivate mit geringer Gefahr von Spasmen am Sphinkter Oddi.

● PFLEGE ***Zusätzliche Schmerzlinderung.*** *Bieten Sie dem Patienten eine Knierolle zur Entlastung der Bauchdecke und Eisbeutel für den Oberbauch an. Beides wird in der Regel als erleichternd empfunden.*

● PFLEGE ***Unterstützung.*** *Der Patient hat zunächst strenge Bettruhe. Mobilisation erfolgt vorsichtig und schrittweise und nur auf Anordnung, da Kollapsgefahr besteht. Viele Aktivitäten des täglichen Lebens und beson-*

*ders die Prophylaxen werden in der Akutphase komplett von der Pflegeperson ausgeführt. Wenn sich der Zustand des Patienten wieder stabilisiert hat, können Sie seine Selbsthilfe reaktivieren.*

**Medikamentöse Therapie.** Sobald sich Anhaltspunkte für eine Nekrotisierung des Pankreasgewebes ergeben, müssen Antibiotika gegeben werden, um die gefährliche Infektion des nekrotischen Gewebes zu bekämpfen.
**Diätetik.** Diätetisch beginnt man nach Abklingen der akuten Phase schrittweise mit Nahrungszufuhr, meist mit Sondenkost über eine Duodenalsonde. Später werden Tee, Reisschleim, Haferschleim und Zwieback gegeben. Fett darf erst 2–3 Wochen nach Abklingen der akuten Erscheinungen in kleinen Mengen versucht werden. Alkohol ist strikt verboten.

● PFLEGE ***Gesundheits- und Ernährungsberatung.*** *Empfehlen Sie dem Patienten bei der Entlassung, sich eine ausreichend lange Erholungsphase zu gönnen und Überlastungen zu vermeiden. Bezüglich der Ernährung ist es ratsam, mehrere kleine, fettarme Mahlzeiten am Tag zu sich zu nehmen. Erlaubt ist, was bekommt, aber absolute Alkoholkarenz muss eingehalten werden.*

#### Chirurgische Therapie

Operative Maßnahmen bei akuter Pankreatitis kommen bei Versagen der konservativen Therapie in Frage, insbesondere bei schwerer nekrotisierender Pankreatitis. Chirurgisch werden Nekrosen entfernt. Durch Spülung der Bursa omentalis und der freien Bauchhöhle werden toxische Substanzen ausgewaschen.

Bei rückläufiger oder bereits abgeklungener Symptomatologie einer akuten Pankreatitis lenken erneute Oberbauchschmerzen, Temperaturanstieg, Erhöhung von Amylase und Lipase, Entwicklung einer tastbaren Resistenz im Oberbauch und sonografisch oder computertomografisch erkennbare Anschwellung des Pankreas den Verdacht darauf, dass sich ein Pankreasabszess entwickelt. In diesem Fall ist die chirurgische Intervention notwendig. Diese besteht in Nekrosektomie und Lavage.

Nach Abklingen der akuten Phase kann sich eine Pseudozyste aus der Pankreasentzündung entwickeln. Dann kann die Punktion oder operative Behandlung erforderlich werden.

## 7.4.2 Chronische Pankreatitis

Die chronische Entzündung der Bauchspeicheldrüse, die schubweise aufflackert, zerstört mehr und mehr Pankreasgewebe und damit die Funktion des Organs. Die fortgeschrittene Zerstörung und Fibrosierung führt zu exokriner und schließlich auch endokriner Insuffizienz (Diabetes mellitus).

#### Ursachen

Alkoholabusus ist die häufigste Ursache (ca. 80%). In manchen Fällen bleibt die Ursache der chronischen Pankreatitis unbekannt (ca. 15%). Eine genetische Disposition für die Entwicklung einer chronischen Pankreatitis spielt in seltenen Fällen eine Rolle. Steinbildung mit Abflussstörungen im Pankreasgang oder an der Vater-Papille können eine chronische Pankreatitis unterhalten. Eine Insuffizienz des Pankreas entwickelt sich bei Hämochromatose infolge der Eisenablagerung (S. 160).

#### Pathophysiologie und pathologische Anatomie

Im Dünndarm fehlen in wechselndem Ausmaß Verdauungsenzyme und Bikarbonat. Überschreitet der Mangel an Insulin eine kritische Grenze, entsteht zudem ein Diabetes mellitus.

Die entzündlichen Erscheinungen führen zu Gewebsuntergang (Nekrose), sodass mehr und mehr funktionstüchtiges Gewebe durch Fibrose (Bindegewebe) ersetzt wird. Verkalkungen des Gewebes kommen vor.

#### Symptome

Das führende Symptom ist der schubweise einsetzende Schmerz, der in Abhängigkeit von der Nahrungsaufnahme auftritt. Wie bei der akuten Pankreatitis ist der Schmerz im Oberbauch mit Ausstrahlung in die linke Flanke oder in den rechten Oberbauch und in den Rücken kennzeichnend. Oft klagen die Patienten über dumpfen, anhaltenden Dauerschmerz.

Weitere Beschwerden bei chronischer Pankreatitis sind Übelkeit, Brechreiz sowie Unverträglichkeit von fetten und süßen Speisen. Völlegefühl, Obstipation oder Durchfälle vervollständigen das klinische Bild. Pseudozysten können sich entwickeln (S. 132).

Je nach dem Ausmaß der Verödung des Pankreasgewebes kommt es zur exkretorischen Insuffizienz der Bauchspeicheldrüse (Pankreasinsuffizienz); d.h., es werden zu wenig Verdauungsenzyme in den Zwölffingerdarm abgegeben. Dann ist die Verdauung nicht mehr ausreichend (Maldigestion). Abmagerung der Patienten ist die Folge. Schließlich entwickelt sich durch Verödung des Inselzellapparates zusätzlich ein Diabetes mellitus.

#### Diagnostik

*Bildgebende Verfahren*

In der Diagnostik der chronischen Pankreatitis benutzt man die bildgebenden Verfahren der Sonografie und Computertomografie. Mittels ERCP werden über die Vater-Papille der Pankreasgang und die Nebenäste röntgenologisch dargestellt (**Abb. 7.5**). Dabei sieht man unregelmäßige Wandkonturen, Strikturen und eventu-

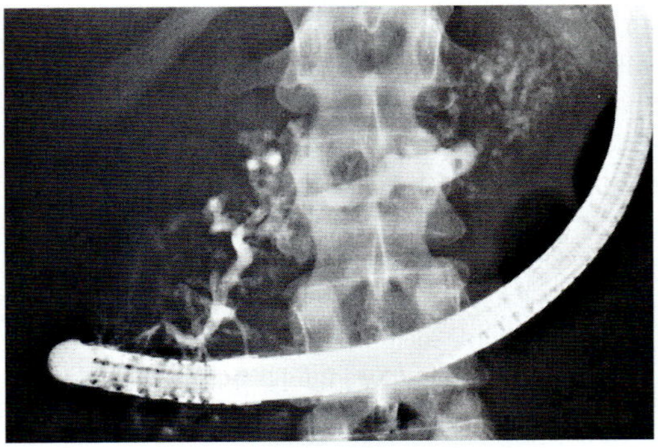

**Abb. 7.5** In der endoskopischen retrograden Pankreatikografie (ERP) werden die unregelmäßigen Konturen des Pankreasausführungsganges mit aufgestauten Seitenästen sichtbar (vgl. den Normalbefund in **Abb. 7.4**).



ell Steine des Pankreasganges. Schon bei einer „Leeraufnahme" ohne Kontrastmittel zeigt das Röntgenbild bisweilen schollige Kalkablagerungen innerhalb des Pankreas als Ausdruck der Entzündung. In fortgeschrittenen Stadien bilden sich Pseudozysten aus.

*Laboruntersuchungen*

Bei Schüben der chronischen Pankreatitis findet man im Blutserum alpha-Amylase und Lipase; im Urin ist die alpha-Amylase gleichfalls vermehrt. Zwischen den Schüben der Erkrankung können Amylase und Lipase normal sein. Untersuchungen im Stuhl (Chymotrypsin, Pankreaselastase 1) sind einfach, aber oft ungenau.

Genauere, aber aufwändige Methoden sind die Pankreasfunktionstests (Sekretin-Pankreozymin-Test, Pankreolauryl-Test, s.o.). Im fortgeschrittenen Fall finden sich Zeichen des Diabetes mellitus (S. 407).

***Therapie***

Frische Schübe der chronischen Pankreatitis behandelt man wie die akute Pankreatitis durch Schmerzbekämpfung und Nahrungskarenz.

Nach Abklingen einer akuten Phase wird die Diät vorsichtig aufgebaut. Fett soll ein Viertel der Tageskalorien nicht überschreiten. Mittelkettige Triglyzeride sind zu bevorzugen, da diese leichter absorbiert werden. An Eiweiß werden 100–120 g pro Tag gegeben. Die Kohlenhydratmenge richtet sich nach dem Funktionszustand des inkretorischen Pankreasanteils (Langerhans-Inseln).

Die exokrine Pankreasinsuffizienz behandelt man mit Pankreasenzympräparaten: am wichtigsten ist die Substitution von Lipase. Auch die fettlöslichen Vitamine (A, D, E, K) sollen substituiert werden. Ist bereits ein Diabetes mellitus entstanden, muss Insulin gespritzt werden. Alkohol ist strikt verboten.

*Endoskopische und chirurgische Therapie*

Hat man bei der endoskopischen retrograden Pankreatikografie Steine im Pankreasgang gefunden, können diese in geeigneten Fällen nach endoskopischer Papillotomie extrahiert werden. Zu große Steine werden durch extrakorporale Stoßwellenlithotripsie verkleinert. Strikturen im Pankreasgang sind durch Einlage von Stents zu erweitern. Pankreaspseudozysten, die im Laufe der Pankreatitis entstehen können, bilden sich oft spontan zurück. Eine endoskopische Drainage ist möglich.

Eine operative Behandlung kommt insbesondere dann infrage, wenn die genannten Verfahren nicht zu Schmerzfreiheit führen: Chirurgisch werden Drainageoperationen, Teilresektionen der Bauchspeicheldrüse, duodenumerhaltende Pankreaskopfresektionen oder eine vollständige Pankreatektomie unter Mitnahme des Duodenums (Whipple-Operation) vorgenommen.

## 7.5 Pankreaskarzinom

Unter den bösartigen Tumoren des Gastrointestinaltrakts steht das Pankreaskarzinom nach Kolon- und Magenkarzinom an dritter Stelle. Die Häufigkeit des Pankreaskarzinoms nimmt zu. Es handelt sich überwiegend um schnell wachsende Adenokarzinome, selten um Plattenepithelkarzinome oder um anaplastische Karzinome. Gesicherte Risikofaktoren sind Alkohol- und Nikotinabusus sowie die chronische Pankreatitis. Die Prognose ist sehr ernst, die 5-Jahresüberlebensraten schwanken zwischen 0 und 15 %.

***Symptome***

Das große Problem in der Diagnostik des Pankreaskarzinoms ist das Fehlen von Frühsymptomen. Die Patienten klagen über Oberbauchschmerzen, Übelkeit, Erbrechen und Appetitlosigkeit. Das Körpergewicht nimmt ab. Manchmal weisen Thrombosen im Rahmen eines sog. paraneoplastischen Syndroms auf das Pankreaskarzinom hin. Häufig ist ein Verschlussikterus Hinweis auf das Pankreaskarzinom, das dann schon die Gallengänge ummauert hat. In den meisten Fällen besteht dann bereits Inoperabilität.

***Diagnostik***

Die wichtigsten Methoden zur Erkennung des Pankreaskarzinoms sind (Endo-)Sonografie (**Abb. 7.6**), Kernspintomografie, Computertomografie, endoskopisch-retrograde Pankreatikografie (ERP) und zur Beurteilung der Operabilität die Angiografie. Der Stellenwert der Positronenemissionstomografie (PET) ist noch

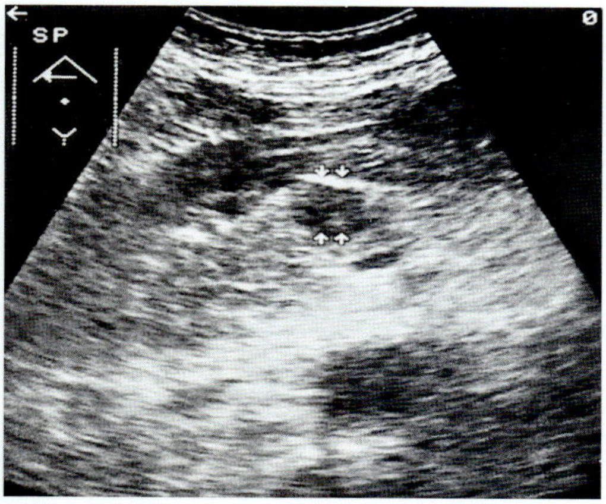


**Abb. 7.6** Die Sonografie zeigt ein Karzinom (Pfeile) im Corpus des Pankreas.

unsicher. Im Zweifelsfall ist eine Probelaparotomie angezeigt.

Meist ist die BSG beschleunigt. Beweisende Laborproben sind nicht bekannt. Dem Tumormarker CA 19-9, kommt eine hinweisende Bedeutung zu.

### Therapie

Wenn das Pankreaskarzinom frühzeitig erkannt wird, wird eine vollständige Entfernung des Tumors angestrebt, jedoch ist dies wegen des schnellen Tumorwachstums nur bei einem relativ kleinen Teil (bis 15 %) der Patienten möglich. Daher kommt der Frühdiagnose eine besondere Bedeutung zu. Meist kommen aber nur palliative Verfahren in Betracht. Zur Beseitigung des Verschlussikterus und damit des quälenden Juckreizes ist eine Drainage (endoskopisch oder perkutan) möglich. Medikamentös verordnet man gegen den Juckreiz Colestyramin und Antihistaminika, bei Tumorschmerzen Schmerztherapie, ggf. mit Blockade des Ganglion coeliacum. Auch die Strahlentherapie kann die Schmerzen verringern. Eine Chemotherapie hat keine gesicherte Wirkung.

PFLEGE ***Ganzheitlichkeit.*** *Patienten mit Pankreaskarzinom haben eine sehr schlechte Prognose. Manchmal sind die Betroffenen bereits schwer krank, bevor die Diagnose gestellt wird. Stellen Sie die regelmäßige Verabreichung der Schmerzmittel sicher, und bestellen Sie aufgrund des oft schlechten Ernährungszustandes Wunschkost für den Patienten. Signalisieren Sie dem Kranken, Zeit für seine Bedürfnisse zu haben, deren Erfüllung drängt und sich nicht unbegrenzt in die Zukunft verschieben lässt.*

FALLBEISPIEL PANKREASKARZINOM *Herr W. (66) war bisher immer gesund und selten beim Arzt. Er raucht und trinkt nicht und ernährt sich vegetarisch. Er klagt jetzt über Völlegefühl und uncharakteristische Schmerzen im gesamten Bauch. Außerdem habe er eine verstärkte Neigung zu Durchfällen. In den letzten Monaten habe er etwa 10 kg Gewicht abgenommen, ohne seine Ernährungsgewohnheiten verändert zu haben.*

***Diagnostik***

*Der Hausarzt kann bei der körperlichen Untersuchung zunächst nichts feststellen, glaubt aber eine leichte Gelbfärbung der Augen beim Patienten zu erkennen. Die Blutuntersuchungen zeigen eine Erhöhung des Bilirubins auf 4 mg/dl, eine Erhöhung von cholestaseanzeigenden Enzymen (γ-GT und alkalischer Phosphatase) sowie eine deutliche Erhöhung des Tumormarkers CA-19-9 an. Der Hausarzt weist den Patienten ins Krankenhaus ein und erklärt ihm, dass er wahrscheinlich eine bösartige Krankheit der Bauchspeicheldrüse habe.*
*Eine Kernspinuntersuchung des Oberbauchs (MRT) zeigt einen tumorösen Prozess im Pankreascorpus sowie multiple Lymphknotenvergrößerungen in der Umgebung. Die Abdomensonografie zeigt eine Auftreibung des Pankreaskopfes, die ERCP einen Gangabbruch in Corpusmitte, die Coeliacografie neben dem Pankreastumor eine Ummauerung der Blutgefäße in der Umgebung des Pankreas. Es bestehen keine Lebermetastasen.*

***Therapie***

*Herr W. wird über die Inoperabilität des Befundes aufgeklärt. Es werden die Möglichkeiten und Risiken einer relativ gut verträglichen Chemotherapie besprochen, der Patient möchte sich diese Option aber noch überlegen. Im Vordergrund stehen die teilweise stark ausgeprägten abdominellen Beschwerden.*
*Die schmerztherapeutische Behandlung gestaltet sich schwierig, eine klassische Einstellung nach WHO-Stufenschema schlägt fehl. Übliche Schmerzmittel einschließlich Novalgin werden nicht vertragen, unter 20–60 mg Morphin oral kommt es zu vorübergehenden Phasen der Desorientiertheit. Zwischenzeitlich lehnt der Patient jede Schmerztherapie ab, da er Nebenwirkungen fürchtet und die Beschwerden nur zwischenzeitlich auftreten. Herr W. wird schließlich zur Chemotherapie erneut aufgenommen, unter der es nach einem Zyklus zur Progredienz kommt. Die Befundsituation wird ausführlich besprochen, eine sog. Zweitlinien-Therapie mit Zytostatika nicht durchgeführt. Die Schmerztherapie mit Hydromorphon führt zur starker, nicht ausreichend behandelbarer Obstipation; eine befriedigende Schmerzreduktion bleibt aus. Deshalb erfolgt die Überweisung des Patienten in die Strahlenklinik zur Einleitung einer palliativen Strahlentherapie.*

***Kommentar.*** *Die Prognose des Pankreaskarzinoms ist und bleibt schlecht. Nur ca. 5–15 % der Patienten können früh diagnostiziert und durch eine Operation geheilt werden. Die konservative Therapie versucht, Schmerzen zu lindern und das Fortschreiten der Erkrankung etwas aufzuhalten.*

### 7.5.1 Endokrin aktive Pankreas-, Magen- und Darmtumoren

Endokrin aktive Pankreas-, Magen- und Darmtumoren sind seltene, hormonbildende Tumoren. Sie werden in Kapitel 13 (S. 433) beschrieben.

## P 7.6 Pflegeschwerpunkt Pankreatitis

Christiane Becker

### 7.6.1 Akute Pankreatitis

Die akute Pankreatitis trifft den Patienten meist völlig unvorbereitet. Angst, Unsicherheit und Schmerzen prägen das Erleben des Patienten. Zur Krankheitsbewältigung und Ermutigung benötigen sie professionelle Unterstützung.

Die Schwere der Erkrankung und der meist sehr schlechte Zustand des Patienten erfordern ein zügiges, koordiniertes und einfühlsames Vorgehen. Die Versorgung des Patienten erfolgt auf der Intensivstation. Behandlungsschwerpunkte in der Akutphase liegen in der Schmerzbekämpfung, der Schockprophylaxe (Kreislaufüberwachung) bzw. -therapie, im Ergreifen von Maßnahmen zur Verminderung der Pankreasaktivität sowie der Unterstützung des Patienten bei der Durchführung eingeschränkter ATL.

● MERKE *Ist die akute Pankreatitis im Zusammenhang mit einem chronischen Alkoholabusus aufgetreten, ist der Patient auch auf Zeichen eines Delirium tremens zu beobachten (Desorientierung, Unruhe, optische und akustische Halluzinationen)!*

**Schmerzbehandlung.** Neben der Sicherstellung der ärztlich angeordneten medikamentösen Schmerztherapie, können eine bauchdeckenentspannende Lagerung und/oder ein Kühlelement auf dem Oberbauch (auf ärztliche Anordnung!) schmerzlindernd wirken. Zur Beurteilung der Wirksamkeit der Schmerztherapie und des Schmerzverlaufes sollte ein Schmerzprotokoll angelegt werden.

● MERKE *Morphium ist kontraindiziert, da es einen Spasmus an der Vaterschen Papille hervorrufen kann!*

**Prophylaxen.** Da der Patient aufgrund möglicher Komplikationen und des reduzierten Allgemeinzustandes in der Regel Bettruhe einhält, ist das Risiko für die Entstehung eines Dekubitus und einer Thrombose zu bedenken, entsprechende prophylaktische Maßnahmen sind zu planen. Pneumoniegefahr besteht aufgrund flacher und beschleunigter Atmung (Fieber, Bettruhe,

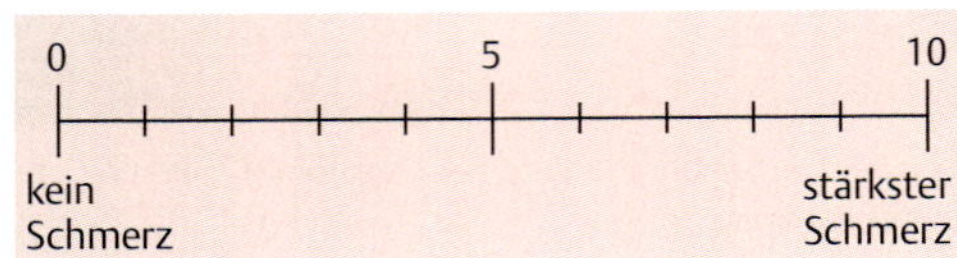


a

**Schmerztagebuch**

**Name:** .................... **Datum:** ..........

| Uhrzeit | Schmerz-intensität | Schmerz-therapie | Bemerkung/ Aktivität/ Beobachtungen |
|---|---|---|---|
| 6.00 Uhr | | | |
| 7.00 Uhr | | | |
| 8.00 Uhr | | | |
| 9.00 Uhr | | | |
| 10.00 Uhr | | | |
| 11.00 Uhr | | | |
| 12.00 Uhr | | | |
| 13.00 Uhr | | | |
| 14.00 Uhr | | | |
| 15.00 Uhr | | | |
| 16.00 Uhr | | | |
| 17.00 Uhr | | | |
| 18.00 Uhr | | | |
| 19.00 Uhr | | | |
| 20.00 Uhr | | | |
| 21.00 Uhr | | | |
| 22.00 Uhr | | | |
| 23.00 Uhr | | | |
| 24.00 Uhr | | | |
| 1.00 Uhr | | | |
| 2.00 Uhr | | | |
| 3.00 Uhr | | | |
| 4.00 Uhr | | | |
| 5.00 Uhr | | | |

b

**Abb. 7.7 Schmerzintensität. a** Innerhalb der nummerischen Werte kann der Patient die aktuelle Schmerzintensität einschätzen. **b** Beispiel für ein Schmerztagebuch.

Schmerzen, ggf. nasojejunale Sonde). Aufgrund von Übelkeit und Erbrechen und bei einer nasogastralen Sonde ist eine Soor- und Parotitisprophylaxe sowie spezielle Nasenpflege durchzuführen. Dabei sollte auf die Verwendung von stark säurehaltigen Substanzen verzichtet werden, da diese eine verstärkte Speichelsekretion bewirken.

**Körperpflege.** Wegen des reduzierten Allgemeinzustandes ist der Patient bei der Körperpflege zu unterstützen, ggf. muss diese im Bett erfolgen. Fieber schwächt den Patienten zusätzlich und starkes Schwitzen kann häufigere Wäschewechsel und Maßnahmen zur Mazerationsprophylaxe erfordern.

**Ernährung.** Früher hat man die Bauchspeicheldrüse bei einer akuten Entzündung ruhig gestellt, um den Prozess der Autodigestion zu blockieren. Im letzten Jahrzehnt wurde in mehreren Studien belegt, dass eine frühe enterale Ernährung eine geeignete Ernährungsform ist, die zur Reduktion infektiöser Komplikationen beitragen kann. Ansonsten ist eine frühzeitige enterale Ernährung über eine nasojejunale Sonde zur Vermeidung einer Darmatonie mit komplizierter Sepsis zu empfehlen (DGEM 2007). Bei einer Unverträglichkeit der enteralen künstlichen Ernährung oder bei Komplikationen wie Pseudozysten, Fisteln oder Abszessbildung wird eine totale parenterale Ernährung notwendig.

**Ausscheidungen.** Der Patient leidet an Meteorismus und Obstipation, als Komplikation der Pankreatitis kann sich ein paralytischer Ileus entwickeln. Deshalb ist er auf Ileuszeichen zu beobachten (Stuhlverhalt, fehlende Darmgeräusche, Erbrechen). Sind aufgrund der Pankreatitis über 90% der Pankreasfunktion ausgefallen, kann es zur Steatorrhoe (Fettstuhl) kommen. Wurde zur exakten Flüssigkeitsbilanzierung ein transurethraler Dauerkatheter gelegt, ist Zystitisprophylaxe durchzuführen.

● MERKE *Bei hohen Dosen Analgetika können Nebenwirkungen wie Schwindel, Benommenheit, Übelkeit und Blutdruckabfall sowie Atemdepression auftreten. Diese Zeichen können allerdings auch auf Komplikationen der akuten Pankreatitis hinweisen, weshalb eine Abklärung der Ursache unbedingt erforderlich ist.*

**Mobilisation.** Die Mobilisation wird dem Befinden des Patienten angepasst und erfolgt stufenweise unter Berücksichtigung der Kreislaufsituation. Begonnen wird mit dem Sitzen auf der Bettkante, die Anforderungen werden dann schrittweise gesteigert.

## 7.6.2 Chronische Pankreatitis

Patienten mit einer chronischen Pankreatitis sind einer großen psychischen Belastung ausgesetzt, da das Fortschreiten der Erkrankung mit einer zunehmenden Einschränkung der Lebensqualität einhergeht. Zu 60–90% handelt es sich dabei um Patienten, die zusätzlich Alkoholprobleme haben.

● PFLEGE *Mit Unterstützung und Beratung durch den Sozialdienst muss versucht werden, größtmögliche Selbstständigkeit zu erreichen und eventuell eine anschließende Suchttherapie vorzubereiten.*

Die Pflegemaßnahmen richten sich nach dem Allgemeinzustand des Patienten und der Krankheitsphase.

**Pflege im akuten Schub.** Die Pflege ist wie bei einer akuten Pankreatitis durchzuführen (s.o.). Der absolute Alkoholverzicht, Schmerztherapie sowie die Vermeidung von Sekundärerkrankungen, die sich aus der Immobilität ergeben können, stehen im Vordergrund.

**Gesundheitsberatung.** Um die genannten Therapieziele zu erreichen, sind folgende Empfehlungen zu geben:

- absoluter Alkoholverzicht
- häufige kleine Mahlzeiten (6–8/Tag)
- Reduktion der Fettzufuhr (100–120g Fett/Tag)
- MCT-Fette (= mittelkettige Triglyzeride) bevorzugt zu sich nehmen
- vor jeder Mahlzeit Pankreasenzyme substituieren (z.B. Kreon)
- fettlösliche Vitamine („EDEKA") substituieren, ggf. monatliche i.m. Injektion
- kohlenhydrat- und eiweißreiche Ernährung

● PFLEGE *Häufig wissen die Patienten, welche Speisen sie nicht vertragen. Unterstützend sollte eine Diätassistentin zur Beratung hinzugezogen werden. Diese kann Hinweise für die Zubereitung der Mahlzeiten zu Hause geben, für die möglicherweise auch die Angehörigen dankbar sind.*

**Insulintherapie.** Sie ist dann erforderlich, wenn sich ein sekundärer Diabetes mellitus entwickelt hat.

**Stuhlbeobachtung.** Die Beobachtung der Stuhlausscheidung gibt Aufschluss über die Pankreasfunktion. Der Patient sollte angeleitet werden, auch selbst auf seine Stuhlausscheidung zu achten. Das Absetzen voluminöser, übelriechender Fettstühle deutet auf eine Zunahme der Maldigestion hin.

**Verhaltensänderung.** Der Krankheitsverlauf kann sich über Jahre erstrecken. Dabei ist entscheidend, ob der Patient in der Lage ist, Ernährungsempfehlungen und Alkoholabstinenz einzuhalten. Liegt eine Alkoholkrankheit vor, kann die Unterstützung durch Angehörige und Selbsthilfegruppen zu einer langfristigen Verhaltensänderung beitragen. Die Vorbereitung auf eine Rehabilitationsmaßnahme bzw. Entgiftungs- und Langzeittherapie sollte bereits im Krankenhaus unter Einbeziehung des Sozialdienstes getroffen werden.

# 8 Stoffwechselkrankheiten

Ulrich Gerlach

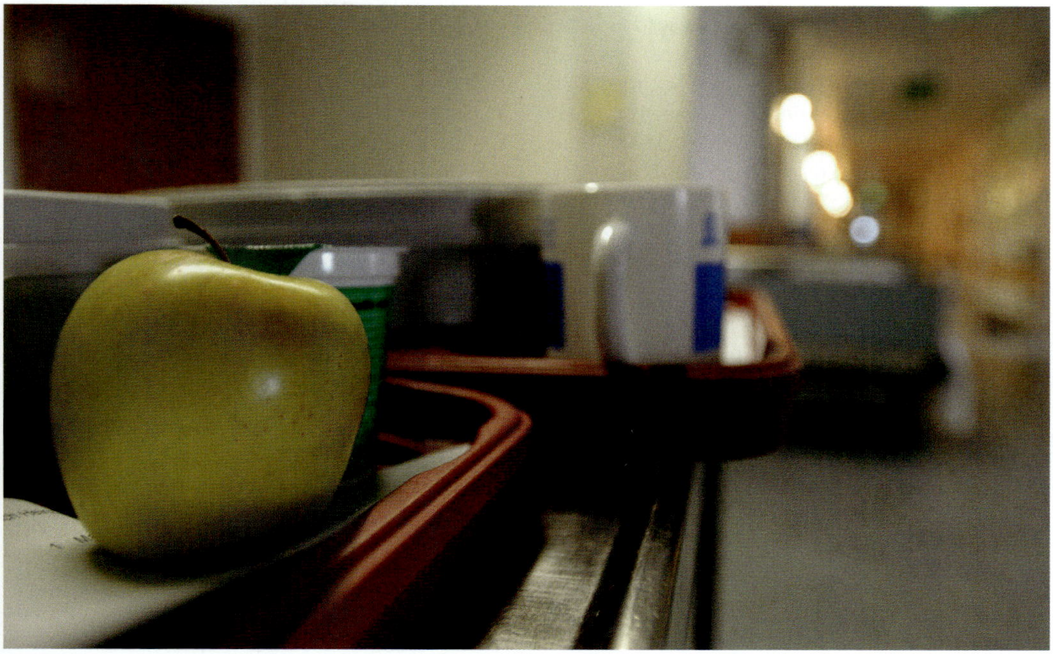



## 8.1 Energiehaushalt, Anatomie und Physiologie

Der Energiebedarf des Menschen wird durch die Nahrungsaufnahme gedeckt. Schon bei gesunden Menschen ist der Energiebedarf recht unterschiedlich, und zwar in Abhängigkeit von Körpermasse und körperlicher Arbeit sowie von psychischen, nervalen und hormonalen Faktoren. Der Energiebedarf ist in Wachstumsphasen, Schwangerschaft, Stillzeit sowie bei verschiedenen Krankheiten gesteigert.

Die Nahrungsaufnahme wird durch Hungergefühl, Appetit und Nahrungsbedürfnis reguliert. Psychische Einflüsse, Geschmacks- und Geruchsreize, Umgebung, Stimmung und Gewohnheit, aber auch das Verhalten und die Erziehung sind von großem Einfluss auf die Ernährungsgewohnheiten, auf die Nahrungszufuhr und damit auf die Bilanzierung von Nahrungsaufnahme/Kalorienaufnahme und Nahrungsbedarf (Kalorienverbrauch).

**DEFINITION**

*1 kcal (Kilokalorie) = 4,1868 kJ (Kilojoule)*

Das gut durchblutete Fettgewebe besteht aus Fettzellen (Adipozyten), die Fett speichern können. Sie sind von

Bindegewebsfasern umgeben. Die Fähigkeit zur Fettspeicherung ist – entwicklungsgeschichtlich betrachtet – ein wichtiger Faktor für das Überleben in Hungerzeiten, wie sich an eindrucksvollen Beispielen aus der Zoologie (Winterschläfer) belegen lässt.

Die Fettzelle ist auch ein wichtiges sekretorisches Organ: Fettzellen produzieren Lipoproteinlipase, ein Enzym, das im Fettstoffwechsel eine wichtige Rolle spielt, Zytokine, Angiotensinogen, Angiotensin II und Leptin. Diese und andere Stoffe werden als Adipokine zusammengefasst. Sie steuern maßgeblich den Energiestoffwechsel.

● WISSEN *Leptin (griech. leptos: dünn) ist das Genprodukt eines sog. Adipositas-Gens, das 1994 entdeckt wurde. Ghrelin ist ein kürzlich entdecktes Hormon, das im Magen gebildet wird und an der Steuerung des Sättigungsgefühls und damit der Nahrungsaufnahme beteiligt ist.*

Es ist zu erwarten, dass in den nächsten Jahren weitere Gene und Genvarianten definiert werden, die das Körpergewicht beeinflussen. Die Erkenntnis, dass genetische Faktoren stärker als früher bekannt war, an der Entwicklung und am Unterhalt von Adipositas beteiligt sind, erklärt auch, dass langfristig anhaltende Gewichtsabnahme nur in geringem Prozentsatz der Patienten erreicht wird. Umso wichtiger sind präventive Maßnahmen, wie Aufklärung über die Zusammenhänge und Erklärung der therapeutischen Möglichkeiten.

**Tab. 8.1 Gesunde Ernährung als Prävention in der Gesundheitspflege (U. Wahrburg, Fachhochschule Münster, Abt. Ökotrophologie)*.**

| *Lebensmittelgruppe* | *empfehlenswert* | *weniger empfehlenswert* | *nicht empfehlenswert* |
|---|---|---|---|
| Gemüse und Obst | frisches Obst, Beeren, frisches Gemüse, als Rohkost und gegart<br>milchgesäuertes Gemüse (z. B. Sauerkraut)<br>Tiefkühlgemüse und -obst ohne weitere Zusätze | Gemüsekonserven in Dosen oder Gläsern<br>ungezuckerte Obstkonserven und -kompotte | gesüßte Obstkonserven und -kompotte<br>Gemüsefertiggerichte, tiefgekühlt, in Dosen und anderen Formen Trockengemüseprodukte |
| Getreideprodukte | Vollkornbrot und -brötchen verschiedener Sorten<br>Frischkornbrei oder -müsli aus unerhitztem Vollkorn (aus frisch geflocktem, geschrotetem, gequetschtem und eingeweichtem Getreide)<br>Speisen aus erhitztem Vollkorn (z. B. Getreidebrei aus Mehl, Schrot oder Flocken)<br>Vollkornreis, -grieß, -nudeln, Vollkornmehl | Graubrot, Roggenbrot, Mischbrot, Vollkorntoastbrot<br>geschälter Reis, Graupen, Bulgur, Couscous<br>Teigwaren,<br>wie Spaghetti, aus hellem Mehl | Weißbrot, Weizentoastbrot, helle Weizenbrötchen<br>Cornflakes<br>weißes Mehl (Auszugsmehl, Type 405)<br>Weizenkleie<br>reine Getreidestärke |
| Hülsenfrüchte | Bohnen, Erbsen, Kichererbsen, Linsen, Lupinen in Form gekochter Samen oder blanchierter Keimlinge<br>traditionelle Sojaerzeugnisse, wie Sojamilch oder Tofu | | Fertiggerichte aus Soja, „Sojafleisch", Sojaprotein |
| Kartoffeln | gegarte Kartoffeln, bevorzugt Pellkartoffeln möglichst mit Schale | | Kartoffelfertigprodukte, wie Püree, Knödel etc.<br>fettreiche Kartoffelprodukte, wie Pommes frites, Chips u. a. Kartoffelknabberprodukte |
| Nüsse und Samen | Haselnüsse, Walnüsse, Mandeln, Erdnüsse, Paranüsse, Pekannüsse, Ölsaaten und -früchte, wie Sonnenblumenkerne, Kürbiskerne, Sesam, Leinsamen, Oliven | | Kokosnuss<br>gesalzene oder gesüßte Nüsse und Mandeln<br>Nuss-Nougat-Cremes |

**Tab. 8.1 Fortsetzung.**

| *Lebensmittelgruppe* | *empfehlenswert* | *weniger empfehlenswert* | *nicht empfehlenswert* |
|---|---|---|---|
| Speisefette und Speiseöle | Olivenöl, Rapsöl<br>Margarine aus ungehärteten Fetten und mit hohem Anteil an ungesättigten Fettsäuren | Distelöl, Leinöl, Sojaöl, Sonnenblumenöl | Butter und Butterschmalz<br>Kokosfett, Palmkernfett und Palmöl<br>weiße Plattenhartfette<br>gehärtete und teilweise gehärtete Fette sowie damit hergestellte Produkte<br>Fertig-Salatdressings, Mayonnaise, Remoulade |
| Milch und Milchprodukte | fettarme Milch, fettarme Milchprodukte ohne Zuckerzusatz, fettarmer Frischkäse und Käse (bis 30 % Fett i. Tr.) | Vollmilch, Sauermilchprodukte mit Zuckerzusatz, Sahne, Schmand und fettreiche Milchprodukte<br>Käse bis 45 % Fett i. Tr. | H-Milch und H-Milchprodukte<br>Schmelzkäse<br>Käse über 45 % Fett i. Tr.<br>Kondensmilch, Milch oder Molkepulver, Milch- und Käseimitate |
| Fleisch und Eier | Geflügelfleisch ohne Haut<br>magere Fleischteile von Rind, Kalb, Lamm, Schwein<br>Wild, Wildgeflügel<br>magere Fleischerzeugnisse, wie Bratenaufschnitt | | durchwachsenes und fettes Fleisch aller Tierarten, Speck, Schweinemett<br>Fleischkonserven<br>Innereien aller Art, z. B. Leber, Niere, Bries<br>handelsübliche Wurstsorten, z. B. Dauerwurst, Leberwurst, Blutwurst, Brühwurst, Mettwurst, Bratwurst<br>mehr als 2–3 Eier pro Woche |
| Fisch | magere Fische, wie Kabeljau, Seelachs, Scholle, Rotbarsch, Forelle<br>Fettfische Makrele, Hering, Lachs, Thunfisch, Sardinen | | Fischkonserven in Saucen oder Öl<br>panierter Fisch<br>Aal, Räucheraal<br>Kaviar<br>Fischfrikadellen |
| Getränke | Mineralwasser, Leitungswasser, ungezuckerter Kräuter- und Früchtetee<br>verdünnte Fruchtsäfte, Gemüsesäfte<br>Kaffee und schwarzer/grüner Tee ohne Zucker (in Maßen) | Wein (in Maßen) | zuckerhaltige Erfrischungsgetränke, wie Limonaden, Colagetränke, Energy-Drinks<br>Fruchtnektare und Fruchtsaftgetränke<br>Malzbier<br>Spirituosen, daraus hergestellte Mixgetränke und Cocktails |
| Gewürze, Kräuter, Salz | Kräuter aller Art, frisch, aber auch tiefgefroren oder getrocknet<br>Gewürze aller Art, möglichst als Einzelgewürze<br>jodiertes Speisesalz (in Maßen)<br>Essig | | fertige Würzmischungen, Flüssigwürze<br>nicht jodiertes Speisesalz<br>Ketchup<br>Gewürzaromen, Aromastoffe, Geschmacksverstärker, wie Glutamat |
| Süßes und Süßungsmittel | natürliches Süßen der Speisen durch frisches, süßes Obst, ggf. eingeweichtes Trockenobst | | Honig, Ahornsirup, Zuckerrübensirup (ggf. sehr sparsam verwenden)<br>weißer oder brauner Zucker<br>Zuckeraustauschstoffe, wie Fruchtzucker oder Sorbit<br>regelmäßiger Ersatz von Zucker durch Süßstoffe, wie Saccharin, Cyclamat, Aspartam<br>Süßigkeiten und andere zuckerreiche Produkte aller Art, auch solche, die zucker- und fettreich sind, wie Schokolade, Pralinen, Kuchen, Gebäck, Plätzchen |

* *Gefördert von der Fritz-Terfloth-Stiftung für Kunst und Wissenschaft, Münster.*

● PFLEGE *Tragen Sie im Gespräch mit Ihren Patienten dazu bei, die allgemeinen Kenntnisse über gesunde Ernährung zu vertiefen. Schon Hippokrates lehrte 300 Jahre vor Christus: „Die Nahrung sei dein Heilmittel." Eine ausgewogene Ernährung zusammen mit einer gesunden Lebensweise hat einen hohen Stellenwert in der Prävention chronischer Krankheiten.*

Das **individuelle Körpergewicht** wird durch ein kompliziertes Regulationssystem eingestellt, dessen „Schaltzentrale" im Hypothalamus liegt.

Die **Energiebilanz** kann vereinfacht als Wechselspiel zwischen Energiezufuhr und Energieabgabe betrachtet werden. Die mit der Nahrung zugeführte Energie wird im intermediären Stoffwechsel, durch körperliche Arbeit, aber auch durch Wärmeproduktion (Thermogenese) verbraucht. Überschüssige Kalorien können im Fettgewebe abgelagert werden. In dieser Regulation spielen genetische Faktoren eine wichtige Rolle. So wird als Basisdefekt bei Adipositas eine Störung im Gleichgewicht zwischen Energiezufuhr und Energieverbrauch angesehen. Genetische Faktoren haben bei unterschiedlichen Formen der Adipositas verschiedenen Anteil, der zwischen 25 und 50% liegt (**Tab. 8.3**).

**Energiebilanz bei gesunden Personen:**

- Grundumsatz: 65% der zugeführten Kalorien,
- körperliche Aktivität (kein Hochleistungssport): 10–25% der zugeführten Kalorien,
- Thermogenese: 10–15% der zugeführten Kalorien.

Das **Körpergewicht** ist eine wichtige Messgröße, deren Änderung das Verhältnis zwischen Energiebedarf und Energiezufuhr anzeigt. Eine einfache Formel, um das Körpergewicht im Verhältnis zur Körperlänge abzuschätzen, ist die Broca-Formel:

Normalgewicht in kg = Körperlänge in cm – 100

Eine genauere Beziehung zwischen Körpergewicht und Körpergröße ergibt der **Körper-Masse-Index (Body-Mass-Index, BMI)** nach der Formel:

BMI (kg/m$^2$) =

Körpergewicht in kg : Körperlänge in m$^2$

Ein **Nomogramm** zur Bestimmung dieses international eingeführten BMI ist in **Abb. 8.1** dargestellt.

Der BMI hat große Bedeutung für die Beurteilung des Risikos von Übergewicht und Fettsucht. Der BMI erfasst zwar den Grad des Übergewichts, aber nicht die Verteilung des Körperfettes. Eine einfache Methode zur Beurteilung der Fettverteilung ist die Messung des **Taillenumfanges**. Der Taillenumfang wird in cm gemessen in der Mitte zwischen unterem Rippenbogen und Darmbeinkamm. Ein vergrößerter Taillenumfang signalisiert abdominale Fettverteilung und damit ein höheres Gesundheitsrisiko (**Tab. 8.4**).

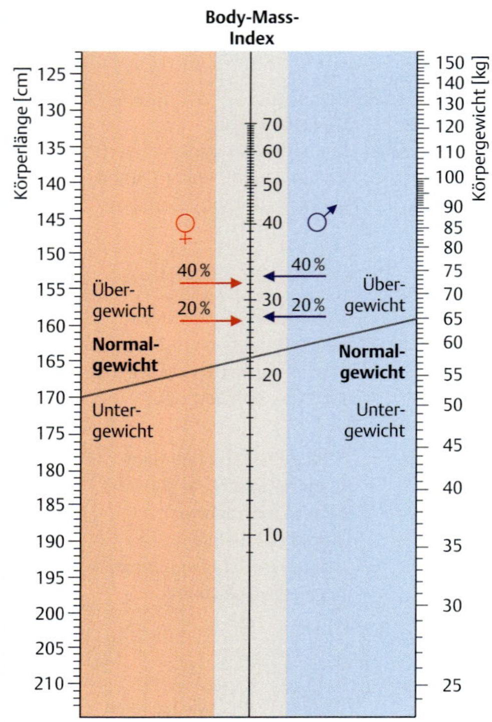


**Body-Mass-Index (BMI)**

| Normal | **– BMI < 25** |
|---|---|
| Übergewicht (Adipositas Grad I) | – BMI > 25 – 29,9 |
| Behandlungsbedürftige Adipositas | – BMI > 30 oder<br>– BMI 25 – 30 *und* zusätzliche Risikofaktoren (z. B. durch Übergewicht hervorgerufene oder sich verschlimmernde Erkrankungen) oder psychosozialer Leidensdruck |

**Abb. 8.1 Body-Mass-Index.** Nomogramm zur Bestimmung des Körpermassenindex. Bei einer Körperlänge von 170 cm und einem Körpergewicht von 65 kg ergibt sich beispielsweise ein BMI von 22,5.

Die **Regulation von Appetit, Hunger und Sättigung** wird im Gehirn kontrolliert. Hungerzentrum und Sättigungszentrum sind im Hypothalamus nachgewiesen. Verschiedene Hormone (Insulin, gastrointestinale Hormone, Katecholamine) sind in den Regulationskreis eingeschaltet. Die Sättigung bei Nahrungsaufnahme kommt auch durch die Dehnung der Magenwand zustande: Volumen- und Chemorezeptoren senden nervale und humorale Signale zum Regulationszentrum. Die Magendehnung und die dadurch signalisierte Sättigung hängen vom Volumen, nicht aber vom Kaloriengehalt der gegessenen Mahlzeit ab. Fettkalorien begünstigen deshalb eine überkalorische Ernährung stärker als Eiweiß- oder Kohlenhydratkalorien. Neben Hunger und Sättigung haben der Appetit, bezogen auf Anrichtung, Aussehen und Geschmack der Speisen sowie die Tischgesellschaft großen Anteil an der Größe des Mahles, an den eingenommenen Kalorien, also an der zugeführten Energie.

## 8.2 Adipositas

Die Adipositas (lat. *adeps*: Fett, *obesitas*: Fettsucht) ist eine außerordentlich weit verbreitete Gesundheitsstörung mit unterschiedlichem Schweregrad. Die Fettmasse des Körpers ist erhöht (Klassifikation von Übergewicht, **Tab. 8.2**).

### *Prävalenz*

Das Gesundheitsrisiko Übergewicht nimmt in den Industrieländern stetig zu und gefährdet zunehmend auch Kinder und Jugendliche. In Deutschland sind ca. 50% der Erwachsenen übergewichtig und ca. 20% adipös. Etwa 20% der Kinder und 30% der Jugendlichen haben Übergewicht. Wegen dieser hohen Häufigkeit und der damit verbundenen Gesundheitsrisiken spricht die Weltgesundheitsorganisation (WHO) treffend von einer „Adipositasepidemie". Sie ist eine der großen Herausforderungen für das Gesundheitswesen. Die Adipositas und ihre Folgekrankheiten sind von großer volkswirtschaftlicher Bedeutung. Allein in Deutschland werden inzwischen ca. 70 Milliarden Euro pro Jahr für die Behandlung ernährungsbedingter Krankheiten ausgegeben.

### *Ursachen*

Die sehr häufige **primäre** Adipositas entsteht aus der Interaktion zwischen *exogenen Umständen* und *endogenen, individuellen genetischen Bedingungen* (**Tab. 8.3**, **Abb. 8.3**).

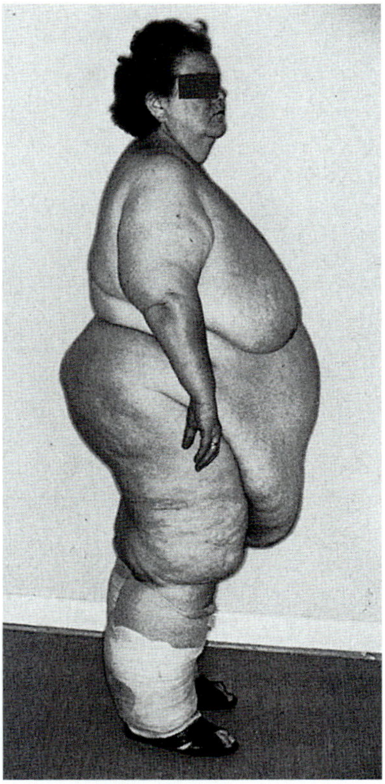

**Abb. 8.2 Adipositas.** Patientin mit stark ausgeprägter Fettleibigkeit.



**Tab. 8.2 Klassifikation von Übergewicht und Adipositas (Deutsche Adipositas-Gesellschaft, Deutsche Gesellschaft für Ernährungsmedizin).**

| *Klassifikation von Adipositas* | | | *Diabetes-Risiko* | |
|---|---|---|---|---|
| | **BMI (kg/m2)** | **Adipositasgrad** | **Taille**<br>Männer ≤ 102 cm<br>Frauen ≤ 88 cm | **Taille**<br>Männer ≥ 102 cm<br>Frauen ≥ 88 cm |
| **Untergewicht** | < 18,5 | | | |
| **Normalgewicht** | 18,5–24,9 | | | |
| **Übergewicht** | ≤ 25 | | | |
| **Präadipositas** | 25–29,9 | | erhöht | hoch |
| **Adipositas** | 30–34,9 | I | hoch | sehr hoch |
| **Adipositas** | 35–39,9 | II | sehr hoch | sehr hoch |
| **extreme Adipositas** | ≥ 40 | III | extrem hoch | extrem hoch |

**Tab. 8.3 Adipositas, Fettverteilungstyp und Vererblichkeit.**

| *Adipositas-typ* | *Fettverteilungstyp* | *genetischer Effekt* |
|---|---|---|
| Prä-adipositas | Vermehrung der Gesamtkörperfettmasse (m: >15 %, w: >25 %) | 25 % |
| Typ I | Vermehrung des Abdomen- und Stammfettes (android-abdomineller Fettverteilungstyp) | 30–35 % |
| Typ II | Vermehrung des viszeralen Fettdepots | 50 % |
| Typ III | Vermehrung des glutaeal-femoralen Fettgewebes (gynoider Fettverteilungstyp) | 30–35 % |

8

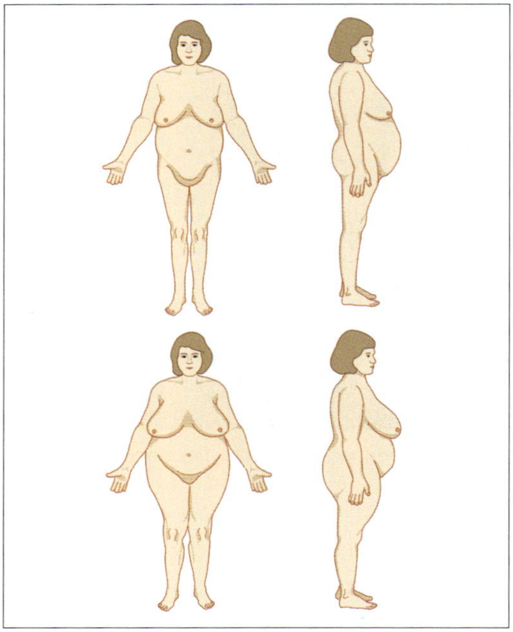

**Abb. 8.3 Formen der Körperfettverteilung.** Androider Typ (Apfelform) oben und gynoider Typ (Birnenform) unten.

Genetische Faktoren beeinflussen das Regulationssystem für den Energiestoffwechsel, für die Aufnahme und Verwertung der Energie, die Insulinresistenz und die Thermogenese. Genetische Einflüsse bestimmen bei gegebener Körperfettmasse die Größe des viszeralen Fettanteils. Man vermutet, dass bei Übergewichtigen auch Gene beteiligt sind, die über Neurotransmitter Verhalten und Empfinden beeinflussen. Bei ca. 5 % der extrem Adipösen besteht eine Mutation, die die Synthese von Leptin reguliert. Leptin drosselt im Hypothalamus den Appetit. Allerdings leisten die neu entdeckten „Adipositasgene“ noch keinen relevanten Beitrag zur praktischen Therapie der Adipositas.

Externe Faktoren haben in der multifaktoriellen Genese der Adipositas starkes Gewicht: Hierzu zählen diätetische Faktoren (Fettgehalt bzw. Kohlenhydratgehalt der Nahrung), körperliche Aktivität, Medikamente.

Nicht zu übersehen ist der starke externe, sozio-ökonomische Einfluss auf die Entstehung der „Adipositasepidemie“. Hierzu zählt der in den letzten Jahrzehnten veränderte Lebensstil mit den Faktoren:
- stets reichlich vorhandene Nahrung
- überkalorische Ernährung
- falsche Auswahl der Lebensmittel/Nahrungsmittel, die Nährstoffdichte betreffend
- Bewegungsmangel
- Verhaltens- und Essgewohnheiten
- psychische Reaktion auf „Stress“, Gemütsbelastungen, Sorgen, Trauer, Einsamkeit
- Medikamente (z. B. Kortison)

Stets ist die Kalorienzufuhr des Patienten mit Adipositas zu groß im Verhältnis zu seinem Bedarf. Die nicht verbrauchte Kalorienmenge wird als Depotfett abgelagert. Überkalorische Ernährung verbunden mit Bewegungsmangel ist ein Zivilisationsschaden, der dazu führt, dass der Adipöse mit großem Appetit mehr isst, als er kalorisch verbraucht.

Die relativ seltene **sekundäre** Adipositas (5 %) ist die Folge anderer Grundkrankheiten, wie z. B. Hypothyreose, Cushing-Krankheit, Hirntumoren (im Hypothalamus).

### *Prävention*

Naturgemäß können die genetisch bedingten Faktoren für die Entwicklung der Adipositas nicht beeinflusst werden; deshalb kommt den **beeinflussbaren Faktoren** die größte Bedeutung in der Prävention zu. Hierzu gehören das beratende, aufklärende und erklärende Gespräch mit dem „Patienten“ und – wenn dieser es gestattet – mit seinen Angehörigen über Änderung des Lebensstils, gesunde Ernährung, regelmäßige körperliche Aktivität, Umgang mit psychischen Belastungen und Arbeitsbedingungen.

Die Prävention ist von größter Bedeutung für die Vermeidung von Folgekrankheiten der Adipositas, wie Diabetes und Herz-Kreislauf-Krankheiten. Adipositas, Rauchen und Alkoholismus sind die wichtigsten Ursachen für vermeidbare Folgekrankheiten (s. S. 143).

● MERKE *Im Bericht des World Cancer Research Fund (WCRF) wird festgestellt, dass Adipositas ein bedeutsamer Risikofaktor mit überzeugender Evidenz für Krebserkrankungen ist. Folglich sind eine gesunde Lebensweise und ein normales Körpergewicht wesentliche Bausteine in der Primärprävention von bösartigen Tumoren.*

### *Pathologische Anatomie*

Das überschüssige Fett wird als Depot vorwiegend im Unterhautfettgewebe, retroperitoneal und zwischen den Muskeln und deren Fasern abgelagert. Auch die inneren Organe, besonders Niere und Herz, sind von Fettdepots umhüllt. Die Leberzellen sind verfettet; deshalb ist die Leber vergrößert (Fettleber).

### *Symptome*

Einige Kranke mit Adipositas suchen aus kosmetischen Gründen ärztliche Beratung, andere, weil sie infolge Übergewichtigkeit in ihrer körperlichen Leistungsfähigkeit herabgesetzt sind. Besonders in dieser Gruppe sind charakteristische Beschwerden zu erfahren.

In der **Anamnese** klagen die Patienten über Luftnot und inadäquate Pulsbeschleunigung bei körperlicher Anstrengung. Oft besteht eine Obstipation.

Die **körperliche Untersuchung** des Patienten mit Fettleibigkeit zeigt eine mehr oder minder starke Verfettung, eventuell mit Besonderheiten der Fettverteilung. Die verfettete Leber ist tastbar vergrößert (Palpation). In der Sonografie ist die Fetteinlagerung am verdichteten Leberbinnenecho sichtbar. Die Atmung des Adipösen ist flach und beschleunigt, da das Zwerchfell durch die Fettansammlung hochgedrängt ist.

Man unterscheidet eine androide Fettverteilung, bei der das Fettgewebe überwiegend im Bauchbereich vermehrt ist, von einem gynoiden Typ, bei dem insbesondere die Hüftgegend betroffen ist (**Abb. 8.3**). Adipöse mit androidem Verteilungstyp sind vermehrt gefährdet. Oft sieht man an der Haut weiße Striae als Ausdruck der überdehnten Haut.

Die **gesundheitlichen Beeinträchtigungen** betreffen den gesamten Organismus. So findet man häufig eine arterielle *Hypertonie*. Die ständige Überbelastung des Herzens kann zur Herzinsuffizienz führen. Adipositas ist ein Risikofaktor für die Entwicklung der *koronaren Herzkrankheit* (**Tab. 8.4**). Hier zeigt sich die Verbindung zum gestörten Fettstoffwechsel: Die antiatherogene Cholesterinfraktion HDL (high density lipoprotein) ist im Blut vermindert. Triglyzeride sind erhöht. Oft ist die Harnsäure im Blut vermehrt. Gallensteine finden sich überdurchschnittlich häufig. Varizenbildung und Thromboembolie sind weitere Komplikationen.

Überdurchschnittlich häufig entwickeln Übergewichtige eine *Zuckerkrankheit* (Diabetes mellitus Typ II B, **Tab. 8.2**).

Die Lungenfunktion ist betroffen. Eine starke Fettsucht ist gelegentlich mit alveolärer Hyperventilation und ausgeprägter Schlafneigung verbunden. Dieses Syndrom nennt man Pickwick-Syndrom nach einer treffend beschriebenen Romanfigur von Charles Dickens.

Das hohe Körpergewicht belastet Bänder und Gelenke. Eine Arthrosis deformans der Wirbelsäule, Hüfte und der Knie ist die Folge, besonders dann, wenn genetische Fehlbildungen bestehen.

Tab. 8.4 Taillenumfang und Risiko für Herz-Kreislauf-Erkrankungen (International Task Force for Prevention of Coronary Heart Disease).

| *Risiko für koronare Herzerkrankung* | *Taillenumfang Männer* | *Taillenumfang Frauen* |
|---|---|---|
| normal | < 94 cm | <80 cm |
| erhöhtes Risiko | 94–101 cm | 80–87 cm |
| stark erhöhtes Risiko | ≥ 102 cm | ≥88 cm |

### *Diagnostik*

Anamnese, insbesondere genaue Ernährungsanamnese, körperliche Untersuchung und Bestimmung von Körpergröße, Gewicht und Fettverteilung sind die Bausteine der Diagnostik.

Im Serum sind Triglyzeride und Harnsäure oft vermehrt, HDL-Cholesterin ist vermindert. Sehr häufig wird eine diabetische Stoffwechsellage bei Glukosebelastungen festgestellt. Häufig sind Adipositas, Diabetes mellitus Typ II, Dyslipidämien und Hyperurikämie als **„Metabolisches Syndrom“** verknüpft (S. 147).

### *Prognose*

Die unbehandelte Fettsucht, insbesondere der androide Typ, führt zu Komplikationen an verschiedenen Organsystemen. Besonders schwerwiegende Folgekrankheiten betreffen das kardiovaskuläre System, wodurch die Lebenserwartung verkürzt wird.

● MERKE *Die Mortalität steigt durch Adipositas mit BMI > 35 kg/m² um 100 % im Vergleich zu Normalgewichtigen.*

*Mit der Adipositas häufig assoziierte Krankheiten*

**Kardiovaskuläres System:**
- Hypertonie
- koronare Herzkrankheit
- linksventrikuläre Hypertrophie
- Herzinsuffizienz
- venöse Insuffizienz, Thrombose
- Thromboembolie (nach Operationen)

**Metabolische und hormonelle Funktion:**
- Diabetes mellitus Typ II
- Dyslipidämien
- Hyperurikämie

**Blutgerinnung:**
- Hyperfibrinogenämie,
- erhöhter Plasminogen-Aktivator-Inhibitor

**Respiratorisches System:**
- Schlafapnoe
- Pickwick-Syndrom

**Hepatobiliäres System:**
- Cholezystolithiasis
- Fettleber

**Haut:**
- Intertrigo
- Hirsutismus
- Striae

**Arthrosen:**
- Wirbelsäule
- Hüfte
- Knie

**Neoplasien:**
- erhöhtes Risiko für Endometrium-, Mamma-, Zervix-, Prostata- und Gallenblasenkarzinom

**Sexualfunktion:**
- reduzierte Fertilität
- Komplikationen bei Geburt

**Psychosoziale Probleme:**
- vermindertes Selbstbewusstsein
- soziale Isolation, Diskriminierung
- Partnerschaftsprobleme
- Berufsprobleme

**Verschiedenes:**
- erhöhtes Operationsrisiko
- erschwerte Untersuchungsbedingungen
- reduzierte Beweglichkeit und Ausdauerleistung

### *Therapie*

Eine Behandlung ist indiziert bei Personen mit BMI von 30 und größer sowie bei Patienten mit bereits eingetretenen Folgekrankheiten des Übergewichtes. Der Patient soll über seine Erkrankung und deren Entstehung eingehend unterrichtet werden. Die Motivation zur Gewichtsreduktion ist die Voraussetzung für eine erfolgreiche Behandlung. Eine Reduktion des Übergewichtes ist nur dadurch möglich, dass die Energiebilanz negativ wird. Diesem Ziel dienen drei lebenslang erforderliche Änderungen des Lebensstiles:

1. Essen und Trinken:
   - Ernährung umstellen unter Beachtung von Nährstoffen und Nährstoffdichte,
   - Kalorienzufuhr verringern, jedoch bei Erstbehandlung nicht unter 1000–1600 kcal/Tag,
2. körperliche Bewegung:
   - Ausdauertraining zur Erhöhung des Kalorienverbrauchs,
   - ärztliche Untersuchung vor Aufstellung eines Bewegungsprogrammes,
3. Verhaltensweise:
   - psychische Führung und Einsicht des Kranken in den Mechanismus seiner Krankheit versprechen Erfolg.
   - Selbsthilfegruppen und Verhaltenstherapie sind hilfreich.

Bei hoher Motivation, konsequenter Beratung, sorgfältiger Diätetik und regelmäßigem muskulären Ausdauertraining erzielen etwa 25% der adipösen Patienten eine anhaltende Gewichtsreduktion.

Die Behandlungsziele werden je nach Grad der Adipositas und eventuell vorhandenen Begleit- und Folgekrankheiten unterschiedlich definiert und mit dem Patienten besprochen (**Tab. 8.5**). Bei übergewichtigen Patienten, die nicht langfristig abnehmen können, sollte das vordringliche Ziel lauten: keine weitere Zunahme des Körpergewichtes!

#### *Medikamentöse Behandlung*

Mit Orlistat (Handelsname Xenical) kann im Darm das fettspaltende Enzym Lipase inhibiert werden. Dadurch wird die Absorption des Nahrungsfettes bis zu 30% reduziert. Als unerwünschte Nebenwirkungen kann es zu Durchfall (Fettstühle) und zu Vitaminmangel kommen.

Andere Medikamente sind „Appetitzügler“ mit zentralem Angriffspunkt. Sie haben häufig schwere unerwünschte Nebenwirkungen und sollten vermieden werden.

Neue Medikamente auf molekularbiologischer Basis sind in Entwicklung.

#### *Chirurgische Bahandlung*

Chirurgische Verfahren zur Behandlung extremer Adipositas sind Maßnahmen zur operativen Verkleinerung des Magens durch verschiedene Verfahren (Magenplastik). Auch durch Einlegen eines Ballons wird das Magenlumen verringert. In der Regel laparoskopisch, seltener durch offene Operation kann der Magen durch die Silikonbandtechnik verkleinert werden. Chirurgische Maßnahmen werden erst nach erfolgloser konservativer Therapie angewendet, doch ist die chirurgische Therapie der Adipositas Grad III (BMI ≥40 kg/m²) häufig die einzige Möglichkeit, Folgekrankheiten und Lebensqualität des Kranken zu bessern.

Eine tabellarische Übersicht zur Behandlungsstrategie bei Adipositas gibt **Tab. 8.5**.

● PFLEGE ***Gesundheits- und Ernährungsberatung.*** *Erklären Sie dem Patienten, dass die tägliche Nahrungsmenge auf 5–6 Mahlzeiten zu verteilen ist, und dass man gut kauen und langsam essen muss, damit sich schon während des Essens ein Sättigungsgefühl einstellen kann. Regelmäßige körperliche Bewegung unterstützt das*

**Tab. 8.5** Behandlungsstrategie bei Adipositas in Abhängigkeit vom Schweregrad (in Anlehnung an die International Task Force on Obesity).

| | *Präadipositas (BMI: 26–29,9* | *Adipositas Grad I und II (BMI: 30–39,9)* | *Adipositas Grad III (BMI: ≥ 40)* |
|---|---|---|---|
| **Therapieziel** | Gewichtsabnahme von 5(–10) % des Ausgangsgewichts innerhalb von 6–12 Monaten und Stabilisierung für mindestens 1 weiteres Jahr, Besserung übergewichtsbedingter Risikofaktoren und Krankheiten | Gewichtsabnahme von 5(–10) % des Ausgangsgewichts innerhalb von 6–12 Monaten und Stabilisierung für mindestens 1 weiteres Jahr, Besserung übergewichtsbedingter Risikofaktoren und Krankheiten | Gewichtsabnahme von 10–20 % des Ausgangsgewichts innerhalb von 6–24 Monaten und Stabilisierung für mindestens 1 weiteres Jahr, Besserung übergewichtsbedingter Risikofaktoren und Krankheiten |
| | bei rascher Gewichtszunahme kann die Stabilisierung des Körpergewichts Therapieziel sein | | |
| **Diagnostik** | Anamnese, klinische Untersuchung, Fettverteilung, Risikofaktoren, Labor | Anamnese, klinische Untersuchung, Fettverteilung, Risikofaktoren, Labor, EKG | Anamnese, klinische Untersuchung, Fettverteilung, Risikofaktoren, Labor, EKG, Echokardiografie, Lungenfunktion |
| | begleitende Risikofaktoren (z. B. Typ-II-Diabetes, Hypertonie) müssen ggf. adäquat medikamentös behandelt werden | | |
| **Erstbehandlung** | Ernährungsberatung und Schulung, kalorienreduzierte Mischkost (1 000–2 000 kcal/Tag), Steigerung der körperlichen Aktivität, Änderung des Essverhaltens | Ernährungsberatung und Schulung, kalorienreduzierte Mischkost (1 000–2 000 kcal/Tag), Steigerung der körperlichen Aktivität, Änderung des Essverhaltens | Ernährungsberatung und Schulung, kalorienreduzierte Mischkost (1 000–2 000 kcal/Tag), Steigerung der körperlichen Aktivität, Änderung des Essverhaltens |
| **alternative oder zusätzliche Behandlungsmaßnahmen** | fettreduzierte Kost | drastisch kalorienreduzierte Kost (<1 000 kcal/Tag, z. B. Formula-Diät) für max. 3 Monate im Rahmen eines multidisziplinären Konzepts, gewichtssenkende Medikamente | drastisch kalorienreduzierte Kost (<1 000 kcal/Tag, z. B. Formula-Diät) für max. 3 Monate im Rahmen eines multidisziplinären Konzepts, Adipositaschirurgie |
| **langfristiges Behandlungskonzept** | fettreduzierte Kost, Gewichtsstabilisierung, „gesunde Lebensweise", Kontrolle der Risikofaktoren | fettreduzierte Kost, Gewichtsstabilisierung, „gesunde Lebensweise", Kontrolle der Risikofaktoren | fettreduzierte Kost, Gewichtsstabilisierung, „gesunde Lebensweise", Kontrolle der Risikofaktoren |

*Abnehmen und ist wichtig für eine geregelte Verdauung. Radikale Fastenkuren sind ungesund und ohne anhaltenden Erfolg. Besser ist es, mit Überlegung zu essen und zu trinken und somit die Essgewohnheiten auf Dauer umzustellen (***Tab. 8.6***). Es wird eine langsame, aber stetige Gewichtsreduktion angestrebt. Als Erfolgskontrolle dient die Gewichtsbestimmung, immer unter gleichen Bedingungen (z. B. morgens vor dem Frühstück).*

## Empfehlungen für eine kalorienreduzierte (joulereduzierte) Mischkost

Diese Kostform enthält weniger Kalorien bzw. Joule als die übliche Normalkost. Dies wird dadurch ermöglicht, dass einige sehr kalorienreiche Lebensmittel gänzlich ausgeschlossen, andere eingeschränkt werden. Stattdessen werden ballaststoffreiche Lebensmittel und eiweißreiche, aber fettarme Lebensmittel bevorzugt. Mit der kalorienreduzierten Mischkost sollen dem Körper weniger Kalorien (Joule) zugeführt werden, als er benötigt; dadurch wird körpereigenes Fettgewebe abgebaut.

Erstrebenswert aus gesundheitlicher Sicht ist das Erreichen des Normalgewichts. Um das Normalgewicht zu erzielen, soll der Patient mit der Nahrung weniger Energie, d. h. weniger Kalorien, zuführen und nach Möglichkeit den Energieverbrauch durch Muskelkarbeit steigern. Um die geeigneten Nahrungsmittel auswählen zu können, muss ihre Zusammensetzung in den Grundzügen bekannt sein.

**Eiweiß.** Relativ viel Eiweiß ist enthalten in Milch, Käse, Quark, Joghurt, Fleisch, Fisch, Wurst und Eiern.

1 g Eiweiß liefert 4,1 kcal = 17,2 kJ

**Fett.** Relativ viel Fett ist enthalten in Butter, Margarine, Speck, Schmalz, Sahne, Mayonnaise und Öl. Außer-

Tab. 8.6 Empfehlenswerte und zu vermeidende Nahrungsmittel bei Adipositas.

| *Nahrungsmittel und Getränke* | *zu empfehlen* | *zu vermeiden* |
|---|---|---|
| Fleisch, Wurstwaren, Geflügel, Wild | mageres Rind-, Kalb- und Schweinefleisch, Lamm, Bratenaufschnitt, Schinken roh oder gekocht, Corned beef, Aspikwurst, Hähnchen, Putenfleisch, Geflügelwurst, Wild | fettes Schweinefleisch, Hammel, Streichwurst, Frischwurst, Blutwurst, Grützwurst, Gelbwurst, Leberrolle, Sülzen, Pasteten, Dauerwurst, Gans, Ente |
| Fisch und Fischwaren | Forelle, Hecht, Seelachs, Kabeljau (Dorsch), Seezunge, Rotzunge, Schellfisch, Scholle, Blaufelchen, Lengfisch | Karpfen, Hering, Makrele, Aal, Heilbutt (weißer und schwarzer), Lachs, Dornhai, Kaviar, Fisch in Konserven, Fisch geräuchert |
| Milch und Milchprodukte | fettarme Milch, Buttermilch, Dickmilch, Magerquark, Kefir in Magerstufe, Magerjoghurt, kalorienreduzierter Fruchtjoghurt, Käse bis zu 30% Fett i. Tr. | Trink- bzw. Vollmilch und daraus hergestellte Produkte, Käse mit mehr als 45% Fett i. Tr. |
| Eier | Ei als Fleischersatz in fettarmer Zubereitung | Eier in fettreicher Zubereitung |
| Fette | Butter oder Margarine dünn gestrichen, Halbfettmargarine, Öl als Kochfett sparsam verwendet | Speck, Schmalz, Sahne, Mayonnaise |
| Brot- und Backwaren | alle Sorten Brot, besonders die dunklen | Kuchen, Torte, Kekse |
| Obst | alle Sorten, außer den rechts stehenden, Obstkonserven ohne Zuckerzusatz oder mit Süßstoff gesüßt | Trockenobst, Bananen, Weintrauben, gezuckerte Obstkonserven |
| Gemüse | alle Sorten, außer den rechts stehenden | Hülsenfrüchte |
| Getreideprodukte | Vollkornreis, Vollkornnudeln | Mehl, Speisestärke, Grieß, Puddingpulver, Reis, Nudeln, Trockensuppen |
| Kartoffeln | Salzkartoffeln, Pellkartoffeln, Kartoffelbrei mit fettarmer Milch zubereitet | Pommes frites, Bratkartoffeln, Kartoffelknabbereien wie z. B. Chips |
| Getränke | Tee, Kaffee, Mineralwasser, kalorienreduzierte Limonaden und Fruchtsäfte, Gemüsesäfte | alkoholische Getränke, alkoholfreies Bier, Limonaden, Colagetränke, gezuckerte Obstsäfte |

dem enthalten alle Eiweißprodukte in unterschiedlichen Mengen Fett.

1 g Fett liefert ca. 9,2 kcal = 38,5 kJ

**Kohlenhydrate.** Relativ viel Kohlenhydrate sind enthalten in Zucker, Kartoffeln, Brot, Reis, Nudeln und Nährmitteln.

1 g Kohlenhydrate liefert 4,1 kcal = 17,2 kJ

**Ballaststoffe** (Gesamtheit der unverdaulichen Nahrungsbestandteile, u. a. Zellulose) fördern durch ihr Volumen den Stofftransport im Darm und regen die Peristaltik an. Sie sind enthalten in Weizenkleie, dunklen Brotsorten, Vollkornreis (Naturreis), Vollkornnudeln, frischem Obst und frischem Gemüse.

**Vitamine und Mineralstoffe.** Relativ viele Vitamine und Mineralstoffe sind enthalten in frischem Obst, frischem Gemüse, Milch und Milchprodukten, Fleisch, Fisch und Vollkornprodukten.

*Garmethoden*

Wichtig sind die richtigen Garmethoden:

- Garen in wenig Wasser oder im Dampfdrucktopf, um den Geschmack bzw. die Vitamine von Gemüse und Kartoffeln weitgehend zu erhalten.
- Garzeiten nicht überschreiten (alles „bissfest" garen).
- Gemüse und Kartoffeln erst kurz vor dem Garen waschen und putzen (zum Erhalt von Geschmacksstoffen und Vitaminen).
- Fleisch und Fisch fettarm zubereiten, z. B. in einer beschichteten Pfanne, im Grill, im Römertopf, in Brat- oder Alufolie.

## 8.3 Metabolisches Syndrom

DEFINITION *Unter dem Begriff „Metabolisches Syndrom" werden Krankheiten mit gemeinsam vorkommenden Leitsymptomen zusammengefasst. Es handelt sich nicht um eine nosologische Einheit, vielmehr liegt die Bedeutung dieses Syndroms in der großen und noch zunehmenden Häufigkeit dieser Gesundheitsstörung, die ein Vorläufer der Herz-Kreislaufkrankheiten ist.*

Prävalenz in Industrieländern: 15–30% der Erwachsenen

### *Ursachen*

Es handelt sich um eine multifaktorielle Erkrankung, an der **endogen** verschiedene Gene beteiligt sind. Die gewichtigen **exogenen**, also behandelbaren Faktoren sind Wohlstandsschäden wie Überernährung, Fehlernährung und Bewegungsmangel, was zu der Bezeichnung „Wohlstandssyndrom" geführt hat.

Die Entwicklung des Metabolischen Syndroms beginnt mit der Resistenz Insulin-abhängiger Gewebe (Muskulatur) gegen Insulin. **Insulinresistenz** bedeutet, dass die biologische Reaktion auf eine bestimmte Insulinmenge geringer ist als normal. Um die Glukose bei Insulinresistenz trotzdem verwerten zu können, wird der Insulinspiegel im Blut kompensatorisch erhöht. Die erhöhten Insulinspiegel steigern das Hungergefühl: so entsteht die Adipositas. Die Patienten mit Metabolischem Syndrom sind durch eine vorzeitige Arteriosklerose gefährdet.

### *Symptome*

Die vier charakteristischen, gemeinsam vorkommenden Hauptsymptome sind (**Tab. 8.7**):

- Adipositas (besonders Stammfettsucht, abdominelle, androide Form),
- Glukosetoleranzstörung bzw. Typ-II-Diabetes, Insulinresistenz,
- Dyslipoproteinämie (Triglyzeride und LDL-Cholesterin erhöht, HDL-Cholesterin erniedrigt),
- essenzielle Hypertonie.

### *Therapie*

Kalorienreduzierte, fettmodifizierte, pflanzenfaserreiche Kost. Der glykämische Index (S. 153) ist bei der Nahrungsauswahl zu berücksichtigen. Die Insulinresistenz als wichtiger Faktor in der Entwicklung des metabolischen Syndroms wird diätetisch

- vermindert durch:
  - Kalorienreduktion,
  - Gewichtsabnahme,
  - Ballaststoffe,
- verstärkt durch:
  - gesättigte Fettsäuren,
  - Kochsalz.

Die regelmäßige und anhaltende Steigerung der körperlichen muskulären Aktivität ist ein wichtiges Behandlungsziel. Therapeutisches Training in Gruppen bietet für viele Patienten Anreiz und Vorteil.

**Tab. 8.7 Klinische Kriterien des metabolischen Syndroms (nach National Education Program).**

| *Risikofaktor* | *positiv bei* |
|---|---|
| abdominelle Fettsucht, Taillenumfang | Männer > 102 cm<br>Frauen > 88 cm |
| Triglyzeride | > 150 mg/dl |
| HDL-Cholesterin | Männer > 40 mg/dl<br>Frauen > 50 mg/dl |
| Blutdruck | ≥ 130/85 mm/Hg |
| Nüchternglukose | > 110 mg/dl |

## 8.4 Störungen im Essverhalten (Essstörungen)

Im Gegensatz zur Adipositas handelt es sich bei allgemeiner Mangelernährung um eine negative Energiebilanz: Der Bedarf an Kalorien wird durch die zugeführte Energie nicht gedeckt. Die Ursache kann eine mangelhafte Nahrungsaufnahme, verzögerte Resorption oder gestörte Verwertung der aufgenommenen Nahrung im Stoffwechsel sein. Es kommt zu einem Mangel an Depotfett und zu einer Atrophie der meisten Organe. Eine Mangelernährung kann auf einzelne Nährstoffe beschränkt sein, z. B. Jodmangel, Eisenmangel, Proteinmangel.

Die klassischen **psychosomatischen** Krankheiten, bei denen Störungen des Essverhaltens im Vordergrund stehen, sind:

- Anorexia nervosa (Magersucht)
- Bulimie (Ess-Brech-Sucht)
- Esssucht (Binge-Eating-Störung)

### *Prävalenz*

- Anorexia nervosa bis 1% aller Mädchen und jungen Frauen, seltener bei männlichen Jugendlichen. Verhältnis weiblich : männlich = 10 : 1.
- Bulimie bis 3%

- Binge-Eating-Störung ca. 2,5% in der Allgemeinbevölkerung, jedoch bis 30% bei adipösen Patienten, die in Therapie sind.

## 8.4.1 Anorexia nervosa (Magersucht)

*Ursachen*

Die Magersucht ist in den Industrieländern die häufigste Form der Mangelernährung. Die Nahrungsaufnahme wird trotz vorhandenem Angebot verweigert. Es handelt sich um eine Krankheit auf dem Grenzgebiet zwischen Innerer Medizin, Psychiatrie und Psychosomatik. Diese psychosomatische Krankheit beginnt als „Entwicklungskrise" meist während der Pubertät als „Pubertätsmagersucht" und nur selten nach dem 30. Lebensjahr.

Gründe sind Probleme mit der sexuellen Reife, Abwehr der weiblichen Geschlechtsrolle, unbegründete Angst vor „Dickwerden", Verleugnung des krankhaft niedrigen Gewichtes (verzerrtes Körperbild). Die Anorexie ist oft von psychiatrischen Zeichen (Persönlichkeitsstörungen, Angstzustände, Leistungszwang, Depressionen) begleitet. Zusätzlich können gesellschaftsbedingte Einflüsse („Schlankheitswahn") eine Rolle spielen.

*Symptome*

Das Körpergewicht liegt mindestens 25% unterhalb des normalen Gewichtes. Der BMI beträgt weniger als 17,5 kg/m².

Leichte Formen der Abmagerung bis zur extremen Kachexie kommen vor. Der hohläugige Gesichtsausdruck der zumeist jungen Kranken vermittelt ein greisenhaftes Aussehen. Vorspringende Jochbögen überschatten die eingefallenen Wangen. Oft zeigen die mageren, stelzenartigen Extremitäten eine deutliche Akrozyanose.

Fast immer besteht bei den betroffenen jungen Frauen eine Hungeramenorrhoe. Heimliche Einnah-

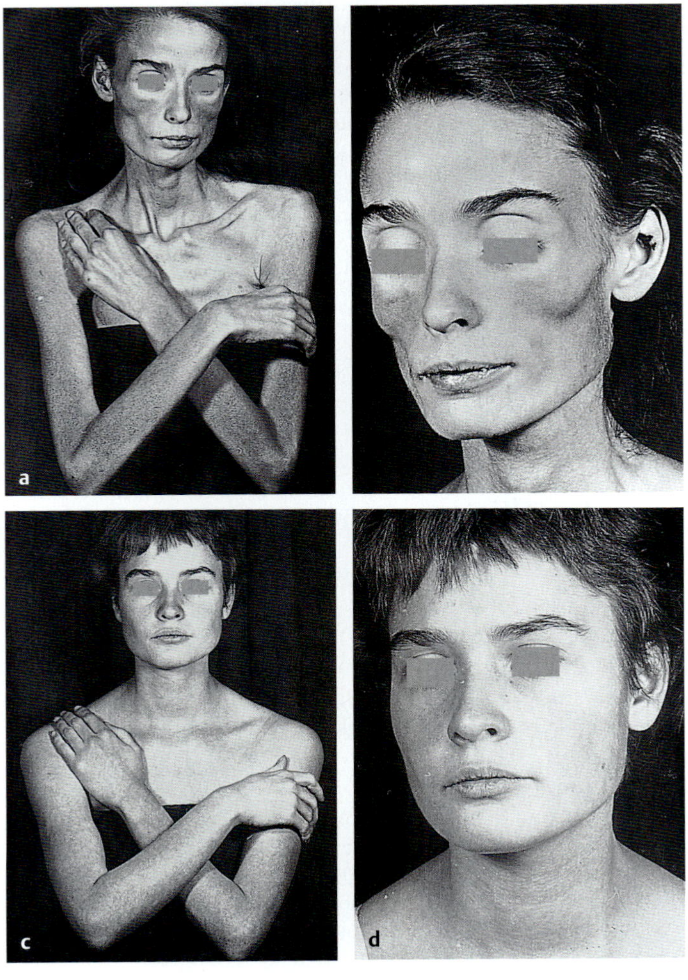


**Abb. 8.4 Anorexia nervosa.** 17-jährige Patientin vor (**a**, **b**) und nach (**c**, **d**) der Therapie.

me von Laxanzien, Diuretika oder Schilddrüsenhormonen ist häufig. Oft findet man eine Hypokaliämie. In gefährlichen Stadien der Erkrankung sinkt der Blutdruck ab. Körpertemperatur und Pulsfrequenz sind vermindert („Spargang"). Die negative Energiebilanz führt zu extremen Abmagerungen, doch bleibt die körperliche und geistige Leistungsfähigkeit über lange Zeit erhalten, bis die extreme Abmagerung das Leben bedroht.

**Differenzialdiagnostisch** müssen konsumierende (z. B. Krebs) und psychiatrische Krankheiten (z. B. Schizophrenie) ausgeschlossen werden.

### *Therapie*

Internistische Notfallbehandlung sowie psychiatrische bzw. psychosomatische Exploration und Therapie müssen Hand in Hand gehen. Die Behandlung ist außergewöhnlich langwierig und muss über Monate und Jahre fortgesetzt werden.

### *Prognose*

Die Anorexia nervosa ist eine schwere und schwierig zu behandelnde Krankheit. Die Letalität beträgt 7–15 %!

PFLEGE ***Aspekte der Pflege.*** *Junge Frauen mit Anorexie wirken trotz ihrer Abmagerung zunächst nicht krank. Sie sind ständig in Bewegung, übertreiben Sport. Einige erleben die Nahrungsverweigerung als Sieg des Geistes über den Körper. Andere fühlen sich mit einem Körpergewicht von 40 kg immer noch zu dick; ihr Körperbild ist gestört. In späteren Krankheitsstadien sondern sich einige von der Umwelt ab. Für Pflegepersonen ist wichtig zu wissen, dass viele Patientinnen nur scheinbar kooperieren, in Wirklichkeit aber die Therapie blockieren. Nahrung wird aufgenommen, jedoch heimlich wieder erbrochen. Heimlich werden Laxanzien und Diuretika benutzt. Andere Kranke spielen Mitglieder des therapeutischen Teams gegeneinander aus. Daher ist es entscheidend, dass im Behandlungsteam eine konsequente und einheitliche Haltung zur Patientin und auch zu ihren Angehörigen eingenommen wird.*

## 8.4.2 Bulimie (Bulimia nervosa)

DEFINITION *Bulimie, aus dem Griechischen, bedeutet Ochsenhunger. Es handelt sich um krankhafte Anfälle von Ess-Sucht mit anschließendem, selbst induzierten Erbrechen (Ess-Brech-Sucht). Persönlichkeitsstörungen, Verhaltensfehler, soziologische und vielfältige psychologische Faktoren sind für die Entwicklung des Krankheitsbildes von Bedeutung.*

### *Symptome*

Die Kranken leiden unter Anfällen von Esssucht, wobei in kurzer Zeit große Mahlzeiten schnell verschlungen werden. Häufig wird die „Riesenmahlzeit" selbstinduziert wieder erbrochen. Daher die treffende Namensgebung „Ess-Brech-Anfall". Anfälle dieser Art können mehrfach pro Tag auftreten: Ess-Brech-Sucht. Das Körpergewicht kann normal oder auch vermindert sein.

Primär besteht eine übersteigerte Angst vor Gewichtszunahme. Meist handelt es sich um junge Frauen, die unter ihrer Bulimie stark leiden, sich aber lange scheuen, von ihrer Krankheit zu sprechen. Sie verheimlichen deshalb die Symptome selbst vor den nächsten Angehörigen und Freundinnen, woraus neue Konflikte entstehen.

Wegen des häufigen Wechsels zwischen Essen und Erbrechen sind die Speicheldrüsen oft geschwollen. Das Erbrechen des sauren Mageninhalts schädigt die Zähne in charakteristischer Weise. Bei langer Krankheitsdauer sind die Zähne des Oberkiefers durch die Säureeinwirkung zerstört, wogegen die Zähne des Unterkiefers durch die beim Erbrechen darüber liegende Zunge geschützt sind (**Abb. 8.5**).

### *Therapie*

Nach sorgfältiger Diagnose sind eine Psychotherapie und Verhaltenstherapie notwendig.

PFLEGE *Die Suizidrate ist erhöht. Deshalb ist besondere Achtsamkeit im Umgang mit den Patienten erforderlich, um eine Gefährdung rechtzeitig zu erkennen.*

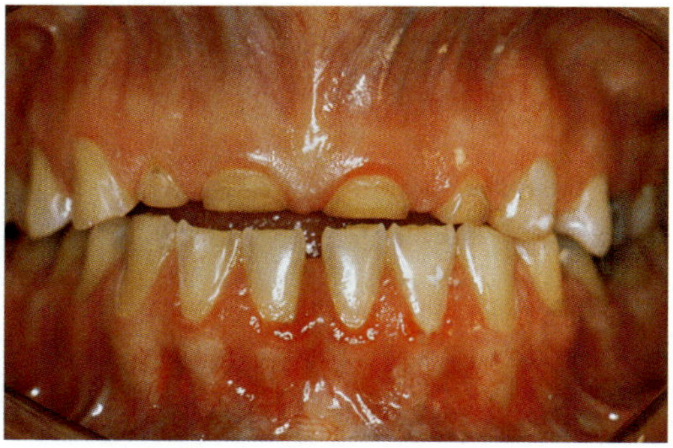

**Abb. 8.5 Bulimia nervosa.** Charakteristische Zerstörung der Zähne im Oberkiefer.

### 8.4.3 Binge-Essstörung

*Binge* (engl.) bedeutet: Periode zu großer Aktivität, besonders bezogen auf Essen und Trinken.

#### Symptome

Die Patienten mit dieser Essstörung haben psychische Probleme, werden mit Konflikten nicht fertig, können ihre Probleme nicht lösen und geraten leicht in eine soziale Isolation. Sie haben die Kontrolle über ihr Essverhalten verloren und nehmen anfallsweise große Nahrungsmengen auf. Im Gegensatz zu Kranken mit Bulimie erbrechen die Binge-Esser die Nahrung nicht, sodass sich Übergewicht und Adipositas entwickeln.

#### Therapie

Wie bei anderen Essstörungen.

## 8.5 Störungen im Fettstoffwechsel (Dyslipidämien)



Die verschiedenen Formen der Dyslipidämie haben große klinische Bedeutung. Sie sind gewichtige Risikofaktoren für die Entstehung und für das Fortschreiten (Progredienz) der Arteriosklerose (Herzinfarkt, Schlaganfall, periphere Durchblutungsstörungen). Die Fettstoffwechselstörungen, insbesondere die Hypercholesterinämie, gehören zu den wichtigsten Risikofaktoren für die Entstehung der koronaren Herzkrankheit (Koronarsklerose, Arteriosklerose der Herzkranzgefäße) und damit für den Herzinfarkt. Die Koronarsklerose entsteht im Laufe von Jahren und kann über lange Zeit asymptomatisch bleiben. Der akute, lebensbedrohende Herzinfarkt tritt häufig nach der Ruptur einer atheromatösen Plaque und nachfolgender Thrombusbildung, die eine Koronararterie verschließt, plötzlich ein.

#### Prävention

Herz-Kreislauf-Krankheiten stehen in der Statistik der Todesfälle in den Industrieländern an erster Stelle. Deshalb ist die frühzeitige Erkennung und Behandlung dieser Stoffwechselstörungen besonders dringend. Wird bei einem Patienten eine Dyslipidämie diagnostiziert, sollen die Familienmitglieder – auch die Kinder – vorsorglich untersucht werden, um bei einer familiären, erblichen Form eine eventuell notwendige Behandlung rechtzeitig zu beginnen.

#### Physiologie und Pathophysiologie

Die Lipoproteine im **Plasma** des Blutes bestehen aus Lipiden und Apolipoproteinen. Die Lipide sind Cholesterin, Triglyzeride und Phospholipide (**Tab. 8.8**). Ihr besonderer molekularer Aufbau macht sie wasserlöslich. Auf der Oberfläche der Lipide liegen Apolipoproteine, die den Stoffwechsel der Lipoproteine regulieren. Die verschiedenen Apolipoproteine erfüllen wichtige Funktionen im Transport und Stoffwechsel der Lipoproteine. Sie sind z. B. Aktivatoren von Enzymen und erkennen als „Liganden" bestimmte Rezeptoren an der Oberfläche von Zellen. Lipoproteine können in verschiedene Fraktionen unterteilt werden:

**Chylomikronen.** Chylomikronen sind die größten Lipoproteine und normalerweise nur nach fettreichen Mahlzeiten im Blutplasma zu finden. Die aus der Nahrung absorbierten Fette (exogene Triglyzeride) gelangen als Chylomikronen, die im Darm synthetisiert werden, über die Lymphbahnen in das zirkulierende Blut. Sie bestehen hauptsächlich aus Triglyzeriden. Im Fettgewebe und in der Muskulatur werden die Chylomikronen durch das Enzym Lipoprotein-Lipase abgebaut. Als Rest verbleiben Chylomikronen-Remnants. Diese werden an ein Apolipoprotein gebunden und von der Leber aufgenommen.

**VLDL.** VLDL (very low density lipoproteins: Lipoproteine sehr geringer Dichte) werden in der Leber synthetisiert. Sie transportieren die endogenen, in der Leber aufgebauten Triglyzeride auf dem Blutweg zu den verschiedenen Organen. Durch Abspaltung von Triglyzeriden durch Lipoprotein-Lipase entstehen die Lipoproteine von geringer Dichte, low density lipoproteins: LDL.

**LDL.** LDL (low density lipoproteins: Lipoproteine geringer Dichte) transportieren Cholesterin zu den verschiedenen Organen, deren Zellen spezifische Rezep-

**Tab. 8.8 Lipoproteine.**

| *Dichteklasse* | *Größe* | *Hauptfunktionen* |
|---|---|---|
| Chylomikronen | 100–1 000 nm | transportieren exogene Triglyzeride |
| VLDL (Lipoprotein mit sehr geringer Dichte) | 30–90 nm | transportieren endogene Triglyzeride |
| LDL (Lipoprotein mit geringer Dichte) | 20 nm | transportieren Cholesterin zu extrahepatischen Zellen mit LDL-Rezeptoren |
| HDL (Lipoprotein mit hoher Dichte) | 7–10 nm | transportieren Cholesterin zur Leber |

toren für LDL haben. LDL haben einen hohen Anteil an Cholesterin (45%) und sind bei erhöhten Werten im Blut ein besonders gewichtiger Risikofaktor für die Entwicklung von Arteriosklerose.

**HDL.** HDL (high density lipoproteins: Lipoproteine hoher Dichte) sind die kleinsten Lipoproteine. Sie nehmen Cholesterin aus Arterien und Organen auf und transportieren es zur Leber. Hier wird das Cholesterin z.T. direkt über die Galle ausgeschieden, z.T. zu Gallensäuren umgebaut. Dieser Vorgang erklärt die vor Arteriosklerose schützende Wirkung von HDL.

**Lipoprotein (a).** Lipoprotein (a) ist ein cholesterinreiches Lipoprotein. Hohe Werte von Lipoprotein (a) im Blut sind ein Risikofaktor für die Entstehung von Arteriosklerose. Im Gegensatz zu anderen Lipoproteinen ist die Konzentration von Lipoprotein (a) im Blut diätetisch nicht zu beeinflussen.

## 8.5.1 Hyperlipidämie

DEFINITION *Es handelt sich um Krankheiten, bei denen im Nüchternserum vermehrt Blutfette (Lipide) gefunden werden. Einzelne oder mehrere Lipidfraktionen können vermehrt sein.*

Da die Lipide im Blut als Lipoproteine transportiert werden, spricht man bei einer Vermehrung der Blutfette von Hyperlipidämie oder synonym von Hyperlipoproteinämie. Handelt es sich um eine genetische Ursache oder um eine noch unbekannte Ursache, wird die Vermehrung der Blutfette als **primäre** Hyperlipoproteinämie bezeichnet. Liegt eine andere Grundkrankheit vor (z.B. Diabetes mellitus, Hyperthyreose oder Fehlernährung), spricht man von einer **sekundären** Hyperlipoproteinämie.

### Primäre Hyperlipidämien

Zu den primären Hyperlipoproteinämien zählen verschiedene familiär-genetische Krankheiten, die charakteristische klinische Befunde zeigen (**Tab. 8.9**, **Abb. 8.6**).

**Polygenetische Hypercholesterinämie.** Die polygenetische Hypercholesterinämie ist die häufigste primäre Hyperlipidämie. Das Gesamtcholesterin und die LDL-Fraktion sind erhöht. Vielschichtige genetische Varianten und dadurch bedingte Störungen des Fettstoffwechsels werden als Ursache angenommen. Auf dieser genetischen Basis führt eine kalorienreiche und fettreiche Ernährung zur manifesten Krankheit. Die Patienten haben zunächst keine Beschwerden, Xanthome fehlen. Je nach Dauer und Höhe der Choleste-



**Tab. 8.9 Charakteristika primärer (familiär-genetischer) Hyperlipidämien. Verschiedene Formen primärer Hyperlipidämien zeigen charakteristische klinische Befunde (nach G. Assmann).**

| | *KHK-Risiko* | *Pankreatitis-Risiko* | *Cholesterin (mg/dl)* | *Triglyzeride (mg/dl)* | *Symptome (falls vorhanden)* |
|---|---|---|---|---|---|
| **polygenetische, multifaktorielle Hypercholesterinämie*** | ++ | – | 200–300 | <200 | In der Regel weder Xanthome noch Xanthelasmen noch Arcus corneae nachweisbar |
| **familiäre Hypercholesterinämie** | +++ | – | 350–460 | <200 | tendinöse Xanthome (Fingerextensor, Achillessehnen), Arcus corneae, Xanthelasmen, Aortenstenose |
| **Remnant-(Typ III)-Hyperlipidämie** | +++ | +– | 300–600 | 450–1500 | tuberöse Xanthome (Ellenbogen), Handflächen-, tendinöse Xanthome |
| **familiäre kombinierte Hyperlipidämie** | ++ | – | 270–350 | 250–500 | Arcus corneae, Xanthelasmen |
| **familiäre Hypertriglyzeridämie** | ? | ++ | 190–300 | 350–370 | eruptive Xanthome (Gesäß, Ellenbogen), Lipaemia retinalis, Hepatosplenomegalie |
| **Chylomikronämie-Syndrom** | – | +++ | 300–450 | >1 000 | eruptive Xanthome (Gesäß, Ellenbogen), Lipaemia retinalis, Hepatosplenomegalie |
| **HDL-Hypercholesterinämie (z.B. >100 mg/dl; keine Behandlung indiziert)** | – | – | 190–270 | <200 | |

** Erhöhte Cholesterinwerte sind nicht immer auf eine eindeutige monogenetische bzw. diätetische Ursache zurückzuführen. Vielmehr interagieren defekte Gene und Sekundärfaktoren (z.B. falsche Ernährung, Medikamente) in komplexer Weise, sodass selbst Familienuntersuchungen keine eindeutige Diagnose zulassen. Diese Form der Hypercholesterinämie ist besonders häufig und wird im angelsächsischen Raum als „common hypercholesterolaemia" bezeichnet.*

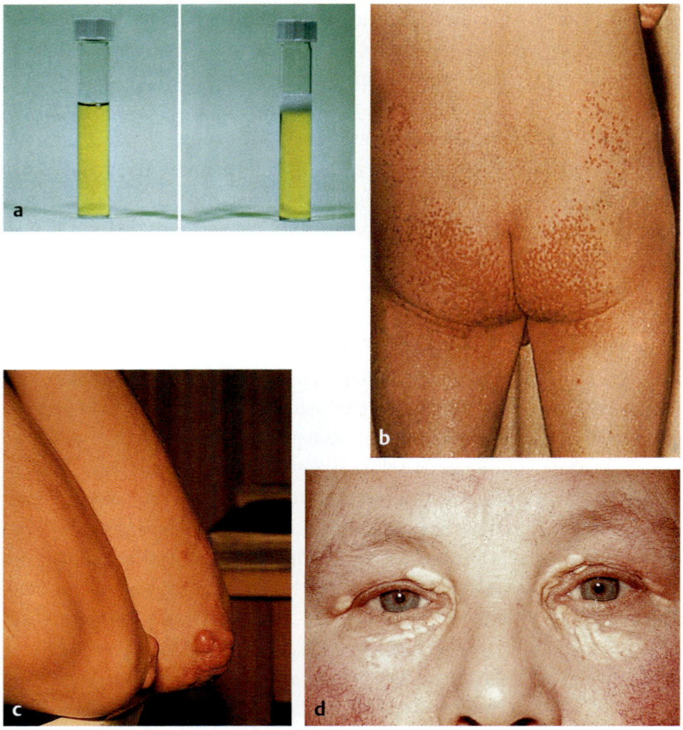


**Abb.** 8.6 **Hyperlipidämie. a** Chylomikronenreiches Serum (rechts) im Vergleich zu Normalserum (links), **b** eruptive Xanthome, **c** tuberöse Xanthome, **d** Xanthelasmen.



rinvermehrung entwickelt sich eine Arteriosklerose, z. B. koronare Herzkrankheit, die dann symptomatisch wird. In der Familie dieser Kranken kommt die koronare Herzkrankheit gehäuft vor.

**Kombinierte Hyperlipidämie.** Bei der familiären kombinierten Hyperlipidämie sind die Lipoproteine VLDL und LDL erhöht. In der Familienanamnese ist die koronare Herzkrankheit gehäuft aufgetreten. Häufigkeit etwa 1 : 300.

**Familiäre Hypercholesterinämie.** Die familiäre Hypercholesterinämie ist unter den Hyperlipidämien eine der häufigsten und gefährlichsten Formen. Das atherogene Risiko für die Entwicklung der koronaren Herzkrankheit ist hoch! Dieser Hypercholesterinämie liegt ein genetisch bedingter Defekt des LDL-Rezeptors an den Zelloberflächen zugrunde. Deshalb ist das LDL-Cholesterin im Blut stark erhöht und zeigt das Arterioskleroserisiko an. Die Patienten haben charakteristische Sehnenxanthome und am Auge Kornealringe. Häufigkeit der heterozygoten Form etwa 1 : 500, der homozygoten Form 1 : 1 Million.

**Remnant-Hyperlipidämie.** Bei der seltenen Remnant-Hyperlipidämie sind sowohl Cholesterin als auch Triglyzeride erhöht.

**Chylomikronämie-Syndrom.** Das Chylomikronämie-Syndrom kommt selten vor. Charakteristisch sind hohe Triglyzeridwerte infolge eines Mangels an Lipoproteinlipase oder Mangels an Apolipoprotein (C II). Die Patienten sind durch Pankreatitis gefährdet. An der Haut treten eruptive Xanthome auf.

**Sporadische und familiäre Hypertriglyzeridämie.** Für die sporadische und familiäre Hypertriglyzeridämie sind die erhöhten Triglyzeridwerte typisch. Das Risiko für die Entwicklung einer koronaren Herzkrankheit ist klein. Häufiger tritt eine Pankreatitis auf. Häufigkeit etwa 1 : 500.

**Vermehrung der HDL-Fraktion.** Gering erhöhte Cholesterinwerte im Blut können auch durch Vermehrung der HDL-Fraktion hervorgerufen sein.

## Sekundäre Hyperlipidämien

Sekundäre Hyperlipidämien oder Dyslipoproteinämien sind Folge anderer Krankheiten. Sie können auch durch Medikamente oder Alkohol bedingt sein.

### *Ursachen*

Häufige Ursachen der sekundären Hyperlipidämien:

- Diabetes mellitus
- Hyperthyreose
- chronische Niereninsuffizienz
- nephrotisches Syndrom
- Cholestase
- Adipositas
- Medikamente (z. B. Thiazide, Betablocker, Steroide, Antikonzeptiva),
- Alkoholabusus

- Gammopathien,
- in den westlichen Industrieländern ist die fettreiche **hyperkalorische Ernährung** in Verbindung mit erhöhtem Alkoholkonsum die häufigste Ursache einer sekundären Hyperlipidämie.

Auch die sekundären Hyperlipidämien beschleunigen die Entwicklung der Arteriosklerose und müssen deshalb behandelt werden. Die Behandlung richtet sich in erster Linie gegen die Grundkrankheit, wodurch die sekundäre Fettstoffwechselstörung gebessert wird.

### *Diagnostik von Fettstoffwechselstörungen*

Die genaue Diagnostik von Fettstoffwechselstörungen hat große Bedeutung für die einzuschlagende Therapie. Neben Anamnese und körperlicher Untersuchung sind spezielle Laborbefunde wichtige Bausteine für die Diagnose. Hierzu gehört die Untersuchung von Blutserum (des 14 Stunden nüchternen Patienten) mit Bestimmung von

- Gesamtcholesterin,
- Lipoprotein (a),
- HDL-Cholesterin,
- Triglyzeride,
- LDL-Cholesterin,
- Chylomikronen.

Der LDL-Wert in mg/dl Serum kann direkt bestimmt werden, doch genügt meist die Berechnung nach der Friedewald-Formel (nicht gültig bei Triglyzeridwerten über 400 mg/dl):

LDL-Cholesterin = Gesamtcholesterin – (Triglyzeride : 5) – HDL-Cholesterin (mg/dl)

LDL-Cholesterin = Gesamtcholesterin – (Triglyzeride : 2,2) – HDL-Cholesterin (mmol/L)

Mit modernen Methoden können genetische Varianten, die Aktivität des LDL-Rezeptors, Apolipoproteine und lipoproteinspaltende Enzyme bestimmt werden.

Die Grundkrankheit bei sekundären Fettstoffwechselstörungen wird durch eine sorgfältig erhobene Anamnese, durch körperliche Untersuchung und durch ein Spektrum klinisch-chemischer Methoden diagnostiziert.

### *Therapie*

Die wichtigsten Bausteine des Therapieplanes bei Patienten mit Hyperlipidämie sind

- kalorienreduzierte Kost bei Übergewicht,
- fettmodifizierte Ernährung,
- Verbesserung der Lebensweise mit vermehrter körperlicher Bewegung,
- lipidsenkende Medikamente.

Der Therapieplan berücksichtigt Typ und Schweregrad der Hyperlipidämie des Patienten. Der Plan wird durch weitere Risikofaktoren, die bei dem Patienten eventuell bestehen, variiert. Deshalb empfiehlt es sich, das individuelle Risikoprofil des Patienten abzuschätzen. Zu empfehlen ist, das Risikoprofil aufgrund der PROCAM-Studie (PROspective CArdiovascular Münster heart study ) zu ermitteln (http://www.chd-taskforce.com).

Der erste Behandlungsschritt ist immer eine **diätetische Beratung** mit dem Ziel, dass übergewichtige Patienten ihr Normalgewicht erreichen. Der Körper-Masse-Index (BMI, S. 140) soll kleiner als 27 sein. Die Diät soll kalorienbeschränkt und fettmodifiziert sein, um den Lipidspiegel im Blut zu senken. Bei der fettmodifizierten Ernährung besteht die täglich erforderliche Kalorienmenge aus

- Kohlenhydrate, ca. 55 %,
- Eiweiß, ca. 10–15 %,
- Fett, bis zu 30 %.

In der fettmodifizierten Kost werden gehärtete Fette vermieden. Bevorzugt werden Öle mit hohem Gehalt an einfach ungesättigten Fettsäuren (Olivenöl, Rapsöl). Die Kohlenhydrate der Nahrung werden unterschiedlich schnell aus dem Darm absorbiert, abhängig von der Zusammensetzung der Speisen und der Einbindung der Kohlenhydrate in die Lebensmittel. Ballaststoffe, pH-Wert und Fettgehalt beeinflussen die Absorption. Deshalb ist für die Auswahl der Lebensmittel der **„glykämische Index"** von Bedeutung. Der glykämische Index ergibt sich aus der Fläche unter der 2-Stunden-Blutzuckerkurve, nach Einnahme von 50 g reiner Glukose (= 100 %) im Verhältnis zur Einnahme von Lebensmitteln mit der gleichen Kohlenhydratmenge (**Tab. 8.10**).

Verabreicht man vorwiegend Lebensmittel mit hohem glykämischen Index, werden LDL- und HDL-Cholesterin im Blut gesenkt, wogegen Lebensmittel mit niedrigem glykämischen Index vorwiegend das gefährliche LDL-Cholesterin senken, sodass der erwünschte Anteil an HDL-Cholesterin unverändert bleibt. Deshalb sind Lebensmittel mit niedrigem glykämischen Index zu bevorzugen.

**Tab. 8.10 Glykämischer Index.**

| *Lebensmittel* | *Index in %* |
|---|---|
| Glukose | 100 |
| Honig | 55 |
| Weißbrot | 69 |
| Salzkartoffeln | 56 |
| Basmatireis | 58 |
| Spaghetti | 50 |
| Linsen | 29 |
| Bohnen | 36 |
| Apfel | 28 |
| Trauben | 46 |
| Apfelsine | 42 |
| Bananen | 62 |

*Einige Beispiele für fetthaltige Nahrungsmittel*

Fetthaltige Nahrungsmittel mit überwiegend gesättigten Fettsäuren:

- Butter
- Schmalz
- Speck
- Palmin, Biskin
- Mayonnaise
- Eier
- Milch und Milchprodukte
- Fleisch und Wurst

Fetthaltige Nahrungsmittel mit mehrfach ungesättigten Fettsäuren:

- Pflanzenmargarine
- Pflanzenöle und Fisch, besonders Makrelen

Fetthaltige Nahrungsmittel mit hohem Cholesteringehalt:

- Butter
- Schmalz
- Speck
- Eier
- Milch
- Käse über 30% Fett i. Tr.
- fettes Fleisch
- fettreiche Wurst
- Innereien, Wild
- Krusten- und Weichtiere

Die Cholesterinmenge soll 300 mg pro Tag nicht überschreiten. Die Kost soll 50 g Ballaststoffe pro Tag enthalten, die hauptsächlich aus Gemüse, Hülsenfrüchten und Obst stammen. Führt die Standarddiät zur Behandlung der Hyperlipidämie nicht zum gewünschten Erfolg, **Abb. 8.7**, ist eine spezielle lipidsenkende Diät erforderlich, damit der Fett- und Cholesterinanteil der Nahrung weiter verringert wird.

**Tab. 8.11** zeigt eine Auswahl von Lebensmitteln, die den angeführten Leitlinien/Empfehlungen entsprechend zu bevorzugen oder zu reduzieren sind.

PFLEGE ***Gesundheitsberatung.*** *Die Therapie von Fettstoffwechselstörungen ist langfristig notwendig. Unerlässlich für den Erfolg der Therapie und der Prophylaxe von Sekundärerkrankungen, wie Schlaganfall und Herzinfarkt, ist die aktive Mitarbeit des Patienten. Er muss seine Ernährungsgewohnheiten lebenslang umstellen. Unterstützen Sie seine Motivation. Eine Diätassistentin wird zugezogen, die dem Patienten und seiner Familie zeigt, wie die Diät schmackhaft und ansehnlich zubereitet werden kann. Die Einbeziehung der Familie ist besonders wichtig, da es sich oft um familiäre, angeborene Stoffwechselstörungen handelt.*

**1. Empfehlung:**

- Lebensweise verbessern und Körpergewicht normalisieren,
- Fettanteil der Nahrung verringern auf höchstens 30 % der Gesamtenergiezufuhr,
- Fettanteil modifizieren:
  - durch Austausch von tierischen Fetten (Butter, Schmalz, Speck) und Kokosfett gegen Pflanzenöle,
  - durch Austausch von fettreichen tierischen Nahrungsmitteln (Fleisch, Wurst, Milch, Milchprodukte, Käse) gegen magere Produkte,
  - Verzicht auf chemisch gehärtete Pflanzenfette,
  - fettarme Garmethoden bevorzugen (Dünsten, Dämpfen, Grillen, Garen in Folie, beschichtetes Kochgeschirr benutzen).

**2. Empfehlung:**
Erhöhung des Anteils an monoensäurereichen Ölen und Rapsöl (Monoensäuren bis 15 % und Polyensäuren bis 7 – 8 % der Gesamtenergie).

**3. Empfehlung:**
bevorzugt und reichlich verzehren: Gemüse, Hülsenfrüchte, Obst (5-mal am Tag), Vollkornprodukte, Kartoffeln.

**4. Empfehlung:**
Verzehr von cholesterinreichen Lebensmitteln (Eier, Innereien, Krusten- und Schalentiere, fettreiches Fleisch) einschränken.

**Abb. 8.7 Vier Empfehlungen für die Ernährung von Patienten mit Hypercholesterinämie.** (modifiziert nach U. Wahrburg u. G. Assmann, in: K. Biesalski u. a. [Hrsg.] Ernährungsmedizin. 2004).

Bei den Patienten, deren Lipidspiegel nach Erreichen des Normalgewichtes und mit spezieller lipidsenkender Diät nicht genügend einzustellen ist, wird unter Beibehaltung der Diät eine medikamentöse Therapie erforderlich, um das Risiko für die Entwicklung der Arteriosklerose, insbesondere der koronaren Herzkrankheit, und einer Pankreatitis zu verringern. Wirksame Medikamente, deren Auswahl sich nach der zugrunde liegenden Krankheit und nach dem Risikoprofil richtet, gehören in vier pharmakologische Substanzgruppen, die auch kombiniert angewendet werden. Es ist jedoch nicht jede Kombination aufgrund der Gefahr unerwünschter Nebenwirkungen erlaubt:

- HMG-CoA-Reduktasehemmer (Statine)
- Ionenaustauscher
- Fibrate
- Nikotinsäurederivate

**Statine.** Die **wichtigsten** cholesterinsenkenden Medikamente sind die Statine! Sie verringern die Synthese von Cholesterin, indem sie das Enzym HMG-CoA-Reduktase hemmen. Wirkung und Nebenwirkungen (Muskelzellschäden) der verschiedenen Statine sind nicht gleichwertig.

**Ionenaustauscher.** Ionenaustauscher sind „Gallensäurebinder", z. B. Colestyramin (Quantalan): Sie werden oral gegeben, aber nicht resorbiert. Im Darm verringern sie die

**Tab. 8.11 Welche Lebensmittel sollen im Rahmen der empfohlenen fettmodifizierten Ernährung bevorzugt bzw. reduziert werden?**

| *zu bevorzugen* | *zu reduzieren* |
|---|---|
| Gemüse aller Art, frisch oder tiefgefroren, Hülsenfrüchte, Kartoffeln | Gemüse in Butter- oder Sahnesoßen, Pommes frites, Bratkartoffeln |
| Obst aller Art | |
| Vollkornbrot, Vollkorngetreideerzeugnisse, Haferflocken und andere Haferprodukte, Vollkornreis, Vollkornteigwaren ohne Ei | helle Mehle und Brotsorten, fetthaltige Feinbrote (Buttertoast, Croissants), eihaltige Teigwaren |
| Magerfische (Kabeljau, Rotbarsch, Seelachs), Kaltwasserfische (Hering, Makrele, Thunfisch, Lachs) | Aal, geräucherte Fischerzeugnisse, panierter Fisch, Fischkonserven in Sahnesoße |
| Magermilch, fettarme Milch, magere und fettarme Milchprodukte, Käse unter 30 % Fett i. Tr. | Vollmilch, Vollmilchprodukte, Sahne, sahnehaltige Milchprodukte, Käse über 30 % Fett i. Tr. |
| Öle mit einfach und mehrfach ungesättigten Fettsäuren (Olivenöl, Rapsöl) | tierische Fette (Butter, Schmalz), gesättigte bzw. gehärtete Pflanzenfette (Kokosfett, Palmkernfett) |
| Hähnchen, Pute, Kalbfleisch, Wild, mageres Rindfleisch, Fleischsülze, Corned Beef, magerer Schinken | Ente, Gans, Schweinefleisch, fettes Fleisch aller Art, Innereien (Leber, Niere), handelsübliche Wurstsorten |
| Eiklar | Eidotter |
| Fruchteis, fettarme Süßspeisen | Milcheis, Sahneeis, fett- oder eihaltige Süßspeisen, Schokolade, Pralinen und andere Süßigkeiten |
| Kaffee, Tee, Mineralwasser mit niedrigem Natriumgehalt, Gemüsesaft, Fruchtsaft | Mineralwasser mit hohem Natriumgehalt, zuckerhaltige Erfrischungsgetränke, alkoholische Getränke |
| Kräuter, Gewürze, fettarme Suppen und Soßen | Salz, fett- oder eihaltige Suppen und Soßen, Mayonnaise |



Rückresorption von Gallensäuren, die nun, an das Austauscherharz gebunden, mit dem Stuhl ausgeschieden werden. Deshalb wird in der Leber die Gallensäuresynthese gesteigert. Da hierfür Cholesterin gebraucht wird, sinkt in den Leberzellen das Cholesterin ab. Dann steigt die Aktivität der LDL-Rezeptoren an den Hepatozyten. Das in die Zelle aufgenommene LDL wird abgebaut und der Cholesterinspiegel im Blut sinkt. Ionenaustauscher werden meist in Kombination mit Statinen verordnet.

PFLEGE *Auch manche Medikamente werden an die Ionenaustauscher gebunden. Deshalb müssen solche Arzneimittel mehrere Stunden vor oder nach Einnahme der Ionenaustauscher verabreicht werden.*

**Fibrate.** Fibrate erhöhen den Katabolismus der Lipoproteine. Sie sind besonders bei Hypertriglyzeridämie wirksam. In der Gallenblase entwickeln sich bisweilen als unerwünschte Nebenwirkung Cholesterinsteine.

**Nikotinsäurederivate.** Nikotinsäurederivate senken die Triglyzeride und weniger stark das Cholesterin im Blut. Zahlreiche Nebenwirkungen (Hautrötung, gastrointestinale Beschwerden) erschweren die Anwendung.

Ezetimib (Ezetrol) verstärkt in Kombination mit Statinen die Senkung von LDL.

**Eine apparative Maßnahme ist die LDL-Apherese.** Es handelt sich um eine extrakorporale LDL-Elimination durch Immunabsorption. Die familiäre Hypercholesterinämie kommt als heterozygote oder homozygote Form vor. Bei der homozygoten Form sind keine LDL-Rezeptoren vorhanden. Hier versagt die medikamentöse Therapie. In diesen seltenen Fällen ist eine frühzeitige Dauertherapie mit extrakorporaler LDL-Apherese möglich. Als Behandlung kommt auch die Transplantation einer gesunden Leber, die LDL-Rezeptoren enthält, infrage.

*Behandlungsziele*

Die Behandlungsziele sind in **Tab. 8.12** dargelegt.

Besonders für Patienten mit sekundärer Hyperlipidämie gilt, dass die Grundkrankheit (Hypothyreose, Diabetes mellitus, Alkoholmissbrauch) behandelt werden muss, um dadurch die erhöhten Lipidspiegel im Blut zu senken.

Weitere Empfehlungen zielen darauf ab, den antiatherogenen Schutzfaktor HDL zu erhöhen durch Normalisierung des Körpergewichts, Rauchverbot, Mäßigung des Alkoholkonsums und durch vermehrte regelmäßige körperliche Bewegung.

MERKE *Alle therapeutischen Maßnahmen haben das Ziel, die Hyperlipidämie zu senken, um die Entstehung einer Arteriosklerose zu vermeiden (Primärprävention), die Progredienz einer bestehenden Arteriosklerose aufzuhalten und möglicherweise sogar eine Rückbildung arteriosklerotischer Ablagerungen zu erreichen.*

Tab. 8.12 Zielwerte für die Behandlung bei Patienten mit Fettstoffwechselstörungen.

| | Gesamtcholesterin | LDL-Cholesterin |
|---|---|---|
| Patienten mit KHK (Sekundärprävention) | <175 mg/dl | <100 mg/dl |
| Patienten ohne KHK mit 2 Risikofaktoren (s. u.) oder nachgewiesener familiärer Hypercholesterinämie (LDL-Rezeptor-Defekt oder Apo B 3500) (Primärprävention) | <195 mg/dl | <135 mg/dl |
| Patienten ohne KHK mit einem Risikofaktor (Primärprävention) | <195 mg/dl | <155 mg/dl |
| Patienten ohne KHK und ohne Risikofaktoren (Primärprävention) | <230 mg/dl | <175 mg/dl |

*Zusätzliche Risikofaktoren sind HDL-Cholesterin < 35 mg/dl (Männer) bzw. < 45 mg/dl (Frauen), Triglyzeride > 200 mg/dl, Lp(a) > 20 mg/dl, Zigaretten rauchen, Übergewicht, arterielle Hypertonie, Diabetes mellitus, arteriosklerotische Gefäßerkrankungen in der Familienanamnese, männliches Geschlecht, Menopause.*

8

### 8.5.2 Hypolipoproteinämien

Ein Beispiel für die seltenen primären Hypolipoproteinämien ist die Hypo-alpha-Lipoproteinämie, die auch Tangier-Krankheit heißt. Es handelt sich um eine genetisch bedingte HDL-Mangelkrankheit, die zu Polyneuropathien, Lymphknoten- und Tonsillenschwellungen führt.

Nach längeren Hungerperioden oder bei Krankheiten mit schweren Absorptionsstörungen, wie Sprue (S. 67), Whipple-Krankheit (S. 68) oder bei Malignomen kann sich eine sekundäre Hypolipoproteinämie einstellen.

## 8.6 Störungen des Aminosäuren- und Proteinstoffwechsels

Die genetisch bedingten Störungen des Aminosäurenstoffwechsels kommen sehr selten vor. Relativ häufig ist die Phenylketonurie. Diese Erbkrankheit wird durch die vorgeschriebene Screening-Untersuchung aller Neugeborenen entdeckt und kann deshalb rechtzeitig behandelt werden.

### 8.6.1 Phenylketonurie

Prävalenz in der Bundesrepublik Deutschland: 1/10 000.

Die Phenylketonurie ist ein angeborener Defekt im Stoffwechsel der Aminosäure Phenylalanin. Es fehlt das Enzym Phenylalaninhydroxylase, welches normalerweise Phenylalanin zu Tyrosin katalysiert. Folglich ist bei diesen Patienten Phenylalanin erhöht. Dadurch werden im wachsenden Organismus neurologische und mentale Störungen hervorgerufen. Unbehandelt führt die Krankheit zu verminderter Intelligenz bis hin zu Schwachsinn.

● WISSEN *Die Phenylketonurie wurde 1934 als erste genetisch bedingte neurologische metabolische Krankheit durch Ivar A. Fölling in Oslo entdeckt. 1954 erkannte man den Nutzen der speziellen Phenylalanin-armen Diät als präventive Maßnahme. 1963 entwickelte Robert G. Guthrie (Bakteriologe, New York, Buffalo) ein Verfahren, um erhöhte Blutspiegel von Phenylalanin nachzuweisen. Ab etwa 1970 ist ein Neugeborenen-Screening in allen westlichen Staaten eingeführt, um durch die Früherkennung des Stoffwechseldefektes spätere Schäden zu vermeiden.*

#### Diagnostik und Therapie

Im Blut ist die Aminosäure Phenylalanin vermehrt. Die Metabolite werden vermehrt im Urin ausgeschieden (Phenylketonurie).

Therapie: Spezielle Diät, die wenig Phenylalanin enthält.

● MERKE *Durch die diätetische Behandlung der Phenylketonurie kommen heute mehr Patientinnen in das Erwachsenenalter. Bestehen bei einer Schwangeren erhöhte Blutspiegel an Phenylalanin, ist die sofortige Behandlung erforderlich, um das Kind nicht zu gefährden!*

## 8.7 Störungen im Stoffwechsel des Binde- und Stützgewebes

Zu den Systemerkrankungen des Bindegewebes gehören seltene, genetisch bedingte Krankheiten, denen definierte Enzymdefekte zugrunde liegen. Von den Störungen im Aufbau der **Faserproteine** des Bindegewebes (Kollagenstoffwechsel) werden hier als Beispiele das Marfan-Syndrom und das Ehlers-Danlos-Syndrom gewählt.

Die **Grundsubstanz** des Bindegewebes enthält die Mukopolysaccharide (Glycosaminoglykane). Genetische Störungen dieser Bindegewebsbausteine sind z. B. die Mukopolysaccharidosen.

Gegenüber diesen seltenen Krankheiten sind andere Störungen des Bindegewebsstoffwechsels häufige und charakteristische Merkmale der Krankheiten des rheumatischen Formenkreises (S. 368), bei Arteriosklerose (S. 269) und im Alterungsprozess (S. 670).

## 8.7.1 Marfan-Syndrom

Das Marfan-Syndrom, benannt nach dem französischen Kinderarzt Antoine-Bernard Marfan, Paris 1858–1942, ist eine generalisierte Bindegewebskrankheit mit autosomal-dominantem Erbgang. Verschiedene Mutationen im Fibrillin-Gen sind bekannt.

Prävalenz: 1/10 000, zumeist familiär gehäuft.

### *Symptome*

Weil Bindegewebe im Körper generalisiert vorkommt, sind die Symptome des Marfan-Syndroms vielfältig und variabel. Sie betreffen

- Körperform:
  - graziler Habitus,
  - lange und schmale Extremitäten (Großwuchs),
  - Arachnodaktylie („Spinnenfinger"),
  - Trichterbrust,
  - Kyphose/Skoliose,
  - Leistenhernien,
- kardiovaskuläres System:
  - Erweiterung, ggf. Dissektion der Aorta ascendens,
  - Aortenaneurysma (Gefahr der Ruptur),
  - Aortenklappeninsuffizienz,
  - Mitralklappeninsuffizienz,
- Augen:
  - Fehler im Aufbau der Cornea,
  - verengte Pupillen,
  - Luxation der Linse,
  - Myopie,
  - Glaukom,
  - Netzhautablösung.

### *Diagnostik*

Familienanamnese, Echokardiografie, MRT. Wichtig ist die regelmäßige sonografische Kontrolle des Aortendurchmessers!

### *Prognose*

Unbehandelt beträgt die mittlere Lebenserwartung wegen der fortschreitenden kardiovaskulären Komplikationen 32–35 Jahre. Tod häufig durch Ruptur oder Dissektion der Aorta.

### *Therapie*

Prophylaxe : Vermeiden großer körperlicher Belastungen mit Gefahr der Aortenruptur.

Kardiochirurgie: operativer Ersatz der Aorta ascendens und der Aortenklappe.

## 8.7.2 Ehlers-Danlos-Syndrom

Prävalenz: 1/150 000

Bei dieser erblichen Bindegewebskrankheit sind Haut, Skelett, Augen und innere Organe betroffen. Auffällige Symptome sind die überdehnbare Haut (**Abb. 8.8a**) und die Überstreckbarkeit der Gelenke (**Abb. 8.8b**).

● WISSEN *Edvard Ehlers, Dermatologe Kopenhagen, 1863–1937; Henry A. Danlos, Dermatologe, Paris, 1844–1912.*

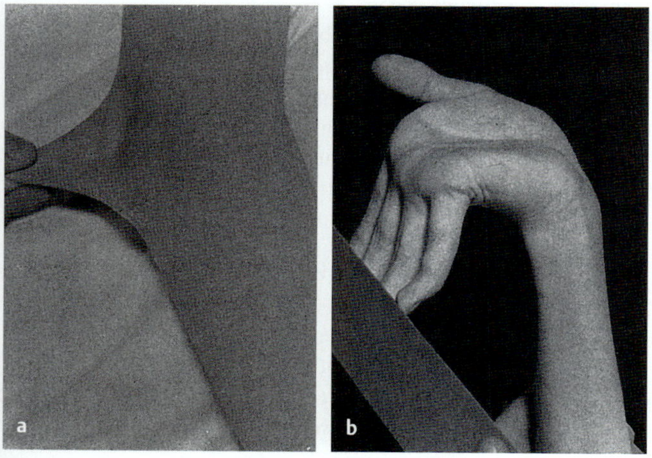

**Abb. 8.8 Ehlers-Danlos-Syndrom. a** Überdehnbarkeit der Haut am Ellbogen, **b** Überstreckbarkeit der Gelenke.

### 8.7.3 Osteogenesis imperfecta

Prävalenz: 1/20–30 000

Auch hier handelt es sich um eine erbliche allgemeine Bindegewebskrankheit, die in verschiedenen Formen vorkommt und vorwiegend das Knochensystem befällt, sodass eine abnorme Knochenbrüchigkeit entsteht (Glasknochenkrankheit). Blaue Skleren sind ein weiteres auffälliges Symptom.

### 8.7.4 Mukopolysaccharidosen

DEFINITION *Mukopolysaccharidosen sind seltene Speicherkrankheiten, die auf genetischen Enzymdefekten beruhen.*

Da Mukopolysaccharide als Bestandteil der Bindegewebe überall im Körper vorkommen, sind die Symptome der Mukopolysaccharidosen an vielen Organen zu finden.

Leitsymptome dieser Gruppe von Krankheiten sind:
- Minderwuchs,
- verzögerte geistige Entwicklung,
- Skelettveränderungen,
- vergrößerte innere Organe.

Viele Patienten sterben im Kindesalter; Patienten mit leichteren Formen der Mukopolysaccharidose haben eine normale oder gering eingeschränkte Lebenserwartung.

Beispiel: Hurler-Pfaundler-Krankheit mit schweren Deformitäten des Gesichts, sog. Wasserspeiergesicht (Gargoylismus).

8

## 8.8 Störungen im Stoffwechsel des Blutfarbstoffs

### 8.8.1 Porphyrien

***Physiologie und Pathophysiologie***

Das Hämoglobin besteht aus dem Eiweißanteil Globin und dem eisenhaltigen Häm. Das Häm ist ein Komplex aus Eisen und Porphyrin. Es wird in acht enzymatischen Schritten hauptsächlich in den Erythroblasten und in Hepatozyten gebildet. Bei Störungen der Biosynthese des Häms entstehen Krankheiten mit dem Namen Porphyrie. Sie sind meistens hereditär.

Jeder der acht enzymatischen Schritte kann infolge eines Gendefektes unterbrochen sein: Dann häufen sich Vorstufen des Häm im Gewebe an, wo sie Zellschäden bewirken. Die angehäuften Substanzen werden im Stuhl und Urin ausgeschieden und diagnostisch verwertet.

Eine Einteilung der Porphyrien in erythropoetische und hepatische Porphyrien geschieht nach dem für die Enzymexpression führenden Organ. Nach dem klinischen Verlauf trennt man akute und nicht akute Formen.

WISSEN *Wortstamm aus dem Griechischen: Häm = Blut, Porphyrie = purpurfarben, beschreibt die Urinverfärbung bei einer bestimmten Form der Porphyrie.*

***Allgemeine Diagnostik der Porphyrien***

Die Diagnose und Differenzialdiagnose der verschiedenen Formen der Porphyrie gründen sich auf Anamnese, klinischen Befund und auf die biochemische Bestimmung und quantitative Messung der Intermediärprodukte der Hämsynthese, also Uro-, Koproporphyrine u. a. in Blut, Urin und Stuhl.

Diese Basisuntersuchungen werden ergänzt durch die heute mögliche molekularbiologische Bestimmung des speziellen Enzymdefektes in der Hämsynthese, der die einzelnen Formen der Porphyrien unterscheidet.

#### Erythropoetische Porphyrien

***Kongenitale erythropoetische Porphyrie (Morbus Günther)***

Sehr seltene Erbkrankheit mit Defekt eines der acht Enzyme für die Hämsynthese.

**Symptome.** Die Symptome dieser Porphyrie treten schon innerhalb der ersten 5 Lebensjahre auf. Es entwickelt sich eine schwere Lichtdermatose mit Blasen und Geschwüren wegen der sensibilisierenden Wirkung der im Gewebe abgelagerten Porphyrine. Die Dermatose greift auf Unterhaut, Knorpel und Knochen über und führt im Lauf der Jahre zu schweren Verstümmelungen.

**Diagnostik.** Meist besteht eine hämolytische Anämie. Der Harn ist dunkelrot verfärbt und enthält große Mengen bestimmter Porphyrine (Uro- und Koproporphyrin), die im ultravioletten Licht leuchtendrot fluoreszieren.

**Therapie.** Lichtschutz, bei hämolytischer Anämie eventuell Exstirpation der Milz, bei Schwerkranken Knochenmarktransplantation.

#### Erythropoetische Protoporphyrie

Seltene Erbkrankheit mit Defekt eines der 8 Enzyme für die Hämsynthese.

Prävalenz: 1/100 000

**Symptome:** Lichtdermatose, Leberkrankheiten (Gallensteine, Leberzirrhose)

**Therapie:** Lichtschutz, ggf. Lebertransplantation

## Hepatische Porphyrien

Vier verschiedene Formen werden als hepatische Porphyrien zusammengefasst. Von diesen sind die häufigsten die akute intermittierende Porphyrie und die chronische hepatische Porphyrie (Porphyria cutanea tarda).

### *Akute intermittierende Porphyrie*

Prävalenz: 5–50 Genträger/100 000, von denen 10–20 % manifest erkranken.

Auch dieser erblichen Stoffwechselkrankheit liegt ein Defekt eines der 8 Enzyme für die Hämsynthese zugrunde. Bei diesem Enzymdefekt werden keine Porphyrine oder Vorstufen im Gewebe abgelagert. Deshalb besteht im Gegensatz zu anderen Porphyrien keine Lichtsensibilität, also auch keine Lichtdermatose.

**Symptome.** Nicht immer sind Krankheitssymptome vorhanden. Diese werden durch exogene Einflüsse, oft krisenhaft, durch Arzneimittel, Alkohol, Stress, auch Operationen und Fasten ausgelöst. Charakteristisch sind

- *abdominelle* Symptome: Bauchkoliken, Erbrechen und Obstipation,
- *neurologische* und *psychiatrische* Symptome: Neuralgien und Paresen, epileptiforme Anfälle, psychische Veränderungen, Angst, Verwirrtheit,
- *kardiovaskuläre* Symptome: Tachykardie, arterielle Hypertonie.

Die schweren Schmerzzustände im Bauchgebiet führen bisweilen – solange die Krankheit nicht bekannt ist – zu unnötigen operativen Eingriffen. Im latenten Stadium werden die psychischen Verstimmungen oft fehlgedeutet.

Labor: Urin rötlich gefärbt, dunkelt beim Stehenlassen nach. Hoesch-Probe positiv (3 ml Ehrlichs Reagens plus 2 Tropfen frischgelassenen Urins ergeben deutlich rote Färbung).

**Diagnostik und Therapie.** Bei klinischem Verdacht werden die Metabolite des Porphyrinstoffwechsels untersucht. Der Harn nimmt unter Lichteinwirkung eine dunkelrote Farbe an.

Die Therapie besteht in intensivmedizinischer Behandlung. I.v.-Infusion von Glukose und Häm-Arginat. Gegen die heftigen Schmerzen gibt man Morphinderivate. Alle nicht unbedingt notwendigen Medikamente und Alkohol sollen vermieden werden.

**Prophylaxe.** Genaue Aufklärung des Patienten über auslösende Faktoren.

### *Chronische hepatische Porphyrie (Porphyria cutanea tarda)*

Prävalenz: 20–50 Genträger/100 000, häufigste Form der Porphyrie.

Bei Typ I handelt es sich um die sporadische, erworbene Form: der Enzymdefekt ist auf die Leber beschränkt. Keine Porphyrie-Krankheit in der Familie. Typ II ist die erbliche Form mit Defekt eines der acht Enzyme für die Hämsynthese.

**Symptome.** Die chronische hepatische Porphyrie ist mit einer chronischen Lebererkrankung kombiniert. Die klinischen Symptome dieser Porphyrie treten in der Regel erst zwischen dem 40. und 60. Lebensjahr auf (deshalb „tarda“: verzögert). An der Haut, besonders an den belichteten Stellen, entwickeln sich Lichtdermatosen: Blasen, Erosionen, Ulzera und Pigmentierungen (**Abb. 8.9**).

**Therapie.** Lichtschutz. Aderlassbehandlung, die durch den Entzug von Eisen wirkt. Leberbehandlung wie bei Zirrhose. Unnötige Medikamente und Alkohol vermeiden.



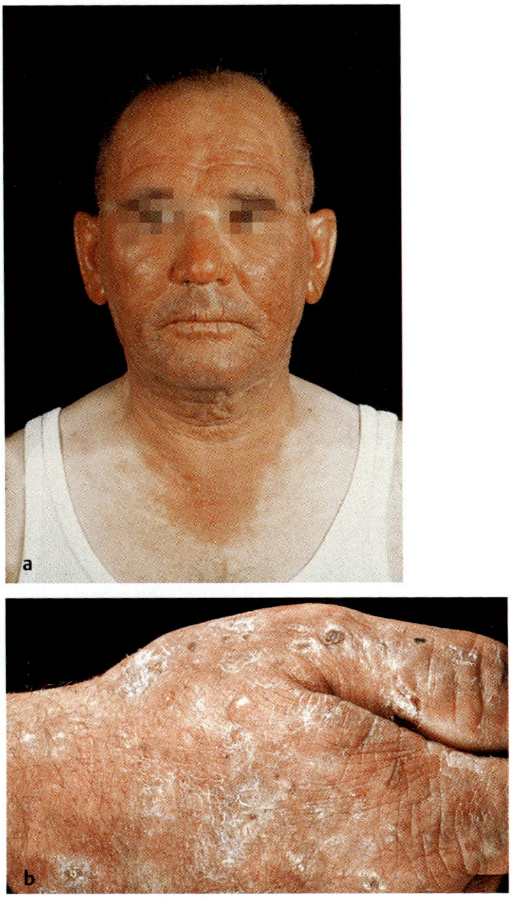

**Abb. 8.9 Chronisch hepatische Porphyrie. a** Rötung, Blasen, Narben an den belichteten Hautarealen, **b** Detailaufnahme der Hand.

*Symptomatische (sekundäre) Porphyrie*
Es handelt sich um sekundäre Störungen des Porphyrinstoffwechsels infolge verschiedener Grundkrankheiten. Solche Grundkrankheiten sind

- Leberzellschäden,
- vermehrter Blutzerfall,
- gesteigerte Blutbildung und
- Bleivergiftung.

## 8.9 Speicherkrankheiten

Unter dem Oberbegriff Speicherkrankheiten werden Siderosen (Eisenspeicherkrankheit), Morbus Wilson (Kupferspeicherkrankheit), Amyloidosen, Lipidosen, Alpha-1-Antitrypsin-Mangel und Glykogenspeicherkrankheiten zusammengefasst. Es handelt sich jeweils um seltene Krankheiten.

### 8.9.1 Siderosen (Eisenspeicherkrankheiten)

#### Hereditäre (primäre) Hämochromatose

DEFINITION *Bei der Hämochromatose handelt es sich um eine Genmutation. Sie betrifft diejenigen Proteine, welche die Eisenabsorption in den Darmepithelien steuern. Als Folge kommt es zur Ablagerung von Eisen im gesamten Organismus.*

Prävalenz: 1/1 000. Männer sind 10-mal häufiger betroffen als Frauen.

*Pathophysiologie*
Mit der Nahrung zugeführtes Eisen wird bei Gesunden im Darm von den Mukosazellen resorbiert. Normalerweise wird die Eisenresorption dem Bedarf angepasst. Die Regulation erfolgt in der Mukosazelle. Bei der genetisch bedingten Hämochromatose ist dieser Regulationsmechanismus gestört, sodass es zu einer krankhaft vermehrten Eisenresorption kommt. Das übermäßig aufgenommene Eisen wird, sobald das Ferritin abgesättigt ist, in allen Organen, v. a. in Leber, Pankreas, Speicheldrüsen, Lymphknoten, Herz, Milz und in den endokrinen Organen als freies „toxisches" Eisen abgelagert.

Beim gesunden Menschen beträgt der Eisenbestand weniger als 5 g. Bei Patienten mit Hämochromatose ist der Eisenbestand auf 20–40 g erhöht.

Die Symptome der Hämochromatose werden dadurch hervorgerufen, dass die mit Eisen beladenen Zellen zerstört werden, sodass die Funktion der Organe zunehmend leidet.

*Symptome*
Die ersten Symptome sind Müdigkeit und Leistungsschwäche. Die Haut ist schmutzig-grau und bronzeartig verfärbt. Die erkrankte Leber ist vergrößert und verhärtet. Im Laufe der Jahre entwickelt sich infolge der Eisenablagerungen eine Leberzirrhose (**Abb. 8.10**). Die entsprechende Pankreasschädigung führt zu einem Diabetes. Bronzefarbene Haut und Diabetes gaben der Krankheit den Namen „Bronzediabetes".

Auch andere Organe sind von der Erkrankung befallen, wodurch verschiedene endokrine Störungen, wie Hypogonadismus, Nebennierenrindenschwäche oder Hypothyreose entstehen. Auch Herz und Gelenke sind von der Eisenablagerung betroffen.

*Diagnostik*
Die Frühdiagnose ist wichtig, um Organschäden zu vermeiden. Die wesentlichen Befunde sind Erhöhung von Eisen und Ferritin im Blutserum. Die freie Eisenbindungskapazität ist stark erniedrigt und entsprechend die Transferrinsättigung hoch. Beweisend ist der vermehrte, histochemisch nachgewiesene Eisengehalt in der Leberbiopsie. In Deutschland ist seit 1996 ein molekulargenetischer Test verfügbar, mit dem die verschiedenen Gendefekte nachweisbar sind.

*Therapie*
Das gespeicherte Eisen wird durch häufige und regelmäßige Aderlässe entspeichert und eliminiert. Da mit den Aderlässen auch Bluteiweiß verloren geht, wird dieser Verlust durch eine eiweißreiche Nahrung ausgeglichen. Eisenreiche Nahrungsmittel (Innereien) sollen eingeschränkt werden.

Zur Beratung gehört auch die Empfehlung zur Familienuntersuchung, da es sich um eine Erbkrankheit handelt.

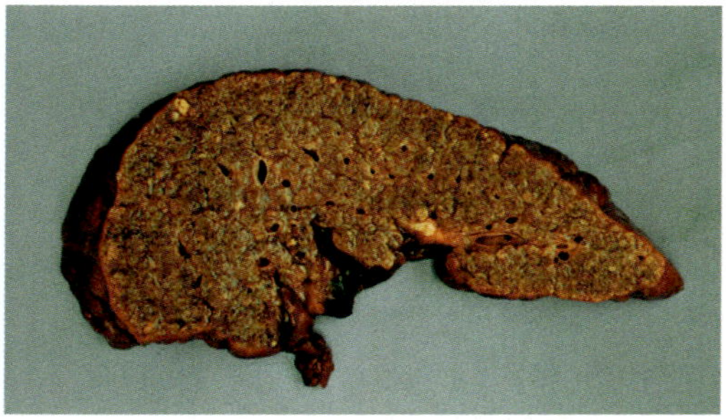

**Abb. 8.10 Hämochromatose.** Das Obduktionspräparat zeigt die tiefbraune Verfärbung der zirrhotisch umgebauten Leber.

*Prognose*
Unbehandelt führt die Erkrankung zur fortschreitenden Leberzellschädigung und zum Diabetes mellitus; umso wichtiger ist ein frühzeitiger Beginn der Aderlasstherapie.

#### Sekundäre Siderosen

Sekundäre Eisenablagerungen entwickeln sich als Folge verschiedenen Grundkrankheiten, z. B.:
- alkoholische Siderose,
- Siderose bei chronischer Leberkrankheit,
- Anämiebehandlung mit mehrfachen Bluttransfusionen.

### 8.9.2 Morbus Wilson (Kupferspeicherkrankheit)

DEFINITION *Morbus Wilson ist eine ererbte Kupferspeicherkrankheit.*

Prävalenz: 1/30 000. Der genetische Defekt ist auf Chromosom 13 lokalisiert.

Die primäre Stoffwechselstörung liegt in der Leber. Kupfer wird weniger als normal mit der Galle ausgeschieden. Es wird vermehrt im Zentralnervensystem und in der Leber abgelagert, verursacht schwere Schäden am Gehirn und führt zur Leberzirrhose. Die Kupferablagerung in der Kornea des Auges bildet den olivgrünen Kayser-Fleischer-Ring (**Abb. 8.11**). Auch die Nieren sind betroffen.

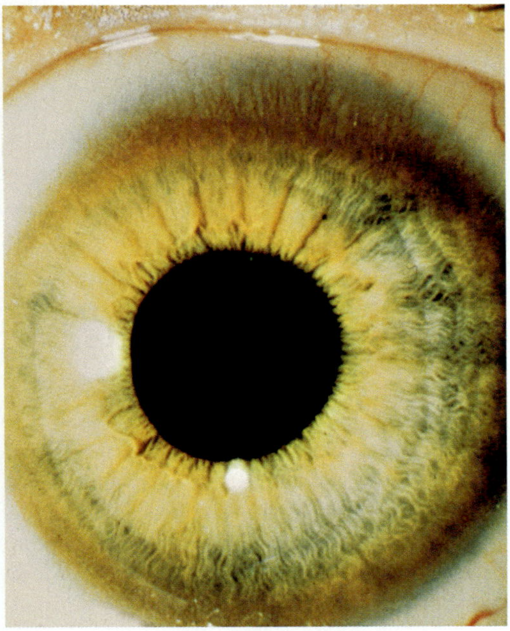

**Abb. 8.11 Morbus Wilson.** Olivgrüner Kayser-Fleischer-Kornealring.

WISSEN *Der englische Neurologe Samuel A. K. Wilson (1877–1937) beschrieb die Krankheit erstmals in einer zusammenfassenden Darstellung. Die deutschen Augenärzte Bernhard Kayser (1869–1954) und Bruno Fleischer (1874–1965) beschrieben die Veränderungen des Auges.*

*Diagnostik*
Der Kayser-Fleischer-Ring ist bei der Mehrzahl der Patienten sichtbar und beweist die Diagnose. Im Serum sind Kupfer und Coeruloplasmin (Transportprotein für Kupfer) vermindert. Weil weniger Kupfer mit der Galle ausgeschieden wird, ist es in den Hepatozyten vermehrt. Das aus den Hepatozyten ins Blut abgegebene sog. „freie Kupfer", welches nicht an Coeruloplasmin gebunden ist, ist erhöht.

*Therapie*
Steigerung der Kupferausscheidung durch D-Penicillamin. Penicillamin bildet im Blut mit Kupfer einen Komplex, der mit dem Urin ausgeschieden wird. Bei Unverträglichkeit werden Zinkpräparate oder Trientine eingesetzt. Kupferreiche Nahrungsmittel (Innereien, Nüsse, Rosinen, Kakao) sollen vermieden werden. Keine Kochgefäße aus Kupfer benutzen.

Bei akutem Krankheitsverlauf und im Endstadium der Leberzirrhose ist die Lebertransplantation indiziert. Dadurch wird der Stoffwechseldefekt behoben.

### 8.9.3 Amyloidosen

Diese Gruppe von Krankheiten ist gekennzeichnet durch extrazelluläre unlösliche Ablagerungen von Proteinfibrillen (Amyloid). Alle Organe können betroffen sein, besonders häufig die Nieren.

**Systemische Amyloidosen.** Vorkommen bei Gammopathien (S. 561) und bei chronisch entzündlichen Krankheiten (rheumatoide Arthritis, Osteomyelitis), selten als erbliche Form.

**Lokalisierte Amyloidosen.** Vorkommen bei Diabetes mellitus (S. 407), Morbus Alzheimer.

**Übertragbare Amyloidosen.** Vorkommen bei Krankheiten, die durch Prionen übertragen werden. Prionen (Abkürzung aus der englischen Bezeichnung proteinaceous infectious particles) sind infektiöse Eiweißpartikel, die sich von Bakterien und Viren unterscheiden. Sie verursachen die Creutzfeldt-Jakob-Krankheit und die bovine spongiforme Enzephalopathie (BSE).

*Symptome*
Die Symptome der Amyloidosen entwickeln sich infolge der Grundkrankheit und infolge der Schädigung von betroffenen Organen, z. B. Niereninsuffizienz, Herzinsuffizienz.

### Therapie

Die Therapie richtet sich gegen die Grundkrankheit und die Organkomplikationen.

## 8.9.4 Lysosomale Speicherkrankheiten (Lipidosen, Lipidspeicherkrankheiten)

Lysosomen sind wie Mitochondrien stoffwechselaktive Zellorganellen. Bei den sehr seltenen Lipidspeicherkrankheiten bestehen angeborene Enzymdefekte, sodass der Fettabbau auf definierten Stufen unterbrochen ist. Die nicht weiter abbaufähigen Zwischenprodukte häufen sich im Organismus an und werden v. a. in den Zellen des retikuloendothelialen Systems gespeichert. Schäden durch diese Ablagerungen entstehen besonders in Leber, Milz, Knochenmark und Gehirn.

Prävalenz: Die Speicherkrankheiten sind sehr selten.

8

WISSEN *Die Lipidosen sind nach ihren Entdeckern benannt:*
*Morbus Gaucher (bei Erwachsenen) nach dem französischen Arzt Philippe Ch. E. Gaucher (1854–1918),*
*Morbus Niemann-Pick (bei Kindern) nach dem Pädiater Albert Niemann (Berlin, 1880–1921) und dem Pathologen Ludwig Pick (Berlin, 1868–1944),*
*Wolman-Krankheit (Cholesterinester-Speicherkrankheit) nach dem Pathologen Moshe Wolman (Israel, geb. 1914).*

### Alpha-1-Antitrypsin-Mangel

Synonym: Alpha-1-Proteaseninhibitor-Mangel

Das Protein Alpha-1-Antitrypsin wird in der Leber gebildet und ist Hauptbestandteil des Alpha-1-Globulins im Blut. Als genetische Störung kommt Alpha-1-Antitrypsin-Mangel in schweren und leichten Formen vor.

Prävalenz: 1/10 000.

Dieser Defekt führt zur Zerstörung von Lungen- (Emphysem, S. 325) und Lebergewebe, begünstigt die Entwicklung von Leberzirrhose (S. 99) und chronischen bronchopulmonalen Erkrankungen (S. 322).

### Therapie

- Alpha-1-Proteaseninhibitor-Substitution (z. B. Prolastin) bei schwerem Mangel, jedoch nicht bei Leberzirrhose und Lungenemphysem
- symptomatische Behandlung bei Leberzirrhose und Lungenemphysem
- Lebertransplantation

### Glykogenspeicherkrankheiten

Genetisch bedingte Enzymdefekte im Stoffwechsel des Glykogens sind die Ursache verschiedener, sehr seltener Glykogenspeicherkrankheiten. Es kommt zur Anhäufung von Glykogen in der Leber oder in den Skelettmuskeln.

Sind die Enzyme der Leber betroffen, wird das Leberglykogen nicht regulär abgebaut, sodass es zu lebensbedrohlichen Hypoglykämien kommt. Sind die Enzyme der Muskulatur betroffen, ist der Energiestoffwechsel gestört, sodass Muskelschmerzen und Muskelschwäche eintreten.

Eine kausale Therapie ist nicht bekannt.

# 8.10 Störungen im Purinstoffwechsel

Purinbasen sind am Aufbau der Nukleinsäuren beteiligt. Das Endprodukt des Nukleinsäurestoffwechsels ist bei Menschen die Harnsäure.

## 8.10.1 Gicht (Arthritis urica)

DEFINITION *Die primäre Gicht ist eine genetisch bedingte Störung des Purinstoffwechsels mit dem Symptom Hyperurikämie. Häufig ist sie vergesellschaftet mit anderen Fehlern im Kohlenhydrat- und Fettstoffwechsel (Metabolisches Syndrom, S. 147).*

Die erbliche Störung ist wahrscheinlich polygenetisch. Männer sind wesentlich häufiger betroffen als Frauen. Bei Frauen kommt Gicht vor der Menopause kaum vor. Bei etwa 20 % der Männer liegt der Harnsäurespiegel über der Norm von 7 mg/dl. Die Inzidenz eines Gichtanfalls bei Harnsäurewerten > 9 mg/dl beträgt etwa 5 % pro Jahr.

Die Gicht zählt zu den Kristallarthropathien und nimmt unter den Gelenkerkrankungen eine Sonderstellung ein (S. 389).

### Pathophysiologie

Purinkörper werden in fast allen Körperzellen während des normalen intermediären Stoffwechsels synthetisiert und bei der normalen Zellerneuerung wieder freigesetzt. Auch werden Purinkörper mit der Nahrung aufgenommen. Das Endprodukt des Purinstoffwechsels (Nukleinsäurestoffwechsels) ist bei Menschen die Harnsäure, wogegen bei vielen Tieren die Harnsäure in weiteren Schritten zu Allantoin abgebaut wird.

Harnsäure wird bei Menschen zu 80% über die Nieren und zu 20% über den Darm ausgeschieden.

Bei Patienten mit Gicht besteht eine positive Harnsäurebilanz, d.h., es wird mehr Harnsäure gebildet als über die Niere ausgeschieden wird. Deshalb ist der Harnsäurespiegel im Blut erhöht (Hyperurikämie). Dies beruht weit überwiegend (bei 99% der Gichtkranken) auf einer Verminderung der renalen Harnsäureausscheidung und nur selten auf einer verstärkten Harnsäurebildung im Stoffwechsel. Übersteigt der Harnsäurespiegel im Plasma und Gewebe die Grenze der Löslichkeit, kristallisiert die Harnsäure, was vor allem in Gelenken und Nieren eintritt. Die Harnsäurekristalle werden von Leukozyten phagozytiert. Diese werden dabei geschädigt und setzen lysosomale Enzyme frei, die starke Umgebungsreaktionen (Entzündungszeichen) hervorrufen.

### *Symptome*

Im latenten Stadium ist nur die Harnsäure im Blut erhöht, andere Symptome fehlen (noch). Nach jahrelang latentem Stadium manifestiert sich die Gichtanlage in einem Gichtanfall.

● WISSEN *Der erste Anfall entwickelt sich zumeist nach reichlichem Genuss von Fleisch, Bries (zellreiche Gewebe mit entsprechend hohem Anfall von Purinkörpern), insbesondere nach Festessen mit Fleischgerichten und Alkohol. Die Gicht ist eine Krankheit der Wohlstandsgesellschaft. In den Zeiten mit Mangelernährung – nach dem II. Weltkrieg – kam Gicht kaum vor.*
*Auch zu Beginn strengen Fastens und zu Anfang einer Hyperurikämie-Therapie kann ein Anfall einsetzen.*

Aus scheinbar voller Gesundheit wird ein einzelnes Gelenk befallen und bereitet heftige Schmerzen mit Schwellung und Rötung. Der erste Anfall trifft gewöhnlich (ca. 60%) das Großzehengrundgelenk (Podagra). Andere Fußgelenke sind in ca. 15%, die Knie in ca. 10% betroffen. Eine andere typische Lokalisation ist das Daumengrundgelenk (Chiragra).

Im weiteren Verlauf wechseln symptomfreie Intervalle mit neuen Attacken. Unbehandelt entwickelt sich das Stadium der chronischen Gicht mit Deformierung der Gelenke und mit sichtbaren Ablagerungen (Tophi = Gichtperlen), z.B. am Ohr (**Abb. 8.12a**). Die Ablagerung von Harnsäure in der Niere führt zur Gichtniere und zur Bildung von Harnsäuresteinen.

Im Urinsediment findet man mikroskopisch reichlich Harnsäurekristalle in verschiedenen Formationen (**Abb. 8.12b** u. **c**).

Unter Harnsäure-Nephropathie versteht man ein Nierenversagen infolge plötzlicher Anflutung und Ausfällung von Harnsäure in den Nierentubuli. Harnsäuretophi in den Knochen sind röntgenologisch als Defekte sichtbar (**Abb. 8.12d**).

**Abb. 8.12e** zeigt starke Deformierungen der Hand mit ausgeprägten „Gichtknoten".

Zwischen den einzelnen Gichtanfällen liegt ein symptomfreies oder symptomarmes Intervall.

### *Diagnostik*

Bei unbehandelten Patienten mit Gicht ist die Harnsäure im Blutserum auch zwischen den Anfällen vermehrt. Im Gichtanfall ist die Harnsäure im Blut stark vermehrt, aber der Harnsäurespiegel kann im Anfall auch normal sein!

Hyperurikämie findet man im Rahmen des Metabolischen Syndroms häufig kombiniert mit Fettsucht, Hyperlipidämie und Zuckerkrankheit. Deshalb soll bei diesen Krankheiten stets geprüft werden, ob eine Gicht vorliegt.

8

### *Therapie*

Eine mäßige Hyperurikämie bis 9 mg/dl ohne andere Symptome wird nicht medikamentös, aber diätetisch behandelt (Ausnahme: **prophylaktische** Behandlung, wenn ein starker Harnsäureanfall infolge massiven Zellzerfalls bei Chemotherapie hämatologischer Erkrankungen vorauszusehen ist).

Bei manifester Gicht unterscheidet man in der Therapie die Behandlung des akuten Anfalls von der sog. Dauertherapie.

Im **akuten Gichtanfall** sind nichtsteroidale Antirheumatika die Mittel der ersten Wahl. Auch Glukokortikoide sind wirksame Mittel, die besonders bei Unverträglichkeit von Antirheumatika angewendet werden. Das sehr gut und vergleichsweise spezifisch wirkende Gift der Herbstzeitlose, Colchizin, wird wegen häufiger Nebenwirkungen nur eingeschränkt angewendet.

In lebensbedrohenden Situationen, bei denen es auf eine besonders rasche Ausscheidung der Harnsäure ankommt, z.B. bei Chemotherapie mit hohem Zellzerfall, kann das rekombinante Enzym Urat-Oxidase (Fasturtec) eingesetzt werden. Dieses Enzym baut Harnsäure zu Allantoin (S. 162) ab, das über die Nieren ausgeschieden wird.

● PFLEGE ***Schmerzlinderung im Gichtanfall.*** *Neben der medikamentösen Schmerztherapie lindern Ruhigstellung des betroffenen Gelenks und kühlende Umschläge die Beschwerden.*

Im Gegensatz zur Behandlung des Patienten im akuten Anfall wird durch die Dauertherapie der Harnsäuregehalt des Organismus vermindert. Dies erreicht man diätetisch und medikamentös.

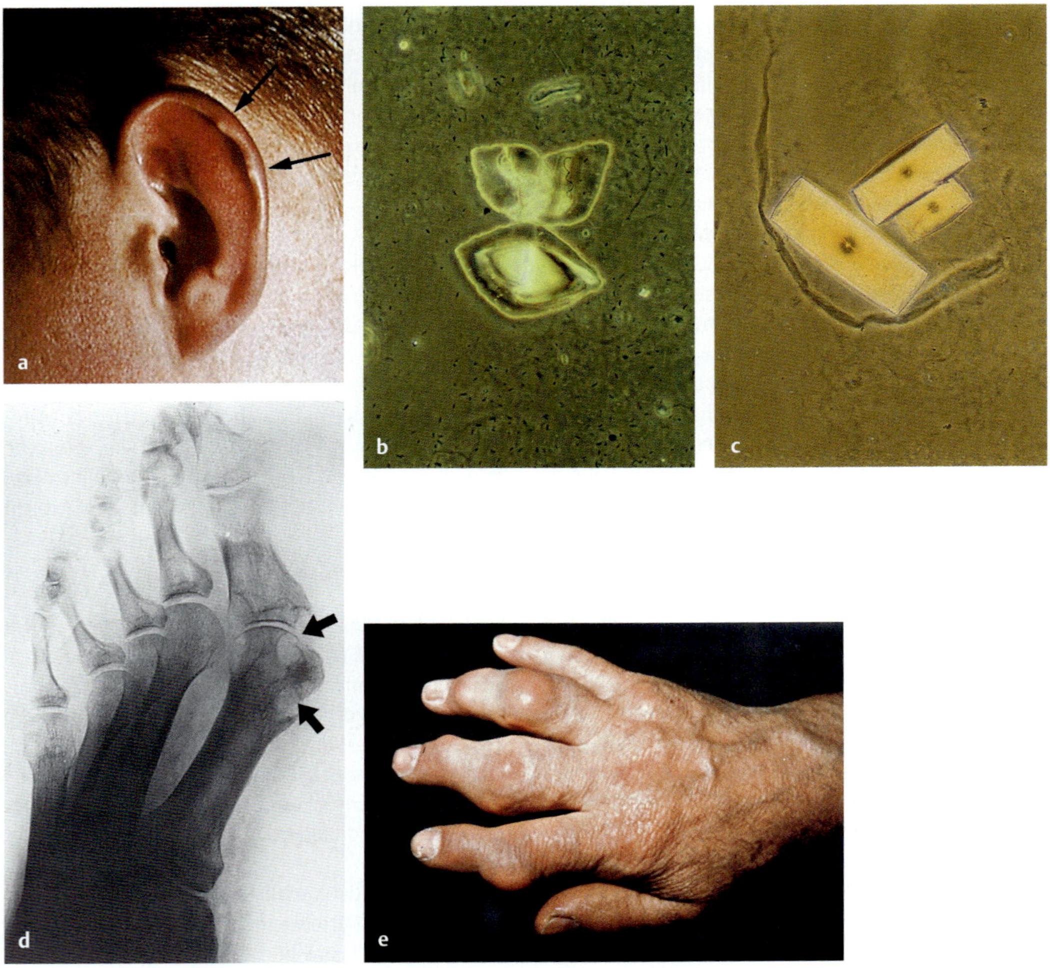

**Abb. 8.12 Gicht.** **a** Tophi an der Ohrmuschel. **b** Rhombusförmige Harnsäurekristalle im Urinsediment. Vergrößerung 400-fach, Phasenkontrastmikroskop. **c** Bikonvexe Harnsäurekristalle im Urinsediment. Vergrößerung 400-fach, Phasenkontrastmikroskop (G. B. Fogazzi, P. Passerini, C. Ponticelli, E. Ritz: The urinary sediment). **d** Röntgenaufnahme des Fußskeletts mit Tophi. **e** Hand einer Patientin mit chronischer Gicht und stark ausgeprägten Gichtknoten.

**Diätetisch:**

- Gewichtsreduktion, Einschränkung des Alkoholkonsums (Laktatazidose nach Alkoholexzess verringert die Ausscheidung von Harnsäure, Bier enthält unerwünschte nukleoproteinhaltige Hefe),
- Vermeiden von nukleoproteinreichen Innereien,
- purinreiche Nahrungsmittel sind Leber, Niere, Bries, Fleisch, Hülsenfrüchte,
- purinarme Nahrungsmittel sind vor allem Obst und Gemüse,
- purinfreie Nahrungsmittel sind Milch, Milchprodukte, Eier.

**Medikamentös:**

- Hemmung der Harnsäureproduktion oder
- Steigerung der Harnsäureausscheidung.

Die Harnsäuresynthese wird durch das Urikostatikum Allopurinol gehemmt. Eine Dauertherapie ist erforderlich, da der genetische Defekt bestehen bleibt. Meist genügt diese Therapie zur befriedigenden Senkung des Harnsäurespiegels, um Spätschäden zu verhindern.

Die Harnsäureausscheidung über die Niere kann durch das Urikosurikum Benzbromaron (Probenecid) gesteigert werden, doch ist diese Therapie nur noch bei Unverträglichkeit von Allopurinol angezeigt.

● MERKE *Keine Schleifendiuretika, weil diese die Ausscheidung von Harnsäure vermindern.*

### *Prognose*

Die chronische Gicht mit der gefährlichen Komplikation der Nephropathie ist heute bei rechtzeitiger Behandlung des Gichtkranken selten.

### 8.10.2 Sekundäre Gicht (sekundäre Hyperurikämie)

Die sekundäre Gicht entsteht bei Krankheiten mit einem vermehrten Abbau von Zellen. Da bei Menschen das Endprodukt des Nukleinsäurestoffwechsels die Harnsäure ist, kommt es bei starkem Abbau von Zellen zu vermehrten Anfall von Harnsäure. Diese Hyperurikämie verursacht selten akute Anfälle. Man findet sie z.B. während der medikamentösen Behandlung einer Leukämie. Auch bei Nierenkrankheiten kann sich infolge einer Ausscheidungsstörung eine Hyperurikämie entwickeln. Hyperurikämie ist eine häufige, unerwünschte Nebenwirkung von Diuretika, Salizylsäurepräparaten u.a.!

## 8.11 Störungen im Kohlenhydratstoffwechsel

### 8.11.1 Hyperglykämie

Die wichtigste Störung des Kohlenhydratstoffwechsels ist die Zuckerkrankheit **Diabetes mellitus**, die zu krankhafter Erhöhung des Blutzuckers, der Hyperglykämie, führt. Hierüber wird im Kap. Endokrinologie ab S. 407 berichtet.

### 8.11.2 Hypoglykämie

Die Hypoglykämie (Unterzuckerung) ist ein *Symptom*, das bei verschiedenen Stoffwechselstörungen auftritt. Spontan kann sich eine Hypoglykämie z.B. bei Hungerzuständen oder nach hochgradiger Muskelarbeit entwickeln. Überdosierung von Insulin oder oralen Antidiabetika im Rahmen der Diabetesbehandlung verursacht ebenfalls Hypoglykämie.

Krankheiten, bei denen zu viel Insulin produziert wird und demzufolge Hypoglykämien eintreten, sind das Inselzelladenom (Insulinom) und das Inselzellkarzinom (S. 434).

### 8.11.3 Hereditäre Fruktoseintoleranz

Es handelt sich um eine seltene Erbkrankheit, die durch das Fehlen des Enzyms Fruktose-1-Phosphat-Aldolase entsteht. Wenn die Nahrung Fruktose enthält, bleibt der Abbau wegen des Enzymmangels bei dem Stoffwechselprodukt Fruktose-1-Phosphat stehen. Dieser Metabolit hemmt den Abbau von Glykogen in der Leber, sodass gefährliche Hypoglykämien nach Fruktosezufuhr auftreten.

***Therapie***

Die Nahrung muss absolut frei von Fruktose, Saccharose und dem Fruktosevorläufer Sorbit sein. Ist eine Hypoglykämie eingetreten, muss Glukose intravenös gegeben werden.

● MERKE *In der parenteralen Ernährung sollen die Zucker Fruktose und Sorbit nur noch mit besonderer Indikation verwendet werden, um Patienten mit nicht bekannter Fruktoseintoleranz nicht akut zu gefährden.*

## 8.12 Krankheiten der Muskulatur

### 8.12.1 Muskeldystrophien

● DEFINITION *Muskeldystrophien sind eine Gruppe seltener Muskelkrankheiten, die genetisch bedingt sind und zu Degenerationen der Skelettmuskulatur führen. Der Krankheitsverlauf ist progredient.*

Die drei häufigsten Typen dieser insgesamt selten vorkommenden Krankheitsgruppe können nach den vorherrschenden klinischen und genetischen Merkmalen unterschieden werden.

***Symptome***

**Fazioskapulohumeraler Typ.** Der fazioskapulohumerale Typ ist erblich und befällt Kinder und Erwachsene. Die Krankheit schreitet langsam fort (der Name beschreibt die hauptsächlich betroffenen Muskelpartien: Facies = Gesicht, Scapula = Schulterblatt, Humerus = Oberarm).

**Gliedmaßengürteltyp.** Der Gliedmaßengürteltyp der Muskeldystrophie ist ebenfalls erblich. Vorwiegend betroffen ist die Muskulatur von Schulter- und Beckengürtel. Mit fortschreitender Krankheitsdauer werden auch andere Muskelpartien befallen.

**Beckengürtelform.** Die ausgeprägteste Form der progressiven Muskeldystrophie ist die Beckengürtelform (Typ Duchenne). Die Erkrankung wird geschlechtsgebunden vererbt und befällt nur Jungen, die schon im frühen Kindesalter auffällig werden: Die Kinder können sich nur schwer aus dem Liegen aufrichten. Sie wälzen sich deshalb erst auf die Seite, knien dann und stützen sich bei weiterem Aufrichten mit den Händen auf den Beinen ab. Sie „klettern" an sich selbst hoch. Das Leiden schreitet symmetrisch fort und führt im generalisierten Stadium zu schweren Krankheitsbildern mit hochgradiger Bewegungseinschränkung.

***Pathologische Anatomie und Diagnostik***

Atrophisierende Muskelfasern kommen neben verdickten Muskelbündeln vor. Andere Muskelfasern sind nekrotisch. Das interstitielle Bindegewebe wuchert. Besonders bei dem Typ Duchenne sind im Blut der Kranken die Muskelenzyme (Kreatinkinase u.a.) charakteristisch vermehrt. Elektromyographische, histologische und genetische Untersuchungen erhärten die Diagnose.

***Therapie***

Eine medikamentöse Therapie ist nicht bekannt. Nur eine sachgemäß durchgeführte Krankengymnastik, um die erhaltenen Muskelfasern zu trainieren, ist von Nutzen.

## 8.12.2 Myasthenia gravis

DEFINITION *Der Name bedeutet „schwere Muskelschwäche". Bei dieser Krankheit ist die Überleitung der Erregung vom Nerven zum Muskel gestört. Die Myasthenia gravis ist nicht erblich, sondern ein Autoimmunprozess bei dem Autoantikörper gegen die Azethylcholinrezeptoren der Muskeln gebildet werden. Azethylcholin ist der für die Erregungsübertragung notwendige Botenstoff. Wahrscheinlich induziert die Thymusdrüse den Autoimmunprozess.*

Prävalenz: 5–7/100 000

***Symptome***

Vorherrschend ist eine ungewöhnlich schnelle Ermüdbarkeit der Muskulatur. Besonders auffällig sind einzelne Muskelgruppen betroffen, z.B. die Augenmuskeln und die Augenlidheber. Im Tagesablauf schließen sich die Augen der Patienten durch Herabsinken des Oberlides immer mehr. Oft ist der Thymus vergrößert, was mit bildgebenden Verfahren feststellbar ist.

Im Elektromyogramm zeigen sich charakteristische pathologische Reaktionen. Pharmakodynamischer Test: Nach Injektion von Prostigmin oder Tensilon wird bei Vorliegen einer Myasthenia gravis eine (vorübergehende) eindrucksvolle Besserung der Krankheitssymptome erzielt.

Laboratorium: Der Nachweis von Autoantikörpern im Blut gegen Azethylcholinrezeptoren sichert die Diagnose.

PFLEGE ***Für Sicherheit sorgen.*** *Patienten mit Myasthenia gravis sind besonders durch Aspiration gefährdet, weil ihre Schluckmuskulatur (möglicherweise plötzlich) gelähmt sein kann. Daher sollte im Patientenzimmer stets ein funktionsbereites Absauggerät stehen. Raten Sie dem Patienten, Speichel, den er nicht schlucken kann, auszuspeien. Besonders wichtig ist die häufige Kontrolle der Atmung, um Ateminsuffizienz frühzeitig zu erkennen. Betroffene dürfen keine Benzodiazepine erhalten, die in vielen Schlaf- und Beruhigungsmitteln enthalten sind, weil diese zu einer akuten Verschlechterung der Erkrankung führen können.*

***Therapie***

Bewährt haben sich Prostigmin oder Mestinon. Dadurch wird die Cholinesterase gehemmt. Cholinesterase ist ein Enzym, das den Botenstoff Azethylcholin abbaut. Durch Hemmung der Cholinesterase schützt man Azethylcholin und verbessert somit die Überleitung der Erregung.

Immunsuppressiva werden eingesetzt, um den Autoimmunprozess zu blockieren (Kortikosteroide, Ciclosporin, Azathioprin). Bei gutartiger und bösartiger Vergrößerung der Thymusdrüse wird diese operativ entfernt. In schweren Krisen werden die Autoantikörper mittels Plasmapherese oder mit speziellen Adsorptionsverfahren aus dem Blut entfernt.

MERKE *Patienten und Angehörige sollten vor Entlassung aus dem Krankenhaus Kontakt mit Selbsthilfegruppen aufnehmen.*

## 8.12.3 Weitere Muskelkrankheiten

Einige **entzündliche Muskelkrankheiten** werden durch Viren hervorgerufen. So kommt es z.B. im Anschluss an eine akute Coxsackie-Virus-Infektion zu heftigen Schmerzen in der Muskulatur (Bornholm-Krankheit, S. 584). Andere entzündliche Muskelerkrankungen, wie Polymyositis oder Dermatomyositis, werden auf S. 386 beschrieben.

Auch das Krankheitsbild des **Muskelrheumatismus** und das häufig vorkommende Fibrositis-Syndrom mit vielfältigen Beschwerden und Muskelschmerzen werden an anderer Stelle (S. 396) abgehandelt.

**Tumoren** der Muskulatur sind selten, jedoch kommen bösartige Sarkome (Rhabdomyosarkom) vor.

Ein Beispiel für eine **toxisch** bedingte Muskelerkrankung ist der Botulismus (S. 604).

# 8.13 Störungen im Knochenstoffwechsel

### *Anatomie, Physiologie und Pathophysiologie*

Fast alle Knochen des erwachsenen Skeletts bestanden anfangs aus Knorpel. Vom 2. Embryonalmonat an bis etwa zum 23. Lebensjahr des Menschen wird der ursprüngliche Knorpel durch Knochen ersetzt. Beim Erwachsenen sind nur geringe Anteile des knorpeligen Stützgerüstes erhalten: Rippenknorpel, Nasenknorpel und Gelenkknorpel. Das gesamte Skelett des Erwachsenen wiegt 6–8 kg. Der Knochen besteht zu 70 % aus Mineralien, zu 22 % aus Eiweiß und zu 8 % aus Wasser.

Anatomisch sind an der **Knochensubstanz** zwei Hauptbestandteile zu unterscheiden (**Abb. 8.13**):
- die kompakte Substanz (Substantia compacta, Kompakta, Kortikalis, Knochenrinde),
- die schwammige Substanz (Substantia spongiosa, Spongiosa, trabekulärer Knochen, Knochenbälkchen).

Die kompakte Substanz bildet den röhrenförmigen Mantel um den Markraum der langen Röhrenknochen und bedeckt die Epiphysen. Die schwammige Knochensubstanz ist ein Maschengewebe aus zahlreichen feinen Knochenbälkchen (Trabeculae), die in „Leichtbauweise" aufgebaut sind. Die schwammige Substanz findet man vorwiegend in den Endteilen (Epiphysen) der langen Röhrenknochen. Innerhalb der Hohlräume des Maschengewebes ist das Knochenmark, in dem Blut gebildet wird.

Aber nicht alle Knochen bestanden ursprünglich aus Knorpel. Solche nicht knorpelig vorgebildeten Knochen heißen Deck- oder Belegknochen. Zu den Deckknochen gehören viele Schädelknochen und das Schlüsselbein.

Die **Verknöcherung** (Ossifikation) des ursprünglichen Knorpelgerüstes ist röntgenologisch gut zu verfolgen. So kann an der Verknöcherung der Handwurzel und an der Breite der Epiphysenfuge das Skelettalter recht genau abgeschätzt werden. Ist die Epiphysenfuge unter dem Einfluss von Sexualhormonen geschlossen, ist das Längenwachstum beendet. Der fertige Knochen besteht zu etwa 70 % aus harter Substanz (Hydroxylapatit). Den Rest bilden Weichteile, wie Gelenkknorpel, Knochenhaut, Knochenmark, Blutgefäße und Nerven.

Der Knochen hat drei **Hauptaufgaben**:
- Stütz- und Bewegungsfunktion bei statischen und dynamischen Erfordernissen,
- Schutzfunktion:
  - die Rippen schützen Herz und Lungen,
  - die Schädelknochen schützen das Gehirn, Teile des Hörorgans und die Augen,
- Mineraldepot:
  - im Knochen sind 99 % des gesamten körpereigenen Kalziums,
  - 85 % des Phosphats und 50 % des Magnesiums gespeichert,
  - 1–1,5 kg Kalzium sind als Hydroxylapatit in das Skelett eingebaut.



### *Knochenstoffwechsel*

Der Stoffwechsel des Knochens besitzt eine hohe Stoffwechselaktivität und dementsprechend eine starke Durchblutung. Die Zellen des Knochens haben spezialisierte Funktionen für den fortwährend erforderlichen Umbau des Knochens und für Reparaturen.

**Osteoblasten.** Osteoblasten bauen den Knochen auf, indem sie Knochengrundsubstanz (Matrix) synthetisieren. Diese besteht hauptsächlich aus Kollagen und Osteokalzin. Osteoblasten haben Rezeptoren für Östrogen.

**Osteoklasten.** Osteoklasten sind Riesenzellen, die proteolytische Enzyme sezernieren, wodurch das Mineral des Knochens gelöst wird. Die übrige Matrix wird phagozytiert und abgebaut. Osteoklasten haben Rezeptoren für Östrogen (Östrogen vermindert die Osteoklastentätigkeit; Bezug zu Osteoporose, vgl. S. 168).

**Osteozyten.** Ein Teil der Osteoblasten des neu gebildeten Knochens wandelt sich zu Osteozyten, die im Innenraum des Knochens liegen. Hier sorgen sie für den Transport von organischem und anorganischem Material. Wahrscheinlich reagieren sie auf den Zug

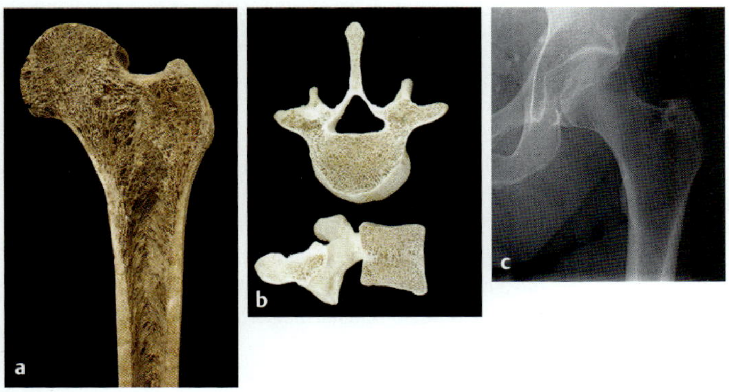


**Abb. 8.13 Normale Knochenarchitektur.** **a** Das anatomische Präparat eines menschlichen Oberschenkelknochens zeigt die Kompakta und in der Spongiosa die feinen Knochenbälkchen. **b** Anatomisches Präparat eines menschlichen Wirbelkörpers (Institut für Anatomie Universitätsklinikum Münster). **c** Normale Knochenstruktur im Röntgenbild (Hüftgelenk, Oberschenkel).

der Muskeln an der Knochenoberfläche und haben so wichtige Aufgaben im Knochenstoffwechsel, Umbau und Anpassung betreffend.

**Endostzellen (Lining cells)** sind flache Zellen, welche die Oberfläche des Knochens bekleiden. Gemeinsam mit den Osteozyten überwachen sie den ständigen Umbau des Knochens.

Knochenformation und Knochenabbau sind durch komplexe molekularbiologische Kopplungssysteme zwischen Osteoblasten und Osteoklasten verschaltet. Die verschiedenen Zellsysteme bilden Baueinheiten, denen auch im Erwachsenenalter der ständige Umbau und die fortwährende Anpassung der Knochensubstanz an die jeweiligen Belastungen sowie Ersatz gealterten Knochens und Heilungsvorgänge nach Schäden aufgegeben sind. Während die Knochenbildung vor der Pubertät als „modeling“ bezeichnet wird, nennt man den Umbau des erwachsenen Knochens treffend „remodeling“. Die Gesamt-Umbaurate des Skeletts beträgt 8 % pro Jahr. Die Baueinheiten werden gesteuert von

- Hormonen: Parathormon, Kalzitonin, Thyroxin, Sexualhormone, Wachstumshormon, Insulin, Kortison,
- Vitaminen: Vitamin D, C, A, B, K,
- zahlreichen Zytokinen.

**Marker für den Knochenumbau.** In **Tab. 8.13** sind Marker aufgelistet, mit denen die Unterscheidung von Neubildung und Abbau von Knochen ermöglicht wird. Gemessen werden Bausteine des Knochens und Enzyme, die am Stoffwechsel beteiligt sind. Diese Bausteine treten z. T. ins Blut über und werden mit dem Urin ausgeschieden.

**Knochendichte/Knochenmasse.** Die Masse des menschlichen Skeletts ist zwischen dem 25. und 30. Lebensjahr am größten. Vom 30. Lebensjahr an verringert sich die Knochenmasse jährlich um ca. 1 %, zunächst gleichermaßen bei Frauen und Männern. Aber bei Frauen steigt der Knochenverlust nach der Menopause bis auf 4% pro Jahr. Somit verlieren zwischen dem 40. und 70. Lebensjahr Männer etwa 12% ihrer Knochenmasse, Frauen im gleichen Zeitraum aber etwa 40%! Damit ist die Gefahr des Knochenbruchs deutlich vergrößert.

**Messung der Knochendichte.** Mit der DXA-Methode (Abkürzung für *D*ual Energy *X*-ray *A*bsorptiometrie) wird die Masse des Mineralgehaltes des Knochens pro Flächeneinheit, also in g pro cm$^2$, bestimmt (**Abb. 8.14**). Zwei Röntgenstrahlen unterschiedlicher Energie werden durch die Lendenwirbelsäule oder den Hüftknochen geschickt. Mittels Computer wird aus der Strahlenmenge, die den Knochen durchdrungen hat, der Mineralgehalt des Knochens errechnet. Dieses Verfahren ist von der WHO als Standardmethode zur Diagnose der Osteoporose anerkannt.

**Tab. 8.13 Marker für den Knochenumbau.**

| *Knochenneubau* | *Knochenabbau* |
|---|---|
| Osteokalzin (das von Osteoblasten synthetisiert wird) | Kollagenbausteine |
| Osteonectin | Kollagen-Quervernetzungsprodukte |
| alkalische Phosphatase | Desoxypyridinolin |
| Isoenzym „Knochenphosphatase“ | |

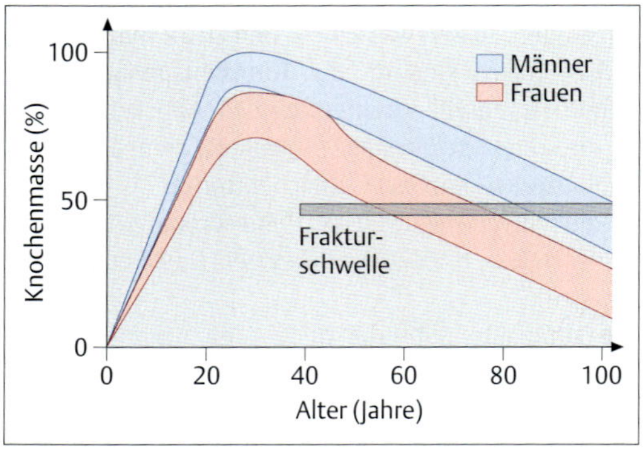


**Abb. 8.14 Knochenmasse.** Altersabhängige Veränderung der Knochenmasse bei Frauen und Männern mit normalem Knochenstatus. Die waagerechte Linie zeigt die Frakturschwelle (Methode DXA: Dual Energy X-ray Absorptiometrie) (R. Bartl: Osteoporose).

Mittels quantitativer Computertomografie (QCT) kann die Mineraldichte von Kompakta und Spongiosa des Knochens getrennt bestimmt werden. Der Messwert wird in g Kalzium-Hydroxylapatit pro Volumeneinheit (g/ml) angegeben. Die Strahlenbelastung ist deutlich höher als bei der DXA-Methode.

Mit zunehmendem Lebensalter nimmt die Knochensubstanz ab, sodass eine Osteopenie entsteht (*-penie*, aus dem Griechischen, bedeutet Mangel). Übersteigt der Verlust an Knochensubstanz aber das normale Maß im Alternsprozess, entwickelt sich die Krankheit Osteoporose.

## 8.13.1 Osteoporose

DEFINITION *Die Osteoporose ist eine systemische Krankheit des Skeletts. Die Knochenmasse ist vermindert, die Mikrostruktur ist gestört. Deshalb ist die Festigkeit des Knochens geringer als normal und die Gefahr des Knochenbruchs erhöht. Die WHO rechnet die Osteoporose zu den zehn wichtigsten Volkskrankheiten. Etwa 10 % der älteren Bevölkerung sind betroffen. Viel zu oft wird die Krankheit erst nach eingetretener Komplikation – Wirbeleinbruch, Schenkelhalsbruch – diagnostiziert und behandelt.*

### *Prävalenz*

Frauen sind häufiger betroffen als Männer. Häufigkeit von Wirbelkörperfrakturen bei Frauen über 60 Jahre infolge Osteoporose: 15–25%.

### *Pathophysiologie*

Die Entwicklung des Knochensystems während des Wachstums nennt man Modeling. Auch der Knochen des Erwachsenen unterliegt einem ständigen Umbau, der sich aus Knochenresorption und Knochenneubildung zusammensetzt (Remodeling). Die optimale Knochenmasse wird beim Menschen um das 30. Lebensjahr erreicht. Von diesem Zeitpunkt an beginnt die Knochenrückbildung.

Durch ein Missverhältnis von Knochenabbau und Knochenneubildung mit Überwiegen der Knochenresorption entsteht die Osteoporose, die eine krankhafte, negative Knochenbilanz darstellt (**Tab. 8.14**).

### *Einteilung nach Ursachen*

Man unterscheidet die primäre und die sekundäre Osteoporose.

## Primäre Osteoporose

### *Ursachen*

- genetische Disposition
- juvenil
- prämenopausal
- postmenopausal
- altersbedingt (senile Osteoporose)
- idiopathisch

Die postmenopausale Osteoporose ist die häufigste primäre Osteoporose. Sie tritt mit einer Prävalenz von 15–25% der Frauen jenseits des 60. Lebensjahres auf. Die senile Osteoporose ist die Altersatrophie des Knochens. Seltener sind andere Formen der primären Osteoporose, wie die juvenile, die prämenopausale und die idiopathische Osteoporose.

**Tab. 8.14 Einteilung der Osteoporose nach Schweregraden.**

| *Schweregrad* | *Mineralgehalt des Knochens* |
|---|---|
| Schweregrad 0 | Mineralgehalt des Knochens nur gering erniedrigt (Osteopenie, zu wenig Knochen, in USA als „borderline ostoporosis", grenzwertige Osteoporose, bezeichnet); anamnestisch noch keine Knochenbrüche |
| Schweregrad 1 | Mineralgehalt deutlich erniedrigt, noch keine Knochenbrüche |
| Schweregrad 2 | Mineralgehalt deutlich erniedrigt, Wirbelbrüche oder Einbrüche |

### *Risikofaktoren*

Risikofaktoren für die Entwicklung der Osteoporose sind

- genetische Komponente:
  weibliches Geschlecht,
  gehäuftes Vorkommen in der Familie,
- frühzeitige Menopause,
- Östrogenmangel (Ovarektomie),
- kalziumarme Kost,
- Vitamin-D-Mangel,
- Alkohol- und Nikotinabusus,
- Bewegungsmangel,
- Medikamente (z.B. Glukokortikoide, Abführmittel).

### *Symptome*

Eine langsame Verformung der Wirbelkörper und die damit verbundene Krümmung der gesamten Wirbelsäule führen zur Verstärkung der Kyphose und der Lordose. Gibbusbildung (Buckel) und Abnahme der Körpergröße sind wichtige klinische Symptome (**Abb. 8.15**).

Die Patienten nennen als führendes Symptom den Schmerz in Brust- und Lendenwirbelsäule. Die Knochenschmerzen treten zunächst nur bei Belastungen auf. Schließlich sind sie dauernd vorhanden. Spontanfrakturen, besonders der Wirbelkörper, sind häufig. Frakturen der Extremitäten (Oberschenkelhalsbruch) kommen schon bei verhältnismäßig geringen Traumen vor. Deshalb ist bei Patienten mit Osteoporose in besonderem Maße geboten, Stürze zu vermeiden. Um Sturzverletzungen vorzubeugen, werden bei erhöhter Sturzgefahr das Hüftgelenk schützende Kunststoffschalen angelegt.

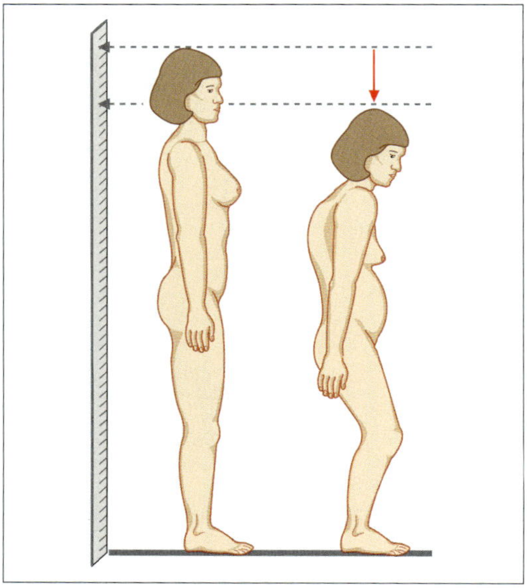

**Abb. 8.15 Haltungsänderung infolge Osteoporose.** Schema der Buckelbildung und Rumpfverkürzung.

*Diagnostik*

**Knochendichtemessung.** Die krankhaft verminderte Masse des Knochens wird quantitativ bestimmt (Methoden DXA und QCT, S. 168).

**Röntgenuntersuchung.** Röntgenaufnahmen des Skeletts, insbesondere der Wirbelsäule (**Abb. 8.16**), zeigen im fortgeschrittenen Fall die Verformung der Wirbelkörper (Keilwirbel und Kyphose) und Einbrüche der Wirbelkörper. Wegen des verminderten Mineralgehalts der Knochen ist die Strahlendurchlässigkeit erhöht (**Abb. 8.17**).

**Laboruntersuchungen.** Mineralhaushalt, alkalische Phosphatase, Blutbild, Leber- und Nierenstoffwechsel, Hormonbestimmungen, Blutsenkungsgeschwindigkeit und Elektropherogramm werden untersucht, um die verschiedenen Formen der Osteoporose zu differenzieren. In speziellen Blut- und Urinuntersuchungen werden Metabolite des Knochenstoffwechsels gemessen, um in dem krankhaften Knochenumbau das Verhältnis von Knochenneubildung und Knochenabbau zu bestimmen.

*Prävention und Therapie*

Die Therapieziele sind
- Knochenmasse erhalten,
- Knochenabbau aufhalten und
- Frakturrate vermindern.

**Primärprävention.** Die Primärprävention zielt in der Jugend auf den Aufbau und im Erwachsenenalter auf die Erhaltung gesunden Knochens. Maßnahmen sind gesunde Ernährung und körperliche Bewegung. Eine generelle Anwendung einer sog. Hormonersatztherapie wird wegen der damit verbundenen unerwünschten Nebenwirkungen für Frauen in der Menopause nicht mehr empfohlen.

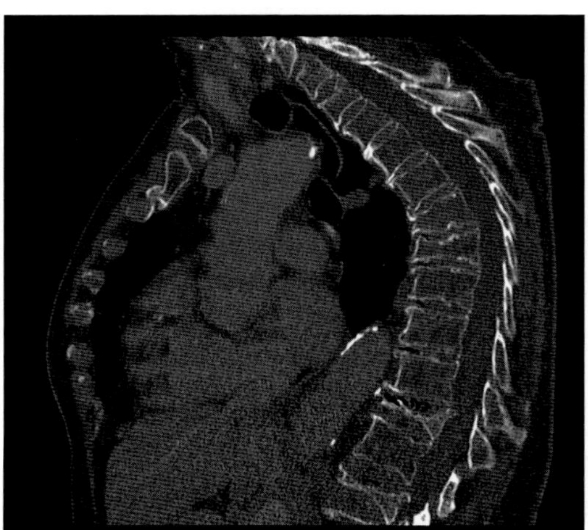

**Abb. 8.16 CT der Wirbelsäule im sagittalen Schnittbild.** Ausgeprägte Osteoporose mit Wirbelkörperfrakturen. Deckplatteneinbruch in BWK 2, Keilwirbel BWK 6 und 7 (Gibbusbildung), Fischwirbel BWK 11 und LWK 1.

**Sekundärprävention.** Durch die Sekundärprävention sollen Knochenbrüche verhindert werden.

**Tertiärprävention.** Ziel der Tertiärprävention ist, durch vielseitige therapeutische Maßnahmen weitere Folgekrankheiten zu vermeiden und Beschwerden zu mildern.

*Maßnahmen*

- **Diät:**
  - kalziumreiche Ernährung (1 000–1 500 mg Kalzium/Tag mit Nahrung oder durch Supplemen-

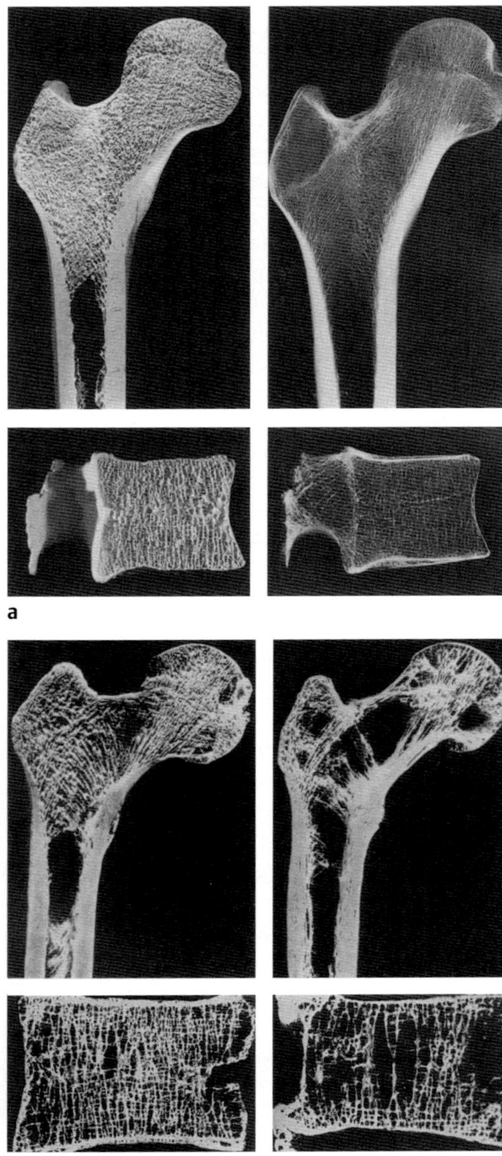


**Abb. 8.17 Osteoporose.** Die Röntgenbilder zeigen die unterschiedlich stark ausgeprägte Osteoporose des Oberschenkelknochens und eines Lendenwirbelkörpers mit zunehmendem Schwund der Knochenbälkchen (aus Bartl 2010).

tierung), Kalziumbedarf in der Schwangerschaft und Stillzeit erhöht!
- ausreichende Zufuhr von Vitaminen, speziell Vitamin D (Supplementierung 1000 IE Vitamin D/Tag)
- nicht rauchen! Rauchen erhöht das Osteoporoserisiko erheblich.
- Verzicht auf hohen Konsum von Fett, Zucker, Alkohol und Koffein („Knochenräuber")

– **Beachtung von Risikofaktoren**
– **Bewegungstherapie** (angepasste Gymnastik, Balneotherapie)
– **spezielle medikamentöse Therapie**:
  - Biphosphonate („Goldstandard") senken die Inzidenz von Frakturen um 50%. Die Knochendichte steigt infolge Hemmung der Osteoklasten.
  - Alendrolonsäure (Fosamax) tgl. oder 1-mal wöchentlich
  - Risedronsäure (Actonel) tgl. oder 1-mal wöchentlich
  - Zoledronsäure (Aclasta) 1-mal jährlich als Infusion
  - Strontiumranelat (Protelos) bei postmenopausaler Osteoporose, stimuliert Osteoblasten, hemmt Osteoklasten
  - Raloxifen (Evista) Östrogen-Rezeptor-Modulator
  - Parathormon
  - Östrogene, wegen unerwünschter Nebenwirkungen abzuraten
  - Denosumab (Prolia) ist ein monoklonaler Antikörper mit antiresorptiver Wirkung, halbjährlich subcutan
– **adjuvante Therapie**:
  - Schmerzbekämpfung (nichtsteroidale Antirheumatika, Kalzitonin)
  - Frakturrisiken vermeiden, Vorsicht bei abrupten Bewegungen, Stärkung der Muskulatur, Koordinationsübungen, Gehhilfen, ggf. Mieder oder Stützkorsett
– **Ballon-Kyphoplastie**

### Sekundäre Osteoporose

Im Gegensatz zur primären Osteoporose entwickelt sich bei den sekundären Formen der Knochenumbau als Folge anderer Krankheiten, z.B. Malabsorption, Hyperthyreose, Cushing-Syndrom, rheumatoide Arthritis, chronische Niereninsuffizienz. Bösartige Tumoren können paraneoplastisch oder bei Metastasierung eine sekundäre Osteoporose auslösen, ebenfalls hämatologische Krankheiten, wie chronisch myeloische Leukämie und Plasmozytom.

In erster Linie muss die Grundkrankheit behandelt werden. Zusätzliche Therapie wie bei primärer Osteoporose.

## 8.13.2 Osteomalazie

DEFINITION *Die Osteomalazie ist eine Störung der Mineralisierung des Osteoids, also eine Hemmung des Einbaus von Kalzium und Phosphat in die Knochengrundsubstanz. Deshalb ist der Knochen weich; die Folge ist eine Verbiegung der Knochen. Erinnerung: Die Gefahr bei Osteoporose ist der Bruch des Knochens.*

#### *Ursache und Krankheitsentstehung*

Die Osteomalazie beruht auf einem Mangel an Vitamin D oder auf einer Störung des Vitamin-D-Stoffwechsels. Vorkommen bei exogenem Vitamin-D-Mangel, chronischer Niereninsuffizienz, gastroenterologischer Maldigestion und Malabsorption sowie bei tumorbedingten Stoffwechselstörungen in den Nierentubuli.

Mikroskopisch erkennt man breite Osteoidsäume ohne genügende Mineralisation.

#### *Symptome*

Im Vordergrund stehen starke generalisierte Knochenschmerzen. Schon bei leichter Kompression des Brustkorbs mit den Händen tritt der typische Biegungsschmerz auf. Muskelschwäche stellt sich ein. Die Folgen der Knochenschmerzen und der Muskelschwäche sind Watschelgang und schließlich Gehunfähigkeit.

#### *Diagnostik*

**Röntgenuntersuchung.** Das Röntgenbild ähnelt dem Befund bei Osteoporose: Die Knochendichte ist herabgesetzt. An der Wirbelsäule zeigt sich eine Fischwirbelbildung. Die Röhrenknochen sind mehr oder weniger stark verbogen; das Becken ist deformiert (Kartenherzbecken). Als Frühsymptom kann man an den Röhrenknochen quer verlaufende, bandförmige Aufhellungen erkennen (Looser-Umbauzonen, diese bestehen aus unverkalktem Osteoid).

**Laborbefunde.** Im Blutserum sind die alkalische Phosphatase erhöht, Kalzium und Phosphat vermindert. Abhängig von der vermuteten Ursache der Osteomalazie wird nach Störungen im Hormonhaushalt (insbesondere Hyperparathyreoidismus, Nierenkrankheiten, Knochentumoren und Metastasen) gesucht. Im Urin vermehrte Ausscheidung von Markern des Knochenabbaus (**Tab. 8.13**).

Die **Knochenbiopsie** mit histologischer Untersuchung sichert die Diagnose.

MERKE *Tritt die Stoffwechselstörung, die beim Erwachsenen zur Osteomalazie führt, bereits im Kindesalter bei noch nicht geschlossenen Epiphysenfugen auf, wird die Krankheit als Rachitis bezeichnet* *(S. 176)*.

8

*Therapie*

Wenn möglich soll die das Symptom „Osteomalazie“ auslösende Grundkrankheit behandelt werden, z. B. die Darmstörung, die zur Malabsorption geführt hat. Bei den Formen der Osteomalazie, die Folge von Vitamin-D-Mangel oder Vitamin-D-Stoffwechselstörungen sind, wird Vitamin D mit gutem Erfolg gegeben.

## 8.13.3 Osteodystrophia fibrosa generalisata (Morbus Recklinghausen)

Diese wichtige Knochenerkrankung ist Folge einer Überfunktion der Nebenschilddrüsen. Sie wird deshalb als primärer Hyperparathyreoidismus bezeichnet (S. 461).

8

## 8.13.4 Sudeck-Syndrom

● WISSEN *Paul H. Sudeck, Chirurg, Hamburg, 1866–1945.*

*Ursachen*

Verschiedene Faktoren können eine Regulationsstörung im Knochenstoffwechsel hervorrufen, die zu einem Sudeck-Syndrom führt. Auslösende Faktoren sind Störungen des Nervensystems und der Durchblutung, verbunden mit Ödem nach Frakturen, Immobilisation und Traumen. Die eigentliche Ursache des Sudeck-Syndroms ist unbekannt.

*Symptome*

Die Krankheit befällt überwiegend Erwachsene. Nicht nur die Knochen, sondern auch Haut und Muskulatur der betroffenen Extremität sind erkrankt. Die Patienten klagen anfangs über Schmerzen in der befallenen Extremität. Die Weichteile sind zunächst geschwollen und gerötet. Bald kommt es aber zur Atrophie von Haut, Muskulatur und Knochen.

Röntgenologisch ist die Knochenstruktur fleckförmig aufgehellt (Sudeck-Dystrophie).

*Therapie*

Analgetika, krankengymnastische Übungen und der Einsatz von Kortikosteroiden und Kalzitonin werden empfohlen.

## 8.13.5 Morbus Paget (Osteodystrophia deformans Paget)

● WISSEN *Sir James Paget, Chirurg, London, 1814–1899.*

Es handelt sich um eine **lokalisierte** progressive Knochenkrankheit, im Gegensatz zu den **generalisierten** Knochenkrankheiten Osteoporose, Osteomalazie und Morbus Recklinghausen.

Die Ursache ist unbekannt (familiäre Häufung, Virusinfektion, Genmutation?). Der Stoffwechsel in den betroffenen Knochen ist gesteigert, aber ungeordnet (Dystrophie).

*Prävalenz*

1–2 % der über 40-jährigen Menschen. Familiäre Häufung. Morbus Paget ist nach Osteoporose die zweithäufigste Knochenkrankheit

*Symptome*

Knochenschmerzen können einsetzen, doch verläuft die Krankheit oft ohne subjektive Symptome. Die Deformierung des Knochens zeigt sich am Schädel in einer Vergrößerung des Umfangs (vergrößerte Hutweite). Die Röhrenknochen werden dicker und plump, wobei es bei längerer Krankheitsdauer zu Verbiegungen kommt.

*Diagnostik*

**Röntgenuntersuchung.** Die Verdickung und Verbiegung des Knochens ist röntgenologisch deutlich sichtbar. Innerhalb der Knochensubstanz erkennt man teils fleckige, teils strähnige Veränderungen. Im Skelettszintigramm ist die Ausdehnung des Prozesses gut zu erfassen.

**Laboruntersuchung.** Die alkalische Phosphatase im Serum ist stark erhöht. Kalzium und Phosphat im Serum sind meist normal.

Eine gefährliche **Komplikation** ist die Entwicklung eines malignen Knochentumors.

*Therapie*

Eine ursächliche Behandlung ist nicht bekannt. Die wichtigste medikamentöse Maßnahme ist die langfristige Gabe von Kalzitonin oder Bisphosphonat, wodurch der Knochenumbau gebremst wird (messbar an der erhöhten alkalischen Phosphatase, die sich normalisiert).

### 8.13.6 Marmorknochenkrankheit (Osteopetrose)

Es handelt sich um eine seltene Erbkrankheit. Im Gegensatz zur Osteoporose entwickelt sich bei der Marmorknochenkrankheit eine abnorme Verdichtung der Knochenstruktur, die röntgenologisch deutlich zu erkennen ist.

Die Patienten klagen über Knochenschmerzen. Da auch der Knochenmarkraum sklerosiert, stellt sich oft eine Anämie ein. Bei dieser schweren Verlaufsform mit häufigen Infektionen kann eine Knochenmarktransplantation vorgenommen werden.

### 8.13.7 Osteomyelitis

Keimverschleppung im Rahmen einer Sepsis kann zur Absiedlung von Bakterien im Knochen führen. Es entsteht eine Entzündung des Knochens, besonders des Knochenmarks: Osteomyelitis. Die Behandlung ist chirurgisch und besteht meist im Eröffnen und Ausräumen der Eiterung sowie in hoch dosierter antibiotischer Behandlung.

Durch hämatogene Streuung von Tuberkelbakterien kann eine spezifische tuberkulöse Osteomyelitis entstehen. Die Knochentuberkulose befällt oft die Zwischenwirbelscheiben und die Wirbelkörper. Die Wirbeltuberkulose war früher eine häufige Ursache für die Entstehung eines Buckels (Gibbus).

Auch andere Infektionskrankheiten können zu Knochenentzündungen führen, z. B. Typhus und Lues.

### 8.13.8 Tumoren

Unter den **gutartigen** Knochentumoren ist das Osteochondrom am häufigsten. Dieser Tumor geht wahrscheinlich vom Epiphysenknorpel aus; deshalb findet man diese Tumoren hauptsächlich in der Metaphyse der langen Röhrenknochen.

Von den **bösartigen** Knochentumoren sind die Sarkome die wichtigsten. Es handelt sich um Sarkome, die vom Knorpel (Chondrosarkom), vom Knochen (Osteosarkom), vom Gefäßsystem (Angiosarkom) oder vom Bindegewebe (Fibrosarkom) ausgehen.

Das zu den **Gammopathien** zählende **Plasmozytom** ist ein vom Knochenmark ausgehender Tumor. Es handelt sich um eine maligne Wucherung der Plasmazellen mit Bildung von Paraproteinen (S. 560).

#### *Symptome*

Die klinischen Symptome von Knochentumoren sind anfangs ziehende Schmerzen und Schwellung der darüber liegenden Weichteile. Bei fortschreitender Knochenzerstörung kann es ohne entsprechende Gewalteinwirkung zur Fraktur kommen (sog. pathologische Fraktur).

Mit verschiedenen Verfahren werden Veränderungen der Knochenstruktur und des Knochenstoffwechsels abgebildet, z. B. bei der Suche und der Lokalisation oder zum Ausschluss von Metastasen. Nachgewiesene Metastasen bestimmen neben anderen Kriterien wie Allgemeinzustand, Lebensalter, Multimorbidität, den Therapieplan.

**Knochenmetastasen** entstehen am häufigsten bei Karzinomen mit primärem Sitz in Brustdrüse, Prostata, Schilddrüse, Nieren, Lunge, Dickdarm und Magen (Abb. 8.18).

#### *Therapie*

Für jeden Einzelfall werden chirurgische, zytostatische und radiologische Maßnahmen erwogen, oft in einer Tumorkonferenz, in der die verschiedenen Fachgebiete beteiligt sind.

Wichtige Bausteine im Therapieplan sind die Kenntnis des Primärtumors und die Entdeckung vorhandener Metastasen. Auch die Suche nach Metastasen beginnt mit der Befragung des Kranken nach lokalisierten Schmerzen und der Inspektion sowie einer gründlichen körperlichen Untersuchung, z. B. Schmerzpunkte beim Beklopfen der Wirbelsäule.

**Moderne Radiologie.** Verschiedene technische Verfahren stehen zur Auswahl, um krankhafte Vorgänge im Körper abzubilden. Wegen der allgemeinen Bedeutung dieser diagnostischen Verfahren werden die Methoden im Folgenden beschrieben.

Die konventionelle *Röntgenuntersuchung* ist die bewährte Technik, um viele Krankheiten sicher und schnell zu diagnostizieren, wie in der speziellen Diagnostik der einzelnen Krankheiten beschrieben ist, z. B. Lungenkrankheiten (S. 317). Mit der Entwicklung neuer Methoden wurde die Diagnostik wesentlich erweitert und sicherer.

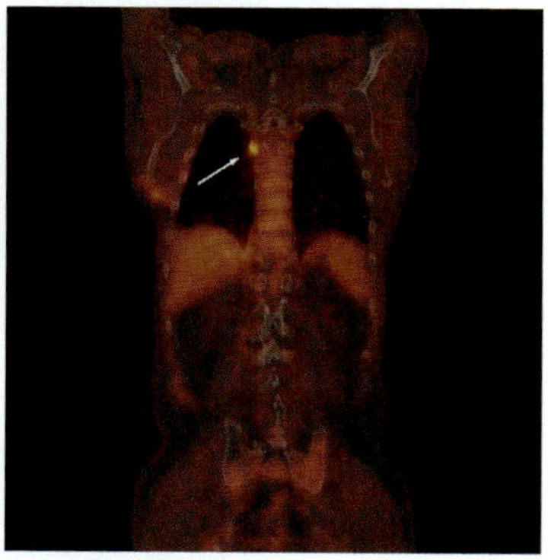

**Abb. 8.18 Knochenmetastase.** Das PET/CT zeigt eine Knochenmetastase in der 6. Rippe rechts (Pfeil).

Für die *Knochenszintigrafie* verwendet man Phosphonate, die mit dem Isotop Technetium-99 m (99mTc) radioaktiv markiert sind und in Abhängigkeit von der Aktivität des Knochenstoffwechsels im Knochen eingelagert werden. Tumorzellen mit erhöhtem Stoffwechsel speichern vermehrt Radioaktivität, sodass diese Bezirke im Szintigramm sichtbar werden. Im Gegensatz zur konventionellen Röntgenuntersuchung kann in einem Szintigramm der ganze Körper abgebildet werden.

In der *Computertomografie* (CT) werden Röntgenstrahlen benutzt, die den Körper in Abhängigkeit von der Dichte der verschiedenen Gewebe unterschiedlich stark durchdringen. Daraus wird das CT-Bild errechnet, das die Struktur der Gewebe, der Knochen, aller Organe und Hohlräume zeigt. Die Computertomografie hat sich als schnelle und sichere diagnostische Methode erwiesen und ist heute ein Routineverfahren, insbesondere zur Untersuchung der Thoraxorgane (**Abb. 8.19**) (vgl. Kapitel 11 Atmungsorgane).

Die *Positronenemissionstomografie* (PET) ist ein nuklearmedizinisches Verfahren mit dem der Stoffwechsel der Körperzellen untersucht wird. PET arbeitet mit Substanzen, die auch im normalen Stoffwechsel vorkommen. Häufig wird ein geringfügig verändertes Glukosemolekül verwendet, die radioaktive $^{18}$Fluor-Deoxy-Glukose (DFG). Fast alle Körperzellen benötigen Glukose für ihren Energiestoffwechsel. Da die meisten Tumoren einen höheren Stoffwechsel als normale Körperzellen haben, reichert sich DFG in den Tumorzellen an, sodass sich diese im Tomogramm deutlich von der Umgebung abheben. Allerdings kann die PET die Struktur des Skeletts und der inneren Organe nur ungenau abbilden, sodass die räumliche Zuordnung von pathologischen Befunden erschwert ist.

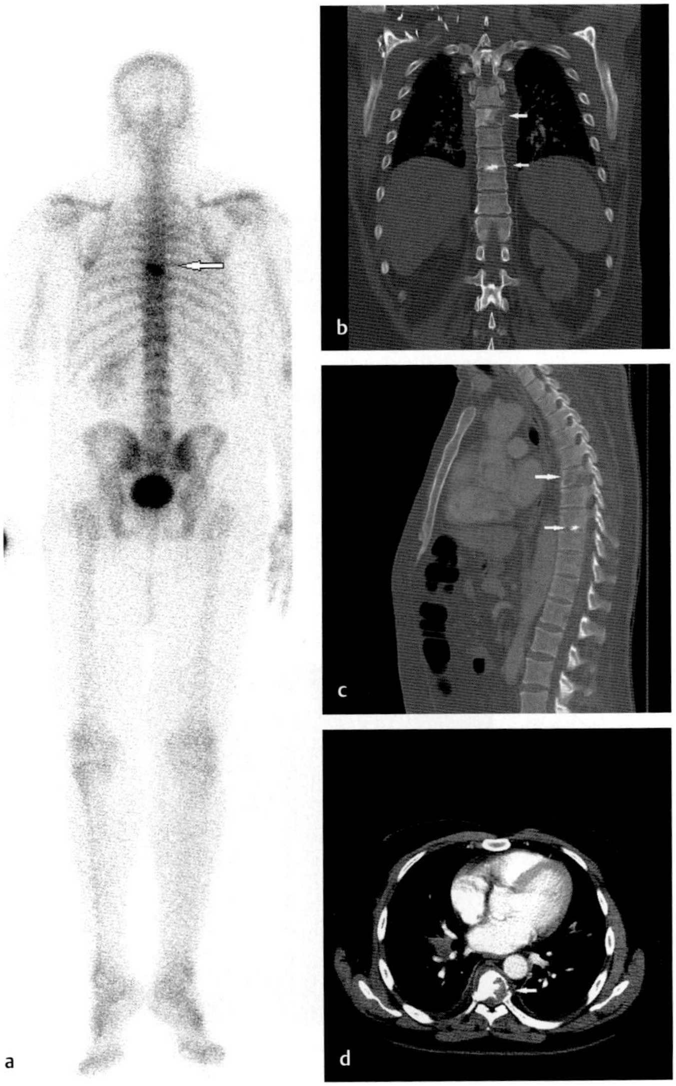


**Abb. 8.19 Knochenmetastasen. a** Knochenszintigramm mit Technetium $^{99m}$Tc: verstärkte Anreicherung im Brustwirbelkörper (Pfeil). **b** CT, Osteolyse im frontalen Schnittbild (Pfeil). Nebenbefund: Kalkablagerung in einer Bandscheibe (Pfeil). **c** CT, Osteolyse im sagittalen Schnittbild (Pfeil). Kalkablagerung in einer Bandscheibe (Pfeil). **d** CT, Osteolyse im Wirbelkörper (Pfeil).

Deshalb wurde ein neues Verfahren entwickelt, das die jeweiligen Vorteile von CT (Daten zur Morphologie) und PET (Daten zum Stoffwechsel) kombiniert. PET *und* CT werden gleichzeitig in einem Untersuchungsgang ausgeführt und zu *einem* Bild fusioniert. Bezirke mit erhöhter Stoffwechselaktivität (abgebildet durch PET) können einem Organ oder einer Gewebeschicht (abgebildet durch CT) genau zugeordnet werden.

Die Single Photon Emissions Computer Tomografie (SPECT) ist ein weiteres nuklearmedizinisches Verfahren, mit dem Funktionsabläufe im Organismus abgebildet werden können (S. 10, **Abb. 1.2**).

# 8.14 Störungen des renalen Transports

## 8.14.1 Diabetes insipidus

● WISSEN *Der Wortstamm „diabet-" (aus dem Griechischen) bedeutet „hindurchgehen", Wortstamm „insipidus" (von lateinisch „insapere") bedeutet „nicht süß schmecken", denn der Urinzucker ist bei diesen Patienten, im Gegensatz zu Diabetes mellitus, nicht erhöht.*

Die Nieren können den Harn nur ungenügend konzentrieren. Deshalb ist die Urinmenge vergrößert (Polyurie „Wasserharnruhr"). Der Wasserverlust verursacht Durst. Entsprechend trinken die Patienten viel (Polydipsie).

Prävalenz: Die Krankheit ist selten und selten erblich. Man trennt zwei Formen.

### Diabetes insipidus centralis

Das Antidiuretische Hormon (ADH) wird im Hypophysenhinterlappen fehlerhaft gebildet oder sezerniert, sodass es zur Harnflut kommt, die bis zu 20 l/Tag betragen kann.

Therapie: Medikamente mit gleicher Wirkung wie ADH (Minirin), Operation, wenn ein Tumor zugrunde liegt, Behandlung von Entzündungen, z. B. tuberkulöse Meningitis.

### Diabetes insipidus renalis

Bei dieser Form wird ADH ausreichend gebildet, doch reagieren die Nierentubuli nicht auf das Hormon, entweder weil die ADH-Rezeptoren defekt sind (angeboren) oder weil die Nierentubuli geschädigt sind (erworben).

Therapie: Behandlung des erworbenen Nierenschadens.

● PFLEGE ***Flüssigkeitsbilanzierung.*** *Der große Wasserverlust über die Niere verursacht Durst. Daher trinken die betroffenen Patienten täglich 5–10 oder mehr Liter Flüssigkeit. Da das Trinken vor einer Exsikkose schützt, darf die Trinkmenge der Patienten nicht begrenzt werden. Stellen Sie ausreichend Getränke im Patientenzimmer bereit. Bilanzieren Sie Flüssigkeitseinfuhr und -ausfuhr.*

# 8.15 Vitaminhaushalt

***Physiologie und Pathophysiologie***

Vitamine sind organische Verbindungen, die im menschlichen Stoffwechsel nicht oder nicht in ausreichender Menge hergestellt werden können. Ihre Funktion ist lebensnotwendig. Deshalb müssen Vitamine regelmäßig mit der Nahrung zugeführt werden, z. T. auch in Vorstufen (Provitaminen). Sie werden über lange Zeit im Körper gespeichert. Die benötigten Vitaminmengen sind sehr klein.

Die Vitamine werden in **fettlösliche** (A, D, E, K) und **wasserlösliche** (B-Gruppe, Vitamin C) Vitamine eingeteilt. Sie entfalten schon in sehr geringen Mengen ihre optimale Wirkung im Stoffwechsel des Menschen.

● DEFINITION *Mangel oder gänzliches Fehlen eines bestimmten Vitamins wird als Hypo- bzw. Avitaminose bezeichnet.*

In den Industrieländern tritt ein diätetisch bedingter Vitaminmangel kaum ein, wenn eine normale, gemischte Kost gegessen wird. Allerdings ist der Vitamingehalt pflanzlicher Lebensmittel nicht immer gleich. Dazu beeinflussen Reifegrad, Lagerung und Zubereitung den Vitamingehalt. Bei manchen Krankheiten ist die Absorption von Vitaminen gestört, so z. B. bei Darmkrankheiten (Malabsorptionssyndrom, S. 66), wodurch es zu ausgeprägten Vitaminmangelerscheinungen (**Hypovitaminose**) kommen kann. Bei bestimmten Belastungen des Organismus (Infektionen, Schwangerschaft und Stillzeit) ist der Bedarf an Vitaminen erhöht.

Für die Resorption der fettlöslichen Vitamine A, D, E und K ist das Vorhandensein von Gallensäuren im Darm notwendig. Werden bei einem Verschlussikterus keine Gallensäuren über Gallengang und Vater-Papille in den Zwölffingerdarm sezerniert, ist die Resorption dieser Vitamine gestört. Praktisch wichtig ist der dadurch entstehende Mangel an Vitamin K, denn dieses Vitamin ist für die Synthese des Gerinnungsfaktors Prothrombin notwendig. Entsprechend zeigt sich Vitamin-K-Mangel am Absinken des Prothrombinspiegels im Blut.

Bei bestimmten Magenkrankheiten oder nach ausgedehnten Magenoperationen fehlt der Intrinsic Factor, der in der Magenschleimhaut gebildet wird. Ohne diesen Intrinsic Factor kann Vitamin B12 nicht resorbiert werden. Es entsteht das Krankheitsbild der perniziösen Anämie (S. 544).

Bei Überdosierung der fettlöslichen Vitamine A und D kann eine Hypervitaminose mit Krankheitssymptomen entstehen. Eine Überdosierung von wasserlöslichen Vitaminen verursacht keine Krankheitssymptome, doch wird inzwischen von der regelmäßigen Einnahme hoch dosierter Multivitaminpräparate als Nahrungsergänzungsmittel eher abgeraten.



**Antioxidative Wirkung der Vitamine.** Vitamin C, Vitamin E und die Karotinoide gelten als Fänger von „freien Radikalen". Es handelt sich um Substanzen (Moleküle, Ionen, Atome), die außerordentlich reaktionsfähig sind und Kettenreaktionen auslösen können. Sie vermögen die geordnete Zellteilung zu stören und biologische Membranen zu schädigen. Die frühere Annahme eines Schutzeffektes durch Vitamine und Antioxidantien gegen Tumorentwicklung hat sich nicht bestätigt. Die regelmäßige Einnahme von beta-Karotin, Vitamin A und E als Nahrungsergänzungsmittel ohne medizinische Indikation zur Krankheitsprophylaxe kann die Letalität eher erhöhen.

## 8.15.1 Fettlösliche Vitamine

### Vitamin A (Retinol)

Vorkommen in Fischlebertran, Säugetierleber, Eigelb, Milch und Butter. Die biologischen Vorstufen des Vitamin A sind die Karotine (Provitamin A), die in grünen Pflanzen, in Leber und Niere sowie in Milch und Butter vorkommen. Die Provitamine werden vom menschlichen Organismus in das fertige Vitamin A umgewandelt.

Funktionen: Vitamin A ist für die Bildung des Sehpurpurs notwendig. Auch für die normalen Lebensvorgänge von Haut, Schleimhaut und Kornea ist Vitamin A erforderlich.

**Vitamin-A-Mangel.** Mangelerscheinungen sind Nachtblindheit, Hornhautschäden am Auge und Verhornungsanomalien an der Haut. Wegen der Störungen an der Schleimhaut entwickeln sich Heiserkeit, Mundschleimhautentzündung sowie Bronchitis. Therapie: Zufuhr von Vitamin A.

**Vitamin-A-Hypervitaminose.** Bei akuter Intoxikation stellen sich Kopfschmerzen, Erbrechen, Schwindel und Müdigkeit ein. Die Vergiftung kann sich bis zum Koma steigern. Wird über längere Zeit zuviel Vitamin A gegeben, kommt es zu Hepatosplenomegalie, Haarausfall, Hypokalzämie.

● MERKE *1 g Leber von Schwein oder Rind enthält 100–150 IE Vitamin A. Da Vitamin A teratogene Wirkung haben kann, empfiehlt das Bundesgesundheitsamt Schwangeren, auf häufigen Verzehr von Leber zu verzichten.*

**Karotinikterus.** Bei andauernder karotinreicher Ernährung, z. B. bei Säuglingen, die mit Karottenbrei gefüttert werden, entsteht der gelbrote Karotinikterus. Es handelt sich um eine harmlose Ablagerung von Karotin in der Haut.

### Vitamin D (Kalziferol)

Vorkommen in Fischlebertran, Fetten, Eiern, Milch und Butter. Die Provitamine des Vitamin D werden in der Haut gespeichert und dort durch Ultraviolettbestrahlung in das fertige Vitamin D umgewandelt.

Funktion: Vitamin D fördert die Absorption von Kalzium aus dem Darm und ist für den normalen Knochenstoffwechsel notwendig.

**Vitamin-D-Mangel.** Entsprechend der Funktion des Vitamin D entsteht bei Mangel an diesem Vitamin bei Kindern die Rachitis, bei Erwachsenen die Osteomalazie. Die Symptome der Rachitis sind frühzeitig am Skelettsystem zu erkennen. Bei Kindern ist die Knochen-Knorpel-Grenze an den Rippen aufgetrieben (Rosenkranzbildung). Andere Zeichen sind Deformation des Kopfes, Verbiegung der Extremitäten und des Beckens. Die Osteomalazie der Erwachsenen wurde auf S. 171 besprochen. Therapie: Zufuhr von Vitamin D, das bei Säuglingen oft schon prophylaktisch gegeben wird.

**Vitamin-D-Hypervitaminose.** Bei Überdosierung therapeutischer Vitamin-D-Gaben entstehen eine Hyperkalzämie und Hyperphosphatämie mit Ablagerung von Kalziumsalzen in den Blutgefäßen, in der Niere und in anderen Geweben. Allgemeine Symptome dieser Hypervitaminose sind Kopfschmerzen, Erbrechen, Magen-Darm-Störungen und Verwirrtheit.

### Vitamin E (Tokopherol)

Vitamin E wird ausschließlich in Pflanzen synthetisiert. Der Begriff Vitamin E oder Tokopherole umfasst verschiedene Substanzen mit geringen molekularen Unterschieden. Biologisch aktiv ist besonders alpha-Tokopherol.

Vorkommen in Nüssen, Eiern, Vollgetreideprodukten und verschiedenen Gemüsesorten. Reich an alpha-Tokopherol sind Weizenkeim-, Maiskeim- und Sonnenblumenöl.

Die Funktion des Vitamin E ist noch nicht völlig bekannt. Es hat antioxidative Eigenschaften und schützt dadurch Vitamin A und die mehrfach ungesättigten Fettsäuren vor der Oxidation.

**Vitamin-E-Mangel kommt selten vor.** Mangelerscheinungen sind Hämolyse und neuromuskuläre Störungen. Therapie: Zufuhr von Vitamin E.

**Vitamin-E-Hypervitaminose.** Hohe Dosen von Vitamin E können vielfältige Nebenwirkungen auslösen (Übelkeit, Erbrechen, Kopfschmerzen, Schwindel, Erschöpfung) und die Symptome bereits bestehender Krankheiten verschlechtern (Bluthochdruck, Diabetes, Angina pectoris). Allerdings ist die Spanne zwischen Nutzen und Schaden einer überhöhten Vitaminzufuhr bei Vitamin E deutlich größer als bei den Vitaminen A und D.

### Vitamin K (Phyllochinon)

Vorkommen in Gemüsen und Früchten. Die Darmbakterien des Menschen erzeugen große Mengen von Vitamin K.

Funktion: Vitamin K wird für die Synthese der Gerinnungsfaktoren II (Prothrombin), VII, IX und X benötigt.

**Vitamin-K-Mangel.** Bei Schädigung der Darmflora, z. B. bei Antibiotikatherapie, kann es zu einem Mangel an Vitamin K kommen. Da zur Resorption des Vitamin K Galle notwendig ist, tritt bei länger dauerndem Verschlussikterus ein Vitamin-K-Mangel ein. Da Vitamin-K-Mangel den Prothrombinspiegel senkt, verlängert sich die Blutgerinnungszeit: Es entsteht eine Blutungsneigung. Therapie: Zufuhr von Vitamin K.

● MERKE *Vitamin-K-Antagonisten werden therapeutisch eingesetzt, um die Blutgerinnungsfähigkeit herabzusetzen (Cumarin-Derivate, z. B. Marcumar).*

## 8.15.2 Wasserlösliche Vitamine

### Vitamin $B_1$ (Thiamin)

Vorkommen in ungeschältem Reis und in Getreide, in tierischen Organen und Milch.

Funktion: Vitamin $B_1$ dient als Koenzym im intermediären Stoffwechsel.

**Vitamin-$B_1$-Mangel.** Da Vitamin $B_1$ an wichtigen Schaltstellen des Stoffwechsels benötigt wird, entstehen bei Vitamin-$B_1$-Mangel klinische Symptome an verschiedenen Organsystemen: psychische Veränderungen, Muskelatrophie, Extrasystolen, Nerven- und Darmstörungen. Vitamin-B-Mangel tritt in den Industrieländern meist bei chronischem Alkoholismus auf. Das Vollbild des Vitamin-B-Mangels ist die **Beriberi-Krankheit** (Nervenlähmung, Herzinsuffizienz, Enzephalopathie), die in den Hungergebieten der Dritten Welt vorkommt. Therapie: Zufuhr von Vitamin $B_1$ und Beseitigung auslösender Faktoren.

### Vitamin $B_2$ (Riboflavin)

Vorkommen in Milch und Milchprodukten, Leber, Vollkornerzeugnissen, Gemüse, Eiern und Fleisch.

Funktion: Das Vitamin $B_2$ steuert Oxidationsvorgänge im intermediären Stoffwechsel.

**Vitamin-$B_2$-Mangel.** Klinische Zeichen sind Wachstumsstörungen an den Fingernägeln, Rhagaden in den Mundwinkeln, Atrophie der Zungenschleimhaut. Therapie: Zufuhr von Vitamin $B_2$.

### Vitamin $B_6$ (Pyridoxin)

Vorkommen in Getreide, Leber und Niere.

Funktion: Vitamin $B_6$ hat Bedeutung im intermediären Stoffwechsel als Koenzym wichtiger Enzyme des Aminosäurenstoffwechsels, z. B. als Koenzym der Transaminasen in der Leber (vgl. S. 98, Diagnostik der Hepatitis).

**Vitamin-$B_6$-Mangel.** Die Symptome gleichen denen bei Vitamin-$B_2$-Mangel. Therapie: Zufuhr von Vitamin $B_6$.

### Vitamin $B_{12}$ (Kobalamin)

Vorkommen in Leber und Niere.

Funktion: Vitamin $B_{12}$ ist für den intermediären Stoffwechsel von Bedeutung. Insbesondere ist es zum regelrechten Aufbau von Kernsäuren (Nukleinsäuren) erforderlich.

**Vitamin-$B_{12}$-Mangel.** Die wichtigste Ursache für einen Vitamin-$B_{12}$-Mangel ist das Fehlen von Intrinsic Factor im Magen, denn ohne Intrinsic Factor kann Vitamin $B_{12}$ (= Extrinsic Factor) nicht absorbiert werden. Auch andere Magenerkrankungen, Karzinom, Magenresektion oder Darmresektion können die Absorption von Vitamin $B_{12}$ verringern und die postoperative parenterale Substitution des fehlenden Vitamins erfordern. Der Vitamin-$B_{12}$-Mangel führt zur perniziösen Anämie (S. 544). Therapie: Parenterale Zufuhr, wenn der Intrinsic Factor fehlt. Behandlung der Grundkrankheit.

### Folsäure

Vorkommen in Leber, Gemüse und Weizenkeimlingen.

Funktion: Folsäure ist wie Vitamin $B_{12}$ für die Synthese von Nukleinsäuren erforderlich und hat damit auch eine wesentliche Funktion beim Aufbau von Erythrozyten (S. 540).

**Folsäuremangel.** Bei Mangel an Folsäure ist die Blutbildung gestört. Es entsteht eine makrozytäre hyperchrome Anämie mit pathologischen Vorstufen der roten Blutkörperchen im Knochenmark. Auch die Entwicklung der Granulozyten, Lymphozyten und Thrombozyten ist gestört, denn auch für die Ausreifung dieser Blutzellen wird sowohl Folsäure als auch Vitamin $B_{12}$ benötigt. Folsäuremangel ist neben Eisenmangel eine häufige Ursache der nicht seltenen Schwanger-

8

schaftsanämie. Therapie: Zufuhr des fehlenden Vitamins in Verbindung mit Vitamin-$B_{12}$-Gaben.

### Niacin

Nikotinsäure und Nikotinsäureamid werden zu Niacin zusammengefasst.

Vorkommen: Vollkornerzeugnisse, Fleisch, Leber, Fisch und Gemüse.

Funktion: Das Vitamin entfaltet seine Wirkung als Koenzym im intermediären Stoffwechsel. Therapeutisch wird Nikotinsäure bei der Behandlung von Patienten mit Fettstoffwechselstörungen eingesetzt.

**Niacinmangel.** Hautentzündung und Hautpigmentierung sind die wichtigsten Symptome. Das Vollbild des Mangels an Nikotinsäureamid wird als **Pellagra** bezeichnet. Hauptsymptome sind Pigmentierungen der Haut, Verwirrtheit, Erbrechen und Durchfall.

8

### Vitamin C (Ascorbinsäure)

Vorkommen in Obst, Gemüse und Kartoffeln. Unzweckmäßige Zubereitung der Nahrung (starkes Erhitzen) vermindert den Vitamin-C-Gehalt.

Funktion: Wichtige Funktionen hat Vitamin C im intermediären Stoffwechsel bei der Synthese von Kollagen, von Hormonen der Nebennierenrinde und des Nebennierenmarkes, bei der Wundheilung und bei immunologischen Vorgängen.

Vitamin C gehört wie Vitamin E und Vitamin A zu den antioxidativen Nahrungsstoffen, die das Gewebe vor Schäden durch freie Sauerstoffradikale schützen. Vitamin C wird deshalb auch eine schützende Wirkung vor Krankheiten wie Krebs zugeschrieben. Die **prophylaktische** Gabe von Vitamin C in hohen Dosen soll die Inzidenz und die Intensität von Erkältungskrankheiten günstig beeinflussen.

**Vitamin-C-Mangel.** Bei einseitiger Ernährung können sich Mangelsymptome einstellen, doch sind diese heutzutage selten. Frühsymptome des Vitamin-C-Mangels sind Schwäche und Mattigkeit. Das Vollbild der Vitamin-C-Mangel-Krankheit ist der Skorbut. Skorbut ist eine klassische Vitaminmangelkrankheit, die heute kaum noch vorkommt, früher aber Schiffsbesatzungen nach monatelanger Seefahrt mit Mangel an Gemüse und Kartoffeln befiel. Das klinische Bild des Skorbuts ist gekennzeichnet durch eine Permeabilitätsstörung der Blutgefäße: Charakteristisch ist die Blutungsneigung des Zahnfleisches. Auch an der Haut entstehen punktförmige und flächenhafte Blutungen. Einblutungen in Muskulatur und Gelenke verursachen schmerzhafte Schwellungen. Im Laufe der Krankheit lockern sich die Zähne und fallen schließlich aus. Therapie: Zufuhr des fehlenden Vitamins.

### Biotin

Biotin wirkt als Koenzym. Unspezifische Mangelerscheinungen, wie Appetitlosigkeit und Dermatitis, kommen sehr selten vor, am ehesten als „Rohe-Eier-Krankheit“ bei übermäßigem Verzehr roher Eier. Das Avidin im Eiklar bildet mit Biotin einen biologisch unwirksamen Komplex. Diese Wirkung des Avidin geht beim Erhitzen verloren.

### Pantothensäure

Pantothensäure ist Teil des Koenzyms A, das im intermediären Stoffwechsel wirkt. Bei Mangel kann eine Polyneuropathie auftreten.

## 8.15.3 Sekundäre Pflanzenstoffe

Zu dieser Klasse gehören außerordentlich zahlreiche Stoffe, die mit der täglichen Nahrung aufgenommen werden. Sie geben den Pflanzen Aroma und Farbe. Sie wirken antioxidativ, stärken die Immunabwehr, hemmen Entzündungen und möglicherweise die Tumorentwicklung.

Karotinoide und Flavonoide sind wichtige sekundäre Pflanzenstoffe, die in Gemüse, Karotten, Tomaten, Obst, grünem Tee, Gewürzpflanzen, rotem Traubensaft, Kakao und Rotwein enthalten sind.

**Tab. 8.15 Vitamine (kurz gefasste Übersicht).**

| *Vitamin* | *Funktion* | *gute Nahrungsquellen* | *Tagesbedarf* | *Mangelkranheiten* |
|---|---|---|---|---|
| **fettlösliche Vitamine** | | | | |
| Vitamin A, ß-Carotin | Aufbau von Haut und Schleimhaut<br>Bildung von Sehpurpur | gelb-orangenfarbige Gemüse, Karotten, Leber, Lebertran | 1 mg | Nachtblindheit |
| Vitamin D | Knochenaufbau und Stabilität | Fettfische, Leber, Margarine, Kalbfleisch | 5 µg | Rachitis, Osteomalazie |
| Vitamin E | lipidlösliches Antioxidans, schützt mehrfach ungesättigte Fettsäuren in Zellmembranen | pflanzliche Öle, Nüsse, Gemüse | 15 mg | unspezifisch |
| Vitamin K | Bildung von Gerinnungsfaktoren | grüne Blattgemüse, Eier, Käse, Leber | 70–80 µg | Blutgerinnungsstörung |
| **wasserlösliche Vitamine** | | | | |
| Vitamin C | Antioxidans, Aufbau von Bindegewebe, Knochen und Zähnen, Entgiftungsfunktion, Biosynthese von Neurotransmittern | Obst, Gemüse, Kartoffeln | 100 mg | Skorbut |
| Vitamin $B_1$ | Koenzym im Intermediärstoffwechsel | Vollkornprodukte, Nüsse, Hülsenfrüchte | 1,1–1,4 mg | Beri-Beri |
| Vitamin $B_2$ | Koenzym im Intermediärstoffwechsel, Umwandlung der Nährstoffe in Energie | Milch, Milchprodukte, Nüsse, Fisch, Pilze, Vollkornprodukte, Fleisch | 1,2–5 mg | Pellagra, Hypochrome Anämie |
| Vitamin $B_6$ | Koenzym im Aminosäurenstoffwechsel und bei der Häm-Synthese | Fleisch, Fisch, Vollkornprodukte, Kartoffeln, Hülsenfrüchte, Nüsse | 1,2–1,5 mg | selten: Störungen der Proteinsynthese, Anämie |
| Vitamin $B_{12}$ | Koenzym im Intermediärstoffwechsel, wichtig für die Blutbildung | praktisch nur in tierischen Lebensmitteln, wie Eier, Leber, Niere, Käse | 3 µg | Perniziöse Anämie |
| Niacin | beteiligt an vielen Stoffwechselwegen, u. a. Synthese und Oxidation von Fettsäuren | Hülsenfrüchte, Fleisch, Fisch, Nüsse | 15–20 mg | Pellagra |
| Pantothensäure | beteiligt an fast allen Vorgängen im Kohlenhydrat-, Protein- und Fettstoffwechsel, an der Synthese von Neurotransmittern, Steroiden und Häm | in fast allen Lebensmitteln, besonders in Leber, Fleisch, Fisch, Eiern, Vollkornprodukten, Hülsenfrüchten | 10 mg | kommt praktisch nicht vor |
| Folsäure | große Bedeutung für Teilung und Differenzierung der Zellen, u. a. für die Erythropoese | grüne Blattgemüse, Vollkornprodukte, Nüsse, Leber, Milch, Milchprodukte, Weizenkeime, Sojabohnen | 400 µg | Anämie, erhöhtes Risiko für Herz-Kreislauf-Erkrankungen, in der Schwangerschaft Gefahr von Missbildungen und Fehlgeburten |
| Biotin | Vitamin der B-Gruppe mit Funktionen im Intermediärstoffwechsel | Tomaten, Reis, Weizenkleie, Leber | 0,4–0,8 µmol | Dermatitis |

# 8.16 Mineralstoffe, Mengenstoffe und Spurenelemente

Die Mineralstoffe sind anorganische Nahrungsstoffe. Sie werden in Mengenstoffe (mehr als 50 mg/kg Körpergewicht) und Spurenelemente (weniger als 50 mg/kg Körpergewicht) eingeteilt.

**Mengenstoffe**

sind z. B.

- Kalium,
- Natrium,
- Kalzium,
- Phosphat,
- Magnesium.

**Spurenelemente.**

Die Spurenelemente haben wesentliche Funktionen im Intermediärstoffwechsel. Eisen wird zu den Spurenelementen gezählt, obwohl die Konzentration etwa 60 mg/kg Körpergewicht beträgt. Wichtige Spurenelemente sind

- Eisen,
- Mangan,
- Jod,
- Chrom,
- Fluorid,
- Nickel,
- Selen,
- Kobalt,
- Zink,
- Molybdän,
- Kupfer,
- Silizium.

### *Beispiele für die Bedeutung von Spurenelementen*

**Eisen** ist notwendig für den Sauerstofftransport im Blut (Erythrozyten, Hämoglobin). Eisenmangel ist der häufigste Mangel an einem Spurenelement und führt zur Eisenmangelanämie (S. 543). Reich an Eisen sind die tierischen Nahrungsmittel.

**Jod** ist Bestandteil der Schilddrüsenhormone, bei Mangel entwickelt sich die Jodmangelstruma (S. 469). Besonders jodhaltige Nahrungsmittel sind Seefische. Jodiertes Speisesalz verwenden!

**Fluorid** als Bestandteil von Zahnpasta hat große Bedeutung in der Kariesprophylaxe. Schwarzer Tee ist reich an Fluorid.

**Zink.** Bei der Zinkmangelkrankheit Akrodermatitis enteropathica handelt es sich um eine genetisch bedingte Resorptionsstörung für Zink im Darm. Bei den betroffenen Kindern entwickeln sich Nekrosen an Händen und Zehen (Akrodermatitis, **Abb. 8.20**), Haarausfall und Durchfall. Die Symptome können durch lebenslang hoch dosierte Gabe von Zinkpräparaten behandelt werden.

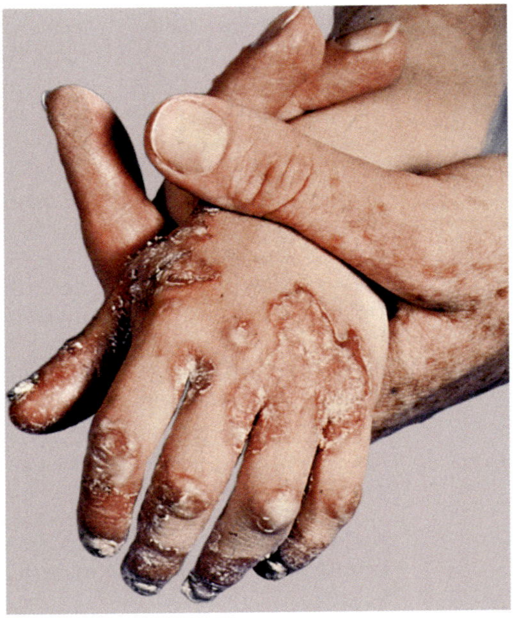

**Abb. 8.20 Akrodermatits enteropathica.** Nekrosen an den Händen eines Patienten mit Akrodermatitis enteropathica.

# 9 Krankheiten des Herzens

Hermann Wagner

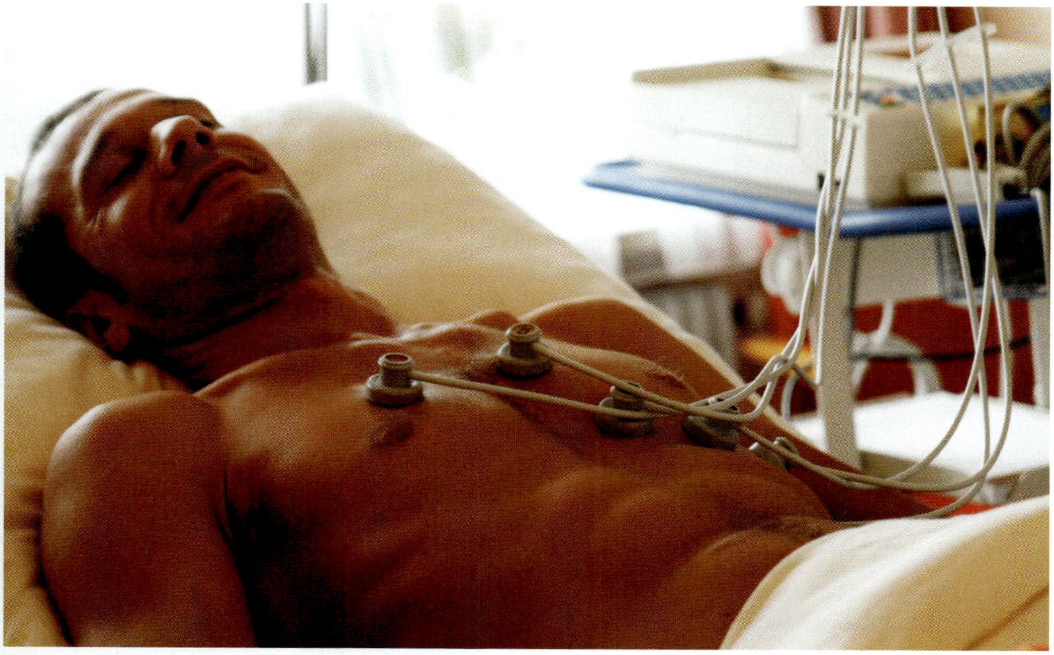



## 9.1 Anatomie und Physiologie

Das Herz ist ein muskulöses Hohlorgan mit insgesamt vier Herzhöhlen. Es wird zwischen einem rechten, dem **Lungenkreislauf** zugeordneten Herzanteil, und einem linken, der den **Körperkreislauf** aufrechterhält, unterschieden. Auf beiden Seiten sind **Vorhof** (Atrium) und **Herzkammer** (Ventrikel) zu differenzieren. In **Abb. 9.1** ist schematisch die Herzanatomie dargestellt. Rechts erfolgt die Trennung zwischen Vorhof und Kammer durch die dreizipfelige *Trikuspidalklappe*, links durch die zweizipfelige *Mitralklappe*. Die im linken Ventrikel entspringende Hauptschlagader (Aorta) sowie die aus dem rechten Ventrikel entstammende A. pulmonalis sind jeweils durch Rückschlagklappen gesichert (*Aorten-* bzw. *Pulmonalklappe*).

Das Herz arbeitet in regelmäßigem Wechsel von Kontraktion (Systole) und Dilatation (Diastole) (**Abb. 9.2**). Vom Sinusknoten ausgehend läuft die Erregung über den Atrioventrikularknoten (AV-Knoten) und das *Erregungsleitungssystem* des His-Bündels sowie über die Tawara-Schenkel und die Purkinjefasern der Kammermuskulatur (**Abb. 9.1**). Dabei unterscheidet man verschiedene Erregungsphasen (**Abb. 9.3**).

Bei jeder Kontraktion wird ein Teil des im Ventrikel befindlichen Blutes in die Gefäße gepumpt (sog. *Schlagvolumen*). Dieses Volumen beträgt etwa 60–100 ml.

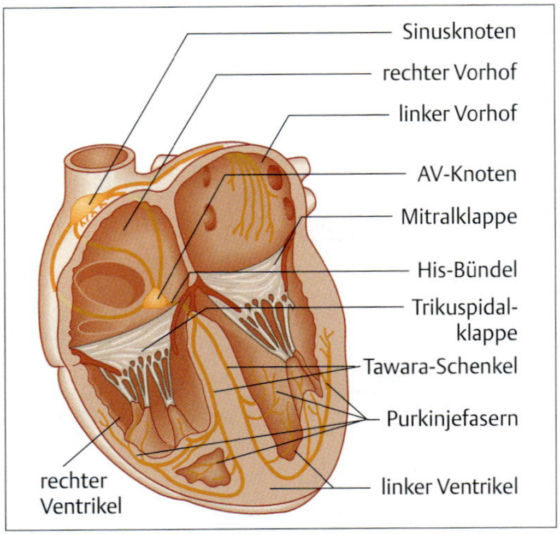


**Abb. 9.1 Herzanatomie.** Schematische Darstellung der Herzanatomie mit Herzkammern, Herzklappen und Reizleitungssystem.

● WISSEN *Die Ejektionsfraktion (Verhältnis des Schlagvolumens zum enddiastolischen Ventrikelvolumen, Normalwert 66,6 %) ist ein guter Parameter für die integrale Pumpfunktion einer Herzkammer und ein wichtiger prognostischer Marker für zahlreiche Herzkrankheiten.*

Die normale Herzfrequenz beträgt beim Erwachsenen etwa 60–80 Schläge/min. Das pro Minute vom Herzen ausgeworfene Blut (Herzminutenvolumen) beträgt etwa 5,7 l. Eine Steigerung unter Belastung bis zu 25 l/min ist möglich.

Herzgeräusche entstehen durch Wirbelbildung nach vorwärts (Stenose) bzw. nach rückwärts (Insuffizienz).

# 9.2 Untersuchungsmethoden

## 9.2.1 Klinische Untersuchung

Durch Anamnese und einfache ärztliche Untersuchung kann der Zustand des Herz-Kreislauf-Systems häufig richtig beurteilt werden (**Tab. 9.1**).

Die Inspektion (Suche nach Lippenzyanose, Blässe, Gesichtsrötung oder Atemnot, Beinödeme), die Palpation der Herzregion und der Pulse (Frequenz, Regelmäßigkeit, Härte, Druckamplitude) sowie Perkussion (Klopfuntersuchung zur Orientierung, recht ungenau) und Auskultation mit dem Stethoskop (perikardiale Reibegeräusche, Herztöne und Herzgeräusche, **Abb. 9.5**) geben erste Informationen über den Zustand des Herz-Kreislauf-Systems (**Tab. 9.2**). Herzfehler (außer Pulmonalisfehler) hört man am besten bei maximaler Ausatmung des Patienten. Eine Änderung des Geräusches findet statt bei Lagewechsel, bei Belastung, verschiedenen Zeiten der Atemexkursion. So hört man z. B. Mitralvitien am besten in Linksseitenlage. Weiterer wesentlicher Bestandteil der Untersuchung herzkranker Patienten ist die Blutdruckmessung.

### Leitsymptome

*Retrosternaler Schmerz*

Differenzialdiagnose:

- Angina pectoris: thorakales Druckgefühl, Beklemmung, Atemnot, Ausstrahlung der Schmerzen in typischer Weise in die linke Axilla und den linken Arm, Besserung nach Nitroglycerin
- Myokardinfarkt: mehr als 30 min anhaltender Schmerz (fehlt beim „stummen Myokardinfarkt", Achtung: Diabetes mellitus), Todesangst, Schweißausbruch, Erbrechen, oft nicht auf Nitroglycerin reagierend
- aortenbedingter Schmerz: Ruptur eines thorakalen Aortenaneurysmas
- Lungenembolie: Schmerzen bei Inspiration, trockener Husten, meistens Dyspnoe
- Spontanpneumothorax: plötzlich auftretende Dyspnoe, abgeschwächtes Atemgeräusch
- akute Pankreatitis
- perforierendes Ulcus ventriculi
- vertebragene Schmerzen und Interkostalneuralgie
- funktionale Herzbeschwerden: dumpfe, anhaltende Schmerzen von kurzer Dauer und über der Herzspitze lokalisiert, eher in Ruhe auftretend und mit Hyperventilation verbunden

*Dyspnoe*

Differenzialdiagnose:

- Linksherzinsuffizienz
- Rechtsherzinsuffizienz
- biventrikuläre Herzinsuffizienz
- Herzinfarkt
- Herzrhythmusstörungen (bradykarde und tachykarde)
- Herzklappenerkrankungen
- dilatative Kardiomyopathie
- Perikarditis, Perikarderguss, Perikardkonstriktion
- Lungenkrankheiten und extrathorakale Ursachen

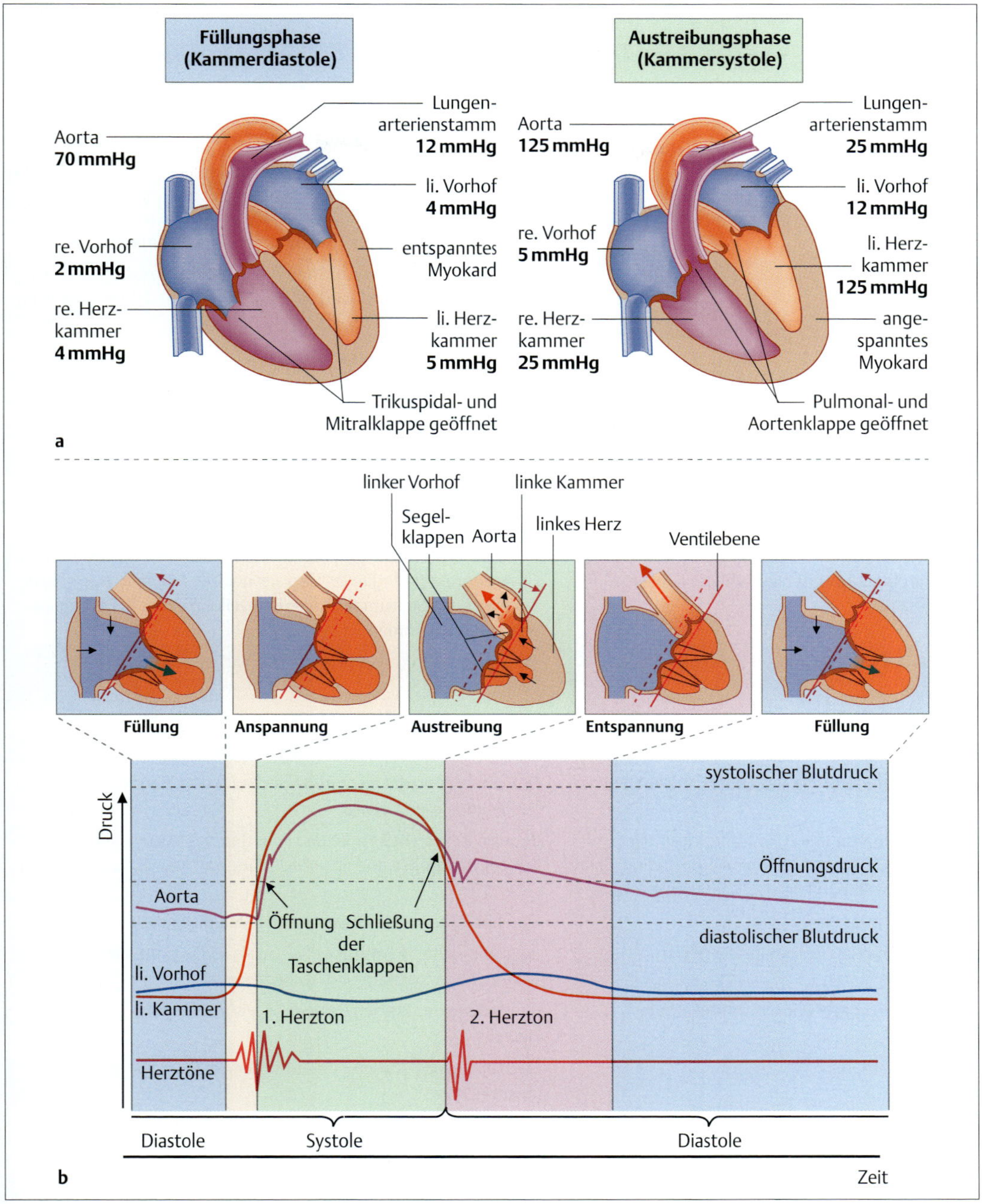


**Abb. 9.2 Zeitintervalle des Herzzyklus. a** Während der Kammerdiastole sind die Herzkammern erschlafft und das Blut strömt aus den Vorhöfen in die Kammern. Während der Kammersystole erhöht sich der Druck in den Herzkammern und das Blut wird aus der rechten Herzkammer in den Lungenkreislauf und aus der linken Herzkammer in den Körperkreislauf gepumpt. **b** Beachten Sie, dass sich in der Austreibungs- und Füllungsphase die Ventilebene verschiebt. Der untere Teil der Abbildung zeigt die Druckverhältnisse in der linken Herzkammer (rot), in der Aorta (violett) und im linken Vorhof (blau) während der Herzaktion. Der Zeitpunkt, wenn die Aortenklappe sich öffnet und die Austreibungsphase beginnt, fällt mit dem ersten Herzton zusammen (unterste Spur, rot). Der zweite Herzton entsteht, wenn die Aortenklappe sich am Ende der Austreibungsphase schließt. Die Phasen des rechten Herzens laufen in vergleichbarer Weise fast zeitgleich ab (nach Schwegler 2002).

9

9

**Tab. 9.1 Diagnostisches Vorgehen bei Herzkrankheiten.**

| *Methode* | *Funktion* |
|---|---|
| eingehende Anamnese | Eruierung von Symptomen einer Herzkrankheit |
| klinische Untersuchung:<br>– Inspektion<br>– Palpation<br>– Auskultation | Suche nach fassbaren Symptomen einer Herzerkrankung |
| Ruhe-EKG | Grundorientierung über Herzrhythmus und Stromkurvenverlauf |
| Belastungs-EKG | bei V. a. koronare Herzkrankheit oder Herzrhythmusstörungen (Verhalten unter Belastung), Kontrolle des RR-Verhaltens, Beurteilung der Leistungsfähigkeit |
| Langzeit-EKG | Erkennung von Rhythmusstörungen |
| Event-Rekorder (**Abb. 9.4**) | mehrtägige EKG-Aufzeichnung, ambulant; bei kardialen Symptomen Einschalten des Gerätes durch den Patienten; ggf. telemedizinische Übertragung an eine Notrufzentrale bzw. an Kardiologen; |
| elektrophysiologische Untersuchung (EPU) | Ableitung intrakardialer EKGs zur Analyse von Herzrhythmusstörungen |
| zentraler Venendruck | Blutdruckmessung im intrathorakalen Hohlvenensystem |
| Echokardiografie einschließlich Farbduplex | Funktionsmorphologie des Herzens und der Klappen, Ausschluss/Nachweis von Septumdefekten; Beurteilung von z. B. Druckgradienten, Refluxströmen |
| Kontrastechokardiografie, 3-D-Echokardiografie | i.v.-Gabe von Kontrastmittel zur Verstärkung der Herzbinnenechos |
| Belastungsechokardiografie („Stress-Echo") | Echokardiogramm während einer Ergometrie |
| transösophageale Echokardiografie (TEE) | bei V. a. Vorhofthromben, Feinbeurteilung von Klappen |
| Röntgenuntersuchung des Thorax in 2 Ebenen | Dokumentation der Herzgröße und -funktion, Beurteilung der Lunge und deren Gefäße |
| Computertomografie (CT) Kernspintomografie (Kardio-MRT), Mehrzeilen-Spiral-CT (Kardio-CT) und 3-D-Rekonstruktion nach i.v.-Kontrastmittelgabe | Beurteilung von Anatomie und Funktion des Herzens einschließlich der Blutgefäße und Quantifizierung von Koronarkalk |
| Myokardszintigrafie | Durchblutung und Stoffwechsel der Herzmuskulatur |
| Positronen-Emissionstomografie (PET) | Beurteilung des Myokardstoffwechsels (Differenzierung von normalem, ischämischem und Narbengewebe) |
| Rechtsherzkatheter (Einschwemmkatheter) | Beurteilung des kleinen (Lungen-)Kreislaufs und des rechten Herzens |
| Linksherzkatheter | Beurteilung des großen Kreislaufs, der Herzkranzgefäße und des linken Herzens |
| Myokardbiopsie | Abklärung von z. B. Kardiomyopathien (s. S. 234 ff) |
| Intrakoronare Angioskopie | Beurteilung der Innenräume der Koronararterien (spezifische Fragestellungen) |
| Laboruntersuchungen (Herzmuskelenzyme) | Untergang von Herzmuskulatur |
| Lungenfunktionsuntersuchungen | Lungenkrankheiten als Ursache bzw. Differenzialdiagnose der Herzerkrankung |

*Herzklopfen (Palpitation) und Herzrasen*
Es wird der eigene Herzschlag empfunden. Differenzialdiagnostisch müssen in Erwägung gezogen werden
- Extrasystolie,
- paroxysmale Tachykardien,
- Kammertachykardien,
- Vorhofflimmern und Vorhofflattern,
- Klimakterium bei Frau und Mann und
- Genussmittelmissbrauch (Tabak, Kaffee, Alkohol und Drogen).

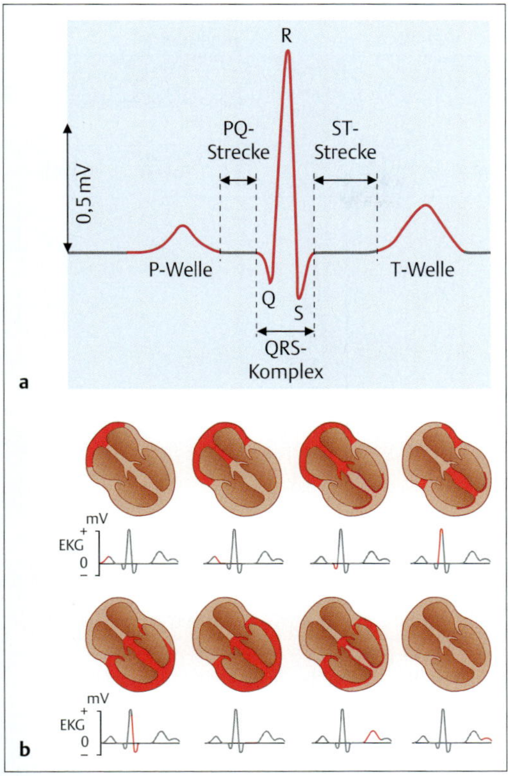


**Abb. 9.3 Erregung des Herzens.** Darstellung der Erregungsbildungs- und Erregungsleitungssysteme des Herzens mit zeitlicher Zuordnung der Aktionspotenziale verschiedener Herzregionen zum EKG. Sie sehen ein typisches normales EKG in Ruhe (**a**) und den dazugehörigen Erregungszustand der Herzmuskulatur (**b**). Die rot gekennzeichneten Herzmuskelanteile sind erregt, die grauen nicht. Eine positive Zacke kommt immer dann zustande, wenn sich die Erregung in Richtung auf die Herzspitze ausbreitet oder aber sich in Richtung auf die Herzbasis zurückbildet (aus Schwegler 2002).

**Tab. 9.2 Einteilung von Herztönen und Herzgeräuschen.**

| *Herztöne* | *Herzgeräusche* |
|---|---|
| *Klappenschlusstöne*<br>– Der 1. Herzton entspricht dem Schluss der Mitral- und Trikuspidalklappe<br>– Der 2. Herzton entspricht dem Schluss der Aorten- und Pulmonalklappe und ist kürzer und heller als der 1. Herzton | *systolische Geräusche*<br>– Stenose von Aorten- oder Pulmonalklappe<br>– hypertrophische obstruktive Kardiomyopathie<br>– Aortenisthmusstenose<br>– Ventrikelseptumdefekt<br>– Mitralinsuffizienz<br>– unwesentliche und funktionelle systolische Geräusche, z. B. bei Jugendlichen, die gesund sind |
| *Klappenöffnungstöne*<br>– z. B. Mitralöffnungen bei Mitralstenose<br>– Prothesenöffnungston bei Mitralklappenprothese | *diastolische Geräusche*<br>– Mitralstenose<br>– Insuffizienz von Aorten- oder Pulmonalklappe |
| *Dehnungstöne*<br>– durch plötzlichen Stopp der Öffnungsbewegung verklebter Klappen | kontinuierliches systolisches-diastolisches *„Maschinengeräusch"*<br>– offener Ductus Botalli<br>– arteriovenöse Fisteln<br>– Koronarfisteln |
| diastolisch-ventrikuläre *Füllungstöne*<br>– normal bei Kindern und Jugendlichen | |
| spätsystolischer *Klick*<br>– z. B. bei Mitralklappenprolaps (S. 243) | |

*Zyanose*

Differenzialdiagnostisch müssen neben Lungen- verschiedene Herzerkrankungen (Herzinsuffizienz, Rechts-Links-Shunts) sowie Polyglobulie, Methämoglobinämie (selten!), vegetative Dystonie (kühle, schwitzende, bläuliche Haut durch Dilatation der Venolen bei eng gestellten Arteriolen) in Erwägung gezogen werden.

*Gestaute Halsvenen*

Es besteht eine deutliche Schwellung der Halsvenen durch Stauung des Blutes vor dem rechten Herzen. Differenzialdiagnostisch müssen neben Rechtsherzinsuffizienz, Mitralstenose, Perikarditis, Herzbeuteltamponade, Bronchialkarzinom, mediastinale Tumoren und Aortenaneurysma in Erwägung gezogen werden.

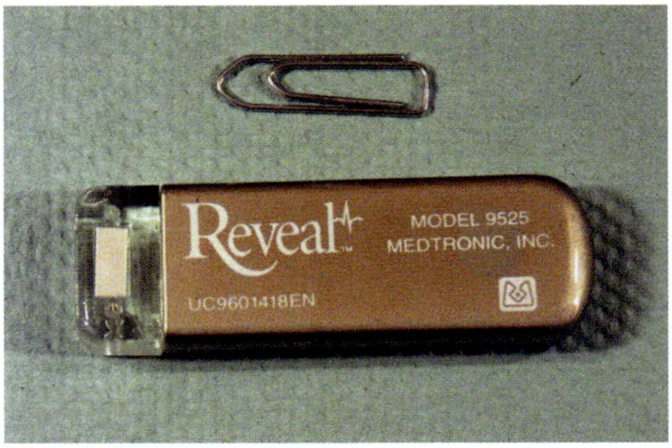


**Abb. 9.4** Beispiel eines Event-Rekorders (Fa. Medtronic).

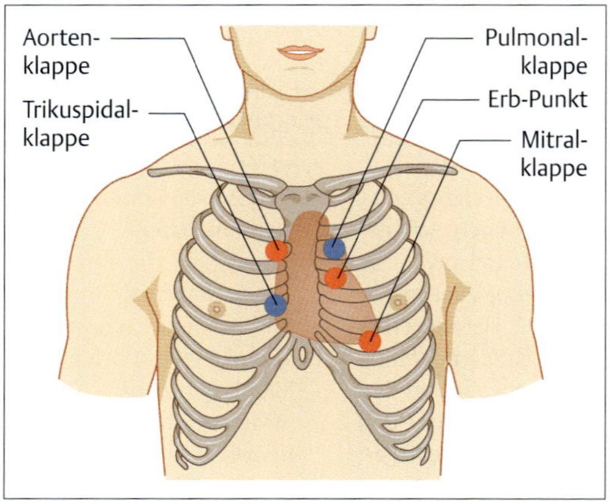


**Abb. 9.5 Auskultationsareale.** Verschiedene Areale zum Abhören der Herztöne.

*Nykturie*
Vermehrtes nächtliches Wasserlassen, oft bei latenter oder manifester Herzinsuffizienz.

*Husten und Hämoptysen*
Differenzialdiagnose: Bei pulmonalvenöser Stauung sowie länger bestehender pulmonaler Hypertonie oder Lungeninfarkten, Ruptur einer Pulmonal- oder Bronchialvene. Bei Gesunden kann kurzer, trockener Husten Folge von Extrasystolen sein.

*Synkope*
Hierbei besteht ein kurzzeitiger Bewusstseinsverlust, der spontan reversibel ist (s.o.). Charakteristisch sind plötzlicher Beginn ohne Aura und rasches Wiedererwachen ohne Zungenbiss und Einnässen (Epilepsie!). Ursachen sind meist eine Minderung des Herzzeitvolumens (z.B. durch Rhythmusstörungen), ein verminderter venöser Rückfluss (vagovasale Synkope) oder eine zerebrovaskuläre Insuffizienz.

*Periphere Ödeme*
Bei Rechtsherzinsuffizienz symmetrisch im Bereich der Knöchel, des Fußrückens und/oder prätibial (**Abb. 9.47**).

## 9.2.2 Spezielle Untersuchungsverfahren

In **Tab. 9.1** ist eine Übersicht über die zurzeit verfügbaren wesentlichen speziellen Untersuchungsverfahren dargestellt.

### Elektrokardiogramm

Mit dem Elektrokardiogramm (EKG) werden die bei der Herztätigkeit entstehenden *Herzströme* registriert. Im Sinusknoten beginnt die elektrische Erregung. Die **P-Welle** stellt im EKG die Erregung der Vorhöfe dar

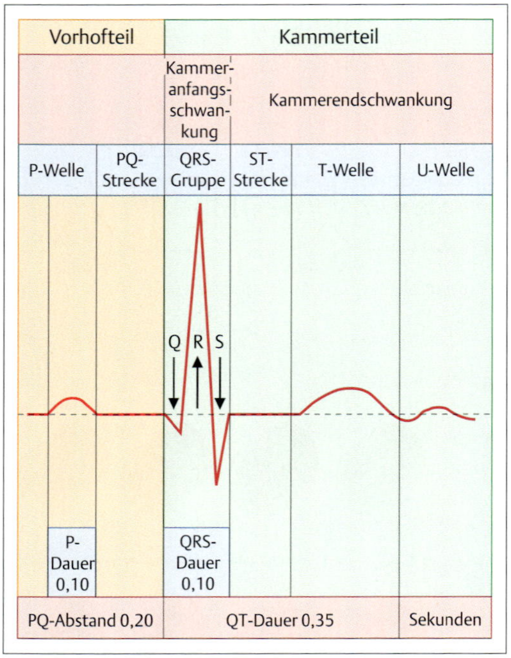


**Abb. 9.6 EKG-Abschnitte.** Benennung der Abschnitte und Ausschläge im EKG.

(**Abb. 9.6**). Nach Ablauf der **PQ-Dauer** (Erregungsüberleitungszeit) beginnt die Kammererregung (**QRS-Komplex** im EKG): Vom AV-Knoten wird die Erregung verzögert zum His-Bündel geleitet, von dort über den rechten und linken Tawara-Schenkel sowie das Purkinje-System zur Kammermuskulatur. Der initiale Anteil des QRS-Komplexes stellt die Septumaktivierung dar. Die **T-Welle** im EKG stellt die Erregungsrückbildung dar.

Neben den Extremitätenableitungen (Standard- und Goldberger-Ableitungen) haben sich die Brustwandableitungen zur Registrierung der elektrischen Herzaktion bewährt (**Abb. 9.7**).

Die Brustwandableitungen werden mit $V_1$–$V_6$ bezeichnet und nach folgendem Schema angelegt:

- $V_1$: 4. ICR (Interkostalraum, Zwischenrippenraum) rechts parasternal (neben dem Brustbein)
- $V_2$: 4. ICR links parasternal
- $V_4$: 5. ICR links auf der Medioklavikularlinie
- $V_3$: zwischen $V_2$ und $V_4$
- $V_5$: vordere Axillarlinie links in Höhe von $V_4$
- $V_6$: mittlere Axillarlinie links in Höhe von $V_4$

PFLEGE ***Ableiten eines EKG.*** *Die Durchführung eines EKG ist eine sehr häufige Aufgabe in der Pflege, vor allem im internistischen Funktionsbereich und auf Intensivstationen. Ist die Brust des Patienten stark behaart, werden zunächst die Haare im betreffenden Areal rasiert. Vor dem Anlegen werden die Elektroden z.B. mit Elektrodengel befeuchtet, um die Leitfähigkeit zu verbessern (***Abb.**

**9.7**). *Einmalelektroden sind bereits angefeuchtet. Je nach EKG-Gerät Namen und Geburtsdatum des Patienten und Datum und Uhrzeit eingeben – ansonsten den EKG-Streifen hinterher entsprechend beschriften – und dem Arzt vorlegen. Bei der Qualitätsbeurteilung des EKG bedenken Sie: Bei einem „verwackelten“ EKG kann es sich auch um schwerwiegende Rhythmusstörungen, wie Vorhofflimmern oder Kammerflattern, handeln!*

Das EKG wird üblicherweise beim ruhenden Patienten abgeleitet. Für besondere Fragestellungen wird ein Belastungs-EKG (Ergometrie) angefertigt.

## Belastungs-EKG

Technische Voraussetzungen sind: Fahrradergometer, Mehrkanal-EKG-Schreiber (möglichst 6 Kanäle), Monitor, Uhr, RR-Messgerät, EKG-Lineal, Tabelle zur Ermittlung der gewünschten Herzfrequenz und des tolerierbaren Blutdrucks, Notfallmedikamente, Intubationsbesteck, Defibrillator. Belastungsprotokoll. Ziel ist eine stufenförmige, mindestens submaximale Belastung, entsprechend 85 % der maximalen Herzfrequenz.

Die Fahrradergometrie erfolgt im Liegen oder Sitzen, während bei der Laufbandergometrie der Patient auf einem Laufband läuft.

● MERKE *Faustregel zur submaximalen Belastung: 200 – Lebensalter.*
*Maximale Herzfrequenz: 220 – Lebensalter.*
*Während des Belastungs-EKGs muss ein Arzt anwesend sein.*

### *Indikation*

- klinischer Verdacht auf koronare Herzkrankheit
- Vorsorgeuntersuchung bei Patienten mit Risikofaktoren
- speziell gefährdete Berufe (Busfahrer, Piloten)
- vor und nach Bypassoperation oder Ballondilatation
- nach Infarkt zur Beurteilung der Restischämie
- vor Rehabilitation

### *Kontraindikation*

- akuter Herzinfarkt
- instabile Angina pectoris
- Karditis
- manifeste Hypertonie in Ruhe
- Zeichen der Herzinsuffizienz
- Herzklappenfehler (besonders Aortenklappenstenose, IHSS)
- maligne Herzrhythmusstörungen in Ruhe
- Aortenaneurysma
- andere Allgemeinerkrankungen



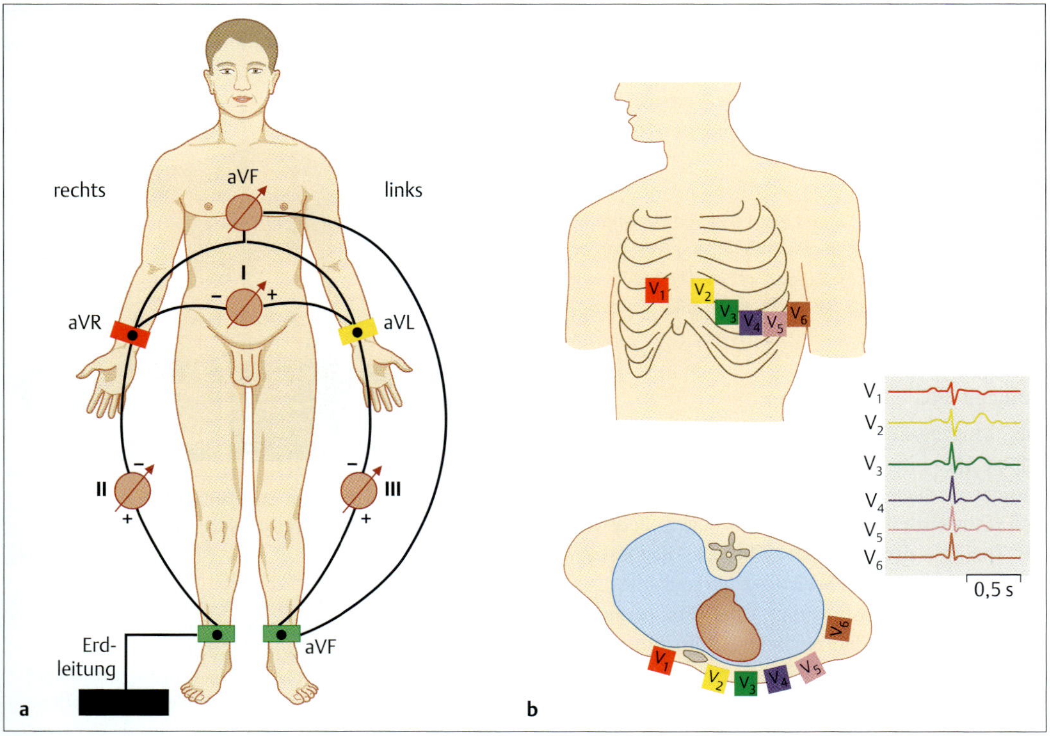


**Abb. 9.7 Verschiedene EKG-Ableitungen. a** Elektrodenanlage und Schaltschema nach Einthofen (I, II, III) und nach Goldberger (aVR, aVL, aVF). **b** Brustwandableitung nach Wilson.

*Abbruchkriterien*
- ST-Streckensenkung oder -hebung > 2 mm (EKG)
- Angina pectoris
- Blutdruckanstieg über 240 mmHg
- Blutdruckabfall unter den Ausgangswert
- ventrikuläre Herzrhythmusstörungen
- fehlender Pulsanstieg

Das Belastungs-EKG gibt Auskunft über die Fähigkeit des Koronarkreislaufs, unter dynamischen Belastungsbedingungen, den Blutfluss dem gesteigerten Sauerstoffbedarf anzupassen. Das Belastungs-EKG ist die am weitesten verbreitete, einfachste, preiswerteste und aussagekräftigste Belastungsmethode in der Kardiologie.

Bezüglich der *Komplikationen* ist zu sagen, dass das Belastungs-EKG eine sichere Methode bei Beachtung der oben genannten Sicherheitsmaßnahmen und Kontraindikationen ist. Die Komplikationsrate beträgt ca. 1 : 30 000–40 000 (Sterblichkeit durch Infarkt sowie therapieresistenten Herzstillstand).

9

*Praktische Durchführung*
- Absetzen von Betablockern (3 Tage), 7 Tage Digoxin, 14 Tage Digitoxin, Nitrate > 24 h).
- Die *Herzfrequenz* wird auf 80–90 % der altersabhängigen maximalen Herzfrequenz gesteigert.
- *Beurteilung* von ST-Strecke, Frequenz-, Rhythmus- und RR-Profil.
- *Kontrolle* der Ergometrie nach 14 Tagen.
- *Abbruch* bei Erschöpfung, vermehrter Dyspnoe, Erreichen der maximalen Herzfrequenz, Schwindel, Kopfschmerz, Zyanose, RR-Anstieg auf mehr als 220/130 mmHg, RR-Abfall, Angina pectoris, ausgeprägten brady- oder tachykarden Herzrhythmusstörungen.

● MERKE *Zum Ausschluss eines frischen Herzinfarktes oder einer koronaren Mangeldurchblutung wird vor jeder Ergometrie ein Ruhe-EKG aufgezeichnet. Die Ergometrie darf nur dann erfolgen, wenn das Ruhe-EKG diesbezüglich in Ordnung ist.*

## Langzeit-EKG

Die Langzeit-EKG-Registrierung der Herzaktionen erfolgt über eine längere Phase, in der Regel über 24 Stunden. Indikationen sind Extrasystolie, bradykarde und tachykarde Herzrhythmusstörungen, Beurteilung der Therapie durch Antiarrhythmika, Diagnostik der Myokardischämie und Schrittmacherkontrolle.

Technische Durchführung: Über Brustwandableitungen, Magnetbandaufzeichnung (Aufnahmegerät am Gürtel getragen).

● PFLEGE ***Langzeit-EKG.*** *Während der EKG-Aufzeichnung soll sich der Patient verhalten wie an anderen Tagen auch. Erläutern Sie ihm, welche Eintragungen er auf dem Protokollbogen vornehmen soll:*
- *besondere Belastungen, z. B. Getränkekiste die Treppe hoch tragen, sich heftig erschrecken o. Ä.,*
- *Beschwerden, wie Schwindel, Schwarzwerden vor den Augen oder Herzrasen,*
- *dazu muss er jeweils die Uhrzeit notieren, falls man nicht über einen Knopf des Langzeit-EGK-Gerätes eine Markierung setzen kann.*

## Echokardiogramm

In der ein- und zweidimensionalen Echokardiografie (M-Mode) und 2-D- sowie 3-D-Echokardiografie lassen sich die Größe der einzelnen Herzhöhlen, die Kammerwanddicke, ihre Kontraktion sowie eventuell Infarktnarben mit akinetischen, hypokinetischen oder dyskinetischen Anteilen beurteilen. Die farbcodierte Duplexechokardiografie erlaubt darüber hinaus eine Quantifizierung von intrakardialen Blutströmen und von insuffizienten oder stenosierten Herzklappen (z. B. Beurteilung des Ausmaßes einer Klappenstenose oder Insuffizienz, intrakardiale Shunts [ASD/VSD], **Abb. 9.8**, **Abb. 9.44**).

## Kardio-MRT und Mehrzeilen-Spiral-CT

Zunehmend mehr werden – wegen der hervorragenden Aussagekraft und weil nicht invasiv – das Mehrzeilen-Spiral-CT und das Kardio-MRT in Diagnostik und

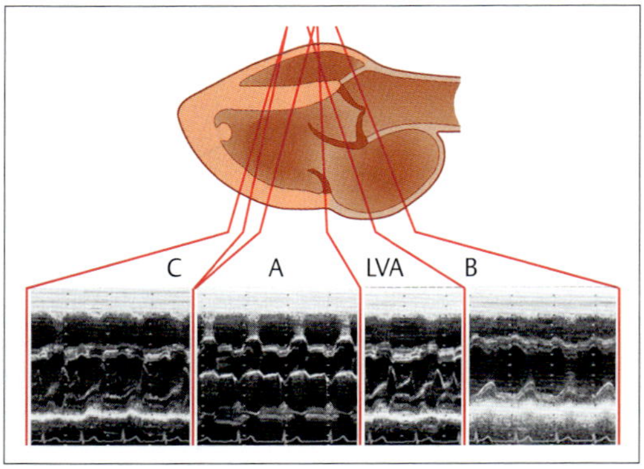


**Abb. 9.8 Echokardiografie.** Standardposition der M-Mode-Echokardiografie. Im 4. Interkostalraum links- parasternal wird der Schallkopf senkrecht aufgesetzt; hierbei durchdringt der Schallstrahl den rechten und den linken Ventrikel mit vorderem und hinterem Mitralsegel (A). Wird der Schallstrahl nach medial und kranial entlang dem links-ventrikulären Ausflusstrakt (LVA) geschwenkt, wird neben der Aortenwurzel mit Aortenklappe der dahinter liegende linke Vorhof abgebildet (B). In umgekehrter Reihenfolge wird danach der Schallstrahl kontinuierlich von Position B über den links-ventrikulären Ausflusstrakt (LVA) nach Position A und schließlich durch den linken Ventrikel geschwenkt (C).

zur Therapiekontrolle bei Krankheiten des Herzens eingesetzt.

Beim Kardio-MRT werden hochauflösende Bilder ohne Einsatz von Röntgenstrahlen erzielt. Bei Einsatz von dreidimensionalen Datensätzen ist die Reformatierung der verschiedenen Herzachsen ohne Weiteres möglich (**Abb. 9.14**).

### Konventionelle Röntgenuntersuchungen

Die röntgenologische Darstellung des Thorax gibt Hinweise über Herzgröße und -form sowie über benachbarte Organe (Ösophagus, Lunge, Mediastinum und Aorta). Es wird darüber hinaus nach Verkalkungen im Verlauf der Koronararterien und der Herzklappen sowie nach Ventrikelaneurysma und Herzvergrößerung gesucht (**Abb. 9.9**).

### Nuklearmedizinische Untersuchungen

Bei der *Myokardszintigrafie* wird radioaktives $^{201}$Thallium oder Tc-$^{99}$m-MIBI in gesundem Myokardgewebe angereichert. Bei irreversibler Schädigung und myokardialer Narbe fehlt die Speicherung. Ein Myokardszintigramm wird bei KHK zum Nachweis von ischämiebedrohten Myokardbezirken sowie zur Verlaufskontrolle nach PTCA oder ACVB-Versorgung durchgeführt (**Abb. 9.10**). Die Aussagekraft des Myokardszintigramms lässt sich durch Kombination von Belastungs-EKG mit der Thalliumszintigrafie verbessern.

Die *Positronen-Emissionstomografie* (PET) macht als spezielles Verfahren Stoffwechselvorgänge im Herzmuskel sichtbar, wobei nach gewiesen werden kann, welche Gebiete des Herzmuskels gesund sind und welche bereits aufgrund Sauerstoffmangels Schäden erlitten haben.

### Zentraler Venendruck

Der zentrale Venendruck (ZVD) ist der Blutdruck im intrathorakalen Hohlvenensystem und entspricht weitgehend dem im rechten Herzvorhof. Die Messung erfolgt über einen zentralen Venenkatheter, der über eine periphere Vene (Armvene, V. jugularis, V. subclavia) bis unmittelbar vor den rechten Vorhof geschoben wird (Röntgenkontrolle des Katheters!) mit angeschlossenem Manometer (**Abb. 9.11**). Auf Intensivstationen wird häufig eine elektronische ZVD-Messung mittels Monitoranlage vorgenommen. Die Maßeinheit ist dann mmHg.

Indikationen der ZVD-Messung sind die Überwachung der Herz-Kreislauf-Funktion bei Schwerkranken (z.B. Schock, Herzinsuffizienz, Hyper- und Hypovolämie), während einer Infusionstherapie sowie zur Diagnostik mechanischer Störungen des Blutstroms des Herzens. Der normale ZVD beträgt 2–12 cm $H_2O$ (Wassersäule) bzw. 1,5–9 mmHg.

PFLEGE ***ZVD-Messung.*** *Der zentralvenöse Druck gibt Auskunft über die Rechtsherzfunktion und die Blutfülle im Venensystem; salopp ausgedrückt, ist es eine „Wasserstandsmeldung". Zunächst wird das ZVD-Messsystem vorbereitet und mit isotoner Kochsalzlösung gefüllt. Zur Bestimmung des äußeren Nullpunktes (= Messpunkt), der in der Höhe des rechten Vorhofs liegt, benötigt man eine Thoraxschublehre oder ein Maßband. 3–4 Finger breit über dem Schwertfortsatz des Brustbeins wird der obere Schenkel der Schublehre angesetzt, der untere Schenkel wird unter den Oberkörper des Patienten geschoben. Der Metallstift zeigt nun auf den Messpunkt, der mit Fettstift markiert wird. Bei der Vorgehensweise mit Maßband wird*

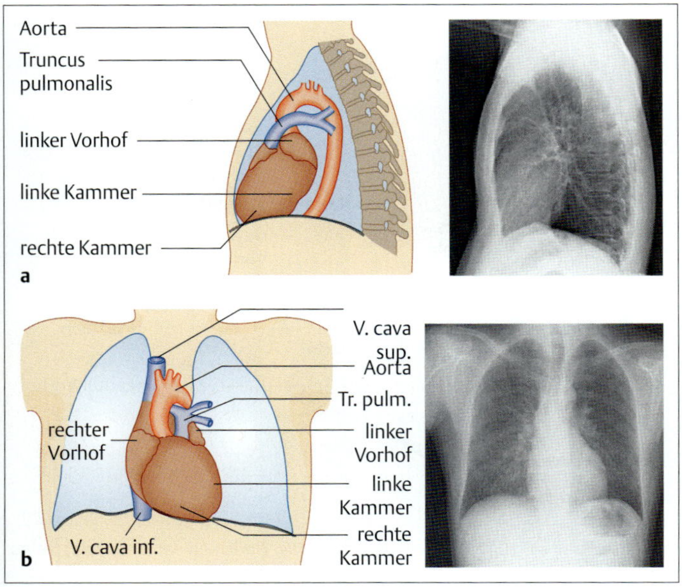


**Abb. 9.9 Röntgen-Thorax. a** Konventionelle Röntgenuntersuchung des Thorax von der Seite und **b** von vorn (Posterior-anterior-Bild). Herzform und Herzlage sowie die Lungenstruktur zeigen einen Normalbefund.

*der Abstand zwischen Thoraxoberseite und Matratze gemessen und durch 5 geteilt. Der Abstand vom Messpunkt nach oben beträgt $^2/_5$, nach unten $^3/_5$.*
*Zur Messung wird der Patient in der Regel flach gelagert. Äußerer Messpunkt und Zeiger der Messlatte müssen auf die gleiche Höhe gebracht werden. ZVD-System mit dem ZVK des Patienten verbinden. Parallel laufende Infusionen abklemmen, über Dreiwegehahn etwas NaCl-Lösung in den ZVK einlaufen lassen, dann Dreiwegehahn zwischen Messlatte und Patient öffnen. Etwas warten und Flüssigkeitssäule beobachten. Atemabhängige Schwankungen, um die sich der Wert einpendelt, sind normal; der oberste Wert entspricht dem ZVD-Wert. Nach der Messung Dreiwegehahn zum Patienten hin schließen, Infusionen wieder anstellen und den Patienten bequem lagern. ZVD-System zur Wiederverwendung auffüllen und zur Infektionsprophylaxe am ZVK belassen oder unter sterilen Richtlinien abstöpseln.*

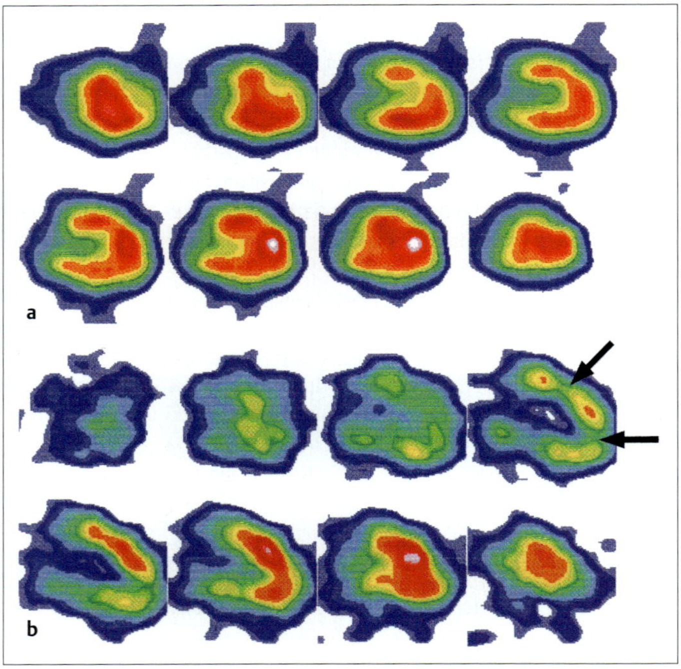


**Abb. 9.10 Myokardszintigrafie.** Auszug aus einer Myokardszintigrafie (Myokard-ECT) einer Patientin (**a**) mit KHK, aber guter Speicherung im Myokard (normaler Längsschnitt) und einer Patientin (**b**) mit KHK mit ischämischen Bezirken an Vorderwand und Herzspitze. Die Pfeile zeigen im Vergleich zu a die eindeutige Mangeldurchblutung des Herzmuskels an.

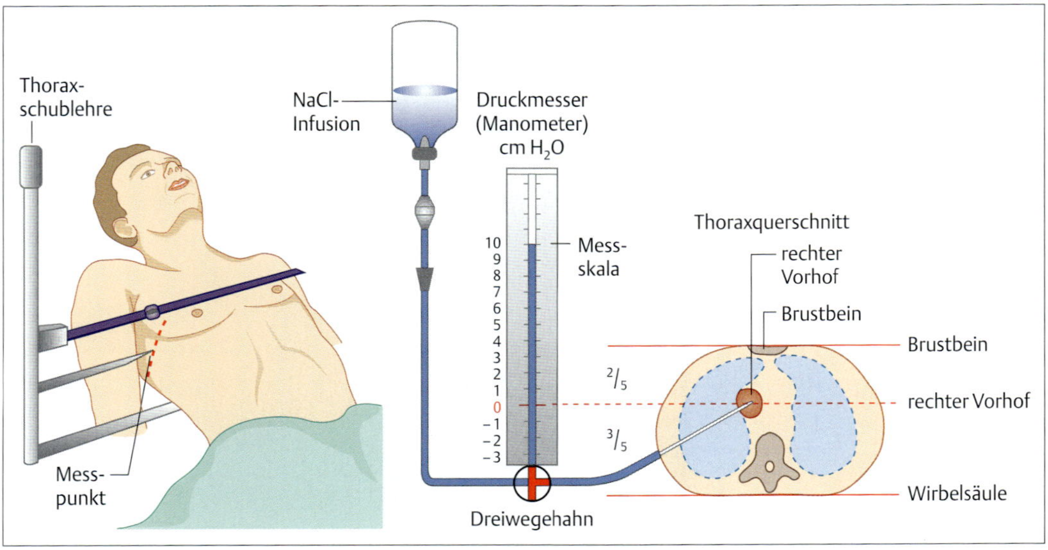


**Abb. 9.11 Zentraler Venendruck.** Schematische Darstellung des zentralen Venendrucks. Links: Einrichten der Messskala, rechts: Infusion mit isotoner Kochsalzlösung, Nullpunkt in Höhe des rechten Vorhofs.

### Einschwemmkatheter- (Swan-Ganz-Katheter-) Untersuchung (mit Belastung)

Bei der Rechtsherzkatheteruntersuchung, die in Verbindung mit ergometrischer Belastung durchgeführt werden kann, werden über einen Pulmonaliskatheter Messungen im rechten Herzen vorgenommen. Im Rahmen des hämodynamischen Monitorings auf der Intensivstation ist diese Untersuchung unentbehrlich. Ziel ist die Funktionsbeurteilung des Herzens, Bestimmung des Herz-Minuten-Volumens sowie der pulmonalarteriellen und kapillaren Drücke und des rechtsatrialen Druckes (Multilumenkatheter) in Ruhe und unter Belastung. Komplikationen sind Hämatome und lokale Phlebitis an der Einführungsstelle des Katheters, Venenspasmen und Herzrhythmusstörungen.

### Linksherzkatheteruntersuchung, Angiokardiografie, Koronarangiografie

Als genaueste Untersuchungsmethode (**Goldstandard**) bei deiner Herzkrankheit steht die Linksherzkatheteruntersuchung als invasives Verfahren am Ende der diagnostischen Maßnahmen (**Abb. 9.12**). Bei klaren Indikationen sind therapeutische Konsequenzen sofort (z.B. Ballondilatation, Lyse, Stentimplantation) oder später (herzchirurgische Eingriffe wie z.B. Bypass-Operation, Herzklappenrekonstruktion bzw. -ersatz) aus dem Untersuchungsergebnis abzuleiten.

#### *Indikation bei bekannter koronarer Herzkrankheit*

- starke Angina pectoris trotz Medikation
- Infarkt mit Beschwerden
- nach Bypassoperation mit Beschwerden
- nach PTCA mit Beschwerden

#### *Indikation bei V. a. koronare Herzkrankheit*

- Angina pectoris bei niedriger Belastung
- instabile Angina pectoris
- pathologisches Belastungs-EKG
- stumme Ischämie im Langzeit-EKG
- präoperativ vor Klappenersatz

#### *Differenzialdiagnose*

- unklare thorakale Schmerzen
- häufige Klinikeinweisung als Infarkt ohne Bestätigung
- auffallendes EKG bei Patienten mit besonderen Berufen (z.B. Busfahrer, Piloten)
- Herzinsuffizienz unklarer Ätiologie

#### *Kontraindikation*

- Endstadien schwerer Grunderkrankungen
- fehlende therapeutische Konsequenzen

#### *Prinzip*

Vorgeformte, röntgenkontrastgebende, dreh- und formstabile Katheter werden nach Punktion einer Arterie (A. femoralis, A. brachialis bzw. A. radialis) retrograd durch Schleusen in die linke Herzkammer bzw. in die Koronararterien geführt.

Bei der Messung der Drücke im Herzen und den herznahen Gefäßen bei der angiografischen Darstellung wird Röntgenkontrastmittel in das Herz, die herznahen Gefäße und die Koronararterien mittels motorgesteuerter Injektionsspritze (Angiografie) oder von Hand (Koronararterien) bei gleichzeitiger röntgenologischer Bildaufzeichnung injiziert.

**MERKE** *Vor jeder Gabe von jodhaltigen Kontrastmitteln Schilddrüsenautonomie (TSH basal, ggf. fT4) ausschließen und Nierenfunktion anhand des Kreatininwertes im Serum überprüfen. Kontrastmittelallergie ausschließen.*



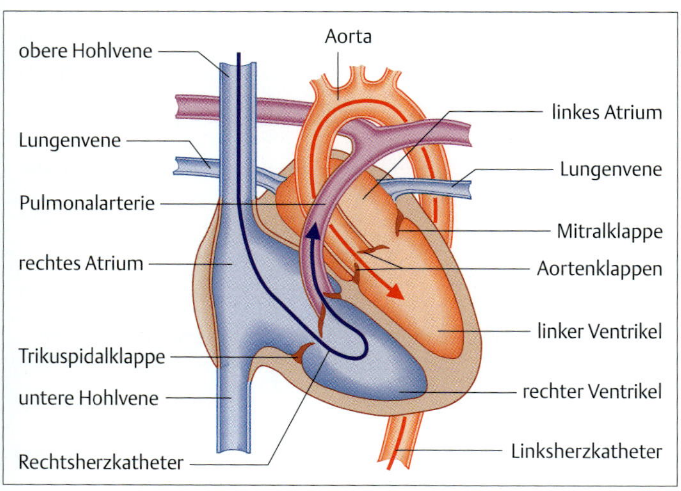


**Abb. 9.12 Herzkatheterisierung.** Verschiedene Wege beim Links- und Rechtsherzkatheter.

9

● PFLEGE ***Linksherzkatheteruntersuchung.*** *Am Vorabend der Untersuchung wird die rechte Leistengegend ab dem Nabel bis zur Oberschenkelmitte rasiert. Tasten Sie die Fußpulse an beiden Füßen und markieren Sie die Palpationsstellen mit Fettstift, damit sie während der Untersuchung mühelos wieder gefunden werden können. Am Untersuchungstag muss der Patient nüchtern bleiben und erhält keine Heparinspritze aufgrund der erhöhten Blutungsgefahr während der Untersuchung. Unmittelbar vor dem Eingriff sollte der Patient noch einmal zur Toilette gehen und ein Flügelhemd anziehen. Anschließend verabreichen Sie ihm die Prämedikation entsprechend der Anordnung.*

*Nach der Untersuchung bekommt der Patient einen Druckverband, der zusätzlich mit einem Sandsack belastet wird. Der Verband muss halbstündlich auf Blutungszeichen beobachtet werden. Der Patient hat strenge Bettruhe, darf aber meist frühzeitig wieder Nahrung zu sich nehmen. Die Nachsorge umfasst darüber hinaus die engmaschige Vitalzeichenkontrolle inklusive Tasten der Fußpulse. Die Haut des punktierten Beins wird im Hinblick auf Durchblutungsstörungen (Blässe? Kälte?) beobachtet. Bei komplikationslosem Verlauf kann der Sandsack nach 6 Stunden entfernt werden und der Patient nach 8–10 Stunden aufstehen. Der Druckverband verbleibt meist 24 Stunden, je nach Gerinnungsverhältnissen auch länger.*

### Komplikationen

- Todesfälle < 0,1 %
- Arrhythmien (z. B. Kammerflimmern), Infarkt bei Koronarangiografie
- vaskuläre Komplikationen bei arterieller Punktion und Einführung der Katheter, katheterinduzierte Dissektion, Nachblutung, Embolien, Thrombosen
- Kontrastmittelzwischenfälle, z. B. anaphylaktischer Schock, akutes Nierenversagen

Vor der Untersuchung sind eine sorgfältige Aufklärung des Patienten, die Abwägung von Risiko der Erkrankung sowie Interventionsmöglichkeiten gegenüber dem Untersuchungsrisiko notwendig.

## 9.3 Koronare Herzkrankheit (KHK)

● DEFINITION *Die koronare Herzkrankheit entsteht durch Manifestation der Atherosklerose an bzw. in den Koronararterien (***Abb. 9.13***). Durch stenosierende Gefäßprozesse kommt es im Rahmen der Durchblutungsstörung zu einem Missverhältnis zwischen Sauerstoffbedarf und Sauerstoffangebot im abhängigen Muskelareal (***Abb. 9.14***).*

Folgekrankheiten dieser Koronarinsuffizienz sind Angina pectoris, Myokardinfarkt, Herzrhythmusstörungen, Herzinsuffizienz sowie plötzlicher Herztod (Ursache: Ischämie-assoziierte ventrikuläre Tachyarrhythmien oder akutes Pumpversagen bei ausgedehntem Myokardinfarkt).

Synonyme Bezeichnungen sind ischämische Herzkrankheit, Koronarinsuffizienz (engl.: *ischemic heart disease, coronary artery disease* [CAD]).

### Vorkommen

Die KHK ist die weltweit häufigste Todesursache. Die Häufigkeit (Prävalenz) beträgt bis zu 20% bei Männern zwischen 40 und 60 Jahren; Zunahme der Inzidenz mit dem Alter. Das Geschlechterverhältnis (männlich zu

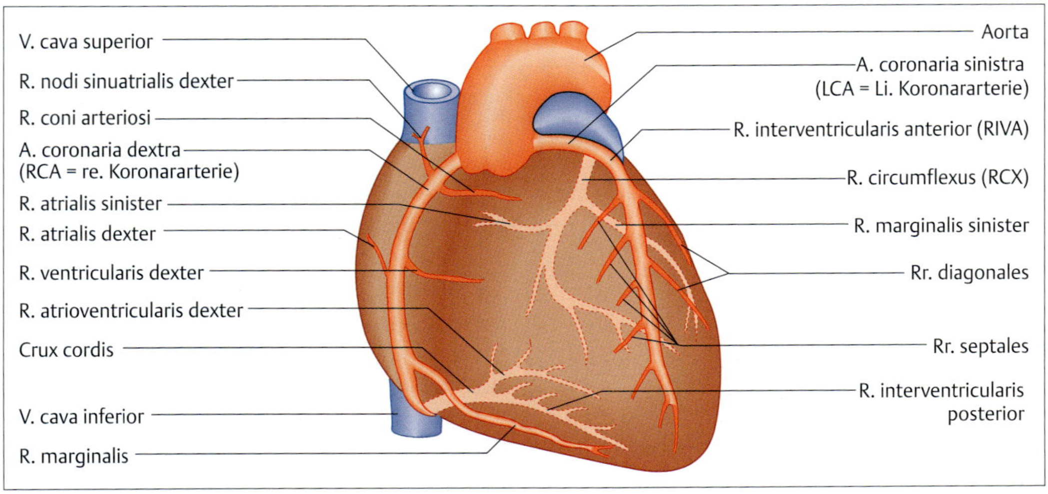


**Abb. 9.13 Herzkranzgefäße.** Ein Geflecht von Koronararterien und Koronarvenen, das sich immer weiter verästelt, umgibt den Herzmuskel.

weiblich) liegt bei 2–3 zu 1. Frauen erkranken zunehmend häufiger, wobei hier als Ursachen Nikotinabusus und Antikonzeptiva angesehen werden. In Deutschland sinken die Zahlen seit 1981 langsam, aber kontinuierlich.

### *Ursachen*

**Hauptrisikofaktoren** der koronaren Herzkrankheit sind

- familiäre vorzeitige Koronarsklerose (Infarkte in der Familienanamnese),
- Lebensalter,
- männliches Geschlecht,
- Nikotinabusus,
- Fettstoffwechselstörungen (S. 150, Gesamtcholesterin und LDL-Cholesterin erhöht, HDL-Cholesterin erniedrigt, Triglyceride erhöht), Lipoprotein-(a)-Erhöhung (> 30 mg/dl),
- Hypertonie (S. 259),
- Diabetes mellitus (S. 407),
- metabolisches Syndrom (S. 147 und S. 410),
- körperliche Inaktivität (Bewegungsmangel).

**Weitere Risikofaktoren.** Erhöhung von Lipoprotein A, Fibrinogen (> 300 mg/dl) und Homozystein im Blut, Thromboseneigung (Thrombophilie s. S. 299) sowie „negativer Stress“, z. B. Typ-A-Persönlichkeit (mit Aggressivität, Hektik, Ehrgeiz). Die Krankheit kann auch ohne Vorhandensein von Risikofaktoren auftreten. Liegen zwei Risikofaktoren 1. Ordnung vor, so ist das Infarktrisiko 4fach, bei Vorliegen von drei Risikofaktoren 10fach erhöht.

### *Prävention*

● DEFINITION *Primärprävention (WHO-Definition): Vermeidung kardiovaskulärer Risikoveränderungen bei (noch) nicht Vorliegen von Endorganschäden. Sekundärprävention: Änderung des Gesundheitsverhal-*



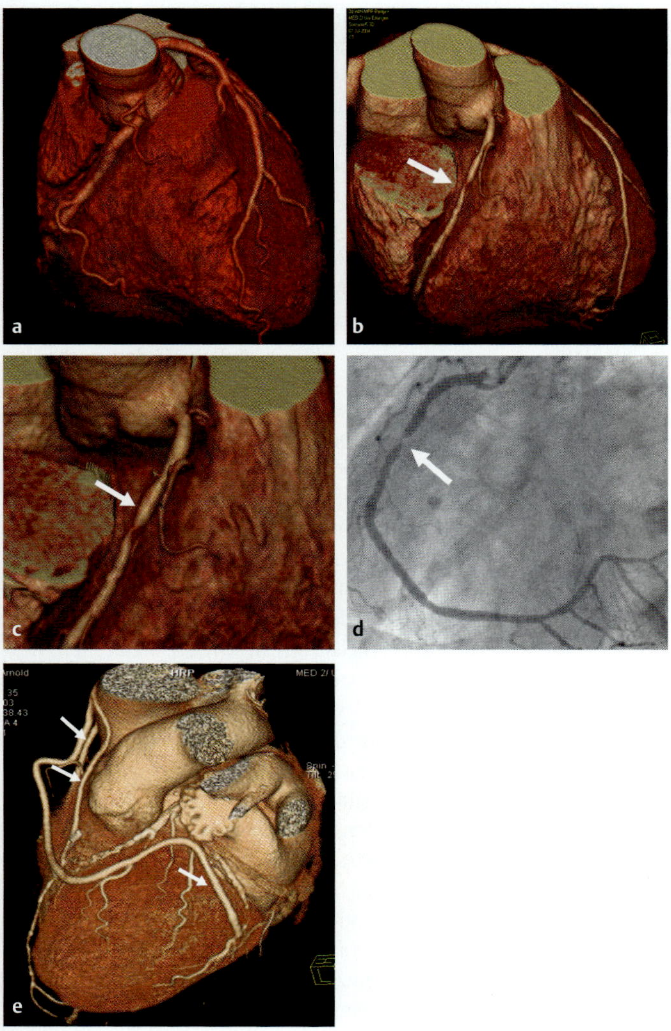

**Abb. 9.14 Koronarstenose.** **a** 3-D-Rekonstruktion eines Herzens mittels Mehrzeilen-Spiral-CT nach intravenöser Kontrastmittelgabe. Man sieht die rechte Koronararterie sowie den linken Hauptstamm, der in den Ramus interventricularis anterior übergeht. **b** 3-D-Rekonstruktion des Herzens bei einem Patienten mit hochgradiger Stenose der rechten Koronararterie (Pfeil). **c** Vergrößerter Ausschnitt aus b. **d** Invasive Herzkatheteruntersuchung desselben Patienten, die hochgradige Stenose der RCA bestätigt sich (Pfeil). **e** 3-D-Rekonstruktion des Herzens bei einem Patienten mit mehreren aorto- koronaren Bypassgefäßen (Pfeile) (s. Abb. 9.18).

*tens bei Vorliegen von kardiovaskulären Risikofaktoren. Tertiärprävention: Änderung des Gesundheitsverhaltens bei Vorliegen von Schäden an Organen.*

Durch den Lebensstil beeinflussbare kardiovaskuläre Risikofaktoren sind
- erhöhtes LDL-Cholesterin,
- erniedrigtes HDL-Cholesterin,
- erhöhte Triglyceride,
- Hypertonie,
- Störung der Glukosetoleranz,
- Diabetes mellitus,
- Homozysteinämie,
- Stress,
- metabolisches Syndrom,
- körperliche Inaktivität,
- Nikotin (Rauchen),
- Ängstlichkeit und Depressivität.

Nicht beeinflussbare Risikofaktoren sind
- fortgeschrittenes Alter,
- Geschlecht,
- positive Familienanamnese,
- Lipoprotein (A).

In der Zukunft besteht die unbedingte Notwendigkeit, der Prävention im Hinblick auf die zunehmende Häufigkeit von kardiovaskulären Risikofaktoren und deren Folgen eine größere Bedeutung zu verschaffen. Vorrangiges Ziel ist die Befolgung eines gesunden Lebensstils. Die Zusammenhänge zwischen Krankheitsfolgen und Lebensstil sowie gleichzeitig auch die Auswirkungen zwischen Lebensstiländerung in der Primär-, Sekundär- und Tertiärprävention der koronaren Herzkrankheit sind wissenschaftlich gut belegt.

### Pathologische Anatomie und Pathophysiologie

Der an den Koronararterien ablaufende Gefäßprozess beginnt oft schon in der Jugend und wird häufig im mittleren und höheren Lebensalter manifest. Die Atherosklerose kann schnell progressiv verlaufen, aber auch nach intervallartigem Auftreten für Jahre zum Stillstand kommen (S. 269).

*Prädilektionsstellen* für die Atherosklerose im Bereich des Koronarsystems sind
- Hauptstamm der linken Kranzarterie,
- R. interventricularis anterior im Bereich zwischen 1. und 2. Septalast,
- R. circumflexus,
- Anfangsteile von R. marginalis sin. und R. posteriolateralis,
- rechte Kranzarterie im Bereich unterhalb der Konusarterie,
- Abgang des R. ventricularis dex.,

In Abhängigkeit von der Querschnittsverminderung (in % des Lumens) werden vier Schweregrade der Koronarstenose unterschieden:
- Grad I: 25–49 %
- Grad II: 50–74 %
- Grad III: 75–99 % (kritische Stenose)
- Grad IV: 100 % (kompletter Verschluss)

In den Innenschichten des Herzmuskels ist infolge der größeren Druckbelastung der Sauerstoffbedarf größer als in den Außenschichten. Eine Myokardischämie wirkt sich somit zuerst im subendothelialen Myokard aus.

Die koronare Herzkrankheit (KHK) kann als **latente KHK** (asymptomatische KHK, stumme Ischämie) oder als manifeste KHK (symptomatische KHK) in Erscheinung treten.

Krankheiten bei **manifester (symptomatischer) KHK**:
- Angina pectoris (Thoraxschmerzen infolge reversibler Myokardischämie)
- Herzinfarkt (ischämische Myokardnekrose)
- ischämische Herzmuskelschädigung mit Linksherzinsuffizienz
- Herzrhythmusstörungen (besonders ventrikuläre Rhythmusstörung bis zum Kammerflimmern)
- plötzlicher Herztod

Bei Erstmanifestation der verschiedenen Herzkrankheiten bei symptomatischer KHK kommen die Angina pectoris zu 55 %, der Herzinfarkt zu 25 % und der plötzliche Herztod zu 20 % vor. In der Regel tritt die typische Angina pectoris-Symptomatik bei einer kritischen Koronarstenose von ca. 75 % auf.

### Symptome

Der charakteristische Anginaschmerz wird als Brennen, „krampfartig“, Druck in der Herzgegend oder Reißen beschrieben. Lokalisiert wird der Schmerz oft retrosternal sowie ausstrahlend in die linke Thoraxseite, den linken Arm, das Epigastrium, Hals- oder Zahn-Mund-Kiefer-Bereich. Selten wird der Schmerz in der rechten Körperhälfte lokalisiert (**Abb. 9.15**).

Ausgelöst werden die Schmerzen durch Kälte, Aufregung, körperlichen Stress, schwere Mahlzeiten, Wetterumschwung, ausgeprägte Anämie, Hyperthyreose, Tachykardie.

**Verlaufsformen** der Angina pectoris sind
- stabile Angina pectoris,
- instabile Angina pectoris,
- Sonderformen (Prinzmetal-Angina).

Die sog. CCS-Klassifikation (Canadian Cardiovascular Society) der Angina pectoris teilt die Erkrankung in verschiedene Stadien ein:
- **Stadium 0:** stumme Ischämie
- **Stadium I:** Angina pectoris nur bei schwerer körperlicher Anstrengung

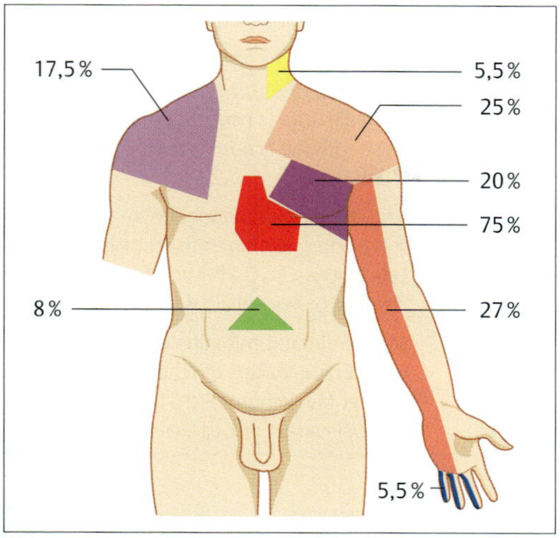


**Abb. 9.15 Angina pectoris.** Typische Lokalisation der Angina pectoris-Schmerzen (Häufigkeitsangaben in %). Bei länger anhaltenden Schmerzen besteht dringender Verdacht auf einen frischen Herzinfarkt.

- **Stadium II:** geringe Beeinträchtigung bei normaler körperlicher Belastung (z. B. rasches Treppensteigen, bergauf gehen)
- **Stadium III:** erhebliche Beeinträchtigung der normalen körperlichen Aktivität durch Angina pectoris (z. B. Treppensteigen in den ersten Stock)
- **Stadium IV:** Angina bei geringster körperlicher Belastung oder Ruheschmerzen

● MERKE *Die stabile Angina pectoris spricht in der Regel gut auf Nitrate an. Die Beschwerden treten bei körperlicher Belastung auf und sind konstant. Jeder Angina pectoris-Anfall, der länger als 20–30 min dauert, ist herzinfarktverdächtig! Zur genauen Therapieplanung frühzeitig abklären, d. h. im akuten Stadium muss koronarangiografiert werden!*

*Instabile Angina pectoris* hingegen zeichnet sich durch folgende Symptome aus:

- neu auftretende Angina pectoris (De-novo-Angina-pectoris, recent onset angina)
- Zunahme an Schwere, Dauer und Häufigkeit der Schmerzen (Crescendo-Angina)
- Abnahme der beschwerdefreien Belastbarkeit bei zuvor stabiler Angina pectoris
- aus dem Schlaf nachts heraus auftretende Angina pectoris (Angina decubitus)
- zunehmender Bedarf an antianginösen Medikamenten

Es besteht bei instabiler Angina ein akutes Infarktrisiko von 20 %. Es wird bei zunehmender Heftigkeit bzw. Anfallsfrequenz von einem Präinfarktsyndrom, das einem Myokardinfarkt um Stunden/Tage vorausgehen kann, gesprochen. Die Wirkung von Nitraten ist vermindert. Eine sofortige Krankenhauseinweisung ist unbedingt in ärztlicher Begleitung notwendig.

Die *Prinzmetal-Angina* ist gekennzeichnet durch Angina-pectoris-Beschwerden mit reversibler ST-Anhebung (!) ohne Erhöhung von Enzymen im Serum. Ursächlich ist ein Koronarspasmus nachweisbar, wobei eine KHK in 75 % der Fälle vorliegt.

### *Differenzialdiagnose*

Neben weiteren kardialen Brustschmerzen (Herzvitien, hypertrophische Kardiomyopathie, Perikarditis) werden nichtkardiale Brustschmerzen (pleuraler oder pulmonaler Herkunft), Erkrankungen des Mediastinums sowie Ösophagus und Abdominalerkrankungen mit thorakaler Schmerzausstrahlung (akute Pankreatitis, Gallenkolik) in Erwägung gezogen. Zu denken ist auch an Erkrankungen an Rippen (Tietze-Syndrom), Wirbelsäule sowie funktionelle Thoraxschmerzen (DaCosta-Syndrom).

Differenzialdiagnosen der koronaren Herzkrankheit sind

- **kardiale Beschwerden:**
  - Aortendissektion,
  - Perimyokarditis,
  - Kardiomyopathien,
  - schwerer Herzklappenfehler (Aortenklappenstenose, Mitralklappenprolaps),
  - hypertone Krisen,
  - Tachykardien (hämodynamisch wirksam)
  - funktionelle Herzbeschwerden,
- **pulmonale Erkrankungen:**
  - Lungenembolie,
  - Pleuritis,
  - Pneumothorax,
  - Pneumonie,
  - Mediastinaltumoren, Bronchialkarzinome,
- **gastrointestinale Erkrankungen:**
  - Refluxösophagitis,
  - Ulzera,
  - Pankreatitis,
  - Cholezystitis, Cholangitis,
  - Hiatushernie,
- **Nerven- und Skeletterkrankungen:**
  - HWS-/BWS-Syndrom,
  - Interkostalneuralgie,
  - Tietze-Syndrom.

### *Diagnostik*

**Anamnese.** Die Anamnese ist bei Koronarkranken von besonderer Bedeutung (Familienanamnese, Risikofaktoren, Charakter der anginösen Beschwerden, Abhängigkeit von Kälte, körperlicher oder psychischer Belastung, eher in Ruhe oder in den frühen Morgenstunden). Das Vorhandensein typischer Angina pectoris-Anfälle

9

macht die Diagnose einer KHK wahrscheinlich. Allerdings gehen mehr als 50 % der ischämischen Fälle ohne Schmerzen einher (stumme Ischämie, besonders bei Diabetes mellitus [Neuropathie, s. S. 430] und älteren Patienten).

**Ruhe-EKG.** In 50 % der Fälle ist die EKG-Ableitung unauffällig, wobei auch Erregungsrückbildungsstörungen (Abflachung oder Negativierung der T-Wellen, ST-Streckensenkung) auftreten können. Bei instabiler Angina pectoris zeigt die Persistenz von EKG-Veränderungen über 6–12 Stunden möglicherweise einen beginnenden Infarkt an.

**Belastungs-EKG.** Typisch für einen Myokardischämie sind z. B. ST-Streckensenkungen von 0,1 mV in den Extremitätenableitungen oder von mindestens 0,2 mV in den Brustwandableitungen.

**Labordiagnostik.** Zum Infarktausschluss werden folgende Werte bestimmt: CK, CK-MB, GOT, LDH, eventuell Myoglobin, Troponin T und I.

**Röntgen.** Durch die Thorax-Röntgenaufnahme können Stauungszeichen und pulmonale Begleiterkrankungen festgestellt werden.

**Koronarangiografie.** Definitiver Ausschluss oder Diagnose einer stenosierenden KHK. Bei atypischer und instabiler Angina pectoris, zur Therapieplanung, präoperativ vor koronarchirurgischem Eingriff. Möglichst nach medikamentöser Stabilisierung im beschwerdefreien Intervall durchführen. Schlechtere Ergebnisse und höhere Komplikationen im Akutstadium!

**(Stress-)Echokardiografie.** Lokalisierte Wandbewegungsstörungen des linken Ventrikels, die bei Belastung auftreten, werden mithilfe dieser Untersuchungstechnik visualisiert.

**Myokardszintigrafie.** Mit dieser Untersuchungsmethode können regionale Speicherdefekte unter Belastung bei Myokardischämie dargestellt werden.

### *Therapie*

*Instabile Angina pectoris*

Ziele der Therapie sind neben der Beschwerdefreiheit die Verhinderung eines Myokardinfarktes. Die Behandlung der instabilen Angina pectoris erfolgt somit, da es sich um ein akutes Koronarsyndrom handelt (**Tab. 9.3**) auf der Intensivstation.

Die medikamentöse Therapie besteht in

- *Antikoagulation:* Heparin 5–10 000 IE als Bolus i.v., dann 1 000 IE/h als Dauerinfusion; Einstellung auf die 1,5–2fache PTT (Achtung: Interferenz mit Nitraten!),
- *ASS:* 100 mg tgl. p.o., initial 500 mg i.v.,
- *Nitrate:* 1–6 mg Nitroglyzerin/h i.v.,
- *Betablocker:* z. B. Atenolol (Tenormin 1-mal 100 mg [p.o.]) pro Tag,
- ggf. *thrombolytische Therapie.*

**Tab. 9.3 Einteilung des akuten Koronarsyndroms.**

| *Stadium* | *Beschreibung* |
|---|---|
| Grad I | Instabile Angina pectoris ohne herzmuskelspezifische Laborwerte (z. B. Troponin T und I usw.) |
| Grad II | Instabile Angina pectoris/Myokardinfarkt mit Anstieg der herzmuskelspezifischen Laborwerte (NSTEMI = *n*on *ST*segment *e*levation *m*yocardial *i*nfarction) |
| Grad III | Myokardinfarkt mit initialer ST-Elevation und herzmuskelspezifischen Laborwerten (akuter Myokardinfarkt; STEMI = *ST*segment *e*levation *m*yocardial *i*nfarction) |

Die Koronarangiografie wird bei fortbestehender Angina pectoris empfohlen. Wichtig ist auch die Behandlung begleitender Krankheiten, wie beispielsweise Hypertonie, Tachykardie oder Anämie.

*Stabile Angina pectoris*

Die kausale Behandlung der Arteriosklerose besteht in der Prävention. Die Risikofaktoren (S. 193 u. S. 270) sollten ausgeschaltet werden (Primärprävention vor Auftreten einer KHK) bzw. bei bereits vorhandener KHK zur Verhinderung der Progression behandelt werden.

● **MERKE** *Während die stabile Angina pectoris ambulant behandelt wird, ist bei instabiler Angina pectoris unbedingt eine Klinikbehandlung durchzuführen.*

In der **medikamentösen Therapie** finden Anwendung:

- *Glyceroltrinitrat:* Nitroglyzerin (z. B. Nitrolingual) ist das Mittel der Wahl bei Angina pectoris-Anfällen. Dosis: 1–2 (–3) Kps. zu 0,8 mg sublingual (1 Sprühstoß = 0,4 mg). Der Wirkungseintritt erfolgt innerhalb weniger Minuten.
- Als Langzeittherapie wird *Acetylsalicylsäure* (100 mg/d) zur Thrombozytenaggregationshemmung empfohlen; Alternative bei Unverträglichkeit z. B. Clopidogrel (75 mg/d).
- *Nitrate:* Bei höherer Anfallshäufigkeit werden lang wirksame Nitrate, wie Isosorbitmononitrat (ISMN; 40–60 mg/d) oder Isosorbitdinitrat (ISDN; bis 120 mg/d), verordnet. Bei Nitratkopfschmerzen z. B. wird alternativ Molsidomin (z. B. Corvaton) in einer Dosierung von 2–8 mg/d verschrieben; ggf. Kombination von Nitrat (1-1-0: abendliche Nitratpause) und Molsidomin (0-0-1).
- *ACE-Hemmer* oder AT-I-Antagonist (Behandlung von Hypertonie und/oder Herzinsuffizienz oder ventrikulären Funktionseinschränkungen).

- *Betarezeptorenblocker:* Durch Verminderung von Herzfrequenz bei gleichzeitiger Blutdrucksenkung wird der Sauerstoffbedarf des Herzmuskels herabgesetzt. Atenolol (z. B. Tenormin 50–100 mg/d), Metoprolol (z. B. Beloc, Lopresor, Prelis 50–200 mg/d) und Isoprolol (z. B. Concor 2,5–10 mg/d) sind Beispiele für diese Substanzgruppe. Aufgrund der bronchokonstriktorischen Wirkung keine Betarezeptorenblocker bei Asthma bronchiale, Hypotonie oder Bradykardie!
- *Kalziumantagonisten:* Besonders bei Koronarspasmus antianginös wirksam. Kalziumantagonisten mit antiarrhythmischer Wirkung sind Verapamil 240–480 mg/d und Diltiazem 180–360 mg/d. Wichtig: Keine Kombination mit Betablockern (Gefahr von AV-Block und/oder Bradykardie). Ein Kalziumantagonist ohne antiarrhythmische Wirkung (Nifedipin-Typ) ist Nitrendipin (z. B. Bayotensin 10–20 mg/d). Nitrendipin hat eine besonders ausgeprägte antihypertensive Wirkung (als Reservemedikament falls Betablockergabe nicht möglich). Ivabradin (Procorolan 2 × 5–7,5 mg/d) durch Absenkung der Herzfrequenz antianginöse und antiischämische Wirkung.

Ziele der **Revaskulierungsmaßnahmen** sind eine Besserung der Angina pectoris-Symptomatik, die Senkung des (Re-)Infarktrisikos und eine Verbesserung von Belastbarkeit und Prognose bei KHK.

Interventionelle Therapieverfahren zur Revaskularisierung bei stabiler Angina pectoris sind

- perkutane transluminale koronare Angioplastie (PTCA):
  - Ballonkatheterdilatation (Standardmethode) (**Abb. 9.16**),
  - Stent-Implantation (**Abb. 9.17**), beschichtete (z. B. mit Sirolimus, Everolimus), unbeschichtete Stents; biresorbierbare und healing Stents),
  - weitere Methoden, wie Rotationsangioplastie (Rotablation), Laserangioplastie sowie direkte koronare Atheriektomie (DCA),
- operative Therapie (Notfall-)Bypassoperation (aortenkoronarer Venenbypass [ACVB], rechter oder linker A. thoracica [mammaria] interna Bypass) (**Abb. 9.18**),
- transmyokardiale Laserrevaskularisation (in klinischer Erprobung),
- Herztransplantation,
- autologe Stammzelltransplantation (intrakoronare Injektion von autologen Myoblasten oder Stammzellen bei frischem Myokardinfarkt).

9

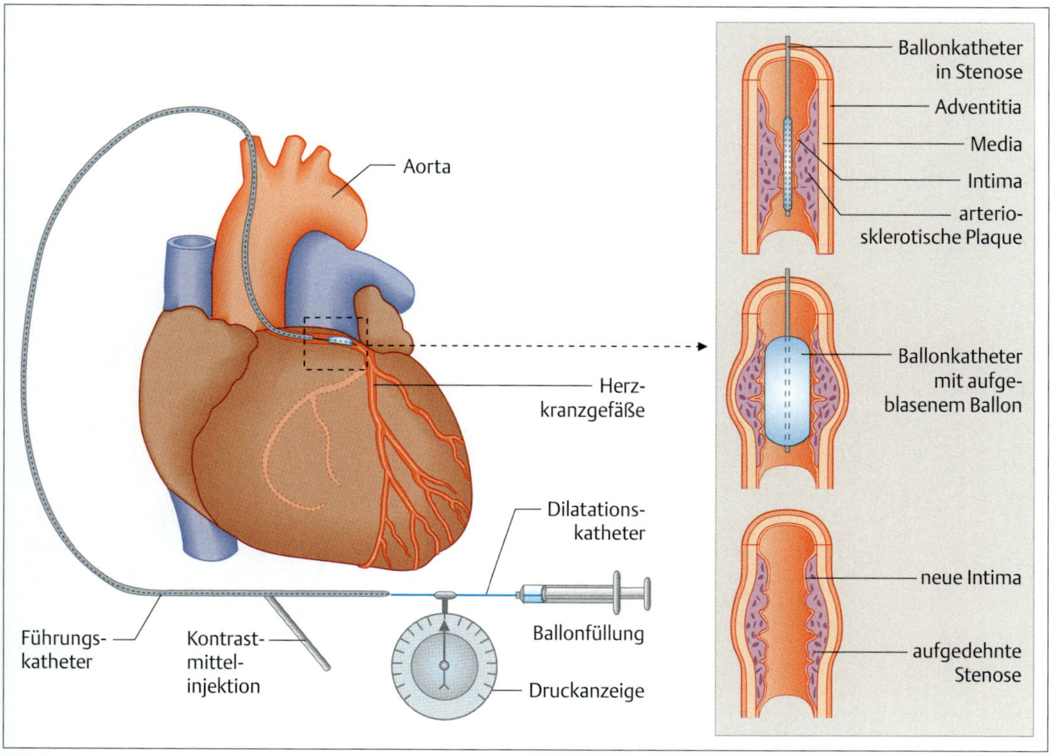


**Abb. 9.16 Ballondilatation.** Schematische Darstellung der perkutanen transluminalen koronaren Angioplastie (PTCA) zur Aufweitung arteriosklerotisch verengter Koronararterien (Ballondilatation).

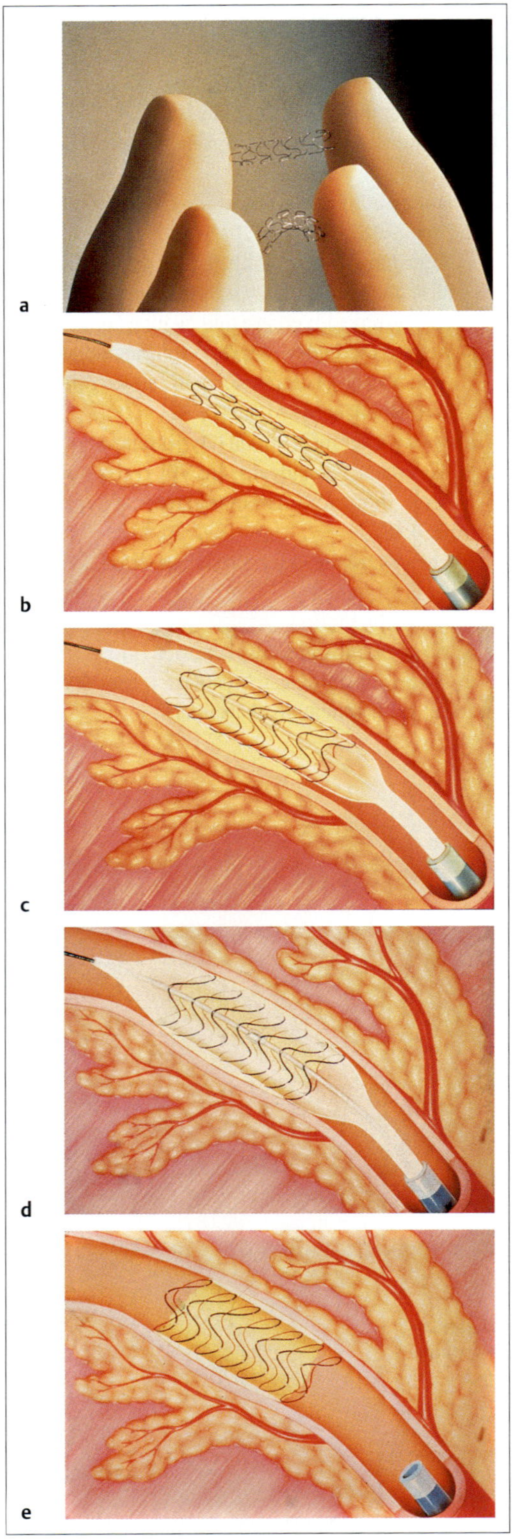

Abb. 9.17 **Stent-Implantation.** Platzierung eines Stents in einer stenosierten Koronararterie. Das in dem Herzkranzgefäß verbleibende Metallgeflecht hält das Gefäßlumen offen.

### *Prognose*

Die Progression der Koronarsklerose ist abhängig von Ausmaß und Dauer des Einwirkens der Risikofaktoren. Daher Verbot von Nikotin, RR- und Gewichtsnormalisierung und Senkung des LDL-Cholesterins auf Werte < 100 mg/dl. Das Infarktrisiko steigt mit der Häufigkeit und Schwere der Angina pectoris-Anfälle. Durch interventionskardiologische Maßnahmen besteht eine primäre Erfolgsquote von 85–90 %, wobei es zu Restenosierungen von ca. 20–40 % innerhalb von 6 Monaten kommt.

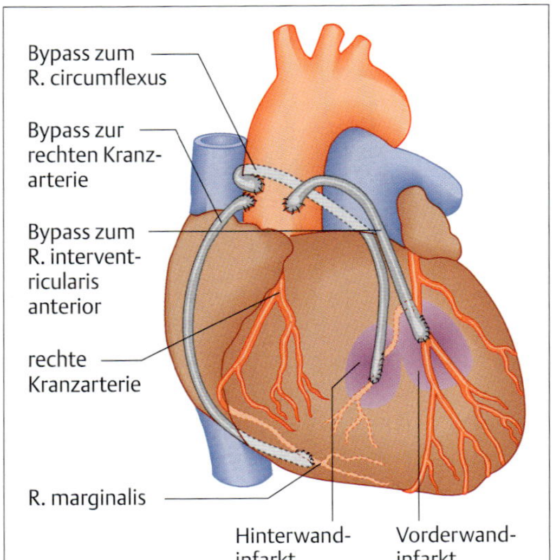


Abb. 9.18 **Bypassoperation.** Möglichkeiten der koronaren Bypassoperation bei Herzinfarktpatienten.

## 9.4 Akuter Myokardinfarkt

DEFINITION *Das akute Herzinfarktereignis zeichnet sich durch den umschriebenen irreversiblen Untergang von Herzmuskelanteilen (Myokardnekrose) infolge unzureichender Sauerstoffzufuhr durch meist thrombotischen Verschluss des versorgenden Abschnitts der Herzkranzgefäße aus (***Abb. 9.19***).*

Definition des Herzinfarktes nach der Weltgesundheitsorganisation (WHO):

- typische Klinik (länger als 15–20 min), anhaltende typische Angina pectoris (fehlt bei 30 %),
- infarkttypisches EKG (fehlt bei 30 %),
- infarkttypische Serumenzymverläufe (fehlt bei 30 %).

Der Myokardinfarkt ist eine Form des akuten Koronarsyndroms (**Tab. 9.3**). Ein Infarktrisiko liegt vor, wenn zwei der drei Kriterien erfüllt sind.

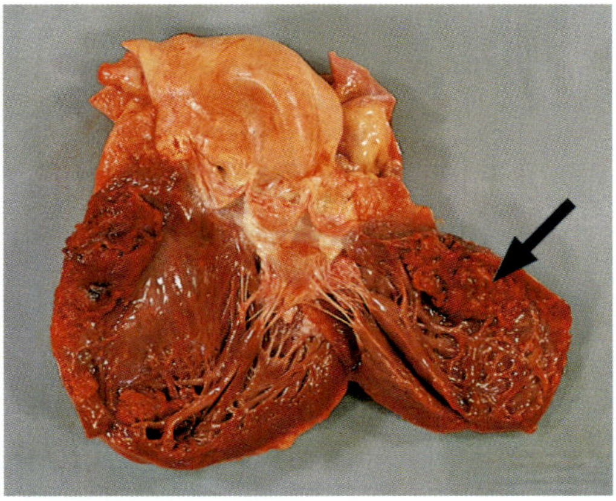

**Abb. 9.19 Herzinfarkt.** Darstellung eines Parietalthrombus bei akutem Herzinfarkt.

### *Häufigkeit*

Nach Angaben der WHO ist der akute Myokardinfarkt die derzeit häufigste einzelne Todesursache auf der Welt. Inzidenz in Deutschland: 330 pro 100 000 Personen pro Jahr.

### *Ursachen*

Der akute Myokardinfarkt entwickelt sich in 95 % aller Fälle auf dem Boden einer koronaren Herzkrankheit. Ausgelöst wird der akute Infarkt meist durch das Aufbrechen einer ulzerösen atherosklerotischen Plaque und Bildung eines gefäßverschließenden Thrombus.

Beim transmuralen Myokardinfarkt betrifft der Infarkt die gesamte Myokardmuskulatur. Beim nichttransmuralen Myokardinfarkt (Synonym: Non-Q-Infarkt) finden sich meist subendokardial (nahe dem Endokard) gelegene Nekrosen.

### *Symptome*

Anhaltende Angina pectoris-Beschwerden! Angstgefühl bis zur akuten Todesangst („Vernichtungsgefühl"). Es bestehen intensive, oft unerträgliche Thoraxschmerzen mit Ausstrahlung in die linke oder rechte Körperhälfte, den Rücken oder den Oberbauch (besonders bei Hinterwandinfarkt), nicht selten bis den linken Unterkiefer (**Abb. 9.15**).

MERKE *15–25 % der Myokardinfarkte verlaufen asymptomatisch, insbesondere bei Diabetes mellitus infolge autonomer diabetischer Neuropathie („stummer Infarkt", auch bei älteren Patienten).*

In der *Akutphase* oft Herzrhythmusstörungen (95 % der Fälle), supraventrikuläre Tachykardien, Kammerflimmern/-flattern, häufig Blutdruckabfall – aber auch normaler oder leicht erhöhter RR bei Vorliegen eines erhöhten Sympathikotonus. Der Puls kann normal, tachykard oder bradykard sein. Tachypnoe, Dyspnoe oder Orthopnoe sowie feuchte Rasselgeräusche oder ein dritter Herzton weisen auf eine beginnende Linksherzinsuffizienz (ein Drittel der Patienten) hin.

PFLEGE ***Myokardinfarkt bei Frauen – sog. „Eva-Infarkt".*** *Beachten Sie, dass bei Frauen oft eine andere Symptomatik besteht als bei Männern! Bei Frauen finden sich nicht die klassischen Brustschmerzen, sondern häufig sind Atemnot, Übelkeit, Brechreiz und Erbrechen, Schmerzen im Oberbauch alleinige Alarmzeichen!*
*Daher wird der Myokardinfarkt häufig als Magen-, Gallen- oder Rückenprobleme fehlgedeutet. Folge: verspätete Aufnahmen auf Intensivstation und somit höhere Sterblichkeit der Frauen im Verhältnis zu den Männern.*

FALLBEISPIEL AKUTER HINTERWAND-INFARKT *Der 51-jährige Herr K. wacht plötzlich in den frühen Morgenstunden auf: Es bestehen heftigste, anhaltende retrosternale Schmerzen. Daraufhin erfolgt die sofortige Alarmierung des Notarztes. Im vor Ort aufgezeichneten 12-Kanal-EKG Nachweis von ST-Hebungen über der Hinterwand. Das Notfallteam meldet den Patienten sofort telefonisch im Klinikum an und überträgt die EKG-Daten per Mobilfunk an das dortige Team. Im Klinikum wird nun das Team des Herzkatheterlabors aktiviert – es besteht 24-stündige-Herzkatheterlaborbereitschaft.*
*Parallel hiezu erfolgt die Erstversorgung des Patienten: $O_2$ per Maske, venöser Zugang, Heparin, ASS, Piritramid*

*(synthetisches Opiod-Präparat) alles i.v. Anschließend wird Herr K. sofort in das Herzkatheterlabor des Klinikums transportiert.*

### *Diagnostik*

***Körperliche Untersuchung.*** *51-jähriger Patient im reduzierten AZ und schlanken EZ (Körpergewicht 72 kg bei Körpergröße von 176 cm). Cor: regelmäßige Herzaktionen, Herzfrequenz 71/min, Herztöne rein, kein pathologischen Herzgeräusche auskultierbar. Lunge: Atembewegungen normal, Lungengrenzen in normaler Höhe. Zwerchfellverschieblichkeit beidseits ausreichend, Klopfschall sonor, vesikuläres Atemgeräusch, keine Rasselgeräusche auskultierbar. Abdomen: o.B. Nierenlager frei. Gliedmaßen frei beweglich, keine Unterschenkelödeme. Grob orientierende neurologische Untersuchung unauffällig. Der Patient ist wach und orientiert.*

***Ruhe-EKG bei Aufnahme:*** *Sinusrhythmus, Herzfrequenz 63/min, Linkstyp, ST-Streckenhebung in Ableitung II, III und aVF.*

***Verlaufs-EKG:*** *Sinusrhythmus, Herzfrequenz 71/min, Linkstyp, T-Negativierung in den Ableitungen III und aVF.*

***Labor:*** *Natrium, Kalium, Kreatinin, Harnstoff im Normbereich. TnT am Tag der Aufnahme < 0,01 ng/ml, einen Tag später 0,11 ng/ml (Normbereich 0,00–0,04). Myoglobin 42,7; Glukose 110 mg%; GOT, GPT, Gamma-GT o.B.; CRP 1,7 ng/l, rotes und weißes Blutbild o.B.; Quick 107 %, P-PTT 36 sec. Gesamt-CK 94 U/l (normal < 174) bei Aufnahme.*

***Herzkatheterbefund:*** *KHK mit 50–75 %igen Stenosen des RD1 und des RCX sowie subtotalem proximalem Verschluss der RCA.*

***Intervention:***

- *Gefäß: RCA proximal*
- *Eingriff: Stents – unbeschichtet – 2,5/19 und 2,5/28*
- *Stenosegrad (%):99 auf 0*
- *Prozedere: Clopidogrel 6 Monate, ASS 100 auf Dauer*

***Echokardiogramm mit Farbdopplersonografie*** *einen Tag nach Herzkatheter: Normal großer LV mit guter systolischer Pumpfunktion, keine regionale Wandbewegungsstörungen insbesondere im Bereich der Hinterwand. Übrige Herzhöhlen unauffällig. Klappen: Kleiner Mitralklappenreflux. Sonst die Klappen morphologisch und funktionell unauffällig. Kein Hinweis für pulmonalarterielle Hypertonie. Kein Perikarderguss.*

***Farbduplex der extrazerebralen hirnversorgenden Arterien*** *einen Tag nach Herzkatheter: Die Gefäße ließen sich beidseits regelrecht darstellen, endangiopathische Veränderungen mit z. T. auch Plaquebildung beidseits. Kein Hinweis für eine relevante Stenosierung. Aa. vertebrales beidseits orthograd perfundiert.*

***Thorax ap im Liegen am Aufnahmetag:*** *Im Liegen zeigt sich an Herz und Lungen ein altersentsprechender und unauffälliger Befund.*

### *Diagnose*

1. *Akuter Hinterwandinfarkt (STEMI)*
   a. *Herzkatheterbefund: KHK mit 50–75 %igen Stenosen des RD1 und des RCX sowie subtotalem proximalen Verschluss der RCA*
   b. **aktuell:** *PTCA und Implantation zweier Stents in die RCA*
2. *Kardiovaskuläre Risikofaktoren*
   a. *Hypercholesterinämie*
   b. *positive Familienanamnese*

### *Therapie und Verlauf*

*Bei Herrn K. erfolgte die stationäre Aufnahme aufgrund der zuvor geschilderten Beschwerdesymptomatik und des eindeutig nachgewiesenen Herzinfarktes. Es erfolgte die notfallmäßige Koronarangiografie. In der gleichen Sitzung wurden zwei unbeschichtete Stents im Bereich der rechten Herzkranzarterie implantiert. Der weitere postinterventionelle Verlauf bei Herrn K. war komplikationsfrei. Hierbei kam es einen Tag nach der Intervention nur zu einem leichten Anstieg der herzspezifischen Enzyme. Der Anstieg der CK auf 113 U/l (von 94 U/l am Aufnahmetag, also im Normbereich liegend) kann als Beweis gelten, dass bei der schnellen Versorgung durch unverzügliche Einschaltung des Rettungsdienstes nach Beschwerdebeginn und interventionellem Eingriff in der Klinik ein Myokardschaden weitestgehend vermieden werden konnte.*
*Echokardiografisch ließen sich keine regionalen Wandbewegungsstörungen nachweisen. Empfehlenswert ist eine kombinierte Thrombozytenaggregationshemmung bei Z.n. ST-Hebungsinfarkt für 6 Monate. Im Anschluss daran ASS lebenslang. Darüber hinaus wird eine strenge Einstellung der kardiovaskulären Risikofaktoren empfohlen; Rekoronarangiografie in ca. 3 Monaten. 2 Tage nach stationärer Aufnahme wurde Herr K. in die hausärztliche Betreuung nach Beantragung einer AHB mit folgender Medikation entlassen:*

*ASS (Godamed 100 mg) 0-1-0-0*
*Clopidogrel (Plavix 75 mg für 6 Monate) 1-0-0-0*
*Pantoprazol (Pantozol 20 mg) 1-0-0-0*
*Nebivolol (Nebilet 5 mg) ½-0-0-0*
*Ramipril (Delix 2,5 mg) 1-0-0-0*
*Ezetimib/Simvastatin (Inegy 10/40 mg) 0-0-1-0*

### *Diagnostik*

Von wesentlicher Bedeutung ist die exakte Anamnese (KHK bekannt? Risikofaktoren? Frühere Infarkte? Herzinsuffizienz? Rhythmusstörungen? Synkopen? Medikamentenanamnese?), wobei auf Kontraindikationen (Blutungsneigung, unkontrollierbarer Bluthochdruck, zerebraler Tumor usw.) für eine Thrombolysetherapie zu achten ist.

*EKG*

Bei 60 % aller Patienten zeigt das EKG infarkttypische Veränderungen (**Abb. 9.20**). Bis zu 15 % der Patienten haben ein „normales" EKG.

9

● MERKE *Erst zwei EKG-Ableitungen im Abstand von 24 Stunden schließen einen Infarkt aus. Wenn möglich, sollte ein altes EKG zum Vergleich herangezogen werden.*

Das EKG gibt Hinweise auf das Alter des Infarktes (**Abb. 9.21**) sowie auf das Infarktausmaß und die Infarktlokalisation (**Abb. 9.22** u. **Tab. 9.4**).

Im EKG lässt sich der ST-Hebungsinfarkt (STEMI) mit den direkten Infarktzeichen (3 Stadien, s. **Abb. 9.21**) vom Nicht-ST-Hebungsinfarkt (NSTEMI) s. **Tab. 9.3** abgrenzen. Der Myokardinfarkt wird in diesem Fall durch den Anstieg der herzmuskelspezifischen Laborwerte (z.B. Troponin I oder T, Enzyme; **Abb. 9.23**) bewiesen.

Bei der EKG-Auswertung wird auch zwischen **Q-Zacken-Infarkt** (früher transmuraler Infarkt) mit schlechterer Akutprognose und relativ guter Langzeitprognose und **Nicht-Q-Zacken-Infarkt** (nichttransmuraler Infarkt) mit relativ guter Akutprognose und schlechterer Langzeitprognose unterschieden.

*Labordiagnostik*

Als Ausdruck des Untergangs von Myokardzellen lassen sich deren zelluläre Bestandteile, die Herzenzyme, im *Blut* erhöht nachweisen. Troponin-T und -I sind herzmuskelspezifisch und ein früher Nachweis (Beginn des Anstiegs im Serum 3 Stunden nach Infarktbeginn). Danach folgt die Herzmuskelkreatinkinase (CK-MB); dieses Enzym ist etwa 4–6 Stunden nach dem Infarkt mit einem Maximum zwischen der 14. und 18. Stunde nachweisbar.

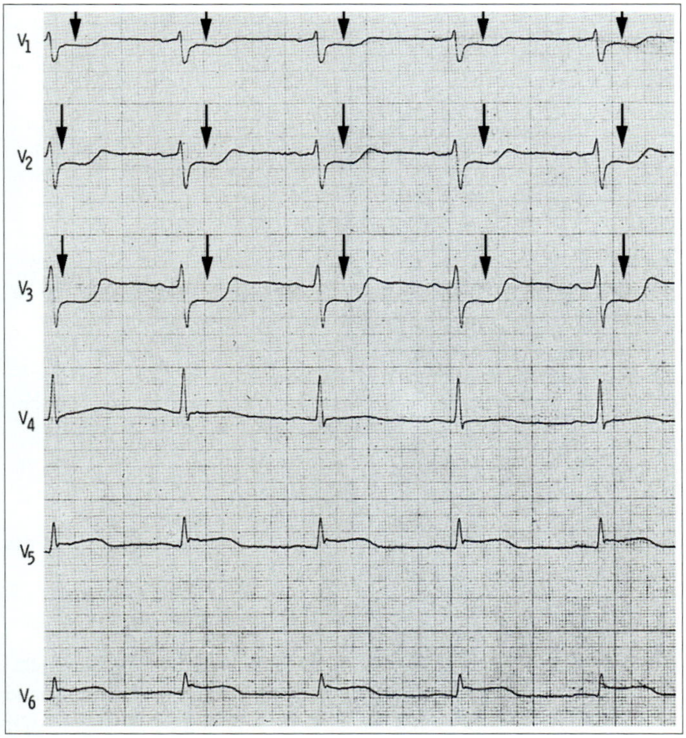


**Abb. 9.20 EKG-Veränderungen nach Herzinfarkt.** ST-Strecken-Senkung in den EKG-Brustwandableitungen (50 mm/s) bei frischem Herzinfarkt (↓) als Zeichen einer Innenschichtläsion.

**Tab. 9.4 Lokalisation des Myokardinfarktes durch EKG-Ableitungen.**

| *Lokalisation* | *Herzkranzarterie* | *Ableitungen* |
|---|---|---|
| Vorderwandspitzeninfarkt | R. interventricularis anterior | I, aVL, V2–V6 |
| anteroseptaler Infarkt | R. interventricularis anterior | I, aVL, V2–V4 |
| vorderer Lateralinfarkt | R. diagonalis, R. circumflexus | I, aVL, V5, V6 |
| Hinterwandinfarkt | A. coronaria dextra | III, aVF, II |
| hinterer Lateralinfarkt | R. circumflexus | III, aVF, II, V5–V6 |

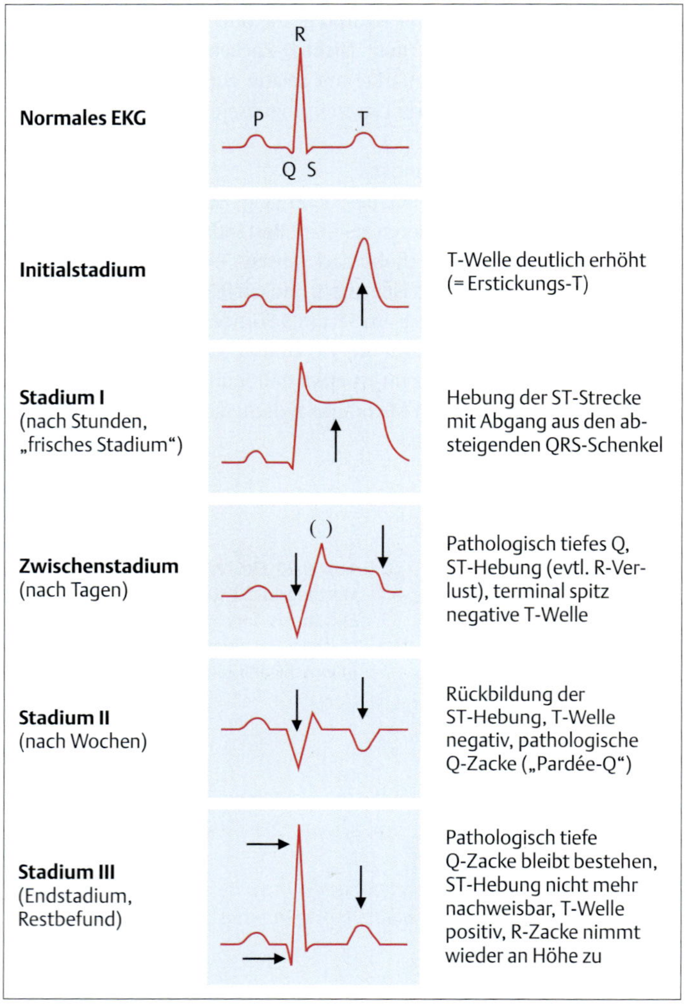


**Abb. 9.21 EKG-Veränderungen nach Herzinfarkt.** Stadienablauf des akuten Myokardinfarktes in den EKG-Extremitätenableitungen.



● MERKE *Keine i.m.-Injektionen durchführen; sie führen zu einem höheren CK-Wert. Außerdem sind sie eine relative Kontraindikation für eine eventuelle Lysetherapie. Hohe CK-Werte können auch durch andere Muskelschäden, z. B. aufgrund von Stürzen oder Krampfanfällen, hervorgerufen werden.*

Die Serumenzyme GOT und LDH bzw. deren Isoenzym HBDH sind nicht für die Akutdiagnose geeignet, aber nützlich zur Verlaufsbeurteilung. Myoglobin ist nicht herzspezifisch und steigt auch nach Skelettmuskelschäden (z.B. intramuskuläre Injektion, elektrische Kardioversion). Troponin-T und I sind herzmuskelspezifisch. Ca. 30 min nach Myokardinfarktbeginn lässt sich h-FABP (*h*eart *f*atty *a*cid *b*inding *p*rotein) im Schnelltest nachweisen). Ähnlich dem EKG zeigen die oben erwähnten Enzyme in Abhängigkeit **nach dem Infarkt** ein typisches Verlaufsmuster (**Abb. 9.23**). Aus der Höhe der CK-MB im Serum lässt sich bedingt das Ausmaß des Infarktes abschätzen.

*Echokardiografie*

Echokardiografisch können Ort und Ausmaß der Herzmuskelnekrose am Funktionsausfall der Herzwand (hypo- und akinetische Infarktareale) abgeschätzt werden. Nachweisen lässt sich auch das Auftreten typischer Infarktkomplikationen (Nachweis von Thromben, Perikarderguss, Papillarmuskelabriss, Ventrikelseptumruptur).

*Röntgen*

Der unkomplizierte Infarkt weist im Röntgenbild keine Besonderheiten auf. Bei zunehmender Linksherzinsuffizienz wird eine vermehrte interstitielle Zeichnung, bei Perikarderguss wird eine Vergrößerung der Herzsilhouette deutlich (**Abb. 9.35**).

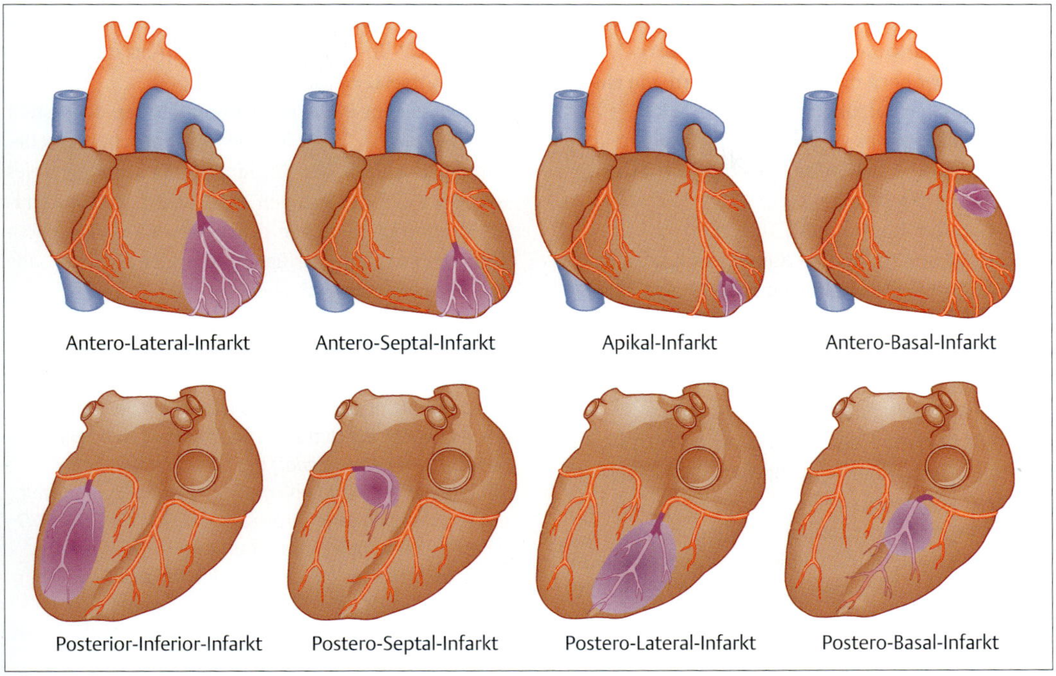


**Abb. 9.22 Herzinfarkt-Lokalisationen.** Typische Herzinfarkt-Lokalisationen, die mithilfe des EKG diagnostiziert werden können.



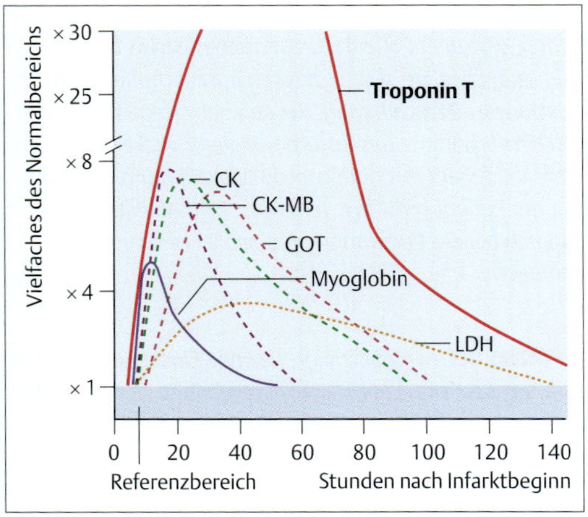


**Abb. 9.23 Herzmuskelenzyme.** Pathologische Werte der verschiedenen Herzmuskelenzyme als Zeichen des Zelluntergangs bei Herzinfarkt im zeitlichen Verlauf.

### *Komplikationen*

Zu den **Frühkomplikationen** des akuten Herzinfarktes gehören Herzrhythmusstörungen (ventrikuläre Extrasystolien [95–100%] sowie ventrikuläre Tachykardien und Kammerflimmern). Prognostisch ungünstig ist Vorhofflimmern mit absoluter Tachyarrhythmie. Darüber hinaus kann es infolge von Pumpversagen des linken Ventrikels (ein Drittel der Patienten) zu Lungenödem und kardiogenem Schock kommen.

● MERKE *Kammerflimmern ist die häufigste, Pumpversagen die zweithäufigste Todesursache nach Infarkt.*

Bei ausgedehnter Nekrose können Herzruptur mit Herzbeuteltamponade, Ventrikelseptumruptur (neu aufgetretenes Systolikum!) sowie Papillarmuskelnekrose/-abriss mit akuter Mitralinsuffizienz auftreten.

**Spätkomplikationen:**

- Infarktrezidiv
- Herzwandaneurysma (bis 20% der Fälle) mit Emboliegefahr
- Frühperikarditis, Spätperikarditis
- Pleuritis (Dressler-Syndrom, 2–3 Wochen nach Infarkt)
- persistierende Rhythmusstörungen
- persistierende Herzinsuffizienz

### *Therapie*

Jeder Angina-pectoris-Anfall, der trotz ausreichender Therapie mit Nitropräparaten (S. 196, S. 227) länger als 30 min dauert, muss bis zum Beweis des Gegenteils als dringend infarktverdächtig eingestuft werden. Die Therapie beginnt deshalb bei diesen Patienten in der Prähospitalphase mit den folgenden Notmaßnahmen: Notarzt rufen (Notrufnummer Deutschland 112).

*Sofortmaßnahmen*

- Bei sich abzeichnendem kardiogenen Schock Oberkörper hoch und Beine tief lagern, um einem Lungenödem vorzubeugen.
- Nach Anlage eines venösen Zugangs Sedierung beginnen, beispielsweise mit Diazepam (wichtig: keine i.m.-Injektionen!).
- $O_2$-Gabe per Nasensonde (3 l $O_2$/min)
- Nitroglycerin (0,8 mg = 1 Kapsel) sublingual bzw. 2 Sprühstöße, Nitroinfusion unter Blutdruckkontrolle
- Acetylsalicylsäure (ASS 500 mg i.v. oder oral), Heparin (5 000 IE i.v.)
- Schmerzbeseitigung, z. B. mit Morphin
- Prophylaxe von Herzrhythmusstörungen durch Betablocker (wenn keine Zeichen einer Herzinsuffizienz vorliegen)
- Sofortiger Transport mit Arztbegleitung, bei instabilen Kreislauf- oder Rhythmusverhältnissen mit dem Notarztwagen unter Sauerstoffgabe in ein Akutkrankenhaus.

9

*Therapie auf Intensivstation*

Wichtige Ziele sind jetzt die Begrenzung der Infarktgröße und eine Verhinderung von Infarktkomplikationen, z. B. Rhythmusstörungen, myokardiales Pumpversagen. Dies gelingt nur, wenn die Maßnahmen innerhalb von 6–12 Stunden nach Beginn der klinischen Symptomatik begonnen werden. Folgende Erstmaßnahmen werden fortgeführt:

- Sedierung/Analgesierung
- EKG und hämodynamisches Monitoring
- $O_2$-Insufflation (Pulsoxymetriekontrolle)
- ZVK bei kompliziertem Verlauf (Achtung: Eine Fehlpunktion kann eine Lyse unmöglich machen!)
- Nitroglycerin i.v. (1–4 mg/h als Basistherapie)
- Betablocker zusätzlich, falls keine Kontraindikationen
- für die Zeit der Immobilisation Antikoagulation (Vollheparinisierung und ASS 100 mg/d weiterführen)
- ACE-Hemmer (Hypotonie vermeiden)
- Clopidogrel (zuerst 300 mg, später 75 mg/d) in Kombination mit ASS senken das kardiovaskuläre Risiko um 20 %
- Statine sollen die Plaquestabilisierung bei akutem Herzinfarkt positiv beeinflussen.

Bei zur Verfügung stehendem Herzkatheterlabor wird ein akuter Myokardinfarkt idealerweise durch **Akut-PTCA** (Verfahren zur mechanischen Reperfusion [Dilatation mit oder ohne Stentimplantation, Rekanalisation], Alternative zur Thrombolyse) versorgt. Dieses invasive Vorgehen verbessert die Prognose insbesondere bei ausgedehntem Vorderwandinfarkt erheblich.

Bei Hochrisiko-PTCA können begleitend zu ASS und Heparin GP-IIb-/-IIIa-Antagonisten (Abciximab [ReoPro]) eingesetzt werden.

Ist eine Akut-PTCA nicht durchführbar, so besteht die Therapie der Wahl in einer **systemischen Lysebehandlung**, sofern der Beginn des Infarktereignisses weniger als 6–12 Stunden zurückliegt. Zur systemischen Fibrinolyse stehen die in **Tab. 9.5** dargestellten Thrombolytika zur Verfügung. Die gleichzeitige Gabe von Heparin verbessert die Lyseergebnisse.

● PFLEGE ***Patientenbeobachtung.*** *In der Akutphase wird der Patient auf einer Intensivstation gepflegt. Die Vitalzeichenkontrolle erfolgt kontinuierlich über Monitor, um gefährliche Rhythmusstörungen sofort zu erkennen. Fieber erhöht den $O_2$-Bedarf des Körpers, muss daher frühzeitig erkannt und ggf. gesenkt werden. Es empfiehlt sich eine Temperaturkontrolle alle 4–6 Stunden. Der ZVD sollte etwa 6-stündlich bestimmt werden. Häufig erhalten Herzinfarktpatienten einen Pulmonalarterien-(PA-) Katheter, über den 4–6-stündlich die Füllungsdrücke im rechten Vorhof und in der A. pulmonalis ermittelt werden. Darüber hinaus richtet sich die Patientenbeobachtung auf Anzeichen eines kardiogenen Schocks, wie brodelnde Atmung (Lungenödem), motorische Unruhe, Somnolenz, Koma, kaltschweißige, blasse, ggf. zyanotische Haut und Oligurie. Patienten mit Herzinfarkt sind enormem körperlichen und psychischen Stress ausgesetzt. Beobachten Sie genau, was dem Patienten zusätzlichen Stress bereitet und versuchen Sie, diese Faktoren auszuschalten (z. B. Reduktion der Besucherzahl). Bei den betroffenen Patienten soll eine Erhöhung des intrathorakalen Drucks vermieden werden, daher Obstipationsprophylaxe durchführen, damit der Patient nicht pressen muss; kein Abklatschen oder -klopfen bei der Pneumonieprophylaxe; kein ruckartiges Umlagern.*

● MERKE *Der möglichst frühzeitige Einsatz der systemischen Lyse (vor Entwicklung irreversibler Herzmuskelnekrosen) ist wichtiger als die Wahl eines bestimmten Präparates!*

**Tab. 9.5 Thrombolytika.**

| *Substanz* | *Dosierung* |
|---|---|
| Streptokinase | 1,5 Mio. Einheiten i.v. über 30–60 min |
| Anistreplase (APSAC) | 30 E i.v. in 5 min |
| Alteplase (F-PA) | 15 mg i.v.-Bolus, 0,75 mg/kg anschließend 0,5 mg/kg i.v. über 60 min i.v. |
| Reteplase (r-PA) | 10 IU über ca. 2 min injizieren als i.v.-Bolus (Abstand 30 min) |
| Tenecteplase (TNK-t-PA) | in Abhängigkeit vom Körpergewicht 30–50 mg/kg |

Es bestehen die folgenden **Kontraindikationen zur Thrombolyse**:
- Blutungsneigung
- Thrombozytopenie (< 80 000/µl)
- innere Blutung < 6 Wochen
- Hirnblutung/OP < 6 Wochen
- Schlaganfall < 6 Wochen
- Aortendissektion
- großer chirurgischer Eingriff, Trauma, Geburt < 10 Tage
- zerebraler Tumor
- intrazerebrales Aneurysma
- nekrotisierende Pankreatitis

Der Erfolg der Lysetherapie ist klinisch zu erkennen an der rasch rückläufigen Angina pectoris, der Rückbildung der infarkttypischen EKG-Veränderungen und dem fehlenden bzw. geringen Anstieg der Infarktenzyme. Der Lyseerfolg ist in Abhängigkeit vom Therapiezeitpunkt bei etwa $^2/_3$ der Patienten zu erwarten.

Nach erfolgreicher Akutbehandlung des Infarktes stellt sich das Problem des erneuten Verschlusses der oft vorbestehenden Koronarstenose. Nach erfolgreicher i.v.-Lyse sind in 20–25 % der Fälle Reokklusionen möglich. Im beschwerdefreien Intervall ist daher eine Koronarangiografie notwendig, um eine Entscheidung über weitere eventuell Reperfusionsmaßnahmen (PTCA, Bypassoperation) treffen zu können.

Durch **Langzeitprophylaxe** mit Kumarinen (z. B. Marcumar) bzw. Thrombozytenaggregationshemmern (100 mg ASS pro Tag) wird die Mortalität innerhalb des ersten Jahres nach Infarkt deutlich gesenkt.

### *Rehabilitation nach Myokardinfarkt*

Im *Akutkrankenhaus* wird der Patient nach der Verlegung von der Intensivstation mit Dauerüberwachung früh mobilisiert. Der Krankenhausaufenthalt dauert bei unkompliziertem Verlauf ungefähr 10–14 Tage.

● PFLEGE ***Mobilisation.*** *In der Akutphase hat der Patient strenge Bettruhe. Danach erfolgt die Mobilisation meist nach dem klinikeigenen Mobilisationsstufenplan, der genau vorschreibt, wann und wie die Belastung des Patienten gesteigert wird. In jedem Fall müssen die mobilisierenden Maßnahmen zuvor mit dem Arzt abgesprochen werden. Kontrollieren Sie vor und während der Belastung die Vitalzeichen des Patienten, damit Sie bei Rhythmusstörungen oder Blutdruckabfall die Mobilisierung frühzeitig abbrechen können.*

Während der Anschlussheilbehandlung (AHB) in einer *Rehabilitationsklinik* erfolgt die Vorbereitung zur Wiedereingliederung in das Alltags- und Berufsleben, wobei neben einer Bewegungstherapie die Gesundheitserziehung zur Ausschaltung von Risikofaktoren (Sekundär- und Tertiärprävention, S. 193) von besonderer Bedeutung ist. Zudem wird der Abbau von Ängsten angestrebt und es werden Übungen in Stressbewältigung und ein Entspannungstraining durchgeführt.

● MERKE *Wichtig ist die Umstellung der Ernährung auf „mediterrane Kostform". Dies beinhaltet neben Obst und Gemüse 5-mal 100 g am Tag (five-a-day-Konzept aus den USA), Olivenöl sowie mehrfach ungesättigte Omega-3-Fettsäuren in Fisch und mäßiger Konsum von Rot- und Weißweinen.*

Durch optimale Zusammenarbeit zwischen Hausarzt, Radiologen, Werksarzt und ggf. Psychologen sowie physikalischer Therapie und ambulanter Pflege kann die Rehabilitation auch *am Wohnort* des Patienten durchgeführt werden. Die Teilnahme an ambulanten Koronarsportgruppen ist unbedingt empfehlenswert.

*Medikamentöse Langzeittherapie zur Prognoseverbesserung bei Infarktpatienten*
- **Acetylsalicylsäure** (Thrombozytenaggregationshemmer): Dosis: 100 mg/d, ggf. zusätzliche Gabe von Clopidogrel (Iscover, Plavix) 75 mg/d
- **Betablocker** (ohne intrinsische sympatomimetische Aktivität) senken die Häufigkeit plötzlicher Todesfälle durch Rhythmusstörungen und vermindern das Reinfarktrisiko
- **ACE-Hemmer** und **Angiotensin-II-Blocker** zur Verbesserung des Remodeling-Prozesses des Ventrikels und zur Reduzierung des Ventrikelvolumens
- **Antikoagulation** (nur indiziert bei schlechter Ventrikelfunktion und/oder Thromben im Bereich der Ventrikel)
- **Diuretika** (bei manifester Herzinsuffizienz zur Kompensation von Wasser- und Natriumretention)
- **Nitrate** (zur symptomatischen Therapie einer Postinfarkt-Angina)
- **Antiarrhythmika** routinemäßig nicht nach Infarkt indiziert; durch proarrhythmische Effekte eventuell Verschlechterung der Prognose
- **Cholesterinsynthesehemmer** (HMG-CoA-Reduktasehemmer, Statine); z. B. Pravastatin (Pravasin), Atorvastatin (Sortis), Fluvastatin (Locol) zur Senkung des LDL-Cholesterins < 70 mg/dl, Minderung der Gesamtmortalität bei KHK-Patienten und Postinfarktpatienten um 30 %

### *Prognose*

Innerhalb der ersten 24 Stunden versterben ca. 30 % der Infarktpatienten, danach weitere 10–20 %. Häufigste Todesursache ist das Kammerflimmern. Die Letalität lässt sich deutlich durch frühzeitige, optimale Akutbehandlung sowie konsequente Langzeitbehandlung senken. Die jährliche Mortalitätsrate ist u.a. abhängig von der Zahl der betroffenen Gefäße und nimmt von der Ein- bis zur Dreigefäßerkrankung zu. Die unbehandelte Stammstenose ist am ungünstigsten. Bei Fortbestehen der Risikofaktoren kommt es zur Progression der Koronarsklerose.

## 9.5 Herzrhythmusstörungen

DEFINITION *Alle Rhythmen, die vom normalen Sinusrhythmus abweichen, werden als Herzrhythmusstörungen bezeichnet:*
- *Bradykardie: weniger als 60 Schläge/min*
- *Tachykardie: mehr als 100 Schläge/min*
- *Arrhythmie: unregelmäßiger Herzschlag, unabhängig von seiner Frequenz*
- *Tachyarrhythmie: unregelmäßiger und zu schneller Herzschlag*
- *Bradyarrhythmie: unregelmäßiger und zu langsamer Herzschlag*
- *Extrasystolen (ES): Herzschlag außerhalb des regulären Grundrhythmus*

9

#### Häufigkeit

Extrasystolen sind die häufigsten Arrhythmien; sie kommen sowohl bei Herzgesunden als auch als Folge einer kardialen oder extrakardialen Erkrankung vor.

Rhythmusstörungen nehmen mit dem Lebensalter zu; im Alter > 70 Jahre sind die auch bei Herzgesunden fast regelhaft.

### Erregungsbildung im Herzen

Die Herzaktionen nehmen ihren Ausgang von rhythmischen Erregungen des im rechten Vorhof lokalisierten **Sinusknotens**. Von dort breitet sich die Erregung diffus über den Vorhof und den Atrioventrikularknoten (AV-Knoten) zum His-Bündel – einem spezifischen Reizleitungssystem – aus, um über die Tawara-Schenkel zur Herzmuskulatur zu gelangen. Die Unterbrechung der Erregungsleitung im Bereich der Tawara-Schenkel wird als „Schenkelblock" bezeichnet (**Abb. 9.1**).

Die Tätigkeit des Sinusknotens wird durch das autonome Nervensystem beeinflusst. Ein erhöhter Sympathikotonus steigert die Herzfrequenz, ein erhöhter Vagotonus vermindert sie. Die normale Herzfrequenz des gesunden Erwachsenen beträgt etwa 60–80 Schläge/min. Bei Kindern und Jugendlichen sind höhere Herzfrequenzen normal.

Störungen der Erregungsbildung und -ausbreitung können auf allen Stufen des oben skizzierten Erregungsweges auftreten. Die klinischen Zeichen einer Herzrhythmusstörung werden im Wesentlichen durch die Ventrikelfrequenz, den Grad der Frequenzunregelmäßigkeiten und die Möglichkeiten zur Aufrechterhaltung des Kreislaufes bei gegebener Kompensationsbreite beeinflusst. Unter praktischen Gesichtspunkten werden bradykarde und tachykarde Rhythmusstörungen sowie Extrasystolen unterschieden.

#### Symptome und Diagnostik

Die Anamnese gibt die ersten Hinweise. Zu fragen ist nach der Häufigkeit der Arrhythmie, Dauer der Arrhythmie und wann sie zuletzt aufgetreten ist.

*Symptome bei Rhythmusstörungen*
- Herzstolpern (Aussetzen des Herzens, z.B. Extrasystolie)
- Herzklopfen (Palpitationen)
- Herzrasen bei Tachykardie/Tachyarrhythmie
- Schwindel, Benommenheit, Verwirrtheitszustände, epileptiforme Krämpfe, passagere Seh- und Sprachstörungen
- arterielle Embolien (durch Ablösung kardialer Thromben besonders bei Vorhofflimmern) mit Organinfarkten wie z.B. Schlaganfälle (S. 277; 20% der Schlaganfälle durch Vorhofflimmern bedingt!), Mesenterialinfarkt, Niereninfarkt, akuter Extremitätenarterienverschluss
- Adamstokes-Anfall bzw. Synkope
- kardiogener Schock (plötzlicher Herzkreislaufstillstand, akuter Herztod)

Die klinische Untersuchung (Puls und Herzfrequenz über mindestens 1 min) wird durch folgende Untersuchungsmethoden ergänzt:
- Ruhe-EKG mit langem Streifen („Rhythmusstreifen")
- Langzeit-EKG
- Event-Rekorder (s. S. 185)
- Fahrradergometrie
- pharmakologische Tests (z.B. Atropin-Test bei V. a. Sick-Sinus-Syndrom)
- invasive Diagnostik, EPU (Vorhofstimulation, His-Bündel-EKG, programmierte Ventrikelstimulation [Ursprungslokalisation – „Mapping" – von ventrikulären Tachyarrhythmien])

Die verschiedenen Untersuchungsmethoden dienen der Diagnosesicherung, da Herzrhythmusstörungen die verschiedensten Ursachen haben können, z.B.:
- *myokardiale Ursachen:* KHK, Angina pectoris und Herzinfarkt, Herzinsuffizienz, Myokarditis und Kardiomyopathie,
- *hämodynamische Ursachen:* Herzvitien mit Klappeninsuffizienzen bzw. -stenosen, Shunt, arterielle oder pulmonale Hypertonie,

- *extrakardiale Ursachen:* psychovegetative Faktoren, Schilddrüsenüberfunktion, Genussmittel im Übermaß (Alkohol, Kaffee), Drogen, Toxine (z. B. Diphtherie), hyperreaktiver Karotissinus, Medikamente (Antiarrhythmika, trizyklische Neuroleptika, Digitalisintoxikation), Elektrolytstörungen (isoliert oder kombiniert mit z. B. Hypoxie, Azidose).

***Therapie***

*Vorbemerkungen*

Die unterschiedliche klinische Bedeutung der Herzrhythmusstörungen sowie die teilweise erheblichen – sogar gefährlichen – Nebenwirkungen der antiarrhythmischen Therapie bedingen Fragen nach der Indikation und Dringlichkeit der Behandlung, nach den Nachteilen der Therapie. Vorab sind folgende Fragen zu beantworten:

- Um welche Herzrhythmusstörung handelt es sich (präzise Diagnose, EKG, Langzeit-EKG-Registrierung, intrakardiale EKG-Ableitungen)?
- Ursache der Arrhythmie (insbesondere Ausschluss von Digitalisüberdosierung und sonstigen Medikamentennebenwirkungen)?
- Ist die Behandlung notwendig (Wie dringlich? Für welchen Zeitraum ist die Behandlung geplant?)?
- Welche Therapie kommt infrage (Zuwarten? Sedierung? Kalium-/Magnesiumsubstitution? Spezielle Medikamente? Elektrotherapie?)?
- Welche Nebenwirkungen oder Komplikationen sind von der Behandlung zu erwarten?

*Kausale und symptomatische Behandlung*

Es gibt zwei prinzipielle Möglichkeiten, Herzrhythmusstörungen zu behandeln: die kausale und die symptomatische Behandlung.

Die symptomatische Behandlung beinhaltet folgende Möglichkeiten:

- Allgemeinmaßnahmen (Sedierung, Vagusmanöver [Karotissinusdruck], Valsavamanöver oder Auslösen eines Würgereflexes bei Tachykardien, ggf. Bettruhe oder $O_2$-Gabe
- medikamentöse antiarrhythmische Therapie
- Elektrotherapie
- Katheterablation
- antiarrhythmische Kardiochirurgie

● MERKE *Ältere Patienten sind empfindlicher gegenüber den Nebenwirkungen von Antiarrhythmika.*

Alle handelsüblichen Antiarrhythmika besitzen kardiale und extrakardiale Nebenwirkungen. Die kardialen Nebenwirkungen bestehen in negativer Inotropie und proarrhythmischen Effekten. Durch Antiarrhythmikagabe kann es zur Arrhythmieverstärkung kommen und damit zu einer unmittelbaren vitalen Gefährdung des Patienten.

● MERKE *Von einer unkritischen Dauerprophylaxe mit Antiarrhythmika ist besonders bei gestörter linksventrikulärer Pumpfunktion abzusehen.*

Extrakardiale Nebenwirkungen bestehen z. B. in Übelkeit, Kopfschmerzen, Appetitlosigkeit, Cholestase, Blutbildschäden, Mundtrockenheit, zentralnervösen Beschwerden, Hypotonie, Schlafstörungen, gastrointestinalen Beschwerden (Übelkeit, Erbrechen).

Grundsätzlich wird nur ein Antiarrhythmikum eingesetzt. Die Kombination von zwei Antiarrhythmika kann zu gefährlichen Additionseffekten führen. Die Serumspiegel von Kalium und Magnesium müssen im Normbereich liegen. Die Magnesiumgabe i.v. kann die Entstehung von Arrhythmien therapeutisch beeinflussen. Indikationen für Magnesium i.v. sind z. B. digitalisinduzierte Herzrhythmusstörungen, monoforme Kammertachykardie, multifokale atriale Tachykardie. Rhythmusstörungen extrakardialen Ursprungs (z. B. Hyperthyreose, Digitalisintoxikation, Elektrolytstörungen) müssen zunächst beseitigt werden.

Besonders ist auf die kausale Behandlung zu achten, wenn eine KHK, eine Myokarditis und/oder eine Herzinsuffizienz vorliegen.

9

## 9.5.1 Bradykarde Herzrhythmusstörungen

### Sinusbradykardie

● DEFINITION *Von Sinusbradykardie spricht man bei einer Sinusknotenfrequenz unter 60 Schlägen/min.*

***Pathogenese und Symptome***

Auch bei Herzgesunden und Sportlern wird ein erhöhter Vagotonus (z. B. Frequenzabfall im Schlaf auf 40/min) festgestellt. Weitere Ursachen können KHK, Myokarditis, OP-Folge nach Herz-OP, Hypothyreose (S. 279), Hyperkaliämie (S. 716), erhöhter Hirndruck und Überdosierung bestimmter Medikamente (Antihypertensiva, Digitalis, Betablocker, Kalziumantagonisten vom Verapamil-Typ) sein (S. 201, S. 225 ff, S. 266).

Der Verlauf ist oft asymptomatisch. Neben verminderter Leistungsfähigkeit, Abgeschlagenheit und Schwächezuständen finden sich Schwindel, Synkopen (Adams-Stokes-Anfall) sowie Angina pectoris-Beschwerden. Diese Symptome sind zurückzuführen auf die bradykardieinduzierten hämodynamischen Veränderungen (Abfall des Herzzeitvolumens).

*Therapie*
Eine Behandlung bei asymptomatischen Patienten erfolgt nicht. Lediglich wird eine zugrunde liegende auslösende Erkrankung behandelt bzw. entsprechende Medikamente werden abgesetzt. Bei schwerer akuter Symptomatik wird ein Schrittmacher implantiert.

### Sick-Sinus-Syndrom (SSS – Syndrom des kranken Sinusknotens)

DEFINITION *Das Syndrom des kranken Sinusknotens ist ein Sammelbegriff für Rhythmusstörungen, wie:*
- *intermittierende oder permanente Sinusbradykardie,*
- *sinuatriale (SA) Blockierungen,*
- *Sinusknotenstillstand,*
- *Bradykardie-Tachykardie-Syndrom (bei zusätzlich vorliegenden atrialen Tachyarrhythmien).*

9

*Ursachen und Symptome*
Ursache der Herzrhythmusstörungen können KHK, Kardiomyopathie oder Myokarditis sein. In 40–70% wird keine Herzkrankheit nachgewiesen. Typische klinische Zeichen sind Schwindel und Synkopen (Adams-Stokes-Anfälle bei Bradykardie), Herzklopfen, Dyspnoe und Angina pectoris bei Tachykardie.

*Diagnostik und Therapie*
In der Regel wird ein Langzeit-EKG angeordnet, wenn im Belastungs-EKG ein adäquater Frequenzanstieg fehlt. Der Atropintest ist sehr aussagefähig. Bei symptomatischer Bradykardie erfolgt die Schrittmachertherapie, bei Tachykardie/Bradykardie wird ein Schrittmacher in Kombination mit einer antiarrhythmischen Behandlung angewendet.

### Karotissinussyndrom (hypersensitiver Karotissinus)

DEFINITION *Kennzeichnend ist eine Überempfindlichkeit der Pressorezeptoren in der Karotisgabel, wobei eine leichte Karotisreizung zur Auslösung des Karotissinusreflexes (Bradykardie und Hypotonie) bereits ausreicht.*

*Symptome*
Häufig sind ältere Patienten (bis zu 25%) betroffen, wobei die Herzrhythmusstörungen meist arteriosklerotisch bedingt sind. Schwindel und Synkopen treten bei spontanen Kopfdrehungen (z.B. morgendliches Rasieren, Autofahren), leichter äußerer Kompression (einengender Kragen) oder Massage der Karotisgabel auf.

*Diagnostik und Therapie*
Anamnese sowie Karotisdruckversuch: Druck durch den Arzt auf die Karotisgabel unter EKG-Kontrolle und Reanimationsbereitschaft. Befund: Asystolie > 3 s und/oder Blutdruckabfall > 50 mmHg nach einseitigem Karotisdruckversuch (Vorsicht bei Patienten mit Stenose der A. carotis!).

Therapie: Implantation eines Schrittmachers bei Asystolie.

### Bradyarrhythmia absoluta

Chronisches Vorhofflimmern mit bradykarder Ventrikelfrequenz bei gestörter AV-Überleitung als Folge fortgeschrittener kardialer Grundkrankheiten (KHK, Kardiomyopathie, Klappenfehler) mit Herzinsuffizienz. Bei Symptomen Herzschrittmacher.

### Weitere Reizleitungsstörungen

- sinu-atrialer (SA-)Block mit drei Schweregraden (s. S. 213)
- atrio-ventrikulärer (AV-)Block mit drei Schweregraden
- intraventrikuläre Blockierungen (Schenkelblockierung, vaszikuläre Blockierungen), diese sind lokalisiert unterhalb des His-Bündels, z.B. kompletter Rechtsschenkelblock im EKG (RSB), kompletter Linksschenkelblock (LSB)

## 9.5.2 Tachykarde Herzrhythmusstörungen

DEFINITION *Eine Tachykardie ist definiert als eine Herzfrequenz > 100 Herzmuskelkontraktionen/min. Die paroxysmale Form beginnt und endet plötzlich. Als Tachyarrhythmie werden zu schnelle und unregelmäßige Herzschläge bezeichnet.*

Das Beschwerdebild während einer Tachykardie ist abhängig von der Höhe der Herzfrequenz und der Funktion des Herzmuskels, somit sehr unterschiedlich. Eine Tachykardie, die über Wochen dauert, kann zur rhythmogenen Herzinsuffizienz führen. Anderseits prädisponiert eine Einschränkung der myokardialen Pumpfunktion zu tachykarden Herzrhythmusstörungen und verschlimmert das Beschwerdebild; die Wirksamkeit antiarrhythmischer Maßnahmen ist damit beschränkt.

In Abhängigkeit von der Lage des Erregungszentrums (Vorhöfe bzw. Ventrikel) kann prinzipiell unterschieden werden zwischen
- supraventrikulären Tachykardien oder Tachyarrhythmien und
- ventrikulären Tachykardien oder Tachyarrhythmien.

Bei letzteren kann die Erregung der Vorhöfe retrograd erfolgen.

### Sinustachykardie

Die Erregung geht vom Sinusknoten aus; es besteht eine regelmäßige 1 : 1-Beziehung zwischen QRS-Komplex und P-Wellen. Der Herzschlag ist somit regelmäßig.

#### *Ursachen*

Ursachen sind: Schmerz, Aufregung, Stress, vermehrte körperliche Belastung, Hyperthyreose, Fieber, Volumenmangel, Exsikkose, verminderte $O_2$-Konzentration der Atemluft (z.B. in großen Höhen), Herzinsuffizienz, Vergiftungen, Koffein- und Nikotinabusus, Medikamente (Katecholamine bzw. Betasympathikomimetika bei Asthma bronchiale, S. 328).

#### *Therapie*

Beseitigung der Ursachen; zur symptomatischen Behandlung werden Betablocker und Kalziumantagonisten vom Verapamil-Typ verabreicht (**Tab. 9.6**).

### Paroxysmale supraventrikuläre Tachykardie

DEFINITION *Anfallsweises Auftreten von Herzrasen (160–200 Schläge/min). Es wird unterschieden zwischen:*
- *atrialer Tachykardie = Vorhoftachykardie (Frequenz 140–250/min), bei Gesunden, Hyperthyreose, Digitalisintoxikation (mit AV-Block)*
- *AV-Knoten-Reentry-Tachykardie (Frequenz 180–250/ min), angeborene Störung im Bereich des AV-Knotens*
- *AV-Knoten-Reentry-Tachykardie (atrioventrikuläre Reentry-Tachykardie) bei Präexzitationssyndrom, häufigste Form: WPW (Wolf-Parkinson-White)-Syndrom (s. S. 213)*

#### *Symptome*

Die Symptomatik ist gekennzeichnet durch Schwindel, ggf. kurzzeitiger Bewusstseinsverlust.

#### *Therapie*

Bei Vorhof- und AV-Knoten-Tachykardie ohne Präexzitationssyndrom Sedierung und Maßnahmen zur reflektorischen Steigerung des Vagotonus:
- *Valsalvamanöver:* Man lässt den Patienten tief einatmen, den Atem anhalten und pressen.
- *Karotisdruckversuch:* Unter EKG-Kontrolle mit dem Daumen die Karotisgabel massieren.
- Schnell ein großes Glas *kaltes Wasser* trinken.

Medikamentöser Therapieversuch mit Adenosin (z.B. Adrekar, Mittel der 1. Wahl; 6–12 mg i.v.), Verapamil (5–10 mg langsam i.v.) unter EKG-Kontrolle bzw. Betablockergabe. Im Einzelfall kann eine rasche Digitalisierung zusätzlich hilfreich sein.

Bei rezidivierender AV-Knoten-Reentry-Tachykardie im Intervall *Hochfrequenzkatheterablation.*

### Vorhofflattern

DEFINITION *Es bestehen Frequenzen zwischen 250 und 350/min.*

Im EKG zeigen sich sägezahnartige Flatterwellen (**Abb. 9.24a**). In der Regel wird nur jede zweite oder dritte Vorhoferregung auf die Kammer übergeleitet (2 : 1- bzw. 3 : 1-Überleitung); bei einem 2 : 1-Block schlagen z.B. die Kammern zwischen 125- und 150-mal/min.

MERKE *Gefahr für Patienten: Überleitung aller Vorhofaktionen auf die Herzkammer (1 : 1-Überleitung: Kammerflattern bzw. Kammerflimmern).*

Ursächlich bestehen meist organische Herzkrankheiten (s. Vorhofflimmern).

#### *Therapie*

Sofern möglich kausal; symptomatisch durch Elektrostimulation („Over-drive“) oder Kardioversion (**Abb.**

**Tab. 9.6 Antiarrhythmika.**

| *Rhythmusstörung* | *Substanz* | *Dosierung* |
|---|---|---|
| bradykarde Herzrhythmusstörungen | Atropin | 1 × 0,5 mg i.v., ggf. nach 10 min wiederholen |
| | Ipratropiumbromid | 1 × 0,5 mg i.v. oder oral |
| supraventrikuläre Herzrhythmusstörungen | Digoxin | 2–4 × 0,2 mg i.v, 0,1–0,3 mg/d oral |
| | Verapamil | 1–2 × 5 mg i.v., 3 × 80–160 mg/d oral |
| ventrikuläre Herzrhythmusstörungen, auch bei Vorhofflimmern | Lidocain | 100 mg i.v., eventuell wiederholen Infusion 1–4 mg/min |
| | Mexiletin | 3 × 200 mg/d oral |
| | Propafenon | 70 mg i.v./3 × 150 mg/d oral |
| | Ajmalin | 1 mg/kg/h i.v. |
| | Amiodaron | 3–4 × 200 mg/d oral |
| | Sotalol | 2 × 80–160 mg/d oral |

**9.24b**), Thromboembolieprophylaxe mit Heparin. Kurative Behandlung durch Hochfrequenzkatheterablation des arrhythmogenen Zentrums bei 95 % der Patienten möglich; Rezidivrate: 10–30 %.

## Vorhofflimmern

DEFINITION *Die Vorhoffrequenz liegt bei 350–600 Kontraktionen/min.*

Da die Vorhofaktionen völlig unregelmäßig auf die Kammern übergeleitet werden, kontrahieren diese sich ebenso unregelmäßig. Die Folge ist eine absolute Arrhythmie mit Frequenzen zwischen 100–150/min.

### *Epidemiologie*

Häufigste Form der supraventrikulären Tachyarrhythmie: 2,5 % der Erwachsenen, 3–4 % bei über 60-Jährigen, 15 % der über 70-Jährigen.



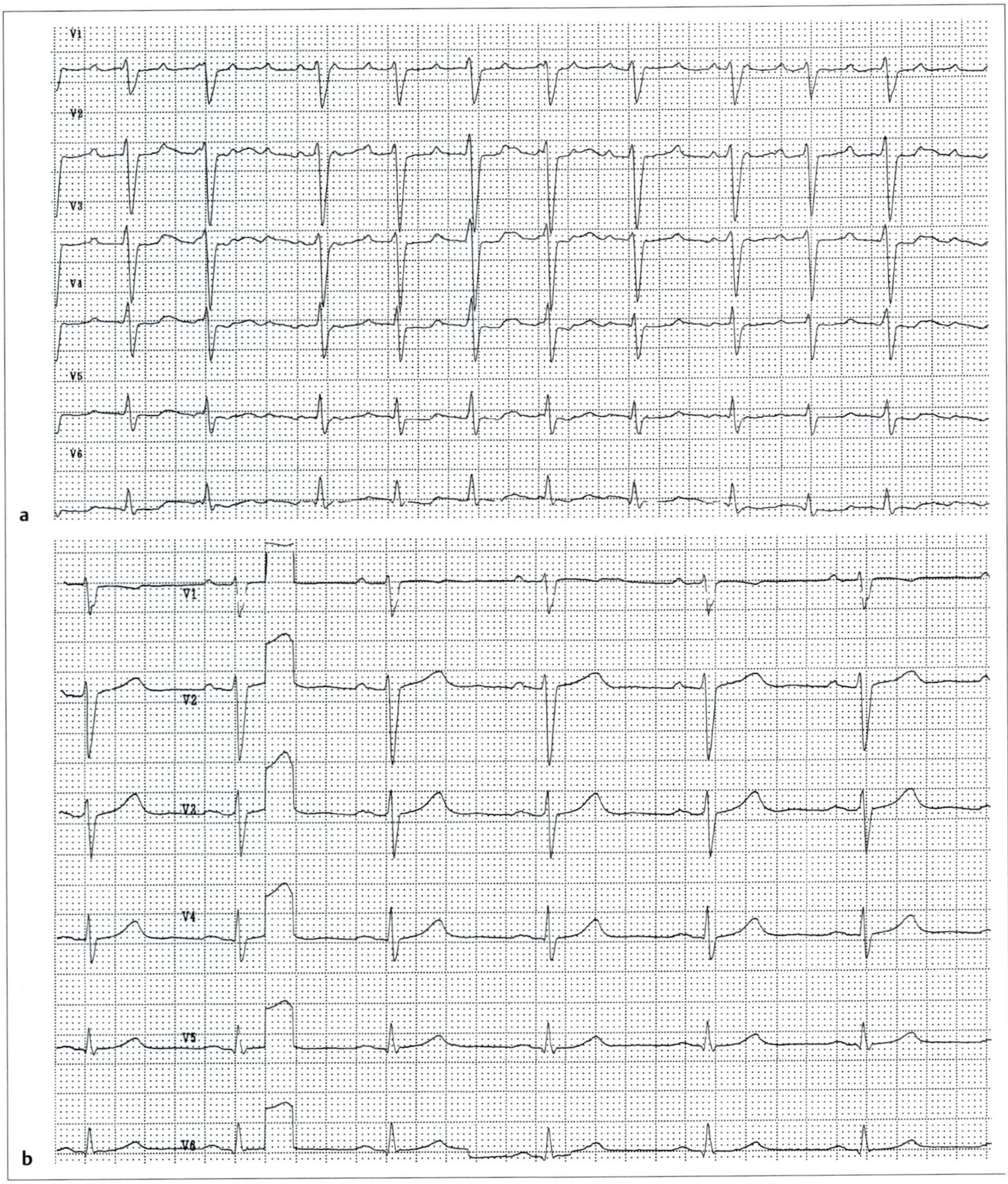


**Abb. 9.24 Vorhofflattern. a** Vor Kardioversion, **b** nach Kardioversion.

### Ursachen

Primär (idiopathisch): bei Herzgesunden.

Sekundär (kardial): Mitralvitien, KHK/Myokardinfarkt, Linksherzinsuffizienz, Kardiomyopathien, Herz-OP; extrakardial: arterieller Hypertonus, Hyperthyreose, Lungenembolie, alkoholtoxisch („Holiday-Heart-Syndrom"), medikamentös-toxisch (z.B. Betasympathikomimetika), Elektrolytstörungen.

Vorhofflimmern kann passager, paroxysmal und chronisch auftreten.

### Symptome

Symptome besonders bei paroxysmaler Form: Herzklopfen, eventuell Schwindelgefühl, Synkopen und Dyspnoe, Angstgefühl und Polyurie, unregelmäßiger Puls mit Pulsdefizit (Differenz zwischen auskultatorisch bestimmter Herzfrequenz und Radialispuls bei Tachyarrhythmie).

### Komplikationen

1. Bildung von Thromben im Vorhof; Gefahr der arteriellen Embolie im großen Kreislauf (Hirnembolie!).
2. Tachyarrhythmie oder Bradyarrhythmie können zu akuter Linksherzinsuffizienz führen.

● MERKE *Bei permanentem Vorhofflimmern beträgt das Risiko für Hirnembolien bis zu 5 % pro Jahr; 20 % der Schlaganfälle entstehen durch Vorhofflimmern.*

### Diagnostik

Anamnese, Klinik und EKG (fehlende P-Welle, unregelmäßige RR-Intervalle, Flimmerwellen, **Abb. 9.25**) geben die entscheidenden Hinweise.

### Therapie

Klärung des Behandlungsziels (Frequenzkontrolle oder Rhythmisierung), Klärung notwendiger Zusatzbehandlungen (Antikoagulation). Behandlung der Grundkrankheit (s. o.).

**Normalisierung der Kammerfrequenz.** Rasche Digitalisierung (Kontrolle des Serumkaliums!), Antiarrhythmika, ggf. zusätzlich Verapamil 5–10 mg langsam i.v., 3-mal 80–160 mg/d oral oder Betarezeptorenblocker (Sotalol).

#### *Regularisierung von Vorhofflimmern*

Sie dient dem Ziel der Rhythmisierung und der Überführung in einen Sinusrhythmus.

*Indikation:* Dauer des Flimmerns < ½ Jahr, linker Vorhof nicht stark dilatiert (< 55 mm), kein Mitralvitium, keine Herzinsuffizienz auf dem Boden einer höhergradigen KHK oder Kardiomyopathie. Bei den letzteren Patienten sollte nur eine Frequenzkontrolle angestrebt werden.

Patienten mit kardialen Grunderkrankungen werden stationär unter Monitorkontrolle regularisiert; Kontrolle von Serumkalium und Magnesium (ggf. begleitende Gabe von Kalium-/Magnesiumpräparaten zur Verminderung der proarrhythmischen Nebenwirkungen von Antiarrhythmika), Thromboembolieprophylaxe mit Antikoagulanzien mindestens 4 Wochen vor und bis 3–6 Monate nach Regularisierung sowie Ausschluss von Thromben im linken Vorhof (transösophageale Echokardiografie, TEE).

Bei der **medikamentösen Rhythmisierung** ist die Digitalisbehandlung die Basis. Es besteht keine kardiale Grunderkrankung: Gabe eines Klasse-I-Antiarrhythmikums oder Sotalol. Bei kardialer Grunderkrankung: Gabe von Amiodaron unter stationärer Kontrolle (**Tab. 9.5**).

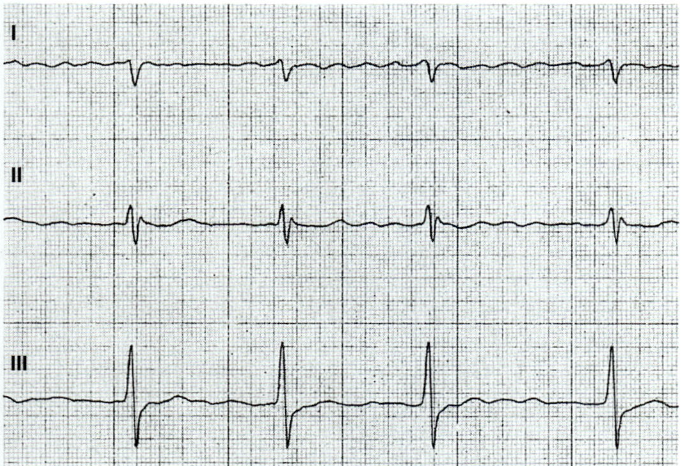


**Abb. 9.25 Vorhofflimmern.** EKG (Standardableitungen, 50 mm/s) bei Vorhofflimmern. Ableitung I zeigt die Flimmerwellen. Unterschiedliche Abstände zwischen den einzelnen Herzaktionen.

Alternativ kann die EKG-getriggerte **Elektrokardioversion** mit einer initialen Energiedosis von 100 Joule versucht werden; hierbei intravenöse Sedierung. Absolute Indikation: drohender kardiogener Schock; relative Indikation: Versagen der medikamentösen Regularisierung.

*Thromboembolieprophylaxe:* Orale Antikoagulanzien obligat bei Mitralklappenfehlern, dilatativer Kardiomyopathie, arteriellen Thromboembolien in der Anamnese, permanentem Vorhofflimmern. INR 2,0–3,0. Fakultativ Acetylsalicylsäure 100–300 mg tgl.

*Rezidivprophylaxe:* $^1/_3$ der Fälle innerhalb 1 Woche sowie $^2/_3$ der Fälle innerhalb eines Jahres ist die Rezidivrate nach elektrischer Kardioversion.

MERKE *Medikamente zur Rezidivprophylaxe sind*
- *bei Patienten ohne kardiale Grunderkrankung z. B. Propafenon, Flecainid,*
- *bei Patienten mit kardialer Grunderkrankung z. B. Amiodaron.*

*AT1-Blocker und ACE-Hemmer senken das Risiko für Rezidive. Bei ausgewählten Patienten Katheterablation.*

9

### Prognose

Die Prognose ist abhängig von der Grundkrankheit sowie dem damit verbundenen Embolierisiko und einer guten Thromboembolieprophylaxe.

## Ventrikuläre Tachykardie

Bei den nun folgenden **ventrikulären Tachykardien** liegt das Erregungsbildungszentrum in den Herzkammern (unterhalb der Bifurkation des His-Bündels im spezifischen Leitungssystem oder im Myokard); die Frequenz liegt bei über 100 Kammerkontraktionen/min.

Ursachen sind meist schwere organische Herzkrankheiten, insbesondere KHK und Herzinfarkt; auch bei Überdosierung (Intoxikation) mit Digitalis und Antiarrhythmika (z. B. Chinidin). In Abhängigkeit von Schwere und Dauer der ventrikulären Tachykardie und dem Funktionszustand des Herzens bestehen Symptome von Herzrasen, Dyspnoe, Angina pectoris bis Lungenödem und kardiogenem Schock. Im EKG zeigt sich eine Tachykardie (100–200/min), mindestens drei hintereinander folgende, schenkelblockartig deformierte breite Kammerkomplexe und eine AV-Dissoziation (unkoordinierte Aktion von Vorhöfen und Kammern).

MERKE *Die ventrikuläre Tachykardie ist eine lebensbedrohliche Rhythmusstörung und muss daher sofort medikamentös behandelt werden: Patienten ohne Herzinsuffizienz z. B. mit Ajmalin, 27–50 mg langsam i.v. über 5 min und EKG-Kontrolle; Patienten mit Herzinsuffizienz mit Amiodaron (Cordarex) 300 mg langsam i.v. über 5 min. Wichtig: $K^+$-Kontrolle im Blut und Beseitigung der Grundkrankheit. Auch die Elektrokardioversion in Kurznarkose wird eingesetzt.*

*Rezidivprophylaxe:* Nach elektrophysiologischer Untersuchung Antiarrhythmikum, kardioverter Defibrillator (ICD, S. 216, S. 237), Katheterablation (Beseitigung von Tachykardieherden).

## Kammerflattern und Kammerflimmern

DEFINITION *Die Kammerfrequenz liegt beim Kammerflattern zwischen 250 und 350 Kontraktionen/min; beim Kammerflimmern bei mehr als 350 Kontraktionen/min.*

### Ursachen

Außer KHK und Herzinfarkt sind dilatative oder hypertrophische Kardiomyopathie, Mitralklappenprolaps sowie angeborene oder erworbene Herzvitien ursächlich verantwortlich.

Medikamentös toxisch sind bestimmte Antiarrhythmika, Antidepressiva, Adrenalinderivat, Phenothiazine und Antimykotika, Makrolide, Digitalis u. a. verantwortlich. Neben Elektrolytentgleisungen (Hypokaliämie, Hypomagnesiämie, Hyperkalzämie) können auch Elektrounfälle sowie Herztraumen Ursache für Kammerflattern bzw. -flimmern sein.

### Symptome

MERKE *Funktionell entsprechen Kammerflattern und -flimmern einem Herz-Kreislauf-Stillstand mit Bewusstlosigkeit, Pulslosigkeit, Atemstillstand, weiten, lichtstarren Pupillen.*

**EKG.** Hochamplitudige Haarnadelkurven mit einer Frequenz von 250–350/min. Fließender Übergang von der Kammertachykardie zum Kammerflattern und -flimmern. Bei Flimmern arrhythmische hochfrequente Flimmerwellen (anfangs grob, später fein) mit einer Frequenz > 300/min.

### Therapie

Reanimation mit Herzdruckmassage, Beatmung und Defibrillation (s. Kreislaufstillstand, S. 690).

Behandlung der Grunderkrankung sowie antiarrhythmische Dauertherapie. Eventuell Implantation eines ICD (implantierbarer Cardioverter-Defibrillator).

### Prognose

Abhängig von der Ursache des Kreislaufstillstandes sowie der schnellen Reanimation. Wichtig: Flächendeckendes Aufstellen von externen Defibrillatoren, die von Laien bedient werden können.

### 9.5.3 Störungen des Reizleitungssystems

DEFINITION *Aus dem Sinusknoten wird die normale Erregung nicht auf normalem Weg und nicht in normaler Geschwindigkeit bis zum Myokard weitergeleitet.*

#### Präexzitationssyndrome

Präexzitationssyndrome beruhen auf besonderen (akzessorischen) Bahnen, die neben der normalen AV-Überleitung eine zusätzliche Verbindung zwischen Vorhof und Kammer sind.

Das häufigste ist das WPW-Syndrom, das durch eine Doppelerregung der Herzkammern gekennzeichnet ist. Der Patient ist durch die Möglichkeit „kreisender" Erregungen (Reentry-Tachykardien) mit einer Art elektrischem Kurzschluss mit vom Vorhof ausgehender paroxysmaler supraventrikulärer Tachykardie gefährdet.

Das WPW-Syndrom kann permanent oder intermittierend auftreten. Plötzliche Todesfälle bei Patienten mit WPW-Syndrom sind meist durch Vorhofflimmern, das zur Kammertachykardie bis -flimmern führen kann, gekennzeichnet.

Das Ruhe-EKG ist durch die Trias verkürzte PQ-Zeit, Deltawelle mit Verbreiterung des QRS-Komplexes gekennzeichnet. Bekannt sind Assoziationen zu Herzfehlern, wie Mitralklappenprolaps, hypertrophe Kardiomyopathie, Ebstein-Anomalie.

***Therapie***

Versuch der Unterbrechung des Herzrasens durch reflektorische Steigerung des Vagotonus (S. 209), sonst 50–100 mg Ajmalin (Gilurytmal) langsam i.v. unter EKG-Kontrolle.

MERKE *Bei Präexzitationssyndrom mit Vorhofflimmern sind Verapamil, Adenosin und Digitalis wegen der Gefahr eines Kammerflimmerns kontraindiziert!*

Bei häufigen Rezidiven regelmäßiger Tachykardien ohne schwere Symptomatik ist die Gabe von Betablockern oft ausreichend; ggf. Antiarrhythmika, wie Propafenon (450–900 mg) oder Sotalol 160–320 mg/d. Alternativ zur Antiarrhythmika-Langzeittherapie selektive Hochfrequenzkatheterablation (Erfolgsrate > 95 %).

Andere Präexzitationssyndrome, wie das LGL-Syndrom (Lown-Ganong-Levine), sowie Präexzitation über Mahaim-Bündel sind selten.

#### Reizleitungverzögerungen

Es gibt drei Schweregrade des sinuatrialen Blocks:
- verzögerte Leitung der Erregung vom Sinusknoten zur Vorhofmuskulatur (SA-Block I. Grades)
- intermittierende Leitungsunterbrechung (SA-Block II. Grades)
- totale Leitungsunterbrechung mit fehlender Impulsübertragung zum Vorhofmyokard (SA-Block III. Grades)

Ätiologisch kommen Sick-Sinus-Syndrom, Überdosierung von Digitalis oder Antiarrhythmika, Myokarditis, KHK und Herzinfarkt infrage.

Bei höhergradiger Blockierung (längere systolische Pausen bzw. erhebliche Bradykardie) sieht man Symptome von Schwindel bis Bewusstlosigkeit/Synkope (Adams-Stokes-Anfall).

Die Diagnosestellung erfolgt mittels EKG, Langzeit-EKG. Die Therapie besteht im Absetzen der Medikamente, Notfallversuch mit Atropin; bei schwerer ausgeprägter klinischer Symptomatik Schrittmachertherapie.

FALLBEISPIEL LEITUNGSVERZÖGERUNG *Frau M. (72 Jahre) wurde vom Notarzt ins Klinikum gebracht. Laut Notarzt sei sie kaltschweißig und bewusstlos bei fehlendem RR aufgefunden. Nach fraktionierter Gabe von 0,5 ml Atropin stieg die Herzfrequenz bis 110; der Blutdruck betrug 160/70 systolisch. In der zentralen Aufnahme war die Patientin wach.*

***Diagnostik***

***Klinischer Befund:*** *Guter EZ und reduzierter AZ. Haut warm, blass, Ruhedyspnoe. Zunge trocken. Pulmo: auskultatorisch massive Rasselgeräusche beidseits. Herz: unregelmäßige Herzaktionen, HF 98/min., 1. und 2. Herzton normal; periphere Pulse tastbar. Abdomen: Adipositas, leichter Meteorismus, Darmgeräusche vorhanden, Leber nicht vergrößert, Milz nicht tastbar. Es besteht eine Hemiparese rechts. Die Sprache ist undeutlich. Die Patientin ist wach, jedoch desorientiert.*

***Labor bei Aufnahme:*** *Natrium 135 mmol/l, Kalium 5,1 mmol/l, Kreatinin 1,34 mg/dl, GFR 41,5 ml/min, GOT 38 U/l, GPT 36 U/l, CRP 62,9 mg/l, TnT 0,04 ng/ml, Myoglobin 97,2 µg/l, HbA1c 7,4 %, Quick 79 %.*

***EKG bei Aufnahme:*** *SA Block III°, Sinus Arrest.*

***Diagnose***

1. *Koronare Herzkrankheit*
   - *aktuell: symptomatischer SA-Block III°, jetzt: DDD-SM-Implantation*
   - *vor 8 Jahren akuter transmuraler Myokardinfarkt, Lysetherapie*
2. *vor 20 Jahren Mamma-Ca. links pT2b, pNO, operative Sanierung*
3. *vor 8 Jahren Hirnmassenblutung (CT: posthämorrhagischer Substanzdefekt links, fronto-temporo-parietal mit wohl residualen fibrovaskulären randständigen Umbauprozessen; Mikroangiopathiehinweise)*
4. *vor 7 Jahren stationäre Aufnahme im Krankenhaus wegen symptomatischem, zerebralen Krampfleiden (EEG: fronto-temporal links betont Wellen im Deltabe-*

*reich um 2,5–3/sec vorherrschend, Theta-Wellen um 6/sec. Keine epilepsietypischen Potenziale. Neurologisches Konsil: symptomatische Epilepsie bei Z.n. Hirnmassenblutung. Empfehlung zur Behandlung mit Tegretal bis ca. 600 mg/Tag einschleichend.*
5. *arterieller Hypertonus*
6. *kombinierte Hyperlipidämie*
7. *Diabetes mellitus Typ 2*

***Therapie***
*Als Therapie bei oben genannter Symptomatik einschließlich symptomatischem SA-Block erfolgt die Schrittmacherimplantation 2 Tage nach stationärer Aufnahme.*
*Schrittmacher: Biotronik Philos DR. Schrittmacherlage: infraclaviculär rechter Zugang: V. subclavia rechte Sonden: Medtronic.*
*Schrittmacher-Kontrolle 1 Tag nach Implantation: Aggregat Biotronic Philos DR; Funktionsmodus DDD, Grundfrequenz 60, Stimulationsimpedanz (Ohm) RA 403, RV 466, Reizschwelle(n): 0,7 V-0,5 ms. A: Medtronic . P/R-Welle: 3,7 mV. Slew-Rate: 0,7 V/s. Impedanz(en): 559 Ohm. Reizschwelle(n): 1,7 V-0,5 ms.*

9

***Beurteilung:*** *Regelrechte Schrittmacherfunktion, nächster Kontrolltermin in 3 Monaten. 6 Tage nach stationärer Aufnahme konnte die Patientin in klinisch gutem Allgemeinzustand in die ambulante Betreuung zum Hausarzt entlassen werden.*

***Medikamente bei Entlassung:***
*Bisoprolol (Concor 5 mg) 1 × 1 morgens*
*Amlodipin (Amlodipin 5 mg) 1-0-1*
*Ramipril/HCT (Ramipril 5 mg plus) 1 × 1 morgens*
*Ramipril (Ramipril 5 mg) 1 × 1 abends*
*Simvastatin (Simvahexal 20 mg) 1 × 1 abends*
*Carbamazepin (Carbamazepin 400 mg) 1-0-½*
*Mirtazapin (Midazapin 30 mg) 1 × 1 abends*
*Cipramil (Cipramil 20 mg) 1 × 1 morgens*

### Atrioventrikulärer (AV-)Block

Es gibt drei Schweregrade (**Abb. 9.26**):
- AV-Block I. Grades: verzögerte Erregungsleitung vom Vorhof zu den Kammern
- AV-Block II. Grades: intermittierende Leitungsunterbrechung der Vorhofaktionen zu den Kammern (Typ I: Wenckebachperiode, Mobitz I, Typ II: Mobitz II)
- AV-Block III. Grades: totale Leitungsunterbrechung von den Vorhöfen auf die Kammern, sodass Vorhöfe und Kammern unabhängig voneinander schlagen (AV-Dissoziation)

***Ursachen***
Erhöhter Vagotonus (z.B. Sportler-AV-Block I. Grades: verschwindet unter Belastung), KHK und Herzinfarkt, Myokarditis, Kardiomyopathien, angeborene Herzfehler und medikamententoxisch (Digitalis, Antiarrhythmika), Hyperkaliämie. Beim AV-Block III. Grades bestehen die folgenden Gefahren:

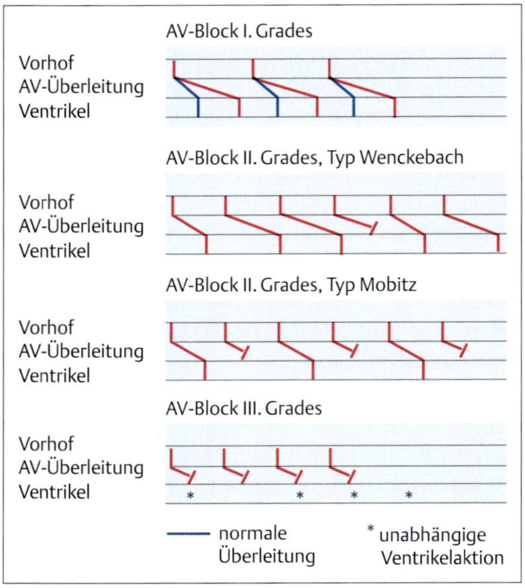


**Abb. 9.26 AV-Block im EKG.** Die verschiedenen Grade des AV-Blocks (nach Kunze).

- Morgagni-Adams-Stokes-(MAS-)Anfall durch länger dauernde Asystolie zwischen Beginn des totalen Blockes und Einsetzen eines Kammerersatzrhythmus einhergehend mit Blässe, Schwindel, Bewusstseinsverlust, Krämpfe (Fehldiagnose Epilepsie! Atemstillstand!).
- Bei starker Bradykardie (< 40/min) entwickelt sich eine Herzinsuffizienz.

***Therapie***
Ausschluss von Medikamentenüberdosierung; Implantation eines permanenten Schrittmachers. Bei Adams-Stokes-Anfall Reanimation wie bei Kreislaufstillstand und Schrittmachertherapie.

### Intraventrikuläre Blockierungen

Synonyme Bezeichnungen sind Schenkelblockierungen, faszikuläre Blockierungen. Es handelt sich um intraventrikuläre Blockierungen unterhalb des His-Bündels (Infra-His-Blockierungen), verzögerte oder unterbrochene Reizleitung im rechten und/oder linken Kammerschenkel (Rechtsschenkelblock bzw. Linksschenkelblock). Es wird wie zuvor zwischen drei Schweregraden unterschieden: inkompletter, intermittierender, permanenter Block.

Entsprechend der trifaszikulären Struktur des ventrikulären Erregungsleitungssystems wird unterschieden zwischen: unifaszikulären, bifaszikulären, trifaszikulären Blockierungen.

*Ursachen*

KHK und Herzinfarkt, Myokarditis und Kardiomyopathie, Rechtsherzbelastung, z. B. durch kongenitale Vitien oder Lungenembolien.

*Therapie*

Neben dem Grundleiden sollte bei bifaszikulärem Block, z. B. Rechtsschenkelblock mit linksanteriorem Hemiblock, die Schrittmacherindikation überprüft werden.

Therapie des trifaszikulären Blockes s. totaler AV-Block.

### Extrasystolen (ES)

DEFINITION *Extrasystolen sind Sonderschläge des Herzens, die in den physiologischen Grundrhythmus eingestreut sind.*

Extrasystolen kommen häufig auch bei gesunden Menschen vor. Jeder Mensch hat irgendwann einmal Extrasystolen; sie werden bemerkt als „Herzstolpern" oder „Aussetzer". Etwa 5–10% der Betroffenen sind durch die Extrasystolen krank. Nach dem Ursprungsort werden supraventrikuläre von ventrikulären Extrasystolen unterschieden.

*Ursachen*

Es wird zwischen physiologischen Ursachen, wie Übermüdung, Genussmittel (Alkohol, Koffein, Nikotin), Stress, vegetativer Labilität, und organischer Herzkrankheit, wie z. B. KHK, Kardiomyopathie, Myokarditis, sowie extrakardialen Ursachen, wie z. B. Kaliummangel bei Diuretikatherapie, Roemheld-Syndrom, Hyperthyreose, Einnahme von Digitalis, Antiarrhythmika, trizyklischen Antidepressiva, unterschieden.

Als **kompensatorische Pause** wird die relativ große Zeitspanne zwischen der vorzeitig einfallenden Extrasystole und der nächsten effektiven Systole des Herzmuskels bezeichnet. Sie ist bedingt durch den Ausfall einer regulären Systole in der refraktären Phase. Der Abstand zwischen Extrasystole und Systole ist größer als zwischen zwei normalen Systolen (Herzaktionen).

### Supraventrikuläre Extrasystolen (SVES)

Es werden Vorhofextrasystolen von AV-Knoten-Extrasystolen unterschieden. Gesunde Patienten erhalten keine Therapie; bei Vorliegen einer Herzkrankheit wird diese behandelt. Überprüfung von Kaliumhaushalt und ggf. Digitalisbehandlung. Behandlung mit antiarrhythmisch wirksamen Kalziumantagonisten oder Betablocker, wenn SVES paroxysmale supraventrikuläre Tachykardien oder intermittierendes Vorhofflimmern auslösen. Diagnostik: Langzeit-EKG, Event-Rekorder, Echokardiografie, Belastungs-EKG, ggf. weitere elektrophysiologische Untersuchungen.

### Ventrikuläre Extrasystolen (VES)

Der Ursprungsort liegt unterhalb der Bifurkation des His-Bündels. Der Sinusrhythmus ist ungestört, da der Sinusknoten nicht retrograd erregt wird. Es kommt zur vorbeschriebenen kompensatorischen Pause, die der Patient als Herzstolpern empfindet.

Eine gängige Einteilung der ventrikulären Arrhythmien stammt von Lown und gilt im Grunde nur bei koronarer Herzkrankheit (**Tab. 9.7**). In **Abb. 9.27a** finden sich multiple VES in Form von Couplets, Tripletts und zahlreichen Salven Stadium Lown IV B. Diagnostik: siehe SVES.

*Therapie*

Gesunde werden nicht behandelt. Bei subjektiven Beschwerden eventuell sedierende Behandlung. Bei organischen Herzkrankheiten kausale Therapie. Kontrolle von Kalium- und Magnesiumserumkonzentration sowie Überprüfung der Digitalisdosis (Intoxikation?), antiarrhythmische Therapie; bei erhöhtem Risiko eines Kammerflimmerns Implantation eines ICD.

MERKE *Das gehäufte Auftreten von VES stellt z. B. bei frischem Infarkt ein Alarmsignal dafür dar, dass eine erhöhte Gefahr für Kammerflimmern besteht.*

**Tab. 9.7 Einteilung der ventrikulären Extrasystolen (VES) nach Lown.**

| *Grad* | *Langzeit-EKG (24 h)* |
|---|---|
| 0 | keine VES |
| 1 | monomorphe VES (< 30/h oder < 1/min) |
| 2 | monomorphe VES (> 30/h oder > 1/min) |
| 3a | polymorphe VES |
| 3b | ventrikulärer Bigeminus |
| 4a | Couplets (2 VES hintereinander) |
| 4b | VES-Salven (>/= 3 VES hintereinander) |
| 5 | früh einfallende VES (R-auf T-Phänomen) (Gefahr des Kammerflimmerns) |

9

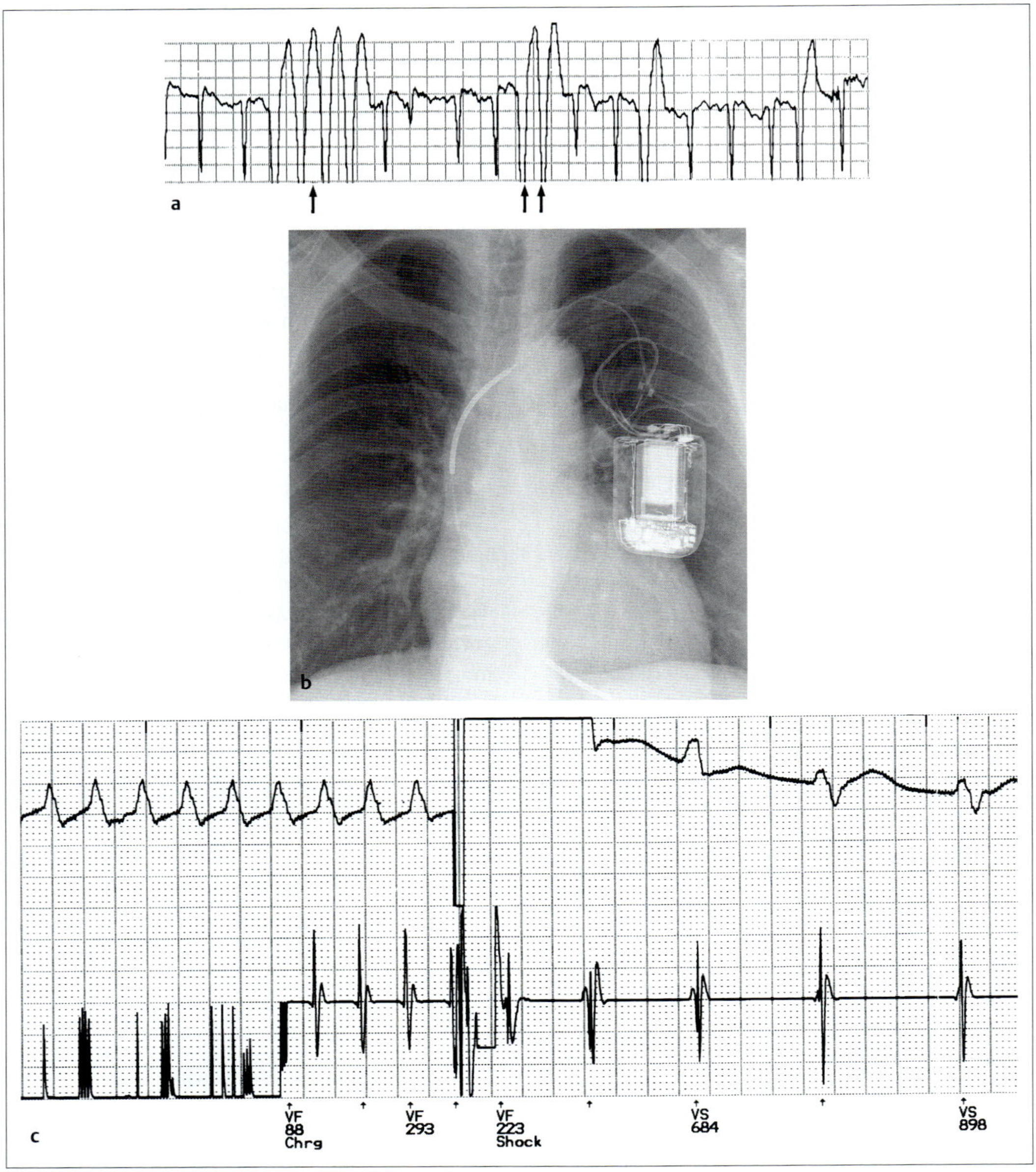


**Abb. 9.27 Ventrikuläre Arrhythmien.** **a** Im EKG wechseln sich normale Ableitungen mit Salven (↑) und Couplets (↑ ↑) ab. **b** Intrakardialer Defibrillator im Röntgenbild. **c** Effektiver Schock über intrakardialen Defibrillator, der in einen normofrequenten Rhythmus übergeführt hat.



## 9.5.4 Elektrotherapie

Man versteht hierunter eine elektrische antiarrhythmische Therapie. Elektrotherapeutische Maßnahmen haben ihren festen Platz in der Behandlung kardialer Arrhythmien, insbesondere in der Notfallmedizin.

Die elektrische antiarrhythmische Therapie umfasst

- *Schrittmachertherapie* bei kritischer Frequenzminderung:
  - temporäre Herzschrittmacher,
  - permanente Herzschrittmacher,
- *antitachykarde Systeme* bei ventrikulären Tachykardien und Kammerflimmern:
  - implantierbarer Cardioverter Defibrillator (ICD, **Abb. 9.27**)
  - Antitachykardie/Antibradykardie-Schrittmacher
- *externe Kardioversion* und *Defibrillation* (bei supraventrikulären und ventrikulären Tachykardien mit drohendem kardiogenen Schock, Kammerflattern/Kammerflimmern, ggf. bei Versagen der medika-

mentösen Behandlung von Vorhofflimmern und Vorhofflattern),
- Elektroablation *(Katheterablation)*, Hochfrequenzelektrokoagulation von Leitungsbahnen oder ektopen Störherden im Myokard.

Die zeitlich begrenzte Stimulation mit einem externen Schrittmacher ist angezeigt bei
- akut auftretender Asystolie mit Adams-Stokes-Anfällen,
- kardiogenem Schock,
- reversiblen bzw. plötzlich auftretenden Überleitungsstörungen mit hochgradiger Bradykardie (Frequenz < 40/min) bei z.B. Herzinfarkt, Digitalisintoxikation, Herzinsuffizienz sowie bei bestimmten therapieresistenten Tachykardien.

**Indikation zur Implantation eines permanenten Schrittmachers.** Bradykardie mit klinischer Symptomatik (Adams-Stokes-Anfälle, kardiogener Schock, Angina pectoris, Herzinsuffizienz, Schwindelzustände, Leistungsminderung):
- AV-Blockierungen
- SA-Blockierungen
- Bradyarrhythmia absoluta
- pathologische Sinusbradykardie
- Karotis-Sinus-Syndrom
- Sinusknotensyndrom (Bradykardie-Tachykardie-Syndrom)

**Relative Indikation.** Rechtsschenkelblock mit linksanteriorem Hemiblock.

Entscheidend für den Entschluss zur Pacemaker-Implantation ist die klinische Symptomatik des Patienten. Hohes Lebensalter und Begleitkrankheit stellen keine Kontraindikationen dar. Das Schrittmacheraggregat wird dem Patienten in der Regel in Lokalanästhesie operativ s.c. im Bereich des rechten M. pectoralis major eingesetzt. Da als „physiologische" Stimulation die Erhaltung bzw. Wiederherstellung der Vorhof-Kammer-Koordination erwünscht ist, werden heute häufig sog. 2-Kammer-Schrittmacher mit zwei Elektroden implantiert. Diese regen zeitlich koordiniert die Vorhöfe und Kammern an, damit die Vorhofaktionen zur Kammerfüllung beitragen. Die Elektroden werden über die V. subclavia und V. cava superior in das rechte Herz vorgeschoben und dort verankert (**Abb. 9.28**). Es kommen aber auch als Stimulations- und Detektionsort der rechte Vorhof bzw. der rechte Ventrikel infrage.

Aufgrund internationaler Übereinkunft gibt ein Code aus fünf Buchstaben über den Schrittmachertyp Auskunft:
- Der 1. Buchstabe bezeichnet den *Stimulationsort:* A = Atrium (Vorhof), V = Ventrikel, D = doppelt = A + V.
- 2. Buchstabe: Detektionsort *(Wahrnehmungsort)*, siehe unter 1. Buchstabe,

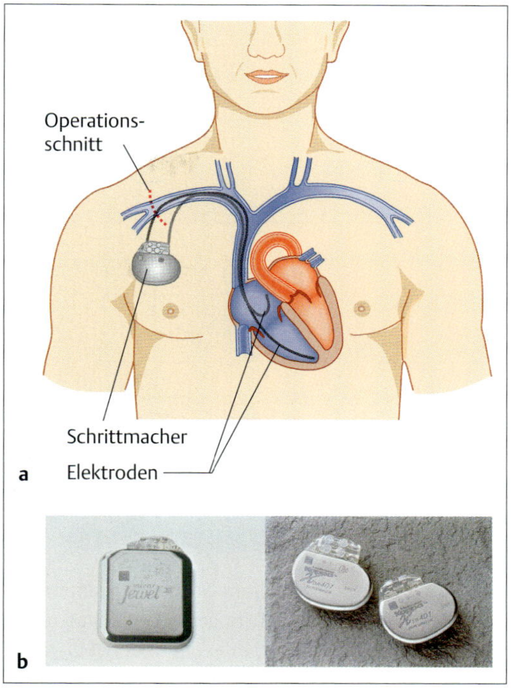


**Abb. 9.28 Permanenter Herzschrittmacher.** **a** Schematische Darstellung eines auf der rechten Thoraxseite subkutan implantierten Schrittmachers mit Elektrode im rechten Ventrikel. **b** Moderne Herzschrittmacheraggregate.

- 3. Buchstabe: *Betriebsart:* I = Inhibition, T = Triggerung, D = doppelt = I + T,
- 4. Buchstabe: *Programmierbarkeit:* P = 1–2 Funktionen, M = multiprogrammierbar, R = frequenzadaptiert,
- 5. Buchstabe: *Antitachykardiefunktion:* Einen eigenen Code gibt es hier nicht.

In der Regel werden Bedarfsschrittmacher (Demand-Schrittmacher) implantiert; diese treten in Aktion, wenn eine eingestellte Minimalfrequenz unterschritten wird.

**Abb. 9.29** zeigt das EKG eines DDD-2-Kammer-Schrittmachers. Dieser Schrittmacher vereinigt alle Stimulationsarten eines Demand-Schrittmachers. Die Stimulation erfolgt bei Bedarf über zwei Elektroden in Vorhof und Kammer gemäß der eingestellten AV-Verzögerungszeit. Eine spontane Herzaktion in Vorhof oder Ventrikel führt zur Hemmung des Impulsabgangs. Die frequenzvariable vorhofgesteuerte Kammerstimulation ist entsprechend der physiologischen Vorhofaktion in einem programmierbaren Frequenzbereich möglich.

**Abb. 9.30** zeigt das EKG eines VVI-1-Kammer-Schrittmachers. Dieser konventionelle Kammer-Demand-Schrittmacher ist ein ventrikulärer Bedarfsschrittmacher mit einer Elektrode in der rechten Kammer, der

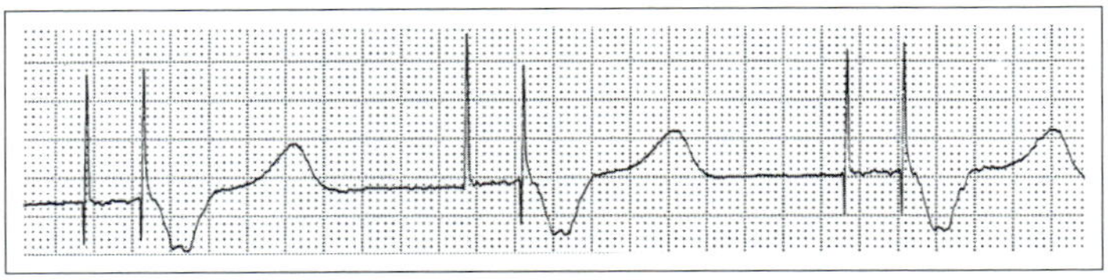

**Abb. 9.29 2-Kammer-Schrittmacher.** EKG-Bild eines DDD-2-Kammer-Schrittmachers.

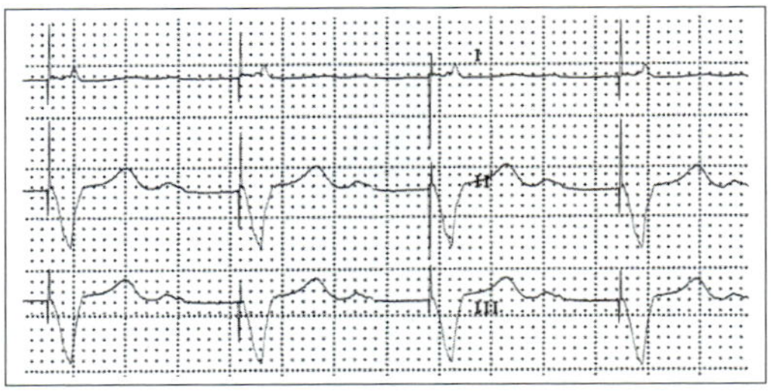

**Abb. 9.30 1-Kammer-Schrittmacher.** EKG-Bild eines VVI-1-Kammer-Schrittmachers.

nach Ablauf des eingestellten Stimulationsintervalls einen Reizimpuls abgibt. Tritt bei dem Patienten ein höherfrequenter Eigenrhythmus oder ventrikuläre ES auf, wird durch die Detektion des QRS-Komplexes die Impulsabgabe inhibiert.

● MERKE *Schrittmacherfehlfunktionen sind relativ selten, aber aufgrund der Grundkrankheit für den Patienten gefährlich. Es kann zu Elektrodenbrüchen, Elektrodenverschiebungen, Dislokation (Infektionen an Kabel oder Batterie) und Batterieerschöpfung kommen.*

Die Funktion des Schrittmachers muss regelmäßig, beispielsweise durch ein Schrittmacher-EKG kontrolliert werden.

● PFLEGE ***Patienteninformation.*** *Magnetfelder können die Funktion des Schrittmachers beeinträchtigen. Weisen Sie den Patienten darauf hin und warnen Sie insbesondere vor Handys, Personenkontrollen am Flughafen, Diebstahlsicherungen am Ausgang von Kaufhäusern und vor der Kernspintomografie.*

## 9.6 Herzinsuffizienz

● DEFINITION *WHO-Definition der Herzinsuffizienz: verminderte körperliche Belastbarkeit aufgrund einer ventrikulären Funktionsstörung.*

Die Herzinsuffizienz ist charakterisiert als Unfähigkeit des Herzens, den in Ruhe (Ruheinsuffizienz) oder bei Belastung (Belastungsinsuffizienz) für den Stoffwechsel bzw. den Energiebedarf der Organe und Körpergewebe erforderlichen Blutauswurf aufzubringen („Vorwärtsversagen“: „forward-failure“; „Low-output-failure“, die Peripherie ist hier kühl) bzw. den venösen Rückfluss aufzunehmen („Rückwärtsversagen“: “backward-failure“, Blutstau in den Körper- und Lungenvenen). Eine Sonderform ist die Herzinsuffizienz bei Hyperzirkulation = „High-output-failure“ (z.B. bei Anämie, Hyperthyreose, arterio-venöse Fistel), die Peripherie ist warm. Die Herzinsuffizienz wird als der Zustand des Herzens bezeichnet, in dem die Kompensationsmechanismen (Herzfrequenz, Kontraktilität und Schlagvolumen) nicht mehr zur Aufrechterhaltung eines normalen Herzzeitvolumens ausreichen (Schwäche der Pumpfunktion).

● DEFINITION *Als Vorlast (engl. preload) wird der Füllungszustand des Herzens am ende der Diastole (Entspannungsphase = Füllungsphase der Ventrikel) unmittelbar vor der Kontraktion (Systole) bezeichnet. Die Vorlast steigt bei Herzinsuffizienz. Klinisch finden sich bei Rechtsherzinsuffizienz gestaute Halsvenen, bei Linksherzinsuffizienz kann es zum Lungenödem kommen.*
*Unter Nachlast (engl. afterload) versteht man vereinfacht den Widerstand gegen den der linke Ventrikel zu Beginn der Öffnung der Aortenklappe das Blut austreibt. Dies entspricht der Wandspannung zu Beginn der Systole.*

Klinisch kann der systemische Blutdruck zum Zeitpunkt der Aortenklappenöffnung als ungefähres Maß für die maximale systolische Wandspannung und damit für die Nachlast genommen werden.

Bei reduziertem Herzminutenvolumen (bei Herzinsuffizienz) ist die Zunahme der Nachlast aufgrund eines gesteigerten systemischen Gefäßwiderstandes äußerst ungünstig. Die Senkung der Nachlast ist somit besonders wichtig in der Therapie der Herzinsuffizienz.

### *Epidemiologie*

Von der häufigsten Herzerkrankung Herzinsuffizienz ist ca. 1 % der Bevölkerung weltweit betroffen. Im höheren Lebensalter wird eine Zunahme der Herzinsuffizienz beobachtet.

● MERKE *Die häufigste Einweisungsdiagnose in das Krankenhaus bei Patienten > 60 Jahre ist die Herzinsuffizienz.*

Männer sind häufiger betroffen als Frauen, wobei 10 % der Männer über 60 Jahre eine Herzinsuffizienz aufweisen.

### *Ursachen*

Die Herzinsuffizienz stellt als klinisches Syndrom unterschiedlicher Ätiologie keine eigenständige Krankheit dar. Die Diagnose „Herzinsuffizienz" ist deswegen als Ausgangspunkt zur weiteren differenzialdiagnostischen Klärung zugrunde liegender Ursachen zu bezeichnen. In Abhängigkeit von der bevorzugt betroffenen Herzkammer oder nach dem zeitlichen Verlauf wird zwischen verschiedenen Formen unterschieden:

- Formen der Herzinsuffizienz entsprechend der betroffenen Herzkammer:
  - Linksherzinsuffizienz
  - Rechtsherzinsuffizienz
  - Globalinsuffizienz (beide Kammern betroffen)
- Formen der Herzinsuffizienz entsprechend des zeitlichen Verlaufs:
  - akute Herzinsuffizienz (Entwicklung in Stunden bis Tagen, Symptomatik durch den abrupten Abfall des Herzminutenvolumens)
  - chronische Herzinsuffizienz (Entwicklung oft über Monate bis Jahre), die kompensiert oder dekompensiert sein kann

Die Hauptursachen des akuten Herzversagens und des kardiogenen Schocks werden in **Tab. 9.8** dargestellt. Die häufigsten Ursachen können als „pathogenetische Sequenz" aufgeführt werden: Hypertonie → koronare Herzkrankheit → Herzinfarkt → Herzinsuffizienz.

Die arterielle Hypertonie kann zu einer koronaren Herzkrankheit (KHK) führen, die Ursache des Herzinfarktes sein kann. Die chronische Herzinsuffizienz wird u.a. durch KHK und Hypertonie verursacht, die akute Herzinsuffizienz z.B. durch eine akute Ischämie und einen Myokardinfarkt (**Abb. 9.31**).

**Tab. 9.8 Wesentliche Ursachen des akuten Herzversagens sowie kardiogenen Schocks.**

| *Lokalisation* | *Ursachen* |
|---|---|
| Myokard | – Myokardinfarkt<br>– Ventrikelseptumruptur<br>– fortgeschrittene Kardiomyopathie<br>– Myokarditis |
| Klappen | – dekompensierter Herzklappenfehler<br>– Papillarmuskelabriss<br>– Sehnenfadenabriss |
| Herzbeutel | – Herzbeuteltamponade infolge Hämatoperikard<br>– Ventrikelwandruptur<br>– Ergussbildung |
| Rhythmus | – ausgeprägte Tachykardie (auch bei z.B. schwerer Hyperthyreose)<br>– Bradykardie |
| Ausflussbahn | – hypertensive Krise<br>– massive Lungenarterienembolie<br>– dissezierendes Aortenaneurysma |

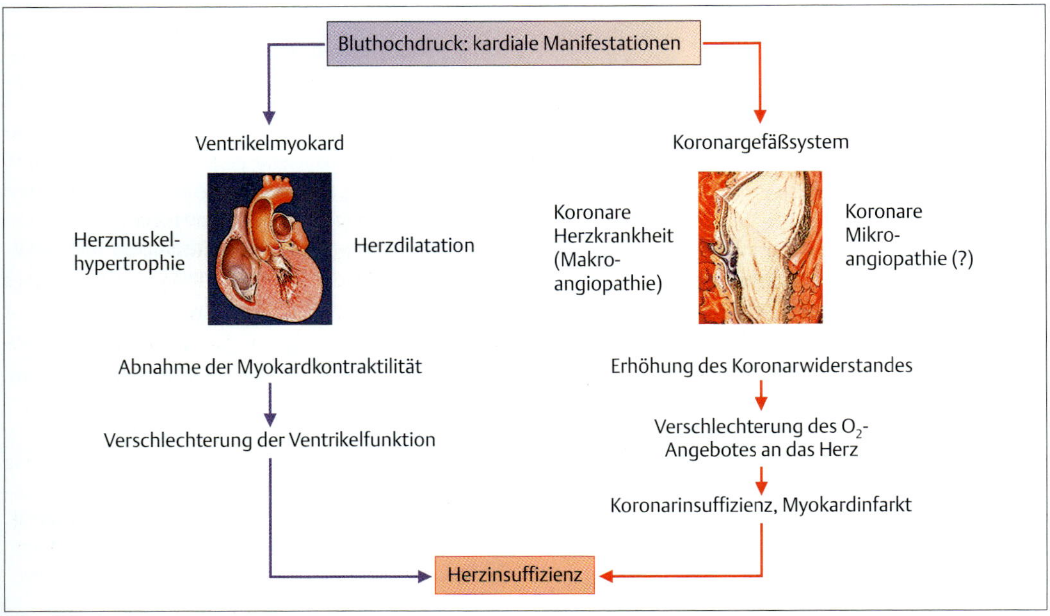


**Abb. 9.31 Herzinsuffizienz.** In Abhängigkeit von Dauer und Schwere des Bluthochdrucks entwickelt sich eine linksventrikuläre Hypertrophie. Gleichzeitig kommt es durch den Bluthochdruck zu einer Schädigung der Koronararterien. Linksherzhypertrophie und Koronargefäßschäden können gemeinsam zur Herzinsuffizienz führen.

**MERKE** *Häufigste Ursache der Rechtsherzinsuffizienz ist die Linksherzinsuffizienz.*

*Ursachen der chronischen Herzinsuffizienz*
- KHK
- Hypertonie (chronisches Stadium)
- Herzklappenfehler (Spätstadium)
- dilatative Kardiomyopathie
- Z. n. Peri-/Myokarditis
- Z. n. konstriktiver Perikarditis
- Herzrhythmusstörungen
- pulmonale Hypertonie
- Hypovolämie (relativ/absolut)
- schwere Anämie
- große arteriovenöse Fisteln
- thyreotoxische Krise

9

*Ursachen der akuten Herzinsuffizienz*
- akute Ischämie des Myokards
- Myokarditis
- Hochdruckkrise
- Perikardtamponade
- Lungenembolie
- Herzrhythmusstörungen
- Intoxikationen
- Medikamente

### Symptome

Eine klinisch brauchbare **Schweregradeinteilung** der Herzinsuffizienz erfolgt nach der Klassifikation der New York Heart Association (NYHA) sowie gemäß den Leitlinien für Diagnose und Therapie der chronischen Herzinsuffizienz der Europäischen Gesellschaft für Kardiologie:
- **NYHA-Stadium I:** Herzerkrankung ohne körperliche Limitation, die alltägliche körperliche Belastung verursacht keine inadäquate Erschöpfung, Rhythmusstörung, Luftnot oder Angina-pectoris-Beschwerden.
- **NYHA-Stadium II:** Herzerkrankung mit leichter Einschränkung der körperlichen Leistungsfähigkeit, keine Beschwerden in Ruhe, die alltägliche körperliche Belastung verursacht Rhythmusstörungen, Luftnot oder Angina pectoris.
- **NYHA-Stadium III:** Herzerkrankung mit deutlicher Einschränkung der körperlichen Leistungsfähigkeit bei gewohnter Tätigkeit, keine Beschwerden in Ruhe, geringe körperliche Belastung verursacht Rhythmusstörungen, Luftnot oder Angina pectoris.
- **NYHA-Stadium IV:** Herzerkrankung mit Beschwerden bei allen körperlichen Tätigkeiten und in Ruhe, Bettlägerigkeit.

**FALLBEISPIEL KARDIALE DEKOMPENSATION** *Der 89-jährige Herr F. beklagt eine deutliche Allgemeinzustandsverschlechterung einhergehend mit Gangunsicherheit und Belastungsdyspnoe. Des Weiteren klagt er über Beinödeme beiderseits und eine leichte Gewichtszunahme. Zwischenzeitlich seien Doppelbilder aufgetreten. Über Angina pectoris-Beschwerden oder Palpitationen wird nicht geklagt. Stuhlverhalten und Wasserlassen unauffällig. Gelegentlich trinkt der Patient $^1/_8$ bis $^1/_4$l Rotwein am Abend.*

***Diagnostik***

***Klinischer Befund:*** *89-jähriger Patient in reduziertem EZ und AZ. Gewicht 63 kg, HF 70/min. RR 122/80 mmHg. Keine Zyanose; ausgeprägte Ruhe- und Belastungsdyspnoe, deutliche Unterschenkelödeme beidseits, insbesondere links. Keine Halsvenenstauung. Pulmo: vesikuläres Atemgeräusch, Klopfschalldämpfung basal beidseits, insbesondere rechtsseitig. Basales Entfaltungsknistern. Kein Stridor. Exspirium nicht verlängert. Herzaktionen rhythmisch und regelmäßig. Herztöne normal laut. Abdomen: weich, kein Druckschmerz, keine Abwehrspannung. Ubiquitäre Peristaltik. Leber, Milz und Nierenlager unauffällig.*

***Labor bei Aufnahme:*** *Natrium 135 mmol/l, Kalium 3,1 mmol/l, Kreatinin 2,1 mg/dl, GFR 31,7 ml/min, Harnstoff 127 mg/dl, Harnsäure 13,3 mg/dl, GOT 43 U/l, GPT 29 U/l, GGT 147 U/l, CRP 1,8 mg/l, kleines Blutbild o.B., INR 1,8; Quick 46 %, Digitoxin 10,1 ng/ml, TSH 1,19 mU/l, proBNP 3026 pg/ml.*
*Werte einen Tag vor Entlassung: Natrium 135 mmol/l, Kalium 3,9 mmol/l, Quick 33 %, INR 2,4*

***EKG:*** *Durchgängiges Schrittmacher-EKG, HF 60 Schläge/min.*

***Echokardiogramm mit Farbdoppler:*** *Gute Pumpfunktion, linker Ventrikel normal groß, gering hypertrophiert; mäßig dilatierte Vorhöfe (RA 45 mm in 4-Kammerblick), gering dilatierter rechter Ventrikel. Aortenklappensegel gering sklerosiert, regelrecht separierend, geringgradige Aortenklappeninsuffizienz. Z.n. Mitralklappenersatz (Kunstprothese); regelrechte Funktion der Klappen, kein paravalvuläres Leck. Trikuspidalklappensegel zart mit mittelgradiger Trikuspidalklappeninsuffizienz. Kein Perikarderguss.*

***Langzeit-EKG*** *einen Tag nach Aufnahme: Aufzeichnungsdauer: ca. 22 h. Qualität der Registrierung: Gut. Grundrhythmus: Absolute Arrhythmie bei Vorhofflimmern mit 1-Kammer-Schrittmacher; 78 % Schrittmacheraktion, davon keine Sensing-Fehler, 1,6 % Fusionsschläge. Ventrikuläre Rhythmusstörungen: 6611 VES, 121 Couplet-Episoden, 18 Bigemini, 10 Trigemini, keine Salven und keine Episoden mit ventrikulärer Tachykardie. Supraventrikuläre Rhythmusstörungen: Keine Pausen oder fehlenden Schläge, keine bradyarrhythmischen Phasen, keine tachyarrhythmischen Phasen.*

***Pleurasonogramm:*** *Beidseits jeweils ein kleiner Pleuraerguss.*

*Thorax in 2 Ebenen: Herzschatten über die Norm vergrößert. V.a. kleine Pleuraergüsse beidseits. Keine akute Stauung. Keine umschriebenen Infiltrate. Z.n. Sterniotomie mit Drahtcerclagen. Schrittmacher rechts pectoral mit Projektion der Sonde auf den Boden des rechten Ventrikels. Zustand nach Herzklappenersatz.*

***Diagnose***

1. *bekannte koronare Herzerkrankung:*
    a. *Z.n. Hinterwandinfarkt vor 32 Jahren mit konsekutiver Reanimation*
    b. *3-fach ACVB (aorto-coronarer-Venen-Bypass) der RCA (rechten Koronararterie), des RIVA (Ramus interventricularis anterior) sowie des Ramus posterolateralis sinister vor 15 Jahren*
    c. *Z.n. Mitralklappenersatz vor 15 Jahren, erneuter Mitralklappenersatz vor 6 Jahren (Kunstklappe)*
    d. *vor 11 Jahren Koronarangiografie: Verschluss der Nativgefäße zur RCA, zum RIVA und zum RCX (Ramus circumflexus), offene Venenbypässe, Insuffizienz Grad III der Mitralklappenprothese*
    e. *mittel- bis hochgradige pulmonale Hypertonie, Trikuspidalklappeninsuffizienz Grad II*
    f. ***aktuell:** erneute kardiale Dekompensation mit deutlicher AZ-Verschlechterung*
2. *vor 27 Jahren Z.n. TUR (transurethrale Resektion)-Prostata bei Prostataadenom*
3. *vor 9 Jahren Implantation eines VVI-Schrittmachers bei intermittierender Bradyarrhythmie; persistierendes Vorhofflimmern; Marcumardauertherapie*
4. *vor 4 Jahren Z.n. Aortenklappenendokarditis durch Staphylococcus aureus; Zahnextraktionen unter i.v. Endokarditisprophylaxe*
5. *chronische Niereninsuffizienz; vor 2 Jahren akutes Nierenversagen*
6. *jetzt: Erstdiagnose Diabetes mellitus Typ 2, medikamentöse Therapieeinleitung*

***Therapie und Verlauf***

*Die stationäre Aufnahme erfolgt aufgrund deutlicher AZ-Verschlechterung und dringendem V.a. kardiale Dekompensation. Die durchgeführte Diagnostik bestätigte den Verdacht der globalen Herzinsuffizienz. Unter Anpassung der Diuretika kam es im Verlauf der 10tägigen stationären Behandlung zu einer deutlichen Gewichtsreduktion von ca. 3 kg. Das Zielgewicht von 60 kg war bei der Entlassung erreicht. Die Beinödeme waren deutlich regredient. Die Befunde wurden mit dem Patienten mehrfach besprochen.*

*Da sich im Langzeit-EKG eine erhöhte Anzahl ventrikulärer Extrasystolen zeigte, erfolgte die Anpassung des Betablockers. Bei bestehender Hypokaliämie war die Gabe von Kalium notwendig. Laborchemische Kontrollen zeigten in Folge Normwerte. Bei beeinträchtigter Herz- und Lungenfunktion erfolgte eine Pneumokokkenschutzimpfung. Die alljährliche Grippeschutzimpfung hatte der Patient bereits durchführen lassen. Die Doppelbilder, über die der Patient in den zurückliegenden Wochen klagte, sind am ehesten auf intermittierende hypotone Zustände zurückzuführen. Eine Therapienotwendigkeit besteht nicht. Der neu diagnostizierte Diabetes mellitus Typ 2 wurde mit Glimepirid behandelt. Eine intensive Beratung durch die Diabetesberaterinnen wurde durchgeführt. Auch erfolgten mehrfach Gespräche über die soziale Versorgung, da die Ehefrau des Patienten ebenfalls erkrankt ist und sich auch im fortgeschrittenen Alter befindet. Der Patient sicherte zu, dass die häusliche Versorgung bereits organisiert sei. Der Patient wurde in stabilem EZ und beschwerdefrei in die häusliche Betreuung entlassen. Es wurde folgende Medikation vorgeschlagen:*

*Marcumar nach Quick (Marcumar nach INR [2,5–3])*
*Torasemid (Torem 10 mg) 1-½-0-0*
*Xipamid (Xipamid 10 mg) ½-½-0-0*
*Simvastatin (Simvahexal 10 mg) 0-0-1-0*
*Magnesium (Magnesium Verla Beutel) 1-0-0-0*
*Ramipril (Delix 5 mg) ½-0-0-0*
*Bisoprolol (Concor 5 mg) 1-0-0-0*
*Digitoxin (Digimerck pico Sa., So., Mi. Pause) ½-0-0-0*
*Elektrolyt/Natrium (Schwedentabletten bei Bedarf) 2-0-2-0*
*Fluticason/Salmeterol (Viani Discus 50/250) 2-0-2-0*
*Formoterol (Oxis 6) 1-0-1-0*
*Tiotropiumbromid (Spiriva) 1-0-0-0*
*Repaglinid (Novonorm 1 mg) 1-1-1-0*

### Linksherzinsuffizienz

Als Leitsymptom der Linksherzinsuffizienz gilt die Dyspnoe (**Tab. 9.9**). Besonders bei Belastung klagen die Kranken über Atemnot *(Belastungsdyspnoe)*, die bei fortschreitender Krankheit auch in Ruhe bestehen kann *(Ruhedyspnoe)*. Die Zunahme der Herzinsuffizienz be-

**Tab. 9.9 Symptome bei Herzinsuffizienz.**

| *Linksherzinsuffizienz* | *klinische Symptome* | *Rechtsherzinsuffizienz* | *klinische Symptome* |
|---|---|---|---|
| Lungenstauung („Rückwärtsversagen") | – Belastungsdyspnoe<br>– Ruhedyspnoe<br>– Orthopnoe<br>– Asthma cardiale<br>– Lungenödem<br>– Zyanose | – Halsvenenstauung<br>– Stauungsleber „Cirrhose cardiaque"<br>– Stauungsmagen (Stauungsgastritis)<br>– Stauungsniere<br>– Ödeme, Anasarka, Aszites | – Druckgefühl im Oberbauch<br>– Übelkeit, Erbrechen<br>– Proteinurie<br>– Nykturie<br>– gespannter Leib |

wirkt eine *Orthopnoe*, bei der der Kranke aufrecht sitzend versucht, durch Einsatz der Atemhilfsmuskulatur die quälende Luftnot zu lindern. Die Patienten können nicht mehr flach liegen, da bei Linksherzinsuffizienz infolge des dann vermehrten venösen Rückstroms zum Herzen eine weitere stärkere Lungenstauung resultiert (Frage an den Patienten: Wie viele Kopfkissen werden zum Schlafen benötigt?). Charakteristisch für die Linksherzinsuffizienz ist die anfallsweise nächtliche Luftnot (paroxysmale nächtliche Dyspnoe), die auch als Asthma cardiale bezeichnet wird.

● PFLEGE ***Schlafen.*** *Nicht nur die nächtliche Atemnot, sondern auch die Nykturie stört den Schlaf des Patienten. Die Voraussetzungen für einen erholsamen Schlaf können durch folgende Pflegemaßnahmen verbessert werden: Das Abendessen soll leicht bekömmlich sein. Das Patientenzimmer gut lüften und abdunkeln. Es soll nicht zu warm sein. Sorgen Sie für eine ruhige Umgebung, geben Sie dem Patienten ggf. Ohropax und lagern Sie ihn mit erhöhtem Oberkörper, so hoch wie es der Patient wünscht.*



Die **Zyanose** als wichtiges Symptom der Linksherzinsuffizienz macht sich zuerst oft im Bereich der *Lippen* bemerkbar. Zusätzlich besteht eine ungenügende Sauerstoffsättigung des Blutes infolge des gestörten Gasaustausches in der Lunge bei chronischer Lungenstauung (zentrale Zyanose). Darüber hinaus spielt zusätzlich die vermehrte $O_2$-Ausschöpfung des peripheren Blutes bei verlängerter Kreislaufzeit eine wesentliche Rolle *(periphere Zyanose)*.

In schweren Fällen entsteht ein **Lungenödem**, das durch Auskultation am „Brodeln" über der Lunge und am blutig-schaumigen Sputum zu erkennen ist. Des Weiteren bestehen Herzrhythmusstörungen sowie ein dritter Herzton, der den „Galopp-Rhythmus" charakterisiert. Das inadäquate Herzzeitvolumen führt zu Hypotonie, Schwäche, rascher Ermüdbarkeit und Schwindel.

● MERKE *Die ausgeprägteste Form des Vorwärtsversagens ist der kardiogene Schock.*

### Rechtsherzinsuffizienz

Bei der Rechtsherzinsuffizienz staut sich das venöse Blut im großen Kreislauf zurück. Symptome sind gestaute Halsvenen, gestaute Lebervenen, Stauungsgastritis/-enteritis sowie Hepato-/Splenomegalie. Dies führt häufig zu einem Druckgefühl im Oberbauch sowie zu Übelkeit und Erbrechen, sodass die orale Medikation nicht indiziert ist. Die Stauung der Nieren führt zur Proteinurie. Darüber hinaus entwickeln sich kardiale Ödeme, die typischerweise in den abhängigen Partien auftreten: bei ambulanten Patienten in den Beinen und bei liegenden Kranken am Rücken (Anasarka). Erst eine Flüssigkeitsretention von 3–5 l wird klinisch bemerkt. Später treten Ergüsse in den Körperhöhlen auf (Aszites, Pleuraergüsse). Es handelt sich hierbei um Transsudate, die durch ihr spezifisches Gewicht < 1016 g/l gegenüber den entzündlich bedingten Exsudaten unterschieden werden können.

● MERKE *Bei der globalen Herzinsuffizienz bestehen die Symptome der Rechts- und Linksherzinsuffizienz.*

### *Diagnostik der Herzinsuffizienz*

**Anamnese.** Vorangegangene Myokardinfarkte, Angina pectoris, arterielle Hypertonie, bekannte Herzklappenerkrankungen, durchgemachtes rheumatisches Fieber, Herzrhythmusstörungen und familiäre Belastung für Herzerkrankungen machen die Diagnose wahrscheinlicher.

**Körperliche Untersuchung.** Blässe, Zyanose, Dyspnoe, pulmonale Rasselgeräusche, dritter Herzton („Galopp-Rhythmus") Jugularvenenstauung, periphere Ödeme, Aszites und ein eher niedriger Blutdruck weisen auf eine Herzinsuffizienz hin.

**EKG.** ST-Änderungen sind bei myokardialer Ischämie oder Myokarditis vorhanden. Vorhofflimmern mit tachykarder Überleitung findet sich bei Schilddrüsenerkrankungen oder bei Herzinsuffizienz durch rasche Kammerfrequenz. Bradyarrhythmien weisen auf eine Herzinsuffizienz aufgrund niedriger Herzfrequenz hin. Ein früherer Myokardinfarkt weist Q-Zacken auf. Niedervoltage kommt bei perikardialem Erguss und Kardiomyopathie vor. Linksventrikuläre Hypertrophiezeichen (Sokolow-Index) zeigen eine diastolische Dysfunktion an (z. B. bei hypertensiver Herzerkrankung).

**Röntgen.** Obwohl eine Herzvergrößerung typisch für die Herzinsuffizienz ist, schließt ein normal großes Herz eine Herzinsuffizienz nicht aus. Lungenvenenstauung, Kerley-B-Linien, Randwinkelerguss sind typische Zeichen einer Linksherzinsuffizienz (**Abb. 9.32**). Weitere spezifische Veränderungen können auf andere Herzerkrankungen hinweisen, wie z. B. Klappenverkalkungen, Dilatation einzelner Herzkammern oder des linken Vorhofs bei Mitralvitium, Perikardverkalkungen.

**Echokardiografie.** Mit dieser Methode werden Ventrikelgröße und -funktion sowie Myokarddicke (bei Hypertrophie) beurteilt oder ventrikuläre Thromben perikardiale Ergüsse und Shunt-Vitien diagnostiziert.

**Labordiagnostik.** Messung des B-Typ-natriuretischen Peptids (BNP) bzw. des N-terminalen Fragments des pro-BNP frühzeitig bei der Verdachtsdiagnose Herzinsuffizienz; Normalwert < 20 pg/ml. BNP bzw. pro-BNP-Plasmaspiegel korrelieren bei akuter Herzinsuffizienz

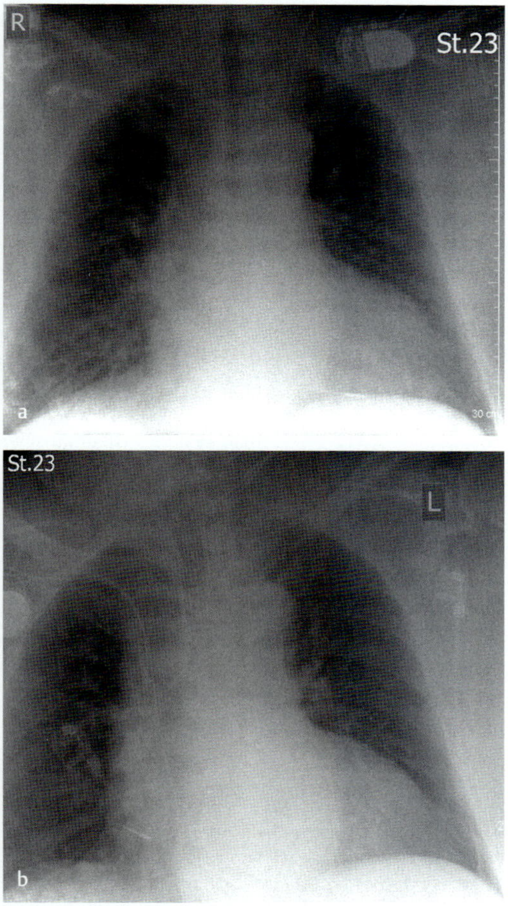


**Abb. 9.32 Akute Lungenstauung. a** Auffällig ist eine retikuläre/streifig Zeichnungsvermehrung bzw. ein betontes Interstitium, erkennbar an sog. Kerley-Linien. Diese sind Ausdruck einer vermehrten Flüssigkeitseinlagerung in das Interstitium bzw. eines interstitiellen Ödems, im vorliegenden Fall im Rahmen einer dekompensierten Herzinsuffizienz. Kerley-A-Linien weisen eine Länge von mehreren Zentimetern auf und finden sich in den mittleren und oberen Lungenbereichen. Kerley-B-Linien sind senkrecht zur Lungenoberfläche ausgerichtet und basal am deutlichsten zu erkennen. Kerley-C-Linien bilden ein Maschenwerk. **b** Nach Rekompensation wirkt die Lunge wesentlich „sauberer", d. h. es liegt keine interstitielle Zeichnungsvermehrung mehr vor, auch die Bronchialwände stellen sich schlank dar.

mit der NYHA-Klasse. Des Weiteren Blutgasanalyse, Blutbild, Serumelektrolyte, Serumkreatinin.

**Spiro-Ergometrie.** Hiermit wird die maximale Sauerstoffaufnahme unter Belastung bestimmt (15–20 ml/min/kg zeichnet eine leichte Herzinsuffizienz aus, 10–15 ml/min/kg eine mäßige bis schwere und Werte unter 10 ml/min/kg eine schwere bis sehr schwere Herzinsuffizienz).

**Bei speziellen Fragestellungen:**

- **1. Herzkatheteruntersuchung (Rechts-/Linksherzkatheter).** Mit dieser invasiven Methode werden Drücke und Sauerstoffsättigung im großen und kleinen Kreislauf bestimmt und die Herzleistung objektiviert.
- **2. Kardio-MRT** (s. S. 188)
- **3. nuklearmedizinische Diagnostik**
- **4. Myokardbiopsie** (s. S. 184, S. 236)

● PFLEGE ***Patientenbeobachtung.*** *Überwachen Sie bei Patienten mit Herzinsuffizienz insbesondere Puls, Blutdruck, Atmung im Hinblick auf Lungenödem und ZVD in regelmäßigen Abständen. Zur Feststellung einer Flüssigkeitsretention dienen Bilanzierung von Ein- und Ausfuhr, tägliche Bestimmung des Körpergewichts und Beobachtung der Haut auf Ödeme (vgl. auch Pflegeschwerpunkt Herzinsuffizienz, S. 250 ff).*

### Therapie

Behandlungsziele sind

- Entlastung des Herzens (Ruhe, Senkung des Füllungsdruckes durch Lagerung, Vasodilatation, Diurese, Aderlass, Regularisierung des Herzrhythmus),
- Stärkung der Kontraktionskraft des Herzmuskels (Digitalis),
- Elimination auslösender oder die Herzinsuffizienz unterhaltender Faktoren (siehe Ursachen, S. 219 ff),
- Verminderung „überschießender" Kompensationsmechanismen: Gabe von Betablocker, ACE-Hemmer, AT1-Rezeptor-Antagonisten, Aldosteronantagonisten.

● MERKE *Sind bisher applizierte Medikamente nicht wirksam? Wurde die Therapie nicht konsequent eingehalten? Bestehen Medikamentennebenwirkungen (Digitalis-Intoxikation, Betarezeptorenblocker, Antiarrhythmika)? Bestehen Diätfehler? Falsche und zu viele Infusionen?*

Zunächst erfolgt die Therapie der zugrunde liegenden Krankheiten bei Herzinsuffizienz (**Kausaltherapie**):

- Einstellung der Hypertonie
- Therapie der koronaren Herzkrankheit
- Therapie der Myokarditis, der Kardiomyopathie
- Therapie der Herzrhythmusstörungen, ggf. Schrittmacherimplantation
- operative Korrektur von Klappenvitien, einer konstriktiven Perikarditis, Revaskularisierungsmaßnahmen
- Therapie von z. B. Schilddrüsenerkrankungen, Pneumonie, Schlafapnoe-Syndrom

Bei der **symptomatischen Therapie** ist zu unterscheiden zwischen den allgemeinen Maßnahmen sowie der Gabe von Medikamenten und der Schrittmachertherapie.

*Allgemeinmaßnahmen*

Neben der körperlichen und seelischen Entlastung (ggf. Sedierung) erfolgt vorsichtiges Ausdauertraining bei chronischer Herzinsuffizienz. Bei akuter Dekompensation empfiehlt sich Bettruhe. Tägliche Gewichtskontrolle. Einschränkung der Trinkmenge: bei schwerer Herzinsuffizienz 1–1,5 l/d, sonst 2 l/d. Bei Immobilität und Ödemen: Thromboseprophylaxe. Atemgymnastik, Stuhlregulierung, Behandlung einer Anämie.

Eine Gewichtsnormalisierung kann durch leichte Diät, keine Mahlzeiten am späten Abend und eine kochsalzarme Ernährung (maximal 3 g NaCl/d) erreicht werden. Kochsalz ersetzen durch Gewürze, Küchenkräuter, Kaliumchlorid (Salzstreuer vom Tisch verbannen!) (**Tab. 9.10**). Kaliummangel erhöht die Arrhythmiebereitschaft und die Glykosidempfindlichkeit, deswegen kaliumreiche Ernährung, Kalinor-Brausetabletten, Rekawan-Granulat 20–80 mmol/d. Bei der chronischen Herzinsuffizienz spielt wahrscheinlich Magnesiummangel bei der Arrhythmieentstehung eine wichtige Rolle; deswegen Magnesium diätetisch und/oder medikamentös zuführen (Magnesium Verla, Biomagnesin, Tromcardin). Hyponatriämie (Na < 135 mmol/l) vermeiden (erhöht die Mortalität an Herzinsuffizienz).

Moderates *körperliches Training* ist empfehlenswert bei stabilen Patienten mit sowohl systolischer als auch diastolischer Herzinsuffizienz. Es gilt folgende Faustregel: **Es ist die körperliche Belastung erlaubt, bei der sich der Patient noch flüssig unterhalten kann.**

Folgende Medikamente sollten bei Herzinsuffizienz vermieden werden, da sie den Herzmuskel zusätzlich belasten und schwächen:

- Antiarrhythmika außer Amiodaron
- Antidepressiva wie z. B. Amitriptylin und Nortriptylin (trizyklische Antidepressiva), Lithium
- nicht-steroidale Antirheumatika wie z. B. Diclofenac, Ibuprofen sowie vor allem Cox-II-Hemmer (Celebrex, Arcoxia)
- Kalziumantagonisten wie z. B. Diltazem und Verapamil
- blutdrucksenkende Medikamente wie z. B. Minoxidil (führt zu Wassereinlagerung und Freisetzung von Stresshormonen)
- blutzuckersenkende Medikamente wie z. B. Metformin und vor allem Insulinsensitizer! (Glitazone!)
- Migräne (Mutterkornalkaloide zur Behandlung migräneartiger Kopfschmerzen)
- Interferone

**Tab. 9.10 Salzgehalt einiger Lebensmittel.**

| *Lebensmittel* | *Salzgehalt in g (NaCl) pro 100 g essbaren Anteils* |
|---|---|
| Schweinefleisch | 0,14 |
| Rindfleisch | 0,15 |
| Schinken (geräuchert) | 3,1 |
| Salami | 5,3 |
| Leberwurst | 2,0 |
| Frankfurter Würstchen | 1,9 |
| Heringsfilet | 0,3 |
| Kabeljau | 0,2 |
| Heringsfilet in Tomatensoße | 0,6 |
| Matjesfilet | 6,2 |
| Kuhmilch | 0,24 |
| Jogurt | 0,12 |
| Frischkäse (20 %) | 0,1 |
| Speisequark (20 %) | 0,09 |
| Gouda | 1,3 |
| Emmentaler | 1,1 |
| Harzer | 1,9 |
| Roggenmischbrot | 1,1 |
| Blumenkohl | 0,05 |
| Tomaten | 0,01 |
| Bohnen | 0,004 |
| Bohnen (Dose) | 0,6 |
| Spargel (gekocht) | 0,005 |
| Spargel (Dose) | 0,9 |
| Apfel | 0,4 |

*Der Körper benötigt ca. 1 g Salz pro Tag; 10–15 g Kochsalz werden mit der durchschnittlichen Ernährung zugeführt. Aufnahme von 30 g Salz pro Tag mit der Nahrung sind keine Seltenheit. Besonders salzreich sind Fleischwaren, Fertiggerichte, Käse, aber auch Dosengemüse im Gegensatz zu frischem Gemüse und Obst.*

***Medikamentöse Therapie***

Die medikamentösen Therapieoptionen der Herzinsuffizienz bestehen in

- der **Entlastung des Herzens** durch ACE-Hemmer sowie Nitrate (Vor- und Nachlastsenkung) und Gabe von Diuretika (Vorlastsenkung); Regularisierung des Herzrhythmus.
- der **Steigerung der Kontraktionskraft** des Herzmuskels durch Digitalispräparate.
- der **Rhythmisierung** und **Frequenznormalisierung** des Herzens durch Gabe von Digitalispräparaten, Antiarrhythmika bzw. Schrittmacherimplantation.
- Verminderung „überschießender“ Rekompensationsmechanismen: durch Gabe von Betablockern, ACE-Hemmern, AT1-Rezeptorantagonisten (Sartane), Aldosteronantagonisten.

Die medikamentöse Therapie der *akuten Herzinsuffizienz* besteht in der Gabe von Nitroglycerin und einem schnell wirksamen Schleifendiuretikum (z. B. Furosemid) sowie in der Gabe von positiv inotrop wirkenden Betarezeptoragonisten Dopamin und/oder Dobutamin. Die Wirkung der Medikamente wird über die Messung von Blutdruck, zentralem Venendruck, linksventrikulärem Füllungsdruck und Herzzeitvolumen gesteuert.

Rahmenrichtlinien bzw. **Stufenplan für die Therapie** der chronischen Herzinsuffizienz ausgehend von der NYHA-Klassifizierung (ergänzend **Abb. 9.12**):

- **NYHA I:** Verzicht auf körperliche Ausbelastung, kochsalzarme Kost, emotionale Entlastung, Möglichkeit kausaler Therapie (Hochdruckbehandlung bzw. Therapie einer KHK) bei dilatiertem Ventrikel mit deutlich verminderter systolischer linksventrikulärer Funktion (Auswurffraktion < 35 %), frühzeitiger Einsatz von ACE-Hemmern.
- **NYHA II:** In Kombination mit einem ACE-Hemmer besteht die Indikation für Diuretika (manchmal nur jeden zweiten bzw. dritten Tag und in niedriger Dosierung). Darüber hinaus eventuell Gabe von Herzglykosiden. Bei Neigung zu Tachykardie oder Vorliegen von Vorhofflimmern Kombination ACE-Hemmer und Digitalis. Stärkere Ödemneigung und Kontraindikation gegen Digitalis (Rhythmusstörungen, Bradykardie, diastolische Funktionsstörungen der Ventrikel): Kombination ACE-Hemmer und Diuretika.
- **NYHA III:** Dauertherapie mit Diuretika, Glykosiden und ACE-Hemmern, ggf. Nitrate und Hydralazin. Glykoside bevorzugt bei supraventrikulären Tachyarrhythmien. Die Initialdosis der ACE-Hemmer sollte niedrig sein, Steigerung der Dosis orientiert sich am klinischen Befund und im Verhalten des arteriellen Blutdruckes.
- **NYHA IV:** Diuretika, Glykoside sowie ACE-Hemmer bzw. mit Nitraten und Hydralazinen (s. NYHA III). Im akuten Stadium Katecholamine (z. B. Dobutamin, Dopamin), ggf. Amrinon, ggf. vorsichtige Titration mit Betablockern unter stationären Bedingungen. Spezielle Maßnahmen: aortale Gegenpulsation, Herztransplantation.

Im Folgenden werden die einzelnen Medikamente kurz vorgestellt.

### *ACE-Hemmer, AT1-Rezeptorantagonisten*

Da bei chronischer Herzinsuffizienz das Renin-Angiotensin-Aldosteron (RAAS, S. 444) aktiviert ist, kommt es zu Flüssigkeitsretention, peripherer Vasokonstriktion und Remodelling des Myokards. Daher sind ACE-Hemmer die Mittel der Wahl („first line-Therapie") und sollten wegen ihres positiven Einflusses auf Letalität, Morbidität und Lebensqualität bei allen Patienten mit linksventrikulärer systolischer Dysfunktion und manifester Herzinsuffizienz eingesetzt werden.

Signifikant reduzieren ACE-Hemmer die Hospitalisationsraten aufgrund einer Herzinsuffizienz und vermindern die Sterblichkeit. ACE-Hemmer werden bei Herzinsuffizienz immer noch zu selten eingesetzt und oft zu niedrig dosiert! ACEHemmer werden prophylaktisch im NYHA-Stadium I gegeben und können mit sämtlich weiter unten aufgeführten Medikamenten kombiniert werden.

● MERKE *Zu Beginn der Therapie kann es zu Blutdruckabfall kommen, deswegen sollte die Dosis anfangs niedrig liegen und dann langsam gesteigert werden.*

Gebräuchliche ACE-Hemmer sind z. B.

- das kürzer wirksame Captopril (Lopirin, Tensobon),
- das mittel lang wirksame Enalapril (Pres, Xanef),
- das länger wirksame Perindopril (Coversum) oder Ramipril (Delix, Vesdil).

Die *initiale Dosis* von Captopril beträgt 3 × 6,25 mg, von Enalapril 2 × 2,5 mg und von Ramipril 1 × 1,25–2,5 mg.

Die *Zieldosis* in der Dauertherapie beträgt für Captopril 3 × 50 mg/Tag, für Enalapril 2 × 10 mg/Tag und für Ramipril 1 × 10 mg/Tag.

Achtung: Engmaschige RR-, Kreatinin- und Kaliumkontrolle.

Eine *Kombinationsbehandlung* mit drei Medikamenten wie z. B. ACE-Hemmern, Diuretika und Digitalis ist ab NYHA-Stadium II angezeigt.

Bei Unverträglichkeit von ACE-Hemmern (z. B. chronischer Reizhusten, Geschmacksstörung) ist der Einsatz eines $AT_1$-Antagonisten eine Alternative; zugelassen zur Therapie der chronischen Herzinsuffizienz sind zurzeit Losartan (Lorzaar): Initialdosis 1 × 2,5 mg/Tag, Zieldosis 50–100 mg/Tag, Valsartan (Diovan): Initialdosis 2 × 40 mg, Zieldosis 2 × 160 mg/Tag sowie Candesartan (Blopress, Atacand): Initialdosis 1 × 4 mg/Tag, Zieldosis 1 × 32 mg/Tag. Empfehlenswert ist die Kombination mit Diuretika (wie bei ACE-Hemmern).

*Kontrolluntersuchungen* siehe ACE-Hemmer. Die zusätzliche Gabe eines $AT_1$-Antagonisten zum ACE-Hemmer bzw. zum Betablocker kann sinnvoll sein.

Obwohl ACE-Hemmer das Renin-Angiotensin-Aldosteron-System hemmen, bestehen bei einer Vielzahl von herzinsuffizienten Patienten *erhöhte Aldosteronwerte* im Blut. Die zusätzliche Gabe von Aldosteronantagonisten wie Spironolacton (z. B. Aldactone, Osyrol), Eplerenon (Inspra) bei bereits mit ACE-Hemmer, Diuretikum und Digitalis klassisch behandelten Patienten in den NYHA-Stadien III und IV kann die Mortalität um ca. 30 % senken. Die Dosis für Spironolacton beträgt 12,5–50 mg/Tag, bei Eplerenon 25–50 mg/Tag.

Wichtig: Regelmäßige Kontrolle der Serumelektrolyte und Nierenwerte.

### *Betablocker*

Patienten mit Herzinsuffizienz profitieren von einer zusätzlichen Behandlung mit Betablockern ohne intrinsische Aktivität (ISA). Hospitalisation, Gesamtletalität und plötzliche Herztodesrate bei Herzinsuffizienz werden durch die folgenden genannten Betablocker reduziert.

Günstige symptomatische Wirkungen wurden durch *niedrig dosierte* und *langsam gesteigerte Betablocker* additiv zu einem ACE-Hemmer in den NYHA-Stadien III–IV nachgewiesen.

Folgende kardioselektive Betablocker werden eingesetzt:

- Metoprolol (-succinat), z. B. Beloc, Lopresor: Initialdosis 12,5–25 mg/Tag, Zieldosis 1 × 200 mg/Tag
- Bisoprolol, z. B. Concor: Initialdosis 1 × 1,25 mg/Tag, Zieldosis 1 × 10 mg/Tag
- Carvedilol (Dilatrend): Initialdosis 2 × 3,125 mg/Tag, Zieldosis 2 × 25 mg/Tag
- Nebivolol (Nebilet): Initialdosis 1 × 1,25, Zieldosis 1 × 10 mg/Tag.

Bei Tolerierung Verdopplung der Dosis etwa alle 14 Tage; nur unter ärztlicher Kontrolle! Als Kontraindikation für Betablocker gilt Asthma bronchiale.

9

*Diuretika*

Bei Zeichen der Überwässerung sollte die Behandlung mit Diuretika sofort begonnen werden. Diuretika vermindern durch vermehrte Flüssigkeitsausscheidung Vorlast (Lungenstauung ↓, Ödeme ↓) und Nachlast (peripherer Widerstand ↓).

Wichtig ist nach wie vor die diätetische NaCl-Restriktion! **Schleifendiuretika** Furosemid (Lasix) 20–40 mg/Tag, Torasemid (Unat) 2,5–10 mg/Tag bei mittlerer Dosierung wirkt bei Vergleich mit den Thiazid-Diuretika wie z. B. Hydrochlorothiazid (Esidrix) 12,5–50 mg bzw. Xipamid (Aquaphor 5–40 mg) im mittleren Dosisbereich auch bei Niereninsuffizienz. **Thiazid-Diuretika** zeigen ab einem Kreatininwert von 2,5 mg/dl allein keine ausreichende Wirksamkeit. Schleifendiuretika wirken schneller, kürzer und stärker als die Thiazid-Diuretika und sind daher auch für den Notfall geeignet. **Kaliumsparende Diuretika** (Amilorid comp, Dytide H) sind bei Niereninsuffizienz, Hyperkaliämie und Schwangerschaft kontraindiziert.

Diuretika sollten in der Dauertherapie so niedrig wie möglich dosiert werden. Als wesentlichster Kontrollparameter in der Praxis eignet sich das *tägliche Wiegen* des Patienten.

Achtung: Vermeidung der abendlichen Gabe (Nachtruhe!), Thromboseprophylaxe. Laborüberwachung entsprechend Nebenwirkungsprofil.

*Herzglykoside*

Herzglykoside sind indiziert bei manifester systolischer Linksherzinsuffizienz mit vergrößertem linken Ventrikel und verminderter Auswurffraktion, insbesondere wenn Vorhofflimmern oder Vorhofflattern mit schneller Kammerfrequenz vorliegen. Kontraindiziert sind Herzglykoside bei Cor pulmonale, diastolischer Ventrikelfunktionsstörung, Hyperthyreose und Amyloidose.

Herzglykoside wirken

- positiv inotrop (Erhöhung der Kontraktionskraft des Herzens),
- positiv bathmotrop (Erhöhung der Erregbarkeit des Herzens),
- negativ chronotrop (Verlangsamung der Herzfrequenz durch Vaguswirkung),
- negativ dromotrop (Verlangsamung der Leitungsgeschwindigkeit).

**Kontraindikationen.** Kontraindikationen gegen Herzglykoside sind

- AV-Block 2. und 3. Grades,
- bradykarde sowie gehäufte Rhythmusstörungen,
- hypertrophische und restriktive Kardiomyopathie,
- Pericarditis constrictiva,
- WPW-Syndrom,
- Hyperthyreose,
- Cor pulmonale,
- Syndrom des kranken Sinusknotens,
- Amyloidose.

Bei Patienten mit ausgeprägter Herzinsuffizienz werden Herzglykoside gemeinsam mit ACE-Hemmern und Diuretika kombiniert.

Erhöhte Plasmadigoxinkonzentrationen werden nach zusätzlicher Gabe von Chinidin, Amiodaron, Verapamil, Diltiazem und Nifedipin beobachtet. Daher ist eine Kontrolle des Digoxin- und Digitalisspiegels im Serum hierbei dringend erforderlich. Der therapeutische Serumglykosidspiegel beträgt

- für Digoxin: 0,6–0,7 ng/ml für weibliche Patienten, 0,8–1,0 ng/ml für männliche Patienten,
- für Digitoxin: 13–25 ng/ml.

**Digitoxin** wird zu fast 100% und **Digoxin** zu ca. 70% enteral resorbiert. Digoxin wird überwiegend über die Nieren ausgeschieden und muss daher bei Nierenfunktionseinschränkung entsprechend dosisreduziert werden. Digitoxin wird zu 60% renal und zu 40% über die Leber in den Darm ausgeschieden und kann bei Niereninsuffizienz normal dosiert werden (**Tab. 9.11**).

Drei *Dosierungsschemata* werden in Abhängigkeit von der Schnelligkeit der zu erreichenden Vollwirkdosis unterschieden:

- *schnelle Sättigung:* Erreichen der Vollwirkdosis innerhalb von 2 Tagen; erhöhtes Intoxikationsrisiko!
- *mittelschnelle Sättigung:* Erreichen der Vollwirkdosis innerhalb in 3–5 Tagen bei i.v.-Anwendung von **Digoxin** 3 Tage je 0,4 mg/d, dann Erhaltungsdosis von 0,2–0,3 mg/d. Digitoxin 3 Tage je 0,3 mg/d, danach Erhaltungsdosis von 0,1 mg/d (0,07 mg/d bei älteren oder untergewichtigen Patienten sowie bei Niereninsuffizienz).
- *langsame Sättigung:* Erreichen der Vollwirkdosis bei Digoxin in 8 Tagen, Erreichen der Vollwirkdosis von Digitoxin in 1 Monat.

**Tab. 9.11 Pharmakologische Eigenschaften wichtiger Herzglykoside.**

| *Glykosid* | *Vollwirkdosis* | *Erhaltungsdosis oral* | *Erhaltungsdosis i.v.* |
|---|---|---|---|
| Digoxin (z. B. Lanicor) | 0,8–1,2 mg | 0,25–0,375 mg | 0,2–0,3 mg |
| β-Acetyldigoxin (z. B. Novodigal) | 0,8–1,2 mg | 0,2–0,3 mg | – |
| β-Methyldigoxin (z. B. Lanitop) | 0,8–1,2 mg | 0,1–0,2 mg | 0,2 mg |
| Digitoxin (z. B. Digimerck) | 0,8–1,2 mg | 0,07–0,1 mg | 0,1 mg |

● MERKE *An Digitalisnebenwirkungen und -intoxikation denken! Übelkeit, Brechreiz, Durchfälle, Farbensehen, Rhythmusstörungen und EKG-Veränderungen, wie muldenförmige ST-Senkung, T-Abflachung, Verkürzung der PQ-Dauer, PQ-Verlängerung.*

**Ursachen von Nebenwirkungen und Intoxikation von Herzglykosiden:**

- Überdosierung: Einnahmefehler, z. B. ältere Patienten: „Digitaliseinnahme nach Bedarf", suizidale oder kriminelle Absicht
- Kontraindikationen für Digitalis, z. B. Einschränkung der Nierenfunktion, Arzneimittelinteraktion, Leberinsuffizienz
- Nichtbeachtung von Zuständen mit herabgesetzter Glykosidtoleranz, z. B. höheres Lebensalter (einhergehend mit verminderter Muskelmasse sowie erniedrigter glomerulärer Filtrationsrate)
- Hypoxie, z. B. Lungenerkrankungen
- KHK, Myokarditis
- Hypokaliämie, Hypomagnesiämie (Achtung: Einstellung des Serumspiegels von Kalium und Magnesium auf hochnormale Werte notwendig)
- Hyperkalzämie (Achtung: einem digitalisierten Patienten niemals Kalzium i.v. geben, da die Gefahr von Tachyarrhythmien bis zum Kammerflimmern besteht)
- Hypothyreose

● MERKE *Frauen reagieren empfindlicher auf Digitalis; bei hohen Digoxinspiegeln kommt es zu Übersterblichkeit.*

**Überdosierung von Herzglykosiden führt zu folgenden Störungen und Symptomen:**

- am Herzen:
  - Rhythmusstörungen
  - tachykarde und bradykarde Rhythmusstörungen
  - AV-Knotentachykardie, Extrasystolie, Bigeminus, EKG-Veränderung (können bereits im therapeutischen Dosisbereich vorhanden sein)
- gastrointestinale Nebenwirkungen: Appetitlosigkeit, Übelkeit, Erbrechen, Durchfälle
- neurotoxische und visuelle Störungen (Müdigkeit, Kopfschmerzen, Verwirrtheit, Sehstörungen in Form von Grün-/Gelbsehen.

**Diagnostik der Intoxikation von Herzglykosiden:** Klinik und Kontrolle der Serumglykosidwerte (Digoxin > 2,0 ng/ml, Digitoxin > 30,0 ng/ml).

**Therapie einer Intoxikation von Herzglykosiden:**

- Digitalispräparat absetzen; bei V.a. schwere Intoxikation Intensivüberwachung
- Kalium-Serumspiegel auf Hochnormalwerte (4,5–5,5 mmol/l) anheben; bei schwerer Digitalisintoxikation keine Kaliumgabe
- symptomatische Behandlung der Rhythmusstörungen (bei z. B. Bradykardie versuchen mit Atropin 1–2 Ampullen i.v., temporärer Schrittmacher
- Tachykardie, Kardioversion und Rezidivprophylaxe mit Lidocain, Kammerflimmern kardiopulmonale Reanimation, Defibrillation
- Förderung der Digitaliselimination
- bei Suizidversuch Magenspülung, Aktivkohle, bei Digitoxin zusätzlich Colestyramin; Hämoperfusion bei schwerer Intoxikation
- Antidottherapie: Digitalisantitoxin (Fab-Antikörperfragment) z. B. Digitalis-Antidot bm (z. B. 6 × 80 mg) (80 mg binden 1 mg Digoxin oder Digitoxin)
- Kontrolle des Therapieerfolges durch EKG

*Kalziumantagonisten*

In der Behandlung der Herzinsuffizienz haben Kalziumantagonisten keine Bedeutung.

*Nitrate*

Durch Vasodilatation mit vorzugsweiser ***Vorlastsenkung*** aber auch durch ***Nachlastreduktion*** vermindern Nitrate den $O_2$-Bedarf des Herzmuskels.

Besonders bei akuter Linksherzinsuffizienz mit Lungenödem, bei bekannter KHK sowie gleichzeitiger Hypertonie wird Nitroglycerin, z. B. Glyceroltrinitrat (Nitrolingual), (S. 196, S. 203, S. 227) eingesetzt.

*Katecholamine, Phosphodiesterasehemmer*

Bei schwerer Herzinsuffizienz werden auf der Intensivstation Katecholamine (Dopamin, Dobutamin [Dobutrex]), selten Noradrenalin (Arterenol) zusätzlich zur Standardtherapie eingesetzt.

Bei kardiogenem Schock können Phosphodiesterasehemmer, z. B. Enoximon (Perfan), Milrinom (Corotrop) mit positiv inotroper sowie vasodilatatorischer Wirkung zum Einsatz kommen.

Tab. 9.12 zeigt in der Übersicht die medikamentöse Therapie der Herzinsuffizienz, wie sie von der Arzneimittelkommission der deutschen Ärzteschaft empfohlen wird.

#### *Kardiale Resynchronisationstherapie*

Therapierefraktäre Herzinsuffizienzpatienten im NYHA-Stadium III–IV werden mit einem speziellen Schrittmacher, der beide Ventrikel vorhofgesteuert stimuliert und der gleichzeitig eine Defibrillatorfunktion aufweist (ICD, S. 216 ff), versorgt. Hierdurch wird sowohl die Leistungsfähigkeit der Patienten sowie auch die Überlebensrate deutlich erhöht.

#### *Herztransplantation*

Für Patienten mit medikamentös therapierefraktärer Herzinsuffizienz steht die Herztransplantation als Langzeitoption zur Verfügung.

Indikation zur Herztransplantation:

- Herzinsuffizienz NYHA III–IV trotz ausgeschöpfter medikamentöser Therapie
- Lebenserwartung < 1 Jahr
- keine sinnvolle Revaskularisierung eines schwer veränderten Koronarsystems möglich
- ergospirometrisch gemessene maximal $O_2$-Aufnahme < 10 ml/kg/min

**MERKE** *Rezidivierende Linksherzdekompensationen sollten als Warnsignal und als Anlass zur raschen Transplantationsvorbereitung aufgefasst werden.*

#### *Prävention der Herzinsuffizienz*

Am Anfang der Prävention sollten die Vermeidung der auslösenden Ursachen, die Einstellung der arteriellen Hypertonie, eine Beseitigung der Risikofaktoren für die koronare Herzkrankheit und die Vermeidung exogen toxischer Ursachen (z. B. Nikotin-, Alkoholabusus) stehen.

Empfehlung: Herztagebuch führen, regelmäßig Puls, Blutdruck, Körpergewicht eintragen. Hierdurch wird frühzeitig eine Verschlechterung der Herzinsuffizienz erkennbar (Das Herztagebuch ist kostenlos bei der Deutschen Herzstiftung erhältlich.)

#### *Prognose der Herzinsuffizienz*

Im akuten Stadium ist die Prognose abhängig von der kardialen Grunderkrankung. Im chronischen Stadium beträgt die 5-Jahres-Letalitätsrate bei NYHA I ca. 10–20 %, bei NYHA II 10–20 %, bei NYHA III 50–70 % und bei NYHA IV 70–90 %. Durch leitliniengerechte konservative Therapie wird die Prognose um ca. 50 % verbessert.

Nach Herztransplantation beträgt die 10-Jahres-Überlebensrate ca. 70–80 %.

**FALLBEISPIEL HERZINSUFFIZIENZ (+NSTEMI)** *Herr M. ist 66 Jahre alt und seine stationäre Einlieferung in das Klinikum erfolgte durch den Notarzt. Die Erhebung einer*

**Tab. 9.12 Medikamentöse Stufentherapie bei linksventrikulärer Dysfunktion.**

| *Medikament* | *NYHA I* | *NYHA II* | *NYHA III* | *NYHA IV* |
|---|---|---|---|---|
| ACE-Hemmer | indiziert | indiziert | indiziert | indiziert |
| Diuretika Thiazide | bei Hypertonie | bei geringgradiger Flüssigkeitsretention | Potenzierung der Schleifendiuretikawirkung | Potenzierung der Schleifendiuretikawirkung |
| Schleifendiuretika | – | bei Flüssigkeitsretention | indiziert | indiziert |
| Spironolacton | nach Myokardinfarkt | bei persistierender Hypokaliämie nach Myokardinfarkt | bei persistierender Hypokaliämie, Potenzierung der Schleifendiuretikawirkung | bei persistierender Hypokaliämie, Potenzierung der Schleifendiuretikawirkung |
| Herzglykoside | bei Vorhofflimmern | bei Vorhofflimmern, bei persistierenden Symptomen unter ACE-Hemmern | indiziert | indiziert |
| Betarezeptorenblocker (ohne ISA) | nach Myokardinfarkt, bei Hypertonie | indiziert (nur bei stabilen Patienten, langsam einschleichend unter engmaschiger Kontrolle) | indiziert (nur bei stabilen Patienten, langsam einschleichend unter engmaschiger Kontrolle) | indiziert (nur bei stabilen Patienten, langsam einschleichend unter engmaschiger Kontrolle) |
| $AT_1$-Rezeptorenblocker | bei ACE-Hemmer-Intoleranz | bei ACE-Hemmer-Nebenwirkungen | bei ACE-Hemmer- Nebenwirkungen | bei ACE-Hemmer- Nebenwirkungen |

*Eigenanamnese ist zu diesem Zeitpunkt nicht möglich. Seit ca. 3 Tagen bestünde, wie die Ehefrau berichtet, eine kardiale Dekompensation, wobei sich in der letzten Stunde der Zustand massiv verschlechtert hat, sodass der Notarzt verständigt wurde. Bei dem Patienten besteht eine 3-Gefäß-KHK mit Z.n. ACVB-OP vor 24 Monaten. Noch in der Notaufnahme wurde der Patient intubiert und zur maschinellen Beatmung auf die Intensivstation gebracht.*

### *Diagnostik*

***Klinischer Befund:*** *66-jähriger Patient in adipösem EZ und deutlich reduzierten AZ, respiratorische Insuffizienz mit Ruhedyspnoe und Orthopnoe. Der Patient ist kaltschweißig. Pulmo mit feinblasigen Rasselgeräuschen beidseits. Thorakotomienarbe nach ACVB-OP. HF tachykard, Blutdruck stabil. Der Patient ist bei Aufnahme somnolent.*

***EKG vom Aufnahmetag:*** *HF 80/min, Sinusrhythmus, Linkstyp, kompletter Linksschenkelblock, RS-Umschlag V3/V4, blockbedingte ERBS (= Erregungsrückbildungsstörungen), V.a. Linksherzhypertrophie.*

***Labor bei Aufnahme:*** *Kreatinin 2,36 mg/dl, GFR 29,5 ml/min, Harnstoff 122 mg/dl, Harnsäure 8,7 mg/dl, CK 120 U/l, P-Gluc. 283 mg/dl, TnT 0,02 ng/ml, kleines Blutbild: Leukozyten 13,8/nl, Erythrozyten 4,0/pl, HB 13,0 g/dl, HKT 38 %, INR 1,1, Quick 88 %, proBNP 10962 pg/ml. Elektrolyte o.B. Transaminasen o.B.*

***Herzkatheterbefund:*** *KHK mit Abgangsverschluss der RCA, 75 %iger Abgangsstenose des RIVA, Abgangsverschluss des RD1 und 75–90 %iger proximale Stenose des RCX. Z.n. operativer Myokardrevaskularisation mit intaktem LITA-Bypass zum RIVA und 75 % stenosiertem ACVB zur RCA. Verschluss eines sequentiellen ACVB zum RD1-RPLS anzunehmen.*

***Intervention:***
- *Gefäß: RCX proximal*
- *Eingriff: Stent – unbeschichtet – 2,5/19, Nachdehnung proximal mit 3,5/9*
- *Stenosegrad (%): 75–90 auf 0*
- *Prozedere: Clopidogrel für 6 Monate, ASS 100 auf Dauer. PTCA des ACVB zur RCA in ca. 5 Wochen.*

***Langzeit-RR*** *14 Tage nach stationärer Aufnahme: Tagesmittelwert: 113/62 mmHg, Nachtmittelwert: 124/58 mmHg, 24-Stunden-Mittelwert: 118/60 mmHg. Somit durchgehend normotone Blutdruckwerte. Nachtsenke aufgehoben.*

***Langzeit-EKG*** *14 Tage nach stationärer Aufnahme: Aufzeichnungsdauer: ca. 22 h. Qualität der Registrierung: Gut. Grundrhythmus: Sinusrhythmus. Minimale/mittlere/maximale Herzfrequenz: 59/92/120/min. Ventrikuläre Rhythmusstörungen: 42 isolierte ventrikuläre Extrasystolen, keine Couplets, keine Bigemini/Trigeminiereignisse, 2 Salven von 3 Schlägen, 2 Ereignisse einer nicht anhaltenden ventrikulären Tachykardie eine um 5:30 Uhr von 6 Schlägen mit maximaler Herzfrequenz von 160/min, die zweite um 2:50 Uhr mit 7 Schlägen mit einer Herzfrequenz von 220/min und einer Dauer von 1,8 s. Supraventrikuläre Rhythmusstörungen : 250 supraventrikuläre Extrasystolen, keine Bradykardien/Pausen, keine fehlenden Schläge, keine paroxysmale SV-Tachykardie.*

### *Diagnose*

1. *Koronare Herzkrankheit (KHK)*
    a. *vor 2½ Jahren Herzkatheter. Befund: 75 %ige exzentrische Hauptstammplaque, 75 %ige mittellange RIVA (Ramus interventricularis anterior)-Abgangsstenose, 75 %ige exzentrische Stenose des RIVA am Ende des 2. Gefäßdrittels, 90 %ige Abgangsstenose des Ramus intermedius, 75 %ige mittellange abgangsnahe Stenose des RCX (Ramus circumflexus) und subtotaler Plaque am RCA (rechte Koronararterie) (Linksversorgungstyp). Mittelgradig dilatierter linker Ventrikel mit global hochgradig eingeschränkter EF, Mitralklappeninsuffizienz I–II °.*
    b. *Z.n. operativer Myokardrevaskularisation mit LITA (left internal thoracic arterie)-Bypass zum RIVA und ACVB.*
    c. ***aktuell:*** *NSTEMI (Nicht-ST-Hebungsinfarkt)*
2. *Pneumonie im Unterlappen rechts (Nachweis von koagul. neg. Staphylokken (U81)*
3. *chronische Niereninsuffizienz, Stadium III°, vor 1½ Jahren akutes Nierenversagen, Kreatinin zuletzt um 1,8 mg/dl*
4. *vor 1½ Jahren Clostridien-Enteritis*
5. *vor 5 Jahren ischämischer Mediainsult im Mediastromgebiet links hemisphärisch*
6. *vor 1¼ Jahren infrarenales Bauchaortenaneurysma mit maximalem Durchmesser von ca. 7 cm, bis 12 mm breiten Abscheidungsthromben, maximale Länge 9 cm; Z.n. aorto-iliakaler Prothese 07/09*
7. *insulinpflichtiger Diabetes mellitus Typ 2*

### *Therapie und Verlauf*

*Aufgrund dekompensierter Herzinsuffizienz und respiratorischer Insuffizienz erfolgte die stationäre Aufnahme. Eine Intubation und passager maschinelle Beatmung waren erforderlich. Bei positivem Enzymverlauf erfolgte eine invasive Diagnostik. Der hochgradig stenosierte RCX wurde in gleicher Sitzung mit Stents versorgt. Der ACVB zum RPLS/D1 zeigte sich verschlossen.*
*Während des stationären Verlaufes wurde der Patient rekompensiert. Dies war aufgrund der vorbestehenden koronaren Herzkrankheit und der hochgradig eingeschränkten Pumpfunktion des Herzens äußerst schwierig und wurde kompliziert durch Auftreten einer Aspirationspneumonie. Unter entsprechender Antibiose wurde der Patient zunehmend stabilisiert und konnte nach Extubation auf die Normalstation verlegt werden. Die vorbekannte Niereninsuffizienz war bei einem Kreatinin von 1,8 mg/dl stabil.*
*27 Tage nach Aufnahme war der Patient in stabilem Allgemeinzustand und konnte in eine geriatrische Reha-Klinik verlegt werden.*

*Empfehlung: Bei ventrikulärer Tachykardie ist die Implantation eines Defibrillators indiziert. Diese sollte nach abgeschlossener Anschlussheilbehandlung erfolgen; auch sollte in ca. 5–6 Wochen eine Intervention des 75 %ig stenosierten ACVB zur RCA erfolgen.*
*Medikation:*
*Metoprolol (Beloc zok) 1-0½-0*
*Acetylsalicilsäure (Godamed 100 mg) 0-1-0-0*
*Clopidogrel (Iscover 75 mg für 6 Monate bei ACS) 1-0-0-0*
*Ramipril (Ramipril 5 mg) 1-0-1-0*
*Simvastatin (Simva 20 mg) 0-0-1-0*
*Pantoprazol (Pantozol 40 mg) 1-0-0-0*
*Candesartan (Atacand 16 mg) 1-0-½-0*
*Torasemid (Torem 10 mg) ½-0-0-0*
*Acetylcystein (ACC 600 mg) 1-0-0-0*
*Kombipräparat (Actraphane 50/50 IE) 12 IE-0-8 IE-0*

9

● FALLBEISPIEL GEPLANTE KORONARINTERVENTION *Nach 3 Monaten erneute stationäre Aufnahme des Patienten M. wie abgesprochen zur geplanten Koronarintervention (ACVB zur RCA) sowie zur ICD (Defibrillator)-Anlage bei bekannt hochgradig eingeschränkter Pumpfunktion des Herzens.*

### *Diagnostik*

***Klinischer Befund:*** *Herr M. gibt an, zu Hause beschwerdefrei gewesen zu sein. Stuhl und Miktion unauffällig. Bei der Aufnahme fand sich ein 66-jähriger Patient in gutem EZ und reduziertem AZ. Körpergröße von 169 cm, Gewicht 76 kg. RR 150/90 mmHg. Puls 86/min, keine Zyanose, keine Dyspnoe, keine peripheren Ödeme. Bei Z.n. Apoplex Kraftminderung im rechten Bein, sonst keine akuten neurologischen Ausfälle.*

***Labor bei Aufnahme:*** *Natrium 138 mmol/l, Kalium 4,0 mmol/l, Kalzium 2,45 mmol/l, Kreatinin 1,84 mg/dl, GFR 39,2 ml/min, CRP 92,4 mg/l, kleines Blutbild o.B., Leuk. 7,1/nl, Ery. 3,2/pl, HB 10,0 g/dl, HKT 29 %, MCV 92 fl, MCH 31 pg, MCHC 34 g/dl, Thrombo. 206/nl, INR 1,1; Quick 82 %, P-PTT 33 sek.*

***Ruhe-EKG:*** *Sinusrhythmus, überdrehter Linkstyp, HF 80/min, regelrechte R-Progression, LV-Hypertrophie, Linksschenkelblock mit entsprechenden ERBS.*
***TEE (Transösophageales Echokardiogramm)***

***2 Tage nach stationärer Aufnahme:*** *Indikation: Intrakardiale Thromben vor geplanter ICD-Implantation? Prämedikation mit Xylocain-Rachenanästhesie, 2,5 mg Dormicum i.v., danach problemloses Einführen des Gerätes und stufenweise Darstellung der verschiedenen Schnittebenen.*
*Beurteilung: dilatierte Vorhöfe, dilatierter linker Ventrikel, global hochgradig eingeschränkte linksventrikuläre Pumpfunktion. Rechter Ventrikel normal groß. Trikuspidalklappe zart, Pulmonalklappe zart, Pulmonalarterie normal weit. Trikuspide, regelrecht separierende Aortensegel, kein Vitium. Mitralis zart, unauffällige Segelseparation. Echospontankontrast Grad II im linken Vorhofohr, reduzierte Flussgeschwindigkeit im linken Vorhofohr, aktuell kein Nachweis manifester Thromben. Die eingesehenen Anteile der Aorta descendens, des Aortenbogens und der Aorta ascendens ohne Plaques oder Ulzerationen.*
*Zusammenfassung: Echospontankontrast Grad II im linken Vorhofohr, reduzierte Flussgeschwindigkeit imlinken Vorhofohr, kein Nachweis manifester Thromben.*

***Herzkatheterbefund*** *1 Tage nach stationärer Aufnahme: KHK mit Abgangsverschluss der RCA, 75 %iger Abgangsstenose des RIVA, Abgangsverschluss des RD1; keine Restenose RCX nach Intervention 04/10, Z.n. operativer Myokardrevaskularisation mit intaktem LITA-Bypass zum RIVA und 75 % stenosiertem ACVB zur RCA. Verschluss eines sequenziellen ACVB zu RD1-RPLS anzunehmen.*

***Intervention:***
- *Gefäß: ACVB zur RCA*
- *Eingriff: Primäres Stenting, Coroflex blue 3,0/19 + 3,5/19*
- *Stenosegrad (%): 75 auf 0*
- *Prozedere: Clopidogrel für weitere 4 Monate (Z.n. ACS 04/10), ASS100 auf Dauer.*

***ICD-Implantation.*** *3 Tag nach stationärer Aufnahme: Indikation: Primärprävention bei ICM (ischämischer Kardiomyopathie) und hochgradig eingeschränkte PF. ICD: Aggregat Biotronik Lumax 300 DR T. ICD-Lage: infraclaviculär, subpectoral links Zugang über V. subclavia. Funktionsweise DD; Stimulationsfrequenz 60/min.*

***ICD-Kontrolle*** *einen Tag nach Implantation: Regelrechte ICD-Funktion. Nächster Kontrolltermin nach 2½ Monaten.*

***Röntgen Thorax ap im Liegen auf Station:*** *Nach Implantation eines Defibrillators kein Hinweis auf Pneumothorax. Kompensierte Herzinsuffizienz.*

### *Diagnose*

***aktuell:*** *erneute stationäre Aufnahme zur geplanten Koronarintervention (ACVB zur RCA): primäres Stenting und ICD (Defibrillator)-Anlage*
*Weitere Diagnosen s.o.*

### *Therapie und Verlauf*

*Die stationäre Aufnahme von Herrn M. erfolgte zur geplanten Koronarintervention sowie zur primär-prophylaktischen ICD-Anlage bei hochgradig eingeschränkter Pumpfunktion. Die Koronarangiografie ergab den oben genannten Befundstatus. Es erfolgte eine komplikationslose Intervention mit Stentimplantation. Der postinterventionelle Verlauf gestaltete sich unauffällig. Die geplante ICD-Anlage erfolgte komplikationslos. 8 Tage nach stationärer Aufnahme konnte Herr M. in beschwerdefreiem Zustand in die hausärztliche Betreuung entlassen werden.*
*Medikation:*
*ASS (ASS 100 mg) 0-1-0-0*
*Clopidogrelhydrogensulfat (Plavix 75 mg für weitere 4 Monate) 1-0-0-0*

*Ramipril (Delix 5 mg) 1-0-1-0*
*Simvastatin (Simvastatin 20 mg) 0-0-1-0*
*Pantoprazol (Pantozol 40 mg) 1-0-0-0*
*Candesartan (Atacand 16 mg) 1-0-½-0*
*Torasemid (Torem 10 mg) 1-0-0-0*
*Mischinsulin (Actraphane 50/50 IE) nach Plan*

# 9.7 Krankheiten des Endokards

## 9.7.1 Endokarditis

DEFINITION *Es handelt sich um die akute oder chronische Entzündung der Herzinnenhaut (Endokard); überwiegend des Klappenapparates einschließlich der Papillarmuskeln; Mitral- und Aortenklappe am häufigsten betroffen.*

Ursächlich wird unterschieden zwischen abakterieller Endokarditis, wie z. B. rheumatischer Endokarditis, Libman-Sacks-Endokarditis bei systemischer LE, Löffler-Endokarditis, Endomyokardfibrose sowie infektiöse Endokarditis (bakteriell oder durch Mykose bedingt).

Streptokokkenendokarditis ist rückläufig; Zunahme bakterieller Endokarditiden infolge invasiver Maßnahmen, z. B. Venenkatheter, Schrittmachersonde, gastroenterologische oder urologische Untersuchungen, HNO-eingriffe, Zahnbehandlungen, Herzklappen, Endoprothesen.

Die isolierte Rechtsherzendokarditis ist selten (bei i.v.-Drogenabhängigen).

### Infektiöse Endokarditits

Es liegt eine mikrobielle, meist bakterielle Besiedelung der oft vorgeschädigten Herzklappen vor.

#### *Ursachen*

Neben rheumatischen Erkrankungen prädisponierende Herzerkrankungen (offener Ductus Botalli, S. 247). Künstliche Herzklappen oder i.v.-Drogengebrauch führen zur infektiösen Endokarditis.

*Endokarditisrisiko ausgewählter Erkrankungen*

Stark erhöhtes Risiko:
- Herzklappenprothesen
- Zustand nach bakterieller Endokarditis
- zyanotische Vitien

Mäßig erhöhtes Risiko:
- angeborene Herzfehler (außer Vorhofseptumdefekt vom Secundum-Typ)
- erworbene Herzfehler
- operierte Herzfehler (komplett korrigierte Vitien < 6 Monate postoperativ, inkomplett korrigierte Vitien)
- Mitralklappenprolaps-Syndrom mit Klappeninsuffizienz
- hypertrophe obstruktive Kardiomyopathie (HOCM)

In **Tab. 9.13** ist das Erregerspektrum bei infektiöser Endokarditis aufgelistet

#### *Symptome*

Fieber (90 %), Tachykardie sowie eventuell Schüttelfrost und Allgemeinsymptome, wie Schwäche, Appetitlosigkeit, Gewichtsverlust, Schweißneigung, Arthralgien, sind führend. Kardiale Symptome (Herzgeräusche) sowie Hämaturie und Proteinurie als Ausdruck der Nierenbeteiligung (glomeruläre Herdnephritis, S. 513), als Mikroinfarkte gedeutete petechiale Blutungen an Fingern, den Hand- und Fußflächen sowie im Augenhintergrund sind weitere Symptome und Befunde. Rezidivierende Embolien in allen Organen – auch Hirnembolien – finden sich bei ¾ aller Kranken.

PFLEGE ***Aspekte der Pflege.*** *Ein Patient mit Endokarditis hat zunächst strenge Bettruhe. Körperpflege und Prophylaxen werden vollumfänglich von den Pflegenden ausgeführt. Bereiten Sie alle Materialien zur Entnahme von Blutkulturen vor und verständigen Sie den Arzt bei Fieberanstieg (dann ist die Blutkultur am Erfolg versprechendsten). Bestimmen Sie mehrmals täglich Vitalzeichen und Körpertemperatur. Bilanzieren Sie Ein- und Ausfuhr und wiegen Sie den Patienten täglich, damit eine Nierenschädigung frühzeitig erkannt werden kann. Haut und Schleimhäute werden auf Zyanose und Mikroembolien bzw. Mikroinfarkte hin beobachtet. Wenn der Patient über neu aufgetretene Sehstörungen klagt, sind Mikroembolien bzw. -infarkte als Ursache wahrscheinlich.*

**Tab. 9.13 Erregerspektrum bei infektiöser Endokarditis (Häufigkeit nach Literaturangaben).**

| *Erreger* | *Häufigkeit* |
|---|---|
| Streptokokken<br>– S. viridans | ca. 45–60 %<br>ca. 30–40 % |
| Staphylokokken (St. aureus, St. epidermis) | 30–40 % |
| gramnegative Keime | ca. 6-12 % |
| Enterokokken | ca. 6–10 % |
| seltene Keime, z. B. Chlamydien, Mykoplasmen, Legionellen, HACEK-Gruppe (*H*aemophilus, *A*ctinobacillus, *C*ardiobacterium, *E*ikenella, *K*ingella) | ca. 1–5 % |
| Pilze | ca. 1–2 % |
| ohne Keimnachweis | ca. 10–20 % |

*Diagnostik*

Die Diagnose basiert auf dem klinischen Befund, der Herzauskultation und dem echokardiographischen Klappenbefund. Sie wird gesichert durch Entzündungszeichen im Blut (beschleunigte BSG und deutlich erhöhtes CRP), Anämie, Leukozytose und mikrobiologischen Nachweis der auslösenden Bakterien in der Blutkultur, Abdomen-Sonografie (Milzabszess).

*Therapie*

Wichtig ist der frühzeitige Beginn (gleich nach Entnahme der Blutkulturen) einer hoch dosierten und ausreichend langen (4–6 Wochen) Antibiotikabehandlung. Bewährt haben sich Penizillinpräparate (z. B. Penicillin-G 20–30 Mio. E/d und Aminoglycoside (bei Allergie Cephalosporine) bzw. Carbapeneme oder Glykopeptidantibiotika (Teicoplanin, Vancomycin).

*Prognose*

Abhängig von der Art der Keime und frühzeitigen effektiven antibiotischen Behandlung sowie dem Ausmaß der vorbestehenden Klappenschädigung.

***Komplikationen bei bakterieller Endokarditis***

**Kardiale Komplikationen (50 %):**

- progrediente Herzinsuffizienz (durch Klappendestruktion, Klappenperforation, Abriss, Sehnenfadenabriss)
- Perforation eines Sinus valsalvae
- Ventrikelseptumdefekt
- Perikarditis

**Embolische Komplikationen (40–60 %):**

- blande oder septische Embolien (Gehirn, Nieren, Koronararterien, Milz, Mesenterialarterien, Extremitäten)
- mykotische Aneurysmen

**Renale Komplikationen (25 %):**

- Niereninfarkt
- Herdnephritis (Löhlein)
- Glomerulonephritis
- tubuläre Schädigungen (medikamentös)

**Infektiöse Komplikationen (bis 10 %):**

- allgemeine Sepsis
- Abszesse (Klappenring, Myokard, Gehirn, Nieren)

● MERKE *Patienten mit kardiovaskulären Fehlbildungen haben ein erhöhtes Risiko bei (zahn-)medizinischen Eingriffen an einer bakteriellen Endokarditis zu erkranken. Prophylaxe unbedingt erforderlich.*

In **Tab. 9.14** sind die Bakteriämieraten bei ausgewählten Eingriffen wiedergegeben.

**Tab. 9.14** Bakteriämieraten bei ausgewählten Eingriffen.

| *Eingriff* | *Häufigkeit einer Bakteriämie* |
|---|---|
| Zahnextraktion ohne Gingivitis | 35 % |
| Zahnextraktion mit Gingivitis | 70 % |
| Zahnchirurgischer Eingriff | 40–90 % |
| Zähneputzen | 40 % |
| Tonsillektomie | 30–40 % |
| Gastroskopie | 5 % |
| Koloskopie | 5 % |
| transurethrale Prostataresektion | 10 % |
| Urethradilatation | 30 % |

*Endokarditisprophylaxe*

Endokarditisprophylaxe mit Antibiotika wird nur noch für Hochrisikopatienten empfohlen wie z. B.

- Z.n. Endokarditis,
- Z.n. Herzklappenprothese und -rekonstruktionen (6 Monate nach OP),
- Z.n. Operation angeborener Herzfehler,
- Z.n. Herztransplantation.

Nicht mehr empfohlen wird eine generelle Endokarditisprophylaxe bei Eingriffen am Gastrointestinal- oder Urogenitaltrakt.

Als Standardempfehlung gilt: 1 Stunde vor dem Eingriff Amoxicillin 3 g per os oder (bei Penizillinallergie) Clindamycin 600 mg oral. Bei stark erhöhtem Risiko sollten nach dem Eingriff alle 6 Stunden 750 mg Amoxicillin bzw. 300 mg Clindamycin auf insgesamt 7 Dosen verabreicht werden.

Die Empfehlungen der Deutschen Gesellschaft für Kardiologie sind in **Tab. 9.15** dargestellt.

Endokarditis bei systemischem Lupus erythematodes (S. 383) und Endokardfibrose bei Karzinoidsyndrom (S. 433).

## Rheumatische Endokarditis

Zugrunde liegt eine Infektion mit β-hämolysierenden Streptokokken der Gruppe A. Nach Infekt (z. B. Tonsillen, Scharlach, Otitis media), bilden sich in einer Latenzzeit von etwa 2–3 Wochen Antikörper, und es entwickelt sich als Zweiterkrankung das akute rheumatische Fieber. Die Krankheit manifestiert sich an Herz, Gelenken, ZNS, Haut und Subkutangewebe. Drei typische Krankheitsbilder sind rheumatische Karditis, akute Polyarthritis, Chorea minor (**Tab. 9.16**).

Histologisch-anatomisch findet sich an den befallenen Herzklappen (80 % Mitralklappe, 20 % Aortenklappe) eine ödematöse Schwellung, fibrinoide Ent-

**Tab. 9.15 Endokarditisprophylaxe für Erwachsene nach Empfehlungen der Deutschen Gesellschaft für Kardiologie (DGK) und der Paul-Ehrlich-Gesellschaft (2008).**

| *Eingriffsort* | *Penizillin-Verträglichkeit* | *Penizillin-Allergie* |
|---|---|---|
| Oropharynx (Zahnbehandlung)<br>Respirationstrakt | Amoxicillin 2–3 g p.o. 60 min vor dem Eingriff<br>Ampicillin 2 g i.v. | Vancomycin 2 g (als Infusion über 1 Stunde) 60–90 min vor Eingriff<br>Clindamycin 600 mg p.o. oder i.v. |
| Gastrointestinaltrakt<br>Urogenitaltrakt | Amoxicillin: 2–3 g p.o. (50 mg/kg KG) 60 min vor dem Eingriff<br>Ampicillin 2 g i.v. | Vancomycin 2 g (als Kurzinfusion über 1 Stunde) 60–90 min vor dem Eingriff |
| Haut | Amoxicillin 2 g p.o. oder Ampicillin 2 g i.v.<br>Clindamycin: 600 mg p.o. oder i.v.<br>bei MRSA: Vancomycin 2 g i.v. | |

**Tab. 9.16 Diagnostische Kriterien des akuten rheumatischen Fiebers (Jones-Kriterien).**

| *Hauptkriterien* | *Nebenkriterien* |
|---|---|
| – Karditis<br>– Polyarthritis<br>– Chorea minor<br>– Erythema marginatum<br>– subkutane Rheumaknötchen | – Fieber<br>– Gelenkbeschwerden<br>– vorausgegangenes rheumatisches Fieber<br>– EKG-Veränderungen<br>– BSG-Beschleunigung<br>– Leukozytose<br>– erhöhter Antistreptolysintiter |

zündung sowie charakteristische warzenförmige Veränderungen der befallenen Herzklappen; es kann zu Schrumpfung (Klappeninsuffizienz) sowie Verhärtung und Verkalkung der Klappen (Stenose) kommen.

### *Symptome*

Betroffen sind überwiegend Kinder und Jugendliche (Altersgipfel zwischen 5 und 15 Jahren). Der Streptokokkeninfekt kann klinisch völlig unauffällig sein oder als eitrige Tonsillitis verlaufen. Typischerweise beginnt die akute rheumatische Endokarditis mit Fieber sowie Arthralgien der großen, seltener der kleinen Gelenke.

Diagnostische Kriterien einer *Karditis* sind

- Auftreten eines Herzgeräusches,
- Herzvergrößerung mit und ohne Herzinsuffizienz,
- Perikardreiben und/oder -erguss,
- wichtig: persistierende Tachykardie!

Die Diagnose des rheumatischen Fiebers ist wahrscheinlich, wenn

1. ein vorangegangener Streptokokkeninfekt vorliegt und
2. zwei Hauptkriterien oder ein Haupt- und zwei Nebenkriterien erfüllt sind.

### *Diagnostik*

BSG- und CRP-Erhöhung, ausgeprägte Leukozytose, Antistreptolysintiter deutlich erhöht. Echokardiografisch (TEE!) können morphologische Veränderungen an den Klappen sowie funktionell gestörte Strömungsverhältnisse nachgewiesen werden.

### *Therapie*

Penicillin-G ist das Mittel der Wahl: Dosis 3–5 Mio. E/d. Im Falle einer Allergie Cephalosporine bzw. Erythromycin. Antiinflammatorische Behandlung mit nichtsteroidalen Antirheumatika (z. B. 2–3 g/d Acetylsalicylsäure unter Magenschutz, z. B. PPI) und/oder Glukokortikoide (Initialdosis 80 mg Prednisolon/d; stufenweise Dosisreduktion). Im freien Intervall unter Penizillinschutz Tonsillektomie, ggf. Sanierung der Zähne (Fokussanierung).

### *Prognose*

Trotz guter Behandlung häufig Rezidive (ca. jeder zweite Patient). Wichtig ist die Fokussanierung sowie medikamentöse Dauerprophylaxe (z. B. Benzyl-Penicillin 1,2 Mio. i.m. alle 3 Wochen 10 Jahre lang). Die Spätprognose hängt von der Entwicklung sowie vom Ausmaß eines Herzklappenfehlers ab. Die Prognose wird insbesondere dadurch getrübt, dass durch rheumatische Entzündung veränderte Herzklappen den Boden für eine bakterielle Endokarditis bilden (s. u.).

# 9.8 Krankheiten des Myokards

## 9.8.1 Kardiomyopathien

DEFINITION *Alle Erkrankungen des Herzmuskels, die mit einer kardialen Funktionsstörung einhergehen werden als Kardiomyopathien bezeichnet. Aufgrund hämodynamischer und makroskopischer Kriterien werden fünf Hauptformen unterschieden (WHO/ISFC-1995):*

1. *Dilatative Kardiomyopathie (DCM; akuter oder chronischer Verlauf)*
2. *Hypertrophische Kardiomyopathie (HCM mit [HOCM] und ohne [HNCM] Obstruktion)*
3. *Restriktive (obliterative) Kardiomyopathie (RCM)*
4. *Arrhythmogene re.-ventr. Kardiomyopathie (ARVCM)*
5. *Nicht-klassifizierbare Kardiomyopathie (NKCM)*

### *Häufigkeit und Ursachen*

Die *dilatative Kardiomyopathie* kommt am häufigsten vor (Inzidenz 6/100000 pro Jahr); in ca. 50% der Fälle familiäre Häufung. Häufig Folge einer koronaren Herzkrankheit (ischämische DC) oder Folgen eines Hypertonus.

Weitere Ursachen sind Infektionen (akut oder chronisch) durch Bakterien, Spirochäten, Viren (inklusive HIV), Pilze, metabolische Ursachen z. B. Hyperthyreose, Hypothyreose, massive Adipositas, Diabetes mellitus, familiäre Speicherkrankheiten, Urämie, Selen-, Carnitinmangel, Medikamente und Toxine (Alkoholabusus, Kokain, Psychopharmaka [trizyklische und tetrazyklische Antidepressiva], Phenothiazin, Zytostatika (z. B. Cylcophosphamid, Antracyclin, Herceptin), Bestrahlung; Schwangerschaft (peripartal bzw. postpartale Phase, hervorgerufen durch Spaltprodukte des Prolactins). Systemerkrankungen (Kollagenosen, rheumatoide Arthritis), Sarkoidose, neuromuskuläre Erkrankungen und muskuläre Dystrophien.

Bei der *hypertrophischen Kardiomyopathie* (HCM) (Inzidenz ca. 3/100000 pro Jahr) handelt es sich um eine genetische Erkrankung, bei der in 50% der Fälle eine familiäre Häufung nachweisbar ist. Es besteht ein autosomal-dominanter Erbgang mit unterschiedlicher Penetranz, wobei verschiedene Gendefekte bekannt sind. Vorkommen darüber hinaus bei Phäochromozytom, Akromegalie und Neurofibromatose.

Die *restriktive Kardiomyopathie* (RCM) ist sehr selten und findet sich bei z. B. endokardialer Fibrose, Löfflersyndrom, Karzinoid, Sarkoidose, Amyloidose, Hämochromatose, Morbus Gaucher, Morbus Fabry.

Die *arrhythmogene re.-ventr. Kardiomyopathie* (ARVCM) ist selten; ca. 10–20% der plötzlichen Herztodesfälle junger Männer sind Folge der ARVCM. Es besteht eine familiäre Häufung; zahlreiche Genmutationen ließen sich nachweisen.

Kardiomyopathien, die sich nicht unter den zuvor beschrieben vier Formen finden lassen, werden als *Nicht-klassifizierbare Kardiomyopathie* bezeichnet, z. B. "isolierte ventrikuläre non-compact-CM".

### *Symptome*

Bei der dilatativen Kardiomyopathie (DCM) bestehen klinisch die Zeichen der biventrikulären Herzinsuffizienz (S. 218 ff) mit Dyspnoe und Arrhythmien.

Die hypertrophische Kardiomyopathie (HCM) kann trotz der deutlichen lumenwärtigen Dickenzunahme des Herzmuskels lange Zeit klinisch stumm bleiben. Die Symptomatik ist zunächst uncharakteristisch und umfasst Angina pectoris sowie Rhythmusstörungen und Schwindel.

Bei der hypertrophisch obstruktiven Kardiomyopathie (HOCM) steht im späteren Krankheitsverlauf die Belastungsdyspnoe im Vordergrund. Auskultatorisch wird oft ein Systolikum gehört, das bei der nichtobstruktiven Form HNCM fehlt.

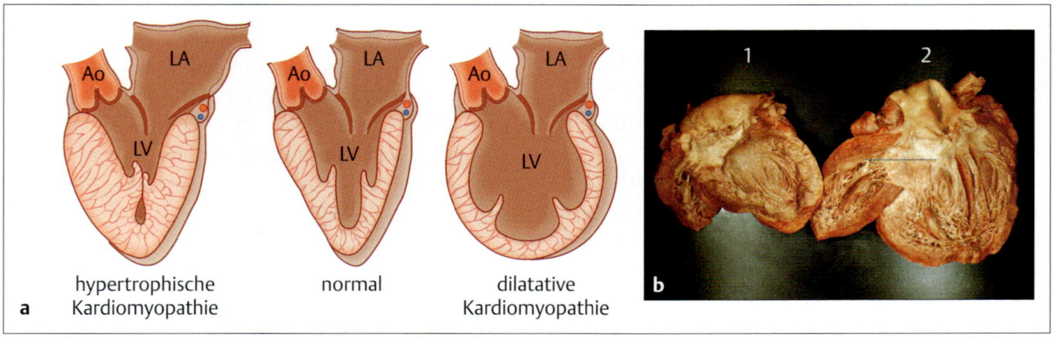


**Abb. 9.33 Kardiomyopathie. a** Bei der hypertrophischen Form entsteht eine Verdickung der Herzwand, bei der dilatativen Form eine Aussackung des Ventrikels. Ao: Aorta, LA: linkes Atrium, LV: linker Ventrikel. **b** Links im Bild normales Herz, rechts im Bild Herz mit dilatativer Kardiomyopathie.

### *Diagnostik*

Sicherung durch Echokardiografie; im Falle der HCM Wandverdickung, im Falle der DCM Herzerweiterung. Weiterführende Diagnostik: Linksherzkatheteruntersuchung, ggf. Myokardbiopsie.

### *Therapie*

Bei der *DCM* die üblichen Maßnahmen wie bei Herzinsuffizienz mit Gabe von Diuretika, ACE-Hemmern, Nitraten und Digitalis (S. 225 ff). Alkoholverbot! Absetzen kardiotoxischer Medikamente. Thromboembolieprophylaxe mit Antikoagulanzien; $^2/_3$ der Patienten profitieren von Betablockern. Im Endstadium wird häufig eine Herztransplantation notwendig. Ob die Wachstumshormongabe eine Prognoseverbesserung bringt, bleibt abzuwarten.

Die Therapie der *HCM* besteht im Meiden schwerer körperlicher Belastungen (Gefahr plötzlicher Todesfälle!), Gabe von Kalziumantagonisten vom Verapamil-Typ, Thromboembolieprophylaxe.

Die symptomatische *HOCM* wird konservativ mit Diuretika therapiert.

Die sehr seltene Form der restriktiven (obliterativen) Kardiomyopathie wird konservativ mit Diuretika behandelt; Thromboembolieprophylaxe, bei terminaler Herzinsuffizienz Herztransplantation.

● PFLEGE ***Aspekte der Pflege.*** *Die Pflegemaßnahmen bei Patienten mit Kardiomyopathie sind im Wesentlichen mit denen bei Herzinsuffizienz zu vergleichen (vgl. Pflegeschwerpunkt Herzinsuffizienz, S. 250).*

## 9.8.2 Myokarditis

● DEFINITION *Akute oder chronische Entzündung des Myokards einhergehend mit Ödem, Gefügedilatation und sekundärer Nekrose der Myozyten.*

### *Ursachen*

Ursächlich kommen in erster Linie verschiedene Viren in Betracht (50% der Fälle), von denen Coxsackie-B- (häufig und gefährlich!), Influenza- und Adenoviren nachgewiesen werden. Auch nach bakteriellen Infekten mit Staphylokokken, Enterokokken, hämolysierende Streptokokken, Borrelia Burgdorferi (Lyme-Erkrankung), Diphtherie kann eine Myokarditis auftreten, oft zusammen mit Endokarditis und/oder Perikarditis. Seltene Ursachen sind Pilze, Protozoen oder Parasiten. Alkohol, Drogen oder Chemotherapeutika können ebenfalls Ursache einer Myokarditis sein. Nichtinfektiöse Myokarditiden manifestieren sich bei rheumatoider Arthritis, Kollagenosen sowie Vaskulitiden und nach Bestrahlung des Mediastinums.

### *Symptome und Diagnostik*

Der klinische Verlauf ist sehr variabel (vollkommen stumm, aber auch uncharakteristische Zeichen wie Kopfschmerzen, Abgeschlagenheit und Fieber). Atemnot und Herzsensation lassen an eine Herzerkrankung denken.

Die klinische Untersuchung zeigt häufig Herzrhythmusstörungen. Bei Mitbeteiligung des Endokards können Herzgeräusche, bei Perikardbeteiligung Perikardreiben auskultiert werden. Im EKG finden sich verschiedenartige Störungen der Erregungsbildung, -leitung sowie -rückbildung. Echokardiografisch und röntgenologisch – mitunter erst im weiteren Krankheitsverlauf – Größenzunahme des Herzens. Als Ausdruck der Linksherzinsuffizienz kann eine Lungenstauung auftreten. Laborchemisch: beschleunigte BSG und erhöhtes CRP sowie Leukozytose; Nachweis eines Antikörpertiters gegen Viren bei viraler Ätiologie möglich.

Anamnese und Klinik sowie Verlaufsbeobachtung, eventuell Myokardbiopsie sichern die Diagnose.

### *Therapie*

Kausal bei z. B. rheumatischer Karditis, Diphtherie oder Lyme-Karditis.

Symptomatisch:

- strenge Bettruhe bis zum Verschwinden der EKG-Veränderungen
- Thromboembolieprophylaxe während der Zeit der Bettlägerigkeit
- Behandlung bei Komplikationen (Herzinsuffizienz, Herzrhythmusstörungen) in typischer Weise

In der Mehrzahl der Fälle kommt es zur Ausheilung, oft auch zur Persistenz harmloser Rhythmusstörungen. Es gibt jedoch Verlaufsformen, die zu einer schweren Herzinsuffizienz führen; temporäre mechanische Kreislaufunterstützung (IABP = intraaortale Ballonpumpe) und Herztransplantation sind dann notwendig.

● FALLBEISPIEL HERZTRANSPLANTATION

*Vor 1½ Jahren stellte sich Herr S. (22 Jahre, 67 kg, 184 cm) aufgrund einer lang anhaltenden Erkältung bei seinem Hausarzt vor. Er gab an, vor einigen Wochen Fieber gehabt zu haben und sich seither nicht wieder richtig erholt zu haben; zudem bekäme er schlechter Luft und könne kaum noch die Treppen steigen.*

### *Diagnostik*

*Die körperliche Untersuchung beim Hausarzt ergab eine deutliche Halsvenenstauung, eine Hepatomegalie sowie ausgeprägte Unterschenkelödeme beidseits. Im EKG zeigte sich eine QT-Verlängerung.*

*Aufgrund dieser Befunde erfolgte die stationäre Einweisung in die kardiologische Klinik des Universitätsklinikums mit der Bitte um Abklärung der Herzinsuffizienzsympto-*

*matik: Einweisungsdiagnose „V.a. Myokarditis". Echokardiografisch wurde eine massive Vergrößerung des linken Ventrikels (82 mm [Normwert bis 55 mm]) mit einer deutlich reduzierten Auswurffraktion (EF 15 %) sowie eine mittelgradige Mitralinsuffizienz festgestellt. Zur weiteren Abklärung erfolgte eine Rechtsherzkatheteruntersuchung mit Endomyokardbiopsie sowie eine Koronarangiografie. Eine koronare Herzerkrankung wurde ausgeschlossen. Die Herzmuskelbiopsie ergab das Bild einer dilatativen Kardiomyopathie am ehesten als Folge einer Virusmyokarditis. Die PCR-Analyse des Herzgewebes ergab eine Persistenz von Parvo-Virus B19.*

***Therapie***

***Körperliche Schonung und Diuretikagabe.*** *Die konservative Behandlung bestand zunächst aus körperlicher Schonung und Diuretikagabe. Im weiteren Verlauf wurde die Herzinsuffizienzmedikation mit einem Betablocker, einem ACE-Hemmer und einem Aldosteronantagonisten komplettiert. Da sich die Ejektionsfraktion des Herzens nur geringfügig auf 20 % besserte, wurde der Patient im Transplantationszentrum vorgestellt. Die Voruntersuchungen zur Herztransplantation ergaben keine Kontraindikationen, sodass der Patient auf die Warteliste zur Herztransplantation aufgenommen wurde.*

9

***Implantation eines Defibrillators.*** *5 Monate nach Beginn der Erkrankung bemerkte der Patient erstmalig Herzrasen; elektrokardiografisch fanden sich ventrikuläre Tachykardien, sodass die Implantation eines Defibrillators notwendig wurde.*

***Implantation eines biventrikuläres Herzunterstützungssystem.*** *4 Monate später kam es erneut zu einer Herzdekompensation einhergehend mit Beinödemen, Aszites sowie einer Verschlechterung der Leber- und Nierenwerte. Es erfolgte die Aufnahme auf die Intensivstation und gleichzeitig wurde Herr S. auf die Hochdringlichkeitsliste zur Herztransplantation aufgenommen. Nachdem kein passendes Organangebot vorhanden war, wurde bei beginnendem Multiorganversagen vor 9 Monaten ein biventrikuläres Herzunterstützungssystem vom Typ Berlin Heart Excor implantiert. Hierbei liegen die Pumpkammern des Systems außerhalb des Körpers und sind mit dem Herz und den großen Gefäßen mit Kanülen verbunden (***Abb. 9.34a***).*
*Herr S. erholte sich von dieser Operation nach wenigen Tagen und konnte von der Intensivstation auf die Allgemeinstation verlegt und mobilisiert werden (***Abb. 9.34b***). Aufgrund einer Infektion der Kanülen erfolgte die erneute Dringlichkeitslistung zur Herztransplantation.*

***Herztransplantation.*** *Nach einer weiteren 3-monatigen Wartezeit auf der Dringlichkeitsliste konnte über Eurotransplant und der Organisation der Spende durch die DSO (Deutsche Stiftung Organstransplantation) das Herz eines blutgruppenidentischen und größenkompatiblen Spenders (Der Spender war bei einem Arbeitsunfall, bei dem es zu einer tödlichen Verletzung durch das unglückliche Fallen eines schweren Stahlträgers auf den Kopf kam, verunglückt.) implantiert werden.*
*Während der Operation wurden das alte Herz sowie das Unterstützungssystem unter Zuhilfenahme der Herz-Lungen-Maschine entfernt. Die Vorhöfe des alten Herzens wurden mit den Vorhöfen des neuen Herzens anastomosiert und die Aorta und die Pulmonalis wurden verbunden (Technik nach Lower und Shumway) (***Abb. 9.34c, d***).*
*Darüber hinaus wurde der Defibrillator explantiert.*
*Mit der Immunsuppression zur Verhinderung einer akuten Abstoßung wurde bereits intraoperativ begonnen: verabreicht wurden Tacrolimus (2 × 2 mg Erhaltungsdosis, Zielspiegel anfangs 10–12 ng/ml), Mycophenolatmofetil (2 × 1 500 mg, Zielspiegel 1,5–4 µg/ml) sowie Prednisolon (0,1 mg/kg Körpergewicht). Darüber hinaus wurden Pravastatin (10 mg/Tag) als Vaskulopathieschutz, Ramipril (2 × 5 mg/pro Tag), Cotrimoxazol 950 mg 3 × wöchentlich (zur Pneumocystisprophlyaxe) sowie Valgancyclovir 450 mg 2 × täglich (zur CMV-Prophylaxe) verabreicht.*

***Verlegung auf Normalstation.*** *Nach einigen Tagen intensivmedizinischer Überwachung konnte Herr S. auf die Normalstation verlegt werden (***Abb. 9.34e***). Hier erfolgte neben der Mobilisation die Schulung bzgl. der oben genannten Immunmedikamente sowie weiterer Verhaltensregeln. Es bestehen keine Einschränkungen für jegliche sportliche Aktivitäten. Um die Wirksamkeit der zuvor genannten Medikamente nicht zu verhindern, wurde Herr S. darauf hingewiesen, keinen Grapefruitsaft bzw. entsprechende Früchte zu sich zu nehmen; weiterhin wurde er dringend auf Infektionsschutz hingewiesen insbesondere Meidung von Schimmel (feuchtes Stroh, Teppiche ausklopfen, Schwarzschimmel an Wänden und Duschen, Gartenarbeit und Blumen umtopfen).*

***Nachsorge.*** *Einmal im Monat im ersten Jahr nach Transplantation sollten Kontrollen im Transplantationszentrum durchgeführt werden; danach jährliche Untersuchungen. Anfangs monatlich Echokardiografie, Labor, Röntgen-Thorax, dermatologisches Screening, Kontrolle der Nebenwirkungen der Medikamente. Auch sollte zunächst eine Blutspiegelkontrolle der Immunsuppressiva einmal wöchentlich und Kontrolle des CMV alle 2 Wochen durch den Hausarzt durchgeführt werden. Die Proben werden nach Absprache ins Transplantationszentrum geschickt. Einmal jährlich werden Herzkatheter bzw. Stressechokardiografie durchgeführt.*
*Der junge Patient kann bei oben genannten Therapie ein normales Leben führen und u.a. eine Familie gründen.*

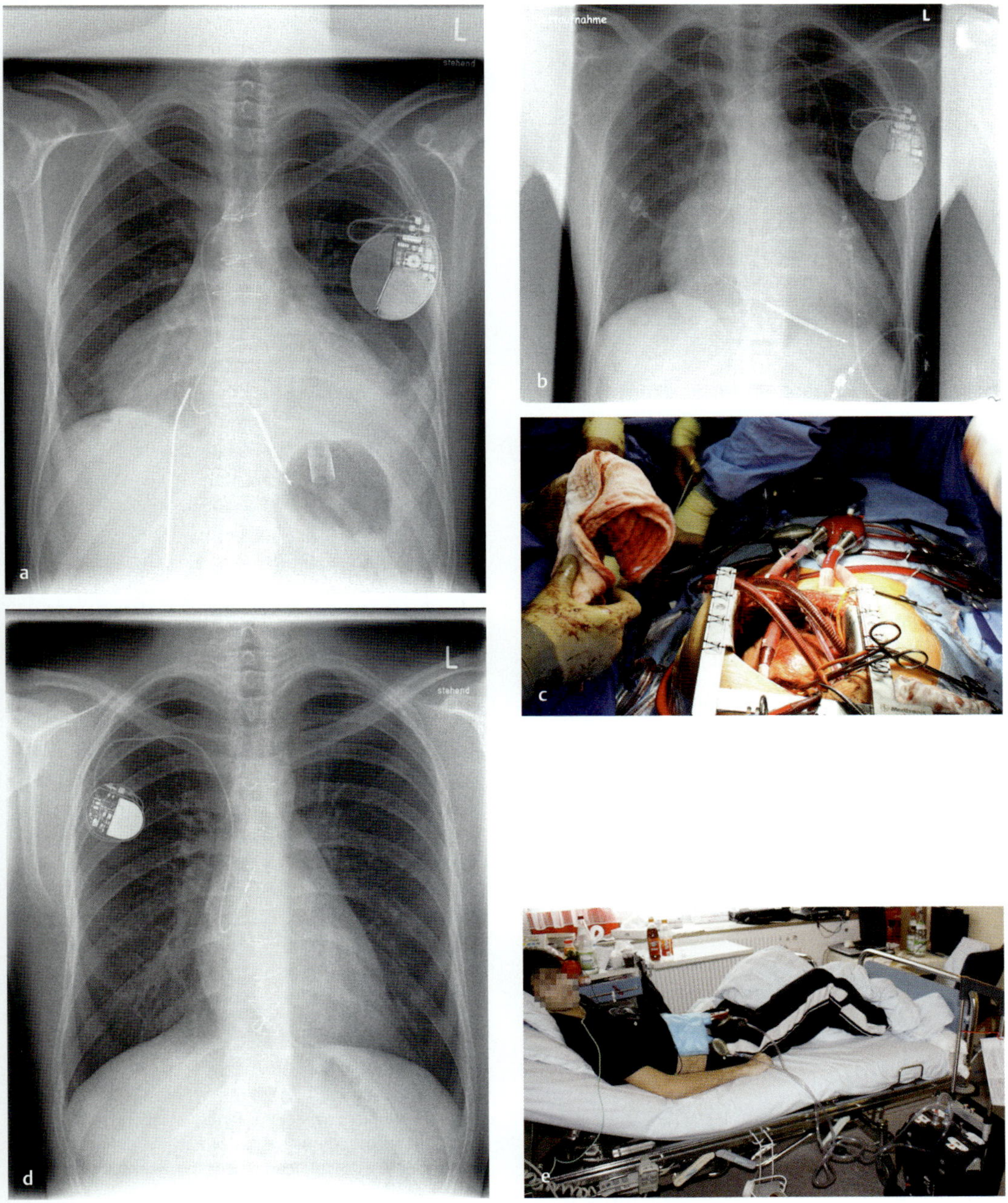

**Abb. 9.34 Therapieverfahren bei dilatativer Kardiomyopathie.** **a** Röntgenbild von Herrn S. mit dekompensiertem Herzen bei Myokarditis. Zur Behandlung der Rhythmusstörungen wurde ein ICD implantiert. Gleichzeitig Anschluss an BVAD = biventricular assist device (biventrikuläres Herzunterstützungssystem). **b** Unter ICD-Einfluss deutliche Tonisierung des Herzens. **c** OP-Bild: Man erkennt die beiden externen Pumpkammern des Berlin Hearts und die Schläuche zur Aorta, zur Herzspitze, zum Truncus pulmonalis und zum rechten Vorhof. Weiterhin ist unten im Bild noch das Schlauchsystem der Herz-Lungen-Maschine zu sehen (zwei venöse und eine arterielle Kanüle zur Cava superior und inferior sowie zur Aorta). Als Ausdruck der gerade vollendeten erfolgreichen Implantation eines Spenderherzens ist rechts im Bild zu sehen, wie der Operateur sich die Hände im OP-Tuch abwischt. Als nächster Schritt wird dann die Herz-Lungen-Maschine entfernt und der Thorax verschlossen. **d** Zustand nach Implantation des Donorherzens. Es kommt im Rahmen der Kühlung und der Anastomosierung auf Vorhofebene in etwa 10 % der Fälle zu einer post-operativen Funktionsstörung des Sinusknotens mit einem junktionalen Ersatzrhythmus und einer chronotopen Inkompetenz. Zur Behandlung dieser Störung wird ein permanenter AAI-Schrittmacher implantiert. e Herr S. eine Woche nach Herztransplantation auf der Normalstation.

# 9.9 Krankheiten des Perikards

## 9.9.1 Akute Perikarditis

DEFINITION *Entzündungen des viszeralen und/oder parietalen Blattes des Herzbeutels.*

Oft ist eine Trennung zwischen Myokarditis und Perikarditis nicht möglich, da bei Perikarditis gleichzeitiger Befall subepikardialer Myokardschichten besteht; Bezeichnung deswegen: *Perimyokarditis.*

### *Ursachen*

Zahlreiche verschiedene Ursachen können zu einer akuten Perikarditis führen:

- Infektionen (Viren, wie bei Myokarditis, selten Mykobakterien [Tbc])
- immunologische Ursachen, wie akutes rheumatisches Fieber (rheumatische Pankarditis)
- Postmyokardinfarktsyndrom (Dressler-Syndrom) und Postkardiotomiesyndrom (1–6 Wochen nach Herzinfarkt bzw. herzchirurgischen Eingriffen)
- Stoffwechselerkrankung (Gicht, Urämie)
- traumatische Einwirkung
- Tumoren, die in das Perikard infiltrieren (z. B. Bronchialkarzinom)
- nach Strahlentherapie
- in 70 % idiopathisch: infektallergisch, autoimmunologisch, nach grippalem Infekt, häufig junge Männer

### *Symptome*

Die Symptome einer Perikarditis können von denen der Grunderkrankung überlagert sein. Es werden Schmerzen hinter dem Brustbein und Engegefühl angegeben. Typisch sind wechselnde Ausprägung der Schmerzen in Abhängigkeit von der Atemtiefe und Körperlage. Bei über 50 % der Patienten mit infektiöser Perikarditis und größerem Perikarderguss: Atemnot und RR-Abfall.

Bei rascher Füllung des kaum erweiterungsfähigen Herzbeutels, z. B. durch eine Blutung (sog. Herzbeuteltamponade), können erhebliche Beschwerden auftreten.

### *Diagnostik*

Eine Perikarditis ist anzunehmen, wenn bei der körperlichen Untersuchung ein Reiben über dem Perikard (trockene Perikarditis) zu hören ist. Dies ist jedoch nur möglich, solange noch keine seröse Ausschwitzung stattgefunden hat. Mit zunehmender Flüssigkeitsansammlung im Perikardbeutel (Perikardtamponade) finden sich als Zeichen der venösen Einflussstauung gestaute Halsvenen; die Herztöne werden leise. Im EKG: Niedervoltage. Echokardiografisch ist der Perikarderguss (ab 50 ml) deutlich besser als auf dem Röntgen-Thorax zu beurteilen (**Abb. 9.35**), (ggf. CT, MRT).

### *Therapie*

Symptomatisch ist Bettruhe ratsam sowie Analgetika bzw. Antiphlogistika, eventuell Glukokortikoide, die kausale Therapie richtet sich nach der Grunderkrankung (z. B. bei bakterieller Genese: Antibiotika). Bei starker Ergussbildung (drohende Herzbeuteltamponade) kann eine Entlastungspunktion in kurzer Zeit eine dramatische Besserung durch Beseitigung der Einflussstauung erzielen. Erforderlichenfalls kann so auch gleichzeitig Material für diagnostische Zwecke (z. B. Tumorzellen) gewonnen werden.

Die Prognose ist meist entscheidend abhängig von der auslösenden Grunderkrankung.

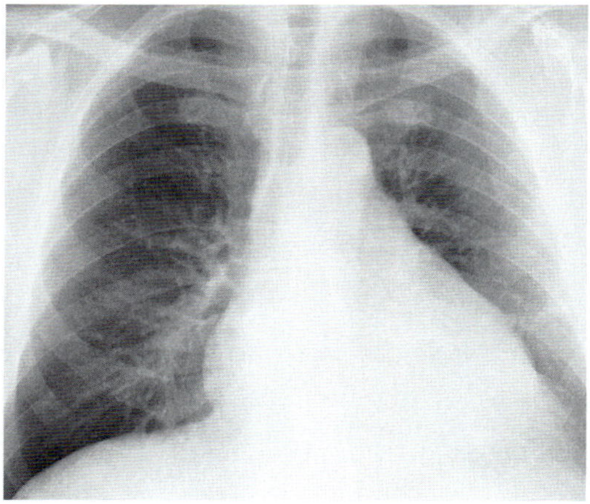

**Abb. 9.35 Perikarderguss.** Das Röntgenbild zeigt eine beidseitige Verbreiterung des Herzschattens, auf der linken Seite noch mehr als auf der rechten (sog. Bocksbeutelform) (Normalbefund s. S. 189).

## 9.9.2 Chronisch konstriktive Perikarditis

DEFINITION *Es handelt sich um narbige Folgezustände (Schrumpfung) des Herzbeutels nach akuter Perikarditis; gelegentliche sekundäre Kalkeinlagerungen („Panzerherz") (***Abb. 9.36***).*

### *Ursachen*

Es kommen die vorstehend für die akute Perikarditis genannten Ursachen in Betracht, insbesondere Tuberkulose und bakterielle Infektionen.

### *Symptome und Diagnostik*

Im Vordergrund stehen die Zeichen der Einflussstauung mit Halsvenenstauung, Hepatomegalie und Aszites; des Weiteren Ödeme und Stauungsproteinurie. Luftnot wird angegeben. Echokardiografie, Röntgen-Thorax, ggf. CT oder MRT sichern die Diagnose.

### *Therapie*

Die Indikation zur operativen Dekortikation (Entschwielung) des Herzens und Perikardektomie sollte frühzeitig gestellt werden, da ansonsten wegen Myokardatrophie postoperativ eine akute Herzdilatation droht.

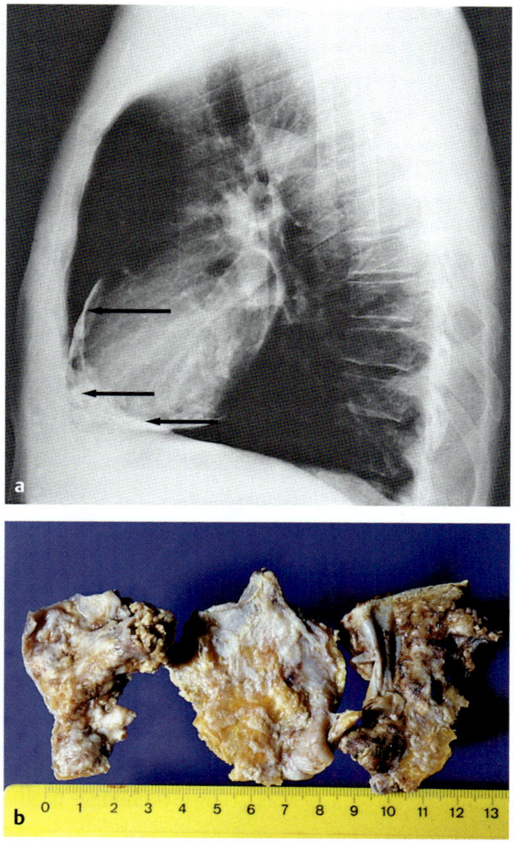

**Abb. 9.36 Perikarditis. a** Das Röntgenbild zeigt eine Pericarditis calcarea. Eine massive Perikardverkalkung umfasst die Kontur des rechten Ventrikels retrosternal und an der Herzbasis, **b** Kalkschalen (Pfeile) nach Dekortikation des Herzens.



# 9.10 Erworbene Krankheiten der Herzklappen

DEFINITION *Es handelt sich um erworbene Fehlfunktionen (Stenose oder Insuffizienz) der Herzklappen durch Veränderungen des Klappengewebes oder subvalvulären Apparates. Synonyme Bezeichnung: erworbene Vitien.*

Das Spektrum der Ätiologie der erworbenen Herzklappenfehler hat sich in den letzten 30 Jahren erheblich verschoben:

- Verminderung der Aorten- und Mitralklappenfehler durch Abnahme des rheumatischen Fiebers
- Zunahme der degenerativen Erkrankungen der Herzklappen (Aortenklappensklerosen mit schwerer Stenosierung sowie Mitralklappenring-Verkalkungen einhergehend mit funktioneller/ischämischer Mitralinsuffizienz)
- Zunahme des mittleren Alters bei Erstdiagnose (5.–6. Lebensjahrzehnt)
- Insuffizienzen der Trikuspidal-/Pulmonalklappe durch Anstieg der Endokarditiden infolge Drogenabusus bei jüngeren Patienten
- neu: AIDS-ausgelöste Herzkrankheiten, die die Herzklappen und Herzmuskulatur betreffen.
- Herzklappenfehler können akut auftreten oder chronisch vorhanden sein.
- **akute Herzklappenfehler:** akute Insuffizienz durch Klappenperforation (Endokarditis) oder Einriss (Thoraxtrauma, Aortendissektion), Sehnenfaden-, Papillarmuskelabriss, sehr selten akute Stenose (z. B. Mitralstenose bei Myxom)
- **chronische Herzklappenfehler:** fortschreitende fibrotische Klappenveränderung, oft kombinierte Fehler (Stenose und Insuffizienz) durch Verwachsungen der Kommissuren sowie narbige Retraktion und Verkleinerung des Klappenapparates

Bedingt durch stärkere mechanische Beanspruchung sind Klappenfehler des linken Herzens häufiger als die des rechten Herzens (hier oft relative Klappeninsuffizienzen).

Für die Leistungsfähigkeit des Herzens ist die Art der kardialen Belastung, die aus dem Klappenfehler resultiert, entscheidend:

● MERKE *Volumenbelastung bei Klappeninsuffizienz mit Pendelblutvolumen: günstigere Prognose; Druckbelastung bei Klappenstenosen: ungünstigere Prognose.*

Vier **Schweregrade der Vitien** (New York Heart Association – NYHA) werden nach dem Ausmaß der subjektiven Beschwerden unterschieden:

- Stadium I: keine Beschwerden
- Stadium II: Beschwerden bei stärkerer körperlicher Belastung
- Stadium III: Beschwerden bereits bei leichten körperlichen Belastungen
- Stadium IV: Beschwerden in Ruhe (kardiale Dekompensation und Bettlägerigkeit)

### *Therapie*

Allgemeine Maßnahmen und internistische Therapie:

- meiden körperlicher Belastung (Schonung je nach Schweregrad)
- Behandlung der Herzinsuffizienz (S. 224 ff)
- Frequenzregulierung oder Kardioversion bei Vorhofflimmern (S. 211 ff)
- Thromboembolieprophylaxe mit Antikoagulanzien (S. 566)
- Endokarditisprophylaxe (S. 232 ff)

### *Operative Therapie*

Der präoperative Funktionszustand des linken Ventrikels bestimmt insbesondere bei Klappeninsuffizienzen wesentlich die Langzeitprognose. Der optimale Operationszeitpunkt darf daher nicht verpasst werden. Bei den operativen Therapien wird unterschieden zwischen klappenerhaltenden Verfahren (Rekonstruktion, Valvuloplastie) und Klappenersatz.

Es werden neben biologischen Herzklappen von Herztransplantationspatienten oder Verstorbenen (homograft), Herzklappen von Schweinen (heterograft) (**Abb. 9.37a**) oder mechanische Prothesen, wie Kugel-Käfigprothesen, Kippscheibenprothesen oder Doppelflügelprothesen (**Abb. 9.37b**), eingesetzt.

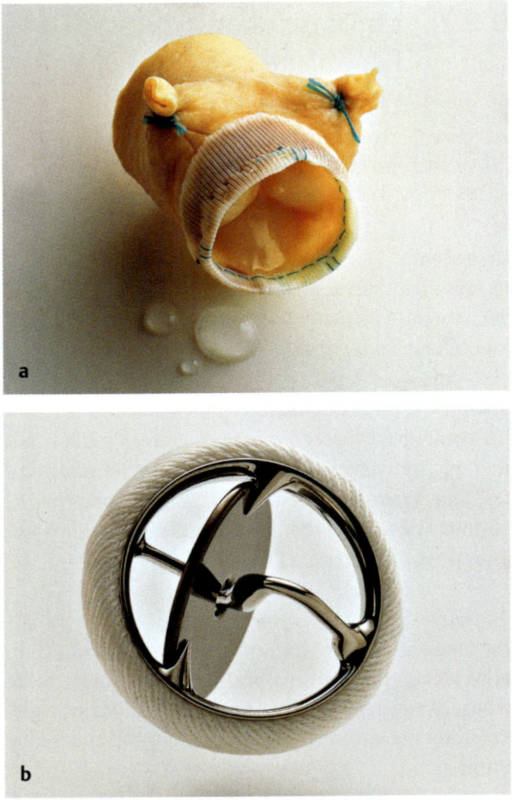

**Abb. 9.37 Herzklappen. a** Biologische Herzklappe vom Schwein, **b** mechanische Kippscheibenprothese (hier z. B. von der Fa. Medtronic).

*Komplikationen nach Klappenersatz*

Komplikationen nach Klappenersatz können sein

- Klappendysfunktion (z. B. Nahtdehiszenz),
- mechanische Klappenstörungen, (z. B. Klappenbrüche),
- Thrombosen, Embolien, besonders bei Stahl-/Kunststoffprothesen oder bei mitralvitiendilatiertem linken Vorhof (größer als 55 mm Durchmesser) und Vorhofflimmern,
- Blutungen als Komplikation der Antikoagulanzientherapie,
- mechanische bedingte intravasale Hämolyse,
- Prothesen-Endokarditis (4 % der Patienten im Laufe von 10 Jahren),
- Herzinsuffizienz im Spätverlauf.

● PFLEGE ***Aspekte der Pflege.*** *Künstliche Herzklappen, vor allem die Metallklappen, klicken bei jedem Herzschlag so laut, dass man das Geräusch neben dem Patienten stehend hören kann. Die Betroffenen nehmen das Klicken natürlich noch lauter wahr. Einigen Patienten vermittelt das beständige Klicken Sicherheit, dass ihr Herz „ordentlich" schlägt; andere Patienten fühlen sich dadurch* *erheblich gestört und entwickeln z. B. Schlafprobleme oder psychische Störungen. In der Anfangszeit helfen oft Schlafmittel oder Sedativa, langfristig sollte der Patient aber ohne diese Medikamente auskommen können. In einer kognitiven Verhaltenstherapie kann der Patient lernen, sich durch entsprechende Gedanken vom Klicken abzulenken.*

## 9.10.1 Mitralklappenstenose

DEFINITION *Verengung der Mitralklappenöffnungsfläche, Behinderung des Blutflusses vom linken Vorhof zum linken Ventrikel, daher Drucküberlastung und damit Größenzunahme des linken Vorhofs.*

### *Ursachen*

Meist Folge einer rheumatischen Endokarditis (10–30 Jahre zurückliegend), selten Folge einer bakteriellen Endokarditis. $^2/_3$ der Mitralvitien sind Mitralstenosen; Frauen sind häufiger betroffen als Männer (Verhältnis 4 : 1).

### *Symptome*

Die Mitralstenose ist lange Zeit klinisch stumm; sie wird klinisch manifest bei Verkleinerung der Mitralklappen-Öffnungsfläche auf etwa $^1/_3$ der Norm. Der Blutrückstau der verengten Mitralklappe bewirkt eine Aufweitung des linken Vorhofs (**Abb. 9.38**). Des Weiteren besteht oft Vorhofflimmern. Durch Blutrückstau in den Lungen sind Atemnot und Husten („Asthma cardiale") bis hin zum Lungenödem und Bluthusten (= Hämoptoe einschließlich „Herzfehlerzellen" im Sputum) die Folge. Im Spätstadium entwickelt sich auf dem Boden einer pulmonalen Hypertonie eine zunehmende Überlastung des rechten Herzens einhergehend mit Einflussstauung.

Das Vorhofflimmern bewirkt eine Abnahme der Herzleistung um ca. 20% und disponiert zur Bildung von Vorhofthromben, die Quelle häufiger arterieller Embolien (z.B. ischämischer cerebraler Insult, Mesenterialinfarkt, Nierenarterienembolie, Extremitätenarterienverschluss in ca. 20% der Fälle) sind.

### *Diagnostik*

Die Patienten zeigen oft eine durch erweiterte Blutgefäße hervorgerufene rötlich-zyanotische Hautverfärbung der Wangen („Mitralbäckchen"). Typisch ist der Auskultationsbefund mit Mitralklappenöffnungston (MÖT), anschließendem mesodiastolischem Decrescendo-Geräusch und paukendem erstem Herzton (**Abb. 9.39**). Im EKG P-Mitrale oder Vorhofflimmern; echokardiografisch Vergrößerung des linken Vorhofs, Quantifizierung der Mitralstenose mit Berechnung der Klappenöffnungsfläche, fibrotische Verdickungen oder Verkalkungen der Klappen usw. Im Röntgenbild (p.a.-Bild) Vergrößerung des linken Vorhofs.

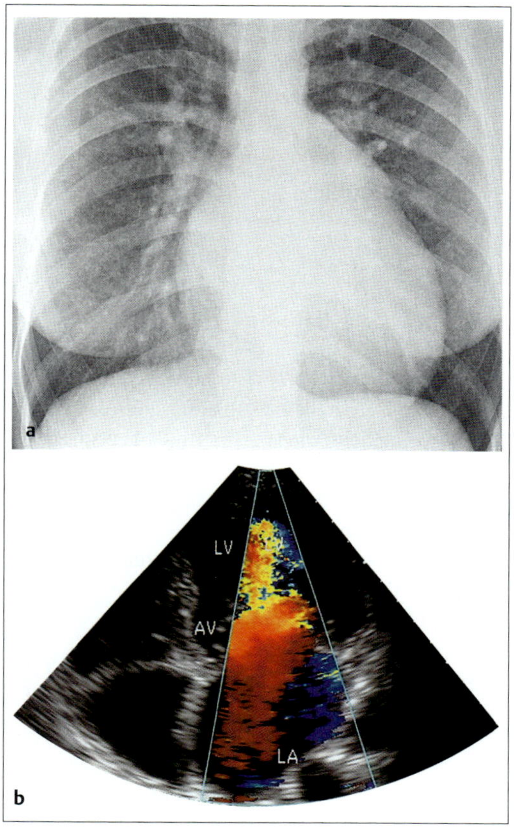


**Abb. 9.38 Mitralklappenstenose. a** Im Röntgenbild zeigt sich eine deutliche Erweiterung des linken Vorhofs. **b** In der Echokardiografie sind ein vergrößerter linker Vorhof (LA), eine beschleunigte Blutströmung hinter dem Mitralklappeneingang sowie Turbulenzen im linken Ventrikel (LV) erkennbar.

MERKE *Es gibt kein hämodynamisch wirksames Mitralvitium ohne Erweiterung des linken Vorhofs!*

Eventuell Zeichen der Lungenstauung (bei interstitiellem Lungenödem Kerley-B-Linien in den Unterfeldern).

Durch invasive Diagnostik (z.B. Linksherzkatheter), Quantifizierung des diastolischen Druckgradienten zwischen linkem Vorhof und linker Kammer sowie Berechnung der Klappenöffnungsfläche.

### *Therapie*

Bei leichtgradiger Form der Mitralstenose ist eine klinische Verlaufsbeobachtung oft ausreichend, eine Endokarditisprophylaxe (S. 232ff) ist stets obligat.

Bei klinisch manifester höhergradiger Mitralstenose orientiert sich die Behandlung an der klinischen Symptomatik. Akut eintretendes Vorhofflimmern führt wegen der spontanen, meist tachykarden Kammerfrequenz (160–190/min) zu einer bedrohlichen Verschlechterung bis hin zum Lungenödem, daher drin-

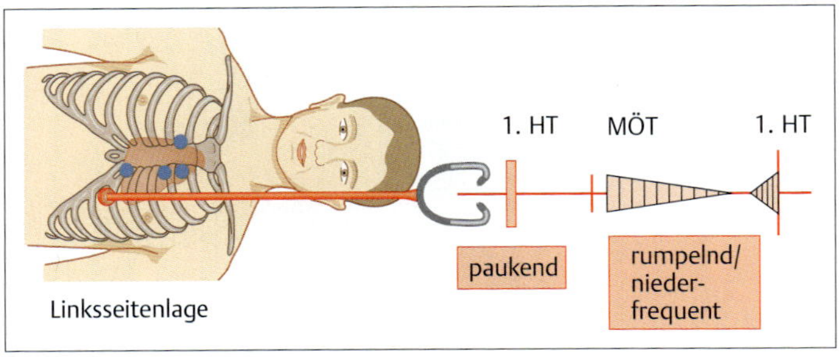


**Abb. 9.39 Mitralklappenstenose.** Die Grafik zeigt die Region, in der der Mitralklappenöffnungston (MÖT) am besten zu hören ist, HAT: Herzton (nach Schettler u. Greten).

gend: Senkung der Kammerfrequenz unter 100/min (Digitalis, ggf. zusätzlich Betablocker oder Verapamil). Thromboembolieprophylaxe mit Antikoagulanzien bei Vorhofflimmern oder instabilem Sinusrhythmus, Diuretika bei Herzinsuffizienz bzw. Lungenstauung.

Operative Verfahren:

1. Mitralklappenvalvuloplastie (perkutan mittels Ballonkatheter)
2. Klappenkommissurotomie
3. Klappenrekonstruktion
4. Klappenersatz

● MERKE *Wegen der drohenden Gefahr einer irreversiblen pulmonalen Hypertonie bei chronischen Druckerhöhung im Lungenkreislauf sollte eine Mitralstenose mit einer Klappenöffnungsfläche von < 1,5 cm² oder weniger frühzeitig operativ korrigiert werden.*

Die **Prognose** ist abhängig vom Schweregrad der Erkrankung und von den aus den Komplikationen Vorhofflimmern, Embolie und pulmonale Hypertonie resultierenden Folgen.

## 9.10.2 Mitralklappeninsuffizienz (MI)

● DEFINITION *Als Mitralinsuffizienz wird die mangelnde Schlussfähigkeit der Mitralklappe mit daraus resultierender Blutregurgitation in den linken Vorhof bezeichnet (**Abb. 9.40**).*

### *Ursachen*

Selten angeboren, meist erworben durch

- rheumatische und/oder bakterielle Endokarditis,
- Mitralklappenprolaps-Syndrom,
- Abriss der Papillarmuskeln nach Herzinfarkt, ischämische Papillarmuskeldysfunktion,
- nach Mitralklappensprengung (Kommissurotomie),
- Linksherzinsuffizienz mit ventrikulärer Dilatation (relative Mitralinsuffizienz),
- HOCM (s. S. 234 ff), Thoraxtrauma

### *Symptome*

Die klinische Symptomatik ist lange spärlich, obwohl es infolge der Mitralinsuffizienz in der Systole zu einem Rückstrom von Blut in den linken Vorhof (sog. Pendelblut) kommt (**Abb. 9.40b**). Erst bei (beginnender) Dekompensation des linken Ventrikels wird die Erkrankung mit Dyspnoe, Herzklopfen, nächtlichen Hustenanfällen manifest. Die klinische Symptomatik wird darüber hinaus durch Begleitumstände, wie eine gleichzeitig bestehende Mitralstenose (sog. kombinierter Mitralklappenfehler), beeinflusst.

### *Diagnostik*

In typischen Fällen auskultatorisch charakteristische systolische Geräusche der Herzspitze mit Fortleitung in die Axilla (Descrescendo- oder Bandgeräusch, direkt im Anschluss an den ersten Herzton). Kombinierte Mitralklappenfehler sind schwerer einzuordnen. Im EKG Zeichen der Linksherzbelastung mit P-Mitrale, eventuell Vorhofflimmern mit absoluter Arrhythmie. Echokardiografisch vergrößerter linker Vorhof und linke Kammer. Direkter Nachweis des Insuffizienzjets im Farbdoppler. Röntgenologisch Vergrößerung des linken Vorhofs und (im Gegensatz zur Mitralstenose) auch des linken Ventrikels. Der Linksherzkatheter stellt die exakte Diagnose mit den typischen Druckkurven.

### *Therapie*

Behandlung der Herzinsuffizienz, Thromboembolieprophylaxe mit Antikoagulanzien bei Vorhofflimmern oder instabilem Sinusrhythmus, Endokarditisprophylaxe. Bei hochgradiger Mitralinsuffizienz sowie z. B. akutem Papillarmuskelabriss operativer Eingriff (Mitralklappenrekonstruktion), ansonsten Mitralklappenersatz.

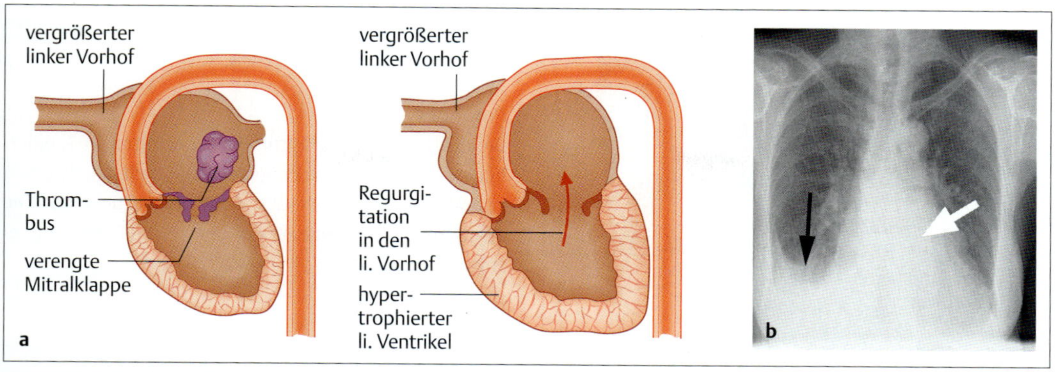


**Abb. 9.40 Mitralklappenstenose und Mitralklappeninsuffizienz.** **a** Formveränderungen des linken Herzens sind besonders deutlich im linken Vorhof. Mitralstenose (links) und Mitralinsuffizienz (rechts). **b** Das Röntgenbild zeigt den Stauungserguss und die Erweiterung des linken Vorhofs bei Mitralinsuffizienz (weißer Pfeil). Sowie den Pleuraerguss (schwarzer Pfeil).

## 9.10.3 Mitralklappenprolaps (MKP), Mitralklappenprolapssyndrom

DEFINITION *Man versteht darunter eine systolische Vorwölbung des hinteren oder beider Mitralsegel in den linken Vorhof, in der Regel klinisch und hämodynamisch unbedeutend; selten Mitralinsuffizienz.*

Das Mitralklappenprolapssyndrom ist gekennzeichnet durch bei MKP auftretende Rhythmusstörungen, Herzinsuffizienz sowie Angina pectoris-Beschwerden.

### *Ursachen*

Angeborene Anomalie bei Bindegewebsstörung (90% der Patienten mit Marfan-Syndrom haben einen Mitralklappenprolaps); erworben: Papillarmuskeldysfunktion nach Infarkt, myxomatöse Proliferation der Mitralsegel.

### *Symptome und Diagnostik*

Die Mehrzahl der betroffenen Patienten ist beschwerdefrei. Bei einem kleinen Teil bestehen Rhythmusstörungen mit Palpitationen, Schwindel, ggf. Synkopen.

Auskultatorisch hört man einen mesosystolischen Klick, bei Mitralinsuffizienz ein systolisches Geräusch im Anschluss an den ersten Herzton. Elektrokardiografisch in der Mehrzahl der Fälle unauffällig. Echokardiogramm: systolischer Prolaps eines oder beider Mitralsegel in den linken Vorhof („Hängematten-Form").

### *Therapie*

Nur bei Beschwerden, z. B. Behandlung von Rhythmusstörungen, Behandlung einer hämodynamisch wirksamen Mitralinsuffizienz (S. 242).

## 9.10.4 Aortenklappenstenose (AS)

DEFINITION *Die Aortenklappenstenose ist eine Verengung der Aortenklappe; der systolische Blutfluss aus dem linken Ventrikel in die Aorta wird in Abhängigkeit vom Ausmaß (Schweregrad) der Stenose behindert. Weitere Formen der Aortenstenose sind*
- *die subvalvuläre Aortenstenose bei HOCM (s. S. 234 ff) oder selten bei membranöser Verdickung der Ausflussbahn und*
- *die supravalvuläre (postvalvuläre) Stenose, membranös oder diffus hyperplastisch (selten!).*

In der Altersgruppe über 70 Jahre ist die degenerativ-sklerotische Aortenstenose die häufigste Herzklappenerkrankung. Bei der Aortenklappenstenose rheumatischer Genese sind Stenose und Insuffizienz meist miteinander kombiniert.

### *Symptome*

Die leichte Aortenstenose ist oft klinisch stumm. Hämodynamisch wirksam wird eine Aortenklappenstenose erst dann, wenn sich die Klappenöffnungsfläche auf $^{1}/_{3}$ der Norm vermindert. Als Folge der vermehrten Herzarbeit kommt es zur Linksherzhypertrophie (**Abb. 9.41**). Aufgrund der Erhöhung des enddiastolischen Füllungsdrucks kommt es zur Koronarinsuffizienz. Es bestehen
- Leistungsknick mit rascher Ermüdbarkeit,
- blasses Aussehen,
- niedriger Blutdruck mit kleiner Blutdruckamplitude,
- Schwindel, Synkope (bei Belastung),
- Belastungsdyspnoe,
- Angina pectoris.

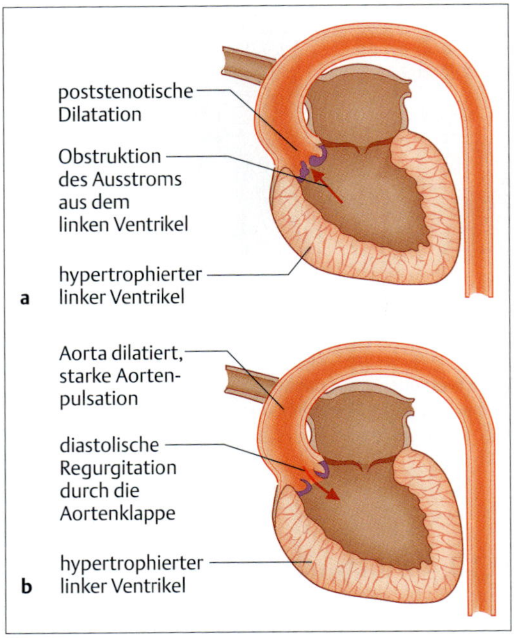


**Abb. 9.41 Aortenklappenstenose und Aortenklappeninsuffizienz.** Deutlich zu erkennen sind die Strukturänderungen des linken Herzens. Aortenklappenstenose (**a**) und Aortenklappeninsuffizienz (**b**).

### Diagnostik

Die kleine, langsam ansteigende Puls- und die kleine Blutdruckamplitude in Verbindung mit einem rauen, in die Karotiden fortgeleiteten Systolikum begründen den dringenden Verdacht auf eine Aortenklappenstenose. Im *EKG* Zeichen der Linksherzhypertrophie; als Ausdruck der Druckhypertrophie T-Negativierung links präkordial ($V_4$ und $V_6$). Das ***Röntgenbild*** zeigt im kompensierten Stadium ein normal großes Herz, erst bei terminaler Dilatation Linkshypertrophie und poststenotische Dilatation der Aorta ascendens, bei Durchleuchtung eventuell die verkalkte Aortenklappe. *Echokardiografisch* können die Linksherzhypertrophie, die fibrotisch verdickten oder verkalkten Aortenklappen, die verminderte Klappenbeweglichkeit, verminderte Öffnungsfähigkeit beurteilt werden. Im *Linksherzkatheter* Bestimmung des systolischen Druckgradienten zwischen linken Ventrikel und Aorta, Berechnung der Klappenöffnungsfläche, linksventrikuläre Funktionsdiagnostik und Beurteilung der Herzkranzgefäße.

### Therapie

Abwarten bei leichten asymptomatischen Formen der Aortenklappenstenose unter regelmäßiger klinischer Kontrolle, Endokarditisprophylaxe (S. 232 ff). Bei höhergradiger Stenose ist körperliche Schonung ratsam. Des Weiteren: Katheterintervention mit Ballonvalvuloplastie (oft nur kurzfristiger Erfolg); über Femoralarterie perkutaner Klappenersatz.

### Prognose

Bei Auftreten von Symptomen schlecht (ca. 20 % plötzliche Todesfälle). Die Prognose lässt sich durch einen operativen Klappenersatz deutlich verbessern. Die 10-Jahres-Überlebensrate der operierten Patienten beträgt ca. 65 %.

**FALLBEISPIEL AORTENKLAPPENSTENOSE** *Herr H. ist 89 Jahre alt. Die stationäre Aufnahme erfolgt wegen zunehmender Luftnot insbesondere bei Belastung (Treppensteigen).Gelegentlich sei Schwindel aufgetreten, darüber hinaus bestünde oft ein Engegefühl im Brustbereich.*

### Diagnostik

**Körperliche Untersuchung:** *Leicht reduzierter AZ und EZ; Körpergewicht 72 kg, Körpergröße 179 cm. Regelmäßige Herzaktionen, Herzfrequenz 126/min, auskultatorisch: rauhes Systolikum mit Punktum maximum im 2. ICR parasternal und Fortleitung in die Karotiden. Keine peripheren Ödeme.*

**EKG:** *Sinusrhythmus, Linkstyp. Als Zeichen der Linksherzhypertrophie positiver Sokolow-Lyon-Index sowie T-Negativierung linkspräkordial (V4-6).*

**Echokardiogramm:** *Deutlich vergrößerter linker Ventrikel, eingeschränkte systolische Pumpfunktion (EF 40 %) bei hochgradiger Aortenstenose (mittlerer Gradient 97 mmHg, Klappenöffnungsfläche 0,3–0,4 $cm^2$).*

**Röntgen-Thorax:** *Kleine Pleuraergüsse beidseits, Verbreiterung des Herzens nach links, geringfügige poststenotische Dilatation der Aorta ascendens, kein Klappenkalk.*

### Therapie und Verlauf

*Die Gabe von Diuretika sowie eines ACE-Hemmers bewirkt eine Besserung der Symptomatik. Die Linksherzkatheteruntersuchung bestätigt den klinisch und echokardiografisch erhobenen Befund. Der hochbetagte Patient lehnt einen operativen Klappenersatz ab, ist jedoch mit einer perkutanen Aortenklappen-Prothesen-Implantation einverstanden. Es erfolgt transfemoral die Implantation einer 26 mm CoreValve-Prothese; der Eingriff verläuft komplikationslos (***Abb. 9.42***).*
*Bei der echokardiografischen Nachuntersuchung findet sich ein mittlerer Gradient von 19 mmHg, keine relevante Aortenklappeninsuffizienz im Bereich der Klappensegel oder des Klappenrings. Nach Mobilisation wird der Patient beschwerdefrei entlassen. Altersentsprechende körperliche Aktivitäten werden empfohlen.*

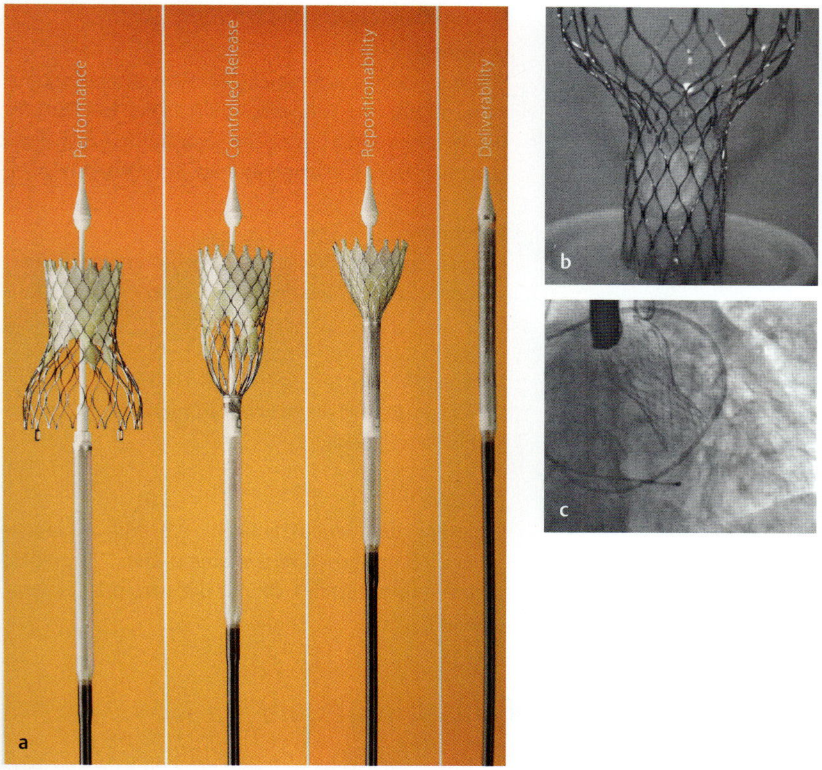


**Abb. 9.42 Aortenklappenstenose. a** Künstliche Aortenklappe, die über die A. femoralis implantiert wird (Fa. Medtronic). **b** Aortenklappe vor Implantation. **c** Aortenklappe nach Implantation im Röntgenbild.

## 9.10.5 Aortenklappeninsuffizienz (AI)

DEFINITION *Als Aortenklappeninsuffizienz wird die mangelnde Schlussfähigkeit der Aortenklappe bezeichnet; die Folge ist Blutreflux in der Diastole in den linken Ventrikel.*

Meist ist sie erworben: in 80 % rheumatische Endokarditis, aber auch Folge einer bakteriellen Endokarditis, Lues, posttraumatisch oder Aneurysma (mit/ohne Dissektion), aortale Ektasie bei älteren Hypertoniepatienten, Marfan-Syndrom.

### Symptome

Lange Zeit asymptomatisch in Folge der großen Kompensationsbreite des linken Ventrikels, während sich unbemerkt eine Linksherzhypertrophie entwickelt infolge der Volumenbelastung des linken Ventrikels (großes Schlagvolumen, das um das Pendelvolumen vermehrt ist). *Leitsymptom:* Die große Blutdruckamplitude („Wasserhammer-Puls"). Palpitationen und rasche Ermüdbarkeit sowie Angina pectoris-Beschwerden und Zeichen der Linksherzinsuffizienz (Dyspnoe, Lungenstauung).

### Diagnostik

Charakteristisch ist infolge der Regurgitation die große *Blutdruckamplitude.* Bei der Messung des Blutdrucks nach Riva-Rocci finden sich Werte von 150/0 mmHg, wobei der Nullwert ein Fehler der Messung infolge des Versagens der Korotkow-Geräusche ist (S. 258). Auskultatorisch findet sich ein Diastolikum rechts parasternal (Decrescendo unmittelbar nach dem zweiten Herzton). Im EKG Zeichen der Linksherzhypertrophie. Im *Röntgenbild* aortale Konfiguration des Herzens (großer nach links ausladender linker Ventrikel, Dilatation und Elongation der Aorta ascendens, prominenter Aortenknopf („Schuh-Form" des Herzens). *Echokardiografisch* wird das Regurgitationsvolumen abgeschätzt, Vergrößerung des enddiastolischen Durchmessers des linken Ventrikels. Bei der *Linksherzkatheteruntersuchung:* Quantifizierung der Aorteninsuffizienz durch Bestimmung der Regurgitationsfraktion in den linken Ventrikel sowie Funktionsdiagnostik des linken Ventrikels und Messung der Druckgradienten der Aortenklappe.

### Therapie

Konservativ wie bei Herzinsuffizienz (S. 224 ff) sowie Endokarditisprophylaxe (S. 232 ff). Operativer Klappenersatz bei Auftreten von Belastungsdyspnoe sowie bei Hinweisen auf eine Schädigung des linken Ventrikels bzw. in Einzelfällen einer Regurgitationsfraktion von 30 %. Die 10-Jahres-Überlebensrate bei operativem Klappenersatz beträgt 50–60 %.

*Prognose*

Bei präoperativer Einschränkung der linksventrikulären Funktion ist die Prognose hinsichtlich OP-Risiko und Langzeitergebnis eher ungünstig. Frühzeitige Operation empfehlenswert.

### 9.10.6 Trikuspidalklappenfehler

#### Trikuspidalklappenstenose

Die Trikuspidalklappenstenose ist ein äußerst seltener Klappenfehler, tritt selten isoliert auf, meist in Kombination mit anderen Klappenfehlern. In der Regel rheumatischer Genese.

#### Trikuspidalklappeninsuffizienz

*Ursachen*

Selten handelt es sich um eine primäre Klappenerkrankung, oft um eine Folge eines pulmonalen Hochdrucks. Des Weiteren durch bakterielle Endokarditis bei i.v.-Drogenabhängigen, Karzinoidsyndrom, Schrittmacherkabel.

*Symptome*

Klinisch bestehen Zeichen der Rechtsherzinsuffizienz, abdominelle Beschwerden durch untere Einflussstauung.

*Diagnostik*

Die Diagnose wird durch Echokardiografie und Rechtsherzkatheter gesichert.

*Therapie*

Sanierung der Grundkrankheit (z. B. Mitralklappenfehler). Natrium-/Flüssigkeitsrestriktion, Diuretika, Vorlastsenker (Nitrate). OP nur bei ausgeprägter Symptomatik.

9

## 9.11 Angeborene Herz- und Gefäßmissbildungen

0,8 bis 1 % aller Neugeborenen weisen angeborene Herz- und Gefäßmissbildungen auf. In **Tab. 9.17** sind die 8 häufigsten kongenitalen Vitien, die ca. 80 % aller angeborenen Herzfehler ausmachen, wiedergegeben.

Etwa 70 % werden im Kindesalter diagnostiziert und operativ behandelt. Etwa 80 % der Betroffenen erreichen das Erwachsenenalter.

*Ursachen*

Die Ursache der angeborenen Herz- und Gefäßmissbildungen ist in der Mehrzahl der Fälle unbekannt. 10 % sind *genetische Faktoren:*

- Trisomie 21 (Mongolismus, Down-Syndrom): in 40 % Herzfehler, meist Ventrikelseptumdefekte (S. 249)

**Tab. 9.17 Häufigkeitsverteilung angeborener Herzfehler.**

| *Fehlbildung* | *Häufigkeit* |
|---|---|
| Ventrikelseptumdefekt | 30 % |
| Vorhofseptumdefekt | 10 % |
| offener Ductus Botalli | 10 % |
| Pulmonalstenose | 7 % |
| Aortenstenose | 6 % |
| Reitende Aorta | 6 % |
| Fallot-Tetralogie | 6 % |
| Transposition der großen Gefäße | 4 % |

- Turner-(XO-)Syndrom: gehäuftes Vorkommen von Ventrikelseptumdefekt und Aortenisthmusstenose (S. 247).

Weitere, *exogene Faktoren* sind

- Virusinfekte, z. B. Röteln: Die Rubeolen-Embryopathie führt in 50 % der Fälle zu angeborenen Herzfehlern.
- teratogene Substanzen, z. B. Zytostatika, Immunsuppressiva, Alkohol,
- ionisierende Strahlen,
- $O_2$-Mangel.

● MERKE *Nicht die Art der Noxe, sondern der Zeitpunkt ihrer Einwirkung (teratogenetisch sensible Phase des Herzens: 4.–6. Woche der Embryogenese) bestimmt die Art der Missbildung.*

Die frühzeitige Diagnostik der angeborenen Herzfehler beginnt im Rahmen der Schwangerschaftsvorsorgeuntersuchungen durch die Sonografie. Im Falle von Herzmissbildungen können somit frühzeitige Operationen eingeplant werden.

*Einteilung*

- I. Herzfehler ohne Shunt (25 %), z. B. Pulmonalstenose, Aortenstenose, Aortenisthmusstenose
- II. Herzfehler mit Links-Rechts-Shunt (55 %), z. B. Vorhofseptumdefekt, Ventrikelseptumdefekt, persistierender Ductus arteriosus Botalli

- III. Herzfehler mit Rechts-Links-Shunt (20 %):
  a. mit verminderter Lungenperfusion, z. B. Fallot-Tetralogie
  b. mit vermehrter Lungenperfusion, z. B. Transposition der großen Arterien

PFLEGE **Für Sicherheit sorgen.** *Auf Kinder mit angeborenen Herzfehlern trifft man nicht nur in der pädiatrischen Pflege, sondern auch z. B. in einer internistischen Ambulanz oder in der chirurgischen Pflege. Besonders wichtig zu wissen ist, dass Kindern mit Verdacht auf kardiale Fehlbildung niemals ohne ausdrückliche Anordnung Sauerstoff verabreicht werden darf, weil sich dadurch ein noch offener Ductus Botalli verschließen kann, was u. U. für das Kind tödlich ist.*

## 9.11.1 Herzfehler ohne Shunt

Diese Gruppe, die etwa $^1/_3$ aller angeborenen Fehlbildungen des Herzens ausmacht, umfasst Verengungen der Ausflussbahnen des Herzens sowie der herznahen großen Gefäße.

### Aortenisthmusstenose

DEFINITION *Es besteht eine Einengung im Bereich des Anfangsteils der Aorta descendens.*

#### *Symptome*

Die klinische Symptomatik ist oft spärlich. Charakteristischerweise besteht eine deutliche Blutdruckdifferenz zwischen den oberen und unteren Extremitäten. Infolge des oft erhöhten Blutdrucks oberhalb der Stenose leiden die Patienten unter Druckgefühl im Kopf und Schwindel, bei minderdurchbluteten unteren Extremitäten werden vorzeitige Ermüdbarkeit der Beine und Kältegefühl angegeben.

#### *Diagnostik*

Deutliche Blutdruckdifferenz zwischen oberen und unteren Extremitäten; auskultatorisch spindelförmiges Systolikum, auch im Rücken zwischen den Schulterblättern hörbar; EKG in der Regel unauffällig. Im Echo eventuell Nachweis der Stenose. Beim Röntgen-Thorax eventuell Usuren am Unterrand der 4.–6. Rippe sichtbar.

#### *Therapie*

Operative Stenosebeseitigung. Prognose bei rechtzeitiger OP: RR-Normalisierung und normale Lebenserwartung. Endokarditisprophylaxe bis 6 Monate postoperativ.

### Pulmonalstenose

Die häufigste Form der Pulmonalstenose ist die valvuläre Form (Einengung der Klappe mit Kommissurverschmelzung oder bikuspidale Klappe). Alle Schweregrade von geringer Einengung bis zur fast atretischen Klappe kommen vor.

#### *Symptome*

Leichte Fälle: beschwerdefrei; schwere Fälle: Belastungsdyspnoe, periphere Zyanose.

#### *Diagnostik*

EKG bei leichter Stenose oft unauffällig, bei schwerer Stenose Rechtstyp, P-dextrokardiale Zeichen der Rechtshypertrophie.

Echokardiografie: Nachweis der sich unvollständig öffnenden Pulmonalklappe, poststenotische Erweiterung der A. pulmonalis, rechtsventrikuläre Hypertrophie.

Der Rechtsherzkatheter zeigt den Hochdruck der rechten Kammer; es wird der Druckgradient zwischen A. pulmonalis und dem rechten Ventrikel ermittelt.

#### *Therapie*

Endokarditisprophylaxe. Die Ballondilatation (Valvuloplastie) ist die Methode der Wahl. Bei höherem Schweregrad erfolgt ein operativer Eingriff.

## 9.11.2 Herzfehler mit Links-Rechts-Shunt

Bei dieser Art der Fehlbildung tritt Blut aus dem linken großen Kreislauf in den rechten kleinen Kreislauf über (**Abb. 9.43**). Die chronische Druckerhöhung kann durch strukturelle Veränderungen im kleinen Kreislauf schließlich zur Shunt-Umkehr führen (Eisenmenger-Reaktion). Dann besteht eine zentrale Zyanose.

### Offener Ductus arteriosus Botalli

DEFINITION *Nach der Geburt persistierende Verbindung zwischen Aorta und A. pulmonalis.*

Der Ductus arteriosus Botalli ist eine Kurzschlussverbindung zwischen A. pulmonalis und dem Anfangsteil der Aorta descendens, um den Lungenkreislauf zu umgehen. Nach der Geburt kommt es normalerweise innerhalb einer Woche, spätestens innerhalb von ca. 3 Monaten durch einen $PO_2$-Anstieg im Blut zum Verschluss. Bei Frühgeborenen oder Rötelnembryopathie kann dieser Duktusverschluss verzögert einsetzen oder ausbleiben.

#### *Symptome und Diagnostik*

Wegen des deutlich höheren Drucks im großen Kreislauf bildet sich stets ein Links-Rechts-Shunt. Die Symptomatik hängt ab vom Durchmesser des Ductus arteriosus bzw. vom Shunt-Volumen. Patienten mit

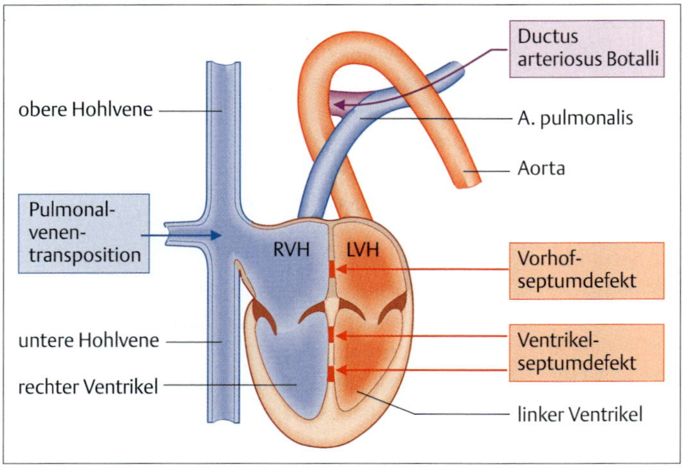


**Abb. 9.43 Übersicht über Herzfehler.** Links-Rechts-Shunt. Die Pfeile markieren die Shunt-Stellen, an denen das Blut vom linken in den rechten Kreislauf übertritt.

kleinem Links-Rechts-Shunt sind beschwerdefrei. Patienten mit großem Links-Rechts-Shunt klagen über Atemnot bei Belastung, Herzklopfen und Herzstiche.

Es findet sich eine große Blutdruckamplitude (wie bei Aorteninsuffizienz, S. 245), auskultatorisch hört man ein kontinuierlich systolisch-diastolisches „Maschinengeräusch" über dem zweiten Interkostalraum. Im *EKG* Zeichen der Linksherzbelastung. Im *Echokardiogramm* Darstellung des Ductus arteriosus mit Nachweis eines Links-Rechts-Shunts im Farbdopplerbild. *Röntgen:* Prominenz der Lungenhili infolge der vermehrten Gefäßfülle; bei der invasiven Diagnostik wird das Shunt-Volumen gemessen.

### *Therapie*

Konsequente Endokarditisprophylaxe, medikamentöser Versuch des Verschlusses des persistierenden Ductus arteriosus durch z. B. Indometazin; alternativ Katheterokklusion oder operativer Verschluss.

### *Prognose*

Unbehandelt ist die Prognose wegen der Komplikationen (Endokarditis, Eisenmenger-Reaktion, Herzinsuffizienz) ernst. Bei rechtzeitiger Operation vor Eintritt von Komplikationen ist die Lebenserwartung normal.

## Vorhof-Septum-Defekt (ASD)

DEFINITION *Es besteht eine Verbindung zwischen den beiden Vorhöfen, wobei wegen des Druckgradienten ein Links-Rechts-Shunt resultiert.*

Bei kleinem ASD keine Beschwerden, bei größeren Defekten finden sich klinische Symptome erst mit Zunahme des Links-Rechts-Shunts im Kleinkindesalter: Leistungsminderung, Ermüdbarkeit, Belastungsdyspnoe. Graziler Körperbau und blasse Hautfarbe.

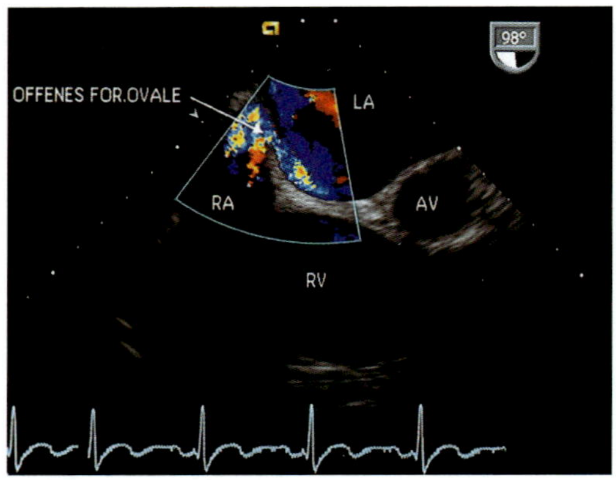


**Abb. 9.44 Offenes Foramen ovale.** Das Echokardiografiebild zeigt die Blutströmung vom rechten Vorhof (RA) in den linken Vorhof (LA) bei Pressversuch. AV: Aortenklappe, RV: rechter Ventrikel.

Auskultatorisch findet sich über dem Herzen ein Systolikum sowie eine fixierte Spaltung des zweiten Herztons. Im EKG ist immer ein (meist inkompletter) Rechtsschenkelblock. Vorhofflimmern weist auf eine Überdehnung des Vorhofs hin. Echokardiografie (transösophageal): Darstellung des Defektes und Nachweis der Shunt-Strömung (Farbdoppler, **Abb. 9.44**).

### *Therapie und Prognose*

Der Vorhofseptumdefekt hat unter den angeborenen Herzfehlern die günstigste Prognose. Ein größerer Defekt (Links-Rechts-Shunt > 30 % des Herzminutenvolumens) sollte stets operativ verschlossen werden, bevor sich eine prognostisch ungünstig zu bewertende pulmonale Hypertonie entwickelt.

### Ventrikel-Septum-Defekt (VSD)

DEFINITION *Es besteht eine offene Verbindung zwischen dem rechten und linken Ventrikel; 50 % isoliert, 50 % kombiniert mit anderen Anomalien des Herzens.*

#### *Symptome und Diagnostik*

In Abhängigkeit von der Größe und damit vom Shunt-Volumen variiert die klinische Symptomatik von völliger Beschwerdefreiheit über uncharakteristische Leistungsminderung bis hin zur Luftnot und Gedeihstörung sowie Herzinsuffizienz.

Auskultatorisch: bandförmiges Systolikum, im EKG Zeichen der links- bis biventrikulären Hypertrophie. Echokardiografisch Darstellung des Defekts und Nachweis der Shunt-Strömung (Farbdoppler). Röntgen: in Abhängigkeit von der Größe des Ventrikeldefekts Herzvergrößerung und vermehrte Lungengefäßzeichnung, „tanzende" Hilusgefäße bei Durchleuchtung.

#### *Therapie und Prognose*

Jeder Ventrikel-Septum-Defekt sollte operativ verschlossen werden. Die ansonsten obligate Endokarditisprophylaxe kann 6 Monate nach erfolgreichem Verschluss unterbleiben.

Prognose: Spontanverschluss in 30–50 % der Fälle. Bei rechtzeitiger Operation normale Lebenserwartung.

## 9.11.3 Fehlbildung mit Rechts-Links-Shunt

In dieser Gruppe werden solche Fehlbildungen zusammengefasst, bei denen es aufgrund der Druckverhältnisse zu einem Blutübertritt vom kleinen in den großen Kreislauf kommt.

### Fallot-Tetralogie

DEFINITION *Kombinierter angeborener Herzfehler bestehend aus*
1. *hoch sitzendem, großem Ventrikel-Septum-Defekt,*
2. *Pulmonalstenose,*
3. *über dem VSD „reitende" Aorta als Folge der rechts positionierten Aorta (***Abb. 9.45***).*
4. *rechtsventrikulärer Hypertrophie als Folge der Pulmonalstenose.*

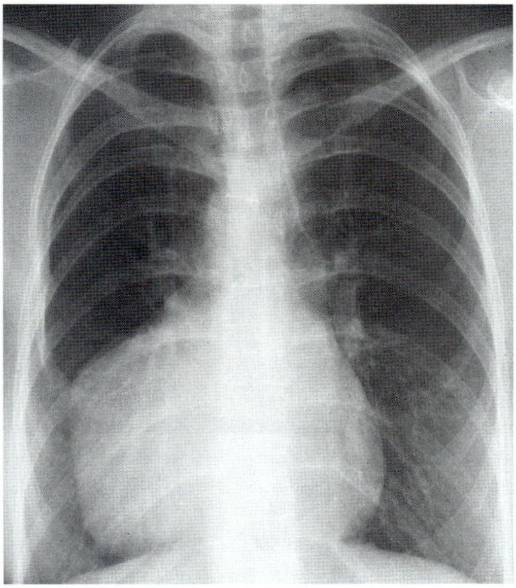

**Abb. 9.45 Fallot-Tetralogie.** Das Röntgenbild zeigt deutliche Veränderungen des Herzens und der Gefäße. Es findet sich eine rechts absteigende Aorta, eine deutliche Linksherzvergrößerung und eine noch eindrucksvollere Vergrößerung der rechten Herzkammer im Rahmen des Ventrikel-Septum-Defektes.

#### *Symptome*

Leitsymptom ist die zentrale Zyanose infolge des Übertritts von noch nicht sauerstoffgesättigtem (arterialisiertem) Blut aus dem rechten Ventrikel in den großen Kreislauf. Ausdruck des daraus resultierenden $O_2$-Mangels: Trommelschlägelfinger und -zehen, Uhrglasnägel, Polyglobulie, körperliche Entwicklungsverzögerung.

WISSEN *Die Fallot-Tetralogie wurde nach dem französischen Arzt Etienne L. A. Fallot (1850–1911) benannt.*

#### *Diagnostik und Therapie*

Durch Echokardiografie und invasive Diagnostik (Herzkatheter/Angiokardiografie) wird die Diagnose gesichert. Therapeutisch Endokarditisprophylaxe sowie Korrekturoperation. Bei rechtzeitiger Operation besteht eine normale Lebenserwartung.

## 9.12 Herztumoren

In 75 % der Fälle liegen benigne und in 25 % der Fälle maligne Tumoren vor. Ausgang sind überwiegend die bindegewebigen Strukturen und seltener die Muskelzellen selbst. Die bei Weitem häufigsten Herztumoren (30–50 %) sind Myxome, die sich in 75 % der Fälle im linken Vorhof finden (**Abb. 9.46**). Weitere primäre gutartige Tumoren sind Rhabdomyome, Fibrome, Lipome. Bei den malignen Tumoren handelt es sich nahezu ausschließlich um Sarkome. Metastasen extrakardialer Tumoren sind deutlich häufiger als primäre kardiale Neoplasmen.

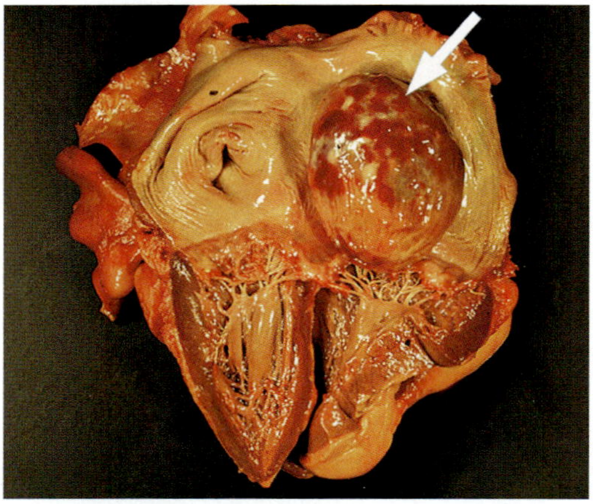

**Abb. 9.46 Herztumor.** Myxome (Pfeil), wie hier das Myxom des rechten Vorhofs, sind die häufigsten Herztumoren.



### *Diagnostisches Vorgehen*

Echokardiografie, Koronarangiografie, Magnetresonanztomografie (MRT), Perikardpunktion bei begleitenden Ergüssen.

### *Therapie*

Tumorexstirpation. Bei primär malignen Tumoren ist eine kurative OP oft nicht möglich.

### 9.12.1 Traumen des Herzens und der großen Gefäße

Stumpfe und penetrierende Gewalteinwirkungen können zu Verletzungen des Herzens führen, z. B. an

- *Perikard:* traumatische Perikarditis, ggf. Perikarderguss mit und ohne Tamponade,
- *Herzmuskel:* z. B. kleinere myokardiale Blutungen bis zu ausgedehnten traumatischen Nekrosen, Rhythmus- und Leitungsstörungen, Myokardrupturen,
- *Koronargefäßen:* Wandeinrisse, z. B. Aneurysma dissecans, sekundäre Thrombenbildung,
- *Herzklappen:* (partiellen oder vollständigen Abriss insbesondere von Aorten- und Trikuspidalklappe, seltener Mitralklappe),
- *großen Gefäßen:* Aortenruptur (Rupturstelle liegt in der Regel im Isthmusbereich).

Als Ursachen stehen Autounfälle mit Aufprall des Brustkorbs auf das Lenkrad an erster Stelle. Daneben finden sich Sturz aus großer Höhe, Verschüttungen, Schlag- und Stoßverletzungen. Zunehmend an Bedeutung gewinnen Schuss- und Stichverletzungen.

Bei diesen penetrierenden Verletzungen ist der rechte Ventrikel entsprechend seiner anatomischen Lage am häufigsten betroffen, gefolgt vom linken Ventrikel und den Vorhöfen. In der Diagnostik muss die ganze Palette der zur Verfügung stehenden apparativen Untersuchungen ausgenutzt werden. Die Therapie ist den Umständen der Verletzung anzupassen.

## P 9.13 Pflegeschwerpunkt Herzinsuffizienz

Elke Kobbert

Mit zunehmendem Schweregrad der Herzschwäche stehen geringe Belastbarkeit und schneller Erschöpfung im Vordergrund der Beschwerden. Bei einer bestehenden Herzinsuffizienz erfolgt eine stationäre Aufnahme häufig entweder zur Abklärung der Ursachen der Herzinsuffizienz oder bei einer akuten Verschlechterung der Herzfunktion.

**Aufgaben der Pflege.** Für die Pflegenden stehen folgende Schwerpunkte im Vordergrund:

- Symptome und Medikamentenwirkungen bzw. -nebenwirkungen kontinuierlich überwachen
- beim Auftreten eines Lungenödems professionell handeln
- entlastende Pflege bei den ATL
- Gesundheitsberatung zur Sicherstellung der Pflege in der häuslichen Umgebung

### 9.13.1 Symptome und Medikamentenwirkung überwachen

Zu Beginn der Pflegebeziehung ist es wichtig, die Ausgangssituation der subjektiven Befindlichkeit und die kardiale Belastungsgrenze des Patienten zu erfassen und zu dokumentieren. Im weiteren Pflegeverlauf müssen auftretende Veränderungen mit der Ausgangssituation verglichen und eine potenzielle Gefährdung eingeschätzt werden. Im fortgeschrittenen Krankheitsstadium sind die aufgeführten Symptome oftmals permanent vorhanden und können die Lebensqualität des Patienten dramatisch einschränken. Im Rahmen der Krankenbeobachtung werden folgende Parameter überwacht:

- Atmung
- Blutdruck und Puls
- Flüssigkeitshaushalt
- Bewusstseinslage

**Atmung.** Atemnot (Dyspnoe) tritt zu Beginn der Erkrankung meist nur bei Belastung auf. Hierbei ist wichtig, die Aktivitäten zu identifizieren, die die Belastungsdyspnoe auslösen. Eine Ruhedyspnoe dagegen kann Zeichen einer dekompensierten Linksherzinsuffizienz sein, mit der eine vitale Gefährdung einhergehen kann. Kommt es vor allem nachts zur anfallsartigen Dyspnoe, muss an ein **Asthma cardiale** gedacht werden. Diese Symptomatik kann Anzeichen eines **Prälungenödems** sein!

Hartnäckiger, trockener Husten oder Husten mit weißlichem Auswurf kann auf eine **Stauungsbronchitis** hinweisen. Hierbei ist auf Konsistenz, Farbe und auf Beimengungen des Sekretes zu achten. Schaumiges, „fleischwasserfarbiges" bzw. blutiges Sekret kann auf ein **Lungenödem** hinweisen. Zyanotische Veränderungen (bläuliche Verfärbung von Haut und Schleimhäuten) zeigen eine Beeinträchtigung des Gasaustausches und der damit verbundenen verminderten Sauerstoffaufnahme an.

**Blutdruck und Puls.** In Abhängigkeit des Schweregrades der Erkrankung und der verabreichten Medikamente, die das Herz-Kreislauf-System beeinflussen, werden Blutdruck, Herzfrequenz und Herzrhythmus in individuell festgelegten Zeitintervallen kontrolliert. Kommt es zu einem hypotonen Kreislaufzustand (schleichend oder akut) in Kombination mit einer Tachykardie kann dies auf eine Hypovolämie (z.B. aufgrund der Diuretikatherapie) bzw. auf einen Kompensationsversuch des Herzens hinweisen und somit Ausdruck einer zunehmenden kardialen Dekompensation sein! Bei Menschen mit zu hohen Blutdruckwerten muss auf eine hypertensive Blutdruckkrise geachtet werden.

Bei Digitalispräparaten kann es aufgrund der geringen therapeutischen Breite bereits bei geringer Überdosierung zu schweren Nebenwirkungen kommen. Kopfschmerzen, Übelkeit, Erbrechen und Sehstörungen sind erste Symptome. Eine Überdosierung kann aber auch Arrhythmien, Bradykardien, Extrasystolen (Bigeminus) und im schlimmsten Fall Kammerflimmern auslösen. Auch Betablocker und Diuretika (Kaliummangel) können zu brady- und tachykarden Arrhythmien und Extrasystolen führen. Bei der Gabe von Nitraten und ACE-Hemmern ist eine genaue Überwachung erforderlich.

**Flüssigkeitshaushalt.** Um die Funktionsfähigkeit der Nieren zu überprüfen, wird eine **Ein-/Ausfuhrbilanzierung** durchgeführt. Der Patient sollte, wenn er mobil ist, täglich vor dem Frühstück gewogen werden. Ein Gewichtsstillstand oder eine Gewichtszunahme in Verbindung mit einem Nachlassen der Urinproduktion können bei ausgeprägten Ödemen auf eine unzureichende Diuretikatherapie oder kardial bedingte Verschlechterung der Nierenfunktion hinweisen. Die Pflegeperson beobachtet

- wie der Patient auf die Diuretikagabe reagiert,
- wie häufig er zur Toilette geht,
- ob er durch die häufigen Toilettengänge körperlich und psychisch stark belastet wird.

Ob es trotz Infektionsrisiko sinnvoll ist, dem Patienten zur Entlastung seiner kardialen Situation einen Dauerkatheter zu legen, kann unter Berücksichtigung von folgenden Faktoren im therapeutischen Team diskutiert werden:

- Schweregrad der Herzinsuffizienz
- Schweregrad der Einschränkung der Nierenfunktion
- Minimierung der körperlichen bzw. psychischen und damit auch kardialen Belastung
- exakte Bilanzierung der Urinausscheidung

Eine vermehrte nächtliche Harnausscheidung (**Nykturie**) tritt in der Regel auf, weil bei körperlicher Entlastung die Auswurfleistung des Herzens und damit auch die Nierendurchblutung verbessert werden.

Liegt ein zentraler Venenkatheter, wird 2- bis 3-mal täglich der zentrale Venendruck (**ZVD**) gemessen. Er liefert Rückschlüsse auf die Funktion des rechten Herzens und das zirkulierende Blutvolumen des venösen Systems.

Eine **Trinkmengenbeschränkung** kann wesentlich zur Entlastung des Organismus beitragen. Im Stadium der kardialen Dekompensation sollte die Flüssigkeitszufuhr einschließlich der Infusionstherapie 1–1,5 l pro Tag nicht überschreiten. Der Patient ist über die Einschränkung aufzuklären und es sollten erfrischende und durststillende Mundpflegemittel angeboten werden.

**Ödeme** sind ein charakteristisches Symptom der Herzinsuffizienz. Der Körper wird auf Wasseransammlungen im Gewebe inspiziert. Ödeme werden anfänglich erst gegen Abend wahrgenommen und bilden sich meist über Nacht durch eine forcierte Ausscheidung zurück. Sie treten zuerst an den Knöcheln auf, im späteren Stadium kommt es zu Unterschenkelödemen (**Abb. 9.47**). Sind Ödeme vorhanden, werden Ausmaß und Veränderungen unter Diuretikatherapie dokumentiert. Bei Bettlägerigen muss auf **Sakralödeme** geachtet werden. Im fortgeschrittenen Stadium können generalisierte Unterhautödeme auftreten (**Anasarka**).

**Bewusstseinslage.** Aufgrund einer schlechten Auswurfleistung des Herzens, durch die Diuretikatherapie (Exsikkose) oder durch eine mögliche Digitalisüberdosierung können zerebrale Hypoxien auftreten. Dies kann sich durch Konzentrations- und Gedächtnisschwächen, Angst- und Verwirrtheitszustände bemerkbar machen. Infolgedessen muss bei der Erfassung der subjektiven Befindlichkeit kontrolliert werden, ob der Patient zur Person, zur Situation sowie zeitlich und örtlich orientiert ist.

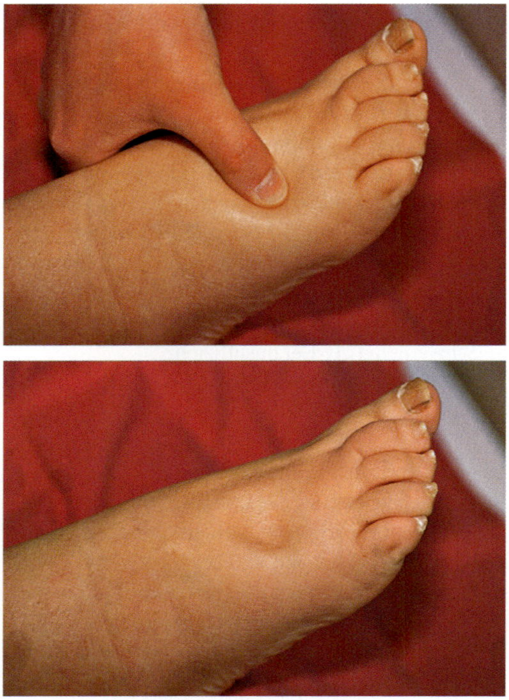

**Abb. 9.47 Ödeme.** Ödeme hinterlassen auf Druck eine eindeutige Eindellung im Gewebe.

## 9.13.2 Beim Lungenödem professionell handeln

Beim Lungenödem staut sich das Blutvolumen in den Lungenkreislauf. Die Folge ist eine schwerste Behinderung des Gasaustausches. Der Patient hat folgende Symptome:

- starker Husten mit schaumig-blutig-tingiertem Auswurf
- brodelndes Rasselgeräusch, das auch ohne Stethoskop wahrnehmbar ist und deshalb als Distanzrasseln bezeichnet wird
- akute Atemnot mit ausgeprägter Erstickungsangst
- Schweißausbruch
- Zyanose
- Tachykardie

**Sofortmaßnahmen.** Der Patient befindet sich in einem lebensbedrohlichen Zustand. Folgende Maßnahmen müssen **sofort** eingeleitet werden:

- Arzt über Notruf verständigen
- Patient zur Atemerleichterung in die sog. Herzbettlagerung bringen
- hochdosiert Sauerstoff (10 l/Min.) über Maske verabreichen
- Patienten beruhigen
- in kurzen Zeitabständen Blutdruck und Puls kontrollieren
- Absauganlage und Notfallkoffer bereitstellen
- Medikamente nach Anordnung richten, z. B. Morphine, Nitrate, Diuretika oder Dobutamin

Ziel der Sofortmaßnahmen ist es, den Sauerstoffbedarf des Organismus zu gewährleisten. Der linke Ventrikel soll entlastet und seine Funktion optimiert werden.

## 9.13.3 Bei den ATL entlasten

Der Betroffene ist in der Regel durch die Symptome der Herzinsuffizienz in seinen Aktivitäten des täglichen Lebens eingeschränkt und benötigt vor allem bei stark eingeschränkter Herzleistung gezielte pflegerische Unterstützung. Eine entlastende Pflege steht hierbei im Vordergrund.

● MERKE *Bei allen aktivierenden Maßnahmen ist die Atmung des Patienten der Überwachungsparameter, dem eine ganz besondere Aufmerksamkeit zukommen sollte. Das Auftreten einer Dyspnoe ist der Indikator, der die Belastungsgrenze des Patienten anzeigt und eine sofortige Erholungspause während einer Pflegehandlung notwendig macht.*

**ATL Wach sein und schlafen.** Viele Patienten leiden unter eingeschränkter Leistungsfähigkeit sowie starkem Müdigkeits- und Schwächegefühl. Diese Symptome sind häufig kardial bedingt durch

- Abnahme der Durchblutung der Muskulatur,
- vermehrte Atemarbeit,
- ggf. gastrointestinale Beschwerden und der daraus resultierenden Gewichtsabnahme,
- gestörte Nachtruhe z. B. bei Nykturie.

Der Patient sollte auch tagsüber die Möglichkeit haben, gezielte Erholungsphasen einzuhalten, indem im therapeutischen Team die Pflege- und Behandlungsmaßnahmen abgesprochen und zeitlich koordiniert werden. Die unterschiedlichen Pflegeverrichtungen werden nach kräfteschonenden Gesichtspunkten über den Tag verteilt (z. B. Körperpflege erst nach dem Frühstück).

● PFLEGE *Bei Patienten ohne Blasenverweilkatheter ist darauf zu achten, wie der Patient auf die Diuretikagabe reagiert. Bei einer zu späten Verabreichung der Diuretika kann die Nachtruhe durch zu häufiges Wasserlassen beeinträchtigt werden.*

**ATL Sich bewegen.** Eine vollständige Immobilisierung im Sinne einer strengen Bettruhe ist in der Regel nur bei schwerster kardialer Insuffizienz indiziert. Kann die Leistungsfähigkeit des insuffizienten Herzens durch therapeutische Maßnahmen verbessert werden, wird eine vorsichtige Mobilisierung im Sinne einer Lehnstuhlbehandlung eingeleitet. Vor und während jeder Mobilisation müssen Kreislaufkontrollen durchgeführt werden. Der Patient wird während des Mobilisationsverlaufes angehalten, seine körperlichen Belastungsgrenzen bewusst wahrzunehmen und Erholungsphasen eigenverantwortlich zu bestimmen. Gleichzeitig muss die individuelle Gefährdung durch Sekundärschäden wie Dekubitus und Thrombose eingeschätzt und prophylaktische Maßnahmen durchgeführt werden.

Bei einer **akuten dekompensierten** Herzinsuffizienz sind Maßnahmen, die den venösen Rückfluss permanent fördern, kontraindiziert. Sie würden das rechte Herz zusätzlich belasten. Möglich sind leichte Bewegungsübungen. Nach ärztlicher Verordnung erfolgt in der Regel eine Low-Dose-Heparinisierung zur **Thromboseprophylaxe**. Bei kardialer Stabilität und ausgeprägten Beinödemen können die Beine, nach Rücksprache mit dem Arzt, für wenige Stunden am Tag gewickelt werden, um die Ödemausschwemmung zu forcieren. Treten Stauungszeichen (z. B. gestaute Halsvenen, Atemnot) auf, sollte der Kompressionsverband abgewickelt werden.

● MERKE *Auf MT-Strümpfe (Medizinische Thromboseprophylaxestrümpfe) sollte bei ausgeprägten Ödemen verzichtet werden. Ein korrekter Sitz der Strümpfe kann meist nicht mehr gewährleistet werden, sodass die Gefahr der Einschnürung und einer venösen Stauung besteht.*

**ATL Sich waschen und kleiden.** Das Ausmaß der Hilfestellung ist ebenfalls abhängig von der Belastbarkeit des Erkrankten. So kann es vonseiten der Pflegenden beispielsweise sinnvoll sein, die Beine, Genitalbereich, Rücken und Gesäß des Patienten im Sinne einer entlastenden Teilkörperpflege im Bett zu waschen. Nach einer Erholungsphase kann der Patient z. B. seine Körperhygiene am Waschbecken selbstständig fortsetzen.

● PFLEGE *Angehörige, die die häusliche Pflege unterstützen bzw. übernehmen werden, müssen frühzeitig einbezogen werden. Sie sollten auf potenzielle Pflegeprobleme aufmerksam gemacht und bei der Durchführung von prophylaktischen Pflegehandlungen angeleitet werden.*

**ATL Essen und trinken.** Die gastrointestinalen Störungen wie Appetitlosigkeit, Übelkeit, und Völlegefühl, können durch die Pfortaderstauung bedingt sein. Der Patient erhält kleine, leicht verdauliche und appetitlich angerichtete Mahlzeiten, um die Verträglichkeit zu verbessern und das Verdauungssystem nicht zu überlasten. Die Angehörigen können nach Wunsch Lieblingsspeisen zur Appetitsteigerung von zu Hause mitbringen.

Bei schwerer Herzinsuffizienz und ausgeprägten Ödemen sollte im Stadium der Dekompensation eine streng natriumarme Kost eingehalten werden. Die tägliche Kochsalzmenge sollte etwa bei 2–3 g liegen. Salz erhöht das Durstgefühl und bindet Wasser und kann so die Ödembildung verstärken. Gleichzeitig ist bei einer kaliumausschwemmenden Diuretikatherapie eine kaliumreiche Kost (frisches Obst und Gemüse) ratsam. Bei Patienten mit nur mäßig ausgeprägter Herzinsuffizienz oder nach der Erholung von einer Dekompensationsphase kann eine Salzreduktion auf etwa 6 g am Tag bereits ausreichen, um die Symptomatik günstig zu beeinflussen.

● PFLEGE *Vor allem ältere Menschen nehmen aufgrund eines geringeren Durstempfindens manchmal zu wenig Flüssigkeit zu sich. Deshalb sollten die Trinkgewohnheiten bei der Pflegeanamnese erfasst und anhand dieser Informationen kritisch überprüft werden, ob eine Trinkmengenbeschränkung bei kardialer Stabilität weiterhin sinnvoll erscheint. Dies sollte im therapeutischen Team diskutiert und dann mit dem Patienten und seinen Angehörigen besprochen werden.*

**ATL Ausscheiden.** Stauungsbedingte gastrointestinale Beschwerden können sich infolge von Immobilität, Flüssigkeitsentzug und faser- und ballaststoffarme Kost verstärken. Eine dadurch bedingte verzögerte Darmpassage führt nicht selten zur akuten Obstipation. Bei einer akuten Obstipation verschaffen motilitätsbeeinflussende Abführmittel (z. B. Dulcolax oder Laxoberal) bzw. rektal anzuwendende Darmeinläufe (z. B. Klysma) schnell Abhilfe und Erleichterung.

## 9.13.4 Gesundheitsberatung

Außerhalb des Krankenhauses benötigen Menschen mit einer Herzinsuffizienz häufig Unterstützung durch ambulante Pflegedienste, weil sie aufgrund ihrer geringen Belastbarkeit und schnellen Erschöpfung nicht mehr alle ATL selbstständig verrichten können. Zur Sicherstellung der Pflege in der häuslichen Umgebung wird noch im Krankenhaus der individuelle Pflegebedarf ermittelt. Patient und Angehörige werden über die Möglichkeiten ambulanter Pflegedienste und über hauswirtschaftliche Versorgungsmöglichkeiten informiert.

Schwerpunkte der Gesundheitsberatung beziehen sich auf

- Informationen über die Erkrankung und die Wichtigkeit der regelmäßigen Medikamenteneinnahme,
- wesentliche Beobachtungspunkte bei der Ernährung (z. B. Trinkmengenbeschränkung, kleine Mahlzeiten, Kochsalzreduktion),

- die Wichtigkeit der Durchführung der täglichen Gewichtskontrolle,
- Beobachtungen und Maßnahmen zur Ausscheidung (z. B. Häufigkeit der Toilettengänge, Toilettenstuhl zur Nacht, Obstipationsprophylaxe),
- Empfehlungen, wie tägliche Aktivitäten kräfteschonend durchgeführt werden können.

# 10 Krankheiten des Kreislaufs und der Gefäße

Alexander Horn, Hermann Wagner

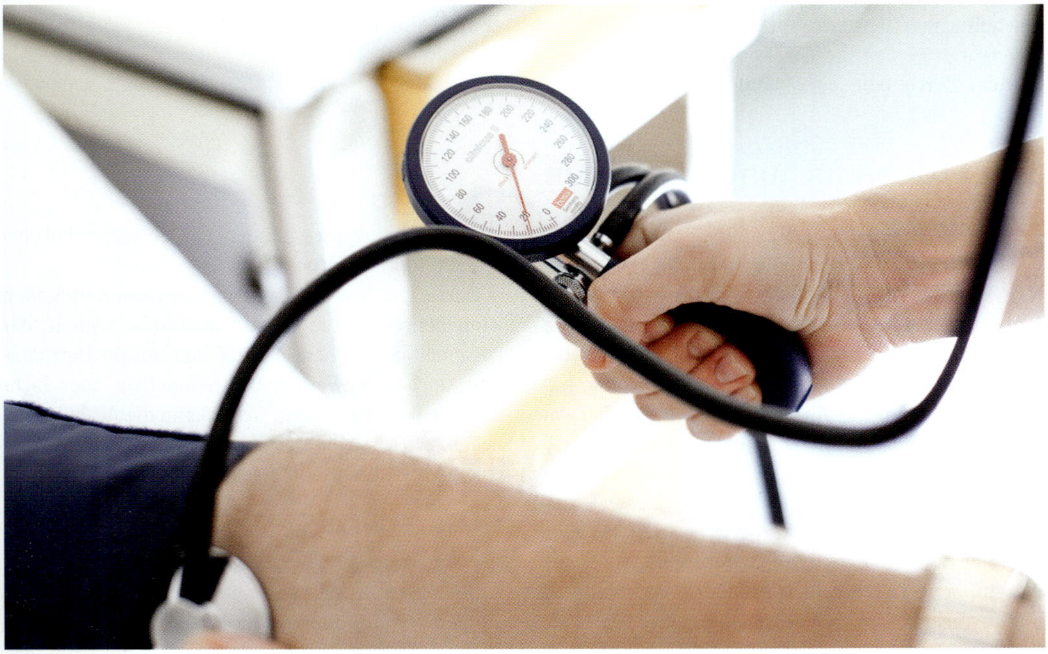



## 10.1 Anatomie und Physiologie

Der Blutkreislauf dient dem Transport von Nährstoffen und Sauerstoff zu sowie dem Abtransport von Stoffwechselprodukten und Kohlendioxid aus den Organen und Geweben des Körpers. Das Herz ist der in Phasen arbeitende Motor des Kreislaufsystems: Es wirft nur während der Systole Blutvolumen aus, während es sich in der Diastole füllt. Die Arterien und Venen dienen als Röhrensystem zum Bluttransport. Der Flüssigkeits- und Stoffaustausch mit dem Gewebe vollzieht sich in den dünnwandigen **Kapillaren**.

Die **Arterien** zeigen einen dreischichtigen Bau:

- Innenschicht: Intima
- Mittelschicht: Media
- Außenschicht: Adventitia

Die **Aorta** besitzt als Besonderheit zahlreiche elastische Fasern am Übergang Intima-Media bei nur wenig Muskelanteilen und kann dadurch das große Schlagvolumen bei jeder Systole durch elastische Dehnung aufnehmen. Dies führt zu einer Glättung der Blutdruckwelle und schafft durch die elastische Rückstellung der Aorta in der Diastole einen kontinuierlichen Blutfluss („Windkesselfunktion“).

In den **peripheren Arterien** ist dagegen die Muskelschicht in der Media deutlich ausgeprägt. Besonders muskelstark sind die kleinen Arteriolen, die durch Änderungen des Muskeltonus den Gefäßwiderstand modulieren und dadurch die Höhe des Blutdrucks regulieren. Die muskelstarken Arteriolen regulieren durch Veränderungen ihres Gefäßtonus auch die Verteilung der zur Verfügung stehenden Blutflussmenge auf die jeweiligen Gewebe und Organe. Sie schützen die dünnwandigen Kapillaren vor hohen intravaskulären Druckbelastungen und Druckschwankungen.

Auch die **Venen** zeigen einen dreischichtigen Aufbau. In der Regel ist die Venenwand jedoch deutlich dünner als eine vergleichbare Arterienwand. Venenklappen verhindern einen Blutrückstrom bei Kreislaufstagnation und vermindern die exzessive Druckbelastung durch den aufrechten Gang des Menschen (**Abb. 10.37b**).

Versorgt werden die Gefäße in den äußeren zwei Dritteln durch eine eigenständige Gefäßversorgung (Vasa vasorum). Das innere Drittel des Gefäßes wird durch Diffusion vom Blutstrom aus ernährt.

Das **Lymphgefäßsystem** dient dem Transport von eiweißreicher Gewebsflüssigkeit. Auch hier sind Klappen vorhanden, um einen gerichteten Lymphfluss zu gewährleisten.

# 10.2 Untersuchungsmethoden



### Anamnese und Inspektion

Die *Befragung des Patienten* mit Erkrankungen des Gefäßsystems berücksichtigt die verschiedenen akuten und chronischen Auswirkungen der Gefäßerkrankung, wie beispielsweise Kältegefühl in den Extremitäten oder Schmerzen nach körperlicher Anstrengung. Nähere Einzelheiten zur Anamnese finden sich bei der Besprechung der einzelnen Krankheitsbilder.

Wichtige Hinweise auf eine Gefäßerkrankung gibt oft schon die *Inspektion*. Eine einseitig blasse Extremität bei sonst normaler Körperfarbe kann auf eine arterielle Minderdurchblutung hinweisen. Zyanose der Extremität zeigt ebenfalls verminderte Durchblutung und vermehrte Sauerstoffausschöpfung des Blutes an. Demgegenüber lässt eine deutliche Schwellung einer Extremität eine venöse oder lymphatische Abflussstörung vermuten.

DEFINITION *Zeigt eine Extremität eine schwärzliche Verfärbung, spricht man von einer Gangrän; man versteht darunter das Absterben unzureichend durchbluteter Gewebsbezirke.*

Die Gangrän ist normalerweise trocken. Eine feuchte Gangrän zeigt eine zusätzliche Infektion an.

### Palpation der arteriellen Pulse

Das *Tasten (die Palpation) des Pulses* liefert wesentliche Informationen über die Herztätigkeit und die Funktion des arteriellen Kreislaufs sowie über die Durchgängigkeit des arteriellen Systems in einzelnen Gefäßabschnitten. **Abb. 10.1** zeigt die wichtigen Stellen der Pulspalpation zur Kreislaufbeurteilung.

Für die Beurteilung der *Herztätigkeit* und der *Blutdruckqualität* hat sich die Palpation des Pulses der *A. radialis* bewährt. Ein unregelmäßiger Pulsrhythmus deutet auf Herzrhythmusstörungen hin (S. 206 ff). Die Größe der Pulswelle (Pulsamplitude) gibt Hinweise auf Herzklappenfehler: Ein besonders hoher Puls findet sich z. B. bei einer ungenügenden Schlussfunktion der Aortenklappe, ein kleiner Puls demgegenüber bei Verengung der Aortenklappe. Ein harter Puls wird bei erhöhtem Blutdruck gefunden, ein schwacher Puls bei erniedrigtem Blutdruck.

Durch gleichzeitige Palpation an mehreren Stellen kann beurteilt werden, ob Seitendifferenzen in der Pulsqualität bestehen, die auf eine lokale *Durchblutungsstörung* hinweisen. Bei schwachem oder nicht tastbarem Puls an einem Gefäß kann die Auskultation helfen, zwischen einer Gefäßverengung (Stenose) und einem Verschluss zu unterscheiden (s. u.).

### Arterienauskultation

Der Blutstrom verursacht in normalen Arterien keine *Strömungsgeräusche*. Diese entstehen durch Wirbelbildungen bei Wandunregelmäßigkeiten (z. B. eine Verengung) oder durch besonders rasche Blutströmung. Im Gegensatz zur Aortenklappenstenose werden Strömungsgeräusche an peripheren Arterien nicht fortgeleitet, sondern sind nur über der Engstelle hörbar. Hat die Erkrankung zu einem vollständigen Gefäßverschluss geführt, sind keine Geräuschphänomene mehr nachweisbar.

### Arterieller Blutdruck

Die Messung des arteriellen Blutdrucks gehört zu jeder Patientenuntersuchung. Allgemein üblich ist die unblutige Blutdruckmessung nach *Riva-Rocci*. Dabei wird zunächst eine Blutdruckmanschette am Oberarm solange aufgepumpt, bis der Manschettendruck den arteriellen Blutdruck übersteigt. Unter langsamem Ablassen des Manschettendrucks werden dann durch Auskultation der Strömungsgeräusche in der Ellenbeuge (nach Korotkow) der *systolische* und der *diastolische Blutdruckwert* bestimmt (**Abb. 10.2**). Der Blutdruck wird angegeben in Millimeter Quecksilbersäule (mmHg) oder in Kilopascal (kPa). Die Differenz zwischen systolischem und diastolischem Wert wird als *Blutdruckamplitude* bezeichnet.

Seiten vergleichende Messung und Messung an den unteren Extremitäten helfen, den Kreislauf besser zu beurteilen. Ähnlich dem Langzeit-EKG kann auch der Blutdruck über 24 Stunden in Intervallen gemessen und registriert werden. Dadurch werden tages- und belastungsabhängige Schwankungen besser erkennbar.

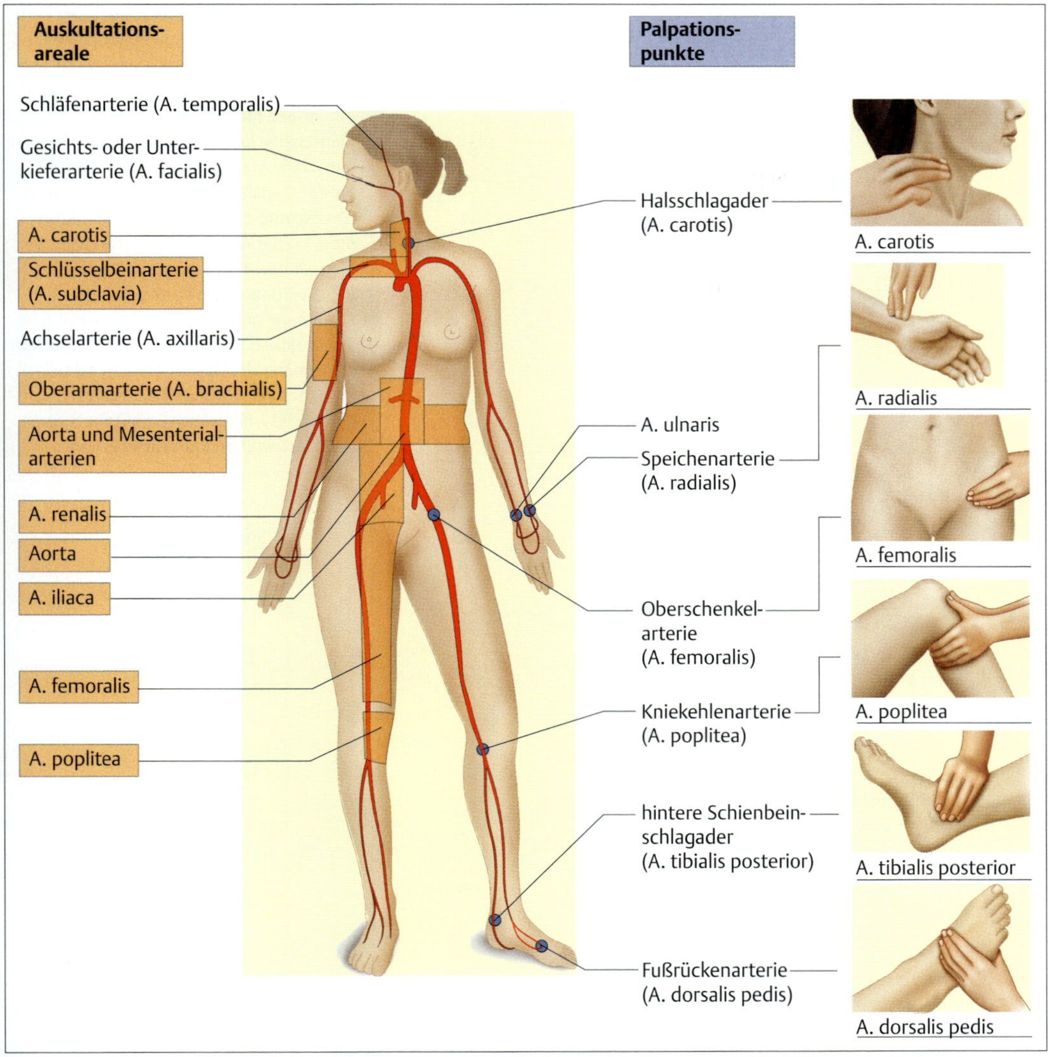


**Abb. 10.1** Typische Palpationsstellen zur Prüfung der arteriellen Pulse.

### *Blutdruckbestimmung nach Riva-Rocci*

- *Grundsätzlich:* Messung im Sitzen nach 5 min Ruhe.
- *Erste Messung:* Blutdruck an beiden Armen messen. Der höhere Wert gilt, weitere Messungen sollen an dem Arm mit den höheren Werten erfolgen.
- *Lymphödem* (Mammakarzinom!), *Shunt* (Dialysepatienten!) oder *Parese*: keine Messung am betroffenen Arm!
- *Junge Patienten* einmalig am Unterschenkel messen (Ausschluss einer Lumeneinengung der Aorta).
- *Manschettenauswahl* entsprechend dem Armumfang (größere Manschette ab ca. 40 cm Umfang).
- *Armlagerung* in Herzhöhe (ansonsten Fehler durch hydrostatischen Druck).
- *Anlage der Manschette* am Oberarm: Der Unterrand der Manschette soll 2 cm oberhalb der Ellenbeuge liegen.
- *Aufpumpen der Manschette* bis ca. 30 mmHg oberhalb des zu erwartenden systolischen Blutdrucks. Kontrolle durch Palpation: Puls in der A. radialis muss verschwinden.
- *Vermindern des Drucks* um 2–3 mmHg/s bei gleichzeitiger Auskultation in der Ellenbeuge.
- *Blutdruckbestimmung*: Das erste auskultierbare Geräusch markiert den systolischen Blutdruck, das völlige Verschwinden der Geräusche zeigt den diastolischen Blutdruck an:
- Vorsicht: zwischen Systole und Diastole können die Auskultationsgeräusche verschwinden (*„auskultatorische Lücke“*),
- *hyperzirkulatorischer Kreislauf* (Fieber, Anämie, Schwangerschaft): bereits das Leiserwerden der Auskultationsgeräusche zeigt den diastolischen Blutdruck an.

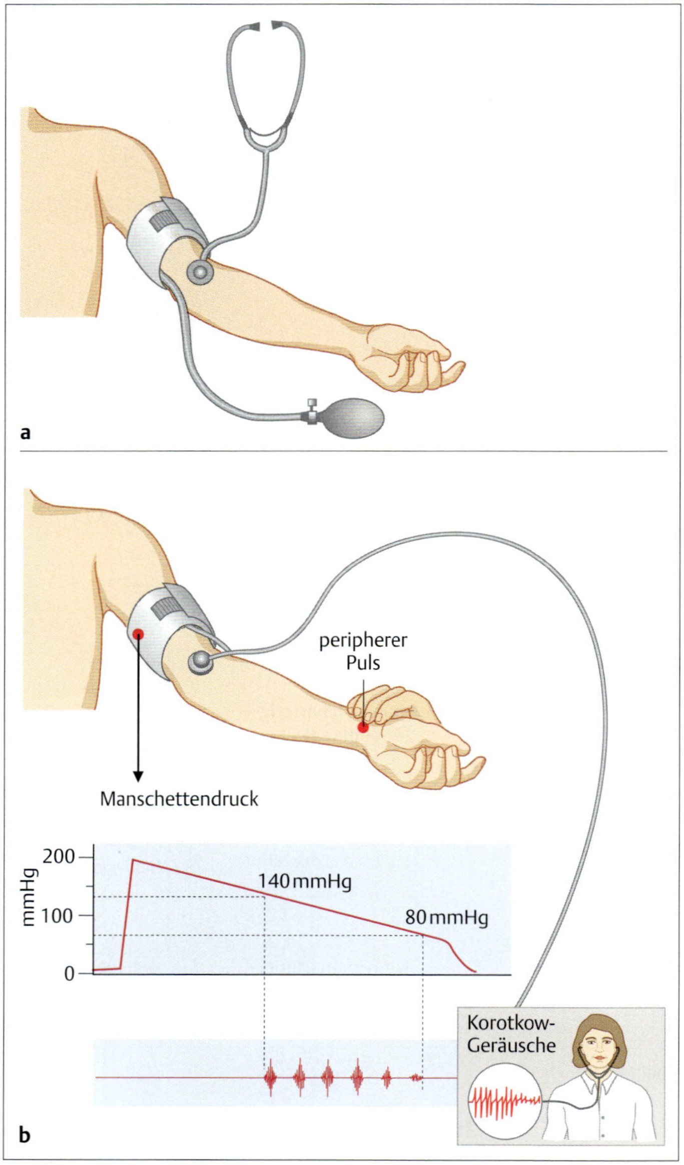


**Abb. 10.2 Blutdruckmessung.** **a** Die Manschette muss fest anliegen, ohne die Extremität abzuschnüren. Sie soll etwa zwei Finger breit oberhalb der Ellenbeuge enden. Die Kleidung darf oberhalb der Manschette den Arm nicht zusätzlich beengen. **b** Die Manschette wird aufgepumpt, bis der Radialispuls nicht mehr tastbar ist (Drosselung des Blutstroms durch Kompression der A. brachialis). Dann wird der Manschettendruck langsam abgelassen; dabei wird mit dem Stethoskop in der Ellenbeuge auskultiert. Das erste mit dem Stethoskop hörbare Geräusch markiert am Manometer den systolischen Blutdruckwert; das Verschwinden der Auskultationsgeräusche („Korotkow-Geräusche") zeigt den diastolischen Blutdruckwert an.

- Verdacht auf *orthostatische Dysregulation:* Wiederholung der Blutdruckmessung im Stehen sinnvoll (bzw. Schellong-Test: S. 268).
- *Pseudohypertonie:* Bei ausgeprägter Arteriosklerose bzw. Mediasklerose lässt sich die Arterie nicht komprimieren, sodass falsch hohe Werte angezeigt werden.
- *Strömungsgeräusche bis 0 mmHg auskultierbar:* Tritt gelegentlich auf bei Patienten mit Arteriosklerose, dann ist nur der systolische Druck erfassbar.

### Farbduplexsonografie

Bei der Farbduplexsonografie handelt es sich um ein bildgebendes Verfahren, das aus einer Kombination der üblichen Ultraschalldarstellung des Gewebes („Schwarz-Weiß-Bild") und der farbcodierten Dopplersonografie (Blutströmungsmessung) besteht.

Mit der Farbduplexsonografie lassen sich sowohl oberflächliche als auch tiefe Arterien und Venen sowie das sie umgebende Gewebe darstellen. Die Strömungsrichtung und die Strömungsgeschwindigkeit des Blutes innerhalb eines Gefäßes lässt sich in unterschiedlichen Farben darstellen.

Diese Ultraschalluntersuchung ist einfach verfügbar, schmerzlos und nebenwirkungsfrei. Atherosklerotische Cholesterin- bzw. Kalkablagerungen („Plaques"), Gefäßwandverengungen oder Verschlüsse sowie Erweiterungen z.B. der Aorta im Bauchraum (Aortenaneurysma) lassen sich problemlos nachweisen und überwachen. Thrombotische Verschlüsse der Venen sowie Krankheiten des Venenklappenapparates (venöse Insuffizienz, Varikosis, s. S. 295 ff) lassen sich ohne Weiteres nachweisen.

### Magnetresonanztomografie (MRT)-Angiografie

Bei der Magnetresonanzangiografie (MR-Angiografie) lassen sich die Blutgefäße (Arterien und Venen) mit und ohne Kontrastmittel darstellen. Im Gegensatz zur konventionellen Angiografie, bei der zweidimensionale Bilder aufgenommen werden, können mit modernen Kernspintomografen dreidimensionale Bilder rekonstruiert werden, sodass darüber hinaus eine Beurteilung der Gefäße aus allen Blickrichtungen möglich ist (**Abb.**).

Klassische Indikation für die MR-Angiografie sind Stenosen der Arterien, embolische Ereignisse, Venenthrombose, Aneurysmen, Gefäßfehlbildungen.

Die Erfahrungen mit der Durchführung und Interpretation der Magnetresonanztomografie (MRT) in der Schlaganfallakutphase haben deutlich zugenommen. Die MRT kann die CT ersetzen, wenn sie rasch zur Verfügung steht und eine Gradienten-Echo-Sequenz zum Blutungsausschluss durchgeführt wird. Sie ist der CT im Nachweis von frühen Ischämien überlegen und insbesondere bei Prozessen der hinteren Zirkulation einzusetzen; Voraussetzung ist allerdings, dass dadurch keine unnötige Zeitverzögerung für die Lysetherapie entsteht.

### Digitale Subtraktionsangiografie (DSA)

Bei der digitalen Subtraktionsangiografie handelt es sich um eine Röntgenuntersuchung des Gefäßsystems mit einem Kontrastmittel. In der Regel wird für die Untersuchung in Lokalbetäubung eine Arterie (meist Leistenarterie, selten Armarterie) punktiert und ein dünner Katheter eingeführt, der bis in die zu untersuchende Region vorgeschoben wird. Von der zu untersuchenden Körperregion werden zunächst Bilder ohne Kontrastmittel und dann mit Kontrastmittel angefertigt und mittels eines Computers bearbeitet, wobei die Bilder ohne Kontrastmittel von den nachfolgenden Bildern mit Kontrastmittel abgezogen (subtrahiert) werden. Hierdurch entsteht eine klare und deutliche Abbildung des Gefäßsystems ohne Überlagerung durch andere Strukturen wie z. B. Knochen.

In vielen Bereichen der Gefäßdiagnostik stellt die DSA nach wie vor den Goldstandard dar und wird eingesetzt, wenn die Farbduplexsonografie nicht mehr ausreicht. Es werden sämtliche Blutgefäße dargestellt, um Gefäßeinengungen oder Gefäßmissbildungen festzustellen, gelegentlich um stark durchblutete Tumore sichtbar zu machen.

Durch den rasanten technischen Fortschritt bei den nichtinvasiven diagnostischen Verfahren (Farbdoppler/Duplexsonografie, CT- und MR-Angiografie) wird die DSA zunehmend im Rahmen therapeutischer Interventionen eingesetzt. Durch Vorschieben eines Ballonkatheters über den gleichen Zugang kann die Stenose dilatiert werden (*p*erkutane *t*ransluminale *A*ngioplastie: PTA) und/oder ein Stent (Drahtgitter) gelegt werden (**Abb. 14.9**, S. 508). Darüber hinaus kann eine Embolisation (künstlicher Gefäßverschluss) zur Stillung von Blutungen oder zur Unterbrechung der Blutzufuhr tumorversorgender Gefäße (z. B. bei Leberzellkarzinom) durchgeführt werden.

Kontraindikationen sind (manifeste) Hyperthyreose, kompensierte Niereninsuffizienz (relativ) und bekannte Jod-/Kontrastmittelallergie (relativ).

● MERKE *Vor Angiografie: Messung der Nierenretentions- und Schilddrüsenwerte!*
*Ausreichende Flüssigkeitszufuhr vor und nach der Untersuchung. Das Antidiabetikum Metformin sollte 3 Tage vor der Untersuchung abgesetzt werden, Antikoagulantien wie z. B. Marcumar (Achtung Gerinnungswerte!) sollten ebenfalls abgesetzt und der besseren Steuerbarkeit wegen durch Heparin ersetzt werden.*
*Nach der Untersuchung wird ein Druckverband (12–24 Stunden) in der Leiste angelegt und der Patient 8–12 Stunden überwacht.*

## 10.3 Störungen der Kreislaufregulation

### 10.3.1 Arterielle Hypertonie

● MERKE *Das kardiovaskuläre Risiko erhöht sich linear mit dem Blutdruck. Es verdoppelt sich bei Werten > 120/80 mmHg mit jedem Anstieg des Blutdrucks um 20/10 mmHg.*

#### *Definition*

Die Hypertonie ist der wesentliche Risikofaktor für die Morbidität und Mortalität von Herz-Kreislauf-Erkrankungen. Sie ist von großer Bedeutung für die Entstehung von Schlaganfall, Herzinsuffizienz, koronarer Herzkrankheit und Niereninsuffizienz. Da die Häufigkeit kardiovaskulärer Folgeerkrankungen und Todesfälle über den gesamten normo- und hypertensiven Bereich kontinuierlich mit der Höhe sowohl des systolischen als auch des diastolischen Blutdrucks ansteigt, ist die Festlegung der **Grenzwerte für die arterielle Hypertonie** letztlich willkürlich (**Tab. 10.1**). Bei Vorliegen weiterer kardiovaskulärer Risikofaktoren erhöht sich das Risiko zusätzlich, sodass z. B. bei Diabetikern Blutdruckwerte deutlich unter der formalen Normgrenze

**Tab. 10.1 Definition und Klassifikation der Hypertonie (WHO/ISH 1999).**

| *Bezeichnung* | *RR systolisch (mmHg)* | *RR diastolisch (mmHg)* |
|---|---|---|
| optimaler Blutdruck | < 120 | < 80 |
| normaler Blutdruck | < 130 | 80–84 |
| hochnormaler Blutdruck | 130–139 | 85–89 |
| Hypertonie Grad 1 (leicht) | 140–159 | 90–99 |
| Hypertonie Grad 2 (mittel) | 160–179 | 100–109 |
| Hypertonie Grad 3 (schwer) | ≥ 180 | ≥ 110 |
| isolierte systolische Hypertonie | ≥ 140 | < 90 |

*wiederholte Einzelmessungen nach Riva-Rocci (mmHg)*
*die Zuordnung erfolgt entsprechend dem höheren Messwert (systolisch **oder** diastolisch)*



von 140/90 mmHg angestrebt werden. Durch eine Senkung des erhöhten Blutdrucks kann die Lebenserwartung der Patienten erheblich verlängert werden.

**Risikofaktoren.** Kardiovaskuläre Risikofaktoren sind

- Adipositas*,
- arterielle Hypertonie*,
- Diabetes mellitus*,
- erhöhtes LDL-Cholesterin*,
- erhöhtes C-reaktives Protein,
- Hyperhomocysteinämie,
- Hyperfibrinogenämie,
- Nikotinabusus,
- positive Familienanamnese für kardiovaskuläre Erkrankungen.

* Teilaspekte des „metabolischen Syndroms" (S. 410).

Eine zunehmende Rolle in der Diagnostik der arteriellen Hypertonie spielt die **24-Stunden-Langzeitmessung**. Der Grenzwert für eine Normotonie liegt hier etwas niedriger als bei den oben beschriebenen Einzelmessungen nach Riva-Rocci (**Tab. 10.2**).

Folgende **Formen der Blutdruckerhöhung** werden unterschieden:

- *labile bzw. belastungsabhängige Hypertonie:* Hypertonie nur vorübergehend bzw. bei körperlicher oder seelischer Belastung
- *stabile Hypertonie (Dauerhypertonie):* Blutdruck ständig erhöht
- *hypertensive Krise:* kritische Blutdrucksteigerung (> 230/130 mmHg) ohne Organschaden
- *hypertensiver Notfall:* RR > 230/130 mmHg und vitale Gefährdung durch Organschäden (Hauptursachen: fortgeschrittene Niereninsuffizienz in 80% der Fälle; Phäochromozytom)

**Tab. 10.2 Normalwerte der 24-Stunden-Blutdruckmessung.**

| *Beobachtungskriterium* | *Wert* |
|---|---|
| Mittelwert tagsüber / nachts | < 135/85 mmHg / < 120/75 mmHg |
| 24-Stunden-Mittel | < 130/80 mmHg |
| Werte > 140/90 mmHg tagsüber / nachts | < 25% / < 20% |
| nächtlicher Blutdruckabfall (Schlafphase) | ≥ 10 mmHg systolisch/ diastolisch |

### *Epidemiologie*

In den Industrieländern weisen 10–15% der Erwachsenen Blutdruckwerte > 160/95 mmHg auf. Ein etwa gleicher Prozentsatz leidet an der sog. Grenzwerthypertonie (140–160 mmHg systolisch bzw. 90–95 mmHg diastolisch). Die Häufigkeit der arteriellen Hypertonie steigt mit dem Lebensalter (im Alter über 50 Jahre bis 50% der Bevölkerung).

### *Ursachen und Krankheitsentstehung*

Bei lediglich ca. 10% der Hypertoniker lässt sich eine Erkrankung nachweisen, die die Hypertonie verursacht (**sekundäre Hvpertonie**). Fast ausnahmslos handelt es sich dabei um Krankheiten der Nieren und des Endokriniums. Die renoparenchymatöse Hypertonie ist mit 2–5% aller Hypertonien die häufigste Form der sekundären Hypertonie; sie kann bei allen ein- oder beidseitigen Nierenerkrankungen auftreten, die nicht mit einem Salzverlust einhergehen.

*Sekundäre Hypertonieformen*

- renoparenchymatöse Hypertonie:
  - Glomerulonephritis
  - chronische Pyelonephritis
  - Analgetikanephropathie
  - Zystennieren u. a.
- renovaskuläre Hypertonie:
  - Nierenarterienstenose (85%)
  - fibromuskuläre Dysplasie (1%)
  - selten: Lupus erythematodes, Panarteriitis nodosa
- endokrine Hypertonie:
  - Nebenniere: Conn-Syndrom, Cushing-Syndrom, adrenogenitales Syndrom, Phäochromozytom
  - Akromegalie
- neurogene Hypertonie:
  - Enzephalitis
  - Hirndruck
- Aortenisthmusstenose
- Schwangerschaftsinduzierte Hypertonie (SIH, **Tab. 10.3**)

- medikamenteninduzierte Hypertonie (reversibel nach Absetzen):
  - Glukokortikoide
  - Ovulationshemmer
  - Erythropoetin
  - nichtsteroidale Antiphlogistika
  - Ciclosporin A

● MERKE *Schwangerschaftsinduzierte Hypertonie. Bei vorbestehender chronischer Hypertonie entwickelt sich in 30 % der Fälle eine aufgepfropfte SIH (Pfropfgestose). Das Ausmaß der Hypertonie bestimmt die perinatale Sterblichkeit von Mutter und Kind.*

In ca. 90 % der Fälle lässt sich keine ursächliche Grunderkrankung nachweisen: **primäre (essenzielle) Hypertonie.** Auf dem Boden einer genetischen Veranlagung wirken mehrere Manifestationsfaktoren bei ihrer Entstehung zusammen; auch hormonelle Einflüsse spielen eine Rolle (häufiger Beginn bei Frauen im Klimakterium):
- Vererbung: polygen; positive Familienanamnese in ca. 60 % der Fälle
- Übergewicht: enge Beziehung zwischen Körperfettmasse und Blutdruckhöhe
- erhöhte Kochsalzzufuhr: der Bedarf liegt bei ca. 1 g/Tag, der tatsächliche Konsum in Industrieländern bei 10–15 g/Tag
- weitere Faktoren: Stress, Rauchen

Zahlreiche Bluthochdruckpatienten leiden gleichzeitig an Übergewicht sowie an Störungen des Fett- und Kohlehydratstoffwechsels (metabolisches Syndrom). Eine gemeinsame genetische Ursache für diese Zivilisationskrankheiten wird vermutet (Insulinresistenz?). Das kardiovaskuläre Risiko ist sehr hoch. Therapeutisch stehen Gewichtsreduktion, Minderung der Kochsalzzufuhr, Meiden von übermäßigem Alkoholkonsum, körperliche Bewegung und Reduktion sonstiger Risikofaktoren (Rauchen!) im Vordergrund.

### *Pathophysiologie*

Eine **Erhöhung des totalen peripheren Gefäßwiderstandes** ist bei fast allen Hochdruckkranken entscheidend für die Entstehung und Aufrechterhaltung der arteriellen Hypertonie, der sowohl über eine erhöhte funktionelle Vasokonstriktion als auch über strukturelle Veränderungen der Gefäßwand („Remodeling") vermittelt wird. Ein wesentlicher Faktor ist die gestörte Ausscheidung von Natrium in der Niere (**Abb. 10.3**).

In der akzelerierten Phase der Hypertonie (maligne Hypertonie) treten **fibrinoide Arteriolonekrosen** auf, die zur Ischämie der nachgeschalteten Gewebeanteile führen.

### *Symptome*

Zunächst ist die arterielle Hypertonie oft symptomlos. Es gibt kein spezifisches Symptom der arteriellen Hypertonie. Beschwerden, wie (typischerweise morgendliche) Kopfschmerzen, Augenflimmern, Ohrensausen oder Schwindel, sind meist an die Höhe des Blutdrucks gekoppelt. Bei exzessiver Blutdruckerhöhung besteht akute Lebensgefahr *(hypertensive Krise und hypertensiver Notfall,* S. 267).

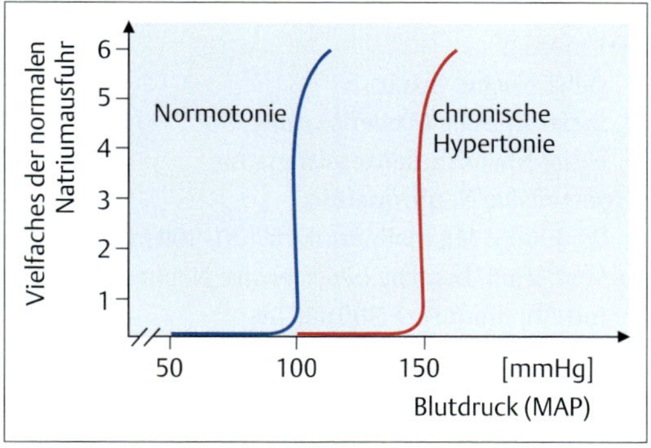


**Abb. 10.3 Blutdruck und Natriurese.** Ab einer bestimmten Blutdruckschwelle steigt die Natriumausscheidung der Niere massiv an. Diese kritische Grenze ist beim Hochdruckkranken in den Bereich erhöhter Blutdruckwerte verschoben. Die Niere des Hypertonikers kann bei normalen Blutdruckwerten nicht ausreichend Natrium ausscheiden, die resultierende Natriumretention trägt zur Entstehung und Aufrechterhaltung der arteriellen Hypertonie bei.

**Tab. 10.3 Schwangerschaftsinduzierte Hypertonie.**

| *Bezeichnung* | *Häufigkeit* | *Beschreibung* |
|---|---|---|
| isolierte SIH | 10 % | temporäre Hypertonie: Auftreten im 3. Trimenon, klingt post partum ab (maximal 6 Wochen) |
| Präeklampsie („EPH-Gestose, Schwangerschaftstoxikose") | 1 % | SIH mit Proteinurie und ggf. Ödemen, Komplikation: HELLP-Syndrom („hemolysis, elevated liver enzymes, low platelets") |
| Eklampsie | 0,1 % | Präeklampsie und neurologische Symptome: Augenflimmern, Hyperreflexie, Krämpfe |

● MERKE *Viele Patienten mit einer Blutdruckerhöhung weisen keine Symptome auf und der Hypertonus wird zufällig diagnostiziert.*

Darüber hinaus können die Endorganschäden bei chronischer arterieller Hypertonie (**Tab. 10.4**) zu entsprechenden organbezogenen Symptomen führen.

**Frühzeitige Arteriosklerose:**
- Eine frühzeitige Arteriosklerose insbesondere der herznahen Gefäßabschnitte (Aorta, Koronarien, Hirngefäße) und der Niere zeigt die Mehrzahl der Hypertoniker
- Frühdiagnostik durch Funduskopie (**Tab. 10.5**) und/oder sonografisch an der A. carotis (Intima-Media-Dicke > 0,9 mm oder Nachweis arteriosklerotischer Plaques)

**Hypertensive Herzkrankheit (Todesursache bei $^2/_3$ aller Hypertoniker):**
- Linksherzhypertrophie (Echokardiografie: Septumdicke > 11 mm): diastolische Relaxationsstörung und später auch systolische Herzinsuffizienz
- koronare Herzkrankheit (Angina pectoris, Herzinfarkt, Herzrhythmusstörungen, plötzlicher Herztod, Linksherzinsuffizienz)

**Zerebrale Schäden (Todesursache bei ca.** 15 % der Hypertoniker):
- ischämischer Insult
- hypertonische Massenblutung
- akute Hochdruckenzephalopathie

**Hypertensive Nephropathie:**
- Stadium I: Mikroalbuminurie (30–300 mg/Tag)
- Stadium II: benigne hypertensive Nephrosklerose mit Albuminurie > 300 mg/Tag
- Stadium III: arterio-arteriolosklerotische Schrumpfniere mit Niereninsuffizienz
- Ein eingetretener Nierenschaden führt über den Mechanismus einer Aktivierung des Renin-Angiotensin-Aldosteron-Systems (als Folge der verminderten Nierendurchblutung) zur renalen Fixierung der Hypertonie.

**Aorta:**
- 10 % der männlichen Hypertoniker entwickeln ein Bauchaortenaneurysma.
- 80 % der Patienten mit Aortendissektion sind Hypertoniker.

**Tab. 10.4 WHO-Graduierung der Hypertonie.**

| *Grad* | *Endorganschäden* |
|---|---|
| WHO Grad I | Hypertonie ohne Endorganschäden |
| WHO Grad II | Hypertonie mit Endorganschäden |
| WHO Grad III | Hypertonie mit kardiovaskulären Folge- und Begleiterkrankungen (Symptome durch Endorganschäden) |

**Tab. 10.5 Augenhintergrundveränderungen bei Hypertonie.**

| *Stadium* | *Zeichen* |
|---|---|
| Stadium I | funktionelle Vasokonstriktion (arterioläre Engstellung) |
| Stadium II | zusätzlich strukturelle Gefäßveränderungen: Kupferdrahtarterien mit Kaliberunregelmäßigkeiten, Salus-Gunn-Kreuzungszeichen (**Abb. 10.4a**) |
| Stadium III | Netzhautödem, Exsudate („cotton wool“), Netzhautblutungen, makuläre Sternfigur (kalkspritzerartige Herde um die Makula herum) |
| Stadium IV | wie Stadium III, zusätzlich bilaterales Papillenödem (**Abb. 10.4b**) |

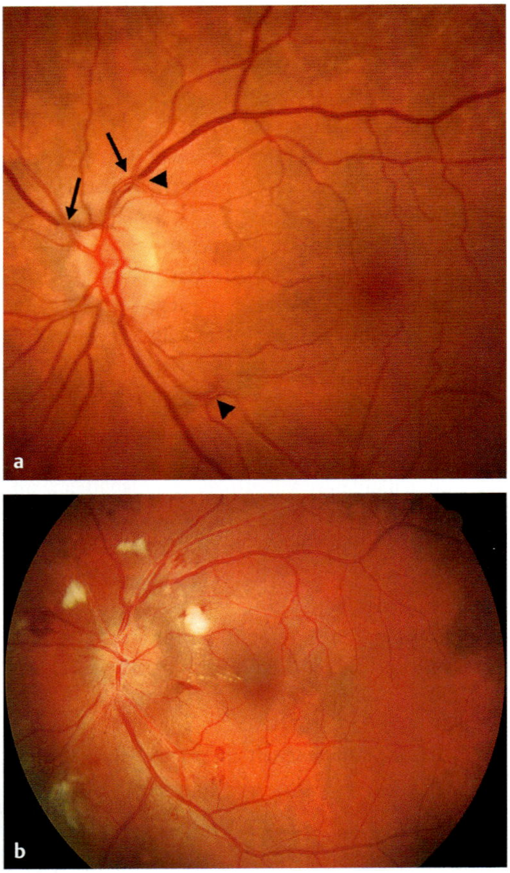


**Abb. 10.4 Fundus hypertonicus. a** Fundus hypertonicus II: Gunn-Kreuzungszeichen (Pfeile). Typisch ist die sog. Omega-Teilung der Arterie (Pfeilspitzen), d. h. die Arterie teilt sich nicht – wie normalerweise – im spitzen Winkel. **b** Fundus hypertonicus IV: Typisch für dieses Stadium sind u. a. die hier gut sichtbaren Blutungen und Cotton-wool-Herde sowie das Papillenödem.

Die Lebenserwartung *unbehandelter* Patienten ist wegen der kardiovaskulären Folgeerkrankungen der arteriellen Hypertonie (Herzinfarkt, Herzinsuffizienz, Apoplex) erheblich reduziert, auch wenn der Patient asymptomatisch ist. Die Messung des arteriellen Blutdrucks ist daher unverzichtbarer Bestandteil jeder körperlichen Untersuchung.

Von besonderer klinischer Relevanz ist die Erkennung und Behandlung der *malignen Hypertonie* und der hypertensiven Krise, da diese Krankheitsbilder unbehandelt eine hohe Letalität aufweisen. Die bedrohliche Dimension der malignen Hypertonie (S. 267) entsteht durch das Auftreten fibrinoider Nekrosen in den Arteriolen verschiedener Organe. Für die Diagnosestellung ist neben der Blutdruckmessung die Spiegelung des Augenhintergrundes entscheidend (**Tab. 10.5**). Eine *hypertensive Krise* bzw. ein *hypertensiver Notfall* (S. 267) liegt vor, wenn bei massiv erhöhtem Blutdruck eine akute lebensbedrohliche Dekompensation von Organsystemen droht bzw. bereits vorhanden ist.

Die Höhe des Blutdrucks allein ohne die weiteren genannten Kriterien erlaubt nicht eine Zuordnung als maligne Hypertonie oder hypertensiver Notfall. Der irreführende und unglücklich gewählte Ausdruck „benigne Hypertonie“ wird gelegentlich verwendet für die zahlenmäßig weitaus häufigeren Fälle von arterieller Hypertonie (99 %), bei denen die Kriterien der malignen Hypertonie nicht erfüllt sind.

### *Diagnostik*

Das diagnostische Vorgehen bei Hochdruckpatienten (**Tab. 10.6**) dient folgenden Zielen:

- Sicherung der Hochdruckkrankheit
- Klärung der Frage, ob eine primäre oder sekundäre Hypertonie vorliegt
- Erfassung von Endorganschäden (S. 262)
- Erfassung weiterer kardiovaskulärer Risikofaktoren

#### *Blutdruckmessung*

Die **direkte (blutige) Messung** des arteriellen Drucks erfordert eine Punktion z. B. der A. radialis und das Einbringen eines dünnen Katheters. Die blutige Druckmessung kommt ausschließlich auf der Intensivstation zum Einsatz.

Die **unblutige Messung nach Riva-Rocci** ist unverzichtbarer Bestandteil jeder Patientenuntersuchung. Die Diagnose einer arteriellen Hypertonie (**Tab. 10.1**) erfordert mindestens drei Messungen an drei verschiedenen Tagen in sitzender Körperhaltung nach mindestens 5 min Ruhe.

● MERKE *Bei ca. 15 % der Patienten steigt der Blutdruck, wenn er durch medizinisches Fachpersonal ermittelt wird („Weißkitteleffekt“). Hier kann die Selbstmessung durch den Patienten sehr hilfreich sein.*

Die **24-Stunden-Blutdruckmessung** (ambulantes Blutdruckmonitoring, ABDM) hat den Vorteil des fehlenden „Weißkitteleffektes“ (**Tab. 10.2**). Sie korreliert besser mit der Prognose als die Gelegenheitsmessung. Die Langzeitmessung ermöglicht die Erfassung eines fehlenden nächtlichen Blutdruckabfalls, der eine Anpassung der Behandlung erfordert (**Abb. 10.5**).

### *Therapie der essenziellen Hypertonie*

Die Behandlung sollte umso früher und konsequenter erfolgen, je höher das kardiovaskuläre Gesamtrisiko unter Berücksichtigung von Blutdruckhöhe, Endorganschäden (S. 262) und sonstigen kardiovaskulären Risikofaktoren einzuschätzen ist.

Folgende Zielwerte werden therapeutisch angestrebt:

- < 140/90 mmHg bei alleiniger arterieller Hypertonie
- < 130/80 mmHg bei Hochrisikopatienten (zusätzlich Diabetes, KHK, Niereninsuffizienz usw.)
- < 125/75 mmHg bei Proteinurie > 1 g/24 Stunden

Die Grundlage jeder Hochdrucktherapie sind die **nichtmedikamentösen Allgemeinmaßnahmen** (**Tab. 10.7**). Ihre Wirkung stellt sich meist erst nach 2–3 Monaten ein. Die Mitarbeit des Patienten ist hierbei ebenso entscheidend wie bisweilen schwierig.

Bei Hypertonie Grad I und II kann die Wirkung der Allgemeinmaßnahmen abgewartet werden, bevor die Indikation zur **medikamentösen Therapie** gestellt wird. Bei hohem kardiovaskulärem Gesamtrisiko (weitere kardiovaskuläre Risikofaktoren und/oder Endorganschäden) und bei Hypertonie Grad III erfolgt der zusätzliche Einsatz von Medikamenten sofort.

Als **Therapie der ersten Wahl** kann zwischen verschiedenen Wirkstoffklassen gewählt werden (Diuretika, Betablocker, Kalziumantagonisten, ACE-Hemmer und Angiotensinrezeptor-Antagonisten). Die Auswahl richtet sich im Einzelfall nach der individuellen Verträglichkeit und nach vorhandenen Begleiterkrankungen (**Tab. 10.8**). Die Behandlung erfolgt einschleichend und stufenweise. Insbesondere bei älteren Menschen ist ein möglichst einfaches Therapieschema anzustreben und das altersbedingt erhöhte Risiko einer orthostatischen Hypotonie zu beachten; die Messung des Blutdrucks im Liegen und Stehen ist daher zu empfehlen. Wegen des zirkadianen Rhythmus der Hypertonie empfiehlt sich meist die Einnahme der Medikamente morgens nach dem Wachwerden (Steuerung durch 24-Stunden-Messung).

Mit dem Behandlungsschema in **Abb. 10.6** sind etwa 90 % der Hypertoniker einstellbar. Zunächst wird

**Tab. 10.6 Diagnostik bei arterieller Hypertonie.**

| *Art der Untersuchung* | *spezielle Fragestellungen* | *mögliche Grunderkrankungen* |
|---|---|---|
| Familienanamnese | Hypertonie? | Hinweis auf essenzielle Hypertonie schließt sekundäre Hypertonie nicht aus! |
| | Herzinfarkt, Schlaganfall? | erhöhtes kardiovaskuläres Risiko |
| Patientenanamnese | Nierenkrankheiten? endokrine Krankheiten? | sekundäre Hypertonie? |
| | Sehstörungen? Kopfschmerzen? | maligne Hypertonie? |
| | Blutdruckkrisen? Herz- und Gefäßkrankheiten? | Phäochromozytom? sekundäre Hypertonie? Folgeerkrankungen? |
| | Schwangerschaftskomplikationen? | Nierenerkrankung? |
| | Medikamente? | Nebenwirkungen von Antihypertensiva? |
| | Ovulationshemmer? | sekundäre Hypertonie? |
| | Nikotinabusus? | erhöhtes Risikoprofil |
| | Alkohol? | steigert Blutdruck |
| körperliche Untersuchung | Übergewicht | Übergewicht begünstigt Hypertonie und weitere Risikofaktoren (Diabetes, Hyperlipidämie) |
| | Aspekt | Morbus Cushing? Akromegalie? |
| | Herz | Herzgröße? Dekompensationszeichen: Ödeme, pulmonale Stauung? |
| | Gefäße: Palpation und Auskultation | Pulsqualität? Aortenisthmusstenose? Nierenarterienstenose? Gefäßstenosen, Aneurysma? |
| | Augen | Fundusveränderungen? (maligne Hypertonie?) |
| Urin | Albumin, Eiweiß, Sediment | Nierenerkrankung, maligne Hypertonie? |
| | Glukose | Diabetes? |
| | Katecholamine* | Phäochromozytom? |
| Blut | Kreatinin | Nierenerkrankung? maligne Hypertonie? |
| | Kalium | Aldosteronismus? Saluretika? Laxanzien? |
| | Glukose, Cholesterin, Triglyzeride, Harnsäure** | weitere Risikofaktoren? |
| Zusatzuntersuchungen | EKG***, Echokardiografie*** | Hypertrophie? KHK? Pumpfunktion? |
| | Thoraxröntgen*** | Herzgröße? Lungenstauung? Sklerose/Ektasie der Aorta? |
| | Nierensonografie | Nierenerkrankung? |
| | Gefäßsonografie, Nierensequenzszintigrafie, Angiografie, MRT-Angiografie, DAS | renovaskuläre Hypertonie? Gefäßstenosen? Aneurysmen? |
| | Mini-Mental-Test | Hirnfunktion |

* *indiziert bei Erstdiagnose der arteriellen Hypertonie mit diastolischem Blutdruck > 100 mmHg;*
** *zur Hochdruckdiagnostik selber nicht erforderlich;*
*** *Zusatzuntersuchungen, wie EGK, Echo, und Thoraxröntgen sollten bei Patienten unter 30 und über 50 Jahren durchgeführt werden.*

meist eine Monotherapie oder eine niedrig dosierte Kombinationstherapie durchgeführt. Bei unzureichendem Effekt ist eine Kombinationstherapie aus zwei oder mehr Medikamenten immer erforderlich. Wenn der Blutdruck auch damit nicht normalisiert werden kann, sollten folgende Störfaktoren ausgeschlossen werden:

- Allgemeinmaßnahmen werden nicht eingehalten
- Patient nimmt Antihypertensiva nicht ein (mangelnde Compliance), Dosis nicht ausreichend
- Einnahme hypertoniefördernder Medikamente (Östrogene, Glukokortikoide, nichtsteroidale Antiphlogistika, Erythropoetin)
- unerkanntes Schlafapnoesyndrom

PFLEGE ***Patientenbeobachtung.*** *Die Nebenwirkungen von blutdrucksenkenden Medikamenten sind äußerst vielfältig. Sie reichen von Störungen im Kaliumhaushalt (Diuretika, ACE-Hemmer) über die Verminderung der Herzfrequenz und -schlagkraft (Beta-Rezeptorenblocker)*

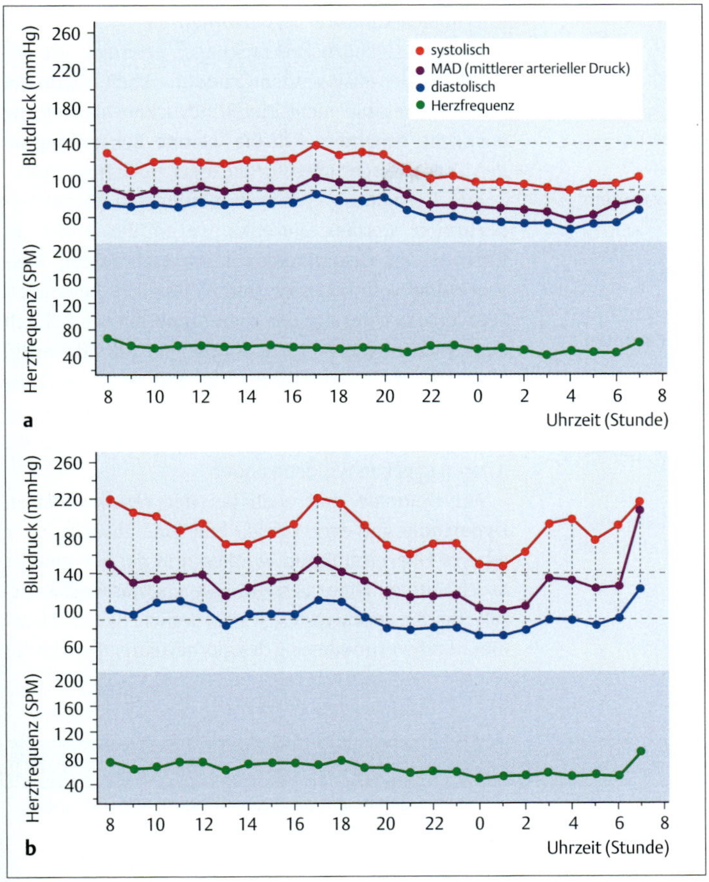


**Abb. 10.5 Langzeit-Blutdruckmessung.** **a** arterielle Normotonie (mittlerer Blutdruck 114/69 mmHg). **b** arterielle Hypertonie (mittlerer Blutdruck 185/92 mmHg).



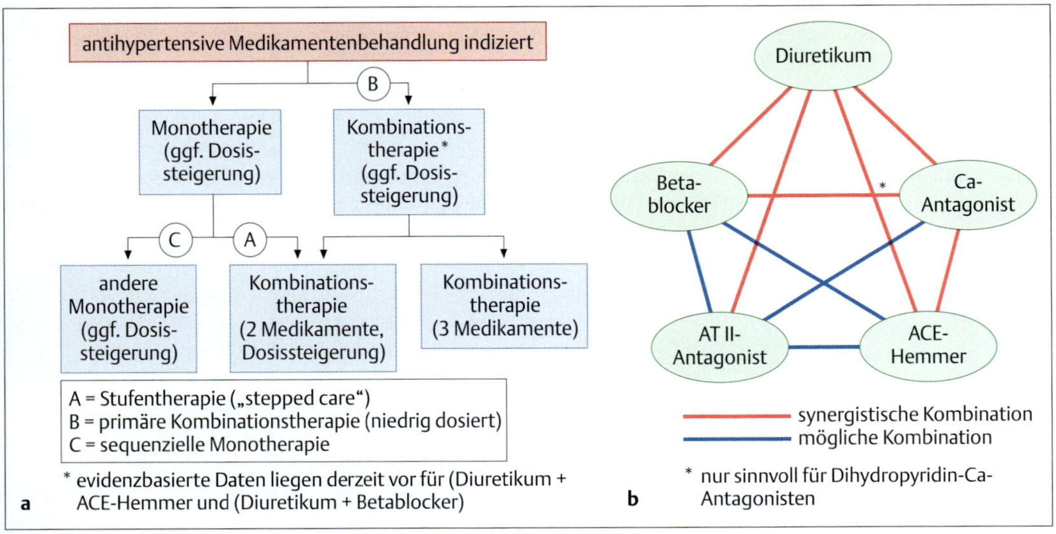


**Abb. 10.6 Behandlung der arteriellen Hypertonie.** **a** Strategien der Bluthochdrucktherapie, **b** Antihypertensiva der ersten Wahl und mögliche Kombinationen.

*bis hin zu Obstipation (Kalziumantagonisten) und Mundtrockenheit (Sympatholytika). Beachten Sie bei jedem Patienten mit Hypertonie, mit welchen Medikamenten er eingestellt wird, und beobachten Sie ihn gezielt im Hinblick auf Nebenwirkungen, u. U. kann ein Präparatewechsel notwendig werden.*

**Tab. 10.7 Allgemeinmaßnahmen zur Blutdrucksenkung.**

| *Maßnahme* | *Begründung/Erläuterung* |
|---|---|
| Aufklärung | entscheidend für Mitarbeit des Patienten |
| Lebensführung | – Stressvermeidung/-bewältigung<br>– körperliche Bewegung*<br>– Rauchen einstellen, kein Kaffee<br>– Alkohol maximal 30 g/Tag |
| Entspannungsübungen/ Psychotherapie | Blutdrucksenkung um 5–10 mmHg möglich bei geeignetem Patienten |
| Diät | – Gewicht normalisieren<br>– Kochsalzzufuhr < 6 g/Tag<br>– kaliumreiche Kost (Obst, Gemüse)<br>– mediterrane Kost |

** Hochleistungssport und isometrische Übungen (Kraftsport!) sind kontraindiziert; dynamische Ausdauertraining (z. B. straffes Walken mindestens 1 h pro Woche).*

10

### *Therapie sekundärer Hypertonien*

Sekundäre Hochdruckerkrankungen erfordern die Behandlung der auslösenden Grundkrankheit. Wenn die kausale Therapie nicht zur Blutdrucknormalisierung ausreicht, orientiert sich die weitere Behandlung an den Therapierichtlinien für die essenzielle Hypertonie.

Zur Behandlung von **renoparenchymatösen Hypertonien** werden Diuretika wegen der meist im Rahmen der Grundkrankheit eingeschränkten Ausscheidung von Kochsalz und Flüssigkeit bevorzugt. Die Verschlechterung der Nierenfunktion wird durch eine Senkung des Blutdrucks (Ziel: ca. 120/80 mmHg) verlangsamt. Besonders günstig sind in dieser Hinsicht ACE-Hemmer, die unter sorgfältiger Kontrolle der Retentionswerte bis zu einem Kreatininwert von ca. 4 mg/dl gegeben werden können.

ACE-Hemmer sind auch bei der **renovaskulären Hypertonie** gut wirksam, da hier eine absolute oder relative Überproduktion von Renin in der vermindert durchbluteten Niere besteht. Eine engmaschige Kontrolle des Kreatininwertes ist erforderlich, da ACE-Hemmer durch Verminderung des glomerulären Drucks die

**Tab. 10.8 Antihypertensiva.**

| *Medikament* | *Wirkung* |
|---|---|
| **Diuretika** | Unterstützen die blutdrucksenkende Wirkung einer Kochsalzrestriktion < 6 g/Tag und werden daher oft zuerst eingesetzt. Wirkmechanismus: akut Volumenverlust, langfristig Gefäßdilatation. Das Hauptrisiko liegt in der Entwicklung einer Hypokaliämie (Thiazide und Schleifendiuretika). Daher häufig Kombinationspräparate mit Kalium sparenden Diuretika. Laborkontrollen (Serumkalium) erforderlich |
| **Betarezeptorenblocker** | Wirken akut durch Verminderung des Herzzeitvolumens, langfristig durch eine Senkung des peripheren Widerstandes und eine Hemmung der Reninsekretion. Antianginöse und antiarrhythmische Wirkung, daher geeignet bei zusätzlicher koronarer Herzkrankheit und bei Herzrhythmusstörungen. Geeignet zur Sekundärprophylaxe nach Herzinfarkt |
| **Kalziumantagonisten** | Senken den Blutdruck durch Senkung des peripheren Widerstandes. Wegen des schnellen Wirkungseintritts werden Dihydropyridine (Nifedipin, Nitrendipin) in der Notfalltherapie eingesetzt. Nebenwirkungen: Flush, Kopfschmerzen, Tachykardie |
| **ACE-Hemmer** | Hemmen die Bildung von Angiotensin II aus Angiotensin I und den Abbau von Kininen. Sie verbessern die Prognose bei Herzinsuffizienz und Niereninsuffizienz (Einsatz bis ca. Kreatinin 4 mg/dl) und verbessern die Prognose bei Herzinsuffizienz und nach Herzinfarkt. Besonders geeignet auch bei Diabetes mellitus (stoffwechselneutral, nephroprotektiv) |
| **Angiotensin-II-Rezeptorantagonisten** | sind ebenso wirksam wie die ACE-Hemmer bei noch besserer Verträglichkeit (Nebenwirkungsprofil und -häufigkeit unterscheidet sich nicht von Placebo) |
| **Renin-Inhibitoren** | durch direkte Hemmung der Reninaktivität (dadurch wird die Spaltung von Angiotensinogen in Angiotensin I verhindert) werden sowohl die Konzentration von Angiotensin I als auch von Angiotensin II im Blut verringert (Renin-Angiotensin-Aldosteron-System (RAAS), s. S. 445, **Abb. 13.26**) |
| **Zentral wirksame Sympatholytika** | hemmen vor allem zentralnervöse Kreislaufzentren durch Stimulierung zentraler Alpha-2-Rezeptoren |
| **Alpha-1-Rezeptorenblocker** | hemmen selektiv periphere Alpha-Adrenozeptoren. Geeignet bei zusätzlicher Hyperlipidämie und Prostatahypertrophie. Alle Antisympathikotonika können zur Orthostase und Natriumretention führen, die zentral wirksamen auch zur Sedierung |

Funktion der stenosierten Niere verschlechtern können. Bei beidseitiger Nierenarterienstenose sind ACE-Hemmer daher kontraindiziert.

*Hypertonie und Schwangerschaft (***Tab. 10.2***)*

Bei der Präeklampsie kommt es vermutlich zu einer Freisetzung vasopressorischer Substanzen bei Minderdurchblutung der Plazenta. Eine stationäre Therapie ist zwingend erforderlich, mit mindestens zweimaliger täglicher Blutdruckmessung und Kontrollen von Körpergewicht, Urinbefund, Nierenfunktion, Leberwerten und Thrombozyten.

**Therapie der Schwangerschaftshypertonie** (Indikation ab RR 160/100 mmHg):

- Bettruhe in Linksseitenlage
- Mittel der ersten Wahl: Alpha-Methyldopa
- Mittel der zweiten Wahl: Beta-1-selektive Betablocker (Metoprolol), (nichtkardioselektive Betablocker kontraindiziert: Beta-2-Blockade kann wehenstimulierend wirken)
- Dihydralazin

**Therapie der Präeklampsie:**

- frühestmögliche Schwangerschaftsunterbrechung (HELLP-Syndrom: sofortiger Schwangerschaftsabbruch)
- konservative Therapie bis zur Entbindung: antihypertensive und antikonvulsive Therapie

**Notfalltherapie der Eklampsie mit generalisierten Krämpfen:**

- Magnesiumsulfat 2–5 g langsam i.v. oder Diazepam 5–10 mg langsam i.v.
- Dihydralazin 6,25 mg oder Uradipil 12,5 mg i.v

*Hypertonie und Einnahme hormoneller Antikonzeptiva*

- *Häufigkeit* der Hypertonie bei Einnahme von Kontrazeptiva: ca. 5 % (im Alter zunehmend)
- *Ursachen:* Demaskierung einer essenziellen Hypertonie oder alleinige Nebenwirkung
- *Pathogenese:* Östrogene stimulieren die Produktion von Angiotensinogen in der Leber
- *Therapie:* Absetzen der Kontrazeptiva führt zu Blutdrucknormalisierung in 3–9 Monaten in über 50 % der Fälle; ansonsten übliche Hochdrucktherapie

***Hypertensive Krise und hypertensiver Notfall***

DEFINITION *Hypertensive Krise („hypertensive urgency"): Blutdruckanstieg > 230/130 mmHg ohne Endorganschaden.*

Hypertensiver Notfall („hypertensive emergency"): stark erhöhter Blutdruck (> 230/130 mmHg) und zusätzlich vitale Bedrohung durch Organschäden, wie Hochdruckenzephalopathie, Lungenödem, Angina pectoris, Hirnblutung, Aortendissektion. Kennzeichnend (Abgrenzung zur malignen Hypertonie) ist das Fehlen höhergradiger Augenhintergrundveränderungen.

Eine stationäre Behandlung ist erforderlich. Der Patient erhält eine Venenverweilkanüle und hat Bettruhe. Der Blutdruck soll rasch gesenkt werden (um 20–25 % in einer Stunde).

Medikamente der ersten Wahl (ambulant und stationär) sind

- Nifedipin 5–10 mg oder Nitrendipin 5 mg (zerbeißen); kontraindiziert bei instabiler Angina pectoris,
- Clonidin 75–150 µg (s.c. oder langsam i.v.),
- Urapidil 25–50 mg (langsam i.v.),
- Nitroglyzerin 0,6–1,2 mg (langsam i.v.) oder Glyzeroltrinitrat-Kapsel 1,2 mg oral.

Wenn die Blutdrucksenkung nach 10 min nicht ausreichend ist, erfolgt Wiederholung oder Wechsel auf ein anderes Medikament. Weitere Medikamente (nur stationär) sind

- Dihydralazin 6,25–12,5 mg (langsam i.v.),
- Nitroprussid in Abhängigkeit vom Blutdruck kontinuierlich i.v.
- bei Verdacht auf Überwässerung: 20–40 mg Furosemid i.v.

***Maligne Hypertonie***

Bei der malignen Hypertonie liegen Augenhintergrundveränderungen Stadium III oder IV und fibrinoide Nekrosen der renalen Arteriolen (Nierenbiopsie) vor. Der diastolische Blutdruck ist höher als *120 mmHg.* Weniger als 1 % aller Hypertoniker sind betroffen.

Die subjektiven Symptome sind *starke Kopfschmerzen* und *Sehstörungen.* Blutdruckmessung, Spiegelung des Augenhintergrundes und eventuell eine Nierenbiopsie sichern die Diagnose. Labor: oft Zeichen von Niereninsuffizienz und mikroangiopathische hämolytische Anämie.

Die Prognose ist unbehandelt schlecht, nach 2 Jahren leben weniger als 20 % der Patienten. Eine sofortige stationäre Therapie bringt eine deutliche Prognoseverbesserung.

## 10.3.2 Arterielle Hypotonie

DEFINITION *Eine arterielle Hypotonie liegt vor bei einem systolischen Blutdruckwert unter 100 mmHg. Eine arterielle Hypotonie ist jedoch erst dann als Krankheit zu bezeichnen, wenn sie Beschwerden verursacht.*

Zu unterscheiden ist die arterielle Hypotonie in Ruhe von der hypotonen Kreislaufdysregulation. Hier tritt die Blutdruckverminderung erst bei Belastung auf. Die orthostatische Hypotonie (s. u.) ist eine hypotone

Kreislaufdysregulation, die bereits bei Stehbelastung (Orthostase) manifest wird. Eine nicht krankhafte Hypotonie findet sich häufig bei gut trainierten Sportlern („regulative Hypotonie“: Der Kreislauf befindet sich in Ruhe in einer parasympathikotonen Schonstellung).

Grundlegend ist die Unterscheidung der bei Weitem häufigeren **primären (essenziellen) Hypotonie** von **sekundären Hypotonien**, bei denen der niedere Blutdruck Symptom einer anderen Grunderkrankung ist.

*Ursachen sekundärer Hypotonien*

**Hypovolämie:**
- Blutung
- Exsikkose

**Gestörter venöser Rückfluss:**
- Spannungspneumothorax
- Venenleiden (Varikosis u.a.)

**Erhöhter pulmonaler Gefäßwiderstand:**
- Lungenembolie.

**Herzschwäche:**
- Herzinfarkt, Herzinsuffizienz
- Rhythmusstörungen
- Klappenvitium
- Perikarderkrankung

**Neurovaskuläre Störung:**
- Erkrankung des zentralen und peripheren Nervensystems
- autonome Insuffizienz
- Immobilisation
- vasovagale Reaktion
- Karotissinussyndrom
- Husten-, Miktionssynkope

**Endokrine Störung:**
- Nebenniereninsuffizienz
- Hypothyreose
- Hypophysenvorderlappeninsuffizienz

**Sonstige:**
- Sepsis

**Iatrogen (medikamentös):**
- Sympatholytika, Vasodilatanzien, Diuretika
- Antidepressiva, Phenothiazine, Tranquilizer
- dopaminerge Substanzen
- Vincristin

Die **primäre (essenzielle, habituelle) Hypotonie** tritt bevorzugt auf bei jungen Frauen mit leptosomalem Habitus. Es besteht eine familiäre Häufung. Begünstigend wirken körperliche Inaktivität und Stress. Die Störung ist als harmlos zu betrachten. Therapeutisch stehen daher die Aufklärung und Beratung neben physikalischen Maßnahmen im Vordergrund. An letzter Stelle kommt die medikamentöse Therapie zum Einsatz (s. orthostatische Hypotonie).

## Orthostatische Hypotonie

DEFINITION *Die orthostatische Hypotonie bezeichnet eine gestörte Blutdruckregulation beim Übergang vom Liegen zum Stehen: Abfall des arteriellen Blutdrucks um mindestens 20 mmHg systolisch und/oder 10 mmHg diastolisch im Stehen innerhalb von 3 min im Vergleich zu den Ruhewerten nach mindestens 4 min Liegen, einhergehend mit Symptomen der zerebralen Minderperfusion.*

Die reaktive Sympathikusaktivierung bei intaktem autonomem Nervensystem bleibt bei Erkrankungen mit gestörtem autonomem Nervensystem aus, sodass sich folgende Einteilung ergibt:
- *sympathikotone (nichtautonom-neurogene) Hypotonie:* konstitutionell, postinfektiös, vermindertes effektives Blutvolumen; medikamentös induziert
- *asympathikotone (autonom-neurogene) Hypotonie:* z.B. idiopathisch bedingt, Dopamin-beta-Hydroxylase-Mangel, autonome Dysfunktion oder Neuropathie, nach Nahrungsaufnahme

*Symptome und Diagnostik*

*Symptome der zerebralen Minderdurchblutung* im Stehen: Schwindel, Sehstörungen (Schwarzwerden vor den Augen, „Tunnelsehen“), Kopf- und Nackenschmerzen, (Prä-) Synkope.Zusätzliche Symptome bei sympathikotoner orthostatischer Hypotonie: Tachykardie, Schwitzen, kalte Extremitäten, Blässe, Übelkeit. Das Auftreten dieser Symptome im Liegen schließt eine orthostatische Ursache aus.

Die wichtigste Untersuchung bei Verdacht auf eine orthostatische Hypotonie ist der Schellong-Test (**Tab. 10.9**). Im Falle einer asympathikotonen orthostatischen Hy-

**Tab. 10.9 Interpretation der Ergebnisse des Schellong-Tests*.**

| | *RR systolisch* | *RR diastolisch* | *Puls* |
|---|---|---|---|
| gesund | < 10 mmHg ↓ | ca. 5 mmHg ↑ | ca. 5–20 Schläge/min ↑ |
| pathologisch | > 20–30 mmHg ↓ | > 10–15 mmHg ↓ | sympathikoton: ↑ |

** Durchführung:*
*Liegen (5–10 min) mit dreimaliger Blutdruck- und Herzfrequenzmessung;*
*Stehen (7–10 min) mit Blutdruck- und Herzfrequenzmessung jede Minute;*
*Liegen (3 min) mit Blutdruck- und Herzfrequenzmessung jede Minute.*

potonie (fehlender Pulsanstieg) müssen zusätzlich eine neurologische Diagnostik und Funktionstests des autonomen Nervensystems erfolgen (Herzfrequenzvariabilität, Noradrenalin und Vasopressin im Liegen und Stehen).

Die meisten *sekundären* Hypotonien sind lageunabhängig. Sie können jedoch orthostatisch verstärkt werden und sollten daher ausgeschlossen werden.

#### Therapie

Allgemeinmaßnahmen und physikalische Maßnahmen:
- Aufklärung über Harmlosigkeit der Blutdruckregulationsstörung mit sogar höherer Lebenserwartung
- kein plötzlicher Übergang vom Liegen zum Stehen, sondern dazwischen Sitzen; beim Stehen intermittierend Betätigen der Wadenmuskulatur
- Gefäßregulationstraining (Bewegung, Wechselduschen, Bürstenmassagen)
- Steigerung des Blutvolumens: Schlafen in Schräglage, kochsalzreiche Kost
- ggf. tagsüber Kompressionsstrumpfhosen
- bei Symptomen des drohenden orthostatischen Kollaps sofort hinsetzen bzw. -legen, Beine hoch lagern, Kopf tief lagern
- bei asympathikotoner orthostatischer Hypotonie: Überkreuzen und Aneinanderpressen der Beine im Stehen, Vornüberbeugen, Hinhocken bei drohendem Bewusstseinsverlust

Medikamentöse Therapie:
- Fludrokortison (Natrium- und Wasserretention)
- Mutterkornalkaloide (Tonisierung der venösen Kapazitätsgefäße)
- Sympathikomimetika (arterielle Vasokonstriktion bzw. Herzstimulation)



## 10.4 Arterienkrankheiten

Krankheiten der arteriellen Gefäße können in allen Teilen des Körpers auftreten. Entsprechend vielfältig ist die klinische Symptomatik. Die mit Abstand häufigste Ursache von Arterienkrankheiten ist die Arteriosklerose.

Oft wird ungenau zwischen den Begriffen **Arteriosklerose** und **Atherosklerose** differenziert. Die Arteriosklerose stellt den Oberbegriff dar. Sie umfasst
- die Atherosklerose,
- die Arteriosklerose vom Typ Mönckeberg (Mediasklerose).

Der gebräuchliche Begriff der Arteriosklerose ist nicht spezifisch und ist eine Sammlung von Störungen, die mit Verhärtung und Verdickung der Arterienwand einhergehen. Der resultierende Elastizitätsverlust der Gefäße kann zu einer Längen- und Breitenzunahme der Aorta und der Stammarterien, einhergehend mit Schlängelung („Kinking“) oder Schleifenbildung („Coiling“) der Aorta oder der großen Stammarterien führen.

Die **Atherosklerose** ist die wichtigste Form der Arteriosklerose. Der Begriff kommt aus dem griechischen: *Athaera* (Grütze), *Oma* (Masse) und *Skleros* (hart).

Die Arteriosklerose ist im gewissen Umfang eine altersphysiologische Erscheinung, d. h. mit steigendem Alter kommt es auch beim Gesunden zu arteriosklerotischen Veränderungen der Blutgefäße.

Atherosklerose, Mediasklerose vom Typ Mönckeberg und die Sklerose der kleinen Arterien (Arteriolosklerose) können auch zusammen bei einem Patienten auftreten.

**Atherosklerose.** Die Atherosklerose betrifft primär die *Gefäßintima* (Atherome: fokale Lipidansammlungen mit zellulärer Reaktion). Die häufigsten Manifestationsorte sind Koronararterien (32 %), Hirngefäße (17 %), Aorta abdominalis und Becken-Bein-Arterien (42 %) und Viszeralarterien (3 %). Prognostisch ungünstig ist der Befall mehrerer Gefäßprovinzen (häufig). Die Atherosklerose ist die häufigste Todesursache in westlichen Indurstrienationen (Herzinfarkt, Apoplexie, Aortenaneurysma).

**Mediasklerose Typ Mönckeberg.** Unter Mediasklerose Typ Mönckeberg versteht man die Degeneration glatter Muskelzellen und Kalzifizierung der *Media* v. a. mittelgroßer muskulärer Arterien. Häufigste Manifestation: Extremitätenarterien, Genitaltrakt. Das Patientenalter liegt meist über 50 Jahre. Beschleunigter und schwerer Verlauf sind möglich bei Diabetikern, insbesondere mit Neuropathie (Ursache: Denervierung glatter Muskelzellen in der Media). Folgende klinische Zeichen treten auf:
- Palpation: Arterien können als starres Rohr getastet werden (z. B. A. radialis)
- Blutdruckmessung: falsch hohe Werte durch fehlende Komprimierbarkeit der Arterienwand
- Röntgen: Nativdarstellung der Arterienwände („Eisenbahnschiene“)

Die klinische Bedeutung der Mediasklerose Typ Mönckeberg ist relativ gering, da keine Lumeneinengung besteht und die Intima intakt ist.

**Arteriolosklerose.** Bei der Arteriolosklerose bestehen hyaline und degenerative Veränderungen der *Intima* und *Media* muskulärer Arterien und Arteriolen. Betroffene Organe sind Nieren, Nebennieren, Pankreas und Milz. Die Arteriosklerose der Nierengefäße (nicht notwendigerweise der anderen Organe) geht regelhaft mit einer arteriellen Hypertonie einher.

*Epidemiologie und Komplikationen*

In den westlichen Zivilisationen sind arteriosklerotisch bedingte Herz-Kreislauf-Leiden die führende Todesursache. Die Komplikationen der Arteriosklerose sind

- koronare Herzkrankheit (KHK, S. 192 ff) einschließlich Myokardinfarkt
- zerebrovaskuläre Durchblutungsstörungen einhergehend mit Schlaganfall (apoplektischer Insult) (S. 277 ff),
- periphere arterielle Verschlusskrankheit (pAVK, S. 287 ff),
- aneursymatische Veränderungen von Aorta und großen Körperarterien (S. 272 ff).

10

## Atherosklerose

*Ursachen und Pathogenese*

Nach asymptomatischem Beginn im Kindes- und Jugendalter entwickelt sich die Atherosklerose über viele Jahre und führt im mittleren und hohen Alter zu den typischen zuvor genannten Organschädigungen. Der multifaktoriell bedingten Krankheit liegen exogene Risikofaktoren und eine genetische Disposition zugrunde.

Die kontinuierliche Schädigung der Endothelzellen steht am Beginn der Atherosklerose. Es kommt zu erhöhter Durchlässigkeit der Endothelzellschicht mit konsekutiver Einlagerung von Lipoproteinen in die Intima (siehe schematische Darstellung der histologisch-anatomischen Veränderungen bei Arteriosklerose in **Abb. 10.7**). Die **endotheliale Dysfunktion** ist gekennzeichnet durch eine verminderte Bioverfügbarkeit von Stickstoffmonoxid (NO) in den Endothelzellen sowie gesteigertem oxidativem Stress durch Anhäufung von Sauerstoffradikalen. Eine verminderte Fähigkeit zur Vasodilatation ist die Folge. Anhäufung von Lipidpartikeln in der Gefäßwand sowie Adhäsionen von Thrombozyten und Invasion von Monozyten und T-Lymphozyten in die Intima und damit in die Gefäßwand kennzeichnet die Atherosklerose als **inflammatorisch-systemische Erkrankung** der großen und mittleren elastischen und muskulären Arterien.

Die charakteristische Läsion der Atherosklerose ist die fetthaltige, fibröse Plaque, die aus einem zentralen hoch mit Cholesterin angereicherten Kern und einer umgebenden Schicht glatter Muskelzellen und mit Endothel bedecktem Kollagen besteht. Die **Plaque** kann bei steigendem arteriellem Blutdruck in die Media hineinwuchern, während das Gefäßvolumen – wenn auch bei verringertem Innendurchmesser – unverändert bleibt. Es werden feste Plaques, bestehend aus glatten Muskelzellen, unterschieden von Plaques, die im Wesentlichen aus einer mit einer dünnen Bindegewebsschicht bedeckten großen Ansammlung von Cholesterin bestehen. Plaques neigen dazu, sich zu spalten und zu ulzerieren (**Abb. 10.7**). Zu jedem Zeitpunkt der atherosklerotischen Erkrankung kann es zu einer Ruptur der Gefäßläsion kommen. Die Ruptur einer Plaque und die folgende Thrombosierung des Gefäßes ist nicht abhängig von der Größe der vorhandenen Plaque.

Ursächlich verantwortlich für die Entstehung der Atherosklerose sind neben den oben genannten Risikofaktoren besonders **Alterungsvorgänge** der Gefäßwand:

- Ab dem 20. Lebensjahr nimmt die Zahl glatter Muskelzellen in der Media kontinuierlich ab.
- Die elastische Faserstruktur der Media wird brüchig.
- Nicht-elastische Matrixelemente (Kollagen, chondroitinreiche Proteoglykane) und Kalziumablagerungen nehmen zu.

Im Extremfall führt der Elastizitätsverlust zur Ausbildung arterieller Aneurysmen und Rupturen.

Die Atherosklerose entwickelt sich oft an mechanisch besonders beanspruchten Stellen des Gefäßsystems (z. B. Gefäßgabelungen).

Die wichtigsten Schritte der Entstehung einer Arterienkrankheit sind

- **Endothelschädigung:**
  - Bildung von Adhäsionsmolekülen,
  - Adhäsion von Monozyten am Endothel,
  - Durchlässigkeit für Serumlipide und zelluläre Blutbestandteile,
- **Bildung von „fatty streaks":**
  - Lipidakkumulation in der Intima,
  - Transmigration von Monozyten in die Intima und Transformation zu Makrophagen,
  - Phagozytose und Oxidation von Lipiden durch Makrophagen,
- **Bildung von Neointima:**
  - Immigration von Gefäßmuskelzellen,
  - Plaquewachstum durch Proliferation von Muskelzellen und Makrophagen,
  - Bildung einer extrazellulären bindegewebigen Matrix,
- **Gefäßverschluss:**
  - Organisation und Verkalkung der Plaques,
  - Retraktion und Plaqueruptur,
  - Anlagerung von Thrombozyten und Thrombose.

Manifestation und Ausprägungsgrad der Atherosklerose werden durch folgende teilweise korrigierbare Risikofaktoren gefördert:

- Nikotinabusus
- arterielle Hypertonie*
- Diabetes mellitus (Hyperglykämie und Hyperinsulinämie)*
- Hypercholesterinämie (LDL-Cholesterin erhöht)*
- Hyperfibrinogenämie
- Adipositas (als indirekter Faktor)
- Alkoholabusus

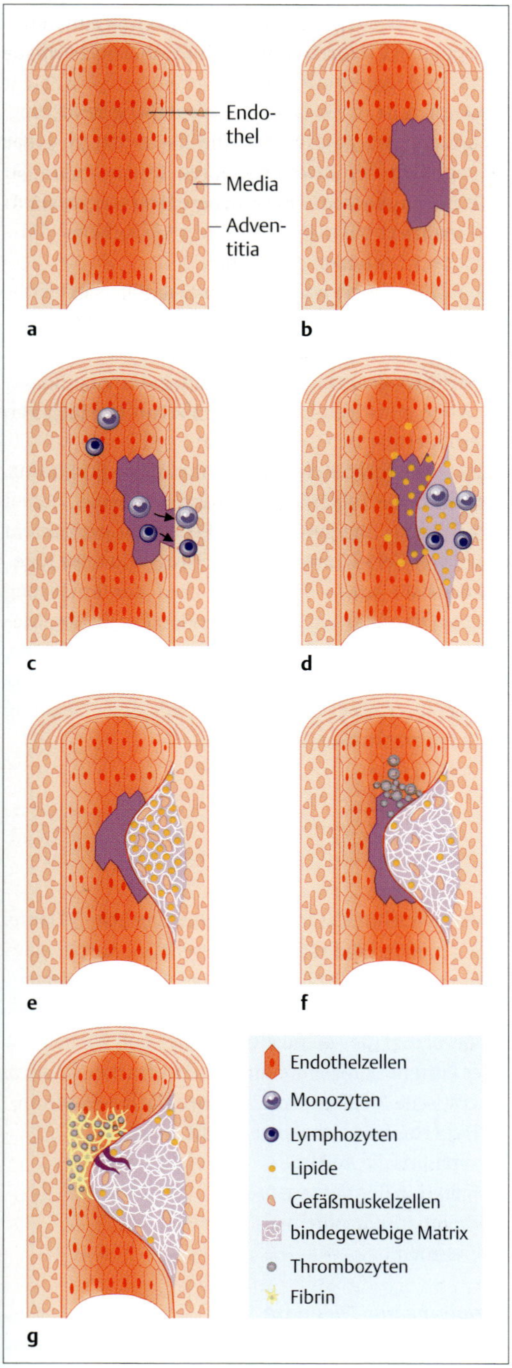


**Abb. 10.7 Atherosklerose.** Schematische Darstellung der histologisch-anatomischen Veränderungen bei der Atherogenese. **a** Intaktes Gefäß. **b** Zunächst nur Schädigung im Bereich des Endothels des Blutgefäßes (violette Farbe). **c** An der Stelle der Schädigung heften sich Monozyten und Lymphozyten an und wandern in die Media ein; es bilden sich Makrophagen. **d** Lipide werden in der Intima angehäuft und bilden die sichtbare Läsion der Atherogenese (sog. fatty streaks). **e** In die Plaque wandern Gefäßmuskelzellen ein; es kommt zur Proliferation und Bildung von Bindegewebe. **f** Die Plaque fibrosiert; durch Anlagerung von Thrombozyten wächst die Plaque. **g** Die Plaque rupturiert und kann das Blutgefäß durch Fibrin und weitere Anlagerung von Thrombozyten thrombotisch verschließen. Darüber hinaus kann die Plaque verkalken.



Die mit Stern (*) gekennzeichneten Risikofaktoren sind Teilaspekte des metabolischen Syndroms (S. 410 ff).

Eine Rangordnung der Risikofaktoren für die Entstehung der Atherosklerose in unterschiedlichen Gefäßbezirken kann aufgrund zahlreicher epidemiologischer Untersuchungen als gesichert gelten.

Risikofaktoren für die **periphere arterielle Verschlusskrankheit** sind

- Nikotinabusus,
- Diabetes mellitus,
- arterieller Hypertonus,
- Hypertriglyceridämie und Hypercholesterinämie.

Risikofaktoren für den **apoplektischen Insult** sind
- arterieller Hypertonus,
- Diabetes mellitus,
- Adipositas,
- Hämatokriterhöhung,
- Herzerkrankungen,
- Nikotinabusus,
- Alkohol.

Risikofaktoren für den **Myokardinfarkt** sind
- Hypercholesterinämie (LDL-Cholesterin),
- Nikotinabusus,
- arterieller Hypertonus,
- Hyperglykämie und Hyperinsulinämie (Diabetes mellitus),
- Hyperfibrinogenämie,
- Adipositas (als indirekter Faktor).

#### *Prävention*

10

Die Maßnahmen zur Primär- und Sekundärprophylaxe der Atherosklerose ergeben sich aus den pathogenetischen Mechanismen. Alle Faktoren mit Ausnahme des Alters können therapeutisch beeinflusst werden:
- Cholesterinsenkung (Ziel: LDL < 100 mg/dl)
- Blutzuckernormalisierung
- Blutdrucksenkung
- Nikotinkarenz
- Normalisierung des Körpergewichts (Adipositas begünstigt Hypercholesterinämie, Diabetes mellitus und Hypertonie!)

Wesentlich ist darüber hinaus körperliche Bewegung, da bekannt ist, dass körperliche Inaktivität zu einer Verdopplung des kardiovaskulären Risikos führt. So wird z. B. das Risiko für die koronare Herzkrankheit um 15 % reduziert bei mäßig intensiver körperlicher Aktivität von 1,5 Stunden pro Woche.

Empfehlenswert ist eine 4- bis 5-malige wöchentliche Aktivität über 30–45 Minuten mit mäßiger Intensität (Gehen, Joggen, Fahrradfahren). Jedes Mehr an körperlicher Belastung über die Alltagsaktivität hinaus hat einen günstigen Einfluss auf die Entwicklung von atherosklerotischen Gefäßschäden.

Die weitverbreitete hyperkalorische Ernährung, aber auch die Fehlernährung führen zu einer hohen Prävalenz des Übergewichtes mit konsekutiv erhöhtem Risiko von Gefäßkrankheiten. Der ausgeglichene Kalorienhaushalt sowie die Vielseitigkeit der Ernährung steht im Vordergrund einer gesunden Ernährung. Mediterrane Kost mit hohem Anteil an Gemüse, Früchten, Olivenöl sowie Fisch führt zu einer deutlichen Senkung der Gefäßschäden, einhergehend mit einer Senkung der kardiovaskulären Ereignisrate.

## 10.5 Krankheiten der Aorta

### 10.5.1 Aortenaneurysma

DEFINITION *Ein Aneurysma ist eine umschriebene Erweiterung eines Blutgefäßes. Der Sammelbegriff wird für Arterienkrankheiten mit unterschiedlicher Pathogenese, Morphologie, Klinik und Therapie verwendet.*

An der Aorta treten das Aneurysma verum (s. u.) und das Aneurysma dissecans auf. Da eine Dissektion auch bei normkalibriger Hauptschlagader auftreten kann, wird das Aneurysma dissecans als dilatative Variante unter dem korrekteren Oberbegriff „Aortendissektion" besprochen (S. 274). Das Aneurysma spurium entsteht fast ausschließlich nach arteriellen Punktionen in der Leiste und ist nur zur Klärung der Terminologie und Systematik hier aufgeführt. Die nachfolgenden Ausführungen beziehen sich auf das **Aneurysma verum**.

#### *Ursachen und Krankheitsentstehung*

Das Aneurysma verum der Aorta ist in den allermeisten Fällen eine *Komplikation der Atherosklerose*, die an der Hauptschlagader bevorzugt im infrarenalen Bereich (> 95%) auftritt. Oft sind auch die Beckenarterien beteiligt (ca. 30%). Betroffen sind meist Männer im 5.–7. Lebensjahrzehnt. Ca. 1 % der Bevölkerung über 50 Jahre. Eine familiäre Häufung von abdominellen Aortenaneurysmen ist bei ca. 20 % der Patienten zu beobachten.

Aneurysmen *anderer Ätiologie* sind selten. Sie betreffen bevorzugt die aszendierende Aorta und können mit einer Aorteninsuffizienz einhergehen. Ursachen sind u. a.
- zystische Medianekrose, z. B. bei Marfan-Syndrom, Hypertension, Schwangerschaft,
- syphilitische Aortitis,
- Infektion der Vasa vasorum,
- rheumatische Aortitis,
- Traumen.

#### *Symptome und Diagnose*

Abdominelle Aortenaneurysmen (Def.: Außendurchmesser der Bauchaorta ≥ 3 cm) sind häufig asymptomatisch und werden zufällig entdeckt. Gelegentlich bemerken die Patienten Pulsationen im Abdomen oder Schmerzen im unteren Bereich des Rückens. Leitsymptome der Ruptur sind starker Dauerschmerz und Schocksymptomatik.

Große Aneurysmen sind als pulsierender prallelastischer Tumor zu tasten. Die Sonografie ist die Methode der Wahl zur Diagnose und Verlaufskontrolle (**Abb. 10.8**). Eine Computertomografie ist vorteilhaft bei schlechten Ultraschallbedingungen und zur Beurteilung der suprarenalen Aortenabschnitte bzw. der Beckenarterien (**Abb. 10.9a**). Die traditionelle Methode zur Beurteilung der Gefäßabgänge (z.B. Nierenarterien) ist die Angiografie (**Abb. 10.9b**); die modernen Methoden der Angio-/3D-MRT und der Angio-CT in Spiraltechnik ermöglichen die nichtinvasive Beurteilung der Gefäßabgänge (z.B. Nierenarterien) in bisher nicht gekannter Qualität (**Abb. 10.9c**).

PFLEGE **Sicherheit.** *Plötzlicher Druckanstieg im Bauchraum kann ein Aneurysma zum Platzen bringen. Der Patient soll daher ruckartige Bewegungen, vor allem in Verbindung mit dem Anheben schwerer Gegenstände, meiden. Führen Sie darüber hinaus eine Obstipationsprophylaxe durch, damit der Patient bei der Defäkation nicht stark pressen muss.*

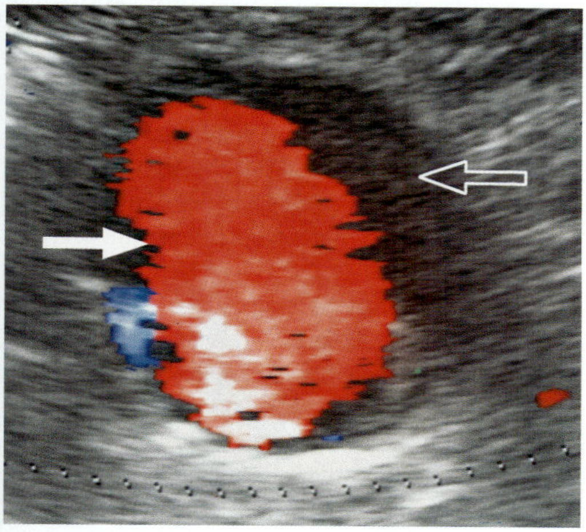

**Abb. 10.8 Aortenaneurysma.** Die Duplexsonografie eines infrarenalen Aortenaneurysmas zeigt das perfundierte Lumen (→) und einen randständigen Thrombosesaum (⇒).

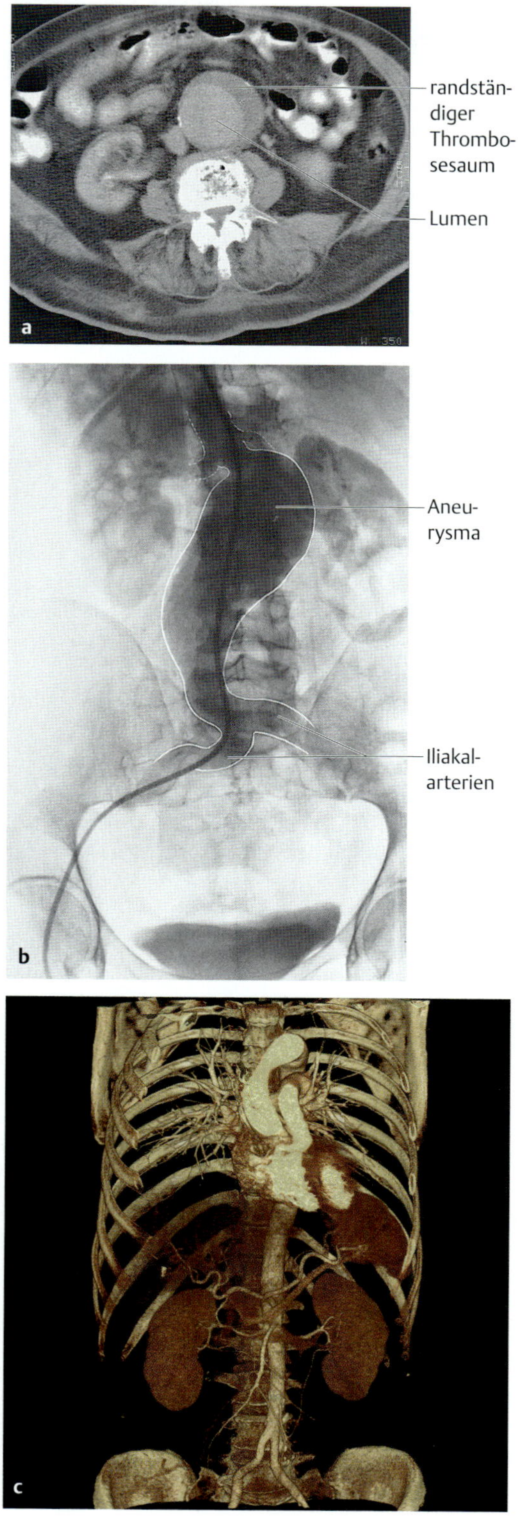


**Abb. 10.9 Aortenaneurysma.** **a** Computertomografie: infrarenales Aortenaneurysma mit einem Durchmesser von ca. 6 cm. Deutlich sichtbar die hellen Wandeinlagerungen (Verkalkungen bei zugrunde liegender Atheromatose) sowie der sichelförmige, hier dunkelgrau dargestellte wandständige Thrombus. **b** Angiografie: spindelförmiges Aortenaneurysma unter Einbeziehung der Iliakalarterien. Das Aneurysma beginnt unmittelbar unterhalb der Nierenarterien. Kleine lumbale Äste sowie die A. mesenterica inferior stellen sich nicht dar. Somit muss von einem aneurysmabedingten Verschluss dieser Gefäße ausgegangen werden. **c** Die 3-D-Rekonstruktion eines 64-Zeilen-Spiral-CT-Datensatzes („volume rendering") ermöglicht die präzise nichtinvasive Darstellung des Gefäßstrukturen in bisher nicht gekannter Übersicht und Detailgenauigkeit (Normalbefund).

### *Therapie und Prognose*

Die Prognose ist sowohl von der Größe des Aneurysmas (Rupturrisiko 10%/Jahr bei Durchmesser > 5 cm)

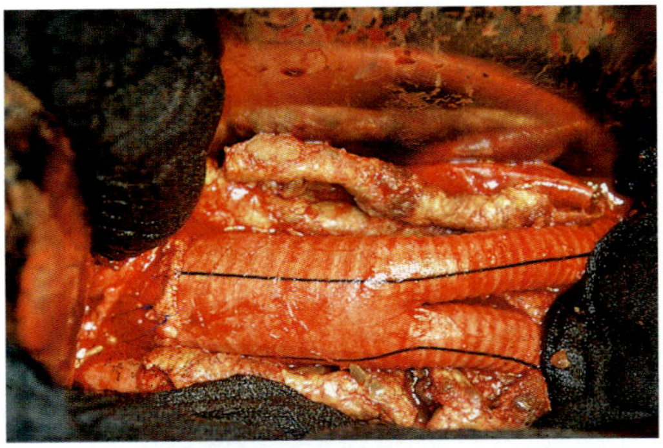

**Abb. 10.10 Operation eines Aortenaneurysmas.** Infrarenales Aortenaneurysma mit Beteiligung beider Iliakalarterien. Implantation einer Y-Prothese in Inlay-Technik. Mindestens eine A. iliaca interna muss zur Verhinderung von Nekrosen angeschlossen werden.

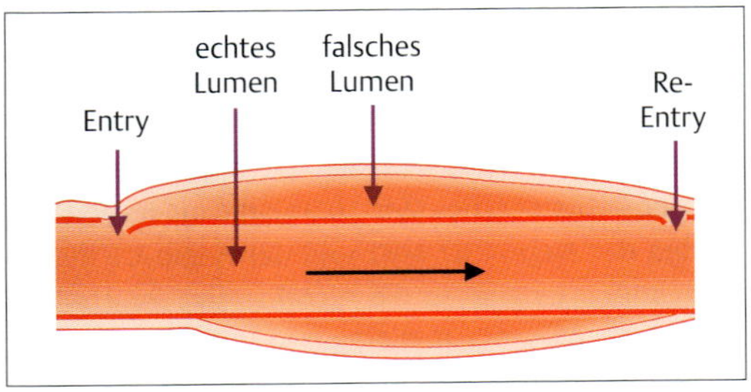


**Abb. 10.11 Aortendissektion.** Entry: Proximal gelegener Ort des Intimadefektes, an dem die beiden Rohre des Doppellumens miteinander in Verbindung stehen. Echtes Lumen: der von der Aortenintima begrenzte Teil des Doppellumens. Falsches Lumen: der intramural gelegene Teil des Doppellumens. Re-Entry: in einigen Fällen auftretende distale zweite Intimaruptur, die zum Wiedereintritt des Blutes in das echte Lumen führt.

10

als auch vom Schweregrad einer begleitenden generalisierten Vasosklerose (koronare Herzkrankheit, zerebrovaskuläre Insuffizienz) abhängig. Daher ist eine ausgiebige kardiovaskuläre Abklärung (Karotisdoppler, Linksherzkatheter) erforderlich.

Die Lebenserwartung operierter Patienten ist bei regelmäßiger ärztlicher Kontrolle (Manifestation arteriosklerotischer Erkrankungen) ähnlich wie die der gleichaltrigen Normalbevölkerung.

**Therapieindikationen sind**
- Auftreten von Symptomen (Zeichen der drohenden Ruptur) oder
- Durchmesser > 5 cm *oder*
- rasche Größenzunahme (> 0,5–1 cm/Jahr).

Operationstechnik: tubulärer Einsatz der Aorta, bei zusätzlichem Befall der Iliakalarterien Einlegen einer Y-Prothese (**Abb. 10.10**). Das Operationsrisiko ist bei Elektiveingriffen < 5% (auch bei Patientenalter > 75 Jahre!) und bei Notfalloperationen > 50%. Alternativ endovaskuläre Therapie durch stentgestützte Dacronprothese. Problem: Endoleaks als Spätkomplikation in bis zu 10% der Fälle.

## 10.5.2 Aortendissektion

DEFINITION *Die Aortendissektion entsteht als Folge eines Intimaeinrisses durch Einblutung in die Media. Es kommt zur Spaltbildung in der Media der Aortenwand mit Ausbildung eines zweiten „falschen" Lumens, das sich nach distal und/oder seltener nach proximal ausbreitet (***Abb. 10.11***).*

Die Aortendissektion tritt in 80% bei Hypertonikern auf, außerdem beim Marfan-Syndrom. Die Aortendissektion tritt bevorzugt bei vorgeschädigter Media und bei hohen Scherkräften auf.

Bei akuten Dissektionen ist die Aorta zunächst meist normkalibrig. Im weiteren Verlauf entwickelt sich in der Regel (jedoch nicht immer) eine aneurysmatische Erweiterung insbesondere des falschen Lumens (Aneurysma dissecans).

Die therapeutisch relevante **Stanford-Klassifikation** unterscheidet zwei Typen in Abhängigkeit von der Beteiligung der Aorta ascendens und des Aortenbogens:
- Typ A (60%): Aortenbogen unter Einschluss der Aorta ascendens
- Typ B (40%): Aorta descendens

Der Ort des Entry und die distale Ausdehnung der Dissektion spielen für die Zuordnung innerhalb der Stanford-Klassifikation keine Rolle (**Abb. 10.12**).

**Leitsymptom** der akuten Dissektion ist ein plötzlich einschießender Schmerz, der typischerweise zwischen den Schulterblättern lokalisiert wird. Der Schmerz kann mit dem Fortschreiten der Dissektion wandern. Weitere Symptome (**Tab. 10.10**) werden durch den temporären oder permanenten dissektionsbedingten Verschluss der Aortenäste oder durch eine Kompression benachbarter Strukturen bei aneurysmatischer Aufweitung der dissezierten Aorta verursacht.

Die häufigste **Komplikation** der akuten Aortendissektion ist die Ruptur, die über einen Blutungsschock rasch zum Tode führt. Daneben können auch eine Perikardtamponade und eine akute Aorteninsuffizienz durch Ausriss des Klappenringes auftreten.

### *Diagnostik*
- *Röntgen:* Mediastinalverbreiterung
- *Echokardiografie:* transthorakal Diagnose bei Dissektion Typ A in 70–90% der Fälle, transösophageal mit hoher Aussagekraft bei Dissektion Typ A und B (**Abb. 10.13**),

Tab. 10.10 Symptome der Aortendissektion neben dem Leitsymptom Schmerz.

| *Symptome* | *Ursachen* |
|---|---|
| **Symptome durch Verschluss von Aortenästen:** | |
| Pulsdifferenz oder Pulslosigkeit der Extremitätenarterien | Verschluss von Extremitätenarterien |
| Apoplex | Karotisverschluss |
| Paraplegie | Rückenmarksischämie |
| Abdominalschmerzen, Ileus | Eingeweideischämie |
| Anurie | Nierenarterienverschluss |
| **Symptome durch Kompression bei aneurysmatischer Aufweitung:** | |
| obere Einflussstauung | Kompression der V. cava superior |
| Horner-Syndrom | Kompression des oberen Zervikalganglions |
| Heiserkeit | Kompression des N. recurrens |
| Atemwegsobstruktion | Kompression der Bronchien |
| Dysphagie | Ösophaguskompression |



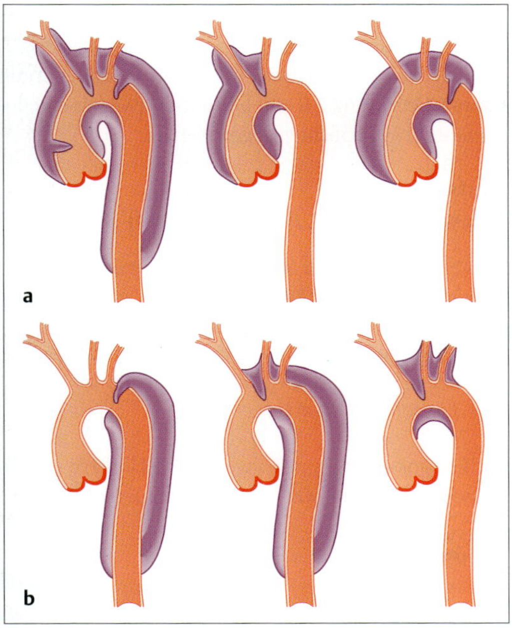


**Abb. 10.12 Stanford-Klassifikation der Aortendissektion. a** Dissektion Typ A (Dissektion der Aorta ascendens ohne oder mit zusätzlicher Beteiligung der distalen Aortenabschnitte). **b** Dissektion Typ B (Dissektion der Pars descendens oder/und transversalis der Aorta, Aorta ascendens nicht beteiligt).

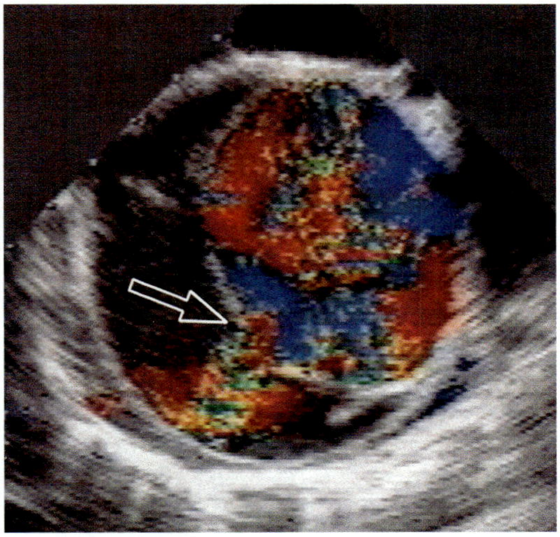

**Abb. 10.13 Aortendissektion.** Akute Aortendissektion bei einem 23-jährigen Patienten. Die transösophageale Echokardiografie zeigt, wie das Blut mit einem Jet (→) in das falsche Lumen übertritt („Entry").

- *Computertomografie* und *Kernspintomografie* (Angio-CT und Angio-/3D-MRT): hohe Aussagekraft, oft mit detaillierter Darstellung des Entry und Re-Entry sowie der aus dem echten oder falschen Lumen abgehenden Aortenäste. Im Gegensatz zur transösophagealen Echokardiografie ist auch eine Beurteilung der Aorta unterhalb des Zwerchfells sowie eine Beurteilung der Aortenabgangsgefäße möglich (**Abb. 10.14**).

### *Therapie und Prognose*

Die Behandlung richtet sich danach, ob es sich um eine akute (≤ 2 Wochen nach Symptombeginn) oder um eine chronische Dissektion handelt und nach der Zuordnung entsprechend der Stanford-Klassifikation. Eine obligate sofortige **Operationsindikation** besteht nur bei der akuten Dissektion Typ A.

**Akute Dissektion Typ A.** Sofortige Operation obligat, da die Letalität trotz konservativer Therapie in den ersten 48 Stunden um 50 % liegt. Herz-Lungen-Maschine erforderlich bei Operation der Aorta ascendens und transversalis!

**Akute Dissektion Typ B.** Primär konservative Therapie, da sich die Letalität für primär operierte und

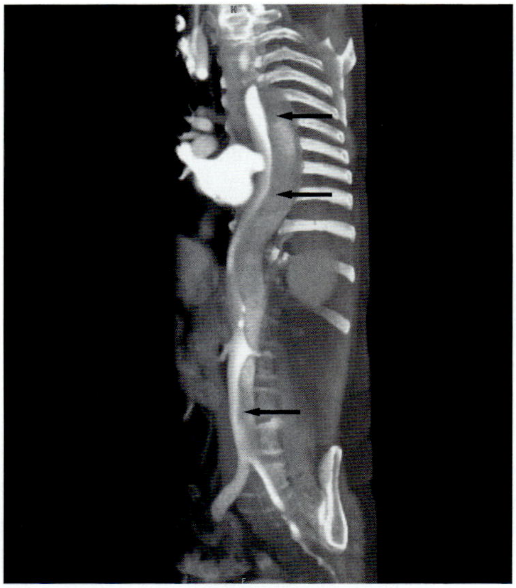

**Abb. 10.14 Aortendissektion.** 3D-Rekonstruktion eines 64-Zeilen-Spiral-CT-Datensatzes („volume rendering"), die Darstellung (Pfeile) zeigt eine Dissektion Typ B.

10

primär konservativ behandelte Patienten nicht unterscheidet (15–25%). Operationsindikation bei akuter Dissektion Typ B (Linksherz-Bypass erforderlich zur Verhinderung einer Rückenmarksischämie):

- persistierende Schmerzen trotz konservativer Therapie
- rasche Zunahme des Aortendurchmessers
- Durchblutungsstörungen durch Kompression der Hauptäste der Aorta

**Chronische Dissektion Typ A und B.** Primär konservative Therapie. Operationsindikation ähnlich wie bei Aneurysma verum:

- Symptome
- Aortendurchmesser > 5 cm
- rasche Zunahme des Aortendurchmessers

Die **konservative Behandlung** ist die primäre Therapie der Wahl bei akuter Dissektion Typ B und bei chronischer Dissektion. Durch Blutdrucksenkung und Verminderung der Kontraktilität des Herzens soll die Scherbelastung der Aortenwand reduziert werden. Soweit tolerabel, soll die Herzfrequenz auf ca. 60 Schläge/min und der systolische Blutdruck auf 120 mmHg oder niedriger eingestellt werden. Geeignete Medikamente: Betarezeptorenblocker, ergänzend können bei Bedarf weitere Antihypertonika eingesetzt werden.

Bei der akuten Dissektion Typ B beträgt die Letalität mit und ohne Operation 15–25%. Bei Elektivoperationen chronischer Dissektionen liegen Letalität und Inzidenz der Rückenmarksischämie unter 5%. Die 10-Jahres-Überlebensrate der Menschen mit behandelter Dissektion (mit oder ohne chirurgische Intervention) beträgt 6% (außer beim Marfan-Syndrom).

## 10.5.3 Aortenbogensyndrom

DEFINITION *Der Oberbegriff Aortenbogensyndrom umfasst Erkrankungen des Aortenbogens, die zu einer Stenose oder zu einem Verschluss der Aorta und ihrer Hauptäste mit entsprechenden Malperfusionssyndromen führen. In der Regel liegt eine Gefäßentzündung vor (Aortitis). Hauptvertreter ist der Morbus Takayasu, der vorzugsweise bei jungen Frauen auftritt.*

Bei älteren Personen kann das Aortenbogensyndrom auch Teil oder Hauptmanifestation der **Arteriitis temporalis** sein. Auch die **Arteriosklerose** kann in seltenen Fällen ein Aortenbogensyndrom verursachen. Wesentliche Unterscheidungsmerkmale zur entzündlichen Aortitis sind das höhere Alter, der Nachweis von Gefäßkalk im Röntgenbild und das Fehlen von Entzündungszeichen.

Differenzialdiagnostisch muss auch immer der **Ergotismus** (Vergiftung z. B. mit bestimmten Migränemedikamenten) in Betracht gezogen werden.

### Morbus Takayasu (Takayasu-Arteriitis, Aortitissyndrom)

DEFINITION *Beim Morbus Takayasu handelt es sich um eine Riesenzellarteriitis der Aorta und ihrer Hauptäste sowie der Pulmonalarterien, die zum Verschluss der vom Aortenbogen ausgehenden Arterien führt. Die Ätiologie ist unbekannt. Sie tritt vorwiegend bei jungen Frauen im 2. oder 3. Lebensjahrzehnt auf.*

Die Erkrankung kommt in westlichen Ländern relativ selten vor (2,6 : 100 000), im Orient häufiger.

#### *Symptome*

*Akutes (präokklusives) Stadium:* Allgemeinsymptome, wie Abgeschlagenheit, Fieber, Nachtschweiß, Gewichtsverlust, Arthralgien.

*Chronisches (okklusives) Stadium:* Malperfusionssyndrome entsprechend dem Befallsmuster. Pulslosigkeit und Auskultationsgeräusche regelhaft (**Abb. 10.15**). Befall der Koronarien: Herzinfarkt. Arterielle Hypertonie in ca. 50% der Fälle (mögliche Ursachen: Rigidität der Gefäße, entzündliche Schädigung des Karotissinus, Nierenarterienstenose). Bei Stenose bzw. Verschluss der Armarterien: „Scheinnormalisierung" des hohen Blutdrucks.

#### *Diagnostik*

Anamnese und Klinik: z. B. jüngere Frauen mit fehlendem Radialispuls. BSG > 50 mm in der ersten Stunde. Angio-CT oder -MRT; Gefäßsonografie und Echokardi-

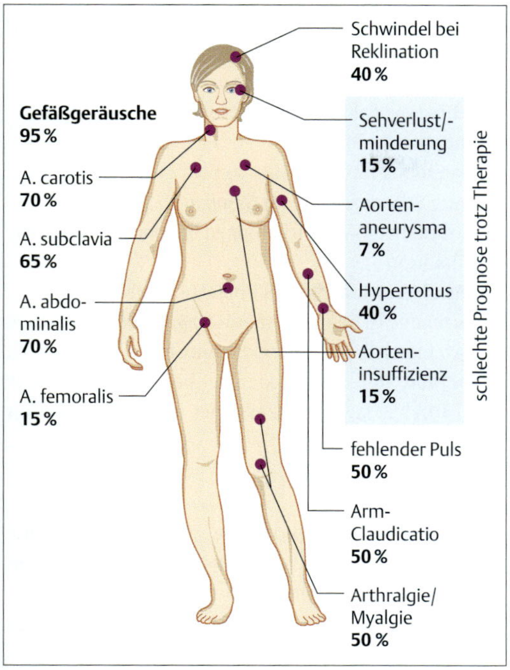


**Abb. 10.15 Takayasu-Arteriitis.** Klinische Zeichen im chronischen Stadium.

ografie soweit zugänglich und zur Klärung von Begleiterkrankungen. Histologie: nicht routinemäßig wegen der schlechten Zugänglichkeit der betroffenen Gefäße.

***Therapie und Prognose***

Spontanverlauf: Tod in wenigen Jahren, meist durch kardiale Komplikationen oder Schlaganfall (Aorteninsuffizienz in 10–20 %, Vaskulitis der Koronararterien in 10 % der Fälle, selten Myo- und Perikarditis). Schlechte Prognose trotz Therapie bei Hypertonus, Aorteninsuffizienz, Aneurysma, Retinopathie.

Therapie: Glukokortikosteroide und Azetylsalizylsäure über mindestens 2 Jahre (meist jahrelange Erhaltungstherapie), in schweren Fällen zusätzlich Immunsuppressiva (Methotrexat, Ciclosporin), Gefäßrekonstruktion bzw. Stenosebeseitigung (PTCA/Stent, Gefäßchirurgie).

10

# 10.6 Krankheiten der Hirngefäße

## 10.6.1 Atherosklerose der hirnversorgenden Gefäße und Schlaganfall (Apoplex, Hirninfarkt, apoplektischer Insult)

DEFINITION *Der Oberbegriff Schlaganfall (Apoplex) umfasst alle plötzlich auftretenden neurologischen Ausfälle, deren Ursache in einer Störung der Hirngefäße bzw. der Durchblutung besteht. Bei den meisten Schlaganfällen liegt eine zerebrale Ischämie vor.*

***Einteilung des Schlaganfalls nach Ursachen***

**Zerebrale Ischämie (ischämischer Insult)** (75 % aller Schlaganfälle):

- 70 % Arteriosklerose und arterielle Thrombose, wichtigster Risikofaktor: Hypertonie
- 25 % arterielle Embolien: davon 60 % arterioarteriell aus exulzerierter Plaque der A. carotis interna, seltener der A. carotis communis und Aorta ascendens; 40 % kardiale Embolie (häufigster Risikofaktor: Vorhofflimmern, ohne Therapie Embolierisiko 6 %/Jahr)

**Hirnblutung** (25 % aller Schlaganfälle):

- Hypertonie Ursache von ca. $^2/_3$ aller Hirnblutungen („hypertone Massenblutung" meist in die Stammganglien)
- seltener: Gerinnungsstörungen (Marcumar), Gefäßfehlbildungen, Tumoreinblutungen

**Hirnvenen- und Sinusthrombosen** (< 5 % aller Schlaganfälle):

- venöse Abflussstörung führt zu hämorrhagischer Infarzierung des Gehirns mit oft beidseitigen Einblutungen,
- Risikofaktoren: Schwangerschaft und Wochenbett, Infektionen im HNO-Bereich,
- Prognose ohne rasche Therapie (Heparinisierung) sehr schlecht.

**Seltene Ursachen:**

- Vaskulitis
- Subarachnoidalblutung
- Dissektion der A. carotis (Therapie: Heparinisierung)

Die fortgeschrittene **Atherosklerose der extrakraniellen Hirnarterien** (hochgradige Stenose oder Verschluss) ist die Ursache von ca. 50 % aller zerebralen Durchblutungsstörungen und von ca. 30 % aller tödlich verlaufenden Schlaganfälle. Die Rolle der Risikofaktoren ist hier im Vergleich zur peripheren arteriellen Verschlusskrankheit unterschiedlich gewichtet.

**MERKE** *Während bei der pAVK der Nikotinkonsum eine herausragende Rolle spielt, dominiert beim Apoplex die arterielle Hypertonie über alle anderen Risikofaktoren.*

Eine erhöhte Schlaganfallrate bei **Einnahme oraler Kontrazeptiva** findet sich bei Präparaten mit einem hohen Östrogengehalt. Die heute fast ausschließlich verwendeten „Mikropillen" mit einem Östrogengehalt von 30–35 µg erhöhen das Schlaganfallrisiko nicht signifikant. Das Risiko steigt jedoch bei gleichzeitigem Nikotinkonsum.

10

### *Epidemiologie*

Schlaganfälle sind die häufigste Invaliditätsursache (ca. 1 Million Menschen in Deutschland) und nach der KHK und den Malignomen die dritthäufigste Todesursache. Jährliche Inzidenzraten: 800/100 000 in der Altersgruppe von 65–74 Jahren, bleibendes neurologisches Defizit 150–300/100 000.

### *Pathophysiologie und Pathogenese*

Das Gehirn ist auf eine kontinuierliche Zufuhr von Sauerstoff und Glukose angewiesen. Ansonsten entwickeln sich in wenigen Sekunden eine reversible Funktionsstörung und innerhalb von Minuten eine irreversible Störung des Strukturstoffwechsels der Neurone. Schließlich sterben die Nervenzellen ab. In 4–6 Wochen wird das nekrotische Gewebe unter Zurücklassung eines pseudozystischen Substanzdefektes abgeräumt.

Anatomisch sind **Kollateralen** zwischen den Hirnarterien angelegt (**Abb. 10.16**). Solange das Kollateralsystem und die Pumpleistung des Herzens intakt sind, kann die Stenose oder Okklusion einer hirnzuführenden Arterie kompensiert werden.

Der Schlaganfall durch fortgeschrittene Atherosklerose der hirnversorgenden Arterien (Karotisschlaganfall) entsteht meist durch eine *arterioarterielle Embolie*. Verschiedene Faktoren sind beteiligt:

- Endotheldysfunktion
- Plaqueulzeration
- hohe Scherkräfte in der Stenose
- Turbulenzen, Verwirbelungen bei poststenotischer Dilatation
- aus ulzerierten Plaques Cholesterinemboli

Die *Streuquelle* liegt meist im Abgangsbereich der A. carotis interna. Aus hämodynamischen Gründen ist dieser von der Atherosklerose bevorzugt betroffen (**Abb. 10.17**). Häufigstes *Zielgebiet* ist die gleichseitige A. cerebri media.

### *Symptome*

Die neurologischen Symptome zerebraler Durchblutungsstörungen ergeben sich aus der Funktion der betroffenen Gehirnregionen:

**1.** Verschluss extrakranieller Hirnarterien:
- *Karotisstromgebiet (50 % der Fälle):* Sehstörungen (ipsilateral), z. B. vorübergehende Blindheit (Amaurosis fugax), Hemiparese u./o., Sensibilitätsstörung (kontralateral), Aphasie (dominante Hemisphäre)
- *Vertebralisstromgebiet (15 % der Fälle):* Schwindel, Ohrensausen, Doppelbilder, Dysarthrie und „drop attacks" (Sturzattacken ohne Bewusstseinsverlust)
- *Basilarisstromgebiet (15 % der Fälle):* Bewusstseinsstörung, Drehschwindel, Schluckstörung, bilaterale Lähmungen

**2.** Verschluss intrakranieller Hirnarterien:
- *A. cerebri media (25 % der Fälle):* Hemiparese u./o., Sensibilitätsstörung (kontralateral), Aphasie (dominante Hemisphäre)
- *A. cerebri anterior:* beinbetonte kontralaterale Hemiparese

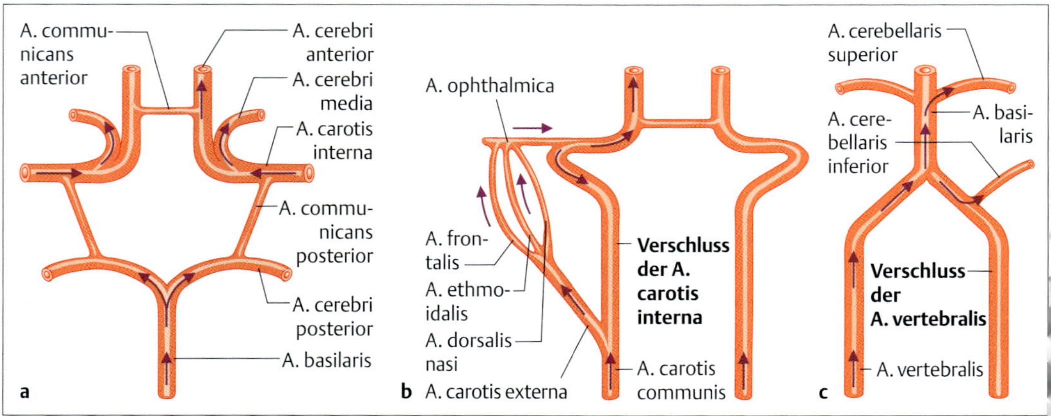


**Abb. 10.16 Kollateralkreisläufe der Hirnarterien. a** Circulus arteriosus Willisii, **b** Versorgung des Gehirns über die A. carotis externa bei Verschluss der A. carotis interna, **c** Kleinhirnversorgung bei Verschluss einer A. vertebralis.

- *A. cerebri posterior:* Hemianopsie
- *A. cerebelli inferior:* Fallneigung
- *A. basilaris:* Hemiparese, Dysarthrie, Schwindel, Ataxie, ggf. Sehstörungen, progrediente Bewusstseinsstörung

● MERKE *Warnzeichen eines Schlaganfalls:*
- *Lähmungs- bzw. Taubheitsgefühl einer Körperseite*
- *Verlust der Sprechfähigkeit oder Verständnisschwierigkeiten*
- *Kopfschmerzen*
- *Sehstörungen*
- *Drehschwindel, Gangunsicherheit*

Die Einteilung zerebraler Durchblutungsstörungen in vier Stadien erfolgt nach Zeitverlauf und Reversibilität der neurologischen Defizite (**Tab. 10.11**). Sie ist auch weiterhin die pragmatische Grundlage zur Therapieplanung, wenngleich das Konzept des klinisch definierten transitorischen neurologischen Defizits ohne bleibenden Schaden durch die zunehmend verbesserten bildgebenden Verfahren relativiert wird, welche trotz klinischer Erholung häufig bleibende Veränderungen aufzeigen.

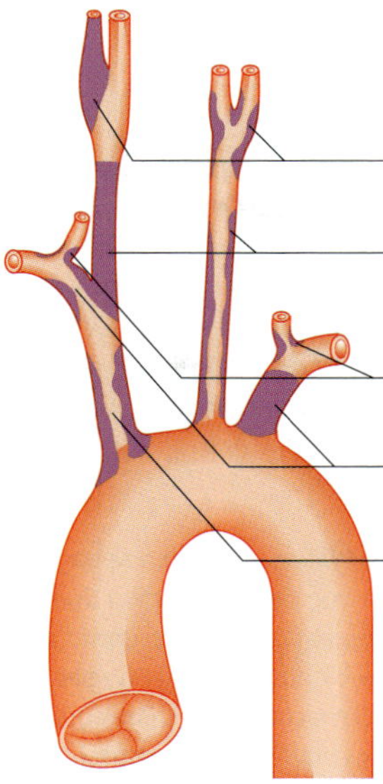


**Abb. 10.17 Atherosklerose.** Obliterative Atherosklerose der supraaortalen Arterien. Prozentuale Verteilung obliterierender Gefäßveränderungen (Stenosen und Verschlüsse). Betroffen sind vorwiegend Gabelungen und Gefäßabgänge. Die lange tubuläre A. carotis communis ist in weniger als 10 % der Fälle Sitz stenosierender Prozesse supraaortaler Arterien.

**Tab. 10.11 Stadieneinteilung und Therapie der zerebralen Ischämie.**

| *Stadium* | *Therapie* |
|---|---|
| Stadium I: asymptomatische Stenose | – Standardtherapie: Thrombozytenaggregationshemmer (ASS 10–300 mg/Tag, Clopidogrel 75 mg/Tag)<br>– Operation fakultativ nur in besonderen Fällen mit erhöhtem Apoplexrisiko:<br>  – filiforme Stenose > 90 %<br>  – rasch progrediente Stenose > 70 %<br>  – hochgradige Stenose bei kontralateralem Verschluss<br>  – hochgradige Stenose bei geplanter elektiver großer Operation |
| Stadium II: transitorische ischämische Attacke (TIA: maximal 24 Stunden Dauer, völlige symptomatische Restitution) | – Operation bei nachgewiesener Emboliequelle an der zugehörigen A. carotis (hochgradige Stenose, Ulzeration)<br>– Begleittherapie: Thrombozytenaggregationshemmer vor und (zeitlich unbegrenzt) nach der Operation |
| Stadium III: kompletter Insult (completed stroke) | – bei fehlenden Kontraindikationen und Einhalten des Zeitfensters (3 Stunden, nach neueren Daten ggf. 4,5 Stunden) Lyse mit r-TPA<br>– lokale Lyse mit Streptokinase oder Urokinase bei Basilaristhrombose (alternativ systemische Lyse, s.o.)<br>– ASS (100–300 mg/Tag) bereits in der Frühphase<br>– Frühmobilisation zur Vermeidung von Komplikationen (z. B. Aspirationspenumonie, tiefe Beinvenenthrombose, Dekubitalgeschwüre)<br>– raumfordernde Mediainfarkte: frühe Hemikraniektomie |
| Stadium IV: Residualstadium eines abgelaufenen Schlaganfalls mit persistierendem neurologischem Defizit | – Fortführung der supportiven Behandlungsmaßnahmen; Kontrolle der allgemeinen medizinischen Risikofaktoren; intensive Rehabilitationsmaßnahmen einhergehend mit Krankengymnastik (Gleichgewichtsübungen, Gangschule), Ergotherapie, Logopädie und neuropsychologischem Hirnleistungstraining |

*Ca. 10–30 % der Patienten mit TIA erleiden innerhalb der nächsten 5 Jahre einen Schlaganfall; am höchsten ist das Risiko in den folgenden 3 Tagen nach einer TIA; bei ca. 50 % der Patienten mit TIA lassen sich in der MRT geringfügige Hirnläsionen nachweisen.*

10

● MERKE *Die Ursache einer TIA muss sofort abgeklärt werden.*
*Häufigste Todesursache bei Patienten mit TIA ist der Herzinfarkt!*
*Begriffe für TIA wie RIND und PRIND (prolongiertes reversibles ischämisches neurologisches Defizit), die für länger als 24 Stunden, aber kürzer als 3 Wochen anhaltende Befunde stehen, sollten nicht mehr angewendet werden; dies entspricht bereits einem manifesten Schlaganfall (Stadium III). Auch der Begriff des PRINS (partiell reversibles ischämisches neurologisches Syndrom) wird nicht mehr verwandt.*

● PFLEGE ***Aspekte der Pflege.*** *Die Behinderung durch den Schlaganfall ist von der Lokalisation und vom Ausmaß der Hirnläsion abhängig. Im Vordergrund stehen meist Bewegungsstörungen und halbseitige Neglect-Phänomene (to neglect: vernachlässigen). Bewegungsstörungen äußern sich in schlaffen bzw. spastischen Lähmungen und/oder in stereotypen Haltungs- und Bewegungsmustern. Der Neglect kann sich auf eine oder mehrere Sinnesqualitäten beziehen: Der Patient übersieht Hindernisse oder Personen auf der betroffenen Seite (er isst z. B. nur die Nahrungsmittel auf der rechten Seite des Tabletts). Der Patient nimmt Geräusche, die von der betroffenen Seite herkommen, nicht wahr. Beim sensomotorischen Neglect hat der Patient die Empfindung für Berührung, Schmerz und/oder Temperatur auf der gelähmten Seite verloren. Meist besteht dabei auch eine massive Körperbildstörung: Der Patient ignoriert die betroffene Seite beim Waschen oder Rasieren; er lässt den Arm achtlos hängen oder liegt unbeachtet darauf. Oft geht auch das Gefühl der Vertrautheit für die betroffenen Gliedmaßen verloren: Der Patient sieht zwar seinen Arm, meint aber, er gehöre nicht zu ihm. In vielen Fällen ist das Gleichgewicht gestört.*

### *Diagnostik*

Anamnese und körperliche Untersuchung:

- kardiovaskuläre Risikofaktoren
- neurologische Anamnese und Untersuchung
- Gefäßstatus: Palpation, Auskultationsgeräusche
- Blutdruck, Puls, Blutzucker, Blutgase
- ergänzend EKG (hohe Koinzidenz der KHK!), ggf. Echokardiografie

Computertomografie (Angio-CT/Spiral-CT):

- Eine sofortige Computertomografie des Schädels (CCT) ist obligat, um eine Blutung oder einen Tumor auszuschließen (**Abb. 10.18**).
- Bei geplanter Fibrinolyse ist die CCT neben der Anamnese (Zeit seit Symptombeginn < 6 Stunden) ein zentrales Kriterium zur Indikationsstellung: Zeichen der Parenchymnekrose dürfen nicht vorliegen.

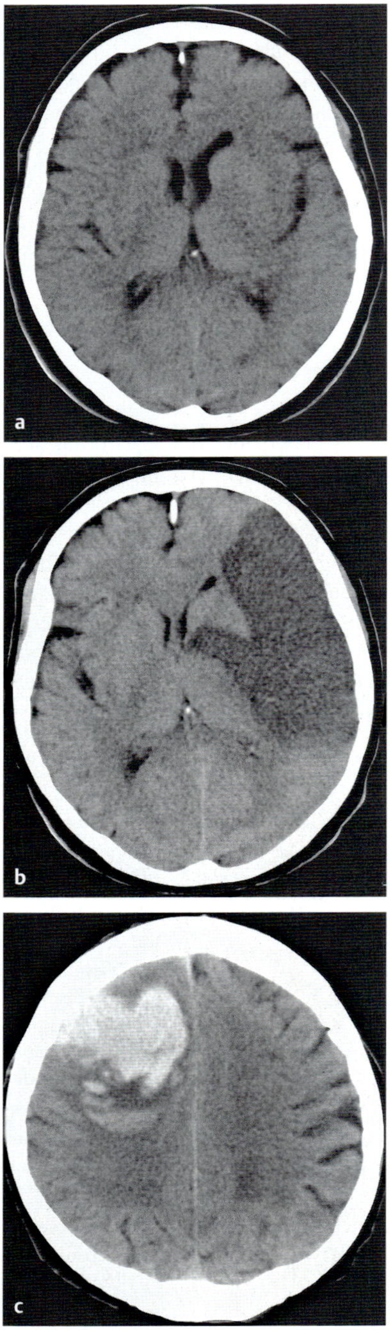


**Abb. 10.18 Ischämischer Insult.** Klinisch Hemiparese rechts und Aphasie. **a** CCT unmittelbar nach Krankenhausaufnahme: nur leichte computertomografische Änderungen in der linken Hemisphäre, generalisierte Hirnatrophie. **b** 3 Tage später: Es zeigt sich deutlich ein Territorialinfarkt im Versorgungsgebiet der A. cerebri media links. **c** Hämorrhagischer Insult. Akute Blutung frontoparietal rechts mit Begleitödem und Mittellinienverlagerung. Seitenventrikel und kontralaterale Hirnfurchen erweitert bei zugrunde liegender Hirnatrophie (84-jähriger Patient). Auf der Blutungsseite verstrichene Hirnfurchen, zusätzliches Kriterium für die raumfordernde Wirkung neben der Mittellinienverlagerung.

Bildgebende Diagnostik der extra- und intrakraniellen Gefäße:

- Doppler- und Duplexsonografie der extrakraniellen Hirngefäße (**Abb. 10.19**) und transkranielle Farb-Duplexsonografie der intrakraniellen Gefäße
- MR-Angiografie, Angio-CT (**Abb. 10.20a**)
- Digitale Subtraktionsangiografie nur bei geplanten invasiven Maßnahmen (**Abb. 10.20b**)

● FALLBEISPIEL SCHLAGANFALL *Bei Frau W. (72 Jahre alt) war um 20 Uhr plötzlich eine hochgradige Hemiparese rechts und Anarthrie (unartikuliertes Sprechen sowie unverständliches Lallen) aufgetreten, sodass sie rasch mit der Verdachtsdiagnose Schlaganfall in die zentrale Notaufnahme des Klinikums gebracht wurde. Laut Ehemann habe die Patientin beim Abendessen nicht mehr richtig reagiert; dann sei sie kollabiert, aber dabei wach geblieben. Seitdem bestehe diese rechtsseitige Lähmung.*

***Vorerkrankungen:*** *Glaukom (Therapie mit Diamox [Acetazolamid]; arterieller Hypertonus (Therapie: Torem [Torasemid] 10 mg, Carmen [Lercanidipin] 10 mg, Nebilet [Nebivolol] 5 mg, Cynt [Moxonidin] 0,4 mg).*

***Diagnostik (auf der Stroke Unit)***

***Neurologischer Befund:*** *Bewusstseinslage: Wache, bewusstseinsklare Patientin, keine Sprachproduktion,*



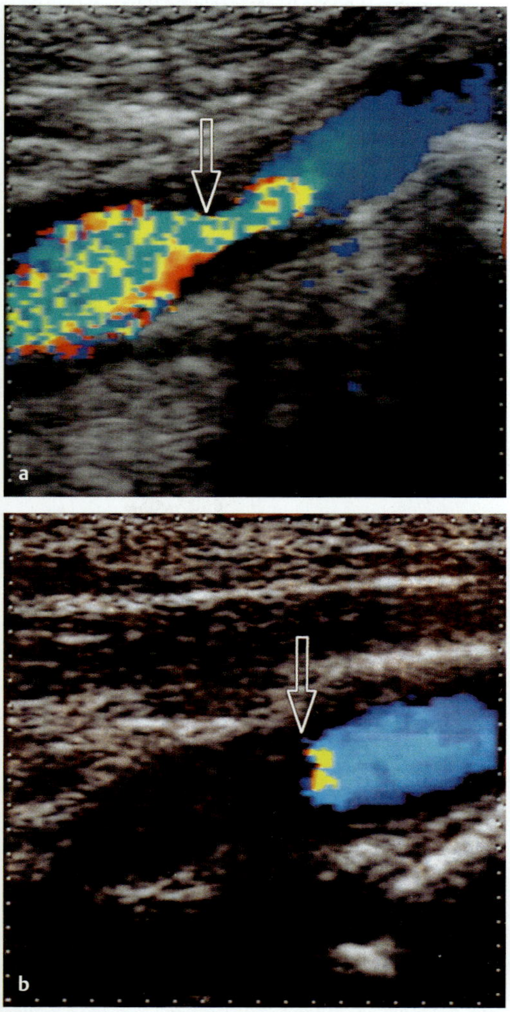


**Abb. 10.19 Diagnostik der hirnversorgenden Arterien. a** Duplexsonografie: Stenose am Abgang der A. carotis interna links im Stenosebereich (→). Verengung des durchströmten Lumens, poststenotisch Turbulenzen (blau und gelb-orange gesprenkelter Bezirk). **b** Duplexsonografie: Verschluss der A. carotis interna rechts, Abbruch der strömenden Blutsäule, Lumen distal davon obliteriert (schwarz).

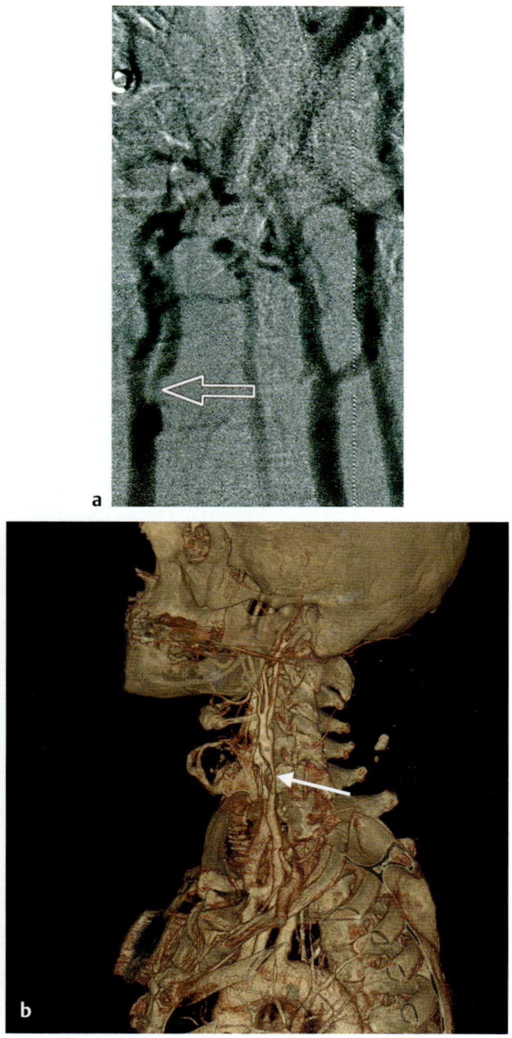


**Abb. 10.20 Karotisstenosen. a** Angiografie: filiforme Stenose am Abgang der A. carotis interna rechts (→). **b** 3D-Rekonstruktion, 64-Zeilen-CT („volume rendering"): Stenose der A. carotis communis links (→).

*Patientin reagiert jedoch auf Ansprache. V. a. Neglect Syndrom (nach Hirninfarkt auftretende Aufmerksamkeitsstörung) rechts, Kopfwendung nach links.*
*Hirnnerven: Pupillomotorik, Optomotorik regelrecht; kein Nystagmus; sensibilität im gesichtsbereich unauffällig; fascialisinnervierte Muskulatur: zentrale Parese rechts, kaudale Hirnnerven unauffällig.*
*Muskeleigenreflexe: BSR: +, RPR: +, TSR: +, PSR: +, ASR: + symm. beideseits.*
*Pyramidenbahnzeichen: negativ, im weiteren Verlauf positiv rechts.*
*Motorik: hochgradige Hemiparese rechts, Arm und Bein können nicht gegen die Schwerkraft bewegt werden.*
*Sensibilität: auf SR links regelrecht*
*Koordination, Stand- und Gangprüfung: nicht möglich. CT nativ am selben Tag (21:02 Uhr): Kein Nachweis einer Blutung, angedeutete Hypodensität im Bereich des hinteren Schenkels der inneren Kapsel als mögliches Korrelat für eine Ischämie.*



***CT Schädel mit intrakranieller CT-Angiografie einschließlich der supraaortalen Äste um 21:55 Uhr:*** *Dringender V.a. distalen Karotisverschluss links. Sofortige Angiografie und Versuch der Rekanalisation des Gefäßes vorgesehen.*

***DAS mit Intervention um 00:23 Uhr:*** *PTA (perkutane transluminale Angioplasie), Stenteinlage und Lysebehandlung. Am darauffolgenden Tag um 14 Uhr erneute arterielle DAS (supraaortale Äste selektiv): erfolgreiche Rekanalisation eines Karotis-T-Verschlusses durch Lyse, Aspirationsembolektomie und zerebrale Stentimplantation.*

***CT nativ einen Tag später 8:31 Uhr:*** *Im Vergleich zu den Voruntersuchungen hat das Ausmaß der Blutung nicht zugenommen, es demarkiert sich ein linkstemporolateraler Infarkt, allenfalls diskrete Zunahme eines periläsionalen Ödems, keine relevante Zunahme der raumfordernden Wirkung, weiterhin kein Nachweis auf Liquorzirkulationsstörung.*

***MRT des Schädel nativ mit Darstellung des Circulus arteriosus willisii 2 Tage später 10:58 Uhr:*** *Es zeigt sich ein Mediainfarkt links, vor allem den Temporalpol und die cranialen Anteile des linken Temporallappens betreffend, kleinere Ischämien aber auch links frontal und parietal. Deutliche Ischämie auch in den Stammganglien links. Bekannte Einblutung im Bereich der linken Stammganglien bzw. im Bereich des linken Temporallappens mit konsekutiver Kompression des linken Seitenventrikels sowie Verlagerung der Mittellinien um 4 cm nach rechts. Im Vergleich zum CCT vom 27.08.2009 stellt sich die Blutung weitestgehend unverändert dar. Verschattung der linken Stirnhöhle sowie der Mastoidzellen rechts, am ehesten entzündlich bedingt.*

***Thorax ap im Liegen 4 Tage später:*** *Kompensierte Herzinsuffizienz. Wohl Schwiele oder Atelektase links basal, bei anhaltendem Fieber Verlaufskontrolle zu erwägen.*

***Ultraschalldiagnostik:*** *Doppler-Duplex-Untersuchungen einen Tag nach Lyse und Karotis-T-Stenteinlage 8:45 Uhr: Arteriosklerotische Wandveränderungen mit Gefäßelongation, Verbreiterung des Intima-Media-Komplexes sowie inhomogene, teils verkalkte Plaquebildungen im Karotisgebiet beiderseits. Keine Widerstandssignale, sodass der Stent im Gebiet der A. carotis links als offen zu werten ist.*

***Labor bei Aufnahme:*** *Natrium, Kreatinin, Harnsäure, GOT, GPT im Normbereich. Blutzucker 125 mg/dl, CRP 11,5 mg/l, TSH im Normbereich. Kalium mit 2,7 mmol/l erniedigt.*

### *Therapie und Verlauf*

*Frau W. wurde 1 Stunde nach Auftreten einer hochgradigen Hemiparese rechts, Anarthrie und Blickparese nach rechts im Sinne eines hochgradigen Mediasyndroms links stationär aufgenommen. Nach sofortigem Ausschluss einer Blutung durch die CCT (kraniales Computertomogramm) wurde umgehend eine systemische rt-PA Lyse begonnen. Die Versorgung erfolgte intensivmedizinisch. Bei V.a. M1-Verschluss links in der Neurosonografie wurde sofort eine CT-Angiografie angeschlossen, die einen Karotis-T-Verschluss zeigte. Daher wurde im Sinne eines bridging Konzeptes die systemische rt-PA Lyse (nach 30 mg rtPA) gestoppt und eine intraarterielle lokale Lyse (15 mg) durchgeführt und ein Karotis-T-Stent links eingesetzt. Danach kam es zunächst zu einer leichten klinischen Besserung; es wurde mit der Aggrastatgabe zum Offenhalten des Stents begonnen. Im Verlauf war trotz der Ebrantiltherapie die RR-Behandlung problematisch: Es kam zu Erbrechen und erneuter klinischer Verschlechterung. Im Kontroll-CCT zeigte sich eine blutige Imbibierung im Mediaterritorium links ohne relevante Raumforderung, sodass zunächst Aggrastat gestoppt wurde. Am folgenden Morgen war die Patientin aber wieder stabilisiert: Es zeigte sich ein Tonus im rechten Arm, der Kopf konnte nach Aufforderung über die Mittellinie nach rechts gedreht werden, sodass kein inkomplettes Mediasyndrom bestand. Im MRT war ein inkompletter aber territorialer Mediainfarkt mit sekundärer Einblutung festzustellen, der nicht das ganze Mediaterritorium umfasst. Passend hierzu war der Stent neurosonografisch als offen zu werten, sodass unter Risikoabwägung wieder mit der halben üblichen Aggrastatdosis zum Offenhalten des Stents begonnen wurde. In den wiederholten CCT-Kontrollen war auch wie die klinischen Befunde zeigten, nie eine Zunahme der Blutung zu verzeichnen, sodass nach einer Woche Aggrastattherapie in Absprache mit den Neuroradiologen und komplikationsloser Anlage der PEG die Aggrastattherapie gestoppt wurde und eine Clopidogreltherapie begonnen wurde (Multiplate Test unauffällig, ebenso die genanalytische Diagnostik hinweisend auf eine normale Enzymaktivität). Hierunter weder klinisch noch radiologisch Zeichen einer Blutungszunahme.*
*Klinisch kam es trotz Fehlen einer enteralen Ernährung zu einer ausgeprägten Aspirationspneumonie rechts betont mit Atelektasen. Aufgrund der Pneumonie wurde Frau W. intubiert und schließlich tracheotomiert. Mittels Bronchiallavage vor erster Antibiose gelang ein Erregernachweis, sodass die initiale Breitbandantibiose (Meropenem und Ciprofloxacin) testgerecht auf Unacid umgestellt werden konnte, darunter deutliche klinische Besserung und rückläufiges CRP.*

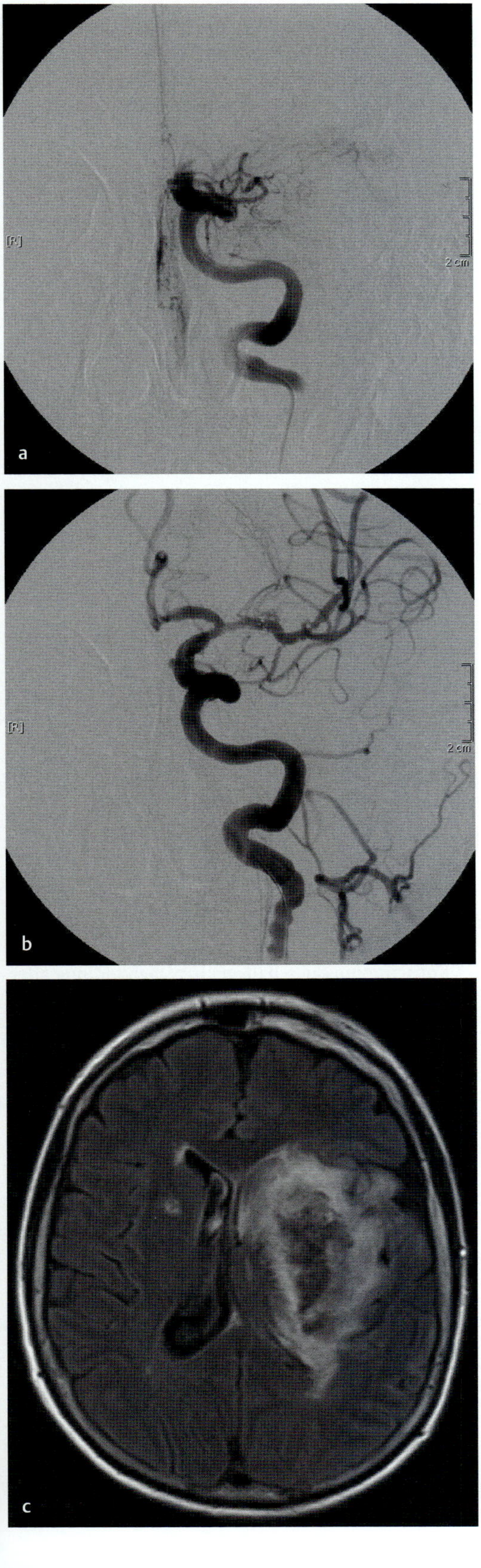

**Abb. 10.21 Diagnostik und Therapie Karotisverschluss. a** Distaler Karotisverschluss links. **b** DSA mit Intervention, PTA Stenteinlage und Lysebehandlung. Erfolgreiche Rekanalisation eines Karotis-T-Verschlusses durch Lyse, Aspirationsembolektomie und zerebrale Stentimplantation. **c** MRT des Schädels nativ mit Darstellung des Circulus arteriosus willisii. Es zeigt sich ein Mediainfarkt links, vor allem den Temporalpol und die kranialen Anteile des linken Temporallappens betreffend, kleinere Ischämien aber auch links frontal und parietal. Deutliche Ischämie auch in den Stammganglien links. Bekannte Einblutung im Bereich der linken Stammganglien bzw. im Bereich des linken Temporallappens mit konsekutiver Kompression des linken Seitenventrikels sowie Verlagerung der Mittellinie um 4 mm nach rechts.

### Tab. 10.12 Medikation bei Verlegung in die Rehaklinik.

| *Handelsname* | *früh* | *mittag* | *abends* |
|---|---|---|---|
| Unacid | 3 g | 3 g | 3 g |
| Ranitic | 150 mg | - | - |
| Plavix | 75 mg | - | - |
| Ramipril | 5 mg | - | - |
| Xalacom Augentropfen | 1 | 0 | 0 |
| Trusopt Augentropfen | 1 | 1 | 1 |
| Clexane 0,2 ml s.c. | - | - | 1 |

*Zusätzlich:*
*Ebrantil über Perfusor 8 mg/Stunde,*
*NaCl zum Offenhalten,*
*Ernährung: Glucerna 50 ml/Stunde über PEG-Sonde.*

*Im Abstrichergebnis des Trachealsekret 8 Tage nach Aufnahme zeigten sich keine multiresistenten Keime. 9 Tage nach der stationären Aufnahme wurde die Patientin wach mit hochgradiger Hemiparese rechts – zwischenzeitlich ist ein willkürlicher Beugetonus am rechten Arm und Bein nachweisbar – in eine qualifizierte Rehaklinik verlegt. Bezüglich der Schlaganfallätiologie ist eine arterio-, arterielle Embolie bei erheblicher Arteriosklerose mit konsekutivem Karotis-T-Verschluss wahrscheinlich (kein Hinweis auf eine Kardioembolie).*
*Aufgrund des Stents ist aus Sicht des Neuroradiologen eine Clopidogreltherapie über insgesamt 6 Monate notwendig. Bezüglich des Glaukoms musste die geplante und aus opthalmologischer Sicht dringliche OP verschoben werden.*

***Weitere Empfehlungen.*** *Möglichst keine Gabe eines Protonenpumpenblockers wegen Enzyminteraktion und Notwendigkeit einer wirksamen Clopidogreltherapie; ebenso Propanolol, Phenobarbital, Diazepam, Proguanil sowie bestimmte Antidepressiva vermeiden.*

***Therapie und Prognose des ischämischen Insultes***
Sofortige Einweisung in eine Klinik mit CT, Transport in Arztbegleitung, leicht angehobener Oberkörper (30 °),

bei Erbrechen Seitenlagerung. Konsil mit Neurologen, Therapie auf Intensivstation oder Stroke Unit.

PFLEGE ***Stroke Unit.*** *Eine Stroke Unit (Schlaganfall-Einheit) ist eine Station speziell nur für Menschen mit Schlaganfall. Sie werden dort von einem multiprofessionellen Team bestehend aus Pflegenden, Neurologen, Neuropsychologen, Sozialarbeitern, Physio- und Ergotherapeuten betreut, die hierfür besonders fortgebildet sind. Ziel ist die optimale Frührehabilitation der betroffenen Patienten; je früher die Rehabilitation beginnt, umso größer sind die Erfolgsaussichten. Man geht bei diesem Konzept davon aus, dass die Rehabilitation unmittelbar nach dem „Schlag" beginnt. Zurzeit werden in Deutschland viele Stroke Units neu eröffnet.*

Die **stadienübergreifende Basistherapie** dient der Sicherung der Vitalfunktionen, der Optimierung von Kreislauf und Stoffwechsel sowie der Sekundärprophylaxe. Die einzelnen Bestandteile dieser Basistherapie zeigt die folgende Übersicht.

**Atmung, Kreislauf, Wasser- und Elektrolythaushalt:**
- BGA; $O_2$-Zufuhr bei $O_2$-Sättigung < 95 % im Pulsoxymeter. Bei Atemstörungen Intubation und kontrollierte Beatmung. Vermeidung einer Hypoxie und Hyperkapnie
- Behandlung einer Herzinsuffizienz und von Herzrhythmusstörungen

**Blutdruck:**
- Akutphase: in den ersten 24 Stunden Indikation zur vorsichtigen Blutdrucksenkung nur bei sehr hohem Blutdruck (> 200/110 mmHg), sofern keine hypertensive Krise (Enzephalopathie) vorliegt und die kardiale Situation (Angina pectoris, Lungenödem) dies erlaubt. Stets schonende RR-Senkung (nicht mehr als 20 % des Ausgangswertes, möglichst nicht unter 180 mmHg)
- Postakutphase: Blutdrucknormalisierung unter Vermeidung hypotensiver Phasen

**Stoffwechsel:**
- Blutzuckernormalisierung, Cholesterinsenkung
- Senkung einer erhöhten Körpertemperatur durch Paracetamol und Wadenwickel

**Prophylaxe von Komplikationen:**
- Thromboseprophylaxe (Antiemboliestrümpfe, Heparin s.c., Bewegungsübungen)
- Pneumonie- und Dekubitusprophylaxe durch physiotherapeutische Maßnahmen, Lagerung

**Behandlung eines erhöhten Hirndrucks:**
- konservativ durch Oberkörperhochlagerung (30°), Geradelagerung des Kopfes. Osmotherapie, z. B. Mannitol; eventuell Intubation und Beatmung (keine Langzeithyperventilation: Verschlechterung der zerebralen Perfusion)
- neurochirurgisch: Dekompressionskraniotomie bei großem Mediainfarkt, Hirnstammdekompression bei großem Infarkt der hinteren Schädelgrube, temporäre Ventrikeldrainage bei Kleinhirninfarkt mit Verschlusshydrozephalus

**Schluckstörung bzw.** Bewusstseinsstörung mit Aspirationsgefahr:
- Sondenernährung oder parenterale Ernährung
- Schluckstörung > 2 Wochen: PEG-Sonde (perkutane endoskopische Gastrostomie)

**Frührehabilitation:**
- Krankengymnastik
- Ergotherapie
- Logopädie

**Revaskularisierungstherapie:**
- Bei akutem Hirninfarkt sowie bei Basilaristhrombose (in der Regel letal; Lyse einzige Therapiechance) ist umgehend die Indikation zur Lysetherapie zu prüfen).

MERKE *Kein Zeitverlust. Zeitfenster für i.v.-Lyse nur 3 Stunden!*
*Time is brain!*

- Beginn innerhalb von 3 Stunden nach Symptombeginn.
- Voraussetzung: CT mit Blutungsausschluss; Fehlen früher Infarktzeichen, die auf einen ausgedehnten Mediainfarkt hinweisen (> $^1/_3$ des Mediastromgebietes); keine schwere Bewusstseinstrübung
- Ausschluss von Kontraindikationen: Kumarintherapie, Operation in den letzten 2 Wochen, Tumorleiden, Schwangerschaft, Alter > 80 Jahre u. a.

**Sekundärprophylaxe:**
- Konsequente Ausschaltung bzw. Behandlung aller Risikofaktoren der Atherosklerose: Nikotinkarenz, Gewichtsnormalisierung, Optimierung der Therapie eines arteriellen Hypertonus (Risikoreduktion 40 %) und eines Diabetes mellitus. LDL-Cholesterin < 100 mg/dl anstreben (CSE-Hemmer). Ausschluss bzw. Behandlung eines Schlafapnoesyndroms
- Thrombozytenaggregationshemmer (ASS 100–300 mg/d, Risikoreduktion 30 %. Bei Unverträglichkeit Clopidogrel 75 mg/d). Chronisches Vorhofflimmern bzw. künstliche Herzklappen: Antikoagulation mit Heparin und dann Kumarin (INR 2–3), auch zur Primärprophylaxe (Risikoreduktion 70 %)
- Hochgradige ACI-Stenose: Therapieindikation: Stenose > 70 % bei Symptomen, > 80 % bei asymptomatischen Patienten. Methoden: Operative Thrombendarteriektomie und Erweiterungsplastik oder PTCA und Stentimplantation (Komplikationsrate: Schlaganfall 1–3 %, Letalität < 1 %).

## FALLBEISPIEL TIA UND SCHLAGANFALL

*Die 76-jährige Patientin Frau T. klagt bereits seit mehreren Monaten immer wieder über passagere transitorisch-ischämische Attacken (TIAs) im Bereich des linken Auges, einhergehend mit Sehstörungen. Darüber hinaus besteht Gangataxie und zunehmende Sturzneigung. Die letzte TIA habe vor 4 Tagen stattgefunden.*

***Diagnose:***

- *symptomatische hochgradige A. carotis interna (ACI)-Stenose links*
- *Z.n. transitorischen-ischämischen Attacken*

*Begleiterkrankungen: kompensierte Herzinsuffizienz bei mittelgradig eingeschränkter Pumpfunktion, arterielle Hypertonie, Lungenemphysem, Hypothyreose bei Z.n. Autoimmunthyreoiditis Typ Hashimoto.*

***Diagnostik***

***Klinischer Untersuchungsbefund:*** *Patientin wach, voll orientiert, in gutem Allgemein- und Ernährungszustand; kardiopulmonal stabil, Pupillen rund, seitengleich, reagieren prompt auf Lichtstrahl, Knöchelödeme beiderseits, Venenzeichnung beidseits, Fußpulse kräftig und tastbar. RR: 125/65, Puls 63/Min.*

***Ruhe-EKG:*** *Arrhythmia absoluta bei Vorhofflimmern; Frequenz 79/Min.*

***MRT-Angiografie*** *der Karotiden mit intrakraniellen Gefäßen und MRT Schädel mit Kontrastmittel vom Aufnahmetag: mehrere frische punktförmige ischämische Hirnläsionen im linksseitigen Mediastromgebiet (***Abb. 10.20***). Ein Infarkt im Stadium der Schrankenstörung im dorsalen Grenzzonengebiet. Filiforme ACI-Abgangsstenose links.*

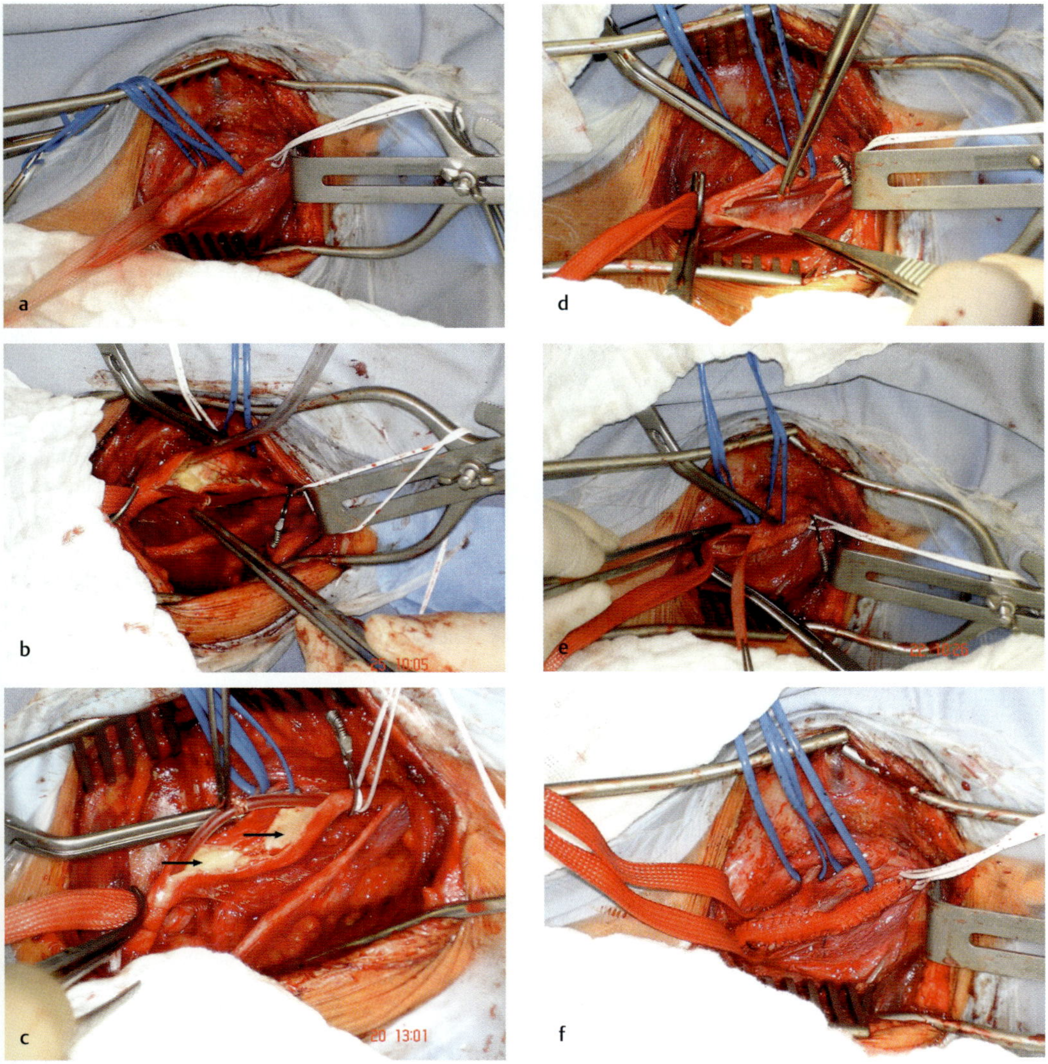


**Abb. 10.22 Karotisdesobliteration unter Shuntprotektion. a** Karotisgabel freigelegt. **b** A. carotis interna eröffnet, Shunt eingelegt. **c** Blick auf die Stenose der A. carotis interna. **d** A. carotis interna ausgeschält. **e** Dacronpatch teilweise eingenäht, Shunt noch im Lumen. **f** Dacronpatch komplett eingenäht. (Pfeile = ateriosklerotische Ablagerungen, die die Stenosierung bewirken).

*Labor:* *Natrium, Kalium, Kreatinin sowie Gesamtcholesterin im Normbereich.*

### *Therapie und Verlauf*

*Karotisdesobliteration unter Shuntprotektion und Neuromonitoring (***Abb. 10.22***).*

*Nach unauffälliger intensivmedizinischer Überwachung wurde Frau T. am 1. postoperativen Tag auf die periphere Station verlegt und 5 Tage später entlassen. Die neurologische Untersuchung zu diesem Zeitpunkt war unauffällig.*

***Medikamente bei der Entlassung:*** *Bisohexal (Bisoprolol) 5 mg ½-0-½, Ramipril Diuretika (Ramipril Comp.) 2,5 mg/12,5 mg 1-0-0, Spironolacton (Spironolacton) 50 mg ½-0-0, Phenprocoumon (Marcumar nach INR), Dipyridamol/Acetylsalicylsäure (Aggrenox) 200 mg/25 mg 1-0-1, L-Thyroxin 150 mg 1-0-0.*

***Weitere Empfehlungen:*** *Regelmäßige Farbduplex/Doppler-Kontrollen der Hirngefäße zunächst nach 6 Wochen, im ersten Jahr vierteljährig, dann halb und nach 2 Jahren jährlich.*



PFLEGE ***Pflege- und Rehabilitationskonzepte.*** *Auf einer umfassenden Situationsanalyse basierend werden die Rehabilitationsziele individuell für den Patienten festgelegt. Die Ziele können nur erreicht werden, wenn alle an der Betreuung des Patienten Beteiligten an einem Strang ziehen (vgl. Stroke Unit, S. 284). Die professionelle Pflege ist ein wichtiger Bestandteil der Therapie, die von Anfang an im 24-Stunden-Management betrieben werden muss. Handlungsleitende Ziele sind die Stimulation der Sinne, damit der Patient die betroffene Seite wieder wahrzunehmen lernt, und die Anregung und Führung zur aktiven Mitarbeit mit der betroffenen Körperhälfte. Besonders effektiv zur Erreichung dieser Ziele ist eine Kombination aus Bobath-Konzept, Förderkonzept der basalen Stimulation und gezieltem Selbsthilfetraining (z. B. Logopädie). Nähere Informationen zur Durchführung dieser Konzepte finden Sie in: Friedhoff u. Schieberle: Praxis des Bobath-Konzepts: Grundlagen – Handlings – Fallbeispiele. Stuttgart: Thieme; 2007.*

**Prognose:** 75 % aller Kranken überleben das akute Stadium. Nach 5 Jahren lebt nur noch jeder zweite Patient, Haupttodesursache ist der Herzinfarkt. 25 % aller Schlaganfallpatienten erleiden ein Rezidiv.

## 10.6.2 Subclavian-steal-Syndrom

DEFINITION *Beim Subclavian-steal-Syndrom liegt eine Obstruktion der A. subclavia zwischen ihrem Abgang aus der Aorta und der Abgangsstelle der A. vertebralis vor. Der poststenotische Druckabfall führt insbesondere bei Arbeit mit dem ipsilateralen (gleichseitigen) Arm zu einer Strömungsumkehr in der ipsilateralen A. vertebralis, die dem vertebrobasilären Strömungsgebiet das Blut entzieht.*

Eine Arteriosklerose an der oberen Extremität jenseits der ersten Zentimeter der A. subclavia ist eine extreme Seltenheit. Das Subclavian-steal-Syndrom ist damit praktisch die einzige Manifestation der arteriellen Verschlusskrankheit an der oberen Extremität. Weitere Ursachen: Takayasu-Arteriitis.

### *Symptome, Diagnostik und Therapie*

Oft besteht eine symptomlose Strömungsumkehr der A. vertebralis. Besonders bei zusätzlichen Strombahnhindernissen im Hirnkreislauf können bei Armarbeit vertebrobasiläre Symptome, wie Schwindel, flüchtige Paresen und Parästhesien, Sehstörungen, Ataxie und Synkopen auftreten.

Wegweisend ist eine Blutdruckdifferenz > 20 mmHg zwischen beiden Armen. Bei Vorliegen einer Stenose ist ein Geräusch über dem Truncus brachiocephalicus bzw. der A. subclavia auszukultieren. Bildgebende Verfahren: Duplexsonografie (**Abb. 10.23**) und CT-/MR-Angiografie.

Eine Therapie ist nur indiziert bei ausgeprägter zerebraler oder brachialer Symptomatik: Angioplastie der A. subclavia oder Bypass-Operation.

**Tab. 10.13 Fibrinolytika (Auswahl).**

| *Substanz* | *Indikation* | *Dosis* |
|---|---|---|
| r-TPA (Alteplase) | Lungenembolie | 100 mg über 120 min. |
| | Schlaganfall | 0,9 mg pro kg Körpergewicht, Maximum 90 mg), 10 % der Dosis als Bolusgabe, gefolgt von einer 60-minütigen Infusion |
| Urokinase | peripherer Gefäßverschluss | lokal: 5 000-20 000 E intraarteriell infundieren oder als Bolus in den Thrombus. Unter angiografischer Kontrolle Wiederholung bzw. Fortführen bis zur Gefäßöffnung |

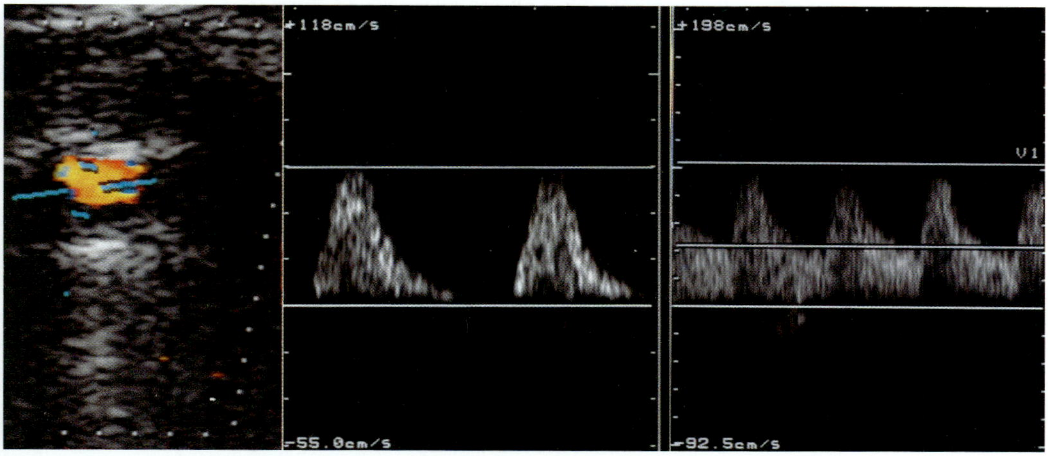


**Abb. 10.23 Subclavian-steal-Syndrom.** Duplexsonografie; A. vertebralis links mit spontaner Strömungsumkehr und deutlicher Flusszunahme nach Ischämie des linken Armes (suprasystolische Kompression mit der Blutdruckmanschette für 2–3 Minuten): Das Blut läuft primär vom Kopf weg zum Arm hin, systolische Geschwindigkeit 59,5 cm/s, diastolischer Flussstopp. Nach Belastungsischämie (Reduzierung des Strömungswiderstandes im linken Arm) Zunahme der systolischen Strömung auf 104 cm/s, nun auch diastolischer Fluss mit ca. 43 cm/s. Auslösung heftigen Drehschwindels durch dieses Manöver, da das vermehrt in den Arm fließende Blut nun nicht mehr für die Durchblutung des Hirnstamms zur Verfügung steht.



# 10.7 Krankheiten der peripheren Arterien

## 10.7.1 Periphere arterielle Verschlusskrankheit

DEFINITION *Die periphere arterielle Verschlusskrankheit (PAVK) ist eine chronische Durchblutungsstörung durch Stenosen und/oder Verschlüsse der Becken- und Beinarterien. Ursache ist in mehr als 95 % der Fälle die Atherosklerose; in mehr als 90 % der Fälle sind die unteren Extremitäten betroffen.*

Eine arterielle Verschlusskrankheit der Arme – mit Ausnahme des Subclavian-steal-Syndroms – ist eine extreme Rarität.

### *Epidemiologie, Ursachen und Risikofaktoren*

*Wichtigste Risikofaktoren:* Rauchen, Diabetes mellitus. Daneben auch arterielle Hypertonie und Fettstoffwechselstörungen. Seltene Ursachen: Thrombangitis obliterans, Takayasu-Syndrom.

*Häufigkeit:* bis zu 10 % der männlichen Bevölkerung > 50 Jahre, m : w = 5 : 1.

*Amputationen:* ca. 35 000 pro Jahr. Diabetiker haben ein ca. 15-mal höheres Amputationsrisiko.

*Lebenserwartung:* Bei PAVK um ca. 10 Jahre verkürzt wegen der hohen Koinzidenz von KHK bzw. zerebralen Durchblutungsstörungen.

### *Symptome*

Die periphere arterielle Verschlusskrankheit wird nach ihren Symptomen in vier Stadien eingeteilt (**Tab. 10.14**).

Die Leitsymptome arterieller Durchblutungsstörungen sind **Schmerz** (ischämischer Muskelschmerz) und **Nekrosenbildung**. In Abhängigkeit von der verbliebenen Restdurchblutung tritt Schmerz als Belastungsschmerz oder als Ruheschmerz auf.

MERKE *Die Symptomatik korreliert nicht eng mit dem Schweregrad des Strombahnhindernisses, da bei dem chronischen jahrzehntelangen Verlauf der Atherosklerose häufig ausreichend Kollateralen gebildet werden können (***Abb. 10.24***).*

Der ischämische Schmerz ist immer eine Etage tiefer lokalisiert als die zugrunde liegende **Gefäßobstruktion** (**Tab. 10.15**). Die obstruktiven Gefäßläsionen bilden sich bevorzugt an Gefäßaufzweigungen und im Adduktorenkanal. Bei Diabetikern sind der Abgang der A. profunda femoris und die Unterschenkelarterien häufig betroffen.

PFLEGE ***Lagerung.*** *Bei Patienten mit PAVK ist jede weitere Verschlechterung der Durchblutung zu vermeiden. Zu enges Schuhwerk oder das Tragen von Kompressionsstrümpfen sowie zirkulären Binden sind daher kontraindiziert. Bei Hochlagerung der Beine droht ebenfalls eine Verschlechterung der arteriellen Durchblutung.*
*Klagt der Patient über Ruheschmerzen, ist eine Wechsellagerung der Beine empfehlenswert: Er soll zunächst die Beine flach im Bett ausstrecken (10 min) und anschließend für etwa 5 min die warm eingepackten Beine etwas nach unten gerichtet auf einem niedrigen Hocker ablegen. Dieser Vorgang kann mehrmals wiederholt werden.*

**Tab. 10.14 Stadien der peripheren arteriellen Verschlusskrankheit (nach Fontaine).**

| *Stadium und Hauptsymptom* | *Beschreibung der Symptome* |
|---|---|
| Stadium I: keine Symptome | – 75 % aller Fälle<br>– ausreichende Kollateralenbildung |
| Stadium II: Belastungsschmerz (Claudicatio intermittens)*<br>a. schmerzfreie Gehstrecke > 200 m<br>b. schmerzfreie Gehstrecke < 200 m | – Lokalisation des Strombahnhindernisses: immer eine Etage über der schmerzenden Muskulatur<br>– „Walking-through-Phänomen": meist unbewusste Anpassung der Geschwindigkeit an die Durchblutungsverhältnisse, so dass längere schmerzfreie Gehstrecken erreicht werden |
| Stadium III: Ruheschmerz | – Zeichen der vitalen Gefährdung der Extremität. Ruheschmerz zeigt Druckabfall in den peripheren Arterien unter 50–60 mmHg an<br>– wegen Wegfall des hydrostatischen Drucks im Liegen tritt der Ruheschmerz insbesondere nachts auf<br>– vorübergehende Besserung durch Herabhängen der Beine und nächtliches Umhergehen |
| Stadium IV: Nekrose | – Zeichen der vitalen Gefährdung der Extremität<br>– Ausdruck einer längeren Minderdurchblutung (Druck unter 50 mmHg)<br>– beginnt meist an den Zehen |

** ziehende, krampfartige Muskelschmerzen zwingen den Patienten nach immer gleicher Wegstrecke zum Stehenbleiben; die Schmerzen hören nach kurzer Zeit auf; im Gegensatz zu arthrotischen Schmerzen hat der Patient keine Schmerzen beim Aufstehen und bei den ersten Schritten.*

10

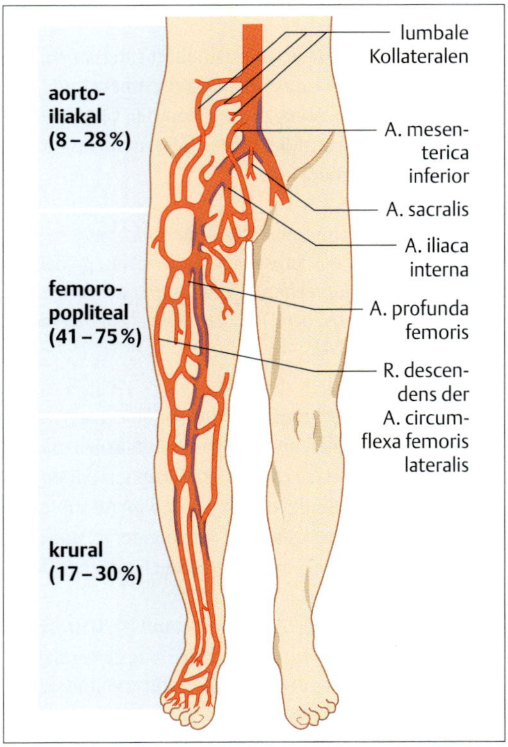


**Abb. 10.24 Arterielle Verschlusskrankheit.** Periphere Lokalisationstypen und wichtigste Kollateralen.

**Tab. 10.15 Lokalisationstypen der arteriellen Verschlusskrankheit.**

| *Strombahnhindernis* | *Schmerzlokalisation* | *Pulsminderung* |
|---|---|---|
| Unterschenkel | Fuß | Fußpulse |
| Oberschenkel/ A. poplitea | Wade | A. poplitea und Fußpulse |
| Becken | Oberschenkel | ab Leiste |
| A. iliaca interna | Gesäß | keine |
| Aorta | Gesäß, Becken und Oberschenkel beidseits, Impotenz* | ab Leiste beidseits |

** „Leriche-Syndrom".*

### *Diagnostik*

*Körperliche Untersuchung*

**Inspektion und Temperaturvergleich der Beine.** Die minderdurchblutete Extremität ist blass und kühl, die Venenzeichnung vermindert. Zweifelhafte Fälle: Klärung durch Belastungstest nach Ratschow (**Abb. 10.25**). Es sind Hautdefekte, wie Nekrosen und Ulzerationen, erkennbar. Häufig bestehen chronische trophische Störungen, z. B. Haarverlust, Nagelmykosen.

**Pulspalpation und Gefäßauskultation** (**Abb. 10.1**). Jenseits eines Strömungshindernisses ist der Puls vermindert oder gar nicht mehr tastbar (Seitenvergleich!). Pulsverlust bei Stenose > 90 %. Bei ausreichenden Kollateralen oder verminderter Belastbarkeit (z. B. kardi-

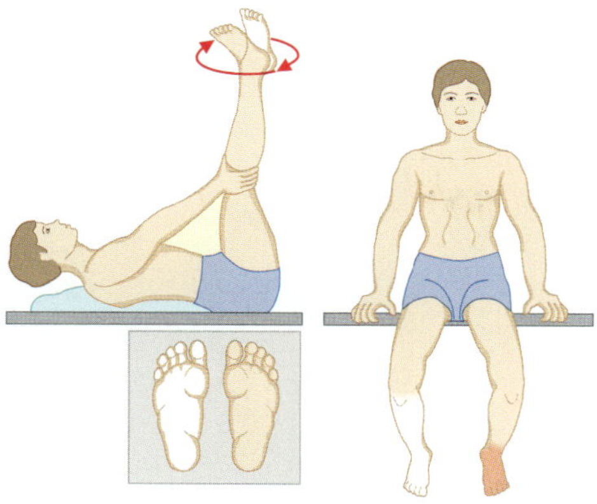


**Abb. 10.25 Ratschow-Lagerungsprobe.** Zur Diagnostik der AVK der Beine werden die Beine zuerst 2 min hoch gelagert und kreisende Bewegungen durchgeführt. Danach lässt der Patient die Beine herabhängen. Die Rötung des gesunden Beins (reaktive Hyperämie) erfolgt nach 5–10 s, die Venen des gesunden Beins sind nach 15–20 s wieder gefüllt. Reaktive Hyperämie und Venenfüllung am minderdurchbluteten Bein treten erst Minuten später auf.

ale oder orthopädische Erkrankung) kann der Patient jedoch selbst bei einem Verschluss beschwerdefrei sein (Stadium I)!

Vor der Auskultation sollte der Patient 15 min ruhen, da auch eine Hyperzirkulation zu Geräuschphänomenen führt. Schon eine geringe Lumeneinengung einer Arterie verursacht ein Auskultationsgeräusch. Stenosegeräusche sind sehr leise, die Lautstärke lässt keinen Rückschluss auf den Stenosegrad zu. Distal der A. poplitea können Stenosegeräusche nicht mehr gehört werden. Wenn proximal der Pulsminderung kein Geräusch auskultierbar ist, ist ein Verschluss des Gefäßsegmentes anzunehmen. Eine Pulsminderung distal eines Stenosegeräusches deutet auf eine hochgradige, hämodynamisch wirksame Stenose hin.

Die Beurteilung erfolgt in Zusammenschau mit dem Lokalisationstyp des Beschwerdebildes (**Tab. 10.15**).

*Apparative Untersuchungen*

**Dopplersonografische Druckmessung.** Die einfachste technische Untersuchung zur hämodynamischen Relevanz eines Strombahnhindernisses erlaubt die Bestimmung des systolischen Blutdrucks in den Knöchelarterien, der beim Gesunden mindestens so hoch ist wie der Druck in der A. brachialis und beim Kranken mit der Schwere der Durchblutungsstörung zusammenhängt. Physiologischer Dopplerindex: Knöcheldruck/Oberarmdruck > 1 (**Tab. 10.16**).

**Tab. 10.16 Doppler-Druckmessung.**

| *Quotient Knöchel-/Armdruck* | *Knöcheldruck* | *Beschwerden* |
|---|---|---|
| > 1 | > 100 mmHg | keine |
| < 1 | | PAVK (asymptomatisch) |
| < 0,8 | | symptomatische PAVK |
| < 0,5 | < 50 mmHg | Ruheschmerz |
| < 0,3 | < 40 mmHg | vital bedrohte Extremität |

**Direktionale Dopplersonografie.** Charakteristische Veränderungen der Flusskurven („Hämotachygramme“) zeigen die Existenz und hämodynamische Wertigkeit von Strombahnhindernissen an.

**Duplexsonografie.** Kombination aus Ultraschall-B-Bild und gepulster Dopplersonografie: exakte Lokalisation und Charakterisierung von Strombahnhindernissen durch Darstellung der Struktur und der Blutströmung (Geschwindigkeit, Turbulenzen) (**Abb. 10.26**).

**MR-Angiografie.** Kernspintomografische Gefäßdarstellung, nichtinvasiv.

**Digitale Subtraktionsangiografie (DAS) (Abb. 10.27):** Durchführung nur bei therapeutischer Relevanz (Operationsplanung bzw. angiografische Intervention) indiziert.

### *Therapie*

Die Therapie der chronischen peripheren arteriellen Verschlusskrankheit ist überwiegend konservativ. Bei ca. 80 % aller Patienten ist ein gefäßchirurgischer Eingriff noch nicht oder nicht mehr indiziert. Zunehmende Verbreitung finden angioplastische Verfahren einschließlich der lokalen Fibrinolyse. Die individuell sinnvollste Therapie besteht häufig in einer simultanen oder nacheinander geschalteten Kombination angiologisch-radiologisch-gefäßchirurgischer Verfahren (**Tab. 10.17**). Dies gilt insbesondere für den Mehr-Etagen-Verschlusstyp (20 % der Fälle).

● MERKE *Wesentlich ist die Vermeidung von Nekrosen durch zu enges Schuhwerk, einschneidendes Verbandsmaterial, unsachgemäße Fußpflege, sonstige Traumen und Nässe-, Kälte- oder Hitzeeinwirkung.*

Maßnahmen unabhängig von Stadium und Lokalisation:
- Behandlung der Grundkrankheit
- Besserung z. B. einer Herzinsuffizienz
- Therapie der Risikofaktoren

Lokale Maßnahmen:
- Stadium III: Ruhigstellung, Tieflagerung
- Stadium IV: Wundbehandlung

PFLEGE ***Ernährungsberatung und Nikotinverzicht.*** *Bei Übergewicht sollte der Patient eine Reduktionskost zu sich nehmen, bei erhöhten Blutfettwerten eine fettarme Kost, da es sich jeweils um Risikofaktoren für das raschere Voranschreiten der Erkrankung handelt. Aus dem gleichen Grund ist es absolut ratsam, ganz auf das Rauchen zu verzichten. Oft bestehen solch schädigende Einflüsse bereits jahrelang, daher fällt es vielen Patienten schwer, diese Lebensgewohnheiten zu ändern.*

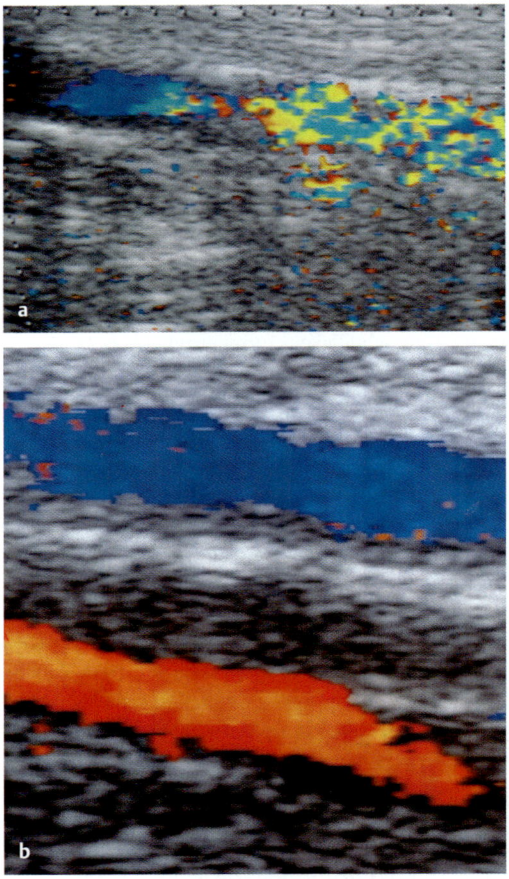


**Abb. 10.26 Periphere-AVK-Duplexsonografie. a** Fadenförmige Stenose der A. femoralis rechts: nach der Stenose Turbulenzen (Flussgeschwindigkeit max. über 500 cm/s, Farbechos im umgebenden Gewebe durch die turbulenzbedingten Erschütterungen. **b** Verschluss der A. femoralis superficialis rechts, die als dunkle Struktur zwischen der V. femoralis superficialis (rot) sowie dem oberflächlich liegenden femoropoplitealen Bypass (blau) zu erkennen ist.

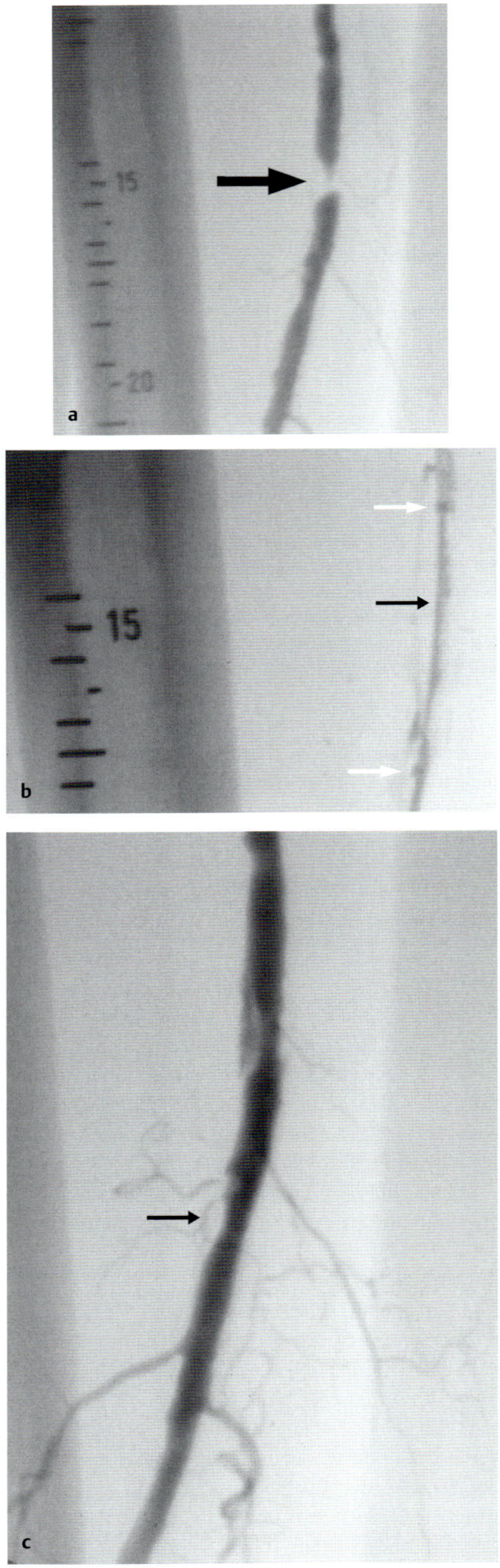


**Abb. 10.27 Periphere-AVK-Angiografie.** Dieselbe Patientin wie in **Abb. 10.26. a** Fadenförmige kurzstreckige Stenose der A. femoralis superficialis rechts (→), **b** liegender Dilatationsballon (→), Röntgenmarkierung des Dilatationsballons (⇒), **c** Kontrolle nach erfolgreicher Dilatation: An der vormaligen Stenose ist noch ein kleines Dissekat (→) zu erkennen.

**Tab. 10.17 Stadien- und lokalisationsbezogene Therapie der chronischen peripheren arteriellen Verschlusskrankheit.**

| *Stadium* | *Typ* | *Therapie* |
|---|---|---|
| Stadium I und IIa | alle Lokalisationen | - Gehtraining<br>- Thrombozytenaggregationshemmer bei Stenose |
| Stadium IIb | Beckentyp – Stenose | - Gehtraining<br>- vasoaktive Substanzen<br>- Angioplastie + Thrombozytenaggregationshemmer |
| | Beckentyp – Verschluss | - Bypass |
| | Oberschenkeltyp – Stenose/kurzstreckiger Verschluss bis 2 cm | - Angioplastie (+ lokale Lyse), Thrombozytenaggregationshemmer |
| | Oberschenkeltyp – langstreckiger Verschluss | - vasoaktive Substanzen, Bypass |
| | Unterschenkeltyp | - vasoaktive Substanzen i.a., Hämodilution, Fibrinogensenkung |
| Stadium III und IV | Beckentyp – Stenose* | - Angioplastie + Thrombozytenaggregationshemmer |
| | Beckentyp – Verschluss* | - Bypass, Y-Prothese |
| | Oberschenkeltyp – langstreckiger Verschluss** | - Bypass |
| | Unterschenkeltyp** | - zusätzlich: femorokruraler Bypass, Angioplastie |

** zusätzlich ggf. Antibiotika systemisch;*
*** zusätzlich ggf. Antibiotika i.a.*

## 10.7.2 Akuter Arterienverschluss

DEFINITION *Ein akuter Arterienverschluss ist eine kritische Durchblutungsminderung durch eine plötzliche Verlegung des Gefäßlumens. Der akute Arterienverschluss ist immer ein Notfall.*

**Komplettes Ischämiesyndrom.** Völliges Sistieren der Blutversorgung durch vollständige Verlegung strategisch wichtiger Gefäßstrecken, die keine ausreichenden Primärkollateralen haben (z. B. Aortengabel, Femoralisbifurkation, Unterschenkeltrifurkation).

**Inkomplettes Ischämiesyndrom.** Kritische Durchblutungsstörung, jedoch noch notdürftige Restperfusion des Versorgungsgebietes über bestehende Kollateralen oder bei unvollständiger Verlegung des Lumens (z. B. reitender Thrombus).

### *Ursachen*

Der akute Gefäßverschluss entsteht in ca. 80 % der Fälle durch eine Embolie, in ca. 20 % durch eine lokale Thrombose bei vorbestehender Gefäßläsion (z. B. Atherom). Andere Ursachen sind eine Rarität. Emboliequelle ist in 90 % das Herz (Vorhofflimmern, Herzinfarkt, Aneurysma, Herzklappenfehler, Endokarditis, Kunststoffklappe). Betroffen sind daher überwiegend Menschen ab dem 60. Lebensjahr wegen der hohen Prävalenz der koronaren Herzkrankheit in dieser Altersgruppe. Prädilektionsstellen für den akuten Extremitätenarterienverschluss sind Verzweigungsstellen und arteriosklerotisch veränderte Gefäßabschnitte.

### *Pathogenese und Komplikationen*

In hämodynamischer Hinsicht bedeutet der akute Gefäßverschluss einen plötzlichen Druckabfall distal des Verschlusses. Der verminderte Blutfluss disponiert zur **Appositionsthrombose** in den zuführenden Arterien, Kollateralen, Kapillaren und schließlich auch den zugehörigen Venen mit weiterer Verschlechterung der Durchblutung. Bei Unterschreiten eines kritischen Druckniveaus sistiert die Blutzirkulation in der Endstrombahn. Dies führt zum **hypoxischen Gewebeschaden** bis hin zum Gewebeuntergang.

Selbst bei technisch erfolgreichem Eingriff ist die Revaskularisation oft ineffektiv, wenn die oben genannte eigengesetzliche Entwicklung zu weit fortgeschritten ist. **Rethrombosierungen** der eröffneten Strombahn sind häufig.

Weitere Risiken nach Revaskularisation:

- Ödembildung mit Ausbildung eines Kompartmentsyndromes und/oder eines *hypovolämischen Schocks*
- Einschwemmung toxischer Metabolite mit Azidose und Hyperkaliämie sowie Myoglobinämie und Myoglobinurie mit sekundärem *Nierenversagen*

*Symptome*
Die typischen Symptome des akuten Arterienverschlusses erlauben die Diagnose und Lokalisation des akuten Extremitätenarterienverschlusses (6-P-Symptome):
- **p**ain: plötzlicher starker Schmerz
- **p**araesthesia: Parästhesien, Kältegefühl, Missempfindungen
- **p**aleness: Blässe der Haut, einhergehend mit Kälte, Marmorierung und kollabierten Venen (die proximale Begrenzung liegt meist zwei Handbreit distal der Verschlusshöhe)
- **p**ulselessness: Pulsverlust
- **p**aresis: Lähmung
- **p**rostration: Schock

Der plötzlich einsetzende, oft sehr starke Schmerz sistiert erst mit dem Absterben der Gewebezellen (Ischämietoleranz: Darmmukosa 3 Stunden, übrige Gewebe 6 Stunden).



MERKE *Eine massive ischämische Muskelschwellung und eine großflächige Blasenbildung der Haut zeigen die mit dem Absterben der Extremität zunehmende Lebensgefahr für den Patienten an und erfordern die Amputation der Extremität.*

*Diagnostik*
Bei klassischer Konstellation von Anamnese und körperlichem Befund ist keine weitere (zeitraubende) Diagnostik angezeigt. In zweifelhaften Fällen können die Doppler- und Duplexsonografie meist Klärung schaffen. Eine Angiografie ist nur in seltenen Ausnahmefällen indiziert, z.B. bei Verdacht auf eine zusätzliche viszerale Embolie.

PFLEGE ***Sicherheit.*** *Packen Sie die betroffene Extremität bis zur endgültigen Therapieentscheidung in einen Watteverband. Er beugt einem Wärmeverlust und der Dekubitusentstehung vor.*

*Therapie und Prognose*
**Ambulante Maßnahmen:**
- Tieflagerung der Extremität zur Verbesserung des Perfusionsdrucks
- möglichst Watteschuh, keine Wärme- oder Kälteapplikation!
- Schmerzbehandlung (Morphin oder Dolantin i.v.), keine i.m.-Injektionen!
- 10 000 IE Heparin i.v. zur Verhinderung der gefährlichen Appositionsthrombose
- i.v.-Zugang mit NaCl-Infusion

**Stationäre Therapie:**
- operative Embolektomie (Fogarty-Katheter) mit intraoperativer Angiografie (80 %)
- perkutane transluminale Angioplastie oder Aspirationsembolektomie
- lokale und systemische Fibrinolyse

Die Prognose hängt wesentlich ab vom Entstehen der gefürchteten *Appositionsthrombose* und von der Zeit bis zur Wiederherstellung des Blutstroms. Insbesondere eine zeitverschwendende perfektionistische Diagnostik verschlechtert die Aussichten des Patienten. Die Sterberate bei peripherer arterieller Embolie liegt auch heute noch bei ca. 15 %.

## 10.7.3 Thrombangiitis obliterans

DEFINITION *Eine Thrombangiitis obliterans ist eine Vaskulitis mit segmentalem multilokulärem Befall der mittleren und kleinen Arterien insbesondere der unteren (75 %), aber auch der oberen Extremität (distal von Knien und Ellbogen). Bei 25 % der Patienten sind auch die Venen betroffen (Phlebitis saltans/migrans).*

Synonyme: Endangiitis obliterans, Buerger-Syndrom, Morbus Winiwarter-Buerger.

*Epidemiologie und Ursachen*
In Westeuropa handelt es sich bei ca. 2 % aller arteriellen Verschlusskrankheiten um eine Thrombangiitis obliterans, in Südostasien und Japan sind es 16 %. Früher waren fast ausschließlich junge Männer betroffen, mit dem zunehmenden Rauchverhalten junger Frauen liegt das Verhältnis m : w heute bei ca. 4 : 1.

Ursachen und Pathogenese sind letztendlich unklar. Sicher spielt jedoch der **Nikotinkonsum**, insbesondere Zigarettenrauchen bei entsprechender genetischer Disposition (HLA-A9 und B5), eine herausragende pathogenetische Rolle. Betroffen sind fast ausnahmslos Raucher(-innen) mit Erkrankungsbeginn meist vor dem 40. Lebensjahr, die meist *keine* anderen kardiovaskulären Risikofaktoren aufweisen (Hypertonie, Hypercholesterinämie, Diabetes, Zeichen der Atherosklerose). Anhaltender Nikotinverzicht hat meist eine Krankheitsremission zur Folge, die Wiederaufnahme des Nikotinkonsums führt zum Rezidiv. In diesem Zusammenhang müssen auch die möglichen Folgen des Passivrauchens bedacht werden.

*Symptome und Diagnostik*
**Klinische Befunde:**
- Leitsymptome: periphere Durchblutungsstörungen der Endglieder an Füßen und Händen: Zyanose, Kältegefühl, Parästhesien, Schmerzen, dumpfe belastungsabhängige Schmerzen im Fußgewölbe
- Phlebitis migrans oder saltans in 25 % der Fälle

**Angiografie** (Abb. 10.28), MR-Angiografie:

- (oft segmentale) Gefäßverschlüsse distal des Kniegelenks bzw. des Ellbogens
- charakteristisch: korkenzieherartige Kollateralgefäße
- Femoral- und Poplitealarterien: typischerweise fehlen arteriosklerotische Veränderungen. Selten können sie im Krankheitsverlauf in den Verschlussprozess einbezogen werden, jedoch nie isoliert ohne den peripheren Befall

**Histologie:** Panangiitis (Gefäßentzündung aller Wandschichten) ohne Atherombildung

### *Therapie und Prognose*

Nur das sofortige Einstellen des Nikotinkonsums kann die Krankheit zum Stillstand bringen. Weitere therapeutische Möglichkeiten sind: Prostaglandinanaloga, Antibiotika nach Bedarf, Schmerztherapie einschließlich peridurale Anästhesie bei Bedarf, sorgfältige Wundpflege einschließlich Nekrosenabtragung, (möglichst sparsame) Amputation.

Die Phlebitis saltans spricht im Gegensatz zur Thrombangiitis der Arterien gut auf Azetylsalizylsäure an.

Bei fortgesetztem Nikotinkonsum ist der Verlauf schubweise. Die Schübe treten im Abstand von Mona-



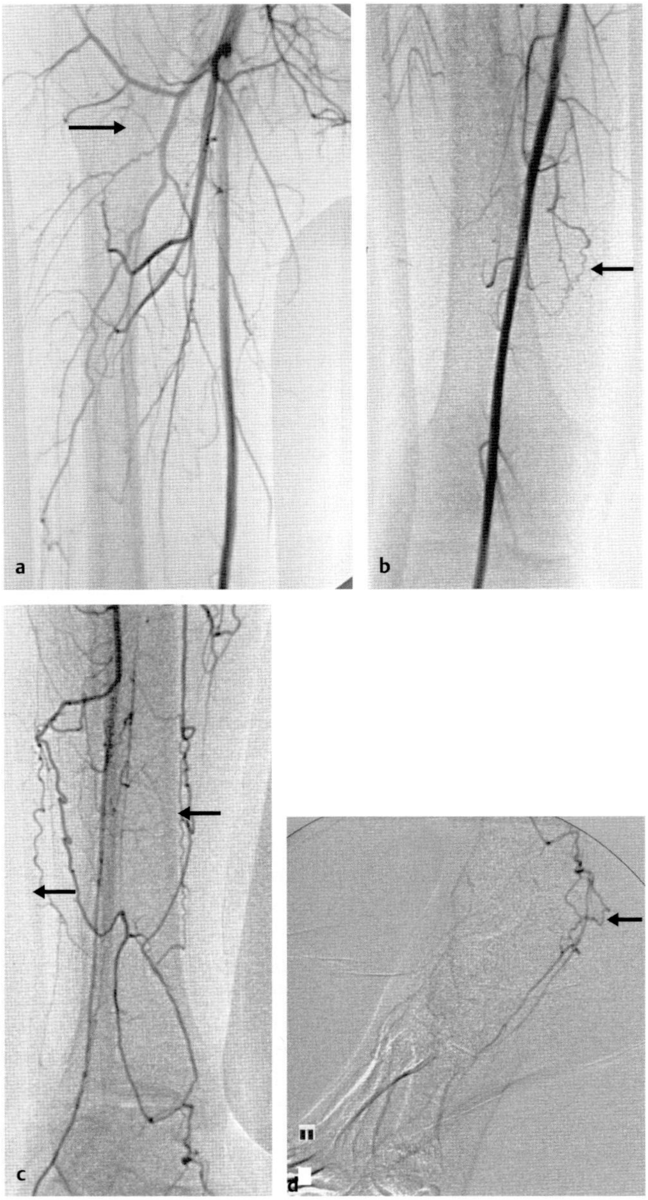


**Abb. 10.28 Thromangiitis obliterans.** Angiografie: Die Oberschenkelarterien (**a**) sowie Kniekehlenarterien (**b**) sind unauffällig. Verschlossene A. tibialis posterior, Abbruch der A. fibularis und Nachweis typischer „Korkenzieherkollateralen" am distalen Unterschenkel (**c**). Am Fuß fehlende Fußbögen sowie peripher nach hinten zunehmend verdämmernde Gefäße (**d**).

ten bis Jahren auf. Kürzere Intervalle sind prognostisch ungünstig. Nikotinkarenz führt fast immer zur Krankheitsremission.

Distale Amputationen sind bei fortgesetztem Nikotinkonsum in ca. 50% der Fälle, bei Nikotinabstinenz in weniger als 5% der Fälle erforderlich. Hohe Amputationen sind eine Rarität. Amputationen können auch durch den sehr intensiven thrombangiitischen Ruheschmerz (meist in den Zehen bzw. Fingern) erforderlich werden, der oft schwer zu therapieren ist und rasch zum Analgetikaabusus führt.

Die mittlere Lebenserwartung bei Thrombangiitis obliterans ist normal, da – abgesehen von sehr seltenen Ausnahmefällen – nur periphere Arterien betroffen sind.



## 10.7.4 Raynaud-Syndrom

DEFINITION *Das Raynaud-Syndrom bezeichnet anfallsartige, meist kälteinduzierte Gefäßspasmen der Digitalarterien. Klinisch ist es durch eine schmerzhafte Ischämie mit Weißwerden (Digitus mortuus) und/oder Blaufärbung (Zyanose) der betroffenen Finger bzw. Zehen gekennzeichnet.*

Wesentlich ist die Unterscheidung zwischen dem rein funktionellen, prognostisch harmlosen primären Raynaud-Syndrom (> 50%) und dem meist im Rahmen einer Systemerkrankung auftretenden sekundären Raynaud-Syndrom (< 50%).

### *Ursachen*

Die Ätiologie des primären Raynaud-Syndroms, an dem ca. 3% der Bevölkerung leiden, ist nicht bekannt. Manifestationsalter meist 20.–40. Lebensjahr, w : m bis 5 : 1.

Ursachen des sekundären Raynaud-Syndroms:

- am häufigsten: Kollagenosen (oft als Initialsymptom), z.B. Sklerodermie, Mischkollagenose, Lupus erythematodes, Sjögren-Syndrom, Dermatomyositis
- Vaskulitiden (Thrombangiitis obliterans), Vibrationstraumen (Presslufthammer, Motorsäge), periphere arterielle Embolien, periphere arterielle Verschlusskrankheit (pAVK)
- hämatologische Erkrankungen: Polyzythämie, Thrombozytosen, Kälteagglutininsyndrom, Kryoglobulinämie, Paraproteinämie (Plasmozytom, Morbus Waldenström)
- Medikamente (z.B. Betablocker, abschwellende Nasentropfen, Ergotamin, Bleomycin, Cisplatin) und Drogen (Nikotin, Amphetamine, Kokain)

### *Symptome und Diagnostik*

Das Raynaud-Syndrom manifestiert sich durch einen ischämischen **Schmerzanfall** der Finger, der durch Kälte oder emotionale Belastungen ausgelöst wird. Charakteristisch ist die mindestens zweiphasische **Verfärbung** der Finger:

- Weißfärbung: arterieller und venöser Spasmus
- Blaufärbung: venöse Stase
- Rotfärbung: Hyperämie durch reaktive Vasodilatation

Die Reihenfolge der Farbänderungen ist ohne diagnostische Relevanz. Die Verteilung ist nicht immer streng symmetrisch. Eine ausgeprägte Asymmetrie sollte Anlass geben, nach einem lokal disponierenden Faktor (z.B. neurovaskuläres Schultergürtelsyndrom) zu suchen. Gelegentlich sind auch die übrigen Akren betroffen (Zehen, Nase, Ohren).

Die Diagnose des primären Raynaud-Syndroms ist bei typischer Klinik einfach. In zweifelhaften Fällen kann sie durch die Plethysmografie in Wärme und Kälte gesichert werden. Die Gefäße sind morphologisch unauffällig, trophische Gewebestörungen treten nicht auf. Labor und Kapillarmikroskopie sind normal.

Nur beim sekundären Raynaud-Syndrom finden sich diagnostische Zeichen der Mikro- und Makroangiopathie und trophische Gewebsschäden (Nekrosen, Gangrän; **Abb. 10.29**). Selten können hier auch systemische Komplikationen auftreten, z.B. rasch progredientes Nierenversagen („Sklerodermiekrise").

Mit Farbduplexsonografie, MR-Angiografie Nachweis von Vasospasmen und Stenosen ggf. unter Applikation eines α-Blockers.

Labor: BSG, BB, ANA, anti-DNS-Ak, Eiweiß- und Immun-E-phorese.

### *Therapie*

*Therapie des akuten Anfalls:* Wärme (warmer Raum, Hände unter warmes Wasser, Trinken warmer Flüssigkeit).

*Anfallsprophylaxe:* Entscheidend ist die Vermeidung von Kälteexposition (Handschuhe usw.) und anderen Auslösern (emotionale Belastungen, Nikotin). *Medikamente* können ergänzend hilfreich sein: Nifedipin (Therapie der Wahl), Nitrate (auch als Nitroglycerinsalbe). Kontraindiziert: Betablocker.

Therapie der *Ischämie* und *Gangrän* bei sekundärem Raynaud-Syndrom: Prostaglandinanaloga (Iloprost, Alprostadil). Prostaglandinanaloga bewirken nach i.v.-Gabe über wenige Tage eine Anfallsreduktion und eine Besserung der akralen Trophik für mehrere Wochen, sodass in besonderen Fällen eine zyklische Therapie erwogen werden kann.

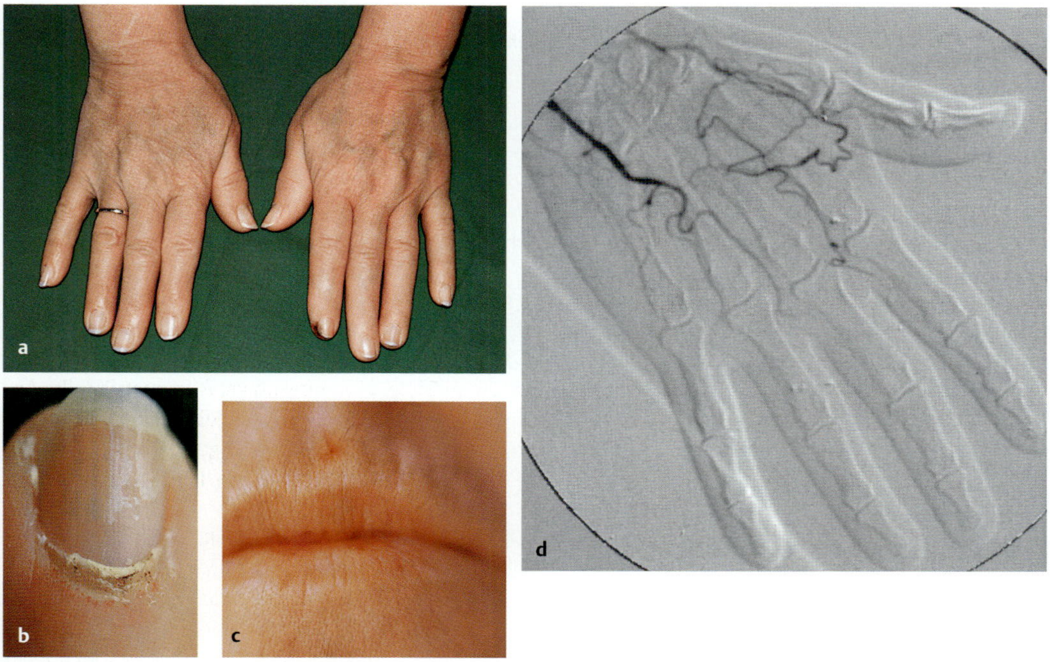

**Abb. 10.29 Sekundäres Raynaud-Syndrom.** **a** Akrale Nekrose am linken Zeigefinger, **b** Megakapillaren im Nagelfalzbereich, bereits mit der Lupe sichtbar (rötliche Pünktchen), **c** Tabaksbeutelmund bei zugrunde liegender Sklerodermie, **d** angiografisch Fehlen der Hohlhandbogen- sowie deutliche Verengung mehrerer bzw. Verschluss der Fingerarterien.



# 10.8 Krankheiten der Venen und Lymphgefäße

## 10.8.1 Varikosis

DEFINITION *Varizen (Krampfadern) sind ungleichmäßig (sackförmig oder zylindrisch) erweiterte oberflächliche Venen, die geschlängelt verlaufen. Die Erweiterung führt zum unvollständigen Verschluss der Klappensegel und damit zur Venenklappeninsuffizienz.*

**Primäre Varizen** (95 %) entstehen ohne fassbare Ursache durch eine Degeneration der Venenwand (weitgehender Ersatz der glatten Muskulatur durch Bindegewebe, einhergehend mit Elastizitätsverlust). **Sekundäre Varizen** entwickeln sich, wenn die oberflächlichen Venen bei okkludierender tiefer Beinvenenthrombose als Kollateralen fungieren (vgl. postthrombotisches Syndrom).

Nur maximal 50 % der Erwachsenen sind venengesund. Die Prävalenz der Varikose ist hoch: leichtgradige Varikose 25–50 %, fortgeschrittene Varikose 5–15 %, Ulcus cruris 1–4 %.

### *Ursachen und Pathogenese*

*Ursachen der primären Varikose*

**Primäre (ätiologische) Faktoren:**

- familiäre Disposition („Bindegewebsschwäche")
- weibliches Geschlecht (hormonale Disposition)*
- Alter

* Varizen treten auch vermehrt während der Schwangerschaft auf. Ein Großteil der Schwangerschaftsvarizen bildet sich nach der Entbindung aber spurlos zurück.

**Realisations- und Progressionsfaktoren:**

- überwiegend stehende oder sitzende Tätigkeit
- Bewegungsmangel

Übergewicht spielt bei der Entstehung primärer Varizen entgegen einer weitverbreiteten Meinung keine Rolle.

Die variköse Degeneration der V. saphena magna und parva beginnt meist im 3. Lebensjahrzehnt auf dem Boden einer Dysfunktion der Mündungsklappe in der Leiste bzw. in der Kniekehle. Die Krampfaderbildung schreitet von diesem *proximalen Insuffizienzpunkt* nach distal bis zum Abgang eines Seitenastes fort. Die Lage des *distalen Insuffizienzpunktes* ist Grundlage für die Stadieneinteilung der Stammvarikose (**Abb. 10.30a** u. **Abb. 10.31a**). Unterhalb des distalen Insuffizienzpunktes ist der Saphenastamm intakt und suffizient.

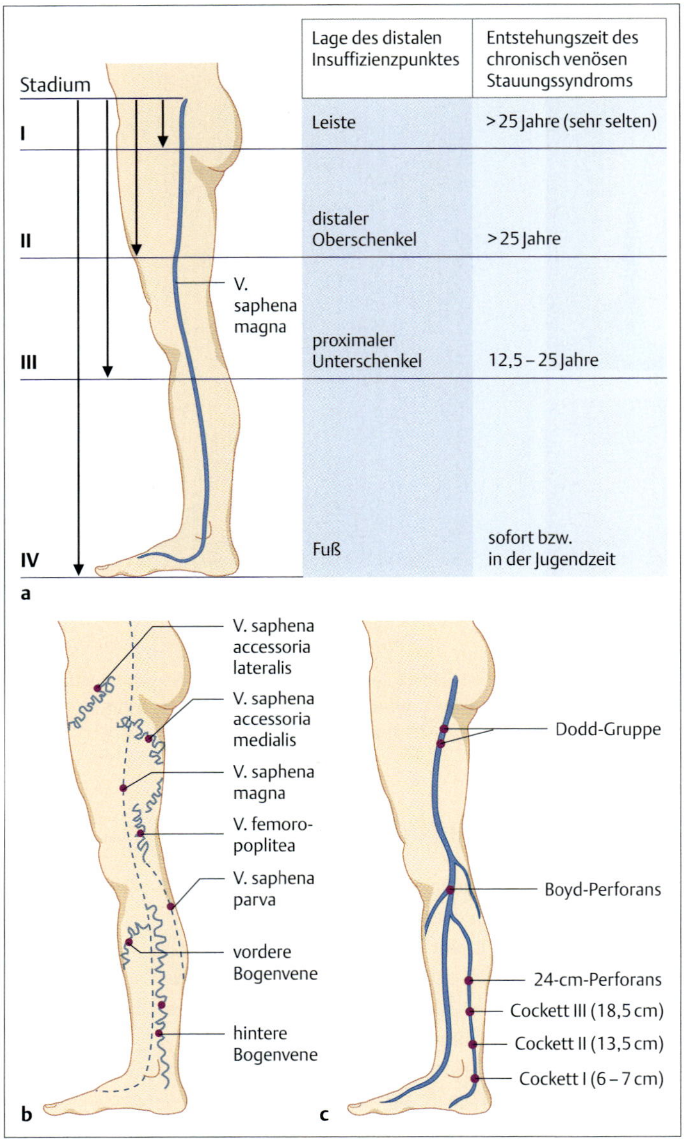


**Abb. 10.30 Varikose.** **a** Stammvarikose der V. saphena magna. Stadieneinteilung nach der Lage des distalen Insuffizienzpunktes (nach Hach), **b** Seitenastvarikose, **c** Perforansvenen.

Im Laufe vieler Jahre erfasst die variköse Degeneration auch Seitenäste und Perforansvenen (**Abb. 10.30b** u. **c** u. **Abb. 10.31b**). Das Blut kann dann von der Leiste retrograd durch die insuffizienten epifaszialen Varizen und durch die insuffizienten Perforatoren in die tiefen Venen fließen. Diese transportieren das Blut nach proximal. In der Leiste kann das Blut wieder über die insuffiziente V. saphena magna in den *Rezirkulationskreislauf* eintreten.

Das zusätzliche rezirkulierende Blutvolumen führt im Laufe der Zeit zu einer Erweiterung der tiefen Venen und schließlich zur Schlussunfähigkeit auch ihrer Venenklappen. Der Zusammenbruch des antegraden Bluttransportes *(dekompensierter Rezirkulationskreislauf)* bildet die Grundlage für die venöse Druckerhöhung und das chronische venöse Stauungssyndrom.

**MERKE** *Die Entstehungszeit des chronischen venösen Stauungssyndroms ist umso kürzer, je näher der distale Insuffizienzpunkt am Knöchel liegt (***Abb. 10.30***).*

### *Symptome*

Die subjektiven Krankheitszeichen der Varikose sind
- Müdigkeits-, Schwere- und Spannungs- bzw. Druckgefühl in den Beinen,
- gelegentlich Schmerzen oder Juckreiz im Bereich der Varizen,

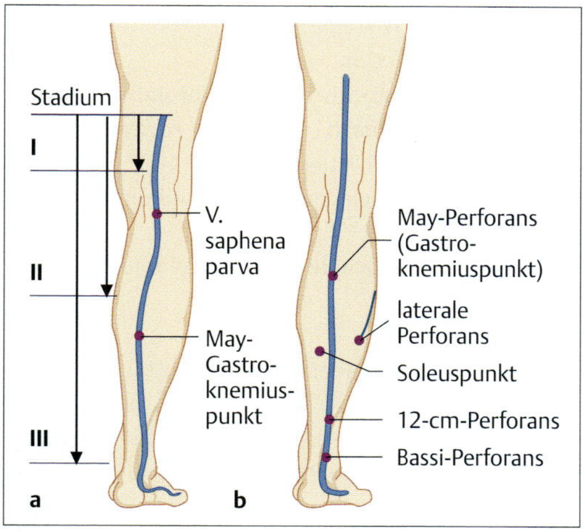


**Abb. 10.31 Varikose. a** Stammvarikose der V. saphena parva, **b** Perforansvenen.

- Verschlechterung durch langes Stehen und bei Wärme, Besserung durch Gehen und insbesondere Hochlagern der Beine,
- nächtliche Fuß- und Wadenkrämpfe.

### *Diagnostik und Therapie*

Bei der **körperlichen Untersuchung** sind die Stamm- und Seitenastvarizen in der Regel gut sichtbar. Oft können die Faszienlücken insuffizienter Perforatoren getastet werden. Wesentlich ist die Erkennung der stadienartig entstehenden Zeichen des chronischen venösen Stauungssyndroms: Zunächst nur Knöchelödeme insbesondere unter hydrostatischer Belastung, allmählich zunehmende Fibrosierung der supramalleolären Haut und des subkutanen Fettes *(Dermatoliposklerose)*, Spätstadien mit Faszienbeteiligung *(Dermatolipofasziosklerose)*: Ulcus cruris, Faszienkompressionssyndrom, arthrogenes Stauungssyndrom.

Doppler- und Duplexsonografie der Beinvenen geben Aufschluss über die Perfusionsverhältnisse in den Beinvenen (**Abb. 10.32**). Die Pressphlebografie ist durch die Optimierung der Duplexsonografie nur noch in seltenen Ausnahmefällen erforderlich.

Die Therapie der Wahl bei **Stammvarikose** der V. saphena magna und parva ist die **Operation** (partielle Saphenaresektion: Entfernung der extrafaszialen Anteile des Rezirkulationskreislaufes). Sie kann bei jungen Menschen zur völligen Rückbildung einer sekundären Popliteal- und Femoralveneninsuffizienz führen. Falls eine Operation kontraindiziert oder nicht gewünscht ist, erfolgt eine Kompressionstherapie (S. 309 u. S. 315 ff). Insuffiziente Vv. perforantes werden ligiert.

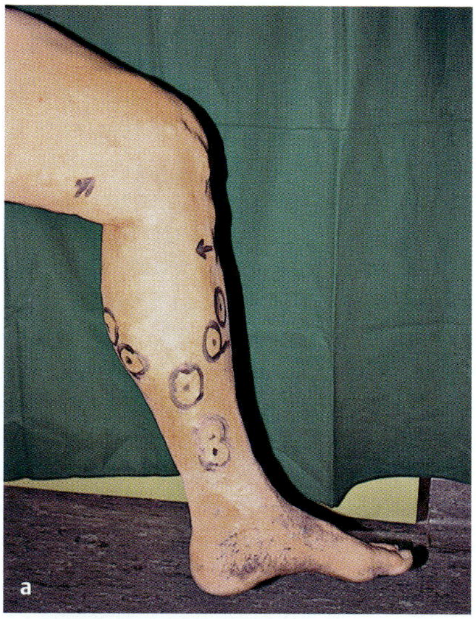


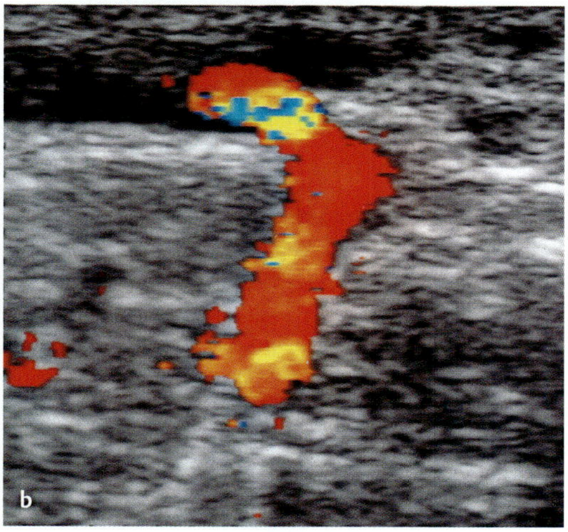


**Abb. 10.32 Hauptstamm- und Seitenastvarikosis. a** Die insuffizienten Perforatoren sind präoperativ markiert. **b** Insuffizienter Perforator. Die rote Farbmarkierung zeigt den Fluss aus dem tiefen Muskelkompartiment in Richtung Haut an.

**Seitenastvarizen** und **retikuläre Varizen** werden sklerosiert oder mit Laser behandelt. Mehrfache Verödungsbehandlungen sind möglich.

## 10.8.2 Thrombophlebitis

DEFINITION *Eine Thrombophlebitis ist eine thrombotische Verlegung einer oberflächlichen, epifaszialen Vene, die klinisch meist mit lokalen Entzündungszeichen einhergeht. Sie heilt im Gegensatz zur tiefen Beinvenenthrombose meist folgenfrei aus und führt nur in Ausnahmefällen zur Lungenembolie.*

10

### Ursachen und Pathogenese

Die Thrombophlebitis ist eine typische *Spätkomplikation der Varikose* (91,5%). Sie tritt meist erst nach 10–15 Jahren auf. Bei primär gesundem, nicht varikös degeneriertem Venensystem (8,5%) ist sie in der Regel eine *Begleiterkrankung anderer primärer Krankheiten*, z.B. Trauma, Infektion in der Umgebung, Thrombangiitis obliterans, Autoimmunerkrankung (z.B. Lupus erythematodes), Hämoblastosen, paraneoplastisches Syndrom (v.a. Prostata- und Pankreaskarzinom).

Die Thrombophlebitis an den Armen ist meist *iatrogen* bedingt z.B. durch Verweilkatheter bzw. Venenkanülen bei intravenöser Langzeittherapie, oft mit bakterieller Infektion oder durch fehlerhafte peripher-venöse Applikation hyperosmolarer Lösungen oder anderer venenwandschädigender Substanzen.

### Symptome

Typische Symptome und Krankheitszeichen sind
- spontan schmerzhafter, druckdolenter, derber Venenstrang,
- Überwärmung und Rötung der darüber liegenden Haut,
- lokales Ödem,
- subfebrile Temperatur, serologische Entzündungszeichen (BKS erhöht, Leukozytose).

Bei infektiöser und septischer Thrombophlebitis zusätzlich
- Eintrittspforte (Ulcus cruris, Pyodermie, Venenpunktionsstelle),
- Schwellung der regionalen Lymphknoten,
- Fieber, Schüttelfrost, Sepsis.

Besondere Verlaufsformen sind die Thrombophlebitis migrans und saltans. Die **Thrombophlebitis migrans** breitet sich kontinuierlich aus. Häufig liegt ihr ein Karzinom, meist Pankreaskarzinom, zugrunde.

Die **Thrombophlebitis saltans** ist eine rezidivierende, die Lokalisation sprunghaft wechselnde Entzündung nichtvariköser Venen des oberflächlichen Systems. Die Entzündungserscheinungen sind auf kurze Venenabschnitte beschränkt, klingen nach wenigen Tagen spontan ab und treten an anderer Stelle in gleicher Form wieder auf. Schubweiser Verlauf: Intervall Wochen bis Monate, manchmal Jahre; Diagnosesicherung durch Histologie; Therapie: Azetylsalizylsäure 1,5–3 g. Die Erkrankung tritt gehäuft auf bei Thrombangiitis obliterans, Polyzythämie, Paraneoplasie (entsprechende Diagnostik erforderlich).

### Therapie der Thrombophlebitis

Der Patient soll nach Möglichkeit umherlaufen (effektivste Prophylaxe einer tiefen Venenthrombose. Bettruhe: Kunstfehler!).

#### *Medikamentöse Therapie*

- systemische Antiphlogistika
- Low-dose-Heparintherapie bei Thrombophlebitis der V. saphena magna (Gefahr der Aszension) und bei bettlägerigen Patienten
- staphylokokkenwirksames Antibiotikum bei Fieber

#### *Medikamentöse Therapie der kanülen- und katheterassoziierte Sepsis*

**Erreger:**
- Staphylococcus epidermidis (mit Abstand der häufigste)
- Staphylococcus aureus und gramnegative Erreger (Klebsiella, Enterobacter, Pseudomonas u.a.)

**Sofortmaßnahmen:**
- sofortige Entfernung der Kanüle bzw. des Katheters
- Bakterienkulturen von der Katheterspitze, Blutkulturen

**Indikation zur Antibiotikagabe:**
- normalerweise spontane Entfieberung in wenigen Stunden
- Fieber länger als 24 Stunden: zunächst Breitbandantibiotika, Umstellung auf gezielte Therapie nach Erhalt des Antibiogramms

**Lokaltherapie:**
- Extremität hochlagern und ruhigstellen
- Kühlung, Antiphlogistika und chirurgische Maßnahmen nach Bedarf
- keine Kompression: Gefahr der Keimverschleppung!

Eine Thrombophlebitis hat in der Regel keine relevanten hämodynamischen Auswirkungen, da nur 10% des venösen Rückstroms über die oberflächlichen Venen abtransportiert werden und das netzartig verzweigte Venensystem ausreichend Kollateralen zur Verfügung stellt.

Selten findet eine Aszension der Thrombophlebitis von einer epifaszialen Hauptstammvene in die V. femoralis communis bzw. poplitea statt mit der Folge einer zusätzlichen *tiefen Beinvenenthrombose*. Ein Patient mit Thrombophlebitis der V. saphena magna und parva muss daher engmaschig klinisch und duplexsonografisch kontrolliert werden, um eine Ausdehnung in die mündungsnahen Abschnitte rechtzeitig zu erkennen.

#### *Chirurgische Therapie*

- *Varikophlebitis < 7 Tage:* Stichinzision nach Lokalanästhesie mit Exprimieren des Koagels führt meist zur schlagartigen Beschwerdebesserung.
- *mündungsnaher Thrombophlebitis der Stammvenen:* Ligatur der V. saphena magna bzw. parva oder Exzision des thrombosierten Venenstranges (möglichst nach Vollheparinisierung bis zur Rückbildung der lokalen Entzündungszeichen).

- *septische Thrombophlebitis:* Inzision oder besser Exzision der infizierten Vene nach vorheriger Ligatur, Antibiotika nach Resistenzbestimmung.

PFLEGE ***Pflegemaßnahmen.*** *Patienten mit einer Thrombophlebitis oberflächlicher Venen sollen keinesfalls Bettruhe einhalten (dies wäre ein Kunstfehler); sie erhalten einen Verband (z. B. mit Heparinsalbe) und werden mobilisiert. Sie können die Entzündung auch lokal mit kaltem Wasser oder Alkohol kühlen.*

## 10.8.3 Phlebothrombose

DEFINITION *Eine Phlebothrombose ist ein akuter kompletter oder inkompletter Verschluss der intrafaszialen Leitvenen.*

Betroffen sind am häufigsten die Venen des Beines (60%) und der Beckenregion (30%). Phlebothrombosen der oberen Extremität sind sehr viel seltener (0,5–1,5%).

**Häufigkeit:** In Abhängigkeit von Alter und vorliegenden Risikofaktoren; ca. 200 000 neue Thrombosen/Jahr in Deutschland; im Alter < 60 Jahre 1 : 10 000/Jahr; > 60 Jahre bis zu 1 : 100/Jahr. Frauen haben ein höheres Risiko.

### Tiefe Bein- und Beckenvenenthrombose

#### *Ursachen und Pathogenese*

Die 1856 formulierte **Virchow-Trias** hat auch heute noch Gültigkeit. Sie beschreibt die wesentlichen pathogenetischen Faktoren für die Thromboseentstehung:

1. Schädigung der Gefäßwand/des Endothels durch
   - mechanisches Trauma (Operation, Verletzung),
   - langes beengtes Sitzen („Economy-class-Syndrom"),
   - körperliche Überlastung („Thrombose des 1. Ferientages" bei untrainierten Bergsteigern),
   - zytotoxische Einflüsse bei schweren Allgemeinerkrankungen.
2. Verlangsamung der Blutströmung:
- Immobilisation durch Bettruhe oder Gipsverband,
- Herzinsuffizienz,
- tiefe Leitveneninsuffizienz (postthrombotisches Syndrom, Varikose mit dekompensiertem Rezirkulationskreislauf).
3. Veränderte Zusammensetzung des Blutes (Thrombophilie):
- hereditäre Thrombophilie, (APC-Resistenz, Prothrombinmutation, Protein-C- und -S-Mangel, AT-III-Mangel, Hyperhomozysteinämie u. a.),
- erworbene Thrombophilie (Antiphospholipidsyndrom, Malignome, Sepsis, heparininduzierte Thrombopenie Typ II u. a.).

Die Verbesserung der Labormethoden hat dazu geführt, dass mittlerweile bei ca. jeder zweiten Thrombose eine ***Thrombophilie*** nachgewiesen werden kann. Die häufigste Störung ist die Resistenz gegen aktiviertes Protein C (APC-Resistenz: ca. 30% aller Thrombosepatienten). Die Einnahme von *Ovulationshemmern* erhöht das Thromboserisiko, insbesondere bei gleichzeitigem Zigarettenrauchen. Bei 30–40% der Fälle bleibt die Ursache der Thrombose unklar *(idiopathische Thrombose)*. Dabei muss immer die Möglichkeit einer zugrunde liegenden Neoplasie in Erwägung gezogen werden.

Einzelheiten über das Thromboserisiko im Zusammenhang mit Operationen und internistischen Allgemeinerkrankungen sind im Abschnitt „Thromboseprophylaxe" (S. 313) abgehandelt.

#### *Symptome und Diagnostik*

Die klinische Diagnose einer tiefen Beinvenenthrombose ist mitunter schwierig. Auch bei völligem Fehlen klinischer Zeichen ist eine Phlebothrombose nicht ausgeschlossen: ca. 50% aller Phlebothrombosen sind klinisch stumm. Eine tiefe Venenthrombose kann daher nur durch die apparative Diagnostik gesichert oder ausgeschlossen werden. Die Indikation zur sonografischen Untersuchung sollte daher großzügig gestellt werden.

Die klassischen Symptome und Krankheitszeichen beruhen auf der akuten Druckerhöhung und Schmerzempfindlichkeit durch die Thrombose. Sie treten bei aufrechter Körperhaltung besonders hervor, so dass insbesondere bei Bettlägerigen die klinische Diagnose erschwert sein kann. Unspezifische Symptome, wie unklares Fieber, können Ausdruck einer Thrombose sein. **Kardinalsymptome** der tiefen Beinvenenthrombose sind

- Berstungsschmerz in der Wade beim Gehen und Stehen,
- Schwellung mit Umfangsdifferenz,
- Ödem insbesondere bei Orthostase,
- livide Verfärbung, oft einhergehend mit Überwärmung und auffälliger Zeichnung der oberflächlichen Venen („Pratt-Venen").

Klassische Thrombosezeichen, die auf der vermehrten Druck- und Dehnungsempfindlichkeit im Bereich der thrombosierten Venen beruhen, haben wegen der hohen Rate an falsch-positiven und falsch-negativen Befunden heute eher historische Bedeutung, z. B. Payr-Zeichen, Bisgaard-Zeichen, Homans-Zeichen, Lowenberg-Test, Meyer-Druckpunkte.

Ein negativer D-Dimer-Test spricht gegen eine Thrombose, ein positiver Test beweist diese jedoch nicht (erhöht auch postoperativ, bei DIC, Malignomen).

**Apparative Diagnostik** ist unentbehrlich zur sicheren Thrombosediagnose. Die *Sonografie* (B-Bild-Kom-

10

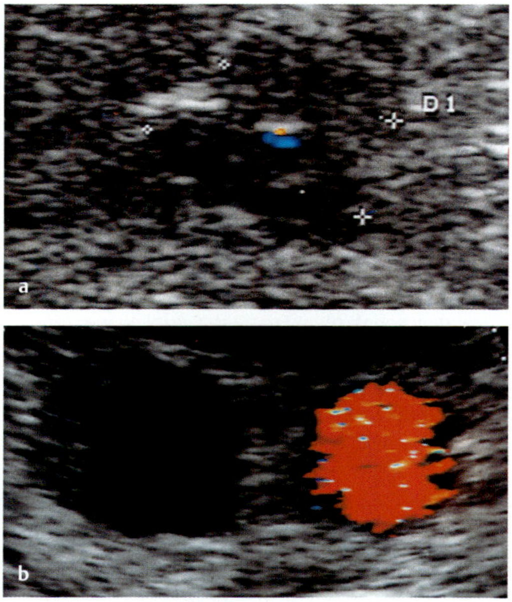


**Abb. 10.33 Tiefe Beinvenenthrombose.** Kompressions- und Duplexsonografie. Klassische Kriterien der akuten Venenthrombose sind der im Vergleich zur Arterie erhöhte Venendurchmesser sowie die fehlende Kompressibilität der nicht durchströmten Vene. **a** Unterschenkelvenenthrombose. Deutliche Auftreibung der frisch thrombosierten Vv. tibiales posteriores (schwarz). Blau die dazwischen liegende A. tibialis posterior erkennbar. **b** Aszension einer tiefen Beinvenenthrombose bis in den Bauchraum: rot Aorta, schwarz daneben mit etwas größerem Kaliber die frisch thrombosierte V. cava inferior.

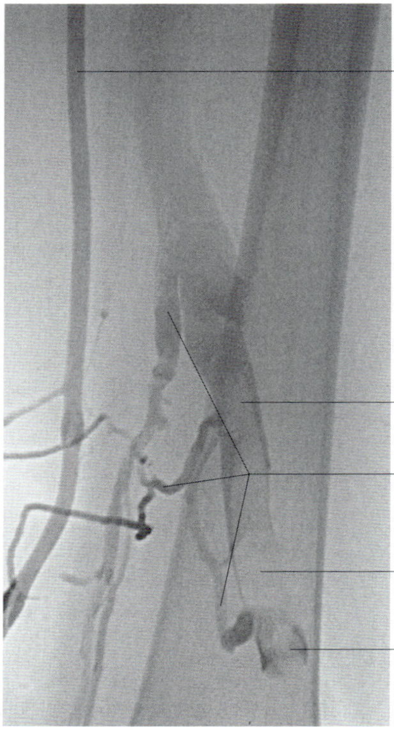


**Abb. 10.34 Tiefe Beinvenenthrombose.** Phlebografie: Thrombose der V. poplitea; auf Kniegelenkshöhe ist das Gefäß vollkommen verschlossen und überhaupt nicht kontrastiert. Auf Höhe ca. Pop I dann umflossener Thrombus darstellbar, Thrombuskopf in Höhe des Adduktorenkanals (an der Knochenkontur abbrechend). Auffüllung der V. femoralis superficialis über Muskelkollateralen. Links im Bild die oberflächliche V. saphena magna, die als Kollaterale bei verschlossenem tiefen Venensystem fungiert.

pressionssonografie, Duplex) ist die Methode der Wahl (**Abb. 10.33**). Die *aszendierende Phlebografie* (MR- oder CT-Phlebografie) ist eine Alternative bei fehlender Verfügbarkeit der Duplexsonografie bzw. bei unzureichender Erfahrung (**Abb. 10.34**).

### *Therapie*

**Therapieziele:**

- Verhinderung von Lungenembolie sowie Fortschreiten der Thrombose
- Rekanalisierung der thrombosierten Vene bei gleichzeitiger Erhaltung der Venenklappen sowie Vermeidung eines postthrombotischen Syndroms

**Sofortmaßnahmen** nach Diagnosestellung sind Kompressionstherapie (wichtigste akute Behandlungsmaßnahme!) und Heparingabe: niedermolekulares Heparin (**Tab. 10.13**); (Kontrolle des Anti-Faktor-Xa-Spiegels nur bei Patienten < 50 oder > 100 kg sowie bei Blutung oder rezidivierten Thrombosen unter Therapie; Abnahmezeitpunkt 3–4 Stunden nach Injektion). Kontraindiziert bei Niereninsuffizienz, dann unfraktioniertes Heparin: Bolus 5000 IE i.v., anschließend Dauerinfusion (Ziel: PTT-Verlängerung auf das 1,5- bis 2,5-fache der Norm).

Bei Kontraindikationen gegen Heparin (z. B. heparininduzierte Thromboszytopenie Typ II) werden Alternativsubstanzen eingesetzt (Danaparoid [Orgaran] oder direkte Thrombininhibitoren wie Lepuridin [Refludan] bzw. Argatroban (Argatra).

In besonderen Fällen **Thrombolyse** (Phlegmasia coerulea dolens, frische proximale Thrombose mit massiver Schwellung) oder **Thrombektomie** (Phlegmasia coerulea dolens, Thrombose der V. cava). Beide sind aber nur sinnvoll innerhalb der ersten 6 Tage. Kontraindikationen müssen streng beachtet werden.

**Bettruhe** ist bei wirksamer Antikoagulation und Kompressionstherapie nach neuen Studien nicht mehr generell erforderlich. Bei akuter Beckenvenenthrombose wird sie jedoch üblicherweise für 7–10 Tage durchgeführt.

Die Nachbehandlung mit **Marcumar** bzw. bei Unverträglichkeit mit Heparin dient der Rezidivprophylaxe. Sie kann am 1. oder 2. Tag begonnen werden. Die überlappend weitergeführte Heparintherapie darf erst dann beendet werden, wenn der INR-Wert den Zielbe-

**Tab. 10.18 Niedermolekulare Heparine (zugelassen zur Therapie von Lungenembolie und tiefer Venenthrombose).**

| *Substanz* | *Handelsname* | *Dosis* | *Zielbereich Anti-Faktor Xa-Spiegel* |
|---|---|---|---|
| Enoxaparin | Clexane | 2 × 1 mg/kg Körpergewicht/Tag | 0,6–1,0 IE/ml |
| Tinzaparin | Innohep | 1 × 175 IE/kg Körpergewicht/Tag | 1,0–2,0 IE/ml |

reich erreicht (INR 2–3). Darüber hinaus soll der Patient als Langzeitbehandlung nach dem Abschwellen des Beines **Kompressionsstrümpfe** tragen.

### *Komplikationen*

- Lungenembolie (S. 306)
- postthrombotisches Syndrom (s. u.)
- Phlegmasia coerulea dolens (s. u.)

● FALLBEISPIEL PHLEBOTHROMBOSE *Die 36-jährige Frau A. stellte sich mit Schmerzen und Schwellung im Bereich des linken Unterschenkel bei Z.n. Zehenfraktur Dig. V im linken Fuß (vor 4 Wochen) stationär vor. Die Patientin fühlte sich ansonsten subjektiv wohl. Medikamente einschließlich Einnahme von Ovulationshemmern negativ. Kein Nikotinabusus.*

***Diagnose:***

- *Thrombose der V. fibularis links*
  - *aktuell: Antikoagulation mit Tinzaparin*
- *Mitralklappenprolaps mit Mitralklappeninsuffizienz*
- *Uterus myomatosus*

***Diagnostik***

***Klinische Untersuchung:*** *Patientin in normalem Ernährungszustand und etwas reduziertem Allgemeinzustand; Gewicht 67 kg, Größe 170 cm, keine Zyanose, keine Dyspnoe, Ödem im Bereich des rechten Unterschenkels, keine vergrößerten Lymphknoten, warme Haut, Pupillen beidseits mittelweit, prompte Lichtreaktion, reizlose Mundhöhle, Schilddrüse normal groß, Pulmo unauffällig, Cor: Herzaktion regelmäßig, leises Systolicum über der Mitralklappe, HF 72/min., RR 130/70 mmHg, Pulsstatus regelrecht, Abdomen weich, kein Druckschmerz, keine Resistenzen, lebhafte Darmgeräusche, Leber und Milz nicht vergrößert tastbar, Nierenlager beidseits frei, Wirbelsäule unauffällig Gliedmaßen frei beweglich, Neurostatus grob orientierend unauffällig.*

***Ruhe-EKG vom Aufnahmetag:*** *Sinusrhythmus, Indifferenztyp, HF 83/min., keine ERBS.*

***Langzeit-EKG:*** *Aufzeichnungsdauer: ca. 21 Stunden. Qualität der Registrierung: gut. Grundrhythmus: Sinusrhythmus. Minimale/mittlere/maximale Herzfrequenz: 45/71/133/min. Ventrikuläre Rhythmusstörungen: keine. Supraventrikuläre Rhythmusstörungen: keine. Beurteilung: keine relevanten Herzrhythmusstörungen.*

***Ultraschall Abdomen:*** *Regelrechter Oberbauchstatus für Leber, Gallenblase, Gallenwege, Pankreas, Milz, Retroperitoneum.*

***Farbdoppler/-duplex Beine vom Aufnahmetag:***

1. *Leitvenen beidseits ohne Hinweis auf Okklusion, regelrechter endexpiratorischer Nullfluss.*
2. *V. saphena magna und V. saphena parva beidseits ohne Hinweis auf Okklusion.*
3. *Thrombose der V. fibularis links.*

***Farbdoppler/-duplex Beine 3 Tage nach stationärer Aufnahme (Entlassungstag):***

1. *Leitvenen beidseits ohne Hinweis auf Okklusion.*
2. *Thrombose der V. fibularis links, im Verlauf Befund konstant.*

***Labor:*** *Quick 98 %, ASL normwertig, CRP 11,9 mg/l, D-Dimere 2,7 mg/l, rotes und weißes Blutbild, Elektrolyte, Kreatinin, Harnstoff, Harnsäure, Gesamteiweiß und Eiweißelektrophorese, Transaminasen unauffällig. Kein Hinweis für heriditäre oder erworbene Thrombophilie.*

***Therapie und Verlauf***

*Die Patientin stellte sich mit Schmerzen im linken Unterschenkel vor, insbesondere in der Wadenmuskulatur nahe des linken Fußes. Als Vorerkrankung bestand eine Fraktur des Zehes Dig. V links vor 4 Wochen. Die Untersuchungen ergaben eine Thrombose der V. fibularis links, weshalb eine Antikoagulation mit Tinzaparin vorgenommen wurde. Diese sollte noch über mindestens 3 Monate fortgeführt werden. Eine orale Antikoagulation lehnte die Patientin ab. Die ambulante duplexsonografische Kontrolle sollte zunächst in 4-wöchigen Abständen erfolgen. AT-Strümpfe Klasse II wurden der Patientin verschrieben.*
*Die Gabe von Tinzaparin (Innohep) (nach Körpergewicht) wird empfohlen (s.c. 1-0-0).*

## Axilla-Subklavia-Venenthrombose

Synonyme sind Paget-von-Schroetter-Syndrom und „effort thrombosis".

### *Ursachen*

- „Thoracic-inlet-Kompressionssyndrom": disponiert ist die Durchtrittsstelle der Vene zwischen Schlüsselbein und 1. Rippe
- mechanische Provokation durch Sport (Handball, Basketball, Tennis, Speerwerfen) oder ähnliche Beanspruchung (Rucksacktragen, Malerarbeiten mit erhobenen Armen)

10

- Tumoren der Axilla bzw. des Mediastinums
- iatrogen: zentrale Venenkatheter, Herzschrittmacher

### *Symptome, Diagnostik und Komplikationen*

Klassische Symptome, wie Schmerz, Schwellung, livide Verfärbung, können fehlen.

Häufig beobachtet man gestaute Venen am Handrücken, die bei Anheben des Armes bestehen bleiben, und gut sichtbare Kollateralen an der Thoraxwand.

Diagnostik: Klinik und Farbduplex.

Als Komplikationen können Lungenembolie (selten, 2%) und postthrombotisches Syndrom (selten) auftreten.

### *Therapie*

Akut erfolgt eine Vollheparinisierung (wie tiefe Beinvenenthrombose), überlappend wird der Patient für 3 Monate marcumarisiert. Eine Thrombolyse ist nur in seltenen Ausnahmefällen (z. B. Profisportler) indiziert, eine Thrombektomie wird nicht durchgeführt.



FALLBEISPIEL PAGET-VON-SCHROETTER-SYNDROM *Herr K. (45 Jahre) berichtet, dass am Mittwoch plötzlich rechts thorakal Schmerzen auftraten, die mit Stechen und Dyspnoe einhergingen, da die Schmerzen beim Einatmen bestanden. Am Donnerstag trat zwar eine Besserung dieser Beschwerden ein, jedoch kam es zu einer Schwellung des rechten Armes. Am Freitag kam es zu einer leichten Abschwellung im Bereich des rechten Oberarmes; thorakale Schmerzen bestanden nicht mehr. Keine Medikamenteneinnahme. Keine Allergie; Nikotin: 40 Zigaretten pro Tag, Alkohol gelegentlich. Vorerkrankungen sind nicht bekannt, ebenso Operationen.*

***Diagnose:*** *Paget-von-Schroetter-Syndrom.*

***Diagnostik***

***Klinischer Befund bei stationärer Aufnahme am Freitag:*** *Guter Ernährungs- und Allgemeinzustand. Deutliche Umfangsvermehrung des rechten Ober- und Unterarmes sowie vermehrte Venenzeichnung im Bereich des rechten Oberarmes und der rechten Schulter im Vergleich zur Gegenseite. Der übrige körperliche Befund ist unauffällig. Neurologisch keine Auffälligkeiten.*

***Ruhe-EKG:*** *Steiltyp, Sinusrhythmus, Frequenz: 90/min., unauffälliger Erregungsablauf.*

***Ultraschall Abdomen:*** *Cholezystolithiasis mit solitärem Konkrement (0,33 cm). Leber und Milz regelrecht, Pankreas und abdominelle Gefäße bei eingeschränkter Beurteilbarkeit unauffällig. Regelrechter Befund der Nieren, Harnblase und Prostata.*

***Farbdoppler und -duplex der Arme:***

1. *Frische Thrombose der V. subclavia rechts mit randständiger Perfusion in der Mitte und Teilperfusion im proximalen Bereich.*
2. *Thrombose der V. axillaris rechts mit randständiger Perfusion und Thrombose der V. brachialis im gesamten Verlauf.*
3. *Thrombose der V. basilica rechts bis distalen Oberarm mit Teilperfusion.*

*Regelrechte Perfusion und Kompressionssonografie der V. cephalica rechts, V. radialis rechts und V. ulnaris rechts, links unauffälliger Befund.*

***Röntgen-Thorax in 2 Ebenen:*** *Abgeflachte BWS-Kyphose. Basale betonte Überblähung. Die Lungengefäßzeichnung seitengleich im Summationsbild. Keine Fehlerform oder Verbreiterung des Herzens. Keine Stauungszeichen und keine Infiltrathinweise.*

***CT Thorax:*** *Diffuse Verschattung der rechten Axilla. Bandförmige Verdichtung der rechten Subclavia, wie bei Thrombose. Keine intrathorakale Raumforderung. Differenzialdiagnostisch ist in erster Linie an ein Paget-von-Schroetter-Syndrom zu denken.*

***Labor:*** *PTT initial 35 Sekunden, Quick 87 %. Protein C 110 %, Protein S 90 %, ATIII 97 %. Lupusantikoagulation negativ, Cardiolipinantikörper (IgG und IgM) negativ Prothrombin-Mutationsanalyse negativ.*
*Elektrolyte, Nieren- und Leberwerte, Blutbild, Schilddrüsenhormone unauffällig, CRP maximal 46 mg/l.*

***Therapie und Verlauf***

*Herr K. kommt wegen Schwellung des rechten Armes zur stationären Aufnahme. Ursächlich zeigte sich ein Paget-von-Schroetter Syndrom. Weder anamnestisch noch bezüglich der oben genannten Untersuchungen auf thrombophile Diathese hin, ergaben sich Hinweise auf auslösende Ursachen. Es erfolgte initial eine Antikoagulation mit Heparin intravenös: 5 000 IE Heparin-Natrium als Bolus, dann 25 000 IE Heparin im Perfusor, zunächst 1 000 IE/Stunde, dann 1 400 IE/Stunde bis zum Entlassungstag.*
*Ein Kompressionsstrumpf wurde für den rechten Arm verordnet. Der Patient wurde 3 Tage nach der stationären Aufnahme entlassen. Wir empfehlen zunächst Innohep nach Körpergewicht und Einleitung einer Antikoagulation mit Marcumar.*

## Phlegmasia coerulea dolens

DEFINITION *Die Phlegmasia coerulea dolens ist eine schlagartig einsetzende komplette Thrombose aller Venen einer Extremität.*

Durch die extreme Mikrozirkulationsstörung mit rascher Ödembildung kommt es sekundär zu einer arteriellen Minderdurchblutung und schließlich zur „venösen Gangrän“ mit hoher Letalität (bis 50% trotz

Therapie). Ätiologisch liegt meist eine systemische Tumorkrankheit mit Zusammenbruch des Hämostasesystems zugrunde.

### *Symptome, Diagnose und Therapie*

Die Krankheitszeichen sind tief livide Verfärbung der betroffenen Extremität, schmerzhaftes Ödem, motorische Schwäche, Hypästhesien, Parästhesien, hypovolämischer Schock, druckschmerzhafte Venenpunkte und abgeschwächte oder fehlende Arterienpulse.

Diagnostik: Neben dem klinischen Eindruck ist eine Farbduplexsonografie diagnostisch aufschlussreich. Die Phlebografie ist kontraindiziert. Die Therapie besteht in Antikoagulation (Heparin), Fibrinolyse und Thrombektomie.

## 10.8.4 Postthrombotisches Syndrom

DEFINITION *Beim postthrombotischen Syndrom handelt es sich um Symptome und Krankheitszeichen, die nach einer Thrombose der tiefen Venen bestehen bleiben oder sich im Laufe von Jahren ausbilden.*

Etwa 1 Million Bundesbürger leiden an einem postthrombotischen Syndrom.

### *Pathogenese und Einteilung*

Zur Reparation und Kompensation nach akuter tiefer Beinvenenthrombose stehen dem Körper zwei Möglichkeiten zur Verfügung:

- *Rekanalisation:* Wiederherstellung der Strombahn
- *Kollateralisation:* Ausbildung von Umgehungskreisläufen bei verschlossener proximaler Strombahn

Die Rekanalisation dauert bis zu 12 Monate (**postthrombotisches Frühsyndrom**). Sie beginnt mit der Ausbildung kleiner Hohlräume durch spontane Fibrinolyse. Schon nach wenigen Tagen setzt der Abräumprozess durch einwachsendes Organisationsgewebe ein mit individuell unterschiedlichem Erfolg:

- Rekanalisation bleibt völlig aus (11 %),
- unvollständige Rekanalisation (53 %),
- vollständige Wiedereröffnung der Lumina (36 %; insbesondere bei Kindern und Jugendlichen, wegen der hohen fibrinolytischen Aktivität der Venenwand in dieser Altersgruppe)

Mit dem Abräumprozess werden auch die **Venenklappen zerstört**. Dadurch verliert die Wadenmuskelpumpe ihre Effektivität. Das Blut wird durch die Muskelkontraktion nicht nur anterograd transportiert, sondern auch retrograd in die Leitvenen gepresst. Über insuffiziente Verbindungsvenen (Perforansvenen) findet es schließlich seinen Weg in die epifaszialen Venenstämme, die nun als Kollateralvenen dienen. Sie passen sich dem erhöhten Strömungsvolumen an und erweitern sich (**physiologische Phlebektasie**). Das wichtigste Kollateralgefäß ist die V. saphena magna.

Die zunehmende Erweiterung der Kollateralvenen führt schließlich zur **sekundären Stammvarikose** mit Verlust der Klappenschlussfähigkeit und leitet das **postthrombotische Spätsyndrom** ein: Die sekundäre Klappeninsuffizienz des Kollateralsystems führt zu einer Verminderung der venösen Förderleistung mit systolisch-diastolischem Pendelfluss und zu einer Erhöhung des Venendrucks. Die Überlastung der Kompensationsmechanismen führt so zum **chronischen venösen Stauungssyndrom** (S. 304).

### *Diagnostik*

**Pressphlebografie (Methode der Wahl).** Umfassende Darstellung der tiefen Leit- und Muskelvenen, der Venenklappen und der Kollateralkreisläufe bezüglich Morphologie und hämodynamischer Funktion.

**Duplexsonografie.** Gefäßlumen mit echoreichen Strukturen, Inseln und Septen, Nachweis der venösen Insuffizienz als Folge der Klappendestruktion (**Abb. 10.35** u. **Abb. 10.36**). Die direkte Darstellung der Venenklappen und der Umgehungskreisläufe gelingt nicht optimal wie mit der Phlebografie.

**Messung der Venenfunktion.** Die Bestimmung verschiedener Parameter der globalen Venenfunktion hat einen herausragenden Wert für die Verlaufsbeobachtung der postthrombotischen Krankheit. Sie liefern Erkenntnisse über den Kompensationsgrad der postthrombotischen Veränderungen:

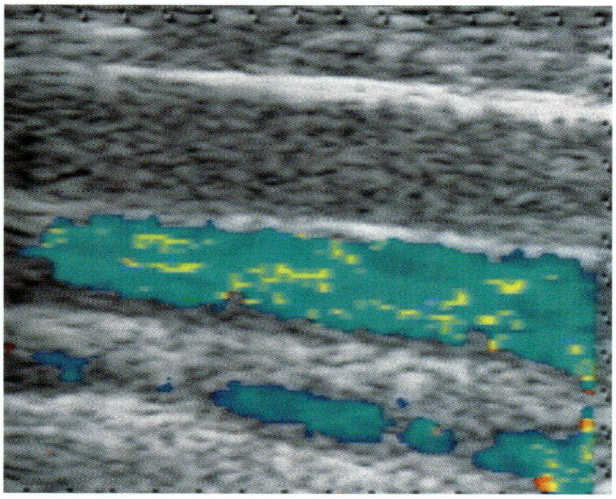

**Abb. 10.35 Postthrombotisches Syndrom.** Duplexsonografie: Zustand nach 5-Etagen-Thrombose und operativer Thrombektomie. Ausgezeichnete Rekanalisation, im Valsalva-Manöver jedoch retrograder Blutfluss in der V. femoralis superficialis (blau, dickeres Gefäß) und in der V. femoralis profunda (blau, dünnere Gefäßäste) als Ausdruck der Klappendestruktion nach Thrombose.

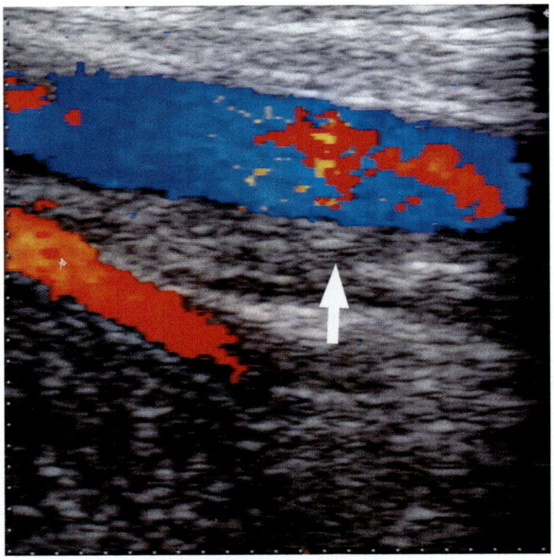

**Abb. 10.36 Postthrombotisches Syndrom.** Duplexsonografie: Persistierender Verschluss der V. femoralis superficialis nach einer Thrombose. Im Gegensatz zu den sichtbar durchströmten Arterien ist die V. femoralis superficialis ohne Blutfluss und mit mittelechogenem Material durchbaut (→). Klassische Kriterien des chronischen Venenverschlusses sind das relativ geringe Gefäßkaliber sowie die Akzentuierung der Venenwand. Eine Rekanalisation ist hier nicht mehr zu erwarten.

- periphere dynamische Venendruckmessung: blutige Druckmessung am Fußrücken zur quantitativen Bestimmung des Druckabfalls und der Wiederauffüllungszeit
- Fotoplethysmografie: Volumenverschiebungen des Blutes in den subkutanen Venenplexus
- Venenverschlussplethysmografie: Bestimmung der venösen Kapazität und Drainage.

### *Therapie*

In jeder Krankheitsphase hat die physikalische Behandlung durch optimale **Kompression** (elastische Kurzzugbinden, Kompressionsstrümpfe) vorrangige Bedeutung.

Die pathophysiologischen und hämodynamischen Veränderungen beim postthrombotischen Spätsyndrom gleichen dem dekompensierten Rezirkulationskreislauf beim Krampfaderleiden (S. 304 ff). Die Indikation zur **operativen Therapie** besteht unter der Voraussetzung einer Abflussmöglichkeit über das tiefe System (Rekanalisation). Ziel ist die Ausschaltung der insuffizienten Perforatoren und Stammvenen (V. saphena magna/parva). Auch postoperativ besteht die absolute Notwendigkeit einer optimalen Kompression (weiterhin Insuffizienz der tiefen Venen!).

## 10.8.5 Chronisch venöse Insuffizienz

DEFINITION *Der Sammelbegriff „venöse Insuffizienz" umfasst alle krankhaften Zustände mit erschwertem venösem Rückfluss.*

Die einzige Form der *akuten* venösen Insuffizienz ist die akute tiefe Beinvenenthrombose. Die *chronische* venöse Insuffizienz führt zu Mikrozirkulationsstörungen der Haut mit schweren trophischen und entzündlichen Veränderungen, die als chronisches venöses Stauungssyndrom bezeichnet werden.

### *Ursachen*

Die chronisch venöse Insuffizienz tritt fast ausschließlich an der unteren Extremität auf. Die mit Abstand häufigsten Ursachen sind die **primäre Varikose** und das postthrombotische Syndrom.

Die Ursache der Rückflussstörung ist bei der primären Varikose zunächst eine Klappeninsuffizienz der oberflächlichen Venen und der Verbindungsvenen. Ein chronisches Stauungssyndrom tritt auf, wenn sich die am Rezirkulationskreislauf beteiligten tiefen Venen schließlich erweitern und dadurch insuffizient werden (**dekompensierter Rezirkulationskreislauf**, S. 296).

Beim **postthrombotischen Syndrom** tragen mehrere Faktoren zur venösen Rückflussstörung bei:

- mangelhafte Rekanalisation: chronische Verschlüsse, hochgradige Stenosen
- Klappenschäden der tiefen Leitvenen nach Rekanalisation durch Destruktion oder narbige Schrumpfung (tiefe Leitveneninsuffizienz)
- sekundäre Klappeninsuffizienz der Verbindungsvenen und der erweiterten oberflächlichen Kollateralvenen bei zu großer Volumenbelastung mit Ausbildung sekundärer Varizen

### *Pathogenese und Symptome*

Die Klappeninsuffizienz der tiefen Venen führt zu einer Verminderung der venösen Förderleistung und zu einer venösen Druckerhöhung im Stehen (**Abb. 10.37**).

Die **venöse Hypertonie** ist der entscheidende Faktor für die Entstehung des chronischen venösen Stauungssyndroms. Sie führt zu einem vermehrten Übertritt von Flüssigkeit, Eiweiß und auch von korpuskulären Elementen (Blutkörperchen) aus den Kapillaren in das Interstitium. Wenn die Funktionsreserve des lymphatischen Systems überschritten wird (Erhöhung der lymphatischen Drainageleistung auf das 10- bis 20-fache der Norm) entsteht schließlich ein **eiweißreiches Ödem**.

Die chronische Stimulation insbesondere von Makrophagen und andere zelluläre Mechanismen führen zu einer **Fibrosierung** und **Sklerosierung** der Haut und des subkutanen Fettgewebes (Dermatoliposklerose) und schließlich auch der Muskelfaszie (Dermatolipofasziosklerose); u.a. entstehen perikapilläre Fibrinmanschetten im Bereich der Dermatoliposklerose, die zur Hypoxie und Azidose beitragen. Die narbige Destruktion der Fascia cruris (Elastizitätsverlust) führt zusammen mit der venösen Hypertonie zu einem **orthostatischen Kompartmentsyndrom** mit funktioneller arterieller Minderdurchblutung und schwersten Störungen der Mikrozirkulation. Die Krankheitserscheinungen in diesem Spätstadium werden auch als **Faszienkompressionssyndrom** bezeichnet (**Abb. 10.38**).

Die therapierelevante Stadieneinteilung des chronischen venösen Stauungssyndroms (**Tab. 10.19**) entspricht der geschilderten pathogenetischen Kaskade. Sie orientiert sich am Vorhandensein degenerativer und fibrosierender Gewebeveränderungen der Haut und des Unterhautfettgewebes (Stadium II) bis zur Entstehung eines Ulcus cruris venosum (Stadium III). Durch die fibrotischen Veränderungen kann schließlich die Beweglichkeit im Sprunggelenk eingeschränkt sein mit der Folge einer weiteren Funktionseinschränkung der Muskelvenenpumpe (**arthrogenes Stauungssyndrom**).



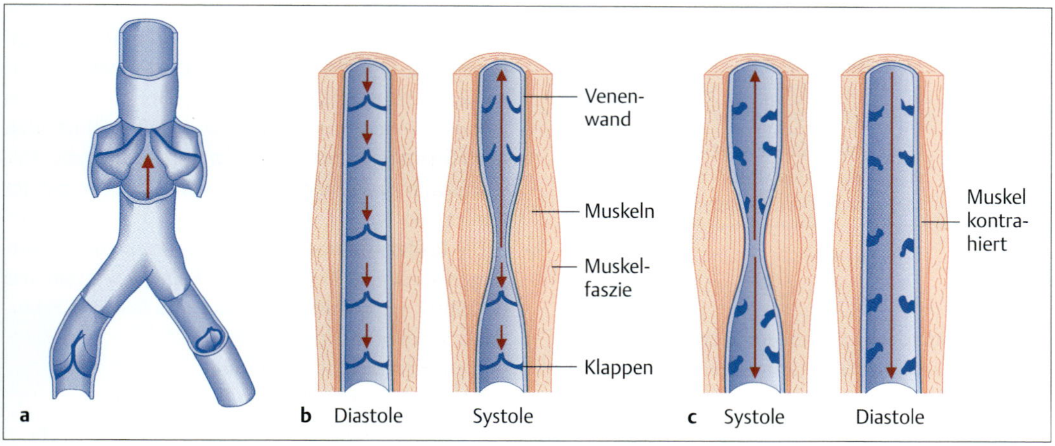


**Abb. 10.37 Venenklappen. a** Die Venenklappen sind eine venenspezifische Sonderkonstruktion und sitzen als halbmondförmige Taschenklappen schwalbennestartig der Gefäßwand auf. **b** In geschlossenem Zustand verhindern die Venenklappen den Rückstrom des Blutes in die Peripherie, die geöffneten Venenklappen ermöglichen den ungehinderten Blutfluss zum Herzen hin. Gesunde Venenklappen können einem Druck bis 800 mmHg standhalten. Muskelkontraktionen führen zu einer Druckerhöhung im Faszienschlauch. In Verbindung mit dieser Muskelpumpe bilden die Venenklappen eine Ventilpumpe, die sich wie ein Paternoster von Etage zu Etage hocharbeitet. **c** Postthrombotisch veränderte, fibrosierte Venenwand mit narbig geschrumpften Klappen. Bei Klappeninsuffizienz wird das Blut durch die Muskelkontraktion nicht nur herzwärts, sondern auch rückwärts in die Peripherie und retrograd durch die Vv. perforantes gepresst. Bei Muskelerschlaffung (Druckabfall im Kompartiment) fließt das herzwärts gepumpte Blut wieder zurück (Reflux). So entsteht ein systolisch-diastolischer Pendelfluss, der in ausgeprägten Fällen bis zu 500 ml pro Minute erreichen kann.

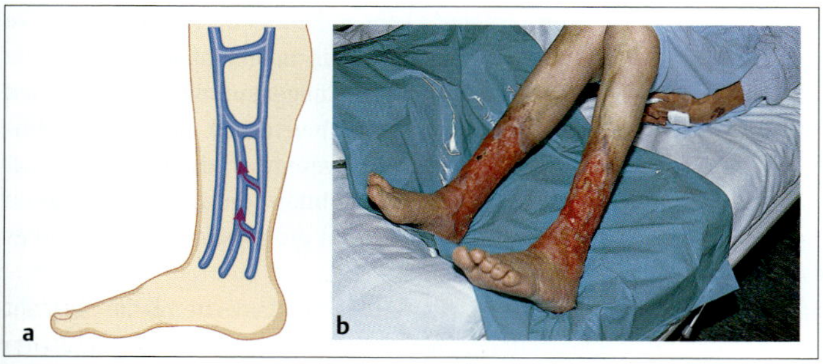


**Abb. 10.38 Ulcus cruris. a** Im Bereich der Unterschenkel besteht eine Schwachstelle des Venensystems. Dort fließt das Blut normalerweise von den oberflächlichen Venen durch die Vv. communicantes und perforantes zu den tiefen Venen. Entsteht in diesen Verbindungsvenen eine Klappeninsuffizienz, dann kommt es bei Einsetzen der Muskelpumpe zu einer Blutstromumkehr, sodass Blut aus der Tiefe in das oberflächliche Venennetz gelangt. Hier liegt u. a. eine Ursache für das häufige Entstehen von Ulcera cruris im Bereich dieser sog. Cockett-Perforansvenen. **b** Ulcera cruris an beiden Unterschenkeln.

**Tab. 10.19 Stadieneinteilung des chronischen venösen Stauungssyndroms nach Widmer.**

| *Stadium* | *Symptome* |
|---|---|
| **Stadium I** | – Druck- und Schweregefühl<br>– Ödemneigung im Stehen (reversibel)<br>– Corona phlebectatica paraplantaris (dunkelblaue Hautvenen am lateralen und medialen Fußrand) |
| **Stadium II** | – persistierende Ödeme<br>– zyanotische Hautfarbe<br>– Purpura und rotbraune Hyperpigmentierung (Hämosiderose) der Haut im Unterschenkelbereich<br>– Atrophie blanche (depigmentierte atrophische Hautbezirke meist oberhalb der Sprunggelenke beidseits)<br>– Stauungsekzem (Juckreiz, Neigung zu Allergien)<br>– Induration (Verhärtung): Dermatosklerose, Dermatoliposklerose |
| **Stadium III** | Ulcus cruris (floride oder abgeheilt); Prädilektionsstelle insuffiziente Perforatoren der Cockett-Gruppe |

10

### *Therapie*

*Allgemeinmaßnahmen:* Sitzen und Stehen: schlecht, Liegen und laufen: gut. Wärme meiden (Sauna, direktes Sonnenbad). Kaltes Abduschen tonisiert Venen. Fußbewegungsübungen zur Vermeidung einer Fußversteifung.

*Chirurgische Maßnahmen:* Ausschalten klappeninsuffizienter Varizen, Ligatur insuffizienter Vv. perforantes (Voraussetzung: suffiziente venöse Drainage auch nach chirurgischer Therapie).

*Stadium I und II:* Kompressionstherapie (Klasse II oder III).

*Stadium III:* Wundreinigung, Entstauung durch Kompressionstherapie. In ausgeprägten Fällen paratibiale Fasziotomie bei Ulzeration an der Innenseite des Unterschenkels, laterale Muskeltranspositionsplastik bei Ulzeration an der Außenseite des Unterschenkels, krurale Fasziektomie bei Manschettenulzera.

## 10.8.6 Lungenembolie

DEFINITION *Eine Lungenembolie ist eine Verlegung der Lungenarterie oder ihrer Äste durch Fremdmaterial, das mit dem Blutstrom verschleppt wurde (Embolus).*

In 10% der Fälle führt die Lungenembolie zu einer hämorrhagischen Infarzierung des embolisierten Lungenareals (Lungeninfarkt).

Häufigkeit: 60–70/100000 pro Jahr

### *Ursachen und Pathophysiologie*

Die mit Abstand häufigste Form ist die *Thrombembolie.* Selten sind Lungenembolien durch Fett, Fruchtwasser, Luft und Fremdkörper.

Die Thromben stammen zu 80% aus den Bein- und Beckenvenen (**Abb. 10.39**), wobei jedoch nur 25% der Patienten klinische Symptome einer tiefen Beinvenenthrombose aufweisen. Embolisationen aus dem rechten Herzen und dem Einzugsgebiet der oberen Hohlvene (z.B. Thrombenbildung durch zentrale Venenkatheter) sind selten.

Die Thromben lösen sich häufig nach einer **akuten Erhöhung des Venendrucks** (z.B. morgendliches Aufstehen, Pressen bei der Defäkation, Hustenanfall, körperliche Anstrengung).

Der Druck in der Pulmonalarterie steigt bei einer zuvor gesunden Lunge erst an, wenn durch die Embolie mehr als 50% des Gefäßbettes verlegt sind. Eine vorgeschädigte Lunge zeigt bereits bei kleineren Embolien einen Druckanstieg bei erhöhter Mortalität. Auch kleinere Embolien führen durch humorale Mechanismen zu Spasmen der Pulmonalarterien und der Bronchien.

Die **Risikosituationen** für eine Lungenembolie entsprechen denen für die tiefe Beinvenenthrombose (S. 299ff). Im Krankenhausalltag sind folgende Faktoren besonders wichtig:

- Bettlägerigkeit, Immobilisation
- Herzinsuffizienz, forcierte Diurese
- Tumorerkrankungen, hämatologische Erkrankungen
- Östrogentherapie (Antikonzeptiva), insbesondere in Kombination mit Zigarettenrauchen
- Operationen, insbesondere an Hüfte und Knie

### *Symptome*

Viele Lungenembolien verlaufen asymptomatisch. Wiederholte symptomlose Embolien können allmählich zur pulmonalen Hypertonie und Rechtsherzdekompensation (**Cor pulmonale**) führen.

Auch kleine Lungenembolien verdienen große Aufmerksamkeit, da sie in einem hohen Prozentsatz schweren, fulminanten Lungenembolien vorausgehen (Signalembolien). Der Schweregrad einer Lungenembolie (**Tab. 10.20**) wird wesentlich durch das Ausmaß der Obstruktion des pulmonalen Gefäßquerschnitts bestimmt und hat sowohl prognostische als auch therapeutische Bedeutung.

Der Verdacht auf eine Lungenembolie besteht grundsätzlich bei plötzlich einsetzenden **thorakalen Symptomen**, wie

- Dyspnoe, Tachypnoe,
- Tachykardie,
- Thoraxschmerzen,

**Tab. 10.20 Schweregradeinteilung der Lungenembolie (nach Grosser).**

| *Schweregrad* | *Symptome* | *$PaO_2$** | *systemischer Blutdruck* | *pulmonalarterieller Mitteldruck* | *pulmonalarterielle Obstruktion* |
|---|---|---|---|---|---|
| I | 80 % klinisch stumm, ggf. thorakale Symptome: diskret, kurzfristig | normal | normal | normal | periphere Äste (< 25 %) |
| II | thorakale Symptome: leicht, anhaltend | < 80 mmHg | normal oder leicht erniedrigt | normal oder leicht erhöht | Segmentarterien (25–50 %) |
| III | thorakale Symptome: ausgeprägt, anhaltend | < 70 mmHg | erniedrigt | 25–30 mmHg | ein Pulmonalarterienast oder mehrere Lappenarterien (≥ 50 %) |
| IV | wie III, zusätzlich Schock | < 60 mmHg | stark erniedrigt mit kleiner Amplitude | > 30 mmHg | Pulmonalarterienstamm oder Pulmonalarterienast und Lappenarterien (≥ 66 %) |

* *gilt nur für lungengesunde Patienten.*

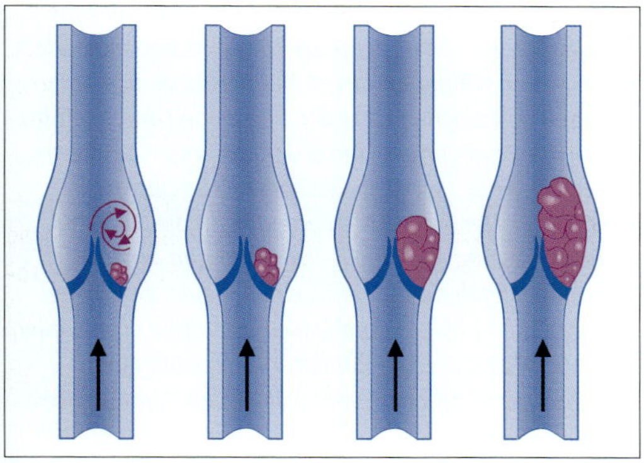

**Abb. 10.39 Thrombenbildung an Venenklappen.** Lokale Wirbelbildungen bzw. Stase im Bereich der venösen Taschenklappen prädisponieren für eine diskrete Thrombozytenaggregation und Thrombusbildung. Bei zunehmendem Thrombuswachstum wird der Blutfluss in den Venen behindert.

- Husten, ggf. Hämoptoe,
- Angst, Beklemmungsgefühl,
- Schweißausbruch, Synkope, Schock.

PFLEGE ***Erstmaßnahmen bei Lungenembolie.*** *Der Patient soll nicht aufstehen, weder aus dem Bett, noch vom Fußboden, falls er gestürzt ist. Lagern Sie den Oberkörper hoch. Versuchen Sie Ruhe zu bewahren und diese dem Patienten zu vermitteln. Lassen Sie den Patienten nicht allein, holen Sie Hilfe über die Gegensprechanlage; Arzt verständigen. Öffnen Sie das Fenster und richten Sie die Materialien für die Sauerstoffinsufflation (3 l/min). Wenn der Patient bei der Vitalzeichenkontrolle Schockzeichen hat, lagern Sie seine Beine erhöht. Der Oberkörper bleibt in der Hochlage, weil es sonst aufgrund der Volumenverschiebung zum Herzversagen kommen kann. Richten Sie die verordneten Medikamente, die Materialien für einen (zentral-)venösen Zugang sowie für eine Blutgasanalyse.*

Eine schwere Lungenembolie ist durch die Erhöhung des pulmonalarteriellen und Erniedrigung des systemischen Blutdrucks bis hin zur Schocksymptomatik gekennzeichnet. Mit zunehmendem Schweregrad der Lungenembolie sinkt die arterielle Sauerstoffsättigung.

MERKE *60 % der Patienten mit einer fulminanten Lungenembolie sterben innerhalb der ersten Stunde.*

Die Leitsymptome des **Lungeninfarktes** sind blutiges Sputum und starke atemabhängige Schmerzen. Folgende Komplikationen können auftreten:

- hämorrhagischer Pleuraerguss
- Infarktpneumonie
- Lungenabszess

### *Diagnostik*

Die pulmonalarterielle Embolie ist nur selten allein durch die klinische Symptomatik zu diagnostizieren. Zur Diagnosesicherung und Schweregradeinteilung sind ergänzende Untersuchungen erforderlich, um die Indikation für die nicht risikolose thrombolytische Therapie richtig stellen zu können:

- **Labor:** D-Dimer im Blut (freigesetzt aus dem Gerinnsel als Folge einer körpereigenen Spontanfibrinolyse)
  als prognostische Werte: Troponin T und BNP
- **Blutgasanalyse:** meist respiratorische Partialinsuffizienz ($PaO_2$ ↓) mit Zeichen der alveolären Hyperventilation ($PaCO_2$ ↓)
- **EKG:** Veränderungen unspezifisch und oft nur passager: Sinustachykardie, P-pulmonale, Tachyarrhythmie, Rechtsschenkelblock, SIQIII-Typ, ST-Anhebung in III mit T-Negativierung, T-Negativierung in $V_1$ bis $V_4$

- **Thorax-Röntgen:** Ausschluss anderer thorakaler Erkrankungen; bei 40 % unspezifische Veränderungen (Zwerchfellhochstand, Pleuraerguss, Parenchymverdichtungen, Atelektasen, Prominenz der zentralen Pulmonalarterien)
- **Echokardiografie:** bei Drucksteigerung im kleinen Kreislauf (Stadium III und IV) Zeichen der Rechtsherzbelastung, nichtinvasive Druckbestimmung (Dopplerechokardiografie)
- **CT- oder MR-Angiografie:** Methode der ersten Wahl zum direkten Nachweis aller relevanten Embolien bis auf Subsegmentebene (**Abb. 10.40**)
- **Lungenperfusionsszintigrafie:** typisch sind keilförmige (segment- oder lappenbezogene) Perfusionsausfälle (Korrelation mit Thoraxröntgenbildern und in Zweifelsfällen mit einem Ventilationsszintigramm erforderlich)
- **Pulmonalisangiografie:** Goldstandard, jedoch invasiv und nicht allseits verfügbar, daher Einsatz nur bei unklarer Diagnose und therapeutischen Konsequenzen
- **Nachweis der verursachenden tiefen Beinvenenthrombose:** Kompressions- und Farb-Duplexsonografie, (nur bei unklaren Fällen) Phlebografie

### *Therapie*

Die **Akuttherapie** orientiert sich am Schweregrad der Embolie:

- *Schweregrad I und II:* PTT-wirksame Vollheparinisierung (2- bis 3-fache Norm)
- *Schweregrad III und IV:* Thrombolyse und nachfolgende Heparintherapie

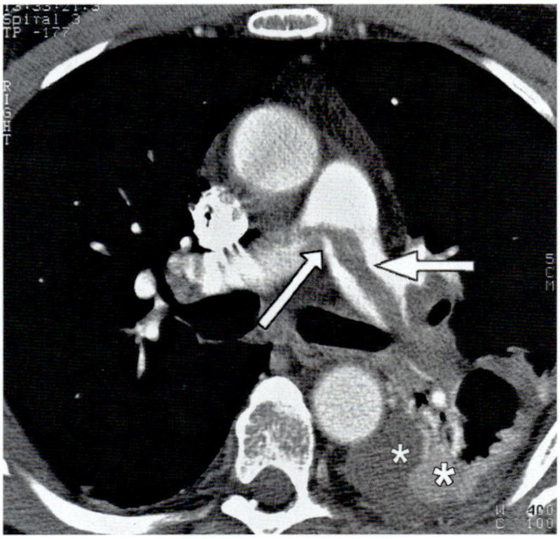

**Abb. 10.40 Lungenembolie.** Großer Embolus, der auf der Aufzweigung des Pulmonalishauptstammes reitet (→) und in diesem Schnitt langstreckig bis in die Peripherie der linken A. pulmonalis zu verfolgen ist (⇒). Infarktpneumonie mit Begleiterguss als Folge der massiven Lungenembolie (**).

Daneben werden symptomatische Therapiemaßnahmen eingesetzt:

- Ruhigstellung, Oberkörper leicht hochlagern
- Sedierung, Analgesie
- $O_2$-Zufuhr (Nasensonde, ab $PO_2$ < 60 mmHg Intubation und Beatmung)
- Schocktherapie (Volumengabe, Katecholamine)

Bei fulminanter Lungenembolie wird in Abhängigkeit von der Ausstattung des Krankenhauses (Herz-Lungen-Maschine) auch eine operative Embolektomie angestrebt (Trendelenburg-Operation).

Nach der Akutphase ist eine **Nachbehandlung** erforderlich. Der Patient wird marcumarisiert. Bei einer Lungenembolie unter Marcumartherapie oder bei Marcumarunverträglichkeit: Vena-cava-Filter (Greenfield-Filter).

PFLEGE ***Sicherheit.*** *Auch im weiteren Verlauf der Erkrankung ist ein Patient mit Lungenembolie pflegebedürftig. Zur Verhinderung neuer Embolien sind folgende Maßnahmen nötig: Der Patient hat Bettruhe, die Körperpflege wird weitgehend von den Pflegenden durchgeführt. Ruckartige Bewegungen und Erschütterungen des Bettes sollten vermieden werden. Obstipationsprophylaxe ist erforderlich. Der Atemerleichterung dient die Oberkörperhochlagerung. Betroffene Patienten sind verstärkt pneumoniegefährdet; führen Sie daher eine sorgfältige Pneumonieprophylaxe durch, allerdings ohne abzuklopfen oder abzuklatschen. Der Patient soll keine blähenden Nahrungsmittel erhalten, weil dadurch die Atmung beeinträchtigt werden kann.*

## 10.8.7 Lymphödem

DEFINITION *Beim Lymphödem besteht eine Ansammlung von Lymphe im Gewebe aufgrund einer Störung des Lymphtransports.*

### *Ursachen und Häufigkeit*

Es wird unterschieden zwischen primären und sekundären Lymphödemen. Bei den **primären Lymphödemen** (ca. 34 % der Lymphödeme) besteht eine angeborene Fehlentwicklung des Lymphgefäßsystems (zu enge oder zu wenig (Hypo- bzw. Aplasie) Lymphgefäße, Erweiterung der Lymphgefäße mit Störung der Klappen (Lymphangiektasie, Fehlanlage der Lymphknoten (Lymphknotenfibrose). Selten bestehen primäre Lymphödeme bereits seit der Geburt (z. B. Nonne-Milroy-Syndrom), in der Regel treten sie vor dem 35. Lebensjahr (Lymphoedema praecox), gelegentlich nach dem 35 Lebensjahr (Lymphoedema tardum) auf.

Bei über 1,5 Millionen Menschen in Deutschland besteht ein primäres Lymphödem, zu 80 % sind Frauen betroffen. In 94 % der Fälle sind die Beine erkrankt (in der Regel einseitig).

**Sekundäre Lymphödeme** entstehen durch eine entzündliche, tumoröse oder iatrogene Zerstörung bzw. Verlegung der Lymphgefäße:
- iatrogen: z.B. Therapie des Mammakarzinoms (Operation mit Axilladissektion, Bestrahlung)
- malignes Lymphödem (Tumoren, z.B. Prostatakarzinom)
- chronisch venöses Stauungssyndrom
- Infektionen (Bakterien, z.B. Erysipel, Pilze)
- Parasiten (Wuchereria bancrofti)

#### *Symptome*

Das häufigere sekundäre Lymphödem beginnt an der Achsel oder Leiste und breitet sich von dort nach distal aus. Das primäre Lymphödem beginnt an den Zehen und Füßen.

Das Lymphödem ist charakterisiert durch eine blasse Schwellung ohne Überwärmung. Die Zehen sind im Gegensatz zum venösen Ödem mitbetroffen und quaderförmig geschwollen (Kastenzehen) mit tief einschneidenden Querfalten. Es lässt sich keine Hautfalte an den Zehen abheben (Stemmer-Zeichen), ihre Dorsalfläche ist oft warzig-rau (Papillomatosis cutis).

Nach dem Ausprägungsgrad des Lymphödems werden vier Stadien unterschieden:
- Stadium 0: verminderte Transportkapazität der Lymphgefäße ohne Schwellung (Latenzstadium)
- Stadium I: Ödem weich (Delle lässt sich drücken), reversibel (kein fibrotischer Gewebeumbau)
- Stadium II: Es lässt sich kaum eine Delle drücken: beginnende Fibrose der Haut; das Ödem lässt sich noch ausschwemmen, die Fibrose bei optimaler Therapie teilweise zurückbilden.
- Stadium III: Elephantiasis: irreversibel stark fibrotisch verdickte Haut

#### *Therapie*

Das Lymphödem bleibt meist lebenslang bestehen und erfordert eine kontinuierliche sorgfältige Behandlung:
- physikalische Entstauung (Hochlagern)
- komplexe physikalische Entstauungstherapie (KPE) in drei Phasen (Entstauung – Optimierung – Konservierung); Kontraindikationen: Entzündung, kardiale Dekompensation, malignes Lymphom):
  - Hautpflege
  - manuelle Lymphdrainage
  - Kompressionstherapie
  - entstauende Bewegungstherapie
- angepasste Kompressionsstrümpfe erst nach vollständiger Reduktion des Ödems
- sorgfältige Fußpflege mit aggressiver Behandlung von Mykosen
- bei rezidivierender Lymphangitis: Antibiotikaprophylaxe mit Penicillin
- operativ bei Versagen der konservativen Therapie (Resektionen, Ableitungen, autologe Lymphgefäßtransplantation)

● FALLBEISPIEL LYMPHÖDEM *Bei dem 59-jährigen Patienten Herr R. besteht seit dem 40. Lebensjahr ein ausgeprägtes primäres Lymphödem (***Abb. 10.41**, **a** *u.* **b***). Mehrfache operative Eingriffe, bei denen lymphovenöse Fisteln angelegt wurden, schlugen fehl. Mittels manueller Lymphdrainage, konsequentem Bandagieren, intermittierender pneumatischer Kompressionsbehandlung (Lymphapress-Gerät, s.* **Abb. 10.41**, **e***) sowie Flow-Wave-Behandlung (Behandlung mit hörbaren Schallwellen) und schließlich Anmessung einer Kompressionshose (Medi 550) konnte bei diesem massiven Lymphödem (lymphostatische Elephantiasis) des rechten Beines ein guter Behandlungserfolg erzielt werden (***Abb. 10.41**, **c** *u.* **d***). Um den Behandlungserfolg weiter zu erhalten, sollte die oben genannte Therapie alle 4 Jahr durchgeführt werden.*

## 10.8.8 Kompressionsbehandlung bei Krankheiten der Venen und Lymphgefäße

#### *Indikationen*

Die Kompressionstherapie hat bei allen venösen und lymphatischen Krankheiten einen zentralen Stellenwert, sie dient als
- Prophylaxe tiefer Venenthrombosen (S. 313),
- Basistherapie der tiefen Beinvenenthrombose,
- Basistherapie der chronisch venösen Insuffizienz,
- Basistherapie des Lymphödems.

● MERKE *Die Kompressionsbehandlung ist unabhängig von anderen prophylaktischen oder therapeutischen Maßnahmen (Antikoagulation, Fibrinolyse, Thrombektomie) sinnvoll und notwendig.*

#### *Kontraindikationen*

Kontraindikationen der Kompressionsbehandlung sind: periphere AVK mit Knöcheldrücken < 50 mmHg und Phlegmasia coerulea dolens. Eine periphere AVK mit Knöcheldrücken < 90 mmHg ist als relative Kontraindikation zu betrachten und erfordert eine besonders sorgfältige Überwachung.

● MERKE *Kompressionsstrümpfe, Antithrombosestrümpfe und nichtelastische Dauerverbände sind kontraindiziert bei Beinödemen.*

#### *Wirkungsweise*

Die Wirkungsweise der Kompressionsbehandlung setzt sich aus folgenden Faktoren zusammen:

- Beschleunigung und Vermehrung des venösen Rückstroms
- Verminderung des subkutanen und intrafaszialen Ödems
- Verbesserung der Wandadhärenz und Organisierung von Thromben
- Verringerung des appositionellen Thrombuswachstums
- Verringerung des Embolierisikos

### *Physikalische Voraussetzungen*

Der erzielte **Kompressionsdruck** auf das Gewebe ist entscheidend für den therapeutischen Effekt der Kompressionsbehandlung: Der **Ruhedruck** (Muskulatur schlaff) wird durch die Bandage von außen auf das Gewebe ausgeübt. Der **Arbeitsdruck** wird primär durch die kontrahierte (verdickte) Muskulatur verursacht, die Bandage dient als Widerlager. Der Arbeitsdruck ist umso höher, je weniger die Bandage nachgibt, d.h. je

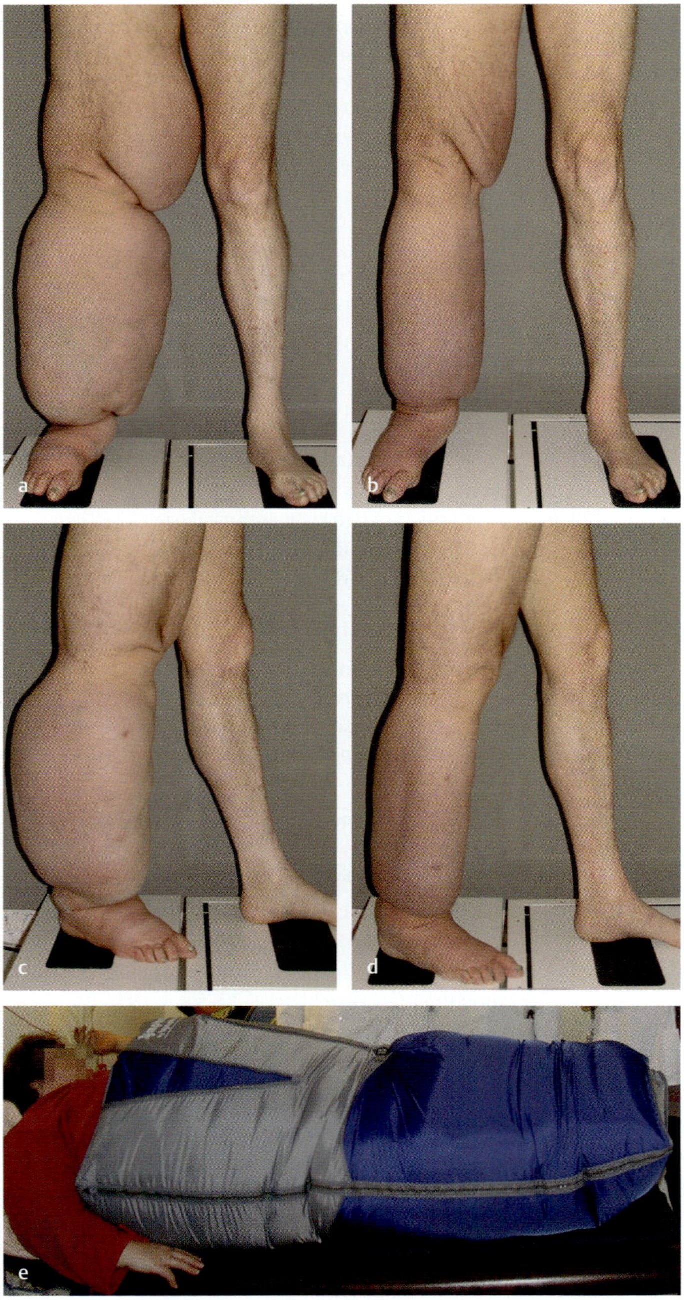


Abb. 10.41 **Primäres Lymphödem.** Vor (**a** u. **b**) und nach der Therapie (**c** u. **d**). **e** zeigt ein Lymphapress-Gerät.

weniger elastisch sie ist. Folgende Parameter bestimmen den Ruhe- und Arbeitsdruck:

- Elastizität der Binde (**Tab. 10.21**)
- Wickeltechnik (Vordehnung beim Wickeln, Zahl der Bindenlagen)

● MERKE *Materialwahl und Wickeltechnik sind durch ihren Einfluss auf die physikalischen Eigenschaften der erreichten Kompression entscheidend für den Nutzen jeder Kompressionstherapie.*

### *Materialwahl*

Zur **Behandlung** venöser und lymphatischer Krankheiten werden Kurzzugbinden, Zinkgelverband und Kompressionsstrümpfe eingesetzt.

Solange ein *Ödem* vorliegt, werden ausschließlich Binden zur Kompression verwendet. Nach Entstauung kann dann zum Kompressionsstrumpf gewechselt werden. Beim Zinkgelverband ist der Unterschied zwischen Ruhe- und Arbeitsdruck besonders hoch. Er kann nicht vom Patienten selber angelegt werden, eignet sich jedoch ebenso wie Adhäsivbinden für Dauerverbände.

Zur **Thromboseprophylaxe** werden Langzugbinden und Antithrombosestrümpfe eingesetzt.

### *Wickeltechnik*

Die ausgefeilte Wickeltechnik ist entscheidend für die Wirksamkeit der Kompression durch Binden. Die Wickeltechnik bestimmt den **lokalen Kompressionsdruck** und das **optimale Druckgefälle** für die Verbesserung des venösen Rückstroms.

Zur Vorbereitung werden die anatomischen Vertiefungen in der Umgebung der Knöchel *(„Kulissen")* mit zurechtgeschnittenen Schaumstoffteilen ausgeglichen, damit der Kompressionsdruck auch in den Kulissenbereich übertragen wird. Gleichzeitig werden dadurch die Prominenzen (Knöchel) vor zu hohem Druck geschützt. An Stellen mit kleinem Radius *(Schienbeinkante)* ist der lokale Druck sehr hoch (Laplace- Gesetz). Hier muss ein lokaler Schutz durch Watteauflagerungen zur Vermeidung von Druckschäden erfolgen.

Der Druck muss bei jeder Kompressionsbehandlung von distal nach proximal abnehmen, um das venöse Blutdruckgefälle aufrechtzuerhalten. Das **optimale Druckprofil** zeigt einen kontinuierlichen Abfall vom Knöchel (100 %) zur Leiste (40 %).

Der gewünschte Druckverlauf wird durch eine **adäquate Wickeltechnik** erreicht:

Bei gleichem Zug auf eine elastische Binde (z. B. Vordehnung um 50 %) ist der lokale Druck umso höher, je geringer der Radius der umwickelten Struktur ist (Laplace-Gesetz). Da der Beinumfang vom Knöchel zur Leiste zunimmt, wird das erforderliche Druckgefälle bei Einhalten z. B. einer Vordehnung einer Kurzzugbinde um 50 % „automatisch" erreicht.

Die zahlreichen zur Verfügung stehenden Bindenführungen unterscheiden sich nicht wesentlich in ihrer Wirksamkeit. Eine mögliche Wickelanleitung zeigt die **Abb. 10.42**.

### *Kompressionsklassen*

Die Therapie von **Venen- und Lymphgefäßkrankheiten** erfordert einen umso höheren Kompressionsdruck, je fortgeschrittener die Ödemneigung bzw. das Krankheitsstadium ist. Kompressionsstrümpfe werden daher in verschiedenen Kompressionsklassen hergestellt (**Tab. 10.22**). Für jede Kompressionsklasse werden zwei Weiten und zwei Längen angeboten. Zusätzlich gibt es eine „plus"-Form für Patienten mit proximal umfangvermehrten Beinen. Bei Überempfindlichkeit gegen Gummimaterialien stehen Baumwollstrümpfe zur Verfügung.

Die Kompression zur **Thromboseprophylaxe** lässt sich nicht in das etablierte Schema der Kompressionsklassen einordnen. Das optimale Kompressionsprofil liegt hier auf einem niedrigeren Niveau: optimaler Knöcheldruck ca. 18 mmHg, optimaler Oberschenkeldruck ca. 8 mmHg.

**Tab. 10.21 Eigenschaften von Kompressionsbinden.**

| | *unelastische Binden* | *Kurzzugbinden* | *Langzugbinden* |
|---|---|---|---|
| Dehnbarkeit | nicht dehnbar | ca. 30–90 % | ca. 100–200 % |
| Ruhedruck | - kein Ruhedruck<br>- grundsätzlich ohne Zug angelegt, fehlende Rückstellkraft | - geringer Ruhedruck<br>- Rückstellkraft niedrig | - hoher Ruhedruck<br>- hohe Rückstellkraft |
| Arbeitsdruck | - hoher Arbeitsdruck<br>- optimales Widerlager für die arbeitende Muskulatur | - hoher Arbeitsdruck<br>- gutes Widerlager bei Muskelaktivität | - geringer Arbeitsdruck |
| Elastizität | *textilelastisch*: Baumwolle, Elastizität durch Webart ohne Gummizusatz, daher auch bei Allergien geeignet<br>*dauerelastisch*: Gummi-, Polyamid- oder Polyurethanzusatz; hohe Rückstellkraft und Lebensdauer | | |
| Klebeverhalten | *nonhäsiv*: Binden kleben und haften nicht<br>*kohäsiv*: Binden kleben nicht auf Haut, aber Lagen haften aneinander<br>*adhäsiv*: selbstklebend auf Haut und zwischen Lagen, geeignet v. a. für Dauerverbände | | |

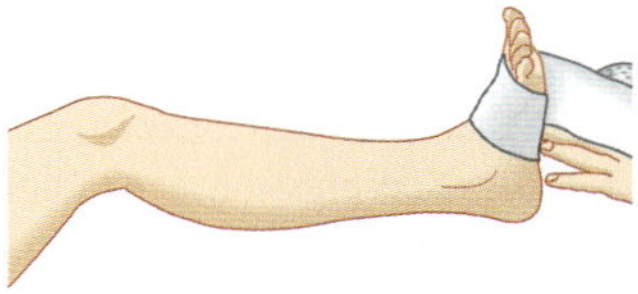

**a** Die erste Binde beginnt plantar am Kleinzehengrundgelenk und führt von lateral über den Fußrücken.

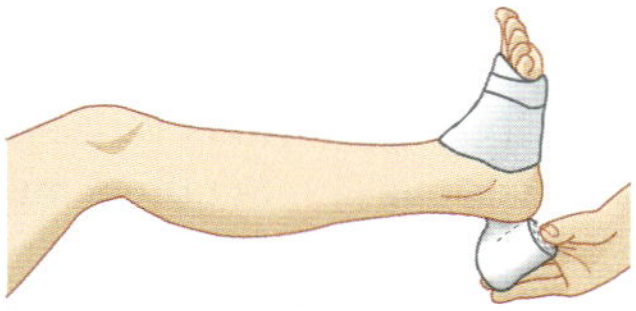

**b** Die zweite Bindentour wird um den Mittelfuß in Richtung Ferse geführt,

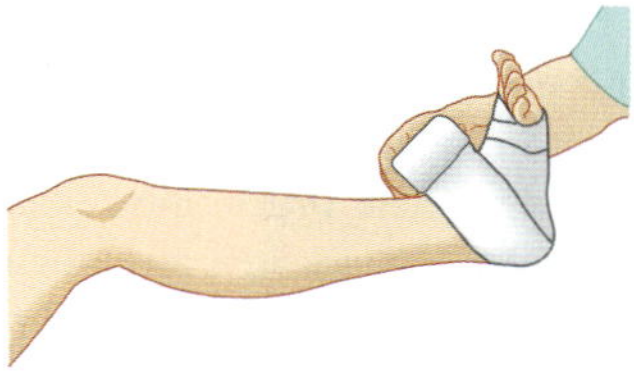

**c** über die distale Achillessehne und den Außenknöchel weiter nach medial plantar...

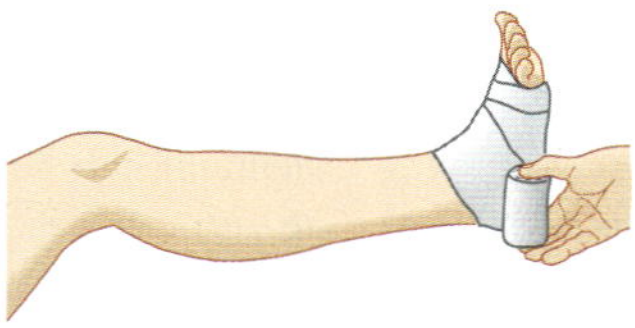

**d** ... zum plantaren Teil der Ferse und dann in Richtung Fußfessel.

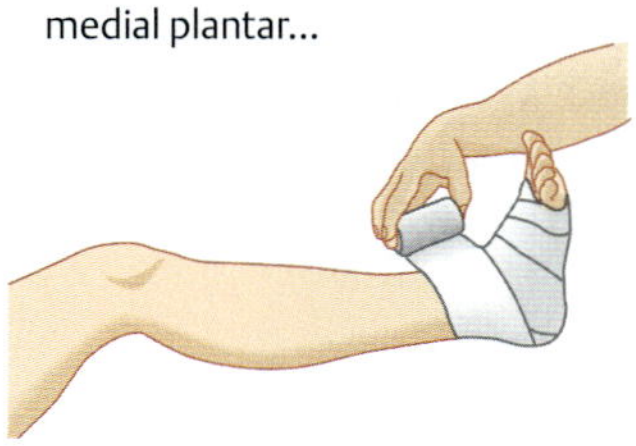

**e** Proximale Achillessehne und Fußfessel umwickeln.

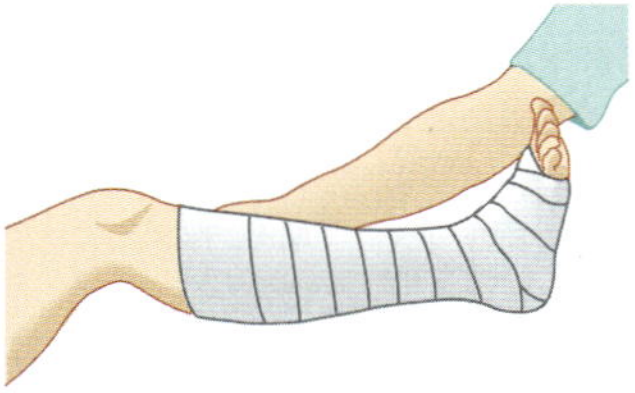

**f** In Spiraltouren mit 50 %iger Überlappung zum Kniegelenk wickeln.

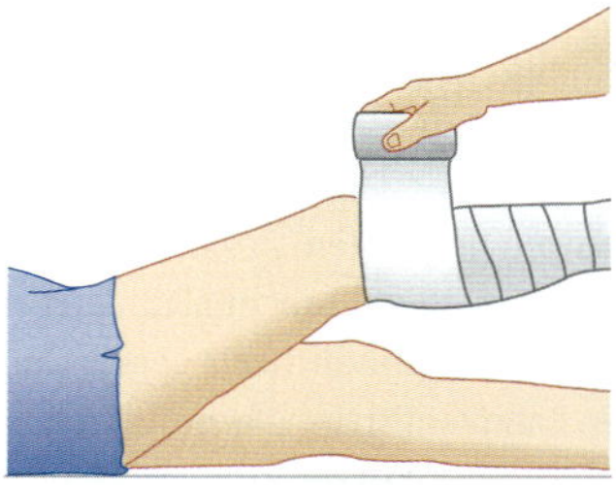

**g** Am Kniegelenk mit der zweiten Binde (distal mit Achtertouren) beginnen...

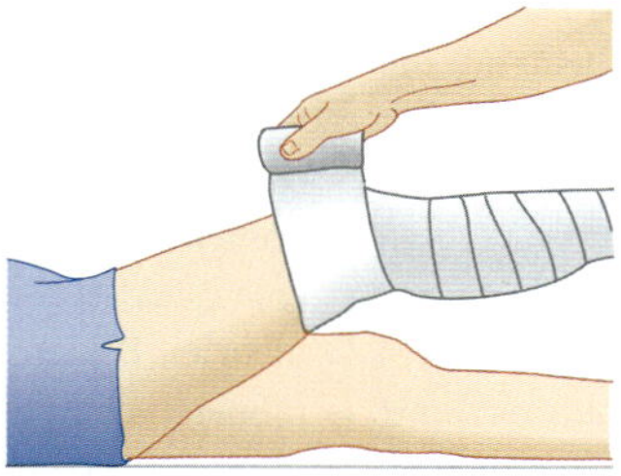

**h** ... und in Spiraltouren mit 50 %iger Überlappung zur Leiste wickeln. Binde keinesfalls über 50 % vordehnen. Am Oberschenkel fixieren.

**Abb. 10.42 Kompressionsverband.** Die Abbildung zeigt, wie ein Kompressionsverband angelegt wird.

**Tab. 10.22 Kompressionsklassen.**

| *Klasse* | *Druck (Knöchel)* | *Indikation* |
|---|---|---|
| Klasse I (leicht) | ca. 20 mmHg | geringe Varikosis, beginnende Schwangerschaftsvarikosis |
| Klasse II (mittelkräftig) | ca. 30 mmHg | Ödemneigung:<br>– ausgeprägte Varikosis<br>– tiefe Beinvenenthrombose<br>– Thrombophlebitis |
| Klasse III (kräftig) | ca. 40 mmHg | schwere Ödemneigung:<br>– postthrombotisches Syndrom<br>– chronisch venöse Insuffizienz |
| Klasse IV (sehr kräftig) | > 60 mmHg | Lymphödem, Elephantiasis |

## 10.8.9 Thromboseprophylaxe

### Risikokategorien

Im Zusammenhang mit Operationen und internistischen Allgemeinerkrankungen treten Thrombosen und Lungenembolien gehäuft auf. Die Häufigkeit wird von verschiedenen Faktoren beeinflusst:
- Art und Dauer der Operation bzw. Art und Schwere der internistischen Erkrankung
- Patientenalter
- sonstige Risikofaktoren (frühere Thromboembolie, Thrombophilie, Malignom u. a.)

Die Zuordnung zu einer der drei Risikokategorien (**Tab. 10.23**) erlaubt die Abschätzung des individuellen Thromboembolierisikos (**Tab. 10.24**) und ist die Grundlage für die Wahl und Intensität der erforderlichen Maßnahmen zur Thromboseprophylaxe (**Tab. 10.25**).

### Physikalische Thromboseprophylaxe

Längere Bettruhe und Immobilität sind die Hauptrisikofaktoren für eine tiefe Beinvenenthrombose. Durch den Ausfall der Muskelpumpe verlangsamt sich der venöse Rückstrom zum Herzen. Physikalische Maßnahmen erhöhen die Strömungsgeschwindigkeit in den Venen und vermindern dadurch das Thromboserisiko.

**Tab. 10.23 Risikokategorien für Thrombose und Lungenembolie.**

| *Kategorie* | *Operative Medizin* | *Innere Medizin* |
|---|---|---|
| hohes Risiko | große Operation:<br>– Alter > 60<br>– Alter 40–60 bei Malignom<br>– Z.n. Thrombose/Embolie<br>Fraktur oder große orthopädische Operation an Becken, Hüfte oder Beinen | – Schlaganfall<br>– Alter > 70<br>– kardiale Dekompensation<br>– Schock<br>– Z.n. Thromboembolie<br>– Thrombophilie |
| mittleres Risiko | große Operation, Alter 40–60 ohne weitere Risikofaktoren<br>kleine Operation:<br>– Alter > 60<br>– Alter 40–60 bei Z.n. Thrombose/Embolie oder anderen Risikofaktoren | Immobilisierung bei:<br>– Herzinsuffizienz<br>– Herzinfarkt<br>– Infektion |
| geringes Risiko | große Operation: Alter < 40<br>kleine Operation: Alter 40–60 | leichte internistische Erkrankungen |

**Tab. 10.24 Thromboserisikokategorien.**

| *Kategorie* | *Unterschenkelthrombose* | *proximale Thrombose* | *tödliche Lungenembolie* |
|---|---|---|---|
| hohes Risiko | 40–80 % | 10–30 % | > 1 % |
| mittleres Risiko | 10–40 % | 1–10 % | 0,1–1 % |
| geringes Risiko | < 10 % | < 1 % | < 0,1 % |

**Tab. 10.25 Thromboseprophylaxe in Abhängigkeit von der Risikokategorie.**

| *Kategorie* | *physikalische Prophylaxe* | *medikamentöse Prophylaxe* |
|---|---|---|
| hohes Risiko | Antithrombosestrümpfe*, Physiotherapie | niedermolekulares Heparin:<br>– 4 000–5 000 Anti-FXa-Einheiten<br>– 1- bis 2-mal täglich<br>– Beginn 2–12 Stunden vor der Operation |
| mittleres Risiko | Antithrombosestrümpfe*, Physiotherapie | niedermolekulares Heparin:<br>– 2 000-3 000 Anti-FXa-Einheiten<br>– 1- bis 2-mal täglich<br>– Beginn 2 Stunden vor der Operation |
| geringes Risiko | Antithrombosestrümpfe*, Frühmobilisierung | keine |

* *Eventuell ergänzt durch intermittierende Beinkompression.*

**Kompression:**
- elastische Kompression (Antithrombosestrumpf, Kompressionsbinde)
- intermittierende pneumatische Kompression

**Allgemeine physiotherapeutische Maßnahmen:**
- Lagerung
- Krankengymnastik und Bewegungstherapie
- Frühmobilisation

Die Kompression der Beine durch einen **Antithrombosestrumpf** oder einen korrekt angelegten **Kompressionsverband** ist die wichtigste physikalische Methode zur Verhütung thromboembolischer Komplikationen. Die allgemeinen physiotherapeutischen Maßnahmen werden zusätzlich zur Kompression eingesetzt. Im Gegensatz zur permanenten elastischen Kompression ist ihr Effekt nur vorübergehend, da die Wirkung der physiotherapeutischen Maßnahmen auf die venöse Blutströmung kurz nach Beendigung der Maßnahme nachlässt.



### *Elastische Kompression der Beinvenen*

Die Grundprinzipien der Kompression sind im Abschnitt „Kompressionsbehandlung" (S. 309ff u. S. 315) dargestellt.

Zur Thromboseprophylaxe werden **elastische Materialien**, wie Antithrombosestrümpfe und dauerelastische Langzugbinden, eingesetzt. Der Kompressionsverband mit dauerelastischen Binden kommt v.a. bei Beindeformitäten und extremen anatomischen Varianten zum Einsatz. Das optimale Kompressionsprofil für die Thromboseprophylaxe beträgt ca. 18 mmHg Knöcheldruck und ca. 8 mmHg Oberschenkeldruck.

Wichtige Therapieprinzipien sind
- Beine ausmessen und AT-Strümpfe exakt anpassen,
- Strümpfe bzw. Verbände anlegen am liegenden Patienten mit entstauten Venen,
- Wechsel: Verband mindestens täglich, Strümpfe alle 2–3 Tage,
- keine Nachtentlastungen: die Kompression muss 24 Stunden getragen werden,
- tägliche Beobachtung und Hautpflege.

### *Intermittierende pneumatische Kompression*

Die intermittierende maschinelle Kompression durch Druckstiefel erfolgt in einem Wechsel von Inflation und Deflation von Luft über eine Dauer von bis zu 90 s mit einem Druck von 100–180 mmHg. Große Thromben der tiefen Bein- und Beckenvenen müssen vorher ausgeschlossen werden (Gefahr der Lungenembolie). Die Verbreitung der Druckstiefel ist wegen der hohen Anschaffungskosten und des hohen personellen Aufwandes gering. Ihr Einsatz ist jedoch sinnvoll, wenn jede Form der Antikoagulation kontraindiziert ist (z.B. Schädel-Hirn-Verletzung, Magen-Darm-Blutung).

### *Lagerung*

Die venöse Hämodynamik wird verbessert durch die Beseitigung des sog. „Femoralisberges", den das zurückströmende Blut vom Knie bis zur Leiste zu überwinden hat. Die Fersen sollten auf Herzhöhe zu liegen kommen. Hüfte und Knie sind leicht gebeugt, da das dauernde Durchdrücken der Knie für den Patienten unangenehm ist (**Abb. 10.43**).

● MERKE *Die optimale Lagerung ist dem Patienten auf Dauer oft lästig, da seine Bewegungsfreiheit eingeschränkt ist. Erläuterungen zum Sinn und Zweck der Lagerung können dem Patienten helfen und seine Motivation zur Mitarbeit fördern.*

### *Krankengymnastik, Bewegungstherapie und Frühmobilisation*

Die **Aktivierung der Fuß- und Unterschenkelmuskeln** unterstützt den venösen Rückstrom („Muskelpumpe"). Der Patient sollte die folgenden Übungen alle 4–6 Stunden wiederholen:
- Zehen einkrallen und spreizen
- Wippen mit den Fußspitzen
- Füße kreisen
- Wadenmuskulatur an- und entspannen
- Anheben der Beine
- Kniekehle auf die Matratze pressen
- „Brücke": Beine anwinkeln, Füße aufstellen, Gesäß anheben
- Bettfahrrad

Die Muskelaktivität der **Frühmobilisation** verbessert die venöse Hämodynamik erheblich. Der Patient soll individuell angemessen möglichst frühzeitig zunächst kleinere, dann größere Strecken gehen. Längeres Sitzen im Bett oder aufrechtes Stehen verschlechtern dagegen die venöse Hämodynamik und sind zu vermeiden.

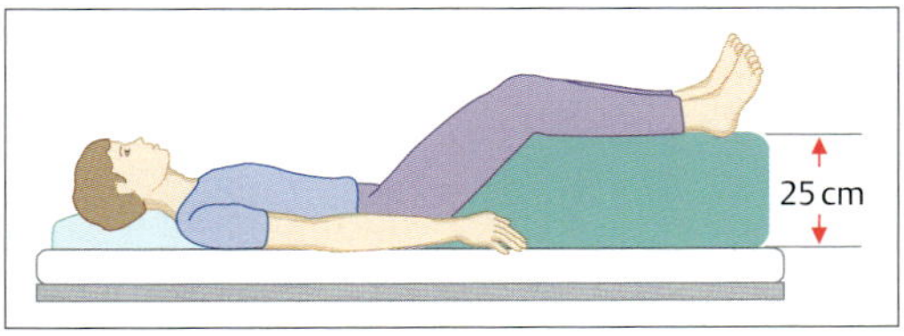


**Abb. 10.43 May-Lagerung.** Lagerung zur Thromboseprophylaxe.

# P 10.9 Pflegeschwerpunkt Venöse Gefäßerkrankungen

Matthias Grünewald, Heiner Terodde

Menschen mit Erkrankungen des venösen Gefäßsystems sind in den ATL (Aktivitäten des täglichen Lebens) ebenso eingeschränkt wie in ihren sozialen Beziehungen und damit ihrer Lebensqualität. Folgendes sind Ziele der Pflege und Behandlung:

- venösen Rückfluss des Blutes verbessern
- Thrombosen und weitere Komplikationen verhindern
- eine gesunde Lebensweise fördern
- Wohlbefinden des Patienten verbessern

In **Tab. 10.26** sind wichtige Pflegehandlungen bei venösen Gefäßerkrankungen zusammengefasst und in ihrer Wirksamkeit den einzelnen Krankheitsbildern zugeordnet.

## 10.9.1 Gesundheitsberatung

Die Patienten können selbst einen wesentlichen Beitrag zur erfolgreichen Behandlung leisten. Eine Reduzierung der Risikofaktoren und die Berücksichtigung der Prinzipien der Behandlung bei den ATL (**Abb. 10.44**) stellen entscheidende Faktoren dar.

## 10.9.2 Mobilisieren

Die frühestmögliche Mobilisierung des Patienten ist ein Grundsatz der Behandlung von Venenerkrankungen. Sie bewirkt eine Anspannung der Muskeln und damit eine Verbesserung des venösen Rückflusses.

● MERKE *Bei der Bewegung gilt für Patienten mit venösen Gefäßkrankheiten die S-L-Regel: Stehen und Sitzen ist schlecht, Laufen und Liegen ist gut.*

In Ruhe ist das Hochlagern der betroffenen Extremitäten eine einfache und wirkungsvolle Möglichkeit, die Strömungsgeschwindigkeit in den Venen der unteren Extremität zu beschleunigen. Eine Mobilisation sollte bei wirksamer medikamentöser Antikoagulation durchgeführt werden. Die Thrombosen haben sich zu diesem Zeitpunkt entweder aufgelöst oder in die Venenwand eingebaut.

**Zusätzliche Maßnahmen.** Insbesondere in der Frühphase der Erkrankung besteht die Gefahr der Lungenembolie (S. 306 ff). Abrupte Bewegungen und Pressen beim Stuhlgang können die Gefahr steigern. Eine konsequente Obstipationsprophylaxe ist daher hilfreich. Bei einer auftretenden Schwellung muss der Beinumfang gemessen werden. Dabei sollte immer an der gleichen Stelle gemessen werden, um eine korrekte Einschätzung des Verlaufes zu ermöglichen. Im Falle einer Immobilisierung sollte eine ausführliche Gesundheitsberatung und eine wirkungsvolle Obstipationsprophylaxe durchgeführt werden.

● MERKE *Bereits bei Verdacht auf Phlebothrombose darf keine intramuskuläre Injektion durchgeführt werden.*

## 10.9.3 Schmerztherapie überwachen

Einschätzung der Schmerzintensität, Verabreichung von angeordneten Schmerzmedikamenten und Überprüfung der Wirksamkeit sind wichtige pflegerische Aufgaben. Bei einer lokalen Schwellung der Extremität wirken Alkohol- bzw. Rivanolumschläge sowie He-

**Tab. 10.26 Maßnahmen bei ausgewählten Erkrankungen der Venen.**

| *Erkrankung Maßnahme* | *Varikosis* | *Thrombophlebitis* | *tiefe Venenthrombose (TVT)* | *chronisch venöse Insuffizienz (CVI)* |
|---|---|---|---|---|
| Kompressionsverband | e | e | e | e |
| Frühmobilisation | e | e | i | e |
| Hochlagerung der Extremität | e | e | e | e |
| Messung des Beinumfangs | n.e. | n.e. | e | n.e. |
| Alkoholumschläge | n.e. | e | n.e. | n.e. |
| Obstipationsprophylaxe | n.e. | n.e. | e | n.e. |
| Antikoagulation | n.e. | e | e | e |
| Schmerztherapie | e | e | e | e |
| Venenzugang entfernen | n.e. | e | e | n.e. |

*e = empfohlene Maßnahme*
*i = individuelle Abwägung erforderlich*
*n.e. = nicht empfohlene Maßnahme*

parinsalben kühlend und abschwellend. Sie werden vom Patienten meist als angenehm empfunden.

**MERKE** *Alkohol darf nie unverdünnt angewandt werden. Er hat hautschädigende Wirkung.*

### 10.9.4 Wundversorgung beim Ulcus cruris

Eine erfolgreiche Behandlung ist nur möglich, wenn die chronisch-venöse Insuffizienz konsequent behandelt wird. Ziel der Wundbehandlung ist die Reepithelisierung und damit das Abheilen des Hautdefektes. Beim Ulcus cruris kann das sehr lange dauern. Eine genaue Dokumentation des Wundzustandes und seines Verlaufes ist von großer Bedeutung.



**Gesundheitsberatung CVI**

**Grundsätzlich gilt:** Die Gesundheitsberatung ist der Schlüssel zur kausalen Behandlung, die in der Vermeidung von Ursachen und Risikofaktoren durch den Patienten selbst liegt. Dabei ist jedoch immer zu bedenken, dass letztendlich der Patient die Verantwortung für sein Handeln trägt.
**Ziel** der Beratung ist es, die Selbstständigkeit des Erkrankten soweit wie möglich zu erhalten, ihm Anregungen für gesundheitsförderliches Handeln zu geben und Komplikationen zu verhindern.

**Risikofaktoren**

**Info:** Auswirkungen der Risikofaktoren wie Rauchen, Stress und Übergewicht verdeutlichen.

**Empfehlung:**
- konkrete Hilfe zur Verhaltensänderung aufzeigen, z. B. Raucherentwöhnungskurse, Autogenes Training usw.
- Informationsbroschüren anbieten

**Wissen über Erkrankung**

**Info:** Im Beratungsgespräch sollte erfasst werden, welches Wissen der Patient über seine Erkrankungen hat.

**Empfehlung:**
- über Selbsthilfegruppen informieren
- Informationsbroschüren anbieten

**Beratung „Aktivitäten des täglichen Lebens"**

**Grundsätzlich gilt:** Der Patient sollte motiviert werden, die ATL möglichst lang selbstständig durchzuführen. Die Angehörigen sollten in die Beratung mit einbezogen werden, weil sie oft eine wichtige Hilfe bei der Alltagsbewältigung sind.

**ATL „Sich bewegen"**

**Empfehlung:**
- regelmäßige aktive Bewegung zur Förderung der Muskelpumpe
- Ausdauersport unter ärztlicher Kontrolle (Wandern, Radfahren)
- langes Sitzen vermeiden, tagsüber und nachts Beine hochlagern
- keine Knierolle verwenden führt zur Venenkompression und Verschlechterung des venösen Rückflusses

**ATL „Sich Waschen und Kleiden"**

**Empfehlung:**
- Kompressionsstrümpfe, -verband
- Kaltwasseranwendungen (Abduschen der Beine mit kaltem Wasser, kalte Fußbäder, Wassertreten, Schwimmen) aktiviert die glatte Muskulatur der Venen
- sorgfältige Pflege und Beobachtung der Haut
- Vorsicht bei Pediküre Verletzungsgefahr!
- keine einengende oder zu warme Kleidung
- bequeme Schuhe wählen, keine hohen Absätze Funktion der Muskelpumpe wird verschlechtert

**ATL „Körpertemperatur regulieren"**

**Empfehlung:**
- keine Wärmeexposition und -zufuhr Wärme führt zur Weitstellung der Venen und zur Verlangsamung des venösen Rückflusses
- Sauna und Sonnenbaden vermeiden

**ATL „Sich sicher fühlen und verhalten"**
**ATL „Raum und Zeit gestalten - arbeiten und spielen"**

**Empfehlung:**
- Verletzungen vorausschauend vermeiden
- wechselnde und regelmäßige Bewegung am Arbeitsplatz

**ATL „Essen und trinken"**
**ATL „Ausscheiden"**

**Empfehlung:**
- auf ausreichende Flüssigkeitszufuhr achten
- Obstipationsprophylaxe

**Abb. 10.44 CVI.** Informationsblatt zur Gesundheitsberatung bei chronisch venöser Insuffizienz.

# 11 Krankheiten der Atmungsorgane

Ulrich Gerlach

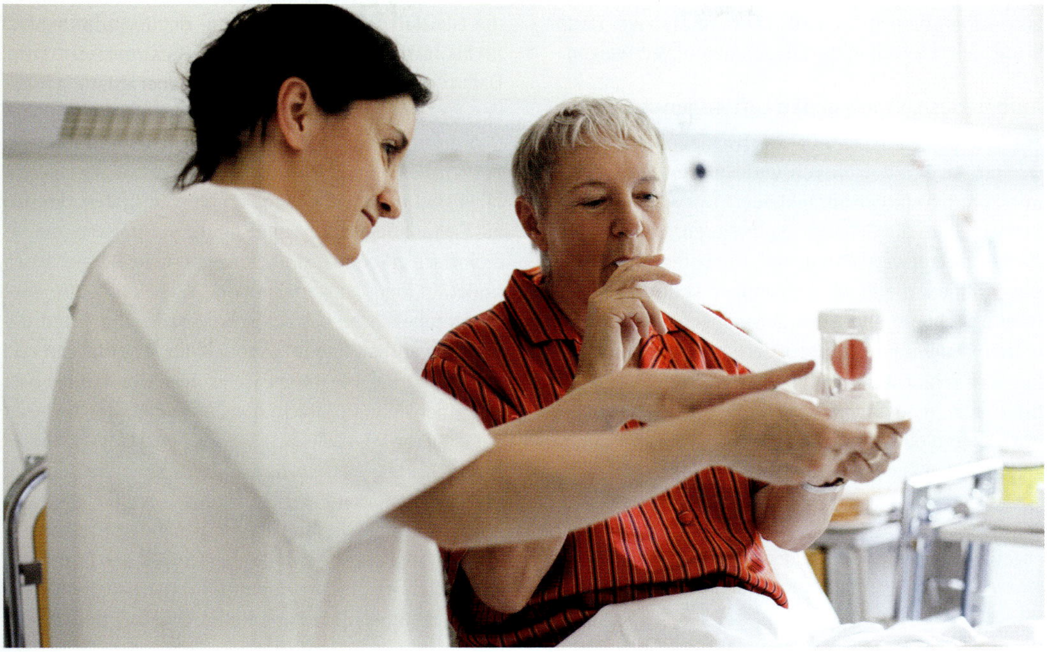





## 11.1 Anatomie und Physiologie

Die sauerstoffhaltige Luft wird über ein Höhlen- und Röhrensystem in die Lunge geleitet. Die Luftwege werden in obere und untere Luftwege eingeteilt. Zu den oberen Luftwegen gehören die Nasenhöhlen und der Rachen (Pharynx). Bei den unteren Luftwegen unterscheidet man Kehlkopf (Larynx), Luftröhre (Trachea), Luftröhrenäste (Bronchialbaum) und Lungen (Pulmo, Pulmones).

### Einteilung der Luftwege

**Obere Luftwege:**

- Nasenhöhle (Cavitas nasi)
- Rachen (Pharynx)

**Untere Luftwege:**

- Kehlkopf (Larynx)
- Luftröhre (Trachea)
- Luftröhrenäste, die Hauptbronchien verzweigen sich in
  - Lappenbronchien,
  - Segmentbronchien,
  - Läppchenbronchien,
  - Bronchiolen und
  - in die kleinsten Bronchioli.
- Lungen (Pulmo, Pulmones)

Die unteren Luftwege beginnen mit dem Kehlkopf. Dieser ist aus mehreren Knorpeln zusammengesetzt, welche die Stimmbänder schützen. Der Kehlkopf leitet die Luft in die zylindrische Luftröhre weiter, die aus hufeisenförmigen Knorpelspangen besteht. Die Rückwand der Trachea ist durch Muskeln verschlossen. Der Durchmesser der Luftröhre beträgt etwa 2 cm. Die Luftröhre teilt sich nach 10–12 cm in die zwei Hauptbronchien, die sich in die Lungen hinein verzweigen.

### Aufbau des Epithels in den Luftwegen

Ein Teil der Nase ist mit Riechschleimhaut besetzt. Der größte Teil der oberen und unteren Luftwege ist mit Flimmerepithel ausgekleidet. Dazwischen liegen Becherzellen, die Schleim produzieren, der die Oberfläche der Luftwege anfeuchtet. Die Flimmerepithelien tragen Zilien, die in wellenförmiger, koordinierter Bewegung Schleim und darin eingefangene Fremdkörper in den Rachenraum transportieren, wo sie durch Husten oder Schlucken beseitigt werden. In den Bronchioli findet man eine andere Zellart, die Clara-Zellen. Diese produzieren eine schützende Substanz, Surfactant, die als Anti-Atelektase-Faktor angesehen wird.

● WISSEN *Surfactant (surface active agent) ist ein oberflächenaktives Agens. Clara-Zellen sind benannt nach Max Clara, 1899–1966, Anatom in Leipzig und Istanbul.*

Die **Lungen** sind paarige Organe (**Abb. 11.1**). Die rechte Lunge ist in drei Lappen, die linke Lunge in zwei Lappen unterteilt.

Die Oberfläche der Lunge ist vom Brustfell (**Pleura**) überzogen. Die Pleura visceralis (Syn.: Pleura pulmonalis = Lungenfell) bedeckt die Oberfläche der Lunge, die Pleura parietalis (Syn.: Pleura costalis = Rippenfell) die innere Thoraxwand. Zwischen den beiden Pleurablättern ist ein kapillarer Spalt, der wenige Milliliter einer serösen Flüssigkeit enthält. Diese gewährleistet die Gleitfähigkeit der Lunge bei der Atembewegung. Im Pleuraspalt besteht ein Unterdruck von 3–6 mmHg. Dadurch wird die Filtration der serösen Flüssigkeit aus den Blutkapillaren erleichtert.

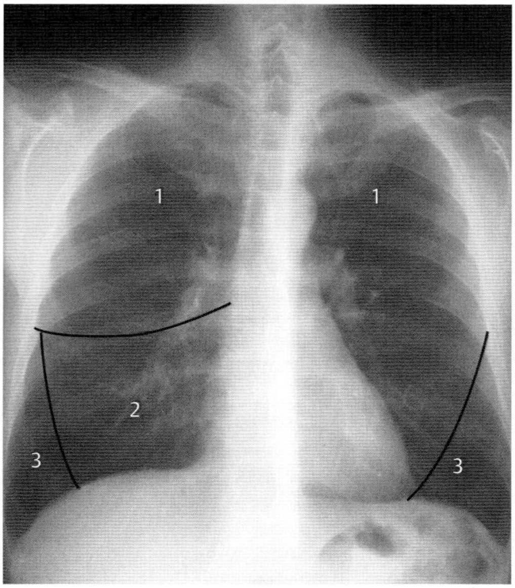


**Abb. 11.1 Anatomie der Lunge.** Röntgenaufnahme des Thorax mit eingezeichneten Lungenlappengrenzen: 1 Oberlappen, 2 Mittellappen, 3 Unterlappen.

Am **Lungenhilus** (Lungenwurzel) treten Blutgefäße, Bronchialäste und Nerven in die Lunge ein. Im Lungenhilus sind regelmäßig Lymphknoten zu finden, die sich bei Erkrankungen der Lunge häufig vergrößern und radiologisch erkennbar sind. Der eigentliche Gasaustausch findet in den Lungenbläschen (**Alveolen**) statt. Ihre Gesamtoberfläche beträgt etwa 100 m². Die Wand der Alveolen enthält Pneumozyten, Bindegewebszellen und Blutkapillaren. Die Innenfläche der Alveolarwand ist von einer dünnen Schicht aus Phospholipiden bedeckt. Sie schützen vor Atelektasen (Anti-Atelektase-Faktor).

Atelektasen sind nicht belüftete Lungenabschnitte (S. 333). Innerhalb der Atelektase sind die Alveolen kollabiert, ihre Wände liegen aneinander. Atelektasen können angeboren sein. Bei Verschluss der Bronchien durch Tumoren oder Schleim wird die Luft in den Alveolen resorbiert, und es entstehen Resorptionsatelektasen.

Mehrere Alveolen bilden einen **Azinus**, der die kleinste morphologische Funktionseinheit in der Lunge ist. Etwa fünf Azini bilden einen **Lobulus** (Lungenläppchen). Diese wiederum werden zu den großen Lungenlappen zusammengesetzt. Von der Pleura visceralis aus ziehen Bindegewebsschichten zwischen die Lungenläppchen.

Die Lungen haben drei Hauptfunktionen:

- **Ventilation**: Belüftung der Alveolen über die oberen und unteren Luftwege.
- **Perfusion**: Blutversorgung des Organs für Gasaustausch.
- **Diffusion**: Gasaustausch in den Blutkapillaren/Alveolen nach dem Prinzip der physikalischen Diffusion: Die vom rechten Ventrikel zufließenden Erythrozyten geben Kohlendioxid ab und nehmen Sauerstoff auf.

Diese Aufgaben sind in einem komplizierten anatomischen und physiologischen System aufeinander abgestimmt. Die Atmung wird vom Atemzentrum, das im verlängerten Mark (Medulla oblongata) in der Nähe des IV. Ventrikels liegt, gesteuert und den wechselnden Erfordernissen angepasst. Störungen im Atemzentrum führen zu Atemregulationsstörungen.

Die Atmung wird wesentlich beeinflusst vom $CO_2$-Partialdruck und vom $O_2$-Partialdruck. Neben diesen wichtigsten Faktoren beeinflussen körperliche Anstrengung, Blutdruck und Emotionen (Schreck, Überraschung) die Atemtiefe und Atemfrequenz.

Auf dem Weg von der Umwelt in die Alveolen wird die eingeatmete Luft angewärmt, angefeuchtet und gereinigt. Außerdem wird sie auf dem Weg entlang der Nasenschleimhaut auf Geruch und Temperatur überprüft. In den Alveolen wird der Sauerstoff der Atmungsluft von den Blutkapillaren der Alveolarwand aufgenommen. Gleichzeitig wird die Kohlensäure aus dem Blut abgegeben. Um dieses Ziel des Gaswechsels zu erreichen, muss die Luft periodisch ein- und ausgeatmet werden (Inspiration = Einatmung, Exspiration = Ausatmung).

● WISSEN *In der zweiten Hälfte des 17. Jahrhunderts wurden bedeutende Erkenntnisse über Lungenphysiologie und Atemmechanik gewonnen. Marcello Malpighi (1628–1694) untersuchte Lungengewebe mikroskopisch und beschrieb die Lungenalveolen. Robert Hooke (1635–1703) erkannte, dass das Blut bei der Lungenpassage seine Farbe ändert und führte im Tierversuch eine künstliche Beatmung durch.*

# 11.2 Untersuchungsmethoden

## 11.2.1 Anamnese

In der Anamnese fragt man nach den Leitsymptomen für Lungenkrankheiten: Husten, Auswurf, Atemnot.

- **Husten** dient normalerweise als Abwehrmechanismus (Hustenreflex), um Verschlucktes aus der Luftröhre zu entfernen. Besteht ungeklärter Husten länger als 2 Wochen, muss nach der Ursache gesucht werden (z. B. Lungenkarzinom).
- **Auswurf (Sputum)** ist das durch Husten ausgeworfene Sekret der Schleimhaut aus oberen und unteren Luftwegen. Bei der Beurteilung des Auswurfs ist wichtig, auf dessen Menge, Beschaffenheit (schaumig oder zäh) und Farbe (gelblich-eitrig, rötlich-Blutbeimengung) zu achten. Die Bestandteile des Sputums werden mikroskopisch untersucht (Zellen, Bakterien, Pilze). In Kulturen können die vorhandenen Erreger identifiziert und auf ihre Empfindlichkeit bzw. Resistenz gegenüber Antibiotika getestet werden.
- **Atemnot (Dyspnoe):** Die subjektiv empfundene Atemnot ist mit sichtbar und hörbar verstärkter oder erschwerter Atemarbeit verbunden.
- **Brustschmerz:** Thoraxschmerzen infolge Erkrankung der Lunge entstehen bei Beteiligung der Pleura. Das Lungengewebe selbst verursacht keine Schmerzen. Differenzialdiagnostisch sind bei Thoraxschmerzen die Krankheiten des Herzens, der Aorta und der benachbarten Organe, einschließlich Wirbelsäule und Oberbauch zu bedenken.

## 11.2.2 Inspektion, Perkussion und Auskultation

Bei der **Inspektion** betrachtet man die Thoraxform und achtet darauf, ob die Atembewegungen seitengleich sind. Auch der Atemtyp muss beobachtet werden: Es wird festgestellt, ob die Atmung gleichmäßig und von normaler Ruhefrequenz ist (**Abb. 11.2**).

Nimmt die Atemtiefe periodisch zu und ab, handelt es sich um den *Cheyne-Stokes-Atemtyp*, der sich insbesondere bei zerebralen Durchblutungsstörungen einstellt (**Tab. 11.1**). Gleichmäßige, jedoch sehr tiefe und langsame Atemzüge bezeichnet man als *Kußmaul-Atmung*; sie ist oft Folge einer Azidose, z. B. bei Diabetes mellitus oder Urämie. Die *Biot-Atmung* ist eine Form der periodischen Atmung, bei der nach tiefen Atemzügen plötzlich eine Atempause einsetzt. Diese Atemstörung kommt bei Verletzung oder Entzündung des Gehirns vor. Die normalen Atembewegungen sind seitengleich. Bleibt eine Thoraxseite zurück, kann die Seitendifferenz durch einen Pleuraerguss, eine Pleuraschwarte („gefesselte Lunge") oder durch Schmerz verursacht sein.

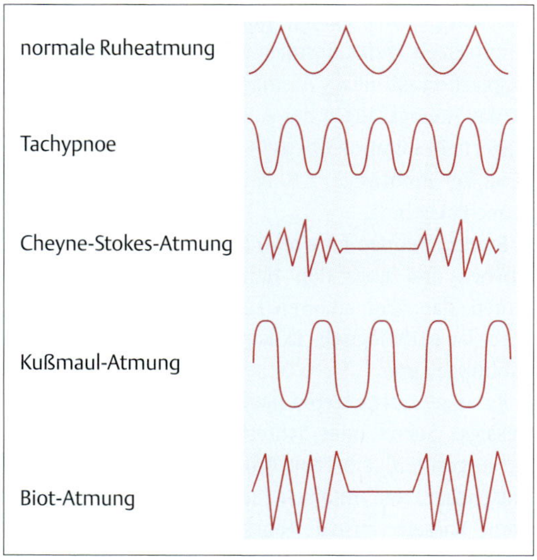


**Abb. 11.2 Atmungstypen.** Normale und pathologische Atmungstypen.

**Tab. 11.1 Verschiedene krankhafte Atmungstypen.**

| *Atemtyp* | *Beschreibung* | *Vorkommen* |
|---|---|---|
| Tachypnoe | beschleunigtes Atmen | Bei vermehrtem $O_2$-Bedarf, z. B. Anstrengung, Fieber oder kompensatorisch bei vermindertem $O_2$-Angebot |
| Cheyne-Stokes-Atmung | zu- und abnehmende Frequenz und Tiefe der Atemzüge | Störung des Atemzentrums, z. B. bei Enzephalitis |
| Kußmaul-Atmung | abnorm tiefe Atemzüge mit normaler oder erniedrigter Frequenz | bei Azidose, z. B. Coma diabeticum |
| Biot-Atmung | tiefe Atemzüge, unterbrochen von plötzlichen Pausen | Störung des Atemzentrums, z. B. bei Hirnödem, Schädel-Hirn-Trauma, Meningoenzephalitis |



● WISSEN *Adolf K. Kußmaul, Internist, Heidelberg, Straßburg, 1822–1902,*
*John Cheyne, Arzt, Dublin, 1777–1836,*
*William Stokes, Arzt, Dublin, 1804–1878,*
*Camille B. Biot, französischer Physiker, 1774–1862.*

Eine **Zyanose** (blau-rote Verfärbung von Haut und Schleimhäuten) entsteht, wenn die Hautkapillaren mehr als 5 g/dl (3 mmol/l) reduziertes Hämoglobin enthalten. Eine Zyanose kommt z. B. bei Störungen des Gasaustausches in der Lunge vor.

Der normale **Perkussionsschall** über der Lunge ist volltönend (sonor). Eine *Dämpfung* des Klopfschalls tritt über einer Infiltration der Lunge, bei einem Pleuraerguss oder einer Pleuraschwarte ein. Durch Perkussion wird auch die maximale *Verschieblichkeit* des Zwerchfells (untere Lungengrenze) bestimmt. Zwischen der unteren Lungengrenze bei tiefer Inspiration und anschließender tiefer Exspiration beträgt die Verschieblichkeit 5–6 cm.

Bei **Auskultation** mit dem Stethoskop hört man über der gesunden Lunge während der gesamten Einatmungszeit *Vesikuläratmen* (Bläschenatmen). Bei der Exspiration ist dieses Atemgeräusch nur kurz hörbar. Ist das Atemgeräusch der Ausatmung verlängert (verlängerte Exspiration), besteht Verdacht auf eine Einengung der Atemwege, z. B. bei Lungenemphysem oder Bronchialasthma.

*Bronchialatmen* hört man beim Gesunden über der Trachea und über den Hauptbronchien. Bronchialatmen, das über anderen Lungenabschnitten hörbar wird, ist pathologisch. Es kommt z. B. bei Lungenentzündungen vor.

*Rasselgeräusche* treten häufig auf. Sie werden durch flüssiges Sekret oder Sekretfäden in den Bronchien hervorgerufen, z. B. bei Bronchitis. Nach dem Geräuschcharakter unterscheidet man feuchte und trockene Rasselgeräusche. Feuchte Rasselgeräusche sind typisch für Bronchitis, trockene Rasselgeräusche (Giemen, Pfeifen, Brummen) typisch für Bronchialasthma.

*Stridor-Atemgeräusch*, ein pfeifendes, zischendes Atemgeräusch, entsteht bei Stenosen in Kehlkopf und Luftröhre, z. B. bei Säbelscheidentrachea durch Schilddrüsenvergrößerung oder durch Tumor in den oberen Luftwegen.

## 11.2.3 Bildgebende Verfahren

Die *Röntgenaufnahmen* des Thorax in Hartstrahltechnik in zwei Ebenen (Strahlengang anterior-posterior und seitlich) sind die einfach und rasch auszuführenden Standarduntersuchungen bei vielen Krankheiten der Lunge, der Bronchien, des knöchernen Thorax und des Rippenfells.

Zunehmend häufig werden die hochauflösende Computertomografie (High Resolution CT, HRCT) mit und ohne Kontrastmittel sowie die Magnetresonanztomografie (MRT) für die Diagnostik eingesetzt und zwar primär oder zur Vervollständigung der Diagnostik, insbesondere bei der Untersuchung der Lunge.

Die Positronen-Emissions-Tomografie (PET) wird insbesondere in der Tumordiagnostik und für das Tumorstaging benutzt (PET und SPECT, **Abb. 1.2**, vgl. S. 173 ff).

Die *Lungenperfusionsszintigrafie* ist eine nuklearmedizinische Methode, um Ausfälle in der Durchblutung der Lunge festzustellen. Die Perfusionsszintigrafie kann durch eine *Ventilationsszintigrafie* ergänzt werden, bei der die Belüftung der Lunge gemessen wird.

In der *Angiografie* können Verschlüsse von Blutgefäßen (Embolie) oder Anomalien nachgewiesen werden.

Die *Bronchografie*, bei der das Bronchialsystem mit Kontrastmittel gefüllt und röntgenologisch abgebildet wird, wird nicht mehr angewendet. Sie ist durch die HRCT ersetzt.

Mit der Sonografie erkennt man Pleuraergüsse. Punktionen des Pleuraraumes werden sonografisch gesteuert. Die Zwerchfellbeweglichkeit kann sonografisch exakt bestimmt werden.

● WISSEN *Wilhelm Conrad Röntgen, Physiker (1845–1923), entdeckte 1895 die X-Strahlen, die zum hochenergetischen Bereich des Spektrums elektromagnetischer Wellen gehören und nach ihm als Röntgenstrahlen bezeichnet werden.*

## 11.2.4 Endoskopische Untersuchungen

Die in Lokalanästhesie oder Kurznarkose ausgeführte Bronchoskopie, ggf. in Verbindung mit Zangenbiopsie, ist eine Methode, die insbesondere dann erforderlich ist, wenn der Verdacht auf ein Lungenkarzinom besteht. Sie dient zur histologischen Sicherung des Befundes und zur Beurteilung der Operationsmöglichkeit. Die Untersuchung kann mit flexiblen oder starren Geräten ausgeführt werden. Die Bronchoskopie mit Anästhesie wird zur Tumorresektion, zur Einlage von Stents, zur Fremdkörperentfernung oder zur Blutstillung benutzt.

Mittels *broncho-alveolärer Lavage (Spülung, BAL)* werden mit einigen Milliliter warmer physiologischer Kochsalzlösung Zellen und Sekret aus Alveolen und Bronchialsystem herausgespült; das so gewonnene Material wird mikroskopisch und kulturell untersucht.

Die *Thorakoskopie* und die *Mediastinoskopie* ermöglichen den direkten Einblick in den Brustkorb und in das Mediastinum sowie die Entnahme von Gewebe zur mikroskopischen Untersuchung.

● PFLEGE ***Bronchoskopie.*** *Der Patient soll mindestens 6 Stunden vor der Untersuchung nüchtern bleiben. Unmittelbar vor der Bronchoskopie soll der Patient die Blase entleeren und die Zahnprothese herausnehmen. Die Untersuchung wird in Lokalanästhesie oder in Kurznarkose, bei Verwendung des starren Bronchoskopes in Allgemeinnarkose ausgeführt. Anschließend soll der Patient einige Stunden Bettruhe einhalten. Kontrollieren Sie während dieser Zeit die Vitalzeichen regelmäßig. Der Patient darf erst dann wieder essen, wenn die Lokalanästhesie abgeklungen ist. Bei einer Kurznarkose beachten Sie diesbezüglich die Anordnung des Arztes.*

## 11.2.5 Lungenfunktionsprüfungen

In Lungenfunktionsprüfungen werden die Leistungen der Lungen geprüft, und zwar die *Mechanik* und der *Gasaustausch* in Ruhe und unter Belastung (**Abb. 11.3**):

- **Ventilation** (von lat. *ventilatio*, Belüftung, Atmungsgrößen).
- **Atemfrequenz**: normal 12–20/Minute.
- Das normale **Volumen eines Atemzuges** beträgt etwa 500 ml.
- **Atemminutenvolumen**: normal 5–6 Liter/Minute.
- Die **Vitalkapazität** ist die Luftmenge, die zwischen maximaler Ein- und Ausatmung bewegt wird.

● MERKE *Die normale Vitalkapazität ist abhängig von Größe, Alter, Geschlecht und Gewicht des Untersuchten.*

**Spirometrie** (von lat. *spirare* = atmen, blasen): Mit dieser apparativen Methode wird sowohl das durch die Atmung bewegte Luftvolumen als auch die Stärke des Luftstromes gemessen. Die Messwerte ergeben in grafischer Darstellung ein Volumen-Zeit-Diagramm und ein Fluss-Volumen-Diagramm. Dadurch wird die Differenzierung der Ventilationsstörungen ermöglicht.

Unter **Ergospirometrie** versteht man die gleichzeitige Bestimmung von Atemvolumen und Atemgasen (Sauerstoffaufnahme, Kohlendioxidabgabe), Parametern für Atmung und Herz-Kreislauf (EKG, Blutdruck) unter dosierter körperlicher Belastung (z.B. Fahrrad).

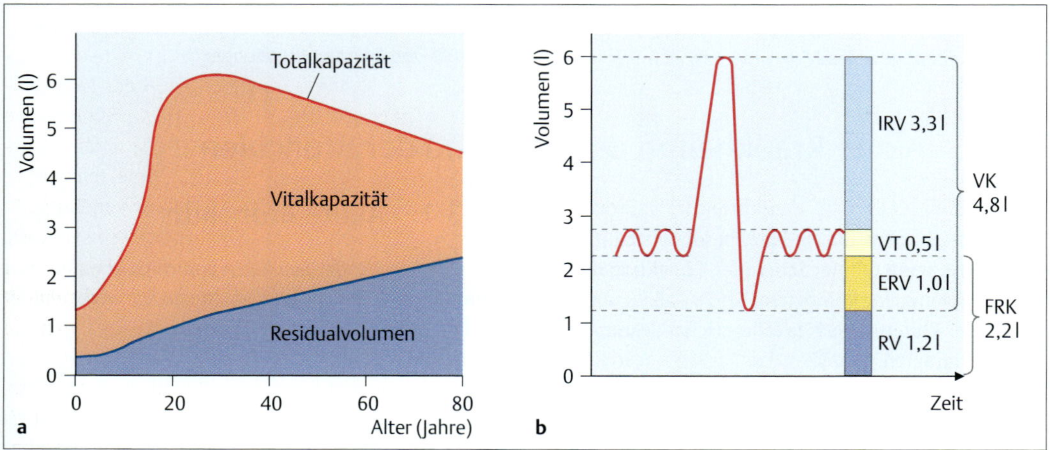


**Abb. 11.3 Atemvolumina. a** Verschiedene Atemvolumina im Laufe eines Lebens. Die Spirometerkurve zeigt das Atemvolumen. VT = Atemzugvolumen, IRV = inspiratorisches Reservevolumen, ERV = exspiratorisches Reservevolumen, VK = Vitalkapazität, RV = Residualvolumen, FRK = funktionelle Residualkapazität (nach Deetjen u. Speckmann).

Die Untersuchung kann durch Bestimmung von Blutgasen und Laktat erweitert werden, besonders geeignet für sportphysiologische Kontrollen.

**Ganzkörperplethysmografie**: Der Patient sitzt in einer geschlossenen Kammer. Außer den bei Spirometrie genannten Atemgrößen können weitere Messwerte erhoben werden:

- Restvolumen (Residualvolumen): Gemessen wird das Luftvolumen, das nicht ausgeatmet werden kann.
- Atemwegswiderstand (Resistance): Gemessen wird der intrabronchiale Druck, der erforderlich ist, um 1 Liter Luft pro Sekunde zu bewegen.

**Diffusionskapazität (Transferfaktor):** Der Gasaustausch zwischen Alveolen und Blut in den Alveolarkapillaren geschieht durch Diffusion. Die Diffusionskapazität wird mit Kohlendioxid ($CO_2$) gemessen. Das Maß ist die Menge von $CO_2$, die pro Zeiteinheit aus den Alveolen in das Blut durch Diffusion übertritt. Die Diffusionskapazität ist verringert z. B. bei Lungenfibrose, weil die Alveolarwand verdickt ist oder bei Emphysem, weil die Diffusionsfläche infolge Zerstörung von Alveolen verkleinert ist.

**Lungen-Compliance**: Die Compliance ist ein Maß für die Dehnbarkeit der Lunge. Die Dehnbarkeit ist herabgesetzt z. B. bei Lungenfibrose. Sie ist erhöht z. B. bei Lungenemphysem.

**Blutgasanalyse und Säure-Basen-Haushalt**: Die Bestimmung der arteriellen Blutgase in körperlicher Ruhe und unter Belastung ist von großer praktischer Bedeutung für die Beurteilung vieler Krankheitszustände und zur Beurteilung der Operabilität und des Anästhesieverfahrens. Die Untersuchung wird im Arterienblut vorgenommen, das man durch Punktion der A. radialis oder A. femoralis gewinnt. Mit annähernd genauem Ergebnis kann auch Kapillarblut aus dem Ohrläppchen verwendet werden, das man nach sog. Arterialisierung (durch Einreiben des Ohrläppchens mit hyperämisierenden Salben) gewinnt.

**Tab. 11.2 Blutgasanalyse.**

| *Parameter* | *normaler Wert* |
|---|---|
| Sauerstoffpartialdruck ($P_aO_2$) | altersabhängig 60–100 mmHg* |
| Sauerstoffsättigung ($O_2$-Sättigung) | normal ≥94 % |
| Kohlendioxidpartialdruck ($P_aCO_2$) | 35–45 mmHg* |
| pH | 7,36–7,44 |
| Bikarbonat ($HCO_3$) | 22–26 mmol/l |
| Basenexzess (BE) | 0 ± 2 mmol/l |

** 1 mmHg = 133,322 Pascal (Pa).*

Wichtige Messgrößen bei der arteriellen Blutgasanalyse sind in **Tab. 11.2** aufgeführt.

Die Blutgasanalyse eröffnet Einblicke in Krankheitsvorgänge bei verschiedenen Lungenerkrankungen, auch bei Lungenstauung infolge Herzinsuffizienz. Die fortlaufende Bestimmung der Sauerstoffsättigung mittels Fingerpuls-Oximeter ist eine bewährte, nicht invasive Methode zur Überwachung von Patienten auf der Intensivstation, bei endoskopischen Eingriffen oder von Patienten mit Schlafapnoe.

#### *Ventilationsstörungen*

Bei der *restriktiven* Ventilationsstörung ist das Lungenvolumen verkleinert, z. B. operativ durch Teilresektion, bei Lungenfibrose (S. 342), bei starker Adipositas (S. 141).

Bei der *obstruktiven* Ventilationsstörung sind die Atemwege verengt oder verschlossen. Die obstruktive Ventilationsstörung ist mit ca. 90 % die häufigste Lungenfunktionsstörung. Raucher sind hochgradig gefährdet!

● MERKE *Blutgasanalysen sind unverzichtbar in der Kontrolle von Beatmungspatienten.*

## 11.3 Akute Krankheiten der Nase und der Bronchien

#### *Prävalenz*

Von diesen Krankheiten sind drei besonders häufig:

- **Rhinitis acuta** (akuter Schnupfen), Infektion mit Schnupfenviren (Rhinoviren, S. 578), abzugrenzen von der Rhinitis allergica (allergischer Schnupfen, Heuschnupfen, S. 329),
- **Laryngitis acuta**, akute Kehlkopfentzündung, eventuell in Verbindung mit Pharyngitis (Rachenentzündung) mit dem Hauptsymptom Heiserkeit, hervorgerufen durch Viren oder Bakterien,
- **akute Bronchitis**.

### 11.3.1 Akute Bronchitis

● DEFINITION *Bei der akuten Bronchitis ist die Schleimhaut in den oberen und unteren Luftwegen entzündet.*

#### *Ursache*

Die Entzündung entwickelt sich häufig infolge primärer Virusinfektion mit sekundärer Bakterienbesiedlung. Bei immunsupprimierten Patienten kommen auch Pilzinfektionen vor. Physikalische Reize, wie starke Luftverschmutzung (Rauch, Ruß), starke Schwankungen von Temperatur und Feuchtigkeit, können ebenso wie Dämpfe von Lösungsmitteln, Säuren und anderen Reizstoffen eine akute Bronchitis auslösen.

### Symptome

Die Kranken klagen über
- Husten und Auswurf,
- Schmerzen hinter dem Brustbein,
- Gliederschmerzen,
- Fieber.

Als virusbedingte „Erkältungskrankheit" ist die akute Bronchitis häufig verknüpft mit
- Rhinitis,
- Sinusitis,
- Laryngitis,
- Tracheitis.

### Diagnostik

Laborbefunde (die zur Diagnostik allerdings nicht erforderlich sind):
- Blutsenkungsgeschwindigkeit (BSG) als Ausdruck der Entzündung mäßig erhöht,
- bei Virus-Ätiologie Leukopenie und Lymphozytose,
- bei bakterieller Ätiologie Leukozytose und Linksverschiebung.

### Therapie

Die Behandlung erfolgt in erster Linie symptomatisch:
- Bettruhe
- auf genügende Trinkmenge achten
- Antiphlogistika, z. B. Aspirin, Paracetamol
- bei quälendem Hustenreiz nur für kurze Zeit hustendämpfende Mittel, z. B. Paracodin
- bei bakterieller Infektion oder Superinfektion mit eitrigem Auswurf Antibiotika

Schleimlösende Präparate und größere Trinkmenge erleichtern dem Patienten tagsüber die Beschwerden. Zur Nacht kann man hustendämpfende Mittel geben. Antibiotika sind bei bakterieller Infektion angezeigt.

### Prognose

Abheilung ohne weitere Folgen in 1–4 Wochen.

### Komplikationen der viralen Bronchitis

- sekundäre bakterielle Superinfektion
- Bronchopneumonie (S. 334)

● PFLEGE ***Anleitung zum Abhusten von Bronchialsekret.*** *Oft ist es Patienten unangenehm oder peinlich, Sekret auszuhusten. Lösen und Abhusten des vermehrten Sekrets ist wichtig für die Abheilung der Bronchitis. Sekretstau bildet einen Nährboden für Bakterien. Erläutern Sie dem Patienten diesen Zusammenhang. Wenn keine Kontraindikationen bestehen, soll der Patient unterstützend 2–3 Liter pro Tag trinken.*
*Legen Sie Papiertücher und einen Abwurfbehälter bereit. Das Abhusten von Sekret geschieht am einfachsten mit aufgerichtetem Oberkörper. Der Patient soll durch die Nase einatmen und dann in kurzen, festen Stößen husten und das Sekret in ein Papiertuch ausspucken. Oft hilft leichte Klopfmassage am Rücken. Erst wenn die Atmung wieder ruhiger ist, sollte der Vorgang wiederholt werden.*



## 11.3.2 Bronchiolitis

Es handelt sich um eine Virusinfektion mit Entzündung der kleinen Äste (Bronchioli) des Bronchialbaumes. Die Krankheit tritt häufiger bei Kindern als bei Erwachsenen auf und kann zu narbigen Veränderungen der Bronchioli führen (Bronchiolitis obliterans).

### Symptome

Fieber, beschleunigte Atmung (Tachypnoe), auskultatorisch trockene Rasselgeräusche.

### Therapie

Antibiotika nach Erregernachweis.

# 11.4 Chronisch-obstruktive Lungenkrankheit (COPD)

Unter der Bezeichnung Chronisch-obstruktive Lungenkrankheit werden die chronische Bronchitis, die chronisch-obstruktive Bronchitis und das Lungenemphysem zusammengefasst (**Abb. 11.4**). Die englische Bezeichnung *chronic obstructive lung disease* führt zu der Abkürzung COLD, die gebräuchliche Bezeichnung *chronic obstructive pulmonary disease* zu dem Kürzel COPD. Es handelt sich um die häufigsten Krankheiten der Atmungsorgane, die oft kombiniert vorkommen.

### Prävalenz

Ca. 5–10 %. In der Statistik über **Arbeitsunfähigkeitstage und Frühberentung** in Deutschland steht die COPD an erster Stelle, in der **Mortalitätsstatistik** der Industrieländer an vierter Stelle!
**Prävention**: Nicht rauchen!

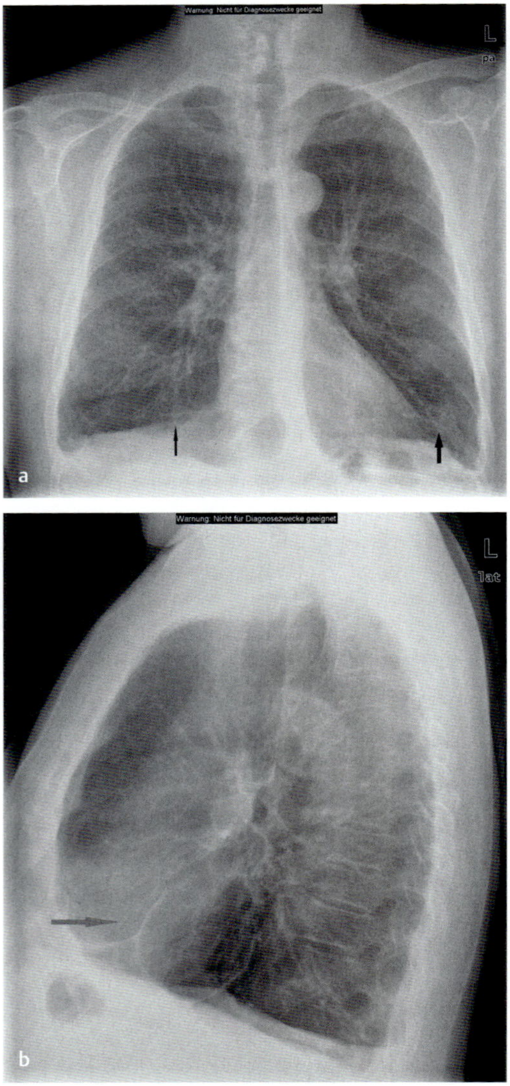


**Abb. 11.4 Die Röntgenaufnahmen des Thorax zeigen die Folgen von COPD. a** Lungenemphysem mit deutlich abgeflachten Zwerchfellschenkeln und zarten interstitiellen Narben beidseits. **b** Vergrößerter Brustumfang (Fassthorax), verbreiterter Retrosternalraum, interstitielle Narben (Pfeil).

## 11.4.1 Chronische Bronchitis

DEFINITION *Die Patienten beklagen als führende Symptome Husten und Auswurf. Nach WHO müssen diese Symptome, um die Diagnose „Chronische Bronchitis" zu rechtfertigen, in mindestens zwei aufeinander folgenden Jahren während mindestens drei aufeinander folgenden Monaten pro Jahr bestanden haben. Findet man immer wieder eitriges Sputum, spricht man von einer chronischen eitrigen Bronchitis.*

### *Ursachen*

Rauch (ganz überwiegend Zigarettenrauch!), Staub, virale und bakterielle Infekte sind exogene Faktoren, welche die Bronchialschleimhaut schädigen. Endogene genetische Faktoren sind von geringer Bedeutung.

Unter den Luftschadstoffen finden Feinstäube zunehmende Beachtung. Feinstäube sind feine und ultrafeine Partikel, die immer wieder aufgewirbelt werden und lange in der Luft schweben können. Feinstäube entstehen bei unvollständigen Verbrennungsvorgängen in Industrieanlagen, im Haushalt und im Autoverkehr, besonders bei Dieselmotoren, die deshalb mit speziellen Filtern ausgerüstet werden. Umweltepidemiologische Studien haben Hinweise auf gesundheitliche Schäden (Atemwegserkrankungen, Herz-Kreislauf-Erkrankungen, Lungenkrebs) durch sog. lungengängige Feinstäube ergeben, die in den Alveolen Entzündungen hervorrufen.

### *Prävalenz*

In den Industrieländern leiden 5–10% der Erwachsenen an chronischer Bronchitis, Männer 3-mal häufiger als Frauen.

90% der Patienten mit chronischer Bronchitis sind oder waren Raucher. Allerdings entwickeln nur ca. 20% der Zigarettenraucher eine COPD, so dass anzunehmen ist, dass auch genetische Faktoren eine Rolle spielen.

### *Pathophysiologie*

Bei chronischer Bronchitis entwickelt sich infolge der chronischen Reizung (Zigarettenrauch) eine Hypertrophie der Schleim produzierenden Drüsen in Trachea und Bronchien. Zum Transport des vermehrt gebildeten Schleims nach außen reichen die Bewegungen der Zilien auf der Bronchialschleimhaut nicht mehr aus, sodass Hustenreiz, Husten und Auswurf ausgelöst werden. Im weiteren Verlauf entwickeln sich entzündliche Veränderungen der Bronchialschleimhaut, wodurch eine chronische Verengung der Bronchien (Obstruktion) hervorgerufen wird.

### *Symptome*

Die chronische Bronchitis verläuft in Schüben, die durch die ätiologisch wichtigen Noxen ausgelöst werden. Jahreszeitlich bedingt, häufen sich die Schübe bei nasskalter Witterung. Husten und Auswurf sind die ersten, oft wetterabhängigen Symptome.

Nach Anamnese und Befund ist es zweckmäßig, zwei Formen der chronischen Bronchitis zu unterscheiden:

- chronisch-nichtobstruktive Bronchitis (unkomplizierte chronische Bronchitis)
- chronisch-obstruktive Bronchitis

Bei der unkomplizierten **chronisch-nichtobstruktiven Bronchitis**, wie sie bei den meisten Rauchern besteht, ist der Auswurf zuerst schleimig. Atemnot besteht nicht. Auskultatorisch hört man trockene und feuchte Rasselgeräusche. Bei vielen dieser Patienten besteht kaum Krankheitsgefühl. Bei schweren Formen ist die Belästigung durch größere Sputummengen und ständiges Husten groß. Dann ist auch das Allgemeinbefinden gestört. Typisches Beispiel dieser Bronchitisform ist die *Raucherbronchitis*.

Die **chronisch-obstruktive Bronchitis** kann sich aus einer chronisch-nichtobstruktiven Bronchitis entwickeln. Jedoch kann die chronisch-obstruktive Bronchitis auch von Anfang an obstruktiv verlaufen. Die chronisch-obstruktive Bronchitis hat großen Krankheitswert, denn die Obstruktion wird sich kaum rückbilden. Im klinischen Bild steht nun neben Husten und Auswurf die Atemnot im Vordergrund.

### Diagnostik

**Auskultatorisch** hört man trockene und feuchte Rasselgeräusche. Patienten mit chronisch-obstruktiver Bronchitis sind durch die Entwicklung von Bronchopneumonien zusätzlich gefährdet.

**Laborbefunde.** Je nach dem Grad der Entzündung bestehen BSG-Beschleunigung und Leukozytose. Da in der erkrankten Lunge der Gasaustausch behindert ist, entwickelt sich kompensatorisch manchmal eine Polyglobulie (Vermehrung der roten Blutkörperchen).

Die geschädigte Schleimhaut begünstigt zusätzliche virale und bakterielle Entzündungen. Dann wird das Sputum eitrig und ändert seine Farbe in Gelbgrün oder Grau. Die größte Sputummenge wird morgens ausgehustet. Infolge Schwellung der entzündeten Schleimhaut stellt sich Atemnot ein.

Ausdruck des gestörten Gasaustausches ist die Zyanose des Patienten. Bei fortgeschrittener Krankheit entwickelt sich eine respiratorische Insuffizienz, die sich in der Blutgasanalyse messen lässt.

**Röntgenuntersuchung, CT, MRT.** Die chronische Bronchitis hat keine sicheren röntgenologischen Symptome, aber oft vermehrte streifige Zeichnung der Lungenfelder. Die Röntgenuntersuchung des Thorax deckt die wichtigen **Komplikationen** der Erkrankung auf:

- Bronchopneumonie
- Lungenemphysem
- Cor pulmonale

### Komplikationen

Im Verlauf der chronisch-obstruktiven Bronchitis entwickelt sich häufig ein Lungenemphysem. Klinische und röntgenologische Zeichen lassen diese Komplikation erkennen (S. 326). Durch den emphysematösen Umbau des Lungengewebes wird die Lungendurchblutung behindert, sodass der rechte Herzanteil vermehrt belastet wird. Es entwickelt sich ein Cor pulmonale. Bei fortdauernder und übermäßiger Belastung kann sich eine Rechtsherzinsuffizienz einstellen mit den zusätzlichen Symptomen Halsvenenstauung, Lebervergrößerung, Knöchel- und Unterschenkelödem. Die weiteren Folgen von Lungenemphysem und Cor pulmonale sind die respiratorische Insuffizienz (Versagen der Sauerstoffversorgung) und das Rechtsherzversagen, das zum Tod dieser Patienten führen kann.

### Therapie

Die wichtigsten Bausteine des Therapieplans sind: Ausschalten der Noxen (Rauchverbot!), Antibiotika und Bronchien-erweiternde Mittel (bei obstruktiver Bronchitis). Einzelheiten S. 327.

PFLEGE **Sicherheit.** *Bei Patienten mit chronisch-obstruktiven Lungenerkrankungen ist Vorsicht im Umgang mit $O_2$-Gabe geboten. Ihr Atemzentrum ist an einen ständig erhöhten $CO_2$-Gehalt im Blut gewöhnt; die Atmung wird dann über den niedrigen $O_2$-Partialdruck des Blutes reguliert. Wird dieser durch $O_2$-Inhalation plötzlich erhöht, fehlt der Atemantrieb, und es kommt zur Eintrübung des Bewusstseins ($CO_2$-Narkose). Unterbrechen Sie in diesem Fall sofort die Sauerstoffzufuhr und verständigen Sie einen Arzt.*

## 11.4.2 Lungenemphysem

DEFINITION *Beim Lungenemphysem sind die Trennwände der Alveolen (Alveolarsepten) irreversibel zerstört. Mehrere Alveolen vereinigen sich zu verschieden großen Blasen (Bullae). Die Lungen sind überbläht und enthalten mehr Luft als normal (Emphysem – aus dem Griechischen – bedeutet Aufblähung). Die Lungenerweiterung kann einzelne Abschnitte oder die gesamte Lunge betreffen.*

### Ursachen

Bei *älteren* Patienten (50- bis 60-Jährige) entwickelt sich ein Emphysem vorwiegend infolge bronchopulmonaler Infekte.

Bei *jüngeren* Patienten (unter 40 Jahren) entsteht ein Emphysem meistens infolge des angeborenen Alpha-1-Antitrypsin-Mangel-Syndroms. Alpha-1-Antitrypsin (Alpha-1-Proteaseinhibitor) wird in den Leberzellen gebildet und schützt den Organismus vor Schäden durch Trypsin und andere Proteasen.

Verschiedene Genmutationen mit unterschiedlicher pathogener Bedeutung verursachen einen Mangel an Alpha-1-Antitrypsin. Sinkt die Konzentration von Alpha-1-Antitrypsin im Blut unter 10% der Norm, werden die Alveolarwände durch Trypsin und andere Proteasen, die aus Granulozyten freigesetzt werden, geschädigt. Proteasen werden unter schädlichen Einflüssen, wie Infekte, Zigarettenrauch, Abgase, Staub, vermehrt frei und zerstören die Alveolarwände, sodass im Laufe der Zeit ein Emphysem entsteht.

Über die Entstehung der Leberzirrhose infolge Alpha-1-Antitrypsinmangels wird auf S. 162 berichtet.

### Lokalisation

*Lokalisierte Emphyseme* entstehen in der Umgebung vernarbender, schrumpfender Lungenabschnitte oder infolge der Ausdehnung der Restlunge nach Lungen-Teilresektion.

*Generalisierte Emphyseme* sind die häufigste Form. Der wichtigste exogene Faktor ist Zigarettenrauch. Dadurch entsteht eine Entzündung in den Azini, wobei gewebsabbauende Enzyme aus Makrophagen frei werden, die zur Autolyse der Alveolarwand beitragen. Ein seltener endogener Faktor ist der genetisch bedingte Mangel an Alpha-1-Antitrypsin.



### Prävalenz

In etwa 10 % der Obduktionen wird ein Lungenemphysem als schwerwiegende Begleitkrankheit festgestellt. **Altersgipfel.** Das Emphysem wird meist zwischen dem 35. und 60. Lebensjahr manifest, weil die auslösenden Faktoren jahrelang einwirken müssen, bevor die Symptome des Emphysems auftreten.

Das sog. *Altersemphysem* ist keine Krankheit. Der normale Vorgang des Alterns betrifft auch das Lungengewebe und führt zu einem Verlust an Elastizität mit Abnahme der Vitalkapazität.

### Symptome

Wichtigstes Symptom ist die dauernde Atemnot. Jeder geringgradige Infekt der Atemwege bewirkt eine deutliche Verschlechterung des Zustandes, da die Bronchialschleimhaut infolge der Entzündung anschwillt und dadurch die Atemwege einengt. Sekretstau in den Bronchien verschlimmert den Zustand.

Durch die verstärkte Atemarbeit kann es zur Abmagerung, sogar bis zur pulmonalen Kachexie kommen.

### Diagnostik

Die **Inspektion** zeigt den aufgeblähten, fassförmigen Thorax mit geringen Atemexkursionen. Die Schlüsselbeingruben sind wegen des vergrößerten Lungenvolumens vorgewölbt. Die Ausatmung ist behindert (Presslippenatmung). Im fortgeschrittenen Stadium sieht man die Zyanose des Patienten infolge mangelnden Gasaustausches.

**Perkussorisch** hört man hypersonoren Klopfschall (Schachtelton).

**Auskultatorisch** hört man abgeschwächtes Atmen, bei zusätzlichem Infekt und Bronchospasmus trockene und feuchte Rasselgeräusche (spastische Emphysembronchitis).

**Lungenfunktionsprüfung**: Die obstruktive Ventilationsstörung mit Überblähung der Lunge führt zu vergrößertem thorakalen Gasvolumen und Erhöhung des Atemwiderstandes. Das nach Ausatmung in der Lunge verbleibende Volumen (Residualvolumen) ist vermehrt. Der Sauerstoffpartialdruck sinkt mit zunehmendem Emphysem.

**Radiologie**: Die Lungen sind vermehrt strahlendurchlässig (**Abb. 11.5**), denn durch die Verminderung der Alveolarwände sind auch die darin verlaufenden Blutgefäße reduziert, sodass die Röntgenstrahlen das Lungengewebe leichter durchdringen können. Röntgenologisch erkennt man auch den fassförmigen Thorax: Dementsprechend sind die Zwischenrippenräume breit. Das Zwerchfell steht tief. Die Zwerchfellbeweglichkeit ist vermindert. Es handelt sich also um Zeichen der Inspirationsstellung des Thorax.

● MERKE *Die empfindlichste Methode zum Nachweis eines Emphysems ist die hochauflösende Computertomografie.*

### Komplikationen

In fortgeschrittenen Fällen entwickeln sich respiratorische Insuffizienz, Cor pulmonale (S. 347) und Rechtsherzinsuffizienz mit den Symptomen Tachykardie, Halsvenenstauung, Stauungsleber, Stauungsgastritis, Stauungsniere, Ödeme an den Beinen.

Emphysemblasen können platzen, sodass ein Spontanpneumothorax mit plötzlich einsetzender Verschlimmerung der Atemnot auftritt (S. 361).

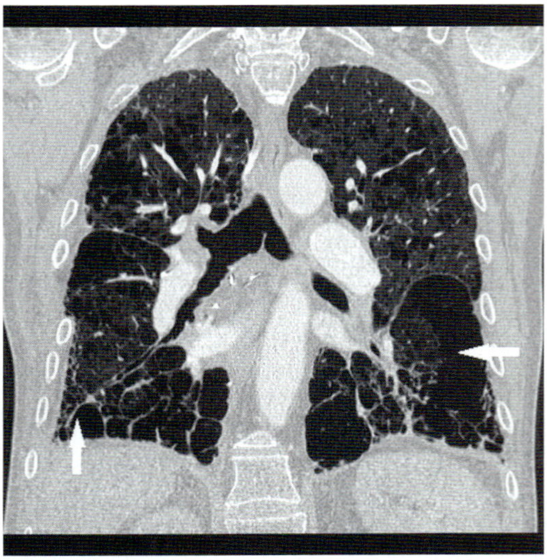

**Abb. 11.5 Lungenemphysem.** CT (Frontalebene) mit zahlreichen großen (Pfeil) und kleinen Emphysemblasen.

### *Therapie der chronisch-obstruktiven Lungenerkrankungen*

Die Grundzüge der Therapie von chronischer Bronchitis, Lungenemphysem (auch von Asthma bronchiale, das aber nicht zur Gruppe der COPD gehört) ähneln sich ebenso wie die in den einzelnen Abschnitten beschriebenen Symptome dieser Krankheiten.

Die wichtigste Maßnahme ist die Raucherentwöhnung! Berufsbedingte Schadstoffe müssen ausgeschaltet werden.

Regelmäßige Prophylaxe durch Schutzimpfung gegen Pneumokokken und Influenzaviren ist anzuraten.

Der weitere Therapieplan richtet sich nach dem zugrunde liegenden pathophysiologischen Vorgang. Die Komponenten dieses Vorganges sind je nach Krankheit unterschiedlich zusammengesetzt. Dringend ist die *Bekämpfung der Obstruktion*. Verschiedene medikamentöse Maßnahmen mit unterschiedlichem Angriffspunkt gehören zum Therapieplan, dessen Einzelkomponenten aus **Tab. 11.3** zu ersehen sind.

Infekte müssen konsequent behandelt werden.

Die *Medikamente* können als Tabletten (auch in Depotform), als Dosieraerosol, als intravenöse Injektion oder als Dauertropfinfusion angewendet werden. Die Wahl der Applikationsform richtet sich nach dem Stadium der Krankheit: So wird man im akuten Asthmaanfall die Therapie mit der rasch wirksamen inhalativen oder intravenösen Applikation eines Bronchospasmolytikums beginnen.

Um die *Atemtechnik* zu verbessern, wird Atemgymnastik zur Stärkung der Atemmuskulatur verordnet. Pressatmung ist zu vermeiden wegen der Gefahr des Kollapses von Bronchien (vgl. S. 330 bei Asthma bronchiale). Der Patient erlernt die Technik der „Lippenbremse“. Das bedeutet, mit gespitzten Lippen verhalten auszuatmen (S. 364). Die Lippenbremse soll immer angewendet werden, wenn anstrengende Tätigkeiten, wie Heben schwerer Gegenstände oder Treppensteigen, geleistet werden müssen. Eine PEP-Maske (Positive Exspiratory Pressure) dient demselben Zweck, nämlich Ausatmung gegen dosierten und variablen Widerstand, um den Kollaps der Atemwege während der Ausatmung zu verhindern.

Das *Abhusten* wird durch bestimmte Körperhaltungen erleichtert, bei denen der Schultergürtel fixiert ist, wodurch der Einsatz der Atemhilfsmuskulatur verbessert wird. Dazu gehören Kutschersitz, Reitsitz mit Aufstützen der Arme auf einer Stuhllehne oder auf den Oberschenkeln. Im Stehen kann sich der Patient auf einen Stock stützen. Starkes Husten nach tiefer Inspiration ist eher zu vermeiden. Das Abhusten kann apparativ durch ein Flutter-Ventil erleichtert werden. In diesem Ventil, das der Patient zwischen die Lippen nimmt, befindet sich eine Kugel, die während der Exspiration den Ausatmungsweg zunächst versperrt. Bei Erhöhung des Druckes in Mund und Bronchien wird die Kugel angehoben und gibt den Weg frei. Der Vorgang wiederholt sich 10- bis 30-mal pro Sekunde. Durch die Schwingungen in den Bronchien wird Schleim gelöst und kann leichter ausgehustet werden.

Allgemeinmaßnahmen wie vorsichtige Sedierung, Flüssigkeitszufuhr und Flüssigkeitsbilanzierung sowie kontrollierte Sauerstoffzufuhr haben ebenfalls ihren Platz im Therapieplan. Die Sedierung muss „vorsichtig“ vorgenommen werden, um das Atemzentrum nicht zu beeinträchtigen. Deshalb sind Morphin und Morphinderivate bei obstruktiven Lungenerkrankungen kontraindiziert. In Notfällen ist künstliche Beatmung oder Absaugen von Bronchialsekret (Bronchiallavage) erforderlich.

Immer muss man auf unverträgliche Arzneimittelmischungen und unerwünschte Arzneimittelwirkungen achten: So können Beta-Rezeptorenblocker den Spasmus der Bronchialmuskulatur verstärken und dürfen deshalb nur dann weiter verordnet werden, wenn unbedingte Notwendigkeit wegen einer Herzkrankheit besteht.

Außerhalb des akuten Anfalls von Atemnot sind atemgymnastische Übungen von großem Wert. Oft ist

**Tab. 11.3 Wichtige Komponenten im Therapieplan bei chronischen unspezifischen Lungenerkrankungen.**

| *pathogene Faktoren* | *Therapieziel* | *Behandlung* |
|---|---|---|
| Obstruktionsentstehung: | Obstruktionsbekämpfung: | |
| – Bronchospasmus | – Bronchospasmolyse | Beta-2-Adrenorezeptor-Agonist |
| – ödematöse Schwellung | – antientzündliche Wirkung<br>– antiallergische Wirkung<br>– abschwellende Wirkung | Cromoglicinsäure, Glukokortikoide |
| – Dyskrinie | – Verflüssigung<br>– Auswurfförderung | Sekretolytika, Expektoranzien |
| bakterieller Superinfekt | Bekämpfung der Bakterien | Antibiotika |
| Vorbeugung | Änderung der Hyperreagibilität und Exposition | Beeinflussung der Entzündungsmediatoren, Expositionsminderung, Hyposensibilisierung |

eine Hyposensibilisierung bei identifizierten Allergenen erfolgreich.

Zur Behandlung gehört auch, dem chronisch Kranken genaue Verhaltensregeln zur **Prophylaxe** und zur allgemeinen Lebensführung zu geben. Beispiele hierfür sind striktes Rauchverbot, Vermeiden auslösender Noxen (S. 324), Beachten des Pollenflugwarndienstes (**Abb. 11.6**), eventuell sogar Berufswechsel (Bäckerasthma).

**Sauerstoff-Langzeittherapie**: Ist der arterielle Sauerstoffpartialdruck nicht mehr ausreichend, um den Organismus mit genügend Sauerstoff zu versorgen ($P_aO_2$ < 55 mmHg) kann der Patient mit tragbaren Sauerstoffquellen versorgt werden, insbesondere bei akuter Verschlechterung oder gar Dekompensation der Atmung.

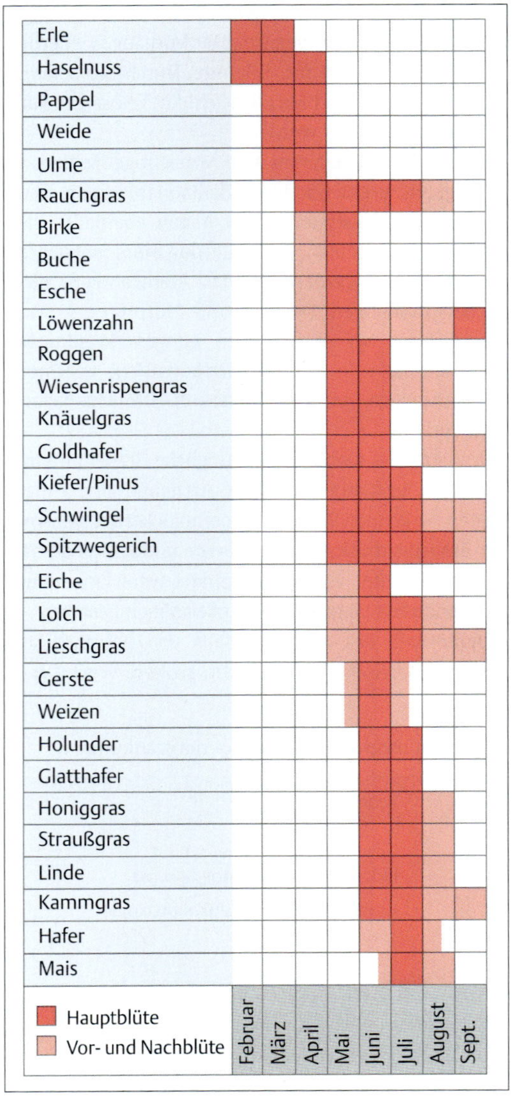


**Abb. 11.6 Pollenkalender.** Flugzeit der wichtigsten Pollen mit Angabe der Hauptblüte- und Vor- bzw. Nachblütezeit.

**Bronchoskopisch** können Einwegventile in den verengten Bronchialbaum eingesetzt werden, um die Emphysemblasen zu entlüften.

In fortgeschrittenen Krankheitsfällen von chronisch-obstruktiven Atemwegserkrankungen kommen auch **chirurgische Maßnahmen** in Betracht. So können sehr große Emphysemblasen, die gesundes Lungengewebe komprimieren, chirurgisch entfernt werden.

Eine **Lungentransplantation** ist dann indiziert, wenn die Lungenfunktion so stark eingeschränkt ist, dass die vermutete Überlebenszeit geringer als ein Jahr ist.

## 11.4.3 Asthma bronchiale

Asthma bronchiale (Bronchialasthma) ist eine entzündliche Erkrankung der Atemwege mit gesteigerter Reaktion und unterschiedlicher Obstruktion der Bronchien. Das führende Symptom ist die anfallsweise eintretende Atemnot durch reversible Obstruktion des Bronchialsystems.

### *Prävalenz*

Asthma ist eine häufige Erkrankung, von der etwa 5 % der Erwachsenen und 10 % der Kinder betroffen sind. Männer erkranken doppelt so häufig wie Frauen.

### *Ursachen*

Allen Asthmaformen liegt eine abnorme Reaktionsbereitschaft des Bronchialsystems auf zahlreiche verschiedene Reize zugrunde.

Patienten mit Asthma bronchiale haben ebenso wie Patienten mit allergischer Rhinitis und Neurodermitis eine genetisch bedingte Neigung zu überschießender IgE-Bildung (Typ I Reaktion). Im Asthmaanfall reagiert die Muskulatur der Bronchien mit spastischer Kontraktion (Bronchospasmus). Gleichzeitig reagiert die Schleimhaut des Bronchialsystems mit ödematöser Schwellung. Von der Bronchialschleimhaut wird abnormer, glasiger, zäher Schleim gebildet (Dyskrinie = gestörte Sekretion).

● **MERKE** *Die drei Faktoren Bronchospasmus, Schleimhautschwellung und Dyskrinie bedingen die Verengung (Obstruktion) der Atemwege im Asthmaanfall!*

Die Atemwegsverlegung (Obstruktion) führt zu Überblähung und Minderbelüftung (Hypoventilation) der Alveolen. Da die Ausatmung behindert ist, ist das thorakale Gasvolumen vermehrt. Die Lunge ist insgesamt überbläht; der Thorax wird deshalb fassförmig. Die eingeatmete Luft kann nur schwer wieder ausgeatmet werden. Deshalb wird der Druck der Exspirationsmuskulatur gesteigert, doch erhöht sich dadurch der intrathorakale Druck so stark, dass die kleinen Luftröhrenäste zusätzlich komprimiert werden.

Der pathophysiologische Mechanismus der Atemwegsobstruktion bei Asthma bronchiale kann durch verschiedene Noxen ausgelöst werden. Dementsprechend sind zwei Hauptgruppen von Asthma bronchiale zu unterscheiden:

- exogen-allergisches Asthma bronchiale: Bei dieser Asthmaform liegt eine allergische Reaktion vor; genetische Faktoren sind bekannt.
- nicht-allergisches, endogenes Asthma bronchiale: Bei dieser Asthmaform liegt eine Intoleranzreaktion vor (s. u.).

### Exogen-allergisches Asthma bronchiale

Das exogen-allergische Asthma bronchiale wird durch die *Einatmung von Allergenen* ausgelöst. Die allergische Reaktion ist eine Reaktion vom Soforttyp (Typ-I-Allergie). Sie wird durch Antikörper aus der Gruppe der Immunglobuline E vermittelt.

Das exogen-allergische Asthma tritt schon in der Kindheit und nur selten jenseits des 35. Lebensjahres erstmals auf.

Der Ausdruck exogen-allergisches Asthma soll darauf hinweisen, dass die Allergene exogen, d.h. von außen, durch Inhalation in das Bronchialsystem eindringen. Am häufigsten wird das allergische Asthma durch Pollen, Hausstaub, Tierschuppen, Tierhaare, Federn und Pilzsporen ausgelöst. **Abb. 11.6** gibt einen Überblick über die ungefähren Flugzeiten von Pollen.

In der **Anamnese** der Kranken mit allergischem Asthma erfährt man oft, dass in der Säuglingszeit Milchschorf bestanden hat, und dass sich später eine Neurodermitis entwickelte. Oft wechseln Schübe von Neurodermitis und Asthma bronchiale. In der Familienanamnese des Asthmapatienten findet man ebenfalls Asthma bronchiale, aber auch Heuschnupfen, Milchschorf und Neurodermitis. Diese Krankheiten beruhen auf einer genetischen Disposition zu Überempfindlichkeitsreaktionen. Sie werden als atopische Krankheiten (Atopie, aus dem Griechischen mit der Bedeutung Ungewöhnlichkeit) zusammengefasst.

### Nicht-allergisches, endogenes Asthma bronchiale

Bei nicht-allergischem Asthma bronchiale entsteht der einzelne Anfall als Überempfindlichkeitsreaktion (Intoleranzreaktion), d.h. ohne Nachweis eines bestimmten Allergens. Es entwickelt sich meist jenseits des 40. Lebensjahres. Auslösende Faktoren sind Infekte der Atemwege (deshalb auch als Infektasthma bezeichnet). Aber auch andere Auslöser wie Analgetika oder Chemikalien, die inhaliert werden, sind bekannt.

### Sonderformen

Beim *Anstrengungsasthma* wird der einzelne Asthmaanfall durch vorangegangene körperliche Anstrengung, z.B. Laufen, ausgelöst. Diese Asthmaform ist vorwiegend bei Kindern anzutreffen. Als Ursache wird Wasserverlust im Bronchialsystem infolge der anstrengungsbedingten Hyperventilation vermutet.

Asthmaanfälle können auch durch besondere *psychische Belastungen* ausgelöst werden, doch muss man eine krankhafte Übererregbarkeit des Bronchialsystems voraussetzen.

Asthma kann bei gastro-ösophagealer *Refluxkrankheit* (S. 39) auftreten, vorwiegend nachts, wenn kleine Mengen von Magensaft aspiriert werden, die einen Bronchospasmus hervorrufen.

#### *Symptome des Asthma bronchiale*

Der einzelne *Asthmaanfall* entsteht plötzlich. Der Patient ist schweißbedeckt und blass, in schweren Anfällen auch zyanotisch. Oft steht der Patient am Fenster, stützt die Arme auf und atmet pfeifend. Im schweren Anfall sitzt der Patient aufrecht im Bett, die Arme aufgestützt, und ringt nach Luft. Das Aufstützen der Arme bedeutet, dass die Atemhilfsmuskulatur benutzt wird. Die quälende Atemnot wird von starken Hustenanfällen begleitet, doch entleeren sich nur kleine Mengen zähen, glasigen Schleims.

Bei der Inspektion fällt die Zyanose des Patienten bei verringertem Gasaustausch in der Lunge auf. Außerdem sieht man den fassförmigen Thorax mit nur geringen Atemexkursionen. Das Perkussionsgeräusch ist hypersonor. Das pfeifende Atemgeräusch ist schon auf Distanz zu hören.

Bei der Auskultation sind zwei diagnostisch wichtige Befunde zu erheben:

- über allen Lungenabschnitten trockene Rasselgeräusche, die als Giemen, Pfeifen und Brummen beschrieben werden,
- deutliche Verlängerung des Exspirium.

Der Puls ist tachykard. Der Anfall dauert unbehandelt Stunden bis Tage. Einen lang anhaltenden Anfall nennt man auch Status asthmaticus. Am Ende eines Anfalls entleert der Patient größere Mengen des glasigen, zähen Schleims.

Die einzelnen Anfälle haben unterschiedliche Schweregrade und Häufigkeitsmerkmale, von leichten Formen bis zum lebensbedrohenden, lang anhaltenden Status asthmaticus. Einen Überblick gibt **Tab. 11.4**.

#### *Diagnostik*

Im Sputum findet man mikroskopisch zahlreiche eosinophile Zellen, *Curschmann*-Spiralen und *Charcot-Leyden*-Kristalle. Im Blutbild ist häufig eine Vermehrung der eosinophilen Zellen nachweisbar.

Tab. 11.4 Schweregrade des Asthma bronchiale (Deutsche Atemwegsliga).

| *Schweregrad* | *Häufigkeit* | *Symptome tags* | *Symptome nachts* |
|---|---|---|---|
| I – intermittierend | 75 % der Asthmapatienten | bis 2-mal/Woche | bis 2-mal/Monat |
| II – persistierend, leichter Anfall | | bis 1-mal/Tag | häufiger als 2-mal/Monat |
| III – persistierend, mittelschwerer Anfall | 20 % der Asthmapatienten | täglich | häufiger als 1-mal/Woche |
| III – persistierend, schwerer Anfall | 5 % der Asthmapatienten | ständig | häufig |

*Allergiediagnostik*

*Anamnese*: Genaue und sorgfältige Fragen nach beruflicher Exposition (z. B. Mehlstaub, Holzstaub, Tierhaare, Arzneistäube), Medikamenten, Chemikalien, Haustieren, Pollenallergenen, Nahrungsmitteln, Anfall auslösenden Gewohnheiten usw.

Außerhalb des Anfalls versucht man, die anfallauslösenden Allergene exakt zu bestimmen. Hierzu dienen verschiedene *Allergentests*.

*Prick-Test* (engl. *prick* = Stich), Standardverfahren: Eindrücken einer Prick-Lanzette mit allergenhaltiger Lösung in die Haut der Innenseite des Unterarmes. Die verschiedenen Allergene können auch als Lösung auf die Haut getropft und mit einer spitzen Lanzette leicht eingeritzt werden. Beurteilung der Reaktion nach 15–20 Minuten. Eine positive Reaktion zeigt sich als rote, juckende Quaddel.

*Kreuzreaktionen* kommen vor: Es gibt Lebensmittel, die auf ihrer Oberfläche ähnliche Strukturen tragen wie Pollen. Deshalb können Patienten mit Pollenallergie auch bei Verzehr bestimmter Nahrungsmittel allergisch reagieren.

Beispiel: Etwa jeder zweite Patient mit Allergie gegen Birkenpollen reagiert auch bei Verzehr eines Apfels mit Brennen der Schleimhaut im Mund-Rachen-Raum, eventuell sogar mit Anschwellung und Atemnot.

*RAST (Radio-allergo-sorbent-test)*: Da sich bei dem Patienten mit exogen-allergischem Asthma spezifische, auf die Allergene gerichtete Antikörper bilden, kann man diese direkt suchen: Es handelt sich um Immunglobuline der Klasse E (IgE-Antikörper), die man im Blut des Patienten mit radioaktiven Methoden bestimmt. Vorteilhaft ist ein sog. *Schnelltest*, für den einige Bluttropfen genügen. Mit diesem Test erkennt man die 12 häufigsten Inhalations- und Nahrungsmittelallergene.

Beweisend sind *Provokationstests*, bei denen bestimmte Allergene inhaliert werden. Bei positivem Ausfall eines solchen Inhalationstests entsteht ein Bronchospasmus. Deshalb sind diese Tests nicht ungefährlich und dürfen nur in Notfallbereitschaft vorgenommen werden. Weil positive Reaktionen noch nach 8 Stunden eintreten können, muss der Patient so lange ärztlich überwacht werden.

*Therapie des Asthma bronchiale*

Für jeden Patienten ist ein Therapieplan aufzustellen, der die Form des Asthma (allergisches oder nicht allergisches Asthma), die auslösende Noxe, die Häufigkeit und Schwere des Anfalls individuell berücksichtigt.

Bei Patienten mit **allergischem Asthma** wird angestrebt, den *Kontakt* mit Allergenen möglichst zu vermeiden und die Reaktionsbereitschaft durch eine *Hyposensibilisierung* zu verringern.

Bei Patienten mit **nicht-allergischem Asthma** müssen *Infekte* der Atemwege möglichst vermieden werden. Eingetretene Infekte müssen konsequent *behandelt* werden.

Asthma ist immer eine ernst zu nehmende Krankheit, insbesondere, wenn sich der Anfall zum **Status asthmaticus** (schwerer und über 12 Stunden anhaltender Anfall von Asthma) ausweitet, der mit Versagen des rechten Herzens tödlich enden kann. Ein Patient im Status asthmaticus muss immer als hochgefährdeter Notfall behandelt werden, deshalb erfolgt besser eine Verlegung auf eine Intensivstation.

**Therapie des Patienten mit schwerem Asthma-Anfall:**

- **Lagerung** in sitzender Position, möglichst mit den Beinen auf Boden oder Fußbank, Arme aufgestützt, um die Atemhilfsmuskulatur einsetzen zu können.
- **Monitoring** von Herzkreislauffunktion, Wasser und Elektrolythaushalt und Sauerstoffsättigung.
- **Medikamentös**: Wichtigste Maßnahme: 50–100 mg Prednisolon (oder Äquivalent) alle 5 Stunden intravenös! beta-2- Sympathomimetika, Flüssigkeit i.v., bei Infekten Antibiotika, Vorsicht mit Psychopharmaka wegen Gefahr der Atemdepression (erlaubt auf Intensivstation).
- **Sauerstoff**-Zufuhr mit Pulsoxymetrie.
- **Sedierung** (Vorsicht)
- **Patientenbetreuung**: Sicherheit vermitteln, beruhigendes Gespräch und verlässliche Fürsorge durch Arzt und Pflegepersonal. Niemals den Patienten allein lassen!

**Allgemeine Maßnahmen im leichteren Anfall:**

- Beruhigung des Patienten durch Arzt und Pflegepersonal, Sicherheit vermitteln
- sitzende Lagerung des Patienten im Anfall
- Atemluft anfeuchten
- vorsichtige Klopfmassage zur Erleichterung des Abhustens

- Anleitung zur *Lippenbremse*: Die Lippenbremse ist eine spezielle Ausatmungstechnik, die in Kombination mit atemerleichternder Körperhaltung hilft, leichte bis mittelschwere Atemnot sofort zu mindern (S. 364). Der Patient soll die Lippen beim Ausatmen so aufeinanderlegen, dass die Luft nur durch einen kleinen Spalt herausströmen kann (es darf allerdings nicht gepresst werden). Dadurch wird bei der Ausatmung der intrapulmonale Druck erhöht und der Bronchialkollaps verhindert.

Gebrauch der Atemhilfsmuskulatur

**Folgende Schulungsmaßnahmen sollten beim betroffenen Patienten im Intervall erfolgen:**

- Kenntnis von Wirkungen und Nebenwirkungen der Medikamente sowie Kenntnis von unverträglichen Arzneimittelkombinationen
- Erlernen der Hustentechnik zum Abhusten von Schleim
- Bedeutung der Prophylaxe: striktes Rauchverbot, Vermeiden von Allergenen, Hinweise des Pollenflug-Warndienstes beachten, Lebensweise, körperliche Belastung, Ernährung
- Beratung zu Hyposensibilisierung
- ggf. psychosomatische Behandlung
- Besuch von Selbsthilfegruppen
- Abklärung, ob eine Berufskrankheit vorliegt (Bäcker-Asthma infolge Mehlstauballergie ist die häufigste berufsbedingte Form des Asthma bronchiale und wird als Berufskrankheit anerkannt).

*Bausteine der medikamentösen Therapie*

**Glukokortikoide** mit antiallergischer, antientzündlicher, abschwellender, immunsuppressiver Wirkung. Anwendung als Aerosol, oral oder intravenös.

**Bronchodilatatoren**: Die stärkste Erschlaffung der Muskulatur der Bronchien bewirken die Beta-2-Sympathomimetika. Sie werden vorwiegend als Dosieraerosol eingesetzt und entfalten ihre Wirkung innerhalb von 1 Minute.

Kurzwirkende Beta-2-Sympathomimetika (rascher Wirkungseintritt, Wirkdauer 4–6 Stunden) werden deshalb im akuten Anfall zur Erweiterung der Bronchien eingesetzt. Handelspräparate sind z. B. Berotec, Bricanyl, Sultanol, Spiropent, Bronchospasmin u. a.

Langwirkende Beta-2-Sympathomimetika (verzögerter Wirkungseintritt, aber Wirkdauer 8–12 Stunden) werden nur in Kombination mit Glukokortikoidinhalation eingesetzt. Sie werden als Prophylaxe zur Verhinderung nächtlicher Asthmaanfälle verordnet. Handelspräparate sind z. B. Aeromax, Serevent, Foradil, Oxis.

*Theophyllin und Theophyllinderivate* bewirken eine Bronchospasmolyse. Einsatz in Ergänzung zu Beta-2-Sympathomimetika. Handelspräpate sind z. B. Euphyllin, Bronchretard.

**Prophylaxe**: Antileukotriene wirken antientzündlich und werden vorwiegend prophylaktisch eingesetzt. Leukotriene sind stark wirksame Mediatoren der Entzündung und der allergischen Reaktion. Handelspräparat z. B. Singulair.

*Cromoglicinsäure* hemmt die Freisetzung von Histamin (Mediator der Entzündung aus Mastzellen). Einsatz nur prophylaktisch. Handelspräparat z. B. DNCG (abgekürzt aus Dinatriumcromoglicat).

Die Tabelle zur **Stufentherapie** gibt eine schematische Übersicht zur Anwendung der Medikamente bei Patienten mit Asthma bronchiale (**Tab. 11.5**). Im individuellen Therapieplan müssen die Stufen nicht aufeinander folgend angewendet werden, vielmehr kann die Therapie bei einem schweren Asthmaanfall, insbesondere im Status asthmaticus, sofort mit der 4. Stufe beginnen.

● MERKE *Generell gilt: Im akuten Astmaanfall Glukokortikoide immer parenteral in Kombination mit Bronchodilatatoren!*

**Weitere medikamentöse Maßnahmen.** Reichlich Flüssigkeit geben (2–3 Liter/24 Stunden) mit dem Ziel, zähes Sekret zu verflüssigen. Versuch mit schleimlösenden Mitteln (Mukolytika) oder Medikamenten, die die Sekretion fördern (Sekretolytika). Die Wirksamkeit ist eher gering. Antibiotika sind indiziert bei Infektasthma. Behandlung des gastro-ösophagealen Refluxes als Auslöser für Asthma (S. 40). Sedierende Medikamente sind wegen Gefahr der Atemdepression nicht oder nur bei strenger Indikation und Über-

**Tab. 11.5 Stufentherapie bei Patienten mit Asthma bronchiale.**

| *Stufe* | *Medikamente* | |
|---|---|---|
| Stufe 1 | kurz-wirkende Beta-2-Sympathomimetika | keine Dauermedikation |
| Stufe 2 | kurz-wirkende Beta-2-Sympathomimetika | Glukokortikoidinhalation in niedriger Dosis, ggf. Cromoglicinsäure |
| Stufe 3 | kurz-wirkende Beta-2-Sympathomimetika | Glukokortikoidinhalation in mittlerer Dosis, langwirkende Beta-2-Sympathicomimetika, Theophyllin |
| Stufe 4 | kurz-wirkende Beta-2-Sympathomimetika | wie Stufe 3, aber Glukokortikoidinhalation in hoher Dosis plus Glukokortikoide oral, bei Status asthmaticus Glukokortikoide intravenös! |

wachung anzuwenden. Auch Sauerstoff (Nasensonde, im Notfall Beatmung) nur bei strenger Indikation (respiratorische Insuffizienz) und fortlaufender intensivmedizinischer Überwachung anwenden.

*Hyposensibilisierung*
Nur im Intervall werden die identifizierten Antigene in steigender Dosis subkutan injiziert. Dadurch wird eine Toleranz des Antigens erreicht. Die Behandlung dauert mindestens 3 Jahre. Sie ist wirksam bei Patienten, die auf Inhalationsallergene wie Pollen, aber auch auf Insektengift, Hausstaubmilben, Tierhaare oder Schimmelpilze allergisch reagieren. Die Erfolge sind bei monovalenter, durch ein einzelnes Allergen ausgelöster Allergie besser als bei polyvalenter Allergie. Die Prognose ist bei jüngeren Patienten besser als bei älteren. Erfolgsaussicht bis zu 70 %.



***Prognose***
Allergisches Asthma bronchiale bessert sich unter konsequenter Therapie (vor allem mit Glukokortikoiden) bei ca. 40 % der Patienten und heilt bei ca. 20 % aus, doch ist die Mortalität mit ca. 0,5–3/100 000 Einwohner/Jahr immer noch hoch.

### 11.4.4 Mukoviszidose (Zystische Fibrose)

Es besteht eine angeborene Dysfunktion der exokrinen Drüsen in

- Bronchialbaum,
- Pankreas,
- Speicheldrüsen,
- Schweißdrüsen,
- Ductus deferens.

***Prävalenz***
Häufigste angeborene Stoffwechselkrankheit der weißen Rasse. Erkrankungshäufigkeit (homozygote Person) 1/2500 Geburten, Anlageträger (heterozygote Person) 4 % der Bevölkerung.

Die Folge des genetischen Defektes ist eine Fehlfunktion der Chloridionen-Kanäle in der Zellmembran in allen exokrinen Drüsen. Dadurch wird zähflüssiges Sekret gebildet.

***Symptome***
Schon im Kindesalter fallen Gedeihstörungen, chronischer Husten und Durchfall auf. Im weiteren Verlauf entwickeln sich bei Erwachsenen an der *Lunge* infolge Verlegung der Atemwege durch zähen Schleim (Dyskrinie) chronischer Husten und häufige Infekte, die Bronchitis, Pneumonie und chronisch-obstruktive Lungenerkrankungen verursachen, am *Pankreas* durch Verlegung der Ausführungsgänge eine exokrine Pankreasinsuffizienz mit Maldigestion und chronischem Durchfall (S. 129), an der *Leber* durch Verlegung der Gallenwege eine biliäre Zirrhose (S. 107).

***Diagnostik***
Neugeborenen-Screening: Im Schweißtest erhöhter Chloridgehalt (Dysfunktion der Chloridionen-Kanäle).

Genetische Untersuchung: Bestimmung der Genmutation. Verschiedene Mutationen werden unterschieden.

***Therapie***
Symptomatische Therapie der Organstörungen: Pankreas (S. 129), Leber (S. 107).

Die Symptome der Lungenkrankheit werden physiotherapeutisch mit Klopfmassage und Lagerung zur Erleichterung des Abhustens behandelt (S. 367).

Medikamentös werden bronchuserweiternde Mittel, Mukolytika und bei Infekten Antibiotika wie bei COPD (S. 327) verordnet. Bei respiratorischer Insuffizienz ist Sauerstoff-Langzeittherapie erforderlich.

Bei bedrohlichem Krankheitsverlauf infolge Ateminsuffizienz kommt die doppelseitige Lungentransplantation infrage.

## 11.5 Bronchiektasen (Bronchiektasie)

DEFINITION *Bronchiektasen sind sackförmige oder zylindrische Erweiterungen der Bronchien (Ektasie: Erweiterung von Hohlorganen). Einmal vorhandene Bronchiektasen bilden sich nicht mehr zurück.*

***Ursachen***
*Angeborene* Bronchiektasen sind Entwicklungsstörungen des Bronchialbaumes. *Erworbene* Bronchiektasen sind eine Folge von bronchopulmonalen Infektionen mit Viren oder Bakterien einschließlich Masern und Keuchhusten im frühen Kindesalter.

Im Erwachsenenalter entstehen Bronchiektasen infolge von chronischer Bronchitis, Tuberkulose und Pleuraschwarten.

**Inzidenz**: 10/100 000 Einwohner/Jahr.

***Pathologische Anatomie***
Am häufigsten sind die Unterlappen betroffen. Die Wand der Bronchien ist teilweise zerstört und sackförmig (häufig bei angeborenen Formen) oder zylindrisch (häufig bei erworbenen Formen) erweitert (**Abb. 11.8, Abb. 11.9**).

Das umgebende Lungengewebe ist in verschiedenem Ausmaß geschädigt und zeigt Atelektasen (luftleere Lungenabschnitte), Fibrosen (Bindegewebsvermehrung) und Emphysem.

### *Symptome*

Die typischen Symptome sind Husten und Auswurf. Chronischer Husten mit mehr oder weniger Sputum quält den Patienten den ganzen Tag. Besonders morgens werden große Mengen entleert, die sich über Nacht in den Bronchiektasen angesammelt haben. Kopftieflagerung fördert die Expektoration: „Maulvolle" Expektoration ergibt bei ausgedehnten Bronchiektasen bis 100–200 ml eines übelriechenden, eitrigen Sputums. Dieser Auswurf setzt sich in einem Spitzglas in drei Schichten ab:

- oben schaumig-wässrig
- in der Mitte schleimig
- unten ballenförmig-eitrig

Blutbeimengungen sind häufig.

Bei der **Inspektion** des Patienten sieht man häufig Trommelschlägelfinger und Uhrglasnägel (**Abb. 11.7**), die infolge respiratorischer Insuffizienz entstehen.

**Auskultatorisch** hört man feuchte Rasselgeräusche.

**Laboruntersuchungen**: Je nach dem Grad der Entzündung in den Bronchiektasen bestehen Fieber, beschleunigte BSG und Leukozytose.

Die **konventionelle Röntgenuntersuchung** des Thorax zeigt vermehrte streifige Zeichnung und Hohlräume. Besser und exakt sind die Erweiterungen der Bronchien im HRCT zu erkennen (**Abb. 11.8** u. **Abb. 11.9**). Deshalb ist die präoperative Darstellung der Bronchiektasen durch **Bronchografie** mit Kontrastmittel nicht mehr erforderlich.

### *Komplikationen*

- Obstruktive Ventilationsstörung
- respiratorische Insuffizienz mit Uhrglasnägeln und Trommelschlägelfingern
- Infekte mit Bronchopneumonie, Lungenabszess, Empyem
- Lungenblutungen, besonders, wenn sich Anastomosen zwischen bronchialen und pulmonalen Blutgefäßen gebildet haben.
- Wie bei vielen, jahrelang schwelenden, eitrigen Entzündungen kann sich auch bei Bronchiektasen eine Amyloidose (S. 161) entwickeln.

### *Therapie*

**Physiotherapie.** Abhusten in Knie-Ellenbogen-Lage oder in Quincke-Hängelage regelmäßig morgens, um die Bronchiektasen zu entleeren.



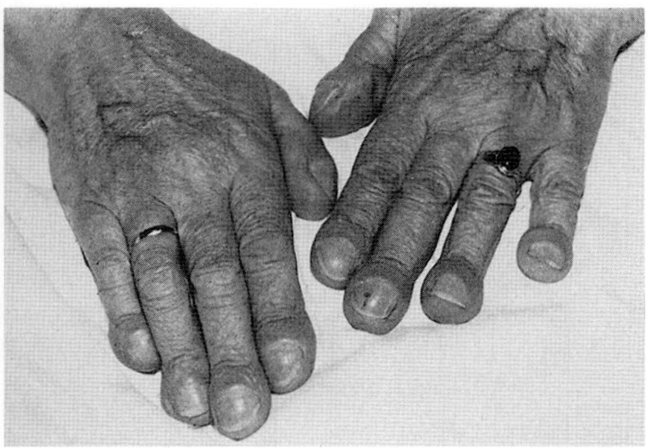

**Abb. 11.7 Bronchiektasen-Folgen.** Trommelschlägelfinger und Uhrglasnägel bei einem Patienten mit ausgedehnten Bronchiektasen.

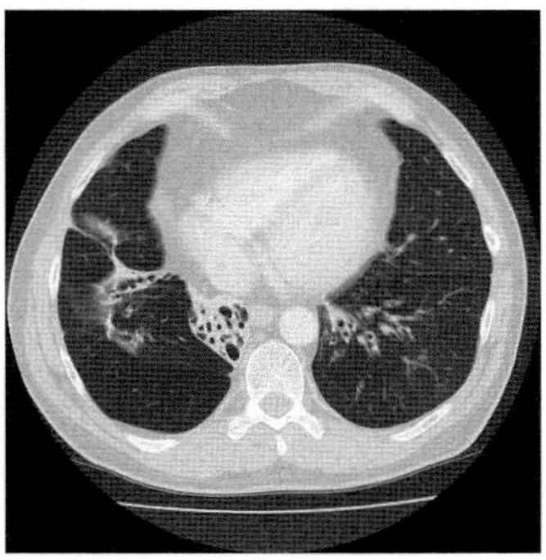

**Abb. 11.9 Bronchiektasen.** Die Darstellung mit HRCT zeigt die Größe und Ausdehnung.

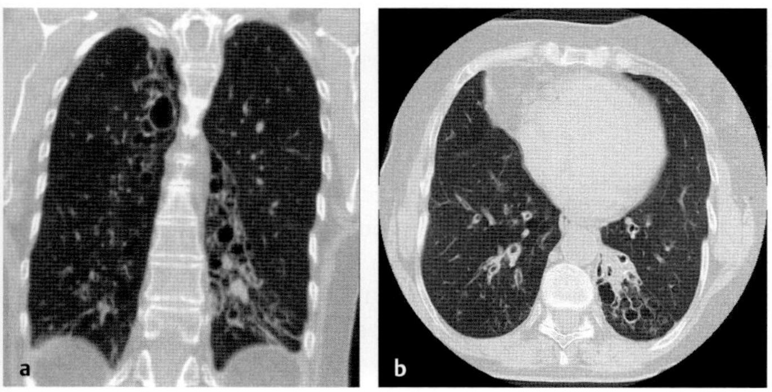


**Abb. 11.8 Ausgedehnte Bronchiektasen.** Darstellung mit hochauflösender Computertomografie (HRCT), **a** Frontalebene, **b** Transversalebene.

**Medikamente.** Bronchodilatatoren und Mukolytika wie bei Asthma bronchiale (S. 328). Antibiotika je nach Grad der Entzündung, ggf. als Dauermedikation.
**Prophylaxe.** Impfung gegen Pneumokokken und Influenzaerreger.
**Operative Therapie** ist angezeigt, wenn die Bronchiektasen einseitig lokalisiert sind und die konservative Behandlung versagt hat. Dann kommt Segmentresektion oder Lobektomie infrage.

● WISSEN *Quincke-Lagerung, benannt nach dem Kieler Internisten H. I. Quincke (1842–1922): Tieflagerung des Oberkörpers durch Anhebung des Fußendes des Bettes.*

## 11.6 Lungenentzündung (Pneumonie)

● DEFINITION *Die Pneumonie ist eine akut oder chronisch verlaufende Entzündung des Lungenparenchyms.*

### *Prävalenz*

Die folgenden Angaben unterstreichen die große praktische Bedeutung, die der Krankheitsgruppe Pneumonie im Gesundheitswesen zukommt:
- Die Pneumonie steht an dritter Stelle aller Todesursachen.
- Aus der großen Gruppe der Infektionskrankheiten ist die Pneumonie diejenige Infektionskrankheit, die in den Industrieländern am häufigsten zum Tode führt.
- Inzidenz: In Deutschland erkranken jährlich etwa 800 000 Menschen an den verschiedenen Formen der Pneumonie.
- Letalität bei Patienten mit ambulant, nicht im Krankenhaus erworbener Pneumonie: 1 %, Letalität bei Patienten mit nosokomialer, im Krankenhaus erworbener Pneumonie bis zu 20 %.

### *Ursachen*

Die Pneumonie wird durch eine Vielzahl von Erregern (Bakterien, Viren, Pilze, Protozoen) hervorgerufen. Es handelt sich also nicht um eine Krankheitseinheit, sondern um eine Gruppe von Lungenkrankheiten mit unterschiedlichen klinischen Symptomen.

### *Infektionsweg*

Die Erreger der Pneumonie können auf verschiedenen Wegen in die Lunge gelangen und zur Lungenentzündung führen:
- **Aspiration** von Keimen aus dem Nasen-Mund-Rachen-Raum. Auch bei gesunden Menschen sind zeitweilig pathogene Mikroorganismen auf der Schleimhaut dieses Raumes angesiedelt, führen aber nicht zur Krankheit. Ist jedoch die Menge oder die Virulenz der aspirierten pathogenen Keime zu groß oder der mechanische und immunologische Abwehrmechanismus defekt, kann sich eine Pneumonie entwickeln. Die Aspiration von Keimen aus dem eigenen Mund- und Rachenraum ist der häufigste Infektionsweg bei der Entstehung der Pneumonie.
- **Tröpfcheninfektion** (Inhalation von infektiösem Aerosol). Infektiöse Aerosole, deren Teilchengröße weniger als 3–5 µm beträgt, können die Abwehrmechanismen überwinden und in den Alveolen zur Entzündung führen. Typisches Beispiel für diesen Infektionsweg ist die Infektion mit den Erregern der Tuberkulose.
- **Hämatogene Streuung** aus Infektionsherden, die außerhalb der Lunge bestehen, z. B. Endokarditis, infizierte venöse Katheter.

### *Abwehrmechanismen*

Die tieferen Lungenabschnitte sind normalerweise keimfrei. Die Zilien des Flimmerepithels sind mit einer Gelschicht bedeckt, worin Fremdstoffe, z. B. Bakterien, eingefangen werden. Durch die koordinierte, wellenförmige Bewegung der Zilien (etwa 1 000-mal/Minute) werden Fremdstoffe in Richtung Rachen transportiert. Deshalb sind die tiefen Atemwege keimfrei. Dagegen ist der Nasen-Rachen-Raum von einer Vielzahl von Mikroorganismen besiedelt. Infektiöse Partikel, die trotz des Abwehrmechanismus des Flimmerepithels den Alveolarraum erreicht haben, werden hier durch zelluläre und humorale Mechanismen beseitigt. In diesem System spielen die Makrophagen mit ihrer Fähigkeit zur Phagozytose von Mikroorganismen eine wichtige Rolle.

### *Pathologische Anatomie*

Die Entzündung betrifft das Interstitium und die Alveolen der Lunge. Ist ein ganzer Lappen (Lobus) der Lunge betroffen, spricht man von **Lobärpneumonie** (**Abb. 11.10 – Abb. 11.12**).

Die typische durch Pneumokokken verursachte Lobärpneumonie verläuft pathologisch-anatomisch in aufeinanderfolgenden Stadien der Entzündung:
1. Exsudatentwicklung in den Alveolen, dieses ist zunächst serös (flüssig).
2. Verfestigung des Exsudats durch Bildung von Fibrinnetzen und Einwanderung von Erythrozyten und Leukozyten.
3. Im weiteren (günstigen) Verlauf Lösung des Infiltrates durch Eiweiß lösende Enzyme, Resorption und Expektoration.

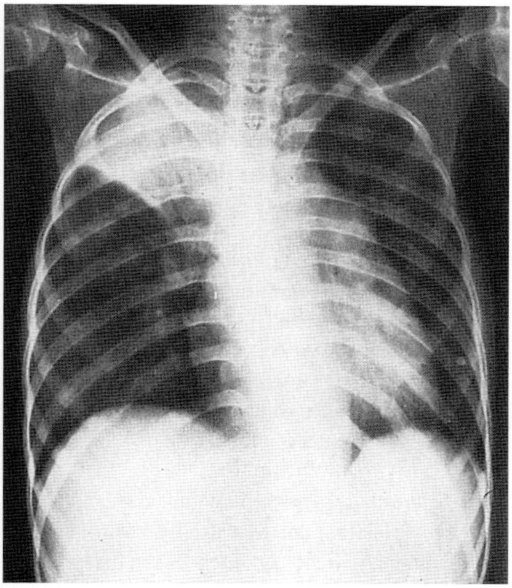

**Abb. 11.10 Pneumonie.** Röntgenbild einer Patientin mit lobulärer Pneumonie im rechten Oberlappen.

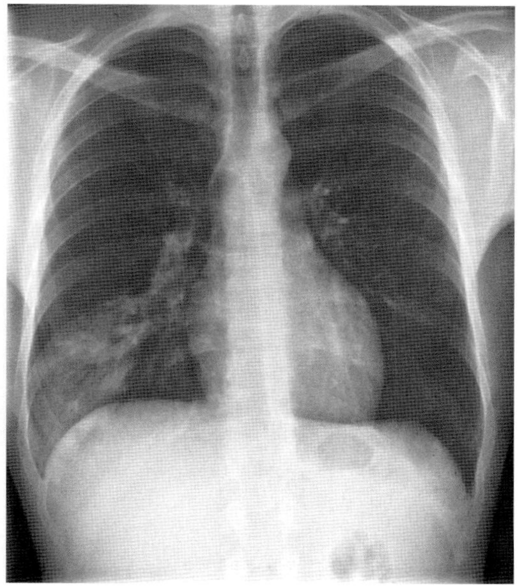

**Abb. 11.11 Pneumonie.** Floride Pneumonie im Unterlappen rechts. Geringer Pleuraerguss rechts.

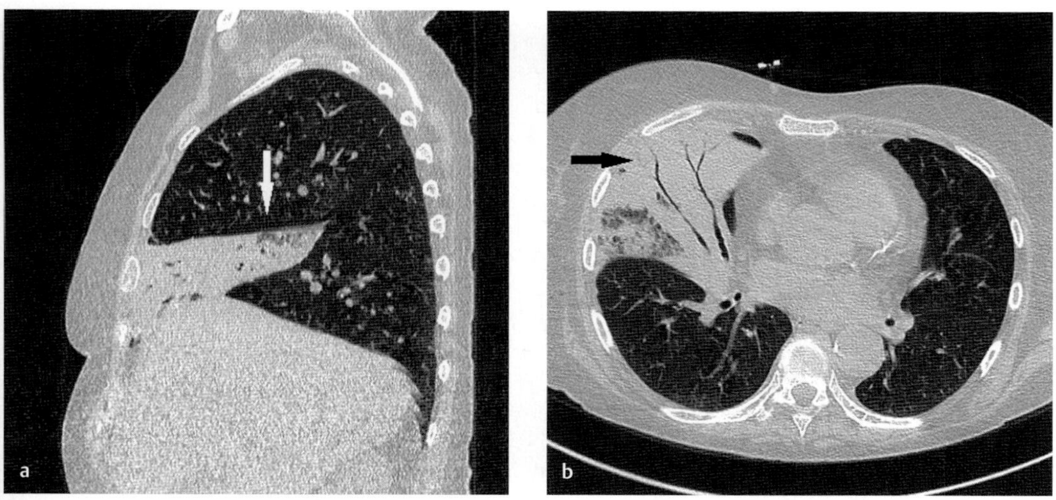


**Abb. 11.12 Computertomografie. a** Lobärpneumonie (Pfeil), CT in Sagittalebene. **b** Lobärpneumonie derselben Patientin in Transversalebene.

Sind die peribronchialen Alveolen befallen, und zwar meist an mehreren Stellen der Lunge, spricht man von **Bronchopneumonie**. Diese auf die Morphologie bezogene klassische Einteilung ist heute weniger gebräuchlich, vielmehr steht die Klassifizierung nach der Ursache der Pneumonie und nach den Erregern im Vordergrund (S. 336).

### *Allgemeine Diagnostik der Pneumonie*

Erste Anhaltspunkte gibt die Anamnese, wobei nach Krankheiten in der Umgebung (Exposition), nach besonderen Ereignissen, wie z.B. Unterkühlung, gefragt wird. Wichtig sind Fragen nach dem vermuteten Ort der Infektion (Reise, Hotel, Inland/Ausland) und die Erkundigung, ob mehrere Personen erkrankt sind.

Entscheidend für die Diagnose einer Lungenentzündung sind die klinischen Symptome und die radiologischen Untersuchungen, bei der die Verschattung der betroffenen Lungenabschnitte festgestellt wird. Methode der Wahl ist die CT (**Abb. 11.12**), die sensibler als die konventionelle Röntgenuntersuchung ist.

*Erregernachweis und Laboruntersuchungen*
In Blut, Sputum und in der bronchoalveolären Lavage wird mikroskopisch und kulturell nach **Erregern** gesucht. Im Blutserum können nach etwa 1 Woche Krankheitsverlauf serologisch Antikörper gesucht werden. Als Zeichen der hochgradigen und schweren Entzündung findet man eine Erhöhung von BSG und CRP sowie eine Leukozytose mit starker Linksverschiebung.

Da sich das Erregerspektrum von ambulant erworbenen Pneumonien erheblich von den Erregern nosokomialer Pneumonien unterscheidet, ist für den Einzelfall der Nachweis des Erregers wichtig, um das am besten wirksame Antibiotikum auszuwählen. Bis der Erregernachweis gelungen ist, werden Antibiotika gegen den vermuteten Erreger eingesetzt.

Die häufigsten Erreger der typischen ambulant erworbenen Pneumonie sind Pneumokokken (Streptococcus pneumoniae), aber auch andere Streptokokken, Staphylokokken, Viren, Protozoen und Pilze. Das Spektrum der Erreger hat sich in den letzten Jahren sehr verbreitert. Ein Beispiel dafür ist die Legionellen-Pneumonie.

***Allgemeine Therapie der Pneumonie***
Bettruhe sowie Antibiotika, wodurch das Fieber innerhalb von 24–48 Stunden gesenkt wird. Nachdem Proben zum Erregernachweis entnommen sind, erhält der Patient ein Antibiotikum, das gegen die vermutete Erregergruppe gerichtet ist (ambulant oder nosokomial erworbene Pneumonie). Ist der Erreger identifiziert, muss die Antibiotikatherapie ggf. umgestellt werden, eventuell aufgrund eines Antibiogramms.

Bei schwerem Krankheitsverlauf ist stationäre Behandlung, ggf. intensivmedizinische Therapie erforderlich. Maßnahmen der unterstützenden (supportiven) Therapie sind Flüssigkeitszufuhr, Sauerstoffgabe, Bronchodilatatoren und Analgetika. Bei respiratorischer Insuffizienz ist eine maschinelle Beatmung erforderlich. Es besteht die Gefahr des septischen Schocks.

***Prognose***
Seit Einführung der Antibiotika hat sich die Prognose der bakteriellen Pneumonie ebenso wie bei anderen bakteriellen Infektionskrankheiten wesentlich gebessert. Aber immer noch sind ältere und geschwächte Patienten stark gefährdet, insbesondere bei der nosokomialen Pneumonie von Patienten, die schon an anderen Grundkrankheiten leiden.

***Komplikationen der Pneumonie***
Lungenentzündungen können zu Lungenabszess und Pleuraempyem führen.

***Klassifizierung der Pneumonie***
Die Unterscheidung der drei Gruppen von Pneumoniepatienten hat wichtige Konsequenzen für Prognose, Diagnostik und Therapie, und zwar wegen des unterschiedlichen Erregerspektrums und der davon abhängigen Auswahl der Antibiotika:
- ambulant, im täglichen Leben erworbene Pneumonie
- nosokomiale, im Krankenhaus erworbene Pneumonie (Wortstamm griech. *noso*: krank, *nosokomial*: im Krankenhaus)
- Pneumonie bei Patienten mit Immunsuppression (Chemotherapie, Transplantation, immunsuppressive Therapie, Autoimmunkrankheiten, HIV-Infektion)

### Ambulant erworbene Pneumonie (Community-acquired Pneumonia CAP)

Die Infektion wurde im sozialen Umfeld im täglichen Leben – außerhalb eines Krankenhauses – erworben. Nach dem klinischen Verlauf unterscheidet man zwei Formen, wenngleich diese nicht streng zu trennen sind (**Tab. 11.6**).

**Tab. 11.6 Klinische Merkmale zur Unterscheidung von typischer und atypischer Pneumonie.**

| *Symptome* | *Typische Pneumonie* | *Atypische Pneumonie* |
|---|---|---|
| Beginn | plötzlich | verzögert |
| Schüttelfrost | stark | gering |
| Fieber | Anstieg im Schüttelfrost über 39 °C | Fieber unter 39 °C |
| Husten | stark | gering |
| Auswurf | je nach Stadium stark, rötlich | gering |
| Schmerzen beim Atmen | als „Pleurareiben" stark schmerzhaft | gering |
| Auskultation | Bronchialatmen | kaum pathologische Geräusche |
| Blutbild | starke Leukozytose | geringe Leukozytose |
| BSG | stark erhöht | mäßig erhöht |
| Röntgen | Verschattung eines Lungen-Segmentes oder Lappens | diffus, interstitiell |
| häufige Erreger | Pneumokokken | Mykoplasmen, Viren, Pilze, Protozoen |

**Typische Pneumonie.** Plötzlicher Beginn aus voller Gesundheit mit Schüttelfrost und hohem Fieber. Husten, eitriger, bei Blutbeimengung rostfarbener Auswurf, Schmerzen bei der Atmung, wenn die Entzündung die Pleura erreicht. Die Patienten sind kurzatmig. Es besteht eine Tachykardie. Die Kranken sind vom Kreislaufschock bedroht. Oft tritt Herpes an den Lippen auf (Herpes labialis). Auskultatorisch hört man über den befallenen Lungenabschnitten im Beginn Rasselgeräusche, später das charakteristische Bronchialatmen. Röntgenologisch wird eine segmentale oder lobäre Verschattung festgestellt. Die für diese Gruppe typische und häufigste Krankheit ist die Pneumokokken-Pneumonie mit dem Erreger Streptococcus pneumoniae.

**Atypische Pneumonie.** Allmählicher Beginn mit geringerem Fieberanstieg. Extrapulmonale Symptome stehen im Vordergrund: Kopfschmerzen, Halsschmerzen, Muskelschmerzen, allgemeine Mattigkeit. Röntgenologisch sind diffuse, interstitielle Entzündungsherde in der Lunge zu erkennen. Der Auskultationsbefund kann normal sein. Typische Erreger sind Mykoplasmen, Viren, Chlamydien, Pilze, Protozoen (Pneumocystis carinii, Toxoplasmen, insbesondere bei Patienten mit immunologischer Abwehrschwäche, z. B. nach Organtransplantation oder bei AIDS) (**Abb. 11.13**).

### *Prävention und zukünftige Gefährdung*

Die ambulant erworbene Pneumonie ist eine der wichtigsten Infektionskrankheiten in den Industrieländern der westlichen Welt. Die demografische Entwicklung kann zu weiter steigender Morbidität und Letalität beitragen.

Mit steigender Resistenz der Erreger gegen Antibiotika ist zu rechnen. Auch deshalb sind prophylaktische Impfungen gegen Influenzaviren und Pneumokokken besonders älteren oder durch andere Krankheiten gefährdeten Menschen zu empfehlen.

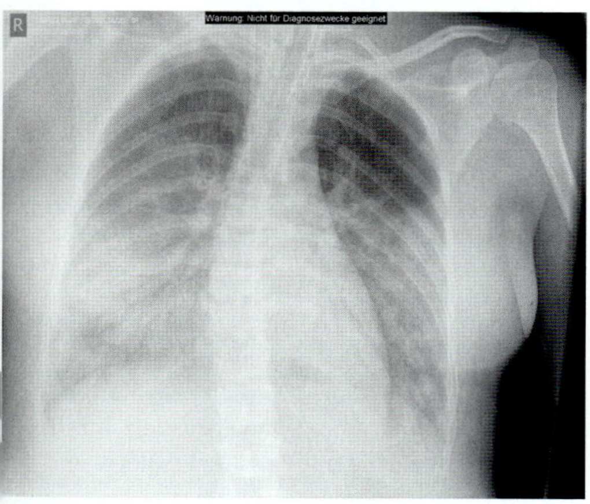


**Abb. 11.13 Röntgenbild des Thorax.** Virus-H1 N1-assoziierte Pneumonie mit beidseitigen, dichten Infiltraten, rechts stärker als links.

In Zukunft können durch Virustransmission von Tieren auf Menschen überraschend und plötzlich neuartige Formen von Pneumonie entstehen, wofür SARS ein bezeichnendes Beispiel ist (S. 581).

## Nosokomiale Pneumonie (Hospital-acquired Pneumonia HAP)

DEFINITION *Es handelt sich um eine im Krankenhaus erworbene Infektion.*

Die nosokomiale Pneumonie gehört mit Harnwegsinfekten und Sepsis zu den häufigsten im Krankenhaus erworbenen Infektionskrankheiten. Nosokomiale Sepsis und Pneumonie sind die Infektionskrankheiten, die oft tödlich enden. Bedroht sind multimorbide Patienten mit vorbestehenden Grundkrankheiten des Herz-Kreislauf-Systems, der Lunge oder bei entgleistem Diabetes mellitus.

11

MERKE *Besonders gefährdet sind beatmete Patienten auf Intensivstationen durch eine „beatmungsassoziierte Pneumonie"!*

Die Infektion der tiefen Atemwege geht meistens von der Bakterienflora des Mund-Rachen-Raumes aus. Von hier gelangen die Erreger durch Mikroaspiration in die Lungen. Dagegen sind hämatogene Streuung und Tröpfcheninfektion selten.

### *Prophylaxe*

Die notwendigen Hygienevorschriften müssen exakt beachtet werden. Als Quelle nosokomialer Infektionen haben wasserassoziierte Infektionen (Legionellen) große Bedeutung. Auch Waschbecken mit Siffon sind ein bisher zu wenig beachtetes Infektionsreservoir. Auf atmungsfördernde Lagerung des Patienten achten.

Ein ernst zu nehmendes Problem sind die zunehmend häufiger auftretenden Infektionen mit multiresistenten Erregern, besonders mit Methicillin-resistenten Stämmen von Staphylococcus aureus (MRSA).

Deshalb wird empfohlen:

- Screening-Methoden bei Aufnahme von Patienten ins Krankenhaus
- genaue Beachtung und Anwendung der Hygienevorschriften, besonders Händedesinfektion
- Isolation infizierter Patienten

## Pneumonie bei Patienten mit Immunsuppression

Die Abgrenzung dieser Gruppe von Patienten mit Pneumonie geschieht aufgrund eines besonderen Spektrums von Erregern: Häufig werden Pneumocystis carinii, Pilze oder Viren gefunden. Die Immunsuppression kann z.B. Folge einer Infektion mit HIV sein oder durch immunsuppressive Therapie (Zytostatika, Chemotherapie) bedingt sein.

### Aspirationspneumonie

Erhöhtes Risiko für erworbene Pneumonie tragen Patienten, die zur Aspiration neigen (Aspirationspneumonie), z.B. bei Bewusstlosigkeit, neurologischen Störungen des Zentralnervensystems, bei Ösophaguserkrankungen (S. 36) und bei Alkoholismus (**Abb. 11.14**).

Nach Aspiration von Magensaft allein oder Mageninhalt mit Speiseresten kommt es zu Bronchospasmus, Husten, Dyspnoe und im weiteren Verlauf zur bakteriellen Pneumonie.

#### *Therapie*

Absaugen unter bronchoskopischer Sicht, Breitband-Antibiotika.

### Legionellenpneumonie

Die Legionellen-Pneumonie wurde erstmals 1976 bei einem Treffen amerikanischer Kriegsteilnehmer in einem Hotel in Philadelphia (USA) als besondere Pneumonieform erkannt. Da diese Patienten Legionäre (Veteranen) waren, wurden die Pneumonie als Legionärskrankheit und die Erreger als Legionellen bezeichnet.

Legionellen vermehren sich bei Wassertemperaturen zwischen 20° und 55°C. Sie sterben bei Wassertemperaturen über 60°C ab. Deshalb werden Warmwasseranlagen zeitweilig auf Temperaturen von 70°C aufgeheizt, um eine eventuell eingetretene Besiedlung zu vernichten.

Die Infektion mit Legionellen geschieht außerhalb des Krankenhauses durch infizierte Aerosole aus Klimaanlagen mit befeuchteter Luft, in Duschen und Whirlpools. Ältere Menschen sind besonders gefährdet. Im Krankenhaus sind vorwiegend Patienten mit Abwehrschwäche, schweren Grundkrankheiten und intubierte Patienten von der nosokomialen Infektion betroffen.

Die Diagnose wird durch den Nachweis von Legionellen-Antigen in Urin, Sputum, Blutserum und Bronchialsekret und durch Kultur gesichert.

Die Letalität beträgt bei Menschen, die bis zur Erkrankung gesund waren, ca. 15%, bei vorgeschädigten Patienten bis zu 80%! Deshalb ist der Nachweis des Erregers wichtig, um frühzeitig solche Antibiotika einzusetzen, die auch gegen Legionellen wirksam sind, z.B. Makrolidantibiotika.

● MERKE *Bei Nachweis einer akuten Legionellen-Pneumonie Meldung an das Gesundheitsamt.*

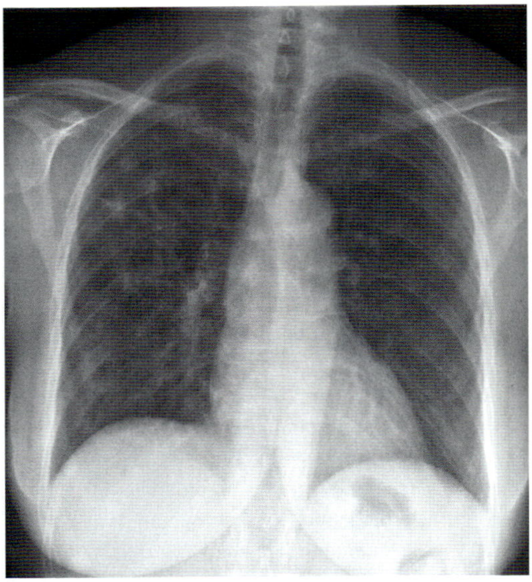

**Abb. 11.14 Aspirationspneumonie.** Unscharf begrenzte Verschattungen, besonders im rechten Ober- und Unterlappen.

### Mykoplasmen-Pneumonie

Mykoplasmen sind kleinste Lebewesen, die im Gegensatz zu Bakterien keine Zellwand besitzen. Der Erreger ist weltweit verbreitet. Größere Epidemien kommen alle 3–4 Jahre vor.

#### *Symptome*

Entzündung im Respirationstrakt, vor allem Tracheo-Bronchitis und Pneumonie. Die Mykoplasmen-Pneumonie ist eine atypische Pneumonie.

#### *Therapie*

Antibiotika.

## 11.6.1 Lungenabszess

● DEFINITION *Beim Lungenabszess handelt es sich um eine umschriebene, eitrige Einschmelzung von Lungengewebe. Die Einschmelzung kann im Verlauf einer Pneumonie entstehen.*
*Bei Sepsis können Bakterien hämatogen verstreut werden, in der Lunge stranden und dort multiple Abszesse bilden.*

#### *Symptome*

Schweres Krankheitsbild, hohes Fieber und eitriger Auswurf sind die hervorstechenden Symptome. Als Zeichen der Entzündung bestehen erhöhte BSG und Leukozytose. In der Röntgenuntersuchung kann man oft eine Abszesshöhle mit Flüssigkeitsspiegel und darüber liegender Gaskuppel erkennen.

*Therapie*
In der Mehrzahl der Fälle heilt der Lungenabszess unter antibiotischer Behandlung aus. Bei Versagen der konservativen Therapie ist eine operative Behandlung (Drainage oder Resektion) notwendig.

### „Neue" Lungenkrankheiten

In den letzten Jahren sind neue, für den Menschen hochgefährliche pneumotrope Viren (griech. *-tropie:* gerichtet auf) bekannt geworden. Die Erreger dieser neu aufgetretenen Atemwegsinfektionen des Menschen stammen aus dem Tierreich. Es handelt sich um Viren, die durch genetische Anpassung von einer Tierart auf andere Tierarten überspringen konnten und die in den letzten Jahren die Barriere zur Spezies Mensch überwunden haben. Dieser Vorgang der „Virustransmission" wurde wahrscheinlich durch Massentierhaltung und Bevölkerungsexplosion gefördert. Die neuen Viren sind hoch virulent und hoch pathogen.

Zu den neuen Krankheiten der Atemwege gehört das Schwere akute Atemwegssyndrom, SARS (Severe Acute Respiratory Syndrome), das plötzlich als hoch ansteckende Krankheit erstmals in den Jahren 2002/2003 in China auftrat, sich in großer Geschwindigkeit in 26 Ländern der Erde ausbreitete und mit hoher Letalität verbunden war.

*Beginn* der Krankheit nach einer Inkubationszeit von ca. 6 Tagen mit Fieber, Kopfschmerz und Husten. Bald entwickelt sich Atemnot.

Im *CT* und *Röntgenbild* sind alveoläre Infiltrate zu erkennen; das Interstitium ist verdickt. Bei schwerem Krankheitsverlauf breiten sich die Infiltrate rasch auf beide Lungen aus, sodass eine hochgradige respiratorische Insuffizienz entsteht.

Das klinische Bild ähnelt einem ARDS (S. 346).

Bei unkompliziertem Krankheitsverlauf Erholung innerhalb von 2–3 Wochen.

*Letalität* bei schwerem Verlauf ca. 10 %, bei Patienten über 60 Jahre ca. 45 %.

Der *Erreger* von SARS ist ein bis dahin unbekanntes Coronavirus, das in internationaler Zusammenarbeit schon wenige Wochen nach Ausbruch der Epidemie identifiziert und als SARS-CoV bezeichnet wurde. Wahrscheinlich ist das SARS-Coronavirus auf Tiermärkten von kranken Tieren auf Menschen übertragen worden.

Eine gesicherte *Therapie* des SARS ist nicht bekannt. Neben symptomatischen Maßnahmen, einschließlich Beatmung, wurden Virustatika und Glukokortikoide eingesetzt. Durch exaktes Befolgen von Isolationsmaßnahmen und Hygienevorschriften (eng anliegende Nasen-Mund-Atemschutzmasken = Schutzmaske FFP3, Einmalhandschuhe, Schutzkittel) konnte die Pandemie beherrscht werden.

Andere Viren, die aus dem natürlichen Virusreservoir in Tieren nach genetischer Anpassung auf die Spezies Mensch überspringen können, sind Vogelgrippe-Viren, Hanta-Viren, Nipah- und Hendra-Viren, über die im Kapitel Infektionskrankheiten berichtet wird (S. 576).

## 11.6.2 Besondere Formen der Pneumonie

### Pilzpneumonien (Lungenmykosen)

DEFINITION *Pilzpneumonien sind meist chronische Pneumonien, die durch Pilze verursacht werden. Am häufigsten sind Candidamykosen (Soor, Monilia), Aktinomykose und Aspergillose (***Abb. 11.15***).*

**Pathologisch-anatomisch** findet man in der Lunge diffus verteilte Entzündungen, Granulationsgewebe und Abszesse.

*Ursachen*
Gesunde Menschen erkranken selten an einer Pilzpneumonie. Meist handelt es sich um Patienten, deren Immunsystem aufgrund anderer Erkrankungen oder wegen einer vorausgegangenen aggressiven, Resistenz mindernden Therapie geschwächt war. Als Beispiel sind Patienten zu nennen, die mit Chemotherapeutika, Glukokortikoiden oder Antibiotika behandelt wurden.

MERKE *Als Teilursache für den häufigen Pilzbefall unter der genannten Behandlung Schwerkranker ist die Reduktion der Bakterienflora anzusehen, die normalerweise die Schleimhäute in Mund und Rachen besiedelt. Deshalb sind sorgfältige Vorsorgemaßnahmen in der täglichen Pflege der Schwerkranken von großer Bedeutung. Nach jeder Mahlzeit muss der Mund gut gespült werden, um Speisereste zu beseitigen. Schon prophylaktisch, besonders bei den ersten Anzeichen eines Soorbelages auf der Zunge, sind Mundspülungen und Lutschtabletten mit antimykotischen Wirkstoffen zu verordnen. So kann schweren Komplikationen einer Grundkrankheit vorgebeugt werden.*

*Symptome, Therapie und Prognose*
Die Lungenmykosen sind immer schwere und lebensbedrohende Krankheiten. Der Allgemeinzustand ist stark reduziert. Es besteht Fieber. Man versucht, die Pilze aus dem Sputum mikroskopisch und kulturell zu identifizieren. Die Therapie besteht in der Gabe von Antimykotika.

Die Prognose wird weitgehend vom Grundleiden bestimmt.

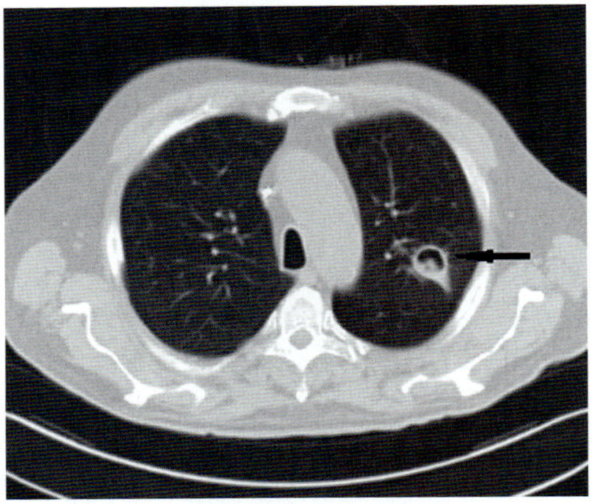

**Abb. 11.15 Aspergillose.** Die Computertomografie zeigt einen einschmelzender Herd (Pfeil) in der Lunge bei Aspergillose.

11

## Pneumocystis-Pneumonie

Der Erreger Pneumocystis carinii (neuer Name Pneumocystis jiroveci) wird zu den Pilzen gerechnet. Eine Pneumocystis-Pneumonie entwickelt sich nur bei Patienten mit Immunschwäche infolge HIV-Infektion, unter Chemotherapie oder Behandlung mit Immunsuppressiva.

Therapie: Cotrimoxazol, bei Patienten mit AIDS auch prophylaktisch.

## Eosinophile Pneumonien

Bei Patienten mit eosinophiler Pneumonie bestehen die Lungeninfiltrate vorwiegend aus eosinophilen Granulozyten. Im peripheren Blut findet man eine Eosinophilie.

Die häufigste Krankheit in dieser Gruppe ist das *eosinophile Lungeninfiltrat (Löffler)*. Hierbei handelt es sich um flüchtige, nur einige Tage röntgenologisch sichtbare rundliche Lungenherde, die zuerst von *Löffler* beschrieben wurden. Diese hyperergische Pneumonie entsteht meist infolge Infektion mit Askariden (S. 620).

● WISSEN *Wilhelm Löffler, Internist, Basel, Zürich, 1887–1972.*

Innerhalb von 6–7 Tagen nach Infektion des Menschen mit Eiern des Eingeweidewurmes Askaris (Mehrzahl Askariden) wandern die ausgeschlüpften Larven durch die Darmwand über Leber und rechtes Herz in die Lunge und verursachen dort als allergische Reaktion Lungeninfiltrate, die 10–20 Tage bestehen bleiben. Im Stuhl der Patienten sind zu dieser Zeit noch keine Wurmeier nachweisbar, sondern erst 2–3 Monate später.

*Therapie*: Wurmmittel. Eine besondere Behandlung des Lungeninfiltrates ist nicht erforderlich.

Auch andere Parasiten können eosinophile Lungeninfiltrate verursachen, sind in aber Mitteleuropa selten. Als Beispiel sei die Infektion mit Echinokokken genannt. Bei der *Echinokokkose* (S. 623) ist der Mensch Zwischenwirt für den Hundebandwurm. In der Lunge können sich Zysten entwickeln. Diese Zysten sollen reseziert werden, da bei Ruptur die Gefahr der Aussaat und der gefährlichen allergischen Reaktion besteht.

Eosinophile Lungeninfiltrate kommen auch als allergische Reaktion auf Medikamente vor.

Oft werden die eosinophilen Lungeninfiltrate zufällig entdeckt. Die Patienten schildern Müdigkeit, Kopfschmerz, Husten und Atembeschwerden. Im Blutbild findet man die charakteristische Eosinophilie.

## Wegener-Granulomatose

● DEFINITION *Nekrotisierende Vaskulitis mit einschmelzenden Granulomen in Respirationstrakt und Lunge. In 80 % der Fälle mit Nierenbeteiligung.*

● WISSEN *Friedrich W. Wegener, Pathologe, Berlin, Lübeck, 1907–1990.*

Prävalenz: 5/100 000

### *Ursache*

Autoimmunkrankheit mit Autoantikörpern gegen Proteinasen.

### *Symptome*

Im Beginn lokalisierte Beschwerden im Nasen-Rachen-Raum, Schnupfen, Nebenhöhlenbefall, Mittelohrentzündung. Im generalisierten Stadium Infiltrate und einschmelzende Granulome in der Lunge, nekrotisierende Glomerulonephritis. Fieber und Nachtschweiß. Unerkannt lebensbedrohlicher Verlauf mit Hämoptoe, Pneumonie, Nierenversagen.

Die Wegener Granulomatose ist eine seltene Krankheit.

Die Diagnose wird nicht immer frühzeitig gestellt, sodass die Therapie oft verspätet beginnt.

### *Diagnostik*

*Radiologisch*: konventionelles Röntgen, CT, MRT (**Abb. 11.16**).

*Labor*: Nachweis von Antikörpern (c ANCA : Antineutrophile Cytoplasmatische Antikörper mit Fluoreszenz), Erythrocyturie bei Nierenbeteiligung.

*Biopsie* und histologische Untersuchung.

### *Therapie*

Prednisolon, Cyclophosphamid, Metothotrexat (bei erhaltener Nierenfunktion), monoklonale Antikörper gegen TNF-alpha.

**FALLBEISPIEL WEGENER GRANULOMATOSE** *Die 63-jährige Patientin klagte bei der Aufnahme in die Klinik in der „jetzigen Anamnese" (vgl. Kapitel Einleitung S. 4) über zunehmende Atemnot, Nachtschweiß, Schmerzen in den Gelenken und in der Muskulatur sowie über allgemeine Müdigkeit und Mattigkeit. Diese Probleme habe sie nun bereits seit mehr als 6 Wochen, und die Beschwerden würden immer stärker. Inzwischen habe sie 2 kg an Körpergewicht verloren. Aus der „früheren Anamnese" konnte entnommen werden, dass vor 6 Jahren ein Brustkrebs festgestellt und behandelt worden war.*

### *Diagnostik*

*Nach orientierender körperlicher Untersuchung mit Inspektion und Auskultation der Lunge wurde ein konventionelles Röntgenbild der Lunge angefertigt (**Abb. 11.16a**) Dieses zeigte rundliche Gewebeverdichtungen mit Einschmelzungen, sodass als „Vermutungsdiagnose" Metastasen des Mammakarzinoms und differenzialdiagnostisch wegen der Einschmelzungen (Kavernen ?) eine Lungentuberkulose infrage standen. So war der nächste diagnostische Schritt die Untersuchung der Lunge mittels hochauflösender CT (**Abb. 11.16b**).*

*Das CT zeigte eine große Kaverne in der Lungenspitze rechts und mehrere Kavernen in anderen Lungenfeldern. Überdies waren im Mediastinum zahlreiche vergrößerte Lymphknoten sichtbar, was den Verdacht auf Tuberkulose verstärkte. Säurefeste Stäbchen (Tuberkelbakterien) wurden im Sputum und im bronchoskopisch entnommenen Material gesucht, aber nicht gefunden. Wegen des immer noch bestehenden Verdachts auf Metastasen des früheren Mammakarzinoms wurde eine Biopsie aus dem größeren Lungenherd entnommen, deren histopathologische Untersuchung keine „käsige Einschmelzung wie bei Tuberkulose", aber auch keine Tumoranteile ergab, vielmehr zeigte sich eine nekrotisierende, granulomatöse, entzündliche Veränderung an den kleinen Blutgefäßen (Vaskulitis). Dieser Befund zusammen mit dem Labortest „c ANCA im Blutserum deutlich vermehrt" führte zu der gesicherten Diagnose „Wegener Granulomatose" und zum Ausschluss von Tuberkulose und Tumorkrankheit.*

### *Therapie*

*Jetzt begann die Therapie mit Glukokortikoiden, die rasch zu einer Besserung des Allgemeinbefindens und zu einer allmählichen Rückbildung der Lungenherde führte. Die Therapie wurde für drei Monate mit Cyklophosphamid erweitert. Fünf Jahre später ist die Patientin in gutem Allgemeinzustand mit guter Lungenfunktion ohne Muskel- oder Gelenkschmerzen unter einer Dauertherapie mit einem immunsuppressiven Basismedikament (Leflunomid), um die Remission zu erhalten.*

***Kommentar.*** *Besonders für die Diagnose seltener Krankheiten gilt die Regel „dran denken", um durch die Kombination verschiedener diagnostischer Verfahren rechtzeitig die exakte Diagnose zu stellen und dadurch dem Patienten frühzeitig die richtige Therapie zu ermöglichen.*

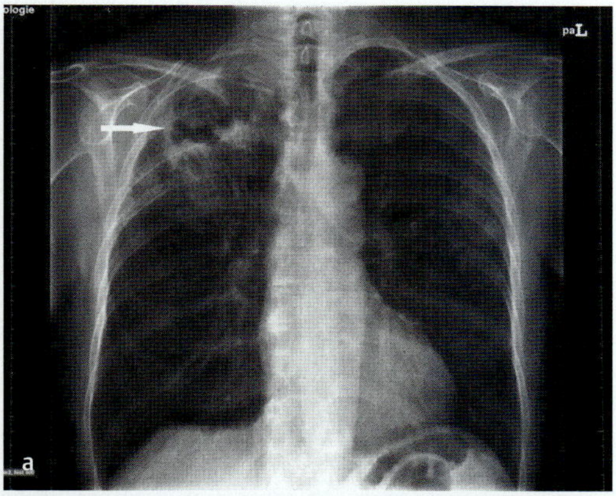


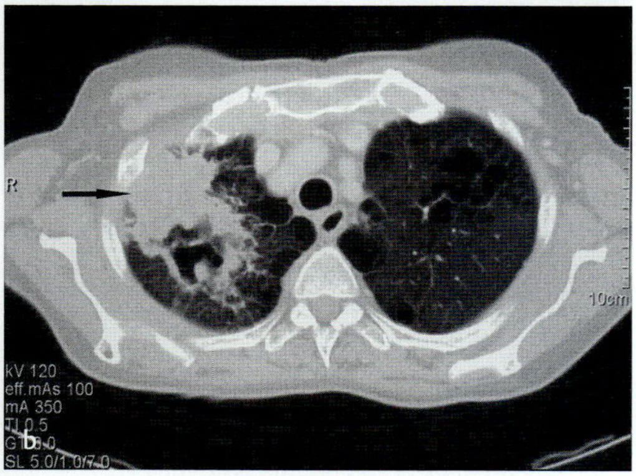


**Abb. 11.16 Wegener Granulomatose. a** Konventionelles Röntgenbild der Lunge: Mehrere rundliche Gewebeverdichtungen mit streifenförmigen Ausziehungen im Oberfeld der rechten Lunge, auch Verdichtung in der linken Lunge nahe der Thoraxwand. **b** CT der Lunge bei derselben Patientin. Das transversale Schnittbild zeigt den Vorteil des hochauflösenden CT im Vergleich zur konventionellen Röntgentechnik bei der Darstellung von Lungenkrankheiten.

## Weitere Lungenkrankheiten

Von besonderer Bedeutung sind die durch Tuberkelbakterien verursachten Lungeninfiltrate (**Abb. 11.17**). Die frühzeitige Diagnose und rechtzeitige Therapie erspart dem Patienten die schweren Verlaufsformen (s. Kapitel Infektionskrankheiten, S. 615).

**Churg-Strauss-Syndrom**: Syndrom mit allergischer Vaskulitis und Granulomen in vielen Organen einschließlich Lunge.

**Goodpasture-Syndrom**: Die auf S. 513 beschriebene rapid progrediente Glomerulonephritis kann durch Schädigung der Basalmembran in den Alveolen zu schweren alveolären Lungenblutungen führen.

Selten entstehen bei rheumatoider Arthritis (S. 372) herdförmige Lungeninfiltrate oder diffuse Lungenfibrosen.

Weitere Lungenveränderungen, die bei sog. Kollagenosen, Lupus erythematodes, Sklerodermie, Dermatomyositis, Sharp-Syndrom vorkommen, werden in Kap. 12, S. 383 beschrieben.

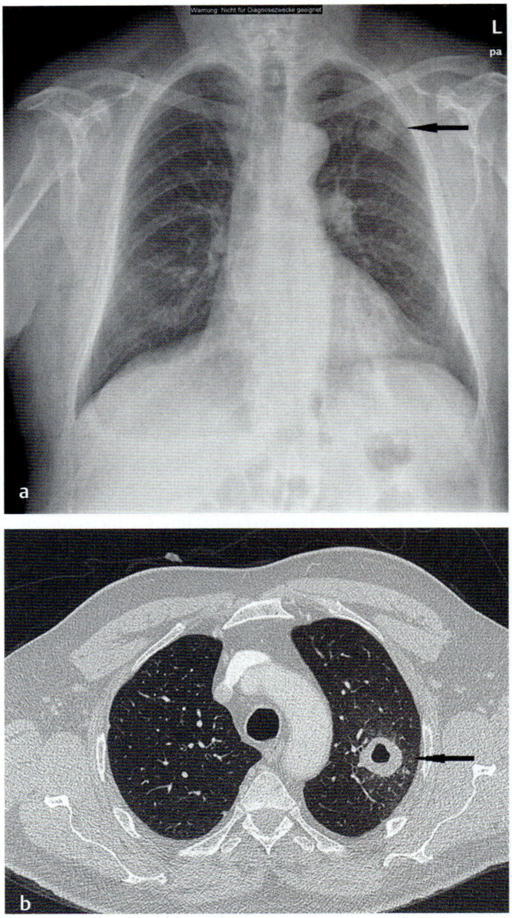


**Abb. 11.17 Lungentuberkulose.** **a** Röntgenaufnahme: Bronchogene Streuung mit typischer Kaverne im linken Oberfeld (Pfeil). **b** Die Kaverne bei demselben Patienten im CT.

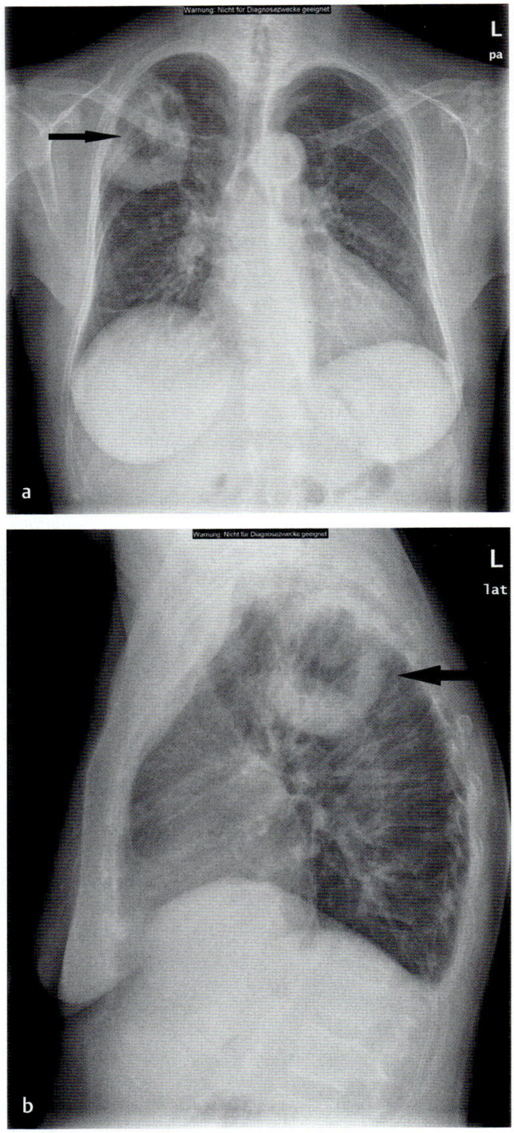


**Abb. 11.18 Offene Lungentuberkulose im konventionellen Röntgenbild.** Typische Kaverne bei Immunsuppression im frontalen (**a**) und sagittalen (**b**) Bild.

**Toxische Lungenentzündungen.** Meist handelt es sich um Gase oder Dämpfe, z. B. Ammoniak, Salzsäure, Chlorgas, die zu Schleimhautreizung, Husten und chemisch bedingter interstitieller Pneumonie führen.

Ursache sind oft Unfälle in geschlossenen Räumen. Dann ist die betroffene Person zusätzlich einem gefährlichen Sauerstoffmangel (Anoxie) ausgesetzt.

Andere Gase, z. B. Phosgen, verursachen anfangs geringe Symptome, können aber ein verzögert einsetzendes Lungenödem hervorrufen. Deshalb ist Nachbeobachtung über mehrere Tage erforderlich.

## 11.7 Interstitielle Lungenerkrankungen (Lungenfibrosen)

Die interstitiellen Lungenkrankheiten beginnen mit Entzündung der Alveolen (Alveolitis), die im weiteren Verlauf zur Vermehrung von interstitiellem Bindegewebe in der Lunge (Lungenfibrose) führt.

Lungenfibrose ist ein morphologischer Begriff. Es handelt sich um die Folge von verschiedenartigen Entzündungen in der Lunge, die eine reaktive Vermehrung von Bindegewebe im Lungengerüst bewirken und so – trotz verschiedener Ursachen – zu dem einheitlichen Endstadium Lungenfibrose führen.

*Ursachen*

Man unterscheidet Lungenfibrosen unbekannter Ursache (ca. 50 % der Patienten) und Lungenfibrosen bekannter Ursache (ca. 50 % der Patienten).

## 11.7.1 Lungenfibrosen unbekannter Ursache

- Idiopathische interstitielle Pneumonie, interstitielle Lungenfibrose
- Sarkoidose (Morbus Boeck)
- Kollagenosen
- Vaskulitis (Wegener-Granulomatose, S. 340)
- Hämosiderose der Lunge (seltene Fibrose durch Ablagerung von Eisen in den Alveolarwänden).

### Idiopathische interstitielle Pneumonie (idiopathische Lungenfibrose)

Die Ursache ist unbekannt. Verschiedene Formen mit unterschiedlichem Krankheitsverlauf.

Prävalenz: 70–80/100 000

Die Patienten klagen über Husten und Atemnot. Im fortgeschrittenen Stadium können Zyanose, Trommelschlägelfinger und Cor pulmonale infolge Rechtsherzbelastung entstehen. Es handelt sich um eine schwere Krankheit, deren Progredienz man mit Kortikosteroiden und Immunsuppressiva zu bremsen versucht. Die besonders rasch verlaufende Form, bei der die Überlebenszeit kaum ein Jahr beträgt, wird als *Hamman-Rich-Syndrom* bezeichnet. Eine Sauerstoff-Langzeittherapie, eventuell eine Lungentransplantation, ist indiziert.

### Sarkoidose (Morbus Boeck, Syn. Morbus Besnier-Boeck-Schaumann)

DEFINITION *Die Sarkoidose ist eine systemische Krankheit mit Bildung von Granulomen. Die Krankheit kann alle Organe befallen, doch ist die Lunge fast immer betroffen.*

Prävalenz: ca. 50/100 000

Gehäuft tritt die Sarkoidose zwischen dem 15. und 40. Lebensjahr auf.

*Ursachen*

Die Ursachen der Erkrankung sind unbekannt. Es wird angenommen, dass die Sarkoidose eine einheitliche Reaktion auf verschiedene Noxen ist, wobei genetische Faktoren und Änderungen im Immunsystem eine Rolle spielen.

WISSEN *Der Morbus Boeck ist benannt nach den Dermatologen Caesar Petrus Moller Boeck, Oslo (1845–1917), Ernest Besnier, Paris (1831–1909), Jörgen Schaumann, Stockholm (1879–1953).*

*Pathologische Anatomie*

Die Krankheit bildet als pathologisch-anatomisches Charakteristikum Granulome, die Epitheloidzellen enthalten. Im Gegensatz zur Tuberkulose entstehen keine „Verkäsungen“ im Inneren der Granulome.

*Symptome*

Man unterscheidet eine akute und eine chronische Sarkoidose. Alle Organe können betroffen sein. Bei etwa 90 % der Patienten ist die Lunge beteiligt. Andere, häufig betroffene Organe sind Lymphknoten, Auge, Haut, Leber, Milz und Nervensystem.

**Akute Sarkoidose.** 20–40 % aller Patienten mit Sarkoidose erkranken akut mit Mattigkeit, Fieber, Gelenkschmerzen, Husten und Atemnot. Eine besondere Erscheinungsform der akuten Sarkoidose ist das Löfgren-Syndrom. Es umfasst die Trias Erythema nodosum, Lymphknotenschwellung (peripher und im Hilus der Lunge) und Arthritis.

**Chronische Sarkoidose.** Bei Patienten mit chronischer Sarkoidose entwickelt sich die Krankheit mit Reizhusten und Belastungsdyspnoe über Monate. Bei etwa 10 % entsteht eine Lungenfibrose (**Abb. 11.19**).

Oft wird die Sarkoidose zufällig bei einer Röntgenuntersuchung entdeckt (**Tab. 11.7**).

*Diagnostik*

*Röntgenuntersuchung*: Am empfindlichsten zeigen CT und MRT die pathologischen Lungenveränderungen (**Abb. 11.19**).

*Labor*: Im aktiven Stadium ist im Blut ACE (Angiotensin Converting Enzyme) erhöht. Kalzium kann erhöht sein (infolge gesteigerter Vitamin-D-Produktion in den Granulomen).

Bronchoalveoläre Lavage (BAL): Die ausgewaschenen Zellen werden gezählt und differenziert. Der Quotient aus T-Helferzellen und T-Suppressorzellen ist erhöht.

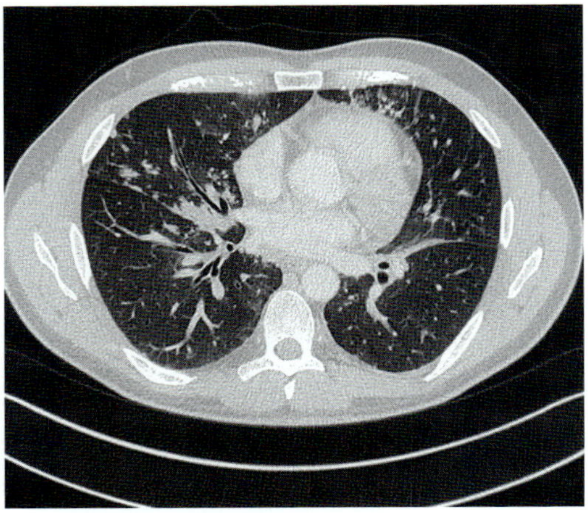

**Abb. 11.19 Sarkoidose im CT.** Stadium II.

11

Tab. 11.7 Einteilung der Sarkoidose.

| Typ | Befund (Röntgen, CT) | Erscheinungsform |
|---|---|---|
| Stadium 0 | Normalbefund | selten; bei extrapulmonaler Sarkoidose |
| Stadium I | bihiläre Lymphadenopathie (polyzyklische Hilusvergrößerung) | reversibel; häufig bei akuten Formen |
| Stadium II | bihiläre Lymphadenopathie mit Lungenbefall (retikulonoduläre Lungenzeichnung, **Abb. 11.19**) | noch reversibel |
| Stadium III | Lungenbefall ohne Lymphadenopathie | noch reversibel |
| Stadium IV | Lungenfibrose | irreversible Lungenfunktionsminderung |

11

*Histologie*: Im Leberpunktat und in exstirpierten Lymphknoten sind oft charakteristische Granulome nachweisbar.

Eine augenärztliche Untersuchung ist immer erforderlich. Lungenfunktionsprüfungen zeigen frühzeitig einen gestörten Gasaustausch an. Immer wird ein EKG angefertigt (mögliche Herzbeteiligung).

#### *Therapie*

Die *akute Sarkoidose* wird mit nichtsteroidalen Antiphlogistika behandelt. Nur in ausgewählten Fällen werden Glukokortikosteroide verordnet.

Bei *chronischer Sarkoidose* sind Glukokortikosteroide indiziert, insbesondere bei Befall von Augen, Herz oder Zentralnervensystem und bei Hyperkalzämie. In ausgewählten Fällen werden bei Progredienz der chronischen Sarkoidose Antimetabolite eingesetzt.

#### *Prognose*

Die akute Sarkoidose heilt bei 95% der Patienten ohne Residuen aus. Dagegen bleiben bei der chronischen Sarkoidose in etwa 50% der Kranken Dauerschäden, meist geringfügiger Art. In etwa 5–10% entwickeln sich Komplikationen, wie Cor pulmonale und respiratorische Insuffizienz.

### Lungenfibrosen bei immunologischen- rheumatologischen Systemkrankheiten

Bei den Krankheiten des Bindegewebes ist auch das Bindegewebe der Lunge betroffen und reagiert mit Ausbildung einer diffusen interstitiellen Lungenfibrose. Bei den zugrunde liegenden Krankheiten handelt es sich um:

- Lupus erythematodes (S. 383)
- Dermatomyositis (S. 386)
- rheumatoide Arthritis (S. 372)
- Vaskulitis (S. 387)

## 11.7.2 Lungenfibrosen bekannter Ursache

- Pneumokoniosen (Silikose, Asbestose)
- exogen-allergische Bronchioli-Alveolitis
- Strahlenfibrose nach Strahlentherapie
- Infektionen mit Bakterien, Viren, Pilzen
- medikamentös induzierte Fibrose
- chronische Stauungslunge bei Herzinsuffizienz

### Pneumokoniosen (Staublungenkrankheiten)

Staub besteht aus festen Partikeln. Langfristige Inhalation verschiedener Stäube kann zur Staublunge führen. Ursächlich kommen zahlreiche anorganische und organische Stäube in Betracht.

● MERKE *Staublungenkrankheiten sind klassische Beispiele für umweltbedingte Krankheiten.*

Zwei wichtige Pneumokoniosen, die als Berufskrankheit durch Inhalation von organischem Staub entstehen, sind

- die Silikose durch Inhalation von quarzhaltigem Staub.
- die Asbestose durch Inhalation von Asbeststaub, der Silikate enthält (deshalb gehört die Asbestose zur Gruppe der Silikatosen).

#### *Silikose (Steinstaublunge, Quarzstaublunge)*

Die Silikose ist die häufigste Pneumokoniose. Sie ist eine bei der Berufsgenossenschaft meldepflichtige Berufskrankheit.

**Ursachen.** Die Silikose wird durch jahrelanges Einatmen von kristallinem Quarz aus Steinstaub, z. B. bei Steinkohlebergleuten, Steinhauern, Sandstrahlbläsern und bei Arbeitern in der Porzellanindustrie hervorgerufen. Der schädigende Anteil im Steinstaub ist die Kieselsäure des Quarzes. Sie bewirkt die reaktive Vermehrung des Bindegewebes. In den inhalierten Stäuben kommt Kieselsäure frei in Form des Quarzes oder gebunden als Silikat vor. Nur Partikel, die kleiner als

7 µm (Feinstaub) sind, gelangen durch Inhalation in die Alveolen. Zelluläre und immunologische Reaktionen führen zur Bindegewebsvermehrung und damit zur Lungenfibrose.

**Prävention.** Die Arbeitsplätze sollen möglichst frei von Steinstaub sein. Feinstaubmasken schützen vor Inhalation von Staub. Regelmäßige arbeitsmedizinische Überwachung.

**Pathologische Anatomie.** Ein Teil des inhalierten Quarzstaubes wird in den Alveolen phagozytiert. Die folgende Bindegewebsvermehrung zeigt sich zunächst in kleinen, vereinzelt stehenden Knötchen. Diese vergrößern sich und fließen zusammen, sodass ausgedehnte silikotische Bezirke entstehen. Auch nach Beendigung der Staubinhalation kann die Silikose noch fortschreiten.

**Symptome.** Husten und Atemnot sind die häufigsten subjektiven Symptome. Im Röntgenbild erkennt man die der Atemnot zugrunde liegende Bindegewebsvermehrung in der Lunge, die zunächst kleinfleckig, später knoten- und flächenförmig aussieht. Das Ausmaß der Funktionsstörung wird durch die Lungenfunktionsprüfung erfasst.

**Komplikationen.** In einem Drittel der Fälle entwickelt sich als wichtige Komplikation eine Tuberkulose (Silikotuberkulose). Mit Fortschreiten der Silikose wird die Belastung des rechten Herzens größer, sodass sich eine Rechtsherzinsuffizienz einstellen kann.

Das Risiko, an Lungenkrebs zu erkranken, ist bei Patienten mit Silikose gegenüber Gesunden verdoppelt.

**Therapie.** Keine weitere Exposition, Rauchverbot. Eine spezifische Therapie der Silikose ist nicht bekannt. Husten und Atemnot werden symptomatisch behandelt wie bei chronischer Bronchitis. Therapie der Silikotuberkulose mit Tuberkulostatika wie bei Lungentuberkulose (S. 618).

Die Silikose wird als Berufskrankheit anerkannt und ist entschädigungspflichtig.

Die **Prognose** ist abhängig von den Komplikationen Tuberkulose, Lungenemphysem, Cor pulmonale, Lungenkrebs.

### *Asbestose (Asbeststaublunge)*

**Ursachen.** *Asbest* (aus dem Griech., bedeutet unauslöschlich) ist ein Sammelbegriff für verschiedene faserförmige Silikate. Asbestfeinstaub enthält faser- oder nadelförmige Kristalle, die durch Inhalation in die Bronchioli und Alveolen gelangen. Dort dringen die Asbestnadeln in das Gewebe ein und verursachen als Fremdkörper eine Vermehrung des Bindegewebes, das stark zur Schrumpfung neigt.

Gefährdet waren Arbeiter in Industriezweigen, die Asbest herstellten oder verarbeiteten (z. B. Asbestzement, Brems- und Kupplungsbeläge, asbesthaltiges Feuerschutz- und Isoliermaterial), wenn dabei oder durch Materialverschleiß Asbestfaserstaub entsteht, der eingeatmet wird.

Die Fasern gelangen in die Alveolen, verursachen eine Alveolitis und Fibrose des Lungengewebes. Die Fasern haben neben der fibrosefördernden Wirkung starke kanzerogene Eigenschaften: Exponierte Arbeiter sind durch Lungenkarzinom, Larynxkarzinom und Pleuramesotheliom hochgradig gefährdet. Die Latenzzeit beträgt 20–40 Jahre. Deshalb ist jetzt die Verwendung von Asbest verboten.

Die Asbestose wird seit 1977 als Berufskrankheit anerkannt.

● MERKE *Import und Verwendung von asbesthaltigem Arbeitsmaterial ist in Deutschland seit 1991 bis auf wenige zugelassene Ausnahmen verboten. Gefahr besteht aber weiterhin bei Arbeiten zur Sanierung asbesthaltiger Bausubstanz. Strenge Vorschriften sind zu beachten.*

**Symptome.** Husten, Auswurf, Atemnot und Schmerzen sind die uncharakteristischen klinischen Symptome des Patienten mit Asbeststaublunge. Schwerwiegende Komplikationen sind das Lungenkarzinom und das Pleuramesotheliom, die sich als Folge der Asbestose entwickeln können.

**Diagnostik.** HRCT, MRT und Röntgenaufnahmen zeigen die streifen- oder netzartige Bindegewebsvermehrung (**Abb. 11.20**).

**Therapie.** Da es keine ursächliche Behandlung gibt, beschränkt sich die Therapie auf die Symptome der Krankheit.

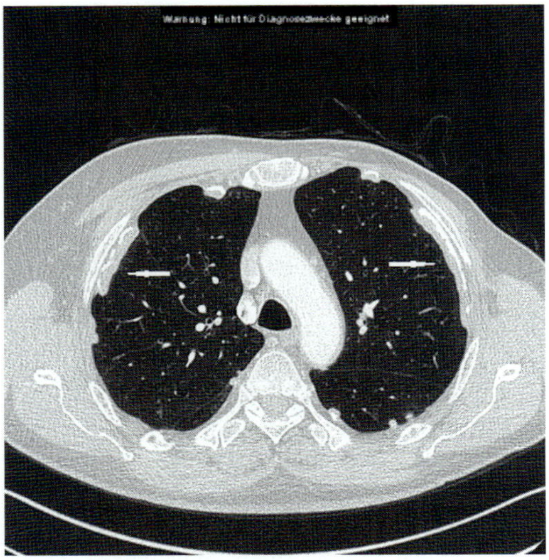


**Abb. 11.20 Asbestose.** Pleuraplaques bei Asbestose (Pfeil) im CT des Thorax.

### Exogen-allergische Alveolitis

Die Exogen-allergische Alveolitis ist eine meldepflichtige Berufskrankheit. Es handelt sich um eine Immunreaktion, die als Alveolitis beginnt, auch die Bronchioli betrifft und bei fortgesetzter Exposition zur Lungenfibrose führt.

Die exogen-allergische Alveolitis kann durch verschiedene Allergene hervorgerufen werden, die der Patient eingeatmet hat. Oft erhält man aus der Anamnese, vor allem aus der Berufs- und Arbeitsanamnese wichtige diagnostische Hinweise, die den Krankheiten treffende Namen gegeben haben:

- Bekannt ist die allergische Alveolitis bei Haltern von Tieren (Wellensittich, Tauben) die nach Einatmen von Federstaub und Vogelexkrementen vorkommt (*Vogelhalterlunge*).
- Als *Befeuchterlunge* bezeichnet man die Form der exogen-allergischen Alveolitis, die durch Pilze, Pilzsporen oder Bakterien aus Klimaanlagen oder Luftbefeuchtern hervorgerufen wird.
- Landwirte können durch Einatmen von Sporen aus verschimmeltem Heu erkranken (*Farmerlunge*).

11

#### *Prävention*

Arbeitsmedizinische Vorsorge, Vermeidung der auslösenden Allergene, Vermeidung von Schimmelbildung, Atemschutzmasken.

#### *Verlauf*

Man unterscheidet akute und chronische Formen. Besteht die Exposition fort, kann sich eine diffuse Lungenfibrose entwickeln.

#### *Therapie*

Die Exposition muss vermieden werden, ggf. Berufswechsel. Im akuten Stadium gibt man Glukokortikoide.

### Strahlenfibrose

Bei der radiologischen Behandlung von Lungenkarzinomen oder Mammakarzinomen entsteht eine Entzündung im bestrahlten Gebiet, die zu lokaler Strahlenpneumonie und zu Strahlenfibrose führen kann.

### Fibrose nach Infektionen

Verschiedene Erreger, z. B. Pneumocystis jiroveci, verursachen entzündliche Schäden der Alveolarwand mit nachfolgender Entwicklung von Bindegewebe.

### Medikamentös induzierte Lungenfibrosen

Medikamentös induzierte Lungenfibrosen können nach Gabe von Antibiotika und Chemotherapeutika auftreten.

### Chronische Stauungslunge

Infolge Herzinsuffizienz (Linksherzinsuffizienz) ist der Druck im kleinen Kreislauf erhöht. Es kommt zur Vermehrung von Bindegewebe und zur Lungenfibrose.

### Lungenschädigung durch Reizgase und Gifte

Stark reizende Gase sind Chlorgas, Salzsäure, Ammoniak, die bei Einatmung rasch zu Ventilationsstörung durch Schleimhautschwellung und zu Lungenödem führen können (S. 350).

# 11.8 Lungenerkrankungen infolge von Kreislaufstörungen

## 11.8.1 ARDS (Adult acute Respiratory Distress Syndrome (Syn. Schocklunge, akutes Lungenversagen)

DEFINITION *Es handelt sich um ein akutes Lungenversagen bei Patienten mit bis dahin normaler Lungenfunktion.*

#### *Ursachen*

Das akute Lungenversagen ist ein Syndrom mit akut einsetzendem hypoxämischen Atemversagen. Es entsteht durch eine erhöhte Durchlässigkeit der Alveolarkapillaren und dem nachfolgenden Ödem im Interstitium und in den Alveolen. Große Anteile der Alveolen und Bronchioli sind mit Fibrin gefüllt, sodass die Atmung hochgradig behindert ist.

Es handelt sich um eine lebensbedrohende Situation, die als eine unregulierte Überreaktion auf Infektionen (v. a. Sepsis, Schock, Verbrauchskoagulopathie), Polytrauma und Fettembolie zustande kommt. Auch die unmittelbare direkte Schädigung der Lunge durch Einatmen toxischer Gase, z. B. Rauchgase, kann ARDS hervorrufen.

Inzidenz: 5–8/100 000 pro Jahr

Letalität: 50–70 %.

#### *Symptome*

Oft ist das erste Zeichen ein Anstieg der Atemfrequenz, gefolgt von Dyspnoe, Unruhe und Verwirrtheit. Das akute Lungenversagen entwickelt sich innerhalb von Stunden. Die Blutgasanalyse ergibt rasch zunehmende Ateminsuffizienz. Röntgenuntersuchung und CT des Thorax zeigen beidseitige großflächige Lungenverschattungen.

PFLEGE ***Tracheale Intubation.*** *Bereiten Sie bei den oben beschriebenen Symptomen frühzeitig eine Intubation vor. Im Patientenzimmer müssen ein Absauggerät und ein Sauerstoffanschluss einsatzbereit sein. Zusätzlich muss ein Beatmungsbeutel bzw. ein Beatmungsgerät bereitstehen. Richten Sie mehrere Endotrachealtuben verschiedener Größe inklusive Gleitgel und Führungsstab. Darüber hinaus werden ein Laryngoskop, eine 10-ml-Spritze zum Blocken, eventuell ein Cuffwächter, ein Stethoskop zur Tubuslagekontrolle und Pflaster oder Schlauchgaze zur Tubusfixierung benötigt. Auf dem Notfallwagen befinden sich Medikamente und weitere Materialien, die bei Bedarf eingesetzt werden. Eine Pflegeperson assistiert während der Intubation, d. h., sie reicht das Material an und hält „Kontakt" zum Patienten. Anschließend fixiert sie den Tubus und schließt ggf. das Beatmungsgerät an.*

#### *Therapie*

**Symptomatisch.** Maschinelle Beatmung ist meist mit hohen Sauerstoffkonzentrationen und positivem endexspiratorischem Atemwegsdruck (PEEP) notwendig.
**Kausal.** Die verursachende Störung (Schockzustand, Sepsis, Infektion, Verbrauchskoagulopathie) muss beseitigt werden, um die Überlebenschance der hochgradig gefährdeten Patienten zu erhöhen.

WISSEN *PEEP (Positive End-Expiratory Pressure). Bei positiv end-exspiratorischem Druck wird ein Überdruck (von 5–10 cm Wasser über dem atmosphärischen Druck) auch während der end-exspiratorischen Pause bei Beatmung aufrecht erhalten. Dadurch wird ein Kollaps der Alveolen verhindert.*

## 11.8.2 Cor pulmonale, Pulmonale Hypertonie

DEFINITION *Rechtsherzbelastung, die durch erhöhten Widerstand im Lungenkreislauf (pulmonale Hypertonie,* **Abb. 11.21***) hervorgerufen wird.*

Die deshalb verstärkte Arbeitsleistung des rechten Herzens führt zu
- Hypertrophie der rechten Kammerwand
- Verlängerung der Herzachse
- Linksdrehung und Querlagerung des Herzens

**Akutes Cor pulmonale.** Die Widerstandserhöhung im Lungenkreislauf ist akut eingetreten, meist durch eine Lungenembolie.
**Chronisches Cor pulmonale.** Einengung der Lungenstrombahn (Kapillarverlust) und deshalb erhöhter Widerstand im Lungenkreislauf. Häufige Ursachen sind chronische Lungenkrankheiten, z. B. obstruktive Bronchitis, Lungenfibrose, Alveolitis, Lungenemphysem.

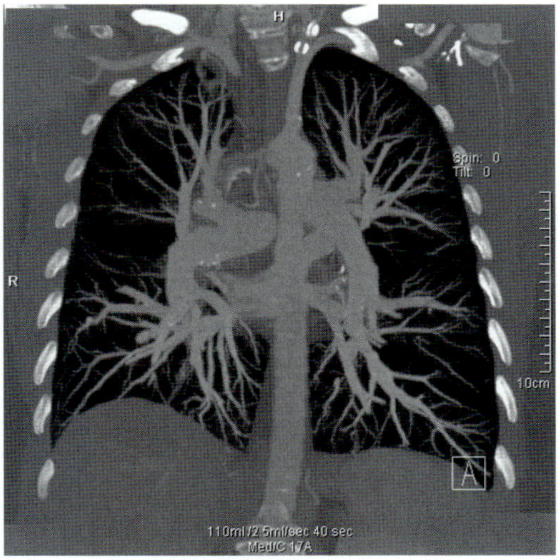


**Abb. 11.21 Pulmonale Hypertonie.** CT des Thorax in Frontalebene: Die zentralen Lungenarterien sind erweitert, und die periphere Lungengefäßzeichnung ist abgeschwächt.

#### *Diagnostik*

- Auskultation: bei akutem Cor pulmonale meist unauffällig
- Blutgasanalyse: respiratorische Partialinsuffizienz
- EKG: P-pulmonale, Wechsel der Herzachse (Rechtstyp), Rechtsschenkelblock
- Echokardiografie: Dilatation des rechten Ventrikels
- Röntgen-Thorax: bei akutem Cor pulmonale meist unauffällig
- Hochauflösendes CT mit Kontrastmittel zur Frage, ob eine Lungenembolie vorliegt.

#### *Symptome*

Bei **akutem Cor pulmonale** Atemnot, Brustschmerzen, Tachykardie, Schockentwicklung, Hämoptyse.

Bei **chronischem Cor pulmonale** Symptome der Grundkrankheit, Dyspnoe, im späten Stadium infolge Rechtsherzinsuffizienz Ödeme, obere Einflussstauung, Pleuraerguss.

#### *Therapie*

Bei **akutem Cor pulmonale** infolge Lungenembolie je nach Schweregrad der Embolie (S. 348).

Bei **chronischem Cor pulmonale**: Behandlung der ursächlichen Lungenerkrankung.
**Symptomatische Therapie.** Behandlung der Herzinsuffizienz (S. 223), ggf. Sauerstofftherapie (Heimtherapie), als letzte Möglichkeit Herz-Lungen-Transplantation.

#### *Prognose*

Die Prognose wird vorwiegend nach Blutgasanalyse und Schweregrad der Rechtsherzinsuffizienz eingeschätzt.

### 11.8.3 Lungenembolie und Lungeninfarkt

DEFINITION *Die Lungenembolie ist eine Thromboembolie. Das bedeutet: Verschleppung eines Thrombus (seltener Fett oder Luft) in die Pulmonalarterie bzw. in deren Aufzweigungen. Dadurch kommt es zum Verschluss einer oder mehrerer Gefäßprovinzen in der Lunge.*
*Beim Lungeninfarkt handelt es sich um eine Lungenembolie, bei der die embolisierte Gefäßprovinz hämorrhagisch infarziert ist (blutige Nekrose).*

#### *Prävalenz*

Die Thromboembolie ist eine sehr häufige und hochgefährliche Komplikation, von der insbesondere Patienten mit Tumorleiden, nach Operationen (trotz Prophylaxe) und bettlägerige Patienten bedroht sind.

Inzidenz: 60–70/100000 pro Jahr
fulminante Lungenembolien: 1/100000 pro Jahr
postoperative tödliche Lungenembolie 0,2–0,5%.



#### *Ursachen*

Die Thromboembolie ist Folge einer Venenthrombose, die zu über 90% in den Venen der Beine, des Beckens oder des Abdomens lokalisiert ist. Seltener sind Embolien der oberen Hohlvene (bei zentralem Venenkatheter), aus dem rechten Ventrikel und rechten Vorhof.

#### *Risikofaktoren für Thrombose und Lungenembolie*

- Bettlägerigkeit
- Tumorleiden
- Adipositas
- Immobilisation, langes Sitzen, z.B. bei Flugreisen
- postoperativer und postpartaler Zustand
- Blutgerinnungsstörungen (Hyperkoagulabilität)

#### *Symptome*

*Kleine* Lungenembolien verursachen nur eine geringe Symptomatologie: leichte, aber plötzlich auftretende Atemnot, Tachykardie, subfebriler Temperaturanstieg. Kleine Lungenembolien sind oft „Vorläuferembolien“, also Vorboten einer großen Embolie. Deshalb ist dringend geboten, nach der Quelle der Embolie zu suchen mittels Sonografie und CT!

*Große* Embolien führen zu Atemnot, Brustschmerzen, Übelkeit und zu den Symptomen des schweren Schocks.

Hämorrhagisches Sputum ist ein Zeichen des sich entwickelnden *Lungeninfarktes*, der in ca. 10% der Lungenembolien entsteht. Erreicht die Infarzierung die Pleura, sind heftige, atemabhängige Schmerzen und hämorrhagischer Pleuraerguss die Folgen. Je nach Ausprägung der subjektiven und objektiven Symptome kann das Krankheitsbild in Schweregrade eingeteilt werden, nach denen sich die Therapie richtet (**Tab. 11.8**).

Ein besonderes thromboembolisches Krankheitsbild entsteht dann, wenn es sich um rezidivierende Mikroembolien handelt. Bei diesen Patienten entwickelt sich eine zunehmende Dekompensation des rechten Herzens.

MERKE *Die Symptome der Lungenembolie sind vieldeutig. Oft wird die Lungenembolie nicht oder zu spät erkannt. Deshalb immer „an Lungenembolie denken“!*

**Tab. 11.8 Einteilung der Lungenembolie in nach Schweregrade (nach Grosser).**

| | *Schweregrad I* | *Schweregrad II* | *Schweregrad III* | *Schweregrad IV* |
|---|---|---|---|---|
| *Symptome* | diskret (Dyspnoe, thorakaler Schmerz) | akut auftretende Dyspnoe, thorakaler Schmerz, Tachykardie, Angst, ggf. Folgezustände: Hämoptyse, Fieber, Pleuraerguss | wie Schweregrad II | zusätzl. Schock (Herz-Kreislauf-Stillstand) |
| *systemischer Blutdruck* | normal | normal oder erniedrigt | erniedrigt | stark erniedrigt mit kleiner Amplitude |
| *pulmonalarterieller Druck (PA)* | normal | normal oder leicht erhöht | PA-Mitteldruck 25–30 mmHg | PA-Mitteldruck >30 mmHg |
| $P_aO_2$ | normal | <80 mmHg | <70 mmHg | <60 mmHg |
| *Gefäßobstruktion* | periphere Äste | Segmentarterien | ein PA-Ast oder mehrere Lappenarterien | ein PA-Ast und mehrere Lappenarterien (PA-Stamm) |
| *Therapie* | diskret (Dyspnoe, thorakaler Schmerz) | akut auftretende Dyspnoe, thorakaler Schmerz, Tachykardie, Angst, ggf. Folgezustände: Hämoptyse, Fieber, Pleuraerguss | wie Schweregrad II | zusätzl. Schock (Herz-Kreislauf-Stillstand) |
| *Letalität* | gering | < 25 % | > 25 % | |

*Diagnostik*

**Methode der 1.** Wahl: Im CT mit Kontrastmittel lassen sich Verschlüsse in der Pulmonalarterie bis in die kleinen Subsegmentarterien nachweisen. Im selben Untersuchungsgang wird nach der Quelle der Embolie (z. B. tiefe Beinvenenthrombose) gesucht (**Abb. 11.22**). Gute Ergebnisse, aber zeitaufwendiger mit MR-Angiografie.

Weitere diagnostische Verfahren:

- Konventionell-röntgenologisch nachweisbare Verschattungen sind erst 12–24 Stunden nach Eintritt des Ereignisses zu erkennen.
- Perfusions- und Ventilationsszintigrafie (S. 320) Die Perfusionsszintigrafie kann Strömungsdefekte, aber nicht den Embolus darstellen, doch ist die CT die Methode der 1. Wahl.
- Echokardiografie und transthorakale Sonografie
- EKG Zeichen der Rechtsherzbelastung, aber nur in ca. 25 % der Patienten
- Fibrinogenspaltprodukte (D-Dimere bei frischer Lungenembolie und Phlebothrombose meistens erhöht!). Negativer D-Dimer-Test schließt eine Lungenembolie mit großer Wahrscheinlichkeit aus.
- Leukozytose, beschleunigte BSG (anfangs noch normal!) sind wenig ergiebige Befunde.
- In der Blutgasanalyse ist eine Partialinsuffizienz charakteristisch.

FALLBEISPIEL PATIENT MIT LUNGENEMBOLIE

*Der 73-jährige Patient erlitt zu Hause überraschend und ohne Vorboten erstmals eine kurzzeitige Bewusstlosigkeit ohne Sturz oder einen anderen äußerlich erkennbaren Anlass. Dem sofort herbeigerufenen Notarzt klagte der inzwischen erwachte Patient über heftige Schmerzen in der Brust. Der „Verdacht auf Herzinfarkt" führte zur sofortigen Notaufnahme in die nahe gelegene Klinik.*

*Diagnostik*

*Hier waren im EKG aber keine Zeichen der Ischämie als Kriterium für einen Herzinfarkt zu erkennen. Jetzt konnte die Anamnese des Patienten erweitert werden, wobei sich herausstellte, dass er vor 8 Jahren nach einer langen Flugreise eine tiefe Venenthrombose im linken Unterschenkel entwickelt hatte. Damals habe er allerdings keine Brustschmerzen gehabt.*

*Aufgrund dieser Schilderung und bei vorläufigem Ausschluss eines Koronarsyndroms rückte nun „Verdacht auf Lungenembolie" in der Differenzialdiagnose an die erste Stelle. Dieser Verdacht erhärtete sich im orientierenden Echokardiogramm und wurde in der noch am Aufnahmetag ausgeführten Computertomografie mit Kontrastmittel bewiesen.*

***CT-Befund:*** *Vergrößerter rechter Ventrikel mit Rückstau des Kontrastmittels in die Lebervene als Zeichen einer Rechtsherzbelastung. Fadenförmiger, reitender Embolus in der Aufzweigung der Arteria pulmonalis, subtotaler Verschluss der Oberlappenarterie links, fadenförmige Emboli in der linken Oberlappen- und Mittellappenarterie rechts, subtotaler Verschluss der Arterien im Unterlappen beidseits (***Abb. 11.22a, b***). In demselben Untersuchungsgang wurde in den kontinuierlich nach kaudal geführten Bildern nach der Quelle der Embolien gesucht. Dabei waren die Becken- und Oberschenkelvenen frei durchgängig. Aber in der Vena poplitea links und in der Venentrifurkation des Unterschenkels links wurden Kontrastmittelaussparungen als Zeichen der hier lokalisierten Venenthrombose nachgewiesen (***Abb. 11.22c***). Nach der raschen Sicherung der Diagnose „Lungenembolien aus Venen des linken Beines" begann unverzüglich die*

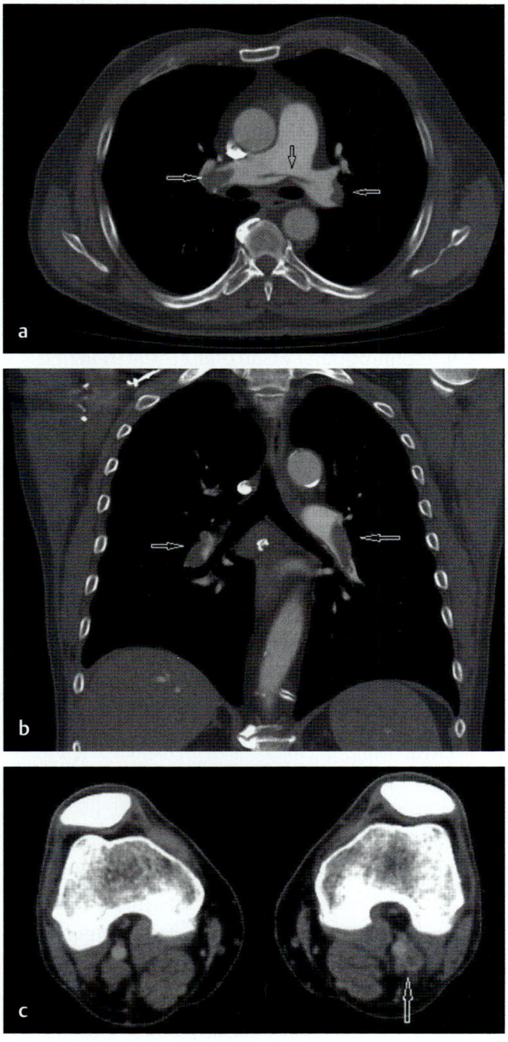


**Abb. 11.22 Thromboembolie.** CT des Thorax mit Kontrastmittel. **a** Reitender Embolus in der Bifurkation der A. pulmonalis (senkrechter Pfeil). Weitere Embolien in den Pulmonalarterien (waagerechte Pfeile). **b** Große Emboli in den Pulmonalarterien (Pfeile). **c** Das CT zeigt als Quelle der Lungenembolien die Knie mit der Thrombose in der V. poplitea (Pfeil).

*erforderliche Therapie, sodass weitere Folgekrankheiten abgewendet wurden.*

***Kommentar.*** *Die aufgrund von Anamnese und Sonografie gestellte „Vermutungsdiagnose" wurde durch die Computertomografie mit Kontrastmittel zur „gesicherten Diagnose". Im CT konnte darüber hinaus das „Quellgebiet" der Embolien, Vena poplitea und Unterschenkelvenen links aufgedeckt werden.*
*Nach Überwindung der bedrohlichen Situation wurden dem Patienten die Zusammenhänge und prophylaktischen Maßnahmen erklärt. Die weitere Behandlung übernahm wieder der Hausarzt.*



### *Komplikationen*

Aus der Embolie und dem Lungeninfarkt können sich Schocksyndrom, Pneumonie und Lungenabszess entwickeln.

### *Therapie*

- Transport in halbsitzender Lagerung, Vermeiden jeglicher Erschütterung
- Sauerstoffzufuhr durch Nasensonde
- Schmerztherapie, Sedierung (Vorsicht: Atemdepression)
- zentralvenöser Zugang zur Messung des zentralen Venendruckes
- bei respiratorischer Insuffizienz Intubation und Beatmung
- ggf. Schockbehandlung mit Dobutamin, Noradrenalin
- bei Kreislaufstillstand Reanimation
- appositionelles Wachstum des Embolus verhindern (Heparin i.v. 5 000–10 000 IE)
- Auflösung des Embolus beschleunigen (Fibrinolyse)
- akute operative Therapie: liegt eine fulminante, lebensbedrohliche große Embolie vor (ggf. mit passagerem Herzstillstand) kann eine operative Embolektomie erwogen werden

● MERKE *Keine i.m. Injektionen im akuten Stadium wegen Therapie mit Heparin!*

**Medikamentöse Langzeittherapie (Rezidivprophylaxe).** Besonders bei rezidivierenden Lungenembolien wird die Antikoagulation mit Cumarinen weitergeführt. Liegt die Emboliequelle im Becken-Beinvenen-Gebiet, kann auch ein Vena-cava-Filter implantiert werden.

### *Thromboseprophylaxe*

Bei Bettlägerigen sind prophylaktisch graduierte Kompressionsstrümpfe anzulegen. Krankengymnastische Übungen mit aktiver Bewegung der Beine sind – soweit die Grundkrankheit dies erlaubt – regelmäßig auszuführen. Niedrig dosierte Heparingaben verringern die Thrombosegefahr erheblich.

Varizen, die zur Phlebitis neigen, sollen zu gegebener Zeit behandelt werden.

## 11.8.4 Lungenödem

### *Stadien*

*Prälungenödem*: Ansammlung seröser Flüssigkeit im Interstitium (Zwischengewebe) des Lungengewebes: Prälungenödem oder interstitielles Lungenödem.

*Manifestes Lungenödem*: Flüssigkeitsansammlung in den Alveolen: manifestes oder alveoläres Lungenödem, bei weiterem Fortschreiten bildet sich Schaum in den Alveolen.

### *Ursachen*

Die Entwicklung eines Lungenödems ist ein pathophysiologischer Vorgang, der durch verschiedene Ursachen ausgelöst wird.

**Kardiales Lungenödem (häufigste Form).** Der Druck in den Lungenvenen und Kapillaren ist erhöht, am häufigsten infolge Linksherzinsuffizienz (S. 221). Es entwickelt sich eine Stauungslunge und bei fortschreitender Herzinsuffizienz ein kardiales Lungenödem.

**Nicht-kardiales Lungenödem.**

- Die Permeabilität (Durchlässigkeit) der Lungenkapillaren ist pathologisch erhöht, z. B. infolge Schädigung durch toxische Substanzen (Reizgase, Magensaftaspiration), auch im Zusammenhang mit ARDS (S. 346).
- Bei starker Überwässerung sinkt der kolloidosmotische Druck, sodass Blutflüssigkeit aus den Kapillaren in die Alveolen übertritt. Vorkommen bei Niereninsuffizienz mit Oligurie bzw. Anurie. Es entwickelt sich eine Flüssigkeitslunge („Fluid Lung").
- Erniedrigter Alveolardruck nach Pleurapunktion und zu rascher Entleerung einer zu großen Menge von Pleuraerguss kann zum Lungenödem führen.
- Höhenlungenödem bei Bergsteigern infolge erniedrigten Alveolardruckes, Sauerstoffmangels und reflektorischer Engstellung der pulmonalen Gefäße.

### *Symptome*

**Interstitielles Lungenödem.** Die Patienten haben Luftnot, beschleunigte Atmung und Husten. Wegen der Ähnlichkeit mit Asthma bronchiale auch als Asthma cardiale, Herzasthma, bezeichnet. Das interstitielle Lungenödem verursacht keine feuchten Rasselgeräusche, ggf. Giemen. Die Diagnose wird im CT oder konventionell röntgenologisch nachgewiesen.

**Alveoläres Lungenödem.** Die Patienten haben höchstgradige Luftnot, entleeren schaumiges Sputum und zeigen berechtigte Angst. Auskultatorisch bestehen feuchte Rasselgeräusche, Rasseln und „Kochen" über der Brust sind schon ohne Stethoskop hörbar. (Im Gegensatz dazu steht das pfeifende Atmen des Patienten im Anfall von Bronchialasthma.)

*Therapie*

**Allgemein: Akut-Maßnahmen:**

- Lagerung sitzend, Beine tief hängend
- Sekret absaugen
- Sauerstoffzufuhr über Nasensonde
- Sedierung

**Speziell:**

- bei kardialem Lungenödem: Vorlast senken durch Nitroglycerin und rasch wirkendes Diuretikum (Furosemid)
- bei allergisch-toxischem Lungenödem: Kortikosteroide
- bei Höhenlungenödem: Sauerstoffgabe und sofortiger Transport bergab

**Kausal:**

Die kausale Therapie bezieht sich auf die jeweils auslösende Ursache, wie Herzinsuffizienz, Herzrhythmusstörungen, hypertone Krise, Niereninsuffizienz, allergisch-toxische Ursachen, die in den entsprechenden Kapiteln abgehandelt werden.

### 11.8.5 Hereditäre hämorrhagische Teleangiektasie (Morbus Osler-Weber-Rendu)

Infolge einer genetischen Störung in der Struktur der Gefäßwand entstehen Gefäßerweiterungen (Teleangiektasien), die an Haut, Mundschleimhaut, Zunge und Nasenschleimhaut sichtbar sind. Von den inneren Organen sind Lunge, Magen-Darm-Trakt und ableitende Harnwege betroffen. Nasenbluten, Bluthusten (Hämoptoe) und Hämaturie sind häufig. In der Lunge findet man arteriovenöse Fisteln und als Folge dieses Kurzschlusses zwischen arterieller und venöser Blutbahn Hypoxie, Zyanose, Polyglobulie und Trommelschlägelfinger (**Abb. 11.7**)

Arterio-venöse Fisteln können auch – unabhängig vom Morbus Osler – angeboren vorkommen. Große Fisteln mit großem Shuntvolumen bewirken Atemnot bei Anstrengung. Eine operative Resektion der Fisteln ist möglich.

● WISSEN *Der Kanadier Sir William Osler (1848–1919), der sich mit Krankheiten von Lunge, Herz und Blut beschäftigte, war der Namensgeber für die Erkrankung. Er ist bekannt dafür, dass er sich zeitlebens um einen ganzheitlichen Ansatz in der Medizin bemühte. Er vereinte physische und psychische Therapieprinzipien und wird auch als „Vater der Psychosomatik" bezeichnet. 1911 wurde er für seine Verdienste geadelt.*
*In Deutschland war Professor Arthur Jores (1901–1982), Internist in Hamburg-Eppendorf, ein führender Mitbegründer der wissenschaftlichen psychosomatischen Medizin.*

## 11.9 Tumoren der Lunge

### 11.9.1 Lungenkarzinom

● DEFINITION *Die Bezeichnung Lungenkarzinom (engl.: lung cancer, Syn. Bronchialkarzinom)* (**Abb. 11.23**) *wird gebraucht für bösartige Tumoren, die vom Epithel der Lunge ausgehen, also von der Schleimhaut der Bronchien und Bronchiolen und selten vom Epithel der Alveolen.*

**Inzidenz**: 52/100 000 pro Jahr in Europa. Männer erkranken 3-mal häufiger als Frauen.

Bezogen auf alle Krebs-Todesfälle steht die Mortalität an Lungenkarzinom bei Männern an erster Stelle, bei Frauen an dritter Stelle nach Brust- und Darmkarzinomen.

Der Häufigkeitsgipfel liegt zwischen dem 55. und 65. Lebensjahr.

*Ursachen*

Die weit überwiegende Zahl der Lungenkarzinome (außer Adenokarzinom) entsteht durch Zigarettenrauchen. Das Risiko steigt im Vergleich mit Nichtrauchern auf das 60–70fache bei Rauchern, die 20 Jahre lang etwa 40 Zigaretten pro Tag rauchen. Auch Passivrauchen erhöht das Krebsrisiko.

Wird das Rauchen aufgegeben, sinkt das Risiko wieder, aber erreicht nicht das Niveau der Nichtraucher. Auch deshalb ist Jugendlichen besonders dringend zu raten, das Rauchen gar nicht zu beginnen.

**Genetische Disposition.** Verwandte 1. Grades eines Patienten mit Bronchialkarzinom tragen ein 2–3-(4-)fach höheres Risiko, an Bronchialkrebs zu erkranken. Raucher mit besonderen Genvarianten haben ein erhöhtes Krebsrisiko.

**Berufliche Einflüsse.** Radioaktive Substanzen, wie Radon, Uran, sind gesicherte Karzinogene. Joachimsthaler

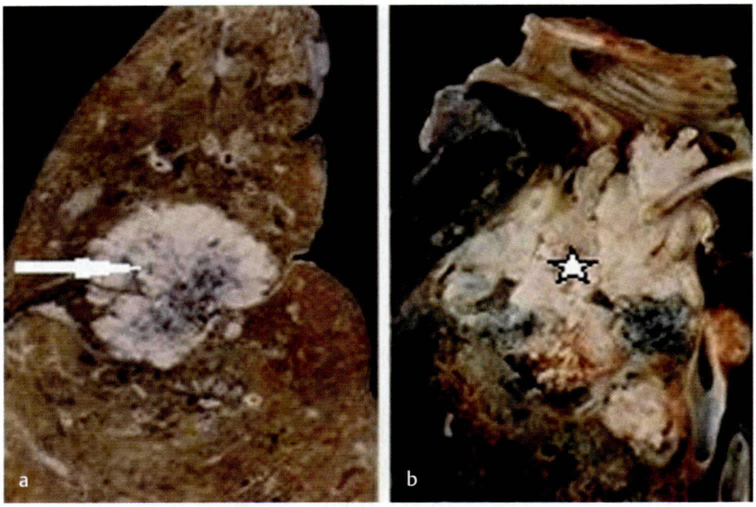


**Abb. 11.23 Bronchialkarzinom. a** Die Computertomografie des Thorax zeigt in Frontalebene einen durch das Bronchialkarzinom (Pfeil) deutlich verengten Bronchus. **b** Sektionspräparat, Rundherdkarzinom im basalen Oberlappen mit zentraler Vernarbung und vermehrter Pigmentspeicherung.



und Schneeberger Lungenkrebs sind Beispiele für die Entwicklung von Lungenkarzinomen bei Arbeitern im Uranerzbau. Inhalation von Asbeststaub kann die Entwicklung von Lungenkarzinomen und bösartigen Pleuratumoren induzieren (S. 345, S. 361). Einige Metalle, wie z.B. Chrom und Nickel, erhöhen bei Industriearbeitern nach langjähriger Exposition das Risiko, an Lungenkrebs zu erkranken.

**Narbenkarzinom.** Selten entstehen Lungenkarzinome in vernarbenden Entzündungen der Lunge (Tuberkulose).

### *Prophylaxe*

Bei kaum einer anderen Krankheit ist eine so wirksame Prophylaxe wie beim Lungenkarzinom bekannt, nämlich Nichtrauchen!

### *Pathologie*

Die Lungenkarzinome werden wegen der unterschiedlichen Prognose und Therapie geordnet in:

- **Kleinzelliges Bronchialkarzinom** bei 15 % der Patienten mit Lungenkarzinom. Lokalisation zumeist zentral. Prognose wegen frühzeitiger Metastasierung sehr schlecht.
- **Nicht-kleinzelliges Bronchialkarzinom** bei 85 % der Patienten mit Lungenkarzinom, davon
  - **Plattenepithelkarzinom** ca. 40 %. Lokalisation zumeist zentral.
  - Adenokarzinom (einschließlich des seltenen bronchiolo-alveolären Karzinoms) ca. 35 %. Lokalisation oft peripher, häufigstes Bronchialkarzinom bei Nichtrauchern.
  - Großzelliges Bronchialkarzinom ca. 10 %.
- **andere Lungentumoren** wie Karzinoidtumor, Fibrosarkom, Hämangiosarkom, malignes Lymphom sind selten.

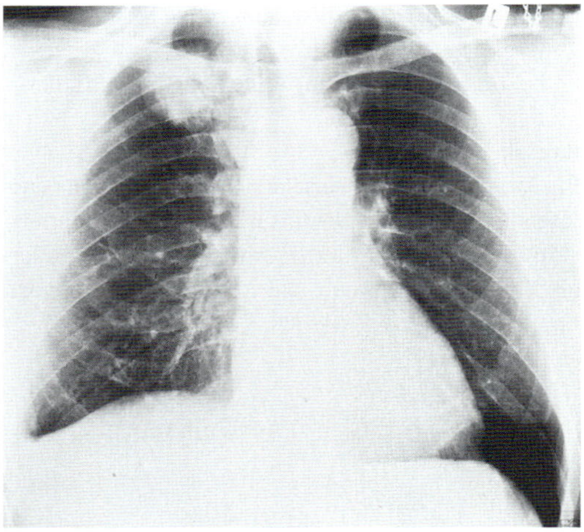

**Abb. 11.24 Pancoast-Tumor.** Das Röntgenbild zeigt den peripheren Pancoast-Tumor rechts oben.

### *Symptome*

Die Untersuchung eines Patienten mit Verdacht auf Lungenkarzinom erfordert große Sorgfalt, denn die symptomarmen Frühstadien dieses Krebses sind schwer zu erkennen. Typische Symptome fehlen! Vieldeutige Anzeichen, wie hartnäckiger Husten, Auswurf (manchmal blutig) und Fieberschübe, die anderweitig nicht geklärt sind und länger als 14 Tage dauern, müssen immer den Verdacht auf das Vorliegen eines Lungenkarzinoms lenken und Anlass zu weiteren Untersuchungen sein. Sind Symptome wie Gewichtsverlust, Heiserkeit und metastasenbedingte Knochenschmerzen vorhanden, ist die Krankheit bereits sehr weit fortgeschritten.

### *Diagnostik*

Wie immer, beginnt die Diagnostik auch bei Verdacht auf Bronchialkarzinom mit der Anamnese, hier mit besonderem Bezug auf Rauchgewohnheiten, Vorkommen von Krebskrankheiten in der Familie, berufliche Exposition.

Bei der körperlichen Untersuchung ist auf Lymphknotenschwellungen oder Veränderungen der Brustwand (lokale Anschwellung) zu achten.

Pancoast-Tumoren, benannt nach dem amerikanischen Radiologen *Henry K. Pancoast*, sind Lungenkarzinome, die peripher in der Lungenspitze lokalisiert sind (**Abb. 11.24**). Wegen frühzeitiger Infiltration der umgebenden Strukturen verursachen sie Parästhesien und Schmerzen im Schulter-Arm-Bereich, im Rücken, in der Muskulatur oder an den Rippen. Dies ist eine wichtige Differenzialdiagnose zum sog. Weichteilrheumatismus!

**Paraneoplastische Syndrome.** Bei Patienten mit Lungenkarzinom können schon vor Entdeckung des Lungenkarzinoms paraneoplastische Syndrome auffallen. Einige paraneoplastische Syndrome werden von Hormonen ausgelöst, die im Lungenkarzinom gebildet werden, z. B. Cushing-Syndrom (S. 445), Hyperkalzämie durch Parathormon. Relativ häufig besteht eine Thrombozytose mit Thromboseneigung.

Andere paraneoplastische Syndrome sind Myasthenie, Dermatomyositis.

#### *Laboratoriumsdiagnostik*

Blutbild, Serum-Kalzium, Leber- und Nierenwerte. Bei Verdacht auf paraneoplastisches Syndrom zusätzlich Hormondiagnostik. Tumormarker haben keine praktische Bedeutung.

Im Sputum wird zytologisch nach pathologischen Zellen gesucht.

#### *Sonografie*

Suche nach Pleuraerguss, Beurteilung der Zwerchfellbeweglichkeit.

#### *Radiologische Untersuchung*

Röntgenaufnahmen des Thorax in 2 Ebenen, aber ergiebiger in der Frühdiagnostik und obligat vor operativer Therapie ist die Computertomografie (hochauflösendes HRCT, MRT). Periphere Bronchialkarzinome sind als rundliche Herde leichter nachweisbar als zentrale Karzinome

Vor einem geplanten chirurgischen Eingriff ist die Suche nach Fernmetastasen erforderlich.

Hat der Bronchialtumor das Lumen des Bronchialastes eingeengt, entsteht jenseits der Stenose (poststenotisch) häufig eine bakterielle Pneumonie. Behindert ein Bronchialkarzinom die Belüftung eines Lungensegments, zeigt sich dies im Röntgenbild als Atelektase

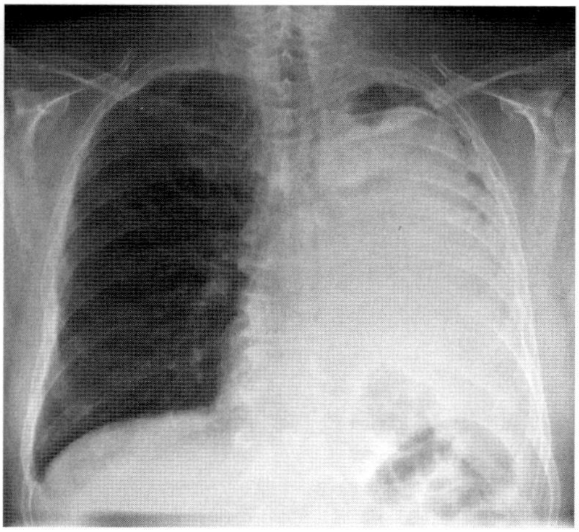

**Abb. 11.25 Atelektase.** Nahezu totale Verschattung der linken Lunge. Atelektase infolge linksseitigen Bronchialkarzinoms, das den linken Hauptbronchus verschlossen hat.

(unbelüfteter Lungenabschnitt) oder Dystelektase (wenig belüfteter Lungenabschnitt): Das nicht belüftete Lungengewebe ist verdichtet und gibt vermehrt Röntgenschatten (**Abb. 11.25**).

**Positronen-Emissions-Tomografie (PET).** PET ist eine Methode mit hoher Sensitivität, um einen mit anderen Methoden nicht gefundenen Tumor zu entdecken. Beschreibung s. S. 173 ff, **Abb. 1.2**.

#### *Bronchoskopie*

Verstärkt sich röntgenologisch der Verdacht auf Bronchialkarzinom, ist eine Bronchoskopie mit histologischer Sicherung des Befundes erforderlich (**Abb. 11.26**). Die histologische Differenzierung ist wichtig für die Wahl der Therapie.

Eine transthorakale Punktion des radiologisch festgestellten Tumors ist erforderlich, wenn z. B. bei peripherem Sitz des Tumors keine bronchoskopische Probeentnahme möglich ist.

Gelingt mit den genannten Methoden bei fortbestehendem Rundherd in der Lunge keine Sicherung der Diagnose, ist eine diagnostische Thorakotomie indiziert.

#### *Metastasierung*

Die Bronchialkarzinome metastasieren häufig auf dem Lymphweg in die Lymphknoten des Bronchialbaumes und des Mediastinums. Auf dem Blutweg entstehen Fernmetastasen. Die kleinzelligen Bronchialkarzinome sind meist schon zur Zeit der Diagnose metastasiert. Häufige Lokalisation von Fernmetastasen sind

- Leber,
- Gehirn,
- Nebennieren,
- Knochensystem, besonders Wirbelsäule.

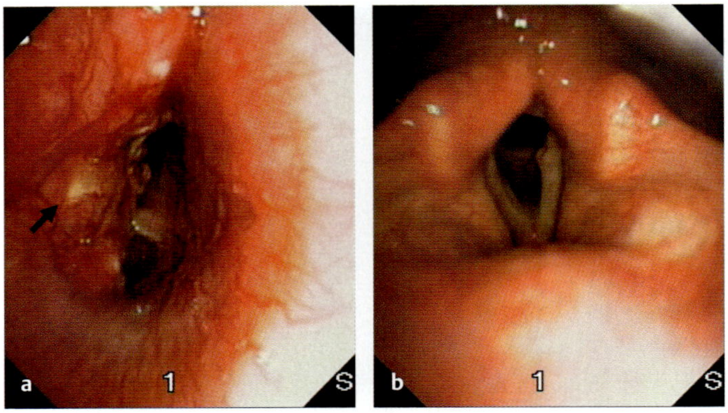

Abb. 11.26 **Bronchoskopie.** **a** Bronchialkarzinom, histologisch Plattenepithelkarzinom, im Lungensegment 6 rechts, das sich auf den Haupt- und Intermediärbronchus ausgebreitet hat. **b** Das rechte Stimmband desselben Patienten befindet sich in Mittelstellung infolge Lähmung des Nervus recurrens rechts.



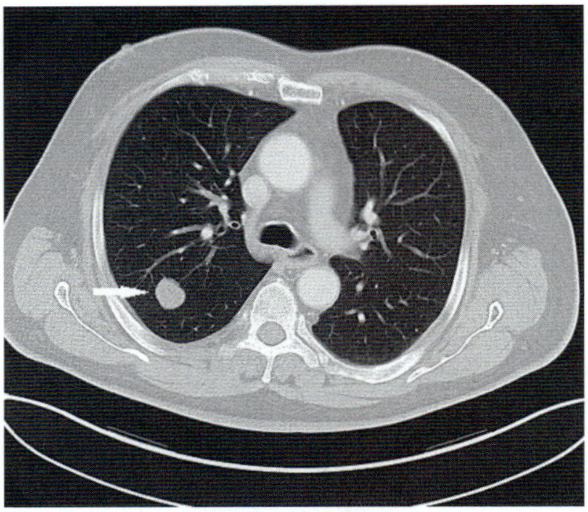

Abb. 11.27 **Karzinommetastase.** Das CT des Thorax zeigt eine Karzinommetastase in der Lunge (Pfeil).

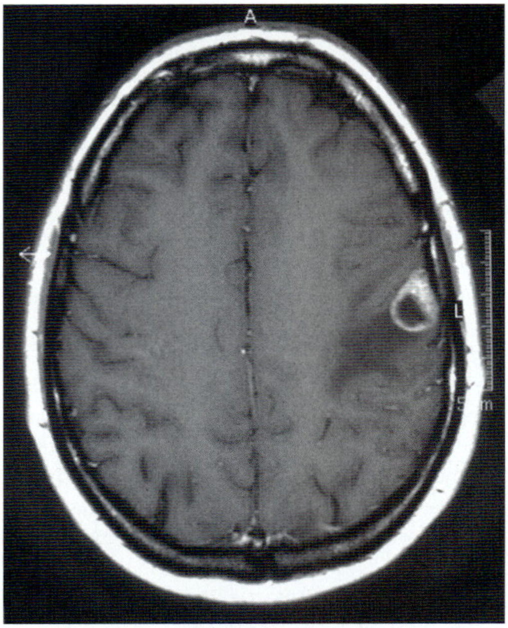

Abb. 11.28 **Fernmetastasen.** Fernmetastasen im Gehirn bei Adenokarzinom der Lunge.

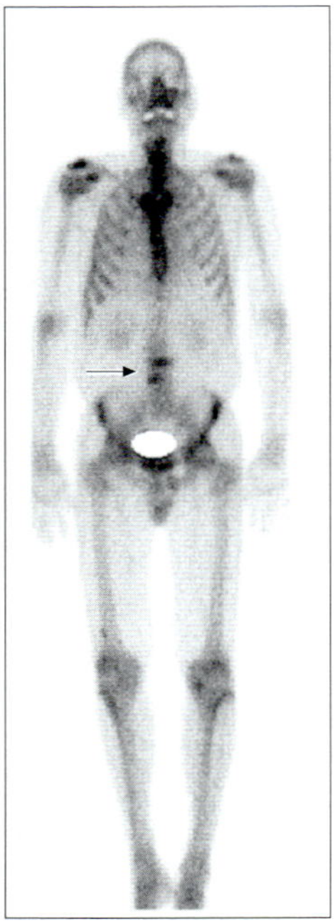

Abb. 11.29 **Szintigrafie.** Das Knochenszintigramm zeigt das gesamte Skelett. Orte mit erhöhter Radioaktivität (Pfeil) werden im Zusammenhang mit Anamnese und klinischem Befund als Metastasen bewertet.

Zur präoperativen Diagnostik gehört der Ausschluss oder das Auffinden von Metastasen durch Sonografie, CT, MRT (**Abb. 11.28**), Knochenszintigrafie (**Abb. 11.29**) und PET.

*Lungenfunktionsdiagnostik*

Die Funktionsdiagnostik ist vor operativen Eingriffen, insbesondere vor Lungenteilresektionen erforderlich, um die Operabilität zu beurteilen. Bei ungenügender Lungenfunktion ist der Patient „funktionell inoperabel“ und bedarf anderer Therapiemaßnahmen.

*Therapie*

Für die Planung der Therapie und für die Beurteilung der Prognose ist die Kenntnis der Tumorhistologie und des Stadiums der Tumorkrankheit ausschlaggebend. Deshalb wird vor Therapiebeginn die Tumorausbreitung untersucht und klassifiziert (Staging).

Das Krankheitsstadium des Patienten mit nichtkleinzelligem Lungenkarzinom wird nach dem internationalen TNM-Schema klassifiziert (**Tab. 11.9**). In diesem Schema steht T für Tumorgröße, N für regionale Lymphknotenmetastasen (Nodi) und M für Fernmetastasen. Auf der Grundlage der TNM-Klassifizierung wird die Krankheit des Patienten in Stadien von 0–IV eingeteilt (**Tab. 11.10**) (**Abb. 11.30**).

**Tab. 11.9 TNM-Klassifikation des Bronchialkarzinoms.**

| *Abkürzung* | *Bedeutung* |
|---|---|
| *T* | *Primärtumor* |
| Tx | Tumor nicht sichtbar, aber Tumorzellen nachgewiesen (Sputum, Bronchiallavage) |
| T0 | kein Tumor nachweisbar |
| Tis | Carcinoma in situ |
| T1 | Tumor bis 3 cm, ohne Kontakt mit Pleura, Hauptbronchus frei |
| T2 | Tumor über 3 cm, Abstand von Carina mindestens 2 cm, Ausbreitung in Hilus, Pleura infiltriert, Atelektase |
| T3 | Tumor infiltriert Brustwand oder Pleura, Zwerchfell, Perikard. Tumor im Hauptbronchus mit weniger als 2 cm Abstand zur Carina, Atelektase, Entzündung |
| T4 | Tumor mit Infiltration von Mediastinum, Herz, großen Gefäßen, Carina, Trachea, Ösophagus, Wirbelkörper. Pleuraerguss. Absiedlungen im ipsilateralen Lungenlappen |
| *N* | *Lymphknoten (Nodus)* |
| Nx | Suche nach regionalen Lymphknoten nicht abgeschlossen |
| N0 | keine Metastasen in Lymphknoten |
| N1 | Lymphknoten peribronchial und im ipsilateralen Hilus |
| N2 | Lymphknoten ipsilatera l in Mediastinum und Carinabereich |
| N3 | Lymphknoten kontralateral in Mediastinum und Hilus. Lymphknoten in Schlüsselbeingrube |
| *M* | *Metastasen* |
| Mx | Suche nach Fernmetastasen nicht abgeschlossen |
| M0 | keine Fernmetastasen |
| M1 | Fernmetastasen nachgewiesen |

**Tab. 11.10 Einteilung des Bronchialkarzinoms in Stadien.**

| *Stadium* | *Bezeichnung* |
|---|---|
| Okkultes Karzinom | TX N0 M0 |
| Stadium 0 | Tis N0 M0 |
| Stadium Ia | T1 N0 M0 |
| Stadium Ib | T2 N0 M0 |
| Stadium IIa | T1 N1 M0 |
| Stadium IIb | T2 N1 M0<br>T3 N0 M0 |
| Stadium IIIa | T3 N1 M0<br>T1–3 N2 M0 |
| Stadium IIIb | T4 N0–3 M0<br>T1–4 N3 M0 |
| Stadium IV | T1–4 N0–3 M1 |

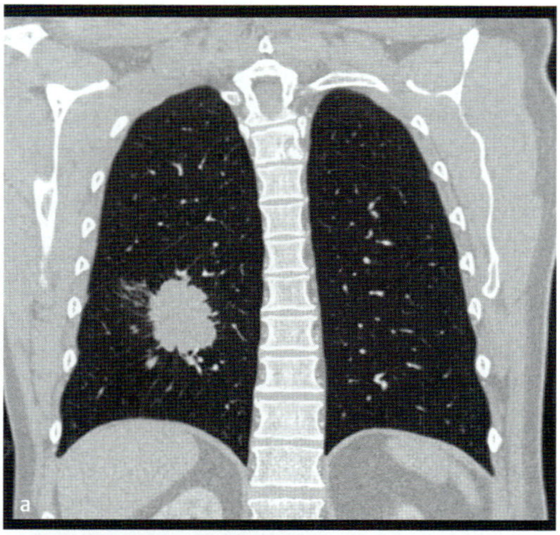

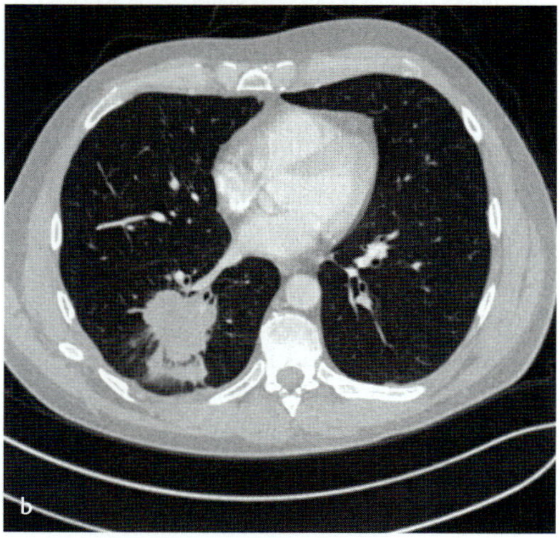

**Abb. 11.30 Bronchialkarzinom. a** Das CT des Thorax zeigt in der Frontalebene ein Bronchialkarzinom im Stadium T3 (vgl. **Tab. 11.10**). **b** Befund bei demselben Patienten in der Transversalebene.

Wegen der frühen Metastasierung des kleinzelligen Lungenkarzinoms wird für diesen Tumor eine vereinfachte Stadieneinteilung für die Therapieplanung benutzt:

**Stadium I:** sehr begrenzte Krankheit (very limited disease)
- Stadium T1 oder T2 (nach TNM) ohne Metastasen

**Stadium II**: begrenzte Krankheit (limited disease)
- Stadium T1–T3 (nach TNM)

**Stadium III**: ausgedehnte Krankheit (extensive disease)
- Stadium T4 (nach TNM)
- alle Patienten, deren Krankheit nicht mehr begrenzt ist (etwa 70%)

Nach histologischen Kriterien wird der Grad der Differenzierung der Karzinomzellen beurteilt, woraus sich Rückschlüsse auf die Prognose ergeben (**Tab. 11.11**).

Postoperativ wird eine Klassifikation nach dem Resektionserfolg vorgenommen (R0–R2, **Tab. 11.12**).

Prinzipiell stehen für die Behandlung der Patienten mit Bronchialkarzinom chirurgische, zytostatische und radiologische Methoden zur Verfügung. Ansätze für die immunologische Behandlung einzelner Tumoren zeichnen sich ab.

**Kleinzelliges Bronchialkarzinom.** Dieser frühzeitig metastasierende Lungentumor ist zur Zeit der Diagnose meist schon metastasiert. Deshalb ist primär die Radiochemotherapie indiziert. Nur im Stadium „limited Disease“ wird die Resektion des Tumors erwogen.

Als adjuvante Therapiemaßnahme kann der Schädel bestrahlt werden, um die Gefahr der intrazerebralen Metastasierung zu verringern.

**Nicht-kleinzelliges Bronchialkarzinom.** Grundsätzlich wird in den frühen Stadien die kurative chirurgische Tumorresektion angestrebt. In fortgeschrittenen Stadien werden chirurgische Verfahren plus Radio-Chemotherapie oder Radio-Chemotherapie eingesetzt.

Die chirurgischen Verfahren umfassen je nach Lokalisation des Tumors Lobektomie, Pneumektomie und bei Lungenmetastasen Segmentresektionen. Eine Möglichkeit, das Operationsrisiko abzuschätzen, gibt (**Tab. 11.13**).

*Bewertung der Therapie*

Erfolg oder Misserfolg der Behandlung eines Krebskranken wird nach bestimmten Kriterien bewertet. Danach wird beurteilt, ob die Krankheit auf die Behandlung anspricht (**Remission**), unverändert bleibt (**stabiles Stadium**) oder fortschreitet (**Progression**). Tritt eine Verschlechterung im Zustand des Patienten ein, kann auch der „Abbruch“ einer bestimmten Maßnahme indiziert sein, nicht aber die weitere allgemeine oder palliative Behandlung des Patienten.

In klinischen Studien wird nach diesen Regeln verfahren, um neue Therapieansätze zu bewerten und zu vergleichen. Die Kriterien, nach denen der Behandlungserfolg (Outcome) eingeschätzt wird, sind zuletzt 2009 als „RECIST“ (Response Evaluation Criteria in Solid Tumors) zusammengefasst worden.

**Tab. 11.11 Grade der Differenzierung von Karzinomzellen.**

| *Grad* | *Beschreibung* |
|---|---|
| G 1 | gut differenziert |
| G 2 | mäßig differenziert |
| G 3 | schlecht differenziert |
| G 4 | undifferenziert |

**Tab. 11.12 R-Klassifikation.**

| *Kürzel* | *Bedeutung* |
|---|---|
| R0 | makroskopisch und mikroskopisch kein Residualtumor |
| R1 | histologisch Residualtumor an den Resektionslinien |
| R2 | makroskopisch Residualtumor |

**Tab. 11.13 Operationsrisiko bei Lungentumoren (nach Mauntain 1983, Bünte 1996).**

| *Operationsrisiko* | *Anzeichen* |
|---|---|
| ***geringes Risiko*** | |
| Herz | normale Größe und Funktion, Blutdruck normal, EKG o.B. |
| Lunge | normale Blutgase und normale Lungenfunktion ($FEV_1$ >70% der Norm) |
| ***erhöhtes Risiko*** | |
| Herz | koronare Herzerkrankung oder Infarkt innerhalb der letzten 2 Jahre, pathologisches EKG, Rhythmusstörungen, Klappenfehler oder hoher Blutdruck |
| Lunge | Hypoxie mit normalem $P_{CO2}$, reduzierte Lungenfunktion ($FEV_1$ ca. 35–70% der Norm) |
| ***hohes Risiko*** | |
| Herz | therapierefraktäre Herzinsuffizienzzeichen, ventrikuläre Arrhythmien, schwere Hypertonie, frischer Infarkt |
| Lunge | schlechte mechanische Lungenfunktion ($FEV_1$ <35% der Norm), pulmonale Hypertension, $PCO_2$ <45 mmHg |

*Palliative Therapie*

Allgemeine, unterstützende Maßnahmen betreffen eine optimale **Schmerztherapie**, **Gesprächsbereitschaft** des Behandlungsteams, eine angepasste und ausgewogene Ernährung, seelsorgerische und sozialmedizinische Beratung sowie psychoonkologische Betreuung. Besondere Aufmerksamkeit, Einfühlungsvermögen und behutsame Gesprächsführung, die das Vertrauen des Schwerkranken gewinnt, sind Voraussetzung für einen hilfreichen Umgang mit Patienten, die mit berechtigter Sorge und Angst in die Zukunft schauen. In diese Fürsorge sind auch die Angehörigen einzubeziehen.

Patienten mit fortgeschrittener Tumorkrankheit leiden oft unter sehr starken Schmerzen, besonders wenn sich Metastasen im Knochensystem und im Retroperitonealraum ausbreiten. Dann ist eine wirksame medikamentöse **Schmerztherapie** die wichtigste Aufgabe.

Es kommt darauf an, diese Schmerzmittel regelmäßig in bestimmten Abständen zu geben, bevor erneut eine Schmerzattacke den Patienten überfällt. Je nach Lokalisation der Schmerzen ist eine peridurale kontinuierliche Gabe von Analgetika möglich. Die Applikation kann bei liegendem Katheter auch vom Patienten selbst nach Bedarf gesteuert werden.

Eine palliative Strahlentherapie wird z.B. bei Knochenmetastasen oder bei oberer Einflussstauung vorgenommen. Palliative endoskopische Verfahren betreffen die endoskopische *Rekanalisierung* eines Bronchus, der durch Tumormassen verschlossen ist. Dies ist die wichtigste Indikation für eine endobronchiale Lasertherapie. Eine endobronchiale Strahlentherapie („after loading") kann angeschlossen werden. Es handelt sich um palliative Techniken, die dem Patienten das Atmen und damit das Leben erleichtern.

Mit **symptomatischen Maßnahmen** richtet sich die palliative Therapie gegen Bronchitis, Atemnot oder Obstipation.

Konnten alle geeigneten Maßnahmen die Krankheit nicht aufhalten, ist die Begleitung des Sterbenden eine hohe ethische Verpflichtung für alle an der Behandlung des Kranken Beteiligten. Diese Aufgabe schließt den verständnisvollen Umgang mit den trauernden Angehörigen ein.

### Nachsorge

Nachsorgeprogramme umfassen ambulante Überwachung, psychosoziale Fürsorge und Rehabilitationsverfahren.

● FALLBEISPIEL BRONCHIALKARZINOM *Der 51-jährige Patient suchte wegen heftiger Schmerzen im Rücken seinen Hausarzt auf, der ihn nach Erhebung der Anamnese und nach körperlicher Untersuchung zur weiteren Diagnostik und Therapie in die Klinik einwies. Zu der Zeit hatte der Patient wegen seiner Beschwerden schon drei Monate lang Ibuprofen eingenommen, zuletzt, da die Schmerzen nicht nachließen, 2400 mg täglich, immer in dem Gedanken, „dass es sich schon bessern würde". Trotz der hohen Dosis nahm der Patient keine Magensäure blockierenden Medikamente zum „Magenschutz" ein, auch sonst kein weiteres Medikament.*
*Bei der Aufnahme war der Patient voll orientiert, klagte ruhig und besonnen über seine Schmerzen, aber zusätzlich über zunehmenden Kräfteverlust, verstärkte Mattigkeit und Atemnot beim Treppensteigen. Kein Husten, der Patient war früher starker Zigarettenraucher, jedoch seit ca. 9 Jahren Nichtraucher; nur geringer Alkoholkonsum.*

### Diagnostik

*Bei der ersten orientierenden Untersuchung war die Wirbelsäule klopfempfindlich, besonders in der Region Hals- und Brustwirbelsäule. Die Lunge war auskultatorisch und perkussorisch normal. Herztöne rein, der Puls rhythmisch, 74 Schläge/Minute, Blutdruck 125/70 mmHg, Temperatur 37,5 °C. Haut und Mundschleimhaut waren blass, die Bauchdecken weich, Leber und Milz normal groß, Darmgeräusche normal, Nierenlager nicht klopfempfindlich. Das zentrale und periphere Nervensystem bei orientierender Prüfung normal. Auch der übrige körperliche Untersuchungsbefund normal. Körperlänge 175 cm, Gewicht 89 kg, BMI 30.*

***Laborbefund.*** *Der überraschende Befund im „kleinen Blutbild": Hämoglobin 5,2 g/dl ! (normal 12–16), Erythrozyten 3,2 Mio/µl ! (normal 4–5,9). Daraufhin erneute Befragung des Patienten, jetzt mit gezielten Fragen wegen Verdachts auf „Anämie infolge Magenblutung", da der Patient hohe Dosen Ibuprofen eingenommen hatte. Aber der Patient hatte weder Teerstuhl noch Bluterbrechen bemerkt, auch keinen blutigen Auswurf.*
*Da es sich bei dieser Symptomatologie offenbar um eine ernste Krankheit handelte, wurden weitere Labortests im Eilfall erbeten: Leukozyten 7,6 Tsd./µl (normal 4–10), Retikulozyten 0,6 % (normal 0,5–2,5), CRP 37 mg/l (normal < 5), BSG 32 mm nach 1 Stunde (normal < 17). Eisen i.S. 23 µg/dl (normal 60–140).*

***Weitere Befunde.*** *Eine Notfallgastroskopie ergab eine Helicobacter-induzierte Antrumgastritis. Das Thorax-Röntgen-Bild zeigte einen prominenten Hilus rechts. Verdacht auf zentralen raumfordernden Prozess. CT des Thorax: dringender Verdacht auf zentrales Bronchialkarzinom mit Metastasen in Halswirbelsäule und Nebennieren. MRT des Schädels: 1,2 cm großer Herd (Metastase) im linken Occipitallappen des Gehirns.*
*Jetzt ist nach erklärendem Gespräch mit dem Patienten eine Bronchoskopie mit Biopsie und Histologie erforderlich. Ergebnis: Plattenepithel-Bronchialkarzinom rechts zentral.*

### Therapie

*Nachdem die Diagnose gesichert ist, werden – wie schon in den vergangenen Tagen – mit dem Patienten und wunschgemäß mit seinen Angehörigen die Situation und der Therapieplan besprochen. Als erste Maßnahme erfolgt eine Bluttransfusion, um den Allgemeinzustand zu bessern. Dann werden die Metastasen im Gehirn und in der Wirbelsäule bestrahlt. Anschließend erfolgt eine Chemotherapie. Hausarzt und eine onkologische Fachpraxis sind beteiligt.*

## 11.9.2 Lungenmetastasen

Bösartige Krebse anderer Organe metastasieren häufig hämatogen in die Lungen und sind dort einzeln oder zahlreich als Rundherde zu erkennen. Dies kommt v. a. bei folgenden Primärtumoren vor: kolorektales Karzinom, Seminom, Prostatakarzinom, Mammakarzinom, Magenkarzinom, Schilddrüsenkarzinom und Nierenzellkarzinom (**Abb. 11.31** u. **Abb. 11.32**).

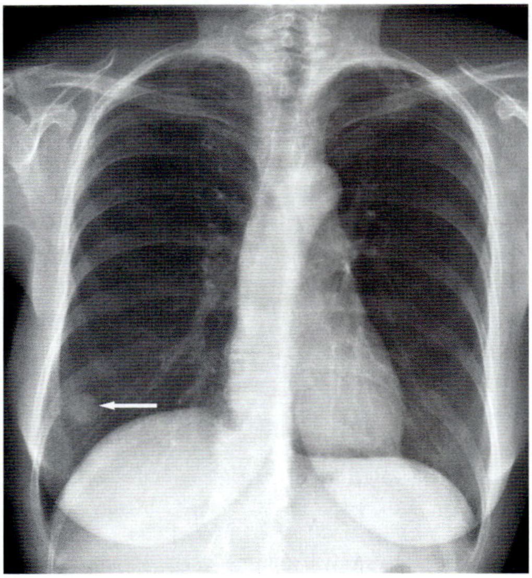

**Abb. 11.31 Metastase.** Rundherd im rechten Lungenunterlappen: Metastase eines Sarkoms.



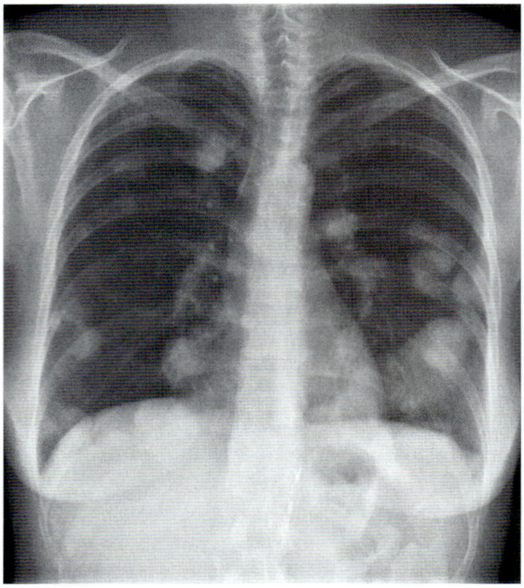

**Abb. 11.32 Metastasen.** Ausgedehnte Metastasierung in die rechte und linke Lunge bei Nierenzellkarzinom.

Lymphogene Metastasen, besonders bei Brust- und Magenkrebs führen zur Pleuritis carcinomatosa (S. 359).

## 11.9.3 Gutartige Lungentumoren

Im Vergleich zum bösartigen Lungenkarzinom sind gutartige Tumoren der Lunge selten. Sie kommen als Adenome, Fibrome, Lipome und Hamartome (Chondrome) (**Abb. 11.33**) vor. Auch arteriovenöse Fisteln in der Lunge sind bekannt, z. B. im Rahmen der Osler-Erkrankung (S. 569).

Zylindrome im Bronchus verursachen Atemnot und Stridor (hörbares pfeifendes Atemgeräusch). Karzinoide entwickeln sich aus Drüsenzellen der Bronchialwand. Sie sind endokrin aktiv und verursachen das Karzinoidsyndrom (S. 433).

## 11.9.4 Lungentransplantation

Bei Patienten, die im Endstadium schwerer Lungenkrankheiten leben, kommt die Lungentransplantation (einseitig, doppelseitig, Herz-Lungen-Transplantat) infrage, z. B. im Endstadium der nachfolgend genannten Krankheiten:
- chronisch-obstruktive Lungenkrankheit (S. 323)
- zystische Fibrose (S. 129)
- idiopathische Lungenfibrose (S. 343)
- primäre pulmonale Hypertension (S. 347)

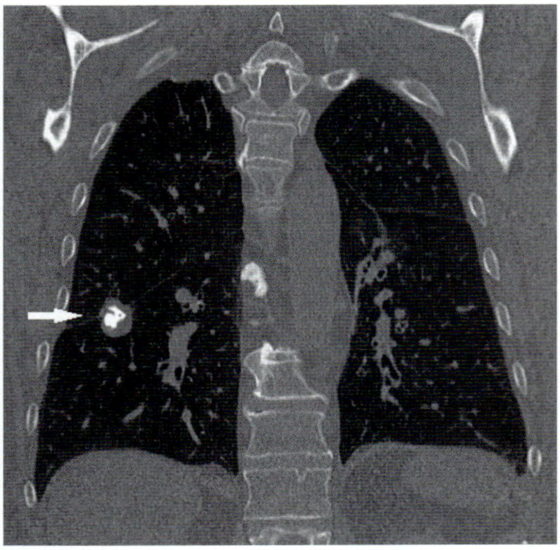

**Abb. 11.33 Hamartom.** Die Computertomografie des Thorax zeigt in Frontalebene ein Hamartom (Pfeil).

# 11.10 Schlafapnoe

Es handelt sich um vorübergehende Atempausen (definitionsgemäß von mehr als 10 Sek. Dauer) während des Schlafes. Wesentlich längere Pausen kommen vor. Schlafapnoe ist eine der Hauptursachen für chronische Müdigkeit.

Man unterscheidet drei Formen der Schlafapnoe:
- obstruktive Schlafapnoe
- zentrale Schlafapnoe
- gemischte Form

## Obstruktive Schlafapnoe

Der normale Luftstrom wird unterbrochen wegen eines Verschlusses der oropharyngealen Luftwege bei vorhandenem Atemantrieb. Während des Schlafes nimmt die Aktivität der Muskulatur in diesem Gebiet ab (zurückfallende Zunge, Schnarchen). Begünstigende Faktoren sind Adipositas, Alkoholabusus. Auf die Phase der Apnoe folgt Erwachen, Hyperventilation, Normalatmung und eventuell Wiederholung des Zyklus mehrfach pro Nacht. Einige Patienten haben eine hochgradige Bradykardie, andere eine Tachyarrhythmie während dieses Vorganges.

● MERKE *Schlafapnoe gilt als häufige Ursache für eine chronische Müdigkeit am Tage. Vergleiche Pickwick-Syndrom (S. 143).*

## Zentrale Schlafapnoe

Bei dieser Form fehlt vorübergehend der zentrale Antrieb für die Atemtätigkeit. Erkrankungen des zentralen Nervensystems, Herz-Kreislauf-Krankheiten, neuromuskuläre Krankheiten können die Grundlage für die zentrale Schlafapnoe sein.

In der **gemischten** Form verbinden sich obstruktive und zentrale Mechanismen.

### *Diagnostik*

Anamnese, vervollständigt durch Fremdanamnese. Untersuchung im Schlaflabor.

### *Therapie*

Meiden von Alkohol und sedierenden Medikamenten. Bei Adipositas Gewichtsreduktion, Vermeiden der Rückenlage im Schlaf. Bei schwerer obstruktiver Schlafapnoe plastische Operation an Uvula und Pharynx sowie die Erhöhung des Luftdruckes der Einatmungsluft über eine Nasenmaske (nasale kontinuierliche Überdrucktherapie = "*n*asal *c*ontinuous *p*ositive *a*irway *p*ressure" = nCPAP). Durch den Überdruck wird der Verschluss der oberen Atemwege verhindert.

**Schnarchen** entsteht durch hochfrequentes Vibrieren der Weichteile von Gaumen und Rachen. Die Mehrzahl der Menschen mit alleinigem Schnarchen ohne weitere Symptome, wie z. B. die erwähnte Tagesschläfrigkeit, hat keine obstruktive Schlafapnoe. Dagegen tragen Patienten mit gesicherter erheblicher Schlafapnoe mit Obstruktion ein höheres Risiko für Unfälle im täglichen Leben. Erhöht ist auch das Risiko, an Arteriosklerose und arterieller Hypertonie zu erkranken. Deshalb gehört zur Anamnese bei Patienten mi Bluthochdruck immer die Frage nach Schlafstörungen.

# 11.11 Krankheiten des Rippenfells

## 11.11.1 Pleuritis sicca, Pleuritis exsudativa, Pleuraerguss

Entzündungen des Rippenfells (Pleura) können trocken (Pleuritis sicca) oder mit Pleuraerguss (Pleuritis exsudativa) ablaufen. Die trockene Pleuritis ist meist das Durchgangsstadium zur feuchten Pleuritis mit geringer oder großer Menge (bis zu mehreren Litern) Flüssigkeit.

### *Ursachen*

Ursache des eiweißarmen Pleuraergusses (Transsudat) ist meist eine Herzinsuffizienz (S. 218) mit Stauung im Lungenkreislauf, Erhöhung der Kapillarpermeabilität und infolgedessen Ergussbildung. Auch Eiweißmangel (Hypoproteinämie), wie bei nephrotischem Syndrom (S. 517) oder bei fortgeschrittener Leberzirrhose (S. 99), führt infolge des verminderten onkotischen Drucks zu Pleuratranssudat.

Krankheiten, die zu eiweißreichem Pleuraerguss (Exsudat) führen, sind z. B. Pneumonie, Tuberkulose, Kollagenosen.

Hämorrhagische Beimengungen zum Exsudat werden häufig bei Lungenkarzinom gefunden. Ist der Erguss eitrig, spricht man von Pleuraempyem.

Die lymphogene Metastasierung, besonders bei Brust- und Magenkrebs führt zur Pleuritis carcinomatosa, die netzförmig die Pleura überzieht.

### *Pathologische Anatomie*

Die normalerweise glatte, spiegelnde Oberfläche des Rippenfells wird bei Pleuritis durch Fibrinauflagerungen rau, sodass (bei der trockenen Form) die Pleurablätter schmerzhaft aneinander reiben.

11

### *Symptome*

Führendes Symptom der trockenen Pleuritis ist der atemabhängige Schmerz. Bei zunehmender Ergussbildung kann der Schmerz verschwinden, da die aneinander reibenden Pleurablätter durch die dazwischenliegende Flüssigkeit voneinander abgedrängt werden. Bei stärkerer Ergussbildung entsteht durch Einengung der Lunge Atemnot.

Auskultatorisch hört man bei Pleuritis sicca ein charakteristisches Pleurareiben. Bei Pleuritis exsudativa ist das Atemgeräusch abgeschwächt. Perkussorisch hört man über dem Erguss nicht mehr den normalen sonoren Lungenklopfschall, sondern eine „Dämpfung". Je nach der Grundkrankheit bestehen subfebrile oder hochfebrile Temperaturen.

### *Diagnostik*

**Röntgenuntersuchung und Sonografie.** Bei Pleuritis sicca ist die Röntgenuntersuchung unergiebig. Bei Pleuritis exsudativa sieht man im Beginn beim stehenden Patienten die Flüssigkeit in den Zwerchfell-Rippenwinkeln. Bei stärkerer Ergussbildung steigt die röntgenologisch erkennbare Verschattung schulterwärts an (einseitig oder doppelseitig, **Abb. 11.34**).

Sonografisch und im CT können bereits kleine Ergussmengen nachgewiesen werden.

**Pleurapunktion.** Die Untersuchung der Punktionsflüssigkeit ist für die Diagnostik wichtig. Blutiges Exsudat spricht v. a. bei älteren Menschen für ein Tumorleiden. Auch die Pleuritis nach Lungeninfarkt verursacht blutiges (hämorrhagisches) Exsudat. Die Untersuchung des Zellgehaltes in der Exsudatflüssigkeit kann zu einer genauen Diagnose führen, z. B. durch Nachweis von Tumorzellen bei Krebskrankheiten. Transsudat und Exsudat (**Tab. 11.14**) werden folgendermaßen unterschieden:

- *Transsudat* (häufig infolge Herzinsuffizienz) ist eiweißarm, zellarm und hat die Farbe wie Blutserum.
- *Exsudat* ist demgegenüber eiweißreich, zellreich und gelblich gefärbt.
- Ist der Erguss von weißlicher Farbe und reich an Triglyzeriden, handelt es sich um einen *chylösen Erguss* (meist nach Traumen oder bei Tumoren).
- Ist der Erguss gefärbt wie Eiter und enthält massenhaft Zellen, handelt es sich um ein *Pleuraempyem*.

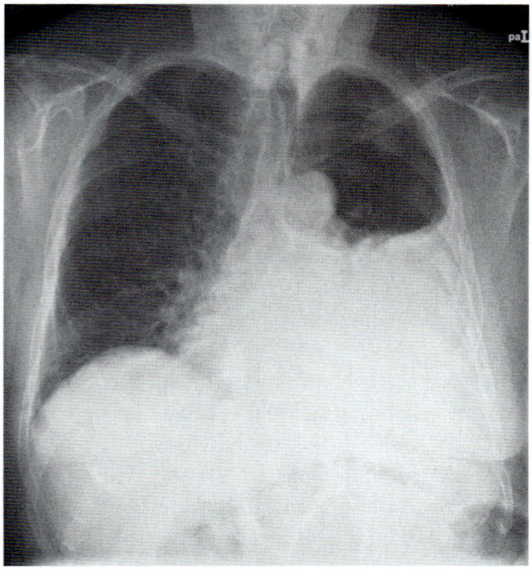


**Abb. 11.34 Pleuraerguss.** Ausgedehnter Pleuraerguss links, Metastasen im linken Oberfeld bei Nierenzellkarzinom.

PFLEGE ***Pleurapunktion.*** *Das Pflegepersonal richtet die für die Punktion benötigten Materialien, stützt während der Durchführung den Patienten und assistiert dem Arzt. Unmittelbar vor dem Eingriff lokalisiert der Arzt den Erguss sonografisch. Nach der Hautdesinfektion und der Lokalanästhesie wird punktiert, die Flüssigkeit wird abgezogen. Der Patient sitzt leicht vorgebeugt am Bettrand und hat die Arme erhöht auf einer Stuhllehne liegen, damit die Zwischenrippenräume möglichst weit sind. Er sollte während des Eingriffs nicht husten, weil dies zu Verletzungen führen kann. Nach der Punktion wird ein Pflasterkompressionsverband angelegt. In den ersten Stunden danach werden Atmung, Puls, Blutdruck und Wundverband häufig kontrolliert.*

### *Therapie*

Das Grundleiden muss behandelt werden! Bei erheblicher Atemnot ist eine Punktion erforderlich. Liegt ein Empyem (dickflüssiges, gelbes Exsudat) vor, wird eine Drainage angelegt und mit Antibiotika behandelt.

Eine Pleuritis exsudativa kann bei chronischem Verlauf in eine Pleuraschwarte übergehen, die eine Belüftungsstörung der Lunge zur Folge hat (gefesselte Lunge).

**Tab. 11.14 Unterscheidungsmerkmale von Transsudat und Exsudat.**

| | *Transsudat* | *Exsudat* |
|---|---|---|
| *Transparenz* | klar | trüb |
| *Farbe* | serös | bernsteinfarben oder hämorrhagisch |
| *spezifisches Gewicht* | <1016 | >1016 |
| *Eiweißgehalt* | <3 g/dl | >3 g/dl |
| *LDH (Lactatdehydrogenase)* | <200 IU/l | >200 IU/l |
| *Zellen* | zellarm | zellreich |

### 11.11.2 Tumoren der Pleura

Primäre Pleuratumoren, die vom Rippenfell selbst ausgehen, sind selten. Das bösartige Pleuramesotheliom geht von den Mesothelzellen der Pleura aus. Es ist meist Folge von Asbestexposition (S. 345) und verursacht Brustschmerzen und blutigen Pleuraerguss. Trotz aller Maßnahmen ist die Prognose für diese Patienten schlecht. Die palliative Therapie steht im Vordergrund.

## 11.12 Pneumothorax

● DEFINITION *Pneumothorax bedeutet Luftansammlung im Pleuraraum.*

#### *Ursachen*

Man unterscheidet verschiedene Formen des Pneumothorax:

- **Spontanpneumothorax** (Abb. 11.35):
  - *primärer* Spontanpneumothorax: Ruptur von dysontogenetischen (fehlerhaft angelegten) Lungenzysten, die subpleural gelegen sind,
  - *sekundärer* Spontanpneumothorax: Bei vorbestehender Lungenkrankheit, meist chronisch-obstruktiver Lungenkrankheit,
- **traumatischer Pneumothorax** infolge penetrierender oder nicht penetrierender Brustverletzung (Unfälle, Rippenbrüche, Stichverletzung),
- **Spannungspneumothorax** als Unfallfolge oder bei mechanischer Beatmung oder Wiederbelebungsversuchen.

#### *Häufigkeit*

Vom Spontanpneumothorax sind Männer häufiger als Frauen betroffen. Familiäre Häufung kommt vor.

#### *Pathophysiologie*

Normalerweise herrscht im Pleuraspalt gegenüber dem intrapulmonalen Druck ein Unterdruck. Dringt Luft in den Pleuraspalt ein, kollabiert die Lunge partiell oder total infolge ihrer Eigenelastizität.

#### *Symptome*

Leitsymptome sind akut einsetzender Schmerz und sofort danach Atemnot und Hustenreiz. Auskultatorisch ist das Atemgeräusch abgeschwächt bzw. aufgehoben (perkussorisch Schachtelton).

Die *Röntgenuntersuchung* zeigt beim totalen Pneumothorax die kollabierte Lunge als schattendichtes Gebilde in Hilusnähe (Abb. 11.36). Bei partiellem Pneumothorax sieht man eine Luftschicht, welche die Lunge mantelförmig umhüllt (Mantel-Pneumothorax).

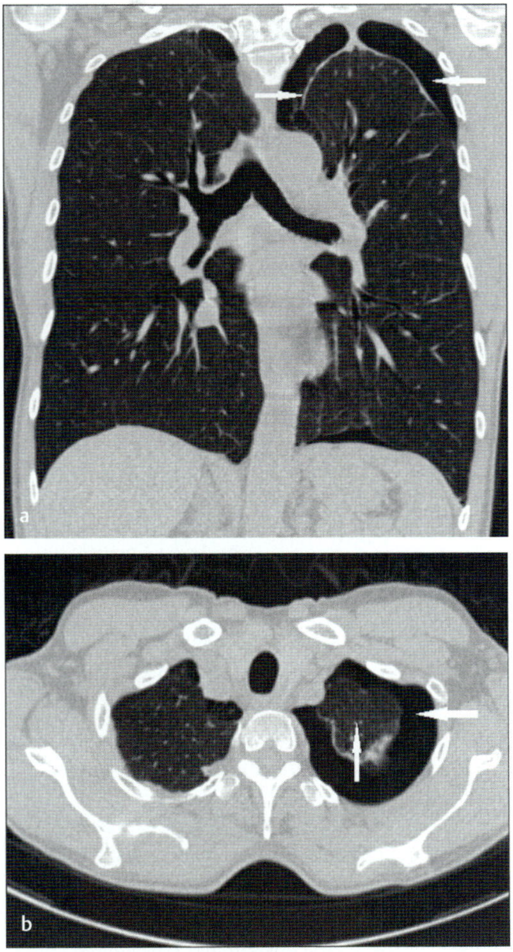


**Abb. 11.35 CT des Thorax: Spontan-Pneumothorax.**
**a** Partieller Pneumothorax: Lungenoberlappen mit der Pleura parietalis verklebt (Pfeil). **b** Totaler Kollaps: Die zusammengeschnurrte Lunge (senkrechter Pfeil) im luftgefüllten Pleuraraum (waagerechter Pfeil).

● MERKE *Lebensbedrohend ist der Spannungspneumothorax, bei dem eine Lungenverletzung vorliegt, die wie ein Ventil wirkt, sodass der Druck im Pleuraraum (zwischen Pleura visceralis und Pleura parietalis) bedrohlich ansteigt. Dadurch wird das Mediastinum zur gesunden Seite hin verschoben. Es entsteht eine obere Einflussstauung. Die Seitenverschiebung des Herzens kann zum akuten Herztod führen.*

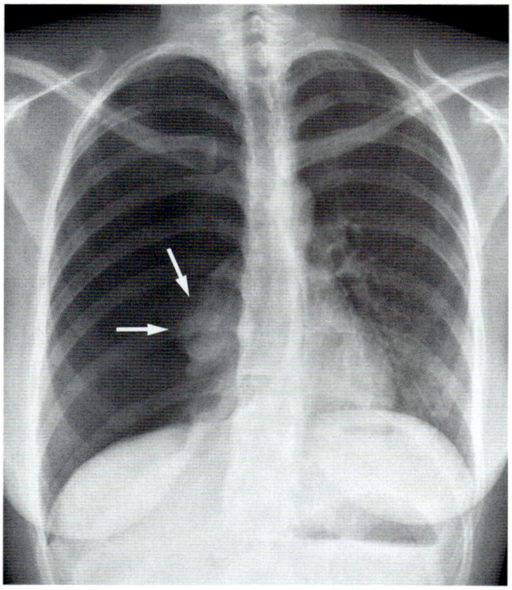

**Abb. 11.36 Pneumothorax.** Pneumothorax rechts mit Totalatelektase der rechten Lunge. Das Lungenparenchym der rechten Lunge ist vollständig zusammengeschnurrt. Das Mediastinum ist nach links verschoben als Folge des Spannungspneumothorax.

### *Therapie*

Geringe Formen von Pneumothorax bilden sich spontan zurück. Große Luftansammlungen können abgesaugt werden. Der offene, traumatische Pneumothorax erfordert den sofortigen luftdichten Verschluss der Wunde mit späterer chirurgischer Wundnaht.

Die erste Hilfe beim gefährlichen Spannungspneumothorax ist die Pleurapunktion. Anschließend ist eine Saugdrainage erforderlich. Ist der Defekt groß, kann eine thoraxchirurgische Naht des Lungenparenchyms erforderlich werden.

## 11.13 Krankheiten des Mediastinums

### 11.13.1 Mediastinitis

DEFINITION *Eine Entzündung des Mediastinums (Mittelfellraum) nennt man Mediastinitis. Es handelt sich um eine seltene, schwere Krankheit, die sofortiger Behandlung bedarf.*

#### *Ursachen*

Die Erreger, die eine bakterielle Mediastinitis hervorrufen, stammen am häufigsten aus eiternden Prozessen in der Umgebung, z.B. Abszess im Rachenraum. Aber auch nach Perforation der Speiseröhre (z.B. Karzinomdurchbruch, Divertikeldurchbruch) oder als Komplikation nach Operationen an Ösophagus, Herz, Lunge kann sich eine eitrige Mediastinitis entwickeln.

#### *Symptome*

Starke Schmerzen hinter dem Brustbein, Fieber, Leukozytose und beschleunigte BSG sind wichtige Symptome.

#### *Therapie und Prognose*

Nach Möglichkeit sollen die Perforation und der Eiterherd operativ beseitigt werden. Antibiotika sind in jedem Fall erforderlich. Die Prognose ist ernst.

### 11.13.2 Mediastinalemphysem

Bei Fistelbildungen in Luftröhre oder Speiseröhre kann Luft in das Mediastinum eindringen. Solche Fisteln sind meist die Folge von Tumoren oder von Verletzungen bei Ösophagoskopie bzw. Bronchoskopie. Auch bei Spontanpneumothorax kann ein Mediastinalemphysem entstehen.

### 11.13.3 Mediastinaltumoren

#### *Pathologische Anatomie*

*Primär gutartige* Tumoren des Mediastinums, die aber bösartig entarten können, sind z.B. Teratom und Dermoidzyste. Thymustumoren sind relativ häufige Tumoren im vorderen Mediastinum (vgl. Myasthenia gravis, S. 166). Eine intrathorakale Struma taucht ebenfalls in das vordere Mediastinum ein (Diagnosesicherung mittels Schilddrüsenszintigrafie).

Von den malignen Tumoren sind insbesondere die Lymphogranulomatose und das Lymphosarkom zu nennen.

#### *Symptome*

Besonders die bösartigen Tumoren des Mediastinums komprimieren die V. cava superior und führen zum

Krankheitsbild der oberen Einflussstauung mit den charakteristischen Zeichen der gestauten Halsvenen und in schweren Fällen mit Ödem des Kopfes. Ummauerung des N. laryngeus recurrens durch bösartige Krankheitsprozesse verursacht Heiserkeit. Ist der N. phrenicus, der gleichfalls durch das Mediastinum verläuft, komprimiert, kommt es zur Zwerchfelllähmung.

Röntgenuntersuchung, CT und MR: Wichtiges Symptom ist die „Mediastinalverbreiterung". Mit endoskopischen Verfahren (Mediastinoskopie, Ösophagoskopie, Bronchoskopie) wird Gewebe zur histologischen Untersuchung entnommen.

### *Therapie*

Es kommen Operation, Strahlenbehandlung und Zytostatika infrage.

## P 11.14 Pflegeschwerpunkt Pneumonie

Franz Sitzmann

Die Aufgaben der Pflege lassen sich in zwei Aufgabengruppen teilen:

- Maßnahmen zur Pneumonieprophylaxe
- Maßnahmen bei bestehender Pneumonie

### 11.14.1 Maßnahmen zur Pneumonieprophylaxe

Pneumonien sind die zweithäufigsten aller krankenhauserworbenen (nosokomialen) Infektionen, in der Intensivpflege sogar die häufigsten (Sitzmann 2004, 2009). Durch die Grunderkrankung bzw. Abwehrschwäche werden die physiologischen Schutzfunktionen des Körpers reduziert oder sie werden ganz außer Funktion gesetzt. Folgende pflegerischen Maßnahmen sollen dazu beitragen, diese natürlichen Schutzfunktionen wieder zu aktivieren. Die drei Hauptziele sind

1. Lungenventilation und somit Atemqualität und Atemvolumen verbessern,
2. Sekretansammlung vermeiden,
3. Aspiration vermeiden.

**Lungenventilation verbessern.** Folgende Maßnahmen verbessern die Lungenfunktion:

- gute Raumlüftung
- Atemtherapie
- Mobilisation
- atemfördernde Lagerungen
- Verabreichen von Sauerstoff

**Sekretansammlung vermeiden.** Folgende Maßnahmen vermeiden eine Sekretansammlung:

- Anwenden ätherischer Öle
- Wickel und Auflagen
- Unterstützen beim Abhusten
- Lockern intrabronchialen Schleims durch Vibration
- Inhalationstherapie
- Absaugen von Sekret

**Aspiration vermeiden.** Maßnahmen, die eine Aspiration vermeiden, sind

- kontrolliertes Schlucken,
- refluxreduzierende Hochlagerung des Oberkörpers (30–45°).

#### Atemtherapie

**Einatemtechnik.** Mit der Einatemtechnik wird die Einatembewegung intensiviert. Diese beginnt in der Atemruhelage (nach Beendigung der normalen Ausatmung) und geht bis in den Bereich des inspiratorischen Reservevolumens.

Verengte Bronchialwege lassen sich erweitern durch ein betont langsames, tiefes Einatmen mit anschließendem kurzem Anhalten der Luft. Begründung: Der Atemwegswiderstand sinkt, die Atemarbeit wird erleichtert. Ein Beispiel für eine *Einatemtechnik* ist die **therapeutische Nasenenge**. Dabei wird beim Einatmen wie beim Riechen die Luft hochgezogen. Alternativ können auch die Nasenflügel am Ansatz mit zwei Fingern leicht zusammengedrückt werden. Das führt zu einer Verbesserung der Atemmuskelfunktion (**Abb. 11.37**).

**Ausatemtechnik.** Durch verstärkte Ausatmung kann eine vertiefte Einatmung eingeleitet werden. Beispiel:

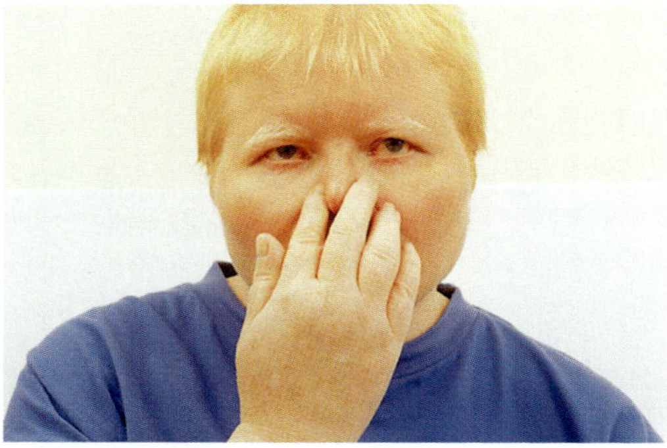

**Abb. 11.37 Nasenenge.** Technik der therapeutischen Nasenenge.

Bei Atemnot werden die untersten Rippen bei der Ausatmung komprimiert. Infolge davon ist die Einatmung vertieft, die Atemnot gelindert. Neben apparativen Hilfen (z. B. PEP-Maske) können einfache *Ausatemtechniken* gelehrt werden, z. B. die **dosierte Lippenbremse**. Dies ist die einfachste Form der Ausatmung gegen einen Widerstand (**Abb. 11.38**). Sie ist geeignet, um

- Sekrete zu lösen,
- tiefe Lungenbezirke zu belüften,
- die Atemmuskulatur zu stärken.

Der Patient atmet normal ein und bei fast geschlossenem Mund aus. Die Luft wird beim Ausatmen mit den Lippen etwas zurückgehalten (nicht pressen, sondern die Luft durch die fast geschlossenen Lippen ausströmen lassen). Die Lippen erzeugen einen exspiratorischen Atemwiderstand. Dieser Widerstand kann auch auf den phonischen Laut „ff" erzeugt werden.

Bei der Ausatmung mittels dosierter Lippenbremse entsteht ein intrabronchialer Druck. Durch diesen Druck soll einem Kollaps der instabilen Atemwege (z. B. bei Lungenemphysem) entgegengewirkt werden. Zäher Schleim wird mobilisiert, ein höherer exspiratorischer Fluss wird erreicht.

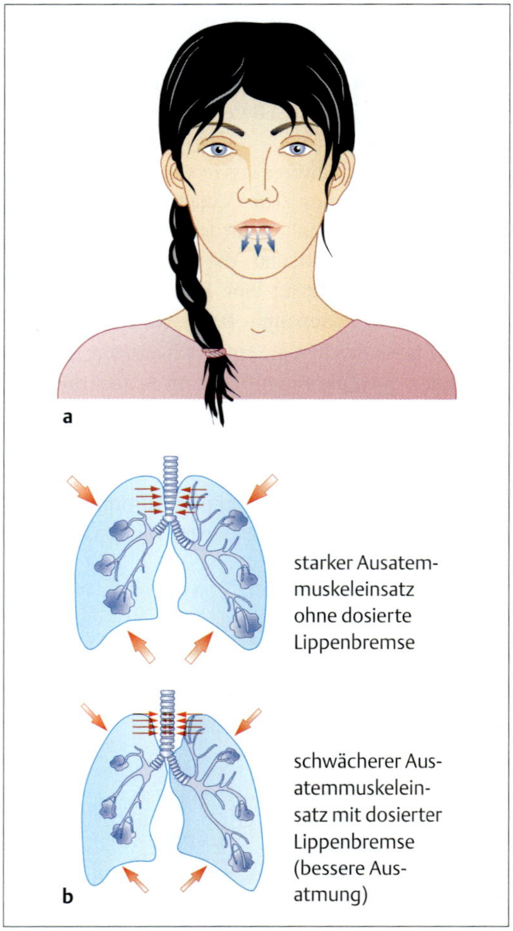


**Abb. 11.38 Lippenbremse.** Die Lippenbremse ist eine dosierte Form der Ausatmung ohne Druck gegen die aufeinandergelegten Lippen.

## Mobilisation

Jede körperliche Aktivität des bettlägerigen Patienten führt u. a. dazu, dass sich durch erhöhten Sauerstoffbedarf und Sekretbewegung die Atmung verstärkt. Dadurch wird der Bronchialschleim abtransportiert und Pneumonien vorgebeugt. Deshalb sollten auch beatmete Patienten auf der Intensivstation möglichst früh mobilisiert werden (z. B. im Liegesessel). Postoperativ sollten Patienten so früh wie möglich aufstehen (meist schon 4–10 Stunden nach großen Operationen) oder wenn dies nicht möglich ist, konsequent gelagert werden. Durch Vertiefung der Atmung werden vorher nicht belüftete Lungenbereiche wieder mit Luft durchströmt.

PFLEGE *Es ist hilfreich, den Patienten zu einfachen Atemübungen, unabhängig von der Physiotherapie, anzuregen. Das können Recken, Strecken, langsames Aufblasen eines Luftballons, Produzieren von Seifenblasen mit einem Strohhalm u. a. sein.*

## Atemfördernde Lagerungen

Warum lagern? Schmerzen führen zu einseitiger Lage (Schonhaltung) und stellen somit eine Pneumoniegefährdung dar. Häufig verbringen Patienten wegen starker Schmerzen schlaflose Nächte in Schonhaltung auf einer Körperseite und atmen nur flach. Die reduzierte Belüftung einzelner Lungenabschnitte und der verminderte Lagewechsel führen dazu, dass der Schleim nicht abgehustet werden kann und sich eine Pneumonie entwickelt.

Durch atemunterstützende Lagerung und Mobilisation kann eine bewusstere Wahrnehmung der Atmung erzielt werden und der Gasaustausch wirkungsvoll verbessert werden. Entzündungssekrete und Schleim können leichter abfließen. Folgende Lagerungen unterstützen die Atmung und verbessern die Ventilation:

- Oberkörperhochlagerung
- Seitenlagerung
- Bauchlagerung
- spezielle Dehnlagerungen

MERKE *Der Patient sollte die durch Pflegepersonen vorgegebene Lagerungsposition selbstständig verändern können. Das darf nicht negativ gewertet werden. Verglichen mit der ständigen Lageveränderung von Gesunden ist das Intervall eines zweistündlichen Lagewechsels sehr lang!*

**Oberkörperhochlagerung (Langsitz im Bett).** Ein erhöht gelagerter Oberkörper (**Abb. 11.39**) von halbhoch bis hin zur sitzenden Position, erleichtert das Atmen bei Orthopnoe. Der Patient kann tiefer atmen und Bronchialsekret besser abhusten oder abräuspern.

Die korrekte Lagerung wird folgendermaßen erreicht:

- Kopfteil des Bettes hochstellen und Oberkörper so aufrichten, dass das Gewicht über die beiden Sitzbeinhöcker nach unten zur Matratze abgeleitet wird.
- Wirbelsäule mit einem kleinen Kissen oder einer Rolle unterstützen. Der Rücken muss gestreckt bleiben, um das Einsinken des Bauches zu verhindern.
- Gesäß muss direkt im Knick Kopfteil/Liegefläche liegen (ggf. ist es nötig, das Bett zu verlängern). Patient darf nicht zum Fußende rutschen (der Oberkörper würde zusammensinken und die Atmung würde behindert).

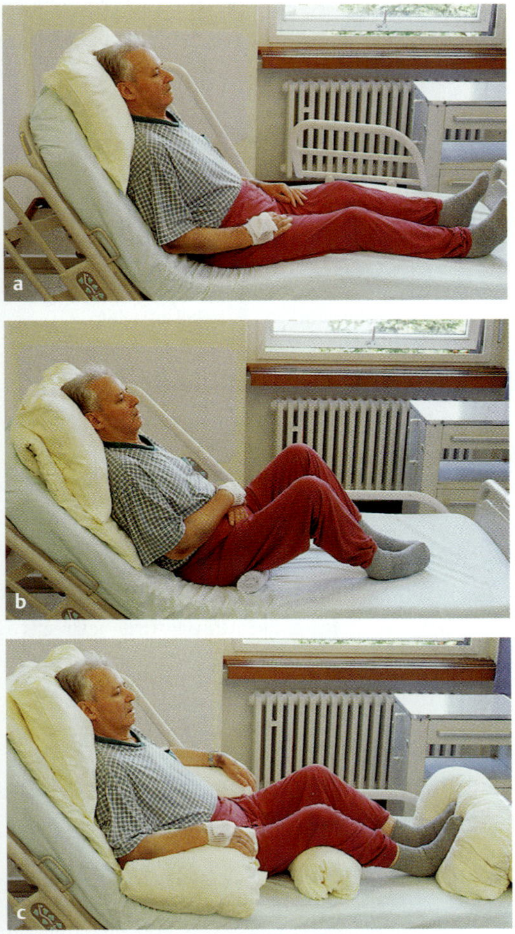

**Abb. 11.39 Langsitz im Bett. a** Oberkörperhochlagerung, **b** mit „Rutschbremse“ vor den Sitzbeinhöckern zur Stabilisierung, **c** Unterstützung der Arme bei erschwerter Atmung.

- Knie leicht beugen, eventuell mit einer Rolle unterlagern (Beine leicht außenrotiert und gespreizt lagern.

**Seitenlagerung.** Je nach Lagerung werden die oben liegenden Lungenabschnitte besser belüftet als die anderen, Sekret kann gelöst werden. Der 2-stündliche Wechsel von Seiten-, Bauch- und Rückenlage bewirkt eine regelmäßige Belüftung aller Lungenabschnitte. Der untere Zwerchfellabschnitt leistet der Atmung durch den auf ihn wirkenden Druck des Bauchinhaltes Widerstand. Das Bronchialsekret wird der Schwerkraft folgend in Richtung Hauptbronchus mobilisiert und kann abgehustet werden.

● MERKE *Eine 90 °-Seitenlage wirkt sich auf die druckbelastete Körperhälfte allerdings negativ aus (Dekubitusgefahr). Deshalb sollte diese Lage nicht länger als 30 Minuten durchgeführt werden.*

**Bauchlagerung.** Erkrankungen der Lunge betreffen selten das gesamte Organ. Schlecht belüftete Bezirke finden sich häufig im Bereich des Rückens (dorsobasal). Durch das Drehen des Patienten aus der Rücken- in die Bauchlage werden diese Bereiche besser belüftet. In den tiefer liegenden Lungenbezirken eingelagerte Sekrete können mobilisiert werden. Soll ein Patient morgens Bronchialsekret lösen, sollte er vor dem Aufstehen in Bauchlage von der linken zur rechten Seite wechseln und dann abhusten. Länger bettlägerige Patienten können im Wechsel zwischen linker und rechter Seitenlage sowie in Bauchlage gelagert werden. Die Bauchlagerung wird z. B. bei Schocklunge ARDS angewandt.

**Spezielle Dehnlagerungen zur Verbesserung der Ventilation.** Die Dehnstellungen zur Atemtherapie in verschiedenen Körperpositionen bewirken an Gelenken und Muskeln eine möglichst starke Dehnung. Sie vermindern erhöhte Gewebswiderstände, senken den Muskeltonus und fördern die Durchblutung in den gedehnten Bereichen. Durch Atemvertiefung und niedrigere Atemfrequenz wird der Strömungswiderstand in den Atemwegen reduziert. Auf diese Weise wird der Bronchialraum besser belüftet und Sekret gelockert.

Viele Patienten wählen die **einfache Dehnlage** als bevorzugte Schlafstellung. Ausgangsstellung ist die Rückenlage, der Oberkörper ruht auf einer mäßig erhöhten Unterlage (Kissen). Der Kopf ist zur Seite gedreht, der Arm der Gegenseite wird über den Kopf seitlich nach oben oder die Hand unter den Kopf gelegt. Je höher dabei der Arm gelegt wird, umso mehr Platz gibt es für den Schultergürtel und umso größer ist die Atemfläche. Zur weiteren Entspannung kann eventuell noch das Bein der Gegenseite seitlich abgewinkelt gelegt werden.

11

Die **Drehdehnlage** wird zur Entspannung und Atemerleichterung eingesetzt. Der Patient wird auf die linke oder rechte Seite gelagert, das obere Bein leicht angewinkelt. Der obere Arm liegt hinter dem Kopf, die Hand im Nacken. Der Oberkörper wird langsam so weit wie möglich nach hinten gedreht (ohne die Lage der Beine zu verändern). In dieser Stellung sollte der Patient einige Zeit bleiben und ruhig in den Bauch atmen. Dann wird die Übung auf der anderen Seite wiederholt.

Bei der **Halbmondlage** handelt es sich um eine therapeutische Seitenlagerung. Der Patient streckt einen Arm über den Kopf, wodurch der obere Lungenteil auf der betroffenen Seite gedehnt und besser belüftet wird. In dieser Lage bietet sich eine Vibrationsmassage an.

## Inhalationstherapie



DEFINITION *Inhalieren als therapeutische Maßnahme ist das Einatmen von Dämpfen, zerstäubten Flüssigkeiten, gelösten Medikamenten oder wirkstoffhaltigen Gasen.*

Man unterscheidet fünf Arten der Inhalation:
- Freiluftinhalation
- Rauminhalation
- Inhalation mittels Kopfdampfbad
- Inhalation über Inhalationsgeräte
- Inhalation mittels Dosieraerosol

**Ziel der Inhalation.** Inhalationen erleichtern das Atmen und lockern Sekrete. Ziel der Inhalation ist es, das vernebelte Medikament **direkt** in die Atemwege und in die Lungen zu bringen. Die Inhalationsbehandlung hat den Vorteil, dass die Medikamente genau dort hingelangen, wo sie wirken sollen und dadurch besser und sparsamer dosiert werden können. Außerdem werden systemische Nebenwirkungen minimiert, die entstehen könnten, wenn das Medikament erst über den Körper zum eigentlichen Wirkort geschleust werden muss.

**Inhalationszusätze.** Inhalierbare Medikamente sind z.B. Bronchospasmolytika, Sekretolytika, Mukolytika, Antibiotika, Kortikoide und Lokalanästhetika. Häufig dient physiologische Kochsalzlösung, die bereits selbst sekretlösend wirkt, als Trägersubstanz. Je nach Gebrauchsinformation des Medikamentenherstellers und Arztanordnung wird 3- bis 4-mal täglich in der angegebenen Dosis mit 3 ml NaCl 0,9% inhaliert.

**Sekretolytika** haben eine expektorative Wirkung, wenn sie mit einem Respirator mit intermittierendem positivem Druck (intermittend positive pressure breathing = IPPB) und Atemtraining verabreicht werden.

**Nebenwirkungen.** Bei der Inhalation sind die Patienten auf Nebenwirkungen (s. Gebrauchsinformation der Herstellerfirma) zu beobachten:
- Bei manchen Patienten löst der Medikamentennebel einen ausgeprägten Kältereiz mit Husten aus.
- Einige Medikamente wirken auf Gefäßmuskulatur und Herzfunktion.

**Inhalation über Inhalationsgeräte.** Inhalationsgeräte gehören mittlerweile zur Standardausstattung in Klinik und Praxis wie auch in der ambulanten Pflege (**Abb. 11.40**). In Physiotherapieeinrichtungen sind sie oft wandmontiert, sonst werden sie fahrbar auf Ständer oder als Tischmodell bevorzugt.

Man unterscheidet Düsenvernebler (Zerstäubung durch Luftdruck) und Ultraschallvernebler (Ultraschall erzeugt feintropfiges Aerosol und sorgt für bis zu 10fach größere Nebeldichten).

**Inhalationstechnik.** Aufgabe der Pflegeperson ist die genaue Anleitung des Patienten zur richtigen Atemtechnik und Anwendung des Inhalationsgerätes sowie die Aufklärung über Wirkungen und Nebenwirkungen

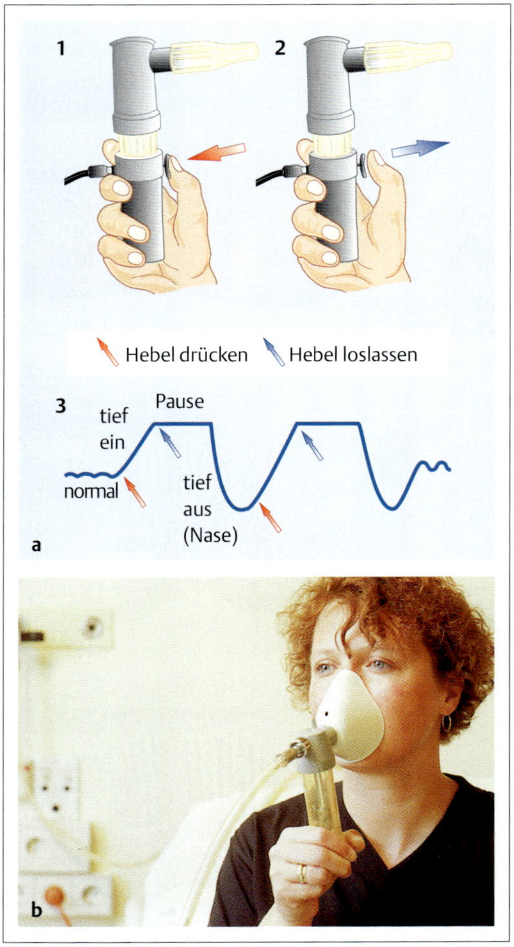


**Abb. 11.40 Inhalation.** Die Unterbrechertaste wird zu Beginn der Einatmung gedrückt und am Ende der Einatmung losgelassen. **a** Handvernebler mit Mundstück, **b** Handvernebler mit Maske.

der Medikamente. Die Inhalationstechnik beeinflusst Transport, lokale Ablagerung und Ausnutzung des Inhalats. Wie weit das Medikament in die Lunge eindringt, hängt ab von

- der richtigen Atemtiefe,
- der richtigen Atemfrequenz.

Je flacher und schneller geatmet wird, desto geringer ist die Eindringtiefe und der Kontakt des Medikamentes mit der Schleimhaut. Besondere Probleme können bei Patienten mit obstruktiven Erkrankungen der Atemwege auftreten, wenn Medikamente nur in die gut belüfteten Regionen gelangen, während die erkrankten Teile mehr oder weniger von der Wirkung der Medikamente ausgespart bleiben. Positiv wirken

- eine vertiefte langsame Atmung,
- ggf. Vorinhalation eines bronchospasmolytisch wirksamen Medikaments,
- ggf. parenterale oder orale Gabe broncholytisch oder sekretolytisch wirkender Medikamente auf ärztliche Anordnung.

● MERKE *Die korrekte Anleitung des Patienten bei der Inhalation ist Aufgabe der Pflegenden.*

## 11.14.2 Maßnahmen bei bestehender Pneumonie

Die Aufgaben konzentrieren sich neben der pflegerischen Therapieunterstützung auf Folgendes:

- mögliche Komplikationen frühzeitig erkennen
- die Atmung unterstützen, z. B. durch geeignete Lagerung und Atemtherapie
- die Regulierung der Körpertemperatur unterstützen

**Komplikationen frühzeitig erkennen.** Zu den möglichen Komplikationen gehören

- Lungenabszess,
- Pleura-Empyem,
- Pleuraerguss,
- septischer Schock = SIRS,
- hochgradige respiratorische Insuffizienz (ARDS),
- Herz-/Kreislauf-Versagen,
- akutes Nierenversagen besonders bei älteren exsikkierten Patienten und
- Antibiotika-Nebenwirkungen (z. B. Allergie, pseudomembranöse Kolitis).

**Atmung unterstützen.** Anzustreben sind die Förderung der Lungenbelüftung (s. o.), Sekretlösung und -entleerung. Dazu sind folgende Maßnahmen hilfreich:

- Beeinflussung der Thoraxschmerzen durch vom Arzt angeordnete, geeignete Analgetika
- Unterstützung des Hustens, um das Sputum zu expektorieren
- Analgetikagabe bei Pleuraschmerzen
- Atemgymnastik
- Mobilisation, wenn Entfieberung und Kreislaufstabilisierung erreicht sind
- atemerleichternde Lagerung
- frische Luft kurzfristig ohne Zugluft
- Antitussivagabe bei quälendem, trockenen Husten
- Inhalation von sekretolytischen und bronchodilatatorischen Medikamenten bei obstruktiver Ventilationsstörung
- Zufuhr von befeuchtetem Sauerstoff

● MERKE *Wird das Sekret nicht gelöst, kann dies auf eine endobronchiale Obstruktion hinweisen und nach endotrachealem Absaugen eine Bronchoskopie erforderlich machen. Deshalb ist die Beobachtung des Inhalationserfolgs sehr wichtig!*

Eine maschinelle Beatmung wird nötig, wenn eine Pneumonie generalisiert oder eine kardiopulmonale Krankheit so schwer ist, dass eine adäquate Oxygenation des Blutes mit der spontanen Atmung und zusätzlicher Sauerstoffgabe nicht mehr möglich ist.

**Regulierung der Körpertemperatur unterstützen.** Liegt ein schweres Krankheitsbild vor, wird die Selbstpflege des Menschen stark eingeschränkt. Hier ist unterstützende Körperpflege zur Minderung der Einschränkungen erforderlich. Je nach Temperatur- und Kreislaufverhältnissen sind wärmereduzierende äußere Anwendungen angebracht.

# 12 Rheumatische Krankheiten

Wilhelm Wirth

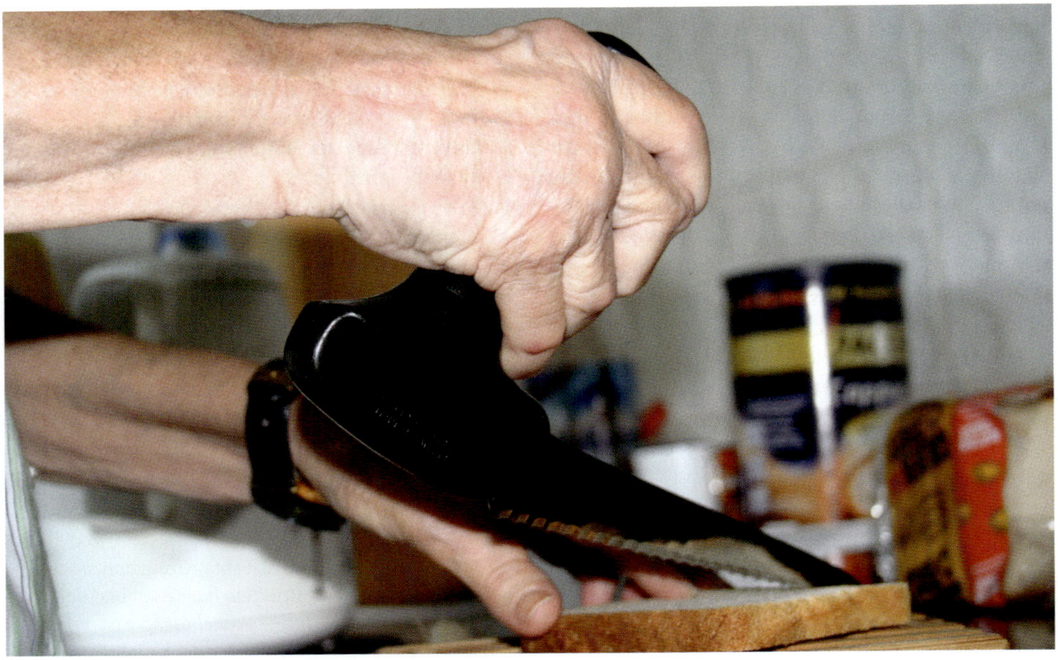



## 12.1 Prävention rheumatischer Erkrankungen

Unter *primärer Prävention* rheumatischer Erkrankungen fasst man alle Maßnahmen zusammen, die geeignet sind, den langen Leidensweg vieler Rheumakranken, die oft lebenslange schmerzhafte Behinderung und auch die hohen Folgekosten rheumatischer Erkrankungen schon im Vorfeld zu verhindern.

Maßnahmen einer *sekundären Prävention* zielen darauf ab, rheumatische Erkrankungen rechtzeitig zu erkennen und zu behandeln (Frühdiagnose und Frühtherapie) sowie alle Faktoren auszuschalten, die ein Fortschreiten der Erkrankung begünstigen (z. B. Fehlbelastung schon geschädigter Gelenke). Zwischen der Sekundärprävention und der Rehabilitation rheumatischer Erkrankungen (Übungsbehandlung, Wärmeanwendung, Bäder) bestehen naturgemäß fließende Übergänge.

Für den *entzündlichen Rheumatismus* (z. B. chronische Polyarthritis, Lupus erythematodes) kennen wir keine Möglichkeit, die Entstehung der Erkrankung durch präventive Maßnahmen zu verhindern. Die genetische Anlage zur Erkrankung lässt sich bisher nicht gezielt verändern. Der Einfluss von Umweltfaktoren und Lebensgewohnheiten auf die Entstehung rheumatischer Erkrankungen ist ungewiss.

Eine bestimmte Rheumadiät zur Primärprävention ist nicht bekannt. Eine Ausnahme bilden nur stoffwechselbedingte Gelenkentzündungen, wie z. B. die

Gicht, die durch eine purinarme Kost, durch Gewichtsreduktion und Senkung des erhöhten Harnsäurespiegels primärpräventiv verhindert werden kann.

Auch zur sekundären Prävention nach Ausbruch der Krankheit gibt es Empfehlungen, Nahrungsmittel mit entzündungsfördernden Stoffen (Arachidon in tierischen Nahrungsmitteln) zu meiden oder eine Entzündungshemmung durch Fischöl (Eicosapentaensäure) oder Soja-, Weizen-, Rapsöl (Alpha-1-Linolensäure) zu unterstützen. Eine Besserung „rheumatischer Beschwerden" durch die Gabe von Antioxidanzien (Vitamin E), die aggressive Sauerstoffradikale abbinden, wird beschrieben, ohne dass sich aus den bisher vorliegenden Studien eine allgemeinverbindliche Diätempfehlung ableiten lässt. Die Schmerzempfindung mancher Rheumapatienten ist dagegen offenbar durch diätetische Maßnahmen oder durch Nahrungskarenz günstig zu beeinflussen.

Zur Verhinderung einer *Arthrose* spielt die Primärprävention eine ausschlaggebende Rolle. Ursachen und Vorläuferprozesse sind rechtzeitig zu erkennen, gezielt auszuschalten und langfristig zu vermeiden. Hierzu gehören Verletzungen und besonders Mikrotraumen, die Gelenke und Wirbelsäulen beim Sport oder im Beruf treffen. Ein Übergewicht als Dauerbelastung des gesamten Bewegungs- und Stützapparates und langfristig auch eine Störung der Biomechanik durch Fehlhaltung und Fehlstellung (Skoliose, Beckenschiefstand, flache Hüftpfanne, Knick-Senk-Fuß) sind ebenfalls einer Primärprävention zugänglich. Ob die Zufuhr von Hormonen und Vitaminen einen Schutz vor Arthrosen bietet, ist nicht bewiesen.

Eine wesentliche Primärprävention zum Schutz der Gelenke vor Über- und Fehlbelastung ist ein regelmäßiges Training von Muskeln, Bändern und Sehnen.

In der Sekundärprävention tritt naturgemäß die Rehabilitation in den Vordergrund.

Die aktive Bewegungstherapie in Verbindung mit Entspannungsübungen und Wärmeanwendungen stellen auch die wichtigsten präventiven Maßnahmen beim *Weichteilrheumatismus* dar. Hier kombinieren sich oft funktionelle, vegetative und psychische Störungen als Verursacher weichteilrheumatischer Beschwerden, die nicht in erster Linie medikamentös, sondern präventiv durch Veränderung der Lebensgewohnheiten (modern: Lifestyle Intervention) anzugehen sind einschließlich einer eventuell notwendigen Gewichtsreduktion, Ernährungsumstellung und Bewegungsausmaßerweiterung. Nicht so sehr die jugendliche und meist finanziell gut gestellte Fitnessgeneration ist in der Prävention rheumatischer Erkrankungen angesprochen, sondern der große Teil der älteren Bevölkerung in ihrem familiären, gesellschaftlichen und beruflichen Alltag.



## 12.2 Anatomie

Kranke mit rheumatischen Beschwerden stellen einen nicht unerheblichen Teil der Patienten in der Sprechstunde des praktischen Arztes dar. Mehr als 10 Millionen Tage Arbeitsunfähigkeit im Jahr gehen in der Bundesrepublik Deutschland auf das Konto des Rheumatismus. Diesbezügliche Heilbehandlungen, Rehabilitationsmaßnahmen sowie Rentenverfahren erfordern hohe Summen. Die große medizinische und soziale Bedeutung der rheumatischen Erkrankungen hat zunehmend das Interesse von Wissenschaft und Öffentlichkeit wachgerufen und den Kampf gegen den Rheumatismus intensiviert.

Der Rheumatismus ist eine Erkrankung des *Bindegewebes*. Bindegewebe kommt überall in unserem Körper als verbindendes und stützendes Gewebe vor. Es besteht aus den Bindegewebszellen (Fibroblasten), die Fasern (kollagene Fasern, elastische Fasern) und Grundsubstanz (Mucopolysaccharid-Eiweiß-Komplexe) produzieren (**Abb. 12.1**). Die Zusammensetzung und die Menge der einzelnen Komponenten wechseln mit den Aufgaben des Bindegewebes. Sie sind im Knorpel anders als z. B. in der Gelenkkapsel, in der Sehne, in der Muskulatur oder im Gefäßbindegewebe.

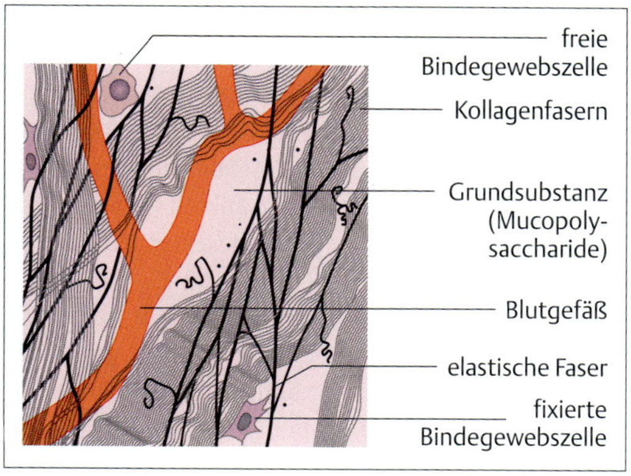


**Abb. 12.1 Bindegewebe.** Elemente des Bindegewebes (nach Schwegler).

Die vielfältige Verbreitung des Bindegewebes in unserem Körper und die vielfachen Reize, die das Bindegewebe treffen können, machen es verständlich, dass die rheumatischen Erkrankungen oft ein sehr buntes und von Mensch zu Mensch wechselndes klinisches Erscheinungsbild zeigen.

Wenn auch im Einzelfall eine strenge Einteilung oft nicht möglich ist, so lassen sich doch die rheumatischen Erkrankungen zu größeren Gruppen und besonders geprägten Untergruppen einteilen, die in der folgenden Übersicht wiedergegeben sind.

**Einteilung der rheumatischen Erkrankungen:**

- entzündlicher Rheumatismus:
  - rheumatisches Fieber
  - Gelenkinfektion
  - chronische Polyarthritis
  - juvenile Arthritis
  - Psoriasisarthritis
  - symptomatische und reaktive Arthritiden
  - Reiter-Syndrom
  - Spondylitis ankylopoetica
  - Kollagenosen
  - Kristallarthropathien
- degenerative Gelenkerkrankungen/Osteoarthrosen:
  - Koxarthrose, Gonarthrose
  - Fingerpolyarthrose
  - Arthrose der Wirbelsäule
- Weichteilrheumatismus:
  - Tendopathie, Tendovaginopathie, Bursopathie
  - Periarthropathie
  - Muskelrheumatismus
  - Fibromyalgie-Syndrom
  - Pannikullose

***Pathophysiologie***

Auf innere und äußere Reize reagiert das Bindegewebe empfindlich. Der Stoffwechsel der Bindegewebszellen wird verändert, und damit wird die Zusammensetzung der Grundsubstanz und der Faserelemente beeinflusst. So können Hormone das Bindegewebe auflockern (Schwangerschaft) oder den gesteigerten Stoffwechsel des Bindegewebes hemmen (Kortison). Bakterien, Viren, Bakterientoxine und durch diese ausgelöste Immunreaktionen können die Ursache von Entzündungsreaktionen im Bindegewebe sein (entzündlicher Gelenkrheumatismus).

Mit zunehmendem Alter verliert das Bindegewebe an Elastizität und Wassergehalt, der Mensch wird „steifer", sein Bindegewebe (Gelenkflächen, Bandscheiben) nutzt sich ab. Es kommt zu degenerativen Gelenkerkrankungen (Osteoarthrosen).

Fehlbelastungen, reflektorische Verspannungen, psychische Belastungen und Klimareize führen zur Bindegewebsschädigung außerhalb der Gelenke (Weichteilrheumatismus).

● WISSEN *Das Wort „Rheuma" leitet sich von dem griechischen Wort „rhein" ab und bedeutet soviel wie „fließen" oder „Fluss". Die Krankheitsentstehung durch Kälte, Feuchtigkeit und Zugluft nannte man entsprechend den „rheumatischen Weg". Ein alter Begriff für das rheumatische Fieber war auch „Flussfieber".*

## 12.3 Rheumatisches Fieber (akuter Gelenkrheumatismus)

Ursache des rheumatischen Fiebers ist eine Infektion mit hämolysierend wachsenden Streptokokken der Gruppe A (Tonsillitis). Etwa 3 Wochen nach Beginn des Infektes treten bei 2–3% der Erkrankten rheumatische Folgekrankheiten an Gelenken, Herzklappen und an der Haut auf.

Die Streptokokken befallen dabei nicht selbst die Organe. Sie geben Toxine an das Blut ab, gegen die der Organismus Antikörper bildet (z.B. Antistreptolysin). Eiweißbestandteile in den Geweben der Gelenke oder der Herzklappen sind dem Streptokokkentoxin so ähnlich, dass sich die gebildeten Antikörper nicht nur gegen das Bakterientoxin, sondern auch gegen die Eiweißstrukturen in den Geweben richten (**Abb. 12.2**). Es entwickelt sich eine Antigen-Antikörper-Reaktion mit nachfolgender Entzündung (s. Kap. 16 Immunologie, S. 572).

Der Häufigkeitsgipfel des rheumatischen Fiebers liegt im Schulkindalter. Säuglinge und Erwachsene erkranken selten.

***Pathologische Anatomie***

Histologisch findet man eine ödematöse Schwellung und eine sog. fibrinoide Verquellung von Fasern im befallenen Bindegewebe. Besonders charakteristisch ist das Auftreten rheumatischer Granulome (Aschoff-Geipel-Knötchen), vorwiegend am Herzen. Durch Vernarbung der entzündeten Klappen und Zerstörung der

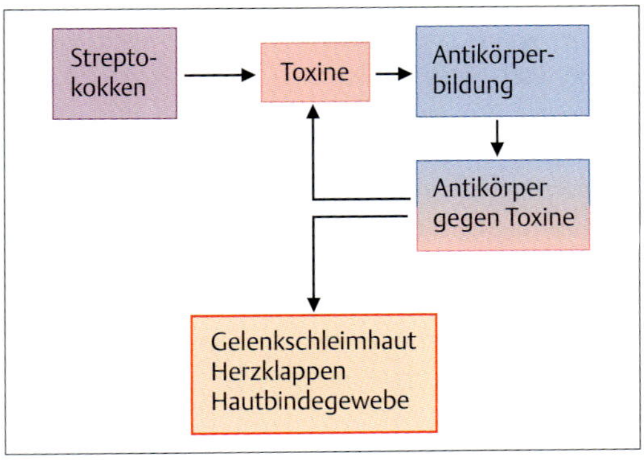


**Abb. 12.2 Wirkung der Streptokokkentoxine.** Antigen-Antikörper-Reaktion bei rheumatischem Fieber.

klappennahen Herzmuskulatur entstehen die folgenschweren Herzklappenfehler (S. 239).

### *Symptome*

Das klinische Bild des vorausgehenden Streptokokkeninfektes reicht von einer geringfügigen Pharyngitis bis zur eitrigen Tonsillitis. Man hat in den letzten Jahrzehnten zunehmend unterschwellige Verlaufsformen mit geringer Gelenkbeteiligung, aber folgenschwerer Herzklappenbeteiligung kennengelernt.

Die eindrucksvollste Verlaufsform des rheumatischen Fiebers beginnt akut mit Fieber und heftigen Schmerzen in den großen Gelenken, besonders denen der unteren Extremität (**Abb. 12.3**). Die Gelenke sind geschwollen, gerötet, die Entzündung springt von Gelenk zu Gelenk und kann auch die kleinen Hand- und Fußgelenke sowie die Wirbelsäulengelenke miteinbeziehen. Jede Bewegung ist stark schmerzhaft. Begleitend kommen Appetitlosigkeit, Kopfschmerzen und Bauchschmerzen vor. Im Erguss der entzündeten Gelenke findet man vermehrt neutrophile Leukozyten. Der wechselnde Gelenkbefall kann sich über Wochen mit rezidivierenden Fieberschüben hinziehen. Eine Gelenkzerstörung kommt praktisch nicht vor; deswegen heilt der akute Gelenkrheumatismus in der Regel auch folgenlos ab.

Das *Herz* ist beim rheumatischen Fieber oft mit allen drei Schichten – Endokard, Myokard und Perikard – beteiligt.

Erscheinungen an der *Haut* im Rahmen des rheumatischen Fiebers sind

- Erythema anulare, ein in der 2.–3. Krankheitswoche auftretendes ringförmiges, blassrotes und meist flüchtiges Exanthem am Stamm,
- rheumatische Knötchen an den Streckseiten der großen Gelenke,

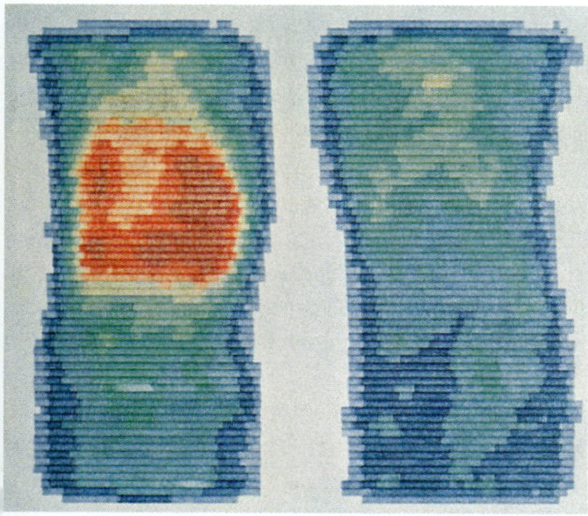

**Abb. 12.3 Kniegelenkentzündung.** Szintigrafische Darstellung.

- Erythema nodosum, seltener zu beobachten,
- Purpura rheumatica (Schoenlein-Henoch) in Form von kleinen Blutpunkten, besonders an der unteren Extremität infolge Kapillarschädigung durch die Antigen-Antikörper-Komplexe (S. 572).

Selten treten klinisch Entzündungserscheinungen an anderen Organen wie Gehirn (Chorea minor), Lunge, Niere, Bauchlymphknoten und Arterien in Erscheinung, obwohl histologisch an diesen Organen in der Regel rheumatische Veränderungen zu finden sind.

### *Diagnostik*

*Entzündungsspezifische* Laborbefunde:

- deutliche Beschleunigung der Blutkörperchensenkungsgeschwindigkeit
- Erhöhung des C-reaktiven Proteins im Serum (normalerweise nur in geringer Menge nachweisbares Protein, das mit dem C-Polysaccharid von Streptokokken ein Präzipitat bildet)
- Vermehrung der Alpha-2-Globuline bei Verminderung der Albumine in der Serumelektrophorese
- Fibrinogenerhöhung
- Leukozytose mit Linksverschiebung
- Verminderung des Serumeisens

*Streptokokkenspezifische* Laborbefunde:

- Antikörper gegen Streptokokkenenzyme als spezifischer Nachweis für einen Streptokokkeninfekt. Im Allgemeinen werden die Antikörper gegen Streptolysin O bestimmt (Antistreptolysin-[ASL]Titer).

### *Therapie*

*Antibiotische* Therapie:

- Penicillin hat in einer Dosis von 3–4 Mio. IE/die für 10–14 Tage eine verlässliche keimabtötende Wirkung auf Streptokokken. Nach Abklingen der akuten Erscheinungen werden zur Dauerprophylaxe 1,2 Mio. Einheiten einmal im Monat intramuskulär über eine Dauer von 10 bis maximal 25 Jahren gegeben.

*Antientzündliche* Therapie:

- Azetylsalizylsäure
- nichtsteroidale Antirheumatika (NSAR)
- Glukokortikoide in den akuten Schüben, besonders bei Karditis in Kombination mit einem der beiden oben genannten Medikamente
- Tonsillektomie, ggf. Zahnsanierung im freien Intervall

*Allgemeine* und *symptomatische* Therapie:

- Bettruhe und körperliche Schonung, Kontrakturprophylaxe, passive Bewegungsübungen
- ggf. Behandlung von Herzrhythmusstörungen (S. 207).

12

### *Prophylaxe*

Eine Verhinderung weiterer rheumatischer Schübe durch Streptokokkeninfekte ist unbedingt erforderlich. Die Antibiotikaprophylaxe sollte mindestens 5 Jahre, bei Kindern mindestens bis zum 18. Lebensjahr durchgeführt werden. Auch später müssen banale Racheninfekte sofort mit Antibiotika behandelt werden, da die vorgeschädigten Herzklappen sehr empfindlich auf einen neuen entzündlichen Reiz reagieren.

## 12.4 Gelenkinfektion

### *Ursache und Symptome*

Bei dieser Form gelangen die Krankheitserreger selbst auf dem Blut- und Lymphwege (z.B. bei einer Sepsis, S. 600), fortgeleitet aus der Umgebung oder auch einmal durch eine Injektion, in das Gelenk und rufen hier eine eitrige Gelenkentzündung hervor. Das betroffene Gelenk ist geschwollen, gerötet, heiß und schmerzhaft. Am häufigsten sind die Hüftgelenke (Säuglinge) und Kniegelenke betroffen. Die eitrigen Entzündungen können durch die Knorpelschicht auf den Knochen übergreifen. Fehlstellung und völlige Versteifung des Gelenks sind dann die Folge. Staphylokokken, Streptokokken, Pneumokokken, Gonokokken, Tuberkelbakterien, aber auch Salmonellen und seltene andere gramnegative Bakterien und Pilze spielen ätiologisch eine Rolle und können in den meisten Fällen aus dem Gelenkpunktat gezüchtet werden. Dieselben Erreger können auch Wirbelkörper und Wirbelgelenke befallen (Spondylodiszitis).

12

### *Therapie*

Die Therapie besteht in Ruhigstellung des entzündeten Gelenks und hochdosierter Antibiotikatherapie. Die Antibiotika können auch lokal in Form einer Spüldrainage in das Gelenk gegeben werden. Die Beseitigung des möglichen Ausgangsherdes der Bakterien ist in jedem Fall wichtig.

Bei Therapieversagen Gelenkeröffnung und Saug-Spül-Drainage.

● PFLEGE ***Patientenbeobachtung.*** *Eine Gelenkpunktion erfolgt unter streng aseptischen Bedingungen. Trotzdem können dabei Keime ins Innere des Gelenks gelangen. Die Patientenbeobachtung richtet sich nach einer Gelenkpunktion daher insbesondere auf lokale Entzündungszeichen.*

## 12.5 Chronische Polyarthritis (rheumatoide Arthritis)

● MERKE *Die chronische Polyarthritis ist der typische entzündliche Gelenkrheumatismus des Erwachsenen.*

### *Häufigkeit*

Frauen erkranken dreimal häufiger als Männer. Es lassen sich zwei Erkrankungsgipfel beobachten, einmal zwischen dem 20. und 30. und später zwischen dem 50. und 65. Lebensjahr. Auch Kinder können an einer chronischen Polyarthritis erkranken. Im höheren Alter mischen sich Verschleißerscheinungen an Gelenken und Bindegeweben in das Bild der Polyarthritis im Alter.

### *Ursache und Pathogenese*

Die eigentliche Ursache der chronischen Polyarthritis ist bis heute nicht bekannt. Es besteht eine erbliche Veranlagung, die an dem gehäuften Vorkommen der humanen Leukozytenantigene (HLA) DR-4 und DR-1 erkannt werden kann. Durch ein unbekanntes Agens – es gibt Hinweise auf eine Virusinfektion, aber auch Befunde, die für ein körpereigenes Antigen, wie z.B. Kollagen Typ II, sprechen – entwickelt sich unter dem Einfluss von sog. Realisationsfaktoren (Hormone, Alter, Rasse) letztlich eine gestörte Immunantwort beim Patienten mit Polyarthritis.

Auch im pathogenetischen Ablauf der chronischen Polyarthritis sind viele Schritte noch nicht geklärt. Ob die die Entzündung auslösenden Faktoren direkt auf die Zellen der Gelenkschleimhaut einwirken und erst danach das Immunsystem aktiviert wird, oder ob zuerst die T-Lymphozyten aktiviert werden, die dann mit ihren Botenstoffen (TNF-Alpha Interleukine) die Gelenkschleimhautzellen attackieren, ist offen (**Abb. 12.4**). Das Ergebnis ist in jedem Fall eine Wucherung der sog. Deckzellen, an der ortsständige Bindegewebszellen (Fibroblasten) und eingewanderte Makrophagen beteiligt sind.

Die gewucherten Zellen produzieren knorpel- und knochenzerstörende Enzyme. Darüber hinaus können die Zellen offensichtlich auch zeitweise direkt wie Krebszellen zerstörend das Gelenkgewebe attackieren. Tatsächlich lassen sich in den Synoviazellen Gene nachweisen, die auch für Tumorzellen charakteristisch sind (Onko-Gene).

Die bei der chronischen Polyarthritis nachweisbare Immun- bzw. Autoimmunreaktion ist eine typische T-lymphozytenabhängige Reaktion, wie sie beispielhaft im Kapitel zur Immunologie (S. 572) dargestellt ist. Aktivierte T-Lymphozyten und Makrophagen produzieren

Botenstoffe, über die die Synovialzellen stimuliert werden und gewebszerstörende Enzyme freigesetzt werden. Eine besondere Rolle kommt dem Botenstoff Tumor-Nekrose-Faktor Alpha (TNF-Alpha) zu, der auch die Sekretion weiterer Entzündungsstoffe wie Interleukin-1 und -6 steuert. TNF-Alpha-Blocker sind deshalb wichtige Medikamente bei der Therapie der chronischen Polyarthritis.

### *Symptome*

Die chronische Polyarthritis befällt in typischer Weise zuerst die Finger- und Handgelenke beider Hände.

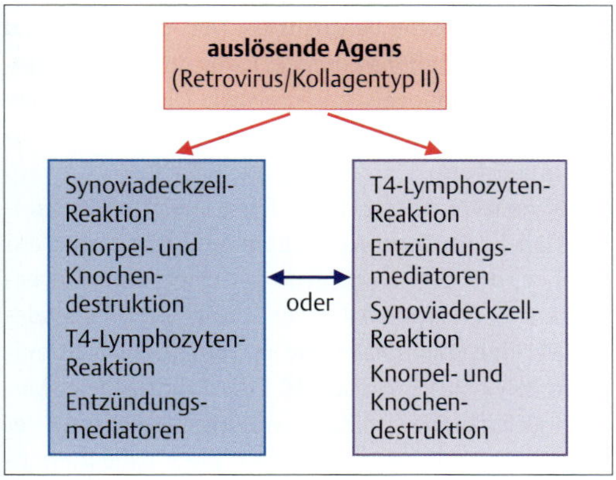


**Abb. 12.4 Entstehung der chronischen Polyarthritis.** Zelluläre und immunologische Abläufe

Die Fingerendgelenke bleiben frei. Schubweise treten in Wochen und Monaten weitere Gelenke hinzu, wie z.B. Zehen- und Fußgelenke, Ellenbogen-, Schulter-, Knie- und Hüftgelenke sowie auch die Kiefergelenke (vorübergehend), die Sternoklavikulargelenke und die Gelenke der Halswirbelsäule. In der Frühphase sind oft die Fingerbeugesehnen und die Sehne des M. extensor carpi ulnaris (ECU) beteiligt.

● MERKE *Vor dem Auftreten der eigentlichen Gelenkentzündung fallen manchmal Appetitlosigkeit, Leistungsschwäche, Missempfindungen und Durchblutungsstörungen in den Händen, Schweißneigung in den Handinnenflächen, Druckempfindlichkeit (Händedruck), Spannungsgefühl und Kraftlosigkeit auf. Besonders eindrucksvoll ist die zunehmende „Morgensteifigkeit" der Hände von einer bis zu mehreren Stunden.*

Die Hände gewinnen ein charakteristisches Aussehen (**Abb. 12.5a**):

- Schwellung und Überwärmung der entzündeten Gelenke, spindelförmige Schwellung der Fingermittelgelenke
- Schwund der Muskulatur (Mm. interossei)
- Tenosynovitis der Beugesehnen, Sehne des M. extensor carpi ulnaris
- Einschränkung der Beweglichkeit, mangelnder Faustschluss

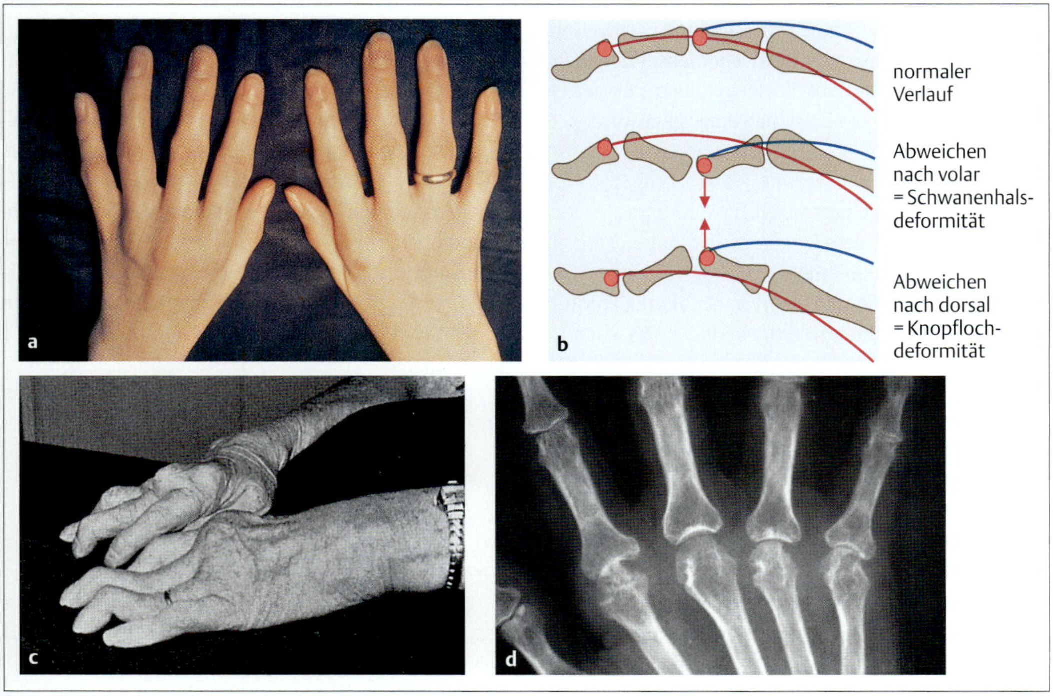


**Abb. 12.5 Deformation der Hände bei chronischer Polyarthritis.** **a** Hände in der Frühphase, **b** Deformierung der Fingergelenke, **c** Hände in der Spätphase, **d** Röntgenbild der Hände.

Die fortschreitende Entzündung führt zur Zerstörung der Gelenkflächen und bezieht Sehnen, Sehnenscheiden und Bänder mit ein (**Abb. 12.5b, c**). Die Folge davon sind
- ulnare Deviation,
- Knopflochdeformität,
- Schwanenhalsdeformität der Finger,
- Nervenkompression.

### *Diagnostik*

*Röntgenbefunde*

Röntgenologisch entsteht zuerst eine gelenknahe Entkalkung (Osteoporose), besonders am Hand- und Vorfußskelett. Im weiteren Verlauf bilden sich durch das zerstörend wachsende Granulationsgewebe Knochendefekte (Usuren) an den Ansatzstellen der Gelenkkapseln aus. Durch Schwund des Knorpels wird der Gelenkspalt verschmälert. Knorpel und die darunter liegende Knochenschicht zeigen an den Gelenkflächen Defekte (Usuren). Die Gelenkknochen weichen aus ihrer normalen Stellung (Subluxation).

Röntgenbefunde bei chronischer Polyarthritis (**Abb. 12.5d**):
- gelenknahe Osteoporose
- Usuren
- Gelenkspaltverschmälerung
- Knorpel- und Knochenzerstörung
- Subluxation, Deviation

Ultraschall- und MRT-Untersuchung

Mittels Ultraschall lassen sich schon in der Frühphase der RA entzündliche Schwellungen von Gelenkkapsel und Sehnen, sowie eine Ergussbildung nachweisen.

MRT-Untersuchungen zeigen ebenfalls Frühveränderungen. Sie sollten aus Kostengründen nur gezielt bei diagnostischen Zweifelsfällen eingesetzt werden.

*Laborbefunde*

Allgemeine *Entzündungszeichen*:
- BSG mäßig beschleunigt
- C-reaktives Protein erhöht
- Alpha-2-Globuline vermehrt in der akuten Phase
- Gamma-Globuline vermehrt in der chronischen Phase
- Fibrinogen erhöht
- Eisengehalt im Serum vermindert
- Kupfergehalt im Serum vermehrt

*Rheumaspezifische Zeichen:*
- Nachweis von Rheumafaktoren (70–80 %)
- Nachweis von Autoantikörpern gegen cyclisches citrullinisiertes Peptid (CCP)
- Nachweis von antinukleären Faktoren (10 %)
- Nachweis von Rhagozyten in der Gelenkflüssigkeit

Bei den **Rheumafaktoren** handelt es sich um Antikörper der IgG-, IgA- und IgM-Klasse, die gegen körpereigenes Gammaglobulin gerichtet sind. Diese Tatsache macht man sich für den Nachweis zunutze: Man belädt Schaferythrozyten (Waaler-Rose-Test) oder Latexpartikel (Rheuma-Latextest) mit Gammaglobulin und gibt das Serum des Rheumapatienten hinzu. Sind in dem Serum Antikörper (Rheumafaktor = RF) gegen IgG vorhanden, so verbinden sie sich mit dem IgG an den Trägerteilchen und verursachen ein Zusammenhaften (Agglutination) der Teilchen (**Abb. 12.6**).

Bei etwa 20 % der Patienten mit chronischer Polyarthritis findet man im Serum keine Rheumafaktoren (sog. seronegative chronische Polyarthritis).

Autoantikörper gegen cyclisches citrullinisiertes Peptid sind ein neuer hoch spezifischer (97 %) Marker für eine chronische Polyarthritis. Die Antikörper sind schon in der Frühphase und z. T. vor den ersten klinischen Erscheinungen nachweisbar. Die Aminosäure Citrullin ist Bestandteil eines Proteins aus dem Keratinstoffwechsel.

Als weiterer Ausdruck der fehlgesteuerten Immunreaktion beim Rheumapatienten sind Antikörper anzusehen, die gegen Zellkerne gerichtet sind und besonders beim systematischen Lupus erythematodes (S. 383) eine Rolle spielen. Sie sind auch bei der chronischen Polyarthritis in etwa 10 % der Fälle nachweisbar.

Im Gelenkerguss findet man eine Vermehrung der polymorphkernigen Granulozyten, die z. T. die Immunkomplexe phagozytiert haben und wegen ihres traubenartigen Inhalts als Rhagozyten bezeichnet werden. Die Viskosität der Synovialflüssigkeit ist herabgesetzt, Entzündungseiweiße sind vermehrt, Rheumafaktoren sind nachweisbar.

### *Verlauf*

Der Verlauf der chronischen Polyarthritis kann sehr unterschiedlich sein. Schon der Beginn muss nicht schleichend und symmetrisch an den kleinen Finger- und Zehengelenken sein, sondern die chronische Polyarthritis kann durchaus einmal akut und asymmetrisch an wenigen und auch den größeren Gelenken beginnen. Weitere Gelenke treten schubweise über Monate und Jahre

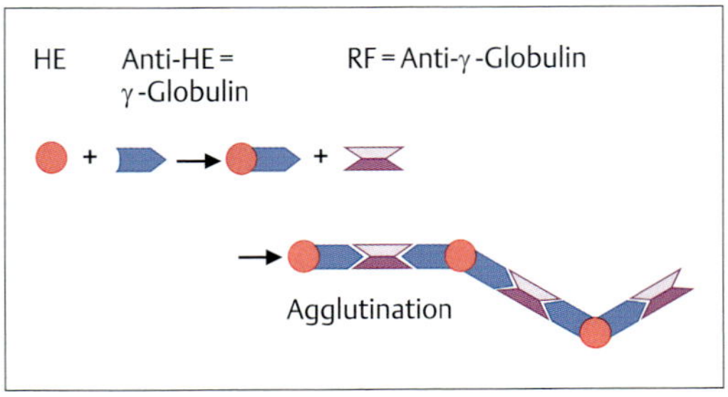


**Abb. 12.6 Waaler-Rose-Test.** Schematischer Ablauf des Waaler-Rose-Tests. HE = Hammelbluterythrozyten, Anti-HE = Antikörper gegen HE = γ-Globulin, RF = Rheumafaktor = Anti-γ-Globulin.

hinzu, mit Entzündungen, Fehlbildung und schließlich Versteifung. Im weiteren Verlauf scheint die Erkrankung manchmal stillzustehen. Manchmal werden in schneller Reihenfolge fast alle Gelenke betroffen. In anderen Fällen bleibt die chronische Polyarthritis jahrelang auf wenige Gelenke beschränkt.

Im Alter verläuft die chronische Polyarthritis teils leichter und teils mit großer Tendenz zur Gelenkzerstörung. Nicht selten mischen sich die Entzündungszeichen mit den Zeichen und Beschwerden des Gelenkverschleißes im Alter (Osteoarthrose), sodass man von einer Pfropfarthritis spricht. Die Polyarthritis im Kindesalter wird gesondert besprochen (S. 377).

● MERKE *Die dauernden Schmerzen, die Unfähigkeit, alltägliche Verrichtungen durchzuführen (z. B. einen Wasserhahn aufzudrehen, einen Knopf zuzumachen), und die mangelnde Bewegungsfähigkeit schließen den Rheumakranken oft vom gewohnten normalen Familienleben und auch gesellschaftlichen Leben aus. Um so auffallender ist die meist zu beobachtende Geduld der Patienten ihrem Leiden gegenüber.*

### *Therapie*

*Allgemeine Maßnahmen*

Entsprechend den Überlegungen zur Entstehung der chronischen Polyarthritis sind alle Maßnahmen, die schädigende Noxen ausschalten, von besonderer Bedeutung für eine erfolgreiche Therapie. Vor allen Dingen sind Nässe, Kälte, Infekte und Überanstrengung zu vermeiden. Ein feuchtes Schlafzimmer (Neubau) oder die Angewohnheit, auch in der kalten Jahreszeit bei geöffnetem Fenster zu schlafen, können die übrigen therapeutischen Maßnahmen erschweren und zunichtemachen (**Abb. 12.7**).

*Medikamentöse Therapie*

Von einem antirheumatisch wirkenden Medikament ist ein Dreifaches zu fordern,

1. dass es die überschießende Bindegewebsreaktion hemmt,
2. dass es die nachfolgende gewebsschädigende Entzündungsreaktion beeinflusst,
3. dass es die immunologischen Reaktionen eindämmt.

Die stärkste entzündungshemmende Wirkung besitzt das Nebennierenrindenhormon **Kortison** und seine Abkömmlinge. Kurzfristig eingesetzt, lässt sich damit jede rheumatische Entzündungsreaktion hemmen, die Gelenke werden vor dem akuten Entzündungsstress geschützt (Kortisonstoßtherapie, **Abb. 12.8b**).

● MERKE *Neben der entzündungshemmenden Wirkung besitzen die Kortisone zahlreiche, in diesem Fall nicht erwünschte Wirkungen, wie Beeinflussung des Kohlenhydratstoffwechsels, Osteoporoseförderung, Wassereinlagerung (Cushing-Gesicht), Verdünnung des Unterhautgewebes, Erhöhung des Augeninnendrucks und Kataraktbildung sowie Neigung zur Adipositas.*

Die psychostimulierende Wirkung des Kortisons wirkt sich zudem positiv aus. Die entzündungshemmende Wirkung des Kortisons ist in den Abendstunden und nachts stärker ausgeprägt als morgens (cirkadianer Tag- und Nachtrhythmus). Um die Hypohysenhemmung gering zu halten, wurde früher die erforderliche Kortisondosis nur morgens gegeben. Der Nachteil dieser Verordnungsstrategie war, dass wegen der kurzen Halbwertzeit des Kortisons, in den frühen Morgenstunden, wenn Steifigkeit und Schmerzen besonders groß sind, kein wirksamer Kortisonspiegel mehr vorhanden war. Da zudem die hohe Nachtempfindlichkeit der Hypophyse bei großer Entzündungsaktivität abnimmt, gibt man heute die erforderliche Kortisondosis zu einem Drittel auch abends oder benutzt ein sog. Nachtkortikoid mit Langzeitwirkung. Etwa 6 mg Kortison pro Tag besitzen keine unerwünschten Nebenwirkungen und können als sog. Low-dose-Therapie über Monate gegeben werden. Eine Osteoporoseprophylaxe mit Kalzium und Vitamin D ist allerdings erforderlich.

Nichtsteroidale Antirheumatika (NSAR) werden zur Entzündungshemmung und Schmerzbekämpfung in allen Stadien der chronischen Polyarthritis eingesetzt. Sie hemmen die Cyclooxygenasen 1 und 2, die im Arachidonsäurezyklus die Bildung der Prostaglandine vermitteln (**Abb. 12.8a**). Auf der einen Seite fördern Prostaglandine die Entzündungsreaktion, auf der anderen Seite besitzen sie gleichzeitig eine wichtige Schutzfunktion für die Magen- und auch für die Darmschleimhaut. Hemmt man die Bildung der Prostaglan-



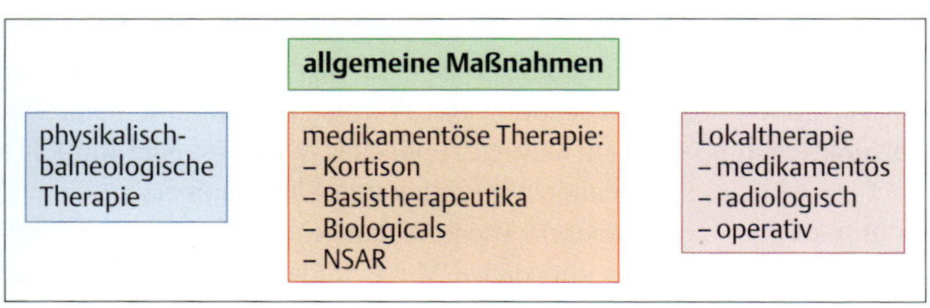


**Abb. 12.7 Chronische Polyarthritis.** Therapieschema.

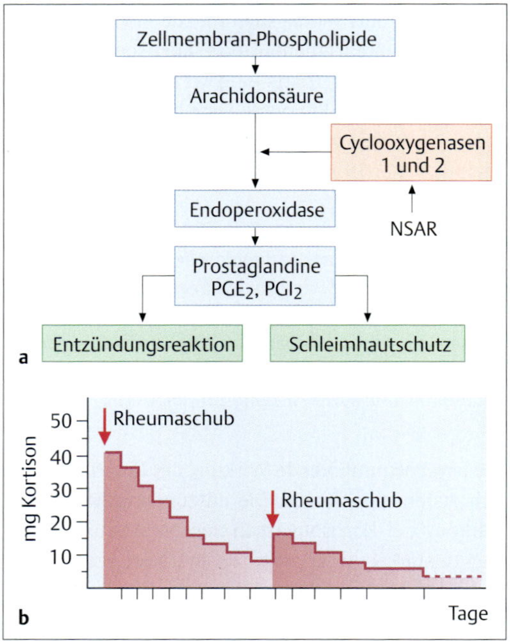


**Abb. 12.8 Chronische Polyarthritis. a** Arachidonsäurezyklus, **b** Schema einer Kortisonstoßtherapie.

dine über die Beeinflussung der Cyclooxygenasen, so bremst man, wie gewünscht, die Entzündung, beeinflusst aber auch den Schutz der Magenschleimhaut vor der Magensäure. Eine Magenschleimhautreizung bis hin zur Ulkusbildung kann die Folge sein. Diese Wirkung haben besonders altbewährte Rheumamittel, wie die Salicylsäure oder auch das Diclofenac, die die Cyclooxygenasen 1 und 2 in gleichem Maße hemmen. Die Cyclooxygenase 2 (COX-2) hemmt vorwiegend die Prostaglandine, die für die Entzündung zuständig sind, weshalb moderne COX-2-Hemmer (z. B. Ibuprofen) deutlich magenverträglicher sind, da der Schleimhautschutz weniger beeinträchtigt wird.

**Basistherapeutika** (engl. *Disease Modifying Antirheumatic Drugs*, DMARD) sind eine Gruppe von Substanzen, die langfristig die Grundreaktionen der rheumatischen Entzündung nachhaltig hemmend beeinflussen. Schon seit Jahrzehnten werden Chloroquin (z. B. Resochin), D-Penicillamin (z. B. Metalcaptase), Sulfasalazin (z. B. Azulfidine), Leflunamid und als Immunsuppressiva und Cytostatika z. B. Methotrexat, Imurek und auch Endoxan eingesetzt. Das altbewährte Gold wird wegen seiner Nebenwirkungen heute nicht mehr verwandt. Bei der Anwendung aller Basistherapeutika sind regelmäßige Kontrollen von Blutbild, sowie der Nieren-und Leberfunktionen erforderlich.

**Biologica** sind künstlich hergestellte Antikörper, die gezielt gegen Entzündungsvermittler (Zytokine) oder deren Bindungsstellen (Rezeptoren) an Gewebszellen gerichtet sind. Einer der wichtigsten Entzündungsvermittler bei der rheumatischen Entzündung ist der Tumornekrosefaktor alpha (TNF alpha). Gegen ihn gerichtete Antikörper (z. B. Infliximab) werden bei Versagen der übrigen medikamentösen Therapie, z. T. auch in Kombination mit einem Basistherapeutikum eingesetzt. Als besondere Nebenwirkungen sind zu beachten: das Aufflammen alter Tuberkuloseherde, bei Kindern ein erhöhtes Lymphomrisiko und das Auftreten von Autoimmunprozessen (Nachweis von antinukleären Antikörpern).

Als weitere Biologica stehen Antikörper gegen Interleukine (IL 1, IL 2) sowie gegen den CD 20-Rezeptor auf B-Lymphozyten (Rituximab, s. S. 382) zur Verfügung.

*Lokalbehandlung*

Die lokale Behandlung einzelner besonders von der rheumatischen Entzündung betroffener Gelenke ist vielfach auszunutzen. Neben einer äußeren Behandlung mit entzündungshemmenden Salben und Gels bietet sich die Möglichkeit, radioaktive Substanzen (z. B. radioaktiv markiertes Yttrium oder Gold) oder Verödungsmittel (z. B. Varicocid) in den Gelenkraum einzuspritzen, um dadurch die entzündete Gelenkschleimhaut (Synovia) zu veröden. Durch die intraartikuläre Injektion von Kortison lassen sich akute Entzündungen oft gut beeinflussen.

Auch die *Entfernung* (arthroskopisch oder operativ) der entzündeten und zerstörend wachsenden Synovia zum möglichst frühen Zeitpunkt wird angestrebt. Mit der Entfernung des Hauptentzündungsherdes bessern sich auch oft andere, weniger stark betroffene Gelenke.

Zu den *operativen* Möglichkeiten gehören heute ferner die Befreiung eingeklemmter Nerven und Sehnen, die Korrektur von Gelenkfehlstellungen und schließlich der Ersatz von zerstörten Gelenken durch künstliche Gelenke (Endoprothesen).

*Physikalisch-balneologische Therapie*

Ziel der physikalisch-therapeutischen Maßnahmen (Bewegungsübungen, Gymnastik, Bäder, Massagen) ist es, die Beweglichkeit der Gelenke zu erhalten bzw. wiederherzustellen und durch Auflockerung sowie durch Förderung der Durchblutung schmerzstillend und entzündungshemmend zu wirken. In den akut entzündlichen Phasen der Erkrankung ist Zurückhaltung geboten, da jede Überbelastung eines Gelenkes einen neuen Entzündungsreiz darstellt. Das gilt auch besonders für die Anwendung von Wärme (Fango, Moor, heiße Bäder). Ein akut entzündliches Gelenk ist eher mit Kälte zu behandeln (Kryotherapie, Kältekammer).

Zu diesem Therapieplan gehört auch das Wiedererlernen alltäglicher Verrichtungen, wozu u. U. speziell angefertigte Hilfsmittel genutzt werden müssen. Dieser Maßnahmen, die in die **Ergotherapie** übergehen, hat sich besonders die Deutsche Rheumaliga angenommen.

## 12.6 Sonderformen der chronischen Polyarthritis

Abweichend vom klassischen Verlauf der chronischen Polyarthritis werden bei Kindern und bei Erwachsenen, z.T. in Kombination mit anderen Erkrankungen, besondere Verlaufsformen beobachtet.

### 12.6.1 Juvenile idiopathische Arthritis

Der chronische Gelenkrheumatismus tritt im Kindes- und Jugendalter in verschiedenen Krankheitsformen auf.

### 12.6.2 Still-Syndrom

Das Still-Syndrom beginnt hochakut mit Fieber, Lymphknotenschwellung, Leber- und Milzvergrößerung, Hauterscheinungen (Erythema multiforme) und einer Karditis und Serositis. Die Gelenke werden im Verlauf der mit Schüben einhergehenden Erkrankung zunehmend betroffen. Finger- und Handgelenke, Kniegelenke, Sprunggelenke und Hüftgelenke sind geschwollen und schmerzhaft versteift. Die Entzündung führt zu schweren Zerstörungen an den Gelenken, zu Wachstumsschäden und zu knöchernen Versteifungen (Ankylosen). Ein Still-Syndrom tritt selten auch noch im Erwachsenenalter auf.

### 12.6.3 Nicht systemische Verlaufsformen

Die nicht systemischen Verlaufsformen der juvenilen idiopathische Arthritis stellen die häufigste Form des Gelenkrheumatismus im Kindesalter dar. Die Erkrankung beginnt häufig asymmetrisch an einem großen Gelenk (Knie, Hüfte). Bei vielen Kindern fallen zu Beginn nicht die Entzündungszeichen an den Gelenken, sondern die Schonhaltung des betroffenen Gelenkes auf. Bei einem Teil der Kinder werden über Monate und Jahre zahlreiche Gelenke befallen (polyartikuläre Form). Bei anderen bleibt die Erkrankung auf wenige Gelenke beschränkt (mono- oder oligoartikuläre Form). Jungen mit HLA-B27-Antigen neigen zum Befall der Iliosakralgelenke (juvenile Spondylarthropathie) und später wahrscheinlich zum Übergang in eine Bechterew-Erkrankung (S. 379). Mädchen mit antinukleären Antikörpern (ANA) im Serum sind besonders gefährdet durch eine Augenentzündung (rezidivierende Iridozyklitis).

### 12.6.4 Rheumatische Iridozyklitis

Die rheumatische Iridozyklitis, die bei allen Formen der juvenilen idiopathischen Polyarthritis auftreten kann, ist besonders heimtückisch. In den Frühphasen macht sie oft wenig Beschwerden, wie Augenrötung, Schmerzen und Lichtscheu, sodass bleibende Schäden durch Verklebungen (Synechien) und Linsentrübung bis zur Erblindung die Folge sein können. Frühzeitige und regelmäßige Untersuchungen der Augen mit der Spaltlampe sind daher auch in klinisch scheinbar unauffälligen Phasen unbedingt erforderlich.

### 12.6.5 Therapie der juvenilen idiopathischen Arthritis

Sie entspricht in ihren Grundzügen der Therapie der Erwachsenenpolyarthritis. Basistherapeutika, wie MTX und die nichtsteroidalen Antirheumatika, werden von den Kindern meist recht gut vertragen. Bei Therapieversagen werden auch TNF-alpha-Antagonisten unter streng kontrollierten Voraussetzungen (Infektionen, Impfstatus, Lymphome) eingesetzt (z.B. Etanercept). Das lebensbedrohliche akute Still-Syndrom muss oft mit Kortison und auch mit Immunsuppressiva behandelt werden. Die Iridozyklitis erfordert eine frühzeitige lokale Kortisonbehandlung.

### 12.6.6 Felty-Syndrom

DEFINITION *Das Felty-Syndrom entspricht der chronischen Polyarthritis der Erwachsenen, aber mit deutlicher Milzvergrößerung und ausgeprägter Granulozytopenie.*

Leber und Lymphknoten können geschwollen sein. Es lassen sich Rheumafaktoren nachweisen. Neben der antirheumatischen Behandlung kann in ausgeprägten Fällen eine Entfernung der Milz (Splenektomie) versucht werden.

### 12.6.7 Caplan-Syndrom

Die Steinstaublunge (Silikose) der Bergleute kann mit einer chronischen Polyarthritis kombiniert sein. In diesen Fällen bilden sich bevorzugt silikotische Rundherde in der Lunge. Die Silikose kann der Arthritis vorausgehen oder nachfolgen. Es sind Rheumafaktoren nachweisbar. Gelegentlich werden auch rheumafaktor-positive Lungenfibrosen bei Bergleuten gefunden, ohne dass eine Arthritis besteht. Es ist anzunehmen, dass beim Caplan-Syndrom sich der Reiz des Quarzstaubes auf das Gewebe mit der besonderen rheumatischen Reaktion des Bindegewebes kombiniert.

WISSEN *Der englische Arzt Anthony Caplan (1907–1976) arbeitete in Cardiff, einer Industrie- und Hafenstadt in Südwales, die noch zu Beginn des 19. Jahrhunderts kaum 2000 Einwohner gehabt hatte. Der Ort vergrößerte sich rasch durch Eröffnung zahlreicher Kohlengruben und Eisenhütten, in denen ein großer Teil der Bevölkerung tätig war.*

### 12.6.8 Sjögren-Syndrom



DEFINITION *Unter Sjögren-Syndrom versteht man eine Autoimmunerkrankung der Tränen- und Speicheldrüsen mit Versiegen der Sekretion. Das primäre Sjögren-Syndrom ist eine eigenständige Erkrankung, das sekundäre Sjögren-Syndrom kommt als Begleiterkrankung bei chronischer Polyarthritis, Kollagenosen oder auch nichtrheumatischen Autoimmunerkrankungen vor. Frauen im mittleren Alter sind überwiegend betroffen.*

#### Symptome

Kennzeichnend für das Sjögren-Syndrom sind Augen- und Mundtrockenheit, die eine Keratokonjunktivitis oder Rhinopharyngitis sicca zur Folge haben. Die sekretorischen Drüsen der Magen-Darm-Schleimhaut, der Genitalorgane und auch des Pankreas können mitbetroffen sein. Die Speicheldrüsen sowie Leber und Milz sind in ausgeprägten Fällen geschwollen, im Blutserum sind die Entzündungszeichen deutlich erhöht, darüber hinaus finden sich Rheumafaktoren und antinukleäre Antikörper. Es besteht ein erhöhtes Risiko für maligne Lymphome.

#### Diagnostik

Das Versiegen der Tränenflüssigkeit wird mit dem Schirmer-Test geprüft.

PFLEGE **Schirmer-Test.** *Nach Tropfanästhesie wird ein kleiner Filterpapierstreifen mit einem Ende in den unteren Lidwinkel eingehängt. Nach 5 Minuten wird die benetzte Strecke des Streifens gemessen. Bei normal feuchtem Auge ist sie mindestens 1 cm lang.*

Der Speicheldrüsenbefall lässt sich röntgenologisch durch Kontrastmitteleinspritzung in den Speicheldrüsengang (Sialografie) nachweisen. Histologisch findet man in einer Biopsie der Speicheldrüsen oder Lippenschleimhaut eine lymphozytäre Infiltration.

Im Serum finden sich durch B-Zell Aktivierung Rheumafaktoren, antinukleäre Antikörper und in 10% der Fälle Zeichen einer systemischen Vaskulitis. Es besteht ein erhöhtes Risiko für ein B-Zell-Non-Hodgkin-Lymphom (s. S. 556ff).

#### Therapie

Symptomatisch mit künstlicher Speichel- und Tränenflüssigkeit, Sekretanregung, z.B. mit Zitrone oder Kaugummi, und Sekretolytika. Bei Sekundärinfektion Antibiotika. In akuten Entzündungsschüben auch Kortison.

## 12.7 Symptomatische Arthritiden

### 12.7.1 Para- und postinfektiöse Arthritiden

Während oder nach einer Reihe bakterieller und viraler Infektionen werden vorübergehende Gelenkentzündungen beobachtet. Röteln, Masern, Scharlach und Hepatitis B gehören zu diesen Erkrankungen (**Tab. 12.1**). Man nimmt an, dass sich im Verlauf der Infektion Antigen-Antikörper-Komplexe bilden, die sich an den Gelenkschleimhäuten ablagern und dadurch die Entzündung verursachen. Bei den Viruskrankheiten kann auch die Vermehrung der Viren in den Zellen der Gelenkinnenhaut die Entzündung auslösen. Das *klinische Bild* reicht von Gelenk- und Weichteilschmerzen bis zu einer deutlichen Gelenkschwellung. Die Reaktionen klingen meist in Tagen bis Wochen ab, ohne Schäden zu hinterlassen.

Therapeutisch gibt man schmerz- und entzündungshemmende Mittel.

**Tab. 12.1 Symptomatische und reaktive Arthritiden.**

| *Symptomatisch* | *Reaktiv* |
|---|---|
| Post- und parainfektiös:<br>– Röteln<br>– Masern<br>– Scharlach<br>– Hepatitis B<br>– Epstein-Barr-Virus<br>– HIV-Infektion | – Yersinien<br>– Salmonellen<br>– Shigellen<br>– Campylobacter<br>– Borrelien<br>– Chlamydien<br>– Mykoplasmen |
| Enteropatisch:<br>– Morbus Crohn<br>– Colitis ulcerosa<br>– Morbus Whipple | |

## 12.7.2 Lyme-Arthritis

Als Reaktion auf die Infektion wurde in den letzten Jahrzehnten in den USA (Stadt Lyme) die Gelenkmanifestation bei einer *Borrelieninfektion* aufgedeckt. Die Borrelien werden durch Zecken übertragen (S. 605).

Es entwickelt sich in den meisten Fällen zunächst das schon 1900 erstmals beschriebene Erythema chronicum migrans. Später folgen kleine Knötchen an der Stichstelle (Lymphadenosis cutis benigna). In der zweiten Phase der Erkrankung kann vorübergehend das Nervensystem befallen sein unter Beteiligung der Hirnhaut und der peripheren Nerven (Meningopolyneuritis). In einem Teil der Fälle beobachtet man auch eine Herzbeteiligung (Myoperikarditis). Die Gelenkentzündung zeigt sich in dieser Phase unter dem Bild einer reaktiven Arthritis. Unbehandelt können sich in der dritten Phase eine fortschreitende Enzephalomyelitis sowie hartnäckige Acrodermatitis atrophicans entwickeln (**Tab. 12.2**).

Antikörper gegen die Borrelien lassen sich im Serum 4–6 Wochen nach Infektionsbeginn nachweisen.

**Tab. 12.2 Stadien der Borreliose.**

| *Stadium* | *Symptome* |
|---|---|
| I:<br>frühes Stadium<br>(4–8 Wochen nach Zeckenstich) | – Allgemeinerscheinungen („Grippe")<br>– Erythema chronicum migrans<br>– Lymphadenosis cutis benigna (Bäfverstedt) |
| II:<br>spätes Stadium<br>(bis zu 1 Jahr nach Zeckenstich) | – Befall von Nerven, Rückenmark, Gehirn<br>– Entzündung einzelner Gelenke<br>– Herzentzündung |
| III:<br>chronisches Stadium<br>(mehrere Jahre nach Zeckenstich) | – Acrodermatitis chronica atrophicans<br>– progrediente Encephalomyelitis<br>– Chronic-fatigue-Syndrome<br>– chronische Gelenkentzündung |

Die Behandlung erfolgt mit Tetrazyklinen oder Cephalosporinen über 2–3 Wochen, bei Kindern und in der Schwangerschaft mit Penicillin. Gegen die Gelenkreaktionen gibt man Antirheumatika.

12

# 12.8 Spondyloarthritiden

Unter dem Begriff Spondyloarthritiden wird eine Gruppe von rheumatischen Erkrankungen zusammengefasst, die rheumafaktornegativ, aber oft HLA-B27-positiv sind, asymmetrisch an wenigen Gelenken auftreten, immer oder auch nur teilweise die Wirbelsäule befallen und oft von einer Augenentzündung und einer Entzündung von Sehnenansätzen begleitet sind. Zu den Spondylloarthritiden gehören

- Spondylitis ankylosans (Bechterew-Krankheit),
- reaktive Arthritiden und Reiter-Syndrom,
- Arthropathia psoriatica,
- enteropathische Arthritiden.

## 12.8.1 Spondylitis ankylosans (Bechterew-Krankheit)

### *Ursachen, Pathogenese und Häufigkeit*

Die Spondylitis ankylosans (SpA), von Strümpell, Marie und Bechterew zuerst beschrieben und oft als Morbus Bechterew bezeichnet, ist durch eine versteifende Entzündung des Achsenskeletts und der achsenskelettnahen Gelenke gekennzeichnet (**Abb. 12.9**). Es besteht eine ausgesprochene Neigung zur Verkalkung der Bänder und der äußeren Bandscheibenanteile der Wirbelsäule.

Über die Ursache der Spondylitis ankylosans ist nichts bekannt, während eine Vererbung der Anlage heute als gesichert gelten kann. Einerseits findet sich eine Häufung des Leidens in bestimmten Familien, andererseits lässt sich das Zellantigen (HLA-B27) in über 90 % der Fälle nachweisen, das in der Normalbevölkerung der Europäer nur zu etwa 6–7 % vorkommt. Der Erkrankungsgipfel liegt zwischen dem 20. und 30. Lebensjahr.

### *Symptome und Diagnostik*

In ihrer Spätform ist die Spondylitis ankylosans schon im Straßenbild zu erkennen. Der Beginn ist sehr schleichend, und es vergehen meistens mehrere Jahre, bis aufgrund der ersten röntgenologisch sichtbaren Veränderungen an den Iliosakralfugen die Diagnose sicher gestellt werden kann.

Erste Zeichen der Erkrankung sind

- rezidivierende Kreuzschmerzen (Lumbalgien) mit Ausstrahlung in Oberschenkel und Leiste,
- nächtlicher Ruheschmerz im Kreuz, besonders in der zweiten Nachthälfte (entzündlicher Rückenschmerz),
- Entzündung eines Hüft- oder Kniegelenks,
- Fersenschmerzen (Achillessehne, Schleimbeutel),
- Sternumschmerz,
- Steifigkeitsgefühl im Kreuz- und Thoraxbereich,
- später auch Husten-, Nies- und Erschütterungsschmerz in der Wirbelsäule,
- Augenentzündung (einseitige Iridozyklitis).

Röntgenologisch findet man zuerst die Zeichen einer Entzündung der Iliosakralgelenke mit unscharfer Zeichnung der Gelenkränder, Sklerosierung und schließlich Verknöcherung der Gelenke. Kernspintomografie und Szintigrafie (**Abb. 12.10**) erlauben, die Veränderungen noch früher zu erkennen.

An der Wirbelsäule entwickeln sich, beginnend an der unteren Brustwirbelsäule, seltener der Halswirbelsäule durch Verkalkung der äußeren Bandscheibenschicht von der Wirbelkante ausgehende feine Verkalkungen (Syndesmophyten). Durch die fortschreitende Verkalkung entsteht schließlich die typische Bambusstab-Wirbelsäule (**Abb. 12.11**).

Die kleinen Wirbelgelenke (Spondyloarthritis) sind ebenso von der Entzündung und Versteifung betroffen wie die Rippengelenke. Entzündliche Verkalkungen finden sich an den Sehnenansätzen des Fersenbeins, an den Muskel- und Sehnenansatzstellen des Beckens sowie an der Symphyse.

Die schmerzhafte Versteifung verläuft in *Schüben* und kann in 2–20 Jahren das Endstadium mit Streckung der natürlichen Lendenwirbelsäulenkrümmung, zunehmender Krümmung der Brustwirbelsäule (Kyphose), Starrwerden des Thorax, Versteifung der Halswirbelsäule und zunehmender Versteifung der Hüft- und Schultergelenke erreichen. Verschiedene Untersuchungsmethoden messen den *Grad der Versteifung*:

- Hinterhaupt-Wand-Abstand
- Kinn-Brustbein-Abstand
- Finger-Boden-Abstand
- Atembreite
- Auseinanderweichen der Dornfortsätze beim Beugen (Schober-Zeichen)
- Schmerzauslösung im Iliosakralgelenk (Mennell-Handgriff)

Im Laufe der Jahre kann die schmerzhafte Versteifung in eine völlige knöcherne Starre übergehen. Die Muskulatur atrophiert; die vorher beschleunigte BKS normalisiert sich; die Thoraxstarre führt zur Emphysembronchitis und Rechtsherzbelastung. Als Komplikation kann eine Nierenamyloidose hinzutreten. Im jugendlichen Alter beginnt die Spondylitis ankylosans häufig an einzelnen Gelenken der unteren Extremität und befällt zunächst in 10% der Fälle nur ein Iliosakralgelenk. Die Spondylitis ankylosans im Jugendalter kann besonders bei Mädchen im frühen Stadium zum Stillstand kommen.

### *Therapie*

- Entzündungshemmung und Schmerzlinderung durch Antirheumatika und Analgetika, neuerdings auch frühzeitig TNF-alpha-Blocker
- Erhaltung der Beweglichkeit durch eine tägliche, gezielte Bewegungstherapie (Bechterew-Gymnastik) in Verbindung mit Massagen, Bädern, Wärme-

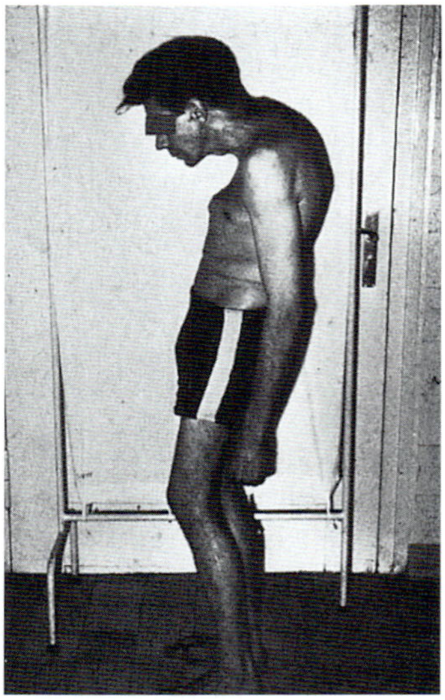

**Abb. 12.9 Morbus Bechterew.** Typische Haltung eines Patienten mit Morbus Bechterew.

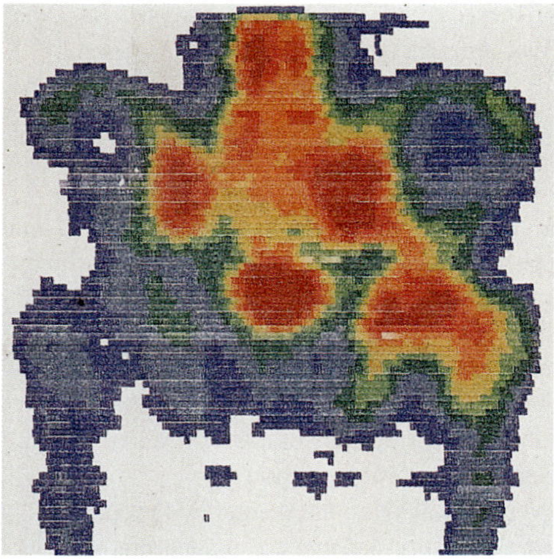

**Abb. 12.10 Morbus Bechterew.** Szintigrafische Darstellung der Entzündung in den Iliosakralgelenken, des linken Hüftgelenks und der Lendenwirbelsäule.

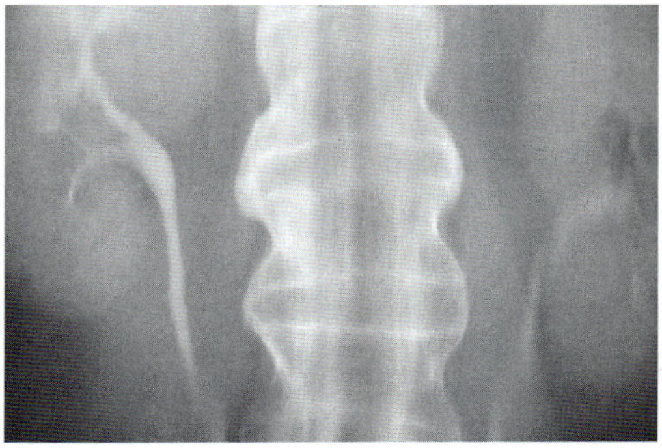

**Abb. 12.11 Bambusstabwirbelsäule.** Röntgenbild mit Darstellung der ableitenden Harnwege.

anwendung und spezieller Übungstherapie gegen die Kyphose und Thoraxstarre sowie flacher Lagerung auf harter Unterlage nachts, Strahlentherapie mit Röntgenbestrahlung (Wirbelsäule, Iliosakralfugen) und radioaktivem Thorium X unter Abwägung der möglichen Nebenwirkungen dieser Behandlung (Spätleukämie, Knochenmarksverödung) bei ausgeprägtem schmerzhaften Verläufen, heute selten angewandt
- operative Korrektur der verkrümmten Wirbelsäule

PFLEGE ***Patienteninformation.*** *Die Versteifung der Wirbelsäule bei Patienten mit Morbus Bechterew ist meist nicht aufzuhalten. Lebenslanges, konsequentes tägliches Bewegungstraining kann jedoch bewirken, dass die Versteifung der Wirbelsäule in einer für den Patienten weniger ungünstigen Stellung erfolgt. Erläutern Sie dem Patienten diesen Zusammenhang. Für ein konsequentes Training ist es hilfreich, wenn der Patient sich vornimmt, die Übungen immer zur gleichen Tageszeit, z. B. vormittags, durchzuführen und an einem Gruppentraining teilnimmt.*

## 12.8.2 Reaktive Arthritiden

Eine besondere Gruppe von Arthritiden wird nach Infektionen mit Darmbakterien, wie Yersinien, Salmonellen, Shigellen und Campylobacter jejuni, sowie nach Infektionen im Urogenitaltrakt mit Chlamydien und Mykoplasmen beobachtet.

MERKE *Der reaktive Typ der Gelenkentzündung kommt mindestens so häufig wie die chronische Polyarthritis vor.*

Menschen mit einer offenbar fehlgesteuerten Abwehrreaktion, die gehäuft das Zelloberflächenantigen HLA-B27 tragen, erkranken 1–3 Wochen nach der Darm- oder Harnwegsinfektion an einer akuten Gelenkentzündung.

### *Symptome*

Charakteristisch ist der asymmetrische Befall der unteren Extremitäten mit z. B. einem Kniegelenk, einem Sprunggelenk und einer mittleren Zehe. Sehnenansätze an Fersen, Sitzbein oder Sternokostalgelenken zeigen oft eine rezidivierende produktive Entzündung (Enthesiopathie). An den Händen sind gelegentlich die Handgelenke und einzelne Fingergrundgelenke betroffen. Die Gelenke sind überwärmt und meist blaurötlich geschwollen. Die Beschwerden der Darm- bzw. Blaseninfektion sind zu diesem Zeitpunkt in der Regel schon abgeklungen, es kann aber noch Fieber auftreten. Im Serum findet man die Zeichen der akuten Entzündung, die Haut kann in Form eines Erythema nodosum, das Auge durch eine Konjunktivitis mitbeteiligt sein.

### *Diagnostik und Verlauf*

Die auslösenden Keime werden oft nicht mehr im Stuhl oder Urin gefunden. Man nimmt heute an, dass Bakterienteile (Peptidfragmente) oder auch Bakterien selbst (Chlamydien) infolge der Immunfehlregulation in die Gelenke verschleppt werden. Die Diagnose wird gesichert durch den Nachweis der entsprechenden Antikörper im Serum. Rheumafaktoren lassen sich nicht nachweisen (seronegative, HLA-B27-assoziierte reaktive Arthritis). Die Gelenkentzündung verläuft in Schüben, die oft bis zu 2 Jahre abklingend den Patienten belästigen. Die Entwicklung eines chronischen Verlaufs mit Gelenkzerstörung ist selten.

Die Behandlung erfolgt mit nichtsteroidalen Antirheumatika oral. In den akuten Phasen sind Eispackungen indiziert. Bestehen noch Zeichen einer Darm- oder Harnwegsinfektion mit Keimnachweis und Resistenzbestimmung werden Antibiotika gegeben.

PFLEGE ***Einreibung.*** *Oft werden nichtsteroidale Antirheumatika auch als Salbe oder kühlendes Gel zur lokalen Behandlung verordnet. Viele Patienten empfinden die Einreibung als wohltuend. In der akuten Krankheitsphase sind Eispackungen indiziert.*

## 12.8.3 Reiter-Syndrom

Als besondere Form einer reaktiven Arthritis wird das Reiter-Syndrom abgegrenzt. Es besteht aus einer Kombination von Gelenkentzündung, Harnröhrenentzündung (Urethritis) und Augenentzündung (Konjunktivitis). In einem Teil der Fälle gesellen sich Haut- und Schleimhautläsionen hinzu.

Als auslösende Keime der Urethritis finden sich auffällig häufig Chlamydien. In etwa einem Drittel der Fälle gehen dem Reiter-Syndrom Darminfekte (Shigellen, Salmonellen, Yersinien) voraus. Das Zellantigen HLA-B27 lässt sich in 70–50 % der Fälle nachweisen. Männer im Alter zwischen 20 und 40 Jahren erkranken wesentlich häufiger als Frauen.

### *Symptome und Differenzialdiagnose*

Urethritis, Konjunktivitis und Arthritis können unter Fieberanstieg im Abstand von Tagen nacheinander auftreten; Abweichungen dieses Ablaufes sind aber nicht selten. Die Gelenkentzündung betrifft die mittleren Gelenke (Sprung-, Knie-, Hand-, Ellenbogengelenke). Ein Befall der Iliosakralgelenke (manchmal einseitig) und der Achillessehne erinnert zusammen mit dem positiven HLA-B27-Befund an eine Bechterew-Erkrankung. Bei chronischem Verlauf (10–20 %) kommen Übergänge des Reiter-Syndroms in eine Bechterew-Erkrankung vor. An den Fußsohlen, Handinnenflächen, an der Mundschleimhaut und Glans penis tritt in einem Teil der Fälle Blasenbildung auf.

● WISSEN *Das vorwiegend bei jüngeren Männern auftretende Reiter-Syndrom ist eine reaktive entzündliche Systemerkrankung mit Konjunktivitis, Urethritis und Arthritis. Benannt wurde es nach dem Berliner Hygieniker Hans Reiter (1881–1969).*

### Therapie

Auslösende Entzündungen (Darminfekte, Urogenitalinfekte) werden antibiotisch behandelt.

Die Behandlung der Arthritis entspricht der Behandlung einer chronischen Polyarthritis (S. 375). Eine Basistherapie ist nur bei chronischem Verlauf indiziert.

## 12.8.4 Arthropathia psoriatica



Die Polyarthritis bei Psoriasis (Schuppenflechte) unterscheidet sich in einer Reihe von Krankheitszeichen von der gewöhnlichen chronischen Polyarthritis und weist Beziehungen zu anderen HLB-B27-assoziierten, seronegativen Spondyloarthritiden (Morbus Bechterew, Reiter-Syndrom, Yersinia-Arthritis) auf.

Männer erkranken häufiger als Frauen. In 75% der Fälle geht die Psoriasis der Gelenkerkrankung um Jahre voraus, in 15% der Fälle besteht ein gleichzeitiger Beginn, in 10% der Fälle folgt die Psoriasis der Polyarthritis.

### Symptome

Die Erkrankung beginnt mit Gelenk- und Muskelschmerzen meist asymmetrisch an wenigen kleinen oder großen Gelenken. Ein Viertel der Fälle beginnt akut wie ein Gichtanfall. Typisch sind das Springen der Entzündung von einem Gelenk zum anderen und der schubweise Verlauf, der in etwa der Hälfte der Fälle von einem Schub der Hautkrankheit begleitet wird. Während der Schübe kann Fieber auftreten. Besonders häufig findet man bei der Psoriasis-Arthritis eine Nagelpsoriasis (**Abb. 12.12**).

Besonderheiten der Lokalisation der Psoriasis-Arthritis sind

- Befall auch der Endgelenke an Fingern und Zehen,
- Befall aller Gelenke an einem Finger mit starker Schwellung ohne Überwärmung (Würstelfinger),
- regellose Deviation der Finger durch starke gelenknahe Knochenzerstörung,
- z. T. Befall der Iliosakralfugen und der Wirbelgelenke (HLA-B27 positiv),
- Neigung zur Ankylosierung der großen Gelenke und zur Fibrosierung der periartikulären Gewebe.

### Diagnostik

- mehr diffuse als gelenknahe Osteoporose
- viele kleine Usuren und Zysten mit becherförmigem Knochenschwund und auffälligem Periostanbau an den Rändern (**Abb. 12.13**) auf der einen Seite sowie bleistiftartiger Zuspitzung auf der Gegenseite des Gelenkanteils

#### Laboruntersuchungen

- Rheumafaktoren meist nicht nachweisbar
- BSG nur im Schub deutlich erhöht
- Serumharnsäure und Serumcholesterin durch den starken Zellumsatz der Psoriasis erhöht
- überdurchschnittlich häufiger Nachweis des Zellmembran-Antigen HLA-B27

### Therapie

Die Therapie entspricht im Prinzip der der chronischen Polyarthritis. Neben nichtsteroidalen Antirheumatika werden Basistherapeutika wie Neflumin, Methotrexat oder Azulfidine eingesetzt. Methotrexat beeinflusst gleichzeitig Hauterscheinungen und Arthritis günstig. Gleiches gilt für den Einsatz von biotechnologischen Medikamenten (Biologicals), wie TNF-alpha-Hemmer. Weitere Therapiemöglichkeiten haben sich durch die Entwicklung von Antikörpern gegen Zelloberflächenantigene auf T- und B-Zell-Lymphozyten eröffnet, wie sie auch bei der Leukämie (s. S. 649) angewendet werden.

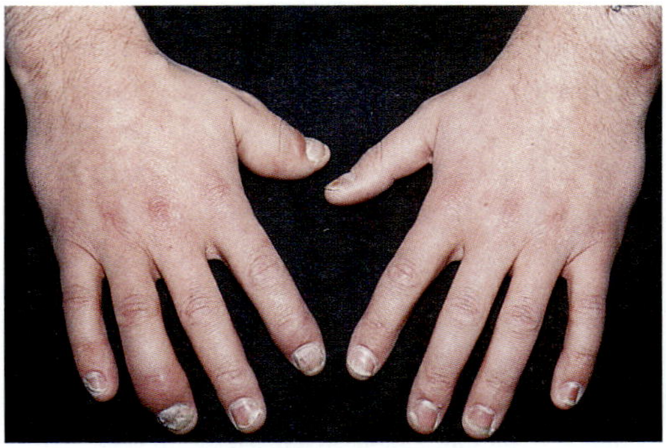

**Abb. 12.12 Psoriasis-Arthritis.** Endgelenksbefall und Nagelpsoriasis.

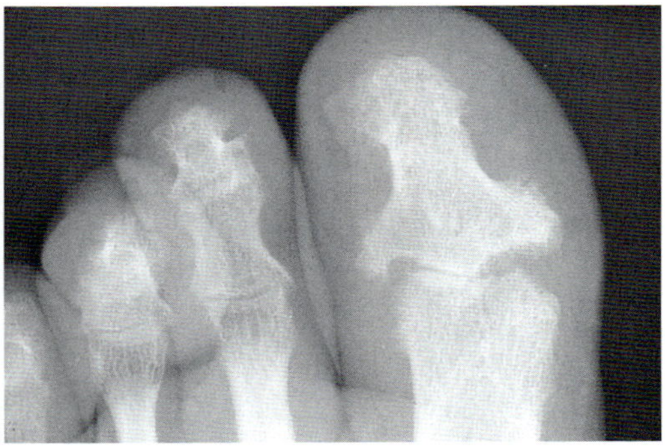

**Abb. 12.13 Psoriasis-Arthritis.** Periostale Anbauten und Gelenkdestruktion an den Zehenendgelenken.

### 12.8.5 Enteropathische Arthritiden

Zu dieser Gruppe gehören Gelenkentzündungen, die im Verlauf einer Colitis ulcerosa (S. 77), des Morbus Crohn (S. 75) und des Morbus Whipple (S. 68) auftreten.

● WISSEN *Bei der nach dem amerikanischen Pathologen George Whipple (1878–1976) benannten Erkrankung kommt es zu Veränderungen der Darmschleimhaut. Das klinische Bild ist geprägt durch fieberhafte Durchfälle, die oft begleitet sind von Endokarditis und Arthritis. Whipple erhielt 1934 den Nobelpreis für Medizin.*

Schübe der Gelenkentzündung gehen mit den Schüben der Grundkrankheit parallel. In einem Teil der Fälle kommt es zu einem hartnäckigen Befall der Iliosakralgelenke und der kleinen Wirbelgelenke (Spondyloarthritis), ähnlich wie beim Morbus Bechterew.

## 12.9 Kollagenosen (Kollagenkrankheiten)

Als Kollagenosen werden neben der chronischen Polyarthritis vier weitere rheumatische Erkrankungen zusammengefasst, bei denen man zuerst als gemeinsamen Angriffspunkt der auslösenden Schädigungen das Kollagen (sprich Bindegewebe) erkannt hat. Heute wissen wir, dass alle rheumatischen Erkrankungen das Bindegewebe betreffen. Zu den Kollagenosen im engeren Sinne gehören

- systemischer Lupus erythematodes,
- Sklerodermie,
- Polymyositis/Dermatomyositis,
- Mischkollagenosen (Sharp-Syndrom).

### 12.9.1 Systemischer Lupus erythematodes (SLE)

Der systemische Lupus erythematodes („Schmetterlingskrankheit") ist die gefährlichste rheumatische Erkrankung, die unbehandelt in wenigen Monaten zum Tode führen kann. Die Krankheit hat ihren Namen von einer nur auf die Haut beschränkten Verlaufsform, dem Lupus erythematodes chronicus discoides, der dem Lupus vulgaris (Hauttuberkulose) ähnlich sieht. Auch die Hautform kann nach Jahren in die disseminierte, d.h. viele Organe befallende Form übergehen. Frauen erkranken weitaus häufiger als Männer.

#### *Ursachen*

Die Ursache des systemischen Lupus erythematodes ist unbekannt. Wie bei der chronischen Polyarthritis lösen aber viele Faktoren auf dem Boden einer ererbten Anlage einen akuten Schub dieser Erkrankung aus. So können Medikamente (Schmerzmittel, Schlafmittel, Antibiotika) operative Eingriffe, Infekte, Sonnenbestrahlung oder auch eine Schwangerschaft einen Krankheitsschub auslösen.

Den Krankheitserscheinungen zugrunde liegt eine *Fehlreaktion des Immunsystems* mit Bildung von Antikörpern gegen körpereigene Zellkernbestandteile (antinukleäre Faktoren), aber auch gegen Erythrozyten, Granulozyten, Thrombozyten und Gerinnungsfaktoren (Lupusantikoagulans, S. 567). Es entstehen Antigen-Antikörper-Komplexe, die sich an Zell- und Gefäßmembranen anlagern und dabei Entzündungsstoffe freisetzen.

#### *Symptome*

Dem akuten Schub der Krankheit können für Monate bis Jahre Symptome vorausgehen, wie

- Gelenkbeschwerden,
- Durchblutungsstörungen an den Händen (Raynaud-artig, S. 294),
- Fieberschübe,
- Gesichtsschwellungen,
- Lupus erythematodes chronicus discoides.

Der akute Schub ist gekennzeichnet durch hohes Fieber, Erytheme an den belichteten Hautstellen, vorzugsweise schmetterlingsförmig über Nase und Wangen (**Abb. 12.14**), durch Arthritis, Pleuritis, Peri-

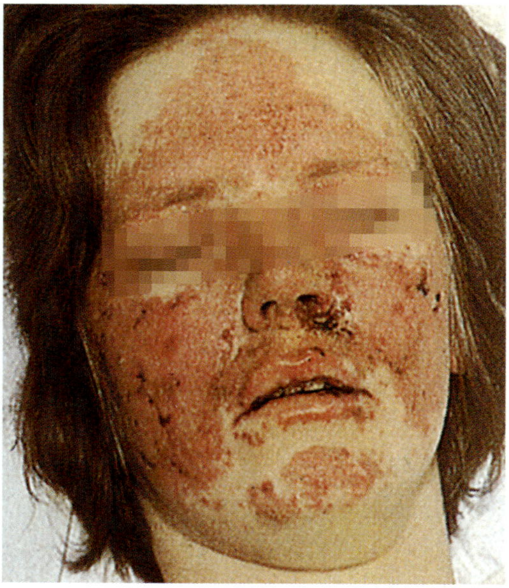

**Abb. 12.14 Lupus erythematodes.** Schmetterlingsförmige Hauterscheinungen im Gesicht einer Patientin.

karditis, Anämie, Leukopenie und eventuell Blutungsneigung sowie in manchen Fällen durch Zeichen einer Enzephalitis und Schädigung peripherer Nerven. In der Lunge können herdförmige Verschattungen auftreten. Entscheidend wird das Schicksal der Kranken durch den Befall des Herzens und besonders der Nieren bestimmt.

Am Herzen finden sich:

- Entzündung des Perikards und der Koronararterien
- Rhythmusstörungen infolge Myokardentzündung
- Beteiligung der Herzklappen in Form wärzchenartiger Auflagerungen (verruköse Endokarditis nach Libman-Sacks)

An der Niere finden sich:

- Glomerulonephritits
- Zerstörung der Tubulusepithelien (Nephrose)

Die Folgen sind Eiweißverlust, Hochdruck und schließlich Nierenversagen.



● PFLEGE ***Aspekte der Pflege.*** *Die Pflegemaßnahmen bei Patienten mit SLE sind je nach befallenem Organ und Erkrankungsstadium sehr unterschiedlich. Da direkte Sonneneinstrahlung ein häufiger Auslöser für einen akuten Krankheitsschub ist, soll der Patient nicht am Fenster liegen, oder die Vorhänge sollten zugezogen sein. Ermöglichen Sie dem Erkrankten, Kontakt zu einer Selbsthilfegruppe aufzunehmen.*

### *Diagnostik*

Rezidivierende, nicht auf Antibiotika ansprechende Fieberschübe mit Hauterscheinungen, Arthritis und maximaler BSG-Beschleunigung weisen auf einen systemischen Lupus erythematodes hin.

Im Serum lassen sich Antikörper gegen Kernbestandteile allgemein (antinukleäre Antikörper [ANA], **Abb. 12.15**) und spezifisch gegen native doppelsträngige DNS und das Sm-Antigen nachweisen. Nachweis von LE-Zellen (Leukozyten mit phagozytierten Kernbestandteilen).

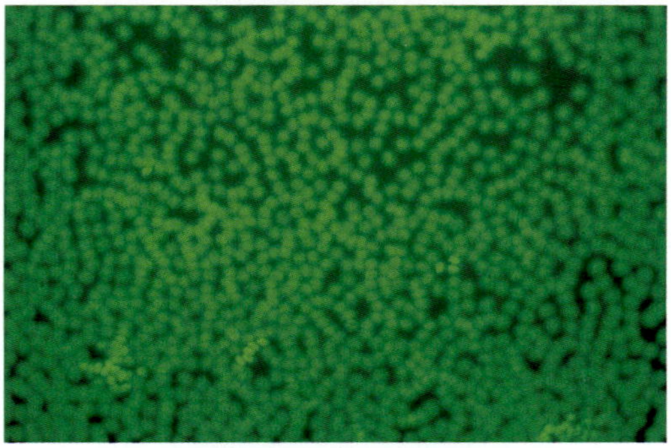

**Abb. 12.15 Lupus erythematodes.** Antinukleäre Antikörper im Immunfluoreszenzbild.

### *Therapie*

- Glukokortikoide im akuten Schub
- Chloroquin (z.B. Resochin) zur Dauerbehandlung
- Immunsuppressiva, die den Zellstoffwechsel der aktivierten, Antikörper bildenden Lymphozyten hemmen. Dazu gehören Azathioprin und MTX sowie bei Nierenbeteiligung Cyclophosphamid in Kombination mit Kortison.
- Plasmapherese im akuten Schub

### *Prognose*

Bei einem Teil der Patienten verläuft die Erkrankung akut mit rasch aufeinanderfolgenden Schüben und frühzeitiger Nierenbeteiligung; unbehandelt kann sie in Monaten tödlich enden. Ein anderer Teil kann akut oder auch schleichend beginnen, weist aber lange Perioden von Stillständen der Erkrankung auf und spricht gut auf eine medikamentöse Behandlung an. In diesen Fällen sind Verläufe über 20 Jahre und sogar Heilung durch eine konsequente Behandlung heute möglich. Die Möglichkeit der Dialysebehandlung hat die Lebenserwartung vieler SLE-Patienten deutlich verbessert.

### Medikamenteninduzierter Lupus erythematodes

Bestimmte Medikamente, wie Hydralazin, Procainamid, Hydantoine oder Alpha-Methyldopa, rufen Krankheitsbilder wie einen systemischen Lupus erythematodes einschließlich der Bildung von Zellkernantikörpern (einzelsträngige DNS, Desoxyribonucleoprotein) hervor. Die Krankheitszeichen bilden sich nach Absetzen der Medikamente zurück.

## 12.9.2 Systemische Sklerose (SSc), Sklerodermie

● DEFINITION *Die Sklerodermie ist eine Erkrankung des gesamten Bindegewebes. An der Haut sind die Erscheinungen wegen des Bindegewebsreichtums besonders augenfällig. Frauen sind viermal häufiger betroffen als Männer.*

### *Pathogenese*

Die Zahl der Zellen, die Grundsubstanz und Fasern produzieren, ist erhöht, ihr Stoffwechsel gesteigert. Man findet Ödembildung und Faserverquellung in Haut und Unterhaut mit Entzündungsreaktionen und Verschluss der kleinen Arterien. Es folgen Fibrosierung und Atrophie. Durchblutungs- und Ernährungsstörungen resultieren daraus.

### *Symptome*

Die Erkrankung beginnt mit anfallsartigen Durchblutungsstörungen, besonders bei Kälteeinwirkung an den

Händen (Raynaud-artiges Vorstadium). Nach Monaten entwickelt sich eine derbe, wachsartige Schwellung. Die Finger zeigen fleckig-livide Verfärbungen. Die Haut wird atrophisch, glatt gespannt. An den Fingerspitzen bilden sich rattenbissähnliche Nekrosen; der Knochen der Endglieder löst sich auf.

Die Verhärtung der Haut und auch der Gelenkkapseln fixiert die Finger in Beugestellung und führt zur knöchernen Überbrückung der Gelenke (Sklerodaktylie).

In einer Reihe von Fällen greift der Prozess weiter auf die Arme, den Hals und das Gesicht über. Die Gesichtszüge werden durch die Verhärtung starr, die Nase wird spitz, der Mund kleiner, mit straffer Faltenbildung, besonders an der Oberlippe (**Abb. 12.16**).

● PFLEGE ***Hautpflege.*** *Die Pflege der Haut hat bei Patienten mit progressiver Sklerodermie einen besonderen Stellenwert. Sie ist darauf ausgerichtet, die Haut geschmeidig, trocken und warm zu halten. Regelmäßige Hautmassagen und Krankengymnastik wirken prophylaktisch gegen die durch Hautverhärtung bedingten Kontrakturen.*

Bei der progressiven *systemischen* Sklerose werden auch die Schleimhäute und innere Organe beteiligt. Die Beteiligung der Lungengefäße (pulmonale arterielle Hypertonie) und des Lungengerüstes (Lungenfibrose) ist die häufigste Todesursache. Zu beachten ist, dass die Lungengefäße auch frühzeitig bei der SSc betroffen sein können.

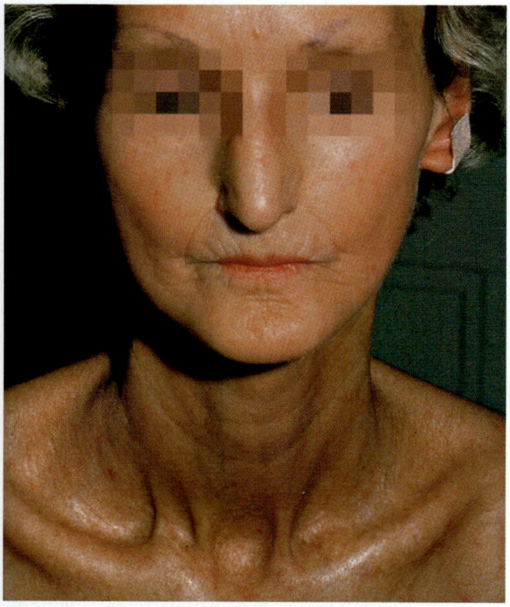

**Abb. 12.16 Sklerodermie.** Veränderungen im Gesicht und in der Halsregion.

Zeichen der systemischen Ausbreitung der SSc sind
- Zungenbandverkürzung,
- Atrophie der Zungen- und Mundschleimhaut,
- ein starrer, verkürzter Ösophagus ohne Peristaltik im Röntgenbild,
- eine netzig-streifige Lungenzeichnung, Atemstörungen und Neigung zu Lungenentzündung,
- Myokardfibrose mit Herzinsuffizienz,
- Beteiligung der Nieren mit Hochdruck im Endstadium,
- subkutane Verkalkungen im Röntgenbild.

Bei einem Teil der Fälle ist die progressive Sklerodermie von einem Sjögren-Syndrom hergeleitet.

Eine besondere klinische Verlaufsform der Sklerodermie wird als *CREST-Syndrom* beschrieben. Es setzt sich zusammen aus Verkalkungen im Bindegewebe (Calcinosis), Durchblutungsstörungen der Haut (Raynaud), Schluckstörungen (Esophagus), Verhärtung der Finger (Sklerodaktylie) und Erweiterung kleiner Hautgefäße (Teleangiektasie).

Neben diesem gewöhnlichen Verlauf, der viele Jahre auf die Veränderungen an Händen, Gesicht und Schleimhäuten beschränkt bleiben kann, gibt es selten einen akuten Verlauf mit Befall des ganzen Rumpfes und sehr frühzeitig auch der inneren Organe.

### *Diagnostik*
- BSG-Erhöhung
- Vermehrung der Gammaglobuline
- Rheumafaktoren in 20 % der Fälle positiv
- Ausscheidung von Kollagen- und Grundsubstanzabbauprodukten im Urin
- Antikernantikörper, speziell gegen das Antigen Scl-70

### *Therapie*
*Allgemeine Therapie*
- Vermeidung von Kälte
- Hautpflege
- Übungsbehandlung

*Medikamentöse Therapie*
Glukokortikoide im Anfangsstadium.

Immunsuppressiva wie D-Penicillamin, Endoxan oder Chloroquin aber auch Griseofulvin zeigen in einem Teil der Fälle eine begrenzte Wirkung auf die Sklerosierungstendenz. Gleiches gilt für Vitamin E und Progesteron. Die Raynaud Symptomatik lässt sich durch Kalziumantagonisten (z. B. Nifedipin) gut beeinflussen. Die Überlebenszeit der Patienten mit progressivem Verlauf hat sich durch die Behandlungsmöglichkeit der sonst tödlichen Lungenfibrose mit Endothelinrezeptorenantagonisten (Besentan, Silaxentan) deutlich verbessert.

12

## 12.9.3 Polymyositis/ Dermatomyositis

DEFINITION *Bei der Polymyositis sind Muskulatur und Blutgefäße, bei der Dermatomyositis auch die Haut von einem autoimmunen Entzündungsprozess betroffen. Die auslösende Ursache ist unbekannt. Frauen erkranken häufiger als Männer, auch Kinder können betroffen sein.*

### *Pathogenese*

Am Anfang des Prozesses steht offenbar eine Schädigung der Endothelien der kleinen Gefäße von Haut und Muskulatur. Ernährungs- und Durchblutungsstörung sind die Folge, wodurch Entzündungsstoffe durch Entzündungszellen aktiviert werden. Die dadurch bedingte Schädigung der Muskel- und Bindegewebsfasern führt dann zum klinischen Bild der typischen Muskelschwäche.

### *Symptome*

Die Erkrankung beginnt meist akut mit allgemeinem Krankheitsgefühl, Fieber und Muskelschmerzen. Das Gesicht ist geschwollen: Um die Augen und an Nase und Wangen erscheint ein lila-rotes Erythem, das sich auf den Hals ausdehnen kann. Die Patienten sehen schläfrig-traurig aus (**Abb. 12.17**).

Die Muskulatur ist schubweise schmerzhaft geschwollen. Es besteht eine ausgesprochene Muskelschwäche. Betroffen sind die Stammmuskeln und stammnahen Muskelgruppen. Es entwickelt sich ein Muskelschwund mit gleichzeitigem Verlust der Fettpolster. Ein Befall der Kehlkopf- und Schluckmuskulatur führt zur gefährlichen Schluckstörung. Die Hände sind fleckförmig gerötet und zeigen lokale Gefäßerweiterungen (Teleangiektasien). Der Nagelfalz ist verdickt und entzündet. Durch den Verschluss kleiner Gefäße entstehen Hautnekrosen. An den Schleimhäuten finden sich in einem Teil der Fälle Rötung, Schwellung und Bläschenbildung.

Herz (Muskelentzündung), Lunge und Leber (Zellinfiltrate, Vernarbung) sowie die glatte Muskulatur von Magen, Darm und Harnblase können mitbeteiligt sein. Ein Übergang in systemischen Lupus erythematodes wird gelegentlich beobachtet. Auffallend ist der überdurchschnittlich häufige Nachweis von bösartigen Geschwülsten im Verlauf der Erkrankung.

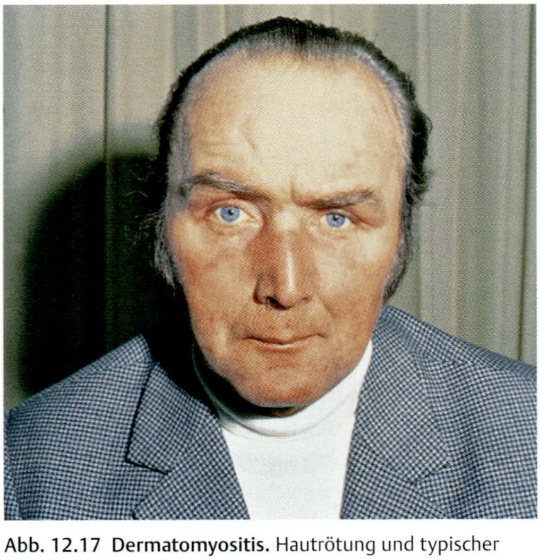

**Abb. 12.17 Dermatomyositis.** Hautrötung und typischer Gesichtsausdruck bei Dermatomyositis.

### *Diagnostik*

Außer allgemein entzündlichen Zeichen (BSG, Elektrophorese) finden sich infolge der Muskelentzündung eine extreme Erhöhung der Muskelenzyme im Serum (Kreatinphosphokinase, Aldolase), eine vermehrte Ausscheidung von Kreatinin im Urin sowie eine Veränderung der elektrischen Muskelaktionsströme im Elektromyogramm (EMG). Im Serum finden sich Rheumafaktoren (50 %) und ANA (20 %). Diagnosesicherung durch histologische Untersuchung einer Haut-Muskel-Probe.

### *Therapie*

- Hautpflege, keine aktive physikalische Therapie
- Chloroquin (z. B. Resochin) als Basistherapie
- Glukokortikoide in akuten, oft wochenlangen Phasen
- Immunsuppressiva im chronischen Verlauf
- Tumorsuche und möglichst frühzeitige operative Entfernung der Tumoren

## 12.9.4 Mischkollagenosen

Bei etwa 10–20 % der Fälle von chronischer Polyarthritis finden sich neben den Rheumafaktoren auch antinukleäre Antikörper (ANA). In solchen Fällen muss man auf die Zeichen einer begleitenden Gefäßwandentzündung (Vaskulitis, s. u.) achten. Findet man darüber hinaus Symptome eines Lupus erythematodes, einer Myositis oder einer Sklerodermie, so spricht man von Mischkollagenosen. Es handelt sich um Krankheitsbilder, bei denen sich in unterschiedlicher Zahl und Stärke Antikörper gegen Zellkernbestandteile im Serum nachweisen lassen mit einer unterschiedlichen Organschädigung. Sie können keinem definierten Krankheitsbild der Kollagenosen zugeordnet werden.

Ein Krankheitsbild mit Zeichen der Polyarthritis, Raynaud-Phänomen, Sklerodermiezeichen, Muskelentzündung und Lupusnephritis wurde von Sharp

1979 als Krankheitseinheit abgegrenzt. Bei ihm lassen sich konstant Antikörper gegen einen bestimmten Zellkernbestandteil (Fraktion eines extrahierbaren nukleären Antigens = ENA) nachweisen (Sharp-Syndrom).

Die Therapie entspricht der des Lupus erythematodes.

## 12.10 Vaskulitiden

***Pathogenese***

Mit Vaskulitiden bezeichnet man entzündliche Gefäßveränderungen an Arterien und Venen. Die Entzündung führt im einfachen Fall zur vermehrten Durchlässigkeit der Gefäße (Urtikaria, Petechien), später zur Einwanderung von Leukozyten und Entzündungszellen (Purpura, Hepatitis-C-Vaskulitis) sowie bei weiterer Schädigung zu Nekrosen in der Gefäßwand (Panartheriitis nodosa) oder zu Zellwucherungen mit Gefäßverschluss (Wegner-Granulomatose). Mit den Gefäßen werden die Organe (Haut, Niere, Lunge, Herz) geschädigt, die von diesen Gefäßen versorgt werden müssen. Je nachdem welche Gefäße in welchem Organgebiet betroffen sind (**Abb. 12.18**), entstehen sehr unterschiedliche und vielfältige Krankheitsbilder, von der einfachen Hautreaktion (Urtikaria) bis zur schweren Organschädigung (Nierenversagen).

Gemeinsame Grundlage der Vaskulitiden sind die Reaktionen von Antigenen mit Antikörpern, meisten von Autoantigenen oder Autoantikörpern, die Immunkomplexe bilden.

Bei den sog. *primären Vaskulitiden* entstehen die Komplexe an oder in der Gefäßwand. Die Immunkomplexe selbst sind noch nicht pathogen, sondern sie aktivieren Entzündungszellen, fördern ihre Haftung am Endothel der Gefäßwand und ihre Einwanderung ins Gefäß. Auch Gefäßwandzellen selbst können aktiviert werden sowie auch das Komplementsystem.

Bei der *sekundären Vaskulitis* entstehen die Immunkomplexe im Rahmen einer anderen Erkrankung (z. B. Lupus erythematodes, Hepatitis-B, Streptokokkeninfektion) und es kommt zur Anlagerung der Komplexe aus dem Serum an die Gefäßwand.

Die Entzündung kann von der Gefäßintima, der Media oder allen drei Gefäßschichten ihren Ausgang nehmen. Die Gefäßwände werden teils zerstört, teils bilden sich Granulome durch Zellwucherung. Fast immer folgt eine Thrombenbildung und in vielen Fällen ein Verschluss des Gefäßes. In der Gefäßwand lassen sich mithilfe der Immunfluoreszenz Immunkomplexe, Komplement- und in Einzelfällen auch Virusantigene nachweisen. Das histologische Bild des Gefäßwandschadens kann oft wichtige diagnostische Hinweise geben.

Aus der heutigen Vielfalt der vaskulitischen Reaktionen und Erkrankungen sollen im Folgenden einige häufige Formen kurz charakterisiert werden,

### 12.10.1 Riesenzellarteriitis

Hier sind die größeren und mittleren Arterien betroffen.

Als Arteriitis temporalis (**Abb. 12.19**) bzw. cranialis lässt sich diese Vaskulitis in über 50% der Fälle bei der Polymyalgia rheumatica (S. 399) nachweisen. Die Patienten klagen über heftigste Schläfenkopfschmerzen. Der Befall der Augenarterien führt zur Sehstörung und unbehandelt auch zur Erblindung. Gelegentlich sind die Arterien der Kau- und Zungenmuskulatur, des Herzens, des ZNS sowie die Mesenterialarterien betroffen. Als Spätkomplikation kann sich ein Aortenaneurisma entwickeln.

Beim Aortenbogensyndrom (Takayasu-Arteriitis, S. 276) führt die Riesenzellarteriitis zum Verschluss der Abgangsarterien des Aortenbogens. Betroffen sind vorwiegend junge Frauen. Die Einengung oder der Verschluss der Gefäße führt zur zerebralen Durchblutungsstörung und zum Verlust der Armpulse.

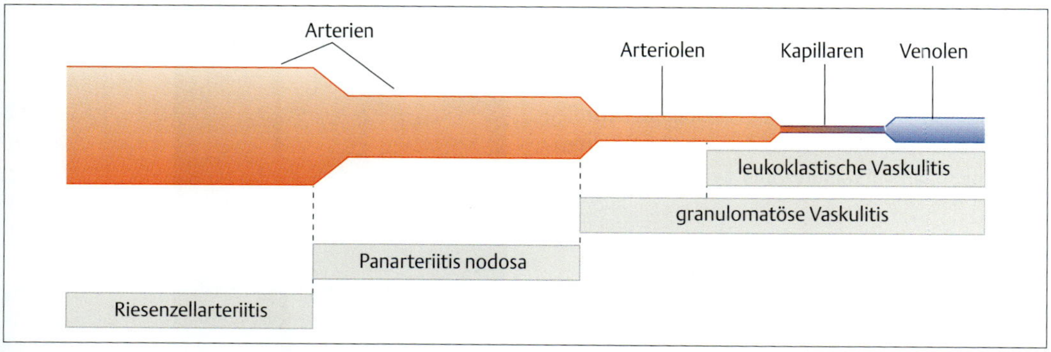


**Abb. 12.18 Vaskulitisschema.** Lokalisation der Vaskulitiden an den verschiedenen Abschnitten des Gefäßsystems.

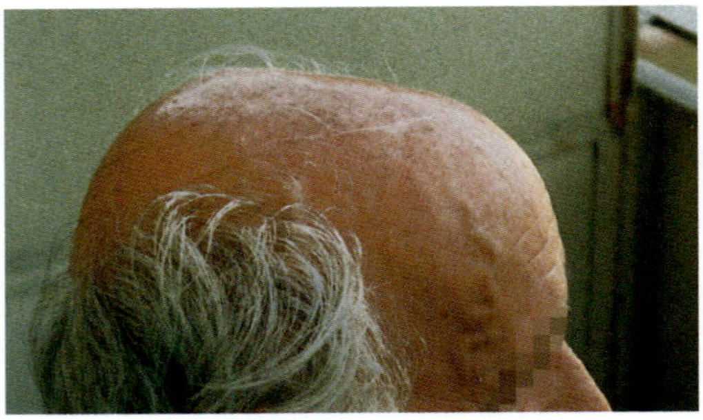

Abb. 12.19 **Arteriitis temporalis.** Entzündung der Schläfenarterie.

## 12.10.2 Granulomatöse Vaskulitiden

Sie spielen sich an den mittleren und kleinen Arterien und Venen ab. Bei der *Wegener-Granulomatose* entstehen aus unbekannter Ursache nekrotisierende Granulome an der Nasen-Rachen-Schleimhaut, in der Lunge (**Abb. 12.20a**) an Nerven und in den Nieren. Im Serum finden sich spezielle, gegen das Plasma von Leukozyten gerichtete Antikörper (ANCA) die sich mit der Immunfluoreszenztechnik gut darstellen lassen (**Abb. 12.20b**).

Allergische Reaktionen mit flüchtigen Lungeninfiltraten, Asthma, verstopfter Nase und hoher Bluteosinophilie sowie auch Hautgranulomen kennzeichnen die *allergisch-granulomatöse Angiitis* (Churg-Strauss).

Rezidivierende Aphthen an der Mund- und Genitalschleimhaut, nekrotisierende Gefäßentzündungen in der Haut und im Gehirn sowie Gelenk- und Augenentzündungen finden sich bei *Morbus Behçet*, der genetisch bedingt im Mittelmeerraum (Türkei) vorkommt.

## 12.10.3 Panarteriitis nodosa

Mittlere und kleine Arterien sind auch bei der *Panarteriitis nodosa* betroffen. In den Herden der nekrotisierenden Vaskulitis lässt sich auffallend oft das Hepatitis-B-Antigen nachweisen. Wiederholte Fieberschübe, Gewichtsverlust, Muskel- und Gelenkschmerzen, Hautausschläge sowie hohe Entzündungszeichen im Serum kennzeichnen das allgemeine schwere Krankheitsbild. Hinzu treten die Erscheinungen eines wechselnden Organbefalls. Es können die Gefäße der Nieren, des Herzens, der Nerven oder des Abdomens betroffen sein. Im Kindesalter sind besonders die Koronararterien befallen. Ein verwandtes Bild bei Kindern unter 5

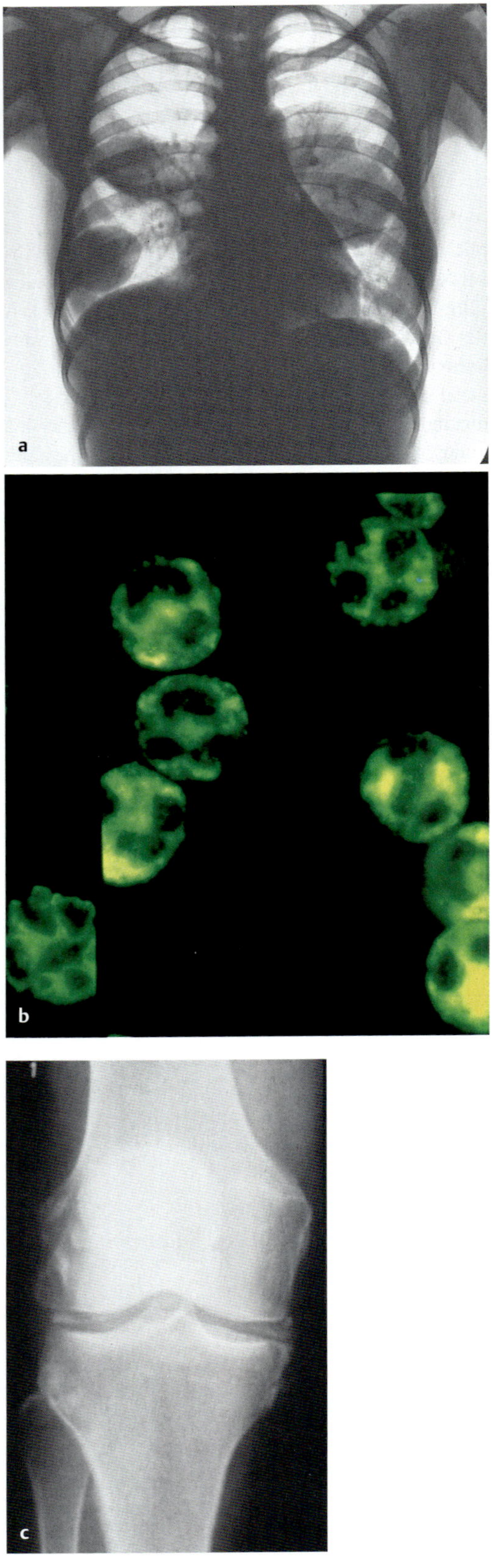


Abb. 12.20 **Wegener-Granulomatose. a** Granulome in der Lunge, **b** Darstellung antizytoplasmatischer Antikörper (ANCA) mit Immunfluoreszenz- Technik, **c** Chondrokalzinose: Verkalkung im Gelenkknorpel.

Jahren mit Konjunktivitis, Haut- und Schleimhautreaktionen, Halslymphknotenschwellung, Herzbeteiligung und septischen Temperaturen ist als *Kawasaki-Syndrom* beschrieben.

### 12.10.4 Leukoklastische Vaskulitis

Sie wird auch als Hypersensitivitätsangiitis bezeichnet und spielt sich an den Arteriolen und Venolen ab. In den Gefäßwänden finden sich neben Nekrosen auch Zellinfiltrate mit zerfallenden Leukozyten (Leukoklastie). Die Gefäßwände werden undicht, sodass an vielen Stellen punktförmig Blut austritt.

Bei der *Purpura Schoenlein-Henoch* sind Haut, Nieren und Darm betroffen. In den Herden findet man Immunglobuline der Klasse IgA. Die Ursache ist oft unbekannt. Ebenfalls unbekannter Ätiologie sind umschriebene leukoklastische Entzündungen von Arterien oder Venen der Haut, die mit wochen- bis monatelangen Pausen in Schüben auftreten.

Um den Typ der leukoklastischen Vaskulitis an Kapillaren und Venolen handelt es sich auch bei den Hautreaktionen im Rahmen der Kollagenosen, der chronischen Polyarthritis, anderer Autoimmunkrankheiten oder maligner Erkrankungen (Leukämie, Kryoglobulinämie) und Infektionskrankheiten (Streptokokkeninfekt).

#### *Therapie der Vaskulitiden*

Das Mittel der Wahl in den akuten Schüben einer Vaskulitis ist Kortison. Als Initialdosis werden oft 100 mg täglich benötigt. Oft ist der schnelle Einsatz innerhalb von Stunden wichtig (Erblindung bei Arteriitis cranialis). Die Dauer der Behandlung in absteigender Dosierung kann viele Monate, u. U. Jahre betragen. Bei den chronischen und rezidivierenden Verläufen setzt man zusätzlich Immunsuppressiva, wie Azathioprin, Methotrexat, Cyclophosphamid oder Cyclosporin A ein. In therapierefraktären Fällen der Riesenzellarteriitis haben sich Medikamente, die den Tumornekrosefaktor hemmen bewährt. Im Serum kreisende Immunkomplexe lassen sich kurzfristig durch eine Plasmapherese auswaschen.

12

## 12.11 Kristallarthropathien

Zu den Kristallarthropathien gehören
- die Gicht,
- die Pseudogicht (Chrondrokalzinose, s. **Abb. 12.20c**),
- die Hydroxiapatit-Krankheit.

Auf die Gicht als metabolische Störung wird im Kap. 8 Stoffwechselstörungen eingegangen (S. 162).

Rheumatologisch manifestiert sich der akute Gichtanfall (Arthritis urica) meist nur an einem Gelenk und typischerweise am Großzehengrundgelenk und dem angrenzenden unteren Sprunggelenk. Gelegentlich sind Schleimbeutel (Ellenbogen) und andere Gelenke, wie Fingergelenke betroffen. Das befallene Gelenk ist geschwollen, rosa-violett verfärbt und hoch berührungsempfindlich, sodass schon die Auflage einer leichten Bettdecke nicht vertragen wird. Die im Gichtanfall ausgefällten Uratkristalle werden phagozytiert und führen zur Aktivierung von Entzündungszellen. Aus wiederholten Gichtanfällen entstehen massive Uratdepots (Tophi) im Gewebe, im Gelenk, im Knochenmark und in den gelenknahen Weichteilen. Es entwickeln sich Knoten und ausgestanzte Defekte, die nach vielen Gichtanfällen schließlich im Röntgenbild sichtbar werden. Die ersten Gichtattacken klingen nach 1–2 Wochen spontan ab, chronische Gichttophi in den Weichteilen um die Gelenke sind weniger schmerzhaft als behindernd.

Für die Diagnose ist zu beachten, dass der Harnsäurespiegel im Blutserum nach einem akuten Gichtanfall normal oder sogar leicht erniedrigt sein kann. Gichtkristalle lassen sich im polarisierten Licht aus Gelenkpunktaten und Gichtknoten (Ohrmuschel) als feine spitze Nadeln nachweisen.

Zur Therapie des akuten Gichtanfalls haben heute nichtsteroidale Antirheumatika (NSAR), insbesondere Indometacin eine sichere und schnelle Wirkung. Das ebenfalls gut wirksame Kolchizin (Gift der Herbstzeitlosen) ist mit vielen Nebenwirkungen behaftet.

Entlastung des Gelenkes und Kälteanwendung unterstützen die Therapie (zur Langzeittherapie S. 163).

### Pseudogicht

Die *Chondrokalzinose* kommt vor
- primär als selbstständige Form sporadisch, selten wird sie vererbt,
- sekundär bei verschiedenen Stoffwechselerkrankungen, wie:
  - Hämochromatose,
  - Hyperparathyreoidismus,
  - Ochronose,
  - Hyperlipoproteinämie.

Bei der Chondrokalzinose lagern sich Kalziumpyrophosphatkristalle in den oberen Schichten des Faserknorpels von Bandscheiben und des Hyalinknorpels der Gelenke ab. Betroffen sind in erster Linie die stammnahen Gelenke und die Bandscheiben.

*Symptome*
Die chronische Ablagerung ist oft lange symptomlos, es entstehen langsam Beschwerden wie bei einer Arthrose mit zeitweise akuten Entzündungsschüben. In anderen Fällen kommt es durch die Auskristallisierung zu akuten Gelenkschüben ähnlich einer Gicht (Pseudogicht), die über mehrere Wochen anhalten.

*Diagnostik*
Synoviaanalyse mit Nachweis von positiv brechenden rombischen bis eliptischen Kristallen in Granulozyten aus Gelenk- und Gewebspunktaten.

Im Röntgenbild finden sich feine strichförmige Verkalkungen in den betreffenden Knorpelschichten (**Abb. 12.20c**).

*Therapie*
Akute Schübe werden wie ein Gichtanfall mit NSAR und Kälteanwendungen behandelt. Bei den chronischen Formen sind Wärme und Krankengymnastik und in Schüben auch eine Schmerz-Entzündungs-Behandlung mit NSAR abgezeigt.



**Hydroxyapatit-Krankheit**
Die Ablagerung von Hydroxyapatit-Kristallen in Sehnen, Bändern, Schleimbeuteln und gelegentlich auch in Gelenken führt zu sehr unterschiedlichen Beschwerdebildern. Metabolische Störungen, wie bei der Chondrokalzinose, und lokale Bindegewebsschädigungen, wie z.B. die Fehlbelastung der Sehne des Schulterhebers (Supraspinatussehne), spielen als Ursache eine Rolle. Bekannt sind die Ablagerungen von Hydroxyapatit bei Patienten unter Langzeithämodialyse. Die Ablagerungen können lange schmerzfrei bleiben und sind dann oft ein Zufallsbefund im Röntgenbild in Form von wolkigen, unscharfen Verkalkungen. Sie können aber auch zu chronischen Schmerzzuständen im periartikulären Gewebe führen oder auch einen akuten Schub in einem Gelenk oder Schleimbeutel auslösen.

Die Therapie entspricht in den Grundzügen der der Chondrokalzinose.

## 12.12 Osteoarthrose (früher degenerativer Rheumatismus)

DEFINITION *Osteoarthrose als Krankheit sehen wir dann, wenn ein über die Altersveränderungen hinausgehender Abbau und Umbau der Gelenke stattfindet.*

Im Einleitungskapitel zu den rheumatischen Erkrankungen wurde Folgendes festgestellt:
- Das Bindegewebe ist aus verschiedenen Elementen (Zellen, Fasern, Grundsubstanz, Versorgungsnerven- und Gefäßsystem) aufgebaut.
- Die Zusammensetzung der einzelnen Elemente hängt von der Funktion des Bindegewebes ab.
- Das Bindegewebe unterliegt einem Alterungs- und Verschleißprozess.

Im Gelenkknorpel spielen die Knorpelzellen (Chondrozyten) eine entscheidende Rolle. Sie regulieren sowohl den Abbau als auch den Aufbau des Knorpels im Gegensatz zum Knochen, wo Osteoblasten den Aufbau und Osteoklasten den Abbau bewirken.

Spätestens ab dem 30. Lebensjahr kann man Abnutzungserscheinungen an vielen Gelenken mikroskopisch feststellen, später auch im Röntgenbild erkennen. Beschwerden müssen mit diesen Veränderungen nicht verbunden sein.

*Ursachen*
Neben einer erblichen Disposition (primäre Arthrose) kann für die Entstehung einer Arthrose eine Reihe schädigender Faktoren eine Rolle spielen (sekundäre Arthrosen):
- mechanische Überbelastung durch Fehlstellung und Fehlbelastung (z.B. O-Beine, einseitige sportliche Belastung, Pressluftbohrerschäden, Bänderverletzung)
- wiederholte entzündliche Schädigungen
- Stoffwechselkrankheiten mit Ablagerungen von Stoffwechselprodukten in den Gelenkgeweben (z.B. bei Gicht, Hämochromatose)
- Ernährungs- und Durchblutungsstörungen
- hormonelle Faktoren (besonders hormonelle Umstellung im Klimakterium)

*Pathophysiologie*
Pathologisch-anatomisch beginnt der Arthroseprozess am Gelenkknorpel. Die Gelenkoberfläche wird rau, splittert zunehmend faserig auf und zeigt allmählich tiefergreifende Defekte, die schließlich die Knochenschicht erreichen (**Abb. 12.21**). Neben diesen Abbauvorgängen laufen gleichzeitig Anbau- und Umbauprozesse als Reaktion auf die Schädigung an. An den Gelenkrändern kommt es zu Knochenanbau, wodurch die charakteristischen Randwülste der arthrotischen Gelenke entstehen (**Abb. 12.22**). Die Gelenkinnenhaut reagiert mit Reizerscheinung (Erguss) und gelegentlich mit Entzündung (aktivierte bzw. dekompensierte Arthrose, Osteoarthritis).

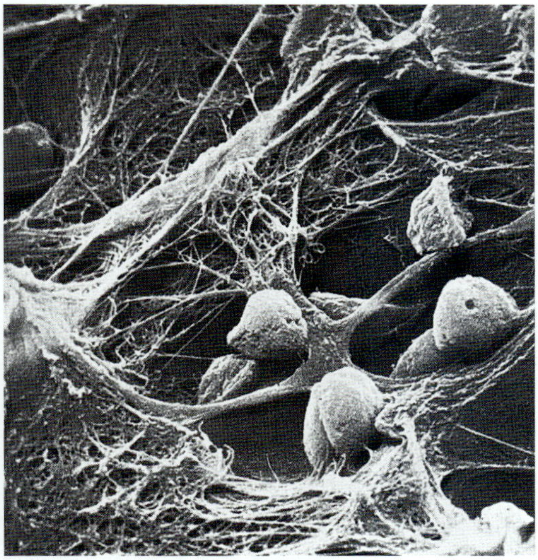

**Abb. 12.21 Arthrose.** Knorpeloberfläche. Rasterelektronenmikroskopisches Bild der aufgerauten Knorpelschicht mit Knorpelzellen und Kollagengerüst.

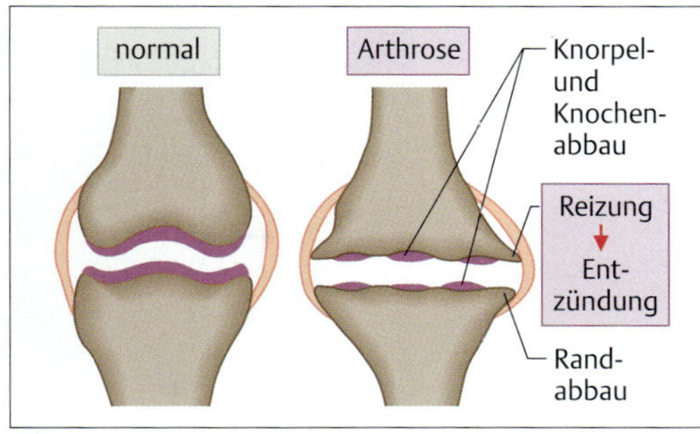


**Abb. 12.22 Arthrose.** Schematische Darstellung des Gelenkumbaus.

Sehnen und Bänder werden durch die Fehlbelastung der arthrotischen Gelenke in Mitleidenschaft gezogen; die Muskulatur reagiert mit schmerzhafter reflektorischer Verkrampfung.

### *Symptome*

Leitsymptom der Arthrose ist der **Schmerz**. Er tritt zunächst nur nach Belastung auf, später auch schon bei einfachen Bewegungen und schließlich als Dauerschmerz. Sehr charakteristisch ist der Anlaufschmerz morgens bzw. nach längerem Ruhen des Gelenks. Nach kurzer Einlaufzeit kann dann in den Anfangsstadien der Arthrose das Gelenk wieder normal bewegt werden.

Die Schmerzen strahlen oft aus und lösen reflektorisch schmerzhafte Muskelverspannungen aus. Mitbeteiligung der Gelenkkapsel und Ergussbildung bedingen ein Steifigkeits- und Spannungsgefühl in den betroffenen Gelenken (Periarthropathie).

Das zweite wichtige Merkmal der Arthrose ist die **Bewegungseinschränkung.** Sie ist in erster Linie schmerzbedingt. Später schränken auch die Umbauvorgänge am Gelenk die Beweglichkeit ein.

● MERKE *Die Schonung eines arthrotischen Gelenks bringt oft eine Überbelastung anderer Gelenke, Sehnen, Bänder und Muskelpartien mit sich, wodurch hier neue Arthrosereize und Schmerzen ausgelöst werden können.*

Neben der Überbelastung verstärken Kälte, Nässe, aber auch ein Wetterwechsel die arthrotischen Beschwerden, was durch die zusätzliche Reizung des schon durch die Arthrose aktivierten Bindegewebes leicht zu verstehen ist. Die Reizung eines arthrotischen Gelenkes, zu der auch Stoffwechselprodukte beitragen, kann so stark sein, dass Entzündungsreaktionen ausgelöst werden.

Befunde bei der Untersuchung eines arthrotischen Gelenkes:

- schmerzhafte Bewegungseinschränkung zunächst nur in den Endphasen der Beugung, Streckung, Abspreizung oder Rotation
- umschriebener Druckschmerz (Gelenkspalt, Sehnen- und Kapselansatz)
- Verdickung des Gelenks durch Kapselschwellung, durch die Randwulstbildung und eventuell durch einen Reizerguss)
- Fehlen von Rötung und Überwärmung
- Fehlstellung des Gelenks durch Umbauvorgänge
- Muskelatrophie durch Schonhaltung
- Gelenkinstabilität durch Lockerung des Halteapparates

### *Diagnostik*

*Röntgenuntersuchung*

- Randwulstbildung schon in frühen Stadien (Osteophyten, **Abb. 12.22**)
- Geröllzystenbildung durch Schwund des Knorpels und der angrenzenden Knochenschicht
- Knochenverdichtung (Sklerosierung) unterhalb der Knorpelschicht als Reaktion auf den Knorpelschwund und die dadurch bedingte vermehrte Belastung des Knochens
- Gelenkspaltverschmälerung infolge Knorpelschwunds (**Abb. 12.23**)

*Laboruntersuchungen*

Blut- und Serumuntersuchungen fallen normal aus, ausgenommen bei Stoffwechselerkrankungen oder sekundärer Arthritis. Das Gelenkpunktat zeigt eine mäßige Zellzahlvermehrung (bis 2000 Zellen/ml), davon überwiegend Lymphozyten und Monozyten. Die Viskosität der Gelenkflüssigkeit ist herabgesetzt.

12

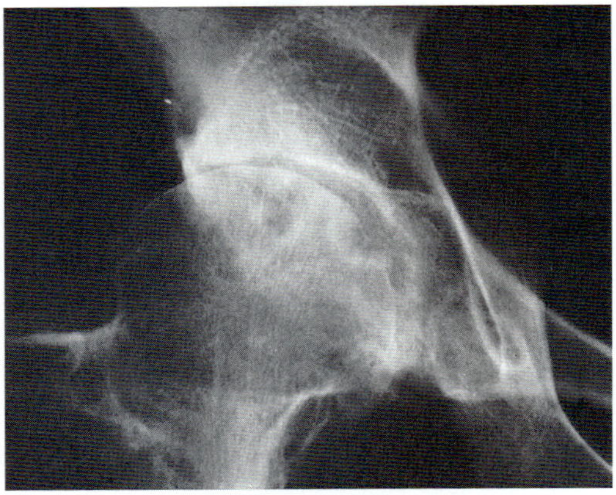

Abb. 12.23 **Hüftgelenksarthrose.** Röntgenaufnahme bei ausgeprägtem Befund: Hüftgelenk mit Geröllzysten, Sklerosierung und Gelenkspaltverschmälerung.

12

***Therapie und Prophylaxe***

Wichtige therapeutische Maßnahmen sind

- *Entlastung* des arthrotischen Gelenks ohne die notwendige Bewegung einzuschränken (Gewichtsreduktion, Gehhilfe durch einen Stock, vorübergehend auch durch Stützkorsett und Bandagen).
- *Schmerz- und Entzündungshemmung* durch Analgetika (z. B. Paracetamol) und NSAR (z. B. Ibuprofen) oral oder auch perkutan durch Salben und Sprays (Kortison, Diclofenac, Ibuprofen).
- Intraartikuläre Injektion mit raschem Wirkungseintritt bei Injektion von Kortison und verzögerter und schwächerer Wirkung bei Injektion von Hyaluronsäure.
- *Symptomatische Therapie* mit langfristig wirkenden Substanzen wie Glukosamin oder Chondroitin, deren Wirksamkeit kontrovers beurteilt wird.
- *Bewegungs- und Kräftigungsübungen* durch gezielte Übungsprogramme unter fachkundiger Anleitung, dem Alter der Patienten angepasst.
- *Operativ-orthopädische Maßnahmen* wie Entlastungsoperationen, Gelenktoilette, Gelenkersatz, ggf. Versteifung.
- *Knorpelersatztherapie* durch gezüchtete körpereigene Chondrozyten (autologe Chondrozytentransplantation) oder bei größeren Defekten auch durch direkte Transplantation von Knorpel- und Knochengewebe.

PFLEGE ***Beweglichkeit.*** *Um die Beweglichkeit der Gelenke am Morgen zu verbessern, können Sie dem Patienten raten, seine Medikamente sehr früh morgens – zwischen 5 und 6 Uhr – einzunehmen. Die Wirkung ist zum Zeitpunkt des Aufstehens dann bereits eingetreten (vgl. auch Pflegeschwerpunkt Rheuma, S. 402).*

***Prophylaktische Maßnahmen***

- Früherkennung angeborener oder erworbener Fehlstellungen, die ein Gelenk unphysiologisch belasten (z. B. Hüftfehlanlagen, Beinverkürzung, Fehlhaltung der Wirbelsäule, Fußfehlstellungen),
- ausgewogene und vielseitige körperliche Bewegung und Ausgleichstraining bei einseitiger beruflicher oder sportlicher Belastung (Leistungssport!).

Besonders häufig von arthrotischen Veränderungen betroffen sind Hüftgelenke, Kniegelenke, kleine Gelenke an Fingern und Zehen sowie die Wirbelsäule. Ihre Besonderheiten sollen deshalb gesondert besprochen werden.

## 12.12.1 Osteoarthrose des Hüftgelenks – Koxarthrose

***Ursachen***

Die Koxarthrose macht sich klinisch meistens nach dem 50. Lebensjahr bemerkbar. Wegbereiter sind einmal angeborene Fehlbildungen der Gelenkpfanne, Entwicklungsstörungen am Gelenkkopf, Fehlstellung der Beine, wiederholte kleine Traumen, Entzündungen und im späteren Leben besonders das Übergewicht und die damit verbundenen Stoffwechselstörungen sowie arterielle oder venöse Durchblutungsstörungen und schließlich hormonelle Umstellungsphasen (Klimakterium).

***Symptome***

Die langsam einsetzenden Schmerzen strahlen in die Leisten, ins Gesäß, in den Rücken und in die Oberschenkel bis zum Knie aus. Gelegentlich projizieren sie sich auch nur in das Knie. Bei der Untersuchung findet man als Frühzeichen eine Einschränkung der Abwinklung nach außen (Abduktion kleiner als 40 Grad) und der Innenrotation. Das Bein wird zur Schmerzentlastung leicht nach außen rotiert und angewinkelt gehalten. Daraus entwickelt sich das typische Hinken.

***Diagnostik und Therapie***

Das Röntgenbild gibt Auskunft über das Ausmaß der arthrotischen Veränderungen und Hinweise auf ihre mögliche Ursache (**Abb. 12.23**).

In der Therapie der Koxarthrose hat heute neben der Entlastung und medikamentösen Schmerzbeseitigung sowie der physikalisch-balneologischen Behandlung der teilweise oder vollständige Gelenkersatz besondere Bedeutung gewonnen (**Abb. 12.24**).

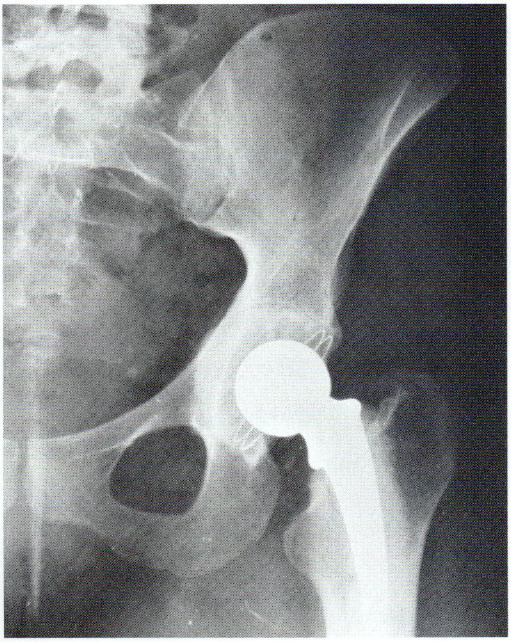

**Abb. 12.24 Hüftgelenksendoprothese.** Endoprothese eines Hüftgelenks mit Kunststoffkappe und Metallschaft.

## 12.12.2 Osteoarthrose des Kniegelenks – Gonarthrose

### *Häufigkeit und Ursachen*

Die Gonarthrose ist die häufigste Form der Gelenkarthrose. Frauen sind 4-mal häufiger betroffen als Männer. Fehlbildungen an Füßen, Hüftgelenken, am Knie selbst, Fehlbelastung (Gewicht) oder auch Verletzungen (Fußball, Ski) sind die Hauptursachen.

### *Symptome*

Klinisch fallen frühzeitig der Anlaufschmerz nach Ruhephasen, der Belastungsschmerz nach längerem Gehen, besonders berg- oder treppenaufwärts sowie eine Kälteempfindlichkeit auf. In vielen Fällen überwiegen die periarthropathischen Schmerzen (Kapsel, Sehnen, Bänder, Muskelansätze). Ein Knorpelschaden an der Rückseite der Patella mit Aufrauung der Gleitfläche zwischen Patella und Femurkondylen kann in der Wachstumsphase gerade bei jungen Mädchen zu hartnäckigen Schmerzen führen.

MERKE *Schmerzen, die vorwiegend beim Gehen treppabwärts verspürt werden und sich mit Druckpunkten oberhalb oder unterhalb der Kniescheibe lokalisieren lassen, sind durch Überreizung der Sehnen- und Muskelansätze bedingt (Insertionstendopathie).*

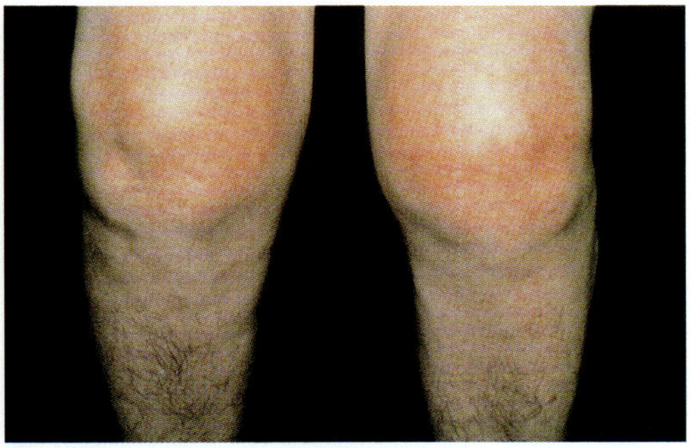

**Abb. 12.25 Gonarthrose.** Wulstige Verdickung der Knie.

Bei der Gonarthrose zeigt die Untersuchung Kapselverdickung, Ergussbildung und Randwulstbildung sowie Reibegeräusche. Auf die Lockerung des Bandapparates ist zu achten. Beugung, Streckung und Rotation sind in der Endphase frühzeitig schmerzhaft eingeschränkt (**Abb. 12.25**).

### *Diagnostik und Therapie*

Röntgenologisch ist bei der Kniegelenkarthrose über die üblichen Zeichen hinaus auf die frühzeitig erkennbare Entrundung der Gelenkränder, die Ausziehung der Kreuzbandhöcker und die Knochenwulstbildung an der Hinterwand der Patella zu achten.

Therapeutisch sind alle bereits besprochenen Maßnahmen einzusetzen.

## 12.12.3 Fingerpolyarthrose (nodale Arthrose)

DEFINITION *Unter Polyarthrose versteht man eine meist symmetrisch an den Fingerendgelenken, z. T. auch an den Fingermittelgelenken, einzelnen Fingergrundgelenken und dem Daumenwurzelgelenk auftretende Arthrose.*

### *Symptome*

Betroffen sind überwiegend Frauen im Klimakterium. Die Veranlagung wird von Generation zu Generation weitergegeben. Kennzeichnend ist ein langsamer Beginn ohne Allgemeinerscheinungen oder Entzündungszeichen mit Steifigkeitsgefühl, Kälteempfindlichkeit, Anlaufschmerzen, Kraftlosigkeit. An der Dorsalseite der Fingerendgelenke entstehen durch Knorpel-Knochen-Wucherungen die typischen *Heberden-Knötchen* (**Abb. 12.26**). Auch an den Mittelgelenken können knotenartige Gelenkauftreibungen *(Bouchard-Knoten)* zu tasten sein. Die Arthrose des Daumenwurzelgelenks wird als *Rhizarthrose* bezeichnet.

Die ersten Röntgenveränderungen findet man, ganz im Gegensatz zur chronischen Polyarthritis, an den Fingerendgelenken des 2. und 5. Fingers. Die Wucherung

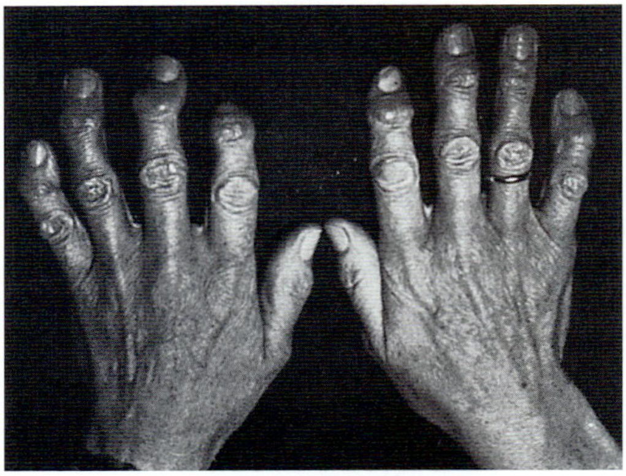

**Abb. 12.26 Fingerpolyarthrose.** Arthrose der kleinen Gelenke mit Heberden-Knötchen.

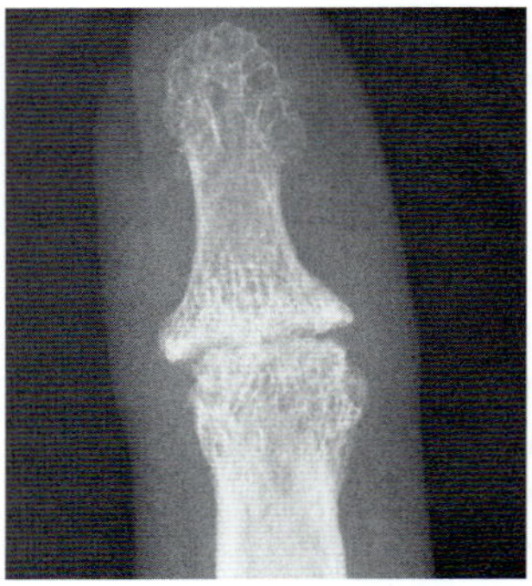

**Abb. 12.27 Fingerpolyarthrose.** Röntgenologische Darstellung von Arthrose am Endgelenk des Zeigefingers.

der Knochen- und Knorpelzellen führt zu Randanbauten, die den Osteophyten an der Wirbelsäule gleichen. Als Ursache hier kommen aber weder Fehlbelastung noch Verschleiß infrage (**Abb. 12.27**).

In vielen Fällen sind alle drei Gelenkgruppen befallen. Schubweise können Reizzustände entstehen, die an entzündliche Gelenkreaktionen erinnern. Der fortschreitende Fingergelenkumbau führt zu einer seitlichen Abknickung der Endglieder in Beugestellung. Meistens besteht gleichzeitig ein Halswirbelsäulensyndrom (S. 395).

In einem Teil der Fälle entwickelt sich die Fingerpolyarthrose mit der Verdickung der Fingerendgelenke schleichend über Jahre ohne Schmerzen. In diesen Fällen stellt die Verunstaltung für die Betroffenen lediglich ein kosmetisches Problem dar.

Abgesehen von der *Großzehengrundgelenk-Arthrose* sind Arthrosen an den übrigen Hand- und Fußgelenken seltener.

#### *Therapie*

Man behandelt die Reizzustände mit lokalen Salbenverbänden (Schwefelsalben, Kortisonsalben, durchblutungsfördernde und antiphlogistikahaltige Salben), Heublumenbädern, Moor- oder Fangopackungen und eventuell auch mit einer Röntgenreizbestrahlung. Hartnäckige Beschwerden in den Daumenwurzelgelenken können erfolgreich rheumachirurgisch angegangen werden.

### 12.12.4 Degenerative Erkrankungen der Wirbelsäule

#### *Ursachen und Pathogenese*

Jeder Mensch weist mit zunehmendem Alter Veränderungen an der Wirbelsäule auf. Mechanische, hormonelle, stoffwechsel- und durchblutungsbedingte Faktoren können den Degenerationsprozess verstärken.

● MERKE *Im Röntgenbild sichtbare Veränderungen gehen nicht immer mit den klinischen Beschwerden parallel. Geringe Schäden können durch Nervenreizung starke Schmerzen auslösen (z. B. Ischiassyndrom), während ein erheblicher Wirbelsäulenumbau völlig symptomlos sein kann.*

Die Bandscheibendegeneration *(Chondrose)* führt zu einer zunächst oft einseitigen Verschmälerung des Wirbelkörperabstandes. Der innere Kern der Bandscheibe (Nucleus pulposus) durchbricht die umgebende Bindegewebskapsel (Anulus fibrosus) und drückt auf Bänder, Nervenwurzeln und eventuell sogar auf das Rückenmark. Die Wirbelkörper reagieren auf die Schädigung mit Sklerosierung der Deckplatten und Randspornbildung (*reaktive Osteochondrose und Osteophytose*, **Abb. 12.28**). Die entstehende Lockerung des Bandapparates ermöglicht ein Abgleiten der Wirbelkörper *(Spondylolisthesis)*.

Verbunden mit der Bandscheibendegeneration ist oft eine Arthrose der kleinen Wirbelgelenke *(Spondylloarthrose)*, die der Arthrose der Extremitätengelenke gleicht.

#### *Symptome*

Die Beschwerden durch die degenerativen Veränderungen an der Wirbelsäule sind sehr mannigfach und vom Sitz der Schädigung abhängig. Sie setzen sich aus Schmerzen am Ort der Schädigung, radikulären Schmerzen entsprechend dem Versorgungsbereich der gereizten Nerven und pseudoradikulären Schmerzen von gereizten Ansätzen der Sehnen, Bänder und entlang den Muskelverläufen (**Abb. 12.29**) zusammen. In den meisten Fällen sind motorische, sensible und vegetative Nervenbahnen betroffen.

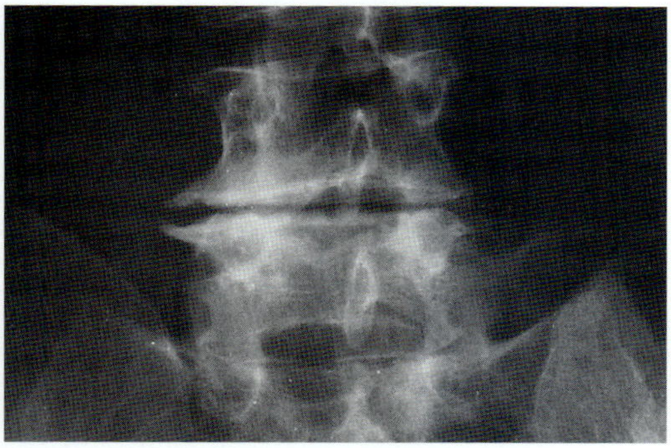

**Abb. 12.28 Bandscheibendegeneration.** Röntgenbefund: L4/L5 mit seitlicher Abstützungsreaktion.

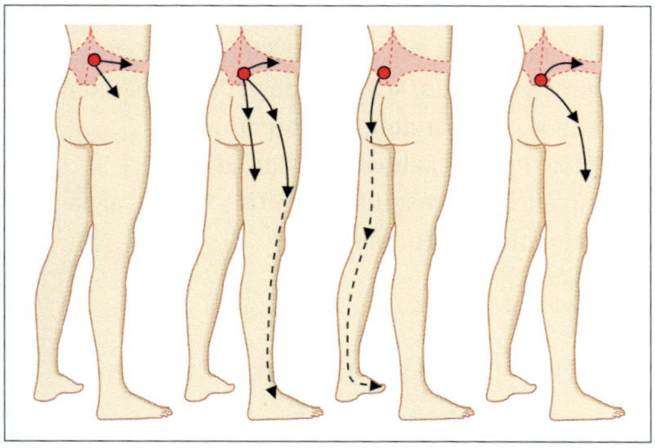

**Abb. 12.29 Rückenschmerzen.** Pseudoradikuläre Ausstrahlung.

*LWS*

Bandscheibendegenerationen an der Lendenwirbelsäule, besonders zwischen L4 und L5 und L5 und S1, führen

- zur akuten Lumbago (Hexenschuss) mit plötzlichen heftigsten Schmerzen im Lendenwirbelsäulenbereich bis zur Bewegungslosigkeit,
- zum meist einseitigen Ischiassyndrom mit Ausstrahlung der Schmerzen entlang des Ischiasnervs über die Außen- und Beugeseite des Oberschenkels, dem Unterschenkel bis zu den Zehen, verbunden mit Abschwächung des Patellarsehnenreflexes und sogar mit Muskelschwäche,
- zur chronischen Lumbago, die sich immer wieder bei falschen Bewegungen, Kältetraumen, Infekten oder auch bei Müdigkeit und Abgeschlagenheit bemerkbar macht.

*BWS*

Die degenerativen Veränderungen an der Brustwirbelsäule verursachen trotz der oft ausgeprägten röntgenologisch sichtbaren Veränderungen wenig umschriebene Beschwerden.

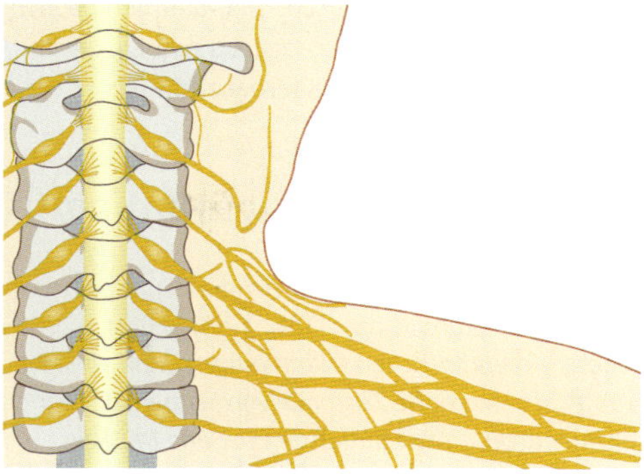

**Abb. 12.30 Plexus brachialis.** Ausläufer zu Schultern und Arm.

*HWS*

An der Halswirbelsäule tritt zu den üblichen degenerativen Veränderungen der Gelenke noch die Arthrose der Processus uncinati am seitlichen Rand der Wirbelkörper, die die Zwischenwirbellöcher (Foramina intervertebralia) zusätzlich einengen. Die enge Nachbarschaft zur Vertebralarterie mit ihrem sympathischen Nervengeflecht schafft weitere Reizmöglichkeiten. Neben dem akuten Zwischenwirbelsyndrom mit plötzlicher, sehr schmerzhafter Nackensteife können deshalb auch über die Gefäße und Nervengeflechte Kopfschmerzen ausgelöst werden (zervikozephales Syndrom). Die Reizung der Nervenwurzeln führt zu in die Schulter und in die Arme bis bin zu den Fingerspitzen ausstrahlenden Schmerzen (Zervikobrachialgie, Halswirbelsäulensyndrom, **Abb. 12.30**).

*Spondylosis hyperostotica*

Sie wird als Sonderform der Wirbelsäulendegeneration abgegrenzt, die in höherem Alter vorwiegend bei Männern auftritt und auffallend häufig von Diabetes, Gicht und Hyperlipidämie begleitet ist. Charakteristisches Merkmal ist eine überschießende Randspornbildung an den Vorderkanten der Wirbelsäule mit Verknöcherung des vorderen Längsbandes. Die Wirbelsäule erscheint an der ventralen Seite wie mit Zuckerguss überzogen. Auch an anderen Gelenken fallen bei diesen Patienten überschießende Spondylosen auf. Die Patienten leiden weniger unter Schmerzen als unter einer zunehmenden Versteifung.

### *Therapie*

Die Therapie der degenerativen Erkrankung der Wirbelsäule umfasst

- Ruhigstellung (Lagerung, Korsett, Halskrawatte),
- Schmerzstillung, Entzündungsbekämpfung und Muskelentspannung (Antirheumatika, Muskelrelaxanzien, Umspritzung der gereizten Nerven),

- physikalisch-balneologische Maßnahmen (Wärme, Bewegungsübungen, Massage, Streckung, chiropraktische Verfahren), Bäderbehandlung,
- Operation (Entfernung der degenerierten Bandscheibe).

## 12.13 Weichteilrheumatismus

DEFINITION *Der Weichteilrheumatismus oder extraartikuläre Rheumatismus (**Tab. 12.3**) gehört zu den häufigsten rheumatischen Erkrankungen. Man versteht darunter schmerzhafte Zustände von Sehnen, Bändern, Schleimbeuteln, Unterhautfettgewebe und Muskeln.*

12

### *Ursachen*

Die Ursachen der Schmerzzustände sind degenerative Prozesse (Materialschäden), z.T. auch sekundäre Entzündungsreaktionen. Ausgelöst wird der Weichteilrheumatismus durch mannigfache Reize, wie umschriebene Schädigung (Verletzung, Druck, Überbeanspruchung), Klimaeinflüsse, Infektionen oder auch Nervenreizung. Psychische Faktoren und vegetative Fehlsteuerung können darüber hinaus eine ursächliche Rolle spielen.

MERKE *Hervorstechendes Merkmal des Weichteilrheumatismus ist der bewegungs- und belastungsabhängige Schmerz, der wechselnd stark dauernd besteht und nach längeren Ruhepausen besonders intensiv verspürt wird.*

In den meisten Fällen lassen sich umschriebene Schmerzpunkte und Gewebsverdickungen tasten. Die benachbarten Gelenke können infolge schmerzhafter Schonhaltung sowie Funktionsausfalls der zugehörigen Sehnen und Muskelgruppen und durch Schrumpfung des periartikulären Gewebes versteifen.

### *Therapie*

Therapeutisch ist der Weichteilrheumatismus eine Domäne der physikalischen und balneologischen Therapie, wobei mit der wichtigen Bewegungstherapie entspannende und durchblutungsfördernde Maßnahmen im Vordergrund stehen. Entsprechend wirkende Medikamente und lokale Infiltrationen unterstützen diese Maßnahmen.

MERKE *Der psychischen Entspannung und Entkrampfung sollte bei Weichteilrheumatismus besondere Aufmerksamkeit geschenkt werden.*

Für eine gezielte Therapie ist es wichtig, innerhalb der vielfältigen Formen des Rheumatismus bestimmte Krankheitsgruppen zu unterscheiden:
- Rheumatismus der Sehnen, Bänder, Faszien, Sehnenscheiden, Schleimbeutel (Tendopathien – Tendovaginopathien – Bursopathien)
- Periarthropathia humeroscapularis
- Muskelrheumatismus (Myositis – Polymyalgia rheumatica – Tendomyose)
- Pannikulose

### 12.13.1 Tendopathien – Tendovaginopathien – Bursopathien

Die häufigste Erkrankungsgruppe des Weichteilrheumatismus besteht aus schmerzhaften Reizzuständen
- an den Ansatzstellen von Sehnen, Bändern und Faszien (Insertionstendopathie, Insertionsligamentopathie),
- im Sehnenverlauf und an den Sehnenscheiden (Tendinopathie, Tendovaginopathie),
- an den Schleimbeuteln (Bursopathie).

#### Insertionstendopathien

*Ursachen*

Druck und Überlastung führen zu degenerativen Veränderungen an den Ansatzstellen der Sehnen, des Bandapparates oder auch der Gelenkkapsel. Ist das Periost miteinbezogen, so spricht man von Tendoperi-

**Tab. 12.3 Weichteilrheumatismus.**

| *Definition* | *auslösende Faktoren* | *Charakteristikum* | *Therapie* |
|---|---|---|---|
| schmerzhafte Zustände an:<br>- Sehnen<br>- Bändern<br>- Schleimbeuteln<br>- Muskulatur<br>- Unterhautgewebe | - Traumen (Druck, Überbelastung, Verletzung)<br>- Klimaeinflüsse<br>- Infektionen<br>- Nervenreizung<br>- psychische Faktoren | - bewegungs- und belastungsabhängige Schmerzen (bes. nach Ruhepausen)<br>- Schmerzpunkte<br>- Gewebsverdickungen | - physikalische Therapie<br>- Balneotherapie<br>- Entspannung und Durchblutungsförderung<br>- lokale Infiltration<br>- psychotherapeutische Maßnahmen |

ostopathie. Das degenerierte Gewebe kann verkalken und verknöchern; degenerierte Sehnen können reißen (Achillessehne).

Letztlich handelt es sich um Materialschäden bei einem Missverhältnis zwischen gegebener oder antrainierter Festigkeit und geforderter Leistung.

Als Dupuytren-Kontraktur wird eine narbige Schrumpfung der Innenhandfaszie bezeichnet, der eine Kollagenfehlbildung zugrunde liegt. Zunehmend entwickelt sich dabei eine Beugekontraktur der Finger, die letztlich nur operativ gelöst werden kann. Überdurchschnittlich häufig besteht dabei ein chronischer Leberzellschaden.

● WISSEN *Guillome Baron Dupuytren (1777–1835) war Professor für Chirurgie in Paris und Leibchirurg König Ludwigs XVIII und Karls X. Sein diagnostischer Scharfblick war berühmt. Er erfand mehrere Operationsmethoden und Instrumente.*

### *Symptome*

Das Beschwerdebild der Tendopathie äußert sich in lokalem Druckschmerz an den Ansatzstellen und ausstrahlenden Schmerzen zur Peripherie hin bei Bewegung der zugehörigen Muskulatur. Am häufigsten sind die Sehnen und Bänderansätze am Epicondylus humeri (Tennisarm), an der Wirbelsäule, am Becken, an der Kniescheibe und an der Ferse (Achillessehne, Plantaraponeurose) betroffen.

### *Therapie*

Therapeutisch werden Schonung, Wärme, Muskelentspannung, entzündungshemmende Salben und lokale Kortisoninjektionen angewandt.

Im zweiten Schritt muss dann das gezielte, aufbauende Training erfolgen, um auf die Dauer Beschwerdefreiheit zu erlangen.

## Tendopathie, Tendovaginopathie

Infolge Überlastung können degenerative und entzündliche Veränderungen im Bindegewebe der Sehnen und der Sehnenscheiden oder Schwellung der Umgebung auftreten. Bewegungsschmerz, Bildung schmerzhafter knötchenförmiger Verdickungen und manchmal ein knirschendes Geräusch (Schneeballknirschen) sind die typischen Zeichen für dieses Krankheitsbild. Weitere Symptome sind

- **Schnellender Finger**: An Engstellen, wie z. B. an den quer verlaufenden Faszien der Hohlhand, können die Sehnenknoten den Bewegungsablauf sperren. Das Hindernis lässt sich dann nur ruckartig überwinden. Eine operative Spaltung der Sehnenscheide einschließlich der Entfernung des Knotens beseitigt das Hemmnis.
- **Nervenkompressionssyndrome**: Schwellung an den Nervengleitgeweben, wie Synovialitis, myxödematöse Infiltration oder Ödembildung in der Schwangerschaft sowie auch Knochenverdickung bei Akromegalie können an engen Durchtrittsstellen auf benachbarte Nerven drücken und zu lokalen und ausstrahlenden Schmerzen, Missempfindungen, Bewegungseinschränkung und Ernährungsstörung im Versorgungsgebiet des Nervs (Muskelatrophie) führen. Die Beschwerden sind charakteristischerweise in den frühen Morgenstunden besonders ausgeprägt. Neben dem bei der chronischen Polyarthritis häufig auftretenden Karpaltunnelsyndrom (N. medianus, **Abb. 12.31**) können auch andere Nerven an Engstellen an Handgelenk, Ellenbogen (N. ulnaris) oder Fuß (N. tibialis) betroffen sein. Die Beseitigung der Kompression ist in vielen Fällen nur operativ möglich.

## Bursopathien

Eine Reizung oder Entzündung von Schleimbeuteln (Bursitis) kann durch Druckbelastung, im Rahmen einer rheumatischen Gelenkentzündung, durch Stoffwechselprodukte (Gicht) oder auch durch Bakterienabsiedlung entstehen. Neben vorgebildeten Schleimbeuteln können sich unter dem Reiz einer chronischen Druckbelastung (z. B. enge Schuhe) neue Schleimbeutel bilden. Kalkablagerungen in Schleimbeuteln werden röntgenologisch auch ohne klinische Erscheinungen relativ oft angetroffen.

Klinisch äußert sich die Bursitis durch Schwellung, Schmerzhaftigkeit, Bewegungsbehinderung und eventuell auch durch Rötung und Überwärmung der darüberliegenden Haut. Häufig betroffen sind die Schleimbeutel des Schultergelenks, des Kniegelenks, des Hüftgelenks, des Ellenbogengelenks (**Abb. 12.32**) und der Achillessehne. Ruhigstellung, Druckentlastung, eine Antientzündungsbehandlung sowie operative Entfernung sind die therapeutischen Mittel.

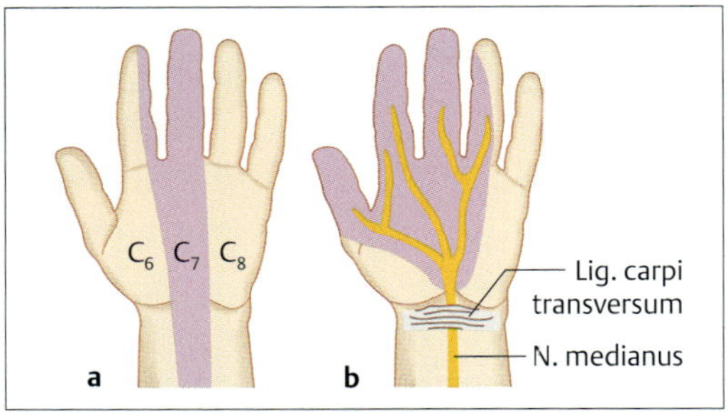


**Abb. 12.31 Karpaltunnelsyndrom.** Kompression des N. medianus im Karpaltunnel mit ausstrahlenden Schmerzen im Versorgungsgebiet.

## 12.13.2 Periarthropathia humeroscapularis

### *Ursachen*

Schulterschmerzen und Schultersteife gehören zu den häufigen Formen des Weichteilrheumatismus. An den degenerativen Veränderungen (Periarthropathie) und an den entzündlichen Veränderungen (Periarthritis) um das Schultergelenk sind Muskeln, Sehnen und Schleimbeutel beteiligt, besonders die gemeinsame Sehnenendplatte von M. supra- und infraspinatus und die lange Bizepssehne. Risse und Verkalkungen der Sehnenanteile, Entzündung der Schleimbeutel (Bursa subacromialis) und schließlich auch arthrotische Veränderungen der Schultergelenke (besonders des Akromioskapulargelenks) mit nachfolgender Schrumpfung der Gelenkkapsel führen zur akuten oder chronischen schmerzhaften Einschränkung der Schulter und können auf die Dauer eine bleibende Versteifung (ankylosierende Periarthropathie) bewirken (**Abb. 12.33**).

12

### *Symptome und Diagnostik*

Klinisch sind bei der chronischen Form Schmerzen bei Abduzieren und Rotieren des Oberarmes und nachts beim Liegen auf der betroffenen Schulter typisch, während bei der akuten Form der Arm bewegungsunfähig in einer Schonhaltung mit angewinkeltem Unterarm an den Thorax gelegt wird. Umschriebene Druckschmerzpunkte am Schultergelenk weisen auf die Hauptentzündungsherde hin. Röntgenologisch (**Abb. 12.34**) und arthrosonografisch lassen sich oft Verkalkungen (Supraspinatussehne, Bursa subacromialis), aber auch arthrotische Veränderungen nachweisen.

### *Therapie*

Therapeutisch erfordern akute Reizzustände Ruhigstellung und Schmerzbekämpfung, während das chronische Stadium durch Wärmeanwendung, Muskellockerung und konsequente Gymnastik behandelt wird. Kortisoninjektionen an die Schmerzpunkte und Entlastungspunktionen entzündeter Schleimbeutel und operative Kalkentfernung können schlagartig Besserung bringen. Rupturen der Rotatorenmanschette müssen oft operativ behandelt werden.

## 12.13.3 Myositis

Eine Entzündung der Muskulatur kommt primär ohne erkennbare Ursache vor, wie z. B. bei der Dermatomyositis bzw. der fortschreitenden verkalkenden Myositis; oder die Entzündung kommt als Begleitreaktion sekundär bei bösartigen Tumoren, Infektionskrankheiten oder Allergien vor. Histologisch findet man eine Verquellung des Muskelbindegewebes und eine Auflösung von Muskelfasern.

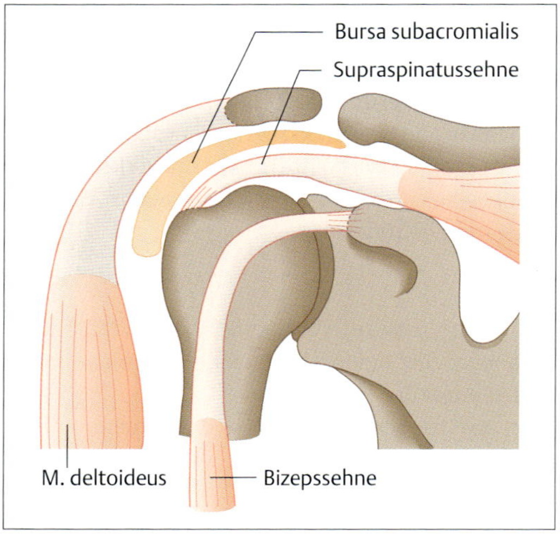


**Abb. 12.33 Schultergelenk.** Schematischer Bau.

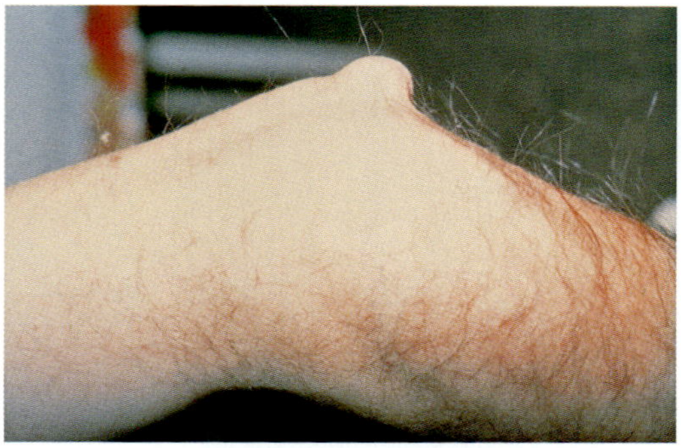

**Abb. 12.32 Schleimbeutelentzündung.** Schwellung der Bursa olecrani.

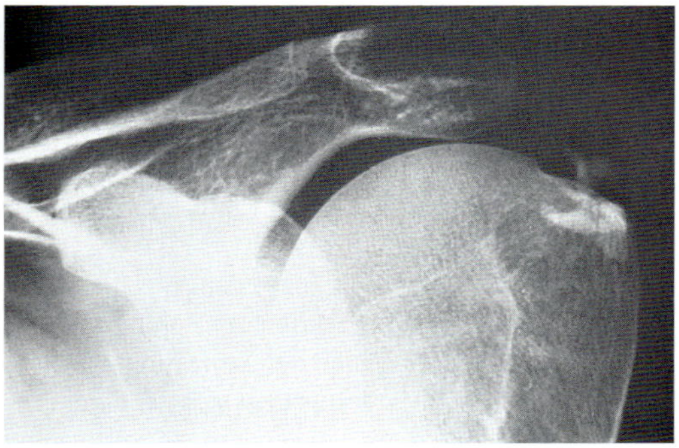

**Abb. 12.34 Schulterverkalkung.** Röntgenaufnahme der Schulter mit Kalkeinlagerung im Ansatz der Sehne des M. supraspinatus und der Bursa.

## 12.13.4 Polymyalgia rheumatica

Die Polymyalgia rheumatica (PMR) tritt vorwiegend jenseits des 50. Lebensjahres auf. Frauen erkranken häufiger als Männer. Die Ursache der Erkrankung ist nicht eindeutig geklärt. Vorausgehend, gleichzeitig oder nachfolgend findet sich in hohem Prozentsatz (50–80%) eine Riesenzellarteriitis (S. 387). Man leitet daraus ab, dass beide Krankheitsbilder eine gemeinsame Ursache besitzen (**Tab. 12.4**).

### *Symptome*

Das Krankheitsbild (**Tab. 12.4**) entwickelt sich nach einem uncharakteristischen Vorstadium meist innerhalb weniger Tage mit schwer zu beschreibenden *Schmerzen* und *Steifigkeitsgefühl* in den Muskeln der Oberarme, des Schultergürtels und des Nackens (Pelerinenform). Bei einem Teil der Patienten bestehen gleichzeitig ähnliche Beschwerden im Beckengürtel- und Oberschenkelbereich. Die schmerzhafte Versteifung ist in den frühen Morgenstunden am stärksten ausgeprägt und bessert sich im Laufe des Tages.

Leichtes Fieber besteht oft über längere Zeit. Das Allgemeinbefinden ist bis zur depressiven Verstimmung beeinträchtigt. Die Patienten nehmen ab und werden anämisch.

Bei etwa einem Fünftel der Fälle besteht gleichzeitig eine Entzündung der Hand-, Knie- oder Fußgelenke mit deutlicher Schwellung. Zu Beginn der Erkrankung ist dann oft schwer zu unterscheiden, ob eine chronische Polyarthritis mit Begleitmyositis oder eine Polymyalgie mit Gelenkbeteiligung vorliegt.

In etwa 20% der Fälle bestehen Schläfenkopfschmerzen (Arteriitis temporalis).

### *Diagnostik*

Charakteristisch sind deutlich erhöhte Entzündungswerte mit BSG-Erhöhung über 40 mmHg nach Westergren in der ersten Stunde, deutlich erhöhtem Alpha-2-Globulin in der Serumelektrophorese und erhöhtem C-reaktivem Protein und erniedrigtem Serumeisenspiegel mit nachfolgender Eisenmangelanämie. Dagegen finden sich keine erhöhten Muskelenzyme oder Rheumafaktoren. Auch histologisch und elektrophysiologisch erscheint die Muskulatur normal, obgleich klinisch erhebliche Muskelbeschwerden bestehen. Geringe entzündliche Veränderungen lassen sich dagegen an Sehnen und Schleimbeuteln von Schultern und Hüften im MRT nachweisen.

### *Verlauf und Therapie*

Die Polymyalgia rheumatica verläuft in Schüben. Bei vielen Patienten heilt die Erkrankung innerhalb von 2 Jahren aus, es gibt aber auch Verläufe über 5 Jahre mit abnehmender Intensität. Die Therapie der Wahl ist Kortison. Bei ausreichender Dosierung klingen alle Beschwerden in 1 bis 2 Tagen ab, kehren aber bei zu schneller Reduzierung des Kortisons in Stunden wieder. Man beginnt die Therapie mit etwa 40 mg Kortison täglich. Bei erkennbarem Befall der Arterien (Augenarterien!) sollten sofort mindestens 100 mg Kortison gegeben werden. Die Reduzierung der Kortisondosis erfolgt in kleinen Schritten um etwa 5 mg pro Woche unter enger Kontrolle des Schmerzbildes und der Entzündungswerte. Eine Dosis von 7,5–10 mg täglich ist oft über Monate nicht zu unterschreiten. Nebenwir-

**Tab. 12.4 Polymyalgia rheumatica.**

| *Ursachen* | *Charakteristika* | *Lokalisation* | *Laborbefunde* | *Differenzialdiagnose* | *Therapie* |
|---|---|---|---|---|---|
| unbekannt; in 20% Riesenzellarteriitis (Arteriitis temporalis) | – höheres Lebensalter > 50 Jahre<br>– Beginn akut bis schleichend<br>– Störung des Allgemeinbefindens (Depression)<br>– Gewichtsabnahme<br>– leichtes Fieber<br>– Muskelschmerzen<br>– Einsteifung bes. in den Morgenstunden<br>– teilweise Gelenkschmerzen<br>– Spontanheilung (2–5 Jahre) | – Schultergürtelform (Pelerinenform)<br>– Beckengürtelform | – hohe BSG (> 40 n. W.)<br>– hohe Entzündungsparameter (Alpha-2-Glob. u. CRP hoch)<br>– Anämie<br>– Rheumaserologie negativ<br>– Autoantikörper negativ<br>– Muskelenzyme und EMG negativ<br>– MRT und PET mit Entzündungszeichen an Schulter- und Hüftgelenken | – Polymyositis<br>– HWS/Schulter-Hand-Syndrom<br>– Panarteriitis nodosa<br>– paraneoplastisches Syndrom | – Glukokortikoide<br>– Stoßtherapie 30 mg<br>– 100 mg bei Arteriitis<br>– Langzeittherapie ca. 7,5 mg (1–2 Jahre)<br>– Osteoporose-Prophylaxe |

kungen des Kortisons sind trotz der Langzeittherapie erstaunlich selten, wenn die erforderliche Kortisondosis der Entzündungsaktivität angepasst bleibt. Eine Osteoporoseprophylaxe ist allerdings von Therapiebeginn an unbedingt erforderlich.

**FALLBEISPIEL POLYMYALGIA RHEUMATIKA**

*Eine bis dahin gesunde und im Haushalt der Tochter aktiv tätige Frau erkrankte im Frühjahr plötzlich mit rheumatischen Schmerzen in Muskeln und Gelenken. Sie fühlte sich allgemein schlecht, konnte nichts mehr arbeiten und wirkte leicht depressiv. Äußerlich waren an den Gelenken keine Entzündungszeichen zu erkennen, und die Patientin konnte die Schmerzen auch nicht so recht lokalisieren. In der Familie hieß es, die Mutter ist eben alt geworden.*

**Diagnostik**

*Der Hausarzt fand überraschenderweise hohe Entzündungswerte im Blut mit deutlich beschleunigter BSG (60/90 mmHg n. W.), erhöhtem C-reaktiven Protein (28 mg/dl), erniedrigtem Serumeisenspiegel (50 µg/dl) und leichter Anämie (10,8 g/dl). Sämtliche Rheumaproben (Rheumafaktoren, antinukleäre Antikörper, Antistreptolysintiter) waren dagegen negativ. Der hinzugezogene Internist vermutete daher eine Tumorerkrankung mit paraneoplasatischen rheumatischen Schmerzen. Die daraufhin veranlassten Untersuchungen ergaben keinen Hinweis auf einen bösartigen Tumor.*

*In den folgenden Wochen verstärkten sich die Schmerzen besonders in Schultern und Armen und auch im Beckengürtelbereich. Schmerzmittel und physikalisch-balneologische Anwendungen halfen nur kurzfristig. Der schließlich konsultierte Rheumatologe klärte das Krankheitsbild schnell. Die besonders in den Morgenstunden einsteifenden Schmerzen im Schultergürtel, die dazu führten, dass die Patientin die Arme nicht über die Horizontale heben konnte, dass deutliche Krankheitsgefühl bei äußerlich unauffälligem Befund und die deutlich hohen Entzündungswerte im Blut führten zur Diagnose: Polymyalgia rheumatika.*

**Therapie und Verlauf**

*Diese Diagnose wurde bestätigt durch das erstaunlich rasche Nachlassen aller Beschwerden nach der Gabe von 40 mg Kortison pro Tag. Unter genauer Beobachtung der Beschwerden und der Kontrolle der Entzündungsparameter wurde diese Dosis in den folgenden Wochen und Monaten langsam reduziert. Wenn die Reduzierung der Dosis zu schnell geschah, löste das sofort wieder Schmerzen aus. Endgültig schmerzfrei ohne Kortisontherapie war die Patientin erst nach 2 Jahren.*

## 12.13.5 Fibromyalgie-Syndrom

***Ursachen und Symptome***

Beim Fibromyalgie-Syndrom handelt es sich nicht um eine definierte eigenständige und abgrenzbare rheumatische Erkrankung, wie etwa eine chronische Polyarthritis, ein Lupus erythematodes oder eine Gelenkarthrose. Das in seiner Erscheinungsform auffallend gleichförmige Beschwerdebild ist gekennzeichnet durch generalisierte Muskel- und Bindegewebsschmerzen und deutlichen Druckschmerz über Schmerzpunkten (Tender-Points) an bevorzugten Stellen. Auffällig ist die Kombination mit vielfältigen vegetativen und auch psychischen Symptomen, bis hin zu einer depressiven Stimmungslage. Es tut immer und überall weh (semper et omnia) und beeinträchtigt dadurch nachhaltig die Lebensqualität.

Beim einen Teil der Patienten lässt sich als Auslöser des chronischen Schmerzbildes eine andere beeinträchtigende Erkrankung finden *(sekundäres Fibromyalgie-Syndrom)*. Bei der Mehrzahl der Patienten finden sich keine einfachen, verständlichen Ursachen *(primäres Fibromyalgie-Syndrom)*. In diesen Fällen hat man eher den Eindruck, dass es sich um ein sehr persönlich geprägtes Schmerz- und Verspannungsbild handelt, als Reaktion auf die Art und Weise, wie die Betroffenen sich mit sich selbst und mit ihrer Umwelt auseinandersetzen. Es besteht offenbar eine Störung der Schmerzwahrnehmung und Schmerzverarbeitung bei diesen Patienten.

Das Fibromyalgie-Syndrom ist heute weit verbreitet und weist eine zunehmende Tendenz auf. Die Betroffenen leiden unter ständigen Schmerzen im gesamten Bindegewebe, vergleichbar vielleicht den allgemeinen „Muskel- und Gelenkschmerzen" zu Beginn eines heftigen grippalen Infektes. Frauen sind deutlich häufiger betroffen als Männer.

Ausgangspunkt des Beschwerdebildes sind oft Fehlbelastungen und berufliche wie häusliche Überforderungen. Die Betroffenen sind vorwiegend Persönlichkeiten, die einen hohen Leistungsanspruch an sich haben, mit 100% meistens nicht zufrieden sind und aus großem Pflichtgefühl perfektionistisch häusliche und berufliche Aufgaben zu meistern versuchen. Sie fühlen sich für alles verantwortlich, bekommen aufgrund ihrer Tüchtigkeit immer mehr Aufgaben übertragen und ziehen diese immer wieder an sich.

Krisensituationen, Lebensphasen, familiäre Konflikte und wahrscheinlich auch hormonelle Umstellung führen dann zu einem Punkt, an dem die inneren Spannungen in nicht mehr lösbare äußere Verspannungen einmünden. Schlafstörung, Schulter- und Nackenschmerzen („es sitzt den Betroffenen zu viel im Nacken"), Rückenschmerzen sowie Ausstrahlungen in

Arme und Beine führen dann zu einem allgemeinen Schmerzbild. Deprimierend für die Betroffenen ist, dass sie die Beschwerden nur schildern, aber nicht vorzeigen können, dass sie als sonst immer Tüchtige diesen Beschwerden hilflos ausgeliefert sind, dass eine große Unsicherheit besteht, woher die Schmerzen kommen und zunehmende Ängste auftreten, was sich aus den Beschwerden entwickelt.

### Diagnostik

Diese Unsicherheit der Patienten wird noch dadurch verstärkt, dass Röntgen- und Laboruntersuchungen nur normale Befunde ergeben (**Abb. 12.35**) und bei vielen Arztbesuchen allenfalls leichte Verschleißreaktionen an Wirbelsäule und Gelenken gefunden werden.

Bei der Untersuchung finden sich die Verspannungen als Myogelosen und Hartspann und besonders an typischen Stellen umschriebene Druckschmerzpunkte (Triggerpunkte, **Abb. 12.36**). Auffällig beim Fibromyalgie-Syndrom mit seiner ausgeprägten *psychosomatischen Komponente* ist die bei allen Patienten gleichförmige Wiederholung des Schmerzbildes, der Persönlichkeitsstruktur und der tastbaren Schmerzpunkte.

Als Ausdruck der gestörten Schmerzverarbeitung finden sich Störungen im Serotonin- und Norepinephrinsystem.

### Therapie

Wichtig für alle therapeutischen Bemühungen ist, im Gespräch zu versuchen, dem Patienten die Zusammenhänge seiner Beschwerden durchschaubar zu machen.

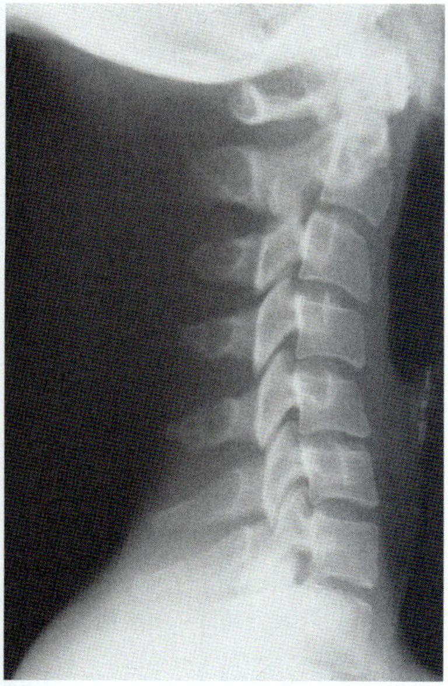

**Abb. 12.35 Muskelverspannung.** Steil gestellte, „halsstarrige“ Wirbelsäule.

Die Vermittlung der Erkenntnis, dass es sich um ein gut bekanntes Krankheitsbild handelt und Versteifung oder Verunstaltung nicht zu erwarten sind, vermag viele Ängste zu lösen. Auf dieser Basis kann die weitere Therapie aufgebaut werden. Im Vordergrund stehen Wärmeanwendung, Entspannungsübungen und die aktive Lockerungsgymnastik, zu Beginn als gezielte Einzelgymnastik, später besonders als Gruppengymnastik auch im Sportverein oder Fitnessstudio.

Bei hartnäckigen Verspannungszuständen können muskelentspannende Medikamente, kurzfristig auch ein NSAR und in ausgesuchten Fällen ein spannungslösendes Psychopharmakon und Serotoninantagonisten eingesetzt werden.

● MERKE *Die Möglichkeit, selbst Initiative zu ergreifen und den Beschwerden nicht hilflos ausgeliefert zu sein, kommt der Persönlichkeitsstruktur des Fibromyalgie-Patienten besonders entgegen.*

12

## 12.13.6 Schulter-Hand-Syndrom

Einem Schulter-Hand-Syndrom begegnen wir nach längerer Ruhigstellung eines Armes, nach einer Armlähmung (Schlaganfall), beim Bronchialkarzinom mit Durchwanderung zur Thoraxwand, aber ebenso häufig auch ohne erkennbare Ursache. Das Syndrom ist gekennzeichnet durch eine schmerzhafte Schultersteife in Verbindung mit trophischen Störungen am Handskelett (Sudek-Atrophie), Schwellung des Handrückens, Versteifung und Beugekontraktur der Finger und Durchblutungsstörungen der Hand (Reflexdystrophie). Aktive und passive Bewegungsübungen sowie eine Stellatumblockade sind

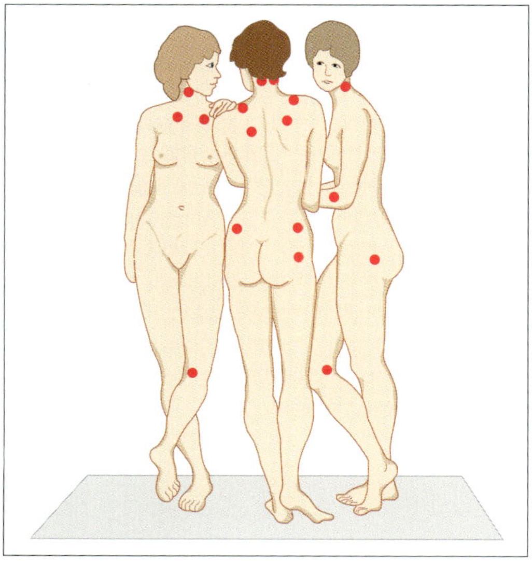

**Abb. 12.36 Fibromyalgie.** Druckschmerzpunkte (= Triggerpunkte nach Gräfenstein).

die therapeutischen Mittel. Zur Behandlung der Sudek-Atrophie haben sich Bisphosphonate bewährt.

### 12.13.7 Pannikulose

Die Pannikulose hat als Zellulitis, Matratzenphänomen oder Apfelsinenschalenmuster Schlagzeilen gemacht. Ihre Hauptursache ist nach wie vor unbekannt, und ihre Einordnung als rheumatische Erkrankung ist umstritten. Betroffen sind vorwiegend Oberschenkel, Hüften und Schulterpartien adipöser Frauen (**Abb. 12.37**). Es kommt zu einer Verhärtung der bindegewebigen Septen des subkutanen Fettgewebes, was eine vermehrte Wasser- und Fetteinlagerung zur Folge hat. Beim Pressen oder Kneifen des Gewebes entsteht ein stechender, oft langanhaltender Schmerz. Eine wirksame Therapie ergibt sich aus Gewichtsabnahme und aktiver Gymnastik sowie sportlicher Betätigung.

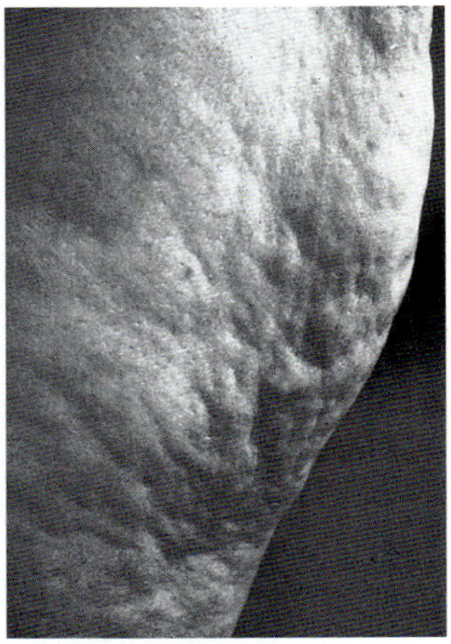

**Abb. 12.37 Zellulitis.** Pannikulose am Oberschenkel.



## P 12.14 Pflegeschwerpunkt Rheuma

Jürgen Ohms

Die Pflege der Rheumapatienten orientiert sich an den Besonderheiten der jeweiligen rheumatischen Erkrankung und dem individuellen Krankheitsverlauf. In der Akutphase stehen die Schmerzlinderung und die Unterstützung des Patienten im Vordergrund. Nach der akuten Krankheitsphase werden die Aufgaben der Pflegenden anders gewichtet.

● MERKE *Aufgrund der Langwierigkeit und dem chronisch-fortschreitenden Krankheitsverlauf bei der Mehrzahl der rheumatischen Erkrankungen, kommt der Förderung der Eigenaktivität und der Hilfe zur Selbsthilfe eine entscheidende Rolle zu.*

Der Patient soll so lange wie möglich seine Selbstständigkeit behalten. Neben diesem Pflegeziel kommt der Beratung von Patienten und Angehörigen besondere Bedeutung zu. Die Einbeziehung von Angehörigen und Freunden kann, ebenso wie die Anregung, sich Selbsthilfegruppen anzuschließen, dem Erkrankten wertvolle Unterstützung bei der Neugestaltung seines Lebens geben. Professionell Pflegende, Ärzte, Physiotherapeuten, Ergotherapeuten und pflegende Angehörige sind in die pflegerisch-therapeutische Versorgung des Erkrankten mit eingebunden.

### 12.14.1 Aktivität und Bewegung

Ein Patient mit einer rheumatischen Erkrankung hat sich mit einer Verminderung seiner körperlichen Statik, Dynamik, Stabilität und Flexibilität auseinanderzusetzen. Diese Einschränkungen gehen meist mit starken Schmerzen einher, was im Alltag zunehmend die Selbstständigkeit reduzieren kann. Ein wichtiges Ziel aller pflegerischen Maßnahmen ist daher die Erhaltung größtmöglicher Selbstständigkeit.

Das Fortschreiten der Bewegungseinschränkung, durch eine Schonhaltung und Umbauvorgänge am Gelenk bedingt, muss so lange wie möglich aufgehalten werden. Eine Voraussetzung hierzu ist die ausreichende Bekämpfung von Schmerzen und Gelenkentzündungen. Die Mobilisation erfolgt nach Arztanordnung und wird mit den Physiotherapeuten abgesprochen. Die Gelenke können dabei passiv und aktiv durchbewegt werden. Zu beachten ist jedoch, dass in der Akutphase der Entzündung eine Entlastung und Kühlung der betroffenen Gelenke und eine temporäre Ruhigstellung erfolgt. Diese Immobilitätsphase sollte so kurz als möglich dauern, um die Kontrakturgefahr möglichst gering zu halten. Nimmt der Patient schon 1–2 Stunden vor dem Aufstehen seine Antirheumatika und Analgetika ein, fallen ihm die morgendlichen Bewegungen und die Körperpflege leichter. Die Einnahme dieser Medikamente sollte nie auf nüchternen Magen erfolgen, da die Wirksubstanzen die Magenschleimhaut angreifen. Sorgen Sie also dafür, dass der Patient vorher immer etwas zu sich nehmen kann (ein Stück Brot, ein Glas Milch o. Ä.).

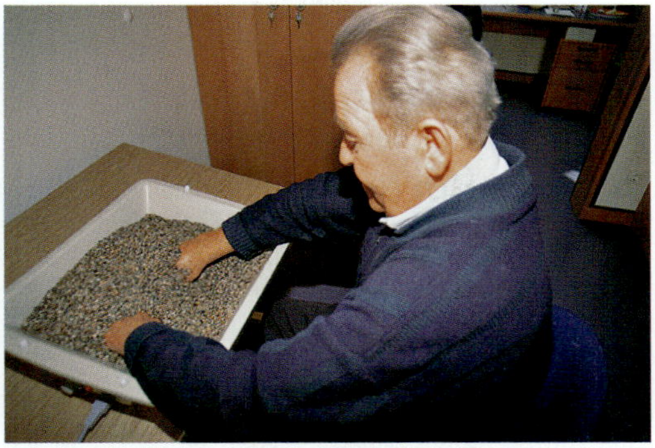

**Abb. 12.38 Warmer Sand.** Anwendung von trockener Wärme durch warmen Sand bei arthritischen Händen. Der Sand kann auf einfache Weise im Backofen angewärmt werden (Vorsicht Verbrennungsgefahr!).

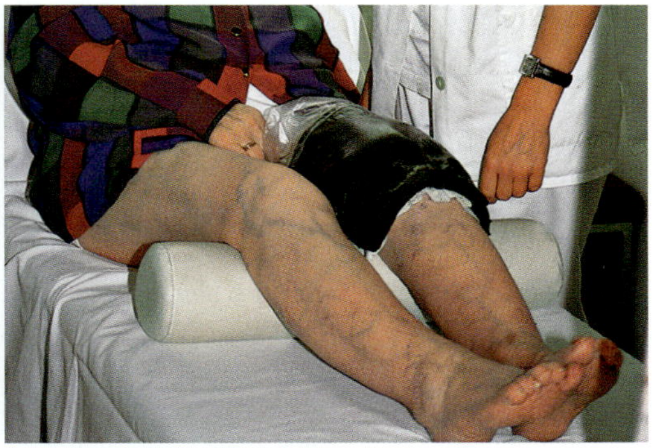

**Abb. 12.39 Fangopackung.** Eine Fangopackung eignet sich besonders als Wärmeapplikation auf einzelne Gelenke.



Ist die Akutphase abgeklungen, kann die Behandlung mit Wärme (Bäder, Packungen, warmer Sand, Wickel, Kurzwelle usw.) eingeleitet werden (**Abb. 12.38** u. **Abb. 12.39**). Der Patient sollte über geeignete Bewegungs- und Sportarten, wie Schwimmen, Wandern oder Gymnastik, informiert werden. Eine Rückenschule und eine Anleitung zum richtigen Tragen und Heben ergänzen die Beratung.

## 12.14.2 Körperpflege und Kleidung

Oftmals sind Patienten mit rheumatischen Erkrankungen in der ersten Zeit nach dem Aufwachen morgens noch sehr steif („Morgensteifigkeit"). Die Körperpflege fällt dem Patienten daher leichter, wenn sie nicht unmittelbar nach dem Aufstehen durchgeführt wird. Grundsätzlich gilt, dass der Patient bei der Körperpflege so viele Tätigkeiten wie möglich selbst übernehmen sollte. Keinesfalls sollen dem Patienten aus der Eile heraus Handgriffe abgenommen werden, die dieser noch selbst ausführen könnte.

Bei den Waschutensilien ist zu überprüfen, inwieweit Greifhilfen die selbstständige Körperpflege erleichtern können. Entsprechende Haltegriffe, die dem Patienten eine größere Sicherheit geben, sind beim Waschbecken anzubringen. Eine elektrische Zahnbürste kann eine große Hilfe sein.

● MERKE *Auf eine gründliche Mundpflege ist insbesondere dann zu achten, wenn der Patient Goldpräparate einnimmt, da hier eine erhöhte Stomatitisgefahr besteht. Eine regelmäßige Inspektion der Mundhöhle ist daher sehr wichtig.*

Mit sog. Anziehhilfen ist der Patient möglicherweise noch in der Lage, sich selbst anzukleiden. Betroffene kommen mit Klettverschlüssen meist besser zurecht als mit Bändern oder kleinen Knöpfen. Die Kleidung ist zweckmäßig und eher weit geschnitten zu wählen. Sie sollte jedoch auch dem Geschmack des Patienten entsprechen, um zu einem positiven Selbstwertgefühl beizutragen. Viele Patienten empfinden das Tragen von warmer, weicher Unterwäsche (z. B. aus Angorawolle) als sehr angenehm. Wichtig ist, dass die Schuhe einen sicheren, guten Halt bieten und rutschfeste Sohlen haben.

## 12.14.3 Essen und trinken

Für Patienten mit arthritischen Händen kann das Essen mit Besteck sehr beschwerlich, mitunter gar unmöglich sein. Im Fachhandel für Sanitätsbedarf gibt es eine ganze Reihe von Hilfsmitteln, die das selbstständige Essen erleichtern können. In Rücksprache mit dem Ergotherapeuten sollten entsprechendes Essbesteck oder Spezialbecher angeschafft werden. Handwerklich geschickte Angehörige können zur Selbstanfertigung solcher Hilfen miteinbezogen werden, die dann individuell auf die Bedürfnisse des Patienten zugeschnitten sind. Dabei können fantasievolle und praktische Hilfsmittel entstehen.

Das Ausmaß der Unterstützung beim Essen richtet sich nach dem Gesundheitszustand und der jeweiligen „Tagesform", die Schwankungen unterworfen ist. Auch hier ist darauf zu achten, dass die Pflegenden nicht zu viel abnehmen. Inwieweit z. B. Flaschenverschlüsse zu öffnen sind oder die Nahrung klein geschnitten werden muss, ist mit dem Patienten zu besprechen.

Kommen bei der medikamentösen Therapie Glukokortikoide zum Einsatz, besteht die Gefahr einer Gewichtszunahme durch gesteigerten Appetit. Dies führt zur Belastung der Gelenke, worüber der Patient informiert werden sollte. Daher ist es wichtig, eine regelmäßige Gewichtskontrolle durchzuführen und die Ernährung ggf. auf eine Reduktionskost umzustellen.

Bei einer Glukokortikoidtherapie ist ferner darauf zu achten, dass mit der Nahrung genügend Kalzium, Kalium und Eiweiß aufgenommen werden. Die Kost sollte eher kochsalzarm sein.

## 12.14.4 Ausscheiden

Bei der Behandlung von rheumatischen Erkrankungen kommen medikamentöse Therapeutika zum Einsatz, die z.T. erhebliche Nebenwirkungen haben können. So können z.B. Antirheumatika oder auch Glukokortikoide die Schleimhaut des Gastrointestinaltraktes angreifen. Der Stuhlgang ist daher stets auf Blutbeimengungen bzw. auf teerstuhlartiges Aussehen hin zu inspizieren.

Patienten, die aufgrund einer schweren rheumatischen Erkrankung starke Schmerzmittel einnehmen, neigen leicht zu Verstopfung. Eventuell können Mittel gegen die Obstipation vom Arzt verordnet werden, z.B. Milchzucker. Durch die mangelnde Beweglichkeit können sich Patienten mit rheumatischen Erkrankungen mitunter nach dem Toilettengang nicht mehr richtig säubern und müssen daher ggf. entsprechend unterstützt werden.

Bei ausgeprägten Knieproblemen kann eine Toilettensitzerhöhung hilfreich sein, um das Hinsetzen, aber insbesondere das Aufstehen von der Toilette zu erleichtern. Ferner ist zu bedenken, ob und wo entsprechende Haltegriffe angebracht werden können.

## 12.14.5 Sinn finden

Die Tatsache, dass es sich bei einer rheumatischen Erkrankung um eine chronische Krankheit handelt, die ein beständiger Teil des Lebens bleibt und mit starken Schmerzen sowie einer zunehmenden Abhängigkeit verbunden ist, stellt für die Patienten psychisch eine große Belastung dar. Sie können sich den Pflegenden gegenüber gereizt und aggressiv oder auch zurückgezogen verhalten. Sie sollten wissen, dass solche Reaktionen nichts mit Ihrer Person zu tun haben.

**Selbsthilfegruppen.** Hilfreich kann es sein, den Patienten über Selbsthilfegruppen (Deutsche Rheuma-Liga) zu informieren. Aktivitäten mit anderen Betroffenen dienen dem Erfahrungsaustausch und können den Umgang mit der Krankheit erleichtern. Eine begleitende psychosoziale Hilfe kann dann notwendig werden, wenn die Gefahr des Schmerzmittelabusus besteht oder der Patient mit seiner schwierigen Situation nicht mehr zurechtkommt. Von den Pflegenden ist in jedem Fall viel Sensibilität gefordert, um sich der Situation angemessen zu verhalten und um dem Patient das Gefühl zu vermitteln, auch psychisch Unterstützung zu finden.

# 13 Krankheiten des endokrinen Systems

Hermann Wagner

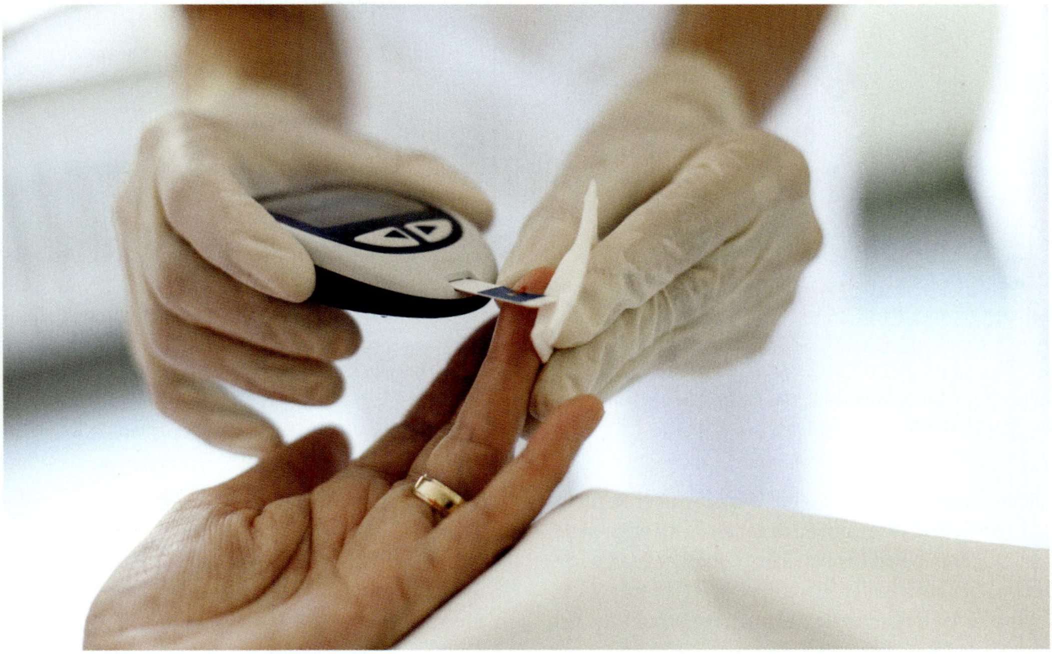



## 13.1 Krankheiten der Inselzellen des Pankreas

### 13.1.1 Anatomie und Physiologie

Neben dem exokrinen Anteil der Bauchspeicheldrüse umfasst der endokrin funktionierende Parenchymanteil mit ca. 1–2% des gesamten Gewebes etwa 1 Million **Langerhans-Inseln** mit einem Durchmesser von 0,1–0,3 mm. In den Langerhans-Inseln, die über das gesamte Pankreas verteilt sind, lassen sich histologisch A-, B- und D-Zellen unterscheiden. Es werden in den A-Zellen Glukagon, in den B-Zellen **Insulin**, in den D-Zellen Somatostatin und pankreatisches Polypeptid (PP) gebildet. In den sog. ε-Zellen bzw. Ghrelin-Zellen wird Ghrelin gebildet (s.a. Hypophysenvorderlappen S. 435).

Das Insulin wird in der B-Zelle zunächst in einer größeren Vorstufe, dem Proinsulin (**Abb. 13.1**) synthetisiert. Die A-und B- Kette dieses reinen Eiweißhormons ist durch eine Peptidbrücke (C-Peptid, „connecting peptide") verbunden und nur geringfügig biologisch aktiv. Vor Ausschleusung aus der B-Zelle wird das C-Peptid abgespalten, sodass das biologisch aktive Insulin entsteht. Im Blut finden sich in geringem Anteil ebenfalls Proinsulin und das C-Peptid.

Der venöse Abstrom des Insulins erfolgt direkt in das Pfortadersystem der Leber, die einen ersten Hauptwirkort des Insulins darstellt.

Der gesunde Erwachsene speichert ca. 150–210 IE (= internationale Einheiten) Insulin in den B-Zellen; der Insulinbedarf eines Erwachsenen beträgt ca. 40 IE pro Tag. Insulin ist im nüchternen Zustand (basale Insulinsekretion zur Aufrechterhaltung des Ruhestoffwechsels) in einer Konzentration von ca. 10 µE ( = 0,4 ng) und nach einer Mahlzeit bis zu 75 µE ( = 3 ng)/ml Serum (zur Verwertung von Glukose Aminosäuren usw.)

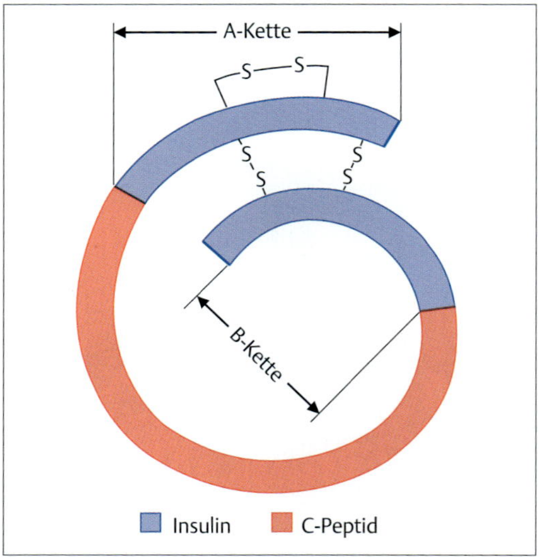


**Abb. 13.1 Proinsulinmolekül.** Das Molekül besteht aus Insulin (A- und B-Kette) und C-Peptid.

| Stoffwechsel | Leber | Fettzelle | Muskel |
|---|---|---|---|
| Kohlenhydrate | Glykogensynthese ↑<br>Glukoneogenese ↓ | Glukosetransport ↑<br>Glyzerinsynthese ↑<br>Triglyzeride ↑ | Glukosetransport ↑<br>Glykogensynthese ↑ |
| Fett | Lipogenese ↑ | Fettsäuresynthese ↑<br>Lipolyse ↓ | Fettsäureaufnahme ↑ |
| Protein | Proteolyse ↓ | | Aminosäureaufnahme ↑<br>Proteinsynthese ↑ |

**Abb. 13.2 Insulin.** Zielorgane und Wirkung.

nachweisbar. Insulin übt seine Wirkung über Rezeptoren an den insulinsensitiven Organen (z. B. Fettgewebe) aus. Der Abbau von Insulin erfolgt überwiegend in der Leber, aber auch in der Niere.

Insulin ist *das* zentrale Regulationshormon für den gesamten Intermediärstoffwechsel und reguliert die Speicherung und Verwertung von Kohlenhydraten, Fetten und Proteinen; darüber hinaus hat Insulin Einfluss auf den Kaliumhaushalt.

In **Abb. 13.2** sind die wichtigsten Ziel- bzw. Erfolgsorgane des Insulins dargestellt. Insulinabhängig nehmen Organsysteme wie Gehirn, Nervenzellen, Blutzellen, Endothelien, Gefäße und Nieren Glukose auf.

Insulin bewirkt im Blut folgende Veränderungen:

- **Senkung der Glukosekonzentration**, indem im Fettgewebe und in der Muskulatur vermehrt Glukose aufgenommen und umgesetzt wird und in der Leber eine verminderte Glukoneogenese stattfindet.
- **Senkung der Fettsäurekonzentration**, indem aus dem Fettgewebe vermindert Fettsäuren freigesetzt (Antilipolysewirkung) und verstärkt in die Muskulatur aufgenommen werden.
- Geringgradige **Senkung der Aminosäurenkonzentration**, indem in der Muskulatur eine erhöhte Aufnahme von Aminosäuren und in der Leber ein verminderter Verbrauch von Aminosäuren für die Glukoneogenese stattfinden.

Die Regulation der Insulinsekretion erfolgt im Wesentlichen durch die Höhe der Glukosekonzentration im Blut. Insulin ist das einzige Hormon, das den Blutzuckerspiegel senken kann.

Die Insulinsekretion wird stimuliert durch

- Glukose,
- Aminosäuren,
- Fettsäuren,
- Hormone wie z. B. Gastrin, Sekretin, GIP, GLP-1, Glukagon sowie Wachstumshormon (STH),
- N. vagus (Aussicht auf Nahrung sowie Motilität im oberen Gastrointestinaltrakt).

Die Insulinsekretion wird gehemmt durch

- Adrenalin, Noradrenalin,
- Cortisol,
- Somatostatin,
- Betablocker.

Das Glukagon-like-Peptide 1 (GLP-1) und das Glukose dependent insulinotropic Polypeptide (GIP = glukoseabhängiges insulinotropes Peptid) werden durch Nahrungsaufnahme von den Zellen der Darmschleimhaut vermehrt sezerniert. GIP wird in den Zellen des Duodenums und GLP-1 von neuroendokrinen Zellen des Ileums und im Zentralnervensystem produziert.

GLP-1 und GIP führen durch eine blutzuckerabhängige Stimulierung von Synthese und Sekretion von Insulin sowie der Hemmung der Glukagonsekretion zu einer Beeinflussung des Glukosestoffwechsels. Darüber hinaus führt die durch GLP-1 vermittelte Verlangsamung der Magenentleerung zusätzlich zu einer Normalisierung der postprandialen Hyperglykämie. Beide Inkretine haben eine kurze Halbwertszeit von 3–5 Minuten. Der Abbau von z. B. GLP-1 wird durch das Enzym Dipeptidylpeptidase-4 (DPP-4) bewirkt (s. S. 421 ff).

### 13.1.2 Diabetes mellitus

DEFINITION *Der Diabetes mellitus bezeichnet eine Gruppe metabolischer Störungen, die durch einen chronisch erhöhten Blutzucker (Hyperglykämie) charakterisiert und das Resultat einer defekten Insulinproduktion/Insulinsekretion und/oder Insulinwirkung ist.*

Die Folgen der chronischen Hyperglykämie sind Langzeitschäden, Funktionsstörungen sowie Funktionsausfälle an verschiedensten Organen, insbesondere an Augen, Nieren, Nerven, Herz und Blutgefäßen.

#### *Epidemiologie*

Bei ca. 8–10 % der Bevölkerung der BRD besteht ein manifester Diabetes mellitus:
- Typ-1-Diabetes ca. 5 %
- Typ-2-Diabetes ca. 95 %

Frauen erkranken häufiger als Männer. Es besteht eine Altersabhängigkeit bei der Prävalenz des manifestierten Diabetes mellitus. Die Prävalenz beträgt
- im Alter < 50 Jahre 1–2 % und
- im Alter > 65 Jahre über 10 %.

Mit dem Ausmaß der Überernährung steigt die Zahl des Typ 2-Diabetes.

**Ätiologische Klassifikation** des Diabetes mellitus (nach Amerikanischer Diabetes Gesellschaft und WHO 1997):
- **Typ-1-Diabetes** (Zerstörung der Betazellen, assoziiert mit absolutem Insulinmangel):
  a) vermittelt durch einen Autoimmunprozess
  b) idiopathisch (selten)
- **Typ-2-Diabetes** (Insulinresistenz mit relativem Insulinmangel und/oder Sekretionsdefekt mit Insulinresistenz):
  a) ohne Adipositas
  b) mit Adipositas
- **Typ-3-andere spezifische Diabetestypen**:
  A) genetische Defekte der Betazellfunktion (MODY 1–6 = maturity onset diabetes of the young)
  B) genetische Defekte der Insulinwirkung
  C) Erkrankungen des exokrinen Pankreas (Z. n. Pankreatitis, Neoplasie, Z. n. Trauma/Pankreatektomie, Hämochromatose u. a.)
  D) Endokrinopathien (Akromegalie, Cushing-Syndrom, Phäochromozytom, Hyperthyreose u. a.)
  E) Medikamenten-Chemikalien-induziert (Glukokortikoide, Schilddrüsenhormone, Betasympathomimetika, Thiacide, Alphainterferon u. a.)
  F) Infektionskrankheiten (kongenitaler Rötelninfekt, Zytomegalievirusinfekt u. a.)
  G) seltene Formen des autoimmunvermittelten Diabetes (Insulinrezeptor-AK u. a.)
  H) andere genetische Syndrome mit Assoziation zum Diabetes (Down-Syndrom, Klinefelter-Syndrom, Turner-Syndrom, Porphyrie u. a.)
- **Gestationsdiabetes**

WISSEN *„Diabetes" kommt aus dem Griechischen und bedeutet so viel wie „hindurchgehen lassen", eine Bezeichnung, die sich auf das vermehrte Wasserlassen bezieht. „Mellitus" ist ein lateinisches Wort und heißt übersetzt „mit Honig versüßt".*

#### Diabetes mellitus Typ 1

Der Diabetes mellitus Typ 1 ist durch einen nahezu kompletten Insulinmangel charakterisiert. Etwa 0,3 % der Bevölkerung (ca. 300 000 Diabetiker) in der BRD sind davon betroffen. Höchste Neuerkrankungsrate im Alter von 15–19 Jahren.

#### *Ursachen*

Der Autoimmunprozess (Autoimmuninsulitis) führt zu einer zunehmenden Zerstörung der Insulin produzierenden B-Zellen mit dem Resultat eines nahezu absoluten Insulinmangels.

Weitere wichtige Befunde sind
- genetische Prädisposition (HLA-Merkmale, DR3 und/oder DR4),
- Antikörper gegen Inselzellen (ICA); Insulitis: Lymphozyten und Monozyten/Makrophagen infiltrieren die Langerhans-Inseln; bei genetischer Disposition begünstigen exogene Faktoren, z. B. pankreotoxische Viren (Coxsackie-B4-Viren, Mumps, Mononukleose, Röteln) und Rinderalbumin in der Kuhmilch den Krankheitsprozess,
- Nachweis von Insulin-Autoantikörpern (IAA), Glutamatdecarboxylase-Autoantikörper (GAD-A),
- Antikörper gegen Tyrosinkinase (IA-2-A),

Assoziation mit anderen Autoimmunerkrankungen in ca. 14 % (Hashimoto-Thyreoiditis, Morbus Basedow, Morbus Addison, atrophische Gastritis, Vitiligo u. a.).

Der klinischen Manifestation geht in der Regel eine einige Monate bis mehrere Jahre dauernde prädiabetische Phase voraus, in der die Patienten klinisch unauffällig sind. Die Manifestation erfolgt oft durch inkurrente Erkrankungen (z. B. Infekt oder Trauma), bei denen der Insulinbedarf erhöht ist (**Tab. 13.1**).

Aufgrund der Insulinmangelsituation lassen sich zahlreiche **Leitsymptome** und **Befunde** zwanglos erklären:
- verminderte Glukoseaufnahme und Verwertung in Fettgewebe und Muskulatur bei gleichzeitiger Steigerung der Glukoneogenese in der Leber: Hyperglykämie, Glukosurie, Polyurie (osmotische Diurese), vermehrter Durst, Exsikkose
- gesteigerte Lipolyse, vermehrt Bildung von Ketosäuren aus Fettsäuren in der Leber wie Acetoacetat,

Beta-Hydroxybutyrat, Azeton: Azetongeruch in der Atemluft (nur bei Ketoazidose)
- Speicherung von vermehrt anfallenden Fettsäuren in der Leber als Fett sowie Einbau in Lipoproteine niedriger Dichte: Fettleber, Hyperlipoproteinämie
- gesteigerte Proteolyse in der Muskulatur sowie vermehrte Verwertung von Aminosäuren zur Glukoneogenese in der Leber: Kalorienverlust durch nicht verwertete Glukose im Urin bedingt Gewichtsverlust

Das Diabetesrisiko bei Verwandten von Typ-1-Diabetikern beträgt bei Geschwistern von Diabetikern 5–10%, bei Kindern mit einem diabetischen Elternteil 2–5% und bei eineiigen Zwillingen 30–50%.

*Symptome*

Typische Symptome und Befunde bei manifestem Diabetes mellitus Typ 1 sind
- Polydipsie (bei 85%),
- Polyurie (bei 73%),
- Müdigkeit,
- Abgeschlagenheit und Leistungsminderung (bei 80%),
- Gewichtsabnahme trotz Heißhunger,
- Infektanfälligkeit, gerade bei Kindern sind Harnwegsinfekte und Pyelonephritiden häufig!,
- Muskelkrämpfe, Übelkeit, Erbrechen, abdominelle Schmerzen bis hin zum akuten Abdomen (bei Ketoazidose),
- Hauterscheinungen, einhergehend mit Pruritus genitalis (Pruritus vulvae, Balanitis), bakterielle und Pilzinfektionen (Candidamykose), Rubeosis diabeticorum (charakteristisches gesundes, „frisches" Aussehen, **Abb. 13.3a**), Necrobiosis lipoidica (herdförmige Veränderungen an den Prädilektionsorten der Unterschenkelstreckseite, wahrscheinlich ein autoimmunologischer Prozess, **Abb. 13.3b**).

**Tab. 13.1 Wichtige Hinweise und Befunde bei Diabetes mellitus Typ 1 und Typ 2.**

| | *Diabetes mellitus Typ 1* | *Diabetes mellitus Typ 2* |
|---|---|---|
| **vorwiegendes Manifestationsalter** | 15.–30. Lebensjahr | > 40. Lebensjahr |
| **Manifestationsdauer** | oft akuter bis subakuter Beginn | häufig lang |
| **Körperbau** | asthenisch | pyknisch/adipös |
| **B-Zellen** | < 10% vermindert | nur mäßig vermindert |
| **Insulin im Blut** | gering bis fehlend | oft normal |
| **Immunphänomene** | + | – |
| **Ketoseneigung** | ausgeprägt | gering |
| **Akutkomplikationen** | Ketoazidose | hyperosmolare Entgleisung |
| **Insulinempfindlichkeit** | empfindlich | vermindert bis resistent |
| **Ansprechbarkeit auf Sulfonylharnstoffe** | fehlt | meist gut |
| **Glukosestoffwechsel** | labil | stabil |

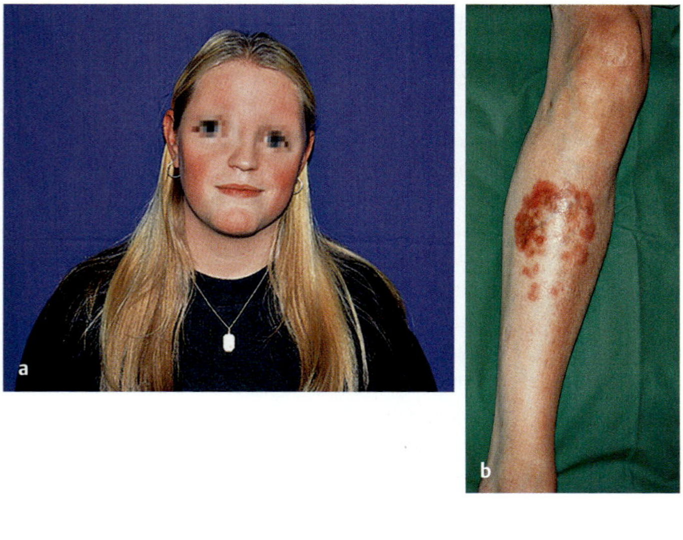

**Abb. 13.3 Hauterscheinungen bei Diabetes mellitus Typ 1. a** 18-jährige Patientin: „gesundes" Aussehen, typische Rubeosis diabeticorum. **b** Necrobiosis lipoidica bei einer 38-jährigen Patientin. Es bestehen charakteristische herdförmige Veränderungen der Haut am Unterschenkel (Prädilektionsort).

**MERKE** *Zu warnen ist vor einer Pseudoperitonitis bei Diabetes: Hier kann es gelegentlich zu Fehldiagnosen mit anschließendem operativen abdominellen Eingriff kommen!*

## Diabetes mellitus Typ 2

Die chronische Hyperglykämie bei Typ-2-Diabetes beruht auf einer Insulinresistenz (herabgesetzte Insulinwirkung), kombiniert mit einer Insulinsekretionsstörung. Gleichzeitig finden sich häufig abdominelle Adipositas, essenzielle Hypertonie, Dyslipoproteinämie und Hyperkoagulabilität (s. a. Metabolisches Syndrom, S. 410).

Die Prävalenz beträgt ca. 8–10% der Bevölkerung der BRD mit einem Gipfel von ca. 22% bei den 70-bis 75-Jährigen (ca. 4,7 Millionen Bundesbürger). Bei mehr als 80% aller Typ-2-Diabetiker besteht eine Adipositas.

### *Pathophysiologie*

Das Diabetesrisiko bei Verwandten von Typ-2-Diabetikern beträgt bei Geschwistern von Diabetikern 25–40%, bei Kindern von einem diabetischen Elternteil 25–50% und bei eineiigen Zwillingen 90–100%. Die genetische Belastung beim Diabetes mellitus Typ 1 ist somit erheblich ausgeprägter als beim Diabetes mellitus Typ 2.

Wesentlich für die Manifestation des Diabetes mellitus Typ 2 sind neben der genetischen Veranlagung die regelmäßige Fehl- und Überernährung gepaart mit Bewegungsmangel.

**MERKE** *Den wesentlichen Manifestationsfaktor für den Diabetes mellitus Typ 2 stellt die Überernährung, einhergehend mit Übergewicht, dar. Bei Gewichtsnormalisierung ist die Insulinresistenz z. T. reversibel. Die Insulinspiegel sinken ab.*

Vereinfacht ergibt sich die in **Abb. 13.4** dargestellte **pathogenetische Sequenz** des Diabetes mellitus Typ 2.

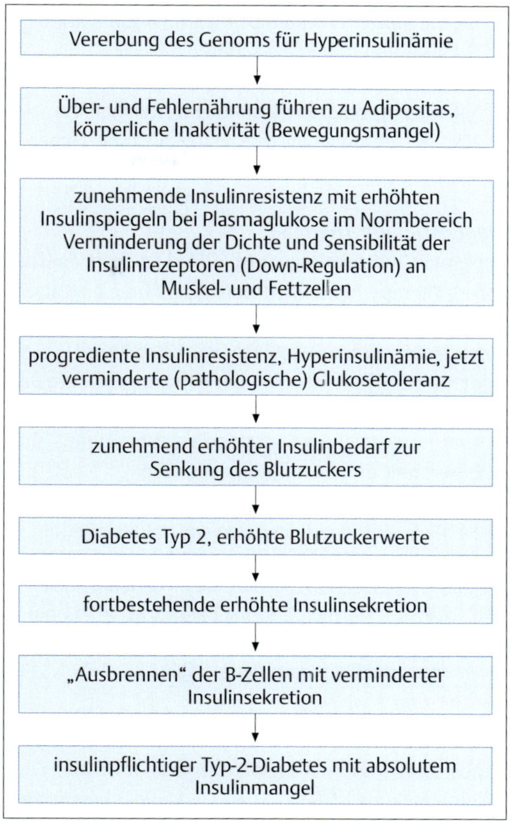


**Abb. 13.4 Entwicklung eines Diabetes mellitus Typ 2.**

### *Symptome*

Die **Erstsymptome** sind milder als beim Diabetes mellitus Typ 1; die Manifestation ist oft schleichend, die Patienten sind häufig symptomfrei. Oft Zufallsdiagnose bei Routine-BZ-Messung! Neun von zehn Typ-2-Diabetikern sind adipös; diabetestypische Symptome, wie Polyurie, Polydipsie und Gewichtsabnahme sowie Leistungsschwäche, sind selten zu beobachten. Sehverschlechterung (Gang zum Augenarzt für neue Brille) findet sich bei deutlich erhöhten Blutzuckerwerten. Spätkomplikationen (S. 425 ff), Routinesonografie des Abdomens (hier: Fettleber!) sowie rezidivierende Harnwegsinfekte führen oft zu der Diagnose Diabetes mellitus Typ 2.

## MODY-Diabetes

Mody-Diabetes = maturity onset diabetes of the young. Es handelt sich um eine seltene Sonderform; 1–2% aller Typ-2-Diabetiker sind betroffen. Autosomal dominante Vererbung, Manifestation vor dem 25. Lebensjahr. Mutation auf Chromosom 7. Klinisch besteht ein nicht insulinabhängiger Diabetes mit fehlender Ketoseneigung.

## Gestationsdiabetes

**DEFINITION** *Als Gestationsdiabetes wird jede Form des Diabetes oder der Glukoseintoleranz bezeichnet, die erstmals in der Schwangerschaft erkannt wird.*

Häufigkeit: Etwa 2–3% aller Schwangeren, in 85–90% der Fälle verschwindet der Diabetes bzw. normalisiert sich die Glukoseintoleranz nach Ende der Schwangerschaft.

Bezüglich der Risiken für Mutter und Kind und der Therapie gelten für den Gestationsdiabetes wie für die Schwangerschaft einer Typ-1-Diabetikerin dieselben Kriterien. Risiken sind

- für die *Mutter* Präeklampsie, Harnwegsinfektionen, Hydramnion und Kaiserschnitt,
- für das *Kind* Makrosomie (Geburtsgewicht > 4 500 g)/gehäufte Fehlbildungen, Zeichen der Unreife, Atemnotsyndrom, Hypoglykämie, Hyperbilirubinämie, Hypokalzämie u. a.

### *Diagnostik und Therapie*

Der orale Glukosetoleranztest (S. 411) sichert die Diagnose. Therapeutisch wird Normoglykämie angestrebt (Diät, Insulinbehandlung). Antihypertensive Therapie (angestrebt werden RR-Werte von 120/80 mmHg): geeignete Antihypertensiva in der Schwangerschaft sind Methyldopa (nicht vor der 16–20. Schwangerschaftswoche) und selektive Betablocker. Ungeeignet sind ACE-Hemmer und Kalziumantagonisten.

13

● MERKE *Wichtig ist das Screening mit oralem Glukosetoleranztest (50 g) zwischen der 26. und 28. SSW bei jeder Schwangeren. Ergebnis: BZ 60 Minuten nach 50 g Glukose < 140 mg/dl Normalbefund; bei > 140 mg/dl besteht Verdacht auf einen Gestationsdiabetes, dann Abklärung mittels standardisiertem OGTT (S. 411).*

## Pathologische Glukosetoleranz

Es bestehen erhöhte Blutglukosespiegel im oralen Glukosetoleranztest (OGTT, S. 411); keine diabetischen Glukosewerte. Die erhöhten Blutzuckerwerte im oralen Glukosetoleranztest sind Ausdruck sowohl der Insulinresistenz als auch der Insulinsekretionsstörung der B-Zellen des Pankreas. Es handelt sich möglicherweise um die Vorstufe eines Diabetes mellitus Typ 2, da dies sich im Verlauf von Jahren manifestieren kann. Eine Normalisierung der Glukoseintoleranz ist ebenfalls möglich.

Allgemein akzeptierte Therapieempfehlungen sind nicht vorhanden.

## Metabolisches Syndrom

● DEFINITION *Beim metabolischen Syndrom (S. 147) handelt es sich um eine Stoffwechselsituation vor der Manifestation eines Diabetes mellitus Typ 2 (Prä-Typ-2-Diabetes-mellitus).*

Das metabolische Syndrom ist gekennzeichnet durch
- Insulinresistenz,
- Hyperinsulinämie,
- pathologische Glukosetoleranz, Nüchternblutzucker, ≥ 100 mg/dl (5,6 mmol/l) oder Diabetes mellitus,
- Adipositas mit androider (stammbetonter) Fettverteilung, Taillenumfang bei Männern > 94 cm, Taillenumfang bei Frauen > 80 cm,
- arterielle Hypertonie (RR > 130/85 mmHg)
- Dys- und Hyperlipoproteinämie; HDL-Cholesterin: für Männer < 40 mg/dl (< 1,0 mmol/l), für Frauen < 50 mg/dl (< 1,3 mmol/l), Triglyceride ≥ 150 mg/dl (1,7 mmol/l).

In der *Pathogenese* des metabolischen Syndroms spielt die Hyperinsulinämie eine zentrale Rolle. Sie führt zur Verminderung der Insulinrezeptorenzahl (Down-Regulation) und im Circulus vitiosus zur weiteren Erhöhung der Insulinspiegel bis schließlich zur Erschöpfung der B-Zelle (**Abb. 13.4**). Darüber hinaus kommt es zur vermehrten Atherosklerose (u. a. durch vermehrte Proliferation glatter Muskelzellen der Gefäßwand).

Um den *Verlauf* des metabolischen Syndroms zu beurteilen, wird als laborchemischer Parameter Adiponectin eingesetzt. Nüchternwert: normal > 10 µg/l, erhöhtes Risiko: < 7 µg/l.

Adiponectin wird im Fettgewebe gebildet, wirkt antiatherogen durch Hemmung der Schaumzellbildung und Makrophagenpenetration ins Endothel sowie der Proliferation der glatten Muskelzellen. Dadurch kommt es zu einer Verlangsamung der Intima-Media-Verdickung der Blutgefäße.

### *Diagnostik*

Kriterien für die Diagnose eines Diabetes mellitus sind
- Symptome des Diabetes mellitus in Kombination mit einer Plasmaglukose > 200 mg/dl (11,1 mmol/l) zu irgendeinem Zeitpunkt während des Tages oder
- Nüchternplasmaglukose > 126 mg/dl (7,0 mmol/l) bzw. Nüchtern-BZ-Wert aus dem Kapillarblut > 110 mg/dl (nüchtern: keine Kalorienzufuhr über mindestens 8 Stunden) oder
- Plasmaglukose im OGTT nach 2 Stunden ≥ 140–199 mg/dl (≥ 7,8 < 11,1 mmol/l); Durchführung nach WHO-Kriterien mit 75 g Glukose gelöst in Wasser.

Der Blutzucker wird enzymatisch mit einer Präzisionslabormethode venös oder im Kapillarblut gemessen, Teststreifen sind ungeeignet; lediglich in der Notfalldiagnostik kann der BZ-Spiegel quantitativ durch Teststreifen sowie Blutzuckermessgeräten abgeschätzt werden.

Die Messung der **Glukose im Urin** (mittels Teststreifen, Spontan- oder Sammelurin über 12 oder 24 Stunden) kann bei Verdacht auf Diabetes mellitus durchgeführt werden. Normalerweise findet sich im Urin keine Glukose. Bei normaler Nierenfunktion liegt die Nierenschwelle für Glukose zwischen 160 und 180 mg/dl, in der Schwangerschaft < 150 mg/dl. Erst bei höheren Werten findet sich Glukose im Urin. Fehlende Glukosurie schließt einen Diabetes mellitus nicht aus. Im Alter und z. B. bei diabetischer Nephropathie erhöht sich die Nierenschwelle für Glukose, sodass bei BZ-Werten von > 180 mg/dl keine Glukose ausgeschieden wird.

**Ketonkörper im Urin** werden gemessen bei ausgeprägter Blutzuckererhöhung und bei Verdacht auf Ketoazidose. Vorsicht: Teststreifen haben relativ kurze Verfallszeiten!

Falsch positive Ergebnisse finden sich bei Hunger, fettreicher Kost, alkoholischer Ketoazidose sowie Fieber.

*Oraler Glukosetoleranztest (OGTT)*

Bei BZ-Werten im Grenzbereich wird zur weiterführenden Diagnostik ein oraler Glukosetoleranztest mit 75 g Glukose (für Kinder 1,75 g/kg Körpergewicht bis maximal 75 g) oder einem gleichwertigen Oligosaccharidgemisch unter standardisierten Bedingungen durchgeführt:

- kohlenhydratreiche Ernährung mit mindestens 150 g Kohlenhydraten an je 3 Tagen vor dem Test
- 8–12 Stunden vor dem Test nüchtern bleiben, kein Rauchen, kein Kaffee, keine besondere körperliche Aktivität
- keine akute Erkrankung vor bzw. während des Tests
- keine Testung 3 Tage vor, während und 3 Tage nach der Menstruation
- Absetzen von Medikamenten (Saluretika, Glukokortikoide, orale Kontrazeptiva) mindestens 3 Tage vor dem Test

Zur Auswertung wird neben dem Nüchternblutzucker der 2-Stunden-Wert der Glukosegabe herangezogen.

Der Test ist bei eindeutig pathologischen Nüchtern-BZ-Werten kontraindiziert. In **Tab. 13.2** sind die Grenzwerte für die pathologische Glukosetoleranz und den Diabetes mellitus nach den Definitionen der WHO aufgeführt.

Zur Abklärung von unklaren Hypo- oder Hyperglykämien wird die kontinuierliche Blutzucker-Messung über 24 Stunden eingesetzt.

*Lipide*

Da der Lipidstoffwechsel bei Diabetes beeinträchtigt ist, gehören zur Routinediagnostik und zur Überwachung die Messung der Nüchternserumwerte für Triglyzeride, Gesamt-, HDL- und LDL-Cholesterin (S. 412).

**Tab. 13.2 Grenzwerte für BZ-Werte (kapillär, in mg/dl (mmol/l) im oralen Glukosetoleranztest).**

| | *normal* | *pathologische Glukosetoleranz* | *Diabetes mellitus* |
|---|---|---|---|
| **Nüchtern** | < 100 (5,55) | < 110 (v) | > 110 (v) |
| **2-Stunden-Wert** | < 140 (7,8) | 140–200 (7,8–11,1) | > 200 (11,1) |

*Therapiekontrolle*

Messung von **$HbA_{1c}$**: Das glykosylierte Hämoglobin (nicht enzymatische Glykierung = Zuckeranlagerung an Hb) in den Erythrozyten ist ein Maß für die Qualität der BZ-Einstellung (mittlerer BZ-Spiegel): „Blutzuckergedächtnis" der letzten 8–12 Wochen. Der Normwert für $HbA_{1c}$ ist 4–6 % des Gesamt-Hb. Ein gut eingestellter Diabetes weist einen $HbA_{1c}$-Wert von 6–7 % (42-53 mmol/mol), ein schlecht eingestellter über 12 % und mehr auf.

Nachweis einer **Mikroalbuminurie** oder **Proteinurie**: Das früheste klinisch fassbare Zeichen einer diabetischen Nephropathie ist die erhöhte Albuminausscheidung im Urin (Mikroalbuminurie: 30–300 mg Albuminausscheidung/24 Stunden oder 20–200 µg/Minute). Nachweis: mittels Streifentest (z. B. Micral-Test).

### *Differenzialdiagnose*

Abgrenzung gegen renale Glukosurie sowie weitere nichtdiabetische Glukosurien. Hereditäre Melliturien (Fruktosurie, Galaktosurie, Laktosurie, Pentosurie) werden durch die Verwendung spezifischer Glukosemessmethoden ausgeschlossen.

### *Allgemeine Therapie*

*Therapieziele*

Die Therapie wird individuell auf den einzelnen Patienten in Abhängigkeit vom biologischen Alter, der Psyche, den körperlichen Beschwerden, den Begleitkrankheiten usw. abgestimmt. Der Behandlungserfolg hängt im Wesentlichen von der Motivation und Kooperation sowie einer langfristigen vertrauensvollen partnerschaftlichen Zusammenarbeit von Patient, Arzt und Diabetesberaterin ab. Die Information, konsequente Schulung des Patienten, einhergehend mit selbstständiger Blutzuckermessung (**Tab. 13.4**) sind integraler Bestandteil der Therapie. Erst sie ermöglichen dem Patienten Einsicht und Verständnis in seine Stoffwechselstörung.

Der Patient wird hier in die Lage versetzt eigenverantwortlich die angestrebten Therapieziele zu erreichen; diese sind

- möglichst Normalisierung der Blutzuckerwerte,
- Vermeidung von Hypoglykämien,
- Normalisierung des Blutdrucks,
- Normalisierung des Fettstoffwechsels.

Die Güte der BZ-Einstellung eines Diabetikers ist an der Höhe des $HbA_{1c}$-Wertes zu erkennen.

● **MERKE** *Je niedriger der $HbA_{1c}$-Wert desto besser ist die Blutzuckereinstellung und desto unwahrscheinlicher und desto weniger die Entstehung von diabetischen Folgekrankheiten.*

Die Entwicklung von Folgekrankheiten ist an der Höhe des $HbA_{1c}$-Wertes ablesbar, z. B. steigt das Herzinfarkt-

13

risiko um 40% bei Erhöhung des $HbA_{1c}$-Wertes von 6 auf 7%; bei Werten um 8% (63,9 mmol/mol) auf 80%.

Die Senkung des $HbA_{1c}$-Wertes um 1% reduziert
- Schäden an den kleinen Gefäßen (z. B. Augen, Nieren) um 35%,
- diabetesbedingte Folgekrankheiten um 21%,
- Herzinfarktrisiko um 18%.

● MERKE *Jeder Mensch mit Diabetes muss seinen $HbA_{1c}$-Wert kennen!*

Durch optimale Stoffwechselkompensation (möglichst Normoglykämie) wird ein Zustand mit Beschwerdefreiheit und Leistungsfähigkeit in Beruf und Alltag erreicht (**Tab. 13.3**).

Des Weiteren ist wichtig:
- Bei jungen Patienten mit Diabetes mellitus Typ 1 ist die Normalisierung der BZ-Werte anzustreben, um diabetische Folgeerkrankungen zu vermeiden.
- Bei älteren bzw. alten Patienten mit Diabetes mellitus Typ 2 steht das Wohlbefinden sowie die Vermeidung von Koma, Hypoglykämie und diabetischem Fuß im Vordergrund.

Manche Patienten sind trotz intensivster Schulung bei der intensivierten Insulintherapie intellektuell oder sprachlich überfordert (z. B. Patienten mit Sprachproblem, Analphabeten, zerebrales Defizit).

Zur Erreichung der oben genannten Ziele stehen folgende therapeutische Maßnahmen zur Verfügung:
- angepasste Ernährung
- regelmäßige körperliche Tätigkeit
- Substitution des fehlenden Insulins bei Typ-1-Diabetes und ggf. bei Typ-2-Diabetes
- medikamentöse Behandlung mit oralen Antidiabetika und/oder Insulin bei Typ-2-Diabetes
- Prophylaxe, Früherfassung und Behandlung diabetischer Folgeerkrankungen und Komplikationen

*Ernährungstherapie*

Grundlage jeder Diabetestherapie ist die richtige Ernährung. Grundsätzlich gilt, dass die Ernährung des Diabetikers kohlenhydratreich (Ballaststoffzufuhr von 30–40 g/Tag), fettbegrenzt sowie energiegerecht (bedarfsangepasste Energiezufuhr) sein soll. Übergewichtige Patienten sollten bis zur Erreichung eines wünschenswerten Zielgewichtes (BMI ca. 25 kg KG/$m^2$

**Tab. 13.3 Zielwerte der Stoffwechseleinstellung; sie sollen bei dem überwiegenden Teil der Typ-1- und Typ-2-Diabetiker erreicht werden.**

| | *Einheit* | *gut** | *Grenzwert* | *schlecht* |
|---|---|---|---|---|
| ***Blutglukose*** | | | | |
| Nüchternwert | mg/dl | 80–110 | ≤ 140 | > 140 |
| | mmol/l | 4,4–6,1 | ≤ 7,8 | > 7,8 |
| postprandial (nicht nüchtern) | ml/dl | 80–144 | ≤ 180 | > 180 |
| | mmol/l | 4,4–8,0 | ≤ 10,0 | > 10,0 |
| ***$HbA_{1c}$*** ** | % | < 6,5 | ≤ 7,5 | > 7,5 |
| | mmol/mol | <47,5 | ≤ 58,5 | > 58,5 |
| ***Harnglukose*** | % | 0 | ≤ 0,5 | > 0,5 |
| ***Aceton*** | | neg. | neg. | + |
| ***Gesamtcholesterin*** | mg/dl | < 200 | < 230 | > 230 |
| | mmol/l | < 5,2 | < 6,0 | > 6,0 |
| ***HDL-Cholesterin*** | mg/dl | > 46 | 40–46 | < 40 |
| | mmol/l | > 1,2 | 1,0–1,2 | < 1,0 |
| ***LDL-Cholesterin*** ** | mg/dl | > 115 | 115–155 | < 155 |
| | mmol/l | > 3,0 | 3,0–4,0 | < 4,0 |
| ***Nüchtern-Triglyzeride*** | mg/dl | < 150 | < 200 | > 200 |
| | mmol/l | < 1,7 | < 2,2 | > 2,2 |
| ***Körper-Masse-Index (BMI)*** | kg/$m^2$ | m 20–25 | ≤ 27 | > 27 |
| | | w 19-24 | ≤ 26 | > 26 |
| ***Blutdruck*** | mmHg | ≤ 130/85*** | ≤ 140/90 | > 140/90 |

*N.B. Ein zusätzliches Behandlungsziel ist die Einstellung des Rauchens.*

* *Dies sind Idealwerte und als solche bei bestimmten Patienten (z. B. bei älteren Patienten) u. U. schwer, unmöglich oder auch unnötig zu erreichen. Die Zielwerte sollten für jeden Patienten individuell festgelegt werden.*

** *Die Referenzbereiche für $HbA_{1c}$ schwanken je nach Methode erheblich. Überprüfen Sie daher Ihren eigenen Referenzbereich. Als „gut“ gelten Werte von bis zu drei Standardabweichungen über dem Mittelwert des Referenzbereichs. Bei arteriellen Gefäßkrankheiten einschließlich Herzinfarkt (s. S. 428 ff) sind unbedingt strengere Zielwerte notwendig (LDL-Chol < 100 mg/dl).*

*** *Strengere Zielwerte (< 130/80 mmHg) sind erforderlich, besonders bei beginnender Nephropathie.*

[S. 140] bzw. maximal 10% über dem Sollgewicht) mit einer energiereduzierten Mischkost behandelt werden.

● MERKE *Allein durch richtige Ernährung (***Abb. 13.5***) lassen sich ca. 30% der Typ-2-Diabetiker optimal behandeln.*

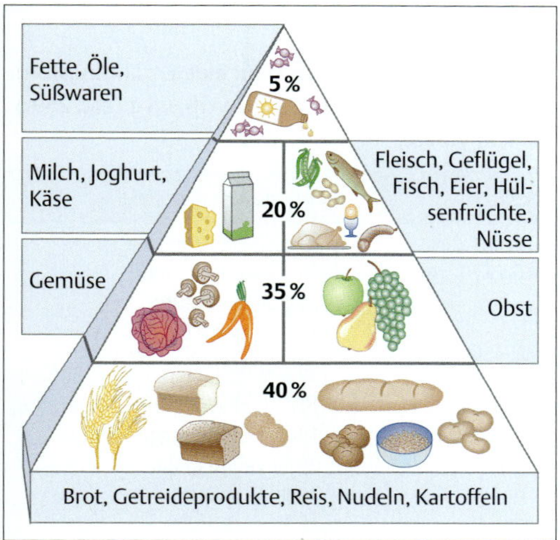


**Abb. 13.5 Ernährungspyramide.** Zusammensetzung der täglichen Ernährung aus den verschiedenen Lebensmittelgruppen bei Diabetes mellitus.

Der notwendige tägliche Kalorienbedarf wird nach Alter, Geschlecht, Größe, Gewicht und beruflicher Tätigkeit des Patienten berechnet. Die Berechnung des täglichen Kalorienbedarfs erfolgt nach **Tab. 13.5**.

**Erstellen eines Ernährungsplans:**

1. Ernährungsanamnese
2. Kalorienmenge in 24 Stunden berechnen aufgrund Sollgewicht und körperlicher Aktivität
3. Verteilen der Kalorien auf Kohlenhydrate, Fett und Eiweiß (Kohlenhydrate ca. 55%, Fett ca. 30%, Eiweiß ca. 15%),

**Tab. 13.5 Bestimmung des täglichen Kalorienbedarfs in Abhängigkeit von der körperlichen Arbeit (kcal/kg KG).**

| *Schweregrad der körperlichen Arbeit* | *pro kg Körpergewicht* |
|---|---|
| bei Bettruhe | 20–25 kcal (84–105 kJ) |
| bei leichter körperlicher Arbeit | 32 kcal (134 kJ) |
| bei mittelschwerer körperlicher Arbeit | 37 kcal (155 kJ) |
| bei schwerer körperlicher Arbeit | 40 kcal (167 kJ) |

**Tab. 13.4 Beispiel für eine Schulung für Patienten mit Diabetes mellitus Typ 2 mit Insulin nach den Richtlinien der Deutschen Diabetes Gesellschaft DDG.**

| *Zeit* | *Montag* | *Dienstag* | *Mittwoch* | *Donnerstag* | *Freitag* |
|---|---|---|---|---|---|
| 7.45–8.45 | | Blutabnahme | Untersuchung | Frühstücksbuffet | |
| 8.45–9.15 | Begrüßung/ Vorstellung, Quiz | Wiederholungen/Fragen | Wiederholungen/ Fragen | Wiederholungen/ Fragen | Wiederholungen/ Fragen |
| 9.15–10.15 | Was ist Diabetes? Was ist Insulin? | Kohlenhydratberechnung | gesunde Ernährung | Folgeerkrankungen, Kontrolluntersuchungen, Gesundheitspass Diabetes | sozialmedizinische Fragen, Diabetesprobleme (Alltag, Urlaub, Krankheit usw.), Diabetesliteratur |
| 10.15–10.30 | Pause | Pause | Pause | Pause | Pause |
| 10.30–11.30 | Blutzucker – Selbstkontrolle, Protokollieren der Testergebnisse | Diabetesbehandlung, Insulinbehandlung/ Insulinwirkprofil | Insulindosisanpassung | diabetischer Fuß und Fußpflege | Fragestunde, Quiz |
| 11.30–12.45 | Mittagessen | BZ-Selbstkontrolle, Mittagessen, BE/ KHE schätzen | BZ-Selbstkontrolle, Mittagessen, BE/ KHE schätzen | BZ-Selbstkontrolle, Mittagessen, BE/ KHE schätzen | Abschlussgespräch |
| 12.45–13.45 | Insulin- und Kohlenhydratwirkung | Injektionstechnik, Injektionshilfen | Bluthochdruck (Hypertonus) | Diabetes und Bewegung/Sport | |
| 13.45–14.00 | Pause | Pause | Pause | Pause | |
| 14.00–15.00 | Unterzuckerung (Hypoglykämie) | Überzuckerung (Hyperglykämie) | Blutdruck-Selbstmessung | Gymnastik | |

13

**Tab. 13.6 Aufteilung der Grundnährstoffe bei 2000 kcal (8400 kJ).**

| | *Eiweiß* | *Fett* | *Kohlenhydrate (KH)* |
|---|---|---|---|
| Kalorienanteil in % | 17 | 30 | 53 |
| Kalorienmenge | 340 | 600 | 1060 |
| Nährstoffe in g | 83 | 64 | 259 |
| | 1 g Eiweiß = 4,1 kcal (17,2 kJ) | 1 g Fett = 9,3 kcal (38,9 kJ) | 1 g KH = 4,1 kcal (17,2 kJ) |

4. Verteilung der Kohlenhydrate auf 6–7 Mahlzeiten
5. Erstellen des Mahlzeitenplans

● MERKE *Bei beginnender Nephropathie Begrenzung der täglichen Eiweißzufuhr auf 0,6–0,9 g/kg!*

**Beispiel.** Bei einem Körpergewicht von 70 kg sowie einer leichten körperlichen Tätigkeit (**Tab. 13.5**) werden pro Tag 70 × 32 = 2240 kcal (9363 kJoule) benötigt (Umrechnungsfaktor: 1 kcal = 4,18 kJoule).

Die somit ermittelte Gesamtkalorienmenge wird nun auf die einzelnen Grundnährstoffe verteilt (**Tab. 13.6**), wobei der Anteil an

- Kohlenhydraten (KH) 50–60 %,
- Fett 30 % und
- Eiweiß 10–20 % beträgt.

Zur Angabe der Kohlenhydratmenge hat sich in Deutschland die Broteinheit oder Berechnungseinheit (BE = 12 gKH) bzw. die Kohlenhydrateinheit (KE =10 gKH) als die in einer Scheibe Graubrot von ca. 25 g (entsprechend 80 g Kartoffeln, ca. 15 g rohe Teigware, ca. 100 g Äpfel) enthaltene Menge (10–12 g KH) eingebürgert.

Die tägliche Nahrungsmenge sollte, wie in **Tab. 13.7** dargestellt, auf 6–7 relativ kleine Mahlzeiten verteilt werden, damit stark schwankende BZ-Werte sowie Hypoglykämien durch die Nahrungszufuhr vermieden werden (s. a. glykämischer Index, S. 153).

Kohlenhydrate, die schwer aufschließbar sind und somit langsam resorbiert werden (z. B. Vollkornbrot, Pumpernickel, Vollkornhaferflocken, Vollkornspaghetti al dente [5 min], Gemüse, Hülsenfrüchte, Obst), sind zu bevorzugen; die BZ-Werte steigen langsamer und niedriger an als bei schnell resorbierbaren Kohlenhydraten (Weißbrot, Brötchen, Baguette, Cornflakes, Kartoffelpüree, Pommes frites, Wassermelone).

Zu vermeiden ist der Verzehr von schnell resorbierbaren Kohlenhydraten, wie z. B. freier Zucker und Nahrungsmittel, die reich an schnell resorbierbaren Zuckern sind (z. B. Honig, Weintrauben, Rosinen, Datteln, Feigen, Südweine, Konfitüren, Bonbons, Schokoladenerzeugnisse, Backwaren u. a.).

Als **Süßstoffe** sind z. B. Saccharin und Cyclamat (**Abb. 13.6**) gebräuchlich und werden nicht berechnet. **Zuckeraustauschstoffe**, wie z. B. Fruktose, Sorbit, Xylit

**Tab. 13.7 Tageskostbeispiel für eine Ernährungsform mit 2000 kcal (8360 kJ); 83 g Eiweiß, 64 g Fett, 259 g Kohlenhydrate.**

| *Mahlzeit* | *Nahrungsmittelbeispiele* |
|---|---|
| 1. Frühstück (40 g KH) | – 75 g Körnerbrot<br>– 10 g Diätmargarine<br>– 25 g Diätkonfitüre<br>– 20 g magerer Belag |
| 2. Frühstück (30 g KH) | – 40 g Körnermüsli<br>– 100 ml Buttermilch |
| Mittagessen (51 g KH) | – 100 g Fleisch, mager, Rohgewicht ca. 80 g, gar<br>– 200 g Gemüse<br>– 180 g Kartoffeln<br>– 7 g Kochfett<br>– 150 g Pudding, kohlenhydratvermindert |
| Nachmittagsmahlzeit (48 g KH) | – 50 g Körnerbrot<br>– 10 g Diätmargarine<br>– 25 g Diätkonfitüre<br>– 150 g Frischobst (1 Portion) |
| Abendessen (42 g KH) | – 75 g Körnerbrot<br>– 10 g Diätmargarine<br>– 200 g Rohkost<br>– 2 g Öl für eine Marinade |
| Spätmahlzeit (48 g KH) | – 300 g Frischobst (2 Portionen)<br>– 1 Diätfruchtdickmilch, 1,5 % Fett |

oder Mannit, müssen u. U. in die Berechnung der Kohlenhydrate einbezogen werden.

Bei der Auswahl der Nahrungsfette muss auf das im Fleisch, in Wurstwaren sowie in anderen Nahrungsmitteln enthaltene **versteckte Fett** geachtet werden; für den Brotaufstrich steht ca. ⅓ der Fettmenge zur Verfügung. Die Fette sollten reich an ein- und mehrfach ungesättigten Fettsäuren sein (Pflanzenöle, wie Oliven- und Rapsöl, Sonnenblumen-, Soja- und Distelöl, entsprechende Margarinesorten). Cholesterin: maximal 300 mg/Tag.

Eiweiß in fettarmen Sorten von Fleisch, Fisch und Käse sowie in beschränkter Menge in Milch und Eiern sollte bevorzugt werden.

Kohlenhydratreiche Alkoholika, wie z. B. Liköre, süße Schnäpse, Südwein, Sekt und Bier sollten gemieden

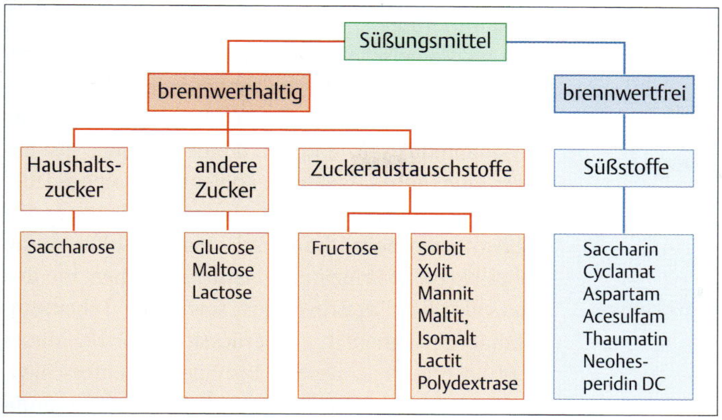


**Abb. 13.6 Süßungsmittel.** Brennwerthaltige Süßungsmittel müssen in die Kohlenhydratberechnung miteinbezogen werden.

werden; kohlenhydratfreie oder kohlenhydratarme Alkoholika, wie trockene Rot- und Weißweine (Restzucker < 9 g/l), Weinbrand, Cognac, Whisky, Gin, Rum, ungesüßte Obstbrände bzw. Grappa sind geeignet, werden jedoch in die Kalorienberechnung mit einbezogen (1 g Alkohol = 7 kcal = 29 kJ).

Keine Bedenken bestehen gegen den Genuss von Gewürzen, Kaffee, Tee. So genannte diätetische Lebensmittel für Diabetiker sind teuer und nicht notwendig.

● MERKE *Übermäßiger Alkoholkonsum ist eine der häufigsten Ursachen für schwere Hypoglykämien. Daher: Alkohol nur gelegentlich, höchstens 30 g/Tag, immer zusammen mit der Nahrung (KH)!*

*Sport und körperliche Belastung*

Sport und körperliche Aktivität sind ein wichtiger Bestandteil der Behandlung eines jeden Diabetespatienten. Durch Sport kommt es nicht nur zur Senkung des Blutzuckers und zur Vermeidung von Folgeschäden, sondern auch zu einer Steigerung der Lebensfreude und Lebensqualität.

Wichtig ist die regelmäßige körperliche Betätigung. Jedwede körperliche Betätigung – auch z. B. Hausputz bzw. Garten umgraben – ist Muskelarbeit und wirkt sich auf den Stoffwechsel aus. Voraussetzung für eine sportliche Betätigung ist eine gute Stoffwechselkontrolle.

Bei Blutzuckerwerten zwischen 220 und 300 mg/dl oder mehr und/oder Azeton im Urin liegt ein entgleister Diabetes mellitus vor. Es sollte kein Sport getrieben, sondern zunächst der Stoffwechsel verbessert werden.

Zur Anpassung der Therapie an körperliche Belastung und Sport ist es sinnvoll, die Kohlenhydratzufuhr zu erhöhen (sog. Sport-BE) und/oder die Insulindosis zu vermindern. Pro halbe Stunde körperlicher Anstrengung mittlerer Intensität erhält der Patient eine „Sport-BE" zusätzlich. Geeignete Sportarten sind sog. dynamische Sportarten, wie z. B. Laufen, Wandern, Radfahren, Ballspiele und Schwimmen.

● MERKE *Sportliche Betätigung wirkt nach. Es kann zu schweren Unterzuckerungen kommen. Nach Abschluss der sportlichen Maßnahme ggf. erneut zusätzlich 1–2 BE essen.*

● FALLBEISPIEL DIABETES MELLITUS TYP 1 *Der 15-jährige Lukas berichtet bei seiner stationären Aufnahme, dass seine tägliche Trinkmenge seit 2 Wochen ca. 2–4 l pro Tag beträgt. Er gibt zudem häufiges Wasserlassen, initial auch Nykturie von 3–4 Mal pro Nacht an. Er habe keinen Hunger gehabt und deutlich weniger gegessen als sonst. Auch sei er immer müde gewesen. Am Morgen der stationären Aufnahme habe er Übelkeit, Bauchschmerzen sowie nach dem Aufstehen Drehschwindel mit kurzzeitigem Schwarzwerden vor den Augen gehabt. Vor ca. 2 Monaten habe er einen fieberhaften Atemwegsinfekt gehabt; 2–3 Tage sei er deshalb von der Schule befreit gewesen. Die weitere Krankenvorgeschichte ist leer. Kinderkrankheiten: Windpocken.*

***Diagnostik***

***Körperlicher Untersuchungsbefund:*** *15-jähriger Junge in mäßig reduziertem AZ und schlanken EZ, Körpergröße 177,5 cm, Körpergewicht 54,1 kg, Temperatur 37,1 °C. Azetongeruch aus dem Mund; Schleimhäute feucht, Hautkolorit blass, rosig; Konjunktiven beidseits gerötet, Rachen gerötet, der weitere körperliche und neurologische Untersuchungsbefund ist unauffällig. BMI 17,17 kg/m².*

***Labor:*** *Blutzucker bei Aufnahme 559 mg/dl, $HbA_{1c}$ 11,4 % (101,1 mmol/mol). Leukozyten 7,7/nl, unauffälliges Differenzialblutbild. Erythrozyten, Thrombozyten, Natrium, Kalium, Phosphat, Kreatinin, Harnstoff, GOT, GPT, Gamma-GT, CRP, TSH, $fT_3$, $fT_4$ im Normbereich.*
*Im Urin: Uringlukose 100 mg/dl, Urinketonkörper 150 mg/dl, sonst unauffälliger Urinbefund.*
*Insulinantikörper im Blut: Insulinautoantikörper (IAA) positiv; Glutamatdecarboxylase II Ak (GADA) negativ, Tyrosinphosphatase IA-2 Ak (IA-2A) positiv, ZnT8C positiv, Inselzell-Antikörper (ICA) negativ.*

***Sonstige diagnostische Maßnahmen.*** *Sonogramm Schilddrüse: unauffällig. Augenarztkonsil: unauffäl-*

*lig. Psychologisches Konsil (Verhaltensbeobachtung/ Gesprächs-und Untersuchungsergebnis): Lukas besucht die 9. Klasse der Hauptschule. Intrafamiliär bestehen intakte Verhältnisse und er wird unterstützt. Die Mutter wirkt aufgeschlossen und zuversichtlich, ist engagiert und anpackend und zugleich überlegt. Der angestrebte Berufswunsch von Lukas sollte vor dem Hintergrund seiner Erkrankung ausführlich mit ihm besprochen werden.*

### *Diagnose*

*Diabetes mellitus Typ 1, Erstmanifestation ohne Ketoazidose.*

### *Therapie und Verlauf*

*Lukas wurde bei Diabeteserstmanifestation zur Einstellung und Schulung stationär aufgenommen. Bei weitgehend ausgeglichener Stoffwechselsituation wurde eine intensivierte Insulin-Basis-Bolus Therapie begonnen. Lukas und seine Eltern wurden durch die Diabetesberaterin über Diagnose, Therapie und Prophylaxe der Erkrankung und den Langzeitfolgen geschult (***Tab. 13.10***). Praktisch wurde Lukas in Blutzuckermessen (Blutzuckermessgerät verordnet), KE Schätzen, Berechnen der Insulineinheiten, Aufziehen und Mischen sowie Spritzen geschult. Normalinsulin: Insuman rapid; Verzögerungsinsulin: Insuman basal (***Tab. 13.9***). Lukas und seine Eltern wurden in die Anwendung des Pens eingewiesen. Das Normalinsulin wird in den Bauch gespritzt. Das Verzögerungsinsulin in den Oberschenkel. Im Laufe der zweiten Woche des stationären Aufenthaltes wurde Lukas sportlich belastet, sodass er selbst sowie seine Eltern auch in der Praxis über die notwendige Anpassung des Insulins bei Sport bzw. Zusatz-KEs geschult wurden. Es wurden 2 Hypokits (Glukagon) verschrieben, einen für zuhause, einen für die Schule. Eine Informationsbroschüre über Diabetes mellitus für die Schule wurde mitgegeben. Sowohl Lukas wie auch die vorwiegend geschulte Mutter waren vor Entlassung in der Lage die nötige Insulinmenge zu berechnen und ggf. anzupassen. Lukas isst 21 KEs pro Tag (***Tab. 13.8***), von denen er satt wird.*

### *Insulintherapie*

Die physiologische Insulinsekretion des Gesunden ist gekennzeichnet durch eine ***kontinuierliche*** Basalsekretion (ca. 1 Einheit/Stunde, ca. 40–50% der täglichen Insulinproduktion) und durch eine ***prandiale*** Insulinsekretion (angepasst an die Kohlenhydratmenge jeder Mahlzeit); morgens höher als mittags und abends. Die **Substitutionsbehandlung** mit Insulin sollte dieses physiologische Prinzip möglichst nachahmen, um den individuellen Tagesrhythmus sowie die Lebensumstände des Patienten zu berücksichtigen. Um dieses Ziel zu erreichen, werden Insuline mit unterschiedlicher Wirkdauer und unterschiedlichem Wirkprofil eingesetzt. Eine wichtige Rolle spielt außerdem die entsprechende Strategie der Insulintherapie (s. Therapieformen, S. 419).

Insulinpräparate sind
- Humaninsulin (**Abb. 13.7**),
- Insulinanaloga: kurz- bzw. langwirksame Präparationen.

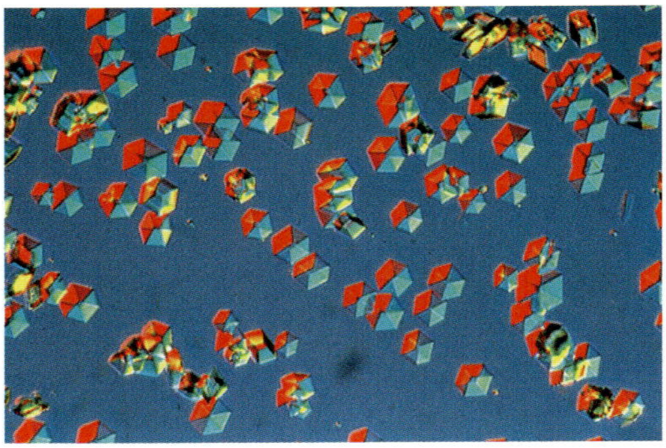

**Abb. 13.7 Humaninsulin.** Kristalle von menschlichem Insulin, das mittels rekombinanter DNA gentechnisch hergestellt wird (Fa. Novo-Nordisk).

**Tab. 13.8 Tägliche Verteilung der KEs von Lukas.**

| *Zeit* | *7:15 Uhr* | *9:30 Uhr* | *13:30 Uhr* | *15:30 Uhr* | *18:00 Uhr* | *20:00 Uhr* |
|---|---|---|---|---|---|---|
| KE | 5 | 2 | 6 | 2 | 5 | 1 |

**Tab. 13.9 Lukas' Insulinschema bei Entlassung.**

| *Zeit* | *7:15 Uhr* | *13:30 Uhr* | *18:00 Uhr* | *22:00 Uhr* |
|---|---|---|---|---|
| Normalinsulin I.E./KE | 1,8 | 0,9 | 0,9 | |
| Korrektur (mg/dl) I.E. | 30 | 30 | 30 | 30 |
| basal | 2 | 3 | | 9 |
| Ziel | 100 | 100 | 100 | 150 |

*Aktueller Insulinbedarf beträgt 0,7 IE je kg KG pro Tag.*

Insulin ist in Konzentrationen von
- U40 (40 IE/ml) für konventionelle Insulinspritzen geeignet,
- U100 (100 IE/ml) in Patronen für sog. Pens (**Abb. 13.8**), in Fertigspritzen und für Insulinpumpen im Handel.

PFLEGE ***Patienteninformation.*** *Erklären Sie einem Diabetiker, der Insulin-Pens benutzt, dass er für den Fall eines Pen-Defektes stets Einmalspritzen und U100 zu Hause vorrätig haben sollte.*

**Tab. 13.10 Stationäre Schulung für Kinder und Jugendliche mit Diabetes mellitus Typ 1*.**

| *Tag* | *Thema* | *Inhalt* | *Zeit in Minuten (ca.)* |
|---|---|---|---|
| 1. Tag | Kurzanamnese<br>Überblick, Buchempfehlung, Literatur<br>**Was ist Diabetes**? | Kennenlernen der Eltern und des Kindes<br>Vorstellen des Schulungsablaufes<br>Entstehen Typ 1-Diabetes, Schuldfrage | 60–90 |
| 2. Tag | Wiederholung/Fragen<br>**Hypoglykämie**<br>**Blutzuckerselbstkontroll**e<br>Dokumentation, Tagebuch Besprechung der BZ-Werte | Fragen beantworten<br>Ursachen und Behebung einer Hypoglykämie<br>Einweisung in ein Blutzuckermessgerät<br>korrektes Messen<br>richtiges Eintragen der Messwerte und Insulindosis<br>Besprechung der BZ-Werte (Kurve) | 90–120 |
| 3. Tag | Wiederholung/Fragen<br>**Grundlagen der gesunden Ernährung, Getränke**<br>**Kohlenhydratberechnun**g<br>Besprechung der BZ-Werte | Fragen beantworten<br>Wo sind E, F, KH enthalten, wie viel u. welche sind gesund, welche geeignet?<br>Wie berechnet man eine BE/KE, Besprechung der BZ-Werte (Kurve) | 90–120 |
| 4. Tag | Wiederholung/Fragen<br>Tipps und Übungen zur **BE/KE-Berechnung**<br>Rezepte berechnen<br>**Hypoglyk**ämie<br>Berechnung der BZ-Werte | Fragen beantworten<br>Arbeiten mit der BE/KE-Tabelle<br>Kalorien mundgerecht<br>Info weitere Literatur bzw. Internet<br>eigene Rezepte richtig berechnen<br>KH-Angaben auf Produkten richtig in BE/KE umrechnen<br>Glukagon Hypokit<br>Besprechung der BZ-Werte (Kurve) | 90 |
| 5. Tag | Wiederholung/Fragen<br>**Insulinwirkung**<br>**Injektionstechni**k<br>Besprechung der BZ | Fragen beantworten<br>Wie wirkt Normal/Basalinsulin?<br>Unterschiede, wie und wohin spritzt man das Insulin?<br>Besprechung der BZ-Werte (Kurve) | 90 |
| 6. Tag | Wiederholung/Fragen<br>**BE-Faktor, Korrekturfaktor** Regeln zur **Dosisanpassun**g<br>Übung zur Dosisanpassung<br>Besprechung der BZ-Werte | Fragen beantworten<br>Berechnung der Insulindosis anhand des BE-Faktors und Korrekturfaktors<br>Üben an Beispielen<br>Besprechung der BZ-Werte (Kurve) | 90–120 |
| 7. Tag | Wiederholung/Fragen<br>Einweisung in den Pen<br>**Handhabung des Insulins**<br>**Anpassun**g in besondere Situationen | Fragen beantworten<br>Handhabung des Pen<br>Lagerung des Insulins bei Hitze/Kälte bzw. im Urlaub, Verfalldatum<br>Verbrauch nach Sport, Schule (Broschüre), Krankheit, Urlaub | 90 |
| 8. Tag | Wiederholung/Fragen<br>**Überzuckerung/ Ketoazidose** | Fragen beantworten<br>Anzeichen des hohen Blutzuckers<br>Acetonmessung, Vorgehen bei Ketoazidose, Schema | 90 |
| 9. Tag | Verordnungshilfe, Rezepte<br>Abschlussgespräch, Terminvereinbarung | abschließende Fragen beantworten<br>nachstationären Ambulanztermin vereinbaren<br>Rezepte, Telefonliste | 60 |

**Diabetes-Beratungsteam Med. Klinik I u. Kinderklinik, Klinikum Weiden.*

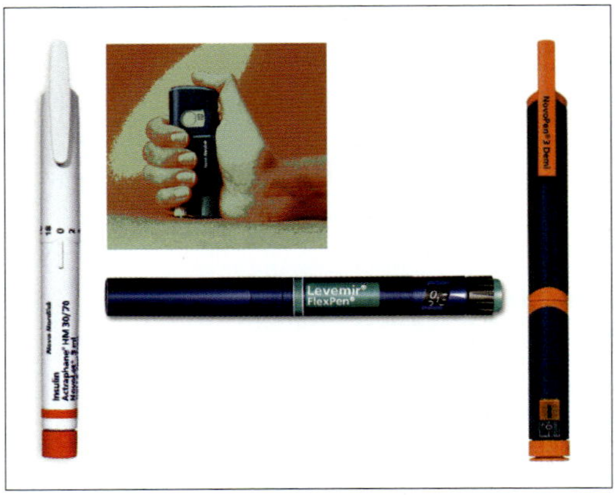


**Abb. 13.8 Insulin-Pens.** Beispiele für Insulin-Pens.

In **Tab. 13.11** sind die Wirkungseigenschaften einiger verschiedener Insulinpräparate dargestellt. Grundsätzlich wird unterschieden zwischen Normal-(Alt-) Insulin, Verzögerungsinsulin (Verzögerung der Wirkung durch Zusatz von Depotsubstanz, wie z. B. Protamin, Zink, Surfen) sowie Kombinationsinsulinen (stabile Mischung aus Normal- und Verzögerungsinsulin).

**Indikationen** für die Behandlung mit Insulin sind:

- Diabetes mellitus Typ 1 (ICT),
- Diabetes mellitus Typ 2, rechtzeitig Insulin (BOT,BOT plus, CT bzw ICT),
- Akutsituationen (diabetische Ketoazidose, Coma diabeticum), Achtung: Hier Normalinsulin intravenös,
- Schwangerschaft, sofern Diät alleine nicht ausreicht,
- Unverträglichkeit, Nebenwirkungen bzw. Kontraindikationen für orale Antidiabetika,



**Tab. 13.11 Verschiedene Insulinpräparate und ihre Wirkungseigenschaften.**

| *Insulinart* | *Handelsname, Präparat* | *Applikation* | *Initialwirkung (h)* | *Wirkungsmaximum (h)* | *klinische Wirkungsdauer (h)* | *Indikation* |
|---|---|---|---|---|---|---|
| Normal- (Alt-) Insulin | Insuman Rapid (Aventis)<br>Insulin Actrapid HM (Novo-Nordisk)<br>Humaninsulin Normal (Lilly) | s.c.<br>s.c., i.v | ¼–½<br>¼ | 1½–2<br>½ | 4–6<br>1 | – Ersteinstellung<br>– ICT<br>– Stoffwechselentgleisung<br>– perioperativ<br>– Insulinpumpe<br>– BOT, BOTplus<br>– SIT |
| Humaninsulin-Analogon | Humalog (Lilly) Apidra (Aventis) | s.c. | sofort bis ¼ | 1 | 2–3 | – ICT<br>– Spritz-Ess-Abstand verkürzt, kann eventuell ganz ausfallen, erst nach der Mahlzeit<br>– BOT, BOTplus<br>– SIT |
| Verzögerungsinsuline | Insuman Basal (Aventis)<br>Insulin-Protaphan HM (Novo-Nordisk)<br>Humaninsulin Basal (Lilly) | s.c. | ½–1 | 4–6 | 10–12 | – ICT (Basalbedarf)<br>– konventionelle Insulintherapie<br>– BOT, BOT plus |
| Langzeitinsuline | Levemir Insulin Detemir<br>Lantus Insulin Glargin (Aventis) | s.c. | 0,5–1 | 6–10 | 16–20 | – ICT (Basalbedarf), Achtung: schlecht einstellbar<br>– BOT, BOTplus |
| Kombinationsinsulin (Mischinsulin: Mischung aus Normal- und NPH-Insulin mit variablem Anteil) | Insuman-Comb 25 (25 % Normalinsulin)<br>Insuman-Comb 15 (15 % Normalinsulin)<br>Insuman-Comb 50 (50 % Normalinsulin) (Aventis)<br>Insulin-Actraphane HM (Novo Nordisk) 10, 20, 30, 40, 50, jeweils 10, 20, 30, 40, 50 % Normalinsulin | s.c. | ¼–1 | 2–12 | 10–12 | – konventionelle Insulintherapie bei Typ-1- und Typ-2-Diabetes |

- perioperativ (in Abhängigkeit von der Art des Eingriffs), intensivmedizinisch.

Geeignete Körperstellen zur s.c.-Injektion von Insulin (auch zum Selberspritzen) sind die Oberschenkel vorn und seitlich sowie der Bauch um den Nabel herum (**Abb. 13.9**). Die Spritzfelder müssen bei regelmäßigem Spritzen von Insulin stets gewechselt werden, um das Gewebe zu schonen, damit eine gleichmäßige Resorption und dann ein normaler Wirkungsablauf des Insulins gewährleistet ist.

**Therapieformen.** Es werden verschiedene Therapieformen unterschieden:

- **B**asalinsulin unterstützt die **o**rale **T**herapie (BOT); Kombinationstherapie aus lang wirkendem Insulin und oralen Antidiabetika; z. B. Sulfonylharnstoff und/oder Metformin sowie zusätzliche Gabe gegen 22 Uhr (bed-time-Insulin) wie Insuman basal, Protaphane oder Lantus
- BOT plus bei zu hoch liegendem $HbA_{1c}$ zusätzlich zu BOT 1-mal täglich kurz wirksames Normal- oder Analoginsulin zum Frühstück oder zur Hauptmahlzeit zusätzlich
- **K**onventionelle **I**nsulin**t**herapie (CT) wird häufig bei Diabetes mellitus Typ 2 eingesetzt
- **S**upplementäre **I**nsulin**t**herapie (SIT) bestehend aus oralen Antidiabetika plus der zusätzlichen Gabe von kurz oder schnell wirkenden Insulinen zu den Hauptmahlzeiten, z. B. Insuman rapid, Apidra, Humalog, Actrapid, Novorapid

PFLEGE **_Sicherheit._** *Beachten Sie bei der Lagerung und Handhabung von Insulin die folgenden Hinweise:*

- *Insulin muss bei +2–8 °C im Kühlschrank aufbewahrt werden. Beim Patienten zu Hause bietet sich das Gemüsefach für diesen Temperaturbereich an.*
- *Verwenden Sie niemals zuvor eingefrorenes Insulin, weil der Wirkungsablauf dadurch verändert sein kann.*

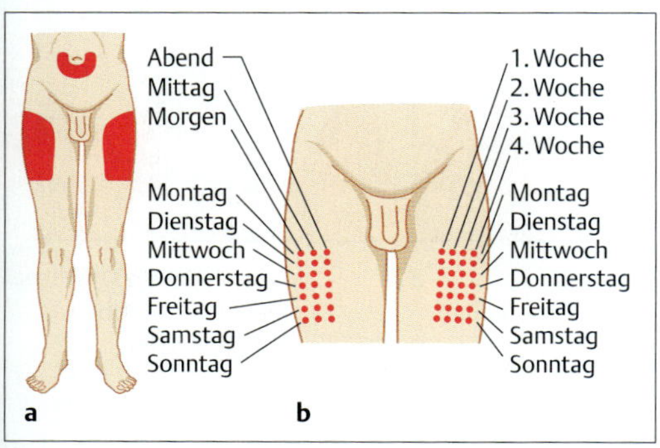


**Abb. 13.9 Insulininjektion. a** Bevorzugte Injektionsstellen. **b** Zwei Beispiele für das „Spritzen nach Plan" am Oberschenkel: Verteilung der Injektionsstellen bei der Einspritzung pro Tag (Bein rechts im Bild) und bei mehreren Einspritzungen pro Tag (links).

- *Informieren Sie den Patienten darüber, dass er bei Flugreisen das Insulin im Handgepäck bei sich trägt; der Frachtraum könnte zu kalt sein. Bei heißen Außentemperaturen sollte er das Insulin in einem Thermosbehälter mit sich führen.*
- *Die im Gebrauch befindliche Insulinflasche können Sie bis zu 3 Wochen bei Raumtemperatur lagern. Versehen Sie daher jede neu angebrochene Flasche mit dem Tagesdatum.*
- *Die maximale Lagerdauer von Insulin beträgt 2 Jahre. Beachten Sie stets das Verfalldatum des Insulins.*
- *Trübe Insuline müssen vor dem Aufziehen zwischen den Händen „gerollt" werden, damit sich die Suspension gleichmäßig verteilt.*
- *Im Gegensatz zu anderen s.c.-Injektionen ist bei der Insulininjektion die Hautdesinfektion – zumindest außerhalb des Krankenhauses – verzichtbar, da alle Insuline bakteriostatisch bzw. antimikrobiell wirksame Konservierungsstoffe enthalten.*
- *Durch das Reiben der Injektionsstelle entsteht Wärme. Dadurch tritt die Wirkung des Insulins schneller ein. Der gleiche Effekt ist auch beim Sonnenbaden, in der Sauna oder bei Anwendung einer Wärmflasche zu erwarten.*



Wichtige Gesichtspunkte, die die Therapieform beeinflussen, sind Diabetestyp, Motivation und Kooperationsfähigkeit des Patienten, Schwangerschaft und individuelle Therapieziele.

Einige Regeln zur Insulinbehandlung sind von besonderer praktischer Bedeutung:

- Bei labilem Stoffwechsel häufiger Insulin (Normalinsulin) einsetzen: schnellere Dosisanpassung, bessere Steuerbarkeit des Stoffwechsels.
- Körperliche Aktivität steigert die Insulinempfindlichkeit.
- Die Dauer der Insulinwirkung ist dosisabhängig: Normalinsulin in hoher Dosierung, längere Wirkungsdauer; niedrig dosiertes Verzögerungsinsulin wirkt weniger lange.
- Die Insulinempfindlichkeit ist tageszeitabhängig: Frühmorgens ist der Insulinbedarf am höchsten.
- Applikationsort und Verzögerungstyp bestimmen die Resorption: Die Resorptionsgeschwindigkeit von Insulin ist in der Bauchregion schneller als im Oberschenkel.
- Spritz-Ess-Abstand einhalten (**Tab. 13.11**).
- Suspensionsinsuline müssen vor der Anwendung vermischt werden: Flaschen rollen, Insulinpens und Insulinfertigspritzen kippen (mindestens 10-mal).

MERKE *Insulin sollte zur gleichen Tageszeit immer in die gleiche Körperregion injiziert werden!*

Der durchschnittliche Insulinbedarf (erwachsener Diabetiker ohne Restinsulinsekretion) beträgt ca.

40–50 IE/Tag, bzw. 0,5–1 IE/kg pro Tag. Dies entspricht etwa der täglichen Insulinproduktion eines Gesunden.

Es gelten folgende Anhaltspunkte für die individuelle Stoffwechseleinstellung: Eine Einheit Normalinsulin s.c. bewirkt eine BZ-Senkung um 30–40 mg% bei BZ < 200; bei BZ > 300 mg% beträgt die BZ-Senkung nur noch 30 mg%. Eine BE (bzw. KE) erhöht den BZ um ca. 45 mg/dl (2,5 mmol/l). 1 IE Insulin neutralisiert somit 1 KE (ca. 1 BE).

**Dawn-Phänomen.** Es besteht ein erhöhter Nüchtern-BZ-Spiegel, der von ca. 4 Uhr bis 8 Uhr morgens angestiegen ist. Die abendliche Dosis des Verzögerungsinsulins muss erhöht oder später gegeben werden bzw. die abendlichen Essgewohnheiten können verändert werden.

**Somogyi-Phänomen.** Durch nächtliche Unterzuckerung deutlich erhöhter BZ-Spiegel am Morgen. Seltenes Phänomen. Nächtliche BZ-Messungen sind wichtig.

*Konventionelle Insulintherapie (CT)*

Bei Typ-1-Diabetikern mit stabilem Stoffwechsel oder bei Typ-2-Diabetikern nach Sekundärversagen einer Sulfonylharnstofftherapie werden Verzögerungsinsuline bzw. Kombinationsinsuline eingesetzt (**Tab. 13.11**).

Insulin wird vor dem Frühstück und vor dem Abendessen injiziert (**Abb. 13.10**). $^2/_3$ bzw. $^3/_5$ der Insulintagesdosis werden morgens und $^1/_3$ bzw. $^2/_5$ abends injiziert. Bei älteren Typ-2-Patienten wird gelegentlich einmal pro Tag (morgens) Insulin injiziert.

Für den Patienten bedeutet die konventionelle Insulintherapie in der praktischen Anwendung:

- starres Ernährungsschema: Mahlzeiten zur gleichen Tageszeit in der gleichen Menge.
- Tagesrhythmus muss an die Insulinwirkung angepasst werden: Sport oder eine Veränderung des Tag-Nacht-Rhythmus sind kaum möglich.
- durch anhaltende hohe Insulinspiegel oft Gewichtszunahme; atherogene, vielleicht sogar hypertensive Wirkung des Insulins.

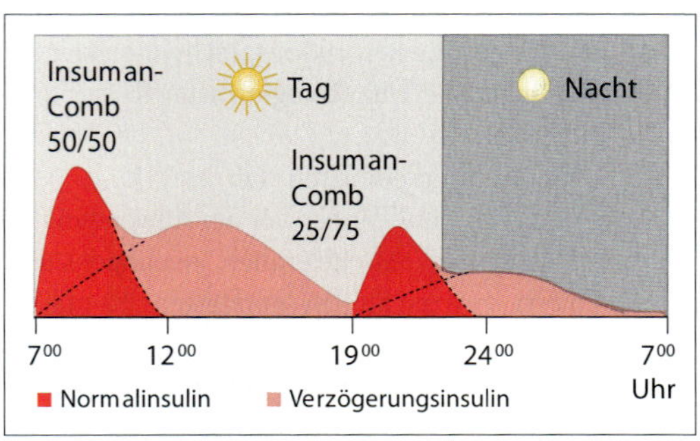


**Abb. 13.10 Konventionelle Insulintherapie (CT).** Therapiekonzept bei Typ-2-Patienten: teilweise flexible Nahrungszufuhr, morgens z. B. Insuman-Comb 50 (50 % Normalinsulin) und abends Insuman-Comb 25 (25 % Normalinsulin).

*Intensivierte konventionelle Insulintherapie (ICT)*

Die intensivierte Insulintherapie kommt der physiologischen Insulinsekretion (basale und mahlzeitenabhängige [prandiale] Abgabe von Insulin) am nächsten. Die natürliche Basissekretion wird erreicht durch die ein- bzw. zweimalige Injektion eines Verzögerungsinsulins (**Abb. 13.11**).

Zu den Mahlzeiten wird kurz wirkendes Insulin injiziert (**Tab. 13.11**).

Der Patient passt auf der Grundlage einer BZ-Selbstkontrolle eigenständig die Insulindosis der Nahrungsaufnahme bzw. dem Tagesrhythmus an. Diese Form der Therapie ist beim Typ-1-Diabetiker immer anzustreben. Bei guter Compliance (Mitarbeit des Patienten) ist

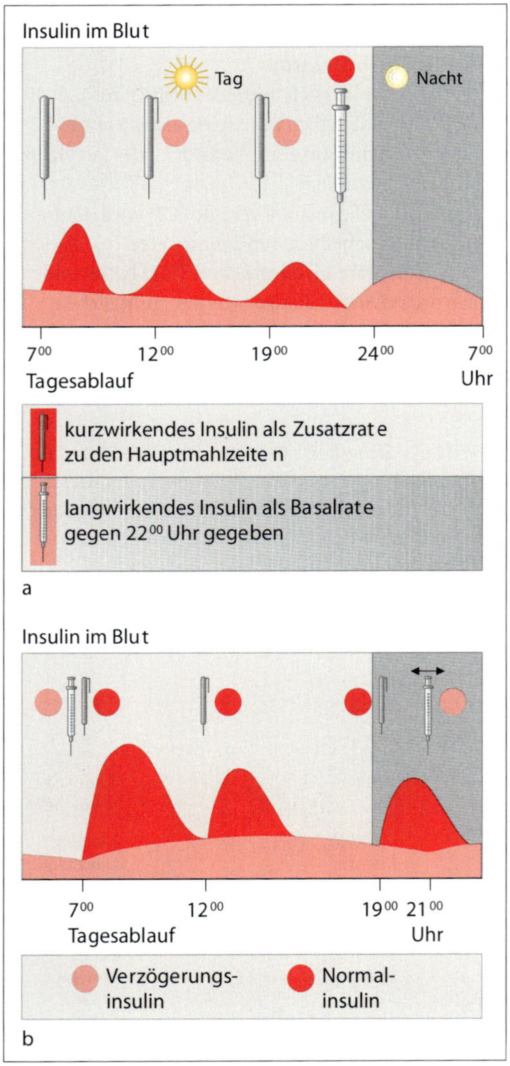


**Abb. 13.11 Intensivierte konventionelle Insulintherapie (ICT).** Therapiekonzept bei Typ-1-Diabetes. Basis-Bolus-Konzept der ICT; es besteht flexible Nahrungszufuhr.

eine nahezu normoglykämische Stoffwechseleinstellung möglich. In **Tab. 13.12** sind die Richtwerte für den basalen und prandialen Insulinbedarf wiedergegeben.

Wichtig bei der ICT sind regelmäßige BZ-Selbstkontrollen (bis zu 7-mal am Tag), gründliche Schulungen und Fortbildung, damit u. a. eigenständige Therapieanpassungen durchgeführt werden. Leichte Hypoglykämien sind auch bei guter Einstellung möglich.

*Therapie mit Insulinpumpe*

Eine Alternative zur ICT ist die kontinuierliche subkutane Insulininfusion mit tragbaren Insulinpumpen. Die Pumpe injiziert über einen dünnen Kunststoffkatheter Normalinsulin s.c. Über einen programmierbaren Computer erfolgt die Steuerung der kontinuierlichen Basalrate sowie die diskontinuierliche Insulininfusion in Abhängigkeit von mahlzeitbedingtem BZ-Anstieg. Für Insulinpumpen werden U100-Insuline verwendet.

Die Behandlung mit einer Insulinpumpe stellt sowohl an Arzt und Diabetesteam wie auch an den Patienten hohe Anforderungen. Intensive Schulung ist notwendig.

**Komplikationen der Insulintherapie.** Die gefährlichste und häufigste Komplikation ist die Hypoglykämie, die bis zum hypoglykämischen Schock führen kann (S. 427 ff). Seltene Komplikationen sind

- allergische Erscheinungen (sehr selten bei Humaninsulin),
- Lipodystrophie (Lipoatrophie, Lipohypertrophie),
- vereinzelte, meist vorübergehende Ödeme und
- vorübergehende Sehstörungen.

***Therapie des Diabetes mellitus Typ 2***

Im Vordergrund stehen neben Ernährungsumstellung die regelmäßige körperliche Bewegung. Der in der Regel übergewichtige Patient sollte zur Gewichtsabnahme motiviert werden. Ist trotz guter Motivation kein Therapieerfolg zu verzeichnen, werden orale Antidiabetika vom Typ nicht-insulinsekretionssteigernde Substanz verordnet (**Abb. 13.12**).

Bei Verschlechterung der Stoffwechsellage werden orale Antidiabetika vom Typ insulinsekretionssteigernde Substanzen eingesetzt, entweder allein oder in Kombination mit nicht-insulinsekretionssteigernden Substanzen oder ggf. mit Insulin. Bei komplettem endogenen Insulindefizit wird eine Insulinssubstitutionstherapie durchgeführt.

**Tab. 13.12 Mittlerer täglicher Insulinbedarf.**

| *Basal* | *zu den Mahlzeiten* |
|---|---|
| 50 % der Tagesdosis | Insulinbedarf pro BE/KHE |
| ca. 1 IE/Stunde | morgens ca. 1,5–2,5 IE |
| ca. 0,35 × kg KG/ 24 Stunden | mittags ca. 1 IE<br>abends ca. 1–1,5 IE |

In **Abb. 13.13** ist der Stufenplan der antihyperglykämischen Behandlung bei Diabetes mellitus Typ 2 nach den evidenzbasierten Leitlinien der Deutschen Diabetesgesellschaft von 2009 wiedergegeben. Eine Absenkung des $HbA_{1c}$ auf 6,5 gegenüber einem Zielwert von 7,0 kann für den Patienten von Vorteil sein, sollte aber nur dann angestrebt werden, wenn

- Hypoglykämien (insbesondere schwere) weitestgehend vermieden werden,
- der therapeutische Effekt nicht mit einer wesentlichen Gewichtszunahme einhergeht,
- wenig untersuchte Mehrfachkombinationen von oralen Antidiabetika (d. h. in der Regel mehr als zwei) und insbesondere die Beibehaltung solcher Mehrfachkombinationen bei zusätzlicher Gabe von Insulin vermieden werden.

Bei den oralen Antidiabetika kann unterschieden werden zwischen insulinsekretionsteigernden (insulinotrop=ß-cytotrop) und nicht insulinsekretionsekretionssteigernden (nicht insulinotrop= nicht ß-cytotrop) Substanzen.

**Insulinsekretionssteigernde Substanzen:**

- Sulfonylharnstoffe:
  - Tolbutamid, Rastinon (Dosis: 0,5–2 g/Tag)
  - Glimepirid, Amaryl (Dosis: 1–3 mg/Tag)
  - Glibenclamid, Euglucon N (Dosis: 1,75–25 mg/Tag)
  - Gliquidon, Glurenorm (Dosis: 30–120 mg/Tag)
- Glinide:
  - Repaglinid, Novonorm, 0,5–2 mg zu den Hauptmahlzeiten
  - Nateglinid, Starlix, 120 mg zu den Hauptmahlzeiten
- GLP-1 (oder Rezeptoragonisten) basierte Therapie:
  - Inkretinmimetika: Exenatide 2-mal 5–10 µg pro Tag s.c. ca. 30 Minuten vor den Hauptmahlzeiten (Byetta), Liraglutit 1-mal pro Tag s.c.
  - DPP-4-Inhibitoren: Sitagliptin 100 mg pro Tag (Januvia), Vildagliptin 2-mal 50 mg pro Tag (Galwus), Saxagliptin

**Nicht-insulinsekretionssteigernde Substanzen:**

- Biguanide, Metformin (Glucophage [1-mal 500 bis 2-mal 1 000 mg pro Tag])
- Kohlenhydratresorptionshemmer (Alpha-Glukosidasehemmer): Acarbose (1-mal 50 bis 3-mal 100 mg pro Tag), Diastabol, Miglitol (3-mal 50 bis 3-mal 100 mg pro Tag)
- Insulinsensitizer (Glitazon) Pioglitazon, Actos (1-mal 15–30 mg pro Tag)

GLP-1 (Glucagon-like a-peptide-1) stimuliert Mahlzeiten-(Glukose-)abhängig die Insulinsekretion der ß-Zellen und hemmt die Glukagonsekretion der α-Zellen.

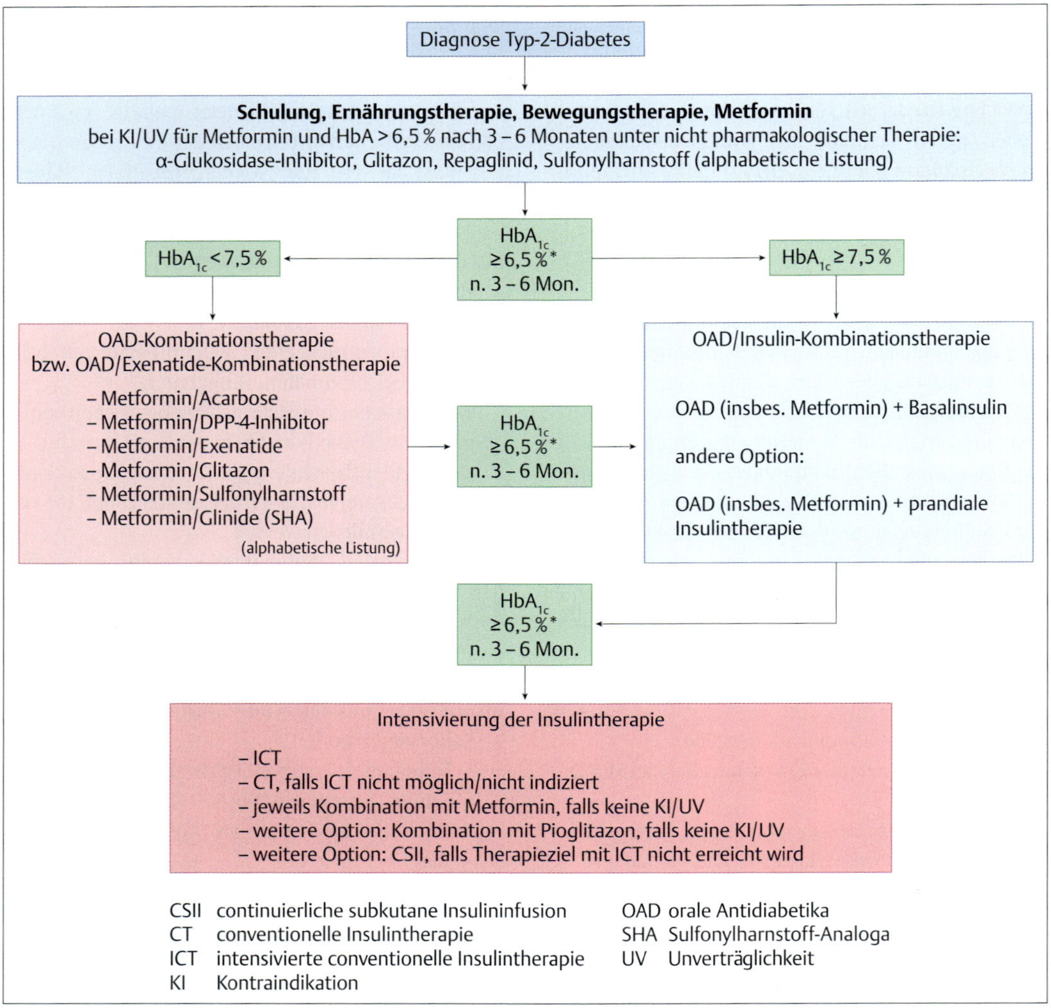


**Abb. 13.12 Stufenschema der Behandlung des Diabetes mellitus Typ 2.** Bei Gewichtsabnahme und Stoffwechselverbesserung kann z. B. auf orale Antidiabetika verzichtet werden, während bei Stoffwechselverschlechterung zusätzlich zu oralen Antidiabetika Insulin injiziert wird. Basis jedweder Therapie ist immer diabetesgerechte Ernährung und körperliche Bewegung.

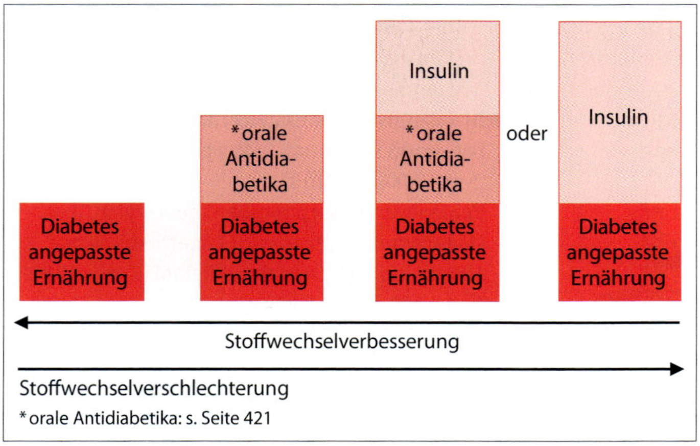


**Abb. 13.13** Stufenplan der Therapie des Diabetes mellitus Typ 2.

Diese beiden Effekte bewirken eine Normalisierung der postprandialen Hyperglykämie. Darüber hinaus hat GLP-Einfluss auf die Motilität im Gastrointestinaltrakt und verlangsamt die Magenentleerung; dies trägt zur Normalisierung der postprandialen Hyperglykämie bei. Durch Bindung des GLP-1 an Rezeptoren im Gehirn kommt es zu einer Stimulation des Sättigungsgefühls. Langfristig kommt es aufgrund der Effekte des GLP-1 zu einer Gewichtsabnahme.

GLP-1 wird im Körper sehr schnell abgebaut durch das Enzym Dipeptidyl-Peptidase(DPP-4). Durch orale Gabe von DPP-4-Hemmern steigt der Spiegel von GLP-1 mit konsekutiver Hemmung Glukagon- bzw. Stimulation der Insulinsekretion.

Medikamente, wie z.B. Salizylate, Antirheumatika, Beta-Rezeptoren-Blocker, ACE-Hemmer und Sulfonamide, aber auch Alkohol, können die BZ-senkende Wirkung von Sulfonylharnstoff-Derivaten verstärken und damit das Hypoglykämierisiko erhöhen. Orale Kontrazeptiva, Glukokortikoide, Saluretika, Schilddrüsenhormone sowie einige Antidepressiva können die BZ-senkende Wirkung abschwächen.

**Kontraindikationen** für die Therapie mit insulinsekretionssteigernden Substanzen sind Diabetes mellitus Typ 1, Schwangerschaft (Umstellung auf Insulin!), schwere Niereninsuffizienz, Leberinsuffizienz, Coma diabeticum und schwere diabetische Spätschäden (z.B. Gangrän, Neuropathie). Kontraindikationen für eine Therapie mit Biguaniden sind z.B. Niereninsuffizienz, Herzinsuffizienz, schwere Leberfunktionsstörungen, konsumierende Erkrankungen, akute schwere Erkrankungen und Schwangerschaft. Kontraindikationen für Pioglitazon, Glitazon sind Lebererkrankungen, Herzinsuffizienz, Niereninsuffizienz, Schwangerschaft und Stillzeit. Kontraindikationen für DPP-4 sind Niereninsuffizienz und Leberinsuffizienz, für Inkretinmimetika Pankreatitis.

**MERKE** *Bei Gabe von Sulfonylharnstoffen beim Einschleichen der Dosis auf Hypoglykämien achten! Deutlich verlängerte Wirkungsdauer mit der Gefahr der Hypoglykämie bei schon leichter Nierenfunktionseinschränkung. Metformin: Seltenst laktatacidotisches Koma*

**FALLBEISPIEL DIABETES MELLITUS TYP 2**

*Bei Frau K. (74 Jahre) schwanken die Blutzuckerwerte jetzt zwischen 70 und 160 mg/dl am Tag. Seit 4 Wochen betreibt sie täglich 1 Stunde Nordic Walking. Eine wesentliche Senkung der BZ-Werte ist jedoch nicht eingetreten. Die letzte augenärztliche Untersuchung vor einem Jahr war unauffällig.*

***Diagnostik***

***Klinischer Untersuchungsbefund:*** *Körpergröße 167 cm, Körpergewicht 85 kg (konstant), BMI 30 kg/m², guter EZ und AZ, keine Zyanose, keine Dyspnoe, Haut und Schleimhäute gut durchblutet. Herzaktionen rhythmisch und normofrequent, RR 130/80 mmHg, Spritzstellen nicht verhärtet. Abdomen unauffällig, Wirbelsäule und Nierenlager klopfschmerzfrei, Psyche wach und orientiert, Spritzstellen unauffällig, nicht verhärtet.*
*Fußstatus: Fehlendes Vibrationsempfinden an den Füßen, Monofilament wird an der Fußsohle und am Fußrücken nicht gespürt: deutliche PNP.*

***Labor:*** *Natrium 141 mmol/l, Kalium 5,2 mmol/l, Kreatinin 0,88 mg/dl, GFR 67 ml/min, Harnstoff 43 mg/dl, Harnsäure 5,7 mg/dl, Triglyceride 130 mg/dl, Cholesterin 192 mg/dl, HDL-Cholesterin 70 mg/dl, LDL-Cholesterin 96 mg/dl, CRP 2,1 mg/l, $HbA_{1c}$ 7,3 %. rotes und weißes Blutbild, Gerinnungsstatus, Leberwerte (GOT,GPT, Gamma-GT) unauffällig.*

***Echokardiogramm:*** *gute Pumpfunktion, geringe Aortenklappensklerose, geringe Mitralklappeninsuffizienz, Hinweise für linksventrikuläre Compliancestörung.*

***Langzeit-Blutdruckmessung:*** *systolische Werte über 140 mmHg 29 %, diastolische Werte über 90 mmHg 6 %, mittlerer systolischer Druck 132 mmHg, mittlerer diastolischer Druck 71 mmHg, erhaltener Tag-Nacht-Rhythmus.*

***Farbdoppler/Duplex Beine:*** *geringgradige vasosklerotische endangiopathische Gefäßveränderungen beiderseits.*

***Ultraschall Schilddrüse:*** *Struma multinodosa*

***Diagnose***

1. *Diabetes mellitus Typ 2 (Erstdiagnose vor 9 Jahren; zunächst konventionelle Insulintherapie mit Actraphane 50/50 morgens 26 IE, abends 18 IE, Actraphane 30/70 abends 18 IE; $HbA_{1c}$ 7,3 %; seit 2 Jahren diabetische Polyneuropathie der Beine; deshalb seit 1¾ Jahren Umstellung der Insulintherapie auf ICT)*
2. *kombinierte Hyperlipidämie*
3. *Struma multinodosa (euthyreote Stoffwechsellage)*
4. *arterieller Hypertonus*
5. *Aortenklappenstenose*
6. *Mitralklappeninsuffizienz Grad I*
7. *generalisierte leichte Vasosklerose*
8. *Nephrolithiasis links*
9. *degeneratives Wirbelsäulenleiden*

***Beurteilung und Therapie***

*Die von der Patientin selbst dokumentierten BZ-Werte liegen deutlich im hyperglykämischen Bereich, das Blutzuckerniveau zwischen 150 und 250 mg/dl. Es wird vereinbart, die Protaphanedosierung morgens und mittags um 1 IE zu erhöhen. Ebenso wird das Mahlzeiteninsulin erhöht, bis 12-8-10 IE + Korrektur (Korrekturfaktor 30), Zielblutzucker 120 mg/dl (**Tab. 13.13**).*
*Weitere Medikamente:*

- *Fluvastin (Locol) 40 mg morgens*
- *Gabapentin (Neurontin) 100 mg morgens*
- *ASS (Godamed) 100 mg morgens*
- *Metformin (Siofor 1 000 mg) abends*

**Tab. 13.13 Aktueller Therapieplan von Frau K.**

| *Mahlzeiten* | *BE* | *BE-Faktor* | *Name Mahlzeiteninsulin: Lispo Menge abhängig vom BZ-Wert* | | | | | *Zeit* | *verordnete Menge* |
|---|---|---|---|---|---|---|---|---|---|
| | | | < 120 | < 150 | < 180 | < 210 | < 240 | 8:00 Uhr | Protaphane 12 IE |
| Frühstück | 4 | 3,5 | 14 | 15 | 16 | 17 | 18 | | |
| Zwischenmahlzeit | | | 0 | | | | | | |
| Zwischenmahlzeit | | | 0 | | | | | | |
| Mittagessen | 4 | 2 | 8 | 9 | 10 | 11 | 12 | | |
| Zwischenmahlzeit | | | 0 | | | | | | |
| Abendessen | 4 | 2,5 | 10 | 11 | 12 | 13 | 14 | | |
| Spätmahlzeit | | | 0 | | | | | 20:00 Uhr | Protaphane 12 IE |
| Summe | 12 | | | | | | | | |

*Zielwert: 120 (80–160).*
*Korrekturzahl: morgens, mittags und abends 30 (20–100).*
*Spritz-Ess-Abstand: morgens, mittags und abends keiner (0–30 Minuten).*



***Sonstige Hinweise an die Patientin.*** *Der Spritz-Ess-Abstand beträgt ca. 10 Minuten, wenn der aktuelle Blutzucker über 160 mg ist. Ansonsten ist kein Spritz-Ess-Abstand erforderlich. Kann die Kohlenhydratmenge (10–12 g geben eine KE oder BE) zunächst nicht eingeschätzt werden, so kann auch während oder nach dem Essen Insulin gespritzt werden. Zwischenmahlzeiten, die 2–3 Stunden nach der letzten Insulininjektion eingenommen werden, müssen separat abgedeckt werden. Dazu rechnet man mit dem Faktor der zuvor stattgefundenen Mahlzeiten, z. B. am Nachmittag Kaffee und Kuchen mit dem Faktor 1 vom Mittagessen. Der zeitliche Abstand zwischen zwei Insulininjektionen sollte immer mindestens 2 Stunden betragen, um eine doppelte Insulinwirkung zu vermeiden. Die Insulinmenge muss auch den häuslichen Umständen angepasst werden, d. h. bei übermäßig viel Bewegung oder Sport sollte entsprechend weniger gespritzt werden. Des Weiteren wird besprochen, dass vor dem Sport 1–3 Einheiten abhängig vom Blutzuckerwert weniger gespritzt werden, ggf. vor dem Sport auch etwas gegessen wird. Unter der oben genannten Insulintherapie wurde der* $HbA_{1c}$*-Wert innerhalb von 4 Monaten von 7,3 auf 6,9 gesenkt. Die Cholesterinwerte lagen im Normbereich (s. o.).*

### Therapie in besonderen Lebenssituationen

*Diabetes und Schwangerschaft*

Bereits vor Eintreten der Schwangerschaft, d. h. präkonzeptionell, sollte eine Normoglykämie vorhanden sein. Die diabetische Schwangere muss während der gesamten Schwangerschaft normoglykämisch sein. Besonders wichtig sind regelmäßige BZ-Selbstkontrollen und Dokumentation sowie Schulung, die intensive Zusammenarbeit zwischen Internist und Gynäkologe und die intensivierte konventionelle Insulintherapie bzw. Insulinpumpentherapie.

Orale Antidiabetika sind kontraindiziert!

Im Verlauf der Schwangerschaft ändert sich der **Insulinbedarf**:

- Im *1. Trimenon* (8.–12. SSW) findet sich eine gesteigerte Insulinempfindlichkeit: Der Insulinbedarf sinkt ab, Hypoglykämieneigung!
- Im *2. und 3. Trimenon* Anstieg des Insulinbedarfs: Insulinresistenz durch kontrainsulinäre Schwangerschaftshormone. Die Insulindosis wird gesteigert.
- Deutliche Abnahme des Insulinbedarfs bereits *unter der Geburt*: Insulindosis reduzieren.
- *Stillen* senkt den Insulinbedarf um ca. 5 IE.

*Perioperativer Stoffwechsel*

Ursache für ein erhöhtes *perioperatives Risiko* ist eine präoperativ schlechte Diabeteseinstellung, sodass gehäuft gestörte Wundheilung (auch Infektionen) und perioperative Entgleisungen in die Hypo- oder Hyperglykämie die Folge sind. Für ein höheres Risiko sorgen auch diabetische Spätkomplikationen, wie z. B. Mikro- oder Makroangiopathien sowie Neuropathie, die ihrerseits wieder Wundheilungsstörungen und eine vermehrte Infektionsneigung bedingen.

Vor planbaren Operationen sollten *normale Blutzuckerwerte* vorliegen; der Diabetiker sollte morgens zu Beginn des OP-Programmes operiert werden. Regionalanästhesieverfahren sind günstiger als eine Allgemeinnarkose, da der Patient postoperativ wieder essen kann. 48 Stunden vor der Operation Metformin absetzen; keine Sulfonylharnstoffe am OP-Tag, am Abend vor der OP absetzen!

Insulinbehandelte Diabetiker werden präoperativ der besseren Steuerbarkeit wegen auf Normalinsulin umgestellt. Die BZ-Konzentration sollte intraoperativ zwischen 100 und 200 mg/dl (5,5–11 mmol/l) liegen.

*Management des Diabetikers bei diagnostischen Verfahren in der Klinik*

**Sonografie nüchtern:**

- Sämtliche oralen Antidiabetika können nach der Untersuchung wie üblich verabreicht werden.
- Auch bei Blutzuckererhöhung wird Mischinsulin nicht vor der Untersuchung gespritzt. **Achtung**: Zeitverzögerungen bei der Untersuchung sind möglich. Ggf. kurz wirksames Alt- oder Analoginsulin bei erhöhtem Nüchternblutzucker.
- Am Abend vor der Untersuchung Basalinsulin in normaler Dosierung.
- Pause des prandialen Insulin vor der Untersuchung.

**Transösophageale Echokardiografie (TEE), Bronchoskopie, Gastroskopie, ERCP:**

- sämtliche oralen Antidiabetika in üblicher Dosierung nach der Untersuchung
- kein Mischinsulin vor der Untersuchung; Ist der Nüchtern-BZ deutlich erhöht Korrektur mit kurz wirkendem Alt- oder Analoginsulin, danach TEE bzw. Gastroskopie. Da eine Nüchternphase von 2 Stunden vorgesehen ist und die nächste Mahlzeit oft erst zur Mittagszeit stattfindet, ist es sinnvoll mit Alt- oder kurz wirkendem Analoginsulin zu überbrücken.
- Basalinsulin am Abend vor der Untersuchung in normaler Dosierung
- Pause des prandialen Insulins vor der Untersuchung, ggf. Korrektur eines erhöhten Blutzucker mit Alt -bzw. Normalinsulin

**Koloskopie:**

- Korrektur erhöhter BZ-Werte am Tag der Abführmaßnahmen sowie am Untersuchungstag mit dem prandialen Insulin. Durchführung der Untersuchung: Insulin s.c. wie bisher.
- siehe Transösophageale Echokardiografie

**Leberpunktion:**

- vor der Untersuchung kein Mischinsulin auch wenn BZ erhöht ist. Bei deutlich erhöhtem Nüchtern-BZ: Korrektur mit kurz wirksamen Alt- oder Analoginsulin, nach Leberpunktion Insulin s.c. wie bisher.

**Angiografie:**

- Metformin absetzen 48 Stunden vor der Untersuchung
- übrige orale Antidiabetika nach der Untersuchung in üblicher Weise
- Basalinsulin am Abend vor der Untersuchung in normaler Dosierung
- vor der Untersuchung kein prandiales Insulin; bei erhöhtem BZ ggf. Korrektur mit kurz wirksamen Alt- oder Analoginsulin
- Mischinsulin nicht vor der Untersuchung; Zeitverzögerungen können immer auftreten! Korrektur bei deutlich erhöhtem Nüchtern BZ mit kurz wirkendem Alt -oder Analoginsulin

## 13.1.3 Hyperglykämische Stoffwechselentgleisungen

Schwerste und vital bedrohlichste Formen der diabetischen Stoffwechselentgleisung sind die hyperglykämischen Komata, die durch komplexe Störungen des Kohlenhydrat-, Fett-, Protein-, Wasser-, Mineral- sowie Säure- und Basenhaushalts infolge absoluten oder relativen Insulinmangels gekennzeichnet sind.

Pathogenetisch lassen sich zwei wesentliche Formen unterscheiden: das ketoazidotische Koma (Coma diabeticum) und das hyperosmolare nichtketoazidotische Koma. Mischformen beider hyperglykämischen Stoffwechselkomata treten häufig auf.

*Ursachen und Pathophysiologie des ketoazidotischen Komas*

In 20–30 % der Fälle handelt es sich um die Erstmanifestation des Typ-1-Diabetes. Die Letalität beträgt 5–20 %.

Die diabetische Ketoazidose entsteht durch ausgeprägten Insulinmangel und Überschuss an insulinantagonistischen Hormonen (z. B. Glukagon). Häufige Ursachen des endogenen Insulinmangels sind

- Versagen der endogenen Insulinsekretion (Erstmanifestation des Diabetes mellitus),
- falsche Behandlung des Diabetes (unzureichende Insulingabe, falsche Therapie, z. B. orale Diabetika in Insulinmangelsituationen oder fehlerhafte Diät),
- Erhöhung des Insulinbedarfs durch Stress (z. B. Infektionen – sehr häufig in ca. 40 % der Fälle –, Entzündungen, Trauma, endokrinologische Erkrankungen, wie z. B. Hyperthyreose, Glukokortikoidtherapie).
- Fehler bei der Insulindosierung und -injektion (unangemessene Verminderung der Insulindosen, „Vergessen der Insulininjektion", Versagen von Insulinpumpen bzw. Dislokation des zuführenden Katheters),
- Gravidität,
- Gefäßerkrankung.

Die vital bedrohliche Situation entwickelt sich durch die metabolische Azidose (gesteigerte Lipolyse mit vermehrtem Anfall von Ketonsäuren), die Hyperosmolarität entsteht durch Hyperglykämie und Wasserverlust, die Dehydratation durch osmotische Diurese und durch Erbrechen, das die Azidose begleitet (**Tab. 13.14**). Laborchemisch finden sich neben der Erhöhung des Blutzuckers Veränderungen im Flüssigkeits- und Elektrolythaushalt, Kaliumverlust sowie Phosphatdepletion.

*Symptome*

Leitsymptome sind Polydipsie, Polyurie, Inappetenz, Erbrechen, Muskelschwäche, Müdigkeit und unklare Oberbauchbeschwerden (**Achtung**: Pseudoperitonitis!

13

**Tab. 13.14 Unterscheidungsmerkmale zwischen Hypoglykämie sowie ketoazidotischem und hyperosmolarem Koma.**

| *Beurteilungskriterium* | *Hypoglykämie* | *ketoazidotisches Koma* | *hyperosmolares Koma* |
|---|---|---|---|
| Entwicklung | plötzlich, Minuten | langsam, Stunden bis Tage | langsam, Stunden bis Tage |
| Hunger | +++ | – | – |
| Gesicht | blass | gerötet | gerötet |
| Augäpfel | normal | weich | weich |
| Haut, Zunge | feucht, schwitzig | trocken | schwere Exsikkose |
| Atmung | normal | tief, beschleunigt (Kußmaul), Azetongeruch | – |
| weitere Symptome | Konzentrationsmangel, delirante Vorstadien (Fehldiagnose Alkoholiker!), ggf. Bild eines zerebralen Insultes mit neurologischen Ausfällen | Durst, Übelkeit, Brechreiz, Abdominalschmerz (Pseudoperitonitis!) | Durst, Übelkeit, Bewusstseineintrübung, Abdominalschmerz |

13

DD akutes Abdomen). Leitbefunde sind Exsikkose, Gewichtsverlust, Hypotonie, Tachykardie, Schwäche, Apathie, Schläfrigkeit, tiefe Atmung (Kußmaul-Atmung) und charakteristischer Azetongeruch der Atemluft.

Die Bewusstseinszustände reichen von Apathie und Somnolenz (Präkoma) bis zum Bewusstseinsverlust (Koma; s. Glasgow-Koma-Skala, S. 686).

### *Diagnostik*

Der Blutzuckerspiegel ist oft bis 700 mg/dl erhöht. Des Weiteren sind die Parameter Blutgasanalyse einschließlich pH (selten < 7,0), Natrium, Kalium, Kreatinin, Blutbild und Ketonkörper im Urin diagnostisch aufschlussreich.

Bestimmt werden auch Laktat, Chlorid, Phosphat, CK, CKMB, Amylase, CRP, Transaminasen und Serumosmolarität.

Differenzialdiagnostisch erfolgt eine Abgrenzung vor allen Dingen gegen Hypoglykämie (im Notfall BZ-Teststreifen), zerebralen Insult, Addisonkrise (S. 450 ff) und kardiogenen Schock.

### *Therapie*

Die Therapie besteht in

- intensivmedizinischer Überwachung,
- Rehydrierung mit 0,9%iger NaCl-Lösung in Abhängigkeit von ZVD oder Pulmonalarteriendruck (PAD): in der ersten Stunde 1 l NaCl, in den nächsten Stunden 500 ml pro Stunde,
- Insulindauerinfusion über Perfusor (initial Bolus von 5–10 IE, danach 4–10 IE pro Stunde in Abhängigkeit vom Blutzucker), Achtung: Hirnödem bei zu schneller BZ-Senkung! Wichtig: „Low-dose"-Insulingabe sowie langsamer Ausgleich des Stoffwechsels senken die Komplikationsrate!
- Elektrolytausgleich (Natrium, Kalium, Phosphat), Achtung: Abfall von Kalium nach Beginn der Insulintherapie!
- Azidosekorrektur bei pH < 7,1 (Bikarbonatpuffer),
- begleitende Maßnahmen: $O_2$-Zufuhr, Magensonde, Thromboseprophylaxe, Antibiotika,
- Behandlung auslösender Ursachen,
- ggf. Hirnödemtherapie, z. B. mit Furosemid i.v., Dexamethason i.v.

● PFLEGE ***Patientenbeobachtung.*** *Führen Sie bei einem Patienten mit diabetischem Koma vor allem zu Anfang engmaschige Kontrollen von Blutdruck, Puls, Atmung, Körpertemperatur, Haut und Bewusstsein durch. Kontrollieren Sie in der Akutphase stündlich die Serumwerte von Glukose, Kalium und Natrium. Bilanzieren Sie Ein- und Ausfuhr ebenfalls in stündlichen Abständen; nach dem jede Stunde neu bestimmten ZVD-Wert richtet sich u. a. die Flüssigkeitszufuhr. Alle 4 Stunden muss eine Blutgasanalyse durchgeführt werden*

### *Ursachen und Pathogenese des hyperosmolaren, nichtketoazidotischen Komas*

Oft Erstmanifestation des Typ-2-Diabetes. Ältere Patienten sind häufiger betroffen. Die Letalität beträgt 20–30%.

Die noch gering vorhandenen Insulinkonzentrationen im Blut verhindern eine komplette Enthemmung der Fettmobilisation (deshalb nur geringe Lipolyse und wenig Ketogenese), sodass eine Ketoazidose nicht entsteht. Folge ist eine Hyperglykämie mit konsekutiver Dehydration (osmotische Diurese).

Prädisponierende Faktoren sind höheres Alter, gestörtes Durstempfinden sowie große Flüssigkeitsverluste durch z. B. starkes Schwitzen, Gastroenteritis und fieberhafte Infektionen.

*Symptome und Diagnostik*

Anamnese und Befunde ähneln der diabetischen Ketoazidose (Tab. 13.14). Neben der ausgeprägten Exsikkose kommt es häufig zu fokalen oder generalisierten Krämpfen. Des Weiteren wird Nackensteifigkeit bei normalem Liquorbefund beschrieben. Weitere Laborbefunde sind:

- BZ-Werte zwischen 600 und 1 000 mg/dl,
- Hyperosmolarität (oft > 350 mosm/l),
- Natrium deutlich erhöht,
- geringe bis fehlende Erhöhung der Ketonkörper und minimale Azidose.

*Therapie*

Die therapeutischen Richtlinien gleichen denen der diabetischen Ketoazidose. Das im Vergleich größere Flüssigkeitsdefizit (bis 10 l) wird vorsichtig ausgeglichen (Achtung: Überwässerung bei Herzinsuffizienz), der Insulinbedarf ist deutlich niedriger als bei der Ketoazidose.

PFLEGE **Sicherheit.** *Wenn ein Diabetiker plötzlich unklare Bewusstseinsstörungen entwickelt, führen Sie stets einen BZ-Schnelltest durch. Verabreichen Sie einem Diabetiker mit unklarer Bewusstlosigkeit niemals Insulin, sondern Glukose, weil Insulin bei einer Hypoglykämie tödlich sein könnte und umgekehrt ein paar Gramm Glukose bei einer Hyperglykämie keinen zusätzlichen Schaden anrichten.*

*Ursachen der Laktatazidose*

Die seltene Laktatazidose, die mit Laktatspiegelerhöhungen im Serum (> 8 mmol/l bzw. > 72 mg/dl) einhergeht und zu einer schweren metabolischen Azidose führt (pH < 7,25), ist keine direkte Folge der diabetischen Stoffwechselstörung (oft auch nur leichte Erhöhung der BZ-Werte im Blut), sondern steht in Beziehung zur Diabetestherapie mit Biguanid (Metformin) bei oft gleichzeitig bestehender Minderperfusion des Gewebes im Sinne einer Hypoxie (z. B. bestehende Herzinsuffizienz/Niereninsuffizienz bei Diabetes mellitus).

## 13.1.4 Hypoglykämien

DEFINITION *Bei einer Hypoglykämie liegt der Blutzuckerwert unter 40–50 mg/dl (2,5 bis 2,7 mmol/l). Klinische Symptome können, müssen aber nicht vorhanden sein.*

*Ursachen und Pathophysiologie*

Absolut oder relativ zu hohe Insulinspiegel mit konsekutivem BZ-Abfall sind die Ursache der Unterzuckerung. Klinische Folgen der Unterzuckerung beruhen auf zerebralem Glukosemangel (Neuroglykopenie) sowie der sympathikoadrenergen Gegenregulation. Die folgende Übersicht zeigt die Klassifikation der Ursachen von Hypoglykämien.

**Nüchtern-Hypoglykämien:**

- endokrine Ursachen, z. B. Insulinom, HVL- und NNR-Insuffizienz, Hypothyreose, Kinder diabetischer Mütter, große extrapankreatische Tumoren
- Stoffwechseldefekte, z. B. Glykogenspeicherkrankheiten, kongenitale renale Glukosurie
- hepatische Ursachen, z. B. Lebernekrosen, Leberinfiltrationen
- Substratmangel aufgrund schwerer Mangelernährung, schwerer körperlicher Arbeit, Urämie
- exogene Ursachen, z. B. Insulin, orale Antidiabetika, Salizylate, Betablocker, Alkohol

**Reaktive (postprandiale) Hypoglykämien:**

- Spontanhypoglykämien bei vegetativer Labilität (häufig)
- Dumping-Syndrom, z. B. Zustand nach Magenresektion oder nach Vagotomie
- Magenentleerungsstörung infolge autonomer Neuropathie bei Diabetes mellitus
- Frühstadium des Diabetes mellitus
- Stoffwechseldefekte, z. B. hereditäre Fruktoseintoleranz, Galaktosämie, Leucin-Empfindlichkeit
- hepatische Ursachen (Leberzirrhose)
- exogene Ursachen, wie Insulin, orale Antidiabetika, Alkohol

**Häufige Unterzuckerungsursachen bei Diabetes mellitus:**

- Überdosierung von Insulin oder Sulfonylharnstoffen (z. B. Ernährung unterbrochen, Sulfonylharnstoffe aber weiter eingenommen bzw. Insulin in gleicher Dosis weitergespritzt, Dosis vertauscht, Mahlzeit vergessen, Änderung der Nadellänge, Veränderung der Spritzenstelle)
- Essensverhaltensstörungen (z. B. Bulimie bei jugendlichen Diabetikerinnen)
- vermehrte Bewegung (Insulindosis vorher nicht genügend reduziert), ungeplante Bewegung (z. B. Schnee fegen)
- zu langer Spritz-Ess-Abstand
- Alkoholkonsum (Hemmung der hepatischen Glukoseproduktion), Interferenz mit blutzuckersenkenden Medikamenten

*Symptome*

Die Symptome der Hypoglykämie werden im Wesentlichen bestimmt durch die sympathikoadrenerge (autonome) Gegenregulation: Tachykardie, Herzklopfen, weite Pupillen, Unruhe, Angst, Überaktivität, Aggressivität, Zittern, kalter Schweiß, Übelkeit, Heißhunger, Speichelfluss, Stuhl- und Harndrang.

Durch den zerebralen Glukosemangel im Sinne einer Neuroglykopenie entstehen Verwirrtheit, Desorientiertheit, Konzentrationsschwäche, Gedächtnisstörung, Halluzinationen, motorische Unruhe, Müdigkeit, Apathie, Sprach- und Sehstörungen, Krämpfe und Lähmungen, Somnolenz oder Koma.

Risikopatienten für Hypoglykämien sind
- Diabetiker mit intensivierter Insulintherapie,
- Träger von Insulinpumpen,
- Schwangere im 1. Trimenon.

Das Auftreten von Symptomen ist nicht nur von der Höhe des BZ-Spiegels abhängig, sondern auch von der Geschwindigkeit des Abfalls und der vorausgegangenen Höhe des BZ-Spiegels. Hypoglykämische Symptome können auch beim BZ-Abfall von einer Hyperglykämie auf normale Werte registriert werden.

13

● PFLEGE ***Patientenbeobachtung.*** *Die Symptome einer Unterzuckerung sind individuell sehr unterschiedlich ausgeprägt. Der eine Patient wirkt lediglich sehr forsch und selbstbewusst, der andere schwitzt oder krampft. Schwere Hypoglykämien entstehen selten ohne die geringste Vorwarnung. Viel häufiger kommt es vor, dass Warnsignale, wie Schweißausbrüche, Herzklopfen, Kopfschmerzen oder Müdigkeit, verkannt werden. Nehmen Sie in jedem Fall solche Warnsignale ernst und führen Sie eine BZ-Kontrolle durch.*
*Die Fähigkeit des Patienten, Unterzuckerungssymptome wahrzunehmen, verändert sich im Laufe seines Lebens. Sie hängt von der Dauer des Diabetes und der eventuell vorhandenen Spätschäden ab. Sensibilisieren Sie den Patienten dafür, seine persönlichen aktuellen Hypoglykämiefrühsymptome wahrzunehmen.*

**Nächtliche Hypoglykämien** sind oft asymptomatisch. Hinweise sind Nachtschweiß, Alpträume, schlechter Schlaf und morgendlicher Kopfschmerz. Bei hohem Nüchtern-BZ bzw. überschießendem BZ-Anstieg nach dem Frühstück muss an nächtliche Hypoglykämie gedacht werden!

Der **Schweregrad** einer Unterzuckerung kann unterteilt werden in
- **leichte Unterzuckerung**, einhergehend mit Heißhunger, Herzklopfen, Schweißausbruch, Kribbeln an den Lippen, weiche Knie, Stimmungsschwankungen, leichte Konzentrationsschwäche,
- **mittelschwere Unterzuckerung** mit Dazutreten von Symptomen, wie Zittern (u. U. am ganzen Körper), Sehstörungen (z. B. Augenflimmern), Verlust von gezieltem Denken und Handeln sowie Orientierung,
- **schwere Unterzuckerung** einhergehend mit Bewusstlosigkeit und eventuell Krampfanfällen.

***Diagnostik***

Anamnese (Diabetikernotfallausweis, Angehörige), Messung des Blutzuckers (im Notdienst mittels BZ-Teststreifen).

Wichtig ist zu unterscheiden zwischen Hypoglykämie und diabetischer Ketoazidose (s. **Tab. 13.14**). Schwere Hypoglykämien sind gegen z. B. Apoplex, Psychosen, Intoxikationen, epileptischem Anfall und weitere Komata abzugrenzen (s. Fallbeispiel stationärer Notfall 3, S. 711).

***Therapie***

Das therapeutische Vorgehen richtet sich nach dem Schweregrad der Hypoglykämie:
- **Leichte Unterzuckerung**: Selbstbehandlung mit Traubenzucker (z. B. Dextro Energen 2 Plättchen = 1 BE), normal gesüßte Fruchtsäfte, Colagetränke. Ungeeignet sind Diätgetränke, Diätsüßigkeiten, eiweiß- und fettreiche Speisen (z. B. Schokolade, Milch).
- **Mittelschwere Unterzuckerung**: Zusätzlich zu Traubenzucker, Saft, Cola, zuckerhaltigen Limonaden 1–2 BE Brot, um ein erneutes Abgleiten in die Hypoglykämie zu vermeiden.
- **Schwere Unterzuckerung**: Fremdhilfe ist unbedingt notwendig:
  - Glukoselösung i.v. 50–100 ml, 20–50 % (Achtung: Gefahr der peripheren Phlebitis durch hochprozentige Glukose, Wiederholung eventuell nach 20 Minuten bzw. anschließend 5 %ige Glukose per Infusion) oder
  - 1 mg Glukagon s.c., z. B. Gluca Gen Hypokit, z. B. von Angehörigen. Dann nach Erwachen Glukose oral oder i.v. (BZ-Kontrolle!).

Bei jeder schweren Hypoglykämie Überwachung in der Klinik (48 Stunden); insbesondere sulfonylharnstoffinduzierte Hypoglykämien verlaufen protrahiert bzw. rezidivierend. Wichtig: Ursache ergründen und entsprechende Therapieanpassung vornehmen!

● MERKE *Jeder Diabetiker sollte seinen Notfallausweis immer bei sich führen. Traubenzucker sollte er immer mit sich tragen; er ist „seine Lebensversicherung in allen Lebenslagen".*

## 13.1.5 Vaskuläre Komplikationen

Die vaskulären Komplikationen bestimmen Lebenserwartung und Lebensqualität des Diabetikers. Die diabetesspezifische **Mikroangiopathie** manifestiert sich hauptsächlich an Augen, Nieren und Nerven. Diese Form tritt sowohl bei Typ 1 wie auch bei Typ 2 auf. Die **Makroangiopathie**, die die großen Gefäße betrifft, tritt bei Diabetikern in einem früheren Alter als bei Nichtdiabetikern auf und zeigt häufig eine rasche Progredienz. An den vaskulären Komplikationen versterben 70–80% der Diabetiker.

Für die Entstehung und das Ausmaß der Gefäßkomplikationen sind verantwortlich

- Diabetesdauer (15–25 Jahre nach Manifestation des Diabetes sind in der Regel bei 80–90% der Patienten diabetische Angiopathien nachweisbar),
- Qualität der Stoffwechseleinstellung (Prävention der Spätfolgen durch Normoglykämie!),
- genetische Faktoren.

### *Ursachen*

Von wesentlicher Bedeutung für die Entstehung der diabetischen Angiopathie ist die Hyperglykämie. Es kommt zu

- vermehrter Neuproduktion verschiedener Kollagentypen,
- Umwandlung von Glukose in Sorbit (hierdurch Störung des intrazellulären Stoffwechsels),
- Glykierung (nichtenzymatische Anlagerung von Glukose) an körpereigene Proteine, Nukleinsäuren und Lipoproteine (AGE-Peptide: *a*dvanced glycation and *p*roducts),
- Induktion von verschiedenen Zytokinen und Wachstumsfaktoren (z. B. bei der proliferativen Retinopathie).

Die **Makroangiopathie** manifestiert sich als koronare Herzkrankheit (50% der Diabetiker versterben an Myokardinfarkt); KHK bei Diabetikern 2–3-mal häufiger als periphere arterielle Verschlusskrankheit und/oder als Angiopathie der Hirnarterien (zerebraler Insult).

Die **Mikroangiopathie** betrifft alle Kapillargebiete und manifestiert sich als Retinopathie sowie als Nephropathie (S. 509 ff). Dieser generalisierte angiologische Prozess betrifft aber auch Herz (kleine Koronararterien: "small vessel disease"), Füße, Muskelkapillaren, Konjunktivalgefäße sowie die Vasa vasorum und nervorum.

In **Abb. 13.14** sind die Zusammenhänge zwischen Mikroangiopathie und Makroangiopathie in den verschiedenen Organen sowie die gleichzeitige Verknüpfung und Progression durch den Bluthochdruck schematisch dargestellt.

## Diabetische Retinopathie und Makulopathie

**Häufigkeit**: Typ-1-Diabetes: 80–90% nach 20-jähriger Diabetesdauer; Typ-2-Diabetes: 25% nach 15 Jahren. Häufigste Ursache für Erblindungen im Erwachsenenalter; 2–4% der Typ-1-Diabetiker erblinden!

### *Pathogenese*

Die diabetische Retinopathie ist eine Mikro- und Makroangiopathie, bei der sowohl die Kapillaren wie auch die retinalen Arteriolen betroffen sind (**Abb. 13.15**). Das Krankheitsbild wird durch die Kapillarerkrankung geprägt. Durch Undichtigkeit der Kapillarwände entstehen Ödeme und Exsudate. Darüber hinaus kommt es zur Gefäßneubildung, es entstehen Mikroaneurysmen. Es wird unterschieden zwischen

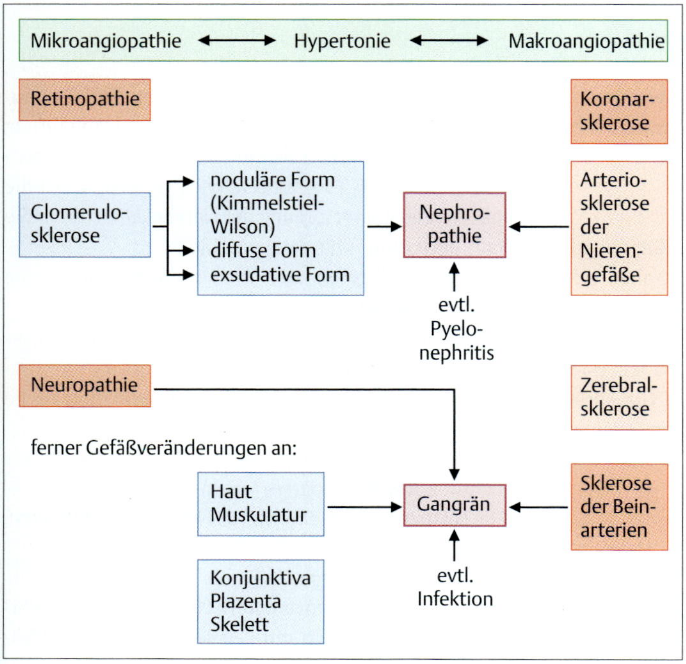


**Abb. 13.14 Diabetisches Spätsyndrom.** Chronische Komplikationen des Diabetes mellitus sowie Zusammenhänge zwischen Mikro- und Makroangiopathie sowie Hypertonie.

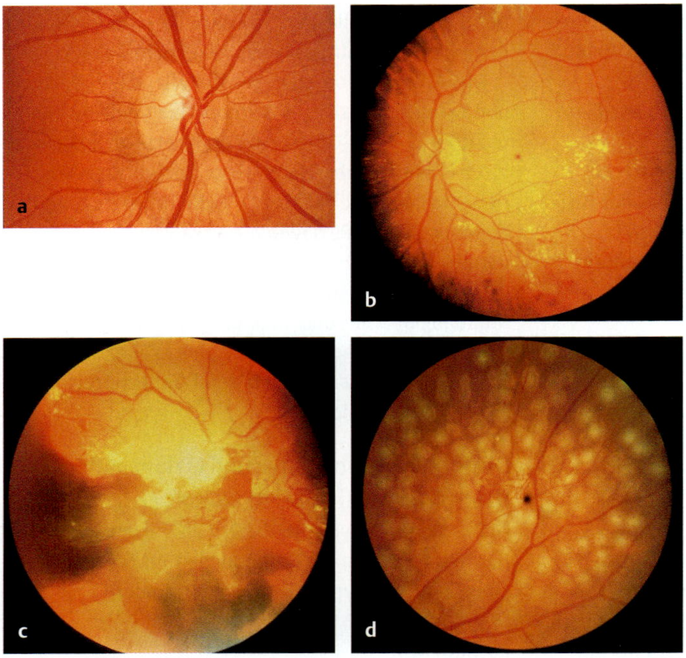


**Abb. 13.15 Diabetische Retinopathie. a** Normaler Augenhintergrund, **b** Retinopathia diabetica simplex (disseminierte intraretinale Blutungen und harte Exsudate), **c** Retinopathia diabetica proliferans mit präretinalen Blutungen sowie Glaskörperblutung, **d** frischer Zustand nach Argon-Laser-Koagulation bei ausgeprägter diabetischer Retinopathie.



- *nichtproliferativer Retinopathie* (Hintergrundretinopathie, „background retinopathy“, Kapillarmikroaneurysma, ischämische Netzhautödeme, Exsudate),
- *proliferativer Retinopathie* (Glaskörpereinblutungen, Netzhautablösung, Hämorrhagien) und
- *diabetischen Makulopathie*: Dabei ist der Punkt des schärfsten Sehens in der Netzhautmitte (Makula) betroffen. Es kommt zu einer ausgeprägten Sehverschlechterung einhergehend mit Verlust des Lesevermögens, ggf. auch des Verlustes der Autofahrfähigkeit. Es wird unterschieden zwischen fokalem und diffusem Makulaödem sowie der ischämischen Makulopathie. Neben intraretinalen Blutungen finden sich Fettablagerungen.

### *Diagnostik und Therapie*

Frühsymptome bei Retinopathie und Makulopathie fehlen, daher regelmäßige Augenarztkontrollen erforderlich. Hier: Fundusuntersuchung, ggf. Fluoreszenzangiografie.

Lasertherapie bei leckenden Mikroaneurysmen und -kapillaren und Netzhautablösungen. Glaskörperentfernungen; ggf. Gabe von Anti-Angiogenesemedikamenten zur Hemmung des Gefäßwachstums, z. B. Bevacizumab, S. 651.

● MERKE *Regelmäßige augenfachärztliche Untersuchungen in Abständen von 6–12 Monaten sind bei allen Diabetikern empfehlenswert.*

Wichtig sind normoglykämische Stoffwechseleinstellung, Therapie erhöhter Blutfette sowie des Hypertonus und Vermeidung eines Nikotinabusus.

## Diabetische Polyneuropathie

● DEFINITION *Durch die diabetische Stoffwechsellage bedingte Erkrankung mehrerer peripherer Nerven. Sie tritt bei 20–50 % der Diabetiker nach 10-jähriger Krankheitsdauer auf.*

### *Pathogenese*

Wesentliche pathogenetische Faktoren sind Anhäufung von Sorbit in den Nervenzellen und Anhäufung von AGE-Produkten in Membranen und Funktionsproteinen (s. S. 429). Eine weitere wichtige Rolle spielt die mangelnde Blutversorgung der Nervenzellen durch die Vaso nervorum (Mikroangiopathie).

Folgende Formen der diabetischen Neuropathie werden unterschieden:

- symmetrische, periphere, sensomotorische Neuropathie (am häufigsten)
- asymmetrische, proximale, vorwiegend motorische (amyotrophe) Neuropathie (selten)
- Mononeuropathie (selten)
- autonome Neuropathie (am zweithäufigsten)

Alle Formen können einzeln oder kombiniert auftreten.

### *Symptome und Diagnostik*

Die sensible oder sensomotorische distale symmetrische Neuropathie geht mit den sensiblen Missempfin-

dungen der unteren Extremitäten einher, die sich in folgenden Symptomen äußern können:
- Kribbeln, Ameisenlaufen, Kältegefühl, Wadenkrämpfen
- Schmerzen (Brennen = "burning feet", häufig nachts stechend und blitzartig auftretend; charakteristisch: Besserung beim Gehen – im Gegensatz zur AVK)
- Gangstörungen bei gestörter Tiefensensibilität: „Gehen wie auf Watte, gehen, als ob die Füße nicht zu mir gehören"

Objektiv finden sich:
- gestörtes Vibrationsempfinden als Frühzeichen (Stimmgabeltest)
- abgeschwächte Sehnenreflexe (zuerst fällt der Achillessehnenreflex aus)
- gestörtes Temperaturempfinden (Bestimmung des Temperaturempfindens mit z. B. Tip-Therm-Sonde
- Sensibilitätsausfälle, meist an den Füßen (Monofilament zur Bestimmung der Oberflächensensibilität)
- verzögerte Nervenleitgeschwindigkeit (NLG) als empfindlichstes Kriterium

### *Therapie*

Die Therapie besteht in
- Optimierung der Diabeteseinstellung (möglichst Normoglykämie),
- Weglassen neurotoxischer Medikamente sowie Alkoholabusus,
- Alpha-Liponsäure (z. B. Thioctazid) 600 mg pro Tag als Kurzinfusion über 2–4 Wochen (wirkt nur parenteral, orale Gabe sehr umstritten),
- B-Vitaminen (parenteral), Versuch mit Antidepressiva (z. B. Amitriptylin 25–150 mg pro Tag), Selektive Serotonin- und Noradrenalin-Wiederaufnahme-Hemmer (z. B. Duloxetin [Cymbalta] 30–60 mg pro Tag), Versuch mit Analgetika zur Nacht,
- Magnesium bei Wadenkrämpfen,
- Gabapentin (Neurontin), Pregabalin (Lyrica),
- topische Analgetika (z. B. Capsaicinsalbe).

## Autonome diabetische Polyneuropathie

DEFINITION *Die autonome diabetische Polyneuropathie ist die Neuropathie des vegetativen Nervensystems.*

### *Ursachen und Häufigkeit*

Ursache und Häufigkeit wie bei der peripheren Neuropathie. Grundsätzlich können alle Funktionen des vegetativen Nervensystems betroffen sein, wobei die einzelnen Organsysteme unterschiedlich stark beeinträchtigt sind.

### *Symptome*

*Kardiovaskuläres System*: Ruhetachykardie (Vagusschädigung), orthostatische Hypotonie (Sympathikusschädigung) und Synkopen, eingeschränkte Herzfrequenzbreite (erhöhtes Risiko für plötzlichen Herzstillstand), verminderte bis fehlende Wahrnehmung von Angina pectoris („stummer Herzinfarkt", S. 194).

*Gastrointestinalsystem*: Ösophagusatonie (Schluckstörungen), Gastroparese (verlangsamte Magenentleerung, Folge: schwer einstellbarer Diabetes wegen wechselhafter Kohlenhydrataufnahme), wässrige Durchfälle oft nachts, aber auch Obstipation; anorektale Dysfunktion (Inkontinenz).

*Urogenitales System*: Ureteren- und Blasenatonie mit Infektneigung, erektile Dysfunktion (ca. 30 % aller Diabetiker), retrograde Ejakulation.

*Neuroendokrines System*: abgeschwächte oder fehlende hormonelle Gegenregulation bei Hypoglykämie (Verminderung oder Wegfall der adrenergen Hypoglykämiewarnsymptome).

*Thermoregulation*: verminderte Schweißsekretion, gestörte Gefäßregulation mit Vasodilatation (warmer Fuß bei Diabetes).

*Trophik von Haut, Stütz- und Bewegungsapparat*: Hyperkeratose, Ödeme, Atrophie von Haut, Knochen, Sehnen und Muskulatur.

### *Therapie*

Die Therapie ist in der Regel unbefriedigend. Versuch bei Gastroparese mit Cisaprid oder Metoclopramid; bei Diarrhö mit Loperamid; bei erektiler Dysfunktion Phosphodiesterase-Hemmer (z. B. Viagra, Levitra).

## Diabetisches Fußsyndrom

DEFINITION *Es handelt sich um Komplikationen am Fuß des Diabetikers als Teil des diabetischen Spätsyndroms einhergehend mit Ulkus, Infektion, Gangrän und ggf. Fußgewölbeeinbruch.*

**Häufigkeit**: bei 10–25 % der Patienten; Typ-1- und Typ-2-Diabetiker sind gleichermaßen betroffen. Die Amputationsrate bei Diabetikern liegt 20-mal höher als in der Allgemeinbevölkerung.

### *Ursachen und Pathogenese*

Die ursächlichen Faktoren des diabetischen Fußes sind in erster Linie die diabetische Polyneuropathie (ca. 60 % der diabetischen Füße), die Mikro- u. Makroangiopathie (ca. 25 % der Patienten) und die Mischform zwischen Neuropathie und Angiopathie (bei ca. 15 % der Patienten) überwiegend bei über 65-Jährigen (**Abb. 13.16**).

Eine schlechte Stoffwechseleinstellung begünstigt Infektionen nach Verletzungen.

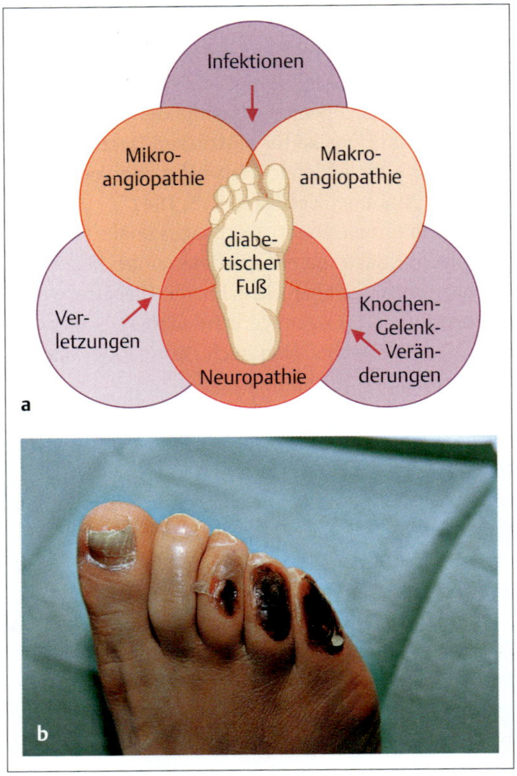


**Abb. 13.16 Diabetischer Fuß. a** Einflussfaktoren bei der Entstehung des diabetischen Fußes. **b** Gangränöse Veränderungen des Fußes bei einem 55-jährigen Typ-2-Diabetiker nach 18-jähriger Diabetesdauer. Neben einer Mikro- und Makroangiopathie der unteren Extremitäten besteht eine Neuropathie. Zu enges Schuhwerk führt zu Drucknekrosen an den Zehen.

### *Symptome*

Der neuropathische Fuß ist warm und rosig, die Fußpulse sind gut tastbar. Schmerz- und Temperaturempfinden sind herabgesetzt bzw. fehlen komplett. Es bestehen trophische Störungen der Haut (sehr trocken, Verhornung, Verletzungen und Infektionen); durch Schwielenbildung und Drucknekrosen (falsches Schuhwerk, falsche Belastung des Fußes) entsteht ein ausgestanztes Ulkus (Mal perforans an Groß- oder Kleinzehenballen, **Abb. 13.17a**).

Eine Fehlbelastung des Fußes kann zur Osteoarthropathie (Charcot-Fuß mit Einbruch des Fußgewölbes: Wiederherstellung des Fußgewölbes durch OP mithilfe von Schrauben) führen (**Abb. 13.17b** u. **c**).

Der angiopathische Fuß (die Makroangiopathie steht im Vordergrund) ist gekennzeichnet durch eine Claudicatio intermittens (S. 288). Der Fuß ist kühl und livide verfärbt, schwache oder negative Fußpulse; Nekrosen/Gangrän an Zehen und Ferse.

Oft ist der angiopathische Fuß kombiniert mit anderen Makroangiopathien, wie Karotisstenosen oder der koronaren Herzkrankheit (S. 192).

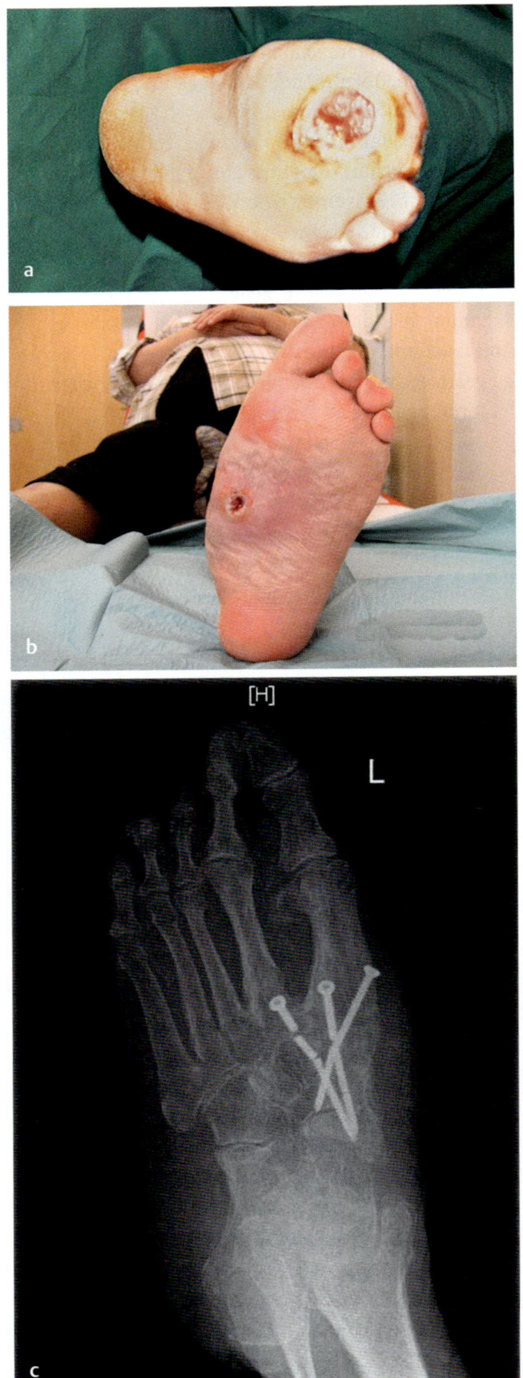


**Abb. 13.17 Mal perforans. a** Ausgestanztes Ulkus Mal perforans bei einer Typ-2-Diabetikerin nach 25-jähriger Diabetesdauer. Es bestehen neben der Neuropathie auch Mikro- und Makroangiopathie. Eine Zehenamputation wurde bereits durchgeführt. **b** Charcotfuß mit Einbruch des Fußgewölbes und medialem Ulcus. **c** Röntgenbild des Charcotfußes; gebrochene Schrauben nach Versuch der Aufrichtung des Fußgewölbes. Ein erneuter operativer Eingriff ist jetzt notwendig.

#### *Diagnostik*

Eingehende Untersuchung der Füße (Haut, Nägel, Druckstellen, Infekte?). Neurologische Untersuchung (Stimmgabel, Monofilament, NLG). Angiologische Untersuchung (Pulse, Doppler-Duplex-Untersuchungen), des Weiteren mikrobiologische Untersuchungen der Abstriche von Läsionen, Pedografie bei Deformierungen und Fehlstatik, Röntgenuntersuchungen.

#### *Therapie*

Behandlung von Neuropathie und Angiopathie (S. 431). Antibiose sowie antimykotische Behandlung systemisch und/oder Lokalbehandlung (z. B. Abtragung von Hyperkeratosen und Nekrosen). Verordnung von orthopädischen Schuhen nach Pedografie.

#### *Prophylaxe*

Eine gute Diabeteseinstellung ist die Grundlage für die Prophylaxe des diabetischen Fußes. Darüber hinaus wird orthopädisches, atmungsaktives Schuhwerk verordnet, das zur mechanischen Entlastung von Druckpunkten beiträgt und den Zehen genug Raum lässt.

● PFLEGE ***Patienteninformation.*** *Erläutern Sie dem Patienten, dass er keine Strümpfe aus Kunstfasern sondern besser aus Naturfasern (Baumwolle, Wolle, Seide) tragen soll, weil diese Feuchtigkeit besser ableiten. Die Strümpfe sollten keine Stopfstellen oder Falten haben, die Druckstellen hervorrufen würden. Um Hautveränderungen frühzeitig erkennen zu können, sollte der Patient seine Füße und Fußsohlen täglich einmal gründlich – auch mithilfe eines Spiegels – inspizieren. Mangelnde Hautelastizität führt bei einem Diabetiker zu Rhagadenbildung und bahnt den Weg für Infektionen. Raten Sie daher dem Patienten, seine Füße regelmäßig einzufetten, z. B. mit Linola-Salbe. Beim Nägelschneiden sollten Verletzungen unbedingt vermieden werden, d. h., Nägel nicht zu kurz abschneiden und Vorsicht im Umgang mit der Schere. Gut geeignet sind z. B. Kindernagelscheren, deren Spitzen abgerundet sind. Pilzinfektionen der Nägel oder der Haut muss der Patient konsequent behandeln lassen. Hühneraugen oder Hornhautschwielen dürfen nur von erfahrenen Fußpflegerinnen oder Ärzten entfernt werden. Empfehlen Sie dem Patienten in Zusammenarbeit mit dem Arzt, seine Füße nur in handwarmem Wasser zu waschen (Badethermometer) und sie nur mit weichen Tüchern gründlich abzutrocknen. Ebenso wie zu kaltes oder heißes Wasser sind auch Wärmflaschen oder Heizdecken nicht geeignet. Raten Sie dem Patienten aufgrund der Verletzungsgefahr vom Barfußlaufen ab. Damit kann auch der Ansteckung mit Fußpilz, z. B. in Schwimmbädern, Saunen oder Hotelzimmern, vorgebeugt werden. Empfehlenswert sind tägliche Fußgymnastik, Gehtraining und Spaziergänge. Sie fördern die Durchblutung der Füße.*

#### *Prognose*

Die Langzeitprognose des Diabetes ist vor allem abhängig von den vaskulären Komplikationen, deren Entwicklung und Progredienz insbesondere durch die Dauer der Erkrankung und die Güte der Einstellung bedingt sind. Teils schreiten die Sekundärveränderungen auch unabhängig von der Sorgfalt der Behandlung weiter fort.

Diabetiker versterben überwiegend an den Folgen einer Koronar- sowie Zerebralsklerose oder an den Folgen der chronischen Nephropathie (s. S. 509).

## 13.1.6 Neuroendokrine Tumoren (NET)

**Häufigkeit**: Neuroendokrine Tumoren des gastro-entero-pankreatischen System(GEP-Tumoren) sind selten (2/100 000 Einwohner pro Jahr).

Neuroendokrine Zellen finden sich im gesamten Körper, vor allen Dingen jedoch im Magen-Darm-Trakt und in der Bauchspeicheldrüse sowie in der Lunge und im Gehirn. Das kleinzellige Bronchialkarzinom wird ebenfalls zu den NET gezählt (S. 356). Eine enge Verwandtschaft besteht zwischen dem NET und Neuroblastomen, Phäochromozyten und Paragangliomen.

Das klinische Bild der Tumoren hängt von der Produktion der entsprechenden Hormone ab. Die wichtigsten sind Carcinoid, Insulinom, Gastrinom, Vipom, Glukagonom, Somastostatinom und multiple endokrine Neoplasien (MEN).

### Karzinoid

● DEFINITION *In der Regel handelt es sich um einen endokrin aktiven Tumor, der überwiegend Serotonin produziert und benigne oder maligne sein kann.*

**Häufigkeit**: 1/100 000 Einwohner pro Jahr. Bei jeder 300. Appendektomie als gutartiger Zufallsbefund solitäres Karzinoid in der Appendix.

**Lokalisation**: Gastrointestinaltrakt (85 %, hier häufig im Dünndarm), selten Lunge und Bronchien sowie Thymus, Nieren, Prostata, Pankreas.

#### *Pathophysiologie*

Durch die Produktion von Serotonin, Kallikrein, Tachykininen (Substanz P u. a.) und Prostaglandinen lassen sich die wesentlichen Symptome und Befunde erklären.

#### *Symptome und Diagnostik*

Führendes Symptom ist der Flush (in ca. 90 % der Fälle), bestehend aus anfallsweisen Hitzewallungen, Rötung des Gesichts und Schwitzen, Diarrhö sowie kardialer Symptomatik (Herzjagen, Herzklopfen). In 75 % der Fälle bestehen Gewichtsverlust und Schwitzen. Der Diagnosestellung dienen

- 5-Hydroxyindolessigsäure (Abbauprodukt des Serotonins) im 24-Stunden-Urin (Achtung: Weglassen von Bananen, Nüssen, Ananas u. a., die serotoninreich sind),
- Serotoninmessung im Blut,
- Lokalisationsdiagnostik mittels Sonografie, CT, MRT, Somatostatinrezeptorszintigramm.

In der Regel liegen bei der Diagnose eines Karzinoidsyndroms bereits Lebermetastasen vor, die Metastasierungsrate liegt bei 54–99 % (**Abb. 13.18**).

### *Therapie*

Operation des Tumors; bei Inoperabilität bzw. Metastasen Somatostatinanaloga ggf. in Kombination mit Alpha-Interferon. Symptomatische Therapie mit Serotoninantagonisten (Methysergid, Cyproheptadin).

13

## Insulinom

● DEFINITION *Das Insulinom ist ein autonom Insulin sezernierender Tumor des Pankreas.*

### *Pathophysiologie*

Der in der Regel gutartige (über 90%), meist solitäre (ca. 90%) Tumor produziert und sezerniert autonom Insulin, das zu mehr oder weniger ausgeprägten Hypoglykämien führt.

### *Symptome*

Ausgeprägte Hypoglykämie (S. 427 ff), insbesondere durch körperliche Anstrengungen. Der durch den Unterzucker bedingte Heißhunger führt oft zur Gewichtszunahme.

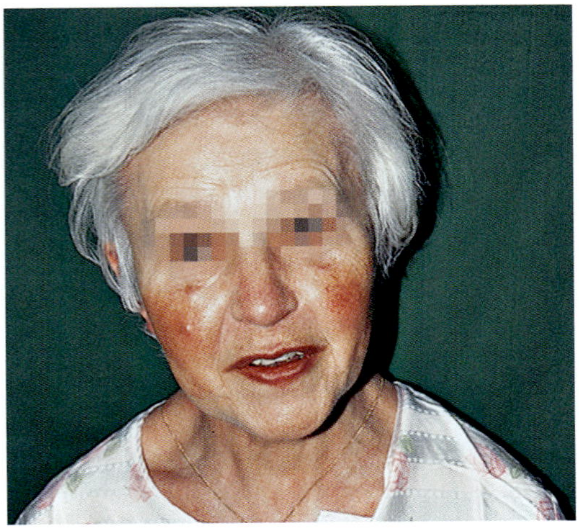

**Abb. 13.18 Karzinoid.** 75-jährige Patientin mit in die Leber metastasierendem Karzinoid und Dauerflush.

Typisch ist die Whipple-Trias:

1. spontan Hypoglykämie (BZ < 45 mg/dl; < 2,5 mmol/l) durch Nahrungskarenz
2. Zeichen der Unterzuckerung (S. 427)
3. rasche Besserung nach oraler oder intravenöser Glukosezufuhr

### *Diagnostik und Therapie*

Stationärer Hungerversuch bis 72 Stunden zur Provokation der Hypoglykämie: Messungen von BZ, Insulin und C-Peptid 6-stündlich. Charakteristisch ist die fehlende Suppression von Insulin bei Abfall des BZ.

Lokalisationsdiagnostik: Sonografie, Endosonografie, CT, MRT, Somatostatinrezeptorszintigramm, Angiografie des Pankreas.

Die Therapie der akuten Hypoglykämie ist auf S. 428 beschrieben.

Operation des Tumors. Konservative Therapie bei entsprechender Indikation mit Diazoxid (Proglicem) und/oder Somatostatinanaloga, bei metastasiertem Inselzellkarzinom Gabe von Streptozodozin.

## Gastrinom

● DEFINITION *Das Gastrinom ist ein autonom Gastrin sezernierender Tumor des Pankreas (80 %) oder Duodenums (10–25 %) mit einer Malignitätsrate von über 90 %. Eine andere Bezeichnung für das Gastrinom lautet Zollinger-Ellison-Syndrom.*

### *Symptome*

Aufgrund der durch Hypergastrinämie gesteigerten Magensäureproduktion treten rezidivierende atypisch lokalisierte Schleimhautläsionen (Erosionen, Ulzera) auf, und zwar in Magen, Duodenum und gelegentlich im Jejunum. Gewichtsverlust durch Diarrhö (ca. 50 % der Fälle). Dyspeptische Beschwerden mit Übelkeit und Völlegefühl.

### *Diagnostik und Therapie*

Messung von Gastrin im Serum: basal erhöht, weiterer Anstieg durch Sekretingabe.

Lokalisationsdiagnostik: häufig kleinste Tumoren im Duodenum. Endosonografie, CT, MRT, Somatostatinrezeptorszintigramm, ggf. Angiografie.

Therapie ist die Operation; Protonenpumpenhemmer (S. 58).

## Vipom, Glukagonom und Somatostatinom

- Vipom (Überproduktion von VIP = vasoaktives intestinales Polypeptid): Symptomatik mit wässrigen Durchfällen, Hypokaliämie, Hypochlorhydrie oder Achlorhydrie (WDHA-Syndrom, Verner-Morrison-Syndrom).

- Glukagonom (Überproduktion von Glukagon): einhergehend mit Diabetes mellitus und Hauterscheinungen (Erythema necrolyticans migrans).
- Somatostatinom (Überproduktion von Somatostatin: typische Symptome sind Diabetes mellitus, Steatorrhö, Diarrhö, epigastrische Schmerzen und Cholelithiasis.

**Multiple endokrine Neoplasien (MEN)**

Sie sind durch Genmutation bedingt, autosomal-dominant vererbt und treten in verschiedenen Organen auf. Es liegen neuroendokrine Tumoren gleichzeitig in verschiedenen Organen vor. Die folgenden Typen werden unterschieden:

- *Typ 1 (auch Wermer-Syndrom genannt)*: Tumoren in Pankreas (Gastrinom, Insulinom u. a., 50 %) sowie primärer Hyperparathyreoidismus (90 %), HVL-Tumoren (20 %).
- *Typ 2a:* auch Sipple-Syndrom genannt: medulläres Schilddrüsenkarzinom sowie Phäochromozytom und primärer Hyperparathyreoidismus.
- *Typ 2b:* Zusätzlich zu Typ 2a intestinale Ganglioneuromatose sowie marfanoider Habitus (schlank, lange Extremitäten, überstreckbare Gelenke)

**Häufigkeit**: ca. 1/50 000 Einwohner pro Jahr

## 13.2 Krankheiten von Hypothalamus und Hypophyse

### 13.2.1 Anatomie und Physiologie

Hypothalamus (Zwischenhirn) und Hypophyse bilden eine enge anatomische und funktionelle Einheit (**Abb. 13.19**). In den verschiedenen Kernen des Hypothalamus werden neurosekretorische Substanzen und Hormone gebildet, die die endokrine Aktivität des Hypophysenvorderlappens (HVL) steuern. Über einen speziellen Pfortaderkreislauf gelangen diese Substanzen in den HVL.

Das hypothalamohypophysäre System funktioniert als Schnittstelle zwischen Nerven und Hormonsystem. Der Hypothalamus stellt das Bindeglied zwischen den höheren Hirnzentren, der Hypophyse, den weiteren peripheren endokrinen Drüsen und dem endokrinen gastroenteropankreatischen System dar.

Die Hypophyse (Gewicht ca. 0,5–0,6 g) liegt in der Sella turcica (Türkensattel); morphologisch werden 3 Abschnitte unterschieden: Adenohypophyse (Hypophysenvorderlappen, HVL), Pars intermedia (Hypophysenmittellappen) und Neurohypophyse (Hypophysenhinterlappen, HHL). Die Hypophyse wird als übergeordnete Drüse bezeichnet, weil einige ihrer Hormone, wie ACTH, TSH, LH und FSH, die Tätigkeit anderer endokriner Drüsen (Nebennierenrinde, Schilddrüse, Gonaden) steuern.

Des Weiteren werden in den Neuronen des zentralen Nervensystems (ZNS) zahlreiche Neurotransmitter (z. B. Dopamin, Noradrenalin, Serotonin, Gamma-Aminobuttersäure [GABA]) gebildet. Sie beeinflussen Hypothalamus und HVL ebenfalls. Auch sog. peptiderge Neurotransmitter (Peptide = kleine Eiweißstoffe), wie z. B. Endorphine, Enkephaline sowie vasoaktives intestinales Peptid (VIP) und weitere gastrointestinale Neurohormone, beeinflussen auch über den Hypothalamus den HVL (s. o.).

Neben einer basalen Sekretionsrate werden die hypophysären Hormone pulsatil freigesetzt; des Weiteren besteht ein Tag-Nacht-Rhythmus.

Eine zusätzliche Regulation von Bildung und Ausschüttung der HVL-Hormone erfolgt über Feedbackmechanismen der Rückkopplungskreise (z. B. Schilddrüse-Hypophyse, S. 467, oder NNR-HVL). Darüber hinaus bestehen Regelkreise zwischen HVL und Hypothalamushormonen („kurzer Regelkreis") sowie ein ultrakurzer Regelkreis zwischen Hypothalamushormonen und den Neuronen höherer Nervenzentren (peptiderge Neurone, monoaminerge Neurone). Die Steuerung der HVL-Hormone erfolgt über sog. Releasing-(Ausschüttungs-) Hormone oder inhibierende (hemmende) Hormone oder Substanzen (**Abb. 13.20**). Diese Substanzen haben die endokrine Funktionsdiagnostik erheblich erweitert und verfeinert (s. u.).

Die Wirkungsweise der einzelnen HVL-Hormone wird bei den verschiedenen Krankheiten beschrieben.

● **MERKE** *Die Hypophyse ist wichtigster Ursprungsort der körpereigenen Morphine (Endorphine u. Enkephaline).*

Im HHL werden antidiuretisches Hormon (ADH, Vasopressin) und Oxytozin gebildet und gespeichert. Die vasopressorische Wirkung (Vasopressin) von ADH wird mit 1 000fach höherer Dosis erreicht als die, die den antidiuretischen Effekt bewirkt. ADH wird komplex reguliert in Zusammenhang mit dem Renin-Angiotensin-System (S. 445) sowie über Osmorezeptoren im Hypothalamus. ADH wirkt an den Nierentubuli, indem es zu vermehrter Wasserresorption und Antidiurese führt. Oxytozin fördert die Milchejektion der Brustdrüse und die Kontraktion der Uterusmuskulatur.

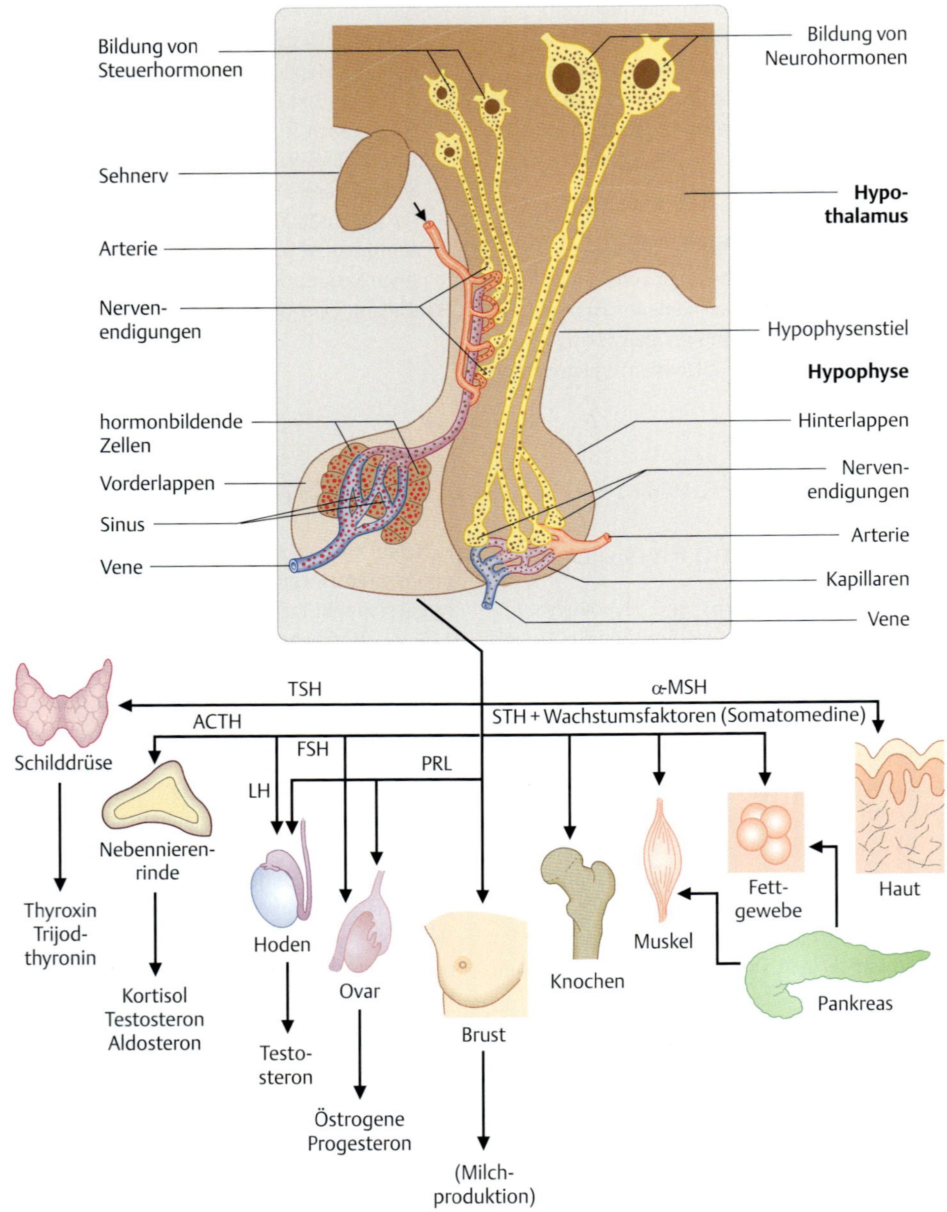


**Abb. 13.19 Hypothalamus und Hypophyse.** Im Hypothalamus mit seinen Kerngebieten werden die für jedes Hormon der Hypophyse entsprechenden Releasing- und Inhibiting-Hormone bzw. Substanzen gebildet. Diese fördern oder hemmen die Ausschüttung von Hypophysenhormonen. Die Hypophysenhormone ihrerseits regulieren einzelne Drüsen und/oder beeinflussen verschiedene Organe bzw. sind in einem Rückkopplungskreis (s. z. B. Schilddrüse) eingeordnet.

## 13.2.2 Allgemeine Diagnostik von Hypothalamus und Hypophyse

Die Diagnostik stützt sich in hormoneller Hinsicht überwiegend auf die direkte Bestimmung der Hypophysenhormone im Blut. Die Messung der basalen Hormonsekretion ist infolge der pulsatilen Sekretion in der Regel unzuverlässig (Ausnahmen: Prolaktin, LH und FSH in der Postmenopause); in der Regel werden daher hypophysäre **Funktionstests** durchgeführt.

PFLEGE ***Sicherheit.*** *Bei hypophysären Funktionstests können mitunter erhebliche Nebenwirkungen auftreten. Achten Sie darauf, dass der Patient über den Ablauf eines Tests genau informiert ist, denn nur so kann er gut mitarbei-*

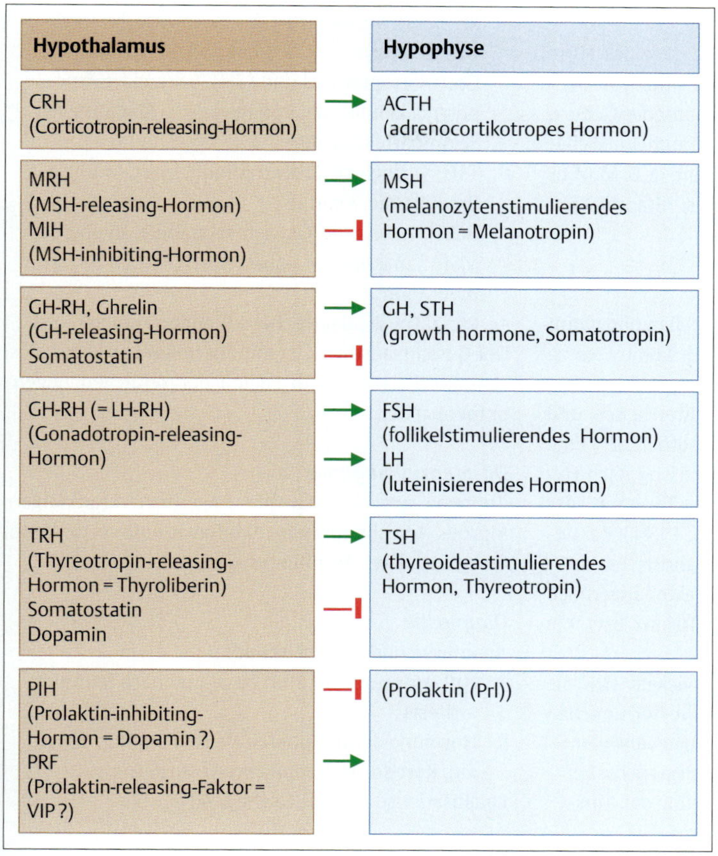


**Abb. 13.20 HVL-Hormone.** Die Steuerung der HVL-Hormone erfolgt über Releasing- bzw. inhibierende Hormone oder Substanzen.

*ten. Beobachten Sie den Patienten in der Testphase genau und führen Sie regelmäßige Vitalzeichenkontrollen durch.*

Die komplette Diagnostik der HVL-Funktion besteht in der Überprüfung der

- *thyreotropen Achse*: TRH-Test, $fT_4$, $fT_3$ bzw. TBG/TBK,
- *gonadotropen Achse*: GnRH-Test: GnRH mit Messung von LH und FSH, ggf. von Östrogenen bzw. Testosteron,
- *somatotropen Achse*:
  - Abklärung von Wachstumshormonmangelzuständen mittels GH-RH(„growth hormon - releasing hormon")-Test bzw. Insulinhypoglykämietest,
  - Abklärung der Wachstumshormonüberproduktion: oraler Glukosetoleranztest (S. 411); normal Suppression von GH unter 1 ng/ml,
- *mammotropen Achse*: TRH-Test zur Stimulation des Prolaktins im Blut (S. 468),
- *kortikotropen Achse*:
  - Abklärung von ACTH-Minderproduktion mittels CRH-Test, Vasopressin-Test, Insulinhypoglykämietest mit Messung von ACTH und Kortisol im Blut (Achtung: Hypoglykämie),
  - Abklärung der ACTH- bzw. Kortisolüberproduktion: Dexamethason-Test (S. 447); CRH-Test (ACTH-Messung vor und nach CRH).

HHL: ADH im Blut; zum Nachweis eines ADH-Mangels, Durstversuch über 6 Stunden.

Lokalisationsdiagnostik: Kernspintomografie an 1. Stelle, CT.

MERKE *Bei Raumforderung im Sellabereich Gesichtsfelduntersuchung durch den Augenarzt zur Erfassung einer möglichen Schädigung des Sehnervs (Chiasmasyndrom).*

### 13.2.3 Unterfunktion des HVL

DEFINITION *Das seltene Krankheitsbild der Hypophysenvorderlappeninsuffizienz ist gekennzeichnet durch den Ausfall einer, mehrerer oder aller Partialfunktionen (totale HVL-Insuffizienz) des HVL.*

**Häufigkeit**: 4/100 000 Einwohner pro Jahr

13

### *Ursachen*

Intra- und extraselläre Tumoren, Z.n. OP eines HVL-Adenoms, HVL-Nekrose durch Schock (Sheehan-Syndrom = postportale Nekrose des HVL unter der Geburt, Achtung: Agalaktie!), Schädel-Hirn-Traumata (Schädelbasisfraktur), Bestrahlung, Granulome (z.B. Morbus Boeck, Tbc), Autoimmunhypophysitis, Empty-Sella-Syndrom.

### *Symptome*

Erst nach Ausfall von ca. 80% der HVL-Zellen und damit dem Mangel an peripheren Hormonen kommt es zu klinischen Symptomen.

Es wird unterschieden zwischen chronischen und akuten Verlaufsformen der HVL-Insuffizienz. Eine akute HVL-Insuffizienz kann sich kurzfristig nach Hypophysektomie, schweren Schädel-Hirn-Traumen oder als Sheehan-Syndrom entwickeln (**Abb. 13.21**). Bei unbekannter oder nicht ausreichend substituierter chronischer HVL-Insuffizienz können Infekte, Diarrhöen oder Erbrechen eine akute HVL-Insuffizienz bzw. ein hypophysäres Koma auslösen.

Besteht ein *Hypophysentumor*, entwickeln sich die klinischen Symptome langsam, wobei die hormonellen Partialfunktionen in typischer Reihenfolge ausfallen:

- STH bei Kindern: hypophysärer Zwergwuchs, bei Erwachsenen: Adynamie, Verringerung der Muskelmasse, Vermehrung der Fettmasse, Fettstoffwechselstörungen, Neigung zu Osteoporose,
- Gonadotropine (LH und FSH): Sekundäre Amenorrhö, Libido- und Potenzverlust, Abnahme der Sekundärbehaarung
- TSH: vermehrte Kälteempfindlichkeit, Müdigkeit, Bradykardie, Apathie
- ACTH: Adynamie, Gewichtsabnahme, Hypotonie
- MSH: fahle Blässe (alabasterartig) durch Depigmentation
- Prolaktin: Agalaktie (bei stillenden Frauen)

Der Gesichtsausdruck ist mimikarm und ausdruckslos, charakteristisch ist ein Fehlen der seitlichen Augenbrauenpartien.

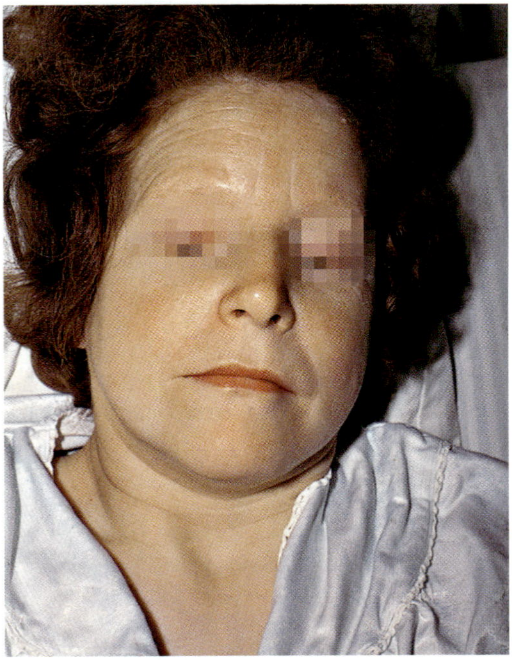

**Abb. 13.21 HVL-Insuffizienz.** Patientin mit kompletter HVL-Insuffizienz bei Sheehan-Syndrom mit typisch blassfahler Gesichtsfarbe und fehlender Augenbrauenpartie.

### *Differenzialdiagnose*

Anorexia nervosa, schwere Allgemeinerkrankungen, Morbus Addison, primäre Schilddrüsenunterfunktion, polyglanduläres Autoimmunsyndrom.

### *Diagnostik*

Anamnese und klinisches Bild:

1. HVL-Hormone im Blut: basal und nach Stimulationstests
2. Hormone der peripheren Drüsen im Blut: Thyroxin, Kortisol, Östradiol bzw. Testosteron.

Lokalisationsdiagnostik siehe S. 437.

### *Therapie*

Die kausale Therapie. Behandlung des Hypophysentumors (OP, Bestrahlung). Substitutionstherapie mit Hydrokortison, Thyroxin, Östrogen-Progesteron, Testosteron, ggf. Wachstumshormon.

Bei Kindern mit Minderwuchs aber auch bei Erwachsenen i.m.-Gabe von gentechnisch hergestelltem STH.

Wichtig in der Therapie des hypophysären Komas ist die rasche Gabe von 100–200 mg Hydrokortison in 5%iger Glukoselösung; danach Substitution mit Schilddrüsenhormonen.

### *Prognose*

Die Prognose ist im Wesentlichen abhängig von der Grunderkrankung und der konsequenten Substitutionstherapie. Bei Auftreten von Stresssituationen, wie Infektionen, Operationen oder körperlichen Anstrengungen, dann Erhöhung der Kortisondosis.

● MERKE *Die Patienten sollten einen Notfallausweis mit sich führen!*

● FALLBEISPIEL HYPOPHYSENVORDERLAPPEN-INSUFFIZIENZ *Herr K. (83 Jahre) klagt über Müdigkeit, Schlappheit, Antriebslosigkeit sowie rezidivierende Kopfschmerzen und Schwindelattacken. Vor 3 Jahren wurde eine transphenoidale Adenomexstirpation eines hormoninaktiven Hypophysenadenoms durchgeführt; vor einem Jahr erfolgte die erneute transphenoidale Resektion und Rezidivoperation bei diesem hormoninaktiven Hypophysenadenom. Eine sekundäre Hypothyreose und ein sekundärer Hypogonadismus sind bekannt, darüber hinaus koronare Herzkrankheit, arterielle Hypertonie und ein obstruktiv wirksames Prostataadenom.*

***Diagnostik***

***Klinischer Befund:*** *Der wache Patient in gutem Allgemeinzustand und gutem Ernährungszustand (77 kg, bei einer Körpergröße von 162 cm) ist voll orientiert, der Antrieb ist verlangsamt und der Patient wirkt depressiv verstimmt. RR 140/90 mmHg. Herzaktion regelmäßig, Herzfrequenz 60/min.*

***Labor:*** *Laborchemisch TSH erniedrigt, ebenso Cortisol sowie LH und FSH im Serum. Testosteron mit 2,1 ng/ml sowie $fT_4$ mit 1,3 ng/dl ebenfalls erniedrigt.*

***Diagnose***

*Es besteht eine Hypophysenvorderlappeninsuffizienz mit Ausfall mehrerer Partialfunktionen der Hypophyse: neben einer sekundären Hypothyreose (TSH sowie $fT_4$ erniedrigt) besteht eine sekundäre Nebenniereninsuffizienz (Cortisol erniedrigt) und ein sekundärer Hypogonadismus (LH und FSH sowie Testosteron erniedrigt). Die erniedrigten Testosteronspiegel lassen sich allerdings auch zwanglos durch das hohe Lebensalter des Patienten erklären. Der Patient legt Wert auf Behandlung mit männlichen Hormonen.*

***Therapie und Verlauf***

*Eine kardiale Genese der Schwindelanfälle wurde ausgeschlossen. Es erfolgte die Substitution mit L-Thyroxin (75 µg morgens nüchtern täglich). Hydrocortison (10 mg morgens und mittags, 5 mg abends) und Testosteron (Testoviron 250 3–4 wöchentlich).*

*Bei erhöhtem PSA-Wert (prostataspezifisches Antigen) von 8,3 ng/ml erfolgte die urologische Untersuchung einschließlich Prostatabiopsie. Es ergaben sich histologisch eine intraepithale low grade-Neoplasie, keine Infiltrate eines Prostatakarzinoms. Der großen Restharnmenge über 100 ml wegen wurde die Gabe eines Alphablockers, wie Omnic 0,4 1 Tbl. täglich empfohlen.*

*Unter der Therapie kommt es zu einer deutlichen Stimmungsaufhellung und Steigerung der Vigilanz.*

*Regelmäßige urologische Untersuchungen im Intervall. (Achtung: Prostata-Ca bei Testosterongabe!)*

## 13.2.4 Hypophysentumoren

In der Regel gutartige Neubildungen; 90 % sind Adenome; maligne Tumoren sind Raritäten; bis zu 15 % aller Hirntumore sind Hypophysen-Tumoren.

Endokrin aktive Tumoren (ca. 60 %): Prolaktinom (40 %), Wachstumshormonproduzierender Tumor (Akromegalie, 15 %), ACTH-produzierender Tumor (5 %).

Endokrin inaktive Tumoren (40 %): Kraniopharyngeom, Metastasen (Bronchial-, Mamma-, Magenkarzinom), Zysten, Gliome, Meningeome.

Es wird unterschieden zwischen

- *Mikroadenomen*: Ø < 1 cm, kein extraselläres Wachstum, keine endokrinen Ausfälle und
- *Makroadenomen*: Ø > 1 cm, oft invasives oder supraselläres Wachstum, oft (Pan-)Hypopituitarismus.

**Häufigkeit**: 4/100 000 Einwohner pro Jahr

### Endokrin inaktive Hypophysentumoren

***Symptome***

Klinisch Zeichen der HVL-Insuffizienz, Diabetes insipidus. Bei suprasellärem Wachstum Sehstörungen (Chiasmasyndrom, bitemporale Hemianopsie charakteristisch, Kopfschmerzen).

***Diagnostik***

MRT bzw. CT des Schädels, ophthalmologische Untersuchung, endokrinologische Untersuchungen.

***Therapie***

In Abhängigkeit von der Größe des Tumors transsphenoidale Hypophysenoperation bzw. transfrontale Kraniotomie ggf. Strahlentherapie; hormonale Substitutionstherapie bei HVL-Insuffizienz (S. 438).

### Endokrin aktive Hypophysentumoren

***Prolaktinom***

● DEFINITION *Prolaktinproduzierendes Adenom des HVL. 20 % der sekundären Amenorrhö werden durch eine Hyperprolaktinämie hervorgerufen. Frauen sind 5-mal häufiger betroffen als Männer.*

*Symptome*

Sekundäre Amenorrhö, in 30–50 % Galaktorrhö sowie Hirsutismus und Anovulation, Libidoverlust. Bei Männern: eventuell Gynäkomastie, Libido- und Potenzverlust.

Zeichen der lokalen Raumforderung: Kopfschmerzen, Gesichtsfeldausfälle, HVL-Insuffizienz.

*Differenzialdiagnose*

Para- bzw. supraselläär endokrin aktive oder inaktive HVL-Tumoren, Syndrom der „leeren (empty) Sella“, schwere primäre Hypothyreose, ausgeprägte Niereninsuffizienz, fortgeschrittene Leberzirrhose. Medikamentös wird eine Hyperprolaktinämie durch Östrogene, Neuroleptika und Antidepressiva, Metoclopramid, Cimetidin und Antihistaminika, Reserpin, Amphetamin, Phenothiazine Alpha-Methyldopa induziert.

*Diagnostik*

Mehrfachbestimmung der basalen Prolaktinspiegel im Blut: > 200 ng/ml sind fast beweisend für einen Tumor (Makroprolaktinom) zwischen 20 und 200 ng/ml Mikroprolaktinom; weitere Teste notwendig.

Lokalisationsdiagnostik: MRT bzw. CT (**Abb. 13.22**).

Augenärztliche Untersuchung mit Gesichtsfeldprüfung.

*Therapie*

Die Behandlung erfolgt primär medikamentös mit Prolaktinhemmern (Dopaminagonist, z. B. Bromocryptin, Lisurid, Cabergolin, Quinagolid). Bei über 95 % der Patienten kommt es zur Rückbildung der Tumorgröße und zur Normalisierung des Serumprolaktins. Operative Therapie nur bei fehlendem Ansprechen auf Medikamente.

*Prognose*

In der Regel günstig.

### *Akromegalie und hypophysärer Gigantismus*

DEFINITION *Vermehrte Sekretion von STH (GH) nach Abschluss des Längenwachstums führt zu Akromegalie. Vermehrte STH-Sekretion bei noch nicht abgeschlossenem Skelettwachstum (vor der Pubertät) führt zu hypophysärem Gigantismus.*

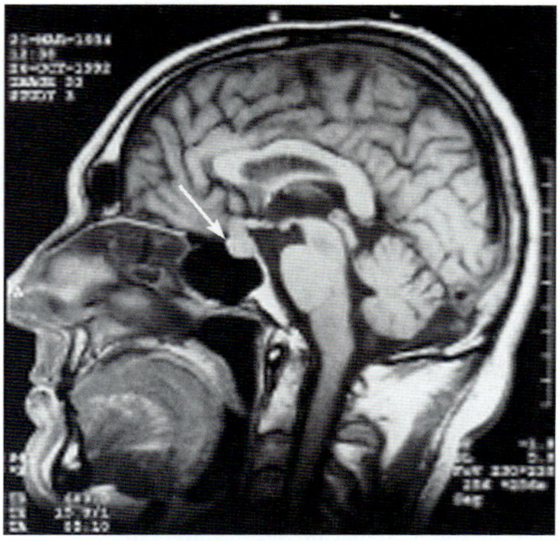

**Abb. 13.22 Prolaktinom.** Das Kernspintomogramm zeigt ein Prolaktinom im Bereich der Sella.

*Ursachen*

Adenom der Hypophyse, selten Hyperplasie der somatotropen Zellen des HVL. **Häufigkeit**: 0,3–0,5/100 000 Einwohner pro Jahr

*Pathophysiologie*

Überproduktion von STH bewirkt bei offenen Epiphysenfugen ein vermehrtes Längenwachstum (proportionierter Riesenwuchs bei Jugendlichen). Bei geschlossenen Epiphysenfugen findet ein apositionelles Wachstum der Knochen (disproportionierte Akromegalie des Erwachsenen) und Weichteile statt.

Die Wirkung von STH wird überwiegend über die Bildung von IGF-I (Insulin-like-growth-Factor I = Somatomedin C) induziert. IGF-I seinerseits führt zu einer Hemmung der STH-Sekretion.

*Symptome*

In **Tab. 13.15** ist die Häufigkeit der Symptome und klinischen Befunde (in Prozent) bei Akromegalie wiedergegeben.

Die Patienten berichten über eine Größenzunahme von Händen (größere Handschuhe, Ringe passen nicht mehr) und Füßen (größere Schuhe) sowie des Kopfes (größere Hutnummer). Die Hände können bärentatzenartig deformiert sein.

Das Gesicht des Akromegalen ist in charakteristischer Weise verändert (**Abb. 13.23**): Verdickung von Jochbein, Supraorbitalfalten, Nase sowie Unterkiefer und Ohren sowie die auffallend fleischigen Lippen

**Tab. 13.15 Häufigkeit der Symptome bei Akromegalie.**

| *Befund* | *Häufigkeit* |
|---|---|
| Vergrößerung der Akren | 100 % |
| Verdickung der Haut | 100 % |
| Vergrößerung der inneren Organe (Splanchnomegalie) | 100 % |
| Hyperhidrosis | 50 % |
| Hypertonie | 50 % |
| Struma diffusa | 60 % |
| Parästhesien, Karpaltunnelsyndrom | 30 % |
| Gewichtszunahme | 70 % |
| Kopfschmerzen | 50 % |
| Sehstörungen (Chiasmasyndrom) | 25 % |
| Zyklusstörungen | 100 % |
| Störung von Libido und Potenz (bei Männern) | 60 % |
| Pathologische Glukosetoleranz | 60 % |
| Diabetes mellitus | 10–15 % |

(Makrocheilie) rufen den groben Gesichtsausdruck des Kranken hervor. Häufig kommt es zu Prognathie und Progenie. Die Zahnreihen zeigen in den zu groß gewordenen Kiefern Lücken. Die verdickte Haut führt zu wulstförmigen Falten (Cutis gyrata). Die Verdickung der Nasenweichteile und Vergrößerung der Nasennebenhöhlen sowie die Makroglossie bewirken eine kloßige, nasale Sprache.

Periostales vermehrtes Knochenwachstum und osteoporotische Veränderungen verursachen Kyphose sowie ausgeprägte Arthrosen. Neben einer Vergrößerung von Leber, Milz und Nieren kann auch der gesamte Magen-Darm-Trakt vergrößert und verlängert sein. Durch vermehrte Muskelmasse bei der akromegalen Kardiomyopathie kommt es zu Koronarinsuffizienz mit stenokardischen Beschwerden und erhöhtem Herzinfarktrisiko. Bei größeren Tumoren kann es zu Zeichen der HVL-Insuffizienz sowie als Ausdruck des supraselIären Wachstums des Tumors zu Kopfschmerzen sowie Sehstörungen einschließlich Gesichtsfelddefekten kommen.

*Differenzialdiagnose*

Konstitutionelle Akromegalie (Aussehen ähnlich wie bei Akromegalie bei athletischem Typ).

*Diagnostik*

STH (GH)-Basalwerte im Blut mehrfach gemessen: Werte < 5 ng schließen Akromegalie aus. IGF-I im Blut erhöht, fehlende Supprimierbarkeit von STH im Blut im Glukosetoleranztest (S. 411).

Überprüfung der weiteren hypophysären Partialfunktionen. MRT bzw. CT, ophthalmologische Untersuchung.

*Therapie*

Therapie der Wahl ist die mikrochirurgische transsphenoidale Resektion des Adenoms. Darüber hinaus besteht neben der Strahlentherapie bei entsprechender Indikation die Therapieoption der medikamentösen Hemmung der STH-Sekretion mit Dopaminagonisten (z. B. Bromocriptin [Pravidel]) und Somatostatinanaloga bzw. STH (GH)-Rezeptor-Antagonisten.

*Prognose*

Bei Nichtbehandlung ist die Prognose infolge kardio- und zerebrovaskulärer Komplikationen ungünstig. Mikroadenome werden in 90 % der Fälle geheilt, während bei Makroadenomen nur in ca. 60 % der Fälle eine Teil- bzw. Vollremission erzielt wird.

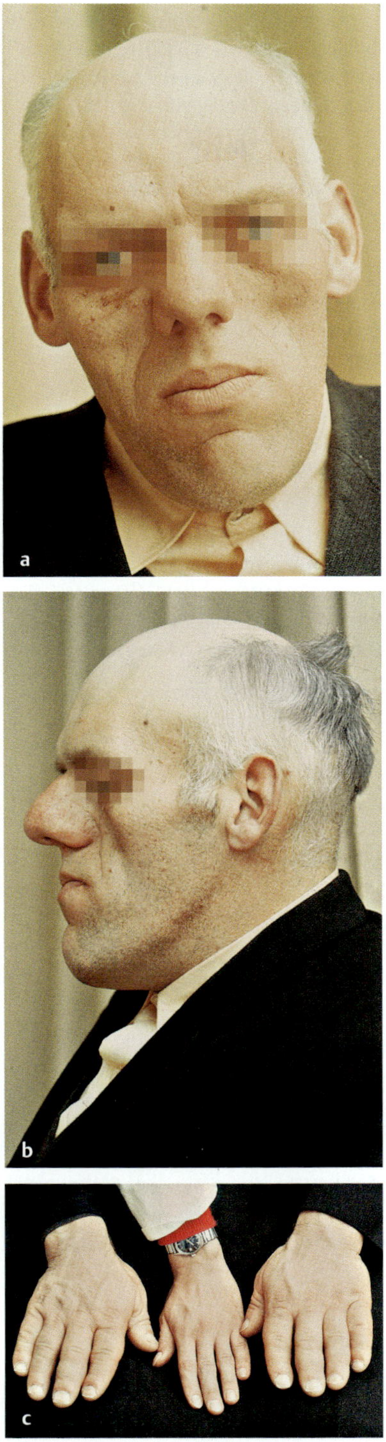


**Abb. 13.23 Akromegalie. a** u. **b** Neben vergröberten Gesichtszügen besteht eine Vergrößerung des Unterkiefers, Verdickung der Unterlippe, Vergrößerung der Nase, **c** „bärentatzenartige“ Hände im Vergleich mit normaler Hand (Mitte).

FALLBEISPIEL AKROMEGALIE *Herr C. (50 Jahre) ist von Beruf Schuhmachermeister. Seit 3 Jahren habe er immer wieder Kopfschmerzen, überwiegend an der Stirn sowie Kribbeln in den Händen. Die Behandlung des Nervenarztes habe keine Besserung der Kopfschmerzen und des ständigen Kribbelns in den Händen erbracht. Vor allem in den Fingerspitzen bestünde Gefühlslosigkeit. Auch seien die Hände, Füße und die Lippe dicker geworden. Seit 1 ½ Jahren würde er exzessiv Schwitzen. Vor 4 Jahren habe die Schuhgröße 44 betragen, jetzt habe er eine Schuhgröße von 46. auch sei in dieser Zeit die Hutgröße von 46 auf 47 angestiegen. Darüber hinaus fühle er sich ständig müde, schlapp und kraftlos.*

***Diagnostik***

***Körperlicher Befund:*** *Klassische Akromegaliezeichen an Händen und Füßen, vergrößerte Zunge, vergrößertes Kinn (Progenie), Hyperhidrosis, vorspringende Orbitawülste, Struma Grad I.*

***Labor:*** *Wachstumshormon im Serum nüchtern zwischen 40 und 50 ng/ml (mehrfache Messungen). Im oralen Glukosetoleranztest fehlende Suppression der erhöhten Wachstumshormonspiegel; pathologische Glukosetoleranz.*

***Bildgebende Verfahren:*** *Im Kernspintomogramm ca. 12 mm großes Adenom im Bereich der Sella turcica.*

***Therapie und Verlauf***

*Selektive transphenoidale Adenomentfernung ohne Komplikation.*

*Kopfschmerzen und Hyperhidrosis sistierten. STH im niedrig-normalen Bereich. Die übrigen Hypophysenvorderlappenhormone waren vor OP und sind nach OP unauffällig; ebenso sind die Schilddrüsenhormone $fT_3$ und $fT_4$ im Normbereich.*

## 13.2.5 Diabetes insipidus

DEFINITION *Infolge von Adiuretin-(ADH-)Mangel (zentraler Diabetes insipidus) oder fehlendem bzw. vermindertem Ansprechen der Nieren auf ADH (renaler Diabetes insipidus) besteht eine verminderte Fähigkeit der Nieren, ausreichend Wasser zu resorbieren, sodass eine Polyurie und konsekutiv eine Polydipsie resultieren. Die Krankheit ist sehr selten.*

### *Ursachen und Pathogenese*

Bei Mangel an antidiuretischem Hormon (ADH = Adiuretin = Arginin-Vasopressin = AV) ist in den distalen Nierentubuli und Sammelrohren die ADH-abhängige Harnkonzentrierung nicht möglich. Es kommt zu einer vermehrten Ausscheidung (Polyurie) eines verdünnten Urins (Asthenurie) und osmoregulativ zu einer zwanghaften Polydipsie.

Beim **Diabetes insipidus centralis** besteht eine ungenügende oder fehlende ADH-Produktion und -sekretion. Er kann angeboren (sehr selten) oder erworben sein durch Schädigungen des Hypothalamus-Hypophysenhinterlappen-Systems (primäre Hypophysentumoren, metastatische Absiedelungen von Tumoren, Gefäßprozesse, Morbus Boeck, Schädel-Hirn-Traumen sowie therapeutische Hypophysektomie und entzündliche Hirn- bzw. Hirnhautkrankheiten). Transitorische Formen treten auf nach Schädel-Hirn-Traumen, zerebralen Insulten oder Hypophysenoperationen.

Der **nephrogene (renale) Diabetes insipidus** kann angeboren (X-chromosomal rezessiv vererbt) oder infolge einer chronischen Nierenerkrankung (Niereninsuffizienz, Amyloidose, polyzystische Nieren), Hypokaliämie, Hyperkalzämie, Einnahme von Medikamenten (z. B. Lithium, Barbiturate) erworben sein.

Es besteht ein fehlendes Ansprechen des distalen Tubulus auf ADH (Defekt der ADH-Rezeptoren).

### *Symptome*

Es besteht die charakteristische Trias aus

1. Polyurie (4–20 l/24 Stunden),
2. zwanghaftem Trinken bei quälendem Durst (auch nachts) von großen Trinkmengen (5–20 l/24 Stunden) und
3. Ausscheidung von großen Mengen wasserklaren Urins (Asthenurie = fehlende Konzentrationsfähigkeit des Harns).

Neurologische Ausfälle, Sehstörungen.

ADH-Messung im Blut ist selten erforderlich; zum Ausschluss eines Tumors im Bereich von Hypophyse und Hypothalamus MRT bzw. CT.

### *Differenzialdiagnose*

Psychogene Polydipsie, Diabetes mellitus, Diuretikamissbrauch.

### *Diagnostik*

Eine Indikation zur Diagnostik besteht dann, wenn die Trink-/Urinmenge über 4 Liter pro Tag beträgt. In der Regel schließt ein Durchschlafen ohne Aufwachen zum Trinken oder Wasserlassen einen Diabetes insipidus weitgehend aus. Der Durstversuch mit Bestimmung der Urin- und Plasmaosmolarität ist der Goldstandard zum Nachweis eines Diabetes insipidus.

Die ADH-Bestimmung ist selten erforderlich. Zum Ausschluss eines Tumors im Bereich von Hypophyse und Hypothalamus CT bzw. MRT.

### *Therapie*

Behandlung des Grundleidens. Medikamentös: ADH als synthetisches Vasopressinanalogon, z. B. Desmopressin (Minirin), als Nasenspray oder oral. Thiazid-Diuretika bei renalem Diabetes insipidus.

## 13.2.6 Schwartz-Bartter-Syndrom: Syndrom der inadäquaten ADH-Sekretion (SIADH)

DEFINITION *Es besteht eine vermehrte ADH-Bildung und -sekretion einhergehend mit Wasserretention und Verdünnungshyponatriämie.*

### Ursachen

In ca. 80% der Fälle besteht ein kleinzelliges Bronchialkarzinom, das paraneoplastisch ADH sezerniert. Auch Lungenerkrankungen und zentralnervöse Störungen sowie Medikamente (trizyklische Antidepressiva, Serotonin Aufnahmehemmer, Carbamazepin, Cisplatin, Thiazide u.a.) können zur Entkoppelung der hypophysären ADH-Sekretion führen.

### Symptome

Einhergehend mit der Wasserretention von ca. 3–4 Litern finden sich neurologische Symptome, wie Stupor, Krämpfe, Reizbarkeit sowie Kopfschmerzen, Muskelkrämpfe, Appetitlosigkeit, Übelkeit und Erbrechen.

Laborchemisch bestehen Hyponatriämie, Hypochlorämie und eine Hypernatriurie. Begleitend besteht eine Hypoosmolalität im Serum.

### Therapie

Kausal in Abhängigkeit von der Erkrankung; sonst symptomatisch einhergehend mit Flüssigkeitsrestriktion und Gabe von ADH-Rezeptorantagonisten, z.B. Tolvaptan, Conivaptan (Vaprisol).



# 13.3 Krankheiten der Nebennieren

Die beiden Nebennieren liegen retroperitoneal etwa in Höhe des 1. Lendenwirbelkörpers und bedecken die oberen Pole der beiden Nieren (**Abb. 13.24**). Das *Gewicht* der Nebennieren beträgt je etwa 4–6g. Morphologisch und funktionell wird zwischen dem **Mark** und der das Mark umschließenden **Rinde** der Nebenniere unterschieden.

Die *Blutversorgung* der Nebennieren erfolgt im Wesentlichen über drei Arterien: A. suprarenalis sup. aus der A. phrenica inferior, A. suprarenalis media aus der Aorta abd. und A. suprarenalis inferior aus der A. renalis. Das venöse Blut wird rechts direkt in die V. cava, links in die V. renalis sinistra abgeleitet.

Die *nervöse Versorgung* der Nebennieren erfolgt beiderseits vom Plexus suprarenalis, wobei die Nervenfasern durch die Rinde in das Mark gelangen.

## 13.3.1 Krankheiten der Nebennierenrinde

### Anatomie und Physiologie

Morphologisch und funktionell lässt sich die Nebennierenrinde (NNR) in drei *Zonen* unterteilen. Die äußere, direkt unter der Kapsel liegende Zona glomerulosa produziert vorwiegend Mineralokortikoide, die mittlere Zona fasciculata Glukokortikoide, während in der inneren Zona reticularis überwiegend Androgene und Östrogene gebildet werden. Während die Hormonproduktion in der Zona glomerulosa nur unwesentlich durch ACTH beeinflusst wird, ist insbesondere die Glukokortikoidproduktion und auch die Sekretion der Sexualsteroide auf eine intakte ACTH-Produktion angewiesen. In **Tab. 13.16** sind die wichtigen Vertreter der NNR-Hormone und ihre wesentlichen Eigenschaften zusammengefasst.

Die Steuerung der Produktion der NNR-Glukokortikoide und Sexualsteroide erfolgt über den negativen Rückkopplungsregelkreis Hypothalamus-Hypophyse-NNR, der in **Abb. 13.25** dargestellt ist. Das im Hypothalamus gebildete CRH („corticotropin releasing hormone") steuert die Bildung und Ausschüttung des ACTH im HVL, das seinerseits wiederum fördernd auf die

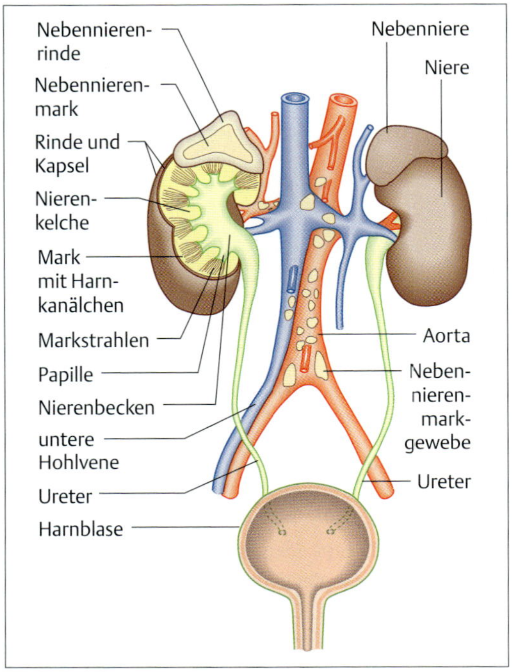


**Abb. 13.24 Nebennieren.** Bau und Lage von Nieren und Nebennieren.

**Tab. 13.16 Physiologie der wichtigsten Nebennierenrindenhormone.**

| | *Mineralokortikoide* | *Glukokortikoide* | *Androgene* |
|---|---|---|---|
| Beeinflussung | anorganischer Stoffwechsel | organischer Stoffwechsel | organischer Stoffwechsel |
| Hauptvertreter | Aldosteron | Kortisol | Dehydroepiandrosteron, Androstendion |
| Hauptwirkung | $Na^+$-Retention in der Niere<br>$K^+$-Abgabe in der Niere<br>sek. Flüssigkeitsretention | Glukoneogenese mit Hyperglykämie und Proteinabbau<br>Verminderung des Wassereintritts in die Zelle | Proteinsynthese<br>Virilisierung |
| Sekretionsrate | 50–250 µg/24 h | 10–40 mg/24h | m: 3,0 mg/24 h<br>w: 0,7 mg/24 h |
| Plasma-konzentration | 2–15 µg/100 ml | 6–25 µg/100 ml | Männer: 0,3–0,8 µg/100 ml<br>Frauen: 0,2–0,6 µg/100 ml |
| Nachweis im Urin als | Aldosteron 5–10 mg/24 h | 17-Hydroxykortikoide 3–13 mg/24h | 17-Ketosteroide<br>Männer: 10–15 mg/24h<br>Frauen: 6–15 mg/24h |



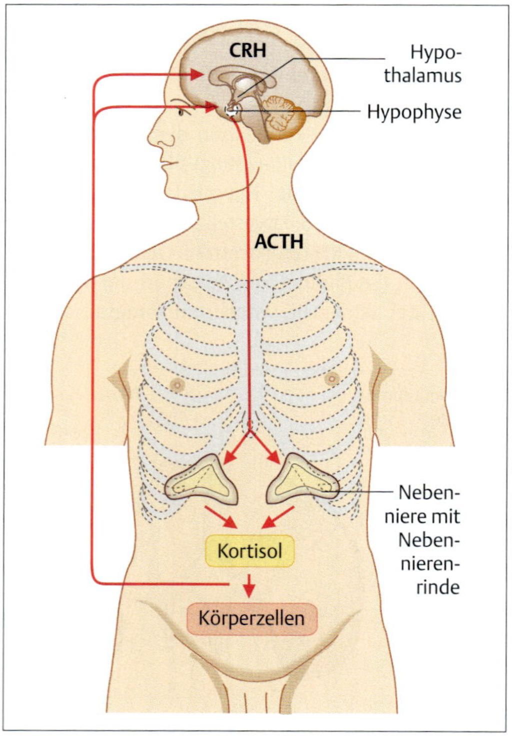


**Abb. 13.25 Regulationskreis Hypothalamus-Hypophyse.** Das CRH stimuliert die ACTH-Produktion im HVL und konsekutiv die Kortisolproduktion der NNR. Kortisol hemmt CRH im Hypothalamus und ACTH im HVL.

Glukokortikoid- und Sexualsteroidsynthese der NNR einwirkt. Sinkt z. B. der Blutkortisolspiegel ab, ist eine vermehrte CRH- und ACTH-Ausschüttung die Folge, sodass sich wieder ein normaler Kortisolspiegel im Blut einstellt.

Die Aldosteronbildung wird stimuliert durch

- das Renin-Angiotensin-System (Blutvolumen wird konstant gehalten),
- den Anstieg der Serumkaliumkonzentration und
- ACTH (weniger wichtig).

Gehemmt wird die Aldosteronsekretion durch das *a*triale *n*atriuretische *P*eptid (ANP), das im Herzen gebildet wird.

Das Renin-Angiotensin-Aldosteron-System (RAAS) ist in **Abb. 13.26** schematisch dargestellt. Das Enzym Renin wird in den juxtaglomerulären Zellen der Niere gebildet und an das Blut abgegeben. Na-Mangel, Hypovolämie, verminderte Nierendurchblutung stimulieren die Bildung von Renin. Aus dem in der Leber gebildeten Angiotensinogen spaltet Renin das Angiotensin I ab. Mithilfe des in der Lunge synthetisierten Angiotensinkonversionsenzyms (ACE, S. 445) entsteht das biologisch aktive Angiotensin II. Angiotensin II stellt einen wesentlichen Faktor der Blutdruckregulation dar (s. ACE-Hemmer, S. 288). Durch seinen vasokonstriktorischen Effekt auf die Arteriolenmuskulatur wirkt Angiotensin II blutdrucksteigernd. Angiotensin II ist darüber hinaus der stärkste Stimulator für die Biosynthese und Sekretion von Aldosteron aus der Nebennierenrinde.

Es besteht ein endogener Tagesrhythmus des Plasmakortisols mit einem Maximum gegen 6 Uhr und einem Minimum gegen 24 Uhr (wichtig in der Diagnostik der Überfunktion der NNR, **Abb. 13.27**). Im Blut werden die NNR-Hormone, an Eiweiß gebunden, transportiert. Nur das freie, nicht an Eiweiß gebundene Hormon ist stoffwechselwirksam.

Der überwiegende Teil der NNR-Hormone wird in der Leber metabolisiert und über die Nieren ausgeschieden.

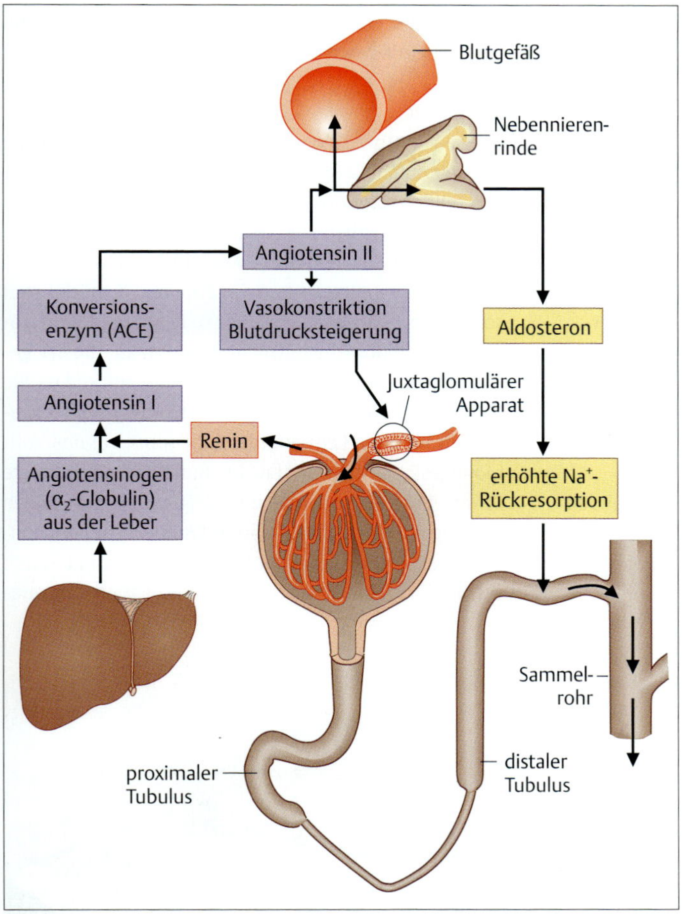


**Abb. 13.26 Renin-Angiotensin-Aldosteron-System.** Angiotensin II bewirkt Vasokonstriktion sowie Blutdrucksteigerung und die Stimulation der Aldosteronsekretion; es unterdrückt die Reninsekretion; vermehrte Freisetzung von ADH aus den Hypophysenhinterlappen.

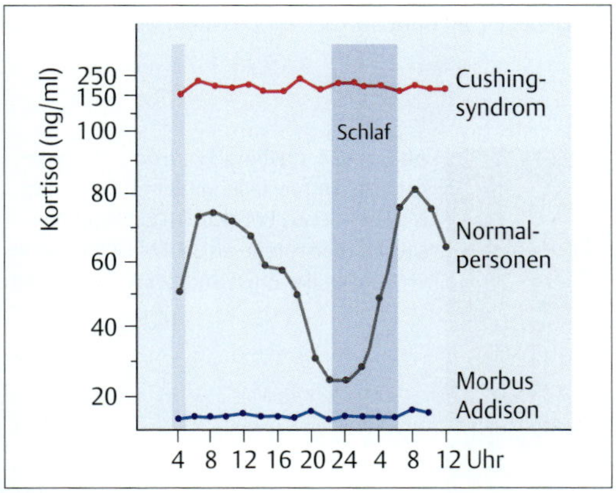


**Abb. 13.27 Kortisol-Tagesprofil.** Normalpersonen weisen einen ausgeprägten Tagesrhythmus mit einem Maximum in den frühen Morgenstunden und einem Abfall über den Tag bis gegen Mitternacht auf. Beim Morbus Addison liegt die Kortisolproduktion darnieder, beim Cushing-Syndrom finden sich erhöhte Kortisolserumkonzentrationen ohne Tagesrhythmus („Sekretionsstarre").

## Überfunktion der Nebennierenrinde

Bei diesen Erkrankungen der NNR liegt die Überproduktion einer oder mehrerer Hormongruppen vor.

PFLEGE ***Vitalzeichenkontrollen.*** *Da es bei Erkrankungen mit einer Überfunktion der Nebennierenrinde in vielen Fällen auch zu einem Hypertonus kommt, sind häufige Blutdruckkontrollen, eine genaue Patientenbeobachtung auf Hypertoniezeichen und eine exakte Dokumentation während der Diagnose- und Therapiephase sehr wichtig.*

### *Cushing-Syndrom*

DEFINITION *Das Cushing-Syndrom ist gekennzeichnet durch eine vermehrt endogene Produktion oder exogene Zufuhr von Glukokortikoiden (Hyperkortisolismus) und deren Einwirkung auf die Körperzellen.*

#### *Häufigkeit*

Das endogenes Cushing-Syndrom ist selten, das sog. *iatrogene* Cushing-Syndrom (griech. *iatros:* Arzt) bei Glukokortikoid-Langzeitbehandlung bzw. ACTH-Gabe häufig.

● WISSEN *Der Morbus Cushing ist benannt nach Harvey Cushing (1869–1939), einem amerikanischen Chirurgen, der sich um 1900 um die damals noch junge Neurochirurgie verdient machte. Ihm gelang die erste Operation an der Hirnbasis. Er entwickelte auch Methoden zur Nervenblockade und Hirndruckentlastung.*

*Ursachen und Pathogenese*

Ursächlich sind beim Cushing-Syndrom folgende Möglichkeiten in Betracht zu ziehen:

- *zentral-hypothalamisch*, einhergehend mit vermehrter Sekretion von CRH, ACTH und konsekutiver beidseitiger NNR-Hyperplasie mit Überproduktion von Glukokortikoiden (Morbus Cushing im engeren Sinn, häufigste Form, 80%); Mikroadenom des HVL,
- *NNR-Tumoren* (Adenome oder Karzinome) bilden autonom, d.h. unabhängig von der übergeordneten ACTH-Regulation, vermehrt Glukokortikoide (20% der Fälle).
- *„paraneoplastisch“*, „ektopisch“ oder „extrahypophysär“ gebildetes ACTH oder ACTH-ähnliche Peptide, z.B. in Bronchialkarzinomen, Phäochromozytomen, Thymomen, bewirken über beiderseitige Hyperplasie der NNR eine erhöhte Glukokortikoidproduktion,
- durch übermäßige, lang anhaltende exogene Zufuhr von Glukokortikoiden oder ACTH wird ein sog. iatrogenes Cushing-Syndrom erzeugt.

Die Symptome des Cushing-Syndroms finden ihre Erklärung in den Wirkungen der Glukokortikoide auf die Körperzellen. Einem im Kindesalter auftretenden Cushing-Syndrom, das häufig mit einer Wachstumshemmung oder einem Wachstumsstillstand einhergeht, liegt oft ein Karzinom der NNR zugrunde.

*Symptome*

Im Gegensatz zu der normalen Adipositas teilen die Patienten häufig ein eher plötzliches Auftreten der Gewichtsvermehrung mit. Es besteht eine Fettverteilungsstörung mit bevorzugtem Fettansatz in Gesicht, Nacken und Körperstamm (**Abb. 13.28**). Darüber hinaus wird über allgemeine Schwäche und Ermüdbarkeit sowie über Störungen in der Sexualsphäre (Potenzstörungen, Libidoverlust, Oligo-/Amenorrhö [84%]) geklagt. Nicht selten treten Depressionen auf, sodass die Patienten zunächst in eine psychiatrische Klinik eingewiesen werden. Leitbefunde sind: rotes, rundes Vollmondgesicht, Stammfettsucht, Büffelnacken, blaurote Striae, Akne, Hirsutismus und Neigung zu petechialen Blutungen (**Abb. 13.29**). Häufig Osteoporose mit Keil- und Fischwirbelbildungen (ursächlich bedingt durch verminderte intestinale Kalziumresorption, vermin-

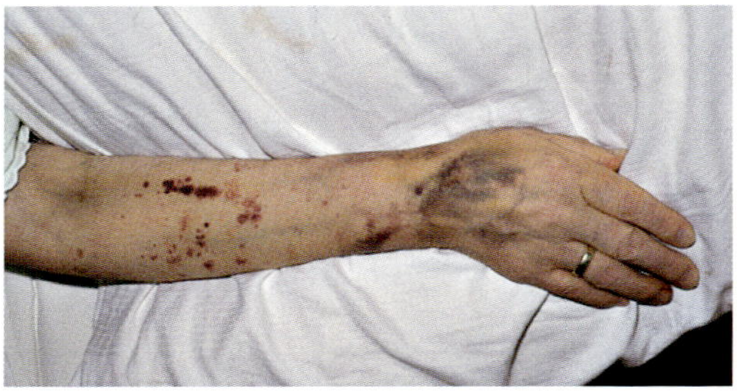

**Abb. 13.29 Cushing-Syndrom.** Petechiale Blutungen sowie Sugillationen am Unterarm bei Atrophie der Haut.

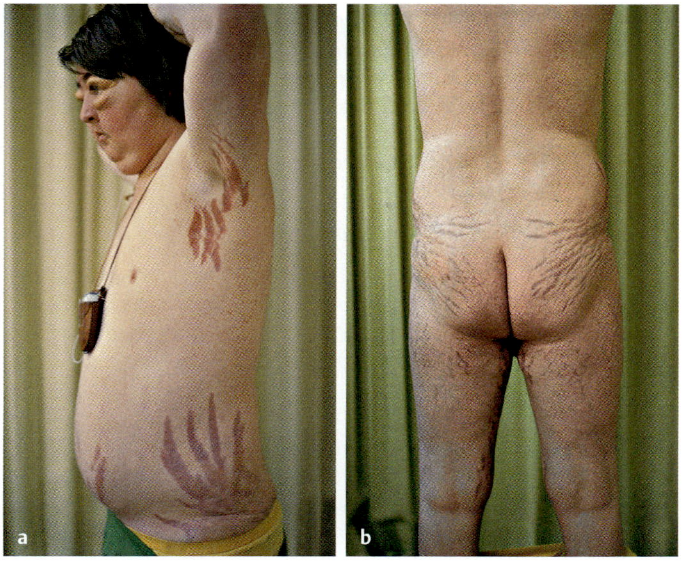

**Abb. 13.28 Cushing-Syndrom.** Charakteristische Fettverteilung (Stammfettsucht, Nackenhöcker) bei grazilen Extremitäten sowie Striae rubrae an Bauch, Hüfte sowie im Bereich der Brust und der Achsel.

derte Osteoblastenaktivität, Parathormon erhöht). Die prozentuale Häufigkeit der Symptome zeigt **Tab. 13.17**.

*Differenzialdiagnose*
Adipositas, Adrenogenitales Syndrom (s. u.). Abgrenzung der einzelnen Formen des Cushing-Syndroms untereinander.

*Diagnostik*
Dexamethasonkurztest (Einnahme von 2 mg Dexamethason um 24 Uhr) und Bestimmung von Kortisol an diesem Morgen und am Nachfolgetag um 8 Uhr. Normal: Serumkortisol < 3 µg/dl.

**Diagnosesicherung**: freies Kortisol im 24-Stunden-Urin, Dexamethasontest in steigender Dosierung, CRH-Test zur Messung von ACTH und Kortisol.

**Lokalisationsdiagnostik**: zentrales Cushing-Syndrom MRT/CT, Sonogramm der Nebennieren, NNR-Tumoren: CT, Sonogramm. Paraneoplastisch: Tumorsuche (z. B. Bronchialkarzinom).

*Therapie*
Bei hypothalamisch-hypophysärem Cushing-Syndrom: transnasale/transsphenoidale Adenomentfernung durch OP; Protonenbestrahlung.

**Tab. 13.17 Häufigkeit der Symptome bei Cushing-Syndrom.**

| Befund | Häufigkeit |
|---|---|
| Vollmondgesicht | 92 % |
| Stammfettsucht | 86 % |
| Hypertonus | 85 % |
| Hirsutismus | 84 % |
| Striae | 50 % |
| Psychosen | 40 % |
| Büffelnacken | 36 % |

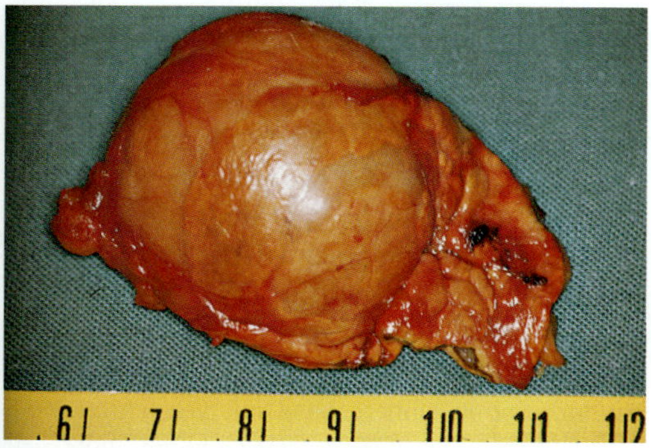

**Abb. 13.30 Nebennierenrindentumor.** OP-Präparat.

Bei NNR-Tumoren (**Abb. 13.30**): Adrenalektomie, Steroidsubstitution.

Bei inoperablem NNR-Karzinom sowie paraneoplastischem Syndrom werden Adrenostatika, z. B. o.p.-DDD (*ortho-para-D*ichlorodiphenyldichloräthan) Mitotane, Octreotid (Sandostatin) Ketoconazol (Nizoral) oder Aminoglutethimid (Orimeten) eingesetzt.

*Prognose*
Beim unbehandelten Cushing-Syndrom sind die Folgen der Hypertonie und Herzinsuffizienz für die erhöhte Mortalität verantwortlich.

Die Prognose des NNR-Karzinoms hat sich durch Einsatz von Mitotane deutlich verbessert. Es besteht eine günstige Prognose bei vollständiger Entfernung des Hypophysentumors bzw. des NNR-Tumors.

Eine bilaterale Adrenalektomie bei hypophysär-hypothalamischen Cushing-Syndrom wird heute nicht mehr durchgeführt. Es wird die eigentliche Ursache der Krankheit nicht beseitigt; bei 20 % bildeten sich invasiv wachsende Hypophysentumoren (Nelson-Syndrom) einhergehend mit brauner Hautpigmentierung.

13

### *Hormoninaktive Inzidentalome*

Durch Sonografie, MRT und CT werden gelegentlich Vergrößerungen der Nebenniere beobachtet. Ca. 80 % stellen endokrin inaktive Adenome, 3 % Phäochromozytome und der Rest NNR-Karzinome, Zysten, Metastasen oder Myelolipome dar.

Adrenalektomie erfolgt bei hormonaktiven und Tumoren > 5 cm. Inzidentalome < 3 cm Durchmesser, bei denen keine Größenzunahme bei der Verlaufsbeobachtung festgestellt wird, werden nicht operiert, sondern regelmäßig überwacht.

### *Adrenogenitales Syndrom (AGS)*

Es handelt sich um eine Gruppe von autosomal rezessiven Krankheiten, deren Ursache verschiedene Enzymdefekte in der Kortisolsynthese der NNR ist.

**Häufigkeit**: 1 : 5000–15000 in der westlichen weißen Bevölkerung

*Ursachen*
In 95% der Fälle besteht eine defekte Kortisolbiosynthese aufgrund eines 21-Hydroxylasemangels. Selten: 11-Hydroxylasemangel (5% der Fälle) einhergehend mit Virilisierung und Bluthochdruck. Durch den genetischen Enzymdefekt in der Kortisolbiosynthese ist im Blut Kortisol vermindert: Über den Feedback-Mechanismus kommt es zum Anstieg von ACTH und damit zu einer vermehrten Produktion von Vorläufern des Kortisol, wie z. B. Androgenen aber auch Mineralokortikoiden.

13

*Symptome*

Bei den schwereren Formen (klassisches AGS) kommt es bei den weiblichen Feten bereits in utero zu Virilisierung (Vergrößerung der Klitoris, Verschmelzung der Labien), während bei den in der Pubertät beginnenden „late-onset-Formen" (inkomplettes AGS) die Symptome eines adrenalen Hirsutismus überwiegen (**Abb. 13.31**): Neben Hirsutismus bestehen Zyklusstörungen im Sinne einer Oligo- oder Amenorrhö, Klitorishypertrophie, Seborrhö, akzeleriertes Knochenalter. Die Patienten sind als Kinder groß, als Erwachsene klein (durch vorzeitigen Schluss der Epiphysenfugen!). Die Knaben und Männer sind meist asymptomatisch.

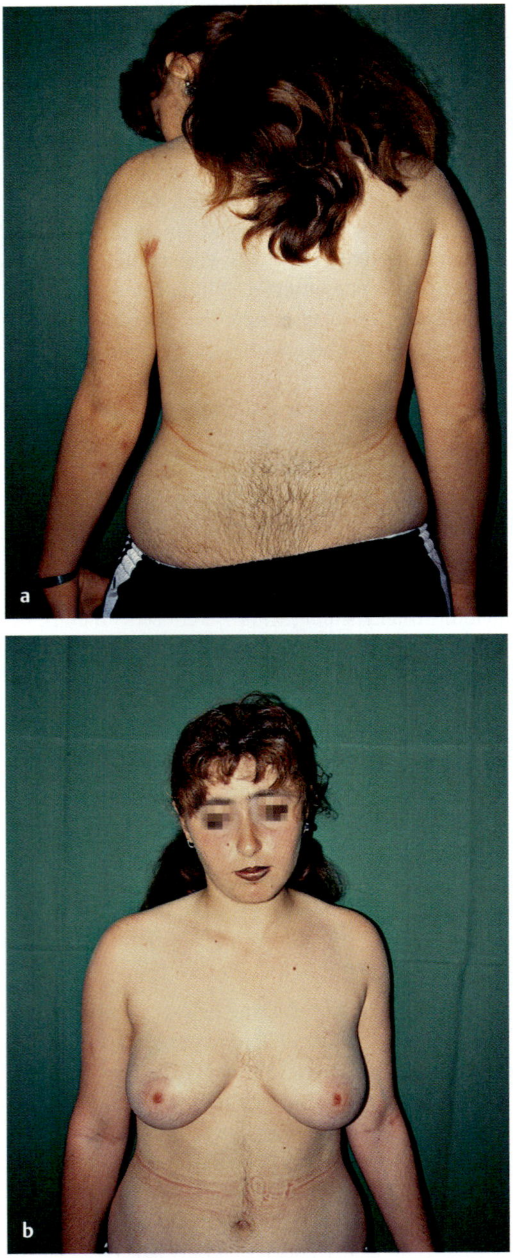


**Abb. 13.31 Late-onset-AGS.** Ausgeprägter Hirsutismus an Rücken, Bauch (aufsteigende Schamhaargrenze wie beim Mann), Brust und Gesicht.

*Differenzialdiagnose*

Stein-Leventhal-Syndrom (Syndrom der polyzystischen Ovarien = PCO-Snydrom), androgenbildende Ovarialtumoren.

*Diagnostik*

Kortisol und ACTH sind im Blut erhöht, Erhöhung von 17-OH-Progesteron, Androstendion sowie Dehydroepiandosteronsulfat (DHEA-S). Zur Diagnosesicherung ACTH-Stimulationstest mit Messung von 17-OH-Progesteron, molekulargenetische Untersuchungen. Erweitertes Neugeborenenscreening mit Bestimmung von 17-OH-Progesteron ist in Deutschland Routine.

*Therapie*

Das AGS (21-Hydroxylasemangel) beim Erwachsenen wird lebenslang mit Dexamethason (z. B. 0,25–0,75 mg pro Tag) bzw. Hydrokortison zur Unterdrückung der ACTH-Sekretion behandelt (Achtung: Patientenausweis!). Bei Aldosteronmangel Gabe von Mineralokortikoiden. Bei Patientinnen besteht die zusätzliche Behandlung der Virilisierung in der Gabe von Antiandrogenen (z. B. Cyproteronacetat).

### Primärer Hyperaldosteronismus (Conn-Syndrom)

DEFINITION *Beim primären Hyperaldosteronismus (Conn-Syndrom) besteht eine gesteigerte Aldosteronbildung der NNR infolge eines Tumors (in der Regel Adenom, selten Karzinom) oder beidseitiger NNR-Hyperplasie.*

*Häufigkeit und Ursachen*

Der klassische primäre Hyperaldosteronismus (Conn Syndrom) geht mit Kaliummangel einher und ist mit einer Häufigkeit von ca. 0,5–1 % eine seltene Ursache der Hypertonie. Die häufigste Ursache einer sekundären Hypertonie ist nach neuen epidemiologischen Untersuchungen der primäre Hyperaldosteronismus mit ***normalen*** Kaliumwerten: 5–10 % der Hypertoniker.

In 70–80 % besteht ein idiopathischer Hyperaldosteronismus einhergehend mit bilateraler Hyperplasie der Zona glomerulosa. In 20–30 % der Fälle bestehen bilaterale (aldosteron-produzierende) Adenome der NNR.

Die vermehrte Aldosteronsekretion bewirkt eine erhöhte Kaliumausscheidung, eine Zunahme der Natriumresorption einhergehend mit vermehrter Wasserretention. Das Resultat ist stark erhöhter Blutdruck.

Im Rahmen des Renin-Angiotensin Aldosteronsystems (RAAS, S. 445) ist die Plasmareninaktivität typischerweise erniedrigt.

In 70–80% der Fälle besteht ein Adenom, in 20–30% eine bilaterale (selten unilaterale) NNR-Hyperplasie.

*Symptome*

Hypotonie, Kopfschmerzen, Muskelschwäche, -schmerzen, -krämpfe, -lähmungen als Ausdruck der Hypokaliämie. Obstipation, Polydipsie, nächtliche Polyurie.

*Diagnostik*

Plasmaaldosteron erhöht, Plasmarenin erniedrigt, Aldosteron-Renin-Quotient erhöht (siehe RAAS-System, **Abb. 13.26**), Bestimmung von Plasmaaldosteron im Orthostasetest.

Hypokaliämie (90%), Hyperkaliurie, metabolische Alkalose.

EKG: ST-Senkung, T-Abflachung, T-U-Verschmelzungswelle.

Lokalisationsdiagnostik: Sonogramm, MRT oder CT der NN, eventuell venöse Katheterisierung mit seitengetrennter Aldosteronbestimmung, NN-Szintigramm.

Differenzialdiagnostik: Abgrenzung sekundärer Hyperaldosteronismus (s. unten) sowie Pseudohyperaldosteronismus durch Lakritzabusus.

*Therapie*

Operative Entfernung des NNR-Tumors bzw. Adrenalektomie; sonst bei beidseitiger NNR-Hyperplasie medikamentöse Therapie mit dem Aldosteronantagonisten Spironolacton und/oder einem kaliumsparenden Diuretikum, z.B. Triamteren, 50 mg pro Tag.

### *Sekundärer Hyperaldosteronismus*

DEFINITION *Als sekundärer Hyperaldosteronismus werden Krankheitszustände bezeichnet, bei denen die Ursache der erhöhten Aldosteronproduktion nicht in der Nebennierenrinde, sondern extraadrenal liegt.*

Die klinisch wichtigsten Krankheitsbilder mit sekundärem Hyperaldosteronismus sind durch eine Stimulation des Renin-Angiotensin-Systems gekennzeichnet. Im Einzelnen unterscheidet man

- Ödemkrankheiten bei Leberzirrhose, Herzinsuffizienz und Nephritisches Syndrom sowie idiopathische Ödeme,
- renovaskuläre Hypertonie sowie Hypertonie bei Nierentumoren, Phäochromozytom und Hyperthyreose,
- Bartter-Syndrom (Hyperplasie des juxtaglomerulären Apparates der Niere durch Unempfindlichkeit der Gefäßwandmuskulatur auf Angiotensin).

## Unterfunktion der Nebennierenrinde (Nebennierenrindeninsuffizienz, Hypokortisolismus)

### *Chronische Nebennierenrindeninsuffizienz*

DEFINITION *Es besteht ein Mangel an NNR-Hormonen (Kortisol und Aldosteron).*

*Häufigkeit und Ursachen*

Primäre NNR-Insuffizienz (Morbus Addison) durch

- Autoimmunprozess (Autoimmunadrenalitis) (ca. 75% der Fälle) auch im Rahmen eines polyglandulären Autoimmunsyndroms mit Ausfall weiterer Organe (Hashimotothyreoiditis, Typ-1-Diabetes, prim. Hypogonadismus),
- zusammen mit nicht-endokrinen Autoimmunerkrankungen (z.B. Perniziosa, Vitiligo),
- Tuberkulose (ca. 10–20%),
- selten Metastasen, hämorrhagische Nekrosen (Waterhouse-Friderichsen-Syndrom, AIDS, Pilzinfektionen, hämorrhagische Nekrosen).

Sekundäre NNR-Insuffizienz bei HVL- oder Hypothalamusinsuffizienz sowie abruptem Absetzen einer Glukokortikoid-Langzeittherapie.

Die NNR-Insuffizienz wird bei ca. 90%igem Ausfall der NNR manifest, bei primärer NNR-Insuffizienz werden ACTH und MSH vermehrt rezerniert: daher Braunverfärbung der Haut und Schleimhäute.

*Symptome*

Symptome in Abhängigkeit von Dauer und Ausmaß der NNR-Insuffizienz. Allgemeine Schwäche, Adynamie, vorzeitige Ermüdbarkeit (100%) bei geringsten körperlichen Belastungen. Arterielle Hypotonie, Schwindel, Dehydratation und Gewichtsverlust. Desweiteren gastrointenstinale Symptome: Erbrechen, Übelkeit, Durchfälle oder Abdominalschmerzen. Neigung zu Hypoglykämien. Befunde sind verstärkte Pigmentation der Haut und Schleimhäute (**Abb. 13.32**) insbesondere der Handfurchen und Narben (95%). Bei 15% der Patienten Vitiligo („Weißfleckenkrankheit"). Erniedrigter Blutdruck, spärliche Achsel- und Schambehaarung, Amenorrhö.

*Differenzialdiagnose*

Hyperpigmentation bei anderen Krankheiten, Anorexia nervosa, Hypoglykämien anderer Genese, Abdominalerkrankungen, Myopathien, Hyperthyreose, Myasthenia gravis.

*Diagnostik*

Serum-$Na^+$ erniedrigt, Serum-$K^+$ erhöht. BZ erniedrigt. ACTH-Test (Synacten mit Messung von Serumkortisol); Messung von ACTH basal morgens nüchtern; NNR-Autoantikörper im Serum. Bildgebende Diagnostik: Sonografie, ggf. CT oder MRT.

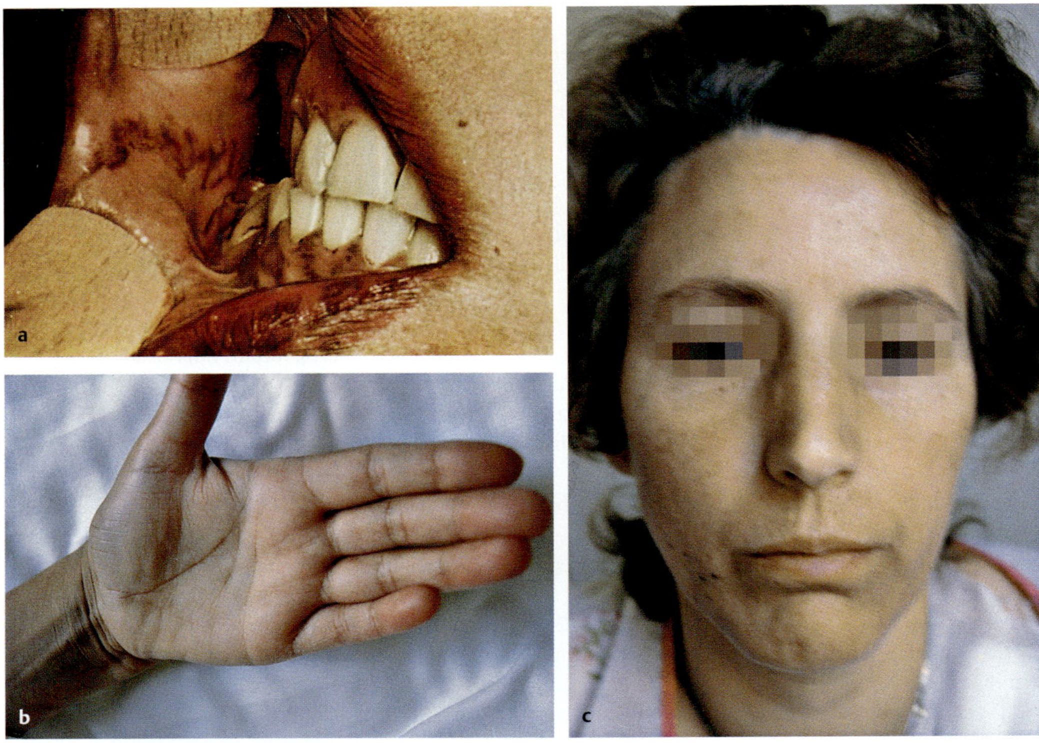

**Abb. 13.32 Morbus Addison.** **a** Braune Pigmentierung der Mundschleimhaut in Höhe der Zahnreihen sowie **b** der Hand und der Handlinien, **c** verstärkte Pigmentierung der Haut.

*Therapie und Prognose*

Lebenslange Substitution von Gluko- und Mineralokortikoiden. Durch orale Substitution von Hydrokortison oder Kortisonazetat (30–40 mg/Tag) werden etwa $^2/_3$ der Patienten aufgrund des klinischen Befundes (körperliche Belastbarkeit, Wohlbefinden, normale Elektrolyte) gut eingestellt (Dosis über den Tag verteilt [Hydrokortison]: morgens 15 mg, mittags 10 mg, abends 5 mg. Besteht weiterhin eine Hypotonie, wird zusätzlich mit Mineralokortikoiden [0,05–0,1 mg Fludrokortison] substituiert). Die Patienten müssen darauf hingewiesen werden, dass bei auftretenden Infekten sowie Traumen (Unfälle oder Operationen) eine intensivere Substitution notwendig ist (Mitgabe eines Addison-Ausweises). Bei sorgfältiger Substitutionsbehandlung besteht keine Einschränkung der Lebensqualität und -erwartung.

### Akute Nebennierenrindeninsuffizienz (Addison-Krise)

Auftreten sowohl im Verlauf einer chronischen NNR-Insuffizienz wie auch plötzlich im Rahmen von Belastungssituationen, wie Trauma, Operationen, Infektionen im Gefolge einer plötzlichen Zerstörung beider Nebennieren bei z. B. Meningokokkensepsis oder Blutungen.

*Symptome*

Hypotonie, Schock, Temperaturen über 40 °C, Pseudoperitonitis! Verwirrtheitszustände bis zum Koma, Exsikkose, Hypoglykämie.

*Diagnostik*

Siehe oben, zusätzlich metabolische Azidose.

*Therapie*

Sofortiger Beginn nach Blutabnahme zur Kortisolmessung. Hoch dosierte i.v.-Injektion von Glukokortikoiden (z. B. Hydrokortison100 mg oder Prednisolon) und ggf. Mineralokortikoiden sowie Infusionen von 0,9 %iger NaCl-Lösung und 5–10 %iger Glukose.

● FALLBEISPIEL ADDISON-KRISE *Der Morbus Addison ist bei der 66-jährigen Patientin Frau M. bereits seit 10 Jahren bekannt. Die Therapie erfolgt mit Hydrocortison 10 mg 2 × morgens und 1 Tab. abends. Zudem erhält sie morgens 0,1 mg Fludrocortison (Astonin H). Seit 2 Tagen bestehen Brechdurchfälle, Kreislaufverschlechterung, Müdigkeit sowie muskuläre Adynamie. Deshalb erfolgte die stationäre Einweisung mit V. a. akute Addison Krise bei Gastroenteritis. Bei der stationären Aufnahme ist Frau M. hypoton und präkollaptisch mit begleitender Elektrolytentgleisung.*

***Diagnostik***

***Klinischer Befund:*** *66-jährige Patientin in ausreichendem AZ und EZ (49 kg, 162 cm Körpergröße). RR 70/40 mmHg, Herzfrequenz 89/min. Hautkolorit bräunlich. Handlinien bräunlich verfärbt. Lippen feucht, keine stehenden Hautfalten; Mundschleimhaut feucht, Zunge trocken. Abdomen: Bauchdecke weich, keine Abwehrspannung, neurologische Untersuchung: grob orientierend unauffällig.*

***Labor:*** *Natrium 127 mmol/l, Kalium 6,3 mol/l, Kreatinin 2,14 mg/dl, GFR (glomeruläre Filtrationsrate) 24,6 ml/min., CRP 5,8 mg/l, kleines Blutbild: Leukozyten 19.7/nl, Erythrozyten 5,3/pl, Hb 16,2 g/dl. Laktat 2,1 mg/dl, TSH 3,59 mU/l.*
*Labor bei Entlassung nach 10 Tagen: Natrium 135 mmol/l, Kalium 3,3 mmol/l, Kreatinin 1,5 mg/dl, Leukozyten 13,3/nl, HB 10,6 g/dl.*

***Therapie und Verlauf***

*Die stationäre Aufnahmen von Frau M. erfolgte wegen AZ-Verschlechterung bei Gastroenteritis und zunehmender Adynamie bei bekannter Grunderkrankung und V. a. Addison-Krise. Laborchemisch fielen neben einer Hyperkaliämie, eine Hyponatriämie sowie erhöhte Nierenretentionswerte auf. Die Patientin wurde intensivmedizinisch betreut. Neben parenteraler Flüssigkeitstherapie erfolgte die Applikation von Hydrocortison i.v.*
*3 Tage nach der stationären Aufnahme konnte Frau M. auf Allgemeinstation verlegt werden, da sich die Kreislaufverhältnisse stabilisiert hatten. Bei Entlassung waren die Elektrolyte weitestgehend normalisiert; der Kreatininwert zeigte eine Tendenz zur Besserung.*

***Therapie bei Entlassung.***

- *Hydrocortison 10 mg 2-0-1*
- *Astonin H (0,1 mg) 1-0-0 (Addisonausweis mitgegeben)*
- *Vorschlag für die Kontrolluntersuchung (Hausarzt): engmaschig Elektrolyte einschließlich Nierenretentionswerte*

## 13.3.2 Krankheiten des Nebennierenmarks

### Anatomie und Physiologie

Das Nebennierenmark (NNM, **Abb. 13.24**), das von der Nebennierenrinde umschlossen wird, wird dem chromaffinen System zugerechnet. Darüber hinaus findet man chromaffines Gewebe in den Ganglien des sympathischen Nervenstranges sowie im Zuckerkandl-Organ vor der Aortenbifurkation. Die Ganglienzellen des Sympathikus bilden ausschließlich Noradrenalin, während das Nebennierenmark etwa zu 20 % Noradrenalin und zu 80 % Adrenalin produziert.

Bei der systematischen Einteilung kann zwischen Über- und Unterfunktion des Nebennierenmarks unterschieden werden. Bei der Überfunktion wiederum differenziert man zwischen Phäochromozytom, Neuroblastom und Ganglioneurom. Die wichtigste Erkrankung ist das Phäochromozytom.

### Überfunktion des Nebennierenmarks

#### *Phäochromozytom*

DEFINITION *Das Phäochromozytom ist ein Tumor der chromaffinen Zellen des sympathoadrenalen Systems, der mit erhöhter Produktion der Katecholamine Dopamin, Adrenalin und Noradrenalin einhergeht. Als Paragangliome werden Tumoren des chromaffinen Gewebes außerhalb des Nebennierenmarks bezeichnet.*

Etwa 0,1–0,5 % aller Patienten mit Hypertonie sind betroffen. Das Prädilektionsalter liegt zwischen dem 20. und 50. Lebensjahr. Familiäre Häufung wurde beschrieben (bis zu 10 % der Fälle).

*Ursachen*

NNM-Tumoren produzieren überwiegend Adrenalin und Noradrenalin, extraadrenal gelegene chromaffine Tumoren überwiegend Noradrenalin. In ca. 50–80 % der Fälle liegen solitäre adrenale, einseitige Tumoren (rechts mehr als links), in etwa 10 % doppelseitige und in etwa 10 % extraadrenale, meist paravertebral-abdominale Tumoren vor. In 5–10 % Kombination mit Neurofibromatose Recklinghausen (**Abb. 13.33 a–c**) und Sipple-Syndrom (S. 435). Ca. 10 % der Phäochromozytome sind maligne.

*Symptome*

Die klinische Symptomatik ist das Resultat einer gesteigerten Adrenalin- und Noradrenalinproduktion. Die Patienten klagen über Nervosität, generalisierte Schweißausbrüche, Schwindelgefühl, Herzklopfen, Herzrasen und pektanginöse Beschwerden. Heftigste Kopfschmerzen, besonders im Bereich der Schläfen, werden in 50 % der Fälle beschrieben; oft bestehen Sehstörungen, Ohrensausen, epileptiforme Krämpfe sowie Gewichtsverlust.

Das **Leitsymptom** ist die anfallsweise auftretende (paroxysmale, in 50 %) oder permanent bestehende (in 50 %) Hypertonie. Im Anfall sehen die Patienten blass aus, der Puls ist beschleunigt, und die Extremitäten sind kühl. Unter dieser Blutdruckkrise – wobei gelegentlich Werte über 300 mmHg (40 kPa) systolisch gemessen werden – treten die oben genannten Beschwerden auf. Auslösend für die einzelnen Krisen wirken physische und psychische Stresssituationen, Defäkationen oder auch bestimmte Körperbewegungen. Die Anfälle können wenige Minuten, aber auch Stunden andauern. Zwischen den Anfällen ist der Blutdruck normal oder sogar erniedrigt. Gelegentlich kann es zu Lungenödem und Kollaps oder zu Schlaganfall und Herzinfarkt kommen. Nach dem An-

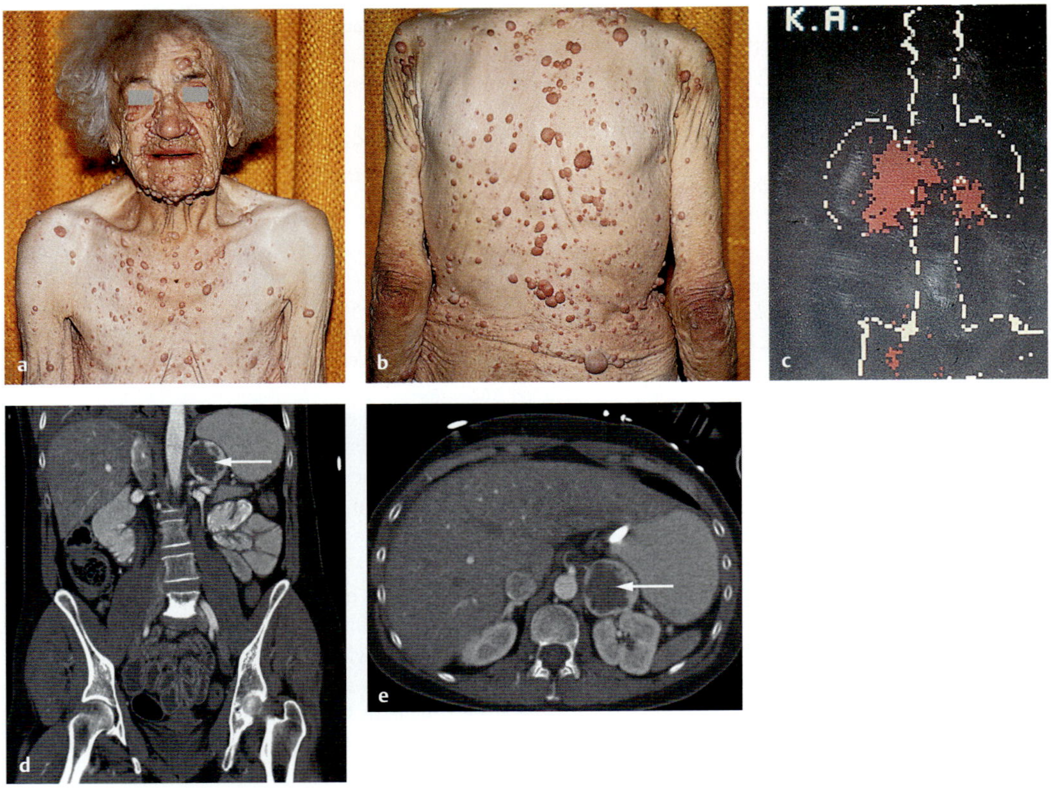


**Abb. 13.33 Phäochromozytom.** **a** Patientin mit charakteristischen Neurofibromen bei Neurofibromatose Typ 1 (Morbus Recklinghausen) von vorne und **b** von hinten. **c** MIBG-(Meta-Jodobenzyl-Guanidin-)Szintigrafie eines malignen Phäochromozytoms. **d** Phäochromozytom – coronar. **e** Phäochromozytom – axial.

fall treten Schweißausbruch sowie Polyurie auf. Es können Hyperglykämie sowie Glukosurie bestehen.

*Differenzialdiagnose*

RR-Krisen anderer Ursache, Hyperthyreose, Diabetes mellitus, Drogenmissbrauch (Kokain, Amphetamin).

*Diagnostik*

Katecholamine (Adrenalin und Noradrenalin) und/oder Abbauprodukte der Katecholamine (Metanephrine, Normethanephrine) im Plasma sowie angesäuertem 24-Stunden-Urin.

24-Stunden-Blutdruckmessung; Funktionstests nur bei grenzwertigen Katecholaminwerten (Clonidintest [Hemmtest].

**Lokalisationsdiagnostik:**

- Sonografie sowie CT, MRT, PET-CT
- $^{131}$J-MIBG- (**Abb. 13.33 c**) sowie Octreotide-Szintigrafie
- Phlebografie mit selektiver stufenweiser Blutentnahme zur Katecholaminbestimmung („Hormonlandkarte")

*Therapie*

Die Therapie der Wahl ist die chirurgische Entfernung des Tumors. Achtung: „no-touch-OP" (Vermeidung der Ausschüttung von Katecholaminen, RR-Krisen); präoperativ Gabe von Alpha- und Beta-Blockern, Volumenauffüllung zur Vermeidung einer Hypotonie postoperativ.

Bei metastasierendem Phäochromozytom Therapie mit $^{131}$Jod MIBG bzw. Octreotide; palliativ Polychemotherapie.

*Prognose*

Die Prognose ist vom Zeitpunkt der Diagnosestellung abhängig. Die Entfernung des Tumors bedeutet praktisch Heilung. Bei frühzeitiger Diagnosestellung und vor Eintreten kardiovaskulärer Schäden kommt es zur Restitutio ad integrum.

## Unterfunktion des Nebennierenmarks

Krankheiten, bei denen eine Unterfunktion des Nebennierenmarks vorliegt, sind sehr selten. Nach bilateraler Adrenalektomie – wobei eine vollständige Entfernung des Nebennierenmarks vorliegt – ist eine Substitution mit Adrenalin und Noradrenalin nicht notwendig.

Der Vollständigkeit halber werden zwei Krankheitsbilder, die auf Störungen der Katecholaminbildung beruhen, aufgeführt:

- Hypoglykämie bei Säuglingen und Kindern (McQuarrie-Zetterström-Syndrom)
- sog. familiäre Dysautonomie (rezessiv vererbte Entwicklungsstörung des vegetativen Nervensystems)

# 13.4 Krankheiten der Gonaden

## 13.4.1 Krankheiten der Hoden

### Anatomie und Physiologie

Die Hoden (Testes) entwickeln sich ab der 8. Woche des embryonalen Lebens aus den Zellen der Urnierenfalten, wobei sich der Wolff-Gang zu Ductus deferens und Nebenhoden (Epididymis) umformt. Aus der Bauchhöhle wandern die Hoden im 8. Monat durch den Leistenring in den Hodensack (Skrotum) ein, wo sie durch ein Septum voneinander getrennt liegen. Vorbedingung für die normale Entwicklung der Testes ist eine normale Funktion des Hypothalamus sowie des FSH und LH des HVL. Darüber hinaus nimmt auch das Prolaktin Einfluss auf den Testosteronmetabolismus. Die eiförmig paarig angelegten Hoden wiegen beim erwachsenen Mann zusammen etwa 35 g (20–60 g).

Histologisch lassen sich entsprechend der Doppelfunktion des Hodens zwei Parenchymanteile unterscheiden (**Abb. 13.34**): Die **exokrine Funktion** ist an die tubulären Drüsen (Hodenkanälchen, Tubuli seminiferi) wie auch an die Sertolizellen (Stützzellen für die Spermatogenese) gebunden. Im normalen Ablauf der Spermatogenese bilden sie befruchtungsfähige Samenzellen (Spermatozoen). Darüber hinaus wird in speziellen Zellen der tubulären Drüsen das Inhibin, ein Hormon, das die Ausschüttung von FSH aus dem HVL hemmt, produziert. Die **endokrine Funktion** ist an die Leydig-Zellen des interstitiellen Gewebes gekoppelt. Überwiegend wird Testosteron, in geringer Menge auch Östrogen gebildet.

FSH und Testosteron sind die wichtigsten Stimulatoren der Spermatogenese. Darüber hinaus beeinflusst Testosteron die pränatale Geschlechtsdifferenzierung, die Entwicklung des Genitales, das Eintreten von Libido und Potenz sowie die Entwicklung und Erhaltung der maskulinen Behaarung. Eiweißsynthese vor allem im Muskelgewebe (anabole Wirkung des Testosteron) sowie Knochenreifung (Epiphysenschluss) und Erhaltung der normalen Knochenstruktur stellen weitere Wirkungen des Testosteron dar.

### Hypogonadismus und Infertilität

DEFINITION *Unter Hypogonadismus werden alle Störungen der Hodenfunktion verstanden. Zeichen des Hypogonadismus sind Infertilität und Androgenmangel bzw. eine Kombination beider Störungen.*
*Infertilität ist als ungewollte Kinderlosigkeit eines Paares trotz ungeschützten regelmäßigen Geschlechtsverkehrs über 1 Jahr definiert. Bei der Mehrzahl der Fälle mit Infertilität gilt, dass die Störungen der Fortpflanzungsfähigkeit ohne fassbare Zeichen eines Androgenmangels auftreten.*
*Als Impotenz (erektile Dysfunktion) wird die Unfähigkeit zur Erektion des Gliedes, um in die Vagina einzudringen, bezeichnet. Ursachen der Impotenz sind hormonelle, neurologische, psychologische oder vaskuläre Störungen bzw. eine Kombination sämtlicher Störungen. 2 % aller Männer bis 40 Jahre, ca. 20 % der über 60-jährigen Männer sind betroffen.*

#### *Ursachen*

Es wird zwischen primärem (hypergonadotroper, bei Störung der Hodenfunktion) und sekundärem (hypogonadotroper, bei Störung des Hypothalamus-Hypophysen-Systems) Hypogonadismus unterschieden. Darüber hinaus entsteht ein Hypogonadismus bei Rezeptordefekt an der Zielzelle, z. B. Androgenresistenz. **Tab. 13.18** fasst die Ursachen des männlichen Hypogonadismus zusammen.

#### *Symptome und Pathogenese*

Die Symptome des Androgenmangels hängen in ihrer Ausprägung vom Zeitpunkt des Auftretens ab (**Tab. 13.19**).

Androgenmangel in der frühen Fetalperiode zwischen der 8. und 14. Schwangerschaftswoche führt zu Störungen der sexuellen Differenzierung und Feminisierung der äußeren Geschlechtsorgane (Intersexualität).

Der Androgenmangel gegen Ende der Fetalperiode führt zu Mikropenis und Lageanomalien der Hoden (z. B. Hodenhochstand, **Abb. 13.35**). Es gibt ein- oder beidseitige Lageanomalien des Hodens:

- *Kryptorchismus*: Ein oder beide Hoden liegen außerhalb des Leistenkanals im Bauchraum.
- *Retentio testis inguinalis* (Leistenhoden): Die Hoden liegen fixiert im Leistenkanal.
- *Gleithoden*: Die Hoden liegen im Leistenkanal und können in den Hodensack hinabgezogen werden,

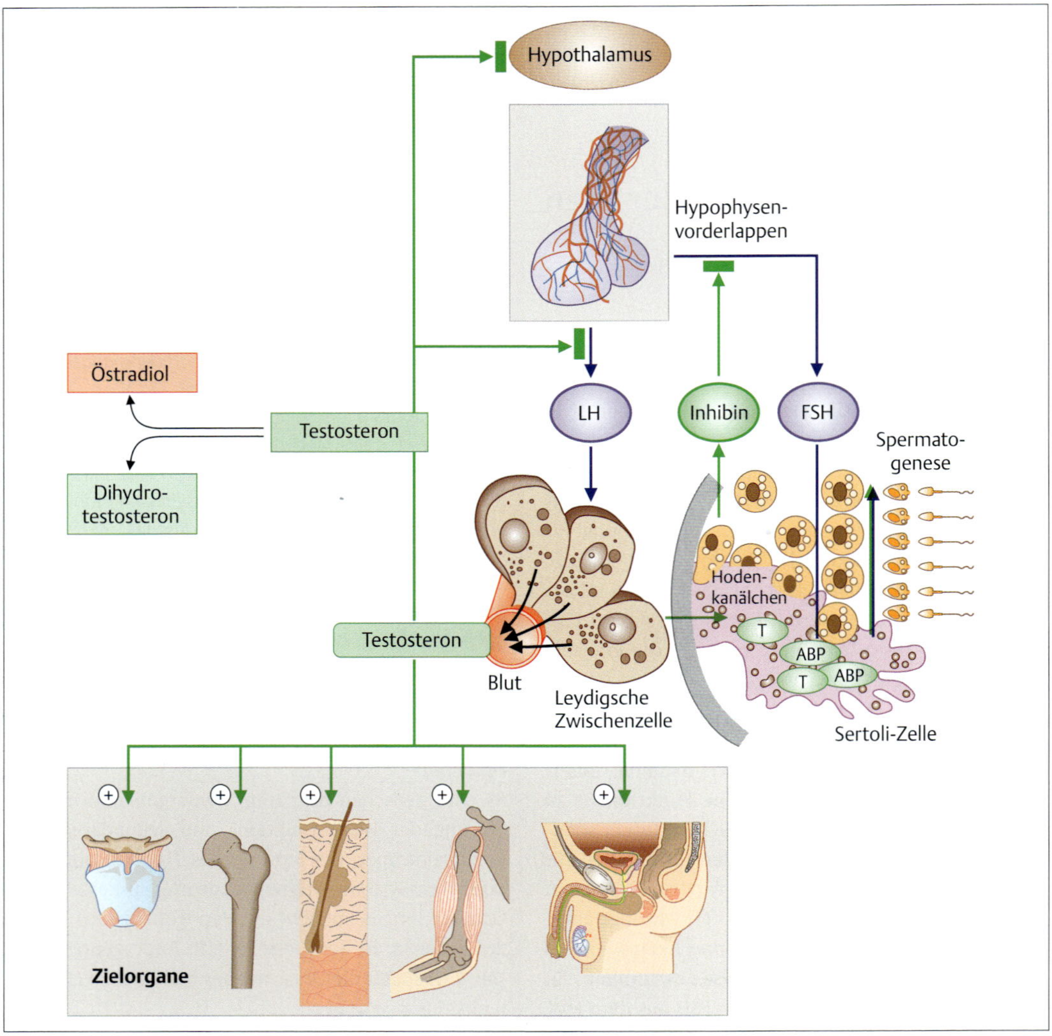


**Abb. 13.34 Doppelfunktion des Hodens und Testosteroneinwirkung.** Regulation der endokrinen und exokrinen Funktion des Hodens und Testosteronwirkung. Die Leydig-Zellen bilden unter Stimulation von LH Testosteron und geben es in die Blutbahn bzw. ins Interstitium des Hodens ab. Die Wirkung von Testosteron auf die Samenkanälchen erfolgt durch Zwischenschaltung der Sertoli-Zellen, die ihrerseits von FSH zur Synthese eines Bindungsproteins (ABP) für Testosteron und Dihydrotestosteron angeregt werden. Über Inhibin besitzen sie eine hemmende Wirkung auf die hypophysäre FSH-Sekretion. Umwandlung von Testosteron in Östrogene (geringer Anteil) und stark wirksames Dihydrotesteron in einigen Geweben.

wobei sie nach Loslassen wieder in die ursprüngliche Position zurückgleiten.

- *Pendel- oder Wanderhoden* sind Testes, die zwischen der Lage im Skrotum und der im Leistenkanal, z. B. auf Kälte reizlos spontan „hin und her" pendeln.
- *Testesektopie*: Die Testes liegen unterhalb des physiologischen Deszensusweges, z. B. an den Oberschenkeln.

Die Hoden wandern aus dem Bauchraum durch den Leistenkanal in das Skrotum. In der Regel ist der physiologische Herabtritt (Deszensus) bei der Geburt, spätestens jedoch nach Ende des 1. Lebensjahres abgeschlossen. Die Lageanomalien sollten frühzeitig (spätestens ab dem 2. Lebensjahr) behandelt werden.

Androgenmangel zum Zeitpunkt der normalerweise einsetzenden Pubertät lässt das Bild des **Eunuchoidismus** entstehen. Aus verzögertem Epiphysenfugenschluss resultiert ein eunuchoider Hochwuchs. Die Armspannweite übertrifft die Gesamtkörperlänge, die Beine werden länger als der Rumpf. Bei diesem disproportionierten Hochwuchs imponieren die Patienten

**Tab. 13.18 Einige Ursachen des männlichen Hypogonadismus.**

| *Lokalisation der Störung* | *Krankheitsbild* | *Ursachen* | *Androgenmangel-symptome* | *Inferti-lität* |
|---|---|---|---|---|
| Hypothalamus/ Hypophyse | Kallmann-Syndrom | GnRH-Mangel | + | + |
| | sekundäre GnRH-Sekretionsstörung | Tumoren, Infiltrationen, Traumata des Kopfes | + | + |
| | Hypopituitarismus | Tumoren, Strahlen, Zustand nach OP | + | + |
| | Hyperprolaktinämie | Adenome, Medikamente | + | + |
| Testes | angeborene Anorchie | fetaler Hodenverlust | + | + |
| | erworbene Anorchie | Trauma, Torsion, Tumor, Infektion, OP | + | + |
| | Klinefelter-Syndrom | Non-Disjunktion in der Reifeteilung der Gameten | + | + |
| | Lageanomalien der Testes | anlagebedingt, Testosteronmangel, anatomische Besonderheiten | (+) | + |
| | Varikozele | Veneninsuffizienz mit Überwärmung und Durchblutungsstörung der Hoden | (–) | + |
| | Orchitis | Infektion mit Zerstörung des Keimepithels | (–) | + |
| | exogen und durch Allgemeinerkrankungen bedingte Symptome | z. B. Medikamente, ionisierte Strahlen, Hitze, Umwelt- und Genussgifte, Leberzirrhose, Niereninsuffizienz | + | + |
| Androgenzielorgane | testikuläre Feminisierung | anlagebedingter kompletter Androgenrezeptorenmangel | + | + |

**Tab. 13.19 Symptomatik des Androgenmangels in Abhängigkeit vom Manifestationsalter.**

| *Organ/Funktion* | *vor der Pubertät* | *nach Abschluss der Pubertät* |
|---|---|---|
| Knochen | eunuchoider Hochwuchs, Osteoporose | Osteoporose |
| Kehlkopf | ausbleibender Stimmwechsel | keine Änderung der Stimme |
| Behaarung | horizontale Schamhaargrenze, gerade Stirnhaargrenze, mangelnder Bartwuchs | nachlassende sekundäre Geschlechtsbehaarung |
| Haut | fehlende Talgproduktion, ausbleibende Akne, Hautfältelung | Atrophie, Blässe, Hautfältelung |
| Knochenmark | leichte Anämie | leichte Anämie |
| Muskulatur | unterentwickelt | Atrophie |
| Penis | infantil | keine Größenänderung |
| Prostata | unterentwickelt | Atrophie |
| Spermatogenese | nicht initiiert | sistiert |
| Libido und Potenz | nicht entwickelt | Verlust |

als Sitzzwerge und Stehriesen. Die primären und sekundären Geschlechtsmerkmale werden nur spärlich ausgebildet. Es verbleiben im Erwachsenenalter neben einem infantilen Penis, eine kleine Prostata sowie kleine und weiche Hoden. Der Stimmbruch bleibt aus, bei reichlichem Kopfhaar kommt es nicht zur Glatze; es findet sich eine typische feine periorale und periorbitale Hautfältelung. Bartwuchs tritt kaum auf. Bei fehlender anaboler Wirkung des Testosterons entwickelt sich die Skelettmuskulatur nur mangelhaft; oft bestehen eine Osteoporose sowie eine leichte Anämie. Weitere Symptome sind Fettansatz besonders an den Hüften und Nates sowie am Unterbauch. Das Fehlen von Libido und Potenz wird in der Regel nicht als Mangel empfunden. Die psychischen Erscheinungen bestehen in depressiven Verstimmungen, Antriebsarmut und Launenhaftigkeit.

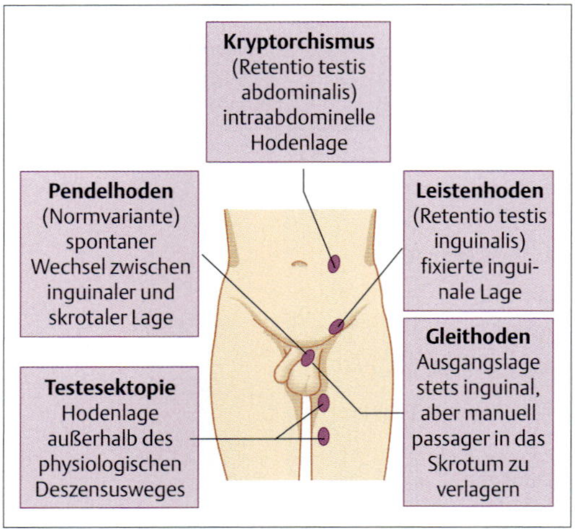


**Abb. 13.35 Hodenhochstand.** Außerhalb des Skrotums, aber innerhalb des physiologischen Deszensusweges liegende Hoden. Abzugrenzen ist eine ektope Hodenlage.

13

Bei Auftreten des Androgenmangels erst nach der Pubertät sind die klinischen Symptome diskret und können erst Jahre nach dem Auftreten des Defizits nachweisbar werden. Die erreichten Körperproportionen, Penisgröße und Skrotum sowie Stimmlage bleiben bestehen. Die Sekundärbehaarung wird allmählich spärlicher, wobei insbesondere der Bartwuchs betroffen ist. Eine vorzeitig auftretende Osteoporose kann zu Keil- und Fischwirbelbildungen sowie Wirbelfrakturen führen (S. 169). Klinische Symptome sind Verlust von Libido und Potenz.

### *Diagnostik*

Neben der *Anamnese* (Häufigkeit der Rasur, Erektionshäufigkeit, sexuelle Fantasien, frühere Infektionen, Geschlechtskrankheiten, Nikotin- und Alkoholabusus, Stressfaktoren), die in Anwesenheit beider Partner erhoben werden sollte, da oft unerfüllter Kinderwunsch im Vordergrund steht, werden bei der *körperlichen Untersuchung* neben dem gesamten Organismus insbesondere die Genitalorgane (Messung der Hodengröße mit dem Orchidometer) und sekundären Geschlechtsmerkmale untersucht. Untersuchung von Lage, Größe sowie Konsistenz der Hoden und Nebenhoden, des Penis und der Prostata einschließlich Ultraschalluntersuchungen sind obligat. Darüber hinaus werden die Körperproportionen sowie die Behaarung, Larynx und Stimmlage sowie das Riechvermögen überprüft.

MERKE *Wichtig ist die exakte Medikamentenanamnese. Antihypertonika, Antibiotika, Diuretika, Glukokortikoide, Antihistaminika, Psychopharmaka sowie Anabolika können zu sexueller Dysfunktion führen.*

Wichtige Hormonmessungen im Blut: Testosteron, LH, FSH, Prolaktin sowie Testosteron-Bindungsprotein (SHBG); GnRH-Test (S. 437).

Untersuchung des Ejakulats: mikroskopische Untersuchungen (Spermienmotilität, -konzentration und -morphologie) sowie biochemisch-immunologische und molekularbiologische Untersuchungsverfahren.

In Speziallaboratorien Rezeptorenuntersuchungen, Chromosomenanalyse und Hodenbiopsie.

### *Differenzialdiagnose*

Einschränkungen der Hodenfunktion lassen sich auf Störungen im Bereich von Hypothalamus, Hypophyse sowie Hoden oder der androgenen Zielorgane (Resistenz gegenüber Testosteronwirkung) zurückführen. Einige dieser Störungen sind in **Tab. 13.19** systematisch aufgelistet.

Obwohl eine große Zahl von Krankheitsbildern, die zum Hypogonadismus führen, definiert werden konnten, lässt sich die Ursache einer männlichen Fertilitätsstörung oft nicht ergründen. Der Anteil der Patienten mit sog. idiopathischer Infertilität beträgt ca. 30 %.

### *Therapie*

Bei den oben beschriebenen Krankheitsbildern mit Mangel an Androgenen und/oder Infertilität kommen gleichartige therapeutische Prinzipien zur Anwendung. Die Beschreibung spezieller Behandlungsformen (z. B. Varikozelenoperation, medikamentöse Therapie der Hyperprolaktinämie) sprengt den Rahmen des Kapitels. Der Mangel an Androgenen wird durch Substitution von Testosteron behoben; Testosteron i.m. transdermal oder bukkal.

Die medikamentöse Behandlung der Infertilität wird nach Ausgleich des Testosterondefizits mit humanem menopausalem Gonadotropin (hMG = FSH-Aktivitität) und humanem Choriongonadodropin (hCG = LH-Aktivität) versucht.

Bei der Behandlung der männlichen Infertilität sollte die Partnerin immer mit einbezogen werden.

Therapie der erektilen Dysfunktion siehe S. 431.

## 13.4.2 Intersexualität

DEFINITION *Unter dem Begriff Intersexualität (auch Hermaphroditismus) wird das Vorhandensein von Merkmalen beider Geschlechter bei einem Individuum verstanden. Im engeren Sinne sind z. B. die Geschlechtsorgane intersexuell, d. h., weder eindeutig männlich noch eindeutig weiblich.*

Das Geschlecht eines Individuums wird bestimmt durch dessen

- genetische Konstitution (genetisches Geschlecht; XY-Chromosomen beim Mann, XX-Chromosomen bei der Frau),
- gonadales Geschlecht (Hoden beim Mann, Eierstöcke bei der Frau),
- somatisches Geschlecht (körperliches Erscheinungsbild),
- sexuelle und psychische Einstellung (**Abb. 13.36**).

Männliche und weibliche Geschlechtsmerkmale entwickeln sich aus einer indifferenten bisexuellen Anlage. Für die Entstehung des männlichen Geschlechts sind genetische und endokrine Mechanismen intrauterin in der 8.–14. Schwangerschaftswoche notwendig. Wirken diese Faktoren nicht zum richtigen Zeitpunkt ein, entsteht aus der zunächst indifferenten Organanlage ein weiblicher Organismus (**Abb. 13.37**).

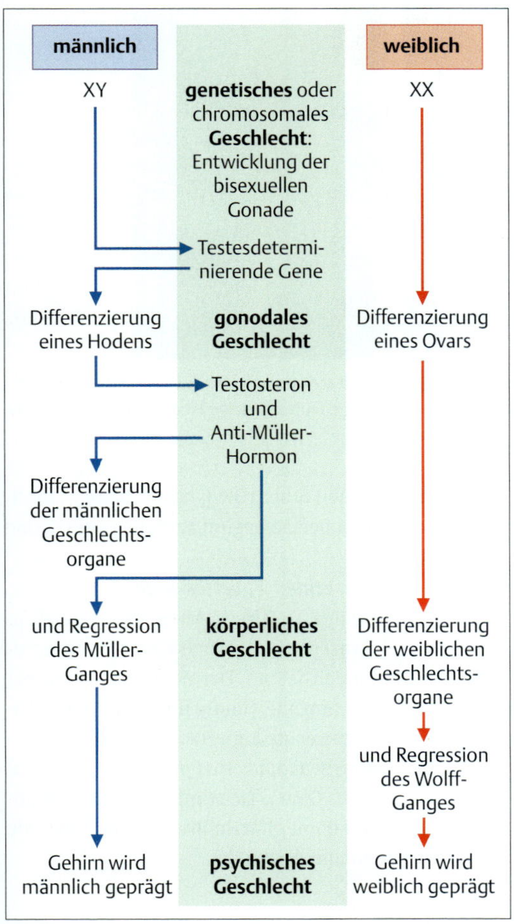


**Abb. 13.36 Geschlechtsentwicklung.** Die Geschlechtsentwicklung als ein „asymmetrischer" Prozess geschlechtsbildender Faktoren.

Dem Syndrom der Intersexualität liegt somit eine Störung der Geschlechtsdifferenzierung sowie in deren Folge eine Störung der geschlechtlichen Reifung zugrunde.

Etwa 1,7–4% der Gesamtbevölkerung sind von Intersexualität betroffen. Es gibt eine Vielzahl von seltenen Krankheitsbildern. Drei Hauptgruppen werden unterschieden:

- echter Hermaphroditismus
- Pseudohermaphroditismus (Scheinzwitter)
- chromosomale Intersexualität

Der echte Hermaphroditismus ist gekennzeichnet durch Vorliegen von sowohl Hoden wie Ovarialgewebe in einem Individuum sowie durch ein bisexuelles inneres und äußeres Genitale.

Beim Pseudohermaphroditismus sind das innere und äußere Genitale intersexuell entwickelt, wobei nach den Gonaden und dem Chromatinbefund ein eindeutig männliches bzw. weibliches Individuum besteht.

Bei der chromosomalen Intersexualität (gonosomale Aberrationen) stimmen Kerngeschlecht und Gonadengeschlecht nicht überein. So liegen z. B. beim Klinefelter-Syndrom 47 Chromosomen (XXY-Konstellation, ein zusätzliches X-Chromosom) und bei der Gonadendysgenesie (Ullrich-Turner-Syndrom) 45 Chromosomen (60% d. Fälle nur 1 funktionsfähiges X-Chromosom) bzw. in 40% d. Fälle Monosomie X (Kombination aus X- u. Y-Chromosom) in einem Teil der Köperzellen, statt normalerweise 46 Chromosomen vor. Die Häufigkeit sowohl des Klinefelter-Syndroms (1 : 600–1 : 900 männliche Neugeborene) sowie des Ullrich-Turner-Syndroms (UTS) (1 : 2–3000 weibliche Neugeborene) ist relativ hoch.

**Symptome des kompletten Ullrich-Turner-Syndroms** (**Abb. 13.38**):

- Kleinwuchs
- kurzer Hals
- tiefer Haaransatz im Nacken
- Pterygium colli, Schild-Thorax mit verbreitertem Mamillenabstand (verbreitet)
- Hypogenitalismus einhergehend mit primärer Amenorrhö sowie Sterilität
- hoher Gaumen
- Pigmentnävi (zahlreiche benigne)
- Herzfehler (Aortenisthmusstenose, Pulmonalstenose), Hufeisenniere
- Sehstörungen

**Symptome des Klinefelter-Syndroms** (**Abb. 13.39**):

- kleine Hoden
- Hochwuchs einhergehend mit Fettansatz um die Hüften, Nates sowie Gynäkomastie
- frühzeitige Osteoporose
- milder motorischer Entwicklungsrückstand
- spärliche Sekundärbehaarung

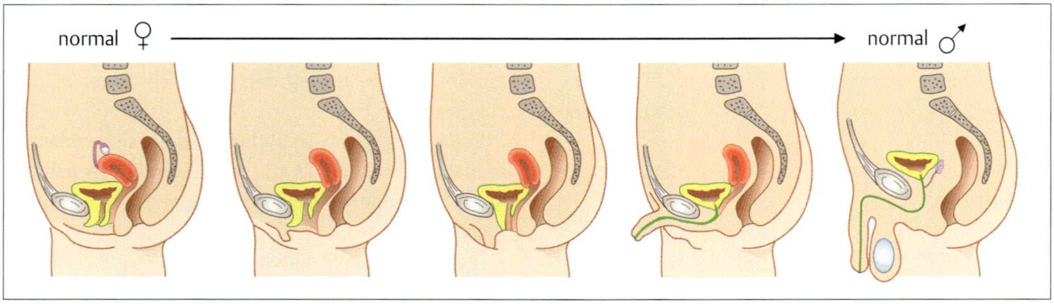


Abb. 13.37 **Genitaldifferenzierung.** Einteilung der Genitaldifferenzierung von normal weiblich bis normal männlich.



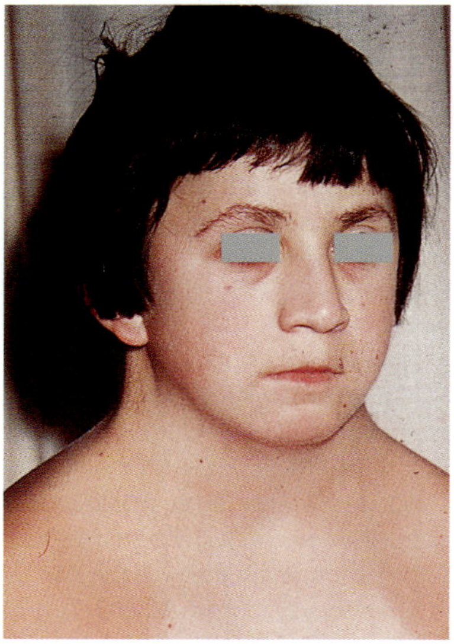

Abb. 13.38 **Ullrich-Turner-Syndrom.** Flügelfell (Pterygium colli) und Anomalien der Ohrmuscheln bei Gonadendyskinesie.

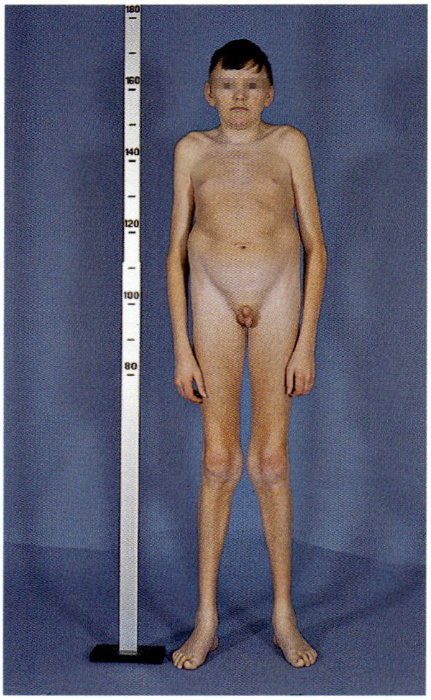


Abb. 13.39 **Klinefelter-Syndrom.** Hochwuchs einhergehend mit Fettansatz um die Hüften, kleine Hoden, spärliche Sekundärbehaarung.

- Pubertät tritt häufig verspätet ein
- Azoo- und Oligospermie (Sterilität)

Therapie des UTS: Frühzeitig durch Kinderendokrinologen mit z.B. Wachstumshormon, Östrogen/Gestagen.

## 13.4.3 Pubertas praecox

DEFINITION *Es handelt sich um das vorzeitige Eintreten der Pubertät einhergehend mit dem Auftreten der sekundären Geschlechtsmerkmale.*

Es wird unterschieden zwischen
- echter Pubertas praecox einhergehend mit vorzeitiger Gonadenreifung; es besteht meist Fertilität,
- Pseudopubertas praecox einhergehend ohne Gonadenreifung; in der Regel Infertilität,

„frühnormale" Pubertät: beim weiblichen Geschlecht Pubertätsbeginn zwischen dem 7. und 9. Lebensjahr (Menarche zwischen 8 bis 10½ Jahren); beim männlichen Geschlecht Pubertätsbeginn zwischen dem 9. und 11. Lebensjahr.

Ursachen einer *echten Pubertas praecox* sind: Z.n. Schädel-Hirn-Trauma, Z.n. Meningoenzephalitis, Hirntumor, Hydrozephalus, ektope Gonadotropinproduktion (Chorionepitheliom, Dermoidzyste, Teratom), Choriongonadotropingabe. Häufig findet sich keine Ursache (idiopathische echte Pubertas praecox).

Ursachen einer *Pseudopubertas praecox* sind: Gonadentumor (Hoden, Ovar), Nebennierenrindenerkrankungen (AGS, Adenome, Karzinome) sowie Gabe von Sexualhormonen und Anabolika.

### *Symptome*

Symptome der echten Pubertas praecox sind beim männlichen Geschlecht: vor dem 9. Lebensjahr Auftreten von Scham- und Achselbehaarung sowie Hodenvergrößerung; beim weiblichen Geschlecht vor dem 8. Lebensjahr Auftreten von Achsel- und Schambehaarung, Entwicklung der Mammae, Menarche.

### *Diagnostik und Therapie*

Anamnese (Pubertäts- und Wachstumsverlauf), Abklärung von Unfällen, Entzündungen, Medikamenteneinnahme und des Verdachts auf einen Hirntumor. Laborchemisch wird die Diagnose durch Messung der Östrogene bzw. von Testosteron, LH, FSH, Dehydroepiandrosteron, 17-Hydroxyprogesteron gesichert.

**Lokalisationsdiagnostik**: Röntgen-Knochenalter, Kernspintomografie des Schädels, gynäkologische bzw. ophthalmologische Untersuchungen. Die Therapie ist abhängig von der Grundkrankheit.

## 13.4.4 Pubertas tarda

DEFINITION *Die Pubertätsentwicklung ist um mehr als 2 Jahre gegenüber der Norm verzögert.*

### *Ursachen*

Neben der konstitutionellen Entwicklungsverzögerung (Achtung: häufigste Form der Pubertas tarda!) kann eine gonadale (Anorchie, Hodenatrophie, Klinefelter-Syndrom, Ullrich-Turner-Syndrom) sowie hypophysäre Störung (Wachstumshormonmangel einhergehend mit Minderwuchs, Hypophysentumor, Überproduktion von Prolaktin, Anorexia nervosa) vorliegen. Auch schwere chronische Herz-, Lungen- und Nierenerkrankungen sowie Malabsorptionssyndrom, langjährig bestehender Diabetes mellitus sowie eine Langzeit-Glukokortikoidbehandlung können eine Pubertas tarda bewirken.

### *Symptome und Diagnostik*

Beim männlichen Geschlecht bis zum 15. Lebensjahr: keine Scham- und verminderte Achselbehaarung, kleiner Penis, kleine Hoden, hohe Stimmlage, fehlender bis verminderter Bartwuchs. Beim weiblichen Geschlecht: bis zum 13.–14. Lebensjahr keine Scham- sowie verminderte Achselbehaarung, keine Mammaentwicklung sowie zum 15. Lebensjahr keine Menarche. Beurteilung der Pubertätsentwicklung mit Hilfe der Reifestadienschemata nach Tanner bzw. Prader oder Bierich.

Die Diagnostik gleicht der für die Pubertas praecox. Anamnestisch besonders zu beachten ist der Pubertäts- und Wachstumsverlauf von Eltern und Geschwistern.

### *Therapie*

Keine Behandlung bei der konstitutionellen Entwicklungsverzögerung; wesentlich sind aufklärende Gespräche mit Eltern und Patienten sowie regelmäßige Kontrollen der Pubertätsentwicklung, des Wachstums sowie des Knochenalters. Eine Behandlung mit Sexualhormonen sollte nur vom erfahrenen Endokrinologen durchgeführt werden.

## 13.4.5 Hirsutismus

Es wird unterschieden zwischen

- *Hypertrichose*: vermehrte lokalisierte oder generalisierte (nicht androgenabhängige) Behaarung bei Frau (Mann, Kind); keine wesentlich veränderte Schambehaarung,
- *Hirsutismus*: vermehrte (androgenabhängige) Sekundärbehaarung bei der Frau vom männlichen Typ (Kinn, Oberlippe, Brust, Schamregion [hier Behaarung bis zum Nabel ziehend], Oberschenkelinnenseite); keine Virilisierungszeichen (S. 448, **Abb. 13.31**),
- *Virilismus* (Vermännlichung der Frau): Hirsutismus einhergehend mit Vermännlichung (tiefere Stimme, maskuline Körperproportionen, Stirnglatze, Klitorishypertrophie, Oligo-/Amenorrhö, Mammaatrophie infolge vermehrter Produktion von Androgenen.

### *Ursachen*

In 90% der Fälle idiopathisch (genetische Disposition, Abstammung aus dem Mittelmeerraum, Achtung: Familienanamnese); selten: Nebennierenrindenerkrankung (androgen produzierender Tumor, adrenogenitales Syndrom [AGS], Cushing-Syndrom); Krankheiten des Ovars: (androgen produzierender Tumor, polyzystische Ovarien [Stein-Leventhal-Syndrom]; Intersexualitätsformen [S. 456ff]; Medikamentenanamnese: Androgene, Anabolika, nichtsteroidale Medikamente [Minoxidil, Spironolacton, Ciclosporin, u. a.]).

MERKE *Geringer Hirsutismus findet sich auch bei Hypothyreose, Akromegalie und Prolaktinom.*

### *Diagnostik*

Anamnese (s. oben), Hormonuntersuchungen: Testosteron, DHEA-S, 17-Hydroxyprogesteron, Kortison im Blut; bildgebende Verfahren (Sonografie, CT, MRT), gynäkologische Untersuchung.

### *Therapie*

Entsprechend der Grundkrankheit; Absetzen von krankheitsauslösenden Medikamenten. Der idiopathische Hirsutismus kann oft erfolgreich mit einem Ovulationshemmer, in dem z.B. das Antiandrogen Cyproteronacetat enthalten ist, behandelt werden. Kosmetische Behandlung mittels Epilation, Haarbleichmittel, Enthaarungscreme, Rasur.

### 13.4.6 Gynäkomastie

**DEFINITION** *Ein- oder doppelseitige Vergrößerung des Brustdrüsengewebes beim Mann. Echte Gynäkomastie: Vergrößerter Drüsenkörper, Pseudogynäkomastie: vermehrte Fettansammlung.*

Bei ca. $^2/_3$ aller Knaben zwischen dem 12. und 15. Lebensjahr ist eine Pubertätsgynäkomastie vorübergehend nachweisbar; im höheren Lebensalter Zunahme der Gynäkomastie (Altersgynäkomastie; bei allgemeiner Adipositas Pseudogynäkomastie).

#### Ursachen

- *physiologische Formen*: Neugeborenen-, Pubertäts-, Involutionsgynäkomastie
- *endokrinologische Krankheiten*: Hypogonadismus (z. B. Klinefelter-Syndrom), Östrogen- sowie HCG bildende Tumoren, Hyperthyreose, Hypothyreose, Intersexualität (S. 456 ff), Prolaktinom
- *nichtendokrinologische Krankheiten*: kleinzelliges Bronchialkarzinom, chronische Hepatopathie, chronische Niereninsuffizienz, neurologische Krankheiten
- *Medikamente*: Östrogene, HCG, Glukokortikoide, Anabolika, Spironolacton, Cimetidin, Digitalis (Achtung: Ursache im höheren Lebensalter bei Herzinsuffizienz), Drogen (z. B. Marihuana)

#### Diagnostik

Anamnese, Untersuchung der Brüste und Hoden; Hormonanalysen (Östradiol, Testosteron, LH, FSH, Prolaktin, Beta-HCG), Lokalisationsdiagnostik (Sonografie, CT, MRT).

Differenzialdiagnose: Pseudogynäkomastie, Mamma-Karzinom (meist einseitig).

#### Therapie

Die Behandlung richtet sich nach der Ursache; die physiologische Gynäkomastie wird nicht behandelt. Bei schmerzhafter Gynäkomastie z. B. Östrogenbehandlung eines Prostatakarzinoms; bei Leberzirrhose Bestrahlung durch den Radiologen bzw. Versuch mit Antiöstrogen Tamoxifen.

**PFLEGE** ***Sinn finden.*** *Alle Erkrankungen, die zu einer Störung der normalen Geschlechtsentwicklung führen, sind mit einer enormen psychischen Belastung für den Patienten verbunden. Dies kann sich auf den frühen Ausschluss durch Altersgenossen durch ein anderes Aussehen, auf die Störung der Erfahrung der eigenen Sexualität bis hin zur ungewollten Kinderlosigkeit erstrecken. Die Patienten fühlen sich oft „nicht vollwertig" oder ausreichend akzeptiert. Von der Pflege ist hier ein besonders einfühlsames Verhalten gefordert, das den Patienten in seiner Selbstannahme unterstützt.*

## 13.5 Krankheiten der Nebenschilddrüsen

### 13.5.1 Anatomie und Physiologie

Die vier etwa linsengroßen Nebenschilddrüsen (Glandulae parathyreoideae, Epithelkörperchen) liegen auf der Rückfläche der Schilddrüse (**Abb. 13.40**). In den Nebenschilddrüsen wird das Polypeptidhormon Parathormon (PTH) gebildet. Im Blut finden sich intaktes PTH sowie PTH-Fragmente. Die Regulation der PTH-Sekretion erfolgt über die Kalziumkonzentration im Serum. Der Abfall des Serumkalziumspiegels bewirkt eine Ausschüttung von PTH, während eine erhöhte Kalziumkonzentration im Serum die Produktion von PTH hemmt. Darüber hinaus stimulieren erhöhte Phosphatserumspiegel die PTH-Sekretion. PTH vermindert die Kalziumausscheidung mit dem Urin und steigert die Phosphaturie. Die Kalziumresorption im Darm wird durch PTH verstärkt. Für diese Wirkungen des PTH ist die Anwesenheit von Vitamin D erforderlich. Am Knochen beschleunigen normale PTH-Spiegel den Knochenumbau, ohne die Bilanz zu verändern.

Kalzitonin wirkt hypokalzämisch und hypophosphatämisch und hemmt die Knochenresorption (Hem-

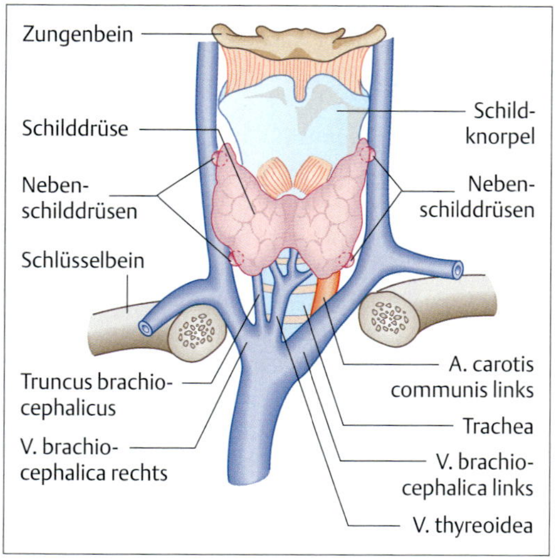


**Abb. 13.40 Schilddrüse.** Lage der Schilddrüse und der Nebenschilddrüsen. Die Nebenschilddrüsen liegen auf der Rückseite der Schilddrüse.

mung der Osteoklastenaktivität, S. 167 u. S. 465). Gesteuert wird die Kalzitoninesekretion über die $Ca^{++}$-Spiegel im Blut: Hohe $Ca^{++}$ Konzentrationen steigern, niedrige $Ca^{++}$-Spiegel hemmen die Sekretion des Kalzitonins aus den C-Zellen der Schilddrüse.

Bei der systematischen Einteilung der Erkrankungen kann zwischen Über- und Unterfunktion der Nebenschilddrüsen unterschieden werden.

## 13.5.2 Hyperparathyreoidismus

DEFINITION *Der Hyperparathyreoidismus ist durch das Vorliegen von erhöhten PTH-Serumkonzentrationen gekennzeichnet. Es wird unterschieden zwischen dem primären Hyperparathyreoidismus, dessen Ursache eine Erkrankung der Nebenschilddrüsen selbst ist, und dem sekundären Hyperparathyreoidismus, der durch das Vorliegen einer Hypokalzämie im Serum verschiedenster Genese hervorgerufen wird.*

### Primärer Hyperparathyreoidismus (pHPT)

*Häufigkeit*

25–30/100000 Einwohner pro Jahr; Frauen sind häufiger betroffen als Männer (2 : 1). In den letzten Jahrzehnten hat die Häufigkeit des HPT abgenommen: Ursächlich verantwortlich ist wohl neben einer verbesserten Versorgung mit Vitamin D eine verminderte Exposition gegenüber ionisierter Strahlung.

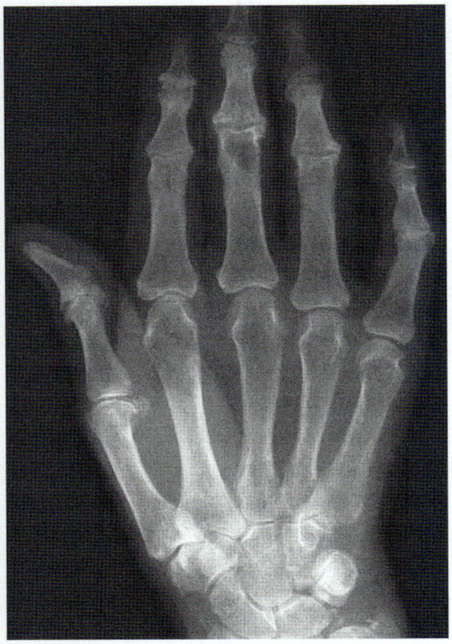

**Abb. 13.41 Primärer Hyperparathyreoidismus.** 77-jähriger Patient mit primärem Hyperparathyreoidismus infolge Hyperplasie der Nebenschilddrüse. Neben einer allgemeinen Osteoporose des Handskeletts finden sich Erosionen an den verschiedenen Interphalangealgelenken beginnend an den Metakarpophalangealgelenken; am Köpfchen der Grundphalanx III rechts Zyste (sog. Brauner Tumor); Chondrokalzinose des Discus radio ulnaris.

*Ursachen*

Eine autonome PTH- Mehrsekretion findet sich aufgrund von solitären Adenomen (80%), multiplen Adenomen (5%), Hyperplasie aller vier Epithelkörperchen (15%), selten in Karzinomen (1%) oder bei multipler endokriner Neoplasie (MEN, S. 433 ff).

Ein Adenom, ausgehend von einer einzigen mutierten Zelle, entwickelt sich über viele Jahre; es kommt zu einer

- vermehrten Kalziummobilisierung im Knochen,
- vermehrten intestinalen Kalziumabsorption,
- vermehrten Kalziumreabsorbtion in den Nieren,
- sodass ein erhöhter Kalziumspiegel (Hyperkalziämie) im Blut resultiert.

Das vermehrt anfallende Phosphat wird in der Niere durch die bestehenden erhöhten PTH-Spiegel vermindert rückresorbiert, sodass im Serum eine erniedrigte Phosphatkonzentration und im Urin eine Hyperphosphaturie resultieren.

Gastrin- und Säureproduktion des Magens werden durch die Hyperkalzämie gefördert. In der Bauchspeicheldrüse besteht eine erhöhte Kalziumkonzentration des Pankreassaftes. Darüber hinaus bewirkt die Hyperkalzämie Änderungen im Nerven- und Muskelstoffwechsel.

*Symptome*

Krankheitsbild und klinische Symptome lassen sich durch die Wirkungen des erhöhten PTH-Spiegels erklären:

- Nieren: rezidivierende Nephrolithiasis (70%), Nephrokalzinose, Polyurie, Polydipsie
- Knochen (10–20%): „rheumatische Beschwerden“ bis hin zu starken Knochenschmerzen. Röntgen: subperiostale Resorptionsherde (insbesondere an den Händen und Zystenbildung (**Abb. 13.41**); Ostitis fibrosa generalisata (Morbus Recklinghausen) ist selten; oft nur diffuse Osteopenie.
- Magen-Darm-Trakt: Appetitlosigkeit, Übelkeit, Obstipation, Meteorismus, Erbrechen, Anorexie; peptische Ulzera an Magen und/oder Duodenum, rezidivierende Pankreatitiden
- Gallenblasensteine
- Depressionen einhergehend mit Antriebsarmut und mürrischer Reizbarkeit (besonders bei älteren Patienten), Muskelschwäche, Hypo- bis Areflexie

Liegen allgemeine Symptome, wie Appetitlosigkeit, Übelkeit, Adynamie, Kopfschmerzen, Polyurie, Polydipsie oder Obstipation vor, so ist die Diagnose „Hyperparathyreoidismus“ schwer zu stellen.

Gelegentlich wird die Krankheit erst während ihrer schwersten Form, der **hyperkalzämischen Krise** (ca. 5% der Fälle, **parathyreotoxische Krise**), einhergehend mit Temperaturerhöhungen, Polyurie, Polydipsie, Exsikkose, Adynamie, Verwirrung, Bewusstseinseintrübung und Koma erkannt.

### *Differenzialdiagnose*

Differenzialdiagnostisch müssen andere Erkrankungen, die mit chronischen Nierensteinleiden einhergehen und/oder bei denen erhöhte Kalziumserumspiegel nachweisbar sind, abgegrenzt werden. Solche Krankheiten sind z. B. Vitamin-A- und -D-Intoxikation, Therapie mit Tamoxifen, Thiaciddiuretika, Lithium, Sarkoidose, Hyperthyreose, Immobilisationsosteoporose, Tumoren mit Knochenmetastasen (Bronchial-, Mamma-, Prostatakarzinom, Plasmozytom). Achtung: paraneoplastische Hyperkalziämie bei Tumoren (z. B. Bronchialkarzinom) durch Bildung parathormonverwandter Eiweiße.



### *Diagnostik*

Blut: Kalzium und Phosphat sowie PTH (Messung des intakten Parathormons).

Adjuvante Parameter: Alkalische Phosphatase im Serum (erhöht), Phosphat im Serum (erniedrigt), Kalzium, Phosphat und Hydroxyprolin (als biologische Marker des Knochenumsatzes) im Urin (erhöht).

Röntgen: Hand (subperiostale Usuren) im Wesentlichen nur bei Knochenbeschwerden.

Die Lokalisation der Adenome kann mittels der Sonografie versucht werden.

Weitere diagnostische Optionen sind: CT oder MRT des Halses; Nebenschilddrüsenszintigrafie; Halsvenenkatheterisierung mit PTH-Messung („Hormonlandkarte").

### *Verlauf*

Die Krankheit kann als hyperkalzämische Krise kurzfristig tödlich verlaufen oder chronisch, einhergehend mit irreversiblen Nierenschäden.

### *Therapie*

Grundsätzlich besteht die Therapie in der operativen Entfernung der vergrößerten Epithelkörperchen. Präoperativ sollte, insbesondere bei der hyperkalzämischen Krise, eine Senkung des Kalziumspiegels herbeigeführt werden:

- forcierte Diurese (bis zu 5 Liter pro Tag, physiologische NaCl-Lösung) und Furosemid
- Kalzitonin (6-mal 100 E/24 Stunden)
- keine Kalziumzufuhr
- Bisphosphonate (Pamidronat [Aredia] 15–60 mg i.v., Zoledronsäure (Zometa 4–8 mg i.v.)

**Kontraindiziert** sind Digitalispräparate (Herzstillstand!) und Thiaziddiuretika.

Postoperativ werden zur Tetanieprophylaxe unter Kontrolle des Serumkalziums Kalzium oral oder intravenös oder Vitamin D gegeben.

### *Prognose*

Die Prognose der chronischen Verlaufsform des primären Hyperparathyreoidismus ist im Wesentlichen abhängig von dem Ausmaß der Schäden der Organmanifestationen; insbesondere wird sie durch den Nierenschaden bestimmt. Die akute hyperkalzämische Krise verläuft auch heute noch häufig tödlich.

● FALLBEISPIEL PRIMÄRER HYPERPARATHYREOIDISMUS *Die heute 76-jährige Frau U. wurde das erste Mal vor 7 Jahren stationär in unserem Haus aufgenommen. Grund waren Stuhlunregelmäßigkeiten nach einem Tunesienaufenthalt. Der damalige klinische Untersuchungsbefund war bis auf ein bekanntes Hämorrhoidalleiden unauffällig. Im Rahmen der damals durchgeführten Laboruntersuchungen wurden folgende Laborwerte festgestellt: Kalzium von 2,9 mmol/l, bei Kontrolle 3,9 mmol/l; Phosphat 2,6 mg/dl (im Normbereich); Alkalische Phosphatase mit 196 U/L(Normbereich 60–170 U/l) leicht erhöht. Intaktes Parathormon 138 ng/l (Normbereich 10–55 ng/l): deutlich erhöht.*
*Die Nierensonografie unauffällig, die Schilddrüsensonografie ebenfalls; es bestand kein Hinweis auf ein Adenom im Bereich der Nebenschilddrüse.*
*Aufgrund der Laborwerte wurde die eindeutige Diagnose primärer Hyperparathyreoidismus gestellt und ein operativer Eingriff vorgeschlagen. Da keine klinische Symptomatik oder gar Organschädigungen vorlagen, lehnte die Patientin nach Rücksprache mit ärztlichen Kollegen (enge Familienangehörige) einen operativen Eingriff ab.*

***Jetzt aktuell.*** *Die erneute stationäre Aufnahme erfolgt wegen seit einer Woche bestehender Dyspnoe bei geringer körperlicher Belastung. Die Patientin gibt dabei ein thorakales Beklemmungsgefühl und Herzrasen an.*
*Z. n. inguinaler Crossektomie und subtotaler Saphenektomie bei aszendierender Thrombose der V. saphena magna rechts vor 8 Wochen. Jetzt dringender V. a. Lungenembolie. Nach Immobilisation und PTT-wirksamer intravenöser Behandlung mit Heparin wurde eine Marcumartherapie eingeleitet.*

#### *Diagnostik*

*Bei anamnestisch bereits bekanntem primären Hyperparathyreoidismus erfolgte erneut die Kontrolluntersuchung: Kalzium 2,91 mmol/l, Phosphat 0,7 mmol/l, Parathormon intakt 179 pg/ml, Kalziumausscheidung im 24-Stunden-Urin 14,4 mmol/Vol. Phosphatausscheidung 9 mmol/l, alkalische Phosphatase 206 U/ml. Kontrolle: Kalzium im Serum 3,24 mmol/l.*
*Zervikales MRT: zwei auf Epithelkörperchenadenome sus-*

*pekte Bezirke von 15–20 mm Durchmesser in der Nebenschilddrüse rechts cranial und caudal.*
*Die Patientin selbst klagt des Weiteren bereits bei der Aufnahme und im weiteren Verlauf des stationären Aufenthaltes über innere Unruhe, Konzentrations-und Merkfähigkeitsstörungen und ist traurig und verstimmt; „sie kenne sich selbst nicht mehr", „kann sich auf ihren Körper nicht verlassen", habe oft „Wachträume", sowie optische und akustische Halluzinationen und darüber hinaus ausgeprägte Schlafstörungen. Diese Beschwerden hätten vor ca. 2 Jahren begonnen und seien bis heute immer intensiver geworden.*

***Therapie und Verlauf***

*Die geschilderten Beschwerden sind charakteristisch für einen chronischen primären Hyperparathyreoidismus. Es erfolgte ein operativer Eingriff mit Entfernung der beiden Epithelkörperchenadenome. Die zuvor geschilderte Symptomatik verschwand völlig, die Stimmung hellte auf, Halluzinationen fanden sich nicht mehr. Eine demenzielle Entwicklung konnte bei der Patientin nicht festgestellt werden.*

## Sekundärer Hyperparathyreoidismus (sHPT)

DEFINITION *Gesteigerte PTH-Sekretion als kompensatorische Überfunktion der Nebenschilddrüsen bei chronisch erniedrigten Serumkalziumwerten.*

### *Ursachen und Pathogenese*

Der sHPT ist gekennzeichnet durch die Überproduktion von PTH, hervorgerufen durch extraparathyreoidale Ursachen, wie z. B. enterale Malabsorption, Malnutrition (Unterversorgung mit Kalzium in der Nahrung), Morbus Crohn, Colitis ulcerosa, Sprue, Niereninsuffizienz. Eine weitere Ursache ist die fehlende Sonnenlichtexposition- gerade bei älteren Menschen: In der Haut kann Vitamin $D_3$ nicht mehr aus Cholesterin sowie 7-Dihydrocholesterin gebildet werden.

Da nicht genügend Kalzium zur Verfügung steht, sinkt der Kalziumspiegel im Blut allmählich ab; es kommt zur vermehrten PTH-Sekretion und zur sekundären Hyperplasie der vier Nebenschilddrüsen. Des Weiteren wird der Knochen als Kalziumdepot angegriffen mit den Folgen der Fibroosteoklasie bis hin zur Osteomalazie, „renale Osteopathie".

Die häufigste Ursache des sHPT ist die Hypokalziämie bei chronischer Niereninsuffizienz. Infolge der chronischen Nierenerkrankung kommt es

- zu einer Störung im Vitamin-D-Stoffwechsel in der Form, dass in den Nieren weniger biologisch wirksames Calcitriol (1,25[OH]$_2$-$D_3$) aus seiner Vorstufe 25-OH-VitD entsteht; die Folge ist eine Verminderung der Kalziumaufnahme aus dem Darm,
- zur verminderten Ausscheidung von anorganischem Phosphat und damit Erhöhung von Phosphat im Blut: Folge: Hypokalzämie,
- zur Stimulation von PTH durch:
  - Wegfall des hemmenden Effektes von Calcitriol = Hypokalzämie,
  - Hypokalzämie infolge Hyperphosphatämie.

### *Symptome*

Anamnestisch bestehen Hinweise auf eine chronische Nierenerkrankung oder ein Malabsorptionssyndrom. Skelettveränderungen sind sowohl bei der intestinalen wie auch bei der renalen Form röntgenologisch nachweisbar.

### *Diagnostik*

Laborchemisch findet sich bei intakter Nierenfunktion neben einem erniedrigten Serumphosphat ein erniedrigtes Serumkalzium. Erhöhtes Serumphosphat lässt sich aufgrund des Phosphatstaus bei eingeschränkter Nierenfunktion nachweisen. Zum weiteren Laborprogramm vgl. die Diagnostik des primären Hyperparathyreoidismus (S. 462).

### *Therapie*

Behandlung der Grundkrankheit. Unter Kontrolle von Serumkalzium und Phosphat wird bis zur Normokalzämie Calcitriol (Rocaltrol) gegeben. Gleichzeitig sollte versucht werden, durch Gabe von Kalziumkarbonat (3- bis 4-mal 3 g/Tag) das Serumphosphat zu senken. Liegt die hyperkalzämische Form des sekundären Hyperparathyreoidismus vor, ist ein operativer Eingriff vonnöten.

MERKE *Keine aluminiumhaltigen Phosphatbinder geben! Gefahr der Aluminiumintoxikation (Enzephalopathie, Anämie, Osteopathie)!*

### *Prophylaxe*

Die entscheidende prophylaktische Maßnahme bei renaler Osteopathie ist die Gabe von Vitamin $D_3$ bzw. seines aktiven Metaboliten.

## Tertiärer Hyperparathyreoidismus

DEFINITION *Als tertiärer Hyperparathyreoidismus wird das Entstehen einer Hyperkalzämie im Verlauf eines sekundären Hyperparathyreoidismus bezeichnet. Dabei entwickelt sich aus einem sekundären HPT eine Autonomie der Nebenschilddrüsen (wie beim primären HPT).*

Nach einer Nierentransplantation ist z. B. der Bedarf an Parathormon plötzlich niedrig; es besteht somit ein Missverhältnis zwischen der aktuellen Parathormonsekretion und dem Bedarf; es resultiert eine Hyperkalzämie.

### Therapie

Entfernung der Nebenschilddrüsen mit anschließender Autotransplantation in die Unterarmmuskulatur oder M. sternocleidomastoideus.

## 13.5.3 Hypoparathyreoidismus

DEFINITION *Als Hypoparathyreoidismus wird eine Kalziumstoffwechselstörung bezeichnet, die durch fehlende oder verminderte Bildung von Parathormon oder Parathormonresistenz (Pseudohypoparathyreoidismus) hervorgerufen ist. Leitbefund sind die Hypokalzämie sowie deren Folgeerscheinungen.*

13

### Ursachen

Häufigste Ursache ist die unbeabsichtigte Entfernung der Nebenschilddrüse nach subtotaler Strumektomie bzw. bei Radikaloperation infolge Schilddrüsenkarzinom. Selten Zustand nach Radiojodtherapie bzw. perkutaner Bestrahlung, nach Nebenschilddrüsenoperation oder idiopathisch (durch Autoimmunprozess).

Durch Mangel an Parathormon resultiert eine verminderte Bildung von 1,25-Dihydroxycholecalciferol; die intestinale Kalziumresorption ist vermindert; ohne PTH kommt es zu einer verminderten Mobilisierung von Kalzium aus dem Knochen sowie einem Rückgang der Phosphatausscheidung. Des Weiteren werden Veränderungen im Magnesiumstoffwechsel (Hypomagnesiämie) beschrieben.

### Symptome

Die Diagnose „Nebenschilddrüseninsuffizienz“ wird einfach, wenn in der Vorgeschichte Schilddrüsenoperationen, insbesondere wiederholte Operationen, angegeben werden. Die Patienten klagen über **tetanische Anfälle**, einhergehend mit Muskelschmerzen, Parästhesien sowie tonischen Kontraktionen der Muskeln, z.B. an Händen, Füßen und in der Mundgegend. In schweren Fällen entsteht die „Geburtshelferhand“ (Adduktion von Daumen, Zusammenpressen der Finger, gelegentlich Bildung einer Faust) sowie der „Karpfenmund“ (kontrahierte Oberlippe). Im Rahmen des **tetanischen Syndroms** können Spasmen der Bronchien, Stenokardien, Gallenkoliken, Migräneanfälle sowie Laryngospasmus (Stimmritzenkrampf) auftreten. Auch das Auftreten von epileptischen Anfällen wie bei der Epilepsie wird bei der Nebenschilddrüseninsuffizienz beschrieben.

Bei chronischer Nebenschilddrüseninsuffizienz kommt es zu beiderseitiger Katarakt, Haarausfall, schuppiger Haut, brüchigen Nägeln, Schmelzdefekten an den Zähnen. Positives Chvostek-Zeichen (Zucken von Mundwinkeln, Nasenflügeln und des M. orbicularis oculi bei Beklopfen des N. facialis vor dem äußeren Gehörgang) sowie positives Trousseau-Zeichen (Pfötchenstellung der Hand nach ca. 3 Minuten langem arteriellem Mitteldruck in einer Blutdruckmanschette am Oberarm) sichern die Diagnose „Nebenschilddrüseninsuffizienz“ weiter ab.

Die psychischen Veränderungen bestehen in vermehrter Reizbarkeit, Ängstlichkeit, depressiver Verstimmung.

Bei Auftreten im Kindesalter finden sich Wachstumsstörungen, Zahn- und Skelettanomalien.

Die operativ bedingte Nebenschilddrüseninsuffizienz beginnt etwa 2–4 Tage nach operativem Eingriff mit tetanischen Symptomen und verschwindet in der Regel nach einigen Tagen bis Wochen. Gelegentlich kann es jedoch auch zu einer akuten Nebenschilddrüseninsuffizienz, bei der sämtliche zuvor aufgeführten Symptome bestehen, kommen.

PFLEGE ***Patientenbeobachtung.*** *Die psychischen Symptome beim Hypoparathyreodismus können mitunter sehr ausgeprägt sein. Eine psychologische Begleitung des Patienten kann daher indiziert sein. Ermöglichen Sie ggf. den Kontakt zu einem Psychologen.*

### Diagnostik

Blut: Kalzium und Magnesium erniedrigt; Phosphat erhöht; Parathormon intakt erniedrigt.

Urin: Kalzium und Phosphat erniedrigt.

EKG: QT-Zeit-Verlängerung.

Röntgen, CT, MRT: Basalganglienverkalkung, Hyperostosen, Osteosklerose.

### Differenzialdiagnose

Differenzialdiagnostisch muss die hypokalzämische Tetanie gegenüber tetanischen Anfällen bei Normokalzämie (am häufigsten!), wie z.B. bei vegetativer Übererregbarkeit oder Hyperventilation, ausgeschlossen werden.

Bei der überwiegenden Anzahl der tetanischen Anfälle liegt eine Normokalzämie vor. Des Weiteren müssen Hypokalzämien anderer Genese abgegrenzt werden, wie z.B. bei Vitamin-D-Mangel, Malabsorptionssyndrom, Niereninsuffizienz, akute Pankreatitis (s. auch Pseudohypoparathyreoidismus).

### Therapie

Bei Behandlung des akuten tetanischen Anfalls werden 10–20 ml 10%iger Kalziumglukonatlösung langsam intravenös injiziert. **Achtung: Nie bei digitalisierten Patienten! Calcium und Digitalis wirken synergistisch.**

Die Dauertherapie der chronischen Hypokalzämie wird mit Vitamin-D-Präparaten durchgeführt, z.B. 0,5–1,5 µg/Tag Rocaltrol. Darüber hinaus kann Kalzium per os substituiert werden. Zur Verbesserung der neuromuskulären Erregbarkeit: Gabe von Magnesium oral.

Zur Kontrolle des Therapieerfolges werden anfangs wöchentlich, später entsprechend dem klinischen Befund Blutkalziumbestimmungen durchgeführt. Wichtig: Patientenausweis!

Ziel: Serum-Ca im unteren Normbereich.

*Prognose*

Bei prompter Diagnosestellung sind die Erfolgsaussichten der Therapie gut. Die in der Regel lebenslange Behandlung des Hypoparathyreoidismus macht die Mitarbeit des Patienten zur Vermeidung von Über- und Unterdosierung der Medikamente notwendig.

### 13.5.4 Pseudohypoparathyreoidismus

*Ursachen und Pathogenese*

Der Pseudohypoparathyreoidismus (Typ I und Typ II) ist ein seltenes, dominant vererbbares Leiden, bei dem eine Nebenschilddrüseninsuffizienz dadurch vorgetäuscht wird, dass die Körperzellen auf PTH nicht ansprechen. Aufgrund der peripheren PTH-Resistenz besteht ein erhöhter PTH-Spiegel. Es finden sich allerdings biochemische Kriterien des Hypoparathyreoidismus wie Hypokalzämie und Hyperphosphatämie.

*Symptome und Therapie*

Das Krankheitsbild ist gekennzeichnet durch proportionierten Minderwuchs, Verkürzungen der Metakarpal- und Metatarsalknochen, Hüftgelenkdysplasien, Tetanie, Weichteilverkalkungen, mangelhafte Zahnentwicklung, Kataraktbildung, Rundgesicht, Oligophrenie. Zur Therapie wird die Gabe von 1,25-($OH_2$)-Vitamin-D empfohlen.



## 13.6 Krankheiten der Schilddrüse

### 13.6.1 Anatomie und Physiologie

Die Schilddrüse (**Abb. 13.40**) ist ein hufeisenförmiges Organ, das aus zwei taubeneigroßen Lappen besteht, die durch einen kleinen Mittellappen verbunden sind. Die Schilddrüse liegt vor und beiderseits neben der Luftröhre, dicht unterhalb des Kehlkopfes. An der Hinterseite der Seitenlappen liegen die vier Epithelkörperchen. Die Blutversorgung des beim Erwachsenen 20–25 g schweren weichen Organs wird durch die beiden Aa. thyreoideae superiores (aus den Aa. carotides externae) und die Aa. thyreoideae inferiores (aus dem Truncus thyreocervicalis) gewährleistet. Die Schilddrüse, die von der Gesamtblutmenge des Körpers etwa 16-mal in 24 Stunden durchströmt wird, ist damit etwa 100fach besser durchblutet als die Muskulatur der Extremitäten und ca. 4- bis 5-mal besser als die Nieren.

Die Nn. laryngei recurrentes, die die innere Kehlkopfmuskulatur innervieren, verlaufen an der Rückseite beider Schilddrüsenlappen.

Feingeweblich besteht die Schilddrüse aus zahlreichen kleinen Läppchen, die aus Follikeln aufgebaut sind. Hier werden die beiden Hormone Trijodthyronin und Tetrajodthyronin (Kurzform: Thyroxin) produziert. Im interfollikulären Bindegewebe sind vereinzelte Zellen, wie auch Zellgruppen eingestreut (parafollikuläre Zellen). Diese werden als C-Zellen bezeichnet und produzieren den Antagonisten des Parathormons, das Kalzitonin.

**Trijodthyronin** wird im medizinischen Alltag kurz mit $\mathbf{T_3}$ (da drei Jodatome im Molekül) und **Tetrajodthyronin** mit $\mathbf{T_4}$ (da vier Jodatome im Molekül) bezeichnet.

Die Schilddrüse ist für die Synthese beider Hormone auf einen normalen **Jodstoffwechsel** angewiesen. Der tägliche Jodidbedarf liegt zwischen 150 und 300 µg. Jod wird mit Wasser und Nahrung aufgenommen und in elementarer Form oder als anionisches Jodid im Magen-Darm-Trakt resorbiert. Aus dem Blut wird das Jodid aktiv in die Schilddrüsenzelle transportiert (**Jodination**) und dort mittels Peroxidase zu elementarem Jod oxidiert und an Tyrosinreste angelagert (**Jodisation**).

Monojodtyrosin und Dijodtyrosin werden in der Schilddrüsenzelle an ein Glykoprotein, das Thyreoglobulin gebunden (Tg); $T_3$ und $T_4$ werden am Tg synthetisiert und gespeichert; der Vorrat reicht für ca. 2 Monate. Den Bedürfnissen des Organismus entsprechend werden T3 und T4 nach Abkoppelung von Tg an das Blut abgegeben.

Täglich werden ca. 92 µg $T_4$ und 8 µg $T_3$ von der Schilddrüse sezerniert. Darüber hinaus entsteht $T_3$ zum überwiegenden Teil mit ca. 26 µg pro Tag aus der peripheren Dejodierung (Abspaltung eines Jodatoms) von Thyroxin in der Leber (**Abb. 13.42**).

Im Blut werden beide Schilddrüsenhormone an Eiweiße reversibel gebunden und transportiert (TBP = thyroxinbindende Proteine). Das wichtigste Trägerprotein ist das **thyroxinbindende Globulin** (TBG). Ledig-

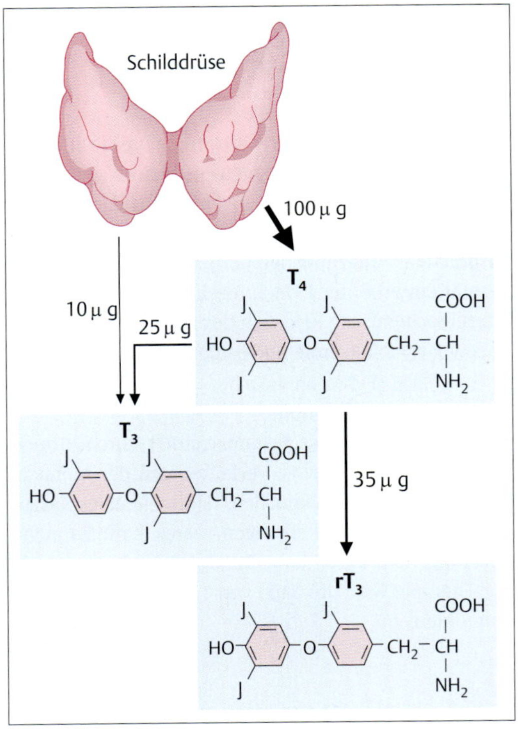


**Abb. 13.42 Aufbau der wichtigsten Schilddrüsenhormone.** Tägliche Schilddrüsenhormonproduktion: Überwiegend wird $T_4$ in der Schilddrüse produziert; aus der Abspaltung eines Jodatoms entsteht das biologisch aktive $rT_3$ sowie das biologisch inaktive (reverse) $T_3$ = funktionell „totes Hormon".

lich ca. 1‰ des $T_4$ und 5‰ des $T_3$ liegen in freier Form ($FT_3$ und $FT_4$, **Abb. 13.42**) in der Blutbahn vor und sind somit biologisch, d.h. sowohl an den peripheren Körperzellen wie auch im Hypothalamus-Hypophysen-Schilddrüsen-Regulationskreis, wirksam.

Die Schilddrüse wird durch das im Hypothalamus gebildete Thyreotropin-ausschüttende Hormon (Thyreotropin-releasing-hormone = TRH = Thyroliberin), das auf die Synthese und Freisetzung des Thyreoideastimulierenden Hormons (TSH = Thyreotropin) im Hypophysenvorderlappen (HVL) fördernd einwirkt, gesteuert (**Abb. 13.42**).

Im Regelkreis Hypothalamus-Hypophyse-Schilddrüse wirken die beiden Schilddrüsenhormone negativ rückkoppelnd, d.h., bei erhöhten Plasmakonzentrationen von $T_3$ und $T_4$ resultiert eine verminderte TSH-Ausschüttung (s. Hyperthyreose, S. 473 ff). Liegen andererseits erniedrigte Plasmaspiegel von $T_3$ und $T_4$ vor, besteht eine gesteigerte Ausschüttung von TSH aus dem HVL (s. Hypothyreose, S. 479 ff).

TSH stimuliert in der Schilddrüse die Jodination, die Jodisation, die Kopplung von Monojod- und Dijodthyrosin und die Ausschüttung von $T_3$ und $T_4$ ins Blut sowie das Wachstum von Schilddrüsenzellen.

Die biologische Halbwertzeit von $T_4$ beträgt ca. 7 Tage (ca.190 Stunden), die von $T_3$ ca. 1 Tag (ca.19 Stunden). Beide Schilddrüsenhormone werden vorwiegend in Leber und Niere abgebaut. Die biologische Halbwertzeit der Schilddrüsenhormone ist bei Hypothyreose verlängert, bei Hyperthyreose verkürzt.

**Die Schilddrüsenhormone fördern die**
- Glukoseresorption,
- Kohlenhydratumsatz,
- Sauerstoffverbrauch,
- Wärmeproduktion,
- Cholesterinabbau,
- Entwicklung von zentralem Nervensystem und Intelligenz, Genitalorganen, Skelettreifung,
- Muskelkontraktilität,
- Herzfrequenz, Schlag- und Minutenvolumen, Blutdruckamplitude.

● MERKE *Schilddrüsenhormonmangel in der Fetalperiode führt zu irreversiblen Gehirnschäden (Kretinismus)!*

**Die Schilddrüsenhormone hemmen die**
- Bildung energiereicher Phosphate,
- Glykogensynthese,
- Kohlenhydrattoleranz,
- Eiweißsynthese,
- Energieausnutzung.

## 13.6.2 Diagnostik

Bei der Untersuchung von Schilddrüsenerkrankungen ist es zweckmäßig, Veränderungen der Anatomie der Schilddrüse, wie Lage, Form, Größe sowie Konsistenz von Veränderungen der Funktion getrennt zu bestimmen und die Ergebnisse, wie in **Tab. 13.20** dargestellt, zu einer Diagnose zu vereinen.

Die Erhebung einer eingehenden Anamnese steht am Beginn der Untersuchung. Es werden Fragen nach Schilddrüsenerkrankungen in der Familie sowie in der eigenen Vorgeschichte gestellt: Darüber hinaus wird Auskunft über die Einnahme strumigener Medikamente sowie Exposition mit Jod eingeholt. Bei der Untersuchung des Halses und der Schilddrüse werden Größe, Beschaffenheit, Lage, Form, Druckschmerzhaftigkeit und Knotenbildung des Organs registriert. Des Weiteren wird registriert, ob Heiserkeit, Stridor oder Dyspnoe sowie Lymphknotenschwellungen, Einflussstauung oder Hautrötung bestehen.

Die körperliche Untersuchung beinhaltet
- Körpergewicht,
- Wärme- oder Kälteintoleranz, Unruhe, Nervosität,
- Beschaffenheit der Haut (warm/kühl, feucht/trocken, zart/pastös),
- Reflexverhalten, Fingertremor,

- Herz-Kreislauf-System,
- Augensymptome.

Vorgeschichte, Beschwerden sowie die erhobenen Befunde führen zu einer Arbeitsdiagnose, die durch Untersuchung am Patienten (In-vivo-Untersuchungen) wie auch durch Analysen von Blut- und Gewebeproben (In-vitro-Untersuchungen) erhärtet wird.

Allgemeine Laboruntersuchungen: Entzündungswerte, Cholesterin, Triglyceride, CK, Myoglobin, GOT, GPT, alkalische Phosphatase.

Achtung: Beweisend für eine Schilddrüsenerkrankung sind die schilddrüsenspezifischen Untersuchungen!

### In-vitro-Untersuchungen

**Thyreoideastimulierendes Hormon (TSH) im Serum:** Als empfindlichster Wert zur Beurteilung der Versorgung des Körpers mit Schilddrüsenhormonen gilt die Messung der basalen Serum-TSH-Konzentration (Normbereich: 0,4–2,5 mU/l). Grenzbereich bis 4,0 mU/l.

TSH erhöht: Beweisend für latenten oder manifesten SD-Hormonmangel primäre (thyreogene) SD-Unterfunktion.

● MERKE *Die TSH-Bestimmung ist die Grundlage des Screenings auf Hypothyreose bei Neugeborenen!*

TSH erniedrigt oder nicht messbar: charakteristisch für erhöhte SD-Hormonkonzentrationen im Körper; Hyperthyreose, autonomes Adenom, Therapie mit SD-Hormon, hyperphysäre oder hypothalamische Hypothyreosen.

Die sensitive Bestimmung des basal TSH wird durchgeführt

- zum Beweis einer euthyreoten Stoffwechsellage,
- zum Beweis einer hypothyreoten Stoffwechsellage,
- bei Screening auf angeborene Hypothyreose,
- zur Beurteilung einer Schilddrüsenhormonsubstitution,
- bei der Überwachung einer Schilddrüsenhormonsuppressionstherapie,
- bei Schilddrüsenkarzinom.

**Freies Thyroxin im Serum:** Thyroxin ($fT_4$) wird ausschließlich in der Schilddrüse gebildet und ist somit als das eigentliche Schilddrüsenhormon anzusehen. Die $fT_4$-Bestimmung ergibt die Primärinformation über die Schilddrüsenfunktionslage und ist zumindest bei jeder Erstuntersuchung erforderlich. Der Normbereich für freies Thyroxin liegt zwischen 0,6–1,8 ng/dl Serum (**Abb. 13.43**).

**Freies Trijodthyronin im Serum:** Die $fT_3$-Messung wird zusätzlich zur $fT_4$-Bestimmung durchgeführt bei Verdacht auf

- isolierte $T_3$-Hyperthyreose bei normalem $T_4$,
- endokrine Ophthalmopathie,
- autonomes Adenom.

Der Normbereich des $fT_3$ im Serum liegt zwischen 2,2 und 5,5 pg/ml.

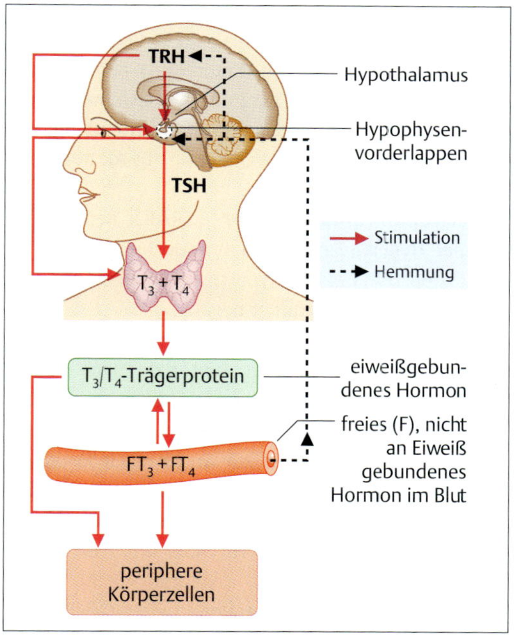


**Abb. 13.43 Regulation der Schilddrüsenfunktion.** Die TSH-Sekretion der Hypophyse steuert die Produktion und Sekretion der Schilddrüsenhormone: Die TSH-Sekretion unterliegt einer negativen Rückkopplung durch die Konzentration der freien Schilddrüsenhormone im Blut. TSH wird durch das TRH stimuliert.

**Tab. 13.20 Diagnostik bei Schilddrüsenkrankheiten.**

| *Funktionsdiagnostik* | *morphologische Diagnostik* | *Untersuchung zur Klärung der Ursachen* |
|---|---|---|
| Anamnese und körperliche Untersuchung | Anamnese und körperliche Untersuchung | Serologie: TSH-Rezeptorautoantikörper(TRAK), TPO-Ak (MAK), Tg-Ak (TAK) |
| Serologie: TSH $fT_4$, $fT_3$, TRH-Test (allgemeine Schilddrüsenfunktion) | Sonografie | Feinnadelaspiration |
| Szintigrafie (lokale Schilddrüsenfunktion, „Funktionstopografie") | Szintigrafie („Funktionstopografie") | |

13

**Thyreotropin-releasing-Hormon-(TRH-)Stimulationstest:** Hierbei wird TSH basal und nach Gabe von TRH in der Dosis von 200 µg i.v. (nach 30 Minuten) gemessen. Der Test wird in der Schilddrüsenfunktionsdiagnostik selten durchgeführt!

**Schilddrüsenautoantikörper:** Die Messung der folgenden Autoantikörper ist klinisch von Bedeutung:
- TPO-AK: Antikörper gegen Schilddrüsenperoxidase („thyroid peroxidase", TPO), identisch mit mikrosomalen Antikörpern (MAK)
- TG-AK: Antikörper gegen Thyreoglobulin (Tg-AK), identisch mit TAK
- TSH-R-AK: TSH-Rezeptor-Autoantikörper (TRAK)

In der Ätiopathogenese vieler Hypothyreosen, eines Teils der Hyperthyreosen, der endokrinen Ophthalmopathie sowie bei Schilddrüsenentzündungen spielen autoimmunologische Prozesse eine Rolle. Die Bestimmung zirkulierender Antikörper im Serum ist daher wichtig. Bei der Hyperthyreose vom Typ Morbus Basedow sind vorwiegend TPO-AK und TRAK nachweisbar; bei einer chronischen Thyreoiditis (Hashimoto) sind beide Antikörper deutlich erhöht, während bei der subakuten Thyreoiditis (de Quervain) Tg-AK nur vorübergehend nachweisbar sind.

**TSH-Rezeptor-Autoantikörper (TRAK):** Bei immunogener Hyperthyreose vom Typ Morbus Basedow in ca. 80 % positiv; bei der Hyperthyreose, bedingt durch autonome Adenome, immer negativ.

**Tumormarker:** Thyreoglobulin (TG) wird in den Schilddrüsenzellen gebildet und darf nach totaler Schilddrüsenentfernung bei Schilddrüsenkarzinom nicht mehr im Serum nachweisbar sein. TG ist der empfindlichste Parameter zur Suche nach Rezidiven oder Metastasen eines Schilddrüsenkarzinoms. Der Referenzbereich liegt bei einer gesunden Schilddrüse < 50 ng/ml, nach ablativer Therapie unter der Nachweisgrenze (< 1 ng/ml).

Kalzitonin wird in den parafollikulären C-Zellen der Schilddrüse produziert. Beim medullären SD-Karzinom (C-Zell-Karzinom) produziert vermehrt Kalzitonin.

## In-vivo-Untersuchungen

**Sonografie:** Aufgrund ihrer oberflächlichen Lage und der parenchymatösen Organstruktur bietet sich die Schilddrüse zur sonografischen Untersuchung an. Die Sonografie ist nebenwirkungsfrei und kann beliebig oft wiederholt werden. Bei normal großer Schilddrüse sowie parenchymatösen Strumen ohne Knotenbildung ist die Sonografie allein ausreichend.

● MERKE *Eine zusätzliche Szintigrafie ist nur dann angezeigt, wenn Knoten in der Schilddrüse tastbar und/oder sonografisch sichtbar sind; gerade bei jüngeren Patienten; Achtung: Strahlenhygiene.*

In **Abb. 13.44** sind verschiedene Sonogrammbefunde grafisch dargestellt.

Mithilfe der Sonografie werden Lage, Form und Größe der Schilddrüse sowie das Schilddrüsenvolumen gemessen. Aufgrund der Echostruktur und/oder des Nachweises herdförmiger Veränderungen in Beziehung zu den Organen in der Schilddrüsenumgebung wird die Diagnose eines krankhaften Prozesses gestellt.

Die Sonografie (ggf. einschließlich Farbduplexsonografie) der Schilddrüse wird durchgeführt
- zur Bestimmung von Form, Lage und Größe der Schilddrüse,
- zum Nachweis von Zysten (**Abb. 13.45**),
- zum Nachweis von Adenomen,
- in der Therapiekontrolle der blanden Struma,
- bei Schilddrüsenmalignom, Hypothyreose, Thyreoiditis.

Das Schilddrüsenvolumen bei Erwachsenen beträgt bei Frauen < 18 ml, bei Männern < 25 ml.

**Szintigrafie:** Die quantitative Szintigrafie der Schilddrüse mit $^{99m}$Technetium-Pertechnetat ($^{99m}TcO_4$, Gamma-Strahler, Halbwertzeit 6 Stunden) sowie die gleichzeitige Bestimmung der Radionuklidaufnahme in die Schilddrüse (TcTU = *Te*chnetium *T*hyreoidaler *U*ptake;

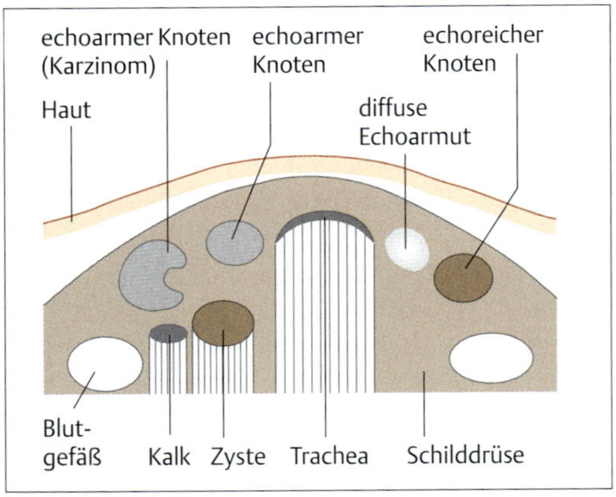


**Abb. 13.44 Halsquerschnitt im Sonogramm.** Schema möglicher Sonogrammbefunde.

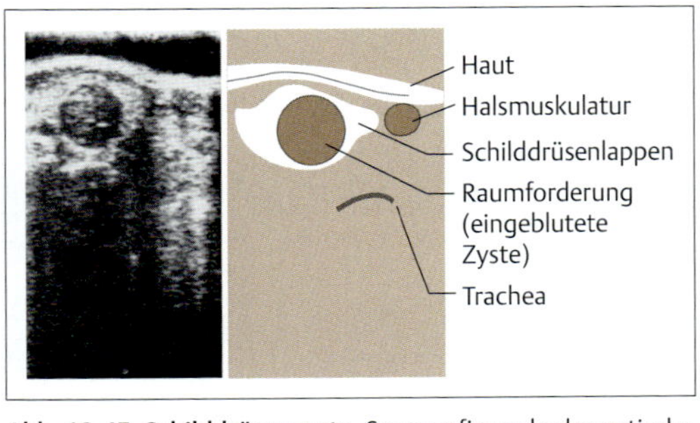


**Abb. 13.45 Schilddrüsenzyste.** Sonografie und schematische Zeichnung einer Zyste.

normal: ca. 1,5–5% bei normalem TSH) ist die Standarduntersuchung. Nur für spezielle Indikationen (Dosisberechnung zur Radiojodtherapie, Schilddrüsenkarzinom sowie Metastasen, dystope Schilddrüse) werden $^{123}$J bzw $^{131}$J eingesetzt.

Mit der Szintigrafie kann die Stoffwechselaktivität tastbarer Knotenbildungen beurteilt werden:
- Ein sog. „kalter Knoten" (Zyste, Blutung, Karzinom) speichert nicht.
- Ein warmer oder „heißer" Knoten (autonomes Adenom) speichert stärker als das übrige Schilddrüsengewebe (**Abb. 13.54**).

Wichtig: Befunde von Szintigramm und Sonogramm müssen korreliert werden.

**Suppressionsszintigrafie mit $T_4$** zum Nachweise einer Schilddrüsenautonomie (**Abb. 13.54**): Der Test, bei dem nach Gabe von Thyroxin (z.B. 150µg L-Thyroxin/Tag über 14 Tage) die Messung der $^{99m}$Tc-Pertechnetat-Aufnahme der Schilddrüse durchgeführt wird, lässt erkennen, ob die Schilddrüse dem Regelmechanismus von Hypothalamus-Hypophyse unterliegt oder nicht. Fehlende oder mangelnde Suppression der Schilddrüse ist ein krankheitstypisches Zeichen bei Hyperthyreose. Autonomes Gewebe lässt sich nicht supprimieren!

**Feinnadelpunktion:** Zum Tumorausschluss sowie zur Diagnostik einer Thyreoiditis hat sich die Feinnadelpunktion mit anschließender zytologischer Untersuchung des Punktats bewährt. Die Feinnadelpunktion ist für den Patienten wenig belastend und stellt eine einfache, ungefährliche Methode dar.

**Radiologische Untersuchungen:**
- Röntgen-Trachea und Ösophagus: Nachweis oder Ausschluss einer Tracheamalazie
- Röntgen-Thorax: Ausdehnung einer retrosternalen Struma, Metastasen bei SD-Karzinom
- CT oder MRT: pathognomonische Bilder bei endokriner Ophthalmopathie, intrathorakale Struma, Ausdehnung oder Rezidiv eines SD-Karzinoms
- PET-CT: Karzinommetastasen

## 13.6.3 Euthyreote Struma

DEFINITION *Als Struma wird eine Vergrößerung der Schilddrüse unabhängig von der Ursache bezeichnet (***Abb. 13.46***). Die Schilddrüse kann diffus vergrößert sein (***Abb. 13.47***) oder einen oder mehrere Knoten aufweisen (***Abb. 13.48***).*

Unter euthyreoter (blander) Struma wird eine vergrößerte Schilddrüse mit normaler Hormonproduktion verstanden, die weder durch einen entzündlichen noch durch einen bösartigen Prozess bedingt ist. Die euthyreote Struma kann endemisch (es besteht ein gemeinsamer ätiologischer Faktor, wie z.B. Jodmangel) oder als sporadische Struma (ätiologische Faktoren sind z.B. Jodfehlverwertung, Thyreoglobulinmutationen) auftreten.

### *Häufigkeit*

Deutschland ist aufgrund des Jodmangels ein Strumaendemiegebiet; eine euthyreote Struma besteht bei 21% der Kinder, 52% der Jugendlichen sowie 50% der Erwachsenen. Verhältnis Frauen: Männer = 5 : 1.

MERKE *Die euthyreote Struma ist die häufigste endokrine Krankheit; euthyreote Strumen machen über 90% der Schilddrüsenkrankheiten aus.*

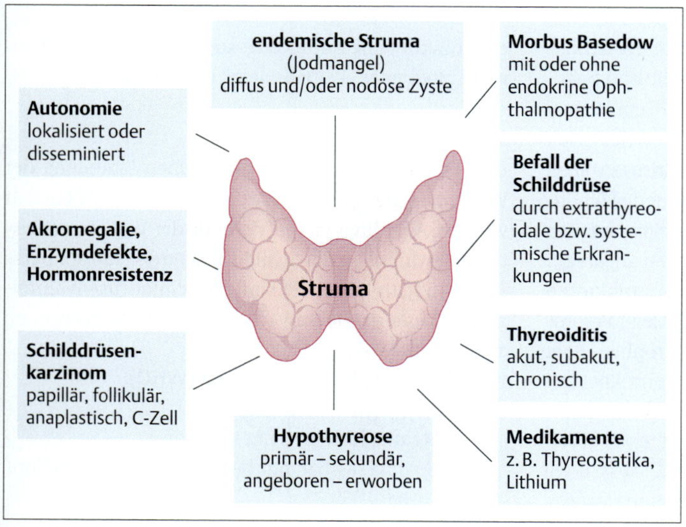


**Abb. 13.46 Struma.** Ursachen einer Struma.

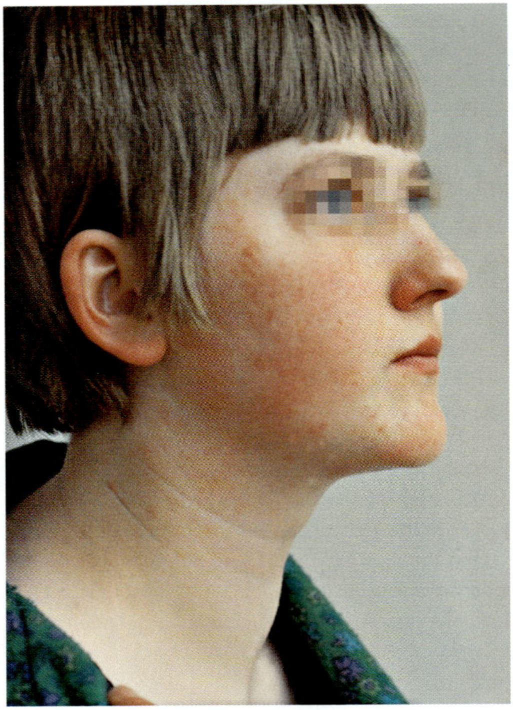

Abb. 13.47 **Struma.** Struma I b, diffus.

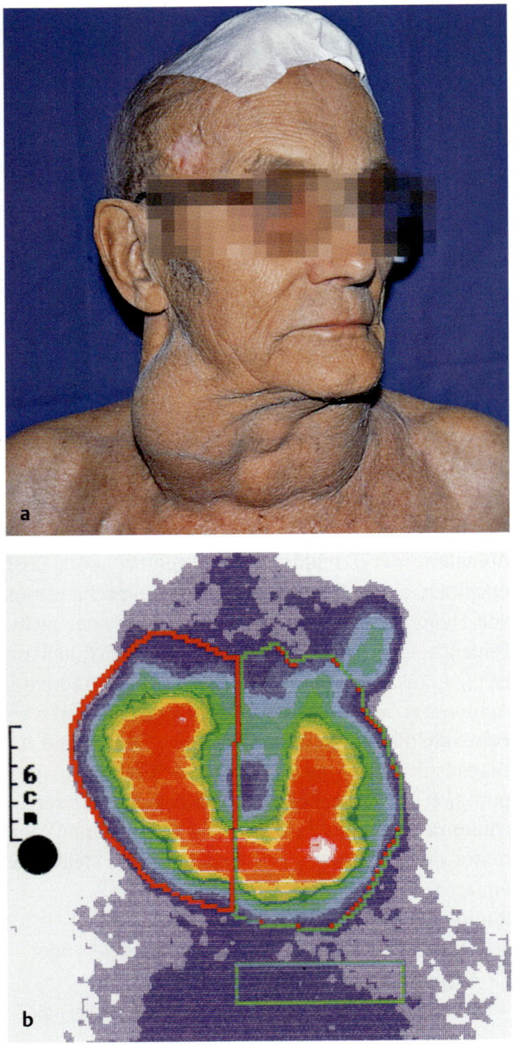

Abb. 13.48 **Struma.** **a** Große Knotenstruma, **b** Szintigramm dieser Struma, mehrere „warme" Knoten.

*Pathophysiologie*

Der **wichtigste Manifestationsfaktor** für die Entstehung der endemischen Struma ist der **alimentäre Jodmangel**. Eine Jodausscheidung im Urin von unter 100 µg/g Jod/Kreatinin im Urin wird als **Jodmangel** bezeichnet (normal > 150 µg/g Jod/Kreatinin). Eine Einteilung des Jodmangels erfolgt nach der Jodausscheidung im Urin:

- milder Jodmangel: > 50 µg/g Kreatinin
- mäßiger Jodmangel: 25–50 µg/g Kreatinin
- schwerer Jodmangel: < 25 µg/g Kreatinin

Die mittlere Jodausscheidung im Urin beträgt in Deutschland 94 µg/g Kreatinin.

Der **intrathyreoidale Jodmangel** führt in der Schilddrüse zur Freisetzung mehrerer Wachstumsfaktoren: IGF1 und 2 (Insulin like growth factor), EGF (epidermial growth factor), TGF-Alpha (transforming growth factor). Diese haben eine Vermehrung der Schilddrüsenzellen (Follikelhyperplasie) als wesentlichen Faktor der Schilddrüsenvergrößerung zur Folge. Des Weiteren werden Fibroblasten und Blutgefäße zur Proliferation angeregt.

TSH moduliert die Wirkung der Wachstumsfaktoren und stimuliert das Wachstum der SD-Zellen (Vergrößerung der Einzelzelle = Follikelhypertrophie, **Abb. 13.49**). In Abhängigkeit von Alter, Größe und knotiger Umwandlung der Struma kommt es in einer Jodmangelstruma zunehmend zur Entwicklung einer TSH-unabhängigen funktionellen Autonomie (S. 473). Etwa 50 % der älteren Patienten mit knotiger Struma weisen eine funktionelle Autonomie auf. In einer Struma können Zysten oder „kalte Knoten" entstehen.

*Symptome*

Eine Struma kann nach der klinischen Einteilung der WHO, wie sie die folgende Übersicht zeigt, beurteilt werden. Allerdings ist die Methode der Wahl zur objektiven Bestimmung der Schilddrüsengröße die Sonografie (S. 468). In **Tab. 13.21** sind die Schilddrüsenvolumina bei Kindern, Heranwachsenden und Erwachsenen angegeben.

**Klinische Einteilung der Struma (WHO):**

- Grad I:
  - a Struma tastbar, nicht sichtbar
  - b Struma tastbar, nur bei zurückgebeugtem Kopf sichtbar

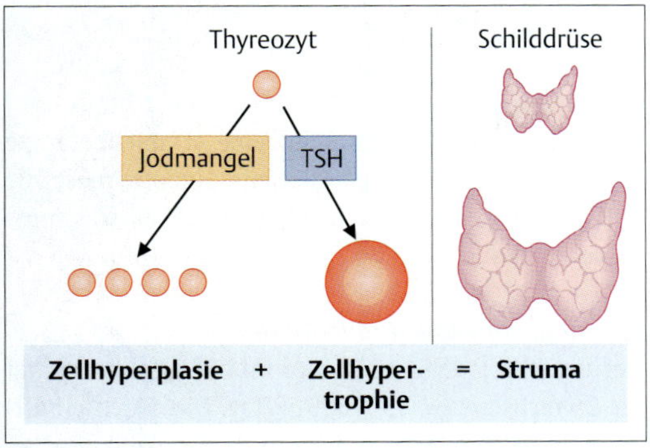


**Abb. 13.49 Struma.** Vereinfachtes Schema zur Pathogenese der Struma.

**Tab. 13.21 Schilddrüsenvolumen – Referenzwerte.**

| *Kinder und Jugendliche* | *Volumen* |
|---|---|
| Neugeborene | 1,5–2 ml |
| 1.–2. Lebensjahr | 2–3 ml |
| 3.–4. Lebensjahr | 3 ml |
| 5.–6. Lebensjahr | 4 ml |
| 7.–10. Lebensjahr | 6 ml |
| 11.–12. Lebensjahr | 7 ml |
| 13.–14. Lebensjahr | 8–10 ml |
| 15.–18. Lebensjahr | 15 ml |
| ***Erwachsene*** | |
| Frauen | 18 ml |
| Männer | 25 ml |

- Grad II: Struma sichtbar, auch bei gerader Kopfhaltung
- Grad III: große, gut sichtbare Struma

In der Regel führt die Struma zunächst zu keinen Beschwerden. Mit zunehmender Schilddrüsenvergrößerung können unspezifische bzw. subjektive Beschwerden durch die Volumenvermehrung auftreten:

- Zunahme des Halsumfangs
- Entwicklung von Knoten im Halsbereich
- unangenehmes Gefühl beim Tragen geschlossener Kragen bzw. zunehmende Kragenweite
- Druck-, Kloß-, Fremdkörpergefühl im Hals

Bei großen Strumen können durch die mechanische Beeinträchtigung von Nachbarstrukturen folgende Symptome auftreten:

- Luftnot bei Belastung bzw. bei bestimmten Kopfhaltungen (Einengung der Trachea)
- Stridor (Einengung der Trachea)
- Heiserkeit (Schädigung der Nn. recurrentes)
- Schluckbeschwerden (Einengung des Ösophagus)
- obere Einflussstauung (Einengung der großen Venen)

### *Differenzialdiagnose*

Sämtliche mit Struma einhergehende Krankheiten (**Abb. 13.46**) sowie wichtige strumaassoziierte Krankheitszeichen und Krankheiten, wie z.B. psychogenes Globusgefühl, Zenker-Divertikel, Entzündungen und Tumoren von Pharynx, Larynx, Trachea und Ösophagus.

### *Diagnostik*

Anamnese und körperliche Untersuchung: Sonografie (Volumetrie, Binnenstruktur), TSH basal.

Fakultativ: $fT_3$, $fT_4$, Autoantikörper im Blut. Bei palpatorischem bzw. sonographischem Nachweis von SD-Knoten bzw. Verdacht auf diffuse oder fokale Autonomie: Tc-Szintigramm; Malignomverdacht: Feinnadelpunktion.

V.a. lokale Komplikationen: radiologische Untersuchungen.

V.a. N. Rekurrensparese: HNO-Untersuchung.

### *Therapie*

Jede Struma ist behandlungsbedürftig! Ziel der Behandlung ist die Verkleinerung der Struma. Die Therapie einer Struma kann

- medikamentös (konservative Therapie),
- chirurgisch,
- mit Radiojod erfolgen (ausgewählte Einzelfälle).

#### *Medikamentöse Therapie*

Für die medikamentöse Behandlung stehen zur Verfügung:

- Jodid
- L-Thyroxin
- Kombination aus Jodid und L-Thyroxin

Jodid wird bevorzugt eingesetzt bei

- Kindern und Jugendlichen: 200 µg Jodid/Tag,
- Erwachsenen: 200 µg Jodid/Tag oder Kombination von 100–200 µg Jodid und 75–100 µg L-Thyroxin.

**Vergleichende Bewertung:**

- Die Wirksamkeit von Jodid, L-Thyroxin und deren Kombination ist gleich.
- Die maximal erreichbare Volumenreduktion beträgt 30–40 %.
- Die völlige Rückbildung einer Struma ist daher nur bei frühzeitigem Therapiebeginn im Kindes- und Jugendalter möglich.
- Die Wirksamkeit von Jodid ist bei größerer Struma > 50 ml limitiert.
- Das Risiko für ein Strumarezidiv ist nach Monotherapie mit L-Thyroxin höher als bei alleiniger oder zusätzlicher Jodidgabe.
- Bei Patienten mit nodöser Struma ist nach Ausschluss einer Autonomie ein Therapieversuch mit Jodid in Kombination mit L-Thyroxin bzw. Monotherapie mit $LT_4$ (75–150 µg) durchaus angezeigt.

MERKE *Allgemein kann gelten: Je jünger der Patient und je diffuser die Struma, desto größer der Erfolg.*

Die Therapie sollte ca. 1–2 Jahre durchgeführt werden, dann sollte eine Rezidivprophylaxe mit 100 µg Jodid/Tag erfolgen.

*Kontrolluntersuchungen*
Anamnese, körperliche Untersuchung einschließlich Halsumfangsmessung, Bestimmung des TSH Basalwertes im Serum, ggf. Sonografie sind nach 3, 6 und 12 Monaten, danach jährlich indiziert.

Wichtig: TSH im Serum soll niedrig normal liegen: 0,5–0,8 µU/ml; $T_3$ und $T_4$ Werte im Normbereich; bei supprimierten TSH (Hyperthyreosis factitia) kann es bei Langzeittherapie zur Osteoporose kommen.



MERKE *Eine bestehende Struma muss während der Schwangerschaft konsequent mit Schilddrüsenhormonen und Jodid (100–200 µg/Tag) wegen des erhöhten Jodidbedarfs – auch des Föten – weiterbehandelt werden! Für die Föten besteht durch diese Therapie kein Risiko! Vielmehr wird eine konnatale Struma hierdurch vermieden.*

Die während einer Schwangerschaft **manifest** werdende Struma wird unverzüglich mit Schilddrüsenhormonen und Jodid behandelt.

*Operative Therapie*
Die **operative** Therapie besteht in einer subtotalen Strumaresektion. Indikationen sind
- große Knotenstrumen,
- kalte Knoten,
- regressive Veränderungen,
- Verdacht auf Malignität,
- bestehende oder drohende Tracheomalazie,
- Einflussstauung.

Komplikationen sind
- N.N.-rekurrens-Parese (0,5–2 %, z. T. passager),
- selten Hypoparathyreoidismus (S. 464).

Die **postoperative Strumarezidivprophylaxe** besteht in
- Jodid 200 µg/Tag,
- Thyroxin bei kleiner Restschilddrüse (< 10 ml) 100 µg $LT_4$ postoperativ,
- Verlaufskontrollen alle 1–2 Jahre.

*Radiojodtherapie*
**Indikation** sind
- Rezidivstruma,
- höheres Lebensalter,
- erhöhtes Operationsrisiko.

**Kontraindikationen** sind
- Wachstumsalter,
- Schwangerschaft,
- Stillzeit,
- unzureichende Jodaufnahme in die Schilddrüse,
- größere kalte Knoten (Malignitätsverdacht!).

**Komplikationen** können sein: eine strahlenbedingte Thyreoiditis sowie als Spätfolge eine Hypothyreose, die sich allerdings komplikationslos mit L-Thyroxin substituieren lässt.

***Strumaprophylaxe (Prävention)***
Der tägliche Jodbedarf ist altersabhängig und beträgt für Erwachsene ca. 150–300 µg/Tag. Die durchschnittliche alimentäre Jodaufnahme in Deutschland liegt bei 40–100 µg/Tag (durchschnittlich ca. 70 µg/Tag). Das tägliche Joddefizit in Deutschland liegt somit bei 100–200 µg/Tag, eine ausreichende Jodzufuhr findet sich bei weniger als 10 % der Bevölkerung.

Ein Ausgleich dieses Defizits ist durch Verwendung von jodiertem Speisesalz und Genuss von Meeresfisch (**Tab. 13.22**) nur unzureichend möglich.

Eine wirksame Strumaprophylaxe ist daher in Deutschland nur durch den Einsatz von Jodid in Tablettenform (Jodid 100 oder Jodid 200 µg Tbl.) zu erreichen.

In der folgenden Übersicht werden die Indikationen und die Dosierung für die Strumaprophylaxe mit Jodid-Tabletten wiedergegeben:

**Indikation:**
- positive Strumafamilienanamnese
- Kinder und Jugendliche (Strumaprävalenz 20–50 %)
- Schwangerschaft und Stillzeit
- nach erfolgreicher Strumatherapie

**Dosierung:**
- Kinder bis 10 Jahre 100 µg pro Tag
- Kinder > 10 Jahre
- Erwachsene 150–200 µg pro Tag oder 1,5 mg pro Woche
- Schwangere, Stillende 200 µg pro Tag

**Dauer:** Eine einmal eingeleitete Strumaprophylaxe sollte lebenslang beibehalten werden.

**Tab. 13.22 Mittlerer Jodgehalt von Lebensmitteln.**

| *Lebensmittel* | *µg Jod/100 g* |
|---|---|
| Seefische | |
| – Schellfisch, Seelachs | 300–400 |
| – Kabeljau, Scholle | 100–200 |
| – Hering, Thunfisch | 50–80 |
| andere Lebensmittel | |
| – Süßwasserfische | 3–4 |
| – Fleisch | 2–4 |
| – Milch und Milchprodukte | 3–5 |
| – Eier | 5–10 |
| – Getreide, Brot | 2–8 |
| – Gemüse, Kartoffeln | 4–8 |
| – Obst | 0–2 |

## 13.6.4 Hyperthyreose

DEFINITION *Das Krankheitsbild, das durch Überangebot von Schilddrüsenhormonen und deren Wirkung auf die peripheren Körperzellen entsteht. Eine Hyperthyreose kann sowohl durch vermehrte endogene Schilddrüsenhormonproduktion als auch vermehrte exogene Zufuhr von Schilddrüsenhormon entstehen.*

Die Prävalenz einer Hyperthyreose wird auf 0,1–2% geschätzt; Frauen sind 5-mal häufiger betroffen als Männer.

### *Ursachen*

Häufig:
- Morbus Basedow (**Abb. 13.50**)
- funktionelle Autonomie (unifokal, multifokal, disseminiert)

Selten:
- Hyperthyreose bei SD-Karzinom
- Thyreoiditis (Hyperthyreose nur vorübergehend)
- Hyperthyreosis factitia (erhöhte exogene Hormonzufuhr) sowie Amiodaron-induzierte Hyperthyreose

Sehr selten:
- erhöhte paraneoplastische TSH-Produktion
- zentrale Hyperthyreose (z. B. Hypophysentumor)

Etwa 99% aller Ursachen der Hyperthyreose sind der Immunthyreopathie (Morbus Basedow) und der Schilddrüsenautonomie zuzurechnen.

Die Pathogenese der **Autoimmunkrankheit Morbus Basedow** ist gekennzeichnet durch
- eine genetische Disposition (familiär gehäuftes Auftreten), vermehrte Assoziation von HLA-B8 sowie -DR3,
- exogene Manifestationsfaktoren (z. B. bakterielle bzw. virale Antigene).

Spezifische B-Lymphozyten in der Schilddrüse produzieren den TSH-Rezeptor-Autoantikörper (TRAK), der seinerseits den TSH-Rezeptor an der Schilddrüsenzelle unabhängig vom TSH aktiviert und somit zur vermehrten Schilddrüsenhormonproduktion und Wachstum der Schilddrüse führt.

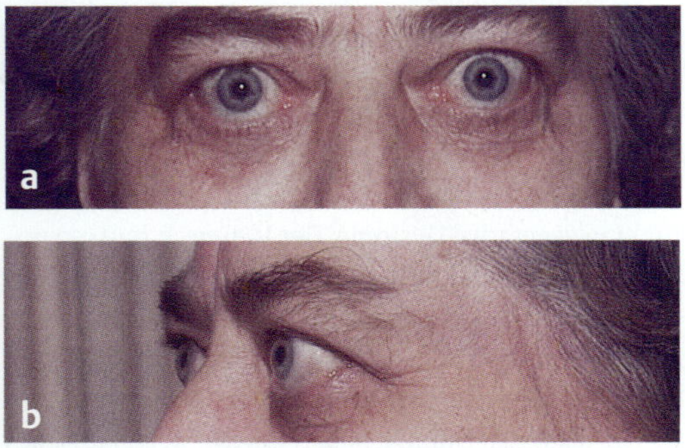


**Abb. 13.50 Hyperthyreose.** Patientin mit ausgeprägter immunogener Hyperthyreose (Morbus Basedow) sowie beidseitigem Exophthalmus.

In ca. 50% der Fälle besteht die **Merseburger Trias**: gemeinsames Auftreten von Struma, Exophthalmus und Tachykardie.

Extrathyreoidale Krankheitsmanifestationen des Morbus Basedow sind
- die endokrine Orbitopathie (in ca. 60% der Fälle),
- das prätibiale Myxödem (in ca. 4% der Fälle),
- die seltene Akropachie (keulenförmige Auftreibung der Endglieder von Finger und Zehen.

WISSEN *Der 1799 geborene Karl Adolf von Basedow entdeckte als Amtsarzt in Merseburg die Zusammenhänge zwischen der Augensymptomatik und der Überproduktion an Schilddrüsenhormon. Er fand auch heraus, dass sich Nervosität, Herzrasen und Kropf nach Gaben von Jod besserte. Er starb 1845, nachdem er sich bei einer Sektion auf der Suche nach dem Erreger mit Flecktyphus infiziert hatte.*

Die Autoimmunhyperthyreose ist gekennzeichnet durch Exazerbationen, spontane Remissionen und Neigung zu Rezidiven.

**Funktionelle Autonomie**: In jeder gesunden Schilddrüse finden sich einzelne autonome Follikel. Krankheitswert gewinnt die funktionelle Autonomie dann, wenn die Menge autonomer Zellen so groß ist, dass eine Schilddrüsenüberfunktion vorliegt oder droht. Der entscheidende Faktor für das Auftreten einer relevanten funktionellen Autonomie ist der Jodmangel; durch diesen wird die Proliferation von Schilddrüsenzellen stimuliert und das Auftreten somatischer Genmutationen gefördert.

Da Deutschland ein Jodmangelgebiet ist, ist die funktionelle Autonomie der Schilddrüse mit bis zu 60% der Fälle die häufigste Ursache der Hyperthyreose. Die Häufigkeit funktioneller Autonomie bei Patienten mit Struma nimmt mit steigendem Lebensalter zu. Wesentlich für die Manifestation einer Hyperthyreose sind
- die Masse des autonomen Gewebes,
- die individuelle Jodzufuhr.

MERKE *Erhöhte Jodzufuhr durch z. B. Medikamente, Kontrastmittel u. a. kann eine schwer verlaufende Hyperthyreose auslösen!*

### *Symptome*

Symptome und Befunde einer Hyperthyreose unterscheiden sich bei den verschiedenen Formen der Schilddrüsenüberfunktion nicht! Sie sind in **Abb. 13.51** dargestellt.

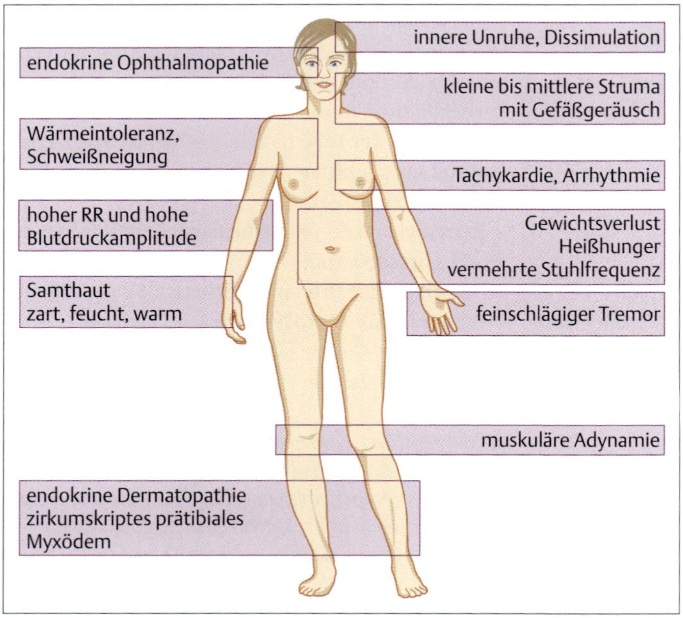


**Abb. 13.51 Hyperthyreose.** Symptome und Befunde bei Hyperthyreose.



**Leitsymptome** sind Nervosität, vermehrtes Schwitzen, Wärmeintoleranz (Neigung zu Aufenthalt im kalten Zimmer), Herzklopfen, vermehrte Ermüdbarkeit, Gewichtsabnahme trotz Heißhunger, allgemeine Unruhe und Schwäche, vermehrter Stuhlgang (Obstipation schließt Hyperthyreose nicht aus!), Haarausfall und Zyklusstörungen.

**Leitbefunde** sind Struma (70–90% der Fälle), feinschlägiger Fingertremor, Sinustachykardie (ggf. Rhythmusstörungen), Hypertonus einhergehend mit großer Blutdruckampulitude (> 60 mmHg, 8 kPa), warme feuchte Hände, Augensymptome (Glanzauge, starrer Blick, zu unterscheiden von endokriner Ophthalmopathie!).

● MERKE *Besonders im höheren Lebensalter sind nicht alle Symptome und Befunde der Hyperthyreose vorhanden!*

Die **Altershyperthyreose** (meist funktionelle Autonomien bei Gewichtsverlust und Inappetenz, allgemeine Hinfälligkeit und Schwäche bei depressiven Zuständen, Apathie) ist charakterisiert durch mono- bzw. oligosymptomatische Formen. Häufig sind kardiale Symptome (Herzinsuffizienz, Rhythmusstörungen, Extrasystolen [Vorhofflimmern]) zu beobachten. Auch finden sich depressive Zustände bzw. unklarer Gewichtsverlust (Fehldiagnose: unklares Tumorleiden).

Die schwerste Verlaufsform der Hyperthyreose ist die **thyreotoxische Krise**. Ausgelöst wird sie bei schon vorbestehender Hyperthyreose durch ein Überangebot von Jod (Röntgenkontrastmittel, Medikamente z.B. Amiodaron [Cordarex]), nach Absetzen einer thyreostatischen Behandlung, Operationen oder durch zusätzlich schwere Zweiterkrankungen bei bestehender florider Schilddrüsenüberfunktion. Symptome sind

- Tachykardie > 150/min, Tachyarrhythmie bei Vorhofflimmern,
- Fieber bis 41 °C, Exsikkose, Schwitzen,
- Erbrechen, Diarrhö,
- Adynamie, myasthenieähnliche Symptome.

Die Symptome werden in verschiedene Stadien eingeteilt, wie die folgende Übersicht zeigt:

- **Stadium I**: Klassische Hyperthyreosesymptome in ausgeprägter Form,
- **Stadium II**: Stadium I + Bewusstseinsstörung (Somnolenz, Stupor, Desorientiertheit, „Psychose"),
- **Stadium III**: Stadium II + Koma mit ggf. Kreislaufversagen, NNR-Insuffizienz.

### *Differenzialdiagnose*

In erster Linie muss die vegetative Dystonie („vegetative Labilität") ausgeschlossen werden: feucht-kalte Hände, Kälteintoleranz (bevorzugt Aufenthalt in warmen Räumen), normaler Blutdruck und Puls sowie ausführliche Beschreibung der Beschwerden sprechen für eine vegetative Dystonie. Des Weiteren müssen unklares Fieber, Suchtmittelmissbrauch (Kokain, Amphetamine), Tachykardien anderer Genese, Psychosen u.a. abgegrenzt werden.

Bei der thyreotoxischen Krise werden andere Formen des Komas (Urämie, hepatisches bzw. diabetisches Koma) sowie der hypoglykämische Schock und die Myasthenia gravis differenzialdiagnostisch abgegrenzt.

*Diagnostik*

Anamnese (Röntgenkontrastmittel, jodhaltige Medikamente u. a.) und klinischer Befund haben einen hohen Stellenwert. Der Aufwand der Labordiagnostik richtet sich nach der Fragestellung.

**Ausschluss einer Hyperthyreose**: basaler TSH-Wert im Serum: Ein normaler TSH-Wert schließt eine Hyperthyreose aus.

**Nachweis einer Hyperthyreose:**
- TSH basal erniedrigt
- $fT_4$ im Serum (in 90 % der Fälle erhöht)
- $fT_3$ im Serum fast immer erhöht; in 5 % der Fälle ist $T_3$ isoliert erhöht

Bei Verdacht auf immunogene Hyperthyreose: TSH-Rezeptor-AK (TRAK) positiv in ca. 80% der Fälle und Anti-TPO-AK in 70 % der Fälle.

**Bildgebende Verfahren:**
- Schilddrüsensonografie: Bei Morbus Basedow ist diffuse Echoarmut sowie Hypervaskularisation im Farbduplex festzustellen (**Abb. 13.52**).
- Bei der Szintigrafie ist der TcTU erhöht; bei immunogener Hyperthyreose findet sich eine homogene intensive Anreicherung des Radionuklids (**Abb. 13.53**). Bei der funktionellen Autonomie lassen sich drei Formen (unifokale, multifokale oder disseminierte Anreicherungen von Radionuklid) unterscheiden (**Abb. 13.54**).

Der Ophthalmologe wird bei Augensymptomen bzw. endokriner Orbitopathie hinzugezogen.

Die Diagnose der Hyperthyreosis factitia wird neben Anamnese durch Messung von $fT_3$ und $fT_4$ (erhöht) gestellt. Die Jodaufnahme ist im Szintigramm (TcTU erniedrigt) unterdrückt.

*Therapie*

Die *symptomatische Therapie* besteht im Einsatz von Sedativa (z. B. Diazepam) und Beta-Rezeptorenblockern (z. B. Propanolol [Dociton]). Dosis: 3-mal 20–40 mg pro Tag. Bis zum Wirkungseintritt der weiteren Therapiemaßnahmen (s. u.) werden hierdurch Tachykardie, Herzminutenvolumen, vergrößerte Blutdruckamplituden, Tremor und Angst positiv beeinflusst.

Die *spezifische Therapie* hat zum Ziel, die übermäßige Produktion von Schilddrüsenhormonen zu bremsen

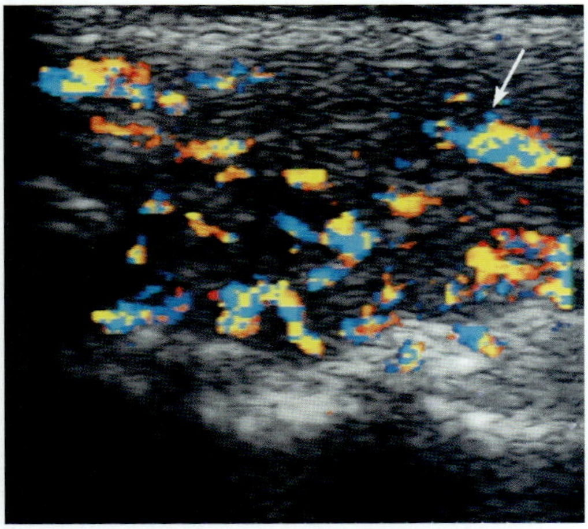

**Abb. 13.52 Morbus Basedow.** Längsschnitt durch die Schilddrüse, großer Tiefendurchmesser, echoarmes Parenchym, vermehrte Durchblutung, Farbduplexsonogramm.

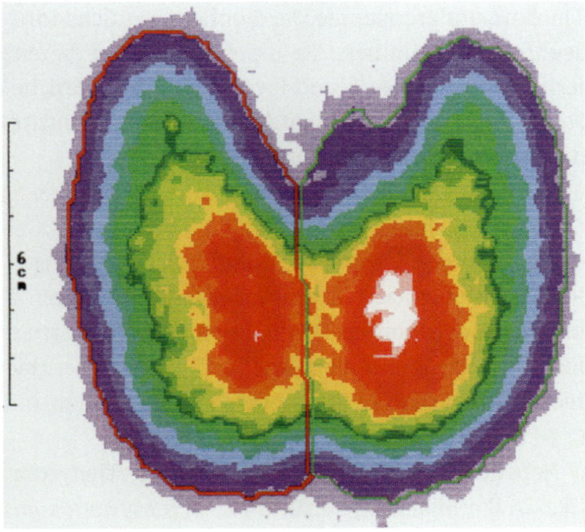

**Abb. 13.53 Immunogene Hyperthyreose.** Homogene intensive Anreicherung des Radionuklids $^{99m}Tc$ bei Morbus Basedow (TcTU 18,93 %).

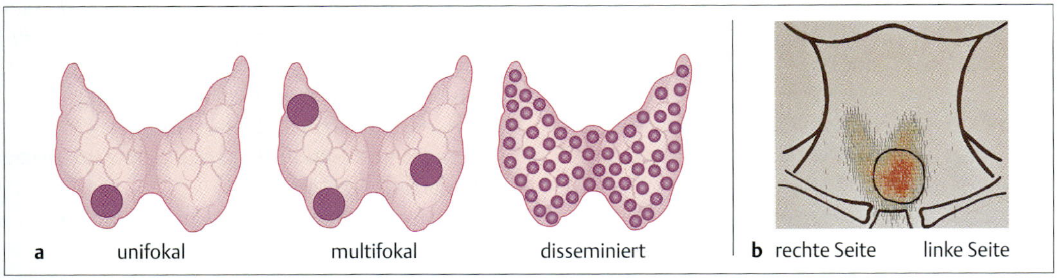


**Abb. 13.54 Funktionelle Autonomie. a** Einteilung der Autonomie, **b** unifokale Autonomie (Synonym: [kompensiertes] autonomes Adenom, „warmer Knoten“).

und eine Euthyreose herzustellen. Drei Behandlungsformen stehen zur Verfügung:
- zeitweilige reversible Hemmung der Zellfunktion (Blockierung der Schilddrüsenhormonsynthese) mit Medikamenten (Thyreostatika)
- endgültige irreversible Verminderung der Zellzahl durch Bestrahlung mit Jod 131 (Radiojodtherapie)
- Operation

PFLEGE **Sicherheit.** *Meiden Sie Patienten mit einer Hyperthyreose gegenüber ein hektisches Verhalten. Sorgen Sie für ein ruhiges Zimmer und versuchen Sie, Stressoren für den Patienten so gut wie möglich auszuschalten.*

13

Die Wahl der Therapieform ist u.a. abhängig vom Lebensalter des Patienten, von der Größe der Schilddrüse sowie vom Schweregrad und der Ursache der Hyperthyreose.

*Therapie mit Thyreostatika*

Bis zur Spontanremission eines Morbus Basedow (z.B. 12–18 Monate) sowie bis zur definierten ablativen Therapie (Radio Jod 131, Operation) bei funktionellen Autonomien. Mittel der Wahl sind Thyreostatika der Thioharnstoffgruppe, die die Synthese der Schilddrüsenhormone hemmen. Da die Ausschüttung bereits fertiger Hormone an $T_3$ und $T_4$ nicht gehemmt wird, besteht eine 6- bis 8-tägige Latenz des Wirkungseintritts dieser Medikamente. Eingesetzt werden:
- Carbimazol (z.B. Carbimazol, Neomorphazole 5–30 mg/Tag),
- Thiamazol (z.B. Favistan, Thiamazol 5–30 mg/Tag),
- Propylthiouracil (z.B. Propycil 300–600 mg/Tag).

Initial werden höhere Dosen, nach 4–8 Wochen Erhaltungsdosis (z.B. Carbimazol 5–15 mg/Tag). Bei thyreostatikainduzierter Hypothyreose Kombination mit LT4-Präparat.

**Nebenwirkungen**: Nebenwirkungen der Thyreostatika an Blutbild, Leber, Haut und Nervensystem kommen gelegentlich in Abhängigkeit von der Höhe der eingesetzten Dosis vor. Kontrollen des Blutbildes und der Leberfunktion (Cholestaseparameter) in 6- bis 8-wöchigen Abständen sind angeraten.

**Behandlungsdauer**: Bei immunogener Hyperthyreose 12–18 Monate, danach Auslaufversuch und nach ca. 3–6 Wochen Kontrolle von $fT_3$ und $fT_4$, Sonografie.

MERKE *TRAK hat prognostische Bedeutung; hohe TRAK-Werte im Serum bei Auslassversuch weisen auf Rezidiv hin.*

Bei Rezidiv der Hyperthyreose muss entweder ein erneuter Behandlungsversuch mit Thyreostatika erfolgen oder eine definitive ablative Therapie (Radiojodtherapie, Operation).

**Bei funktioneller Autonomie**: Therapie mit Thyreostatika bis zum Eintritt der Euthyreose; dann definitive ablative Therapie (Radiojod bzw. Operation).

*Radiojodtherapie*

Eine häufig angewandte Therapieform bei der Hyperthyreose ist die Radiojodtherapie. Ein stationärer Aufenthalt in speziellen nuklearmedizinischen Einheiten ist notwendig. Indikationen sind
- Rezidiv einer immunogenen (Morbus Basedow) Hyperthyreose,
- thyreoidale Autonomie einhergehend mit kleiner Struma,
- Rezidivhyperthyreose nach operativem Eingriff,
- Kontraindikationen zur Operation,
- progrediente endokrine Orbitopathie.

Da der Wirkungseintritt des Jod 131 nur langsam erfolgt, wird bei entsprechender Indikation zwischenzeitlich eine Behandlung mit Thyreostatika durchgeführt. Das Risiko dieser Behandlungsform besteht bei einzeitiger Applikation von Jod 131 in ca. 30%, bei fraktionierter Gabe in 2–3% der Fälle in einer nachfolgenden Hypothyreose, sodass eine lebenslange Gabe von Schilddrüsenhormonen notwendig wird.

Kontraindikationen für diese Form der Therapie sind Wachstumsalter, Schwangerschaft sowie Laktationsphase, Malignitätsverdacht.

*Operative Therapie*

Vor Strumektomie (subtotale Schilddrüsenresektion, Belassen von ca. 2-4 ml Restschilddrüse) wird immer eine thyreostatische Behandlung mit dem Ziel der Euthyreose durchgeführt. Indikationen sind
- große Strumen, die nodös verändert sind und mit mechanischen Komplikationen einhergehen,
- Malignitätsverdacht,
- jodinduzierte Hyperthyreose,
- Thyreostatikanebenwirkung,
- Ablehnung einer Radiojodtherapie.

Kontraindikationen sind neben einer kleinen diffusen Struma Inoperabilität sowie floride unbehandelte Hyperthyreose.

Folgende Komplikationen können auftreten:
- Hypothyreose (bis ca. 40% der Fälle),
- permanente N.-Rekurrensparese (Sprachstörungen, Heiserkeit, 1–2% der Fälle),
- permanenter Hypoparathyreoidismus mit Hypokalzämie (Tetanie, selten!)
- passagere N.-Rekurrensparese sowie Hypoparathyreoidismus treten häufiger auf.

*Therapie der thyreotoxischen Krise*

- Hemmung der Hormonsynthese durch Thiamazol i.v (80 mg alle 8 Stunden), ggf. Kaliumperchlorat
- hochdosiert Glukokortikoide (z.B. Prednisolon 100–200 mg/24 Stunden i.v.)
- Elektrolyt-, Flüssigkeits- und Kalorienersatz (über 3 000 kcal/Tag, 4–6 l/24 Stunden)
- Thromboembolieprophylaxe
- Beta-Rezeptorenblocker
- frühzeitige Plasmapherese bzw. subtotale Schilddrüsenresektion bei jodinduzierter thyreotoxischer Krise

*Therapie in der Schwangerschaft*

Möglichst niedrig dosierte thyreostatische Monotherapie mit 10–15 mg Thiamazol/Tag initial und Erhaltungsdosis von 2,5–10 mg/Tag. Bei entsprechender Indikation Strumateilresektion im 2. Trimenon.

*Therapie im höheren Lebensalter*

Da bei Hyperthyreose im höheren Lebensalter häufig jodinduzierte und häufiger Knotenstrumen vorliegen, ist eher eine Radiojodtherapie oder Operation als eine Thyreostatikagabe anzustreben.

### Prophylaxe der jodinduzierten Hyperthyreose

Bei Einsatz jodhaltiger Medikamente (z.B. Amiodaron) sowie jodhaltiger Röntgen-Kontrastmittel ist eine medikamentöse Prophylaxe sinnvoll.

*Medikamentöse Prophylaxe der jodinduzierten Hyperthyreose*

**Perchlorat:**

- 500 mg (25 Tropfen) 2–4 Stunden vor und nach Kontrastmittelgabe
- 300 mg (15 Tropfen) 3-mal täglich 7–10 Tage

**Thiamazol:**

- 20 mg oral 2–4 Stunden vor Kontrastmittelgabe, dann
- 20 mg oral 1-mal täglich 7–10 Tage.

Bei manifester Hyperthyreose und unumgänglicher Kontrastmittelgabe sollte eine höhere Thiamazoldosis gegeben werden:

- 40 mg oral 2–4 Stunden vor Kontrastmittelgabe, dann
- 20 mg oral 2-mal täglich,
- nach 2 Wochen ggf. Dosisanpassung (nach Hormonspiegelverlauf).

Perchlorat verhindert die Jodaufnahme in die Schilddrüsenzellen, während Thyreostatika die Hemmung der Hormonsynthese bewirken.

FALLBEISPIEL HYPERTHYREOSE *Frau P. (47 Jahre) habe immer wieder Herzrasen und vermehrt Herzklopfen. Seit ca. 6 Wochen bemerkt sie einen deutlichen Leistungsabfall, die Hausarbeit fällt ihr schwer und außerdem würde sie massiv schwitzen. Seit 8 Wochen schlafe sie schlecht, sei aufbrausend und bei kleinsten Problemen gleich „auf der Palme". Trotz gutem Appetit habe sie 4 kg an Gewicht verloren.*

**Diagnostik**

**Klinischer Befund:** *Beidseits leichter Exophthalmus; geringfügig vergrößerte Schilddrüse mit Schwirren über der Schilddrüse. Herzfrequenz 100/min. RR 150/70 mmHg. Körpergewicht 52 kg. Körpergröße 162 cm. Hände feucht; feinschlägiger Fingertremor.*

**EKG:** *Vermehrte supraventrikuläre Rhythmusstörungen; 120 VES/24 Stunden.*

**Schilddrüsensonografie:** *Echoarme, feinfleckige, inhomogene Schilddrüse bei einem Gesamtvolumen von 30 ml. Verstärkte Perfusion der A. thyroidea und vermehrte Binnendurchblutung. Sonografisches Bild einer Autoimmunhyperthyreose.*

**Labor:** *$fT_3$ 9,03 pg/ml, $fT_4$ 5,9 ng/dl, TSH 0,01 mU/ml. Ak gegen hTPO 207 U/ml, Thyreoglobulin-Ak 344 IU/min; TRAK (TSH-Rezeptorantikörper) 18 IU/l.*

**Diagnose**

*Aufgrund der deutlich erhöhten Schilddrüsenantikörper, der endokrinen Ophthalmopathie, der Sonografie, der erhöhten Schilddrüsenhormonwerte bzw. der Suppression des TSH besteht eine Autoimmunhyperthyreose vom Typ Morbus Basedow.*

**Therapie**

*2 × 1 Tbl. Carbimazol 20 mg morgens und abends. betablocker Propranolol (Dociton= 10 mg 3 × 1/Tag. regelmäßige Kontrolle des $fT_3$ und $fT_4$.*
*Prognose: ggf. Auslassversuch der Thyreostatikagabe nach einem halben Jahr. Kontrolle des TRAK (wichtig für die Prognose).*

## 13.6.5 Endokrine Orbitopathie

DEFINITION *Autoimmunkrankheit des retrobulbären Orbitagewebes unbekannter Ursache. Synonym: endokrine Ophthalmopathie.*

### Ursachen

Meist extrathyreoidale Manifestation eines Morbus Basedow, selten bei anderen Autoimmunkrankheiten der Schilddrüse; wahrscheinlich genetisch bedingt ; TRAK nachweisbar im Blut.

Histologie: lymphozytäre Infiltration des Retrobulbärraumes (Augenmuskeln und Bindegewebe) sowie vermehrte Einlagerung von Glukosaminoglykanen und Kollagen sowie Wasser (Ödeme).

Folgen: Exophthalmus und Doppelbilder durch Bewegungseinschränkungen der Bulbi.

Etwa 70 % der Patienten mit Morbus Basedow weisen eine endokrine Orbitopathie auf; bei 90 % besteht eine floride Hyperthyreose (**Abb. 13.50**), in 5 % euthyreot, selten besteht eine endokrine Orbitopathie vor Ausbruch einer Hyperthyreose. Zwischen Schweregrad der endokrinen Orbitopathie und der Hyperthyreose besteht kein Zusammenhang. In 15 % der Fälle besteht eine erhebliche einseitige endokrine Orbitopathie (**Abb. 13.55**).

### *Symptome*

Die Symptome und Krankheitszeichen sind durch die orbitale Druckerhöhung und die Sekundärschäden an Augenmuskeln, Hornhaut und Sehnerv bedingt. Die Patienten geben Lidödeme, Druckgefühl hinter den Augen, Lichtempfindlichkeit, Fremdkörpergefühl, vermehrte Tränensekretion, verschwommenes Sehen, Kopfschmerzen sowie Doppelbilder an.

13

In **Tab. 13.23** ist die Stadieneinteilung (Sektion Schilddrüse der Deutschen Gesellschaft für Endokrinologie) wiedergegeben.

● PFLEGE ***Sicherheit.*** *Patienten mit einer endokrinen Orbipathie sind in der optischen Wahrnehmung ihrer Umwelt mehr oder weniger stark eingeschränkt. Sorgen Sie daher dafür, dass sie sich auf Station und vor allem in ihrem Patientenzimmer sicher bewegen können, ohne beispielsweise über herumliegende Gegenstände zu stolpern.*

### *Diagnostik*

- Ausschluss und Nachweis einer immunogenen Hyperthyreose (Morbus Basedow)
- Vorstellung beim Augenarzt mit Bestimmung der Hertelwerte, Bulbuskopie, Visus- und Gesichtsfeldbestimmung
- bildgebende Verfahren: Orbitasonografie, Orbitacomputertomografie, Orbita-MRT zum Ausschluss eines retrobulbären Tumors

● MERKE *Besonders bei einseitigem Exophthalmus ist es wichtig, Tumoren, Metastasen oder Entzündungen auszuschließen.*

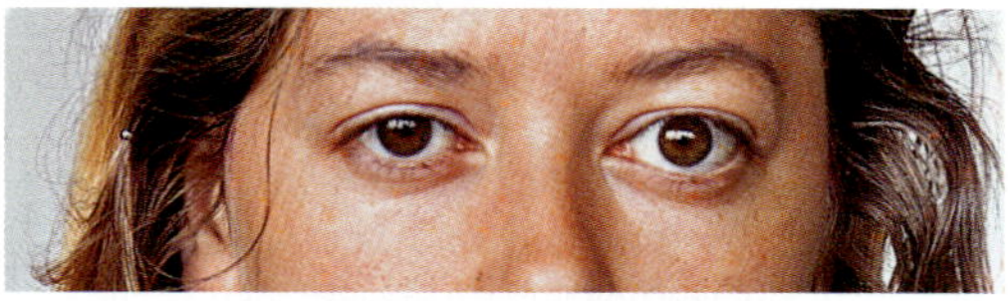

**Abb. 13.55 Orbitopathie.** Einseitige endokrine Orbitopathie bei einer 27-jährigen Patientin mit Morbus Basedow.

### *Therapie*

Eine kausale Behandlung ist nicht bekannt; wichtig ist eine Normalisierung des Schilddrüsenstoffwechsels mit Erreichen einer Euthyreose. Dringend anzuraten ist die Beendigung eines eventuellen Nikotinabusus.

**Lokale Maßnahmen:**

- Nachts Kopf hoch legen, um den Abfluss in Lymphgefäßen und Venen zu gewährleisten.
- Tragen getönter Brillen
- Anwendung künstlicher Tränen bei Conjunctivitis sicca sowie Augentropfen/-salbe/-gel
- Gabe von Diuretika
- Prismenbrille bei Doppelbildern

Bei ausgeprägten entzündlichen Veränderungen und fortgeschrittener Protrusio sowie Auftreten von Augenmuskelparesen: Stoßbehandlung mit Prednisolon mit initial 60–100 mg/Tag in abfallender Dosierung; frühzeitige Retrobulbärbestrahlung bei Schweregrad III und IV; operative Dekompression der Orbita.

● MERKE *Wichtig ist die interdisziplinäre Zusammenarbeit zwischen Endokrinologen, Augenarzt, Strahlentherapeuten sowie Chirurgen.*

### *Prognose*

In ca. 30 % der Fälle kommt es zur Besserung, bei 60 % der Fälle findet keine Änderung des Befundes statt und in 10 % der Fälle kommt es zu einer Verschlechterung.

**Tab. 13.23 Stadieneinteilung (nach der Deutschen Gesellschaft für Endokrinologie).**

| *Stadium* | *Symptome* |
|---|---|
| Klasse 0 | keine Symptome |
| Stadium I | Oberlidretraktion (Dalrymple-Zeichen), Zurückbleiben des Oberlides beim Blicksenken (Graefe-Zeichen), seltener Lidschlag (Stellwag-Zeichen) |
| Stadium II | Ober- und Unterlidödem, Chemosis (Bindehautödem), Lichtscheu, Tränenfluss, Augenbrennen, Druck-/Fremdkörpergefühl |
| Stadium III | Protrusio bulbi (Exophthalmus 40 %) |
| Stadium IV | Augenmuskelstörungen (Bulbusbeweglichkeit herabgesetzt), Konvergenzschwäche bei Nahsicht (Möbius-Zeichen), Unscharfsehen, Doppelbilder (43 %) |
| Stadium V | Hornhautaffektionen: Ulzerationen, Trübungen, Lagophthalmus (unvollständiger Lidschluss) |
| Stadium VI | Schädigung des N. opticus, Visusverminderung bis zum Sehverlust |

*Prozentwerte: Häufigkeit der maximalen Ausprägung.*

## 13.6.6 Hypothyreose

DEFINITION *Die Hypothyreose bezeichnet ein Schilddrüsenhormondefizit in den Zielorganen.*

### *Klassifikation und Häufigkeit*

Je nach Ausmaß des Schilddrüsenhormondefizits und der Zeitdauer dieses Mangels ergibt sich ein breites Krankheitsspektrum. Neben einer latenten bzw. subklinischen Hypothyreose (noch kompensiert periphere Schilddrüsenhormone, TSH bereits erhöht) finden sich eine manifeste Hypothyreose (Schilddrüsenhormone vermindert, TSH erhöht) sowie der seltene Extremfall des hypothyreoten Komas.

Die häufigste Form der Hypothyreose entsteht durch Schädigung in der Schilddrüse selbst (primäre Hypothyreose). Die sekundäre Hypothyreose (Schädigung der Hypophyse, S. 437 ff) ist selten.

Des Weiteren wird unterschieden zwischen

- angeborener Hypothyreose und
- erworbener Hypothyreose.

Frauen sind 4-mal häufiger betroffen als Männer; die Prävalenz in der Bevölkerung beträgt 1–3 % bei manifester Hypothyreose, 6–10 % bei subklinischer Hypothyreose. Die Häufigkeit der Hypothyreose nimmt mit dem Lebensalter zu.

### Angeborene Hypothyreose

Neugeborenenhypothyreosen sind häufig (Inzidenz: 1 : 5 000 Geburten pro Jahr). Die schwerste Form der angeborenen Hypothyreose mit massiven Zeichen der körperlichen und geistigen Fehlentwicklung – der Kretinismus – kommt aufgrund der frühzeitigen Diagnostik in Mitteleuropa nicht mehr vor. Sekundäre angeborene Hypothyreosen sind extrem selten.

#### *Ursachen*

In der Regel sind Ursachen der primären Hypothyreosen Missbildungen der Schilddrüse (Athyreose = Fehlen der Schilddrüse), Schilddrüsendysplasie (rudimentäre Schilddrüse) oder Schilddrüsendystopie (meist Zungengrundstruma).

In 10–20 % der Fälle lassen sich Hormonsynthesedefekte (Jodinations-, Jodisations-, Dejodase-, Thyreoglobulinsynthese-Defekt) nachweisen.

**Transitorische** Hypothyreosen finden sich bei extremem Jodmangel, Jodkontamination sowie bei zu hoch dosierter thyreostatischer Therapie während der Schwangerschaft.

**Tab. 13.24 Einteilung der Hypothyreose nach dem Ort der Schädigung.**

| *Ort der Schädigung* | *TSH* | *$fT_4$* |
|---|---|---|
| Schilddrüse (primäre Hypothyreose) | ↑ | ↓ |
| Hypophyse (sekundäre Hypothyreose) | ↓ | ↓ |
| Hypothalamus (tertiäre Hypothyreose) | ↓ | ↓ |
| periphere Hypothyreose | | |
| peripherer Hormonverlust (Niere, Darm) | ↑ | ↓ |
| periphere Hormonresistenz (alle Körperzellen) | ↑ | ↑ |

#### *Symptome*

Leitsymptome sind Trink- und Essunlust, Obstipation, auffallend großes Schlafbedürfnis, raue, heisere Stimme sowie trockene und spröde Haut. Weitere hypothyreote Zeichen sind verlängerter Neugeborenenikterus (mehr als 10 Tage Dauer), Wachstums- und Reifungsrückstand, verzögerte Skelett- und Zahnreifung, große Zunge, Intelligenzdefekte bis hin zur Demenz.

#### *Diagnostik*

Bei allen Neugeborenen wird das TSH aus dem Fersenblut zum Ausschluss einer Hypothyreose obligat bestimmt.

Weiterführende Diagnostik: $fT_4$ im Serum, Sonografie, ggf. Szintigrafie (Dystopie! der SD) sowie Röntgen-Untersuchungen (Handgelenk- und Handwurzelknochen [Epiphysendysgenesie]).

#### *Therapie*

Substitution (so früh wie möglich!) mit Thyroxin mit dem Ziel der TSH-Normalisierung bzw. $fT_4$ im Normbereich. Initialdosis: 10–15 µg/kg KG, dann Steigerung der Dosis.

Regelmäßige Kontrolluntersuchungen sind zunächst in wöchentlichen, dann in monatlichen bzw. halbjährlichen Abständen notwendig. Neben Anamneseerhebung und körperlicher Untersuchung werden TSH und $fT_4$ gemessen, jährlich wird das Wachstums- und Knochenalter überprüft.

### Erworbene Hypothyreose

#### *Ursachen*

Häufigste Ursache der primären Hypothyreose im Erwachsenenalter ist die Autoimmunthyreoiditis Typ Hashimoto (**Abb. 13.56**).

Zweithäufigste Ursache sind die iatrogen bedingten Hypothyreosen:

- Zustand nach Strumaresektion.
- Zustand nach Radiojodtherapie. Auch eine Spätmanifestation nach 10 Jahren ist möglich!
- Zustand nach Medikamenteneinnahme (Thyreostatika, Lithium, Amiodaron, Sunitinib).

**Sekundäre Formen** der Hypothyreose (Hypophysentumor, der die TSH-produzierenden Zellen verdrängt,

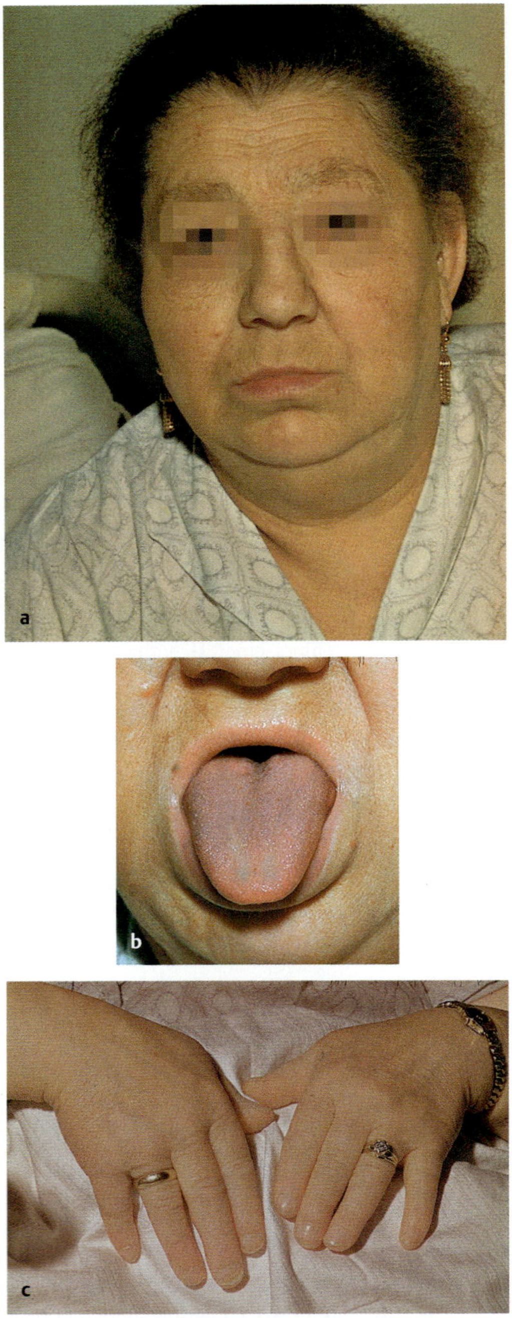


Abb. 13.56 **Massive manifeste Hypothyreose durch Autoimmunthyreoiditis.** **a** Blasse, teigige Haut und trockenes, schwer zu kämmendes Haar, **b** vergrößerte Zunge, die u. a. zu einer verwaschenen, kloßigen Sprache führt, **c** teigige Schwellung der Haut an den Händen.

Hypophysektomie bzw. Bestrahlung der Hypophyse, Schädel-Hirn-Trauma) sind selten!

**Tertiäre Form**: Hypothalamische Hypothyreose (äußerst selten).

### *Symptome*

Beschwerden und klinische Befunde sind im Wesentlichen abhängig vom Ausmaß und von der Dauer des Schilddrüsenhormonmangels; sie variieren von leichteren Verlaufsformen der Hypothyreose bis zum voll ausgebildeten Myxödem. Oft beginnt die Hypothyreose schleichend und wird nicht bzw. erst nach langer Laufzeit erkannt. Da viele der Symptome unspezifisch sind, werden sie als Alterserscheinungen fehlgedeutet. In **Abb. 13.57** ist das klinische Bild der Hypothyreose dargestellt.

Das charakteristische Bild der Hypothyreose im Erwachsenenalter ist gekennzeichnet durch die Herabsetzung zahlreicher Stoffwechselprozesse einhergehend mit der Verlangsamung vieler Körperfunktionen:

- Minderung der körperlichen und geistigen Leistungsfähigkeit
- psychische Verlangsamung und Neigung zu Depressionen sowie Psychosen
- Antriebsarmut sowie Desinteresse (veränderter Gesichtsausdruck, „mimische Starre")
- gesteigerte Kälteempfindlichkeit (Kälteintoleranz)
- trockene, kühle, teigige, raue, schuppende Haut
- Obstipation
- Schwerhörigkeit
- raue, heisere Stimme
- Gewichtszunahme
- pektanginöse Anfälle (Frühartériosklerose mit Hypercholesterinämie)
- niedriger Puls
- Vergrößerung des Herzens („Myxödemherz"), Perikarderguss
- Oligo-Amenorrhöen, Potenz- bzw. Libidoverlust

● MERKE *Gerade beim älteren Menschen verläuft die Hypothyreose als Oligo-Symptomatik bzw. uncharakteristisch, d. h., es finden sich nur ein Symptom (z. B. eine Depression) oder nur wenige Symptome (z. B. Kälteempfindlichkeit, Minderung der Leistungsfähigkeit, Schwerhörigkeit).*

Die schwerste Verlaufsform der Hypothyreose ist das **hypothyreote Koma** (heute sehr selten), das gekennzeichnet ist durch

- Hypothermie (< 30 °C),
- Verlangsamung von Atemfrequenz, Bradypnoe (< 5/min),
- Bradykardie (< 50/min),
- Hypotonie,
- verlängerte Reflexzeiten bzw. erloschene Sehnenreflexe,
- Bewusstseinsstörung,
- Krämpfe,
- myxödematöser Aspekt (generalisierte Gewebsschwellung).

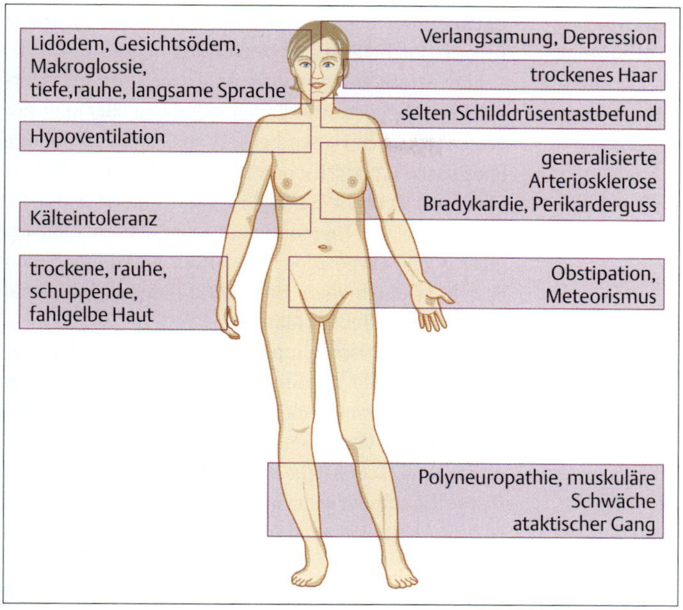


**Abb. 13.57 Hypothyreose.** Symptome und Befunde.



### *Diagnostik*

Anamnese und körperlichen Untersuchung.

Labor: TSH basal: normaler Wert: primäre Hypothyreose ausgeschlossen; sonst erhöhter TSH-Wert: $fT_4$, Ak gegen thyreoidale Peroxidase (TPO-AK), z. B. TPO, Anti-TG, Blutbild, Cholesterin, CK, Myoglobin (Myopathie).

Sonografie, EKG, ggf. Szintigrafie (stark verminderte bzw. fehlende Radionukleidspeicherung) und Feinnadelpunktion.

An latente Hypothyreose denken: TSH hoch, normal oder geringgradig erhöht; $fT_3$ und $fT_4$ im Normbereich.

### *Differenzialdiagnose*

Depressive Syndrome, allgemeine Demenz, Herzinsuffizienz.

### *Therapie*

Die Therapie der Hypothyreose besteht in der Substitution von Schilddrüsenhormonen. Die Behandlung mit L-$T_4$-Präparaten wird lebenslang durchgeführt. Sie erfolgt zunächst mit niedrigen Dosen (25–50 µg L-$T_4$/Tag) und wird über 2–4 Monate langsam bis zur vollen Substitutionsdosis (ca. 150-200 µg L-$T_4$/Tag) gesteigert (**Abb. 13.58**).

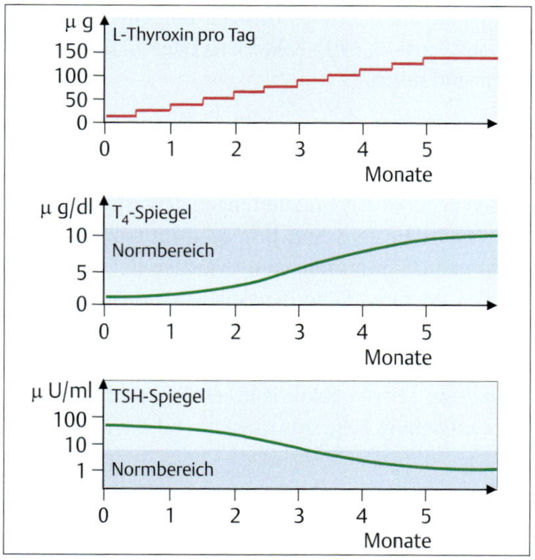


**Abb. 13.58 Substitutionsbehandlung einer schweren Hypothyreose.** Medikation und Hormonspiegelverlauf.

● MERKE *Je ausgeprägter die Hypothyreose und je älter der Patient, desto niedriger und langsamer ist die Steigerung der Substitutionsdosis! Es besteht die Gefahr von Angina pectoris-Anfällen und Herzrhythmusstörungen!*

Die individuelle L-Thyroxindosis wird anhand des Wohlbefindens des Patienten und der TSH-Serumkonzentration (Wert im Normbereich) ermittelt. Darüber hinaus gilt:

- keine Auslassversuche
- keine Jodidtherapie: Die Schilddrüsensyntheseleistung um $T_4$ und $T_3$ zu produzieren reicht zumeist nicht aus.
- Zumeist Dosiserhöhung während einer Gravidität, keine Therapieunterbrechung!
- Keine Substitutionsunterbrechung während anderer Erkrankungen oder Operationen erforderlich, aber bis zu 1 Woche problemlos möglich.

Therapie bei **hypothyreotem Koma**: Behandlung auf Intensivstation (Intubation mit künstlicher Beatmung, ggf. Tracheotomie). Gabe von 500 µg L-$T_4$ i.v. und an den folgenden Tagen 100 µg L-$T_4$ i.v. Daneben werden 100 mg Prednisolon i.v. gegeben. Bei Hyponatriämie Infusion mit hypertoner Kochsalzlösung.

Schrittmacher bei ausgeprägter **Bradykardie**. Bei Herzinsuffizienz Digitalis in niedriger Dosierung!

### *Prognose*

Bei regelmäßiger Einnahme von Schilddrüsenhormonpräparaten in optimaler Dosierung ist die Prognose gut.

13

## 13.6.7 Thyreoiditis

DEFINITION *Der heterogenen Krankheitsgruppe der Thyreoiditis ist das histologische Substrat der entzündlichen Infiltration der Schilddrüse gemeinsam. Die Vielzahl der verschiedenen Krankheiten unterscheidet sich bezüglich Ursache, Symptomatik, Verlauf sowie Histologie.*

Die Autoimmunthyreoiditis mit einer Prävalenz von 6–10 % ist die häufigste Ursache der Thyreoiditis (s. Hypothyreose, S. 479). Bakterielle oder virale Thyreoitiden sind selten.

### *Ursachen*

In **Abb. 13.25** sind einige mögliche Einteilungskriterien von Schilddrüsenentzündungen dargestellt. Es wird unterschieden zwischen **primär immunogenen** und **nicht primär immunogenen** Ursachen der Thyreoiditis. Des Weiteren kann man die Schilddrüsenentzündungen nach dem Verlauf in **akut**, **subakut** oder **chronisch** einteilen.

Die sehr seltene bakterielle (eitrige) akute Thyreoiditis entsteht in Folge hämatogener oder lymphogener Infektion der Schilddrüse durch z. B. Herde im HNO-Bereich und neigt zur Abszedierung.

Eine **Strahlenthyreoiditis** findet sich nur gelegentlich nach hochdosierter Radiojodtherapie oder externer Bestrahlung des Halses bei z. B. malignem Lymphom. Spezifische Schilddrüsenentzündungen bei Tuberkulose oder Morbus Boeck (Sarkoidose) sind äußerst selten.

Die subakute Thyreoiditis de Quervain entsteht bei genetischer Disposition (gehäuftes Vorkommen von HLA-B35) durch einen Virusinfekt. Frauen sind 5-mal häufiger betroffen als Männer.

Die **chronisch-lymphozytäre Hashimoto-Thyreoiditis** ist als Autoimmunkrankheit dem Morbus Basedow verwandt und kommt in einer hyper- und atrophischen Verlaufsform vor. Bevorzugt sind Frauen im 4.–5. Lebensjahrzehnt. Neben einer familiären Disposition findet sich eine vermehrte Assoziation mit HLA-Markern. Ein weiterer ätiologischer Faktor ist die Hepatitis C.

Die **Post-partum-Thyreoiditis** ist eine Sonderform der immunologisch vermittelten Schilddrüsenentzündung und tritt bei 4 % der Schwangeren im Anschluss an die Schwangerschaft in der Stillzeit auf. Es besteht eine Neigung zur Spontanheilung.

Auch Medikamente wie Zytokine (Tumor-Nekrose-Faktor TNF-Alpha, Interferon INT-Alpha), Interleukin 1 und 2 (IL-1 und -2) sowie das Medikament Amiodaron können eine Thyreoiditis auslösen.

### *Symptome und Diagnostik*

In Abhängigkeit von Ursachen und Schweregrad besteht bei der klinischen Symptomatik der Schilddrüsenentzündungen eine große Variabilität. Häufig findet sich ein **zweiphasiger** Krankheitsverlauf:

1. In der Phase der **akuten Entzündung** kommt es zur Destruktion der Schilddrüsenfollikel und damit zu

**Tab. 13.25 Einteilung der Thyreoiditiden.**

| *Krankheitsbild* | *1 = primär immunogen*<br>*2 = nicht primär immunogen* |
|---|---|
| **akute Thyreoiditis (Tage bis Wochen):** | |
| – infektiöse Thyreoiditis | 2 |
| – perineoplastische Thyreoiditis | 2 |
| – iatrogene Thyreoiditis | 2 |
| **subakute Thyreoiditis (Wochen bis Monate):** | |
| – subakute granulomatöse Thyreoiditis de Quervain | 2 |
| – lymphozytäre (stumme) Thyreoiditis – Sonderform: Post-partum-Thyreoiditis | 1 |
| – medikamentös induzierte Thyreoiditiden – durch Amiodaron-Typ | 1 |
| **chronische Thyreoiditis (Monate bis Jahre):** | |
| – chronisch lymphozytäre Thyreoiditis (Autoimmunthyreoiditis) | 1 |
| – hypertrophische Form mit Struma (Hashimoto-Thyreoiditis) | |
| – atrophische Variante (in Deutschland häufiger) | |
| – chronisch fibrosierende Thyreoiditis (Riedel) | 1 |

einer Entleerung der Hormonspeicher, sodass eine hyperthyreote Phase resultiert.
2. In der **subakuten** oder **chronischen Phase**, die durch immunologische Reaktionen und einen Reparaturprozess gekennzeichnet ist, besteht häufig eine hypothyreote Phase.

Je nach Ursache kann es zu einer Selbstheilung mit vollständiger Rückbildung nach ca. 3–6 Monaten oder zu einem anhaltenden chronischen Krankheitsprozess (s. chronische Thyreoiditis autoimmuner Genese, S. 482) kommen.

Die **akute** Thyreoiditis (**Abb. 13.59a**) geht mit starken Schmerzen, Druckempfindlichkeit, Rötung und Schwellung im Bereich der Schilddrüse einher. Neben der Vergrößerung lokaler Lymphknoten können Fieber und Schluckbeschwerden bestehen. Laborchemisch findet sich eine stark beschleunigte BSG sowie Leukozytose und es kann zur eitrigen Einschmelzung im Bereich der Schilddrüse kommen. Sonographisch lassen sich echo-freie Areale nachweisen. In der Feinnadelbiopsie finden sich bei bakterieller Entzündung Granulozyten.

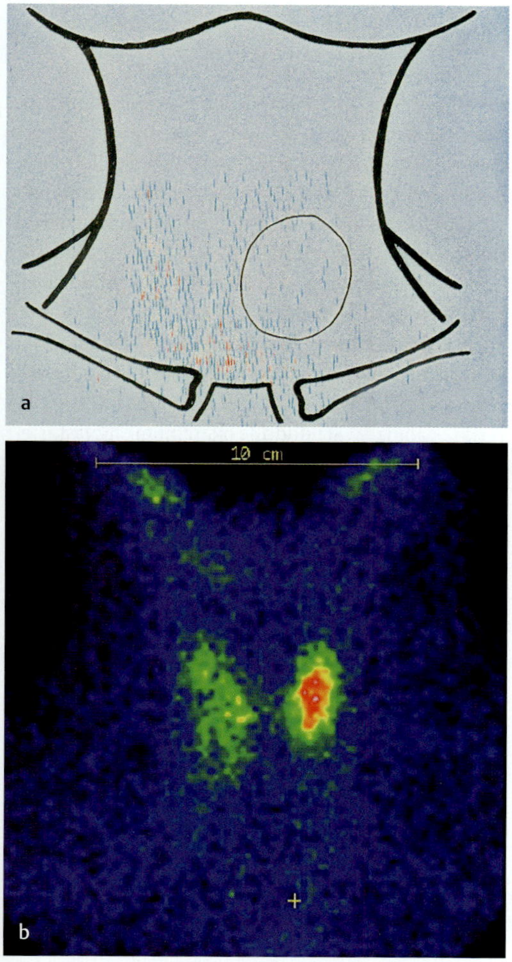


**Abb. 13.59 Thyreoiditis. a** Verminderte Radionuklidaufnahme bei akuter bakterieller Thyreoiditis. Über dem Abszess keine $^{99m}$Tc-Speicherung. **b** Thyreoiditis de Quervain; es besteht eine Entzündung des rechten Schilddrüsenlappens, wie an der Minderbelegung mit $^{99m}$Technetium zu erkennen ist.

Bei der **subakuten** Thyreoiditis de Quervain (**Abb. 13.59b**) ist der Beginn schleichend. Neben Abgeschlagenheit und Krankheitsgefühl ist die Schilddrüse oft druckschmerzhaft, allerdings gelegentlich auch schmerzlos („Silent"-Thyreoiditis). Die BSG ist extrem beschleunigt, die Leukozytenzahl normal. Oft besteht anfänglich eine hyperthyreote, später eine euthyreote Phase. Im Sonogramm finden sich echoarme Bezirke, die konfluieren können. Das Szintigramm zeigt eine verminderte Radionuklidaufnahme bzw. einen kalten Knoten. In der Feinnadelbiopsie können sich mehrkernige Riesenzellen finden.

Die **chronischen** Thyreoiditiden verlaufen in der Regel sehr blande und werden vom Patienten kaum oder nicht bemerkt. Diagnostische Maßnahmen werden in der Regel eingeleitet, wenn über Zeichen der Schilddrüsenunterfunktion geklagt wird. Sonografisch findet sich eine homogen echoarme kleine Schilddrüse. Die Radionuklidaufnahme der Schilddrüse ist vermindert. In 95 % der Fälle finden sich TPO-Ak, in 70 % der Fälle sind die Tg-Ak erhöht. Die Feinnadelbiopsie ergibt eine lymphozytäre Thyreoiditis.

### *Therapie*

Bei akuter bakterieller oder Strahlenthyreoiditis Therapie mit Antiphlogistika oder Antibiotika, bei Einschmelzung erfolgt Punktion bzw. Drainage.

Bei subakuter Thyreoiditis ist bei fehlender Symptomatik eine abwartende Haltung angezeigt. Bei Lokalbeschwerden sind nichtsteroidale Antiphlogistika, bei typischer Ausprägung Glukokortikoide (30–60 mg Prednison/Tag) angezeigt, die Reduktion der Glukokortikoiddosis erfolgt über Wochen. Eine bestehende Hyperthyreose wird mit Beta-Rezeptorenblockern (z. B. Propranolol) behandelt. Es sollten keine Thyreostatika verwendet werden!

Bei der chronisch-lymphozytären Thyreoiditis wird die Hypothyreose mit L-Thyroxin substituiert (S. 481). Jodid ist kontraindiziert, Immunsuppressiva und Steroide nützen nichts!

#### FALLBEISPIEL HASHIMOTO-THYREOIDITIS

*Herr C. (30 Jahre) hat im letzten halben Jahr deutlich an Gewicht zugenommen (ca. 4 kg), außerdem berichtet er im anamnestischen Gespräch von Kältegefühl, Müdigkeit, Blässe und Konzentrations-und Gedächtnisstörungen. Die Familienanamnese zeigt, dass die Schwester des Patienten an Hashimoto-Thyreoiditis leidet.*

***Diagnostik***

*Puls 62/min., regelmäßig. Körperliche Untersuchung im Übrigen unauffällig. Sonografie: kleine echoarme, kaum perfundierte Schilddrüse. Parenchym entspricht von der Echogenität dem umgebenden Muskelgewebe. Gesamtvolumen 2,5 ml. Labor: Erythrozyten 3,8/pl, HB 11,7 g/dl, $ft_4$ 0,9 ng/dl, TSH 32,99 mU/l, Anti-TG 442 IU/ml, Anti-TPO 210 IU/ml.*

***Diagnose***

*Aufgrund der Sonografie, des erniedrigten Thyroxins und des erhöhten TSH sowie der deutlich erhöhten Anti-TPO-Ak wird die Diagnose einer Hashimoto-Thyreoiditis gestellt.*

***Therapie***

*Substitution mit Thyroxin (Levothyroxin) beginnend mit 100 µg/Tag unter Kontrolle des TSH (Abfall während der Therapie), ggf. Erhöhung der Dosis auf 125 bzw. 150 oder 175 µg/Tag.*

13

## 13.6.8 Schilddrüsentumoren

DEFINITION *Die Tumoren der Schilddrüse lassen sich in gutartige Neoplasien und Schilddrüsenmalignome unterscheiden.*

Die Einteilung der Schilddrüsentumoren, die die folgende Übersicht zeigt, wurde von der WHO 1988 vorgenommen und ist bis heute gültig:

- I: epitheliale Tumoren:
  - A: gutartige epitheliale Tumoren:
    1. follikuläres Adenom
    2. andere
  - B: bösartige epitheliale Tumoren:
    1. follikuläres Karzinom (ca. 25 %)
    2. papilläres Karzinom (ca. 50–60 %)
    3. medulläres Karzinom (C-Zell-Karzinom, ca. 5 %)
    4. undifferenziertes anaplastisches Karzinom (ca. 5–10 %)
    5. andere
- II: nichtepitheliale Tumoren
- III: maligne Lymphome
- IV: verschiedene Tumoren
- V: sekundäre Tumoren (Metastasen)
- VI: nicht klassifizierbare Tumoren
- VII: tumorähnliche Läsionen

Die Prävalenz für gutartige Schilddrüsentumoren in Deutschland beträgt 20–30 %; sie sind die Folge der jahrelangen Wachstumsstimulation durch den alimentären Jodmangel und nehmen mit dem Lebensalter zu.

Die bösartigen Schilddrüsentumoren machen etwa 0,5 % aller Krebserkrankungen aus, d. h., sie sind selten. In ca. 95 % der Fälle handelt es sich um Schilddrüsenkarzinome. Frauen sind 2- bis 3-mal häufiger betroffen als Männer; die Inzidenz für Frauen liegt bei ca. 3 von 100 000, bei Männern bei ca. 1,5 auf 100 000 pro Jahr.

***Ursachen und Risikofaktoren***

Gesichert ist eine Zunahme der Häufigkeit von Schilddrüsenkarzinomen nach externer Bestrahlung der Halsregion (insbesondere im Kindesalter) sowie erhöhter radioaktiver Kontamination (z. B. Reaktorunglück in Tschernobyl). Besonders bei Kindern und Jugendlichen ist die Häufigkeit 4- bis 5fach erhöht. Die Exposition vor dem 4. Lebensjahr ist als besonders kritisch anzusehen. Die Latenz zwischen Strahlenexposition und Manifestation des Schilddrüsenkarzinoms beträgt im Mittel 10–15 Jahre (Spannweite 3–40 Jahre).

MERKE *Eine erhöhte Karzinomrate nach diagnostischem oder therapeutischem Einsatz von Radiojod besteht nicht!*

Endemischer Jodmangel ist wahrscheinlich mit einem gesteigerten Risiko für ein Schilddrüsenkarzinom assoziiert (Faktor ca. 2,3), bei Jodmangel finden sich vermehrt follikuläre oder undifferenzierte Schilddrüsenkarzinome. Bei ausreichender Jodversorgung treten die prognostisch günstigeren papillären Schilddrüsenkarzinome relativ häufiger auf.

In der Pathogenese des **medullären Schilddrüsenkarzinoms** ist die wesentliche Rolle der Mutationen im RET-Protoonkogen auf Chromosom 10 aufgeklärt (s. auch multiple endogene Neoplasie Typ 2a [Sipple-Syndrom] oder Typ 2b, S. 435 u. S. 451).

Das papilläre Schilddrüsenkarzinom metastasiert lymphogen, das follikuläre Karzinom vorwiegend hämatogen (Lunge, Knochen).

Papilläre und follikuläre Karzinome nehmen am Jodstoffwechsel teil und lassen sich daher einschließlich der Metastasen mit Jod 131 behandeln, während dies bei anaplastischen (undifferenzierten) Schilddrüsenkarzinomen nicht der Fall ist.

Medulläre (C-Zellen) Schilddrüsenkarzinome nehmen nicht am Jodstoffwechsel teil; eine Radiojodbehandlung ist sinnlos. Die C-Zellen produzieren Kalzitonin, es besteht daher bei ca. 30 % der Patienten eine Diarrhö. Kalzitonin stellt für die Tumornachsorge den Tumormarker dar!

***Symptome***

Klinische Hinweise auf Schilddrüsenkarzinome sind

- rasch wachsende solitäre Knoten (besonders bei Jugendlichen),
- rasch wachsende Strumen/Strumaknoten trotz Schilddrüsenhormonsuppression,
- sonografisch echoarme Knoten,

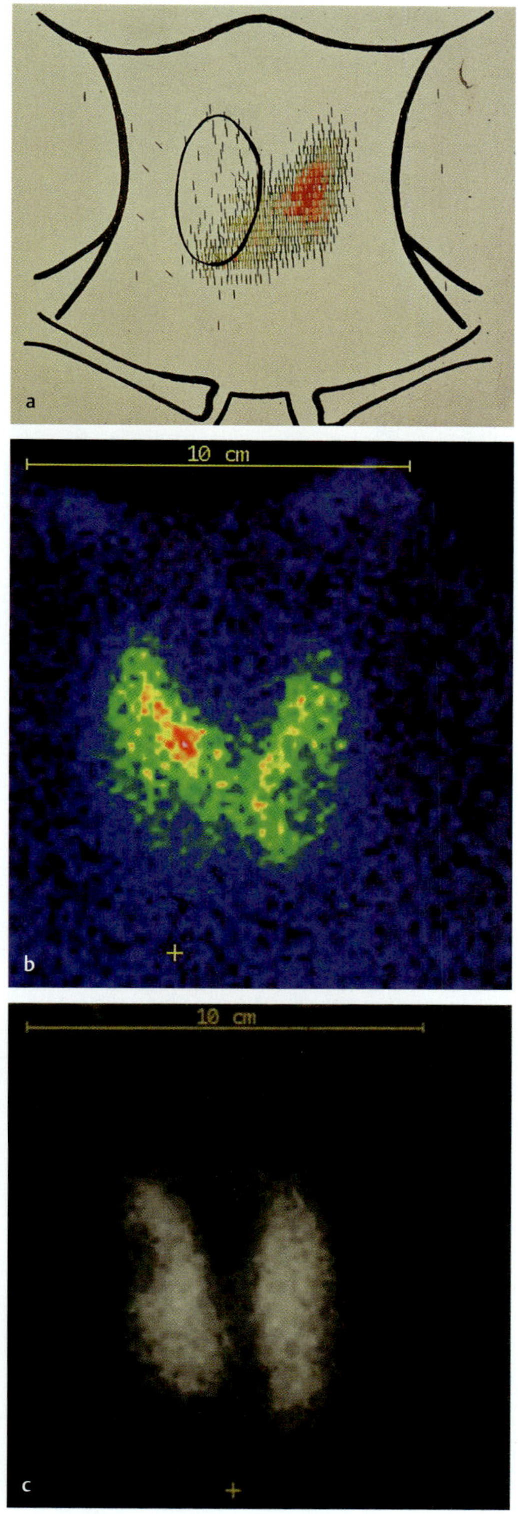


**Abb. 13.60 Schilddrüsenszintigramm.** **a** "Kalter Knoten" im Tc-Szintigramm. Es handelt sich um eine Zyste. **b** Technetium-Szintigramm einer Schilddrüse mit je einem „kalten Knoten" im Bereich des rechten und linken Schilddrüsenlappens. Es handelt sich hier um ein multifokales follikuläres Schilddrüsenkarzinom. **c** „Kalter Knoten" im Schilddrüsenszintigramm mit $^{99m}$Technetium. Es handelt sich um einen Zustand nach abgelaufener Entzündung.

- szintigrafisch „kalte Knoten" (**Abb. 13.60**),
- schlechte Verschiebbarkeit gegenüber der Umgebung,
- lateral liegendes „versprengtes" Schilddrüsengewebe.

● MERKE *Ein sonografisch echoarmer Knoten, womöglich mit unregelmäßiger Begrenzung, ist stets malignomverdächtig!*

Als **„kalter Knoten"** wird eine palpatorisch oder sonografisch abgrenzbare Knotenbildung bezeichnet, deren Anreicherung von Jodid oder Pertechnetat im Vergleich zum umgebenden Schilddrüsengewebe vermindert oder aufgehoben ist (**Abb. 13.60a**).

Dem „kalten Knoten" liegt kein einheitliches Krankheitsbild zugrunde! Es kann sich um eine degenerative Knotenbildung, eine Zyste, eine intrathyreoidale Blutung (Pseudozyste), eine umschriebene Entzündung oder auch um einen malignen Tumor handeln.

● MERKE *Ein „kalter Knoten" ist daher keine Diagnose, sondern eine diagnostische Herausforderung! Ein „kalter Knoten" gilt so lange als bösartig, bis das Gegenteil bewiesen ist!*

Spätsymptome des Schilddrüsenkarzinoms sind Heiserkeit (N.-recurrens-Parese), Horner-Symptomenkomplex (Miosis, Ptosis, Enophthalmus), Schluckbeschwerden und obere Einflussstauung sowie derbe höckrige Struma und zervikale bzw. supraklavikuläre Lymphknoten (**Abb. 13.61**).

### *Diagnostik*

Wichtig ist die Anamnese (Frage nach Bestrahlung der Hals- oder Thymusregion), die Untersuchung nach einer Wachstumstendenz eines Knotens, Familienanamnese insbesondere bei medullärem Schilddrüsenkarzinom. Neben Schilddrüsenszintigramm („kalter Knoten") werden Sonogramm und Feinnadelaspirationszytologie durchgeführt. Kalzitoninbestimmung im Serum (ggf. Stimulation im Pentagastrintest) bei Verdacht auf C-Zellkarzinom. CT bzw. Kernspintomografie der Halsregion sowie Suche nach Metastasen (Röntgen, Szintigramm).

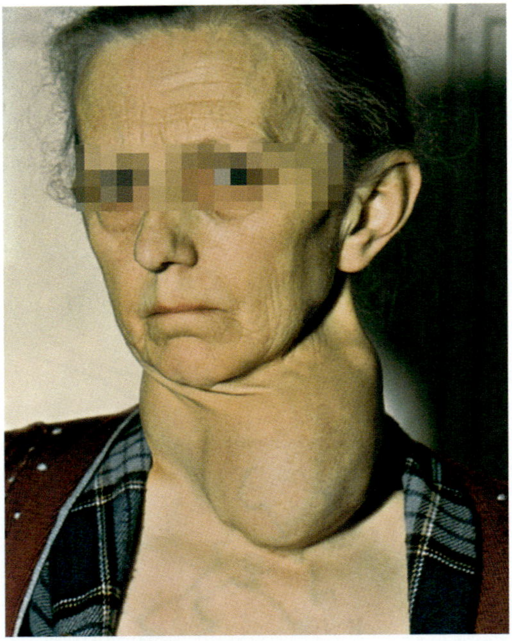

**Abb. 13.61 Schilddrüsenkarzinom.** Patientin mit anaplastischem Schilddrüsenkarzinom und oberer Einflussstauung.

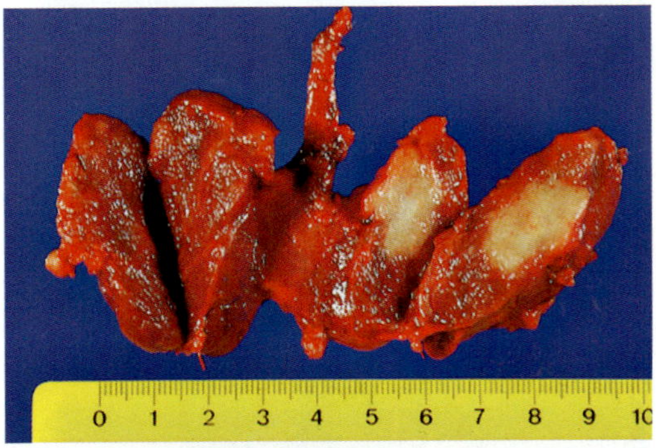


**Abb. 13.62 Operationspräparat.** Totale Thyreoidektomie, follikuläres Schilddrüsenkarzinom in rechtem Schilddrüsenlappen.

### *Therapie*

Wichtig ist die interdisziplinäre Zusammenarbeit zwischen Internisten/Endokrinologe, Chirurg, Nuklearmediziner und Strahlentherapeut.

*Therapie differenzierter Karzinome*

Die Therapie besteht in

- totaler Thyreoidektomie (**Abb. 13.62**): komplette operative Entfernung der Schilddrüse einschließlich der regionalen Halslymphknoten; lediglich beim papillären Schilddrüsenkarzinom mit einem Durchmesser < 1,0–1,5 cm ohne invasives Wachstum, Tumorstadium pT1, M0, N0 ist eine Hemithyreoidektomie des befallenen Schilddrüsenlappens indiziert,
- Radiojodtherapie: ca. $^2/_3$ der papillären und hoch differenzierten follikulären Karzinome speichern Jod 131 in therapeutischer Menge. Daher: 10–14 Tage nach der Operation J131-Ganzkörperszintigramm (**Abb. 13.63**) und Applikation von hoch dosiertem J131 in mehreren Fraktionen, zur ablativen RJ-Therapie,
- hochdosierter, suppressiver Schilddrüsenhormongabe mit L-Thyroxin zur Verhinderung des Metastasenwachstums durch TSH,
- perkutane Strahlenbehandlung bei Karzinomen, die die Schilddrüsenkapseln infiltriert oder durchbrochen haben.

*Therapie undifferenzierter Karzinome*

Bei nicht mehr resektablem Zustand wird eine Tumorreduktion durch Operation durchgeführt. Eine palliative perkutane Bestrahlung ist je nach Zustand des Patienten zu erwägen. Eventuell Gabe von Zytostatika (Doxirubicin) bei schnell wachsenden anaplastischen Karzinomen sowie Metastasen.

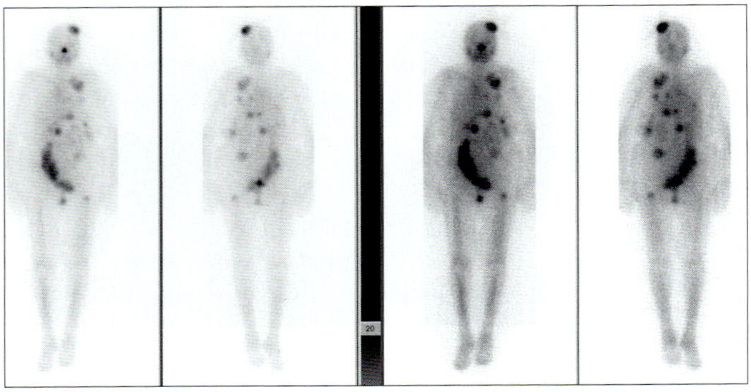

**Abb. 13.63 Ganzkörperszintigramm mit 131Jod bei metastasierendem Schilddrüsenkarzinom.** Es finden sich Metastasen im Bereich der Schädelkalotte, der Lunge, der Leber und des Oberschenkelknochens. Die radioaktive Substanz wird über den Darm und die Harnblase ausgeschieden. Die Schilddrüse ist nicht dargestellt, da sie operativ entfernt wurde; eine ablative Radio-Jod-Therapie der Restschilddrüse schloss sich an. Die sich jetzt darstellenden Metastasen des Schilddrüsen-Ca werden mit Radio-Jod (J131) behandelt.

*Therapie medullärer Karzinome*
Prophylaktische kurative Thyreoidektomie bei hereditären Formen bereits im 6. Lebensjahr, wenn ein positiver Befund im Familienscreening nachgewiesen ist. Radikales chirurgisches Vorgehen mit prophylaktischer Lymphknotenentfernung bei Erwachsenen sowie sporadischem C-Zell-Karzinom.

#### Nachsorge

Die ersten 2–3 Jahre nach der Operation vierteljährlich, danach halbjährliche Untersuchungen. Dabei werden durchgeführt

- klinisch-anamnestische Untersuchung des Tumorstatus und der Schilddrüsenfunktionslage (TSH supprimiert, $fT_4$ im oberen Normbereich),
- Bestimmung von Thyreoglobulin im Serum (negativ!) als wesentlichen Tumormarker!
- bei C-Zellkarzinom: Serumcalcitonin (Wert im Normbereich),
- Lungen-/Knochenmetastasen: Röntgen-Thorax, Röntgen-Skelett, CT,
- PET-CT,
- Tc-99m-MIBI-SPECT,
- knochenaffines 99mTC-MDP (Ganzkörperskelettszintigrafie),
- Diagnostik und Rezidive, Metastasen von Schilddrüsenkarzinomen unabhängig vom Jodspeicherverhalten: 18F-FDG-PET.

#### Prognose

Die 10-Jahres-Überlebensrate beträgt beim papillären Karzinom ca. 80 %, beim follikulärem und C-Zell-Karzinom ca. 60 %. Die mittlere Überlebenszeit bei anaplastischem Karzinom beträgt ca. 6 Monate.

#### FALLBEISPIEL SCHILDDRÜSENKARZINOM

*Die 61-jährige Patientin Frau M. nimmt aufgrund ihrer leichten Hypothyreose seit 10 Jahren jeden Morgen 100 µg LT4 ein. Vor ca. 3 Wochen bemerkte sie eine geringfügige Größenzunahme am Hals links im Bereich der Schilddrüse. Im Sonogramm und korrespondierend im Szintigramm wurden vor 2 Wochen kalte Knoten im linken Schilddrüsenlappen diagnostiziert.*

#### Diagnostik

*Klinischer Befund: Schilddrüse gering vergrößert, schluckverschieblich. Laborwerte: TSH 0,53 mU/l, $fT_3$ 2,87 pg/ml, $fT_4$ 1,8 ng/dl. Kalzium 2,40 mmol/l. Röntgen-Thorax in 2 Ebenen: unauffällig. HNO-Konsil: Stimmbänder frei beweglich.*

***Verdachtsdiagnose.*** *Karzinom der Schildrüse (Grund: Wachstum der Schilddrüse unter $LT_4$-Therapie und Nachweis „kalter" Knoten.*

#### Therapie und Verlauf

*Es wurde nach Schnellschnitt eine komplette Thyroidektomie beidseits durchgeführt.*
*Histologie: Linker Schildrüsenlappen mit minimal invasivem Schilddrüsenkarzinom, onkozytäre Variante (sog.: Hurthle-Zellkarzinom mit Kapseldurchbruch und Blutgefäßeinbruch, Incision in toto (RO-Situation) UICC-Klassifikation (2009/10) pT1b, L0, V0, R1, re. Schilddrüsenlappen mit nahezu durchwegs normofollikulärem Parenchym, ganz umschrieben 2 mm großem makrofollikulärem Knötchen, keine malignomsuspekten Areale, somit kein Anhalt für Malignität.*
*Zur Planung des Weiteren Vorgehens – hier Radiojodtherapie – wurde die Patientin beim Nuklearmediziner vorgestellt.*

## 13.7 Pflegeschwerpunkt Diabetes mellitus

Brigitte Osterbrink

Mehr als 150 Millionen Menschen auf der Welt sind an Diabetes mellitus erkrankt. Aufgrund der außerordentlich hohen Prävalenz wird Diabetes als Volkskrankheit bezeichnet. In Deutschland sind mehr als 7 Millionen Menschen betroffen.

Der Diabetes Typ 2 trifft in der Regel Erwachsene; steigende Zahlen von übergewichtigen Kindern und Jugendlichen belegen international und auch in Deutschland eine Zunahme dieser Erkrankung im jugendlichen Alter. Der hohe Anteil älterer Menschen mit abnehmender Glukosetoleranz wird zu einer Verdoppelung des Diabetes mellitus Typ 2 führen. Eine verhältnismäßig kleine Anzahl von 400 000 Patienten ist an Diabetes mellitus Typ 1 erkrankt, davon 21 000 bis 24 000 Kinder und Jugendliche.

Der Erfolg von Therapiemaßnahmen ist entscheidend von der **aktiven Mitarbeit der Betroffenen** abhängig. Schulung und Beratung werden von Diabetesberatern, der Diabetesassistenten, Arzthelfern und dem Arzt im Rahmen von strukturierten Schulungen durchgeführt.

Nur Leitgedanken dieser Programme können hier abgebildet werden. Der Patient ist der Experte für seine körperliche und seelische Verfassung, Arzt/Diabetesberater/Pflegende sind die Experten für die professionelle Therapie. Nur im gegenseitigen Dialog mit dem Schwerpunkt auf die individuelle Situation und Persönlichkeit des erkrankten Menschen können eine gute Beratung und das Selbstmanagementtraining gelingen.

Für Pflegende, die insbesondere die Patienten mit Diabetes mellitus und diabetesbedingten Folgeerkrankungen betreuen, bedeutet dies eine enorme, breit gefächerte Beratungsaufgabe. Aufzuklären, anzuleiten und zu begleiten sind die Patienten bezüglich

- Ernährung, Gewichtsreduktion, Nichtrauchen,
- körperliche Aktivität/Sport,
- regelmäßige Medikamenteneinnahme,
- Blutdruck- und Blutzuckermessen.

## 13.7.1 Patienten schulen

**Diabetes mellitus Typ 1.** Sofort bei Diagnose des Diabetes mellitus Typ 1 müssen alle Patienten mit Insulin therapiert werden. Die Betroffenen müssen lebenslang mit Insulin behandelt werden. Blutzuckermessungen, Insulininjektion und -dosisanpassung, Berechnung von Kohlenhydraten, Sport, Hypoglykämie usw. erlernen Patienten in einer Diabetesschulung, von speziell qualifizierten Pflegenden (**Abb. 13.64**).

**Diabetes mellitus Typ 2.** Auch die Diagnose Diabetes mellitus Typ 2 bedeutet für den Patienten eine Änderung des Lebensstils. Entsprechend der Leitlinien erfolgt die Behandlung des Typ 2-Diabetikers in einem Stufenmodell. Innerhalb von drei Monaten soll durch Basisschulung eine Verhaltensänderung bezüglich Ernährung und körperlicher Aktivität erfolgen. Ziel ist ein $HbA_{1c}$-Wert < 6,5 %.

Gelingt dem Patienten die Änderung, ist dies die beste Prognose für den Langzeitverlauf des Diabetes. Wie jeder aus eigener Erfahrung weiß, ist es aber sehr schwer, das eigene Verhalten und eingefahrene Gewohnheiten zu verändern! Wird der $HbA_{1c}$-Wert von 7 % trotz Ernährungsumstellung und Bewegung überschritten, ist eine Therapieanpassung mit Antidiabetika und/oder Insulin angezeigt.

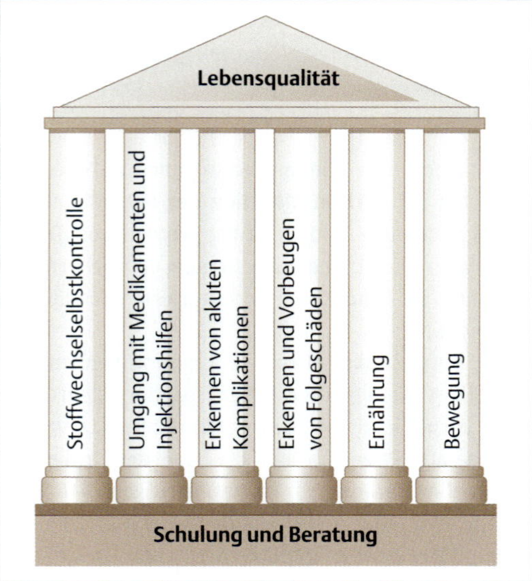
Lebensqualität
Stoffwechselselbstkontrolle
Umgang mit Medikamenten und Injektionshilfen
Erkennen von akuten Komplikationen
Erkennen und Vorbeugen von Folgeschäden
Ernährung
Bewegung
Schulung und Beratung

**Abb. 13.64 Schulungs- und Beratungsaspekte.** Säulen einer zeitgemäßen Diabetesschulung.

## 13.7.2 Ernährung umstellen

Die Ernährung ist neben der körperlichen Aktivität ein wesentlicher Faktor, um Körpergewicht und Blutzucker zu regulieren. Offen bleibt, was genau eine gesunde Ernährung ist. Aber es gibt unzweifelhafte wissenschaftliche Belege, dass die sog. Transfette, Nikotin- und Alkoholkonsum gesundheitsschädlich sind. Grundlage einer guten Ernährungsberatung ist, Vorlieben der Betroffenen zu erfragen und diese in die Empfehlungen zu integrieren. Verbote gibt es nicht mehr!

Ziel einer ausgewogenen Ernährung ist es, den **Blutzucker im normnahen Bereich** zu halten und – falls möglich – **Übergewicht abbauen.**

Für die Berechnung des zur Nahrungsaufnahme erforderlichen Insulins ist es üblich, die Kohlenhydratmenge (KH) in **Berechnungseinheiten** (BE) anzugeben. Eine BE/KH entspricht ca. 10–12 g Kohlenhydraten. Für die Berechnungseinheiten und Austauschmöglichkeiten wie Brot gegen Obst gibt es Austauschtabellen, die Patienten in jeder Diabetesschulung für die persönliche Auswahl der Nahrungsmittel erhalten.

## 13.7.3 Insulintherapiekonzept überwachen

Die physiologische Insulinausschüttung wird mit verschiedenen Insulintherapiestrategien nachgeahmt, z. B. durch eine Behandlung mit Antidiabetika, eine manuelle Insulininjektion mittels Spritze oder via Katheter, der permanent Insulin in das subkutane Gewebe abgibt (Insulinpumpe).

Seit Mitte der 80iger Jahre gibt es neben der Insulinspritze auch die sog. Pens, die einem Füllhalter ähnlich sind. Viele Patienten akzeptieren diese Pens für die Injektionen sehr viel eher als Spritzen. Alle Insulinfirmen vertreiben eigene, produktgebundene Pens. Unbedingt zu beachten ist, dass Patrone, Nadel und Pen zusammenpassen. Bei fast allen Pens kann die eingestellte Dosierung korrigiert werden, viele haben eine Dosisanzeige und einige sogar ein Display mit Anzeige der gewählten Insulineinheiten und der Zeit der letzen Applikation. Es gibt Pens zum Wiederauffüllen mit Patrone und Pens als Einmalartikel für Menschen, die die Patronen selbst nicht wechseln können. Für Patienten, die verschiedene Insuline spritzen, gibt es zur schnelleren Orientierung und um eine Verwechslung zu vermeiden, verschiedenfarbige Injektionshilfen.

## 13.7.4 Komplikationen und Folgeschäden vermeiden

Das Therapieziel ist ein normaler oder normnaher Blutzucker, um mögliche diabetesbedingte Folgeerkrankungen zu vermeiden und akute Entgleisungen wie ketoazidotisches Koma oder Hypoglykämie zu verhindern. Der Blutzucker unterliegt vielen Einflüssen, die Schwankungen hervorrufen. Die kleine Abfragehilfe soll im Praxisalltag helfen, Gründe dafür festzustellen:

- Ernährung abklären
- Zeitpunkt der Insulininjektion erfragen
- Injektionsort auf Veränderungen abtasten
- richtige Nadellänge?
- Spritz-Ess-Abstand unklar?
- richtige Insulindosis pro BE?
- neue Medikamente, z. B. Kortison?
- akute Krankheit?
- Stress, v. a. bei Operationen?
- Infektionen, z. B. Ulkus?
- Korrekturfaktor falsch verwandt?
- PEN Funktion prüfen
- Blutzuckermessgerät prüfen
- Tagesablauf besprechen, v. a. erhöhte Bewegung, Sport oder plötzliche Bettruhe

Aufgrund von Fehlberechnungen und Fehleinschätzungen der Blutzuckerwerte kann es zu akut auftretenden Hypoglykämien (Blutzuckerwerte < 50 mg/dl bzw. 2,8 mmol/l) oder zu langsam entstehenden Hyperglykämien (Blutzucker > 300 mg/dl bzw. 17 mmol/l) kommen. Sowohl Hypo- als auch Hyperglykämien können, falls nicht Gegenmaßnahmen ergriffen werden, zu Bewusstseinsverlust, Krampfanfall usw. führen.

**Maßnahmen bei Hypoglykämie.** Der Betroffene muss 4 Plättchen Traubenzucker oder 8 Stück Würfelzucker, ein Glas Fruchtsaft, Cola o.ä. zu sich nehmen, danach noch eine oder zwei langsam resorbierbare BE/KH, z. B. Brot. Bei Bewusstlosigkeit bringt die Pflegende den Patienten in die stabile Seiten- oder Bauchlage und löst den Notruf aus. Entweder bekommt der Patient das Hormon Glukagon injiziert oder 20–40 %ige Glukoselösung infundiert. Ziel ist ein Blutzucker um 200 mg/dl.

**Maßnahmen die Hyperglykämie.** Bei der Hyperglykämie unterscheidet man das ketoazidotische Koma beim Diabetes Typ 1 vom hyperosmolaren Koma beim Diabetes Typ 2. Im Mittelpunkt der Therapie stehen bei beiden Komaformen die stationäre Therapie und Überwachung der hyperglykämischen Entgleisung. Wichtigste Maßnahme ist die sofortige Flüssigkeitssubstitution (1 l/Std. NaCl 0,9 % nach dem ZVD). Alle Patienten,



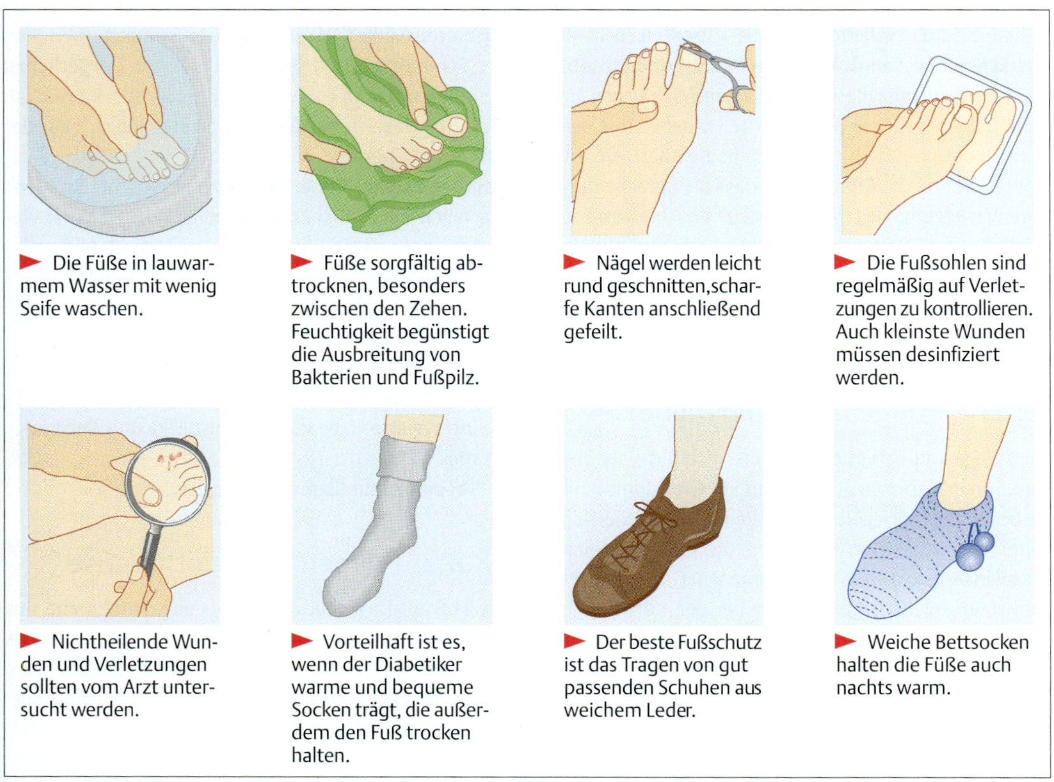

► Die Füße in lauwarmem Wasser mit wenig Seife waschen.

► Füße sorgfältig abtrocknen, besonders zwischen den Zehen. Feuchtigkeit begünstigt die Ausbreitung von Bakterien und Fußpilz.

► Nägel werden leicht rund geschnitten, scharfe Kanten anschließend gefeilt.

► Die Fußsohlen sind regelmäßig auf Verletzungen zu kontrollieren. Auch kleinste Wunden müssen desinfiziert werden.

► Nichtheilende Wunden und Verletzungen sollten vom Arzt untersucht werden.

► Vorteilhaft ist es, wenn der Diabetiker warme und bequeme Socken trägt, die außerdem den Fuß trocken halten.

► Der beste Fußschutz ist das Tragen von gut passenden Schuhen aus weichem Leder.

► Weiche Bettsocken halten die Füße auch nachts warm.

**Abb. 13.65 Fußpflege.** Empfehlungen zur Fußpflege bei Diabetes mellitus.

gleich welchen Diabetestyps, werden auf der Intensivstation überwacht.

**Diabetesbedingte Folgekomplikationen.** Bei langfristig bestehender Hyperglykämie treten mit hoher Wahrscheinlichkeit diabetesbedingte Komplikationen auf, wie Mikroangiopathie (diabetische Retinopathie, diabetische Nephropathie), Makroangiopathie, diabetische Neuropathien und diabetisches Fußsyndrom. Neben der bereits genannten normnahen Blutzuckereinstellung sollten Pflegende den Patienten auf folgende wichtige Maßnahmen hinweisen:

- die jährliche augenärztliche Untersuchung
- normotensive Blutdruckwerte (120–139/70–89 mmHg)
- regelmäßige Antihypertensivaeinnahme
- regelmäßige selbstständige Blutdruckkontrollen
- Bewegung und Nichtrauchen
- tägliche Fußinspektion, angemessene Fußpflege und Schuhwerk (**Abb. 13.65**)

● MERKE *Nur der Diabetiker, der unter Spätfolgen leidet, muss seinen Füßen über das normale Maß hinaus besondere Beachtung schenken.*

● PFLEGE *Überschütten Sie den Patienten nicht mit zu vielen Informationen, sondern geben sie ihm genügend Zeit, damit er Vertrauen fassen kann, auch sehr persönliche Probleme zu äußern und selbst Lösungsstrategien zu entwickeln.*

13

## P 13.8 Pflegeschwerpunkt Hyper- und Hypothyreose

Brigitte Osterbrink

Schilddrüsenerkrankungen zeigen sich meist durch eine Vergrößerung der Schilddrüse. Die Prävalenz beträgt 30% – Frauen sind 4-mal häufiger betroffen als Männer. Die Struma ist ein zentrales Symptom, das die Organgröße beschreibt, jedoch keine Anhaltspunkte über Funktion oder Histologie der Schilddrüse gibt. Häufig liegen einer Struma eine Schilddrüsenüber-/bzw. -unterfunktion zugrunde.

Eine Struma bedeutet für viele Patienten nicht nur ein Schönheits- und Kragenproblem, sondern führt oft zu erheblichen Beschwerden beim Schlucken und Atmen. Insbesondere die gespürte Halsenge löst beim Patienten Angst aus, hinzu kommen die Angst vor einer Operation und die Möglichkeit, dass die Sprache durch eine Verletzung des Nervus recurrens bleibend geschädigt wird. Dementsprechend ist ein empathisches Einfühlen in die Lage des Patienten ein maßgeblicher Ausgangspunkt für den Aufbau einer pflegerischen Beziehung.

### 13.8.1 Pflege bei Hyperthyreose

Die Pflege von Patienten mit einer Schilddrüsenüberfunktion erklärt sich aus dem hohen Grundumsatz. So ist besonderes pflegerisches Augenmerk auf die Kontrolle der Vitalzeichen zu richten, um eine thyreotoxische Krise rechtzeitig zu erkennen. Da die Patienten schwitzen, werden gern Hilfen bei der Körperpflege angenommen und eine kühlere Raumtemperatur bevorzugt. Bei Unruhe und Schlafstörungen sollten die Patienten auf anregende Getränke (Kaffee, Tee) verzichten und eher Kräutertees mit beruhigender Wirkung bevorzugen.

Bei starkem Gewichtsverlust durch Durchfälle muss das Ernährungs-/Flüssigkeitsdefizit durch hochkalorische Nahrungsmittel und Flüssigkeitssubstitution ausgeglichen werden. Bei Exophthalmus sollten, um die Austrocknungsgefahr zu vermeiden, künstliche Tränenflüssigkeit oder Augentropfen nach Anordnung verabreicht werden.

Grundsätzlich haben die Kranken einen großen Informationsbedarf, da der Zusammenhang zwischen der Schilddrüse und ihrem reduzierten körperlichen Befinden mit dem Laienverständnis nicht erklärbar ist. Weitere pflegerische Maßnahmen ergeben sich aus der gewählten Therapie.

**Thyreotoxische Krise.** Eine thyreotoxische Krise ist ein lebensbedrohliches Krankheitsbild und wird wegen der hohen Letalität intensivmedizinisch und -pflegerisch versorgt. Die Lebensfunktionen müssen sofort stabilisiert werden:

- Therapie der Tachyarrthythmie
- Senkung der Körpertemperatur
- Substitution von Flüssigkeit und Elektrolyten
- intravenöse Gabe von Thyreostatika und Antibiotika
- Thromboembolieprophylaxe usw.

### 13.8.2 Pflege bei Hypothyreose

Die Therapie besteht, unabhängig von der Ursache, aus einer lebenslangen Substitution von L-Thyroxin. Das Medikament soll am besten früh morgens, nüchtern eingenommen werden, damit es bestmöglich resorbiert wird. Die medikamentöse Neueinstellung bedeutet eine Belastung für das Herz-Kreislauf-System. Daher umfasst die pflegerische Beobachtung die regelmäßige Kontrolle von Puls und Blutdruck. Die Patienten erhalten einen Behandlungspass mit Kontrollzeiten und einem Notfallplan, wenn die Einnahme unterbrochen worden ist. Sehr wichtig ist, die Angehörigen einzubeziehen, damit die Unterbrechung der Therapie ausgeschlossen wird. Bei der Unterbringung der Patienten sollte auf einen warmen Raum geachtet werden und Möglichkeiten zur Erwärmung des Patienten angeboten werden (zusätzliche Bettdecke, angewärmte Kornkissen usw.). Dem Patienten sollten stressreduzierende Maßnahmen sowie die Vermeidung von Nikotin und Alkohol empfohlen werden.

# 14 Krankheiten der Niere

Hermann Wagner

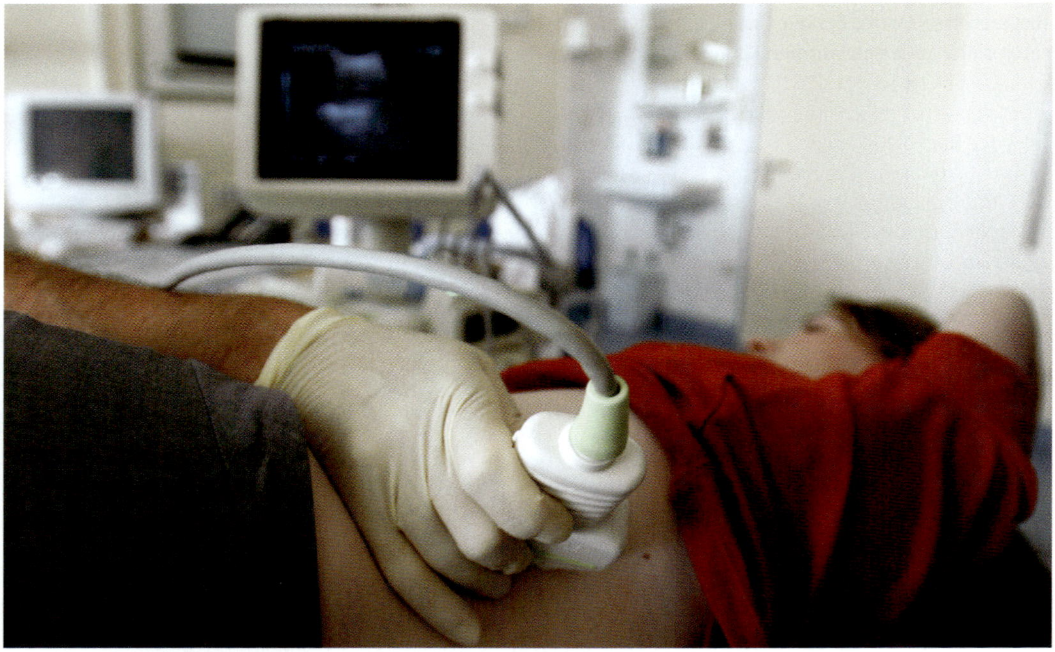



## 14.1 Anatomie und Physiologie

Die bohnenförmigen Nieren liegen retroperitoneal zu beiden Seiten der Wirbelsäule unterhalb des Zwerchfells. Die rechte Niere steht, bedingt durch die Leber, geringfügig tiefer als die linke. Das Gewicht der Nieren beträgt 120–160 g. Beide Nieren sind von einer bindegewebigen Kapsel überzogen, weisen eine glatte Oberfläche auf und sind darüber hinaus von einem Fettpolster umgeben. Als taschenförmiges Organ umschließt die Niere einen Hohlraum, den sog. Sinus renalis, aus dem Nierenarterie, Nierenvene und Nierenbecken mit dem Harnleiter heraustreten (**Abb. 14.5**, S. 493). Das Nierenbecken liegt dorsal unterhalb der Blutgefäße und leitet den Harn durch den Harnleiter in die Blase.

Der Längsschnitt durch das Nierengewebe lässt erkennen, dass dieses aus einer äußeren *Rindenschicht* (Kortex) und einer inneren *Markschicht* (Medulla) besteht. Die 10–20 Pyramiden des Marks bilden mit ihren Spitzen die Papillen, die in die Nierenbeckenkelche münden. Die Nierenarterie (A. renalis) entspringt direkt aus der Aorta. Sie teilt sich zunächst in die Aa. interlobares auf, die von den Pyramiden zur Rinden-Mark-Grenze ziehen. Dort geschieht eine weitere Aufteilung. Aus den Arterien entsteht schließlich ein Knäuel von Kapillarschlingen, das blattartig in die Bowman-Kapsel hineinragt. Das filtrierte Blut wird über die Vv. interlobares und über die V. renalis in die V. cava abgeführt.

Die Funktionseinheit der Nieren ist das **Nephron** (**Abb. 14.1**); es besteht aus den Nierenkörperchen, die in der Nierenrinde lokalisiert sind, sowie den zugehörigen Harnkanälchen, die zum Nierenmark herunterziehen. Ein gesunder Erwachsener hat ca. 2 Millionen Nephrone. Die Zahl der funktionstüchtigen Nephrone nimmt bei chronischen, mit Parenchymverlust einhergehenden Nierenkrankheiten ab. Das Nierenkörperchen setzt sich aus dem Glomerulum (**Abb. 14.2**) und der Bowman-Kapsel zusammen, während das *Harnkanälchen* (Tubulus) aus oberem Hauptstück, Henle-Schleife, Überleitungsstück und Sammelrohr, das in das Nierenbecken mündet, besteht.

Die Aufgaben der Niere bestehen in:

1. Ausscheidung körpereigener harnpflichtiger Substanzen, z. B. von Endprodukten des Eiweißstoffwechsels (Harnstoff, Kreatinin, Harnsäure, Phosphate, Sulfate usw.) sowie Ausscheidung körperfremder Stoffe, wie z. B. Arzneimittel oder Giftstoffe,
2. Regulation des Wasser- und Salzhaushaltes (Volumenhomöostase),
3. Aufrechterhaltung des Säure-Basen-Gleichgewichtes im Blut,
4. endokrinen Funktionen, wie z. B.:
   - Bildung und Freisetzung von Renin für das Renin-Angiotensin-Aldosteron-System (RAAS, S. 445), Prostaglandinen, Kallikrein-Kinin-System (bedeutsam für die Blutdruckregulation),
   - Bildung des Erythropoetins für die Stimulierung der Erythropoese (Anämie bei chronischer Niereninsuffizienz aufgrund erniedrigter Erythropoetinwerte),
   - Umwandlung von 25-Hydroxycholecalciferol in 1,25-Dihydroxycholecalciferol, dem stoffwechselaktiven Vitamin-D-Metaboliten (bei chronischer Niereninsuffizienz kommt es daher zu Osteomalazie),
5. Erfolgsorgan für extrarenal synthetisierte Hormone wie z. B. Aldosteron, atriales natriuretisches Peptid, natriuretisches Hormon, Katecholamine, Vasopressin, Parathormon, Kalzitonin),
6. Abbau von Eiweißen (z. B. Lysozym, $\beta_2$-Mikroglobulin) und Peptidhormonen (z. B. Parathormon, Insulin).

Darüber hinaus spielt die Niere in der Aufrechterhaltung des normalen Blutdrucks eine wichtige Rolle.

Die zuvor genannten Funktionen können bei den verschiedenen Krankheiten der Nieren teilweise (partiell) oder komplett (global) gestört sein.

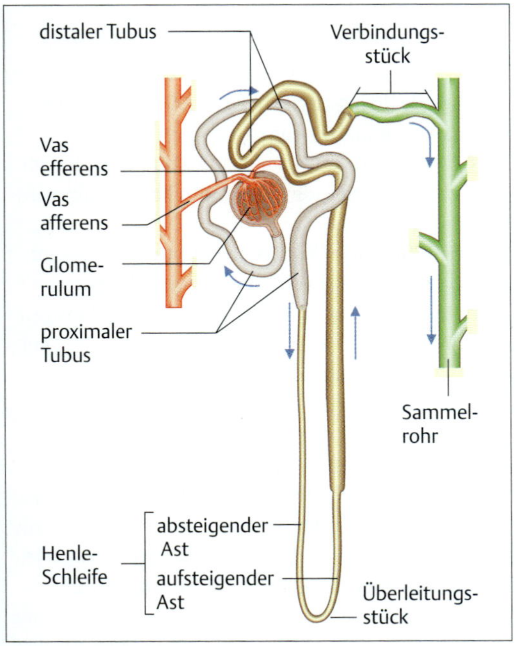


**Abb. 14.1 Nephron.** Einzelne Bestandteile eines Nephrons (nach Schwegler).

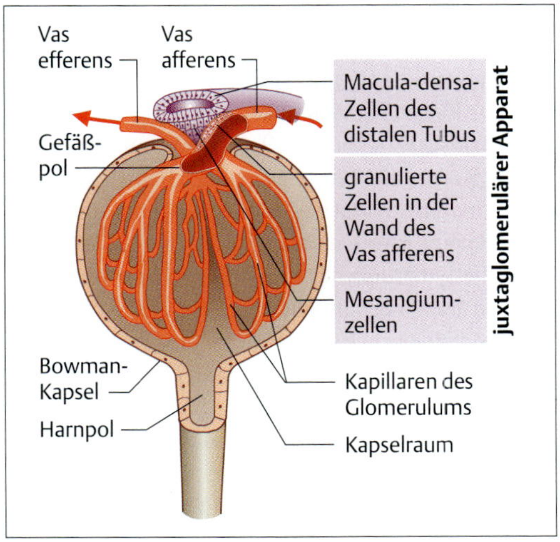


**Abb. 14.2 Glomerulum.** Einzelne Bestandteile eines Glomerulums (nach Schwegler).

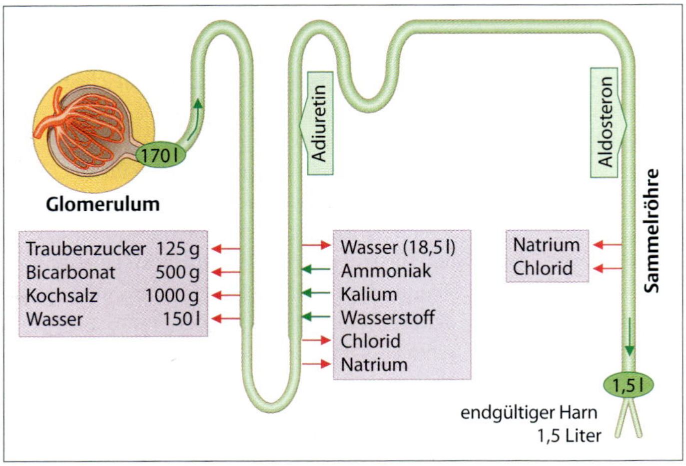


**Abb. 14.3 Harnbereitung.** Verschiedene Resorptions- und Rückresorptionsvorgänge bis zur Bildung des endgültigen Harns.



### Harnbereitung

An der Harnbereitung sind drei Mechanismen beteiligt:

- glomeruläre Filtration,
- partielle Rückresorption des Glomerulusfiltrats aus dem Tubuluslumen,
- tubuläre Sekretion von Stoffen in die Harnkanälchen (**Abb. 14.3**).

Durch beide Nieren, als dem relativ am stärksten durchbluteten Organ des Körpers, fließen in der Minute etwa 1,2 l Blut. In den Glomeruli der Nephronen wird vom Blut ein nahezu eiweißfreies Ultrafiltrat abgepresst. Die Menge dieses „Primärharns" beträgt etwa 180 l in 24 Stunden. Während der weiteren Passage durch die verschiedenen Abschnitte der Harnkanälchen wird dieser Primärharn durch Wasserentzug konzentriert. Sekretion und Rückresorption verschiedener Substanzen, von denen in **Abb. 14.3** einige wiedergegeben sind, verändern des Weiteren die Zusammensetzung des Primärharns, bis er als Endharn aus dem Sammelrohr ins Nierenbecken übertritt. Die normale Harnmenge beträgt 1 200–2 000 ml/Tag.

## 14.2 Leitsymptome und Untersuchungsbefunde

In der Familienanamnese ist nach Nierenkrankheiten (z. B. Zystennieren!) und Hochdruckleiden zu fragen. Typische Klagen Nierenkranker sind

- **Pollakisurie** (= häufiger Harndrang) und **Dysurie** (Störung der Harnentleerung): Häufiges und erschwertes Wasserlassen mit Blasentenesmen (schmerzhafter Harndrang) gelten als charakteristische Symptome der akuten Zystitis, die überwiegend Frauen befällt. Aber auch der ältere Mann mit Prostatahyperplasie und großer Restharnmenge klagt über häufiges Wasserlassen kleiner Portionen (schwacher Harnstrahl).
- **Algurie**: schmerzhaftes Wasserlassen (z. B. bei Zystitis, Urethritis) und **Strangurie** (Harnzwang): bei Miktion heftigste krampfartige Blasenschmerzen.
- **Polyurie** und **Polydipsie**: Vermehrte Harnmenge und erhöhter Durst lassen den Verdacht auf eine Funktionsstörung der Nieren im Rahmen einer chronischen Niereninsuffizienz aufkommen. Die Polyurie (Urinausscheidung über 2 000 ml/24 h) muss jedoch nicht durch eine Nierenerkrankung verursacht sein: Vorliegen können auch ein Diabetes mellitus oder ein Diabetes insipidus, eine Hyperkalzämie sowie eine psychogene Polydipsie.
- **Oligurie** (Urinausscheidung $< 500$ ml/24 h) oder totale (komplette) **Anurie** (Urinausscheidung $< 200$ ml/24 h) weisen auf eine akute oder sich im Endstadium befindende chronische Niereninsuffizienz hin.
- Eine **Hämaturie** (Rotfärbung des Urins) kann auf eine Beimengung von Erythrozyten hindeuten. Unter Makrohämaturie wird das Bild des blutigen Urins (mehr als 1 ml Blut/1 l Urin) verstanden. Bei der Mikrohämaturie werden ebenfalls Erythrozyten im Urin nachgewiesen; es findet sich jedoch keine makroskopische Urinverfärbung. Darüber hinaus ist eine Rotfärbung des Urins durch Nahrungsmittel, Medikamente und Porphyrine zu berücksichtigen. Mithilfe der 3-Gläser-Probe kann Aufschluss über den Ursprungsort der Hämaturie erhalten werden: Stammt die Blutung aus der Niere, findet sich eine gleichmäßige Blutverteilung in allen drei Urinportionen. Bei Blutungen aus der Harnblase weist die letzte Portion einen stärkeren

Blutgehalt auf, während Blutungen aus der Harnröhre (Urethra) sich in Blutbeimengungen in der ersten Portion bemerkbar machen.
- **Druckgefühl** oder **Schmerzen** in der Nierengegend können eine akute Pyelonephritis, eine akute Glomerulonephritis oder einen Harnstau (Hydronephrose) begleiten.
- Die **Nieren-(Ureter-)Kolik** als Krankheitssymptom, meist eindeutig und in die Leistenregion ausstrahlend, fordert vom Arzt aufgrund der schweren Schmerzen oft die Therapie vor der exakten Diagnose.
- **Ödeme** (z. B. bei nephrotischem Syndrom, Glomerulonephritis) bemerkt der Patient häufig sofort, da sie oft an den Füßen beginnen, so dass die Schuhe nicht mehr passen oder Strümpfe Schnürfurchen bilden. Bei Klagen über Ödeme sollte das Körpergewicht (Anstieg?) kontrolliert werden.
- Das vielseitige Symptom **Kopfschmerzen** erfordert die Messung des Blutdrucks. Diese Maßnahme ist besonders wichtig bei jungen Frauen, die Ovulationshemmer einnehmen und darunter eine ausgeprägte Hypertonie entwickeln können.
- **Fieber**: z. B. bei akuter Pyelonephritis, aber auch bei immunologischen Systemerkrankungen (Kollagenosen).
- **Müdigkeit** und **Abgeschlagenheit** treten meist erst bei fortgeschrittener chronischer Nierenerkrankung auf, wenn die interstitielle Nephritis zur renalen Azidose oder die chronische Niereninsuffizienz zur ausgeprägten Anämie oder ins präurämische Stadium geführt hat.
- **Übelkeit** und **Erbrechen** sind typischerweise Folge einer schweren Azidose oder als urämisches Symptom im Endstadium der chronischen Niereninsuffizienz zu deuten.

## 14.2.1 Körperlicher Befund

Anämie, Ödeme und arterieller Hypertonus sind die auffälligen Befunde, die auf eine Nierenerkrankung hinweisen. Bei chronischer Niereninsuffizienz ist das Hautkolorit typischerweise schmutzigbraun. Bei Schmerzmittelmissbrauch (s. S. 506) findet sich ein charakteristisches graubraun-schmutziges Hautkolorit. Ödeme können sich in den abhängigen Körperpartien (Knöchelgegend bzw. Unterschenkel), aber auch im Bereich des Gesichts (Lidödeme) oder am ganzen Körper (Hydrops, Anasarka) befinden. Ruheblutdruckwerte über 140 mmHg (19 kPa) systolisch und 90 mmHg (12 kPa) diastolisch sind als pathologisch zu werten, besonders wenn derartige Werte wiederholt gemessen werden. Dies gilt auch für ältere Patienten.

## 14.2.2 Urinbefund

Der Urinuntersuchung kommt bei der Erkennung von Nierenkrankheiten größte Bedeutung zu.

● MERKE *Praktisch jede Nierenerkrankung verändert den Urin in irgendeiner Weise.*

- **Spezifisches Gewicht**: Beim Nierengesunden schwankt das spezifische Gewicht des Urins zwischen 1 001 und 1 032. Das spezifische Gewicht lässt Rückschlüsse auf die Konzentrationsleistung der Nieren zu und wird mit dem Urometer gemessen.
- **pH-Wert**: Der Urin Nierengesunder weist einen pH-Wert auf, der nahrungsabhängig zwischen 4,5 und 8 liegt; bei fleischreicher Kost entsteht saurer, bei fleischfreier Vegetarierkost alkalischer Urin. Der gesammelte Tagesurin ist gewöhnlich mit einem pH-Wert von 6 sauer. Die pH-Messung erfolgt mit Indikatorpapier mit einem pH-Bereich von 4,5–7,5 oder durch Teststäbchen mit einem pH-Bereich von 5–9.
- **Eiweißgehalt**: Physiologische Proteinurie: bis 150 mg Eiweiß täglich; Diagnostik: Routinemethode: Teststreifen, Nachweisgrenze bis 20 mg/100 ml im morgendlichen Mittelstrahlurin. Achtung: Teststreifen erfasst v. a. Albumin (Mikroalbuminurie: 30–300 mg/24 h oder 20–200 ml/l; z. B. in den Frühphasen der diabetischen und hypertensiven Nephropathie), kein Nachweis von Immunglobulinen oder Leichtketten bei monoklonaler Gammopathie. Breiteres Eiweißspektrum durch Biuret- und Trichloressigmethode.
- **Weiterführende Diagnostik:**
  - quantitative Bestimmung des Eiweiß im 24-Stunden-Urin
  - Differenzierung der einzelnen Proteine durch Mikro-SDS-Polyacrylamidgel-Elektrophorese (Mikro-SDS-PAGE)
  - Bestimmung einzelner Markerproteine (z. B. Alpha-1- und Beta-2-Mikroglobulin) im Urin
  - Bence-Jones-Paraproteine: L-Kettenausscheidung bei monoklonaler Gammopathie, Elektrophorese und Immun-Elektrophorese
- **Zuckergehalt**: quantitative und qualitative Bestimmung und Ketonkörper bei Diabetes mellitus (S. 410 ff).

### Sediment

**Mikrohämaturie.** Makroskopisch nicht nachweisbare Vermehrung der Erythrozyten im Urin; weniger als 2 Erythrozyten/Gesichtsfeld (Vergrößerung 400fach).

Findet sich bei:
- Glomerulonephritis
- Pyelonephritis
- Nierentumor
- Blasentumor
- Urolithiasis
- Zystitis/Urethritis
- hoher körperlicher Belastung („Marschhämaturie")

Beweisend für den renalen Ursprung einer Erythrozytenurie ist der Nachweis von Erythrozytenzylindern.

**Makrohämaturie.** Sichtbare Rotfärbung des Urins bei Miktion (mehr als 1 ml Blut pro Liter Urin). Bei Makrohämaturie muss der Patient noch während der Blutungsphase urologisch untersucht werden (Sono, CT, Infusionsurogramm, Zystoskopie einschließlich Seitenbestimmung bei renaler Blutungswelle).



Neben Mikroorganismen sowie Zellen aus dem Harntrakt lassen sich Erythrozyten, Leukozyten sowie Zylinder und Salze, u. U. auch Trichomonaden differenzieren.

Da Fehlermöglichkeiten bei der quantitativen Auswertung des Sedimentes erheblich sind, sollte eine Beurteilung nach drei Schweregraden durchgeführt werden:
- vermehrt (+)
- zahlreich (++)
- massenhaft (+++)

Normal: 0–2 Erythrozyten und 0–3 Leukozyten pro ml. Nachweis von Erythrozyten und Leukozyten im Urin mittels Papierstreifentest. Bei positivem Streifentest muss eine mikroskopische Sedimentuntersuchung stattfinden.

● MERKE *Jede schmerzlose Makrohämaturie ist solange tumorverdächtig, bis das Gegenteil bewiesen ist!*

**Pyurie.** Unter Pyurie versteht man die gelbliche Trübung des Harns durch massive Leukozytenvermehrung im Urin. Zylinder stellen eiweißhaltige Ausgüsse der Sammelrohre dar. Neben Leukozyten- und Erythrozytenzylindern lassen sich Epithelien-, hyaline und Wachszylinder unterscheiden.

Die im Harnsediment auftretenden Epithelien sind häufig schwer zu differenzieren und haben dementsprechend in der Diagnostik geringe Bedeutung. Harnkristalle (Urate, Oxalate, Phosphate) lassen sich leicht erkennen, sind jedoch ebenfalls klinisch selten von Bedeutung. Zytologisch wird das Sediment auf Tumorzellen untersucht.

## Bakteriologische Harndiagnostik

Die bakteriologische Harndiagnostik umfasst die Keimzählung, die Keimidentifizierung und die Antibiotikaresistenzbestimmung.

Die Bestimmung des Keimgehalts im Urin ist diagnostisch und therapeutisch von größter Bedeutung. Mithilfe der Eintauchnährböden vom Typ des Uricult-Tests kann eine befriedigende quantitative bakteriologische Untersuchung durchgeführt werden (**Abb. 14.4**). Der Patient wird angewiesen, Mittelstrahlurin in einen keimarmen Einmalbecher laufen zu lassen.

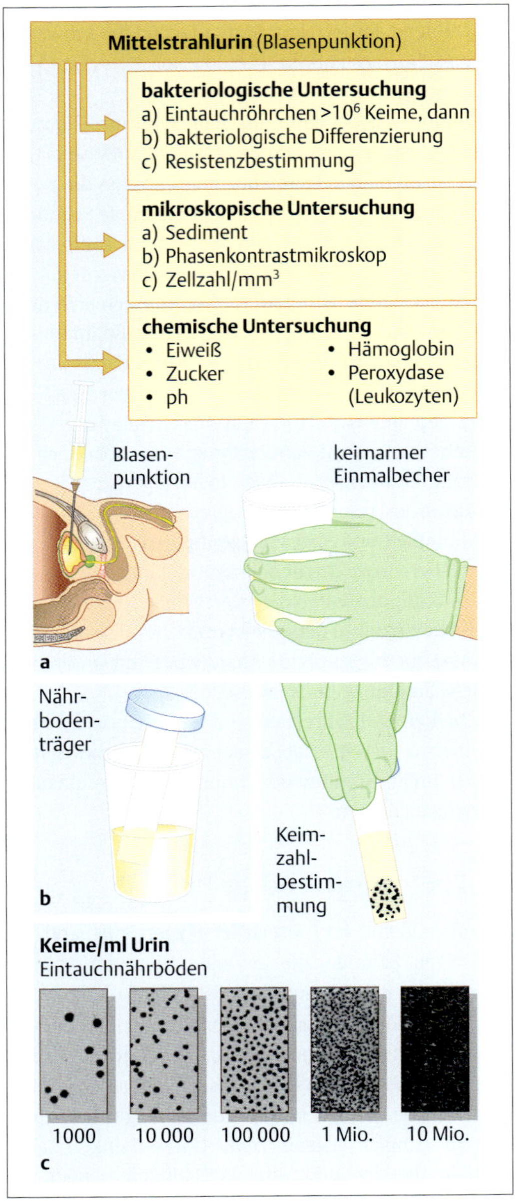


Abb. 14.4 **Harndiagnostik.** Routinebestimmung und Schema der bakteriologischen Untersuchung. **a** Frisch gelassener Mittelstrahlurin oder Gewinnung durch Blasenpunktion. **b** Einführen eines Nährbodenträgers, der anschließend 24 Stunden im Brutschrank aufbewahrt wird. **c** Keimzahlbestimmung durch Gegenüberstellung mit Vergleichskarten.

PFLEGE ***Gewinnung von Mittelstrahlurin.*** *Für die meisten Urinuntersuchungen wird Mittelstrahlurin benötigt. Es handelt sich dabei um die mittlere Urinportion eines spontan gelassenen Harns. Erläutern Sie dem Patienten, wie er dabei vorgehen soll: Vor der Uringewinnung ist die Säuberung des äußeren Genitales mit klarem Wasser sehr wichtig, damit das Untersuchungsergebnis nicht durch Fluor, Seifen, Chemikalien, Intimsprays o. Ä. verfälscht wird. Desinfektionsmittel verändern die Keimzahl im Urin und dürfen daher nicht verwendet werden. Zunächst lässt der Patient die ersten Milliliter Urin in die Toilette laufen. Anschließend spreizen Frauen die Labien, Männer streifen die Vorhaut zurück. Erst dann werden 30–40 ml Urin direkt mit dem Untersuchungsgefäß aufgefangen. Der restliche Urin kann in die Toilette entleert werden. Der so gewonnene Mittelstrahlurin ist geeignet für Laboruntersuchungen, Streifen-Schnelltests und Urinkulturen.*

Ein Nährbodenträger wird in den Urin eingetaucht, nach Abtropfen in die sterile Hülle zurückgegeben und zur Bebrütung 24 Stunden in einem kleinen Brutschrank oder bei Zimmertemperatur aufgestellt. Der übrige Urin kann zur normalen Urinanalyse weiterverwandt werden. Die Urinkultur wird am nächsten Tag beurteilt. Entscheidend ist die in 1 ml Urin enthaltene Keimzahl. Der zweimalige Nachweis von 100000 Keimen und mehr („signifikante Bakteriurie") gibt Anlass zur Bestimmung der Keimart und der Resistenz in einem bakteriologischen Institut.

Ist der bakterielle Befund fraglich, sollte die Uringewinnung mittels perkutaner suprapubischer Blasenpunktion durchgeführt werden.

MERKE *Durch die suprapubische Blasenpunktion, die der heute noch weit verbreiteten bedenkenlosen Blasenkatheterisierung für diagnostische Zwecke unbedingt vorzuziehen ist, lässt sich ein absolut kontaminationsfreier Urin gewinnen.*

### 14.2.3 Chemische Untersuchung des Blutes

Eine „renale Anämie" ist bei jeder chronischen Niereninsuffizienz (Ausnahme: Zystennieren) nachweisbar. Hinweise auf eine Nierenerkrankung können geben: Hypokaliämie, Hyperkaliämie, Hyponatriämie (selten, bei interstitiellen Nephritiden infolge tubulärer Partialinsuffizienz), Hyperphosphatämie und Azidose.

Kreatinin entsteht endogen im Muskelstoffwechsel durch Abbau von Kreatinphosphat, wobei der Serumkreatininspiegel im Gegensatz zum Harnstoffspiegel nahrungsunabhängig ist. Kreatinin wird in der gesunden Niere ausschließlich glomerulär filtriert und lässt somit eine Aussage über die Glomerulusfunktion zu.

Der Harnstoff ist das Endprodukt des Eiweißstoffwechsels. Die Höhe des Harnstoffspiegels im Serum ist abhängig von der Größe des Glomerulusfiltrats und der Harnstoffrückdiffusion in die Tubuli. Darüber hinaus sind extrarenale Faktoren, wie Eiweißzufuhr und Katabolismus (Fieber, Kachexie, Verbrennung), von Bedeutung, die die Harnstoffwerte erhöhen.

In Abhängigkeit vom Ausmaß der Niereninsuffizienz steigt das Serumkreatinin proportional an.

MERKE *Eine Erhöhung der Serumkreatininwerte über die obere Normgrenze (1,1 mg/dl = 97 µmol/l) erfolgt erst dann, wenn das Glomerulumfiltrat um mehr als 50 % vermindert ist.*

Während das Kreatinin mehr eine Aussage über die Glomerulumfunktion zulässt, gibt der Harnstoffspiegel im Serum mehr die Tubulusfunktion wieder (passive Rückdiffusion in die Tubuli).

Bei zunehmender Nierenfunktionseinschränkung sind neben einer Erhöhung des Kreatinin- und Harnstoffspiegels eine Hyperphosphatämie und eine Hyperkaliämie im Blut nachweisbar.

Eine Erhöhung der alkalischen Phosphatase im Serum als Ausdruck eines gesteigerten Knochenumbaus weist auf eine renale Osteopathie hin. Harnsäure im Serum: Erhöhte Werte bei Gicht und Zellzerfall; kein wesentlicher Wert bei chronischer Niereninsuffizienz.

Immunologische Untersuchungen im Serum:

- ASL-Titer (Verdacht auf akute Glomerulonephritis)
- $C_3$- und $C_4$-Komplemente (membranoproliferative Glomerulonephritis)
- Anti-Basalmembran-Ak (Goodpasture-Syndrom)
- Anti-DNS-Antikörper (Lupus erythematodes)
- c-ANCA Antikörper gegen neutrophiles zytoplasmatisches Antigen (Wegener-Granulomatose)
- Antigen-Antikörper-Komplementkomplexe (Immunkomplex-Nephritis)
- p-ANCA (Panarteriitis nodosa)

#### Clearance-Untersuchungen

Einen empfindlichen Parameter zur Beurteilung einer Nierenfunktion stellen die Clearance-Untersuchungen dar; bei der Clearance als Nierenleistung wird zwischen der *glomerulären Clearance* (Clearance von Substanzen, die in den Tubuli weder ausgeschieden noch rückresorbiert werden [z. B. Inulin, Kreatinin]), und der *tubulären Clearance* (Substanzen, deren Ausscheidung nur durch die Tubuli erfolgt [z. B. P-Aminohippursäure = PAH]) unterschieden.

DEFINITION *Die glomeruläre Filtrationsrate GFR (ml/min) ist die pro Zeiteinheit in den Glomerula beider Nieren filtrierte Menge an Plasma.*

Durch Clearance-Methoden wird die GFR direkt gemessen; die Plasmakonzentration harnpflichtiger Substanzen (z. B. Kreatinin, Harnstoff) gibt die GFR annäherungsweise wieder. Die GFR fällt mit zunehmenden Alter physiologischerweise ab.

**MERKE** *Zahlreiche Medikamente werden nierenfunktionsabhängig über die Niere eliminiert.*
*Hauptfeinde der Niere sind*
- *Nichtsteroidale Antirheumatika (NSAR) z. B. Ibuprofen, Indomethacin, Diclofenac,*
- *selektive COX-2-Hemmer.*

14

Leichte Funktionseinschränkungen der Niere werden mithilfe der Kreatinin-Clearance bereits frühzeitig erkannt. Die endogene Kreatinin-Clearance hat gegenüber anderen Methoden den Vorteil der erheblich einfacheren Durchführbarkeit und der geringeren Patientenbelastung und -gefährdung, da weder Blasenkatheterisierung noch Infusion körperfremder Substanzen notwendig sind. Clearance heißt Klärung und bedeutet Entfernung entweder bekannter körpereigener (Kreatinin) oder in die Blutbahn gebrachter Stoffe aus dem Blut. Die Kreatinin-Clearance wird berechnet nach der Formel:

$$\text{GFR (ml/min)} = \frac{\text{Kreatinin im Urin}}{\text{Kreatinin im Serum}} \times \frac{\text{Urinvolumen in 24 h}}{\text{Sammelzeit (min) } (24 \times 60 = 1440)}$$

Der Normalwert für die Kreatinin-Clearance beträgt 80–120 ml/min.

Die klassischen Clearance-Verfahren (PAH- und Inulin-Clearance, 51 Chrom-EDTA-Clearance) sowie die Phenolrotprobe, bei denen körperfremde Substanzen benutzt werden, werden selten durchgeführt.

In die Berechnung der GFR nach der MDRD-Formel gehen Alter, Geschlecht, Hautfarbe und Serum-Kreatinin ein (sog. Korrekturfaktoren). Das Körpergewicht wird standardisiert mit 1,73 $m^2$ angegeben:

$$\text{GFR (ml/min/1,73 m}^2) = 175 \times (\text{Kreatinin im Serum}) - 1{,}154 \times (\text{Alter}) - 0{,}203 \times (0{,}742 \text{ falls weiblich}) \times (1{,}212 \text{ falls schwarze Hautfarbe})$$

**MERKE** *Aufgrund von Sammelfehlern bei der Gewinnung des 24-Stunden-Urins ist die Bestimmung der Kreatinin-Clearance fehlerbehaftet und oft unpraktikabel für die Berechnung der GFR.*
*Im klinischen Alltag wird die GFR anhand der endogenen Marker Kreatinin und/oder Cystacin C bestimmt.*
*Empfehlenswert für die Abschätzung der GFR ist die mithilfe der MDRD-Formel (Modification of Diet Renal Disease) berechnete GFR; diese kann bei jeder Serum-Kreatinin-Bestimmung zusätzlich angegeben werden (s. Fallbeispiel S. 515).*
*Die Messung von Cystatin C im Serum, das in kernhaltigen Zellen gebildet wird, gilt aufgrund besserer Sensivität und Spezifität als Goldstandard für die Ermittlung der endogenen Clearance. Es besteht eine enge Korrelation zwischen der Konzentration von Cystatin C im Serum und der glomerulären Filtrationsrate.*

## 14.2.4 Bildgebende Diagnostik

### Sonografie

Als wenig belastende und schonende Untersuchung hat sich die Sonografie (einschließlich Farbduplexsonografie) der Nieren und ableitenden Harnwege (Harnblase) sowie der Prostata bewährt; bevor Untersuchungen mit Röntgenstrahlen oder Isotopen durchgeführt werden, ist eine Ultraschalluntersuchung indiziert:
- zur Bestimmung der Lage, Form und Größe der Nieren (**Abb. 14.5**)
- Nachweis von raumfordernden Prozessen (Zysten, **Abb. 14.14**, S. 521, Tumoren, **Abb. 14.23**, S. 535)
- Nachweis von Steinen (**Abb. 14.21**, S. 533)
- Nachweis von Abflusshindernissen (gestautes Becken- bzw. Kelchsystem, **Abb. 14.7**, S. 502)
- bei Nierenpunktion als Lokalisationshilfe
- Überprüfung der arteriellen/venösen Durchblutung
- Harnblase (Restharn, Blasensteine)

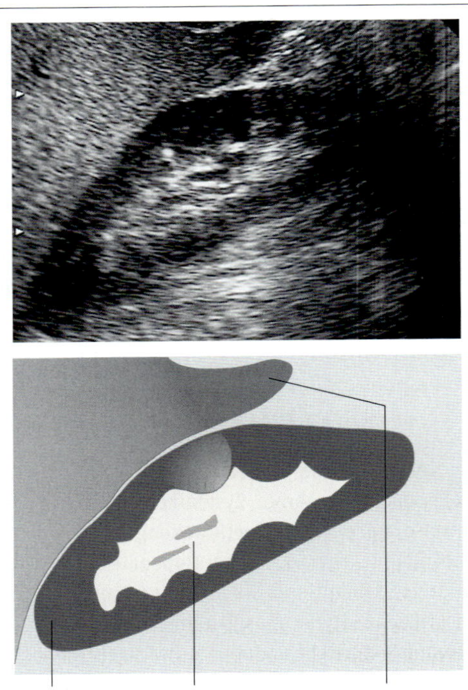


**Abb. 14.5 Ultraschalldiagnostik.** Normalbefund der rechten Niere.

- Prostata (Hyperplasie, Knoten, Lappenstruktur, Prostatakarzinom)

### Röntgenuntersuchungen

- **Abdomenleeraufnahme** (eventuell mit Schichtung): verkalkte Steine in Projektion auf das Nierenbecken oder den Ureter, Nephrokalzinose, Lage der Nieren, Psoasrandschatten (unscharf bei perirenalem Abszess).
- **Intravenöse Pyelografie**: Nierengröße und -form sowie anatomische Anomalien der Nieren sowie Form des Nierenbeckens und Verlauf des Ureters lassen sich am besten im i.v.-Pyelogramm erkennen (**Abb. 14.6a**). Das IVP gibt darüber hinaus Auskunft über die Funktion der Nieren (z. B. seitengleiche Ausscheidung, Früh- und Spätaufnahmen). Kontraindikationen für eine IVP bzw. Gabe jodhaltiger Kontrastmittel sind
  - Leber- und Niereninsuffizienz (kaum Aussagekraft des IVP bei Serumkreatininwerten von > 3–4 mg/dl [300–400 µmol/l]),
  - Paraproteinämie (unklare Proteinurie vor IVP abklären, Gefahr des Nierenversagens),
  - subklinische oder manifeste Schilddrüsenüberfunktion,
  - Jodallergie.
- Vor Gabe jodhaltiger Röntgenkontrastmittel muss der Patient genügend Flüssigkeit zuführen zur Vermeidung renaler Komplikationen. Ausscheidungsurogramme sind wegen vermehrter Röntgenexposition nur mit gezielter Indikation durchzuführen, nur selten sind mehrere IVPs gerechtfertigt. Vor Wiederholungsuntersuchungen sollten bereits vorhandene Röntgenbilder angefordert werden!
- **Miktionszystourogramm** (MCU) dient zum Ausschluss eines vesikoureteralen Refluxes.
- **Digitale Subtraktionsangiografie** (DSA, **Abb. 14.6b**): Nierenarterienstenosen, Beurteilung von Tumorgefäßen.
- **Computertomografie** (CT) (einschließlich Angio-CT) mit und ohne Kontrastmittel: Tumoren, Abszesse, diffuse entzündliche Prozesse im Bereich der Nieren und ableitenden Harnwege.
- **Magnetresonanztomografie** (MRT) (einschließlich Angio-MRT): Indikationen wie bei CT.
- **Urethrozystoskopie**: Bei Hämaturie mit negativem sonografischem oder radiologischem Befund indiziert (**Abb. 14.22**, S. 534).
- **Nuklearmedizinische Nierendiagnostik**:
  - statisches Nierenszintigramm (Größe, Form und ggf. morphologische Veränderungen der Nieren)
  - dynamische Nierenfunktionsszintigrafie ($^{123}$Jod-Hippuran oder $^{99m}$Technetium-MAG): Überprüfung der Ausscheidungsfunktion der Niere, seitengetrennte Funktionsdiagnostik, Nachweis der Durchblutung bei anurischen transplantierten Nieren, Beurteilung einer Nierenarterienstenose durch Gabe eines ACE-Hemmers.

Vorteil der nuklearmedizinischen Diagnostik: geringe Strahlenbelastung und Fehlen von Kontrastmittelallergien im Vergleich zu Röntgenuntersuchungen.

## 14.2.5 Nierenbiopsie

Sie wird perkutan mittels Ultraschall (selten Röntgen) durchgeführt und steht am Ende der Reihe differenzialdiagnostischer Eingriffe. Sie ist geeignet zur Differenzialdiagnose des nephrotischen Syndroms sowie Differenzierung der Glomerulonephritiden und bei Verdacht auf Transplantatabstoßung.



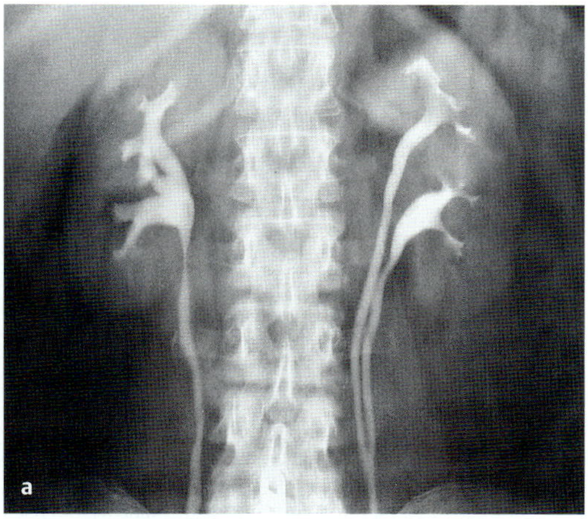


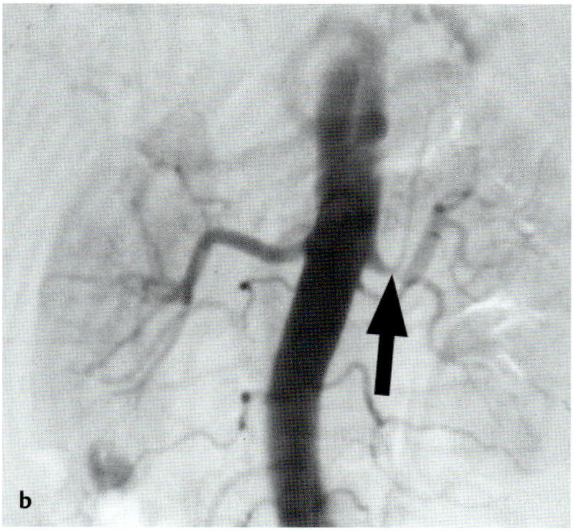


**Abb. 14.6 Röntgendiagnostik. a** Ausscheidungsurogramm. Darstellung eines Ureter fissus in Höhe des Querfortsatzes von LWK 4 links. **b** Etagenaortografie (DSA-Technik). Darstellung einer Nierenarterienstenose (↑) bei arterieller Hypertonie; Einzelversorgung der rechten Niere, Doppelversorgung der linken Niere.

## 14.3 Infektionskrankheiten der Harnwege und der Niere

DEFINITION *Die Anwesenheit von Bakterien oberhalb der Urethra (proximal des Sphincter urethrae internus) wird als Harnwegsinfekt bezeichnet. Dieser kann mit klinischen Symptomen oder ohne solche (asymptomatische Bakteriurie) einhergehen.*

### *Epidemiologie*

Etwa 5% aller Frauen weisen eine asymptomatische Bakteriurie (meist verursacht durch E. coli) auf. Die Erkrankungshäufigkeit steigt bei Frauen mit Beginn der sexuellen Aktivität schlagartig an; Männer sind dagegen mit zunehmendem Auftreten von Prostataerkrankungen (obstruktive Ursache) eher im höheren Alter gefährdet. Schwangerschaft, postpartale Phase, Flitterwochen („Honeymoon-Zystitis") sind für Frauen Zeiträume mit besonders hohem Infektionsrisiko. Frauen sind besonders für Harnwegsinfekte disponiert, da neben der kurzen Harnröhre häufig ein gestörtes Schleimhautklima der Vagina und der Vulva besteht und des Weiteren die Harnröhre in unmittelbarer Nähe der mit E. coli kontaminierten Analregion liegt.

14

PFLEGE ***Information für Patientinnen.*** *Blasenentzündungen sind in den meisten Fällen sehr schmerzhaft. Frauen, die an ständig wiederkehrenden Blasenentzündungen nach Geschlechtsverkehr leiden, warten oft voller Angst darauf, dass die Schmerzen wieder beginnen. Für Patientinnen mit rezidivierenden Harnwegsinfekten können folgende Hinweise hilfreich sein: Nach der Defäkation mit dem Toilettenpapier immer von vorne nach hinten wischen und nicht umgekehrt. Die gesamte äußere Genital- und Analregion sollte beim Geschlechtsverkehr möglichst arm an Kolibakterien sein, daher sollte die Betroffene diesen Bereich vorher abduschen. Sie sollte nicht vorher, sondern innerhalb ½ Stunde nach dem Verkehr Wasser lassen, damit eventuell in die Harnröhre gelangte Keime mit dem Urin nach außen gespült werden. Machen Sie die Patientin auf die Möglichkeit einer medikamentösen postkoitalen Prophylaxe aufmerksam.*

### *Ursachen*

Prädisponierende Faktoren für Infektionen der Harnwege (**Abb. 14.7**):

- anatomische Anomalien der Nieren und ableitenden Harnwege
- Störungen des Harnflusses durch Obstruktion: Phimose, Prostatahyperplasie, Striktur, Konkrement, Tumor, Missbildung der Urethralklappen
- sonstige Störungen des Harnflusses: neurogene Blasenstörung, Harnblasendivertikel, vesikoureteraler Reflux
- Störungen der lokalen und systemischen Abwehrlage: Diabetes mellitus, Kortison, immunsuppressive Therapie
- Analgetikaabusus
- Schwangerschaft
- Folge diagnostischer und therapeutischer Eingriffe: Blasenkatheter, Zystoskopie usw.
- „kalte Füße" bei z.B. Unterkühlung, Durchnässung, zu geringe Flüssigkeitszufuhr/zu hohe Flüssigkeitsverluste einhergehend mit verminderter Harnbildung.

**Tab. 14.1** zeigt die prozentuale Häufigkeit einiger Keime in Abhängigkeit von der Uringewinnung. Monoinfektionen mit meist E. coli bei der akuten Pyelonephritis; Mischinfektionen oft als Folge diagnostischer und therapeutischer Eingriffe und bei chronischer Pyelonephritis.

### *Pathogenese*

Die zuvor genannten fakultativ pathogenen Keime, die der physiologischen Flora des Dickdarms angehören (E. coli, Enterokokken, Proteus u.a.) erreichen durch Aufsteigen (98% der Fälle) die Harnwege bzw. das Nierenparenchym. Pyelonephritische Schäden sind häufig daher auch streng einseitig lokalisiert. Nur in seltenen Fällen ist ein hämatogener (z.B. Staphylokokken) oder lymphogener Infektionsweg zu eruieren. Bei akuten Infektionen handelt es sich meist um Monoinfektionen, bei chronischen Infektionen treten dagegen auch Mischinfektionen auf.

MERKE *Bei Nachweis von drei oder mehr Keimen in der Urinkultur ist eine Kontamination anzunehmen und eine erneute Probe unter optimierten Bedingungen (z.B. durch suprapubische Blasenpunktion) zu entnehmen.*

Für klinische Belange lassen sich vier verschiedene Krankheitsbilder einteilen:

**Tab. 14.1 Prozentuale Häufigkeit von Keimen im Harn sowie in Abhängigkeit von der Harngewinnung.**

| *Keimart* | *Urin durch Blasenpunktion* | *Mittelstrahlurin* |
|---|---|---|
| E. coli | 60 | 45 |
| Klebsiella | 13 | 10 |
| Proteus | 11 | 15 |
| Pseudomonas | 5 | 5 |
| Enterokokken | 5 | 15 |
| Staphylokokken | 2 | 3 |
| Candida | 1 | 1 |

- sog. asymptomatische Bakteriurie
- akute Zystitis
- akute Pyelitis und Pyelonephritis
- chronische Pyelonephritis

## 14.3.1 Asymptomatische Bakteriurie

Eine asymptomatische Bakteriurie liegt vor, wenn bei zufälligem Nachweis eine signifikante Keimzahl im Urin ausgeschieden wird, dabei aber kein Hinweis auf eine Harnwegserkrankung in Anamnese und Beschwerdebild des Patienten besteht. Behandlungsbedürftigkeit besteht nur in der Schwangerschaft oder bei Vorliegen einer Obstruktion. Bei Nichtbehandlung kann in der Schwangerschaft eine akute Pyelonephritis entstehen!

Die Bakterienausscheidung geht ohne Zeichen einer Gewebsreaktion (Leukozyturie, Zylinder, Eiweiß) einher.

## 14.3.2 Akute Zystitis (Harnblasenentzündung)

DEFINITION *Entzündung der Harnblase, die in über 50 % der Fälle durch Bakterien verursacht wird.*

### *Ursachen*

Die Keime werden beispielsweise durch Aszension in die Blase während des Geschlechtsverkehrs (Honeymoon-Zystitis, Semesterbeginnzystitis) bei der Frau eingeschleppt. Infektionen mit z.B. Trichomonaden sind selten. Die häufigsten exogenen Ursachen der Zystitis sind Blasenkatheterisierung und Instrumentation.

### *Symptome*

Typische Symptome sind
- Dysurie und Pollakisurie,
- Blasentenesmen,
- suprapubische Schmerzen (Fieber und Flankenschmerzen fehlen!),
- gelegentlich schmerzhafte Makrohämaturie (hämorrhagische Zystitis).

### *Differenzialdiagnose*

Differenzialdiagnostisch in Erwägung gezogen werden müssen neben der tuberkulösen und radiogenen Zystitis, Medikamenteneinnahme (Cyclophosphamid [hämorrhagische Zystitis]), Blasenkrankheiten durch Tumor, Fremdkörper und Steine sowie Adnexitis und Prostatitis (besonders beim älteren Mann).

## 14.3.3 Akute Pyelonephritis

DEFINITION *Die akute Pyelonephritis ist eine durch Bakterien hervorgerufene Entzündung des Nierenbeckens einschließlich des Nierenparenchyms, wobei überwiegend das Nierenmark betroffen ist (interstitielle Nephritis).*

### *Ursachen und Pathogenese*

Die Bakterien dringen sowohl retrograd über die ableitenden Harnwege als auch auf dem Blutweg sowie wahrscheinlich über die Lymphbahnen in die Niere ein. Die prädisponierenden Risikofaktoren (S. 500 u. **Abb. 14.7**) spielen eine wesentliche Rolle, da es bei einer normalen Niere mit normalem Harntrakt nur selten zu einer Infektion kommt. Das Erregerspektrum ist in **Tab. 14.1** wiedergegeben.

### *Symptome*

Die typischen Beschwerden äußern sich in Fieber, eventuell Schüttelfrost, Dysurie und Flankenschmerzen (Druck- und Klopfschmerzhaftigkeit im Nierenlager, oft einseitig).

MERKE *Bei älteren Patienten und Kindern liegt oft eine atypische Symptomatik einhergehend mit unklarem Fieber, allgemeinen Leibschmerzen sowie Brechreiz und Kopfschmerzen vor.*

Eine Urosepsis muss stets ausgeschlossen werden! Sie stellt eine lebensbedrohliche Komplikation dar.

FALLBEISPIEL PYELONEPHRITIS *Bei Patientin R. (60 Jahre) ist es am Tag der Krankenhausaufnahme zuhause zu einem Kollaps bei febrilen Temperaturen bis zu 40 °C gekommen. Bereits seit einigen Tagen traten Beschwerden, wie Brennen beim Wasserlassen und häufiges Wasserlassen auf.*

### *Diagnostik*

***Körperliche Untersuchung:*** *Herzaktionen regelmäßig mit einer Frequenz um 81 Schläge pro Minute min, RR 127/53 mmHg. Unauffälliger pulmonaler und kardialer Auskultationsbefund, Bauch weich, keine Resistenzen, kein Druckschmerz, regelrechte Darmgeräusche, Nierenlager links klopfschmerzhaft, rechts frei.*

***Sonografie:*** *Beide Nieren und Harnblase unauffällig, restharnfreie Harnblasenentleerung.*

***Labor:*** *In der Blutkultur: E. coli, sensibel u. a. auf Amipicillin, Cefotaxim, Levofloxaxin.*
*In der Urinkultur: $10^6$/ml E. coli mit demselben Resistenzmuster.*
*Im Urinstatus (Streifentest): Leukozyten 500/µl (normal:negativ), Nitrit positiv (normal:negativ), Erythrozyten 150/µl (normal:negativ), Eiweiß 75 mg/dl*

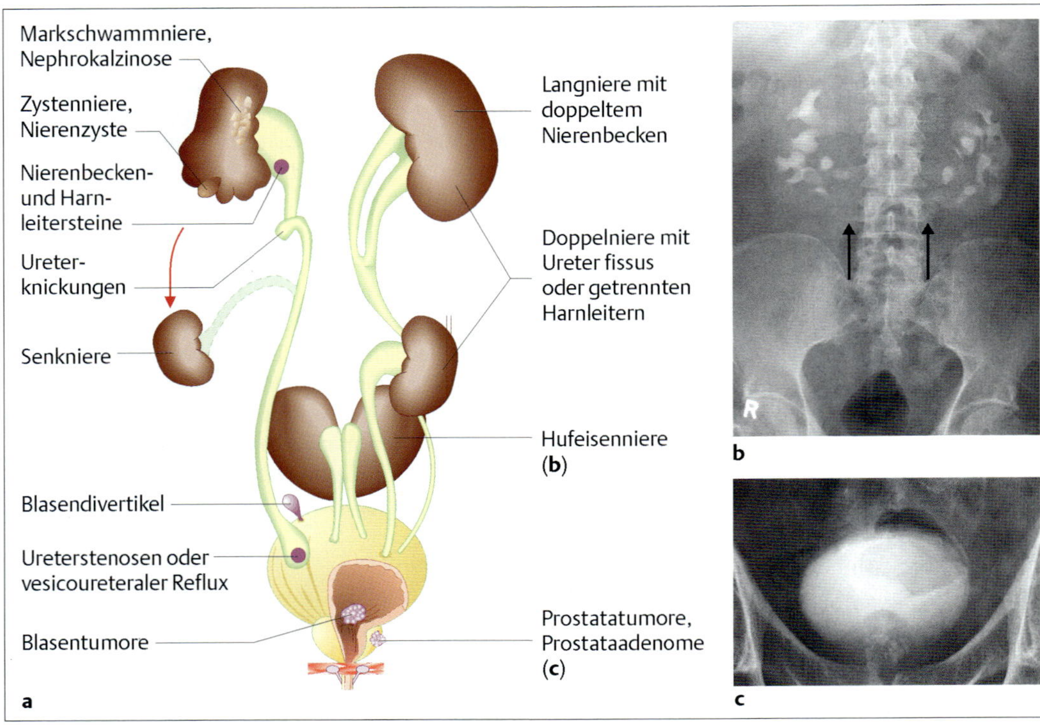


Abb. 14.7 **Behinderungen des Harnabflusses.** **a** Verschiedene Ursachen einer Harnabflussstörung, die Infektionen der Harnwege begünstigen. **b** Ausscheidungsurogramm bei Hufeisenniere (Die Pfeile weisen auf die Brücke zwischen beiden Nieren.), **c** Prostataverkalkung bei Prostataadenom.

*(normal:negativ),mikroskopisch im Sediment massenhaft Leukozyten und viele Erythrozyten.*
*Blutbild: Leukozyten initial 13,8 nl (normal:3,8–10,5)*
*CRP im Blut initial 242 mg/dl, nach 8-tägiger Behandlung abfallend auf 39 mg/dl.*

***Diagnose***
*Verdacht auf Pyelonephritis*

***Therapie***
*Levofloxacin 500 mg/Tag oral über 10 Tage: hierunter Entfieberung, Verschwinden der Beschwerden beim Wasserlassen, deutlicher Abfall des CRP (39 mg/dl nach 8 Tagen): Nach 8-tägiger Behandlung wurde die Patientin aus der Klinik entlassen, die Therapie wird ambulant fortgeführt. Kontrolluntersuchungen von Blut und Urin folgen.*

## 14.3.4 Chronische Pyelonephritis

***Ursachen***
Von wesentlicher Bedeutung bei der Entstehung der chronischen Pyelonephritis ist das Vorliegen prädisponierender Risikofaktoren, die zur Abflussstörung des Urins führen. Häufig liegt ein vesikoureterorenaler Reflux schon im Kindesalter vor.

***Symptome***
Die Krankheit kann als akut intermittierende Pyelonephritis auftreten oder lange Zeit latent verlaufen und uncharakteristische Symptome aufweisen, wie
- unklare Fieberanfälle,
- Kopfschmerzen,
- Müdigkeit und Abgeschlagenheit,
- Übelkeit und Brechreiz,
- Gewichtsabnahme.

***Komplikationen***
Entwicklung einer Niereninsuffizienz, Entwicklung eines Hypertonus oder Entstehen von Kalium- bzw. Natriumverlustnieren; eitrige Nephritis, Urosepsis, paranephritischer Abszess (Entwicklung aus eitriger Nephritis und Nierenkarbunkel).

### Diagnostik und Therapie der Infektionskrankheiten

***Diagnostik***
- **Urinuntersuchung** (S. 495 ff u. **Abb. 14.4**): Wesentlich sind die korrekte Technik der Uringewinnung und das sofortige Aufarbeiten des Urins. Der Urin sollte vor Antibiotikagabe untersucht werden! Im Sediment Leukozyturie, eventuell Leukozytenzylinder, eventuell Erythrozyturie. Leukozyturie bei sterilem Urin: Ursächlich können vorliegen

  - mit Antibiotika vorbehandelter Harnwegsinfekt,
  - Gonorrhö,
  - nichtgonorrhoische oder postgonorrhoische Urethritis,
  - Reitersyndrom (Urethritis, Konjunktivitis, Arthritis, selten Kolitis, Dermatose, S. 381),
  - Analgetikanephropathie.
- **Blutuntersuchungen**: BSG, C-reaktives Protein, Harnstoff, Kreatinin, ggf. Kreatinin-Clearance, Blutkulturen sowie Gerinnungsparameter im Verlauf einer Urosepsis.
- **Sonografie**: zum Ausschluss einer Harnwegsobstruktion; Miktionsurosonografie.
- **Urografie**: Erkennung der wichtigen prädisponierenden Risikofaktoren. Typisch für die chronische Pyelonephritis sind im IVP Kelchdestruktionen sowie Nierenparenchymnarben. Die Diagnostik des vesikoureterorenalen Refluxes besteht in
  - Urografie,
  - Miktionszystourethrografie,
  - Zystoskopie (Ureterostien!).
- **CT mit Kontrastmittel** ist aussagekräftiger als i.v.-Urogramm, ggf. MRT.

### *Therapie*

Bei den Infektionen der Harnwege sind die therapeutischen Maßnahmen in etwa gleich: Die **kausale Therapie** besteht in der Beseitigung von etwaigen Abflussstörungen, Missbildungen oder vesikoureterorenalem Reflux und der Behandlung bzw. Ausschaltung weiterer prädisponierender Risikofaktoren.

Die **symptomatische Therapie** besteht in Allgemeinmaßnahmen, wie
- reichliche Flüssigkeitszufuhr (außer bei Blasentenesmen) bis 2,5 l pro Tag,
- häufige Blasenentleerung,
- lokale Wärme,
- Spasmolytika bei Bedarf,
- der Behandlung mit Breitbandantibiotika.

Ein Antibiogramm ist unerlässlich! Daher bei z. B. akuter Pyelonephritis vor Behandlung Uringewinnung zur bakteriologischen Untersuchung und Resistenzbestimmung. Eventuell spätere Therapieumstellung entsprechend dem Antibiogramm.

*Unkomplizierte Harnwegsinfekte* können über 1–7 Tage mit Amoxicillin 1-mal 3 g (z. B. Clamoxyl) oder Cotrimazol behandelt werden oder durch Einsatz von Gyrasehemmern (z. B. Fluorchinolone oder Chinolone [Norfloxacin, Ofloxacin, Ciprofloxacin]) behandelt werden.

● MERKE *Bei der Gabe von Antibiotika muss der Patient immer auf Nebenwirkungen einschließlich allergischer Reaktionen beobachtet werden.*

Dauer der Antibiotikagabe bei *akuter Pyelonephritis*: ca. 1 Woche mit einer Kombination eines Aminoglykosids (Gentamycin, Tobramycin) mit einem Breitspektrumpenizillin (Ampicillin, Amoxicillin, Mezlocillin, Piperacillin); alternativ: Breitspektrumcephalosporin (Cefotaxin, Ceftriaxon), in Kombination mit Acylaminopenizillin (Mezlocillin, Piperacillin). Bei Unwirksamkeit oder Unverträglichkeit der zuvor genannten Therapieregime: Gyrasehemmer, wie z. B. Ciprofloxacin. Etwa 1 Woche nach Beendigung der Antibiotikatherapie bakteriologische Harnkontrolle.

● PFLEGE ***Aspekte der Pflege.*** *Patienten mit akuter Pyelonephritis sollten Bettruhe einhalten. Lokale Wärmeanwendung wird meist als lindernd empfunden. Stellen Sie dem Patienten ausreichend Getränke zur Verfügung; er soll mindestens 2 l pro Tag trinken. Wenn Harndrang besteht, ist es wichtig, gleich zur Toilette zu gehen, damit die Infektion nicht weiter aufsteigt. Kontrollieren Sie 3-mal täglich die Körpertemperatur und bilanzieren Sie Ein- und Ausfuhr, damit ein akutes Nierenversagen frühzeitig erkannt wird.*



Bei der Therapie der *chronischen Pyelonephritis* zusätzlich zu den oben angegebenen Therapiemaßnahmen:
- Substitution bei tubulären Störungen (z. B. NaCl-Substitution)
- Behandlung der Hypertonie (S. 263)
- Behandlung der Niereninsuffizienz (S. 525)

## Komplikationen und Prognose der Infektionskrankheiten

Die Prognose akuter Harnwegsinfektionen ist gut, da sie unter Antibiotikagabe in der überwiegenden Zahl der Fälle ausheilen. Es kann allerdings zu Auftreten von Hydronephrose (**Abb. 14.8**), Papillennekrose, Nierenabszessen und Urosepsis kommen. Daher ist es wichtig für die Prognose, dass rechtzeitig die prädisponierenden Risikofaktoren (Obstruktion, vesikoureterorenaler Reflux, neurogene Blasenentleerungsstörung) erkannt und behandelt werden.

Die Prognose der chronischen Pyelonephritis ist ungünstig; eine Ausheilung ist nicht zu erwarten.

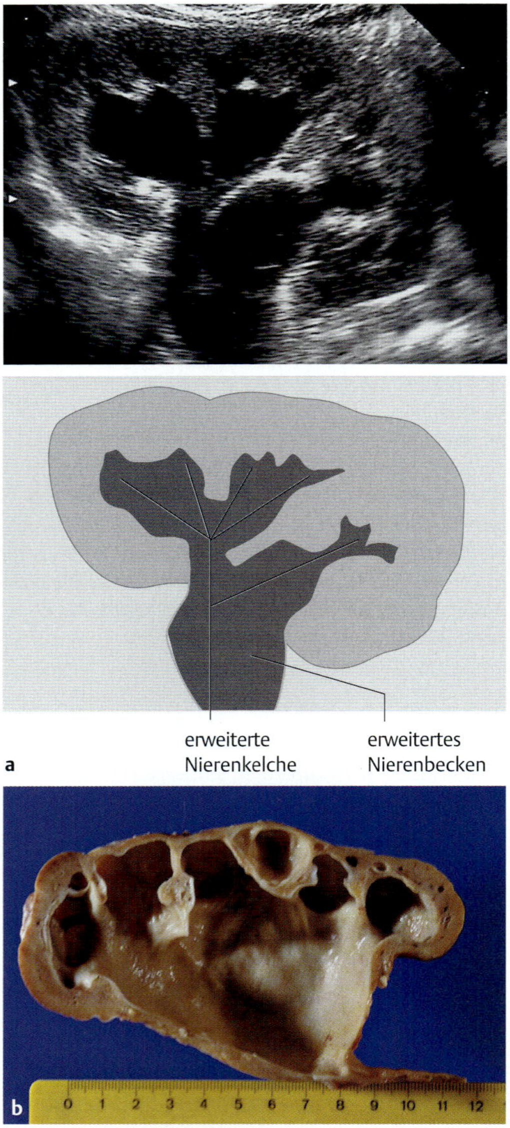


**Abb. 14.8 Hydronephrose. a** Stauungsniere links. Kelchhälse und Nierenbecken deutlich erweitert. **b** Ausgeprägte Hydronephrose mit Atrophie des Nierengewebes.

### 14.3.5 Urethritis

DEFINITION *Es handelt sich um eine isolierte Infektion der Harnröhre distal vom Sphincter urethrae internus.*

*Ursachen*

1. Nichtgonorrhoische Urethritis durch
   - Chlamydia trachomatis und Ureaplasma urealytikum (bis 95 % der Fälle)
   - selten Trichomonaden
   - Candida albicans
   - Mycoplasma genitalium
   - Herpesviren
   - Escheria coli
2. Gonorrhoe (Neisseria gonorrhoea)

*Symptome und Diagnostik*

Jucken, Brennen oder Schmerzen beim Wasserlassen sowie Pollakisurie, bei Gonorrhö Harnröhrenausfluss.

**Diagnostisch**: Urinsediment (Leukozyturie), oft keine signifikante Bakteriurie. Dennoch liegt bei ca. 50 % eine Infektion mit Bakterien und bei ca. 20 % eine Infektion mit Chlamydia trachomatis vor. Erreger- oder Antigennachweis in Abstrich oder Blut.

*Therapie*

Zu Allgemeinmaßnahmen vgl. Therapie der Harnwegsinfektion (S. 500 ff).

Postkoitale Blasenentleerung, da der Urinfluss einer Keimbesiedlung entgegenwirkt. Antibiotikagabe, z. B. Doxycyclin 2-mal 100 mg/Tag bzw. Makrolide, über einen Zeitraum von 10–14 Tagen. Bei chronischer Infektion 3 Wochen bis ¼ Jahr. Mitbehandlung des Partners. Zur Behandlung von Trichomonaden: Metronidazol.

## 14.4 Tubulointerstitielle Nierenkrankheiten

DEFINITION *Dies sind Krankheiten, die morphologisch bzw. funktionell das Interstitium, den Tubulusapparat und weniger die Glomeruli und die Nierengefäße betreffen, eine sehr heterogene Gruppe von Erkrankungen.*

### 14.4.1 Akute tubulointerstitielle Nephritis (AIN)

*Ursachen*

Meist medikamenteninduziert durch allergische Reaktionen auf z. B. Antibiotika, Antirheumatika, Analgetika, seltener direkt infektiös bzw. parainfektiös d. h. im Gefolge von Infektionen, wie z. B. durch Streptokokken, Diphteriebakterien, Leptospiren, Brucellen, Rickettsien und Viren (z. B. Hantaan-Virus S. 505).

*Symptome und Diagnostik*
Allergische Begleitphänomene, wie Exanthem, Fieber, Krankheitsgefühl, Arthralgien. Anamnese im Hinblick auf auslösende Medikamente. Eosinophilie im peripheren Blut, Hämaturie, Proteinurie, mäßiggradige Erythrozyturie, eventuell Leukozyturie in Abhängigkeit vom Schweregrad der Nierenschädigung, Retention harnpflichtiger Substanzen.

Diagnostik: ggf. Nierenbiopsie.

Differenzialdiagnose: Akute Glomerulonephritis, akute Pyelonephritis, chronisch-toxische tubulointerstitielle Nephritis.

*Therapie*
Weglassen der Noxe; bei fehlender Besserung sowie schweren Verläufen Glukokortikoide. Bei parainfektiöser AIN konsequente Behandlung mit Antibiotika. In Abhängigkeit vom Grad der Niereninsuffizienz symptomatische Maßnahmen (Diät, Dialysebehandlung).

*Prognose*
Günstig, in der Regel Normalisierung der Nierenfunktion, selten bleibt die Niereninsuffizienz irreversibel. Wichtig: Überbrückung der Phase Oligo-/Anurie mithilfe der Dialyse.

Komplikation: akutes Nierenversagen.

## 14.4.2 Hantavirus-Infektion

DEFINITION *Die Hantavirus-Infektion ist eine Infektionskrankheit, die durch verschiedene Serotypen des Hantavirus entsteht.*

*Epidemiologie und Erreger*
Die Hantaviren gehören zu der Gruppe der humanpathogenen Bunyaviren, die eine sehr heterogene Virusfamilie mit großer medizinischer Bedeutung darstellen und weltweit verbreitet sind (s.a. S. 592). Das Hanta A-Virus wurde erstmals 1951 während des Koreakrieges isoliert. Sowohl das Hanta A-Virus (Vorkommen Südostasien, Südosteuropa) kann zu *hämorrhagischem Fieber* mit renalem Syndrom als auch Puumula-Virus (Vorkommen: Mittel-und Nordeuropa, Deutschland) zu benignen Nephropathia epidemica führen. *Erregerreservoir* sind Mäuse und Raten.

Die Infektion erfolgt durch Infektion des getrockneten *virushaltigen Staubs* von Kot und Urin der Nager.

Besonders gefährdet sind Land- und Waldarbeiter, Soldaten, Jäger und Flüchtlinge. Achtung: Mausnester in Stallungen.

Die Inkubationszeit beträgt ca. 1–5 Wochen.

*Symptome*
Die durch den Puumula-Typ ausgelöste Nephropatia epidemica verläuft im Allgemeinen leicht (Letalität < 1 %) und führt nicht zu dauerhaftem Nierenversagen.

Es werden drei Stadien unterschieden:
1. Stadium 1 (Tag 1–4): hohes Fieber, Kopfschmerzen, Pharyngitis, Muskelschmerzen, Konjunktivitis, Gesichtserythem
2. Stadium 2 (Tag 4–7): Abdominalschmerzen, Übelkeit, Erbrechen, Durchfall, Rückenschmerzen, Oligurie, Thrombopenie
3. Stadium 3 (ab 7. Tag): deutliche Proteinurie, Oligurie, Anstieg der Nierenwerte (interstitielle Nephritis → Niereninsuffizienz).

Die Infektion mit Hanta A-Virus kann akutes Nierenversagen einhergehend mit Verbrauchskoagulopathie und Thrombopenie bewirken; Hypertonie bei interstitieller Nephritis und Myokarditis sowie ausgedehnte Blutung.

*Differenzialdiagnose*
Leptospirose, pulmonale Infekte, Nierenerkrankungen anderer Genese.

*Diagnostik*
Berufs-und Sozialanamnese. Nachweis virusspezifische IgM -und IgG-Antikörper durch ELISA; PCR; Allgemeinlabor; siehe auch Diagnostik des akuten Nierenversagens einschließlich Biopsie.

*Therapie*
Symptomatisch und supportiv; ggf. temporäre Hämodialyse. Die antivirale Therapie mit Ribaverin ist von begrenzter Wirksamkeit.

## 14.4.3 Chronische tubulointerstitielle Nephritis

Ursächlich kommen in Betracht:
- Medikamente (s. unten Analgetikanephropathie)
- metabolische Störungen: Gicht (Hyperurikämie), Hyperkalzämie, Hypokaliämie, Hyperoxalurie
- Chemikalien: Blei, Cadmium, Lithium
- Balkan-Nephropathie (Nephritis unbekannter Ursache, in den Balkanländern endemisches Auftreten, asymptomatische Proteinurie in der Jugend, in 5–10 % der Fälle Niereninsuffizienz)
- selten: Zytostatika, immunologische Ursachen

WISSEN *Zur Hyperoxalurie, zur vermehrten Ausscheidung von Oxalsäure, kann es u. a. bei Gicht oder Adipositas kommen. Oxalsäure ist zentraler Metabolit im Zitratzyklus. Sauerklee („Oxalis"), Sauerampfer und Rhabarber sind besonders reich an Oxalsäure.*

## 14.5 Analgetikanephropathie

DEFINITION *Es handelt sich um eine chronische tubulointerstitielle Nephritis, hervorgerufen durch Analgetikaabusus (Mischanalgetika [Aminosalicylsäure + Paracetamol + Koffein], nicht steroidale Antiphlogistika).*

### *Pathogenese*

Die oben genannten Medikamente führen zu Durchblutungsstörungen insbesondere im Bereich der Marklager, sodass Papillennekrosen die Folge sind.

MERKE *Der Tablettenmissbrauch wird von den Patienten in der Regel verschwiegen und oft erst nach eindringlichem Befragen zugegeben. Die konsumierten Mengen betragen insgesamt mehr als 500–3 000 g über einen längeren Zeitraum.*

14

### *Symptome und Diagnostik*

Im Frühstadium oft asymptomatisch; Leitsymptome können Hämaturie, Pyurie und tubuläre Funktionsstörungen sein. Des Weiteren Anämie, schmutzig-graues Hautkolorit, gelegentlich Kopfschmerzen, Müdigkeit.

Diagnostik: im Urin Erythrozyturie, Leukozyturie, leichte Proteinurie. Sonografie und Urografie.

### *Komplikationen*

- Papillennekrose (mit kolikartigen Schmerzen, Hämaturie)
- Niereninsuffzienz
- Harnwegstumoren bei ca. 10 % der Patienten

### *Therapie und Prognose*

Absetzen der Medikamente, eventuell Behandlung der Pyelonephritis und des chronischen Nierenversagens. Die Prognose ist günstig bei Absetzen der schädigenden Noxe vor Einsetzen einer Niereninsuffizienz.

## 14.6 Störungen tubulärer Partialfunktionen ohne nachweisbare strukturelle Schäden

Diese Erkrankungen können primär angeboren oder sekundär die Folge einer Nierenerkrankung (z. B. einer interstitiellen Nephritis) sein. Es können folgende Störungen unterschieden werden:

- *Aminosäurenresorption*: Ausfall stereospezifischer Transportsysteme für Aminosäuren im proximalen Tubulus, z. B. Zystinurie; Folge Zystinsteine bereits im Kindesalter
- *Glukoseresorption*: sehr selten, harmlose Störung der Rückresorption von Glukose
- *Glukosurie bei Normoglykämie*, d. h. renaler Diabetes mellitus
- *Wasser- und Elektrolyttransportstörung*:
  - renaler Diabetes insipidus (Nichtansprechen des distalen Tubulus auf antidiuretisches Hormon [ADH])
  - Phosphat- und Kalziumresorption: Nichtansprechen der Tubuli auf Parathormon bei Pseudohypoparathyreoidismus
  - renal-tubuläre Azidose Typ I–IV (metabolische hyperchlorämische Azidose) bei Störung der Bikarbonatresorption und -produktion
  - Natriumverlustniere
  - Kaliumverlustniere, oft kombiniert mit sekundärem Hyperaldosteronismus

Beim *Fanconi-Syndrom* ist die Funktion diverser Transportsysteme im proximalen Tubulus gestört mit der Folge eines renalen Verlustes von Natrium, Kalium, Kalzium, Phosphat, Bikarbonat, Harnsäure, Monosacchariden, Aminosäuren und Eiweiß. Neben einer vererbten Form tritt das Fanconi-Syndrom sekundär bei Stoffwechselerkrankungen (Morbus Wilson, Fruktoseintoleranz u. a.), Vergiftungen und bei interstitiellen Nephritiden (z. B. durch Sulfonamide) auf.

Insbesondere Funktionsdefekte der distalen Tubuli (renaler Diabetes insipidus, distale renale tubuläre Azidose) können auch sekundär bei Pyelonephritis und Nephrolithiasis auftreten.

## 14.7 Obstruktive Uropathie

DEFINITION *Es handelt sich um eine akute oder chronisch-mechanische Behinderung des Harnflusses von der Papillenspitze der Niere bis zum distalen Harnröhrenende.*

### *Ursachen und Pathophysiologie*

Die Obstruktion kann supravesikal (oberhalb der Harnblase z. B. auf Höhe des Ureters), vesikal (im Bereich der Harnblase, Harnblasenausganges) oder infravesikal (unterhalb der Harnblase z. B. im Bereich der Harnröhre) liegen.

Angeborene Ursachen (z. B. Ureterozelen, Urethralklappenveränderungen, Phimose) sind von erworbenen Ursachen (z. B. Konkremente, Blutkoagel, Papillennekrose, posttraumatische und postentzündliche Veränderungen, intrinsische Tumoren einschließlich Prostatahypertrophie sowie extrinsische Tumoren im Bereich von Zervix und Nachbarorganen) zu unterscheiden.

Bei der **akuten Abflussbehinderung** kommt es zur Harnstauungsniere mit Ektasie des Harnleiters und des Nierenhohlsystems; dieser Prozess ist reversibel.

Die **chronische Obstruktion** (z. B. eines Harnleiters) kann zur irreversiblen Druckatrophie des Nierenparenchyms führen. Das Vollbild der Hydronephrose ist gekennzeichnet durch Erweiterung des Nierenbeckens und der Nierenkelche einhergehend mit einem irreversiblen Funktionsverlust, der als Folge einer Druckatrophie des Nierenparenchyms und einer interstitiellen Fibrose auftritt.

### *Symptome*

Das Leitsymptom einer akuten Harnleiterblockierung (z. B. durch Stein oder Blutkoagel) ist die Kolik im Flankenbereich einhergehend mit druck- oder klopfschmerzhaftem Nierenlager.

Die chronische Obstruktion kann zunächst unbemerkt bleiben und sich erst durch die Folgen der eingeschränkten Nierenfunktion manifestieren. Ein kompletter beidseitiger Verschluss führt zur Anurie, Azotämie und schließlich zur Urämie. Chronisch partielle oder intermittierende Abflussbehinderungen können mit pyelonephritischen Fieberschüben sowie Flankenschmerzen einhergehen.

### *Diagnostik und Therapie*

Diagnostik: Urinuntersuchungen, Kreatinin im Urin, Sonografie + Farbduplex, IVP, CT usw.; Endourologie (Urethrozytoskopie, retrograde Pyelografie, Ureterorenoskopie).

Therapie: Ziel der Therapie ist kurzfristig die Schaffung eines Harnabflusses (z. B. Katheterisierung, Nephrostomie) und mittelfristig, sofern möglich, die Beseitigung des Abflusshindernisses. Antibiotische Behandlung der Begleitpyelonephritis.



## 14.8 Vesikorenaler Reflux (VRR)

DEFINITION *Rückfluss von Blasenharn über den Ureter in das Nierenbecken sowie in das Nierenparenchym wird als vesikorenaler Reflux bezeichnet.*

### *Häufigkeit*

Etwa 2 % aller Kinder und 40 % der Kinder mit rezidivierenden Harnwegsinfekten sind betroffen.

### *Ursachen und Pathogenese*

Die submukös verlaufende vesikale Uretermündung wird beim Gesunden durch den Blaseninnendruck verschlossen. Beim VRR findet sich ein verkürzter submuköser Harnleitertunnel mit insuffizientem Ventilmechanismus. Dieser Befund kann angeboren (primär) oder erworben (sekundär) sein:

- nach ausgeprägten Entzündungen (Tuberkulose, Bestrahlung), einhergehend mit Schrumpfblasenbildung
- bei Beeinträchtigung des Verschlussmechanismus durch OP am Harnleiterostium (z. B. bei Steinextraktion, Tumorresektion)
- durch Innervationsstörungen der Harnblase

### *Symptome und Komplikationen*

Lendenschmerzen beim Wasserlassen, Fieber bei aszendierender Pyelonephritis. Komplikationen sind Schrumpfnieren, Hochdruck oder Urämie als Spätsymptome einer unbehandelten Refluxkrankheit.

### *Diagnostik und Therapie*

Diagnostik: Urinbefund, bildgebende Verfahren, Endourologie.

Therapie: Operativer Eingriff bei primärem unkomplizierten VRR. Langzeitantibiotikaprophylaxe bei Infekten.

## 14.9 Nierenarterienstenose

DEFINITION *Stenosierung der A. renalis ein- oder doppelseitig; es wird das Renin-Angiotensin-Aldosteronsystem stimuliert (Goldblatt-Effekt).*

### *Ätiopathogenese*

In 70 % arteriosklerotisch bedingt, im höheren Lebensalter selten (20 % der Fälle) fibromuskuläre Dysplasie; sehr selten akuter und schmerzhafter Nierenarterienverschluss durch Embolie.

### *Symptome*

Angina pectoris und Herzinsuffizienz durch schwer behandelbare diastolisch betonte Hypertonie; Kopfschmerzen, Sehverschlechterung, Retinopathie.

### *Diagnostik*

Farbcodierte Duplexsonografie, Dopplersonografie, MR-Angiografie. Klinisch in ca. 40 % der Fälle paraumbilikales Stenosegeräusch.

### *Therapie*

Perkutane Ballondilatation mit oder ohne Stent (**Abb. 14.9**), operative Gefäßrekonstruktion.

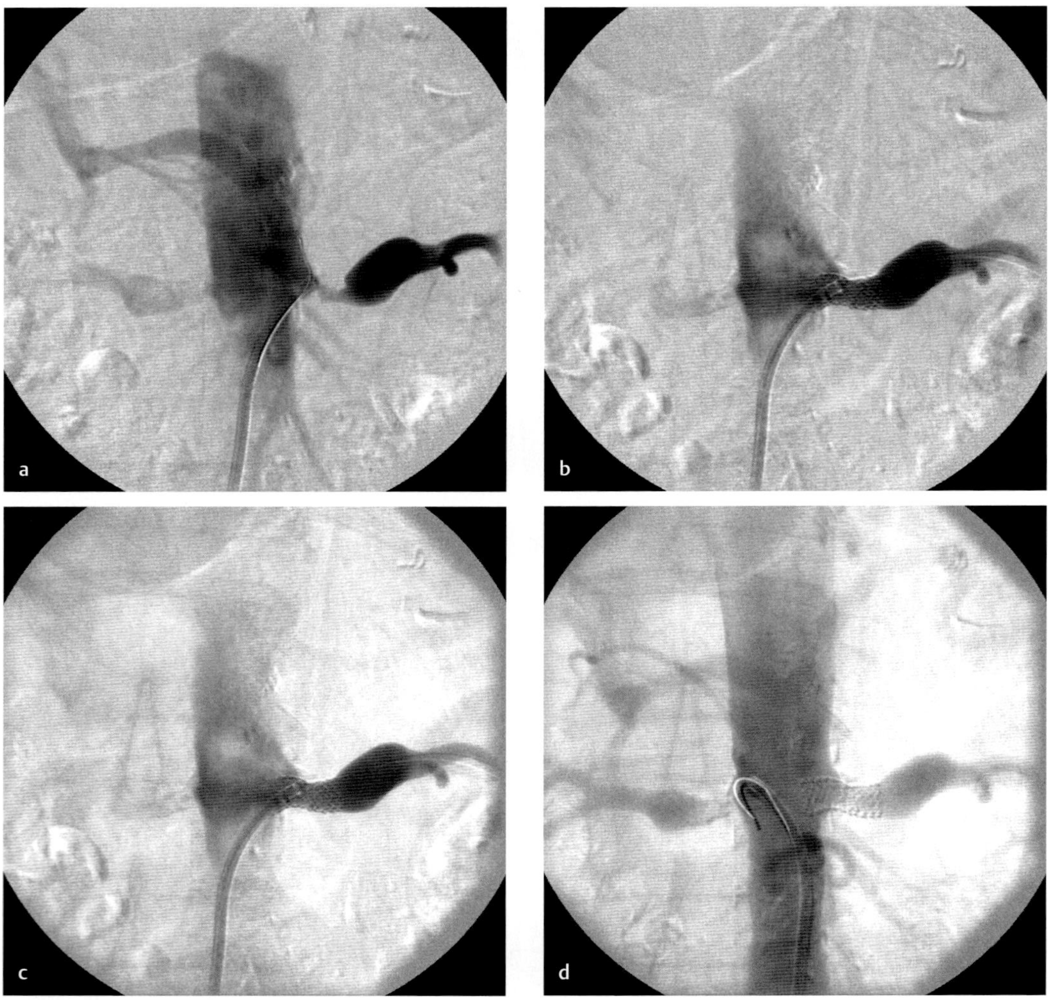


Abb. 14.9 **Stenosierung der linken Arteria renalis.** Einlage eines Stents zur Aufdehnung der Stenose.

# 14.10 Nierenveränderungen bei primär extrarenalen Krankheiten

## 14.10.1 Nephropathien bei Diabetes mellitus

DEFINITION *Es handelt sich um Spätkomplikationen nach jahrelangem Diabetes mellitus, bei denen sowohl die Blutgefäße als auch das Interstitium und die Glomerula betroffen sein können. Es kommt zu Pyelonephritis, Glomerulosklerose (Morbus Kimmelstiel-Wilson), Arterio- und Arteriolosklerose.*

MERKE *40–50 % der Typ-1- und ca. 15 % der Typ-2-Diabetiker entwickeln nach 15 bis 20-jähriger Diabetesdauer eine klinisch manifeste Nephropathie. Etwa 50 % der dialysepflichtigen Patienten weisen einen Diabetes mellitus Typ 1 bzw. 2 auf.*

### *Pathogenese*

Pathogenetisch bedeutsam ist die Hyperglykämie, die als „toxisches Prinzip" u. a.

- zur Aktivierung des Sorbitstoffwechselweges (Anhäufung von Sorbit in der Zelle) führt,
- sowie eine Glykierung und Glykosidation von Proteinen, Lipoproteinen und Nukleinsäuren (AGE-Peptide [*a*dvanced *g*lycation *e*nd products]) bewirkt.

Die gesteigerte Bildung und Akkumulation von AGE-Verbindungen sind an der Entwicklung von diabetischen Spätschäden beteiligt und führen bei der Nephropathie u. a. zu Basalmembranverdickungen und Permeabilitätserhöhungen sowie Veränderungen der elektrischen Barriere in der Glomerulusbasalmembran.

In **Tab. 14.2** sind die klinischen Folgen der diabetischen Spätschäden an der Niere dargestellt. Es ist nicht bekannt, weshalb der eine Patient eine Nierenschädigung entwickelt und der andere nicht.

Als Risikofaktoren für die Entwicklung und beschleunigte Progression einer diabetischen Nephropathie sind anerkannt

- genetische Prädisposition,
- schlechte Diabetes-Einstellung,
- arterielle Hypertonie,
- hohe Eiweißzufuhr mit der Nahrung,
- Hypercholesterinämie,
- Rauchen,
- Ausmaß der Eiweißausscheidung,
- Vorhandensein einer Retinopathie,
- männliches Geschlecht.

### *Symptome*

Der Hypertonus im Stadium der Niereninsuffizienz bewirkt im Circulus vitiosus des Krankheitsverlaufes des Diabetes mellitus eine weitere Verstärkung der Niereninsuffizienz. Gleichzeitig bestehen häufig weitere chronische Komplikationen des Diabetes mellitus (S. 428 ff).

### *Diagnostik*

Nachweis der Mikroalbuminurie bzw. Albuminurie; RR-Messung (ggf. 24-Stunden-RR-Messung), Sonografie; Diagnostik weiterer Zeichen des diabetischen Spätsyndroms (z. B. Polyneuropathie, Retinopathie).

### *Therapie*

Im Stadium der Mikroalbuminurie und noch normalem Blutdruck bereits Gabe von ACE-Hemmern (nephroprotektiver Effekt von ACE-Hemmern), außerdem weiter

- Vermeidung diabetogener Antihypertensiva (z. B. Thiazide),
- schnelle und konsequente Behandlung von Pyelonephritiden oder Nephrolithiasis,

**Tab. 14.2 Stadien der diabetischen Nephropathie (GFR = glomeruläre Filtrationsrate).**

| *Stadium* | *Zeitverlauf* | *Befunde* |
|---|---|---|
| I | Diabetesbeginn bis zu 2 Jahren | RR normal, keine Mikroalbuminurie, GFR ↑, Nierenvergrößerung, reversibel unter Insulintherapie |
| II | 2–5 Jahre | GFR normal, RR normal, keine Mikroalbuminurie, Verdichtung der glomerulären Basalmembran, klinische Latenz |
| III | 5–15 Jahre | beginnende Mikroalbuminurie (30–300 mg/24 h) und RR-Erhöhung, GFR normal, beginnende Nephropathie |
| IV | 10–20 Jahre | Proteinurie (>300 mg/24 h), RR ↑ (in 60 % der Fälle), GFR ↓, klinisch manifeste Nephropathie |
| V | 15–30 Jahre | GFR ↓ (<10 ml/min), RR ↑ (in 90 % der Fälle), massive Albuminurie, Kreatinin ↑, terminale Niereninsuffizienz |

- Kontrolle von Phosphat-, Elektrolyt- und Säure-Basen-Haushalt bei zunehmender Niereninsuffizienz),
- terminale Niereninsuffizienz (S. 526 ff).

● MERKE *Zur Blutdruckeinstellung ist der ACE-Hemmer ideal oder AT1-Rezeptorantagonisten. RR-Werte unter 130/80 mmHg. Bei Vorliegen manifestierten Nephropathie < 120/80 mmHg.*

### *Prognose*

Durch konsequente Behandlung des erhöhten Blutzuckers ($HbA_{1c}$ um 6,5 %), des Hypertonus (auch des beginnenden!), Senkung des LDL -Cholesterins auf Werte < 100 mg/dl (besser < 70 mg/dl), regelmäßige körperliche Aktivität sowie der Mikroalbuminurie kann die Verschlechterung der Nierenfunktion erheblich verzögert werden.

14

## 14.10.2 Harnsäurenephropathie

Langfristig erhöhte Serumharnsäurewerte führen durch Uratablagerungen zur **chronischen Gichtnephropathie**. Assoziiert sind oft Schäden der Nierengefäße durch einen gleichzeitig bestehenden Hypertonus, eine Hyperlipidämie sowie eine diabetesbedingte Nierenläsion. Begünstigt wird die Bildung von Harnsäuresteinen neben der erhöhten Harnsäurekonzentration im Blut durch den sauren Urin-pH und durch geringe Urinvolumina. Uratsteine begünstigen darüber hinaus die Bahnung von Infekten.

Eine **akute Harnsäurenephropathie** (akute Uratniere) tritt bei lymphoproliferativen und myeloproliferativen Erkrankungen auf, wenn unter dem Einsatz von Chemotherapeutika große Mengen Harnsäure anfallen und in den Sammelrohren der Niere und den ableitenden Harnwegen ausfallen. Folge kann ein akutes Nierenversagen sein.

### *Therapie und Prophylaxe*

- Senkung des erhöhten Serumharnsäurespiegels (S. 163)
- Alkalisierung des Harns auf Werte über pH 7 (Gabe von Uralyt)
- Steigerung der Urinvolumina durch große Trinkmengen (über 2–3 l/Tag)
- ggf. Diuretika
- bei akutem Nierenversagen Einsatz der Hämodialysebehandlung

## 14.10.3 Amyloidose der Niere

Es kommt zur Ablagerung des in der Leber gebildeten Amyloids in der Niere. Die häufigste Form ist die Begleitamyloidose bei chronisch entzündlichen infektiösen (Osteomyelitis, Tuberkulose) und nichtinfektiösen Erkrankungen (chronische Polyarthritis, Kollagenosen, chronisch entzündlichen Darmerkrankungen, Tumoren). Die idiopathische Amyloidose (primäre Amyloidose) ist selten.

Durch Ablagerung des Amyloids in der Niere kann sich eine Niereninsuffizienz bilden.

### *Symptome*

Die Amyloidose manifestiert sich als Proteinurie bis hin zum nephrotischen Syndrom. Sonografisch sind die Nieren vergrößert.

Es können Hinweise auf eine Amyloidose anderer Organe bestehen (Verdickung der Zunge, Hepatomegalie, Splenomegalie, Kardiomyopathie).

### *Therapie und Prognose*

Behandlung der Grundkrankheit, eine spezifische Therapie der Amyloidose existiert nicht. Die Prognose ist ungünstig, sofern die Grundkrankheit nicht saniert werden kann.

## 14.10.4 Neoplasien und Paraproteinämie

Neoplastische Krankheiten bewirken auf vielfältige Weise glomeruläre Nierenschäden. Neben dem häufigen nephrotischen Syndrom findet sich eine membranöse Glomerulonephritis.

Ein okkultes Neoplasma liegt bei ca. 3–10 % der Patienten mit idiopathischem nephrotischem Syndrom bzw. einer membranösen Glomerulonephritis zugrunde. Karzinome der Mamma, Lunge, des Magen-Darm-Trakts sind besonders häufig. Der Morbus Hodgkin geht oft mit einem nephrotischen Syndrom auf dem Boden einer „Minimal-change-GN" einher.

Remissionen der Glomerulopathie sind durch erfolgreiche Behandlung des Tumorleidens möglich.

Glomerulopathien durch benigne monoklonale Gammopathien sind selten. Die Nierenschädigung durch ein Plasmozytom ist häufig (20–25 % aller Myelompatienten).

Neben der Amyloidose und Nephrokalzinose werden die Nieren durch Eiweißausfüllung in den Tubuli einhergehend mit Tubulusverschlüssen durch die glomerulär filtrierten monoklonalen L-Ketten (Bence-Jones-Proteine, S. 560) geschädigt.

*Diagnostik*

Nachweis von Lambda-(L-) und Kappa-Leichtketten in Serum und Urin.

● MERKE *Keine Röntgenkontrastmittel (IVP, CT)! Diese können eine weitere Schädigung der Nierenfunktion bis hin zum ANV bewirken.*

*Therapie*

Zytostatische Behandlung des Plasmozytoms, symptomatische Behandlung des nephrotischen Syndroms und der Niereninsuffizienz.

## 14.10.5 Hypertensive Nierenschäden

### Benigne Nephrosklerose

Der Hypertoniker weist in Abhängigkeit von Dauer und Schwere der arteriellen Hypertonie eine Beschleunigung der altersphysiologischen Arteriosklerose an den Nierengefäßen auf. Interlobulararterien und -arteriolen sind Prädilektionsstellen. Über eine zunächst funktionelle Engstellung dieser Gefäße kommt es zu einer Verminderung des renalen Blutflusses, wobei zunächst die GFR normal bleibt; eine Mikroalbuminurie ist jedoch frühzeitig nachweisbar.

Diese benigne Form der Nephrosklerose, die sich bei etwa 80–90 % der primären Hypertonien findet, bewirkt ihrerseits eine *„Renalisierung"* des Hochdrucks und ist darüber hinaus als Prädisposition für eine Pyelonephritis anzusehen. In **Abb. 14.10** ist eine einseitige Schrumpfniere dargestellt. Bei etwa 10 % der primären Hypertonien entwickelt sich eine Niereninsuffizienz.

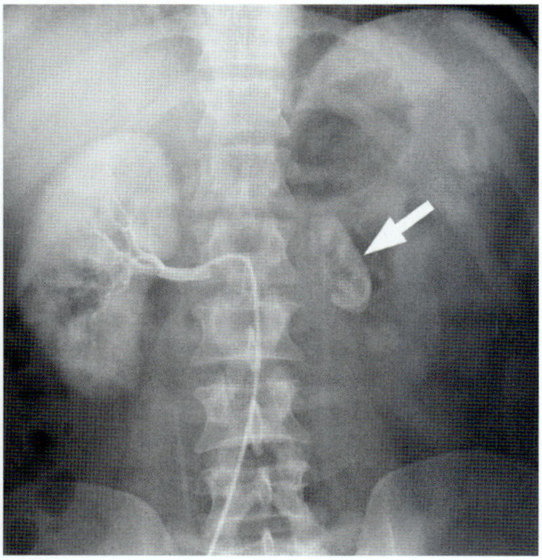

**Abb. 14.10 Schrumpfniere.** Ausgeprägte Schrumpfniere links (→) mit kompensatorischer Hypertrophie der rechten Niere.

*Diagnostik und Therapie*

Mikroalbumine bzw. Proteine, hyaline und granulierte Zylinder finden sich im Urin, Kreatinin im Serum.

Therapeutisch ist die frühzeitige Behandlung mit Antihypertensiva indiziert.

### Maligne Nephrosklerose

Die maligne Nephrosklerose ist durch das Vorliegen fibrinoider Gefäßwandnekrosen mit rasch progredientem Nierenversagen gekennzeichnet. Oft findet sich eine schwere Retinopathie. Es findet sich ein maligner Hypertonus mit einer permanent massiven Erhöhung des diastolischen Blutdrucks (oft über 130 mmHg).

*Diagnostik*

Proteinurie, Erythrozyturie, Kreatinin im Serum.

*Therapie und Prognose*

Optimale Blutdruckeinstellung durch moderne Antihypertensiva (S. 266). Unbehandelt versterben 80–90 % der Patienten nach 1 Jahr an den Folgen der Urämie. Die 5-Jahres-Überlebensrate liegt derzeit bei etwa 50 %.

## 14.10.6 Urogenitaltuberkulose

Es handelt sich um eine Tuberkulose der Harnwege und des Genitalsystems.

**Häufigkeit**: 4–5 Neuerkrankungen/100 000 Einwohner pro Jahr.

Manifestationsalter: 5.–6. Lebensjahrzehnt. Frauen erkranken geringgradig häufiger als Männer.

*Pathogenese*

Sehr häufig ist die Nieren-Tbc mit einer Lungentuberkulose assoziiert. Beide Nieren werden durch hämatogene Aussaat befallen. Folgende Stadien werden unterschieden:

- *parenchymatöses Stadium:* mit Röntgen nicht erfassbar bzw. nur minimale Unschärfen im Kelchbereich
- *kavernöses Stadium:* Kavernenbildung in den Nieren bei normaler Ausscheidungsfunktion, Obstruktionen im Bereich der ableitenden Harnwege können vorliegen.
- *Endstadium der Kittniere:* Tuberkelbakterien können deszendieren, sich auf Ureteren, Harnblase, Prostata, Samenblasen und Nebenhoden ausbreiten.

*Symptome*

Oft nur unspezifische Allgemeinsymptome, wie Abgeschlagenheit, Gewichtsabnahme und subfebrile Temperaturen.

Chronische, schmerzlose Schwellungen der Nebenhoden sollten an eine Tuberkulose denken lassen.

*Diagnostik*
Charakteristisch: sterile Leukozyturie. Nachweis von Mycobacterium tuberculosis im Urin durch PCR und Kultur.

● PFLEGE **Selbstschutz.** *Tuberkelbakterienhaltiger Urin ist hoch infektiös. Halten Sie im eigenen Interesse die Hygienevorschriften strengstens ein.*

*Therapie und Prognose*
Konsequente Behandlung mit Tuberkulostatika (Kombinationstherapie, S. 618). In der Regel Ausheilung. Operative Intervention nur noch selten erforderlich (z.B. Nephrektomie einer tuberkulösen Kittniere; Beseitigung von mechanischen Abflussbehinderungen).

Prognose: Bei frühzeitiger Diagnose und konsequenter Langzeittherapie ist eine Ausheilung möglich.

## 14.11 Schwangerschaftsnephropathien



Es wird unterschieden zwischen
- EPH-Gestose (Schwangerschaftsgestose),
- erstmaligem Auftreten von Nierenerkrankungen in der Schwangerschaft,
- vorbestehenden Nierenerkrankungen während der Schwangerschaft.

### 14.11.1 EPH-Gestose

Die EPH-Gestose ist eine Komplikation im letzten Schwangerschaftsdrittel einhergehend mit Ödemen („**e**dema"), **P**roteinurie und **H**ypertonie als Leitsymptom. Vorkommen bei ca. 3% aller Schwangerschaften.

Ursächlich besteht eine utero-plazentare Insuffizienz möglicherweise auf dem Boden von Gefäßveränderungen.

*Symptome*
Die Leitsymptome sind Hypertonus und Flüssigkeitsretention.

Mögliche Verlaufsformen:
- Pfropfgestose bei vorbestehenden Organschäden (Nephropathie, Diabetes mellitus, arterieller Hypertonus)
- Präeklampsie (Kopfschmerzen, Sehstörungen, Übelkeit, Erbrechen, Augenflimmern)
- Eklampsie (schwere tonisch-klonische Krämpfe, Bewusstlosigkeit, Zungenbiss)

*Diagnostik*
Konsequente Schwangerschaftsvorsorge, Messung von Blutdruck sowie Bestimmung von Eiweiß im Urin, besonders bei vorbestehenden Krankheiten.

*Therapie*
- Antihypertensiva (Alpha-Methyldopa, kardioselektive Beta-Rezeptorenblocker)
- Aspirin (50–100 mg)
- Antikonvulsiva
- Bettruhe und Sedierung
- Flüssigkeits- und Elektrolytbilanzierung

Diuretika sind kontraindiziert; keine ACE-Hemmer!

● MERKE *Bei nicht beherrschbarem Hochdruck bzw. Auftreten von Krämpfen muss ein Kaiserschnitt erfolgen.*

### 14.11.2 Erstmalige Nierenerkrankung und Schwangerschaft

**Akute Pyelonephritis**

Kommt bei etwa 1% aller Schwangerschaften vor; jede dritte Schwangere mit asymptomatischer Bakteriurie entwickelt eine akute Pyelonephritis.

● MERKE *Urinkontrolle bei jeder Schwangerschaftsvorsorgeuntersuchung! Jede signifikante asymptomatische Bakteriurie in der Schwangerschaft muss antibiotisch behandelt werden.*

### 14.11.3 Vorbestehende Nierenerkrankung und Schwangerschaft

Etwa 30% der Schwangeren mit vorbestehenden Nierenerkrankungen erkranken an einer Gestose. Die Gefahr der Fruchtschädigung sowie der Eklampsie ist bei fortgeschrittener Niereninsuffizienz deutlich erhöht.

● MERKE *In der Schwangerschaft kann es bei allen vorher bestehenden Nierenschäden zu einer Verschlechterung der Nierenfunktion kommen.*

Ausnahme: Bei renalem Lupus erythematodes kommt es vorübergehend in der Schwangerschaft zu einer Besserung der Nierenfunktion.

Bei präexistentem Nierenschaden und Kinderwunsch sollte nur bei normalen Retentionswerten und unauffälligem Blutdruck zu einer Schwangerschaft geraten werden.

## 14.12 Glomeruläre Krankheiten

Glomerulonephritiden sind bei Vergleich zur Pyelonephritis und zu den Harnwegsinfektionen relativ seltene Krankheiten.

Die Pathogenese glomerulärer Krankheiten ist äußerst vielfältig. Etwa 75 % aller Glomerulopathien werden durch immunologische Vorgänge ausgelöst, die idiopathisch, im Rahmen von Systemerkrankungen oder als Folge einer Infektion auftreten können. In den meisten Fällen ist die Ablagerung von Antigen-Antikörper-Komplexen in den Kapillaren und/oder im Mesangium entscheidend. Seltener werden die Kapillaren durch Antikörper gegen Bestandteile ihrer Basalmembran (z. B. Goodpasture-Syndrom) oder durch zelluläre Immunreaktionen geschädigt.

Metabolische, hereditäre oder neoplastische Erkrankungen sowie zahlreiche Medikamente führen ebenfalls zu einer Glomerulopathie. Die häufigsten Ursachen für Glomerulopathien nichtimmunologischer Genese sind der Diabetes mellitus, Amyloidose, hämolytisch-urämisches Syndrom und eine hereditäre Nephritis (Alport-Syndrom).

Da eine brauchbare Einteilung nach der Ätiologie zurzeit nicht möglich ist, lassen sich verschiedene glomerulopathische Syndrome am besten nach klinischem Bild und Verlauf unterscheiden (**Abb. 14.11**):

- akute Formen:
  - akute Glomerulonephritis
  - rasch progrediente Glomerulonephritis
- chronische Glomerulonephritis
- nephrotisches Syndrom
- asymptomatische Urinbefunde

Innerhalb der einzelnen *klinischen Syndrome* muss immer zwischen primär idiopathischen und sekundären Formen unterschieden werden. Licht-, immunfluoreszenz- und elektronenmikroskopische Untersuchungen an Nierenbioptaten liefern eine weitere Differenzierung. Allerdings korreliert die Morphologie der Glomeruli nicht streng mit der Art der klinischen Manifestation.

Typische *Folgen* von glomerulären Erkrankungen sind

- Proteinurie,
- Hämaturie,
- Verminderung der glomerulären Filtrationsrate (GFR),
- Bluthochdruck.

### 14.12.1 Glomerulonephritis (GN)

DEFINITION *Beide Nieren weisen entzündliche, meist diffuse, z. T. aber auch fokale oder segmentale Veränderungen an den Glomerula auf.*

Immunreaktionen liegen wahrscheinlich allen Formen der Glomerulonephritis auslösend zugrunde (s. **Tab. 14.3**).

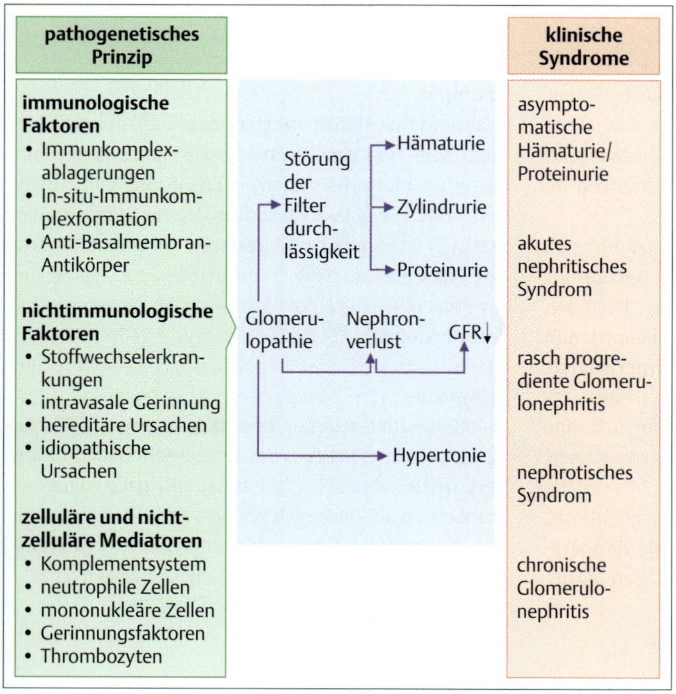


**Abb. 14.11 Glomeruläre Krankheiten.** Durch Kombination einzelner Funktionsstörungen entstehen unterschiedliche klinische Verlaufsformen (GFR = Glomeruläre Filtrationsrate).

Tab. 14.3 Ursachen einer Glomerulonephritis.

| *infektiös* | *nichtinfektiös* | *idiopathisch* |
|---|---|---|
| – Streptokokkeninfekte der oberen Luftwege (Pharyngitis, Sinusitis, Otitis media) und der Haut (Erysipel, Impetigo)<br>– infektiöse Endokarditis, Sepsis, Pneumokokkenpneumonie u. a.<br>– Viren: Hepatitis B, EBV, Mumps, Masern u. a.<br>– Parasiten: Malaria, Toxoplasmose | – Systemerkrankungen: Panarteriitis nodosa, Lupus erythematodes, Purpura Schoenlein-Henoch, Wegener'sche Granulomatose, Sklerodermie, Goodpasture-Syndrom<br>– Glomerulopathien bei Stoffwechselerkrankungen: Diabetes mellitus, Amyloidose<br>– Heredofamiliäre Glomerulopathien, z. B. Alport-Syndrom | – ohne bekannte Ursache |



## Akute, postinfektiöse Glomerulonephritis

### *Ursachen*

Diese Form umfasst ca. 85 % aller Glomerulonephritiden. Sie wird durch die Ablagerung von Immunkomplexen in der Wand der Glomerula unter Komplementverbrauch induziert.

Typischerweise tritt die akute GN als Zweiterkrankung Tage bis Wochen nach einer akuten Infektion auf. Im klassischen und häufigsten Fall geht eine Infektion mit Beta-hämolysierenden Streptokokken der Gruppe A (z. B. Angina, Scharlach, Otitis media, Erysipel) voraus. Die Streptokokken wirken als Antigen und induzieren eine Antikörperbildung. Auf dem Blutweg gelangen die Antigen-Antikörperkomplexe in den Glomerulus und führen hier über die bekannte Aktivierung der Komplementkaskade (Achtung: Komplement $C_3$ im Serum erniedrigt) zu einer Entzündung, d. h. Immunkomplexnephritis. Daneben sind weitere infektiöse Ursachen bekannt (**Tab. 14.3**).

### *Symptome*

Plötzlich auftretende Hämaturie, Proteinurie, Azotämie und Überwässerung charakterisieren das akute nephritische Syndrom. Betroffen sind überwiegend Kinder und junge Erwachsene. Männer erkranken im Verhältnis 2 : 1 häufiger als Frauen.

In schweren Fällen stellt sich eine Oligo-/Anurie ein, die Überwässerung führt bei den meist herzgesunden Patienten zunächst zu Ödemen in den Regionen mit niedrigem Gewebedruck (Periorbitalödem) und schließlich auch in den abhängigen Körperpartien. Aszites, Pleuraergüsse und Lungenödem zeigen eine schwere Verlaufsform an. Daneben kann sich eine arterielle Hypertonie, u. U. mit hypertensiven Krisen, entwickeln.

Im akuten Stadium finden sich Allgemeinsymptome, wie Fieber, Abgeschlagenheit und subfebrile Temperaturen sowie Schmerzen in der Gegend der Nierenlager.

### *Diagnostik*

**Urin:** Die Ausprägung pathologischer Urinbefunde ist bei der akuten GN sehr variabel. Die Hämaturie manifestiert sich meist durch einen fleischwasserfarbenen, in ausgeprägten Fällen schmutzig-braunen Urin.

**Mikroskopisch:** Erythrozyten-, Hämoglobin- und Zellzylinder, dysmorphe Erythrozyten, Proteinurie (ca. 2–3 g/Tag). Ein nephrotisches Syndrom entwickelt sich selten. BSG, Harnstoff und Kreatinin im Serum steigen meist nur leicht an, ASL-Titer ist nur bei maximal 50 % der Patienten erhöht und nach frühzeitiger Antibiose häufig normal.

**Serologie:** Antibasalmembran-Antikörper, ANCA, Anti-DNAse-B-Titer.

**Nierenbiopsie:** Im Normalfall bei einer akuten GN nicht erforderlich; unbedingt indiziert ist sie bei nephrotischen Verlaufsformen und bei rasch progredienter Verschlechterung der Nierenfunktion (rasch progrediente Glomerulonephritis im Anschluss an eine akute Glomerulonephritis in 2–3 % der Fälle).

### *Therapie*

Während der Akutphase stationäre Behandlung (Bettruhe, salz- und eiweißarme Kost, solange Retentionswerte im Blut erhöht sind). Bilanzierung von Flüssigkeit, tägliche Gewichtskontrollen. Behandlung von Ödemen (Diuretika), Hypertonie (Antihypertensiva) und Niereninsuffizienz (eventuell Dialyse). Später unter Penicillinschutz bei Herdverdacht Sanierung (z. B. Tonsillektomie).

### *Prognose*

Im Kindesalter seltener Übergang in chronische Nierenerkrankung, häufiger im Erwachsenenalter, besonders bei Alkoholikern. Bei anhaltend pathologischem Urinbefund sollten regelmäßige Verlaufsuntersuchungen durchgeführt werden, da schließlich ein Übergang in eine chronische Niereninsuffizienz erfolgen kann.

● FALLBEISPIEL GLOMERULONEPHRITIS *Der 68-jährige Patient A. kommt aufgrund von Erbrechen, Durchfall und Fieber bis 40 °C zur stationären Behandlung.*
*Vorerkrankungen: Dilatative Kardiomyopathie mit mittelgradig eingeschränkter linksventrikulärer Pumpfunktion; mittelgradige Mitral-und Trikuspidalinsuffizienz; permanentes Vorhofflimmern: deswegen Marcumardauertherapie.*

***Diagnostik***
***Labor:*** *CRP-Erhöhung auf 55 mg/dl (normal:< 5,8 mg/dl),keine Hämolysezeichen; Stuhl auf pathogene Keime negativ, Clostridium difficile-Toxin A+B ebenfalls negativ. Kreatinin 4,5 mg/dl, eGFR (nach MDRD-Formel berechnete glomeruläre Filtrationsrate) 10 ml/min (normal: > 90). Auch nach Ausgleich eines Volumendefizits kam es nicht zur Erholung der Nierenfunktion. Aus diesem Grund bestand daher die Indikation zur Nierenbiopsie. Histopathologischer Befund: Postinfektiöse endokapilläre diffuse proliferative Glomerulonephritis, keine extrakapillären Halbmondbildungen.*

***Therapie***
*Da auch weiterhin Müdigkeit und Mattigkeit sowie körperliche Schlappheit persistierten und die eGFR (estimated glomeruläre Filtrationsrate) < 10 ml/min war, wurde mit regelmäßigen Dialysebehandlungen (3-mal pro Woche 4 Stunden) zunächst über einen über die rechte V. jugularis interna gelegten Shaldonkatheter, später bei persistierender terminaler Niereninsuffizienz über einen über die linke V. jugularis interna gelegten Vorhofkatheter begonnen.*

***Verlauf:*** *Auch nach Ablauf von 3 Monaten besteht eine persistierende terminale Niereninsuffizienz. Eine Kontroll-Nierenbiopsie bestätigte die initiale histologische Diagnose. Da aufgrund der Histologie noch Hoffnung besteht, dass sich die Nierenfunktion wieder erholt, wurde auf die Anlage eines Shunts bisher verzichtet.*

## Rapid progressive Glomerulonephritis (RPGN)

Rasch fortschreitende, gelegentlich schleichend beginnend und teils in Schüben verlaufende akute Glomerulonephritis, die innerhalb von Wochen bis zu ca. 6 Monaten zur terminalen Niereninsuffizienz führt (Abfall der GFR > 50 % innerhalb von 3 Monaten).

**Häufigkeit**:< 1/100 000 pro Jahr

### *Ursachen und Pathogenese*

Es wird die symptomatisch auftretende Form z. B. renale Manifestation bei der Wegerner'schen Granulomatose von der idiopathischen Form der rapid progressive Glomerulonephritis unterschieden.

Immunpathogenetisch lassen sich drei Formen differenzieren:

- **Typ 1** (10–20 %) Antibasalmembran-RPNG; es finden sich Antikörper gegen die Basalmembran im Serum. Histologie: IgG und $C_3$-Komplement lassen sich in linearer Ablagerung an der Basalmembran ableiten.
  - In 70 % der Fälle mit Lungenbeteiligung (Blutungen), überwiegend bei jungen Männern (Goodpasture-Syndrom).
  - ohne Lungenbeteiligung (sehr selten)
- **Typ 2** (30–40 %) Immunkomplex-RPGN; Anlagerung von Immunkomplexen z. T. in Form von Haufen (sog. humps) an der Basalmembran; bei Purpura Schoenlein-Henoch, Lupus erythematodes (anti-DNS-Ak, Lupusnephritis), postinfektiös(Poststreptokokken).
- **Typ 3** (40–50 %) RPGN ohne Immunkomplexanlagerungen; oft ANCA-assoziiert; Vaskulitiden (Panarteriitis nodosa, Wegener'sche Granulomatose), idiopathisch.

### *Symptome und Diagnostik*

Neben dem akuten Beginn ist der fulminante Verlauf charakteristisch; innerhalb weniger Wochen kann unbehandelt eine terminale Niereninsuffizienz bei Dialysepflichtigkeit entstehen.

Neben Schwäche, Übelkeit, Erbrechen können Flankenschmerz und Hämoptysen (Goodpasture-Syndrom) auftreten. Des Weiteren finden sich Hypertonus, oft ausgeprägte Proteinurie sowie Symptome der Systemerkrankungen wie z. B. Purpura, Serositis und Arthralgien.

Diagnostik: Sonografisch sind die Nieren normal groß. Urin: dysmorphe Erythrozyten, Erythrozytenzylinder, Proteinurie. Blut: BSG, CRP, Retentionswerte, cANCA, pAnca, Komplement, zirkulierende Immunkomplexe, Anti-GBM-Antikörper. Nierenbiopsie: absolute Indikation, so früh wie möglich!

### *Therapie*

Aufgrund der Immunpathogenese ist eine hoch dosierte Immunsuppressionstherapie bestehend aus Glukokortikoiden in Kombination mit Cyclophosphamid indiziert. Des Weiteren können Methotrexat und Azathioprin eingesetzt werden. Beim Goodpasture-Syndrom werden die Autoantikörper zusätzlich mithilfe der Plasmaseparation entfernt.

### *Verlauf und Prognose*

Der frühzeitige Therapiebeginn ist für Verlauf und Prognose von entscheidender Bedeutung. Bei bereits Vorliegen einer dialysepflichtigen Niereninsuffizienz oder Verödung von mehr als 50 % der Glomeruli ist die Prognose ungünstig.

14

## Chronische Glomerulonephritis

DEFINITION *Die chronische Glomerulonephritis ist ein diffuser Entzündungsprozess der Glomeruli, der über Jahre und Jahrzehnte persistiert oder rezidiviert.*

Fortschritt bis zur terminalen Niereninsuffizienz, aber auch Stillstand ist möglich. Alle primären und sekundären Glomerulonephritiden können zur chronischen Glomerulonephritis führen **Abb. 14.12**.

### *Ursachen*

Ätiologisch werden idiopathische von sekundären Formen unterschieden; die Mehrzahl der Fälle scheint idiopathisch. Nach Elimination des schädigenden Faktors (z. B. D-Penicillin, gold- oder quecksilberhaltige Medikamente) sistierende Erkrankung, bei z. B. Streptokokken, Plasmodium falciparum oft Fortschreiten der Erkrankung. Liegt bereits eine Nierenfunktionseinschränkung vor, spielen zusätzlich, nichtimmunologische Faktoren für die weitere Progredienz der Nierenerkrankung eine Rolle.

Besondere Formen der Glomerulonephritis sind

- idiopathische Glomerulonephritis oder „minimal-change-GN" (früher Lipoidnephrose),
- fokal sklerosierende GN,
- mesangioproliferative GN,
- perimembranöse (membranöse) GN,
- membranproliferative GN.

### *Symptome*

Der Beginn der Erkrankung verläuft schleichend und macht im Frühstadium keine Beschwerden. Typischerweise wird das Bestehen eines Nierenleidens zufällig bei einer Routineuntersuchung (Musterung, Einstellungsuntersuchung, Abschluss einer Lebensversicherung) entdeckt. In seltenen Fällen findet sich sogar schon bei der Erstuntersuchung das Stadium der Urämie. Aus diagnostischen und therapeutischen Gründen wird unterschieden zwischen

- GN mit nephrotischem Syndrom,
- GN ohne nephrotisches Syndrom (oligosymptomatische GN).

Die Letztere geht mit einer rezidivierenden oder persistierenden Mikrohämaturie (auch Makrohämaturie) und/oder einfachen Proteinurie (< 2 g/Tag) einher.

Das klinische Bild geht meist auf sekundäre Folgen der chronischen Nierenschädigung zurück:

- Anämie
- Osteopathie
- Flüssigkeitsretention (Ödeme)
- Hypertonus

### *Diagnostik*

Urin: Eiweiß, Erythrozyten, Erythrozytenzylinder, Leukozyten, granulierte Zylinder, Wachs- und Fettzylinder, Bakterien.

Blut: Elektrolyte, Kreatinin bzw. Kreatinin-Clearance, Gesamteiweiß und Eiweißelektroferogramm.

Erweiterte Diagnostik: Sonogramm (**Abb. 14.13**), IVP (Achtung: Kreatininspiegel im Blut!), Nierenbiopsie, Augenhintergrund.

Differenzialdiagnose: Die bei der chronischen Glomerulonephritis führenden Symptome, wie Proteinurie, Hypertonie, Ödeme, pathologischer Sedimentbefund und Niereninsuffizienz, finden sich auch bei anderen Nierenkrankheiten, die somit differenzialdia-

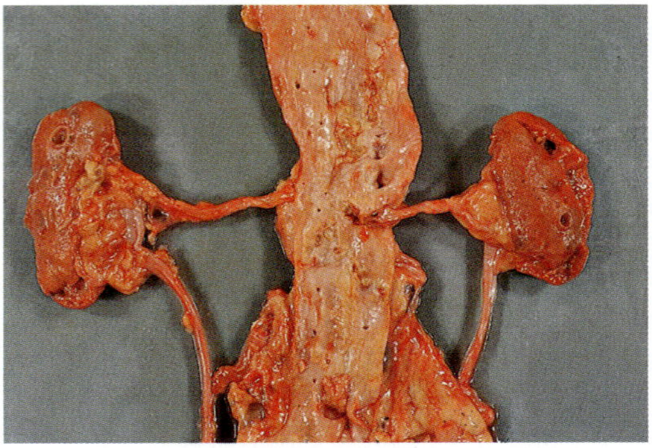

**Abb. 14.12 Chronische Glomerulonephritis.** Schrumpfnieren beidseits als Folge einer chronischen Glomerulonephritis.

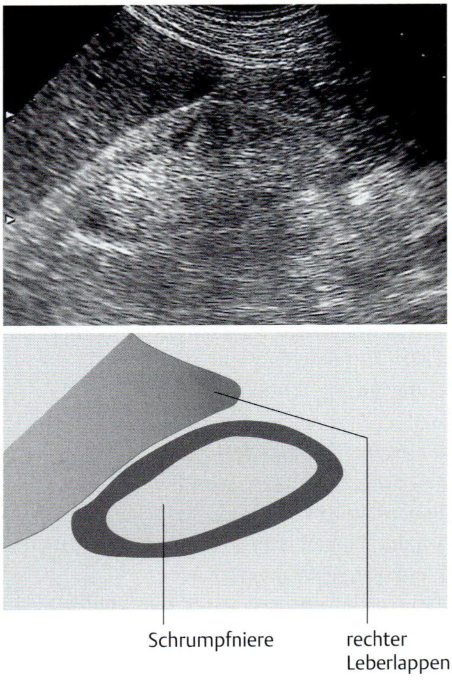


**Abb. 14.13 Chronische Glomerulonephritis.** Ultraschallbefund. Schrumpfniere bei chronischer Glomerulonephritis.

gnostisch zu berücksichtigen sind. Insbesondere sind dies chronische Pyelonephritis, Nephrosklerose, Amyloidnephrose, Myelomnieren und diabetische Glomerulosklerose.

### *Spezielle Therapie*

Allgemeine Maßnahmen: Diätetische Maßnahmen richten sich nach dem Grad der Niereninsuffizienz sowie dem Auftreten von Hypertonus und Ödemen. Wichtig ist eine ausreichende NaCl- und Flüssigkeitszufuhr, da sonst eine rasche Verschlechterung der Nierenfunktion eintreten kann. NaCl-Restriktion nur bei Hypertonus und Ödemen. Von besonderer Bedeutung ist die frühzeitige Eiweißeinschränkung, da sie das Fortschreiten der Erkrankung hemmt (ca. 0,7 g Eiweiß/kg/Tag). Wichtig ist die konsequente Therapie des Hypertonus (S. 263), auch schon im Frühstadium. Darüber hinaus Vermeidung von nephrotoxischen Substanzen (z. B. Phenacetin, Aminoglykoside).

PFLEGE ***Patienteninformation.*** *Besonders das oft als relativ harmlos angesehene Schmerz- und Fiebermittel Paracetamol wirkt nierenschädigend. Es ist frei verkäuflich und fehlt in fast keiner Hausapotheke. Raten Sie Patienten mit chronischer Glomerulonephritis unbedingt von der Einnahme ab. Betroffene können auf andere, z. T. verschreibungspflichtige Schmerzmittel ausweichen.*

Weitere therapeutische Maßnahmen sind
- Behandlung interkurrenter Infekte,
- Therapie der Herzinsuffizienz nach den allgemeinen Richtlinien unter Berücksichtigung der Nierenfunktion,
- Ausgleich von Elektrolytverschiebungen, insbesondere eines Natriummangels (dadurch Hypovolämie und Verschlechterung der Nierenfunktion; deswegen keine generelle Kochsalzrestriktion),
- Prophylaxe des sekundären Hyperparathyreoidismus (Nephrokalzinose, Nephrolithiasis) mit Phosphat bindenden Substanzen (z. B. Kalziumkarbonat, Aluminiumhydroxid), Kalziumsubstitution sowie eventuell Gabe von Vitamin D bzw. Vitamin-D-Analoga.

Von besonderer Bedeutung ist die Behandlung des Bluthochdrucks mit ACE-Hemmern: Der Ansatzpunkt für die blutdrucksenkende Wirkung dieser Medikamentengruppe ist das Angiotensin-Umwandlungsenzym (*A*ngiotensin-*K*onversions-*E*nzym = ACE). Des Weiteren fördern ACE-Hemmer die Nierendurchblutung (s. auch *R*enin-*A*ngiotensin-*A*ldosteron-*S*ystem [RAAS], S. 445). ACE-Hemmer verzögern die Progression bei z. B. diabetischer Nephropathie, aber auch bei verschiedenen Glomerulonephritiden.

Der entzündliche Nierenprozess bei idiopathischer chronischer GN lässt sich nur in wenigen Fällen durch Medikamente (Glukokortikoide, Immunsuppressiva) direkt beeinflussen.

### *Prognose*

Die Prognose ist unterschiedlich und hängt von der Größe des Nierenschadens ab. Die Chance einer Rückbildung des Schadens ist umso größer, je geringer die Veränderungen sind. Neben einer Ausheilung in bestimmten Fällen kann es in anderen Fällen zur Defektheilung kommen. Darüber hinaus ist auch ein Fortschreiten der Erkrankung bis hin zur Niereninsuffizienz möglich.

## 14.13 Nephrotisches Syndrom

DEFINITION *Das nephrotische Syndrom (Eiweißverlustniere) wird definiert, als die metabolischen und klinischen Folgen eines exzessiven Verlustes von Plasmaproteinen über den Urin.*

Das Vollbild des nephrotischen Syndroms ist charakterisiert durch
- Albuminurie (große Proteinurie > 3,5 g/Tag) und Hypoproteinämie,
- Hyperlipoproteinämie mit Erhöhung von Cholesterin und Triglyceriden,
- Ödeme (wenn Albumin im Serum < 2,5 g/dl)

### *Ursachen*

**Idiopatisches nephrotisches Syndrom** (bei idiopatischer Glomerulonephritis):
- membranöse GN (25–30 %)
- „minimal change“-GN (23–30 %)
- fokal sklerosierende GN (15–20 %)
- seltener bei anderen GN

**Nephrotisches Syndrom** (bekannte Ätiologie):
- *Glomerulonephritiden:*
  - Bakterien: Poststreptokokken-GN, Endokarditis
  - Viren: Hepatitis B, HIV, EBV
  - Protozoen: Malaria, Toxoplasmose
  - Würmer: Schistosomiasis, Filariasis
- *medikamentös-toxisch:*
  - Quecksilber- und Goldpräparate
  - Antiphlogistika, Heroin
- *Allergene:*
  - Pollen, Bienenstich
  - Neoplasmen

  - solide Tumoren (Karzinome, oder Sarkome an Lunge, Kolon, Magen, Mamma)
  - Leukämien und Lymphome (Morbus Hodgkin, Plasmozytom [Myelom])
- *Vaskulitiden und Systemerkrankungen:*
  - Lupus erythematodes
  - Panarteriitis nodosa
  - Schoenlein-Henoch-Purpura
  - Sklerodermie
  - Kryoglobulinämie
  - Amyloidose
- *verschiedene Erkrankungen:*
  - Diabetes mellitus
  - Gestose
  - schwere Herzinsuffizienz
  - Nephrosklerose

14

### Pathogenese

Die physiologische Permeabilitätsbarriere in der Wand des Glomerulus, die beim Gesunden in Abhängigkeit von Molekülgröße und -ladung nur geringe Mengen kleinerer Plasmaproteine in den Primärharn übertreten lässt, ist beim nephrotischen Syndrom erheblich geschädigt. Definitionsgemäß beträgt die Proteinurie mindestens 3,5 g/Tag (bezogen auf eine Körperoberfläche von 1,73 $m^2$). Es entsteht eine Hypoalbuminämie, da das Molekulargewicht der Albumine niedrig und die Serumkonzentration hoch ist. Durch die entstehende Hypoproteinämie kommt es zu einer Steigerung der Eiweißsynthese in der Leber, wobei sich für die einzelnen Eiweiße aufgrund ihrer unterschiedlichen glomerulären Permeabilität ein neues Gleichgewicht – eine *Dysproteinämie* – einstellt:

- Abfall von Albumin, Alpha-1- und Gamma-Globulin im Serum
- Anstieg von Beta-Globulin und Alpha-2-Globulin im Serum

Die Hypoalbuminämie führt zu einer erhöhten Flüssigkeitssequestration in das Interstitium. Die Neigung zur Ödembildung wird darüber hinaus durch Gegenregulationsmechanismen (Aktivierung des Renin-Angiotensin-Aldosteron-Systems) sowie gesteigerte ADH-Sekretion im Sinne eines Circulus vitiosus verstärkt, sodass die Ödeme häufig therapieresistent sind.

Der verminderte onkotische Druck im Plasma stimuliert auch die Produktion von Lipoproteinen in der Leber. Gleichzeitig besteht ein renaler Verlust von Lipoproteinlipasen. In der Regel sind LDL und Cholesterin erhöht, in ausgeprägten Fällen steigen auch VLDL und Triglyceride an.

Neben Albuminen gehen mit dem Urin auch andere Plasmaproteine verloren, die in wechselndem Ausmaß zu Symptomen führen können (**Tab. 14.4**). Die Proteinurie kann in Extremfällen 50 g/Tag erreichen.

### Symptome

Leitsymptome sind

- oft massive Ödeme im Bereich der Augenlider und der unteren Extremitäten,
- später oder in ausgeprägten Fällen Aszites, Pleuraergüsse, Penis- und Skrotalödeme, Anasarka (diffus generalisierte Ödemeinlagerung in allen Körperbezirken),
- Thromboseneigung (Nierenvenenthrombose, tiefe Beinvenenthrombose u. a. aufgrund renalen Verlustes an Antithrombin III),
- Infektanfälligkeit bei IgG-Mangel,
- Symptome einer Niereninsuffizienz im Verlauf der Erkrankung.

Bei nachgewiesenem AT-III-Mangel ist von einer Heparingabe keine prophylaktische oder therapeutische Wirkung zu erwarten.

PFLEGE **Patientenbeobachtung.** *Neben den Vitalzeichen werden Gewicht und Urinausscheidung bzw. Flüssigkeitsbilanz regelmäßig ermittelt und bewertet. Beobachten Sie den Patienten darüber hinaus auf erste Anzeichen von Komplikationen durch zunehmende Flüssigkeitsretention, wie Pleuraerguss, Lungen- und Hirnödem. Die Infektabwehr der betroffenen Patienten ist vermindert, weil sie über die Niere Immunglobuline verlieren. Beachten Sie Zeichen beginnender Infektionen, damit frühzeitig Antibiotika verordnet werden können. Achten Sie des Weiteren auf Symptome einer Thrombose, denn es besteht eine erhöhte Thrombosegefahr.*

### Diagnostik

Labor: Serumelektrophorese, Harnstoff, Kreatinin, Kreatinin-Clearance, Immunglobuline, Antithrombin III, Cholesterin und Triglyceride.

**Tab. 14.4 Verlust spezifischer Plasmaproteine und dessen Folgen beim nephrotischen Syndrom.**

| *Plasmaproteinverlust* | *Symptome* |
|---|---|
| Albumin | Ödemneigung; Hypokalzämie; veränderte Pharmakokinetik zahlreicher Pharmaka |
| TBG | vermindertes $T_4$: Hypothyreose |
| Vitamin-D bindendes Protein | Vitamin-D-Mangel: Hypokalzämie, sekundärer Hyperparathyreoidismus |
| Transferrin | mikrozytäre hypochrome Anämie (eisenresistent) |
| Metall bindende Proteine | Kupfer- und Zinkmangel |
| AT III | Thromboseneigung |

Urin: Proteinurie und Lipidurie (Fettkügelchen, Fettkörnchenzellen sowie Cholesterinkristalle als „Malteserkreuze"), pathologischer Sedimentbefund (hyaline und granulierte Zylinder).

Allerdings können je nach zugrunde liegender Nephropathie weitere pathologische Sedimentbefunde vorliegen (z.B. Erythrozytenzylinder). Bei der Minimalläsion („minimal-change"-GN) ist die Proteinurie selektiv (d.h. große Mengen Albumin, Globuline nur in Spuren) während bei der membranösen und membranomesangioproliferativen Glomerulonephritis und den metabolischen Ursachen des nephrotischen Syndroms alle Serumeiweißfraktionen mit dem Urin verloren gehen (nichtselektive Proteinurie). Patienten mit nichtselektiver Proteinurie sprechen schlecht auf eine Steroidtherapie an.

Neben der Sonografie der Nieren ist eine Nierenbiopsie mit Histologie unbedingt erforderlich, um zu einer genauen Diagnose und zu einem rationalen Behandlungskonzept zu kommen.

*Therapie*

*Allgemeine Maßnahmen*

- Ausschaltung der Noxe (Absetzen von Medikamenten, Behandlung des Grundleidens, z.B. Lupus erythematodes, Tumor oder chronische Entzündung kann Proteinurie beseitigen),
- NaCl-Restriktion (< 6 g NaCl/Tag),
- Eiweißzufuhr (eine mäßiggradige Eiweißrestriktion von 0,7 g Eiweiß/kg soll zu einem Rückgang der Proteinurie und einem Anstieg der Serumproteinkonzentration führen).

● MERKE *Beim nephrotischen Syndrom nur in Ausnahmefällen i.v. Albuminzufuhr! Über 90 % der zugeführten Proteine werden innerhalb von 1–2 Tagen renal wieder ausgeschieden.*

*Allgemeine Pharmakotherapie*

**Ödembehandlung:** Oft besteht Diuretikaresistenz; Gabe eines Schleifendiuretikums in steigender Dosis empfehlenswert. Bei unzureichender Wirkung Kombination aus kaliumsparenden Diuretika und Thiazid. Oft besonders wirkungsvoll: Kombination von Furosemid, Thiazid und kaliumsparendem Diuretikum (Lasix + Moduretik oder Dytide H).

● MERKE *Diuretikagabe nur unter strenger Kontrolle des Wasser- und Elektrolythaushalts. Einsatz von Humanalbumin (hyperosmolar, salzarm) als Infusion nur bei schweren, lebensbedrohlichen Ödemen.*

**Hyperlipoproteinämie:** Behandlung nur in schweren, diätetisch nicht zu beeinflussenden Formen medikamentös.

**Verminderte Infektabwehr:** Frühzeitige antibiotische Behandlung von Infekten plus Gammaglobulinsubstitution; Impfung gegen Pneumokokken und Influenzavirus.

**Erhöhte Thromboseneigung:** Gesicherte Daten über die beste Form der Thromboseprophylaxe liegen nicht vor; antithrombotische Behandlung mit niedermolekularem Heparin CS oder Marcumar. (Achtung: Die Wirkungsweise von Marcumar kann aufgrund seiner hohen Eiweißbindung mit renalem Verlust verändert sein!). Wichtig: Kompressionsstrümpfe.

Bedrohliche Komplikation des nephrotischen Syndroms ist die *Nierenvenenthrombose* einhergehend mit Flankenschmerzen, Hämaturie und Niereninsuffizienz.

**Hypertonus:** Konsequente Behandlung schon frühzeitig; ACE-Hemmer werden bevorzugt. Sie führen zu einer Senkung des glomerulären Filtrationsdrucks und wirken so zusätzlich der pathologischen Filtration von Plasmaeiweißen entgegen. Sie sind bei fortgeschrittener Niereninsuffizienz (Kreatinin-Clearance < 30 ml/min) relativ kontraindiziert.

**Immunsuppressive Therapie** nur dann, wenn Nierenfunktion noch weitgehend erhalten ist (Serumkreatinin < 2 mg/dl).

***Prognose***

Verlauf und Prognose sind abhängig von der Grundkrankheit. Beim Erwachsenen ist die Prognose weniger günstig als im Kindesalter, sodass in der Regel eine chronische Niereninsuffizienz die Folge ist. Etwa 50 % der Nephrosen im Kindesalter verlaufen relativ gutartig und hinterlassen nur geringe Dauerschäden. Bei der „minimal-change"-GN (früher: Lipoidnephrose) sind spontan oder durch Glukokortikoidtherapie eingeleitete Remissionen in ca. 80 % der Fälle bekannt.

● FALLBEISPIEL NEPHROTISCHES SYNDROM

*Seit ca. 2 Wochen bemerkt der 64-jährige Herr H. zunehmende Unterschenkelödeme. Ansonsten hat er keine körperlichen Beschwerden und auch der körperliche Untersuchungsbefund ist sonst unauffällig. Ein Hypertonus, der schon seit 8 Jahren besteht und behandelt wird, hat an Schwere nicht zugenommen (RR selbst gemessen morgens zwischen 140-und 150 mmHg). Zudem besteht seit 6 Jahren ein Diabetes mellitus Typ 2, $HbA_{1c}$-Wert: 6,3 % (normal: < 5,9 %), der mit diabetesgerechter Ernährung und viel Bewegung behandelt wird.*

***Diagnostik***

***Blutuntersuchung:*** *Kreatinin 1,0 mg/dl; Gesamteiweiß 4,9 g/dl (normal: 6,6–8,7); Gesamtcholesterin 270 mg/dl (früher ca. 220 mg/dl);*

*Urinuntersuchung:* Eiweiß positiv; zelluläres Sediment unauffällig Quantifizierung der Eiweißausscheidung im 24-Stunden-Sammelurin: 12 g/d (normal: < 0,15 g/d).

***Sonstige diagnostische Maßnahmen:*** *Nierenbiopsie und histopathologische Untersuchung (Lichtmikroskopie, Immunhistologie, Elektronenmikroskopie); Diagnose: Minimal-Change-Nephropathie.*

### *Therapie und Verlauf*

*Unter ACE-Hemmer (Ramipril), AT1-Blocker (Valsartan), Thiazid (Hydrochlorothiazid), Schleifendiuretikum (Torasemid) jetzt deutliche Rückbildung der Ödeme. Durch Gabe eines Statins (Simvastatin) Senkung des Serumcholesterins. Unter Glukokortikoidgabe (Prednisolon) in abfallender Dosierung Rückbildung der Eiweißausscheidung im Urin; jetzt schrittweise Reduzierung der Diuretika; Verschlechterung des vorbestehenden leichten Diabetes mellitus, daher nun Therapie mit Insulin.*

*Nach Ausschleichen des Glukortikoids erneuter Anstieg der Eiweißausscheidung im Urin. Wiederaufnahme der Glukortikoidtherapie in höherer Dosis, diesmal in Kombination mit Mycophenolat-Mofetil (CellCept). Prednisolon kann in dieser Kombinationstherapie auf eine niedrige Erhaltungsdosis titriert werden, ohne dass es zu einem Wiederanstieg der Eiweißausscheidung im Urin kommt. Der Diabetes mellitus ist bei geringer Prednisolon-Erhaltungsdosis jetzt gut einstellbar.*
*Zur Prophylaxe einer Pneumocystis jiroveci-Pneumonie (Achtung: Immunsuppression) wird 3-mal wöchentlich Cotrimoxazol gegeben.*
*Unter der genannten Therapie ist der Patient mit einer geringen Dosis Diuretikum ödemfrei. Ein Auslassversuch der immunsuppressiven Therapie ist nach einer Behandlungsdauer von 1–2 Jahren geplant.*

14

## 14.14 Asymptomatische Urinbefunde

DEFINITION *Es liegen Hämaturie und/oder geringe Proteinurie (< 2 g/Tag) vor, Symptome wie Hypertonie und Ödeme fehlen.*

### *Ursachen und Symptome*

Die häufigsten Ursachen sind in **Tab. 14.5** wiedergegeben. Gelegentlich stellt dieses Syndrom ein Durchgangsstadium im Verlauf verschiedener Glomerulopathien (z. B. des nephrotischen Syndroms oder der chronischen Glomerulonephritis) dar.

Die häufigste Ursache der rezidivierenden asymptomatischen glomerulären Hämaturie ist die *IgA-Nephropathie* (Berger-Nephropathie), die vorwiegend bei jungen Männern auftritt. Die Diagnose wird durch den immunfluoreszenzmikroskopischen Nachweis von diffusen IgA-Ablagerungen im Mesangium gestellt. Lichtmikroskopisch liegt meist eine diffus mesangioproliferative oder fokal und segmental proliferative Glomerulonephritis vor. Bei etwa 25–30 % der Patienten führt die IgA-Nephropathie nach 10 Jahren zum terminalen Nierenversagen.

Eine intermittierende Therapie mit Glukokortikoiden oder Breitspektrumantibiotika vermindert die Häufigkeit einer Makrohämaturie, beeinflusst den langfristigen Verlauf der Erkrankung jedoch nicht. Gelegentlich wurden eine Gliadin-Überempfindlichkeit und ein Rückgang der Eiweißausscheidung unter Gliadin-Karenz beobachtet.

Eine leichte bis mäßige isolierte Proteinurie (150 mg bis 2 g/Tag) ist ein häufig anzutreffender Befund. Die

**Tab. 14.5 Ursachen einer Hämaturie sowie Verdacht auf Hämaturie.**

| *Renale Ursachen* | *Postrenale Ursachen* | *Weitere Ursachen* |
|---|---|---|
| *Glomerulär:*<br>– Glomerulonephritis<br>– andere glomeruläre Läsionen (z. B. hereditär, stoffwechselbedingt)<br>*Nichtglomerulär:*<br>– akute interstitielle Nephritis<br>– chronische interstitielle Nephritis (u. a. Analgetikaniere)<br>– zystische Nierenerkrankungen<br>– Tumoren<br>– Gefäßmissbildungen<br>– Trauma<br>– Hyperkalzurie<br>– Hyperurikosurie | – mechanische (Steine, Stenosen der Harnwege)<br>– Ischämie (arterieller und venöser Verschluss, Papillennekrose)<br>– entzündlich (Urethritis, Zystitis, Prostatitis, Epididymitis)<br>– Tumoren (Prostata, Uroepithel)<br>– Prostatahypertrophie<br>– Fremdkörper<br>– Fehlbildungen<br>– Marschhämaturie | – Gerinnungsstörungen<br>– Pigmenturie: Hämoglobulinurie, Megaglobulinurie, Porphyrie, Nahrungsmittel (rote Bete, Rhabarber), Medikamente<br>– vaginal<br>– artifizielle Blutbeimengung |

nur bei aufrechter Körperhaltung auftretende orthostatische Proteinurie hat keinen eigentlichen Krankheitswert und verschwindet oft spontan. Bei einer **konstanten** und von der Körperhaltung unabhängigen **nicht nephrotischen Proteinurie** bestehen hingegen häufig strukturelle Veränderungen an den Glomeruli. Die Prognose ist gut, solange die Eiweißausscheidung unter 2 g/Tag liegt. In diesen Fällen wird wegen der fehlenden therapeutischen Konsequenz in der Regel auf eine Nierenbiopsie verzichtet.

***Therapie***

Die asymptomatische Proteinurie und/oder Hämaturie ist naturgemäß häufig ein Zufallsbefund. Dementsprechend sollte die Diagnostik intensiv, jedoch möglichst wenig invasiv sein. Von besonderer Bedeutung ist, dass prognostisch ungünstige Erkrankungen, wie z. B. Tumorleiden, ausgeschlossen werden.

Die Therapie erfolgt in Abhängigkeit von Diagnose und Klinik.

## 14.15 Angeborene anatomische Anomalien (Fehlbildungen)

**Agenesie.** Eine Niere, oft die linke, fehlt anlagemäßig; die verbleibende Niere ist hypertrophiert.

● MERKE *Vor einer Nephrektomie muss immer überprüft werden, ob beide Nieren vorhanden sind.*

**Hufeisenniere.** Beide Nieren sind durch Nieren- oder Bindegewebe miteinander verbunden (**Abb. 14.7b**). Gleichzeitig können Missbildungen des Nierenbecken-Harnleiter-Systems bestehen.

**Ektopie.** Durch Verlagerung der Niere in das Becken ist der Harnleiter oft verkürzt, sodass bei Ureterverlegung Aufstau des Harnes die Folge sein kann.

**Nephroptose („Wanderniere“).** In Abhängigkeit von der Körperlage kommt es zu einer Positionsveränderung der Niere. Beim aufrechten Stehen sinkt diese von der normalen Lage in das kleine Becken ab. In extremen Fällen können Ureterabknickungen die Folge sein.

14

## 14.16 Zystische Veränderungen der Niere

Bei den zystischen Veränderungen der Niere wird unterschieden zwischen

- Zystennieren (polyzystischen Nieren),
- Markschwammniere und
- Nierenzysten (solitär und multipel).

### 14.16.1 Zystennieren

Hier unterscheidet man zwischen

- autosomal-rezessiver polyzystischer Nephropathie (kindliche Zystennieren),
- zystischen Nierendysplasien (Auftreten im Kindesalter) und
- autosomal-dominanter polyzystischer Nephropathie (polyzystische Nierenerkrankung des Erwachsenen).

#### Polyzystische Nierenerkrankung des Erwachsenen

Sie ist die häufigste hereditäre Nierenerkrankung: Inzidenz 1 : 1 000 bis 1 : 5 000 in der Allgemeinbevölkerung („*a*dult *p*olycystic *k*idney *d*isease“, ADPKD, (**Abb. 14.14**).

Manifestationsalter liegt zwischen der 3. und 5. Lebensdekade, < 10 % einseitig, > 90 % doppelseitig, Zysten bis mehrere Zentimeter im Durchmesser.

8 % aller Dialysepflichtigen sind betroffen. Zysten können gleichzeitig in Leber (40–50 %) sowie Milz,

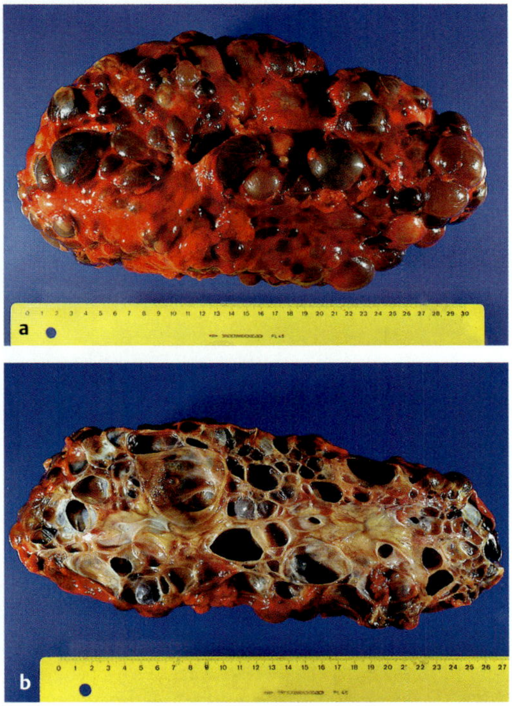


**Abb. 14.14 Polyzystische Niere. a** Oberflächendarstellung, **b** Schnittfläche.

Pankreas, Lungen, Ovarien, Hoden, Nebenhoden, Schilddrüse bestehen. Bis zu 50% der Patienten haben gleichzeitig intrakranielle Aneurysmen.

### *Symptome*

Makrohämaturieepisoden (Zystenruptur), eventuell Flankenschmerzen, außerdem klinische Zeichen der Nephrolithiasis sowie Harnwegsinfektionen (einhergehend mit Infizierung der Zysten, Nierenabszesse), Hypertonus.

Diagnostik: Pathologisches Harnsediment (Proteinurie, Erythrozyturie), arterieller Hypertonus. Bildgebende Verfahren (Sonografie) sichern die Diagnose (**Abb. 14.15**).

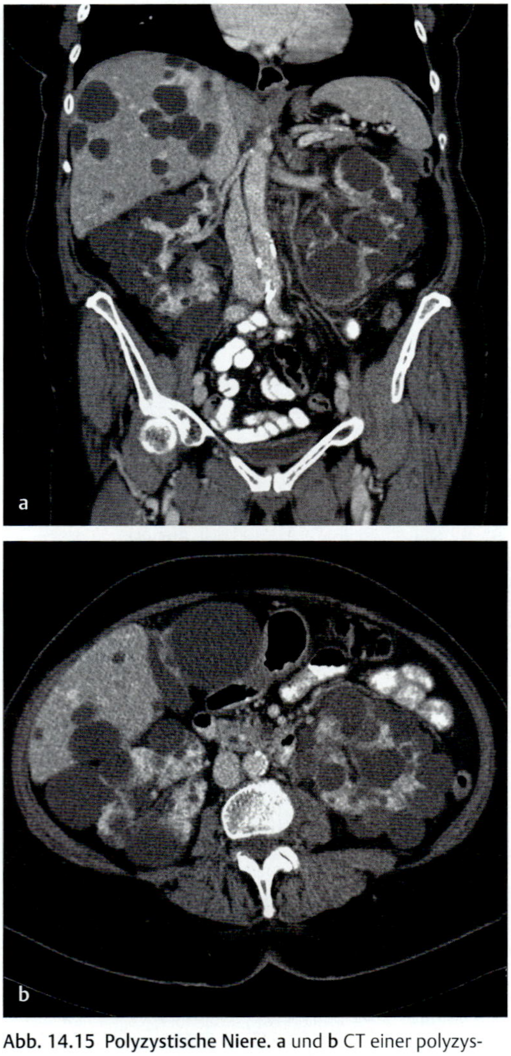


**Abb. 14.15 Polyzystische Niere. a** und **b** CT einer polyzystischen Nierenerkrankung des Erwachsenen; es bestehen gleichzeitig zahlreiche Zysten in der Leber.

### *Therapie*

Nur symptomatisch: Behandlung des Hypertonus und der Niereninsuffizienz; ggf. laparoskopische Zystotomie zur Schonung des Nierengewebes.

Wichtig: genetische Beratung.

### *Prognose*

Niereninsuffizienz zwischen dem 40. und 60. Lebensjahr; es besteht die Gefahr der Aneurysmablutung (insbesondere bei arterieller Hypertonie).

## 14.16.2 Markschwammniere

Meist sporadisches Auftreten. Es besteht eine angeborene zystische Erweiterung der terminalen Sammelröhrchen in der Nähe der Papillenspitze, in den ektatischen Tubuli kann es zu Konkrementbildungen kommen.

Symptome: Koliken, Hämaturie, ggf. Pyelonephritis. Diagnostik: Urinsediment, Sonografie und Urografie.

Therapie erfolgt nur symptomatisch. Prognose: Von größter Bedeutung sind Konkrementbildung und Infektionen; sonst keine Einschränkung der Lebenserwartung.

## 14.16.3 Nierenzysten

Auftreten praktisch nie vor dem 30. Lebensjahr. Mit zunehmendem Alter häufiger (bei ca. 20% der über 60-Jährigen). Nierenzysten können solitär, multipel, ein- oder beidseitig vorkommen. Meist werden sie als symptomloser Zufallsbefund bei Ultraschalluntersuchungen entdeckt.

### *Symptome*

Große Zysten können durch Verdrängung Rückenschmerzen und abdominelle Beschwerden hervorrufen; des Weiteren kann es zu Polyglobulie kommen. Eine maligne Entartung ist extrem selten. Das gemeinsame Auftreten mit Hämangioblastomen des Zerebellum (Lindau-Krankheit) oder der Retina (Hippel-Lindau-Krankheit) ist äußerst selten.

### *Differenzialdiagnose*

Abgrenzung zystische Dilatation der Kelchhälse, Hämatom, Hämangiom, tuberkulöse Kavernen, Echinococcus-Zysten, alte Abszesshöhlen und Dermoidzysten.

### *Diagnostik und Therapie*

Sonografie (**Abb. 14.16**); bei Verdacht auf maligne Entartung Zytologie.

Therapie:

- keine Behandlung bei symptomlosen Zysten
- operative Entfernung der Zyste bei Auftreten von Komplikationen
- Verödung der Zyste bzw. Zysten durch z. B. Instillation von Alkohol

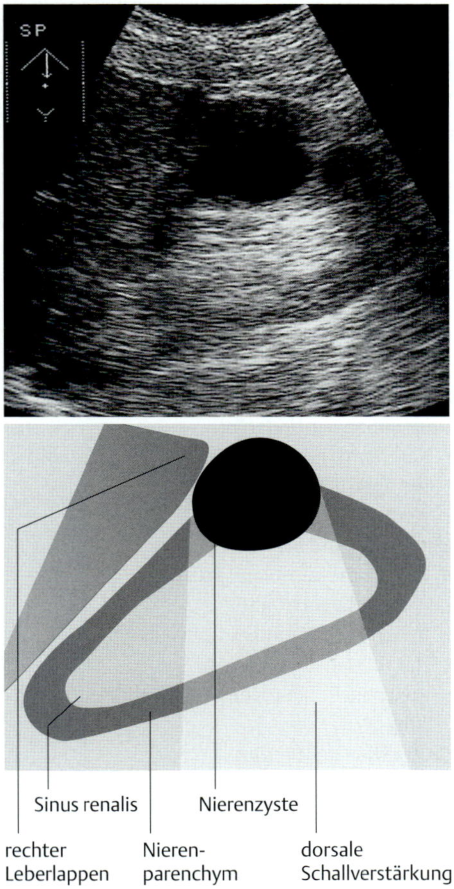


**Abb. 14.16 Nierenzyste.** Typische echoarme (= schwarze) Darstellung der Zyste mit dorsaler Schallverstärkung.

## 14.17 Akutes Nierenversagen (ANV)

DEFINITION *Hier handelt es sich um eine plötzlich auftretende, meist reversible Niereninsuffizienz einhergehend mit einem Rückgang der Urinmenge unter 500 ml bzw. 200 ml Urin/Tag. Die Folge ist ein Anstieg der harnpflichtigen Substanzen im Blut (Azotämie).*

### *Häufigkeit*

Die Häufigkeit eines nicht dialysepflichtigen ANV liegt wesentlich höher als das eines dialysepflichtigen ANV.

Nach den zugrunde liegenden Pathomechanismen wird unterschieden zwischen prärenalen, renalen und postrenalen Formen des akuten Nierenversagens. Etwa 60 % der Patienten mit akuten Nierenversagen sind der prärenalen Form zuzuordnen.

### *Ursachen des akuten prärenalen, renalen und postrenalen Nierenversagens*

**Akute prärenale Niereninsuffizienz** (prärenale Zirkulationsstörung mit renaler Hypoperfusion):

- Hypovolämie (Dehydrierung, Blut-, Plasmaverluste)
- Hypotension (toxisch [z. B. bei Sepsis], immunologischer Schock, Elektrolytverschiebungen)
- kardiale Insuffizienz (z. B. Herzinfarkt mit Schock)
- hepatorenales Syndrom (renale Vasokonstriktion)

**Akute renale Niereninsuffizienz** (akute renale Nierenschädigung)(35 %):

- glomeruläre Nierenerkrankungen (z. B. akute GN, Schoenlein-Henoch-Purpura)
- vaskuläre Nierenerkrankungen (z. B. Eklampsie, Kollagenosen, Verschluss der Nierenarterien und -venen beidseits)

- tubulointerstitielle Nierenerkrankungen (z. B. akute Pyelonephritis, akute interstitielle Nephritis)
- toxische Ursachen:
  - endogene Toxine (Rhabdomyolyse [„Crush-Niere] bei Trauma, Drogenabusus u. a., Leberinsuffizienz),
  - exogene Toxine (Medikamente wie NSAR, Aminoglykoside, Zytostatika, ACE-Hemmer; Schwermetalle wie Gold, Quecksilber, Blei; Pilzvergiftungen, Schlangengifte, Röntgenkontrastmittel)
- immunologische Ursachen:
  - Transfusionszwischenfälle
  - anaphylaktische allergische Reaktionen

**Akute postrenale Niereninsuffizienz** (5 %):
- *Obstruktion der Ureteren:*
  - Karzinom (Harnblase, Zervix, Rektosigmoid u. a.)
  - retroperitonale Lymphome
  - retroperitonale Fibrose
- *Obstruktion des Blasenausganges:*
  - Karzinom (Harnblase, Prostata)
  - Prostatahypertrophie
  - Infektion (Schleimhautschwellung!)
  - Harnblasenstein, Koagel
  - funktionell: neurogene Blasenentleerungsstörung
- *Obstruktion der Urethra:*
  - Phimose
  - Striktur
  - Tumor

## 14.17.1 Prärenales ANV

Beim prärenalen ANV ist die Azotämie schnell reversibel, wenn die zugrunde liegende Ursache zeitgerecht behoben werden kann, bevor eine Tubulusnekrose auftritt (funktionelles prärenales ANV). Sonst droht als Folge der anhaltenden Ischämie eine Nekrose der Tubulus-Epithelzellen (ischämisches ANV, Schockniere). Dieses ANV ist allerdings erst nach Tagen bis Wochen rückbildungsfähig.

In Analogie zum ischämischen ANV liegt auch dem toxischen ANV eine Schädigung der Tubulusepithelien zugrunde. Das Nierenversagen ist meist reversibel und kann ohne bleibende Funktionsstörung ausheilen.

Oft handelt es sich nur um ein flüchtiges Schockgeschehen.

## 14.17.2 Renales ANV

Etwa 1–2 % der Fälle mit ANV machen die primär renoparenchymatösen Erkrankungen aus. Besonders die rapid progressive Glomerulonephritis, die idiopathisch oder im Rahmen von Systemerkrankungen auftritt, und die akute interstitielle Nephritis (Hanta-Virus-Infektion, S. 505) lösen ein ANV aus. Der Übergang in ein irreversibles chronisches Nierenversagen ist oft nicht zu verhindern. Eine intrarenale Obstruktion kann durch die Bildung von Kristallen (Urate, Oxalate) und durch Leichtketten (z. B. Plasmozytom) in den Tubuli hervorgerufen werden.

## 14.17.3 Postrenales ANV

Eine bilaterale Obstruktion in den ableitenden Harnwegen kann zur akuten kompletten Anurie mit Abfall der glomerulären Filtrationsrate führen. Die häufigsten auslösenden Ursachen sind Prostataerkrankungen, gynäkologische Tumoren sowie Konkremente.

### *Symptome des ANV*

Leitsymptom ist die Oligo-/Anurie. Der Ablauf in vier Stadien ist für das ANV charakteristisch:
1. Initial- bzw. Schädigungsphase (Stunden bis Tage je nach Grundkrankheit)
2. oligo-/anurische Phase (Dauer 2 Tage bis 9 Monate, in der Regel 10 Tage); im Vordergrund stehen Störungen des Wasser-, Elektrolyt- und Säure-Basen-Haushaltes
3. polyurische Phase (Erholungsphase, Dauer ca. 3 Wochen), als Ausdruck der Regeneration des Tubulusapparates finden sich täglich steigende Urinmengen (ca. 5 l und mehr, Abfall der Nierenretentionswerte)
4. Restitutionsphase (Dauer Monate bis ca. 2 Jahre); nicht immer komplett, Defektheilung ist möglich

### *Komplikationen*

- Überwässerung: Kann einhergehen mit Lungenödem („fluid lung“, **Abb. 14.17**), Hypertonie, Herzinsuffizienz, peripheren Ödemen.

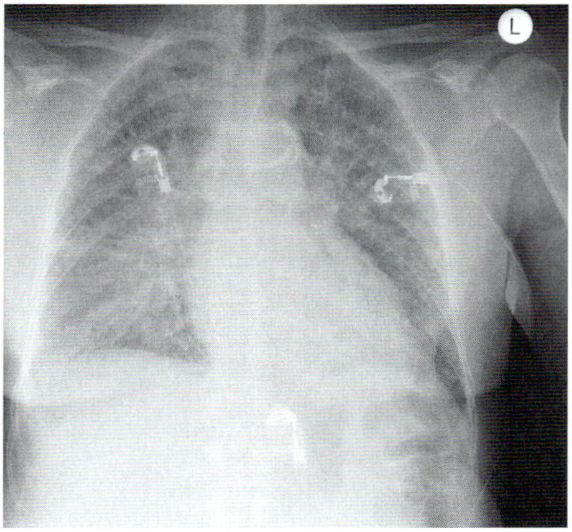


**Abb. 14.17 Fluid lung.** Charakteristische Schmetterlingsform der Lunge durch Überwässerung bei akutem Nierenversagen.

- Hyperkaliämie einhergehend mit Herzrhythmusstörungen, Hyperphosphatämie, Hypokalzämie, Hypermagnesämie, metabolischer Azidose.
- urämische Perikarditis
- gastrointestinale Symptome (Stressulkus einschließlich Blutungen, urämische Gastroenteritis)
- zentralnervöse Symptome (Steigerung der neuromuskulären Erregbarkeit)
- Infektanfälligkeit (Infektionen sind die häufigste Todesursache beim ANV)
- Anämie, Thrombozytopenie, ggf. Leukozytose

### *Diagnostik, Differenzialdiagnose*

Wesentlich sind die eingehende Anamnese sowie die körperliche Untersuchung. Dabei auf Hinweise für vorbestehende Nierenschäden, disponierende Erkrankungen, Medikamenteneinnahme, vorangegangene Anwendung von Röntgenkontrastmittel usw. achten. Besonders zu beachten sind

- bei Verdacht auf postrenales ANV:
  - plötzliche Anurie mit Koliken,
  - Prüfung des Füllungszustandes der Harnblase (Palpation, Katheterisierung, Sonogramm),
  - Ausschluss eines Nierenhohlraumaufstaus (Sonogramm);
- bei Verdacht auf prärenales ANV:
  - Prüfung von RR, Pulsfrequenz und Qualität, Hautturgor, Füllungszustand der Halsvenen,
  - Das funktionelle prärenale ANV ist durch den Nachweis erhaltener Tubulusfunktionen zu erkennen (Urinnatriumkonzentration < 20 mmol/l; Urinosmolarität > 500 mosmol/kg).

Bei begründetem Verdacht auf ein ANV wird neben einer engmaschigen Kontrolle der Nierenwerte und Elektrolyte im Blut Urinausscheidung stündlich dokumentiert.

Entscheidend für die therapeutischen Konsequenzen ist die rasche exakte Feststellung der Ursache des akuten ANV. Sämtliche Untersuchungsverfahren werden in Abhängigkeit vom klinischen Bild eingesetzt. Bei Hinweisen auf einen glomerulären Schädigungstyp kann die *Nierenbiopsie* prognostisch und therapeutisch weiterhelfen. Man sollte sie jedoch erst einsetzen nach Ausschöpfung sämtlicher diagnostischer Maßnahmen sowie einige Tage nach dem akuten Ereignis.

### *Therapie*

Im Vordergrund steht zunächst die Beseitigung der auslösenden Ursachen. Wichtig ist der Ausschluss einer postrenalen Niereninsuffizienz. So kann z. B. das Anlegen eines Blasenkatheters bei Prostatahypertrophie zur schnellen Erholung der Nierenfunktion führen.

Bei akuter interstitieller Nephritis Absetzen des auslösenden Medikamentes.

Bei funktionellem prärenalen ANV Behebung des Kreislaufschocks bzw. des Volumenmangels.

PFLEGE ***Patientenbeobachtung.*** *Im Vordergrund steht die stündliche Messung der Urinmenge. Wichtig sind ebenso die Messung des ZVD, die tägliche Flüssigkeitsbilanzierung und Gewichtskontrolle. Engmaschige Kontrollen von Blutdruck, Puls, Körpertemperatur, Atmung und Bewusstsein dienen der Früherkennung von möglichen Komplikationen bei ANV, wie Infektionen Hypertonie, Herzrhythmusstörungen, Lungenödem, Hirnödem und Urämie.*

***Essen und trinken.*** *Die Flüssigkeitszufuhr richtet sich ungefähr nach der Ausscheidung am Vortag. Die Nahrung muss in der oligo-/anurischen Phase kalium-, natrium- und eiweißarm sein. Sie muss jedoch ausreichend Kalorien enthalten, damit der Patient nicht in eine katabole (eiweißabbauende) Stoffwechsellage gerät, was die Niere zusätzlich belasten würde. Wird der Patient hämodialysiert, ist die Diät etwas lockerer. In der polyurischen Phase soll der Patient viel trinken, um den massiven Flüssigkeitsverlust auszugleichen. Das Essen ist jetzt reich an Kalium und Natrium; der Eiweißgehalt wird hingegen langsam gesteigert.*

Beim manifesten ANV ergeben sich die **Allgemeinmaßnahmen** aus dem Verlust der exkretorischen renalen Funktionen: Bei oligo-/anurischem Verlauf steht die Behandlung des gestörten Wasser-, Elektrolyt- und Säure-Basen-Haushaltes im Vordergrund. Durch die Gabe von Schleifendiuretika (Furosemid bis zu 2 g/Tag), Mannitol und/oder Dopamin (2–4 µg/kg Körpergewicht/min) kann versucht werden, das oligurische Nierenversagen in ein nichtoligurisches zu überführen und dadurch die Aufrechterhaltung der Volumen- und Elektrolythomöostase zu erleichtern. Wird die Oligurie nicht durchbrochen, sind diese Therapieversuche abzubrechen, im polyurischen Stadium sind die teils massiven renalen Elektrolytverluste besonders zu beachten.

**Ernährung**: Mindestens 100 g KH; Katabolismus so niedrig wie möglich halten, um den Anfall harnpflichtiger Stoffe zu reduzieren. Kalorienzufuhr: 35–40 kcal/kg/Tag.

Medikamente müssen entsprechend der Niereninsuffizienz niedriger dosiert werden (z. B. Antibiotika, Digitalis). Kontrolle der Blutspiegel der Medikamente.

Die Therapie ist durch Bilanzierung des Stundenurins und die engmaschige Kontrolle von Gewicht, ZVD und Laborwerten zu überwachen. Bei bedrohlicher Hyperkaliämie, medikamentös nicht beherrschbarer Überwässerung mit drohendem Lungenödem (sowie Hirnödem, urämische Perikarditis) und Harnstoffwerten > 100 ml/dl besteht die Indikation zur **Hämodialyse**.

### *Prognose*

Die Prognose ist abhängig von der Schwere der Grundkrankheit bzw. deren rascher Entdeckung und rascher Therapie. Die Gesamtletalität beträgt ca. 50 %.

## 14.18 Chronische Niereninsuffizienz (CNI) und Urämie

DEFINITION *Fortschreitende irreversible Abnahme der glomerulären Filtrationsrate durch Verlust funktionsfähiger Nephrone auf dem Boden unterschiedlicher Nierenerkrankungen.*

### *Häufigkeit*

Die Häufigkeit der dialysepflichtigen chronischen Niereninsuffizienz beträgt ca. 120 Fälle/1 Million Einwohner pro Jahr.



### *Ursachen*

Die wesentlichen Ursachen der chronischen Niereninsuffizienz sind in (**Tab. 14.6**) aufgeführt. Die einzelnen Grundkrankheiten führen unterschiedlich schnell zu einem kontinuierlichen Abfall der GFR bzw. zur terminalen Niereninsuffizienz. Die Symptome der Grundkrankheit treten mit zunehmender Entwicklung der Niereninsuffizienz in den Hintergrund. Die uniforme urämische Symptomatik beherrscht das klinische Bild: Der Patient durchläuft dabei charakteristische Stadien, bis schließlich – oft nach Jahren bis Jahrzehnten – eine terminale Niereninsuffizienz mit der Notwendigkeit zur Nierenersatztherapie folgt.

**Tab. 14.6 Ursachen der chronischen Niereninsuffizienz.**

| *Ursache* | *Häufigkeit* |
|---|---|
| diabetische Nephropathie | ca. 40 %, zunehmende Tendenz |
| chronische Glomerulonephritis | ca. 20 % |
| chronische Pyelonephritis/ interstitielle Nephritis | ca. 15 % |
| polyzystische Nephropathie | ca. 8 % |
| Analgetikanephropathie | ca. 5 % |
| vaskuläre Nephropathie (atheromatös/Hypertensiv) | ca. 5 % |
| Systemerkrankungen | ca. 4 % |
| Sonstige | ca. 3 % |

Im Stadium der *vollen Kompensation* bestehen keinerlei klinische Symptome bei einer Abnahme der GFR um 50 % (Kreatinin-Clearance ca. 50 ml/min). Eine akute Nierenfunktionsverschlechterung kann allerdings durch z. B. Volumenmangel oder nephrotoxische Medikamente entstehen.

*Stadien der chronischen Niereninsuffizienz*

1. Stadium der vollen Kompensation
2. Stadium der kompensierten Retention:
   - beginnende Niereninsuffizienz (Kreatinin < 3 mg/dl)
   - fortgeschrittene Niereninsuffizienz (Kreatinin 3–6 mg/dl)
3. präterminale Niereninsuffizienz (Kreatinin > 7 mg/dl)
4. terminale Niereninsuffizienz (Urämie, Kreatinin > 10 mg/dl)

Die National Kidney Foundation (NKF) teilt die chronische Niereninsuffizienz mithilfe der GFR in fünf Stadien ein (**Tab. 14.7**).

Im Stadium der *kompensierten Retention* besteht durch den weiteren Verlust funktionsfähiger Nephrone ein weiterer Anstieg der überwiegend glomerulär filtrierten Substanzen Kreatinin und Harnstoff im Blut bei klinischer Symptomfreiheit (Azotämie).

**Tab. 14.7 Stadien der chronische Niereninsuffizienz (National Kidney Foundation).**

| *Stadium* | *GFR (ml/min/1,73 m²)* | *Stadienbeschreibung* |
|---|---|---|
| 1 | über 89 | Nierenerkrankung mit normaler Nierenfunktion (mit Proteinurie) sonst als Normalbefund zu werten (ohne Proteinurie) |
| 2 | 60–89 | Nierenerkrankung mit milder Funktionseinschränkung (mit Proteinurie), ohne Proteinurie nur milde Funktionseinschränkung |
| 3 | 30–59 | Nierenerkrankung mit moderater Funktionseinschränkung |
| 4 | 15–29 | Nierenerkrankung mit schwerer Funktionseinschränkung |
| 5 | unter 15 | chronisches Nierenversagen |

Die klinischen Zeichen der *Urämie* treten bei fortschreitendem Nierenparenchymuntergang (GFR < 10 ml/min) auf. Es kommt zu einem Anstieg von Kalium, Phosphat im Blut sowie zur metabolischen Azidose. Die urämischen Symptome sind durch konservative Therapiemaßnahmen beherrschbar.

Bei terminaler Niereninsuffizienz (Urämie, GFR < 5 ml/min) muss eine Nierenersatztherapie (Hämodialyse) durchgeführt werden.

Die Symptome der **Urämie** entstehen durch

- Ausfall der *exkretorischen* Nierenfunktion: Abnahme von GFR → Anstieg der harnpflichtigen Substanzen sowie der tubulären Leistungen → Retention von Wasser, Natrium, Kalium, sauren Valenzen, Phosphat und Kumulation hypothetischer Urämietoxine.
- Störung der *inkretorischen* Nierenfunktion: verminderte Erythropoetinsynthese sowie verminderte Bildung von 1,25-$(OH)_2$-$D_3$ (sekundärer Hyperparathyreoidismus, S. 463).

### *Symptome*

Im Vollbild der terminalen Niereninsuffizienz ist die Funktion aller Organe gestört:

- Herz-Kreislauf-System: Hypertonie, Herzinsuffizienz, Perikarditis, periphere Ödeme
- Lunge: „fluid lung", Pleuritis, Lungenödem, Pneumonie
- blutbildendes System: Anämie, hämorrhagische Diathese (Petechien, Ekchymosen), Leukozytose
- Magen-Darm-Trakt: Übelkeit, Erbrechen, Durchfälle, Gastritis, Blutungen, urämische Gastroenteritis
- zentrales Nervensystem: Kopfschmerz, Übererregbarkeit des neuromuskulären Systems, Wesensveränderungen, Somnolenz, Koma
- peripheres Nervensystem: Polyneuropathie
- Elektrolyt- und Wasserhaushalt: Hypo- oder Hyperkaliämie, Hypokalzämie, Hyperphosphatämie, Hypermagnesiämie, Hyponatriämie, Überwässerung
- Säure-Basen-Haushalt: renale Azidose
- Knochen: Osteomalazie und Ostitis fibrosa (urämische Osteopathie)
- endokrines System: Hypogonadismus, Hyperparathyreoidismus
- Haut: blass, trocken, schuppig, Juckreiz, Café-au-lait-Farbe, urämisches Hautkolorit
- Foetor urämicus

### *Diagnostik*

Einige Nierenerkrankungen verlaufen symptomarm über Jahre und Jahrzehnte; dann erfolgt oft ein schneller Übergang in die terminale Niereninsuffizienz. **Wichtig** ist die Abgrenzung gegen eine akute Niereninsuffizienz durch u. a. Anamnese sowie z. B. sonografisch (in der Regel kleine Nieren). Große Nieren bei der CNI lenken den Verdacht auf Amyloidniere, Plasmozytomniere, maligne Nephrosklerose, diabetische Glomerulosklerose.

*Im Blut:* Harnstoff, Kreatinin, Elektrolyte, pH (metabolische Azidose). Urin: Eiweiße, Sedimente, bakteriologische Untersuchungen.

● MERKE *Intravenöses Urogramm ersetzen durch andere bildgebende Verfahren (Sonogramm, CT, Kernspintogramm). Gefahr der weiteren Nierenschädigung durch potenziell nephrotoxische Kontrastmittel!*

### *Therapie*

Sie ist sehr vielfältig und besteht aus folgenden Komponenten:

- Behandlung der Grundkrankheit
- konsequente Antibiose bei Pyelonephritis
- Beseitigung von Harnwegsobstruktion bzw. eines Refluxes
- Weglassen von Analgetika (s. Analgetikanephropathie, S. 506),
- immunsuppressive Therapie bei Glomerulonephritiden oder Kollagenosen
- konsequente antihypertensive Behandlung
- normnahe BZ-Einstellung bei Diabetes mellitus
- Korrektur von Wasser-, Elektrolyt- und Säure-Basen-Haushalt, regelmäßige Elektrolyt- sowie Gewichtskontrollen, Messung des Urinvolumens
- bei Hyperkaliämie: kaliumarme Diät, ggf. Ionenaustauscher oral (z. B. Resonium), keine Kalium sparenden Diuretika!
- Diät: Kochsalzrestriktion bei Ödem, Reduktion der tierischen Eiweißzufuhr auf ca. 0,6–0,8 g/kg/Tag (allerdings umstritten!)
- Behandlung der renalen Anämie: Erythropoetin (z. B. Erypo ca. 3-mal 40 IE/kg s.c. pro Woche)
- Prophylaxe und Behandlung der renalen Osteopathie (Verminderung der Phosphatabsorption durch verminderte Zufuhr sowie Gabe von Phosphatbindern (z. B. Ca-Acetat-Nephro 3-mal 1 bis 3-mal 3 Tabl. täglich, Substitution von aktivem Vitamin D, ggf. Kalziumsubstitution)
- Dosisreduktion renal eliminierter Medikamente (z. B. Herzglykoside, Vermeidung nephrotoxischer Medikamente)
- rechtzeitiges Abbrechen der konservativen Therapie und Einleitung einer Dialysebehandlung durch rechtzeitige Anlage einer Cimino-Fistel oder eines Peritonealdialysekatheters
- Behandlung des urämischen Pruritus mit selektiver UV-Fototherapie

MERKE *Die Impfung gegen Hepatitis B ist bei dialysepflichtigen Menschen besonders wichtig.*

PFLEGE ***Aspekte der Pflege.*** *Die Einhaltung der strengen Diätvorschriften stellt die betroffenen Menschen meist vor große Probleme. Es ist daher sehr wichtig, dass auch die Angehörigen die Diätregeln kennen und den Patienten unterstützen können.*

*Menschen mit (prä)terminaler Niereninsuffizienz werden von Pflegenden oft als fordernde, „schwierige" Patienten erlebt. Machen Sie sich die Zwänge und den enormen Leidensdruck, unter denen diese Menschen stehen, bewusst: Ihr Leben kreist oft nur noch um Serumkalium, Urinmenge und Diät. Da es sich um eine chronische Erkrankung handelt, besteht keine Aussicht auf Besserung. Auch der Gedanke an die bevorstehende Dialysepflicht bedrückt häufig die Stimmung.*

## 14.19 Dialyse und Transplantation



DEFINITION *Die Dialysebehandlung ist eine Nierenersatztherapie bei terminaler Niereninsuffizienz (Serumkreatinin > 10 mg/dl).*

Man unterscheidet die chronische Dialyse durch extrakorporale *Hämodialyse* (HD) von der *Peritonealdialyse* (PD), bei der drei Varianten bestehen:

- CAPD: kontinuierliche ambulante PD
- NIDP: nächtliche intermittierende PD
- CCPD: kontinuierliche zyklische PD

Die Blutreinigungsverfahren werden auch beim akuten Nierenversagen eingesetzt.

Weitere Blutreinigungsverfahren sind die *Hämofiltration* mit zwei Varianten (kontinuierliche arteriovenöse Hämofiltration (CAVH) und kontinuierliche venovenöse Hämofiltration (CVVH) und die *Hämodiafiltration*, bei der die Filtrationsvorgänge im Glomerulum nachgeahmt werden; hierbei wird das physiologische Druckgefälle zwischen Arterien und Venen ausgenutzt (CAVH: kontinuierliche arteriovenöse Hämofiltration). Bei der kontinuierlichen venovenösen Hämofiltration (CVVH) wird eine Pumpe benutzt. Die Hämodiafiltration kombiniert die Vorteile der Hämodialyse mit denen der Hämofiltration.

**Ziel** der Dialysebehandlung ist es, die exkretorische Nierenfunktion zu ersetzen. Funktionsprinzip ist die Entfernung unerwünschter Stoffe aus dem Körper durch Diffusion an einer semipermeablen Membran. Der Teilchenfluss ist der Konzentrationsdifferenz und der Größe der Austauschfläche direkt proportional.

WISSEN *Die Niere war eines der Organe, dessen Transplantation schon sehr früh wissenschaftlich untersucht wurde. Bereits 1902 hatten Ullman und Carell erste Experimente gemacht. 1950 konnte in Chicago bei einer Frau eine Niere erfolgreich transplantiert werden. Die Patientin überlebte, bis ihre verbleibende Restniere ihre Funktion wieder aufnahm. In Freiburg wurde 1954 als erster Vorläufer der modernen Hämodialyse eine künstliche Niere getestet.*

### Hämodialyse

Das am häufigsten angewendete dauerhafte Dialyseverfahren ist die Hämodialyse (85 %)(**Abb. 14.18**). Die operativ angelegte arteriovenöse Verbindung (meist Cimino-Shunt) kann u. U. jahrelang wiederholt punktiert werden. Das Blut wird über eine Rollenpumpe zum Dialysator geleitet. Dieser besteht meist aus Kapillaren, welche innen von Blut durchströmt und außen gegenläufig von *Dialysat* umflossen werden. Die semipermeable Membran der Kapillaren erlaubt den Durchtritt von Substanzen (harnpflichtige Stoffe, Flüssigkeit, niedermolekulare Substanzen) bis zu einem Molekulargewicht von 1 000–2 000. Das Dialysat ist eine Lösung, deren Elektrolytzusammensetzung der des normalen Blutplasmas gleicht.

In der Regel werden drei Dialysebehandlungen von je 3–8 Stunden Dauer pro Woche im Dialysezentrum oder zu Hause (Heimdialyse) durchgeführt.

PFLEGE ***Sicherheit.*** *Schonen Sie die Shunt-Gefäße, indem Sie an dem Arm, an dem der Shunt liegt, keine Blutdruckmessungen oder Blutentnahmen vornehmen. Achten Sie darauf, dass die Kleidung den Arm nicht abschnürt.*

### Peritonealdialyse

Bei der Peritonealdialyse bietet das Peritoneum eine ausreichende Austauschfläche (ca. 1 m²) als natürliche semipermeable Dialysemembran an (**Abb. 14.19**).

Es besteht der Vorteil, dass keine künstliche Blutverbindung mit der Notwendigkeit der Antikoagulation geschaffen werden muss. Über einen Peritonealverweilkatheter wird kontinuierlich oder intermittierend Dialysat (eine dem Elektrolytgehalt des Serums angepasste kaliumfreie Glukoselösung) in die Bauchhöhle gegeben. Bei der CAPD werden ca. 2–2,5 l Dialysat in die Bauchhöhle infundiert und nach 4–6 Stunden durch frisches Dialysat ersetzt. Es sind ca. 4–5 Beutelwechsel mit der o. g. Dialysatmenge pro Tag notwendig. Zwischendurch bleibt der Katheter abgeklemmt und der Patient kann sich völlig frei bewegen. Ein we-

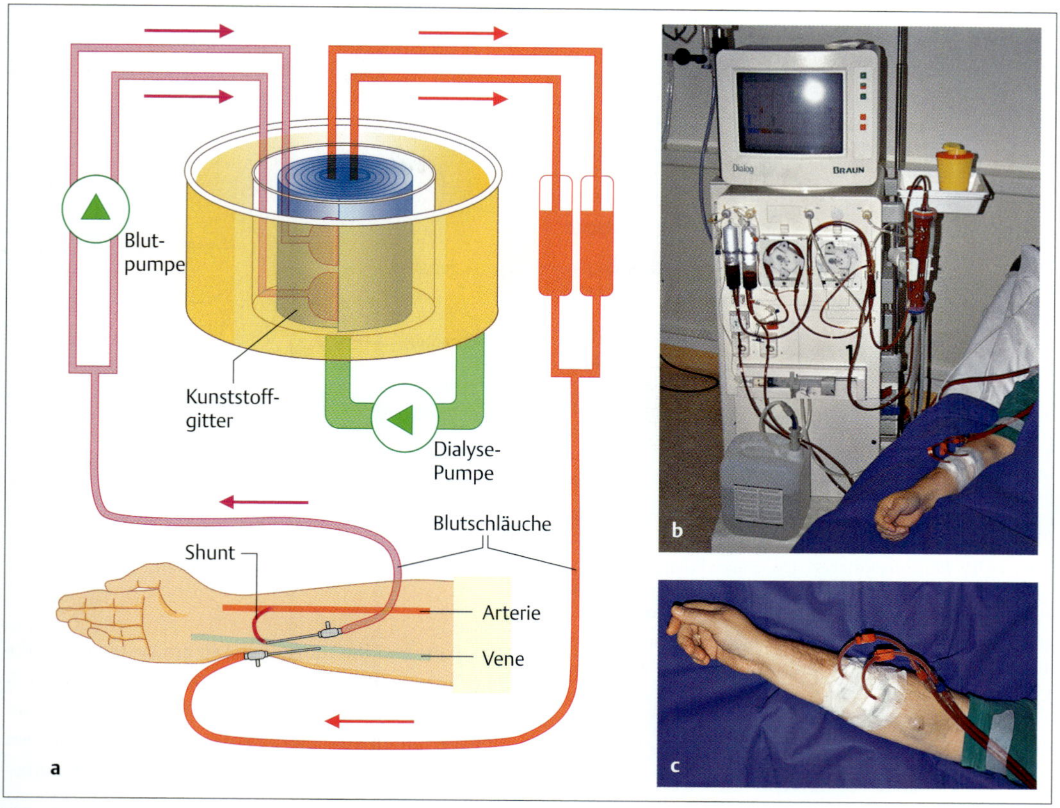


**Abb. 14.18 Hämodialyse. a** Das mit harnpflichtigen Stoffen belastete Blut wird mithilfe einer Pumpe durch den Dialysator geleitet. Dabei strömt das Blut durch flache, breite Schläuche, die um einen Kern gewickelt sind („Spulendialysator"). Das Kunststoffgitter zwischen den Schlauchlagen wird von der Waschlösung (Dialysat) durchströmt. Beim Kontakt mit der Waschflüssigkeit dient die Haut der Schläuche als Membran, über die die harnpflichtigen Substanzen aus dem Blut in das Dialysat übertreten. Das gereinigte Blut fließt in den Körper zurück. Der Shunt zwischen Vene und Arterie sorgt für raschen Blutfluss bei Entnahme und Rückführung. **b** Dialysegerät. **c** Shunt mit zu- und ableitendem Schenkel.

sentlicher Nachteil besteht im gehäuften Auftreten von Bauchhöhlenentzündungen.

### *Komplikationen der Dialyse*

Dialysekomplikationen sind

- Thrombosen,
- Blutungen,
- Infektionen,
- Sepsis am Shunt,
- vermehrte Hepatitisgefährdung (daher aktive Schutzimpfung gegen Hepatitis B, Achtung: Hepatitis C),
- Polyneuropathie,
- Perikarditis,
- Amyloidose bei Kumulation von Beta-2-Mikroglobulin (Karpaltunnelsyndrom, Amyloidarthropathie),
- psychische Probleme (Dialyseschicksal).

### *Prognose*

Erfolg und Prognose einer Dialysebehandlung werden stark durch Alter, Grundkrankheit und Begleiterkrankungen des Patienten beeinflusst. Generell haben Diabetiker eine schlechtere Prognose als Nichtdiabetiker. Die 10-Jahres-Überlebensrate bei Heimdialyse beträgt 55 %.

Weitere *Blutreinigungsverfahren*, die zur Elimination bestimmter Stoffe aus der Blutbahn eingesetzt werden, sind z. B.

- Hämoperfusion (Stoffelimination durch Absorption granulierter Absorbenzien, die mit dem Blut perfundiert sind) und
- Plasmapherese (unspezifisches Verfahren des Plasmaaustausches zur Entfernung von z. B. Antikörpern, zirkulierenden Immunkomplexen sowie Mediatoren des Immun- und Entzündungsgeschehens) bei Goodpasture-Syndrom, Myasthenia gravis, Guillain-Barre-Syndrom, hämolytisch-urämisches Syndrom (HUS). Gleichzeitig wird frisches Plasma (FFP) substituiert.

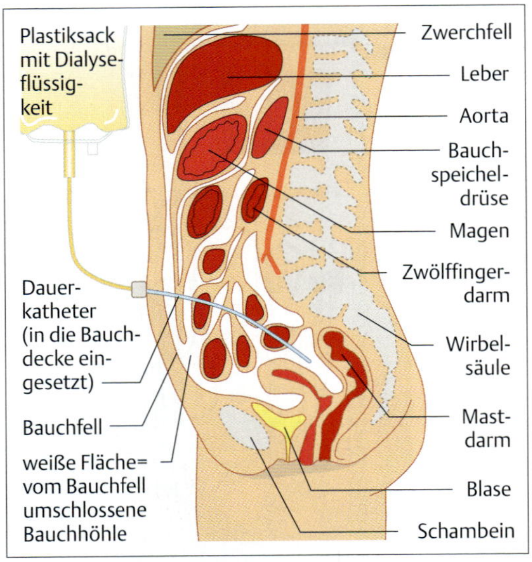


**Abb. 14.19 Peritonealdialyse.** Die Dialyseflüssigkeit wird über einen Dauerkatheter in die Bauchhöhle infundiert. Über das von zahlreichen Blutgefäßen durchsetzte Peritoneum treten die harnpflichtigen Substanzen in die Reinigungsflüssigkeit über. Nach 6–8 Stunden wird das Dialysat aus dem Körper abgelassen.

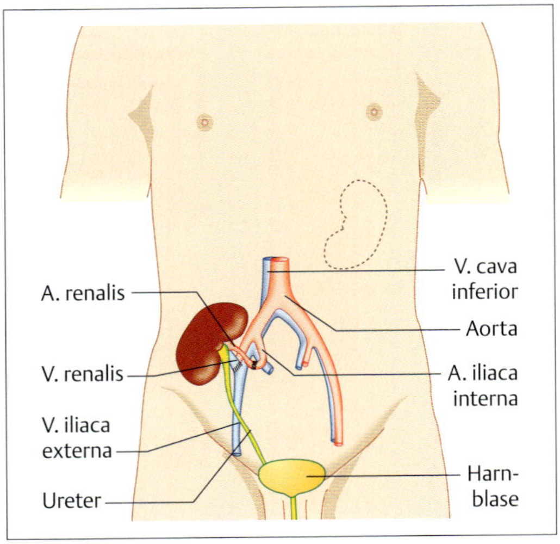


**Abb. 14.20 Nierentransplantation.** Schema der in die Fossa iliaca implantierten Niere und der anastomosierten Gefäße; der Ureter wird in die Harnblase implantiert.

## 14.19.1 Nierentransplantation (NTX)

Die erfolgreiche Nierentransplantation ist das „natürliche" Nierenersatzverfahren bei terminaler Niereninsuffizienz und schafft eine deutlich bessere Lebensqualität als jede Form der Dialysebehandlung. Sie sollte daher bei Patienten mit CNI in jedem Falle angestrebt werden. Etwa 30–40% der CNI-Patienten sind für die Nierentransplantation geeignet.

*Kontraindikationen* sind

- schwerste Kardiopulmonalerkrankung,
- Malignome,
- chronische Infektionen (z.B. Tbc, HIV-Infektion),
- schwere akute Infektionen (z.B. Endokarditis, Peritonitis bei PD, Pneumonie),
- Psychosen,
- biologisches Alter > 55–60 Jahre,
- Alkohol- oder Drogenabhängigkeit.

Die Spenderorgane stammen von Angehörigen (Lebendspender) oder häufiger von Verstorbenen (Leichennieren) und werden in die Fossa iliaca implantiert und mit den Vasa iliaca anastomosiert. Der Ureter der Transplantatniere wird in die Harnblase des Empfängers implantiert.

Sämtliche Patienten, die für eine Nierentransplantation vorgesehen sind, werden im **Eurotransplantatzentrum** in Leiden/Niederlande registriert. Zentren für Regionen außerhalb von Eurotransplant sind Scandia-, Balt- und UK-Transplant. Der am besten geeignete Empfänger wird in Abhängigkeit von Histokompatibilität und Priorität festgelegt; aufgrund moderner Perfusionsverfahren können die Nieren frisch Verstorbener bis zu 48 Stunden vor einer Transplantation aufbewahrt werden.

Wichtig: *Vor* Transplantation: Impfschutz gegen Tetanus, Diphtherie, Polio, Hepatitis B, Pneumokokken, Influenza. *Nach* Transplantation: Infektionsprophylaxe gegen Pneumocystis jirovecii, ggf. gegen CMV.

Die Erfolgsaussichten auf ein Überleben des Transplantats sind umso größer, je mehr sich das „immunologische Gesicht" von Spender und Empfänger gleicht. Neben der Identität des AB0-Blutgruppensystems wird eine weitgehende Übereinstimmung der Transplantationsantigene HLA-A, -B und -D angestrebt.

### *Prophylaxe der Abstoßungsreaktion*

Immunsuppression mit Cyclosporin A (Kontrolle der Serumspiegel), Tacrolimus, Mycophenolat-Mofetil und ggf. Kombination mit Glukokortikoiden und Azathioprin. Des Weiteren werden Proliferationshemmer wie z.B. Sirolimus und Everolimus eingesetzt.

Bei akuter Abstoßungsreaktion: hoch dosiert Glukokortikoide.

### *Komplikation nach Transplantation*

- postoperative Komplikation, z.B. Blutungen, Thrombosen
- Abstoßung des Transplantats: allgemeines Krankheitsgefühl, Abgeschlagenheit, Fieber, Verminderung der Urinmenge, Anstieg des Kreatinins im Serum und Rückgang der Kreatinin-Clearance

- Folgen der Immunsuppression: Leuko- und Thrombozytopenie, vermehrte Infektanfälligkeit (Zytomegalie- und Herpesviren, Sepsis, Tuberkulose, Pilzinfektionen)
- Nebenwirkungen der Glukokortikoide
- toxische Nierenschädigung durch Cyclosporin
- im Transplantat Wiederaufflackern der vorbestehenden Nierenerkrankung, z. B. Glomerulonephritis

PFLEGE ***Sinn finden.*** *Von allen Transplantatempfängern (von hirntoten Spendern) zeigen diejenigen mit Nierentransplantaten die geringsten psychischen Komplikationen aufgrund des neuen, fremden Organs – im Gegensatz zu Herztransplantatempfängern. Eine mögliche Erklärung hierfür ist, dass die Nierentransplantatempfänger vor der Transplantation eine enorm lange Leidenszeit durchlebt haben und sich intensiver mit dem Gedanken an eine Organübertragung auseinandergesetzt haben.*

FALLBEISPIEL NIERENTRANSPLANTATION *Vor 14 Jahren erkrankte Herr M. (69 Jahre) an einer chronischen Glomerulonephritis. Seit dieser Zeit wurde eine Hämodialysebehandlung durchgeführt. Vor 8 Jahren entwickelte sich ein tertiärer Hyperparathyreodismus (S. 463); woraufhin eine Parathyreoidektomie mit Reimplantation eines Epithelkörperchens in den rechten Unterarm sowie eine Hemithyreoidektomie links durchgeführt wurden.*
*Vor 6 Jahren erfolgte eine post-mortem-Nierentransplantation. Der 38-jährige Spender starb bei einem Autounfall an einer Subarachnoidalblutung. Die Niere wurde über Eurotransplant vermittelt. Es bestand eine kalte Ischämiezeit von 38 Stunden (KIZ: Das ist die Zeit, von der Entnahme aus dem Spenderkörper und gleichzeitig der Zeitraum von Beginn der Kälteperfusion bis zum Beginn der Transplantation der Spenderniere in die Fossa iliaca des Empfängers und die Anastomosierung mit den Blutgefäßen zwischen Spender und Empfänger). Das Transplantat wird in dieser Zeit auf 4 °C bis 8 ° gekühlt. Die warme Ischämiezeit (WIZ) wird definiert als der Zeitraum von dem Einbringen in die Fossa iliaca und der Anastomosierung von Spender -und Empfängerarterien und -venen, sodass die Nierendurchblutung gewährleistet ist. Bei Herrn M. betrug dieser Zeitraum 41 Minuten.*
*Die HLA Mismatches betrugen 0-1-1 (waren somit gut kompatibel). Der CMV-Status des Spenders negativ, der des Empfängers positiv. Postoperativ bestand sehr bald eine sehr gute Diurese der Transplantatniere; in den durchgeführten Farbduplexsonografien zeigte sich eine homogene und gute Organperfusion, so dass Herr M. am zweiten postoperativen Tag auf die Normalstation verlegt wurde. In der darauf folgenden Nacht kam es zu einer Episode mir einer ventrikulären Tachykardie einhergehend mit pektanginösen Beschwerden. Bei Z. n. Myokardinfarkt vor 20 Jahren wurde der Patient unter der Annahme einer ischämischen Genese heparinisiert und mit Amiodaron aufgesättigt, die Beschwerdesymptomatik verschwand.*
*Vor der geplanten Herzkatheteruntersuchung wurde 10 Tage nach der Transplantation eine Nierenpunktion durchgeführt und eine Abstoßungsreaktion ausgeschlossen. Die Koronarangiografie wiederum 6 Tage später ergab einen proximalen Verschluss des Ramus interventricularis anterior, Plaqueablagerung im Ramus circumflexus und eine peripher hochgradige Stenose der rechten Koronararterie. Dieser Befund war nicht interventionspflichtig, sodass Herr M. konservativ behandelt wurde. Bei den duplexsonografischen Kontrollen waren auch 3 Wochen nach Transplantation gute Durchblutungswerte nachweisbar; es zeigte sich jedoch am Oberpol der transplantierten Niere eine Lymphozele. Diese wurde mit einer Drainage versehen und täglich mit 2 Ampullen Doxycyclin gespült. Die Lymphozele war rückläufig. Die Serumkreatininwerte waren bei sehr guter Ausscheidung stets stabil.*
*Nach Entfernung der Lymphozelendrainage wurde Herr M. 6½ Wochen nach der Transplantation in die hausärztliche Betreuung entlassen.*
*Weitere Therapie -und Behandlungsvorschläge:*
- *Prograf 1 mg 3-0-3 (Ziel 10-12 µg/l)*
- *Cell Cept 500 mg 1-0-1*
- *Decortin H 12, 5 mg 1-0-0*
- *L-Thyroxin 25 µg 1-0-0*
- *Pantozol 40 1-0-0*
- *Ampho Moronal Pip 1-1-1-1*
- *Allopurinol 100 mg 0-0-1*
- *Amaryl 3 mg 1-0-0*
- *Concor 5 mg 1-0-1*
- *Bayotensin 10 1-0-1*
- *Lasix 40 mg 1-0-0*
- *ASS 100 mg 0-1-0*
- *Locol 40 mg 0-0-1*
- *Esidrix 20 mg 1-0-0*
- *Kalinor Brause 1-0-0*

***Jetziger Befund:*** *69-jähriger Patient in gutem EZ und AZ, wach, orientiert, Orthopnoe, RR 150/90. Puls 68/min. Regelmäßige Herzaktionen, vesikuläres Atemgeräusch über beide Lungen, Abdomen weich ohne Druckschmerz. Narbe reizlos, keine peripheren Ödeme.*
*Herr M. stellt sich zur jährlichen Untersuchung beim Nephrologen vor. Das Vorkreatinin beträgt 1,5 mg/dl. Herr M. beklagt morgendlichen Durchfall von ca. 1-mal pro Woche, Wechseln zwischen wässriger und weicher Konsistenz. Blutdruckwerte zu Hause um 130/70 mmHg, keine Ödemnachweise. Keine Angina pectoris-Beschwerden, keine Claudicatio intermittens. Es besteht eine leichte Dyspnoe beim Treppensteigen nach vier Etagen. Bei Miktion keine Dysurie, hellklarer Urin, Appetit gut, Gewicht aktuell 70 kg bei 1,73 m Körpergröße, kein Nikotin.*

***Diagnostik***
***Labor jetzt:*** *Kreatinin 1,64 mg/dl, Harnstoff 59 mg/dl, GFR 44 ml/min., CRP 0,5 mg/dl, Leukozyten 5410/µl, Hb 11,11 g/dl, Thrombozyten 256 000 µl, Cholesterin 89 mg/dl, Triglyceride 83 mg/dl, HDL 27 mg/dl, LDL 40 mg/dl. Urinstatus und Urinsediment sind unauffällig, keine relevante Proteinurie. $HbA_{1c}$ 5,7 %, Tacrolimus 8,9 µg/l.*

***Sonografie der Niere:*** *Transplantatniere in Focca iliaca rechts, normgroß mit 10,3 × 4,6 cm, Parenchym 8 mm breit, im oberen Drittel mit 1,2 ×0,8×1,3 cm, parapelvin V. a. lokalen Aufstau, DD Raumforderung mit 0,7 × 0,8 × 0,9 cm. Regelrechte Perfusion. Eigennieren beidseits bei Luftüberlagerung nicht abgrenzbar. (Z. n. Lymhozele vor 6 Jahren)*

***Beurteilung***

*Bei **Z. n. Transplantation vor 6 Jahren** besteht jetzt eine stabile Nierenfunktion mit einem Kreatinin von 1,6 mg/dl und einer GFR von 44 ml/min. Urinstatus und Sediment unauffällig, Duplexsonografie regelrecht. Der Tacrolimusspiegel liegt mit 8,9 µg/l oberhalb des Zielbereiches, sodass eine Dosisreduktion sinnvoll ist. Prograf sollte in der Dosis von 1 mg morgens und 0,5 mg abends mit dem Ziel eines Tacrolimusspiegels von 4–6 µg/l verordnet werden. Als weitere Behandlung von Hypertonus und Diabetes mellitus und Hypercholesterinämie wurden Bisoprolol, Ramipril Komp., Locol, Amaryl 3 mg ½/Tag sowie L-Thyroxin 25 µg 1 × 1/Tag und Allopurinol 100 mg 1 × 1 abends empfohlen. Darüber hinaus sollte aufgrund der anamnestischen Angaben von Gewichtsverlust und Diarrhö eine gastroenterologische Hohlraumdiagnostik bezüglich Infektion oder Tumor durchgeführt werden. Ein Zusammenhang mit der Gabe von Cell Cept erscheint unwahrscheinlich, da die Diarrhöen erst seit einem halben Jahr bestehen.*

14

## 14.20 Nierensteinleiden

DEFINITION *Im weiteren Sinne versteht man hierunter nicht nur Harnsteine im Bereich der Hohlsysteme der Nieren, sondern auch der ableitenden Harnwege. Synonym: Nephrolithiasis, Urolithiasis.*

***Häufigkeit***

Ca. 5 % der Bevölkerung sind betroffen, Männer 2- bis 3-mal häufiger als Frauen. Die Rezidivhäufigkeit beträgt 20–50 %.

MERKE *Die Erkrankungsinzidenz hängt eng zusammen mit der Zufuhr an tierischem Eiweiß und stieg somit mit der Zunahme des Lebensstandards an.*

***Pathogenese***

Das Vorhandensein ***prädisponierender*** Faktoren begünstigt das Entstehen von Nierensteinen und Ausfällung von Salzen aus übersättigter Lösung:

- vermehrte Ausscheidung von Kalzium (primärer Hyperparathyreoidismus, S. 461), Oxalat, Phosphat, Harnsäure
- verminderte Ausscheidung von die Steinbildung hemmenden (inhibitorischen) Substanzen (Zink, Zitrat, Magnesium, Pyrophosphat, saure Mukopolysaccharide)
- verminderte Urinvolumina
- veränderter Urin-pH: saurer Urin (5,5) begünstigt die Entstehung von Uratsteinen, alkalischer Urin (pH > 7,0) von Phosphatsteinen
- Urinstase begünstigt Harnwegsinfektionen, die ihrerseits die Steinbildung fördern; Fremdkörper stellen einen Steinnukleus dar,
- bereits vorhandene „Steinkeime" begünstigen die Neuentstehung (Steinrezidive)

Der Zusammensetzung nach werden unterschieden

- kalziumhaltige Steine in 70–80 % der Gesamtfälle, in $^2/_3$ der Fälle Kalziumoxalat, in $^1/_3$ der Fälle Kalziumphosphat,
- Harnsäure-(Urat-)Steine (5–15 %); Uratsteine sieht man im Röntgenbild nicht,
- Struvit-(Infekt-)Steine 10–15 %; überwiegend bei Frauen, entstehen bei Harnwegsinfekten mit Ureasebildnern (Proteus u. a.),
- Zystin- und Xanthinsteine (< 2 %).

***Symptome und Komplikationen***

Durch vermehrten Einsatz bildgebender Verfahren (v. a. Sonografie) werden zunehmend asymptomatische Nierenkonkremente entdeckt. Die klinischen Zeichen sind abhängig von der Größe, Form und Lokalisation des Nierensteines und damit sehr vielgestaltig. Es finden sich ziehende, stechende Schmerzen oder dumpfer Druck im Bereich der Nierenlager, fast regelmäßig Mikrohämaturie, selten Makrohämaturie. Die Nierenkolik geht einher mit wellenförmig krampfartig wiederkehrenden stärksten Schmerzen im seitlichen Unterbauch oder im Rücken; die Schmerzen strahlen je nach Lokalisation des Steines im Bereich der Nieren oder im Verlauf der Harnleiter in die Leiste oder in die Genitalregion aus. Vegetative Begleitsymptome sind Schweißausbrüche, Übelkeit, Erbrechen. Gelegentlich kann ein Subileus bis hin zum Ileus auftreten.

Häufigste **Komplikation** ist der Harnwegsinfekt. Wichtig ist auch an eine **Urosepsis** zu denken! Das weitere Vorgehen ist abhängig von dem Ergebnis der Steinanalyse.

### *Differenzialdiagnose*

Neben der akuten Pyelonephritis, Tumoren, Tuberkulose, Infarzierungen der Nieren, Blutgerinnsel in den ableitenden Harnwegen kommt jede Form des akuten Abdomens differenzialdiagnostisch in Betracht.

### *Diagnostik*

Urin: Mittelstrahlurin mit Keimzahl und Resistenzbestimmung, Sediment; Serum: Elektrolyte (Kalzium!), Harnsäure, Kreatinin. Bildgebende Verfahren: Sonografie und Röntgenuntersuchung (Abdomenübersichtsaufnahme [80% der Steine sind röntgendicht], i.v.-Urogramm); die CT ist hilfreich bei Nachweis von Uratkonkrementen (**Abb. 14.21**).

● PFLEGE ***Patientenbeobachtung.*** *Geben Sie Patienten mit Nierenkolik einen Urinsammelbehälter, der oben mit einem Sieb oder mit Gaze versehen ist. Der Patient soll nur durch das Sieb bzw. die Gaze Wasser lassen, damit deutlich wird, wenn Steine abgehen. So gewonnene Steine werden auf ihre Zusammensetzung hin chemisch untersucht.*

### *Therapie*

In ca. 80% der Fälle handelt es sich um abgangsfähige Konkremente, die konservativ behandelt werden. Bei nicht spontan abgangsfähigen Steinen können verschiedene Behandlungsmethoden eingesetzt werden:

- extrakorporale Stoßwellenlithotripsie (ESWL)



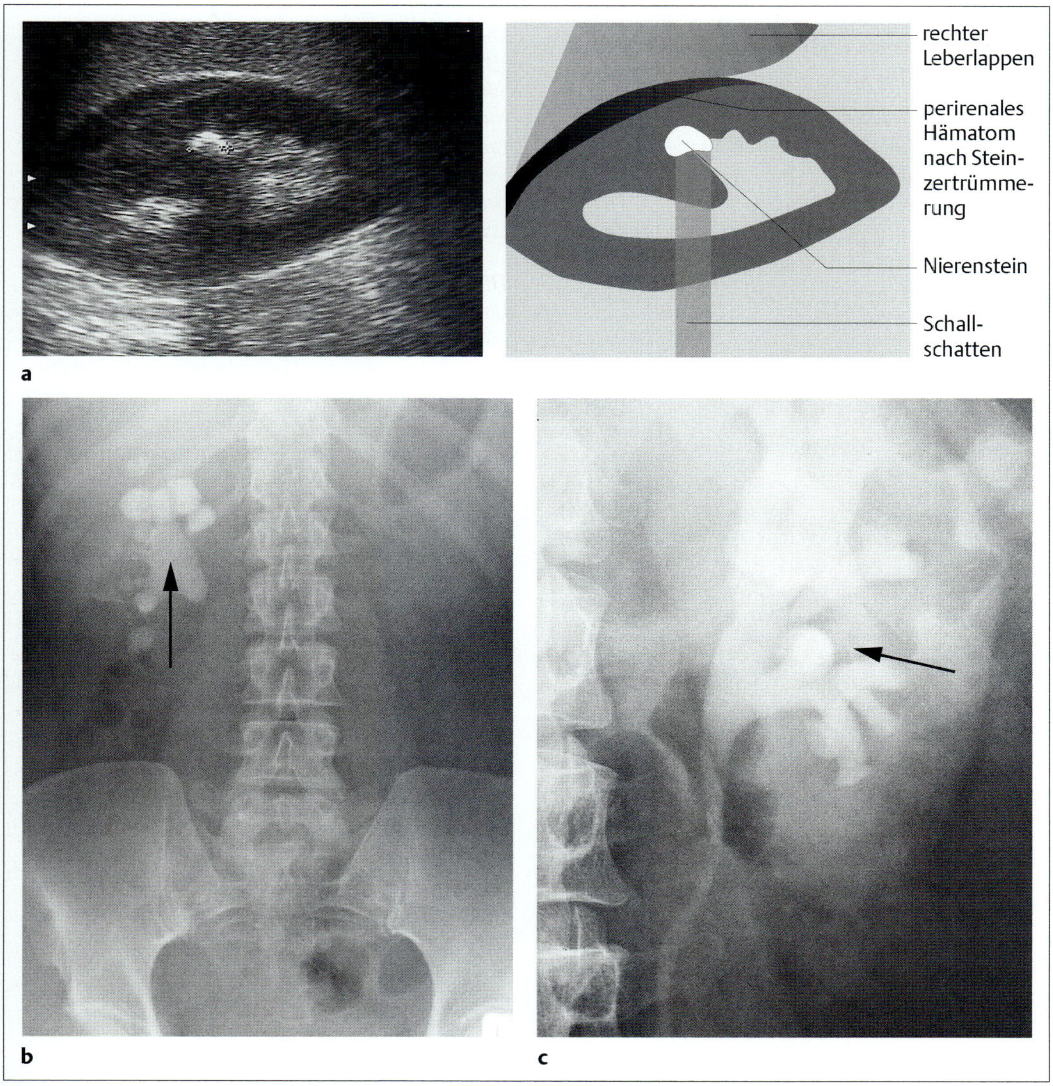


**Abb. 14.21 Nierensteine.** **a** Im Ultraschallbild führt der Schallschatten hin zum echoreichen Konkrement. **b** Nieren-Leeraufnahme: hirschgeweihartiger Ausgussstein des rechten Nierenbeckenkelchsystems. **c** Ausscheidungsurogramm (AUR): Dilatation des Nierenbeckenkelchsystems als Ausdruck der steinbedingten Abflussbehinderung.

- perkutane Nephrolitholapaxie (PNL) = perkutane Nephrolithotomie: sonografische Punktion des Nierenbeckens sowie Endoskopie, Zertrümmerung des Steins mit Laserstrahlen oder Steinentfernung
- operative Steinentfernung (offene Operation): sehr selten, in 5 % der Fälle
- Schlingenextraktion: tief sitzender, prävesikaler Stein, der „schlingengerecht" ist (bis Bohnengröße); Methode verliert zunehmend an Bedeutung
- endourologische Verfahren wie z. B. Ureteroskopie

WISSEN *Die Entfernung von Steinen gehört zu den ältesten medizinischen Tätigkeiten. Man hielt sich zunächst an die Blasensteine, die leichter zu erreichen waren. Bis zum 16. Jahrhundert waren Blasensteine mit einem kleinen Schnitt ohne Narkose von fahrenden Badern entfernt worden. Noch heute heißt die Position auf dem gynäkologischen Stuhl entsprechend „Steinschnittlage".*

14

*Konservative Therapie*

Ziele der Behandlung sind der spontane Steinabgang sowie die Behandlung der Kolik. Förderlich sind dabei

- lokale Wärmeapplikation,
- vermehrte Flüssigkeitszufuhr (Urinausscheidung > 2 l/Tag, spezifisches Gewicht < 1 015),
- vermehrte körperliche Bewegung (z. B. Treppensteigen, Hüpfen),
- bei Fieber hoch dosierte Antibiotikagabe, Urinkultur (Gefahr der Urosepsis),
- Nierenkolik: i.v.-Gabe von Spasmolytika und Analgetika (z. B. 1–2 Ampullen Buscopan).

### Prophylaxe

Folgende Maßnahmen dienen der Vorbeugung von Harnsteinen bzw. Rezidiven:

- Gewichtsreduktion, weniger tierische Eiweiße, purinarme Kost (S. 163)
- erhöhte Flüssigkeitszufuhr (2–3 l/Tag): Konzentrierter Urin fördert die Steinbildung. Wichtig ist daher auch, 0,5 l vor dem Schlafengehen zu trinken. Bei übermäßigem Schwitzen (z. B. Sport, Sauna) rascher Flüssigkeitsersatz. Meiden von natrium- und kalziumreichen Mineralwässern bzw. Milchprodukten. Oxalsäure ist enthalten in Schokolade, Spinat, Rhabarber und schwarzem Tee. Genuss daher einschränken.
- Beeinflussung des Urin-pH: Alkalisieren bei Urat, Ansäuern bei Phosphatsteinen
- medikamentöse Therapie: Allopurinol bei Harnsäuresteinen
- Beseitigung und Verhinderung von Harnwegsinfekten (besonders bei Struvitsteinen)
- Gabe von Komplexbildnern: Kalium-Natrium-Zitrat (Uralyt-U) (pH soll zwischen 5,5 bis 7 liegen ausweislich der Harnteststreifen), Steinauflösung möglich. Bei kalziumhaltigen sowie Phosphatsteinen muss immer ein Hyperparathyreoidismus ausgeschlossen werden.
- Bei Kalziumoxalatsteinträgern senkt Allopurinol die Steinrezidivrate.

FALLBEISPIEL NIERENSTEINE *Der 53-jährige Herr K. kommt wegen plötzlich aufgetretener Schmerzen im rechten Unterbauch in die Notaufnahmestation. Anamnestisch wird angegeben: zunächst Flankenschmerz rechts; nach einem Tag seien die Schmerzen von der Flanke in den Unterbauch gewandert. Der Urin sei nicht rötlich verfärbt gewesen, Fieber habe nicht bestanden. Bekannt ist eine Tachyarrhytmia absoluta intermittierend bei Vorhofflimmern.*

***Diagnostik***

*Körperlicher Untersuchungsbefund: leichter Druckschmerz im Bereich des rechten Unterbauchs.*
*Sonogramm der Nieren: links unauffällig. rechts Stauung Nierenbeckenkelchsystem Grad I, Hydroureter rechts;*
*Urinbefund: mikroskopische Erythrozyturie, sonst o. B.*
*Der Patient wird in die Urologische Klinik verlegt. Bei der Ureteroskopie rechts zeigte sich eine ausgeprägte mittlere Ureterstriktur sowie ein ca. 6 mm großes Konkrement.*

***Therapie***

*Ureteroskopie mit Ureterlithotripsie mittels Laser und partieller Steinextraktion (**Abb. 14.22**). Die Ureterstriktur wurde mit Bougies dilatiert; Einlage eines Double-J-Katheters (DJ-Harnleiterschiene) rechts. Komplikationsloser postinterventioneller Verlauf, Patient war beschwerdefrei. Therapieempfehlung: Entfernung des DJ-Katheters unter stationären Bedingungen in ca. Wochen, ggf. Re-Ureteroskopie je nach Abfluss und Steinabgang. Zwischenzeitlich Kontrolle des Urins und Nierensonografie bei leerer Harnblase.*

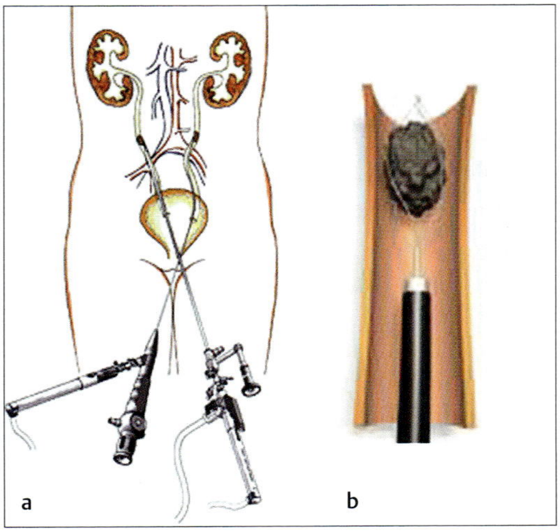


**Abb. 14.22 Ureteroskopie.** **a** Schema einer Ureteroskopie durch den Urologen. **b** Einfangen und Entfernen eines Harnleitersteines mittels Dormiakörbchens.

# 14.21 Tumoren des Urogenitaltraktes

15–20 % aller Tumoren finden sich an Nieren, Blase und Prostata.

## 14.21.1 Nierenzellkarzinom

Es handelt sich um einen von den Nierenzellen ausgehenden malignen Tumor. Synonym: hypernephroides Nierenkarzinom, Grawitz-Tumor, Hypernephrom (veraltete Bezeichnung).

**Häufigkeit**: 85–95% der oben genannten Tumoren sind Nierenzellkarzinome mit Häufigkeitsgipfel zwischen dem 45. und 65. Lebensjahr; Männer sind 4-mal häufiger betroffen als Frauen; Inzidenz 10/100 000 Einwohner.

### *Ursachen*

Die Ursache ist unbekannt. Risikofaktoren sind Nikotinabusus, Analgetikanephropathie und Kadmium-und Trichlorethylenexposition. Selten familiäre Häufung bei Hippel-Lindau-Erkrankungen (Defekte auf Chromosom 3 und 8 bzw. 3 und 11).

### *Symptome*

Überwiegend asymptomatisch; oft Zufallsbefund bei der Sonografie des Abdomens. Frühsymptome sind nicht vorhanden. Hämaturie in 60 % der Fälle, selten jedoch makroskopisch sichtbar.

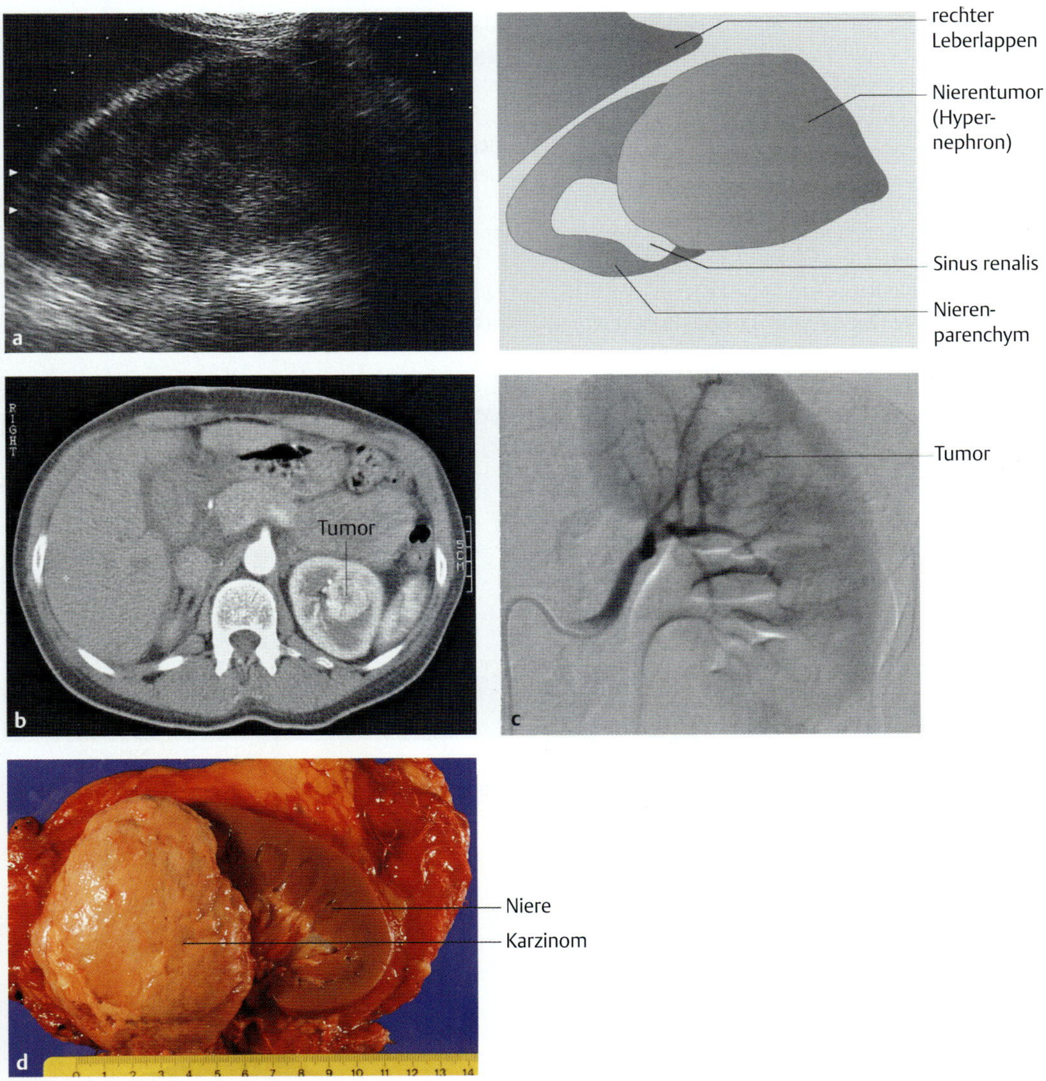


**Abb. 14.23 Nierentumor.** **a** Hypernephroides Nierenkarzinom im Ultraschall, **b** Computertomogramm, **c** Angiografie, **d** Schnittpräparat.

Nur bei 10 % der Patienten findet sich die klassische Trias: Hämaturie, Flankenschmerz, palpabler Tumor. In der Regel befindet sich der Tumor bereits im Stadium der Metastasierung, da er zum frühzeitigen Einbruch in die V. renalis neigt (Lunge, Knochen, Leber, Hirn). Es kann zu paraneoplastischen Symptomen, wie Hypertonie, Hyperkalzämie, Polyglobulie kommen.

### *Differenzialdiagnose und Diagnostik*

Abklärung der Hämaturie.

● MERKE *Jede Hämaturie muss bis zum Beweis des Gegenteils den Verdacht auf ein Nierenzellkarzinom nahelegen.*

Zysten oder solide Tumoren kommen differenzialdiagnostisch infrage.

Die Diagnose sichern können Sonografie (einschließlich Farbdoppler), CT, Kernspintomografie und Angiografie. Bei Metastasen: Röntgen-Thorax, Skelettszintigrafie, CT, PET/CT (Gehirn, Leber, **Abb. 14.23**).

### *Therapie*

Im organbegrenzten Stadium Nierenteilresektion; radikale Tumornephrektomie, Resektion solitärer Metastasen. Im metastasierten Stadium liegt derzeit kein etabliertes Standardbehandlungskonzept vor. Hier palliative Chemotherapie mit Tyrosinkinasehemmern (Sorafunib [Nexavar], Sunitinib [Sutent], m-TOR-Inhibitoren, Angiogenese-Inhibitor Bevacizumab [Avastin] eventuell in Kombination mit α-Interferon (s. Kapitel Onkologie, S. 651).

Strahlentherapie in Kombination mit Bisphosphonaten bei Knochenmetastasen.

### *Prognose*

Die Prognose ist stark stadienabhängig. Bei kleinen Tumoren beträgt die 5-Jahres-Überlebensrate ca. 70 %; bei nachgewiesener Fernmetastasierung liegt die mittlere Überlebenszeit bei 12 Monaten.

## 14.21.2 Harnblasentumoren

Tumoren der Harnblase sind die zweithäufigsten malignen Geschwülste des Urogenitaltraktes. Verhältnis Mann : Frau liegt bei 3 : 1. Häufigkeitsgipfel um das 5. und 6. Lebensjahrzehnt.

Als Risikofaktor ist Nikotinabusus bekannt.

Symptome: Hämaturie (in über 65 % der Fälle), Dysurie, suprasymphysäre Schmerzen. Spätsymptome sind Gewichtsabnahme, Nierenschmerzen.

Diagnostik: Sonografie, CT, Endourologie. Therapie: operative Resektion, Chemotherapie.

Das Prostatakarzinom (**Abb. 14.24**) und das Prostataadenom (**Abb. 14.25**) kommen zunehmend im höheren Lebensalter vor.

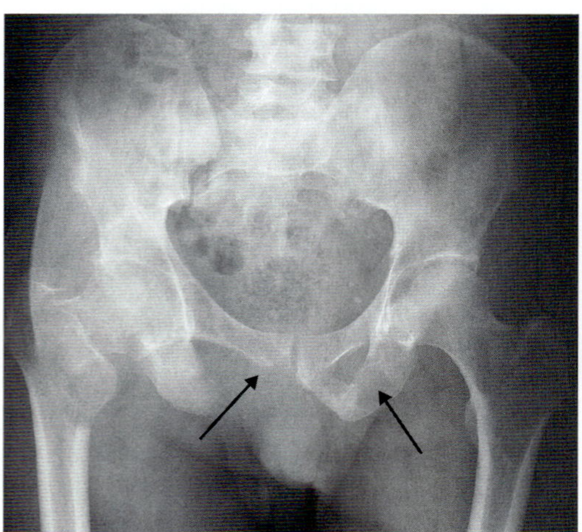

**Abb. 14.24 Prostatakarzinom.** Beckenübersichtsaufnahme: Osteolytische-osteoplastische Metastasierung, Schenkelhalsfraktur rechts (→).

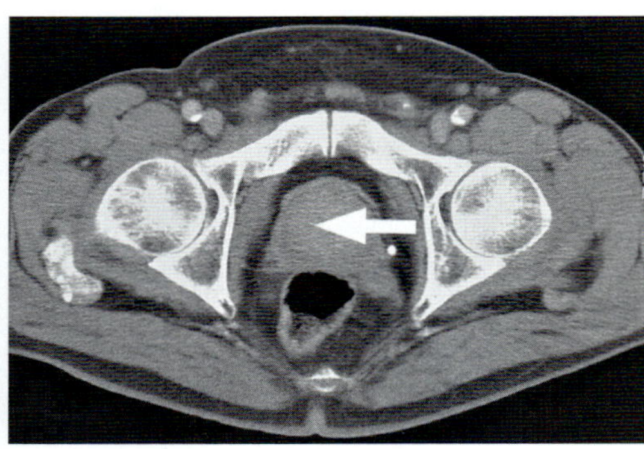

**Abb. 14.25 Prostataadenom.** Computertomogramm: Querschnitt in Höhe der Hüftköpfe mit vergrößerter Prostata (→)

# P 14.22 Pflegeschwerpunkt Akute Glomerulonephritis

Gert Gabriëls

Ein Patient mit Glomerulonephritis muss sich mit der Bedrohung durch ein schwerwiegendes chronisches Leiden auseinandersetzen. Ein großer Teil der Patienten mit Glomerulonephritis wird schließlich die terminale Niereninsuffizienz erreichen und dialysepflichtig werden. Für die Pflegenden stehen begleitende und beratende Maßnahmen im Vordergrund.

**Krankheitszeichen beobachten.** Hier stehen Vitalzeichenkontrolle, Gewichtskontrolle und Bilanzierung im Vordergrund. Da sich Verschiebungen im Flüssigkeitshaushalt ergeben können, muss der Patient auf mögliche periphere Ödeme, hypertone Krisen sowie ein Lungenödem beobachtet werden.

Oft bemerkt der Patient körperliche Veränderungen selbst:

- zunehmende Lidödeme
- wachsender Bauchumfang
- kleinere und dunklere (konzentriertere) Urinportionen
- häufigere Blutdruckspitzen
- Schlafen oft nur mit erhöhtem Kopfteil möglich

**Mit Zukunftsängsten umgehen.** Hier geht es vor allem um das veränderte Körpergefühl des Patienten sowie seinen Umgang mit der Prognose. Körperliche Veränderungen lassen den Patienten fürchten, dass die Entzündung nicht ausheilt und chronisch wird. Die Information über Laborergebnisse kann für Patienten sehr wichtig werden. Die Patienten fürchten Dialysepflicht und ihre potenziellen Folgen:

- veränderte Tagesstruktur
- begrenzte Trinkmenge
- häufiges Durstgefühl
- Ernährungsbeschränkungen (Kalium- und Phosphat-arme Kost)
- Kreislaufveränderungen
- Warten auf eine Spenderniere
- vorzeitige Alterung
- Veränderung sozialer Kontakte
- Abhängigkeit von Professionellen des Medizinsystems

● PFLEGE *Gesprächsbereitschaft, Information über medizinische und medizintechnische Möglichkeiten, das Angebot psychologischer Beratung sowie Kontakte zu Selbsthilfegruppen helfen, mit der Zukunftsangst umzugehen.*

**Gesundheitsberatung.** Im Beratungsgespräch ist zunächst zu ermitteln, was der Patient über seine Erkrankung weiß und wie er damit umgeht:

- An welchen Prinzipien orientiert der Patient sein Leben? Was ist ihm wichtig?
- Weiß der Patient, dass Änderungen seiner Lebensgewohnheiten wesentlich zur Hemmung des Fortschreitens der Erkrankung beitragen können?
- Wie schwer wird ihm eine Lebensumstellung fallen?

● PFLEGE *Wird der Patient dazu beraten, seine bisherigen Gewohnheiten zu verändern, braucht er Wissen und Zeit, um sich mit der neuen Lebensweise vertraut zu machen. Ermutigen Sie den Patienten, sich vorzustellen, wie die Empfehlungen seinen Alltag beeinflussen werden.*

Neben den Grundlagen der Gesundheitsberatung (**Abb. 14.26**) sind vor allem Empfehlungen zur Diät wichtig:

- Proteine: aufgenommene Eiweißmenge auf normale Maße (1 mg/kg Körpergewicht) reduzieren (bei sich weiter verschlechternden Nierenfunktion 0,8 mg biologisch hochwertiges Protein pro kg Körpergewicht)
- Phosphatzufuhr: aufgenommene Phosphatmenge aus Fleisch und Milchprodukten vermindern
- Azidose: Bikarbonat zum Ausgleich einer metabolischen Azidose scheint die Nierenfunktion zu schützen

● PFLEGE *Eine exzellente Einstellung des Blutdrucks verlangsamt das Fortschreiten der Nierenerkrankung. Geht die Erkrankung in eine chronische Form über, kann der Betroffene eventuell über Arbeitsversuche oder eine Umschulung im Arbeitsprozess bleiben. Gelegentlich ist eine Erwerbsunfähigkeit mit Frühberentung unvermeidlich. Regen Sie eine Beratung zu sozialrechtlichen Fragen an.*

**Informationsblatt akute Glomerulonephritis**

**Beratung:** Krankheitsverständnis und Zusammenarbeit des Patienten mit dem therapeutischen Team werden durch verständliche Informationen über seine Situation gefördert.

**Wasserhaushalt**

- Wie entstehen Ödeme?
- Wie können die Folgen des Eiweißverlusts begrenzt werden?

**Info:** Für das gesteigerte Zurückhalten von Natrium und Wasser durch die Nieren gibt es zwei mögliche Ursachen:

1. Eine durch die Nierenerkrankung selbst ausgelöste Retention von Natrium und Wasser.
2. Da als Folge der Strukturveränderungen der Kapillarwand im Glomerulum sehr große Mengen Eiweiß durch die Nieren ausgeschieden werden, kommt es zu Hypoproteinämie.
   Wegen des verminderten onkotischen Drucks geht in der Folge Flüssigkeit aus dem Gefäßsystem in andere Kompartimente verloren. Dadurch machen sich Ödeme an den Beinen, Flanken und an den Lidern bemerkbar. Schließlich wird auch Flüssigkeit in die Körperhöhlen verlagert und es kommt zu Aszites und Pleuraergüssen.

**Empfehlung:**

- Bilanz von Ein- und Ausfuhr
- tägliche Gewichtskontrollen
- Begrenzung der Trinkmenge auf etwa 1,5l/Tag
- Verminderung der Zufuhr von Natrium auf unter 3 g/Tag
- bei Ödemneigung sollte der Patient Stützstrümpfe tragen

**Blutdruck**

- Wie verändert sich der Blutdruck?
- Wie oft sollte der Blutdruck kontrolliert werden?

**Info:** Durch die verminderte Ausscheidung von Natrium und Wasser kann es v.a. auch nachts zum Anstieg des Blutdrucks kommen. Der erhöhte Blutdruck trägt wesentlich zu einer weiteren Schädigung der Nieren bei. Hoher Blutdruck kann sich durch Rötung des Gesichts, Kopfschmerzen, Schwindel, Sehstörungen bemerkbar machen.

**Empfehlung:**

- Blutdruckmessung mindestens dreimal täglich
- Einstellung des Blutdrucks auf 120/80 mmHg
- bei erhöhten Werten umgehend den Arzt informieren
- unter häuslichen Bedingungen kontrolliert der Patient den Blutdruck am Besten durch Eigenmessungen
- Flüssigkeitshaushalt durch Gewichtskontrollen beobachten.

**Thrombosegefahr**

- Warum besteht ein erhöhtes Risiko für Thrombosen?

**Info:** Die Konzentration vieler Serum-Proteine ist durch den Verlust mit dem Urin vermindert. Der Verlust von Anti-Thrombin III, Protein C und Protein S führt zu gesteigerter Neigung zu Thrombosen und thromboembolischen Ereignissen. Die Verminderung der Transporteiweiße für Lipide führt zur Hyperlipidämie.

**Empfehlung:**

- Wegen der Thromboseneigung sollten bei einer Verminderung des Serum-Albumins auf unter 2,5 g/dl Thrombosestrümpfe getragen und das Blut ungerinnbar gemacht werden.
- Wegen der Hyperlipidämie sollte der Patient eine fettarme Kost und evtl. den Fett-Spiegel senkende Medikamente zu sich nehmen.

**Infektionsgefahr**

- Warum besteht eine Neigung zu vermehrten Infekten?

**Info:** Das Immunsystem wird gleichzeitig durch die Entzündungsprozesse und den Verlust der Immunglobuline über den Urin geschwächt. Dies führt einer gesteigerten Neigung zu Infekten.

**Empfehlung:**

- Die Patienten sollten den Kontakt mit Infektionskrankheiten meiden und – v.a. in den Jahreszeiten, in denen es in der Bevölkerung zu Infektionswellen kommt – auch Menschenansammlungen umgehen.
- Auf Zeichen beginnender Infektionen sollte geachtet und mit dem Arzt besprochen werden.

**Abb. 14.26** Informationsblatt zur Gesundheitsberatung bei akuter Glomerulonephritis.

# 15 Blutkrankheiten

Wilhelm Wirth

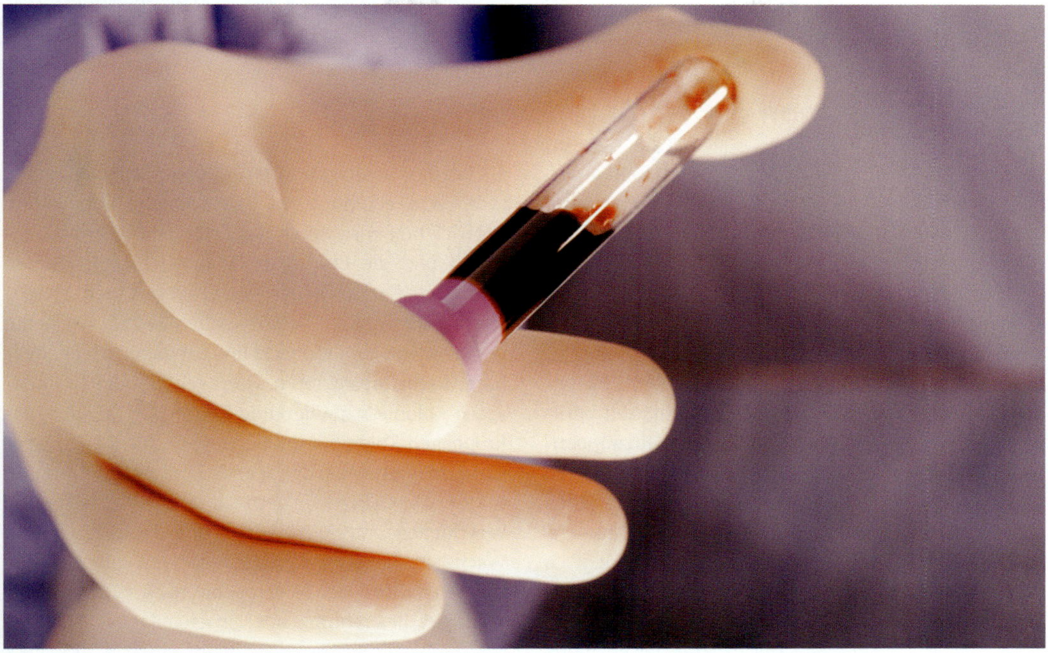



## 15.1 Prävention bei Blutkrankheiten

Einseitige Ernährung, chronische Krankheiten und Umweltnoxen können die normale Blutbildung schädigend beeinflussen. Zur Bildung der roten Blutkörperchen (Erythrozyten) und des Blutfarbstoffes (Hämoglobin) sind Eisen, Zink, Vitamin-$B_{12}$ und Folsäure unbedingt erforderlich. Enthält unsere tägliche Nahrung über einen längeren Zeitraum zu wenig von diesen Stoffen, entwickelt sich eine Blutarmut (Anämie). Besonders gefährdet sind beispielsweise Menschen, die sich einseitig ernähren, wie z. B. strenge Vegetarier oder Säuglinge, die vorwiegend mit Ziegenmilch aufgezogen werden. Auch alte Menschen ernähren sich oft einseitig oder erhalten in Pflegeheimen eine nicht ausgewogene, sog. Altersdiät. Die Mangelernährung macht sich oft erst nach Monaten oder Jahren bemerkbar. Eine rechtzeitige Zufuhr von Eisen und Vitaminen zur Nahrung ist deswegen eine wichtige präventive Maßnahme. Eine verlängerte oder zu häufige Menstruationsblutung oder chronische Magen-Darm-Störungen können wegen des Blutverlustes zu einem Eisenmangel führen. Präventiv sollten deshalb die für die Blutneubildung notwendigen Stoffe mit der Nahrung oder als Zusatzstoffe zur Nahrung zugeführt werden. Bei alten Menschen ist zudem zu beachten, dass die Aufnahme der angebotenen Nahrung und ihre Verwertung eingeschränkt sind.

Für die Prävention von bösartigen Erkrankungen der weißen Blutkörperchen, insbesondere von Leukämie und malignen Lymphomen, stehen heute noch wenig präventive Möglichkeiten zur Verfügung. Wir wissen, dass Chemikalien, wie Benzol, ionisierende Strahlen, wie Radioisotope oder Röntgenstrahlen, und auch Zytostatika, wie Alkylanzien, Leukämien hervorrufen können. So sind heute 10–20% der Fälle von akuter Leukämie auf eine Krebsbehandlung mit Zytostatika zurückzuführen. Eine wichtige präventive Maßnahme ist deshalb heute, Behandlungsstrategien zu entwickeln, bei denen möglichst kurzfristig und in niedriger Dosierung Zytostatika zur Anwendung kommen. Die weltweite Erfassung aller Krebsfälle und ihrer optimalen Behandlung durch sog. Krebsregister ist dazu eine der wichtigsten präventiven Maßnahmen.

## 15.2 Regulation der Hämatopoese

Zu den Zellen des Blutes zählen die roten Blutkörperchen *(Erythrozyten)*, die Blutplättchen *(Thrombozyten)* und drei Arten von weißen Blutkörperchen *(Leukozyten)*:

- Granulozyten
- Lymphozyten
- Monozyten

Die Zellen entwickeln sich aus pluripotenten Stammzellen im Knochenmark, die noch die Fähigkeit besitzen, sich nicht nur in Stammzellen der hämatopoetischen und lymphatischen Zellreihe zu differenzieren (Progenitorzellen, **Abb. 15.1**), sondern auch in Zellen anderer Gewebe, wie z.B. des Hirns oder der Muskeln. Auch im Erwachsenenalter besitzt der Mensch noch solche pluripotenten Stammzellen. Ihre Zahl wird auf mehrere Millionen geschätzt. Ihre erfolgreiche Isolierung und Züchtung kann z.T. die Verwendung embryonaler Stammzellen ersetzen. Die Zahl der hämatopoetischen Zellen im Knochenmark beträgt etwa 1%. Sie lassen sich an ihren Zelloberflächenantigenen (z.B. CD33) erkennen und unterscheiden. Ihre weitere Entwicklung wird durch das Zellmilieu des Knochenmarks und die Produktion von Wachstumsfaktoren bestimmt. Bezüglich der Weiterbildung und Mobilisierung der weißen Blutkörperchen kennen wir heute verschiedene gut definierte und gentechnisch herstellbare Wachstumsfaktoren. Dazu gehören der Granulozyten-Kolonie-stimulierende Faktor (G-CSF), der Makrophagen-Kolonie-stimulierende Faktor (M-CSF), der Granulozyten-Makrophagen-Kolonie-stimulierende Faktor (GM-CSF) sowie der Stammzellfaktor (CSF) und verschiedene Interleukine (IL 1, 3, 5, 6 und 11). Solche Wachstumsfaktoren werden heute mit gutem Erfolg zur Behandlung der Neutropenie nach zytostatischer Therapie, Bestrahlung oder myeloablativer Therapie bei der Behandlung von Leukämien eingesetzt (S. 554).

Die Bildung der roten Blutkörperchen wird durch einen in der Niere gebildeten Faktor, das Erythropoe-

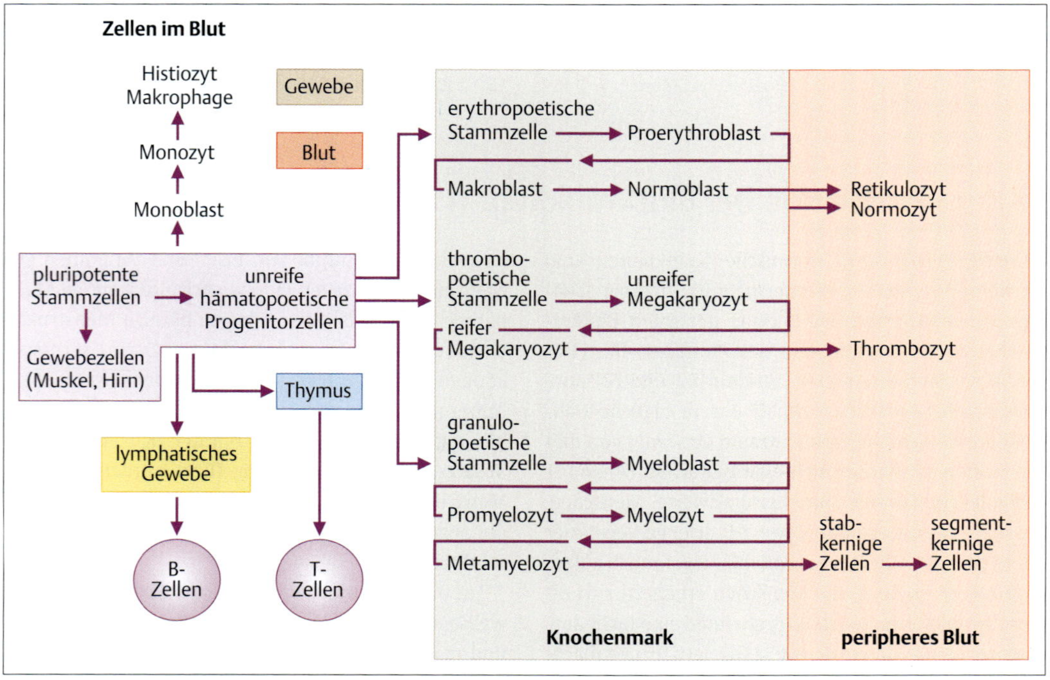


**Abb. 15.1 Zellen im Blut.** Entwicklungsreihen.

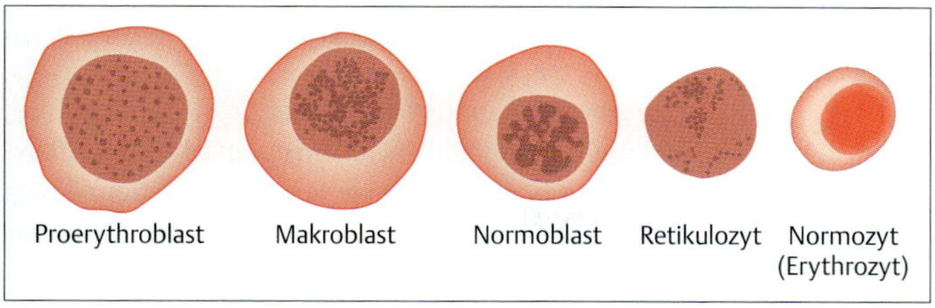


**Abb. 15.2 Rote Blutkörperchen.** Entwicklungsreihe der Erythrozyten.



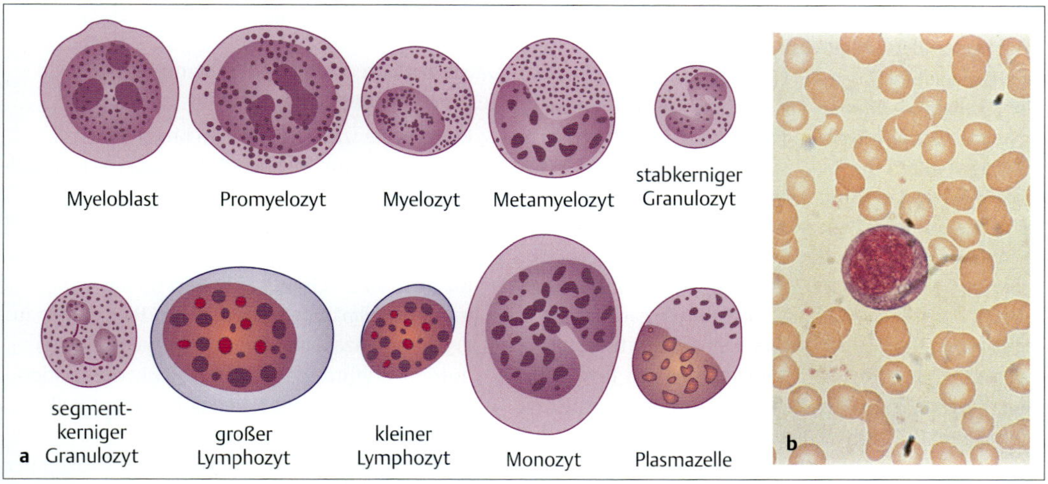


**Abb. 15.3 Weiße Blutkörperchen. a** Entwicklungsreihen der Leukozyten, **b** Plasmazelle im Vergleich zu anderen Zellen.

tin, angeregt (**Abb. 15.2**). Erythropoetin hat als Dopingmittel im Sport in den letzten Jahren für Schlagzeilen gesorgt.

Die Stammzellen der Lymphozyten verlassen oftmals schon in der Embryonalzeit das Knochenmark und entwickeln sich dann in den lymphatischen Organen, wie Lymphknoten und Milz, weiter (B-Lymphozyten). Ein anderer Teil der lymphatischen Zellen durchläuft eine Zwischenentwicklung im Thymus-Organ (T-Lymphozyten, S. 571).

Abbau bzw. Verlust der Blutzellen und deren Neuproduktion halten sich normalerweise die Waage. Die ausgereiften Zellen werden aus dem Knochenmark (Speicherungspool) nach Bedarf in die Peripherie (Funktionspool) abgegeben. Erythrozyten besitzen eine Lebenszeit von 90–120 Tagen, Thrombozyten von 9 Tagen und Granulozyten von 12–24 Stunden. Die Lebensdauer der Lymphozyten beträgt, je nach ihrer Funktion, wenige Tage bis mehrere Jahre (**Abb. 15.3** u. **Abb. 15.4**).

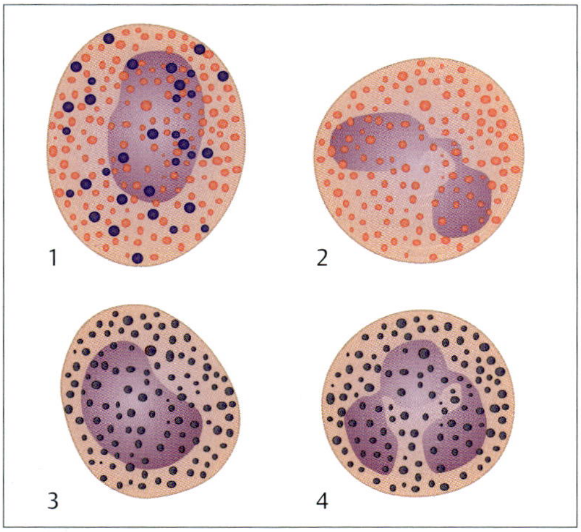


**Abb. 15.4 Granulozyten.** 1: unreifer eosinophiler Granulozyt, 2: reifer eosinophiler Granulozyt, 3: unreifer basophiler Granulozyt, 4: reifer basophiler Granulozyt (ca. 1 500fache Vergrößerung).

# 15.3 Erkrankungen des erythropoetischen Systems

## 15.3.1 Bau und Funktion der Erythrozyten

Die Erythrozyten besitzen einen Durchmesser von 7–8 µm sowie eine Dicke von 2–2,5 µm. Sie haben eine rund-ovale, bikonkave Gestalt (**Abb. 15.5**). Die Erythrozytenmembran enthält wichtige Rezeptoren und Strukturen, wie z.B. die *Blutgruppeneigenschaften*. Wichtigster Bestandteil des Erythrozytenstromas ist das Hämoglobin. Die große Oberfläche und der Hämoglobingehalt bestimmen die Erythrozyten zum wichtigsten *Sauerstoffträger*. Im Laufe von durchschnittlich 100 Tagen altern die Erythrozyten. Sie verlieren dabei ihre Fähigkeit, Sauerstoff zu binden und abzugeben und sich in ihrer Gestalt den kleinen Kapillaren anzupassen. Ihr Abbau erfolgt vorwiegend in der Milz, aber auch in Leber und Knochenmark. Neubildung und Abbau halten sich normalerweise die Waage; der Umsatz beträgt täglich etwa 8–10‰ der Gesamtzahl der Erythrozyten. Entsprechend groß ist der Anteil von jungen Erythrozyten (Retikulozyten) im Blut, die durch eine spezielle Färbung mit Brillantkresylblau darstellbar sind.

15

● MERKE *Größe, Form und Anfärbbarkeit der Erythrozyten geben wertvolle Hinweise auf Störungen der Blutzellbildung oder des gesteigerten Zellabbaus.*

Die Zahl der Erythrozyten in Millionen pro µl Blut beträgt 4,5–5,4 Millionen. Die unteren Normgrenzen für Erythrozytenzahl und Hämoglobingehalt liegen bei Frauen (4 Mio., 13 g/dl) niedriger als bei Männern (4,5 Mio., 14 g/dl).

Zur *Größenbestimmung* der Erythrozyten werden 1 000 Zellen mit einem speziellen Mikroskopokular ausgemessen und die Messwerte in eine Verteilungskurve eingetragen (Price-Jones-Kurve). Eine Verschiebung zu kleinen Zellen (Mikrozyten) findet man z.B. bei dem familiären hämolytischen Ikterus (S. 546); besonders große Zellen (Makrozyten) bei der perniziösen Anämie (S. 544).

Erythrozyten unterschiedlicher Größe (Anisozytose) und mehr basophiler (bläulicher) Anfärbbarkeit (Polychromasie) weisen auf eine übersteigerte Neubildung (z.B. nach Blutverlust) hin. Erythrozyten mit wenig Farbstoffgehalt sind in der Mitte durchscheinender (Anulozyten), und angeborene Störungen im Aufbau der Erythrozyten führen zu unterschiedlicher Gestalt (Spaltformen, Sichelformen, Schießscheibenformen).

### Daten zur Erkennung von Störungen des erythropoetischen Systems

- Erythrozytenzahl in Millionen pro µl Blut
- Erythrozytenvolumenanteil (Hämatokrit) in Milliliter pro 100 ml Blut (%)
- Hämoglobinmenge in Gramm pro 100 ml Blut (g/dl)
- mittleres Zellvolumen (MCV), bestimmt aus Erythrozytenzahl und Hämatokritwert (in $\mu m^3$)
- mittlerer Zellhämoglobingehalt (MCH) ermittelt aus Erythrozytenzahl und Hämoglobinmenge (in pg)
- mittlere erythrozytäre Hämoglobinkonzentration (MCHC), ermittelt aus Hämoglobinmenge und Hämatokritwert (in %)

Diese Werte werden von automatischen Zählgeräten mit angeschlossenem Rechner routinemäßig erstellt. Referenzbereiche nach konventionellen und SI-Einheiten (S. 722).

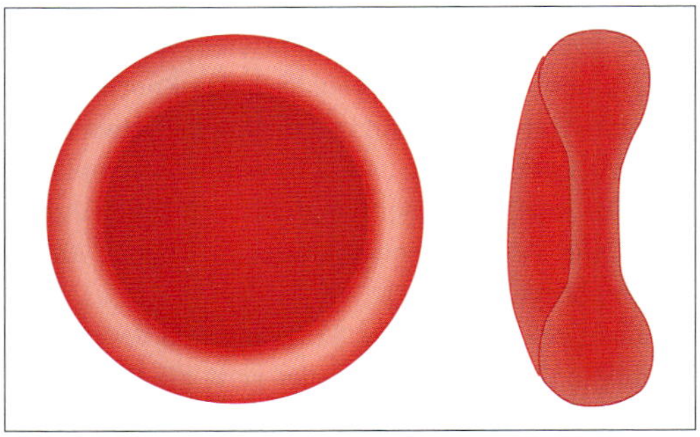

**Abb. 15.5 Erythrozyt.** Rund-ovale, bikonkave Form.

# 15.4 Anämien

### *Ursachen und Klassifizierung*

Eine Anämie kann bedingt sein durch

- einen überwiegenden Mangel an Hämoglobin, d.h., der Farbstoffgehalt des einzelnen Erythrozyten ist vermindert: *hypochrome* Anämie (MCH unter 28 pg),
- einen überwiegenden Mangel an Erythrozyten, dabei ist bei gleich bleibendem Hb-Gehalt des Blutes der Farbstoffgehalt des einzelnen Erythrozyten erhöht: *hyperchrome* Anämie (MCH über 33 pg),
- einen etwa gleichmäßigen Verlust an Hämoglobin und Erythrozyten, d.h., der Farbstoffgehalt des einzelnen Erythrozyten ist normal: *normochrome* Anämie (MCH 28–33 pg).

Die Klassifizierung der Anämien erfolgt nach folgenden Kriterien:

Wird ein Blutverlust durch eine verstärkte Nachbildung (Hyperregeneration) aus dem Knochenmark ausgeglichen, sprechen wir von einer hyperregenerativen Anämie, die Retikulozytenzahlen sind dann erhöht. Ist die Nachbildung mangelhaft (Eisenmangel, Vitamin-B12-Mangel, Knochenmarksschädigung) so sind die Retikulozytenzahlen niedrig: hyporeaktive Anämie.

Bei den hyporeaktiven Anämien findet man beim Eisenmangel besonders kleine (mikrozytäre) Erythrozyten, beim Vitamin-B12-Mangel besonders große (makrozytäre) und bei Knochenmarkschädigung (Aplasie) normal große Erythrozyten (normozytär).

### *Symptome*

Klinische Zeichen der Anämie sind

- Blässe der Haut und Schleimhaut,
- Abgeschlagenheit, schnelle Ermüdbarkeit,
- Schwindel, Ohrensausen, Blutdruckerniedrigung,
- Erhöhung der Herzfrequenz, Auftreten eines systolischen Geräusches über dem Herzen,
- in schweren Fällen, besonders bei schnellem Blutverlust: Schweißausbruch, schneller, weicher Puls, Atemnot, Blutdruckabfall und schließlich Kreislaufkollaps.

PFLEGE ***Aspekte der Pflege.*** *Patienten mit chronischen Anämien benötigen meist nur vorübergehend Unterstützung bei eingeschränkten ATLs, um eine Überanstrengung zu vermeiden. Ermöglichen Sie dem Patienten ausreichende Ruhephasen über den Tag verteilt. Aufenthalte im Freien tun dem Patienten gut. Bei trockener Haut, brüchigen Nägeln und Mundwinkelrhagaden ist die Durchführung einer intensiven Hautpflege unerlässlich.*

## 15.4.1 Hypochrome Anämien

### Eisenmangelanämie

DEFINITION *Die Eisenmangelanämie ist eine hypochrome mikrozytäre Anämie und die häufigste chronische Anämieform.*

### *Ursachen*

Ursachen der Eisenmangelanämie sind

- chronischer Blutverlust und damit Eisenverlust, z. B. bei Magengeschwüren, Darmentzündung, Hämorrhoiden, verstärkter Regelblutung, Hiatushernien,
- ungenügende Eisenzufuhr mit der Nahrung,
- ungenügende Eisenaufnahme, z. B. bei Mangel an Magensäure, Magen- bzw. Darmresektion, Entzündung oder bösartiger Entartung der Magen-Darm-Schleimhaut,
- erhöhter Eisenbedarf (Wachstum, Schwangerschaft),
- vermehrte Eisenbindung im retikuloendothelialen System (RES), das dann für die Erythrozyten nicht zur Verfügung steht, führt bei Entzündungen und Tumoren zu einer hypochromen Anämie (Infekt- oder Tumoranämie); eine Verminderung des Speichereisens liegt dann nicht vor (S. 372, chronische Polyarthritis).

### *Symptome*

Klinisch treten bei chronischem Eisenmangel neben den Beschwerden des Grundleidens und der Anämie die Zeichen einer gestörten Funktion und Proliferation epithelialer Zellen auf, wie spröde Haut, brüchige Nägel, Mundwinkelrhagaden und Brennen der Zungen-, Schlund- und Speiseröhrenschleimhaut infolge Atrophie (Plummer-Vinson-Syndrom).

### *Diagnostik*

Das Blutbild (**Abb. 15.6**) zeigt kleine, hämoglobinarme Erythrozyten von unterschiedlicher Gestalt (Mikrozytose, Anulozytose, Poikilozytose). Die Retikulozytenzahl ist vermindert, der Serumeisenspiegel erniedrigt. Der Serumeisenspiegel (Normalbereich 60–160 µg/dl) gibt nicht den Gehalt des Eisens in den Speichern und damit den eigentlichen Eisengehalt im Körper wieder. Dazu dient die Bestimmung der in der Leber gebildeten Speicherform des Eisens, des Ferritins (Normalwerte im Serum 20–280 µg/l).

### *Therapie*

Therapeutisch sind die Beseitigung der Ursache (chronische Blutung, fehlende Magensäure) und die Gabe von Eisen wichtig, außer bei den entzündungs- und tumorbedingten Anämien (s. o.). Bei ausgeprägter Anämie können bei diesen Formen Erythrozytenkonzentrate gegeben werden.

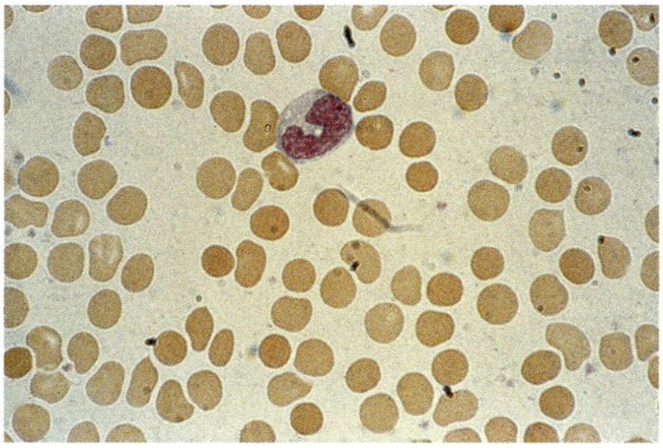

**Abb. 15.6** Anämie. Erythrozyten unterschiedlicher Größe und Form, ein Monozyt.

15

### Sideroblastische Anämien

#### *Ursachen und Diagnostik*

Bei diesen Anämieformen liegt eine *Eisenverwertungsstörung* vor, sodass trotz ausreichenden Angebots und genügender Resorption von Eisen dieses nicht in das Hämoglobin eingebaut werden kann. Es bleibt in Form von Eisengranula in den Erythroblasten des Knochenmarks liegen (Sideroblasten), die dann vermindert ausreifen. Der Serumeisenspiegel ist erhöht; es finden sich Eisenablagerungen in den Zellen des retikuloendothelialen Systems (Lebersiderose).

Die seltene angeborene Form der Eisenverwertungsstörung kommt nur bei Männern vor; die Frauen übertragen die Erbanlage.

Erworbene Verwertungsstörungen findet man bei der Bleivergiftung, einigen Medikamenten (Isoniazid, INH), bei Vitamin-B6-Mangel (Alkohol) sowie bei Entzündungen, Tumoren, Leukämie und myelodysplastischem Syndrom (S. 550). Hier kann die Anämie auch hyperchrom sein.

#### *Therapie*

Therapeutisch gibt man Vitamin $B_6$ und versucht, durch Eisenentzug die Eisenablagerung in den Organen zu verhindern. Bei den schweren angeborenen Formen kann man durch vorsichtige Aderlässe den Eisenentzug versuchen. Bei der sideroblastischen Anämie im Rahmen eines myelodysplastischen Syndroms sind dagegen Transfusionen erforderlich.

## 15.4.2 Hyperchrome (megaloblastische) Anämien

### Perniziöse Anämie

#### *Ursachen*

Die perniziöse Anämie beruht auf einer *Resorptionsstörung des Vitamin $B_{12}$*, das mit der Nahrung zugeführt wird. Es fehlt bei diesen Patienten der von den Belegzellen des Magens gebildete sog. Intrinsic Factor (IF), der sich mit dem Vitamin $B_{12}$ zu einem Komplex verbinden muss, damit die Resorption des Vitamins im Dünndarm stattfinden kann.

Ursachen des Intrinsic-Factor-Mangels sind eine Atrophie der Magenschleimhaut mit fehlender Säure- und Enzymproduktion sowie eine Bildung von Autoantikörpern gegen den Intrinsic Factor selbst, aber auch gegen die Belegzellen (**Abb. 15.7**).

Vitamin $B_{12}$ ist ebenso wie die Folsäure ein wichtiger Katalysator beim Aufbau der Nukleinsäure während der Zellteilung. Sein Fehlen führt zu einer Verzögerung der Zellteilung bei sonst normalem Zellwachstum, sodass besonders große, nicht ausgereifte Zellen entstehen. Betroffen sind insbesondere die blutbildenden

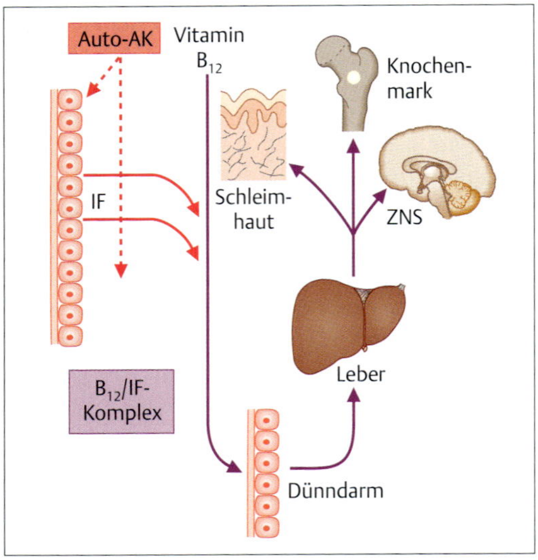


**Abb. 15.7 Pathogenese der perniziösen Anämie.** Intrinsic-Factor-Mangel aufgrund der Atrophie der Magenschleimhaut oder Bildung von Autoantikörpern gegen die Belegzellen oder den Intrinsic Factor selbst mit Auswirkung auf die Zellteilung.

Zellen im Knochenmark, die Zellen der Schleimhäute und das Nervengewebe.

#### *Symptome*

Das klinische Bild ist gekennzeichnet durch

- schleichenden Beginn mit Leistungsschwäche und Magen-Darm-Störungen,
- fahle Blässe mit gelblichem Unterton,
- Zungenbrennen bei hochroter, atrophischer Schleimhaut,
- neurologische Zeichen mit Kribbeln, Missempfindungen, Gangunsicherheit und abgeschwächtem Vibrationsempfinden.

#### *Diagnostik*

Folgende Laborbefunde sind zu erheben:

- große Erythrozyten (Megalozyten) mit einem erhöhten Hb-Gehalt (MCH größer als 36 pg) und als weiteres Zeichen der Reifungsstörung eine Verminderung auch der Retikulozyten, der Granulozyten und der Thrombozyten,
- im Sternalmark große unreife Vorstufen der roten Reihe (Megaloblasten), der weißen Reihe und der Thrombozyten,
- Hämolysezeichen durch den vorzeitigen Abbau der reifungsgestörten Erythrozyten, d. h. Erhöhung von LDH und indirektem Bilirubin.

Die Sicherung der Diagnose erfolgt durch den Vitamin-$B_{12}$-Resorptionstest (Schilling-Test), der darauf beruht, dass infolge des Intrinsic Factor-Mangels radioaktiv markiertes Vitamin $B_{12}$ vermindert durch den Darm resorbiert und durch die Nieren wieder ausgeschieden wird. Gibt man Intrinsic Factor in einem zweiten Test gleichzeitig dazu, müssen sich die Vitamin-$B_{12}$-Aufnahme und -Ausscheidung normalisieren.

*Therapie*

Die Therapie besteht in parenteralen Gaben von Vitamin $B_{12}$. Nach Auffüllen der Vitamin-$B_{12}$-Depots erfolgt eine Erhaltungstherapie alle 1–3 Monate je nach Präparat. Eine Woche nach Beginn der Behandlung ist ein deutlicher Anstieg der Retikulozyten als Zeichen der verbesserten Zellreifung zu beobachten (Retikulozytenkrise). Der erhöhte Eisenverlust ist durch Eisengaben auszugleichen und die Anazidität durch Salzsäure- und Magenenzympräparate zu kompensieren.

Da bei Perniziosapatienten gehäuft Magenkarzinome auftreten, ist eine regelmäßige Kontrolle durch Gastroskopie erforderlich.

PFLEGE ***Ernährung.*** *Durch die vermehrte Neubildung von Erythrozyten während der Therapie tritt häufig eine Hypokaliämie auf. Bestellen Sie deshalb für den Patienten kaliumreiche Kost. Informieren Sie ihn, dass Bananen, Nüsse und Trockenobst viel Kalium enthalten und für ihn nach Beginn der Therapie besonders empfehlenswert sind.*

### Symptomatische Vitamin-$B_{12}$-Mangel-Anämien

Ein Mangel an Vitamin $B_{12}$ kann weiterhin bedingt sein durch

- entzündliche, narbige oder tumoröse Veränderungen im unteren Ileum, in dem die Vitamin-$B_{12}$-Resorption stattfindet,
- Befall mit dem Fischbandwurm (S. 623),
- erhöhten Bedarf an Vitamin $B_{12}$ (Schwangerschaft),
- vermindertes Angebot von Vitamin $B_{12}$ (Vegetarier, Ziegenmilchanämie).

### Megaloblastische Anämie durch Folsäuremangel und Medikamente

Folsäuremangel führt ebenfalls zur Zellreifungsstörung. Gestörte Resorption (Sprue), vermehrter Bedarf (Schwangerschaft, Dialyse) und besonders verminderte Zufuhr mit der Nahrung (Alkoholiker) können zu einem Folsäuremangel führen.

MERKE *Häufig führt auch die Langzeitgabe von Zytostatika, Folsäureantagonisten (Methotrexat, Azulfidine) und Antikonvulsiva zur megaloblastären Anämie.*

Das klinische Bild gleicht demjenigen der Vitamin-$B_{12}$-Mangel-Anämie; neurologische Symptome sind seltener. Der Schilling-Test fällt in den Fällen eines reinen Folsäuremangels normal aus. In den meisten Fällen lässt sich aber ein Mangel an Folsäure und Vitamin $B_{12}$ nachweisen.

WISSEN *Die Folsäure wurde nach dem lateinischen Wort „folium“: Blatt benannt. 1941 wurde sie aus 4 Tonnen Blattspinat isoliert. Es ist ein wasserlösliches Vitamin der B-Gruppe. Der tägliche Bedarf liegt bei 0,2 mg, Schwangere brauchen deutlich mehr. Besonders reich an Folsäure sind Spinat, Hülsenfrüchte, Leber und Milchprodukte.*

Nach Substitution von Folsäure bilden sich die Mangelerscheinungen innerhalb weniger Wochen zurück.

## 15.4.3 Normochrome Anämien

### Akute Blutungsanämie

*Symptome und Diagnostik*

Eine akute starke Blutung (Ösophagusvarizen, Magenulkus, Verkehrsunfall, Tubargravidität) bedeutet zunächst Verminderung der Gesamtblutmenge ohne Verschiebung des Verhältnisses Plasma zu Zellzahl. Die Anämie wird erst messbar, wenn nach Stunden – zum Ausgleich des Blutvolumenverlustes – Gewebswasser in das Gefäßsystem einströmt. Im Vordergrund stehen bei Verlust von 1 Liter und mehr Blut deshalb zunächst die Zeichen des Volumenmangelkollapses mit Schwäche, Schweißausbruch, Anstieg der Pulsfrequenz, kaltem Schweiß und Blutdruckabfall. Ein akuter Blutverlust von 2–2,5 Litern bedeutet akute Lebensgefahr. Das Ausmaß des Verlustes an roten Blutkörperchen durch die Blutung wird erst nach 1–2 Tagen voll erkennbar (Verminderung der Erythrozytenzahl und des Hämatokritwertes bei normalem Farbstoffgehalt der noch vorhandenen Zellen). Die Neubildung der Erythrozyten setzt in einem nennenswerten Ausmaß nach 5–10 Tagen ein.

*Therapie*

Die Therapie der akuten Blutung besteht in Blutstillung, Volumenersatz, ggf. Erythrozytenkonzentrat und Eisengabe für die Blutneubildung.

## 15.4.4 Hämolytische Anämien

*Ursachen*

DEFINITION *Unter Hämolyse versteht man den vermehrten und verfrühten Untergang von roten Blutkörperchen. Eine Anämie entsteht, wenn der Zellzerfall größer ist als die Neubildung.*

Die Ursachen des vermehrten Zellzerfalls liegen entweder im Erythrozyten selbst (Membranschäden, Enzymdefekte, Fehler im Aufbau des Hämoglobins) und sind meist angeboren ***(korpuskuläre hämolytische***

*Anämien)*; oder das Serum enthält Faktoren, die die Erythrozyten schädigen (Antikörper, Toxine). Diese *serogenen hämolytischen Anämien* sind meist erworben.

### *Symptome*

Im klinischen Bild kombinieren sich die Symptome der Anämie mit denen der Hämolyse. Erscheinungen des vermehrten Zellzerfalls sind

- Anstieg des indirekten Bilirubins im Serum,
- vermehrte Urobilinogenausscheidung im Urin,
- Freisetzung von Enzymen (Lactatdehydrogenase) und von Eisen aus den Erythrozyten,
- vermehrt anfallender Gallenfarbstoff mit Neigung zu Gallensteinbildung,
- vermehrte Neubildung von Erythrozyten (Retikulozytose).

Akute hämolytische Schübe gehen mit Schüttelfrost und Fieber einher.

15

● MERKE *Das vermehrt anfallende Hämoglobin kann die Niere schädigen.*

## Korpuskuläre hämolytische Anämien

Eine dominant vererbte Störung im Aufbau der Erythrozytenmembran führt zur **Kugelzellanämie** (kongenitale Sphärozytose, familiärer hämolytischer Ikterus). Die Erythrozyten sind kleiner und haben kugelförmige Gestalt. Sie können sich nicht mehr durch Formveränderung anpassen und werden in der Milz vermehrt abgebaut.

Die Erkrankung verläuft in Schüben und äußert sich in der Regel erstmals zwischen dem 12. und 30. Lebensjahr mit Blässe, Ikterus und Milzvergrößerung. Ein Teil der Patienten weist weitere angeborene Anomalien auf (Turmschädel, hoher Gaumen, Zahn- und Augenanomalien).

Die Erythrozyten haben eine verkürzte Lebenszeit (gemessen durch Bestimmung der Radioaktivität von Blut und Milz nach Markierung der Erythrozyten mit radioaktivem Chrom) und eine verminderte osmotische Resistenz (vorzeitiges Platzen der Zellen in einer abgestuften Salzlösung).

Therapeutisch führt die Entfernung der Milz meistens zu einer Beschwerdefreiheit.

● PFLEGE ***Sicherheit.*** *Nach einer Splenektomie (Milzentfernung) sind die betroffenen Patienten aufgrund einer vorübergehenden Erhöhung der Thrombozytenzahl im Blut stark thrombosegefährdet. Führen Sie daher eine konsequente Thromboseprophylaxe durch.*

Weitere seltene vererbte *Membranstörungen* führen zu elliptischen Erythrozyten (Elliptozytose), zu Stechapfelformen (Akanthozytose) oder zu einer gesteigerten Säureempfindlichkeit, wobei schon der natürliche pH-Wert-Abfall des Blutes über Nacht zu einer Hämolyse führen kann (paroxysmale nächtliche Hämoglobinurie).

Andere hämolytische Anämien sind durch vererbte *Störungen im Enzymsystem* der Erythrozyten bedingt. Die Enzymschäden (z. B. Glucose-6-Phosphat-Dehydrogenase-Mangel) machen sich vielfach erst nach Einwirkung von Medikamenten (Schmerzmittel, Sulfonamide, Malariamittel) bemerkbar und kommen gehäuft bei bestimmten Bevölkerungsgruppen vor (Afrika, Asien, Mittelmeerraum).

Vererbte *Aufbaustörungen des Eiweißanteils* des Hämoglobins finden sich bei der Sichelzellanämie der schwarzen Bevölkerung und der Thalassämie, die vorwiegend in den Ländern des Mittelmeerraumes auftritt.

Der **Sichelzellanämie** liegt eine vererbte falsche Zusammensetzung der Aminosäuren in den Polypeptidketten des Globinanteils zugrunde (Hämoglobinopathie). Sie kommt bei 20–40% der Bevölkerung im tropischen Afrika und bei 5–10% der schwarzen Bevölkerung Amerikas vor. Das fehlgebildete Hämoglobin (HbS) neigt zur Ausfällung unter Kristallbildung, wodurch die Erythrozyten Sichelzellform annehmen (**Abb. 15.8**). Die nicht mehr verformbaren Erythrozyten verstopfen die kleinen Gefäße (Schmerzkrisen in vielen Organen, Durchblutungsstörungen, Milzinfarkte mit Immundefizienz) und gehen beschleunigt zugrunde (Hämolyse, Anämie). Eine ursächliche Behandlung dieser in Schüben verlaufenden Erbkrankheit gibt es bisher nicht. Die Träger der Erbkrankheit sind gegen Malaria weitgehend resistent.

Bei den **Thalassämien** des Mittelmeerraums werden eine oder mehrere Polypeptidketten des Globinanteils vermindert gebildet. Je nachdem welche Polypeptidkette vermindert vorhanden ist, unterscheidet man Alpha-Thalassämie, Beta-Thalassämie und Kombinationsformen. Am häufigsten kommt die Beta-Thalassämie (Cooley-Anämie) vor. In einer Reihe von Fällen liegt gleichzeitig eine Hämoglobinopathie vor.

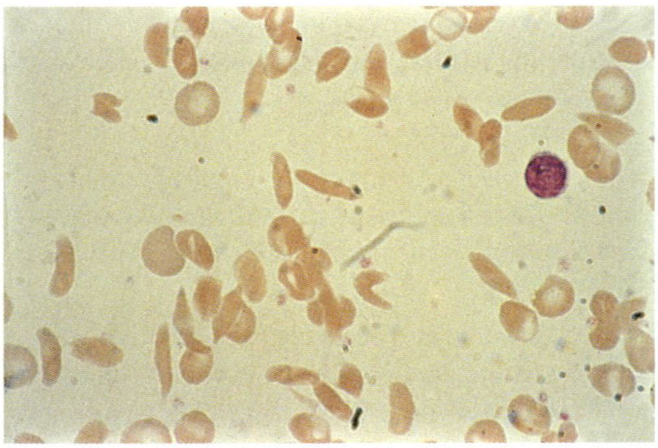

**Abb. 15.8 Sichelzellanämie.** Erythrozyten mit Sichelzellform.

Abhängig von der Größe der Fehlbildung entstehen leichte Krankheitsbilder (Thalassaemia minor) mit kleinen hämoglobinarmen Erythrozyten, leichter Hämolyse und geringer Milzvergrößerung oder schwer verlaufende Erkrankungen (Thalassaemia major) mit stark beschleunigtem Zelluntergang. Schwere Anämie bei überschießender Blutbildung, auch extramedulär und Eisenüberlagerung (sekundäre Hämochromatose) sind die oft tödlichen Folgen.

Durch Übertransfusion, um die Eigenproduktion der geschädigten Erythrozyten zu unterdrücken, sowie gleichzeitigem Eisenentzug (oraler Eisenchelator) können die schweren Symptome gemildert werden. Bei starker Milzvergrößerung (Splenomegalie) wird die Milz entfernt. Viele Thalassaemia-major-Kranke sterben schon im Jugendalter. Knochenmarktransplantationen werden versucht.

### Serogene hämolytische (immunhämolytische) Anämien

#### *Ursachen und Diagnostik*

Gegen Erythrozyten gerichtete Antikörper binden sich an die Zellmembran. Die Antikörperbindung löst einmal eine Zusammenballung der Erythrozyten *(Agglutination)* aus. Die agglutinierten Erythrozyten werden beschleunigt abgebaut. Im anderen Fall führt die Bindung der Antikörper an die Zellmembran unter Mitwirkung von Komplement direkt zu einer Zerstörung der Zellen *(Hämolyse)*. Andere Antikörper binden sich scheinbar reaktionslos an die Zellmembran. Aber die Lebensdauer auch dieser Erythrozyten ist verkürzt, sodass die Zeichen des beschleunigten Zelluntergangs erkennbar werden.

An Erythrozyten gebundene Antikörper lassen sich im Test nachweisen durch Zugabe eines gegen den ersten Antikörper (Gamma-Globulin) gerichteten zweiten Antikörpers (Anti-Gamma-Globulin = Coombs-Serum). Der zweite Antikörper führt zu einer sichtbaren Agglutination der Erythrozyten (direkter Coombs-Test).

Frei im Serum vorhandene Antikörper lassen sich auf die gleiche Weise nachweisen, wenn man zunächst Testerythrozyten im Serum zugibt und nach Bindung der Antikörper im zweiten Schritt das Coombs-Serum beimischt (indirekter Coombs-Test).

Man findet drei Arten von durch Antikörper hervorgerufenen, hämolytischen Anämien.

*Isoimmunhämolytische Anämien*

Sie entstehen durch Blutgruppenunverträglichkeit. Jeder Mensch besitzt in seinem Plasma Antikörper gegen die Blutgruppen, die er selbst nicht hat (**Tab. 15.1**).

Bei der versehentlichen Übertragung blutgruppenungleichen Blutes kommt es teils verzögert, teils sehr akut zu einer Hämolyse mit schwerem Schockzustand.

**Tab. 15.1 Antikörper gegen die verschiedenen Blutgruppen.**

| *Blutgruppe* | *Antikörper gegen* |
|---|---|
| A | B |
| B | A |
| AB | Ø |
| 0 | A und B |

Neben dem AB0-Blutgruppensystem spielt der sog. *Rhesusfaktor* eine Rolle. Etwa 85 % der Menschen besitzen den Rhesusfaktor (Rh), die übrigen 15 % sind rhesusfaktornegativ (rh). Diese vererbten unterschiedlichen Erythrozyteneigenschaften können bei einer Schwangerschaft zu einer u. U. tödlichen Schädigung des Kindes führen. Dies ist der Fall, wenn eine rh-negative Mutter ein Rh-positives Kind austrägt. Die Mutter bildet dann im Laufe der Schwangerschaft Antikörper gegen die Rh-positiven Erythrozyten. Bei einer zweiten Schwangerschaft mit einem Rh-positiven Kind produziert die sensibilisierte Mutter schnell und in großer Zahl Antikörper gegen die Erythrozyten des Kindes, die über die Plazenta auf das Kind übergeben und zu einer schweren Hämolyse führen.

● MERKE *In Fällen von Rhesusfaktorunverträglichkeit (Rh-Inkompatibilität) kann man durch rechtzeitige Gaben eines Anti-Rh-Immunglobulinserums die Bildung der mütterlichen Anti-Rh-Antikörper verhindern.*

*Autoimmunhämolytische Anämien*

Aus unbekannten Gründen oder im Rahmen einer Virusinfektion, einer Kollagenose (S. 383) bzw. einer Leukämie können Antikörper gegen die eigenen Erythrozyten auftreten und zu einer schleichenden oder akuten Hämolyse führen. Am häufigsten treten Antikörper auf, die sich bei Körpertemperatur an die Erythrozyten binden (Wärmeagglutinine, Wärmehämolysine). Seltener ist die sog. Kälteagglutininkrankheit, die darauf beruht, dass die Kälteagglutinine, die bei jedem Menschen vorkommen und nur bei Temperaturen unter +10 °C wirksam werden, sich stark vermehren und schon bei höheren Temperaturen aktiv werden.

Neben der Behandlung einer erkennbaren Grundkrankheit ist in schweren Fällen eine immunsuppressive Therapie erforderlich. Agglutinine bzw. Hämolysine vom Wärmetyp sprechen auf Kortison und Milzentfernung an.

Sehr selten nur noch werden die im Rahmen einer Syphilis auftretenden biphasischen Kälteagglutinine beobachtet, die sich nur in der Kälte an Erythrozyten binden und erst in der Wärme unter Zutritt von Komplement zur Hämolyse führen.

*Medikamentös induzierte hämolytische Anämien*
In den letzten Jahren werden zunehmend immunhämolytische Anämien beobachtet, bei denen Medikamente den Anstoß zur Bildung von Autoantikörpern oder Immunkomplexen geben, die an die Erythrozytenmembran binden und die Auflösung der Erythrozyten einleiten. Derartige Hämolysen wurden nach Gaben von Antibiotika, Analgetika, Alpha-Methyl-Dopa oder Chininpräparaten gesehen. Beim Absetzen des jeweiligen Medikaments hören die Erscheinungen auf, können aber jederzeit wieder durch erneute Gaben ausgelöst werden. Hämolysen nach Methyldopa sprechen auf Kortison an.

#### Toxisch-hämolytische Anämien

Viele chemische Substanzen können direkt die Erythrozyten schädigen und u. U. eine lebensbedrohliche Hämolyse mit Hämoglobinurie, Nierenversagen und Schock auslösen. Zu solchen Substanzen gehören z. B. Blei, Arsen, Nitroverbindungen, Saponin, Essigsäure oder das Gift des Knollenblätterschwamms. Gelegentlich wirken auch einige Medikamente, wie Atebrin, Conteben und Sulfonamide, toxisch auf die Erythrozyten.

#### Mechanische Hämolyse

Diese Form der Hämolyse entsteht durch die Anwendung künstlicher Herzklappen. Durch Turbulenzen und Reibung, die auch bei Patienten mit erworbenen Herzklappenfehlern auftreten können, werden die Erythrozyten so geschädigt, dass eine schwach ausgeprägte Hämolyse beobachtet werden kann.

### 15.4.5 Polyglobulie

DEFINITION *Unter Polyglobulie versteht man eine Vermehrung der Erythrozyten zum Ausgleich eines äußeren oder inneren Sauerstoffmangels.*

***Ursachen***
Bei Aufenthalt in großen Höhen ist der Sauerstoffpartialdruck so erniedrigt, dass der einzelne Erythrozyt nicht vollständig mit Sauerstoff beladen wird. Diesen Sauerstoffmangel kompensiert der Organismus durch eine Vermehrung der Zahl der Erythrozyten. Behinderung des Sauerstoffaustausches in der Lunge (Emphysem, Fibrose, Stauung), Mischblut bei Herzfehlern oder Gifte (Kohlenmonoxid, Blausäure) führen ebenfalls zur kompensatorischen Polyglobulie.

Eine ***Reizpolyglobulie*** finden wir durch vermehrte Bildung oder Zufuhr von Glukokortikosteroiden (Cushing-Krankheit, S. 445). Die Eindickung des Bluts durch starken Flüssigkeitsverlust wird als *Pseudopolyglobulie* bezeichnet.

***Symptome und Diagnostik***
Die Patienten mit Polyglobulie infolge Behinderung des O2-Austausches sehen zyanotisch aus, die Erythrozytenzahl beträgt 6–8 Millionen, der mittlere Zellhämoglobingehalt (MCH) ist normal, der Hämatokritwert erhöht.

Höhenangepasste Menschen, wie Bewohner der Anden oder höhentrainierte Sportler, zeigen keine Symptome.

***Therapie***
Eine langfristige Besserung der Polyglobulie ist nur durch Beseitigung der Ursache zu erreichen. Aderlässe können nur vorübergehend helfen; eine reaktive vermehrte Neubildung ist meist die Folge.

WISSEN *Der Aderlass war lange Zeit ein sehr beliebtes therapeutisches Mittel. Schon in der alten indischen Medizin wurde er angewandt. Der griechische Arzt Hippokrates (460–370 v. Chr.) beschreibt die Anwendung des Aderlasses zur Behandlung akuter Krankheiten junger, ansonsten gesunder Menschen. Noch zu Beginn des 20. Jahrhunderts wurde der Aderlass zur Heilung von Entzündungen des Herzens, der Lunge und des Gehirns eingesetzt.*

## 15.5 Erkrankungen des leukopoetischen Systems

### 15.5.1 Klassifizierung, Bau und Funktion der Leukozyten

Zu den Leukozyten gehören die Granulozyten, die Lymphozyten und die Monozyten. Ihre Entwicklungsreihen sind in (**Abb. 15.3**, S. 541) dargestellt.

Die Granulozyten reifen im Knochenmark heran. Auf der Reifungsstufe des Myelozyten erfolgt eine Differenzierung

- in Zellen mit neutrophilen Granula, die den größten Anteil der Zellen ausmachen,
- in Zellen mit eosinophilen Granula, die 3–5 % der Leukozyten ausmachen und bei allen Überempfindlichkeitsreaktionen vermehrt sind,
- in Zellen mit basophilen Granula, die etwa 1 % der Leukozyten ausmachen und typischerweise bei der chronischen myeloischen Leukämie vermehrt auftreten.

Eine sog. *toxische Granulation* in Form kräftiger, rotblauer Granula findet sich in den neutrophilen Granulozyten bei bakteriellen Entzündungen.

Während der Reifung ändert sich der Enzymgehalt der Granulozyten. Unreife Formen sind reich an Peroxidase, reife Formen reich an alkalischer Phosphatase.

Menschen, die zwei X-Chromosomen besitzen (normale Frauen XX, Männer mit Klinefelter-Syndrom XXY, S. 457) weisen bei mehr als 2% der segmentkernigen Zellen trommelschlägelförmige Kernanhänge auf.

Eine Hauptaufgabe der Ganulozyten ist die *Phagozytose*. Dazu wandern sie, angelockt durch chemische Entzündungsstoffe, in das betreffende Gewebe aus.

Das Plasma der Granulozyten enthält Bläschen mit Verdauungsenzymen (lysosomale Enzyme), die in der Lage sind, geschädigte Zellen, Bakterien oder andere Fremdstoffe aufzulösen. Aktivierte Granulozyten geben als weitere Hauptaufgabe Entzündungsstoffe ab (Prostaglandine, Leukotriene, $O_2$-Radikale).

Die Lymphozyten reifen in den lymphatischen Organen (B-Lymphozyten) oder im Thymusorgan (T-Lymphozyten) heran. Die ausgereiften Zellen im peripheren Blut besitzen einen runden, kompakten Kern mit einem schmalen, hellen Plasmasaum, in dem gelegentlich einzelne rote Granula zu erkennen sind. Daneben treten größere aktivierte Lymphozyten mit breitem basophilen Zytoplasma auf (Reizformen).

Die Lymphozyten sind Träger der *Immunität* (S. 571). Sie sind in der Lage, fremde Strukturen zu erkennen und spezifische Antikörper dagegen zu bilden. Die sog. B-Lymphozyten wandeln sich dabei zu großen Zellen (Immunoblasten) und zu Plasmazellen um, welche Antikörper produzieren und an das Blut abgeben. Die T-Lymphozyten reagieren als Zellen selbst spezifisch gegen die fremden Antigene (Bakterien, Viren, Fremdgewebe, Tumorzellen).

Die **Monozyten** im peripheren Blut stammen aus dem Knochenmark. Sie haben die Fähigkeit, sich zu *Makrophagen* umzuwandeln und im Gewebe Fremdstoffe zu beseitigen. Durch die Aufnahme und Verarbeitung von antigenem Material, das sie an die Lymphozyten weitergeben, spielen sie eine wichtige Rolle für die Einleitung einer Immunreaktion.

*Gesamtzahl der Leukozyten*

Die Gesamtzahl der Leukozyten im peripheren Blut beträgt 4500–10000 Zellen pro µl Blut. Die Verteilung der Leukozyten wird im Blutausstrich nach Anfärbung mit May-Grünwald- und Giemsa-Lösung (Färbung nach Pappenheim) bestimmt, sog. Differenzialblutbild. Es werden jeweils 100 Leukozyten ausgezählt.

Normale Verteilung der Leukozyten im Differenzialblutbild:

- basophile Granulozyten 0–1%
- eosinophile Granulozyten 1–3%
- Metamyelozyten 0%
- stabkernige Granulozyten 3–4%
- segmentkernige Granulozyten 60–70%
- Lymphozyten 30–35%
- Monozyten 2–4%

Bakterielle Entzündungen und toxische Reize lösen eine *Vermehrung der Granulozyten* (Leukozytose) und das vermehrte Auftreten jüngerer Formen (Linksverschiebung) aus. Virusinfektionen und Tuberkulose dagegen gehen mit einer Erhöhung der Lymphozytenzahl (Lymphozytose) einher, wobei die Gesamtzahl der Leukozyten normal oder sogar erniedrigt ist. Im Verlauf einer bakteriellen Infektion folgen der Leukozytose die monozytäre Überwindungsphase, dann die lymphozytäre Heilungsphase und schließlich eine kurzdauernde Eosinophilie („Morgenröte der Entzündung").

Eine ausgeprägte *Verminderung der Leukozytenzahl* findet man bei Schädigung des Knochenmarks. Auch eine chronisch vergrößerte Milz *(Hypersplenismus)* kann zur Verminderung der Leukozytenzahl, aber auch der Erythrozyten und Thrombozyten führen. Die Ursachen dafür sind noch nicht ganz geklärt. Neben einem vermehrten Abbau der Blutzellen in der Milz denkt man auch an eine Hemmung des Knochenmarks durch unbekannte Substanzen, die aus der vergrößerten Milz freigesetzt werden.

Eine *Verminderung der Lymphozyten* beobachtet man bei der Stressreaktion oder der Gabe von Glukokortikoiden sowie bei generalisierten bösartigen Erkrankungen des lymphatischen Systems.

## 15.5.2 Agranulozytose

### *Ursachen*

DEFINITION *Eine Verminderung der Granulozyten wird als Leukopenie, ein weitgehendes Fehlen (unter 500/µl) als Agranulozytose bezeichnet.*

Neben Verdrängung und Zerstörung des normalen Knochenmarks durch Tumoren sind toxische (Phenothiazin-Typ) und allergische (Pyrazolon-Typ) Reaktionen auf Medikamente die häufigsten Ursachen einer Agranulozytose. Dosisabhängig können viele Medikamente die Bildung der Granulozyten hemmen.

WISSEN *Die Zahl der weißen Blutkörperchen muss besonders bei der Anwendung von Antibiotika, Antiarrhythmika, nichtsteroidalen Antirheumatika, Thyreostatika, Phenothiazinen, Antikonvulsiva und auch vieler Sedativa in regelmäßigen Abständen kontrolliert werden.*

Die Empfindlichkeit des Knochenmarks gegen diese Medikamente kann individuell unterschiedlich sein. Zytostatika und Strahlen schädigen dosisabhängig immer das Knochenmark mit nachfolgendem Abfall der Granulozyten.

*Symptome*

Da bei den betroffenen Patienten die wichtigsten Abwehrzellen fehlen, kommt es meist plötzlich zu Fieber, Mundschleimhautgeschwüren und Angina tonsillaris. Eine Sepsis kann schnell zum Tode führen.

*Diagnostik*

Im peripheren Blut fehlen fast vollständig die Granulozyten bei oft normaler Zahl der Lymphozyten. Das Knochenmark weist in prognostisch ungünstigen Fällen keine Zellen der granulopoetischen Reihe auf, in anderen Fällen findet man vermehrt unreife Zellen, besonders Promyelozyten.

*Therapie*

- Absetzen aller Medikamente, die als mögliche Ursache infrage kommen
- Isolierung und allgemeine Infektionsbekämpfung durch Antibiotika
- Glukokortikosteroide bei Autoimmunreaktion
- Gabe von Wachstumsfaktoren (G-CSF)

## 15.5.3 Panzytopenien

Panzytopenien entstehen durch eine angeborene, häufiger aber durch eine erworbene Schädigung der unreifen und reiferen Stammzellen im Knochenmark. Zu den angeborenen Formen gehört die autosomal rezessiv vererbte Fanconi-Anämie der Kinder. Der tödliche Verlauf innerhalb weniger Jahre kann in einem Teil dieser Fälle heute durch eine Knochenmarkstransplantation vermieden werden.

### Erworbene aplastische Anämie

DEFINITION *Als aplastische Anämie wird eine erworbene Form der Knochenmarksinsuffizienz mit Beteiligung aller drei Zellsysteme bezeichnet.*

*Ursachen*

Als Ursachen der Stammzellschädigung kommen Chemikalien (Benzol), Medikamente (z. B. Chloramphenicol), ionisierende Strahlung, aber auch Herpes- und Hepatitis-C-Virus-Infektionen sowie das Parvo-Virus-$B_{19}$ infrage. In vielen Fällen bleibt aber die Ursache unklar. Es wird eine Autoimmunreaktion angenommen, die zur Schädigung der Stammzellen führt.

*Symptome und Diagnostik*

Ausgeprägte Anämie mit Müdigkeit und Adynamie, Agranulozytose mit Infektneigung und Schleimhautentzündung sowie Thrombozytopenie mit Blutungsneigung kennzeichnen das Krankheitsbild.

Das Blutbild zeigt in schweren Fällen erheblich erniedrigte Zahlen für Erythrozyten, Granulozyten und Thrombozyten. Das Knochenmark ist ausgesprochen zellarm.

*Therapie*

Schwere aplastische Anämien sind immer ein Notfall und bedürfen einer schnellen Therapie in einer Spezialabteilung. Knochenmarkstransplantation und Immunsuppression (Antilymphozytenglobulin, Cyclosporin, Kortison) sind die etwa gleich wirksamen Behandlungsmöglichkeiten mit einer Überlebensrate von ca. 60 %.

Bei weniger ausgeprägten Formen kann man zunächst den Verlauf beobachten, da sich in einem Teil dieser Fälle das Knochenmark von selbst erholt.

PFLEGE ***Knochenmarkpunktion.*** *Bei der Sternalpunktion liegt der Patient flach auf dem Rücken auf einer harten Unterlage, bei der Beckenkammpunktion liegt er in Bauchlage mit leicht hoch gelagertem Becken oder in flacher Seitenlage mit angewinkelten Knien. Wirken Sie während der Punktion beruhigend auf den Patienten ein; häufig erhält er auch eine Kurznarkose. Komprimieren Sie nach dem Entfernen der Punktionskanüle die Einstichstelle für mindestens 3 Minuten, legen Sie anschließend einen sterilen Verband an, der mit einem Sandsack beschwert wird. Der Patient soll sich nun auf die biopsierte Seite drehen. Nach dem Eingriff hat der Patient 1–3 Stunden Bettruhe. Kontrollieren Sie während dieser Zeit regelmäßig die Vitalzeichen und den Verband auf Nachblutungen.*

## 15.5.4 Myelodysplastische Syndrome

Bei den myelodysplastischen Syndromen (MDS) entstehen Zellen, die sich als abnorme Klone (genetisch bedingte Abweichungen) aus den hämatopoetischen Stammzellen entwickeln und die normalen Zellen im Knochenmark verdrängen In 90 % der Fälle bleibt die Ursache der genetischen Abweichung unbekannt. In etwa 10 % der Fälle lassen sich Lösungsmittel (z. B. Benzol S. 702), Zytostatika (chemotherapeutisch induzierte MDS) oder Röntgenstrahlen als Ursache ausmachen.

Ein klinischer Hinweis auf das Vorliegen eines MDS ist eine Anämie bei älteren Patienten, die jeder Behandlung trotzt *(therapierefraktäre Anämie).* In einem Teil der Fälle ist diese Anämie mit einer Verminderung der weißen Blutkörperchen (Leukopenie) oder auch der Blutplättchen (Thrombozytopenie) verbunden.

Das Knochenmark zeigt statt der erwarteten Zellarmut die dichte Ansammlung einkerniger, in ihrer Reifung gestörter Zellen. Auch die Zahl unreifer Myeloblasten- und Promyeloblasten ähnlicher Zellen ist deutlich erhöht. Für die Differenzierung dieser Zellen ist die mikroskopische Untersuchung von peripherem Blut und Sternalmark erforderlich, da die automatisierten Verfahren der Zelluntersuchung hier versagen.

In einem Teil der Fälle von MDS besteht eine Eisenverwertungsstörung mit dem Auftreten von Eisen überladenden Zellen (Ringsideroblasten), andere Fälle zeigen vermehrt atypische Erythroblasten. Bei etwa 50% der Patienten mit einem erhöhten Anteil atypischer Zellvorstufen (> 5%) geht das MDS in eine *Leukämie* über, weshalb die neue WHO-Klassifikation von einer chronischen myelomonozytären Leukämie spricht.

#### *Therapie*

Die Behandlungsstrategie der MSD wird zunehmend auf den Einzelfall ausgerichtet und sollte nur in Fachabteilungen mit entsprechender Erfahrung erfolgen. Wegen der therapierefraktären Anämie ist oft lange Zeit nur eine Substitution mit Erythrozyten und eventuell Thrombozytenkonzentraten erforderlich. Hämatopoetische Wachstumsfaktoren, wie Erythropoetin (Epo), und granulozytenstimulierende Faktoren (G-CSF) führen in einem Teil der Fälle zur zeitweisen Besserung der Blutbildveränderungen. Bei fortschreitender Überwucherung des Knochenmarks ist eine Immunsuppression mit Cyclosporin A und Antilymphozytenglobulin erforderlich.

Eine Knochenmark- oder Stammzelltherapie wird nur bei Patienten unter 50 Jahren empfohlen. Gegen die Eisenüberlastung der roten Blutkörperchen (Hämochromatose) gibt man Eisenchelatoren (z. B. Desferrioxamin).

## 15.5.5 Chronische myeloproliferative Erkrankungen

DEFINITION *Chronische myeloproliferative Erkrankungen (CMPE) beruhen auf malignen Entartungen der hämotopoetischen Stammzelle. Die Folge ist eine von einem Zellklon ausgehende ungehemmte Vermehrung einer oder mehrerer Blutzellreihen. Nach Jahren entwickelt sich das Risiko, dass die Erkrankung in eine akute Leukämie übergeht. Es besteht bei diesen Erkrankungen die Tendenz zur Ausbildung einer Splenomegalie und bei einem Teil der Fälle zur Knochenmarksfibrose (Myelofibrose).*

Die chronisch wuchernden Zellen (Granulozyten, Erythrozyten, Thrombozyten) haben eine Tendenz zur Ausreifung. Sie verdrängen die normalen Zellen im Knochenmark. Gleichzeitig findet eine Blutneubildung in Milz und Leber (embryonale Blutbildungsstätten) statt.

Die Ursache der Zellwucherung ist bisher unbekannt. Eine Virusgenese wird diskutiert, da im Tierreich durch Viren hervorgerufene Leukämien bekannt sind. Ionisierende Strahlen können mit hoher Wahrscheinlichkeit leukämische Veränderungen auslösen, wie die Folgen nach atomarer Bestrahlung (Hiroshima, Tschernobil) gezeigt haben.

Zu den CMPE gehören die Philadelphia-Chromosomen positive chronische Myeloische Leukämie und drei Philadelphia Chromosomen negativer Erkrankungen: die essenzielle Thrombozythämie, die Polycythaemia vera und die primäre Myelofibrose.

### Chronische Myeloische Leukämie (CML)

Die chronische myeloische Leukämie weist einen Altersgipfel zwischen dem 50. und 60. Lebensjahr auf. In über 95% der Fälle lässt sich ein verändertes und verkürztes Chromosom 22 (Philadelphia-Chromosom) nachweisen. In der chronischen Phase findet sich eine fortschreitende Wucherung, vorwiegend myeloischer Zellen, mit Ausschwemmung auch unreifer Zellformen (Myelozyten) in das periphere Blut. Nach Jahren kommt es offenbar durch weitere Chromosomenveränderungen zum Übergang in eine akute Leukämie mit vielen unreifen Zellformen (Blastenschub).

WISSEN *Das Philadelphia-Chromosom entsteht durch eine reziproke Translokation. Dabei werden Teile des Chromosoms 9 mit einem Anteil des Chromosoms 22 verschmolzen. Das neue Fusionsgen überschreibt die Bildung eines Fusionsproteins mit abnormer Tyrosinkinaseaktivität. Diese Kinase wirkt wiederum auf Proteine ein, die Wachstumsfaktorsignale aktivieren und dadurch wesentlich an der Zellwucherung beteiligt sind. In Kenntnis dieser Zusammenhänge wurden selektive Hemmer der Tyrosinkinase entwickelt (s. Therapie).*

#### *Symptome*

Der Beginn der Erkrankung ist schleichend mit Schwäche, Gewichtsabnahme und Druckgefühl im Oberbauch durch die vergrößerte Milz und später auch Leber. Im weiteren Verlauf treten Fieber, Infektneigung, Anämie durch Verdrängung des roten Marks und Blutungsneigung durch Verdrängung der Thrombozyten hinzu. Milzinfarkte und Milzvenenthrombose führen zu heftigen Oberbauchschmerzen. Akute Schübe mit dem Auftreten vorwiegend unreifer Zellformen (Blastenschub) und nicht beherrschbare Infekte oder zerebrale Blutungen beenden das Leben der Patienten.

#### *Diagnostik*

Das periphere Blutbild zeigt eine ausgeprägte Leukozytose (30000–300000 Zellen/$mm^3$) und eine Linksverschiebung bis hin zu den Promyelozyten. Basophile und eosinophile Formen sind vermehrt. Im Knochenmark fällt die gewucherte und zur unreifen Seite verschobene Granulopoese auf. Oft sind auch die Thrombozytenvorstufen (Megakaryozyten) vermehrt. Im Gegensatz zur reaktiven, nicht bösartigen Vermehrung der Granulozyten fällt der Nachweis der alkalischen Leukozytenphosphatase in den peripheren Granulozyten bei der chronischen Myelose negativ aus. In über 90% der Fälle lässt sich das Philadelphia-Chromosom nachweisen. Durch den hohen Zellumsatz ist die Harnsäure im Serum erhöht.

### *Therapie*

Die mittlere Überlebenszeit der CML beträgt ohne Therapie ca. 4 Jahre. Prognose- und Risikofaktoren (Patientenalter, Krankheitsphase, Milzgröße, Zahl der Blasten und Thrombozyten) bestimmen heute international die Therapieleitlinien. Die medikamentöse Therapie kann den tödlichen Verlauf hinauszögern. Eine lebensrettende (kurative) Behandlung gelingt nur durch eine allogene Stammzelltransplantation unter optimalen Bedingungen bei Patienten unter 55 Jahren in 50–80% der Fälle. Dabei ist aber eine transplantationsadaptierte Sterblichkeit von 20–30% zu berücksichtigen.

Die bisherige Erstlinientherapie mit verschiedenen Zytostatika wird heute zunehmend abgelöst durch die Behandlung mit Thyrosinkinasehemmern der ersten (z.B. Imatinib) oder der nachfolgenden Generationen. Das Ergebnis der neuen Therapieformen ist eine deutlich verlängerte Lebenszeit der Patienten.

## Essenzielle Thrombozythämie

Diese myeloproliferative Erkrankung unbekannter Ursache ist durch eine Vermehrung atypisch geformter Megakaryozyten im Knochenmark bedingt. Es resultiert eine chronische Vermehrung der Thrombozyten, die beim Vollbild mindestens 60 000/µl erreicht. Durch eine gleichzeitige Funktionsstörung der Thrombozyten kommt es einerseits zu Thromboembolien und andererseits zu Blutungen. Die Patienten leiden chronisch unter Kopfschmerzen, Schwindel und Mikrozirkulationsstörungen in Händen und Füßen mit Schmerzen, Überwärmung und Rötung.

Zur Reduzierung der hohen Thrombozytenzahl eignen sich Alpha-Interferon, Analgrelid und Hydroxyharnstoff. Eine niedrig dosierte ASS Gabe (40–100 mg/Tag) wird bei kardiovaskulärem Risiko empfohlen.

## Polycythaemia vera

DEFINITION *Unter Polyzythämie versteht man eine Vermehrung aller drei Blutzellensysteme (Erythrozyten, Leukozyten und Thrombozyten), wobei die Hyperplasie der Erythropoese im Vordergrund steht.*

Man nimmt heute an, dass eine Überempfindlichkeit hämatogener Vorläuferzellen gegenüber Wachstumsfaktoren besteht. Das mittlere Erkrankungsalter liegt bei 60 Jahren, Männer sind häufiger betroffen als Frauen, die durchschnittliche Lebenserwartung liegt bei 10 Jahren. In den Spätstadien kommt es zu einer zunehmenden Fibrose des Knochenmarks (Osteomyelofibrose) und massiver Milzvergrößerung (Splenomegalie) durch extrameduläre Blutbildung. In 20% der Fälle entwickelt sich eine Leukämie.

Der hohe Zellgehalt in der ersten Krankheitsphase bedingt eine Erhöhung der Viskosität des Blutes.

PFLEGE **Sicherheit.** *Aufgrund der Viskositätserhöhung des Blutes und der Vermehrung der Thrombozyten sind die Patienten stark thrombosegefährdet. Die Thromboseprophylaxe erhält deshalb einen besonderen Stellenwert. Achten Sie bei der Patientenbeobachtung aber auch auf Zeichen einer Blutung; zuweilen sind bei Polyzythämie die Thrombozyten nicht ausreichend funktionstüchtig.*

### *Symptome*

Die Patienten klagen über Kopfschmerzen, Schwindel, Ohrensausen und Juckreiz. Haut und Schleimhäute sind blaurot verfärbt, die Konjunktiven gerötet. Es besteht eine Neigung zu arteriellen und venösen Thromboembolien. Zerebrale Infarkte, Herzinfarkt und tiefe Venenthrombosen stellen häufige gefährliche Komplikationen dar. Neben Haut- und Schleimhautblutungen sind Magen-Darm-Blutungen weitere gefährliche Komplikationen.

### *Diagnostik*

Entsprechend der Vermehrung der Knochenmarkszellen findet man im peripheren Blut eine Vermehrung aller drei Zellsysteme, besonders aber der Erythrozyten mit entsprechender Erhöhung des Hämatokrits und des Bilirubins. Der erhöhte Zellumsatz führt zur Erhöhung der Serumharnsäure, des Serumbilirubins und der Gallenfarbstoffe im Urin.

### *Therapie*

Die Behandlung besteht in wiederholten Aderlässen bis zu einem Hämatokritwert von etwa 45% und in einer Thrombozytenaggregationshemmung mit niedrig dosiertem ASS, falls keine Blutungsneigung erkennbar ist. Überwiegt auch die Bildung der weißen Blutkörperchen und treten vermehrt Komplikationen auf, gibt man Zytostatika (Hydroxyurea).

### Primäre Myelofibrose (Osteomyelofibrose, Osteomyelosklerose)

An der primären Osteomyelofibrose erkranken vorwiegend Erwachsene zwischen dem 60. und 65. Lebensjahr.

#### *Pathogenese*

Das Knochenmark wird infolge Wucherung von Fibroblasten zunehmend durch ein faserreiches Bindegewebe ersetzt und z.T. knöchern durchbaut (Osteomyelosklerose). Eine Fehlregulation der hämatopoetischen Stammzellen geht voraus, sodass zu Beginn das Bild einer Polyzythämie entsteht. In späteren Phasen können sich die entarteten Zellen zu einer chronischen Leukämie entwickeln. Als Ersatz des verödeten Knochenmarks entstehen blutbildende Zellen in Leber und Milz mit Vergrößerung dieser Organe (extramedulläre Blutbildung).

#### *Symptome*

Die Krankheit beginnt über Jahre schleichend mit Schwäche, Müdigkeit, rheumatischen Beschwerden und sonst ungeklärten Fieberschüben. Die große Milz führt zu Druck- und Verdrängungserscheinungen.

#### *Diagnostik*

Im peripheren Blut finden sich anfangs erhöhte, später normale bis leicht verminderte Leukozytenzahlen mit deutlicher Linksverschiebung. Im Gegensatz zur chronischen Myelose ist die alkalische Leukozytenphosphatase in den Zellen erhöht. Erythrozyten und Thrombozyten sind in den Anfangsstadien der Erkrankung oft vermehrt; es treten Vorstufen der roten Reihe im peripheren Blut auf. Die Sternalpunktion ergibt wenige oder keine Zellen (Punctio sicca). Die histologische Untersuchung einer Beckenkammbiopsie zeigt die erhebliche Bindegewebsfaservermehrung. In einem Teil der Fälle fällt im Röntgenbild die Verdickung der Kortikalis (Femurschaft) auf.

#### *Therapie und Prognose*

- Glukokortikoide in Kombination mit Thalidomid und Alpha-Interferon können vorübergehend das Krankheitsbild bessern.
- Hydroxyurea kann den Krankheitsverlauf bremsen.
- Bei ausgeprägter Anämie müssen Transfusionen gegeben werden.
- In seltenen Fällen, in denen mehr Erythrozyten in der Milz zugrunde gehen als produziert werden, ist eine Milzentfernung angezeigt.
- Bei jüngeren Patienten kann eine allogene Stammzelltransplantation versucht werden.

Die Erkrankung kann 10–20 Jahre dauern. Am Ende steht oft ein Übergang in eine akute Leukämie.

## 15.5.6 Akute Leukämien

Akute Leukämien können in jedem Lebensalter auftreten. Man unterscheidet zwischen akuter myeloischer Leukämie (AML) und akuter lymphatischer Leukämie (ALL).

### Akute myeloische Leukämien (AML)

AML sind maligne Entartungen myeloischer Vorläuferzellen infolge erworbener genetischer Veränderungen der leukämischen Stammzellen. Die Zellen vermehren sich ungehemmt ohne auszureifen (**Abb. 15.9**). Sie verdrängen die normalen Blutzellelemente, werden unreif ins periphere Blut ausgestoßen und können z.T. in andere Organe infiltrieren.

Es gibt verschiedene Klassifizierungen der AML. Nach mikroskopischem Bild und Enzymgehalt kann man unterscheiden:

- *Stammzellleukämie* mit sehr undifferenzierten Zellen, zu denen auch die akute Lymphoblastenleukämie der Kinder gehört; die Zellen sind grobschollig, PAS-positiv und peroxidasenegativ.
- *Myeloblastenleukämie* (**Abb. 15.10**) mit myeloblastenähnlichen Zellen, die meist peroxidasepositiv sind.

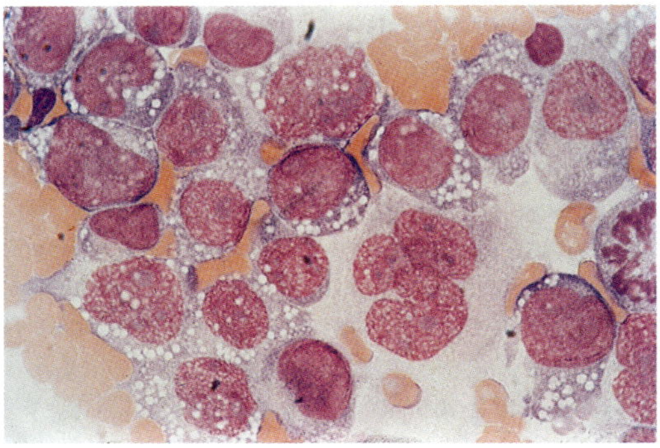

**Abb. 15.9 AML.** Akute myeloische Leukämie, Knochenmark.

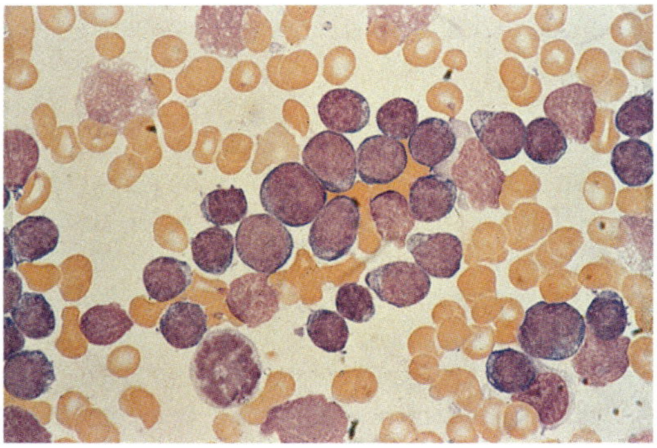

**Abb. 15.10 AML.** Blastenleukämie, peripheres Blut.

- *Promyelozytenleukämie* mit typischen roten Granula im Zellplasma und gelegentlich mit stabförmigen, sich rosa anfärbenden Stäbchen im Plasma (Auer-Stäbchen).
- *Monozytenleukämie* mit deutlich positiver Esterasereaktion.
- *Erythroblastenleukämie* mit einem mehr als 50%igen Anteil von unreifen roten Blutkörperchen an der Gesamtzahl aller kernhaltigen Zellen im Knochenmark.
- *Megakaryoblastenleukämie* mit einem Blastenanteil von mehr als 30%.

Nach der Zellgenetik lassen sich zwei Hauptgruppen der AML unterscheiden:
- AML mit Chromosomenabweichungen(52%)
- AML ohne Chromosomenabweichungen(48%)

15

## Akute lymphatische Leukämie (ALL)

DEFINITION *Die akute lymphatische Leukämie ist ebenfalls eine klonale maligne Erkrankung des lymphatischen Systems. Etwa 90% der entarteten Zellen entstammen der B-Zell-Reihe.*

Die akute lymphatische Leukämie ist die häufigste Leukämieform im Kindesalter (80%) mit einem Häufigkeitsgipfel zwischen 2 und 5 Jahren. Der hohe Grad an Mutationen bzw. chromosomalen Veränderungen in den Leukämiezellen weist auf DNA-Schäden als Ursache der Leukämie hin (radioaktive Strahlung?, mutagene Medikamente?)

### *Symptome*

Der Beginn der Erkrankung ist meist akut mit hohem Fieber, Schüttelfrost und schwerem Krankheitsgefühl. Nekrotisierende Schleimhautentzündungen weisen auf die rasch einsetzende Infektabwehrschwäche hin, Haut- und Schleimhautblutungen auf den Thrombozytenmangel und eine gesteigerte Fibrinolyse, die Blässe und die Mattigkeit der Patienten schließlich auf die rasch einsetzende Anämie. Gliederschmerzen, Schleimhautinfiltration (Monozytenleukämie), Lymphknoten- und Milzschwellung sowie Zeichen einer Meningitis (Meningeosis leucaemica) können hinzutreten.

### *Diagnostik*

Die akuten Leukämien weisen in der Regel eine hohe Zahl (100 000–300 000/µl) leukämischer Zellen im peripheren Blut auf. Die Zahl der normalen Zellen (Granulozyten bzw. Lymphozyten, Erythrozyten und Thrombozyten) ist vermindert. Bei etwa 10% der Leukämiefälle findet man nur geringe Zahlen von abnormen Zellformen (sog. aleukämische Formen, **Abb. 15.11**).

Die Leukämiezellen sind immer deutlich unreif, Zwischenstufen der Reifungen fehlen (Hiatus leucaemicus). Im Knochenmark herrscht das einförmige Bild der Leukämiezellen vor unter Verdrängung der normalen Blutbildung. Eine weitere Differenzierung der Leukämiezellen erfolgt dann durch Enzymdarstellung (Esterase, Peroxidase) und besonders durch die Bestimmung von Zelloberflächenantigenen. Diese Bestimmung erlaubt z.T. eine individuelle Charakterisierung der vorliegenden Leukämieformen und ermöglicht dadurch möglicherweise neue individuelle Therapiekonzepte (s. unten).

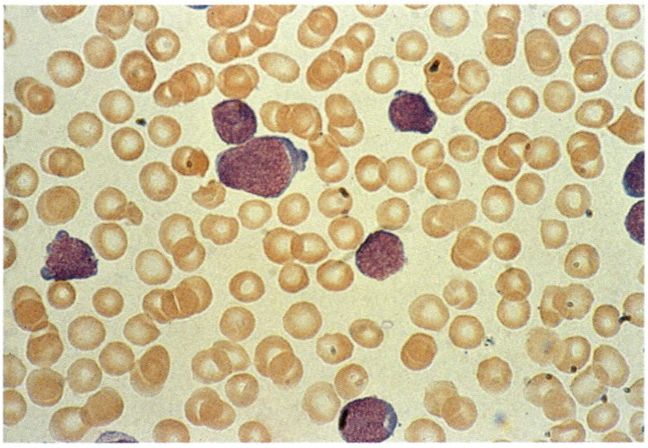

**Abb. 15.11 ALL.** Akute lymphatische Leukämie, peripheres Blut.

### *Therapie und Prognose*

Durch große Konsensusstudien sind die Behandlungskonzepte der einzelnen Leukämieformen erheblich optimiert worden. Die Überlebenszeit der Patienten mit der sonst in kurzer Zeit immer tödlich verlaufenden Krankheit ist dadurch deutlich angehoben worden. Besonders bei den akuten lymphatischen Leukämien im Kindesalter sind heute 10-Jahresheilungen von >50% zu erzielen.

PFLEGE ***Aspekte der Pflege.*** *Zu pflegerischen Maßnahmen im Rahmen einer Zytostatikatherapie vgl. auch* *Kap. 19, S. 660.*

Behandlungsschema bei akuten Leukämien
- *Induktionstherapie*: Einleitung der Behandlung mit einer Kombination mehrerer Zytostatika sowie Glukokortikoiden und ggf. Röntgenbestrahlung des Schädels. Es werden dadurch praktisch alle Zellen im Knochenmark zerstört, sodass das Überleben in dieser Phase (aplastische Phase) nur durch strenge Asepsis, breit gefächerte Antibiotika- und Antimykotikatherapie und Zufuhr von Leukozyten, Erythrozyten und Thrombozyten ermöglicht wird. Die Erholung des Knochenmarks wird durch Wachstumsfaktoren beschleunigt.
- Es folgt dann die *Konsolidierungstherapie* mit Wiederholung der Induktionstherapie,

- gefolgt von der *Erhaltungstherapie* mit einer Kombination weniger eingreifender Zytostatika.
- Im Abstand von etwa 6 Wochen wird jeweils eine kürzere *Reinduktionstherapie* mit der hoch dosierten Zytostatikakombination durchgeführt.

Eine vollständige Remission der Erkrankung ist dann erzielt, wenn keine oder weniger als 5% Leukämiezellen (Blasten) im Knochenmark gefunden werden. Jeder neue Blastenschub verschlechtert die Prognose. Nicht beherrschbare Infekte oder eine zerebrale Blutung beenden das Leben der Patienten.

Nach dem heutigen Kenntnisstand ist die Chemotherapie der akuten Leukämien ausgereizt. Die Suche nach weiteren Behandlungsmöglichkeiten hat zur Entwicklung von Antikörpern gegen spezifische Zelloberflächenantigene auf den Leukämiezellen geführt. Solche selektiven hochwirksamen Antikörper gegen bestimmte Antigene auf den Zellen wie z.B. das CD 52 auf normalen und malignen T- und B-Zellen haben in Kombination mit Zytostatika zu weiteren Therapieerfolgen geführt.

Jüngere und ältere Patienten profitieren darüber hinaus, wenn in der Remissionsphase nach einer Zytostatikatherapie, eine Stammzell- oder Knochenmarkstransplantation durchgeführt wird. Als Zellspender eigenen sich HLA-identische Geschwister aber auch geeignete, nicht verwandte Personen (allogene Transplantation).

Bei den Leukämien lassen sich immer mehr genetische Untergruppen differenzieren. Sie sprechen auf Therapieformen (Chemotherapie, Bestrahlung, Transplantation) unterschiedlich an. Für jeden Patienten kann ein individuelles Therapieschema festgelegt werden, weil international verbundene Kompetenznetzwerke alle Therapieerfahrungen sammeln. Aus diesen Studienergebnissen resultieren die jeweils optimalen Behandlungsempfehlungen.



## 15.6 Maligne Lymphome – Erkrankungen des lymphoretikulären Systems

Zu den Erkrankungen des lymphoretikulären Systems gehören die Hodgkin-Lymphome (Lymphogranulomatose) sowie eine Reihe von malignen Lymphomen, die zur Gruppe der Non-Hodgkin-Lymphome zusammengefasst werden, und die als maligne Entartung der verschiedenen Entwicklungsstadien der Lymphozyten anzusehen sind.

### 15.6.1 Hodgkin-Lymphome

#### *Ursachen und pathologische Anatomie*

Die Hodgkin-Lymphome sind bösartige Erkrankungen des lymphatischen Systems, die von Lymphknoten ausgehen und charakteristische große Zellen (Reed-Sternberg-Zellen) aufweisen. Die eigentliche Ursache ist nicht bekannt, der fieberhafte Verlauf mit Entzündungszeichen erinnert an eine Infektion (Epstein-Barr-Virus), das Ansprechen der Lymphome auf Zytostatika und Röntgenstrahlen sowie der unbehandelt tödliche Verlauf spricht für eine maligne Erkrankung.

Es hat sich gezeigt, dass Hodgkin-Granulome, die lymphozyten- oder histiozytenreich sind, besser auf eine Behandlung ansprechen als lymphozytenarme, fibröse Formen. Weiter entscheidend für die Prognose der Erkrankung ist die Ausbreitung der Lymphome bei Beginn der Therapie.

**Stadieneinteilung** (Staging) des Hodgkin-Lymphoms (Ann-Arbor-Klassifikation):

- *Stadium I:* Befall einer Lymphknotenregion (I) oder eines extranodalen Herds (I E),
- *Stadium II:* Befall mehrerer Lymphknotenregionen oberhalb oder unterhalb des Zwerchfells (II), evnetuell mit einem Organherd auf derselben Zwerchfellseite (II E),
- *Stadium III:* Befall von Lymphknoten beiderseits des Zwerchfells (III), der Milz (III S) und eventuell weiterer Organherde (III E),
- *Stadium IV:* ausgedehnter Organbefall mit und ohne Lymphknotenbeteiligung (IV).

Zu jedem Stadium wird vermerkt, ob Allgemeinsymptome fehlen (A) oder vorhanden (B) sind. Zu den Allgemeinsymptomen werden gerechnet: Fieber, Gewichtsverlust von mehr als 10% und Nachtschweiß („B-Symptomatik").

Es gilt heute als gesichert, dass die Erkrankung in einem Lymphknoten beginnt und sich entgegen dem Lymphstrom ausbreitet. Ein Ausbreitungsschub kündigt sich meist durch Allgemeinsymptome (B-Symptomatik) an.

● WISSEN *Thomas Hodgkin (1798–1866) veröffentlichte 1832 seine Studien über die „krankhaften Erscheinungen der absorbierenden Drüsen", mit denen er die Lymphknoten meinte. Später stellte sich heraus, dass es sich bei manchen der von ihm beschriebenen Fälle um andere Lymphome oder Tuberkulose handelte. Hodgkin war ein sehr religiöser Mensch, der sich auch um soziale Reformen und die Erziehung bemühte und zu den bedeutendsten humanitären Persönlichkeiten seiner Zeit gehörte.*

### *Symptome*

Schmerzlose Schwellung einzelner Lymphknotengruppen, eventuell auch hartnäckiger Juckreiz stehen am Anfang der Erkrankung. Sind die Lymphknoten im Bauchraum oder ist die Milz bzw. die Leber zuerst befallen, so ist das Krankheitsbild zunächst sehr schwer zu erkennen. Hinweise für das Bestehen einer Lymphogranulomatose sind

- schubweiser Fieberverlauf (Pel-Ebstein-Typ), septische Fieberschübe oder auch einmal eine Kontinua,
- Schmerzen in den befallenen Regionen nach Alkoholgenuss,
- Anämie, Leukozytose mit Linksverschiebung, Lymphopenie und Vermehrung der Monozyten und Eosinophilen,
- Herpes zoster oder andere Virusinfekte als Zeichen der Infektabwehrschwäche.

Bei der weiteren schubweisen Ausbreitung der Erkrankung können praktisch alle Organe befallen werden (Lunge, Knochen, Magen).

### *Diagnostik*

Der Lymphknotenbefall wird durch Palpation, Röntgenuntersuchungen bzw. CT (Mediastinum), Sonografie, Lymphangiografie bzw. Laparoskopie (Bauchlymphknoten) festgestellt. Gesichert wird die Diagnose durch die histologische Untersuchung eines Lymphknotens oder Organstücks (Milz, Leber, Knochen). Typisch sind im histologischen Bild große einkernige Hodgkin-Zellen, mehrkernige Riesenzellen (Reed-Sternberg-Zellen) und eine Vermehrung der eosinophilen Zellen. Die Tuberkulinreaktion fällt infolge einer Funktionsstörung der Lymphozyten beim Hodgkin-Lymphom negativ aus.

### *Therapie und Prognose*

Die Hodgkin-Lymphome sind sowohl einer Strahlentherapie als auch einer kombinierten Chemotherapie gut zugänglich. In den Frühstadien lassen sich Überlebenszeiten von 20 und mehr Jahren durch eine kombinierte Strahlen- und Chemotherapie in über 90% der Fälle erreichen. Durch die lange Überlebenszeit richtet sich das Augenmerk auf Spätkomplikationen der Behandlung (Zweittumoren). Mithilfe großer Studienprotokolle wird deshalb versucht, die niedrigste noch voll effektive Dosis der Therapie zu finden.

Bei Rezidiven gilt als Standardtherapie die Hochdosischemotherapie mit Einsatz von Wachstumsfaktoren der Hämatopoese und anschließender autologer Blutstammzelltransplantation.

## 15.6.2 Non-Hodgkin-Lymphome

DEFINITION *Unter diesem Begriff wird eine Gruppe von Erkrankungen zusammengefasst, die sich vom Morbus Hodgkin abgrenzen und sich einerseits nach ihrem histologischen Bild und andererseits nach ihrer Abstammung klassifizieren lassen.*

Histologisch werden lymphozytäre, histiozytäre und gemischte Formen unterschieden, die jeweils wieder knötchenförmig oder diffus verteilt auftreten können. Die lymphozytären Formen haben eine bessere Prognose als die beiden anderen Formen.

Die Zellen der verschiedenen Non-Hodgkin-Lymphome lassen sich von einzelnen Zellen des Immunsystems (T-Zellen, B-Zellen, Makrophagen) ableiten. Die Non-Hodgkin-Lymphomzellen stellen mehr oder weniger bösartige Entartungen („Karikaturen") der verschiedenen Arten und Entwicklungsstufen der Immunzellen dar (S. 571). Die Anomalie der Lymphozyten konnte z. T. definiert werden. Es handelt sich um einen Genaustausch zwischen Chromosomen, wodurch die Eigenschaften der betroffenen Zelle bis hin zur ungehemmten, bösartigen Vermehrung verändert werden. Ein typisches Beispiel ist die Verlagerung eines Gens des Chromosoms 18 (bcl-2 Protoonko-Gen) auf eine bestimmte Stelle des Chromosoms 14, wodurch im ersten Schritt die Überlebenszeit der Lymphomzelle verlängert und damit wahrscheinlich das Bösartigwerden eingeleitet wird.

Bei einigen Non-Hodgkin-Lymphomen findet man eine enge Beziehung zu einer Virusinfektion (T-Zell-Leukämie-Virus, Epstein-Barr-Virus, S. 592) bzw. zur Helicobacter-pylori-Infektion des Magens (MALT-Lymphom, S. 559).

Immunsupprimierte Patienten (angeboren, Zytostatika- oder Strahlentherapie, HIV-Infektion) tragen ein höheres Risiko, an einem Lymphom zu erkranken.

Im Allgemeinen sind die Non-Hodgkin-Lymphome, die sich von ausgereiften Immunzellen ableiten, in ihrem Verlauf gutartiger (niedriger Malignitätsgrad) als die Lymphome, die sich von unreifen Zellen ableiten (hoher Malignitätsgrad). Einige entartete Immunzellen besitzen noch die Fähigkeit, Gamma-Globuline von sehr einheitlicher Struktur (früher Paraproteine) zu produzieren.

Die bisher gebräuchliche Kiel-Klassifikation wurde neuerdings abgelöst durch die international einheitliche REAL-(Revised European American Lymphoma-) Klassifikation. Für den klinischen Gebrauch entstand daraus die in **Tab. 15.2** wiedergegebene Einteilung, die Wachstumsaktivität, Aggressivität und Therapiechancen der Non-Hodgkin-Lymphome berücksichtigt.

Tab. 15.2 REAL-Klassifikation als Grundlage der Einteilung der Non-Hodgkin-Lymphome (nach Diehl u. Hiddemann 1997).

| *B-Zell-Reihe* | *T-Zell-Reihe* |
|---|---|
| ***I Indolente Lymphome*** | |
| – chronische lymphatische Leukämie<br>– Immunozytom (M. Waldenström)<br>– Haarzell-Leukämie<br>– Marginalzonen-B-Zell-Lymphome:<br>  – extranodal (MALT)<br>  – nodal (monozytoid)<br>  – splenisch<br>– follikuläre Keimzentrumslymphome (Grad I und II) | – Mycosis fungoides<br>– chronische adulte T-Zell-Leukämie/Lymphom* |
| ***II Aggressive Lymphome*** | |
| – Plasmozytom/multiples Myelom<br>– Mantelzell-Lymphom<br>– follikuläres Keimzentrumslymphom Grad III<br>– diffuses großzelliges B-Zell-Lymphom (einschl. immunoblastischer, zentroblastischer und diffuser großzelliger Varianten)<br>– mediastinales B-Zell-Lymphom<br>– Burkitt-ähnliches B-Zell-Lymphom* | – unspezifizierte T-Zell-Lymphome*<br>– angioimmunoblastisches Lymphom*<br>– angiozentrisches Lymphom*<br>– intestinales T-Zell-Lymphom*<br>– anaplastisches großzelliges T- und Null-Zell-Lymphom |
| ***III Sehr aggressive Lymphome*** | |
| – Vorläufer-B-lymphoblastisches Lymphom<br>– Burkitt-Lymphom | – Vorläufer-T-lymphoblastisches Lymphom<br>– adultes T-Zell-Lymphom/Leukämie |
| ***IV Morbus Hodgkin*** | |

* *provisorische Einteilung nach Diehl u. Hiddemann, Der Internist 38 (1997) 105.*

### *Symptome*

Das klinische Bild ist gekennzeichnet durch die lokale oder generalisierte Schwellung von Lymphknoten. Im weiteren Verlauf werden Milz, Leber, Knochenmark und andere Organe befallen.

Abflussbehinderungen durch gewucherte Lymphome führen zu Aszites, Pleuraerguss oder auch zu Ureterkompression. Allgemeinsymptome, wie Fieber, Nachtschweiß und Gewichtsverlust, werden bei ca. 20% der Patienten beobachtet.

Die Lymphome mit *niedrigem Malignitätsgrad* kommen häufiger vor (Verhältnis 3 : 1) und zeigen einen Häufigkeitsgipfel zwischen dem 60. und 80. Lebensjahr. Sie leiten sich überwiegend von den B-Lymphozyten ab, wachsen langsamer und progredient und verursachen in den ersten Stadien wenig Beschwerden. Das hat zur Folge, dass sie vielfach erst im fortgeschrittenen Stadium des Organbefalls diagnostiziert werden.

Die Lymphome mit *hohem Malignitätsgrad* wachsen rasch und werden deshalb in der Regel früh diagnostiziert. Es kommen hierbei Entartungen aller Immunzellen vor. Ein Häufigkeitsgipfel wird zwischen dem 5. und 15. Lebensjahr, ein zweiter zwischen dem 65. und 75. Lebensjahr beobachtet.

Bei beiden Lymphomformen, bei den gutartigen häufiger als bei den höher malignen, kann eine Ausschwemmung der malignen Zellen ins Blut erfolgen (leukämische Reaktion).

Die Stadieneinteilung der Non-Hodgkin-Lymphome lehnt sich weitgehend an die des Morbus Hodgkin an.

### *Diagnostik*

Für die Therapie und Prognose der Lymphome ist die genaue Kenntnis der Histologie und des Ausbreitungsstatus entscheidend. Zur Diagnose sind deshalb alle Lymphknotenregionen klinisch und mit bildgebenden Verfahren zu untersuchen und eine ausreichende Zahl bioptischer Proben des lymphatischen Gewebes einschließlich des Knochenmarks zu entnehmen.

### *Therapie*

Wie bei den akuten Leukämien stehen für die Behandlung der Non-Hodgkin-Lymphome die systemische Chemotherapie, die Strahlentherapie, die Immuntherapie mit monoklonalen Antikörpern und die Blutstammzelltransplantation zur Verfügung.

Die Stadien I und II der niedrigmalignen und z.T. auch der hochmalignen Lymphome sprechen gut auf eine Strahlentherapie an. In den übrigen Stadien wird die Immunochemotherapie eingesetzt. Bei den hochmalignen diffusen großzelligen Lymphomen kommt das CHOP-Schema (Cyclophosphamid, Doxorubicin,

Vincristin, Prednison), bei den indolenten follikulären Lymphomen das COP (Cyclophosphamid, Vincristin, Prednison) in Kombination mit dem Anti-CD20-Antikörper Rituximab infrage. Dosis und Anzahl der Therapiezyklen richten sich nach der Aggressivität und Ausbreitung der Erkrankung. Die Remissionsraten und die Remissionsdauer bis zur Heilung haben sich durch die weltweite Therapieoptimierung entscheidend verbessert.

Die Haarzellleukämie (**Abb. 15.12**) spricht besonders gut auf Interferon-Alpha an.

## Chronische lymphatische Leukämie

### *Häufigkeit und Pathogenese*

Die chronische lymphatische Leukämie besitzt aufgrund ihrer Häufigkeit und ihres langjährigen Verlaufs eine Sonderstellung unter den Non-Hodgkin-Lymphomen und soll deshalb gesondert besprochen werden. Die chronische lymphatische Leukämie (CLL) ist in 70 % der Fälle ein Zufallsbefund mit leicht bis mäßig erhöhten Leukozytenzahlen und einzelnen vergrößerten Lymphknoten (**Tab. 15.3**). Der Häufigkeitsgipfel der Erkrankung liegt zwischen dem 50. und 70. Lebensjahr. Männer sind doppelt so häufig betroffen wie Frauen. Es handelt sich um eine langsam fortschreitende Wucherung lymphatischer Zellen in allen lymphatischen Geweben und in den späteren Stadien auch in anderen Organen (Haut, Nieren, Magen-Darm-Trakt).

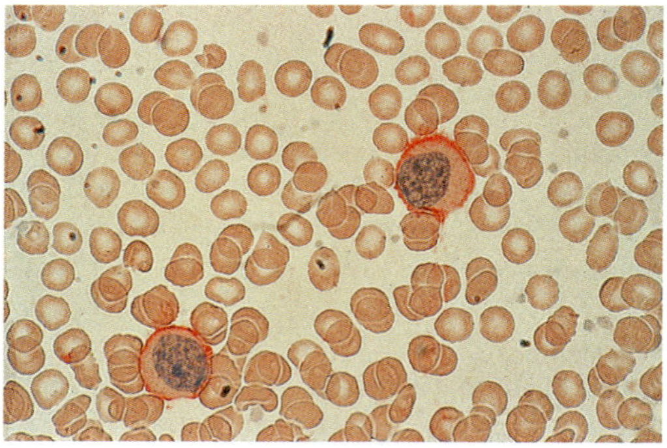

**Abb. 15.12 Haarzellleukämie.** Haarzelle, Färbung mit monoklonalen Antikörpern.

**Tab. 15.3 Stadieneinteilung der CLL (nach Binet 1981).**

| *Stadium* | *Kennzeichen* |
|---|---|
| Stadium A | < 3 vergrößerte Lymphknotenregionen<br>Lymphozytose<br>Hb > 10 g/dl<br>Thrombozyten > 100 000/µl |
| Stadium B | > 3 vergrößerte Lymphknotenregionen<br>Lymphozytose<br>Hb > 10 g/dl<br>Thrombozyten > 100 000/µl |
| Stadium C | Hb < 10 g/dl<br>Thrombozyten < 100 000/µl<br>Lymphknotenstatus irrelevant |

### *Symptome*

Der Beginn ist schleichend mit Leistungsminderung und ggf. Nachtschweiß. Frühzeitig fallen Lymphknotenschwellungen am Hals, axillär oder inguinal auf. Die Milz ist frühzeitig vergrößert, weniger konstant die Leber. In der Haut können sich ausgedehnte lymphatische Infiltrationen entwickeln. Die Infektabwehr ist vermindert, da die Abwehrleistung des lymphatischen Systems eingeschränkt ist (Antikörpermangel). Dazu kann die diffuse Durchsetzung des Knochenmarks mit lymphatischen Zellen die normale Blutbildung hemmen. Anämie und Blutungsneigung sind die Folge. Die Erkrankung kann sich über viele Jahre hinziehen.

### *Diagnostik*

Die Zellzahl im peripheren Blut kann bis auf über 100 000 Zellen/µl erhöht sein, mit einem Lymphozytenanteil von 80–90 %. Die Kerne der Zellen sind lockerer als normal; z. T. treten größere Zellformen auf; die PAS-(Paraaminosalicylsäure-)Reaktion ist deutlich positiv. Beim Ausstreichen werden die Zellen leicht zerstört; die Kernreste werden als Gumprecht-Kernschatten bezeichnet.

Der Knochenmarksausstrich zeigt eine noduläre bis diffuse Durchsetzung mit Lymphozyten unter Zurückdrängung des übrigen blutbildenden Systems.

### *Therapie*

Wegen des langen, in den Anfangsjahren wenig auffallenden Verlaufs der Erkrankung wird eine Therapie erst in den fortgeschrittenen Stadien bzw. rasch fortschreitenden Fällen durchgeführt. Bewährt hat sich die Therapie mit einer Dreierkombination aus Fludarabin, Cyclophosphamid und dem Anti-CD20-Antikörper Rituximab (FCR). Der Antikörper, der mit hoher Affinität an alle B-Lymphozyten bindet, führt in 45 % der Fälle zu einer kompletten Remission. Da auch die normalen Lymphozyten betroffen sind, ist die Infektionsgefahr unter der Therapie groß. Bei jüngeren Patienten bietet sich auch die Stammzelltransplantation nach ablativer Therapie an. Bei Verdrängungs- bzw. Stauungserscheinungen durch vergrößerte Milz oder Lymphknotenpakete kann eine Röntgenbestrahlung durchgeführt werden.

**FALLBEISPIEL CLL** *Bei einem 71-jährigen Patienten wurden bei einer Routineuntersuchung Leukozyten von 18 000 Zellen/µl mit einem Lymphozytenanteil von 50 % gezählt. Subjektive Beschwerden fehlten. Der Hausarzt führte die hohe Zellzahl zunächst auf einen vorausgegangenen Infekt zurück. 6 Monate später fand sich eine noch deutlichere Leukozytose von 26 000 Zellen/µl mit hohem Lymphozytenanteil. Jetzt erfolgte die Überweisung in eine hämatologische Fachabteilung. Dort wurde eine chronisch lypmphatische Leukämie, Stadium Binet A (s.* **Tab. 15.3***) diagnostiziert. Da keine weiteren Krankheitszeichen, insbesondere keine Lymphknotenschwellung und keine Milzvergrößerung bestanden, wurden regelmäßige Kontrolluntersuchungen in sechs-, später dreimonatigen Abständen vereinbart („wait and see" Strategie).*
*Über vier Jahre bestanden bei leicht ansteigenden Leukozytenzahlen keine besonderen Beschwerden. Rückblickend häuften sich vielleicht grippale Infekte und verliefen etwas heftiger und hartnäckiger als gewohnt. Etwa fünf Jahre nach der Erstbeobachtung der Leukämie änderte sich das Krankheitsbild in wenigen Wochen dramatisch. Während eines Skiurlaubs erkrankte der Patient an einem heftigen grippalen Infekt mit Fieber, Lymphknotenschwellungen am Hals und in der Leistengegend und nächtlichen Schweißausbrüchen. Der Arzt vor Ort vermutete eine beginnende Lungenentzündung und verordnete Antibiotika. Das Krankheitsbild besserte sich in den nächsten zwei Wochen nicht. Bei den Laboruntersuchungen fanden sich 60 000 Leukozyten/µl, eine Anämie mit 10,2 g% Hämoglobin und erniedrigte Thrombozytenzahlen. Es erfolgte jetzt die Einweisung in eine hämatologische Fachabteilung. Die Diagnose lautete Chronisch lymphatische Leukämie mit zunehmender Lymphadenopathie im Stadium Binet B. Die eingeleitete Chemotherapie mit Fludarabin, Cyclophosphamit und Rituximab (FCR-Protokoll) brachte rasch eine Remission, die noch jetzt, nach drei Jahren anhält, das Allgemeinbefinden des Patienten ist gut.*

### Malt-Syndrom

Der Magen-Darm-Trakt ist bei den Non-Hodgkin-Lymphomen häufig sekundär aber auch primär betroffen. Eine besondere Form eines niedrig malignen Lymphoms entsteht offensichtlich unter dem Einfluss einer lang dauernden ***Helicobacter-pylori-Besiedlung*** der Magenschleimhaut (MALT-Lymphom: mucosa associated lymphatic tissue).

Die heute übliche Eradikationstherapie der Helicobacter-Besiedlung bei Patienten mit chronischer Gastritis und rezidivierenden Ulzera (S. 58) führt auch in vielen Fällen zum Rückgang des Lymphoms. Offensichtlich ist der chronische ***Entzündungsreiz*** durch die Bakterien eine wichtige Ursache für die Entwicklung des Lymphoms.

## 15.6.3 Plasmazellerkrankungen

**DEFINITION** *Unter Plasmazellerkrankungen fasst man eine Gruppe von Erkrankungen zusammen, die durch die Wucherung eines einzelnen Klons von immunglobulinproduzierenden Plasmazellen gekennzeichnet sind.*

Das produzierte Immunglobulin ist homogen und stellt sich in der Serumelektrophorese als monoklonales Protein (M-Protein) in der Gammaglobulinzone dar (**Abb. 15.13**). Entsprechend den Klassen der normalen Immunglobuline (S. 728) können IgG-, IgA-, IgM-, und IgD-Proteine auftreten. Manchmal bilden die Zellen nur Teile eines Moleküls, die entweder aus schweren Ketten oder nur aus leichten Ketten des Moleküls bestehen. Die Moleküle der leichten Ketten werden gut durch die Nieren ausgeschieden.

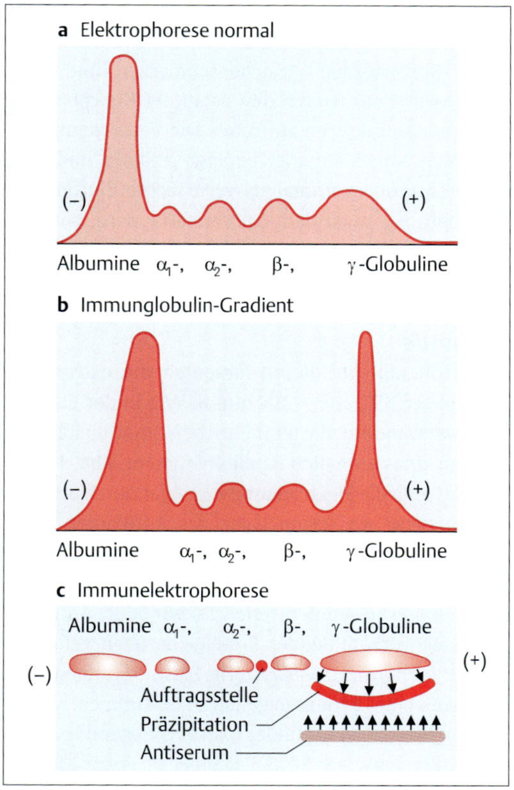


**Abb. 15.13 Eiweißelektrophorese.** Auftrennung der Eiweißkörper im Blutserum von **a** Gesunden und **b** von Patienten mit Plasmozytom im elektrischen Feld, **c** Immunelektrophorese.

## Plasmozytom (multiples Myelom)

DEFINITION *Beim Plasmozytom handelt es sich um die maligne Wucherung eines Plasmazellklons mit Bildung eines einheitlichen Immunglobulins. Das Plasmozytom gehört zu den aggressiven Lymphomen der B-Zell-Reihe.*

Die Erkrankung tritt vorwiegend im höheren Lebensalter auf, bei Männern doppelt so häufig wie bei Frauen. Die Plasmazellen wuchern herdförmig oder diffus im Knochenmark und aktivieren Osteoklasten. Dadurch entstehen im Röntgenbild ausgestanzte runde Herde oder das Bild einer allgemeinen Osteoporose. Auch in den Weichteilen können gelegentlich Plasmozytomherde entstehen. Selten findet man über längere Zeit nur einen einzelnen Knochenherd. Bei einem Teil der Patienten kommt es in den Endphasen der Erkrankung zu einer Ausschwemmung der Plasmazellen ins Blut (Plasmazellleukämie). Die Ablagerung der Immunglobuline in den Nieren führt schließlich zur Niereninsuffizienz (Myelomniere).

15

### *Symptome*

Die Erkrankung beginnt schleichend mit rheumatischen Beschwerden, Knochenschmerzen und Leistungsinsuffizienz. Durch den Befall der Knochen können Spontanfrakturen auftreten. Die Verdrängung des normalen Knochenmarks bedingt Anämie und eine durch Thrombozytenmangel verursachte Blutungsbereitschaft, die noch dadurch verstärkt wird, dass die Immunglobuline einen Teil der Gerinnungsfaktoren abbinden.

### *Diagnostik*

Sehr früh fällt bei diesen Patienten die extrem beschleunigte BSG auf (> 100 mm n. W.). In der Elektrophorese wandern die einheitlichen Immunglobuline in Form eines schmalen Bandes (Gradient, **Abb. 15.13**).

Führt man die Elektrophorese im Agar durch und gibt anschließend ein Serum dazu, das Antikörper gegen Immunglobuline enthält, so entsteht eine Präzipitationslinie an der Stelle, an der das Antiserum und das Immunglobulin zusammentreffen. Da wir heute Antiseren gegen alle vorkommenden Proteine besitzen, gelingt es mit der *Immunelektrophorese*, die Plasmozytomeiweiße im Serum eines Patienten genau zu bestimmen.

Beim Plasmozytom findet man vorwiegend IgG- (ca. 70%) oder IgA- (ca. 30%) Proteine. In etwa 30% der Fälle erscheint beim Plasmozytom ein zusätzliches Immunglobulin, das nur aus leichten Ketten besteht und wegen seiner geringen Molekülgröße gut über die Nieren ausgeschieden wird. Dieses Bence-Jones-Protein hat die Eigenschaft, beim Erwärmen des Urins auf etwa 70 °C auszufallen und bei weiterer Erhitzung wieder in Lösung zu gehen. Gelegentlich findet man bei Plasmozytompatienten nur das Bence-Jones-Protein. Der ausgedehnte Befall des Knochens führt zu einer Erhöhung des Serumkalziums und eventuell zu Kalkablagerungen in den Nieren.

Im *Sternalpunktat* sind die Plasmazellen vermehrt, oft von atypischer Form, z. T. mehrkernig und in Nestern liegend. Die übrigen Blutzellen werden verdrängt (**Abb. 15.14**).

Im *Röntgenbild* finden sich anfangs manchmal nur einzelne, wie ausgestanzte Herde (Oberschenkel) oder zahlreiche Herde (Becken, Wirbelsäule, Schädel) entsprechend den Herden der Plasmozytomzellen. Bei diffusem Plasmazellwachstum entsteht das Bild einer schweren Osteoporose.

### *Therapie*

MERKE *Da die Erkrankung über Jahre läuft, letztlich aber nicht heilbar ist, beginnt man mit der Therapie erst in den fortgeschrittenen Stadien beim Auftreten deutlicher Symptome oder schwerwiegender Komplikationen (hoher Eiweißgehalt, Knochenmarksverdrängung, Knochenzerstörung, Nierenschädigung).*

- Zytostatika in Kombination mit Kortison können über längere Zeit die gewucherten Plasmazellen zurückdrängen und den Paraproteinspiegel im Blut senken.
- Die Knochenschmerzen und Plasmozytomherde sprechen meist gut auf eine Röntgenbestrahlung an.
- Bei starker Eiweißvermehrung kann die Plasmapherese vorübergehend den Eiweißspiegel senken.
- Bei Therapieresistenz kann auch eine myeloablative Therapie mit nachfolgender Knochenmarktransplantation durchgeführt werden.

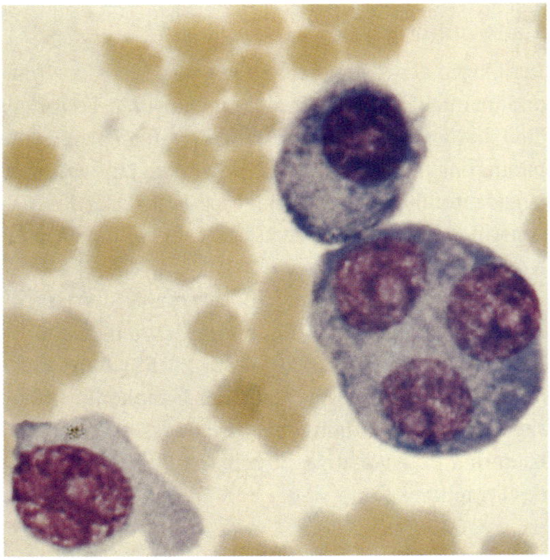

**Abb. 15.14 Plasmozytom.** Einkernige und mehrkernige Plasmazellen im Knochenmark.

Die Patienten sterben schließlich an der Nierenschädigung oder an Infekten.

### Makroglobulinämie Waldenström

#### *Pathogenese*

Betroffen sind meist Menschen im höheren Alter. Die wuchernden Zellen finden sich vorwiegend in Milz, Leber, Lymphknoten, Knochenmark. Die Makroglobuline erhöhen die Viskosität des Blutes, sodass es zu Zirkulationsstörungen (Augen, Gehirn) kommen kann.

Die Verdrängung des normalen Knochenmarks (Thrombozyten) und die Bindung von Gerinnungsfaktoren durch die Makroglobuline führen zur Blutungsneigung.

#### *Symptome, Diagnostik und Therapie*

Der langsame Beginn ist gekennzeichnet durch Blutungsneigung, Anämie, Lymphknoten- sowie Leber- und Milzschwellung. Im Röntgenbild sieht man meist eine diffuse Osteoporose. Die BSG ist maximal beschleunigt. Elektrophorese und Immunelektrophorese zeigen die Makroglobuline. Im Knochenmark findet man die gewucherten lymphozytär-plasmazellulären Elemente. Die hohe Viskosität des Bluts führt zu Durchblutungsstörungen am Augenhintergrund (Fundus paraproteinaemicus) und eventuell zur zerebralen Mangeldurchblutung bis hin zum Koma (Coma paraproteinaemicum).

Eine Dauerbehandlung mit Zytostatika (Leukeran) ist erforderlich. In akuten Phasen kann der Entzug des viskösen Plasmas lebensrettend sein.

### Primäre Amyloidose

#### *Definition und Pathogenese*

Amyloid ist Protein, das aus zusammengelagerten, festen Fibrillen besteht. Bei der primärem Amyloidose besteht das Amoyloid aus einer monoklonalen Leichtkette des Immunglobulins. Als sekundäre Form kommt die Amyloidose bei chronischen Entzündungen (S. 161) und bei der Hämodialyse (S. 528) vor. Die Ablagerung von Amyloid in den verschiedenen Organen führt zu klinischen Schäden (s. a. Speicherkrankheiten, S. 160).

#### *Symptome*

Neben Allgemeinsymptomen, wie Müdigkeit, Schwäche und Gewichtsverlust, wird das Krankheitsbild der Amyloidose bestimmt durch Ablagerung des Eiweißes in den Organen. Häufig wird das Herz mit Herzflimmern und Rhythmusstörungen sowie die Nieren mit nephrotischem Syndrom betroffen. Hepatosplenomegalie, periphere Polyneuropathie und Gerinnungsstörungen sind weitere Symptome.

#### *Diagnostik*

Histologischer Nachweis des Amyloids durch Rektumbiopsie, im abdominellen Fettgewebe oder eventuell durch Organpunktion (Kongorot-Probe).

#### *Therapie*

Mephalan und Prednisolon haben nur eine begrenzte Wirkung.

### Monoklonale Gammopathie unbestimmter Signifikanz (MGUS)

Symptomatisch können, manchmal nur vorübergehend, Gammopathien bei Lebererkrankungen, Karzinomen, Lymphadenose, Osteomyelofibrose und systemischem Lupus erythematodes, häufig aber auch ohne eine erkennbare Ursache auftreten. Sie haben keinen eigenen Krankheitswert und sind nicht behandlungsbedürftig. Gelegentlich wurde später ein Übergang in eine echte maligne Gammopathie beobachtet.



● PFLEGE ***Leukämien, maligne Lymphome.*** *Die Behandlung von Patienten mit malignen Lymphomen erfordert große pflegerische Sorgfalt. Allgemeine Maßnahmen bei Tumorpatienten finden Sie im „Pflegeschwerpunkt Onkologie“ (S. 660) dargestellt. Patienten mit Leukämien und malignen Lymphomen sind immer hoch infektionsgefährdet, da die Infektabwehrzellen vom malignen Prozess selbst mitbetroffen sind. Therapeutische Maßnahmen, wie Zytostatika, Kortisongaben und Ausschaltung der Zellen vor einer Knochenmarks- oder Stammzelltransplantation schädigen fast vollständig die zelluläre Abwehr gegen Viren, Bakterien und Pilze.*

*Pflegende, die bei der Stammzellspende mitarbeiten, müssen besonders erfahren sein und besonders sorgfältig steril arbeiten. Bei der Betreuung der Spender sollen sie wissen, dass durch die vorangegangene Gabe von Wachstumshormonen zur Zellausschwemmung bei den Spendern Beschwerden, wie ein grippaler Infekt mit Knochen- und Gliederschmerzen sowie Fieber, auftreten können. Paracetamolgaben können diese Symptome lindern. Wie bei jedem Blutspender ist nach der Spende auf Nebenwirkungen, wie Schmerzen oder Hämatome an den Einstichstellen, und auf die Kreislaufreaktion zu achten. Bei der Betreuung der Patienten steht der Schutz von exogenen und endogenen Infektionen ganz im Vordergrund. Vor dem Betreten der Patientenräume sind in einer Schleuse Alltagskleidung und auch die normale Berufskleidung gegen Bereichskleidung und Bereichsschuhe zu wechseln und eine gründliche Händedesinfektion vorzunehmen. Ein Mundschutz ist obligatorisch. Die Pflegeperson hat in persönlicher Verantwortung die Pflege zu unterlassen, wenn bei ihr eine ansteckende Erkrankung, besonders eine Virusinfektion, wie grippaler Infekt oder Herpes-Virus-Infektion vorliegt. Auch bei den Besuchern, insbesondere bei Kindern ist darauf zu achten, dass keine Infektion eingeschleppt wird. In Absprache mit dem behandelnden*

*Arzt müssen die Anzahl der Besucher und die Besuchszeiten überwacht werden.*
*Im Behandlungsbereich ist darauf zu achten, dass alle Pflegematerialien sorgfältig sterilisiert sind, alle Mittel zur Körperpflege müssen ebenfalls steril sein. Auch die Kontrolle der Raumdesinfektion liegt oft in der Hand der Pflegenden.*
*Bei der Ernährung ist darauf zu achten, dass Speisen nur aus kontrollierten Originalpackungen zum Patienten gelangen und das Essen keimarm nach Dampfsterilisation oder Mikrowellenerhitzung dargereicht wird. Die hohe Schleimhautanfälllgkeit der Patienten erfordert eine sorgfältige Inspektion und Mundpflege. Es ist auf Schmerzreaktionen bei der Pflege zu achten, um erste Schädigungen zu erkennen. Die Ausscheidungen sind jeweils auf Farbe und Konsistenz zu überprüfen.*
*In der vorbeugenden psychischen Betreuung der Patienten und oft auch der Angehörigen kommt den Pflegekräften eine wichtige Aufgabe zu. Durch die persönliche Zuwendung kann dem Patienten das Gefühl vermittelt werden, dass er mit seiner Krankheit nicht alleine gelassen ist. Den täglichen mehrfachen Kontakt mit dem Patienten kann man auch nutzen, ihn zu Entspannungsübungen anzuhalten und eventuell eine Gesprächstherapie zu vermitteln. Die Mittlerrolle zwischen den ärztlichen Anwendungen sowie der Notwendigkeit oft eingreifender Therapien und den Patienten stellt eine hohe und belastende Anforderung an den Pflegenden. Für diese Aufgabe sollten die Pflegenden besonders gut geschult werden und die Möglichkeit haben, in Gesprächsrunden Probleme aufzuarbeiten.*



## 15.7 Hämorrhagische Diathesen (Blutungsübel)

Hämorrhagische Diathesen entstehen durch
- Störungen der Blutplasmafaktoren: Koagulopathien,
- Störungen der Thrombozyten: Thrombozytopathien,
- Störungen an den Gefäßen: Vaskulopathien.

Bei den Koagulopathien entstehen mehr flächenhafte Hautblutungen mit scharfem Rand sowie Einblutungen in Muskeln oder Gelenke.

Bei den Thrombozytopathien und Vaskulopathien finden wir nicht wegdrückbare punktförmige Blutungen (Petechien) und bei kombinierten Störungen, wie z.B. der Verbrauchskoagulopathie (S. 566) bestehen beide Blutungstypen nebeneinander mit mehr unscharfen Rändern.

### 15.7.1 Normale Gerinnung

DEFINITION *Das Strömen des Blutes wird durch ein Gleichgewicht zwischen Gerinnung und Wiederauflösung (Lyse) von Gerinnseln gewährleistet. Das Gerinnungssystem des Blutes ist ein kompliziertes Zusammenspiel von vielen Gerinnungsfaktoren, an dessen Ende schließlich die Umwandlung von Fibrinogen zu Fibrin steht.*

Die **Gerinnungsfaktoren** sind Eiweißkörper, die in inaktiver Form im Serum vorliegen und beim Gerinnungsvorgang nacheinander und z.T. auch nebeneinander aktiviert werden. Als weitere Faktoren treten aus den Thrombozyten ein Phospholipid (PLF) bzw. beim exogenen System ein Gewebsphospholipid (PHL) hinzu. Darüber hinaus ist die Anwesenheit von Kalziumionen ($Ca^{2+}$) nötig.

Der erste Schritt der Gerinnung besteht in der Aktivierung des Faktor X entweder über das endogene System oder über das exogene System (Thromboplastinzeit). Der zweite Schritt ist gemeinsam und beginnt mit der Aktivierung des Prothrombins und endet schließlich bei der Bildung des unlöslichen Fibrins (gemeinsame Endstrecke: final common pathway, **Abb. 15.15**).

Neben gerinnungsfördernden Faktoren existieren im Blut auch **Hemmfaktoren der Gerinnung**. Besondere Bedeutung besitzt das *Antithrombin III*, das sowohl Thrombin als auch den aktivierten Faktor X (Xa) inaktiviert. Die Wirkung von Antithrombin III wird durch Heparin und z.B. durch einige Antibiotika verstärkt. Antithrombin III ist ein Alpha$_2$-Globulin und wird in der Leber gebildet. Ein Mangel an Antithrombin III kann erblich sein oder wird beobachtet bei Leberzellschäden, Eiweißverlusten oder erhöhtem Verbrauch bei überschießender Gerinnung. Ein Antithrombin-III-Mangel geht einher mit einer verstärkten Neigung zu Thrombosen und Embolien.

MERKE *Durch die Gabe eines Antithrombin-III-Konzentrats kann die erhöhte Thrombosegefahr vorübergehend beseitigt werden.*

Ausgelöst wird der **Gerinnungsvorgang** entweder durch einen *Gefäßendothelschaden*, wodurch eine kontaktaktive benetzbare Oberfläche entsteht und die Faktoren XII und XI (endogenes System) aktiviert werden; oder der Vorgang wird durch eine Gewebsverletzung mit Aktivierung des Faktor VII ausgelöst (exogenes System, **Abb. 15.15**). Durch Aktivierung weiterer Faktoren unter Beteiligung des Plättchenphospholipids (PLF) bzw. des Gewebsphospholipids (PHL) und von Kalziumionen entsteht der aktivierte Faktor X. Das gesamte Reaktionsgemisch wird als *Thromboplastin* bezeichnet. In weiteren Schritten wird Prothrombin (F II) zu Thrombin (F IIa) und Fibrinogen (F I) zu Fibrin, das

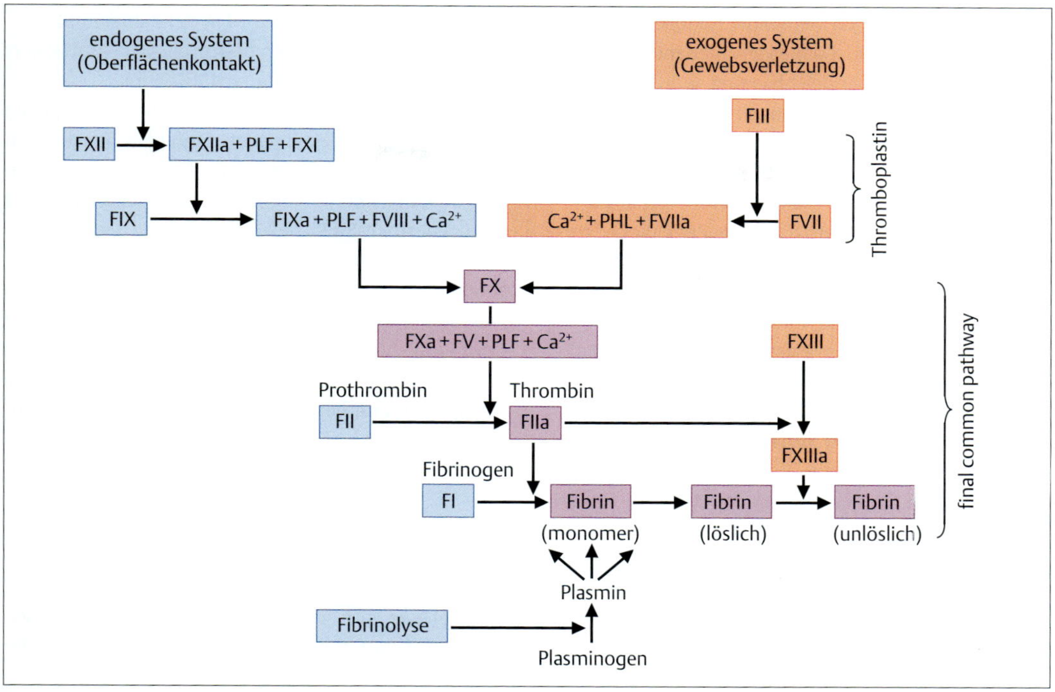


**Abb. 15.15 Schematischer Ablauf der Blutgerinnung.** Auslöser des Gerinnungsvorgangs sind Gefäßendothelschäden (endogenes System) oder Gewebsverletzungen (exogenes System). Parallel dazu verläuft die Fibrinolyse. PLF: Plättchenfaktor, PHL: Gewebsphospholipid.



durch den Fibrin stabilisierenden Faktor XIII verfestigt und durch Zusammenziehen zum festen *Gerinnsel* wird.

Parallel zur Aktivierung der Gerinnung verläuft die Aktivierung des fibrinolytischen Systems. Blut- und Gewebsaktivatoren sowie Streptokinase und Urokinase verwandeln das inaktive Plasminogen zu Plasmin, welches wiederum Fibrin, Fibrinogen und die Faktoren V und VIII aufzulösen vermag.

Durch die Aktivierung des Gerinnungsvorganges und des fibrinolytischen Systems geschieht ein ständiger Auf- und Abbau des Fibrins.

## 15.7.2 Untersuchungsmethoden

Die *Gerinnungszeit* kann einfach, wenn auch ungenau bestimmt werden, indem man einen Blutstropfen auf ein paraffiniertes Uhrglasschälchen gibt und alle 30 Sekunden mit einer fein ausgezogenen Glasspitze durch den Blutstropfen geht, bis sich ein feiner Fibrinfaden zeigt. Eine Verlängerung der Gerinnungszeit auf über 8–10 Minuten zeigt global eine Störung des endogenen Gerinnungssystems an. Eine Verlängerung der *Blutungszeit* findet man vor allen Dingen bei einer Störung der Thrombozytenfunktion oder bei einem Thrombozytenmangel.

Um eine Gerinnungsstörung genauer zu erfassen, wurde eine Reihe von Untersuchungsverfahren entwickelt, die alle von dekalzifiziertem Blut (z.B. durch Natriumzitrat) ausgehen:

- Die Rekalzifizierungszeit ist die Zeit bis zur Gerinnung nach Zusatz von Kalziumionen ($CaCl_2$).
- Die *partielle Thromboplastinzeit (PTT)* ist die Gerinnungszeit nach Zusatz von Kalziumionen und Thrombozytenfaktor 3, sodass nur Störungen der endogenen Gerinnungsfaktoren, nicht aber der Thrombozyten gemessen werden.
- Beim aufwendigeren *Thrombelastogramm (TEG)* wird ein Stempel in einem hin- und herrotierenden Gefäß mit rekalzifiziertem Blut in zunehmendem Maße mitgenommen. Der Beginn der Stempeldrehung zeigt den Gerinnungsbeginn an (Messung der Gerinnungszeit); das größte Ausmaß der Stempeldrehung zeigt die Thrombusfestigkeit an (beeinflusst durch Thrombozytenzahl und Fibrinogengehalt).
- Zur Bestimmung der *Thromboplastinzeit (Quick-Test, TPZ)* werden Kalziumionen und Gewebsextrakt zugegeben. Mangel an Faktor II, V, VII und X sowie Fibrinogenmangel verlängern den Eintritt der Gerinnung (exogenes System). Der Quick-Test ist zur Überwachung der Therapie mit Antikoagulan-

zien gut geeignet, da hierbei die Faktoren II, VII, IX und X gesenkt sind. Da die verschiedenen Thromboplastine nicht vergleichbar sind, würde das Verhältnis der Prothrombinzeit eines Patienten zu der Prothrombinzeit eines Kontrollkollektivs eingeführt und mit INR (International Normalized Ratio) bezeichnet. Quickwert und INR-Wert verhalten sich gegenläufig. Einer Steigerung des Quickwertes entspricht eine Senkung des INR-Wertes.
- Die *Thrombinzeit (TZ)* eignet sich gut zur Überwachung der Behandlung mit Heparin oder Thrombolytika (S. 204). Zum Plasma wird im Überschuss Thrombin zugegeben. Die Antithrombinwirkung des Heparins und die Fibrinspaltprodukte der Thrombolysetherapie verlängern die Thrombinzeit.
- Die *Thrombozytenzahl* wird in der Zählkammer bzw. im Zählautomaten bestimmt. Der Normalwert liegt zwischen 150 000 und 450 000/µl.

Hinweise auf die *Funktion der Thrombozyten* ergeben neben der Blutungszeit Bestimmungen hinsichtlich ihrer Aggregationsfähigkeit, ihrer Fähigkeit zur Anheftung an Kunststoff und ihrer Form und Ausbreitung auf silikonisierten Objektträgern.

Das *Fehlen einzelner Gerinnungsfaktoren* wird nachgewiesen durch Bestimmung der Gerinnungszeit im Patientenblut nach Zusatz eines Testserums, das alle Gerinnungsfaktoren bis auf einen enthält. Durch einen Ansatz mit mehreren derartigen Testseren lässt sich genau der Faktor herausfinden, der auch im Patientenblut fehlt.

15

## 15.8 Koagulopathien

DEFINITION *Koagulopathien sind Blutungsbereitschaften (hämorrhagische Diathesen), die durch eine Störung der Gerinnungsfaktoren bedingt sind. Die auftretenden Blutungen sind mehr flächenhaft.*

### 15.8.1 Angeborene Bildungsstörungen von Gerinnungsfaktoren

#### Hämophilie A

*Pathogenese*

Der klassischen Hämophilie A liegt ein Mangel der niedermolekularen, gerinnungsaktiven Komponente des *Faktor VIII* (antihämophiles Globulin) zugrunde. Es handelt sich um eine an das X-Chromosom gebundene Erbkrankheit, bei der die Männer erkranken (XY), während die Frauen Überträgerinnen (Konduktorinnen) sind (XX). Bei einem Teil der Patienten tritt die Erkrankung nach einer Spontanmutation auf.

Nur unter den Kindern eines Hämophilen und einer Konduktorin können auch weibliche Kranke sein (XX). Erste Erkrankungszeichen treten meist in früher Jugend auf. Im Alter nimmt die Blutungsbereitschaft ab.

Sporadische Erkrankungen infolge Spontanmutationen am X-Chromosom kommen vor. Der Schweregrad des Gendefektes schwankt in den einzelnen Bluterfamilien. Eine Faktor-VIII-Aktivität unter 1 % führt zu häufigen Spontanblutungen.

*Symptome*

Das Fehlen des Faktor VIII führt zur mangelnden Thromboplastinbildung im endogenen System. Das sich regelrecht bildende Gewebsthromboplastin hält die Blutungszeit normal und kann Spontanblutungen im Allgemeinen verhindern.

MERKE *Kleine Traumen, Fehlbelastungen (Muskeln, Gelenke) oder auch Schleimhautentzündungen (Harnwege, Magen-Darm-Trakt) können unstillbare lebensbedrohliche Blutungen auslösen.*

Wiederholte Gelenkblutungen führen zur Gelenkdestruktion und -versteifung. Blutungen in die Muskulatur werden oft spät erkannt. Hämophile mit einer Faktor-VIII-Restaktivität von über 5 % lässt das Krankheitsbild oft nur nach Verletzungen oder Operationen zutage treten.

*Diagnostik*

Die globalen Gerinnungstests (Gerinnungszeit, Rekalzifizierungszeit, PTT, Thrombelastogramm) sind deutlich verändert, Quick-Test und Blutungszeit normal. Die Faktor-VIII-Aktivität lässt sich mit spezifischen Tests bestimmen. Der genetische Defekt kann auch pränatal nachgewiesen werden.

PFLEGE ***Patientenbeobachtung.*** *Blutungen treten bei Patienten mit Hämophilie A oder B häufig spontan auf. Eine gezielte Patientenbeobachtung kann helfen, eine Blutung frühzeitig zu erkennen und damit die negativen Auswirkungen für den Patienten geringer zu halten. Kontrollieren Sie aus diesem Grund Haut und Schleimhäute des Patienten auf Hämatome, sowie die Ausscheidungen auf Blutbeimengungen. Bewegungseinschränkungen und Schmerzen in Muskeln oder Gelenken können Symptome von Einblutungen sein. Zeichen einer zerebralen Blutung zeigen sich bei einer regelmäßigen Bewusstseinskontrolle. Vitalzeichenkontrollen sind wichtig; nehmen Sie jedoch die Blutdruckmessung sehr vorsichtig vor, damit dadurch keine Hautblutungen entstehen.*

### Therapie

Bei leichten Blutungen genügt oft eine lokale Blutstillung mit Fibrin- bzw. Thrombinpräparaten. Schwere Blutungen erfordern die Zufuhr von Faktor-VIII-Konzentraten (antihämophiles Globulin als Kryopräzipitat); die Zufuhr muss nach etwa 8 Stunden wiederholt werden. Nur hochgereinigte und virusinaktivierte Präparate verwenden bzw. rekombinante Faktorenpräparate. Vor Operationen muss der Faktor-VIII-Gehalt auf 30–60% angehoben werden, je nach Größe des Eingriffs. Alle Hämophiliepatienten sollen gegen Hepatitis-B geimpft sein.

MERKE *Intramuskuläre Injektionen, Einläufe und Suppositorien sind bei allen Hämophiliepatienten zu vermeiden, ebenso Medikamente, die die Thrombozytenaggregation hemmen, z. B. ASS.*

## Hämophilie B

### Pathogenese und Symptome

Die Hämophilie B beruht auf einem Mangel an Faktor IX (Christmas-Faktor). Sie ist seltener, zeigt in Klinik und Laborbefunden keine Unterschiede zur Hämophilie A.

WISSEN *Der Christmas-Faktor wurde bei einem Patienten mit dem Namen Christmas 1953 erstmals nachgewiesen. Ein anderer Name ist Antihämophiles Globulin B.*

### Therapie

Die Therapie ist einfacher, da der Faktor IX in aktiver Form im Serum und im Plasma vorliegt und eine längere Halbwertszeit besitzt als der Faktor VIII.

Es stehen zur Behandlung auch Faktor-IX-Konzentrate zur Verfügung (Prothrombinkonzentrat: PPSB).

Gegen die zugeführten Faktoren entwickeln 5–20% der Behandelten faktorenhemmende Antikörper. Die schwierige Behandlung dieser *Hemmkörper-Hämophilie* erfolgt in Spezialzentren. Eine Hemmkörper-Hämophilie durch zirkulierende Antikörper gegen Gerinnungsproteine kommt auch bei Autoimmunkrankheiten und bei Lymphomen vor. Bei etwa 50% der Patienten bleibt die Ursache unklar.

PFLEGE ***Sicherheit.*** *Die Pflege von Hämophiliepatienten ist immer auch darauf ausgerichtet, Blutungen zu vermeiden. Schalten Sie Verletzungs- und Sturzquellen im Patientenzimmer aus. Die Klingel soll stets in Reichweite des Patienten sein. Lassen Sie eventuell ein Nachtlicht brennen. Seien Sie vorsichtig bei der Durchführung der Körperpflege: weiche Zahnbürste, Trockenrasur, kein heftiges Naseschneuzen, keine rektale Temperaturmessung, keine Massagen, kein Abklopfen. Wenden Sie großflächige Handgriffe bei der Lagerung an. Bestellen Sie weiche, obstipationshemmende Nahrung.*

## von-Willebrand-Syndrom

### Pathogenese

Das von-Willebrand-Syndrom ist ebenfalls eine Defektkoagulopathie und wird autosomal dominant vererbt, sodass Frauen und Männer gleich häufig erkranken können. Es handelt sich um unterschiedliche Defekte des von-Willebrand-Faktors (vWF), der von Endothelzellen und Megakaryozyten gebildet wird und sich bei der normalen Gerinnung mit dem Faktor-VIII-Molekül verbinden muss. Beim Fehlen sind dadurch die Gerinnungsfähigkeit des Plasmas und die Thrombozytenadhäsion sowie die Thrombozytenaggregation für die primäre Blutstillung gestört. Die Folgen, vermehrte Schleimhautblutung, verlängerte Blutungszeit und gesteigerte Kapillardurchlässigkeit, treten manchmal erst nach Schädigungen (postnatal, postoperativ) zutage.

In den meisten Fällen(60–80%) besteht ein Mangel an vWF = Typ I, selten (<3%) findet sich ein vollständiges Fehlen = Typ III, in den übrigen Fällen wird ein qualitativ minderwertiger vWF gebildet = Typ II.



### Symptome und Therapie

Das von-Willebrand-Syndrom ist die häufigste angeborene Gerinnungsstörung und tritt in früher Jugend in Form von Haut- und Schleimhautblutungen auf (Nasenbluten, verstärkte Regelblutung). Therapeutisch gibt man je nach Art des Defektes Frischblut bzw. Frischplasma oder von vWF-haltigem-Faktor-VIII-Konzentrat bzw. Minirin. Die Patienten sollten in ein Zentrum mit entsprechender Erfahrung eingewiesen werden.

Sorgfältige Blutstillung ist in jedem Fall wichtig, Thrombozytenaggregationshemmer (ASS) sind zu meiden, Östrogene können die Synthese des vWS steigern.

Ein erworbenes von-Willebrand-Syndrom kommt selten bei Tumorerkrankungen und Lymphomen vor.

## Faktorenmangel anderer Art

Faktorenmangel anderer Art ist sehr selten. Fälle mit Mangel an Faktor II, V, VII, X, XI, XII oder XIII sind beschrieben worden. Sie sind alle nicht geschlechtsgebundene Erbkrankheiten. Auch ein Fibrinogenmangel kann angeboren sein (Afibrinogenämie, Hypofibrinogenämie).

15

## 15.8.2 Erworbene Bildungsstörungen von Gerinnungsfaktoren (erworbene Koagulopathien)

Ein *Mangel an fettlöslichem Vitamin K* bei Verschlussikterus, bei Magen-Darm-Resorptionsstörungen oder Schädigung der Vitamin-K-produzierenden Darmflora führt zur verminderten Bildung von Gerinnungsfaktoren (II, VII, IX, X) in der Leber. Auch bei einem *Leberparenchymschaden* werden die Gerinnungsfaktoren in zu geringer Menge gebildet. Blutungs- und Gerinnungszeit sind verlängert, der Quick-Wert ist erniedrigt. Die parenterale Zufuhr von Vitamin K beseitigt nur im ersten Fall die Gerinnungsstörung (Koller-Test). Sonst können symptomatisch Prothrombinkonzentrat und eventuell auch Fibrinogen gegeben werden.

Die Blutungsneigung bei der *Urämie* (S. 526) wird durch einen Kapillarschaden, durch Störung der Thrombozytenfunktion und durch Verminderung von Gerinnungsfaktoren (II) verursacht. Hämaturie, Haut- und Schleimhautblutungen sind die Folge.

Die Behandlung mit *Cumarinderivaten* (Antikoagulanzien, z. B. Marcumar) führt zu einer Verdrängung des Vitamin K bei der Synthese der Vitamin-K-abhängigen Gerinnungsfaktoren. Der Quick-Wert ist ein verlässlicher Test zur Kontrolle der Behandlung mit Antikoagulanzien. Er sollte auf 15–20 % der Norm erniedrigt sein entsprechend einem INR-Wert von 2,0–3,0.

### Verbrauchskoagulopathie, disseminierte intravasale Gerinnung (DIC)

#### *Ursache und Pathogenese*

Ausgelöst durch verschiedene Grundkrankheiten (s. u.) kommt es zu einer unkontrollierten Aktivierung der Gerinnungskaskade. Es bilden sich dadurch zahlreiche Mikrothromben in kleinen Gefäßen (Endstrombahn). Dabei kommt es zu einem erheblichen Verbrauch von Gerinnungsfaktoren, besonders von Fibrinogen, Faktor V und Faktor VIII sowie von Thrombozyten. Es entsteht eine hämorrhagische Diathese, die als *Verbrauchskoagulopathie* bezeichnet wird. Wir finden also einerseits Thromben in der Endstrombahn von Gefäßen (z. B. der Lunge, der Nieren) und andererseits eine Blutungsbereitschaft durch den überschießenden Verbrauch von Gerinnungsfaktoren bei der Thrombenbildung. Die Blutungsneigung wird in der Regel noch verstärkt durch eine sekundäre Hyperfibrinolyse mit weiterer Inaktivierung von Gerinnungsfaktoren (Fibrinogen).

Ursachen einer Verbrauchskoagulopathie:

- Einstrom gerinnungsaktiver Substanzen, Strömungsverlangsamung und Gefäßwandschäden mit Freisetzung von Kollagen oder
- Schädigung des retikuloendothelialen Systems, das normalerweise Aktivierungsprodukte der Gerinnung aus dem Blut abfiltert

Alle Schädigungen des Gefäßendothels, Antigen-Antikörper-Komplexe, Bakterientoxine, große Hämatome, Fruchtwasser, Fetteinstrom, Gewebstrümmer oder auch ein Kreislaufschock mit Stase können Anlass zum vermehrten intravasalen Verbrauch von Gerinnungsfaktoren sein. Seit langem bekannt ist die als Waterhouse-Friderichsen-Syndrom bezeichnete Verbrauchskoagulopathie bei Meningokokkensepsis (S. 610).

#### *Symptome*

Das klinische Bild wird bestimmt durch ein Mischbild aus Blutungen an Haut, Schleimhäuten und inneren Organen. Organversagen durch Verstopfung der kleinen Gefäße und nachfolgenden Ausfallserscheinungen (Nieren, Lungen, Leber, ZNS) und den Symptomen der Grundkrankheit, die die DIC ausgelöst hat.

#### *Diagnostik*

Die Laboruntersuchungen zeigen eine Verminderung aller Gerinnungsfaktoren einschließlich Antithrombin III, besonders einen frühzeitigen Abfall der Thrombozyten und des Fibrinogens und Erhöhung der Fibrinspaltprodukte.

#### *Therapie*

Die Therapie verfolgt das Ziel, die Gerinnung zu hemmen, um dadurch den Verbrauch der Gerinnungsfaktoren zu stoppen.

● MERKE *Trotz der Blutungsbereitschaft ist Heparin geeignet, die intravasale Thrombenbildung zu hemmen.*

Gefrorenes Frischplasma (FFP) kann die verbrauchten (< 50 %) Gerinnungsfaktoren ersetzen.

● PFLEGE ***Lokale Blutstillung.*** *Patienten mit Verbrauchskoagulopathie sind intensivpflegebedürftig. Sie bluten oft massiv an mehreren Körperstellen. Je nach Lokalisation können Sie (neben der Therapie mit Heparin und FFP) Methoden der lokalen Blutstillung anwenden: Druckverband, Tamponade, Kälteanwendung, Ruhigstellung und Hochlagerung der betroffenen Extremität und lokale Blutstillungspräparate.*

### Hyperfibrinolyse

#### *Pathogenese*

Bei ausgedehntem Gewebszerfall (Verbrennungen, Lungen-, Nieren-, Herz- oder Prostataoperationen, Uterusgewebe bei geburtshilflichen Komplikationen) werden Substanzen (Kinasen) freigesetzt, die das fibrinolytische System aktivieren. Aus Plasminogen entsteht Plasmin, das Fibrin und Fibrinogen abbaut und im Weiteren auch andere Gerinnungsfaktoren (II, V, VII) zerstört.

Die Fibrinspaltprodukte hemmen selbst wieder die Fibrinbildung. Im Gegensatz zur Verbrauchskoagulopathie ist die Thrombozytenzahl bei der Hyperfibrinolyse normal. Bei der Blutentnahme lösen sich die zunächst entstehenden Blutgerinnsel im Reagenzglas wieder auf.

### *Therapie*

Die Therapie erfordert Spezialkenntnisse und Erfahrung. Im Prinzip gibt man Antifibrinolytika (ε-Aminokapronsäure) und ersetzt das verbrauchte Fibrinogen. Ist das Gerinnungssystem noch aktiviert, gibt man zuvor Heparin. Zur Fibrinolyse bei Herzinfarkt s. S. 199.

## 15.8.3 Immunkoagulopathien

### *Pathogenese*

● DEFINITION *Unter Immunkoagulopathien versteht man Gerinnungsstörungen, die durch Bildung von Antikörpern gegen Gerinnungsfaktoren entstehen. Solche Fehlsteuerungen des Immunsystems (Autoantikörperbildung) können bei Kollagenosen, chronischen Infekten, Tumoren und Fremdeiweißzufuhr (Transfusionen, z. B. auch von Gerinnungspräparaten) auftreten.*

Von Bedeutung ist das sog. Lupusantikoagulans, das bei etwa 10% der Patienten mit systemischem Lupus erythematodes (S. 383) als gerinnungsaktives Phospholipid zur Thromboseneigung bei diesen Patienten führt sowie auch Ursache der erhöhten Fehlgeburtsrate bei den Patientinnen mit systemischem Lupus erythematodes darstellt.

Antikörper gegen Faktor VIII oder IX bedingen eine sog. Hemmkörperhämophilie.

### *Therapie und Prophylaxe*

Die Therapie richtet sich gegen die auslösende Krankheit bzw. besteht in der Unterlassung nicht notwendiger Transfusionen.

### Dysproteinämische Purpura

### *Pathogenese*

Immunglobuline bei monoklonalen Gammopathien (S. 561) können das Gerinnungssystem komplex stören. Sie werden an die Oberfläche von Thrombozyten angelagert und hemmen deren Funktion; sie schlagen sich an den Basalmembranen der Kapillaren nieder und erhöhen dadurch den Durchlässigkeitsgrad, und sie binden schließlich Gerinnungsfaktoren im Plasma ab.

### *Symptome und Therapie*

Man findet besonders an der unteren Extremität eine rezidivierende Purpura mit petechialen Blutungen, gelegentlich auch Schleimhaut- und Retinablutungen. Die Therapie besteht in dem Versuch, den Immunglobulinspiegel zu senken (Zytostatika, Plasmapherese).



# 15.9 Thrombozytopathien

### *Physiologie*

Die Thrombozyten üben eine Doppelfunktion bei der Gerinnung und Blutstillung aus. Einerseits verkleben sie bei einem Gefäßschaden untereinander (Thrombozytenaggregation) und haften am Endotheldefekt an (Thrombozytenadhäsion). Durch Retraktion entsteht ein fester, den Defekt verstopfender Pfropf. Andererseits liefern sie für den Ablauf des Gerinnungsvorganges den Plättchenfaktor 3 und einige weitere Komponenten, wie energiereiche Phosphate, Serotonin oder den Antiheparinfaktor.

### *Pathogenese und Symptome*

Durch Thrombozyten bedingte Blutungsübel sind vorwiegend durch einen Thrombozytenmangel (Thrombozytopenie), weniger häufig durch eine Funktionsstörung der Thrombozyten (Thrombozytopathie) bedingt. Selten wird eine abnorme Vermehrung der Thrombozyten (Thrombozytose) beobachtet.

Kennzeichnend für die thrombozytenbedingten hämorrhagischen Diathesen sind flohstichartige Haut- und Schleimhautblutungen (Petechien). Durch Kneifen der Haut oder Stauung des Unterarmes mit einem Blutdruckapparat lassen sich die petechialen Blutungen willkürlich auslösen (Rumpel-Leede-Test). Die Blutungszeit ist beim Thrombozytenmangel verlängert, die Gerinnungszeit dagegen normal.

## 15.9.1 Thrombozytopenien

Ein Mangel an Thrombozyten kann grundsätzlich entstehen durch eine Bildungsstörung im Knochenmark oder durch einen gesteigerten peripheren Umsatz der Thrombozyten durch Verbrauch oder Schädigung. Im ersten Fall handelt es sich um

- eine direkte Schädigung des Knochenmarks (z. B. Röntgenstrahlen, Zystostatika),
- eine Verdrängung der Megakariozyten im Knochenmark (Leukämien, Karzinome),
- eine Verödung des Knochenmarks (Osteomyelosklerose, Panzytopenie).

Die Megakariozytenzahl ist bei diesen Formen vermindert.

Im zweiten Fall werden Thrombozyten im peripheren Blut so stark verbraucht oder zerstört, dass die Thrombozytenneubildung den Verlust nicht mehr ausgleichen kann. Die Megakariozytenzahl im Knochenmark ist kompensatorisch hierbei erhöht. Zu diesen Thrombozytopenieformen gehören

- ein erhöhter Verbrauch von Thrombozyten (Verbrauchskoagulopathie),
- ein erheblicher Verlust von Thrombozyten (schwere Blutung),
- ein erhöhter Abbau von Thrombozyten in einer vergrößerten Milz (Hypersplenismus),
- ein Abbau von Thrombozyten durch Autoantikörperbildung aus unbekannter Ursache (Morbus Werlhof), bei anderen Autoimmunkrankheiten (SLE) oder durch Medikamente (Chinidin, Cotrimoxazol).

15

Drei Formen von Thrombozytopenien sollen wegen ihrer Bedeutung besonders besprochen werden: die idiopathische thrombozytopenische Purpura, die thrombotisch-thrombozytopenische Purpura und das hämolytisch-urämische Syndrom.

## Idiopathische thrombozytopenische Purpura (ITP)

### *Pathogenese*

Die eigentliche Ursache der Thrombozytopenie mit deutlich verkürzter Überlebenszeit der Thrombozyten ist unbekannt. Man findet aber in über 80% der Fälle Autoantikörper, die gegen Adhäsionsmoleküle der Thrombozytenmembran gerichtet sind. Außerdem gibt es Hinweise, dass auch die Thrombozytenbildung gestört ist.

In ihrer akuten Form kommt die Erkrankung bei Kindern vor. Meist geht ein respiratorischer oder gastrointestinaler Virusinfekt voraus. Es treten plötzlich petechiale Blutungen an Haut und Schleimhäuten (Nasen-Rachen-Raum, Magen-Darm-Trakt, ableitende Harnwege) auf. Nach Abklingen des Infektes steigt die Thrombozytenzahl in 2–8 Wochen wieder an.

In der *Schwangerschaft* tritt die ITP relativ häufig auf. Bei Thrombozytenwerten unter 50000/µl ist eine Behandlung erforderlich.

Bei der selteneren chronischen Form der ITP (Morbus Werlhof) beginnt die Erkrankung vielfach im jugendlichen Alter und verläuft schubweise. Das weibliche Geschlecht ist bevorzugt betroffen. Neben petechialen Hautblutungen fallen Nasenbluten, blaue Flecken, Zahnfleischbluten oder verstärkte Regelblutung auf. Lebensbedrohlich können postoperative Blutungen und Gehirnblutungen werden. Das Knochenmark zeigt eine Vermehrung unreifer und degenerierter Megakaryozyten (**Abb. 15.16**), das periphere Blutbild eine Verminderung der Thrombozytenzahl und der unreifen Formen bei deutlich verminderter Thrombozytenüberlebenszeit (unter 8 Tagen).

### *Therapie*

In den akuten Blutungsphasen gibt man Immunglobulin-Serum oder hoch dosiert Kortison. Im ersten Trimenon der Schwangerschaft sind Kortikoide kontraindiziert. Beim chronischen Morbus Werlhof muss die Behandlung oft über Monate durchgeführt und eventuell durch ein zweites immunsuppressiv wirkendes Medikament (Azathioprin) ergänzt werden. Die Thrombozytenbildung kann durch ein Thrombopoetin (Remiplastin) stimuliert werden. Bei anhaltender Blutungsneigung kann eine Milzexstirpation noch erfolgreich sein.

## Thrombotisch-thrombozytopenische Purpura (TTP)

Bei der seltenen TTP (Moschkowitz-Syndrom) verstopfen Thrombozytenthromben die Arteriolen. Auslöser ist ein fehlgebildeter von-Willebrand-Faktor. Durch die verstopften Gefäße kommt es zu Durchblutungsstörungen im Gehirn bis zum Koma und zur Niereninsuffizienz. Durch den Thrombozytenverbrauch entstehen Blutungen und durch eine Schädigung der Erythrozyten durch Fibrinfäden eine hämolytische Anämie.

Plasmaaustausch durch Plasmapherese, Kortison und eventuell Milzexstirpation sind die therapeutischen Möglichkeiten.

## Hämolytisch-urämisches Syndrom (HUS)

Thrombozytenreiche Mikrogerinnsel, die die Nierenkapillaren verlegen, sind die Ursache des HUS. Auslösender Faktor ist eine Infektion mit bestimmten Kolibakterien (E. coli 0157:H7), die über Zytokinstimulation eine Gefäßentzündung vorwiegend in der Niere auslösen. Wie bei der TTP kommt es auch zu Thrombozytenmangel und zur hämolytischen Anämie. Das Frühkindesalter ist besonders betroffen.

Eine spezifische Therapie ist nicht bekannt, das akute Nierenversagen erfordert oft eine Hämodialysebehandlung.

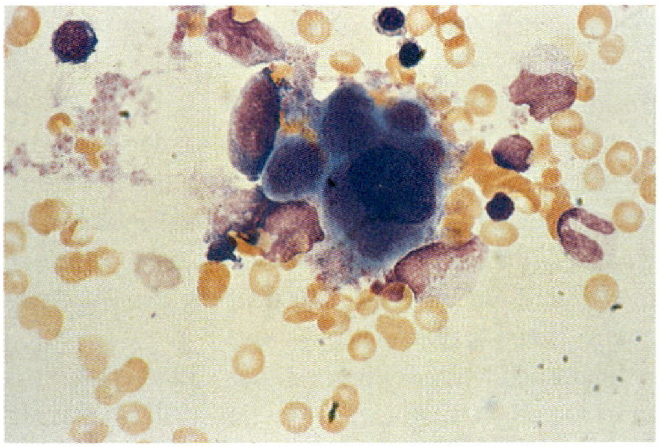

**Abb. 15.16 Morbus Werlhof.** Aktivierter Megakaryozyt.

### 15.9.2 Thrombozytosen

Selten wird eine Thrombozytenvermehrung (über 1 Million/mm³) aus unbekannter Ursache beobachtet. Gleichzeitig bestehen dabei eine hämorrhagische Diathese und eine Thromboseneigung. Leukämien, Lymphogranulomatose oder Polycythaemia vera können ebenfalls mit einer pathologischen Vermehrung der Thrombozyten verbunden sein.

## 15.10 Gefäßbedingte Blutungsübel

### 15.10.1 Morbus Osler-Weber-Rendu

*Symptome*

Der Morbus Osler (s.a. S. 351) ist eine Erbkrankheit. Er ist gekennzeichnet durch Gefäßerweiterungen (Teleangiektasien) und pathologische Verbindungen zwischen Arterien und Venen (Aneurysmen), die leicht bluten. Die Gefäßveränderungen treten an der Haut, an den Schleimhäuten und an den inneren Organen auf. Sie sind als hell- bis blaurote Flecken besonders gut an der Lippen- und Mundschleimhaut (**Abb. 15.17**) zu sehen. Zahlreiche Gefäßverbindungen im kleinen Kreislauf wirken wie ein Shunt. Blutungen treten mit zunehmendem Alter der Patienten vorwiegend an der Nasenschleimhaut auf.

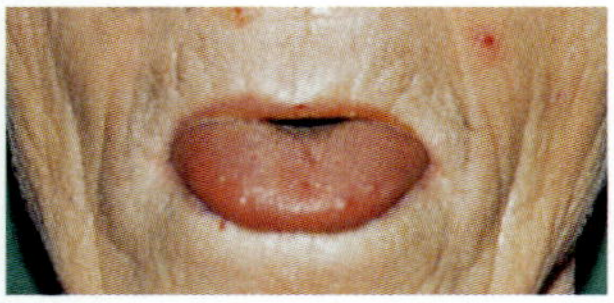

**Abb. 15.17 Morbus Osler.** Typische Flecken der Mundschleimhaut.

*Therapie*

Blutstillung durch Tamponade, Pflege der Nasenschleimhaut mit Salben und eventuell operative Entfernung größerer Aneurysmen sind die therapeutischen Möglichkeiten.

### 15.10.2 Weitere Gefäßschäden mit Blutungsneigung

Immunreaktionen am Gefäßendothel und z.T. auch in den tiefen Gefäßwandschichten gehen vielfach mit Blutaustritt einher. Bei derartigen allergischen Gefäßentzündungen (Vaskulitiden, S. 387) können die Gefäßschädigungen ganz im Vordergrund des klinischen Bildes stehen, oder sie sind nur eine Begleitreaktion bei meist chronischer Grundkrankheit (Purpura Schoenlein-Henoch beim Streptokokkenrheumatismus, Purpura hyperglobulinaemica bei Leberzirrhose, Tuberkulose oder Amyloidose).

Erhöhte Gefäßdurchlässigkeit mit petechialen bis flächenhaften Hautblutungen finden sich auch bei länger dauernder Kortisontherapie, bei Alterungsprozessen in der Haut, bei angeborenen Strukturdefekten im Bindegewebe (Ehlers-Danlos-Syndrom) und schließlich auch beim Vitamin-C-Mangel (Skorbut).

# 16 Immunologie

Wilhelm Wirth

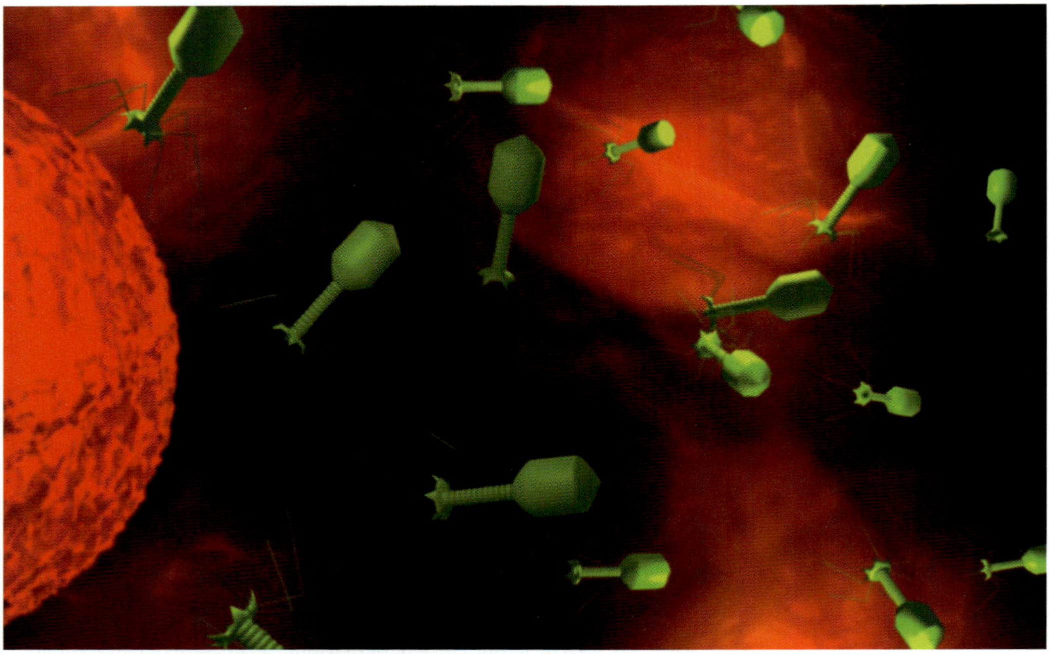



16

## 16.1 Allgemeines und spezifisches Abwehrsystem

Um überleben zu können, muss sich unser Organismus mit der Umwelt und ihren schädigenden Einflüssen (z. B. chemische Schadstoffe, Bakterien), aber auch mit körpereigenen Stoffen (z. B. alternde Zellen, abgebautes Eiweiß) auseinandersetzen. Für die Abwehr gegen diese Schadstoffe stehen dem Körper auf der einen Seite *allgemeine Abwehrmaßnahmen* zur Verfügung. Dazu gehören beispielsweise der Säuremantel der Haut, die Schleimhautbarriere von Magen, Darm und Bronchien, aber auch Enzyme (Komplementsystem) und Eiweiße (C-reaktives Protein, Properdin). Auf der Zellebene spielen Fresszellen (Phagozyten) eine große Rolle. Zu ihnen gehören die polymorphkernigen Leukozyten (Mikrophagen), die Monozyten (Makrophagen) und bestimmte T-Lymphozyten (natürliche Killerzellen). Die Phagozyten werden von Fremdstoffen und Fremdzellen angelockt, reagieren mit der Freisetzung von Enzymen sowie Entzündungsmediatoren und phagozytieren (**Abb. 16.1**).

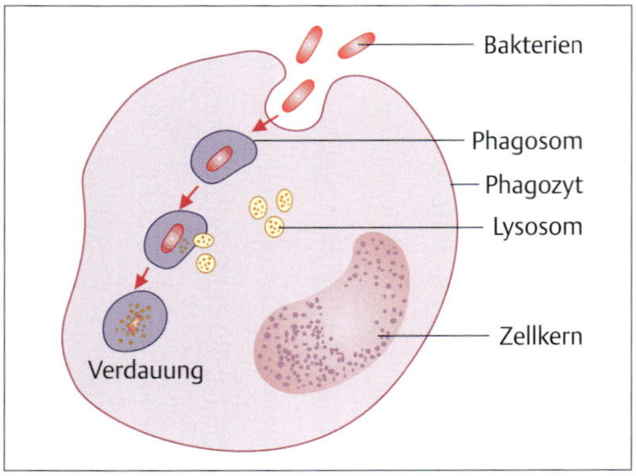


**Abb. 16.1 Phagozyt.** Phagozytose eines Erregers durch eine Fresszelle (Phagozyt) Lysosom: Bläschen mit Verdauungsenzymen.

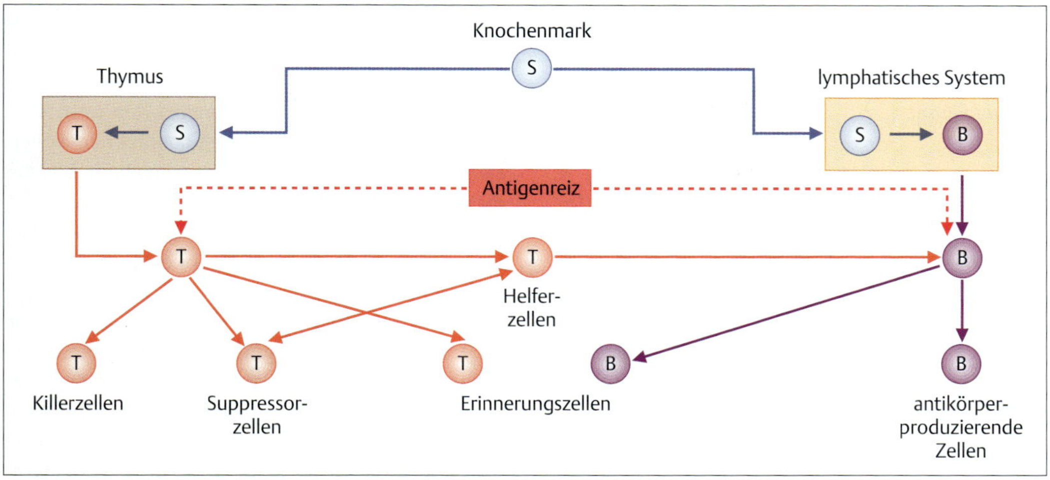


**Abb. 16.2 Immunsystem.** Schematische Darstellung des Immunsystems. S = Stammzellen, T = T-Zellen, B = B-Zellen.



Ein im weiteren Sinne angeborenes Immunsystem, das als Fremderkennungssystem auch die Antwort des spezifischen Immunsystems steuert, ist Gegenstand der aktuellen Forschung.

Auf der anderen Seite haben die Lebewesen im Laufe ihrer Entwicklung – an ihrer Spitze der Mensch – ein hochspezialisiertes Abwehrsystem entwickelt, das jeweils ganz gezielt gegen einen schädigenden Stoff Abwehrkörper (Antikörper) gerichtet hat.

DEFINITION *Das spezialisierte, spezifische Abwehrsystem nennen wir das Immunsystem (***Abb. 16.2***).*

## 16.2 Trägerzellen des Immunsystems

Träger des Immunsystems sind die Lymphozyten. Aus Stammzellen im Knochenmark hervorgehend, besiedeln sie in der Embryonalzeit die lymphatischen Organe des Körpers, wie Milz, Lymphknoten und Peyer-Plaques des Darmes. Die Lymphozyten besitzen im späteren Leben die Fähigkeit, spezifische Antikörper gegen körperfremde Substanzen zu bilden.

Die antikörperbildenden Lymphozyten werden **B-Lymphozyten** genannt. Der Name B-Lymphozyt leitet sich ab von Untersuchungen an Vögeln, die ein besonderes Organ, die Bursa Fabricii, besitzen, in dem die antikörperbildenden Lymphozyten produziert werden.

Ein anderer Teil der Lymphozyten macht in der Entwicklung eine Reifung im Thymusorgan des Menschen durch. Diese Lymphozyten werden deshalb als **T-Lymphozyten** bezeichnet. Die Familie der T-Lymphozyten besteht aus mehreren Untergruppen mit besonderen Aufgaben. Einige Familienmitglieder sind in der Lage, zwischen körpereigenen und körperfremden Stoffen zu unterscheiden (s. Infektionskrankheiten, S. 576).

Die Fähigkeit dazu haben sie während der Embryonalzeit erworben. Alle Substanzen, die am Ende der Embryonalzeit im Organismus vorhanden sind, werden von diesen Lymphozyten als körpereigen empfunden. Alle Stoffe, die später in den Körper gelangen, wie z. B. Bakterien, Viren oder Fremdeiweiß, werden als körperfremde Substanzen erkannt. Solche körperfremden Substanzen werden als **Antigen** bezeichnet. Der Kontakt von reifen, d. h. immunologisch kompetenten T-Lymphozyten mit einem Antigen führt zur Aktivierung dieser Zellen *(Effektorzellen)* und löst dadurch die Abwehrreaktion aus. Die Effektorzellen lassen sich nach ihren Oberflächenmarkern und nach ihrer Funktion in T-Helferzellen, T- Suppressorzellen und T-Killerzellen aufteilen.

*T-Helferzellen* erkennen das fremde Material und geben die Information an B-Lymphozyten weiter, die daraufhin spezifische Antikörper produzieren. Gleichzeitig produzieren die T-Helferzellen Vermittlerstoffe (Mediatoren = Lymphokinine), die weitere Zellen wie Makrophagen und Granulozyten aktivieren.

Die *T-Killerzellen* sind in der Lage, fremde Zellen (Transplantate) oder fremd gewordene Zellen (virusinfizierte Zellen, Tumorzellen) anzugreifen und zu vernichten.

Eine wichtige Eigenschaft der *T-Suppressorzellen* ist die Unterdrückung einer überschießenden Aktivität von T-Helferzellen (Unterdrückerzellen = Suppressorzellen). Sind die Unterdrückerzellen zahlenmäßig stark genug, so können sie die übrigen T-Lymphozyten so stark hemmen, dass diese nicht mehr gegen die körperfremde Substanz aktiv werden können. Die körperfremde Substanz wird dann toleriert; es entsteht eine *Immuntoleranz*.

● MERKE *Der Zustand der Toleranz ist für unseren Organismus besonders wichtig. Er ist immer dann nützlich, wenn körpereigenes Gewebe vor einer schädigenden Immunreaktion geschützt werden soll. Der Zustand der Immuntoleranz wäre sehr nützlich in dem Moment, in dem man ein fremdes Organ übertragen möchte, z. B. eine fremde Niere. Der Zustand der Immuntoleranz ist nicht nützlich, wenn fremde Substanzen – wie z. B. von außen eingedrungene Bakterien – durch eine Immunreaktion vernichtet werden sollen oder wenn körpereigene, aber fremd gewordene Zellen – wie z. B. eine Krebszelle – zerstört werden sollen. Vielleicht können sich Krebszellen überhaupt erst dadurch hemmungslos im Körper ausbreiten, weil die Überwachung durch unsere Immunzellen versagt (immunologische Überwachung).*

Eine vierte Gruppe aus der Familie der T-Lymphozyten besitzt eine ganz besondere Bedeutung. Wenn unser Körper einmal mit einem Schadstoff in Kontakt getreten ist und gegen diesen Stoff Antikörper gebildet hat, so behält er eine Erinnerung an diesen Schadstoff zurück. Diese Erinnerung wird in bestimmten Erinnerungszellen *(Memory-Zellen)* über viele Jahre und manchmal sogar ein Leben lang bewahrt. Dringt derselbe Schadstoff später zum zweiten Mal in unseren Körper ein, so sind bereits T-Lymphozyten vorhanden, die diesen Schadstoff vom ersten Kontakt her kennen. Sie sind deshalb in der Lage, sehr schnell mit Abwehrmaßnahmen gegen den Schadstoff vorzugehen.

Diese Fähigkeit zur Erinnerung ist ein guter Schutz für uns: Wenn wir als Kind Masern durchgemacht haben, so besitzen wir über mehrere Jahre Antikörper gegen das Masernvirus in uns. Darüber hinaus sind auch Lymphozyten entstanden, die über diese Zeit hinaus bis ins hohe Alter die Erinnerung an den Kontakt mit dem Masernvirus behalten und die sofort mit der Bildung von Antikörpern reagieren, wenn wir im späteren Leben wieder Kontakt mit dem Masernvirus bekommen. Das ist der Grund, warum wir bis ins hohe Alter gegen eine zweite Infektion durch das Masernvirus geschützt sind.

● MERKE *Den Schutz gegen Krankheitskeime durch Antikörper und durch Erinnerungszellen machen wir uns auch in Form von Impfungen zunutze. Abgeschwächte oder abgetötete Bakterien (oder Viren) regen unseren Organismus zu den oben beschriebenen immunologischen Abwehrmechanismen an, sodass wir später auch gegen die natürliche Infektion mit diesen Krankheitskeimen einen Schutz besitzen.*

## 16.3 Ablauf einer Abwehrreaktion

Gelangt ein Fremdstoff (Antigen) in den Körper, so treten vielfach zuerst die Fresszellen (Phagozyten, Makrophagen) in Aktion (**Abb. 16.3**). Sie nehmen das Antigen auf, verdauen es und präsentieren Teile des Fremdstoffs (antigene Strukturen) auf ihrer Zelloberfläche. Bestimmte T-Lymphozyten erkennen mithilfe eines speziellen Rezeptors diese antigenen Strukturen auf der Zelloberfläche und verbinden sich damit. Die Bindung löst in den T-Zellen die Bildung von Mittlerstoffen (Lymphokine, Interleukine) aus, die, an die Umgebung abgegeben, weitere Makrophagen und Lymphozyten aktivieren. Auch diese Zellen bilden weitere Mittlerstoffe (Interleukin 2: IL 2), die beispielsweise Killerzellen oder Suppressorzellen aktivieren bzw. über die Aktivierung von T-Helferzellen die B-Lymphozyten veranlassen, Antikörper zu produzieren. Es entwickelt sich auf diese Weise eine durch den Fremdstoff angestoßene Kettenreaktion, deren Stärke und Dauer wiederum durch die gleichzeitige Aktivierung von Suppressorzellen reguliert wird.

Die T-Lymphozyten greifen direkt die Fremdsubstanz (Antigen) an (z.B. Viren oder fremde Zellen). Die aktivierten B-Lymphozyten produzieren die Antikörper, die sich mit dem Antigen verbinden *(Antigen-Antikörper-Komplex)*. Durch diese Bindung wird unser Komplementsystem aktiviert. Das Komplementsystem besteht, ähnlich wie das Gerinnungssystem (S. 562), aus mehreren Einzelkomponenten, die in bestimmter Reihenfolge aktiviert werden. Die aktivierten Komponenten lösen einerseits Zellmembranen auf und zerstören auf diese Weise z.B. Viren oder Bakterien, andererseits locken sie Entzündungszellen (Leukozyten) an, die die fremden Substanzen durch Verdauung oder durch die Produktion von Entzündungsstoffen (z.B. Prostaglandine) vernichten.

Prostaglandine werden in den verschiedensten Geweben aus Arachidonsäure gebildet. Schon in geringer Konzentration zeigen sie große Wirkung. Man unterscheidet Prostazykline und Thromboxane. Ihren Namen erhielten sie, weil man sie zunächst in der Samenflüssigkeit entdeckte und fälschlicherweise die Prostata für den Entstehungsort hielt.

Die von den B-Lymphozyten gebildeten Antikörper sind Eiweißkörper und gehören zu den Gamma-Globu-

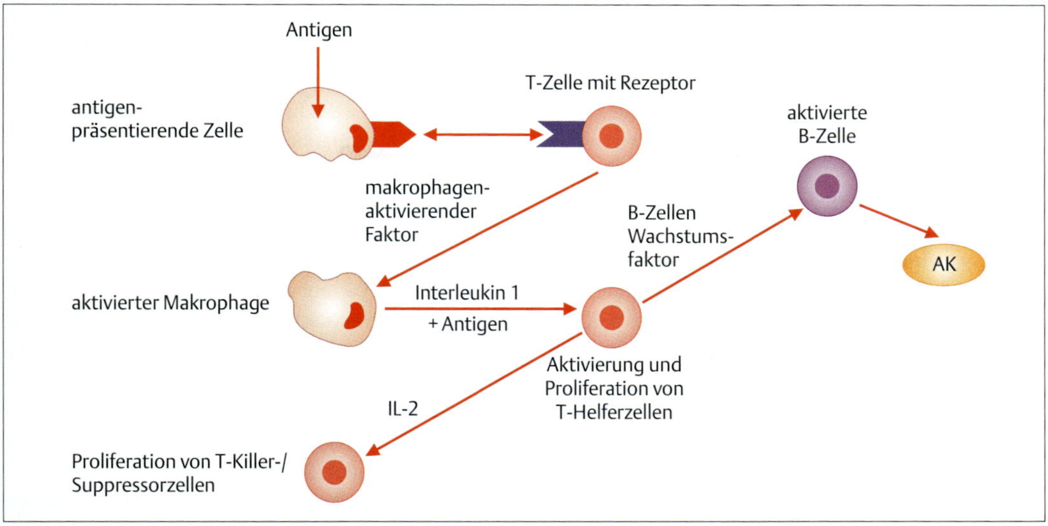


**Abb. 16.3 Abwehr.** Ablauf einer Abwehrreaktion.



linen (**Abb. 16.4**). Entsprechend dem unterschiedlichen Aufbau ihrer schweren Molekülketten werden folgende Antikörperklassen unterschieden:

- *IgM-Antikörper:* Antikörper, die als erste Reaktion auf einen Antigenreiz gebildet werden.
- *IgG-Antikörper:* Antikörper, die im zweiten Schritt für Monate bis Jahre gebildet werden.
- *IgA-Antikörper:* Antikörper, die vorwiegend in den Schleimhäuten gebildet werden und eine Schutzbarriere in den Schleimhäuten und im Sekret der Schleimhäute bilden (Bronchien, Magen-Darm-Trakt).
- *IgE-Antikörper:* Antikörper, die besonders bei allergisch veranlagten Menschen entstehen und allergische Reaktionen, wie z. B. das Bronchialasthma, vermitteln.
- *IgD-Antikörper:* Antikörper, die nur in ganz geringen Mengen vorkommen und deren besondere Aufgabe noch nicht bekannt ist.

## 16.3.1 Pathogene Immunreaktionen

Ziel der Reaktion zwischen Antikörper und Antigen ist die Ausschaltung und Vernichtung des Antigens. Gleichzeitig werden dabei Entzündungsstoffe und Verdauungsenzyme freigesetzt, die zur Schädigung des körpereigenen Gewebes in der Umgebung der Antigen-Antikörper-Reaktion führen können. Aus der nützlichen Reaktion der Vernichtung von Fremdstoffen wird auf diese Weise eine krankmachende Reaktion (pathogene Immunreaktion). Die verschiedenen Reaktionsmöglichkeiten sind in der folgenden Übersicht dargestellt.

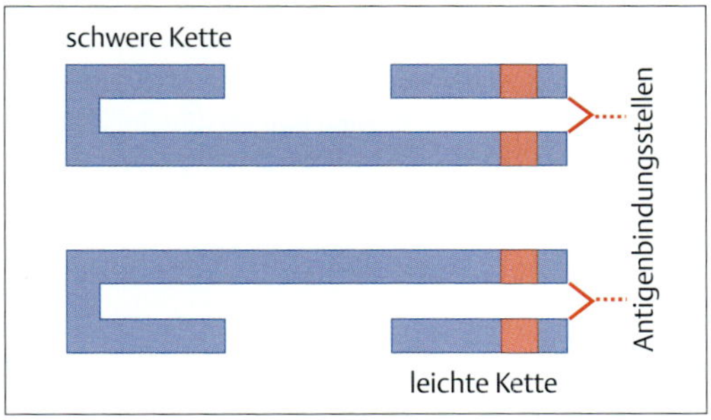


**Abb. 16.4 Antikörpermolekül.** Schematischer Aufbau eines Antikörpermoleküls.

*Übersicht über pathogene Immunreaktionen*

**Typ I = Sofortreaktion.** Antikörper der IgE-Klasse lagern sich an Mastzellen an, die mit Entzündungsstoffen beladen sind. Der Kontakt mit einem entsprechenden Antigen führt zur Schädigung der Zellwand und zur Freisetzung der Entzündungsstoffe. Ein typisches Beispiel ist der allergische Asthma-bronchiale-Anfall.

**Typ II = zytotoxische Reaktion.** Zytotoxische Antikörper führen zur Auflösung einer Zielzelle oder verursachen deren Phagozytose. Diese Reaktion finden wir beispielsweise bei der autoimmunhämolytischen Anämie und bei Transfusionszwischenfällen.

**Typ III = Immunkomplex-Reaktion.** Antigen und Antikörper binden sich zu Immunkomplexen. Die Anlagerung von Komplement befähigt die Komplexe, Entzündungszellen zu aktivieren. Die freigesetzten Entzündungsmediatoren locken weiter Entzündungszellen an und erhöhen die Durchlässigkeit der Blutgefäße. Die Anlagerung von Immunkomplexen an Endothelzellen führt beispielsweise zum Bild der Autoimmunvaskulitis.

**Typ IV = zellvermittelte Reaktion.** Die Verbindung sensibilisierter T-Lymphozyten mit ihrem Antigen lockt Entzündungszellen an, wodurch die Phagozytose oder -lyse einer Entzündungsreaktion in Gang gesetzt wird. Da die Lymphozyten in der Regel an den Ort des Antigens wandern müssen, erfolgt die Reaktion verzögert. Das bekannteste Beispiel einer solchen Spätreaktion ist die Tuberkulin-Reaktion.

**Typ V = stimulatorische Hypersensivität.** Autoantikörper lagern an Zellrezeptoren an und stimulieren dadurch die Zellen zur vermehrten Produktion. Ein typisches Beispiel sind die schilddrüsenstimulierten Faktoren bei der Hyperthyreose.



● PFLEGE ***Transfusionszwischenfall.*** *Oft äußert der Patient zunächst diffuse Beschwerden wie „Mir wird so komisch warm". Dann ist es wichtig, dass Sie kontinuierlich bei dem Patienten bleiben, um zu sehen, ob sich die Symptome verstärken oder nachlassen. In anderen Fällen sind Unruhe, Übelkeit, Atemnot, diffuse Schmerzen oder Schockzeichen die ersten Anzeichen eines Transfusionszwischenfalls. Auch Hautrötung, Quaddeln und Juckreiz können auftreten. Stoppen Sie in einer solchen Situation sofort die Transfusion und verständigen Sie einen Arzt. Halten Sie den venösen Zugang offen, damit Notfallmedikamente ohne Verzögerung verabreicht werden können.*

Schutzwirkung und Schadenswirkung können von derselben Immunreaktion ausgehen. Eine Vernichtung des Schadstoffes wird in vielen Fällen unter Inkaufnahme einer Schädigung des körpereigenen Gewebes erreicht.

Durch Fehlregulationen des komplizierten Immunsystems, z. B. durch die Entstehung von T-Zellrezeptoren, die nicht fremde Antigene, sondern körpereigene Antigene, sog. Selbstantigene erkennen, können sich auch Antikörperaktivitäten gegen körpereigene Gewebe richten. Die auf diese Weise entstehenden Entzündungen bzw. Krankheiten werden als **Autoaggressionskrankheiten** bezeichnet. Zu solchen Krankheiten mit Autoaggressionscharakter gehören Entzündungen der Schilddrüse (S. 482), aber auch der Leber (S. 90), des Darmes (S. 64) und z. B. auch der systemische Lupus erythematodes (S. 383).

Als **Antikörpermangelsyndrome** werden angeborene oder erworbene Defekte der Immunabwehr bezeichnet. Es kommen angeborene Defekte der B-Zellen allein oder in Kombination mit einem Fehlen oder einer Funktionsschwäche der T-Zellen vor. Schwere Infekte gefährden die Betroffenen schon im Kindesalter.

Erworbene Schädigungen der Immunzellen kommen durch Autoantikörperbildung, maligne Entartung des lymphatischen Systems, durch Zytostatikabehandlung oder durch Virusinfektion vor.

## 16.4 Erworbenes Immunmangelsyndrom (AIDS)

In den letzten Jahren macht ein erworbenes Immunmangelsyndrom (AIDS: acquired immune deficiency syndrome) Schlagzeilen. AIDS wird durch das Retrovirus HIV (human immunodeficiency virus) hervorgerufen. Dieses außerhalb des Körpers sehr empfindliche Virus wird durch Sperma, Blut oder Scheidensekret übertragen. Am häufigsten erfolgt die Infektion beim Geschlechtsverkehr oder durch infizierte Spritzen (Fixer).

Infizierte Mütter können ihre Kinder intrauterin, perinatal oder selten durch Muttermilch anstecken. Nur in wenigen Fällen wurde bisher bei Ärzten oder Pflegepersonal die Übertragung durch eine Stich- oder Schnittverletzung nachgewiesen. In früheren Jahren haben sich viele Hämophiliekranke durch verunreinigte Gerinnungsfaktorkonzentrate infiziert. Heute ist bei uns durch strenge Kontrollen eine Ansteckung durch Konzentrate oder Blutkonserven praktisch ausgeschlossen.

● MERKE *Durch Hautkontakt, Gegenstände, Lebensmittel, Sputum, Toiletten oder durch Insekten wurde bisher keine Übertragung bekannt.*

● WISSEN *Das Krankheitsbild AIDS wurde 1981 zum ersten Mal beschrieben; im selben Jahr registrierte man in den USA 219 Todesfälle. Zu Beginn der 90er Jahre betrug die Durchseuchung in großen Städten Afrikas bereits 20 %. Pathogenetisch kommt es zu einer Abnahme der T-Helfer-(CD 4-)Zellen im Vergleich zu den T-Suppressor-(CD 8-)Zellen. Die CD-4/CD-8-Ratio ist diagnostisch und prognostisch von großer Bedeutung und kann im Gegensatz zum AIDS-Test auch ohne das Einverständnis des Patienten bestimmt werden.*

### *Pathogenese und Verlauf*

Im Organismus befallen die Viren in erster Linie T-Lymphozyten ($T_4$-Zellen), Makrophagen und u. a. auch Zellen des Gehirns. In den Zellen baut das Virus seine eigene Erbanlage (RNS) mit Hilfe des Enzyms Reverse-Transkiptase, das dieser Virusgruppe den Namen gegeben hat (Retrovirus), in einen DNS-Strang um, der in die Erbanlage der Zelle (DNS) eingebaut wird. In dieser Phase ist der Virusanteil nicht erkennbar und angreifbar. Der betreffende Mensch ist infiziert, aber nicht erkennbar erkrankt.

Nach Monaten, eventuell nach Jahren, kann die Viruserbanlage aktiviert werden, und die infizierte Zelle produziert zahlreiche neue Viren. Die Zellen gehen dabei zugrunde oder sind in ihrer Funktion schwer geschädigt. Da T-Helferzellen und Makrophagen wichtige Komponenten der Infektabwehr sind, können jetzt andere Viren (Zytomegalie) und Erreger (Pneumocystis carinii, Toxoplasmen, Pilze) zu schweren, oft tödlich verlaufenden Infektionen führen (**Abb. 16.5**). Die Prognose der manifesten Erkrankung wird weiter verschlechtert durch das Auftreten von lymphatischen Tumoren, des Kaposi-Sarkoms und die direkte Schädigung von Zellen des Zentralnervensystems.

● MERKE *Man nimmt heute an, dass 25–50% der HIV-Infizierten nach Monaten bis Jahren erkranken. Die akute Infektion ähnelt einem grippalen Infekt oder dem Pfeiffer-Drüsenfieber. In dieser Zeit lassen sich die ersten Antikörper nachweisen (Antikörpersuchtest, falls positiv, weitere spezifische Tests).*

Nach einer jahrelangen Latenzzeit entwickelt sich bei etwa 50% der Infizierten ein Stadium mit generalisierter Lymphknotenschwellung (Lymphadenopathiesyndrom, LAS). Im weiteren Verlauf treten Fieber, Nachtschweiß, Durchfall und Gewichtsverlust auf (AIDS-related complex, ARC). Das Vollbild des AIDS wird dann durch die hinzutretenden Infektionen, Tumoren und den Gehirnbefall bestimmt.

### *Häufigkeit*

Ende 2004 betrug die Zahl der HIV-Infizierten bzw. an AIDS Erkrankten weltweit ca. 42 Millionen, davon in Westeuropa 560000 und in Osteuropa und Zentralasien 1 Million. In den sog. Entwicklungsländern ist die Sub-Sahara-Zone in Afrika mit 28,1 Millionen Erkrankten weitaus am stärksten betroffen. In Deutschland betrug die Zahl der HIV-Infizierten Ende 2003 etwa 43000. Die Zahl der Neuinfektionen blieb mit rund 3000 pro Jahr in etwa stabil.

Während die Aufklärung und die damit propagierte Prophylaxe in hoch gefährdeten Gruppen (Homo- und Bisexuelle, Fixer) erste Erfolge in Form des Rückgangs von Neuinfektionen zeigt, ist durch das Eindringen des Virus in die heterosexuelle Bevölkerung die Gefahr für die Allgemeinheit deutlich erhöht. Es ist zu befürchten, dass die Zahl der Infizierten, darunter auch der Neugeborenen, in den nächsten Jahren weiter ansteigt.

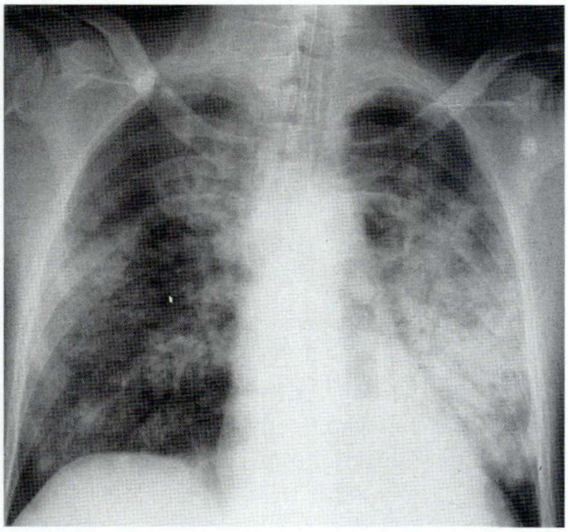

**Abb. 16.5 Pneumocystis-Carinii-Pneumonie.** Milchglasartige Trübung im Röntgenbild.

### *Therapie*

1996 wurde die hochaktive antiretrovirale Therapie (HAART) zu Behandlung von AIDS eingeführt. Sie besteht aus einer Kombination von Medikamenten, die die Reversetransskriptase hemmen und einem Proteasehemmstoff (z.B. Zidovudin + Lamivudin + Indinavir). Mit drei Tabletten pro Tag ist eine lang andauernde Unterdrückung der Virusvermehrung zu erreichen. Einer weltweiten Anwendung von HAART stehen die dreimalige Tabletteneinnahme pro Tag, die in Entwicklungsländern nicht praktikabel ist, toxische Nebenwirkungen und eine offenbar schnelle Resistenzentwicklung entgegen. Für eine breite Anwendung geeigneter sind Fixkombinationen weiter entwickelter antiviraler Mittel (Atripla, Efavirenz oder Emtricitabin mit Tenovir), die nur eine Tabletteneinnahme pro Tag erfordern. Andere Medikamente mit neuen Ansatzpunkten, die möglicherweise eine dauerhafte Virusvermehrung verhindern können, sind noch in der Erprobung.

Die Entwicklung eines wirksamen Impfstoffs wird noch Jahre in Anspruch nehmen.

Neben der Grundbehandlung ist die Therapie von Superinfektionen durch Pilze, Bakterien (Tbc!) und anderen Viren erforderlich.

● PFLEGE ***Sicherheit.*** *Für das Pflegepersonal werden Schutzmaßnahmen empfohlen, die etwa den Hygienevorschriften bei der Behandlung von Hepatitis-B-Infizierten entsprechen. Bei Infektionsverdacht wird sofort (innerhalb von 6–12 Stunden) eine Behandlung über 4 Wochen mit der o.g. Medikamentenkombination empfohlen (postexpositionelle Prophylaxe).*

16

# 17 Infektionskrankheiten

Wilhelm Wirth

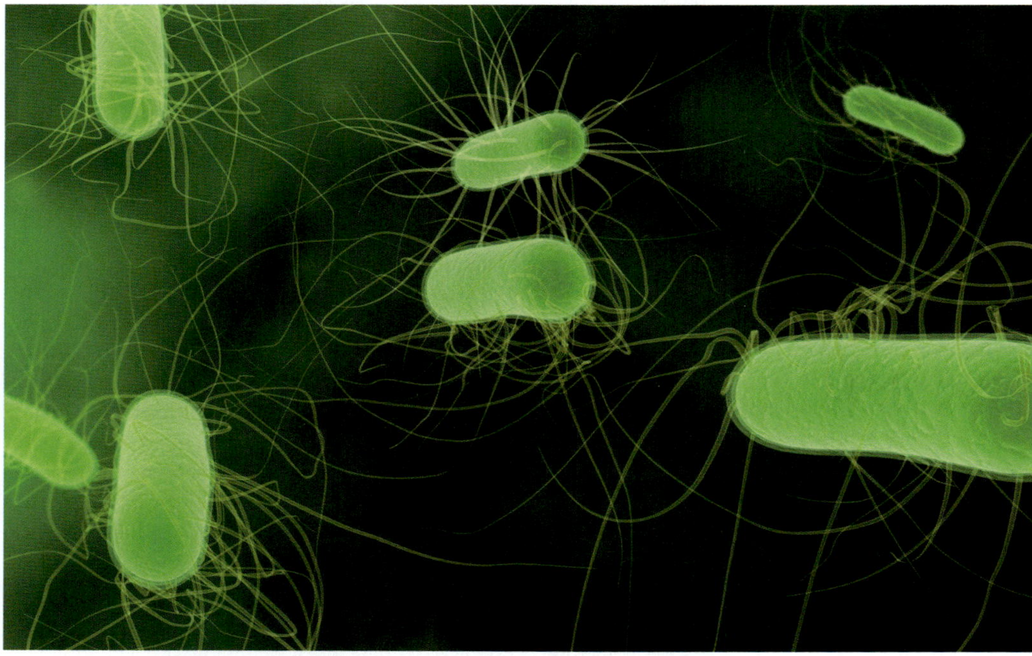



## 17.1 Prävention von Infektionskrankheiten

Durch folgende Maßnahmen lässt sich eine Primärprävention von Infektionskrankheiten erreichen:

- aktive Impfung
- Einhalten von Hygienemaßnahmen
- Isolierung von Erkrankten
- Bekämpfung von Überträgern

Eine Infektionsprävention ist durch die aktive Impfung möglich und wird weltweit angewandt. Infektionskrankheiten, wie Hepatitis, Polymyelitis, Diphtherie, Tetanus oder Masern, sind durch eine aktive Impfung erfolgreich zu verhindern. Diese Art der Primärprävention kann zur Ausrottung einer gefährlichen Infektionskrankheit führen, wie das Beispiel der Pocken zeigt. Impfkomplikationen durch allergische und autoimmunologische Reaktionen oder Krankheitsausbruch bei einem Lebendimpfstoff sind nicht absolut auszuschließen und geben in Einzelfällen immer Anlass zu kontroversen Diskussionen mit sog. Impfgegnern. Gesamtnutzen und Einzelfallrisiko sind von beiden Seiten dabei sorgfältig abzuwägen.

Zur primären Infektionsprävention gehören auch das Einhalten persönlicher Hygienemaßnahmen beim Umgang mit Infektiösen und infektiösem Material (Schutzkleidung, Desinfektion) und die Einhaltung hygienischer Standards (Abwässer, Toilettenanlagen, Nahrungsmittel). Auch die Isolierung Infizierter gehört zur primären Prävention der Umgebung.

Im Hinblick auf die immer häufiger auftretenden nosokomialen Infektionen (griech. *nosokomeion*: Krankenhaus) durch multiresistente Keime, sind die klassischen Hygienevorschriften, insbesondere die Händedesinfektion, von besonderer Bedeutung.

Eine besonders wirksame Prävention vieler Infektionskrankheit ist die Bekämpfung ihrer Überträger, die eindrucksvoll am Beispiel der Malaria gezeigt worden ist. Durch Trockenlegung der Brutplätze und Bekämpfung der Larven und der Mücken selbst konnten ganze Länder und Kontinente malariafrei gemacht werden.

Das Beispiel einer Sekundärprävention bei Infektionskrankheit ist die monate- bis jahrelange Antibiotikagabe nach einem rheumatischen Fieber zur Verhinderung einer Zweitinfektion mit Streptokokken, besonders bei Befall der Herzklappen.

Als eine allgemeine präventive Maßnahme bei Infektionskrankheiten kann gelten, durch eine gesunde, d. h. vernünftige Lebensführung die eigenen Abwehrkräfte zu stärken. Bei objektiven Mangelzuständen gehören dazu sicher auch die heute so beliebten Nahrungsergänzungsstoffe, wie Vitamine oder Spurenelemente.

## 17.2 Pathophysiologie

DEFINITION *Dringen krankmachende Erreger, wie z. B. Viren oder Bakterien, in einen Organismus ein, so spricht man von einer Infektion. Vermehren sich die Erreger im Körper und schädigen ihre Stoffwechselprodukte und Gifte Zellen und Gewebe, so entsteht eine Infektionskrankheit.*

Gegen die krankmachenden (pathogenen) Erreger setzt sich der Organismus mit Zellen sowie mit Blut- und Gewebssäften zur Wehr (**Abb. 17.1**). Bestimmte Zellen weißer Blutkörperchen können die Erreger in sich aufnehmen und verdauen (Phagozytose). Die Blut- und Gewebssäfte enthalten Eiweißkörper (Enzyme), die die gleiche Aufgabe erfüllen. Eine besondere Abwehrmaßnahme gegen krankmachende Erreger besteht in der Immunreaktion (S. 572), d. h. in der Bildung spezieller Eiweißkörper (Antikörper). Ihre Bildung wird durch das Eindringen einer fremden Substanz (Antigen) ausgelöst, d. h. in unserem Falle durch die Infektion mit Erregern. Die Antikörper sind jeweils spezifisch gegen den Erreger gerichtet, der ihre Bildung ausgelöst hat.

Ein Typhuserreger ruft die Bildung von Antikörpern gegen Typhusbakterien hervor und nicht z. B. gegen Ruhr- oder Cholerabakterien. Findet man daher bei einem Patienten mit einer Durchfallerkrankung viele Antikörper gegen Typhusbakterien in seinem Blut oder stellt man im Verlauf der Erkrankung eine deutliche Zunahme solcher Antikörper fest, so kann man mit großer Sicherheit schließen, dass bei dem Patienten eine Typhusinfektion vorliegt.

Es gibt somit drei Möglichkeiten, die Ursache einer Infektion zu erkennen:
- allgemeine klinische Krankheitszeichen
- direkter Nachweis der Erreger durch mikroskopische Untersuchung, Züchtung auf Nährböden oder Übertragung auf ein Versuchstier

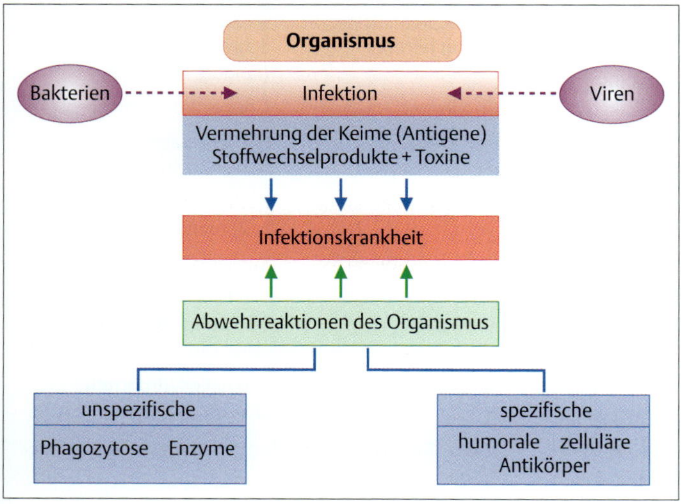


**Abb. 17.1 Infektionen.** Abwehrmechanismen des Körpers.

- Nachweis von Antikörpern (indirekter Erregernachweis)

Die Art der Antikörper und ihre Menge im Serum (Serumverdünnungstiter) wird bestimmt durch verschiedene Untersuchungsverfahren, wie Komplementbindungsreaktion (KBR), Agglutinationsreaktionen (z. B. Widal-Reaktion) oder durch einen Neutralisationstest. Da die Antikörper sich erst als Reaktion auf die eingedrungenen Erreger bilden, wird man sie in nennenswerter Zahl frühestens nach 6–8 Tagen im Serum finden. Es empfiehlt sich deshalb, immer möglichst frühzeitig zu Krankheitsbeginn eine Serumprobe zu untersuchen und eine zweite Serumprobe nach etwa einer Woche. Auf diese Weise kann man die Zunahme der Antikörper im Serum (Titeranstieg) erfassen.



● MERKE *Geringe Antikörpermengen gegen einen Erreger im Serum eines Patienten deuten auf eine früher durchgemachte Erkrankung oder auf eine Impfung gegen diese Erkrankung hin.*

Bei der Auseinandersetzung unseres Körpers mit Erregern können mehr lokal begrenzte Infektionen, wie z. B. ein Furunkel oder eine Mandelentzündung entstehen, oder es entwickelt sich eine Infektionskrankheit, die nach bestimmten Regeln abläuft *(zyklische Infektionskrankheit)*.

**1.** Phase. Die Infektion beginnt immer mit der Aufnahme der Erreger über die Schleimhäute oder auch durch die Haut. Die Erreger haften auf den Schleimhäuten, ohne dass zunächst besondere Krankheitszeichen auftreten *(Inkubationszeit)*.

**2.** Phase. Die ersten, meist uncharakteristischen Beschwerden, wie allgemeines Krankheitsgefühl, Abgeschlagenheit, Gliederschmerzen – Beschwerden, wie sie jeder als Zeichen eines beginnenden grippalen Infekts kennt –, fallen mit der ersten örtlichen Vermehrung der Erreger und ihrem Übertritt in das Blut und Lymphsystem zusammen. In dieser Phase kommt es auch zu einer ersten Fieberreaktion.

**3.** Phase. Auf dem Blutweg (Bakteriämie, Virämie) gelangen die Erreger in die Organe des Körpers, wobei man in vielen Fällen eine Bevorzugung für bestimmte Organe feststellen kann, z. B. Hepatitisviren für die Leber, Meningokokken für die Hirnhäute oder Malariaparasiten für die roten Blutkörperchen. Der Organbefall geht mit einem erneuten Fieberanstieg einher und es entwickeln sich jetzt die für die jeweilige Infektionskrankheit typischen Krankheitserscheinungen.

## 17.3 Viruskrankheiten der oberen Luftwege (Erkältungskrankheiten)

● DEFINITION *Die Viruskrankheiten der oberen Luftwege reichen vom einfachen Schnupfen bis zur Lungenentzündung (Pneumonie). Ursache dieser Erkältungskrankheiten sind verschiedene Virusarten. Die durch sie hervorgerufenen Krankheitsbilder sind sich sehr ähnlich und werden im Allgemeinen als „grippale Infekte“ bezeichnet.*

Im Folgenden sollen die wichtigsten Erkältungsviren und die durch sie hervorgerufenen Krankheiten beschrieben werden (**Tab. 17.1**).

### 17.3.1 Infektion mit Schnupfenviren

#### *Ursachen und Pathogenese*

Von der Familie der Schnupfenviren (Rhinoviren) konnten bisher über 100 verschiedene Typen bestimmt werden. Die einzelnen Virustypen unterscheiden sich z. T. so stark, dass die Infektion mit dem einen Schnupfenvirus keinen Schutz gegen andere Schnupfenviren hinterlässt. Dadurch ist es möglich, dass wir in den Wintermonaten mehrmals an einem Schnupfen erkranken.

Die *Übertragung* der Schnupfenviren erfolgt von Mensch zu Mensch durch Tröpfcheninfektion oder direkten Kontakt (z. B. Händedruck). Schlechte Allge-

**Tab. 17.1 Erkältungskrankheiten.**

| *Erreger* | *Krankheitsbild* |
|---|---|
| Schnupfenviren | Schnupfen, Bronchitis (Kinder) |
| Grippeviren | Grippe, Bronchopneumonie |
| Adenoviren | Rachenkatarrh, Tonsillitis, Konjunktivitis, Pneumonie |
| Parainfluenzaviren | Rachenkatarrh, Bronchopneumonie |
| Geflügelpestviren | Rachenkatarrh, Konjunktivitis, Bronchitis |
| RS-Viren | Schnupfen, Bronchiolitis (Kinder) |
| REO-Viren | Schnupfen, Bronchitis, Diarrhö |
| Enteroviren (Polio-, ECHO-, Coxsackie-Viren) | Sommergrippe, Darmgrippe |

meinverfassung, ungewohnte Abkühlung („Zug") oder Überanstrengungen fördern das Angehen der Infektion.

Inkubationszeit: 1–3 Tage.

### *Symptome*

Die Erkrankung beginnt mit Niesen und Kratzen im Hals, mit Frösteln und leichtem allgemeinem Krankheitsgefühl. Die entzündete Nasenschleimhaut sondert reichlich seröses Sekret ab, das durch eine bakterielle Mischinfektion eitrig werden kann. Die Schwellung der Nasenschleimhaut behindert die Atmung und verschließt die Abflusswege der Nasennebenhöhlen. Kopfschmerzen und eventuell eine Entzündung der Nebenhöhlen (Sinusitis) sind die Folgen. Fieber gehört nicht zum Bild des unkomplizierten Schnupfens.

### *Diagnostik und Therapie*

Das Krankheitsbild ist so eindeutig und harmlos, dass ein Nachweis der Erreger oder die Bestimmung von Antikörpern sich erübrigt.

Eine spezifische Therapie gegen die Schnupfenviren gibt es noch nicht. Symptomatisch können Mittel, die die Schleimhäute abschwellen, Linderung bringen. Vitaminen, besonders dem Vitamin C, wird eine Schutzwirkung zugeschrieben.

● PFLEGE ***Patienteninformation.*** *Raten Sie einem Patienten, der Schnupfen hat, viel zu trinken. 2–3 Liter pro Tag, wenn keine Kontraindikation, wie z. B. Herzinsuffizienz, besteht. Dadurch wird das Sekret verflüssigt und kann leichter abfließen. In Kombination mit einem schleimhautabschwellenden Nasenspray kann so der Entstehung einer Nasennebenhöhlenentzündung meist vorgebeugt werden.*

### *Prophylaxe*

Allgemeine Abhärtung, genügende Luftfeuchtigkeit in beheizten Räumen und Vermeidung von Kontakt mit Schnupfenkranken können das Angehen einer Infektion erschweren.

## 17.3.2 Infektion mit Influenzaviren (Grippe)

### *Ursachen und Pathogenese*

Grippeviren gehören zu den RNS-Viren, d.h. ihr Erbmaterial besteht aus Ribonukleinsäuren, die von einem Eiweißschutzmantel (Kapsid) umhüllt werden. Bei den menschlichen Grippeviren kennen wir die drei Kapsid-Typen A, B und C. Die großen Influenzaepidemien bzw. -pandemien der letzten 100 Jahre wurden jeweils durch den Typ A hervorgerufen.

Viren können sich nur in lebenden Zellen vermehren, deren Stoffwechselapparat sie dabei benötigen. Bei der Vermehrung des Erbmaterials können Teile ausgetauscht werden (Mutation), sodass ein vom ursprünglichen Typ abgewandeltes Virus entsteht. Dieser Untertyp kann sich dann schnell ausbreiten, da der bisherige durch Infektion oder Impfung erworbene Schutz des Menschen nicht mehr greift.

Eine zweite Möglichkeit der Veränderung des Erbmaterials besteht darin, dass in einer Wirtszelle zwei verschiedene Virusarten sich gleichzeitig vermehren. Dabei kann Erbmaterial ausgetauscht werden und so ein neues Virus mit veränderten Eigenschaften entstehen. Bei der Influenza fand in den letzten 100 Jahren solch ein Austausch vorwiegend im chinesischen Hausschwein statt, das sowohl menschliche Influenzaviren als Vogelinfluenzaviren beherbergen kann. Die ausgelösten Epidemien durch den neu entstandenen Untertypen wurden deshalb auch als Asien- oder Hongkong-Grippe bezeichnet (**Abb. 17.2**). Neben Nukleinsäuren enthalten die Viren auch Proteine, z.B. in ihrer Membran. Bei den Influenzaviren kennen wir an Proteinen 13 Hämagglutinine ($H_1$–$H_{13}$) und 9 verschiedene Neuramidasen ($N_1$–$N_9$). Das Protein Hämagglutinin in der Virushülle befähigt das Virus mit anderen Körperzellen Kontakt aufzunehmen und in diese Zellen einzudringen. Nur die Untertypen H1–H3 können mit menschlichen Zellen (z.B. Bronchialendothel) Kontakt aufnehmen. Erwirbt beispielsweise ein Vogelgrippevirus diese Eigenschaft, dann kann das sonst nur bei Vögeln vorkommende Virus auch auf den Menschen überspringen (S. 580). Von den Neuramidaseuntertypen kommen beim menschlichen Influenzavirus nur $N_1$ oder $N_2$ vor. Die Bezeichnung der Grippe-

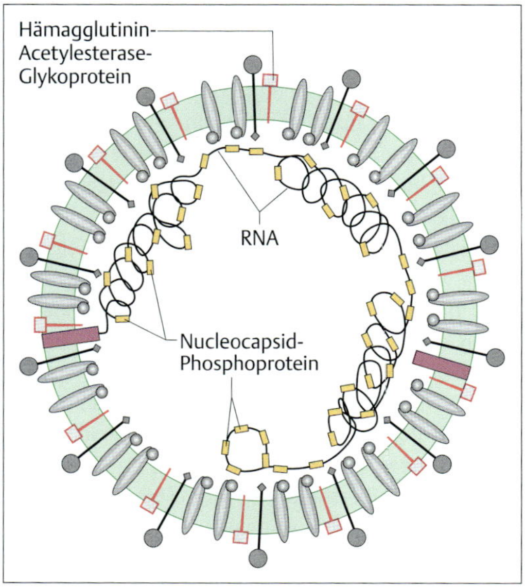


**Abb. 17.2 Virus.** Schematischer Aufbau eines RNS-(RNA-) Virus (nach Gillissen u. Ruf 2003).

viren beruht auf diesen Eigenschaften; beispielsweise A-Hongkong-$H_3N_2$ als Auslöser der Grippeepidemie 1968.

Die Übertragung erfolgt durch Tröpfcheninfektion, durch direkten Kontakt oder über infizierte Gegenstände. Die Ansteckungsfähigkeit hält etwa 1 Woche an.

Inkubationszeit: 1–2 Tage.

### *Symptome*

Das Krankheitsbild ist gekennzeichnet durch einen akuten Beginn mit allgemeinem Krankheitsgefühl, Kopf- und Gliederschmerzen sowie Kollapsneigung. Das Fieber erreicht schnell 39–40 °C. Der Rachen ist gerötet. Ein trockener Husten weist auf die Tracheobronchitis hin. Nach einigen Tagen kann sich über die Bronchitis eine *Viruspneumonie* entwickeln. Treten Bakterien hinzu („die Viren bahnen den Bakterien den Weg"), so entwickelt sich sekundär die gefürchtete bakterielle Pneumonie bei Grippekranken, die auch die meisten Todesfälle verursacht. Weitere Komplikationen sind Nebenhöhlenentzündung, Mittelohrentzündung und bei manchen Grippeepidemien eine Mitbeteiligung des Gehirns und der Hirnhäute.



● MERKE *Wie bei jeder Infektionskrankheit gibt es alle Übergänge von sehr milden Verlaufsformen bis zu Krankheitsbildern, die in wenigen Tagen tödlich verlaufen.*

### *Diagnostik*

Die Diagnose einer Grippeerkrankung wird im Allgemeinen durch den Nachweis von Antikörpern im Serum gestellt. In besonderen Fällen können aus dem Rachenspülwasser die Viren direkt gezüchtet werden.

### *Therapie*

Eine spezifische virushemmende Therapie ist bisher mit zwei Substanzen (Amantadin und Rimantadin) möglich. Nebenwirkungen, relativ geringe Wirksamkeit und hohe Kosten schränken eine allgemein zu empfehlende Anwendung ein.

Bei der *symptomatischen* Therapie sind folgende Punkte zu beachten:

- Grippekranke mit Fieber sollten Bettruhe einhalten.
- Der Kreislauf muss überwacht werden.
- Bei Verdacht auf eine bakterielle Mischinfektion sind frühzeitig Antibiotika oder Sulfonamide einzusetzen.
- Nach einer überstandenen Grippe bestehen noch 2–3 Wochen eine allgemeine Leistungsschwäche und Anfälligkeit.

● PFLEGE ***Physikalische Maßnahmen bei Fieber.*** *Grundsätzlich gilt, dass dem Patienten Wärme zugeführt wird, solange er während des Fieberanstiegs friert, und dass ihm Kälte zugeführt wird, wenn die Fieberhöhe erreicht ist und er nicht mehr friert. Zur Wärmezufuhr sind dicke Decken, Wärmflasche und warme Getränke geeignet. Ist die Fieberhöhe erreicht, geben Sie dem Patienten eine dünne Decke und leichte Kleidung, damit kein Wärmestau entsteht. Benutzen Sie aus diesem Grund auch keine stark fettende Körperlotion. Kühle Getränke und kühle Abwaschungen und Wadenwickel empfinden betroffene Patienten in dieser Phase meist als wohltuend. Die Raumtemperatur sollte nicht über 19 °C liegen. Die erhöhte Körpertemperatur unterstützt die körpereigene Abwehr. Deshalb sollte nur hohes Fieber, bei Risikopatienten (z. B. schwer Herzkranke, Kinder mit Fieberkrämpfen in der Anamnese) auch mäßiges Fieber, medikamentös und/ oder durch stärker wirksame physikalische Maßnahmen wie feucht-kalte Waden- oder Bauchwickel oder ein Bad mit absteigenden Temperaturen gesenkt werden.*

### *Prophylaxe*

Die Grippeschutzimpfung stellt heute die beste Prophylaxe gegen die Grippeinfektion dar. Nachteile des bisherigen Verfahrens sind:

- Die Impfung muss jedes Jahr wiederholt werden.
- Neu auftretende Grippevirustypen sind eventuell im Impfstoff noch nicht enthalten.

Nach der Grippeschutzimpfung sollte man sich 2–3 Tage schonen, insbesondere im Alter und beim Bestehen anderer Erkrankungen. Das mit der Impfung bewirkte „Immuntraining" gibt auch einen gewissen Schutz gegen andere Erkrankungen.

## 17.3.3 Vogelgrippe

Vogelgrippeviren haben in den letzten Jahren zu großen Epidemien bei Hühnern geführt. Das normalerweise nur unter Hühnern verbreitete Virus hat in einer Reihe von Fällen den Sprung auf den Menschen geschafft, wahrscheinlich durch eine Mutation am Hämagglutinin-Virusprotein, das für die Anlagerung an Zellen verantwortlich ist.

1997 wurde der Typ $H_7N_7$ in Hongkong und 2003 in den Niederlanden bei infizierten Menschen gefunden, ohne dass eine Ansteckung von Mensch zu Mensch bisher stattgefunden hat. 2004 waren in Thailand und China Millionen von Hühnern von einer Infektion durch den Virustyp $H_5N_1$ betroffen. Auch dieser Typ infizierte bei direktem engen Kontakt Menschen, ohne dass die Infektion von Mensch zu Mensch übersprang. Es steht zu befürchten, dass das Virus, wenn es zufällig gleichzeitig einen an Influenza Erkrankten befällt, sich mit dem menschlichen Influenzavirus verbindet und dann als neuer Virustyp Ausgangspunkt einer weltweiten Grippeepidemie sein kann. Einzelfälle von Vogelgrippe werden weiterhin in Ostasien registriert.

### 17.3.4 Schweinegrippe

Ein bisher unbekanntes Grippevirus mit der Bezeichnung A-$H_1N_1$ war 2009 Ursache der sog. Schweinegrippe. Es enthält als neue Variante genetische Anteile von Influenzaviren, die von Schweinen, Vögeln und Menschen stammen. Dieses neue, für den Menschen bisher unbekannte Virus, breitete sich von Mexiko ausgehend schnell über Länder und Kontinente aus (Grippepandemie). Besonders betroffen waren jüngere Menschen, ältere Personen haben offenbar im Laufe ihres Lebens Kontakt mit einem ähnlichen Virus gehabt und besitzen daher eine Teilimmunität gegen das Schweinegrippevirus. Die Infektionen mit dem $H_1N_1$ Virus verliefen meist kurz und milde. Todesfälle wurden vor allem bei vorgeschädigten Patienten beobachtet.

Ob in der Folgezeit weitere Erkrankungswellen und dann vielleicht auch mit schwereren Verläufen auftreten werden, ist nicht vorherzusagen. Ein wirksamer Impfstoff steht inzwischen zur Verfügung.

### 17.3.5 SARS (Severe Acute Respiratory Syndrome)

Das Krankheitsbild des schweren akuten Atemwegssyndroms wurde erstmals im Herbst 2002 in Südchina beobachtet. Infizierte Patienten verschleppten die Erkrankung im Frühjahr 2003 in andere Länder Südostasiens und schon bald in viele Länder der Erde (z. B. Kanada mit 142 Fällen). Die hohe Sterblichkeit (bis zu 10%) durch einen bis dahin unbekannten Erreger führte in kurzer Zeit zu einer intensiven weltweiten Forschung. Bereits im April 2003 konnte der Erreger identifiziert, seine Herkunft und der Infektionsweg aufgeklärt werden.

#### *Ursache und Pathogenese*

Der Erreger des SARS ist ein Coronavirus-Typ, der bis dahin nur im Tierreich (Schleichkatzen) verbreitet war. Durch Mutation im Erbgut hatte das Virus die Fähigkeit gewonnen, auf den Menschen überzugehen und in einem zweiten Schritt sich auch von Mensch zu Mensch zu vermehren.

Die Übertragung erfolgt durch engen Kontakt mit infizierten Tieren und Menschen. Das erklärt auch, weshalb sich so viele Pflegende und Ärzte infizierten.

Andere, weniger aggressive Coronavirus-Typen sind seit langem als Erkältungserreger beim Menschen bekannt.

Inkubationszeit: 2–7 Tage.

#### *Symptome*

Die Erkrankung beginnt plötzlich wie ein heftiger Erkältungsinfekt mit Fieber, Schüttelfrost und wird z. T. auch begleitet von Appetitlosigkeit, Verwirrtheit und Diarrhö.

Während bei einem Teil der Betroffenen die Symptome nur leicht und vorübergehend auftreten, entwickelt sich bei anderen in einem zweiten Krankheitsschub nach 3–7 Tagen ein hartnäckiger Husten und zunehmende Atemnot als Zeichen der sich dann auch im Röntgenbild zeigenden atypischen Pneumonie. Es entwickelt sich eine respiratorische Insuffizienz mit einer Sterblichkeitsrate von 4–6%, je nach Alter und Begleiterkrankungen.

#### *Diagnostik*

Das zunächst uncharakteristische klinische Bild in Verbindung mit engem Kontakt zu SARS-Fällen und der Aufenthalt in Regionen mit SARS-Infektionen ergeben den Infektionsverdacht. Das Blutbild zeigt eine Lymphozytopenie. Die Diagnose wird gesichert durch den Antikörpernachweis aus Nasen-Rachen-Sekret, Blut oder Stuhl mittels moderner serologischer Methoden (PCR, Elisa) in Speziallaboratorien mit hoher Sicherheitsstufe.

#### *Therapie und Prophylaxe*

Eine spezifische Therapie gibt es bisher nicht. Antibiotikaeinsatz und Allgemeinmaßnahmen entsprechen denen bei einer schweren Influenza. Bei respiratorischer Insuffizienz werden Intubation und Beatmung erforderlich.

Zur Prophylaxe und Eindämmung der Infektion sind strenge Schutzmaßnahmen des pflegenden Personals und anderer Kontaktpersonen mit strikter Isolierung der Erkrankten dringend erforderlich.

Durch die weltweit beachteten Schutzmaßnahmen konnte die Infektionskette bisher rasch unterbrochen werden, sodass die Epidemie im Frühjahr 2003 bereits endete. Weitere Einzelfälle traten aber in den folgenden Jahren in China wieder auf.

Die Gefahr ähnlicher Erkrankungen durch bisher bei Menschen nicht aufgetretene Viren wird als hoch eingeschätzt.

### 17.3.6 Infektion mit weiteren Erkältungsviren

Neben den Schnupfen- und Grippeviren gibt es eine Reihe weiterer Viren, die in der kalten Jahreszeit „grippale Infekte" hervorrufen:

- Die *Adenoviren* sind bei Kindern und Erwachsenen für fieberhafte Erkältungskrankheiten vom Rachenkatarrh über die Tonsillitis bis zur Bronchitis und Pneumonie verantwortlich. Als Besonderheit sind die Infektionen oft mit einer Bindehautentzündung (Konjunktivitis) verbunden.

- Im Kindesalter werden etwa 20 % aller „grippalen Infekte“ durch *Parainfluenzaviren* verursacht. Bellender, trockener Husten und Neigung zu einer bedrohlichen Schwellung der Kehlkopfschleimhaut (Krupphusten) weisen bei Kleinkindern auf diese Virusart hin.
- Geflügelzüchter kennen einen Rachen- und Bronchialkatarrh mit Lymphknotenschwellung und Konjunktivitis, der durch das bei Hühnern vorkommende *Virus der atypischen Geflügelpest* ausgelöst wird.
- Weitere, besonders für Säuglinge gefährliche Erkältungsviren sind die *RS*-(Respiratory-syncytial-)*Viren* und die *REO*-(Respiratory-entericorphan-)*Viren*, die über eine Entzündung der kleinsten Bronchien auch Wegbereiter späterer Bronchiektasen sein können.
- Auch einzelne Bakterien können das Bild eines grippalen Infektes hervorrufen wie z. B. die Legionellen, die durch Klimaanlagen und Wasserleitungen verbreitet werden und häufig zu einer schweren Pneumonie führen (Legionärskrankheit, S. 338). Ebenso führt der Ornithoseerreger Chlamydia psittaci zu grippeähnlichen Symptomen (S. 595).

17

### 17.3.7 Viruspneumonie – primär atypische Pneumonie

#### *Ursache und Symptome*

Erreger der primär atypischen Pneumonie sind in erster Linie „Erkältungsviren“ (**Tab. 17.1**), ferner Masernviren und Krankheitserreger, die in ihrer Entwicklungsstufe zwischen Viren und Bakterien einzuordnen sind, wie die Rickettsien (S. 593), die Mykoplasmen (S. 595) und die Chlamydien (S. 595).

Die durch diese Erreger hervorgerufene Pneumonie ist gekennzeichnet durch Fieber, trockenen Husten, geringen physikalischen, aber deutlichen röntgenologischen Befund mit frühzeitiger Lungenhilusschwellung und späteren, meist asymmetrisch lokalisierten weichwolkigen Verschattungen bis zu Apfelgröße über den Mittel- und Unterfeldern der Lunge (S. 335).

#### *Diagnostik*

Im Blutbild findet man eine Linksverschiebung bei normaler Leukozytenzahl und relativer Vermehrung der Lymphozyten. In etwa der Hälfte der Fälle lassen sich Kälteagglutinine im Serum nachweisen. Die BSG ist nur mittelgradig beschleunigt. Die Krankheitsdauer beträgt 3–6 Wochen.

● WISSEN *Als Linksverschiebung bezeichnet man das vermehrte Auftreten jugendlicher Zellformen und früher Vorstufen neutrophiler Granulozyten.*

#### *Therapie*

Chlamydien, Mykoplasmen und Rickettsien sprechen auf Breitbandantibiotika gut an. Die Rekonvaleszenz ist bei dieser Erkrankungsform im Allgemeinen deutlich verzögert.

## 17.4 Viruskrankheiten des Zentralnervensystems

#### *Symptome und Diagnostik*

Bestimmte Viren befallen bevorzugt das Zentralnervensystem (ZNS). In manchen Fällen steht die Entzündung der Rückenmarkshäute (Meningitis), in anderen Fällen die des Gehirns und des Rückenmarks (Enzephalomyelitis) im Vordergrund des Krankheitsbildes.

*Zeichen der Meningitis*

- Kopfschmerzen
- Übelkeit, Brechreiz, Erbrechen
- Licht- und Lärmempfindlichkeit
- Nackensteifigkeit, positives Kernig- und Brudzinski-Zeichen
- in schweren Fällen Opisthotonus
- Liquorveränderungen:
  - Eiweißvermehrung (über 30 mg% = 300 mg/l)
  - Zellzahlvermehrung (über 10/3 Zellen)
  - Lymphozyten bei Virusinfektionen und Tuberkulose, Granulozyten bei bakterieller Meningitis
  - Druckerhöhung (über 200 mm Wassersäule = 1,96kPa)

*Zeichen der Enzephalitis*

- Schwindel, Übelkeit, Kopfschmerzen, Fieber
- Unruhe, Reizbarkeit, psychotische Bilder
- Hirnnervenlähmung, schlaffe oder spastische Lähmung der Extremitäten
- Sensibilitätsstörung, Reflexsteigerung, Krämpfe
- Koma, Atemlähmung, zentrales Kreislaufversagen
- Liquorveränderungen:
  - Eiweißvermehrung
  - meist nur geringe Zellzahlvermehrung
  - Druckerhöhung

Nackensteifigkeit, Kernig-Zeichen (Heben des gestreckten Beines schmerzt), Brudzinski-Zeichen (beim Anheben des Kopfes reflektorisches Anziehen der Beine) und Opisthotonus (krampfhafte Rückwärtsbeugung des Rumpfes) entstehen aus dem Bemühen, die entzündlich gereizten Meningen zu entspannen.

*Lumbalpunktion*

Zur Liquoruntersuchung wird eine Lumbalpunktion am sitzenden oder seitlich liegenden Patienten durchgeführt. Mit einer speziellen Punktionsnadel wird nach Desinfektion der Haut und ggf. Lokalanästhesie in Höhe des Beckenkammes zwischen zwei Dornfortsätzen eingegangen und in leicht kranialer Richtung entsprechend dem Verlauf der Dornfortsätze der Lumbalsack punktiert.

PFLEGE ***Lagerung bei Lumbalpunktion.*** *Eine Aufgabe der Pflegeperson besteht während der Lumbalpunktion darin, den sitzenden oder liegenden Patienten in einer Position zu halten, in der die Lendenwirbelsäule maximal gebeugt ist, damit die Dornfortsätze auseinanderweichen. Erklären Sie dem Patienten, wie wichtig es ist, dass er den Rücken so weit wie möglich krümmt und ruhig hält.*

*Sitzende Position: Der Patient sitzt am Bettrand, hat die Beine angewinkelt und die Füße auf einem Hocker, einer Kiste oder einem Stuhl – je nach Betthöhe – abgestellt. Er umgreift mit den Armen seine Knie und beugt den Schultergürtel weit nach vorn. Die Pflegeperson steht vor ihm und stützt ihn ab.*

*Liegende Position: Der Patient liegt auf der Seite und macht einen runden Rücken, indem er die Beine anwinkelt und den Kopf den Knien so weit wie möglich nähert. Die Pflegeperson steht vor ihm, umgreift Nacken und Kniekehlen des Patienten und unterstützt so den Rundrücken.*

*Nachsorge: Ob eine 24-stündige Bettruhe nach einer Lumbalpunktion geeignet ist, den häufig auftretenden postpunktionellen Kopfschmerz des Patienten zu vermindern, ist eine Regel der Erfahrungsmedizin, aber wissenschaftlich nicht untermauert. Die meisten Kliniken haben dazu hausinterne Standards. Vorbeugend scheint jedoch die Zufuhr hoher Flüssigkeitsmengen zu wirken. Regen Sie den Patienten an, in den ersten 24 Stunden nach der Punktion 2–3 Liter zu trinken, einen davon in den ersten 2 Stunden nach der Punktion.*

Die Untersuchung des Liquors umfasst die Bestimmung von

- Zellzahl (Fuchs-Rosenthal-Zählkammer),
- Zellart (Objektträgerausstrich-Färbung),
- Eiweißgehalt (Pandy-Reagens, Elektrophorese),
- Zuckergehalt (Verminderung durch Zucker verbrauchende Erreger),
- Erreger (mikroskopisch, kulturell, Tierversuch).

Die Bestimmung des Liquordrucks mit dem Steigrohr wird heute nur noch selten durchgeführt. Zeichen einer Hirndrucksteigerung werden zumeist mittels moderner bildgebender Verfahren (CT, NMR) diagnostiziert.

## 17.4.1 Poliomyelitis (spinale Kinderlähmung)

***Ursachen und Pathogenese***

Der Erreger der Kinderlähmung ist ein sehr kleines Virus (30 nm). Drei Typen (I, II, III) sind bekannt. Sie unterscheiden sich so stark voneinander, dass die Erkrankung mit einem Typ keinen Schutz gegen eine Infektion mit den beiden anderen Virustypen hinterlässt.

Die *Übertragung* erfolgt direkt oder indirekt (Schwimmbäder) durch Rachensekret und Stuhl, besonders in den Sommer- und Herbstmonaten. Die Viren vermehren sich zunächst in der Schleimhaut des Rachens und des Dünndarms und rufen hier Entzündungserscheinungen hervor. Nur in einem kleinen Teil der Fälle befällt das Virus über den Blutweg die graue Substanz des Rückenmarks und Gehirns.

Inkubationszeit: 5–7 Tage.

***Symptome***

Im Allgemeinen führt die Infektion mit dem Poliomyelitisvirus lediglich zu einer kurz dauernden fieberhaften Rachenentzündung, ggf. begleitet von Tonsillitis und Enteritis („Sommergrippe", „Darmgrippe"). Nur in wenigen Fällen bildet sich nach einer fieberfreien Latenzzeit von wenigen Tagen unter erneutem Fieberanstieg das Bild einer *Meningitis* aus. Auch in diesem Stadium kann die Infektion stehen bleiben. Es kommt zu einer schnellen Entfieberung und Heilung.

In anderen Fällen tritt ein *Lähmungsstadium* ein, beginnend mit einer asymmetrischen schlaffen Lähmung eines Beines oder eines Armes (**Abb. 17.3**).

Schreitet die Entzündung im Rückenmark fort, können in den nächsten Tagen Bauchmuskeln, Zwerchfell

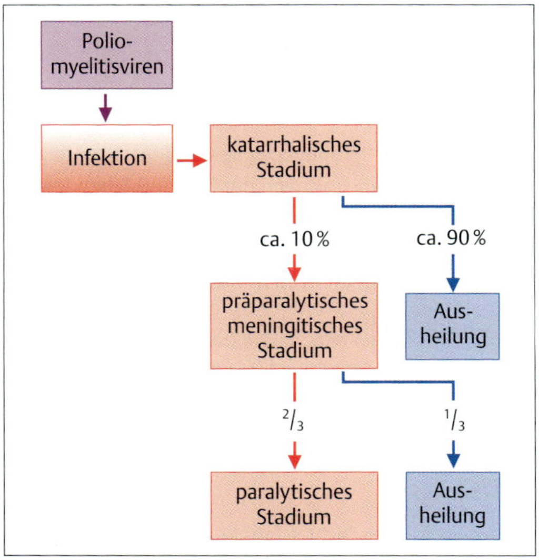


**Abb. 17.3 Poliomyelitis.** Krankheitsstadien.

und Brustmuskeln (periphere Atemlähmung) einbezogen werden. Schließlich können auch bulbäre Zentren geschädigt werden (Schlucklähmung, zentrale Atemlähmung). Die Lähmungen können sich bis etwa zum 10. Tag nach Lähmungsbeginn noch ausbreiten. Mit dem Abklingen des entzündlichen Ödems ist dann ein teilweiser Rückgang der Lähmungserscheinungen in den folgenden Wochen möglich.

Gelegentlich werden von den Polioviren nur einzelne Gehirnnerven (z. B. N. facialis) betroffen, sodass das Bild eines grippalen Infektes mit einer Fazialisparese entsteht.

In Epidemiezeiten hat man immer wieder Fälle beobachtet, in denen das katarrhalische und präparalytische Stadium so unauffällig verliefen, dass die Betroffenen aus scheinbar völliger Gesundheit heraus mit einer Lähmung erkrankten („Morgenlähmung" der Kinder).



### *Diagnostik*

Bei jeder asymmetrischen schlaffen Lähmung besteht der Verdacht auf eine Poliomyelitis. Im Liquor findet man Eiweißvermehrung und Zellzahlvermehrung, meist unter 1000/3 Zellen. Die Diagnose wird gesichert durch den Virusnachweis aus Rachenspülwasser und Stuhl sowie durch einen Anstieg der Antikörper im Serum vom Ende der ersten Krankheitswoche ab.

Um die Polio auch in Asien und Afrika endgültig auszurotten, hat die WHO mithilfe verschiedener Organisationen (Rotary International) ein großes Programm gestartet.

### *Therapie*

Die Therapie ist symptomatisch; sie besteht in
- strenger Bettruhe in einem ruhigen Zimmer,
- Lagerung der gelähmten Glieder in Mittelstellung zur Vermeidung von Überstreckung und Kontraktur,
- künstlicher Beatmung bei drohender oder eingetretener Atemlähmung.

### *Prophylaxe*

Die wirksamste Prophylaxe bestand in den letzten Jahrzehnten in einer aktiven Impfung mit lebenden abgeschwächten Viren aller drei Typen (sog. Schluckimpfung). Dies hat zum praktisch vollständigen Rückgang der Erkrankung in unseren Breiten geführt.

● MERKE *Im Rahmen der Impfung sind einzelne Impfpoliomyelitisfälle aufgetreten. Es wird deshalb empfohlen, alle Kinder und Erwachsene in unseren Breiten durch einen inaktivierten Impfstoff zu schützen und die Schluckimpfung nur zur Abriegelung bei Ausbrüchen einzusetzen* *(S. 597)**.*

Es besteht Meldepflicht schon bei Krankheitsverdacht.

## 17.4.2 Coxsackie-Virus-Infektion

### *Ursachen und Pathogenese*

Die Coxsackie-Viren haben ihren Namen nach einer Stadt im Staat New York, in der sie 1947 erstmals isoliert wurden. Die mehr als 30 Typen lassen sich nach ihrem Verhalten im Tierversuch in zwei Gruppen (A und B) einteilen. Wie die Polioviren werden sie durch Verunreinigungen mit Rachensekret oder Stuhl von Mensch zu Mensch besonders in den Spätsommermonaten übertragen.

### *Symptome*

Vier unterschiedliche Krankheitsbilder sind bekannt:
- Als *„Sommergrippe"* rufen Coxsackie-A- und -B-Viren akute fieberhafte Infekte der oberen Luftwege, z. T. in Verbindung mit Durchfall, hervor. Als Komplikation kann sich eine Virusmeningitis einstellen, die gelegentlich von einer schlaffen Lähmung begleitet ist.
- Bei Kleinkindern rufen Coxsackie-A-Viren eine *Herpangina* hervor, die durch Fieber, Halsschmerzen, flüchtiges Exanthem und Bläschen am weichen Gaumen und an der Rachenschleimhaut gekennzeichnet ist. Aus den Bläschen entstehen kleine schmerzhafte Geschwüre. Die Erscheinungen klingen ohne Komplikationen im Allgemeinen nach einer Woche ab.
- Die sog. *Bornholmer Krankheit* (Myositis infectiosa) durch B-Viren ist gekennzeichnet durch allgemeine Abgeschlagenheit, Fieber und bald einsetzende heftige Muskelschmerzen („Teufelsgriff"). Die Muskelentzündung betrifft häufig die Brust- und Atemmuskulatur, sodass eine Verwechslung mit einer Pleuritis oder auch mit einem Herzinfarkt naheliegt. Mit einigen Rückfällen klingt die Infektion, die epidemisch auftreten kann, in 3–4 Wochen meist ohne Komplikationen (Meningitis, Myositis) ab.
- Im Säuglingsalter können Coxsackie-B-Viren zu einer fast immer tödlich verlaufenden *Myokarditis* führen, die von einer Enzephalitis begleitet sein kann. Ein Teil der ungeklärten plötzlichen Todesfälle im Säuglingsalter ist auf diese Infektion zurückzuführen.

● MERKE *Auch als Ursache der Erwachsenenmyokarditis stehen Coxsackie-Viren an erster Stelle.*

### *Diagnostik*

Die Diagnose einer Coxsackie-Virus-Infektion ergibt sich aus den klinischen Bildern, dem Virusnachweis aus Rachensekret, Stuhl oder Liquor und aus dem Nachweis von Antikörpern im Serum.

*Therapie*
Die Therapie ist symptomatisch. Bei zerebralen und myokardialen Erscheinungen sollten Gamma-Globulin und kurzfristig hohe Glukokortikoidgaben eingesetzt werden.

## 17.4.3 ECHO-Virus-Infektion

*Ursachen und Pathogenese*
ECHO-Viren (enteric cytopathogenic human orphan viruses) werden wie die beiden vorgenannten Virusarten in den Spätsommermonaten durch Schmutz- und Schmierinfektion von Mensch zu Mensch übertragen.

*Symptome*
In der Regel verläuft die ECHO-Virus-Infektion wie ein fieberhafter grippaler Infekt, der bei Kindern oft von einer Enteritis („Darmgrippe") begleitet ist. Als Komplikation kann eine Virusmeningitis auftreten, die gelegentlich mit einer flüchtigen Muskelschwäche einhergeht, sodass eine Verwechslung mit der Kinderlähmung möglich ist. Nicht selten ist die Meningitis, die für eine Virusmeningitis eine auffallend hohe Liquorzellzahl aufweist (bis zu 8000/3 Zellen), mit einem vielgestaltigen und den ganzen Körper befallenden Exanthem verbunden (Meningitis exanthematica).

*Diagnostik und Therapie*
Abakterielle Meningitisfälle nach grippalen Infekten in den Sommermonaten lenken den Verdacht auf eine ECHO-Virus-Infektion. Die Diagnose wird durch den Virusnachweis und/oder einen signifikanten Antikörpertiteranstieg gesichert.

Therapie: symptomatisch.

## 17.4.4 Frühsommer-Meningoenzephalitis (FSME)

*Ursachen und Pathogenese*
Durch Insekten übertragene Virusenzephalitiden kommen in fast allen Ländern, besonders häufig aber in den tropischen und subtropischen Zonen vor. Der natürliche Wirt der sog. Arbo-(Arthropod-borne-)Viren sind Wildtiere. Mücken oder Zecken können sie auf den Menschen übertragen. In unseren Breiten spielt das Virus der Frühsommer-Meningoenzephalitis (FSME) eine Rolle, das durch Zecken (Waldgebiete) übertragen wird und sich vom Balkan über Österreich nach Deutschland (Bayern, Baden-Württemberg, Hessen, Thüringen, Saarland) ausgebreitet hat. Der Häufigkeitsgipfel liegt in den Sommermonaten.

Inkubationszeit: 1–2 Wochen.

● WISSEN *In den betroffenen Endemiegebieten sind in der Regel weniger als 1 % der Zecken betroffen. Von den Personen, die von infizierten Zecken gebissen wurden, erkranken zwischen 5–30 %. Bei diesen wiederum kommt es in etwa 20–30 % zu ZNS-Symptomen. In den ehemaligen Ostblockstaaten sind 5 % der Zecken infiziert. Zeckenbefallene Ziegen und Schafe können das Virus mit der Milch ausscheiden (Rohmilch, Rohmilchkäse) und so den Menschen ebenfalls infizieren. Pasteurisieren tötet die Viren ab.*

*Symptome, Diagnostik und Therapie*
Nicht selten entwickeln sich nach einem katarrhalischen Vorstadium unter schnellem Fieberanstieg die Zeichen einer lymphozytären Meningitis. In schwer verlaufenden Fällen (ca. 50%) treten die Zeichen einer Enzephalitis hinzu, mit Lähmung und Bewusstseinsstörung. Nach Überstehen der Krankheit können zerebrale Defekte zurückbleiben. Die Rekonvaleszenz ist auffallend lang. Kleinkinder erkranken meist nur unter dem Bild eines grippalen Infektes. Diagnose und Therapie unterscheiden sich nicht von den vorher besprochenen Virusinfekten.

Prophylaktische Maßnahmen bei FSME:
- schützende Bekleidung
- aktive Immunisierung bei:
  - gefährdeten Berufsgruppen
  - Bewohnern der endemischen Gebiete
  - Urlaubsreisen in endemische Gebiete
- passive Immunisierung bei Infektionsverdacht innerhalb von 24–48 Stunden

## 17.4.5 Lymphozytäre Choriomeningitis (LCM)

*Ursachen und Pathogenese*
Das Virus der lymphozytären Choriomeningitis wird durch Schmutz- und Schmierinfektion (verunreinigte Lebensmittel, Staub) von Mäusen übertragen, die das Virus mit Kot und Urin ausscheiden.

Inkubationszeit: 1–2 Wochen.

*Symptome, Diagnostik und Therapie*
Das Krankheitsbild beginnt mit einem grippeähnlichen Vorstadium mit heftigen Gliederschmerzen. Es folgt nach einem kurzen beschwerdefreien Intervall eine Meningitis, die von Lymphknotenschwellung sowie Leber- und Milzvergrößerung begleitet ist. Bleibende Schäden werden selten beobachtet.

Diagnose und Therapie: wie bei den vorher besprochenen Krankheiten.

17

## 17.4.6 Tollwut (Lyssa)

### *Ursachen und Pathogenese*

Die Tollwut ist eine seit alters her bekannte und in vielen Ländern der Erde verbreitete Krankheit der Wildtiere (Wölfe, Schakale, Füchse, Feldmäuse, zunehmend Fledermäuse). In Deutschland sind in den letzten Jahren vorwiegend die *Rotfüchse* befallen, die durch Bisse das Tollwutvirus mit dem Speichel auf andere Tiere (Hunde, Katzen, Rehe, Weidetiere) übertragen. Die Inkubationszeit der infizierten Tiere schwankt zwischen 10 Tagen und mehreren Monaten. Die kranken Tiere verhalten sich unterschiedlich auffällig. Teils sind sie reizbar und bösartig und können dabei Mensch und Tier anfallen, z.T. erscheinen sie aber auch sehr zutraulich (Füchse kommen in die Nähe der Häuser, Rehe lassen sich anfassen). Nach einem kurzen Lähmungsstadium verenden die erkrankten Tiere innerhalb von 10 Tagen nach dem Auftreten der ersten Krankheitszeichen.

Der Mensch kann sich über den *Speichel* tollwutkranker Tiere, insbesondere durch tiefe Biss- und Kratzwunden, infizieren. Durch die intakte Haut kann das Virus nicht eindringen, aber kleine Hautwunden an den Händen oder auch die Bindehaut des Auges sowie die Schleimhäute des Mundes können gelegentlich bei Kontakt mit virushaltigem Speichel (z.B. beim Pflegen der erkrankten Tiere) die Eintrittspforte bilden.

● MERKE *Abhängig von der Massivität der Infektion, von der Tiefe und Lokalisation (Kopfwunden!) schwankt die Inkubationszeit zwischen 10 Tagen und 6–8 Monaten.*

### *Symptome*

Die Erkrankung beginnt uncharakteristisch mit Fieber, Nackenkopfschmerz und Missempfindungen an der Eintrittspforte des Virus. Es folgt ein zunehmendes Reizstadium mit Gereiztheit, Unruhe, Angst, Reflexsteigerung, Licht- und Lärmempfindlichkeit, Speichelfluss, Tachykardie und sehr schmerzhaften Schlundmuskelkrämpfen, die schon durch das Geräusch oder durch den Anblick von Wasser ausgelöst werden können (Hydrophobie: Wasserscheu). Diese sog. „rasende Wut" geht nach wenigen Tagen in ein Lähmungsstadium über, in dem es bei erhaltenem Bewusstsein zum Tode kommt. In manchen Fällen steht diese sog. „stille Wut" von vornherein im Vordergrund.

● PFLEGE ***Aspekte der Pflege.*** *Ein Patient mit Tollwut wird isoliert auf einer Intensivstation untergebracht. Sein Speichel ist infektiös. Tragen Sie daher bei der Pflege am Patienten stets Gesichtsmaske, Schutzbrille, Einmalhandschuhe und Schutzkittel. Für den Patienten selbst ist weitgehende Reizabschirmung sehr wichtig. Dunkeln Sie das Zimmer ab und sorgen Sie für Ruhe.*

### *Diagnostik*

Das ausgeprägte Bild der Tollwut bietet keine diagnostischen Schwierigkeiten. Da nach Ausbruch der Krankheitszeichen bisher jede Therapie versagt, ist die Feststellung eines Tollwutverdachts und nach Möglichkeit der Nachweis der Tollwut bei dem infrage kommenden Tier entscheidend für die weiteren Maßnahmen. Abgesehen von dem meist auffälligen Verhalten der Tiere ist der Virusnachweis im Gehirn der Tiere mithilfe von fluoreszierenden Antikörpern heute die schnellste und sicherste Diagnose.

### *Therapie*

- Reinigen und Desinfizieren der Wunden (Seifenlösung, Desinfektionslösung)
- passive Immunisierung in den ersten 72 Stunden (i.m. und lokal um die Wunden)
- aktive Immunisierung mit Tollwutvakzine
- bei bloßem Kontakt mit Speichel ggf. nur aktive Immunisierung

### *Prophylaxe*

- Vermeidung von Kontakt mit tollwutverdächtigen Tieren
- Bekämpfung der Wildtollwut (impfstoffhaltiges Futter)
- strenge Quarantänemaßnahmen (Tollwutsperrbezirke)
- Prophylaktische Schutzimpfung gefährdeter Berufsgruppen, Beachtung der noch weit verbreiteten Tollwut bei Reisen in Ländern der Dritten Welt (Affen, Hunde, Fledermäuse in Indien, Thailand, Philippinen, Brasilien)

Der Tollwutverdacht bei Mensch und Tier ist meldepflichtig.

## 17.4.7 Meningitis und Enzephalitis als Virusbegleiterkrankungen

### *Symptome und Diagnostik*

Viele Virusinfektionen können gleichzeitig oder nachfolgend als Komplikation eine zerebrale Mitbeteiligung aufweisen. Am häufigsten wird eine Begleitmeningitis und/oder eine Begleitenzephalitis bei Masern, Mumps, Varizellen, Herpes zoster, infektiöser Mononukleose und Grippe beobachtet. Die Erscheinungen können flüchtig sein (Kopfschmerzen, leichte Nackensteifigkeit); es können sich aber auch alle Zeichen einer Meningitis oder Enzephalitis voll ausprägen.

Im Liquor findet man Eiweißvermehrung und Erhöhung der mononukleären Zellen (weniger als 1000/3 Zellen). Die Erreger lassen sich nur in einem Teil der

Fälle im Zentralnervensystem nachweisen; in den übrigen Fällen nimmt man eine allergische Entzündung an.

*Therapie*

Bei bedrohlichen Bildern Versuch einer Behandlung mit Gamma-Globulin und Kortison, neuerdings auch Interferon, bei Herpes- und Zosterinfektionen Aciclovir.

## 17.5 Exanthemische Viruskrankheiten

### 17.5.1 Windpocken (Varizellen) und Gürtelrose (Herpes zoster)

Windpocken und Gürtelrose werden durch dasselbe Virus hervorgerufen. Bei der Erstinfektion, die meist im Kindesalter erfolgt, entstehen die Windpocken; im späteren Leben entwickelt sich bei einer erneuten Infektion unter dem Einfluss einer Teilimmunität die Gürtelrose.

#### Windpocken

*Ursachen und Pathogenese*

Die Empfänglichkeit des Menschen für das Virus ist so groß, dass viele Menschen schon in der Kindheit die erste Infektion durchlaufen.

Die *Übertragung* erfolgt durch Tröpfcheninfektion (mit dem „Wind") oder durch direkten Kontakt.

Inkubationszeit: ca. 2 Wochen.

*Symptome und Diagnostik*

Unter meist geringem Krankheitsgefühl und Fieberanstieg bilden sich auf der Haut und den Schleimhäuten juckende rote Papeln, aus denen schnell wasserhelle Bläschen werden, die nach wenigen Tagen eintrocknen und verkrusten. Das Exanthem breitet sich von Kopf und Rumpf auf die Extremitäten aus, lässt Hände und Füße im Gegensatz zu den echten Pocken meist frei, während die behaarte Haut immer mitbetroffen ist. Befall der Schleimhäute (Mund, Rachen, Konjunktiven, Genitale) kann sehr quälend sein. Das Exanthem tritt in Schüben auf, sodass abheilende Windpocken neben frischen zu sehen sind („buntes Bild", **Abb. 17.4**). Die Borken fallen nach 1–2 Wochen ab; bis zu diesem Zeitpunkt besteht Infektiosität.

Komplikationen sind – außer bei Neugeborenen und abwehrgeschwächten Kindern (Leukämie) – selten. Erwachsene mit Erstinfektionen sind gefährdet durch Pneumonie, Meningoenzephalitis oder Guillain-Barré-Syndrom.

● MERKE *Infektionen der Mutter zum Ende der Schwangerschaft führen zur lebensbedrohlichen Varizelleninfektion des Neugeborenen.*

Diagnose: wird nach dem klinischen Bild gestellt.

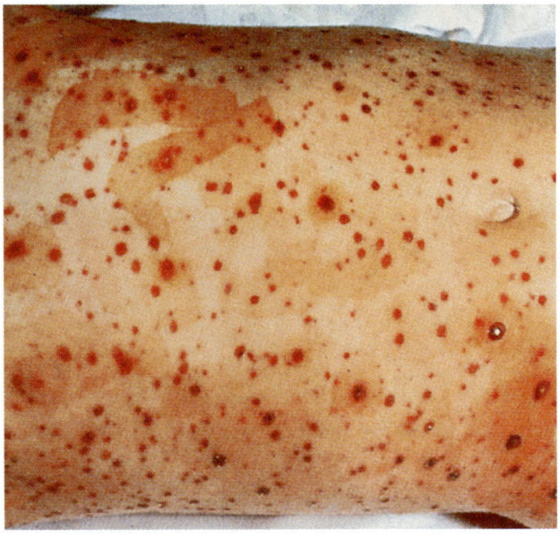

**Abb. 17.4 Windpocken.** „Buntes Bild" des Exanthems.

*Therapie*

Juckreizstillende Maßnahmen (Avil, Puder, Mundspülung), Antibiotika bei Sekundärinfektion mit Bakterien, in schweren Fällen Aciclovir.

Für gefährdete Kinder steht ein Impfstoff zur Verfügung, als schneller Schutz ein Immunglobulin.

#### Gürtelrose

*Pathogenese*

Hat sich nach den Windpocken eine ungenügende Immunität entwickelt oder wird das Immunsystem geschädigt (Leukämie, AIDS, Zytostatikatherapie), führt das neu erworbene oder noch latent in den Spinalganglien überdauernde Virus zu einer Entzündung in einem Nervensegmentbereich. Erwachsene können sich bei Windpocken-Kindern anstecken.

Inkubationszeit: ca. 1 Woche.

*Symptome und Diagnostik*

Es entstehen heftige Schmerzen im betroffenen Nervensegment, ehe wasserhelle Bläschen in Gruppen und oft spärlich in diesem Bezirk aufschießen, die nach 1–2 Wochen unter Krustenbildung wieder abheilen. Die Schmerzen können den Bläschenausschlag Wochen bis Monate überdauern. Betroffen sind von dem meist einseitigen Befall die Gürtelpartie (**Abb. 17.5**), der Thorax oder auch das Gesicht und nur selten eine Extremität.

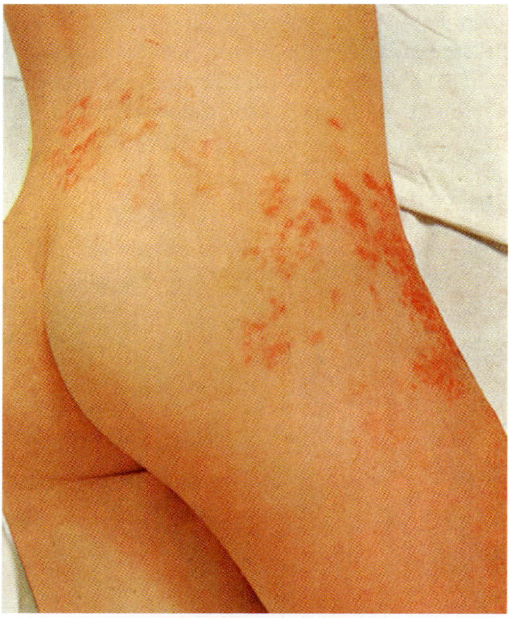

**Abb. 17.5 Gürtelrose.** Gruppen von Herpes-zoster-Bläschen.



Gefährlich können der Befall des Innenohres und des Auges werden; selten kommt es zu einer klinisch manifesten Mitbeteiligung des Zentralnervensystems.

● MERKE *Häufig werden Leukämie-, Lymphompatienten und Knochenmarktransplantierte (Abwehrschwäche) vom Herpes zoster betroffen. Der Bläscheninhalt kann dann hämorrhagisch werden.*

Die Trias – heftige neuralgische Schmerzen, segmentale Ausbreitung und Bläschenausschlag – ist diagnostisch wichtig.

*Therapie*

Mit Aciclovir (Zovirax) sowie Nachfolgepräparaten, wie Famciclovir oder Valaciclovir, stehen heute wirksame virushemmende Substanzen zur Verfügung, die – rechtzeitig eingesetzt – den Verlauf verkürzen und die Schmerzen mindern.

## 17.5.2 Herpes-simplex-Virus-Infektion

*Ursachen und Pathogenese*

Auch beim Herpes-simplex-Virus kennen wir eine Erstinfektion im frühen Kindesalter und später sich oft wiederholende Lokalinfektionen durch Reaktivierung des über Jahrzehnte latent in den Zellen (Hirnnervenganglien, Lippenepithel) verbleibenden Virus. Die Erstübertragung erfolgt als Tröpfchen- oder Schmierinfektion, beim Herpes genitalis (Herpes simplex Virus 2) durch sexuellen Kontakt.

*Symptome*

Die *Erstinfektion* verläuft oft stumm oder in Form einzelner Bläschen, aus denen sich schmerzhafte, scharf begrenzte Geschwüre bis Linsengröße (Aphthen) entwickeln. Bei einer Reihe von Kindern entsteht ein ausgedehnter Befall der Mundschleimhaut mit Lymphknotenschwellung und Fieber (Stomatitis aphthosa). Als Komplikationen sind Meningitis und Enzephalitis bekannt. Todesfälle können bei Neugeborenen (Herpessepsis) und bei Ekzemkindern (Ekzema herpeticum) auftreten. Der spätere, *rezidivierende Herpes* tritt vorwiegend an den Haut-Schleimhaut-Übergangsstellen auf (Lippen, Nase, Genitale). Auslösende Faktoren können sein: Erkältungsinfekte, Magenverstimmung, Fieber, starke Sonneneinstrahlung in Schneegebieten (UV-Licht), Menstruation, Überempfindlichkeit gegen bestimmte Speisen usw.

Die in Gruppen auftretenden juckenden Herpesbläschen vereitern leicht, heilen meist aber ohne Narbenbildung ab. Gefährlich ist der Befall der Hornhaut des Auges.

*Diagnostik und Therapie*

Die Diagnose ergibt sich aus dem typischen klinischen Bild. Viruszüchtung und Antikörpernachweis sind möglich.

Therapie: Aciclovir und Nachfolgesubstanzen, wie z. B. Famciclovir oder Valaciclovir, mit breiterem Wirkspektrum sind hochwirksame Substanzen. Zur Lokalbehandlung eignen sich auch Joddesoxyuridin oder Triapten-Antiviral-Salbe.

## 17.5.3 Pocken (Variola vera)

*Epidemiologie und Pathogenese*

Seit 1980 sind die Pocken auch in den traditionellen endemischen Gebieten von Ostasien, Afrika sowie Mittel- und Südamerika dank der intensiven weltweiten Impfkampagne der WHO ausgerottet. Die letzte Pockenepidemie in Deutschland wurde 1870/71 beobachtet.

Nach dem Zweiten Weltkrieg sind die Pocken in Einzelfällen von Reisenden nach Deutschland eingeschleppt worden und haben zu Umgebungsinfektionen mit Todesfällen geführt. Als mögliche biologische Waffe haben die Pocken wieder aktuelle Bedeutung gewonnen.

Die Übertragung erfolgt durch Tröpfcheninfektion, direkten und indirekten Kontakt.

Inkubationszeit: 11 Tage (bei Geimpften 7–18 Tage).

*Symptome*

Die Krankheit beginnt plötzlich mit schwerem Krankheitsgefühl, hohem Fieber, Glieder- und besonders Kreuzschmerzen. Katarrhalische und gastroenteritische Zeichen können hinzutreten. Unter vorübergehender Besserung des Allgemeinbefindens treten dann die Pockeneffloreszenzen auf. Innerhalb von 48 Stunden kann schubweise der ganze Körper einschließlich der Handinnenflächen und Fußsohlen befallen sein. Besonders dicht gesät sind die Pocken an den belichteten Hautstellen. Die typische Pockenpustel ist mehrkammerig mit eitrig getrübtem Inhalt und weist eine zentrale Delle auf. Besonders quälend ist der Befall der Schleimhäute.

Bei dichter Aussaat verschmelzen die einzelnen Pusteln (Variola confluens). Wir der Pustelinhalt hämorrhagisch, entsteht das Bild der „Schwarzen Blattern". Die hoch infektiöse Form des Virus ruft die schwere Form der Pocken hervor (Variola major, vorwiegend Ostasien). In den übrigen Teilen der Welt wurde zuletzt eine mildere Verlaufsform beobachtet (Variola minor oder Alastrim). Die abgeschwächte Form der Pockeninfektion bei Geimpften mit einer Teilimmunität wird als Variolois bezeichnet.

*Diagnostik*

Charakteristisch ist der klinische Aspekt beim Vollbild der Variola vera (**Abb. 17.6**), elektronenoptischer Nachweis der Viren, Antikörperbestimmung ab 10. Krankheitstag, Polymyrasekettenreaktion (PTCR).

*Therapie*

Pflegerische Maßnahmen unter strengen Quarantänebedingungen, Antibiotikagaben zur Bekämpfung der Sekundärinfektion, frühzeitige Pockenschutzimpfung zum Aufbau eines Impfschutzes innerhalb der Inkubationszeit.

*Prophylaxe*

Die gesetzlich vorgeschriebene Pockenschutzimpfung wurde in Deutschland 1975, weltweit 1980 eingestellt. Sollten unerwartet Pockenfälle nochmals auftreten, steht die strenge Isolierung der Erkrankten und der Kontaktpersonen (Pflegepersonal!) im Vordergrund der prophylaktischen Maßnahmen. Ansteckungsgefahr besteht von den letzten Tagen der Inkubationszeit bis zum Abfall der letzten Pustel.

Zum Schutz der Bevölkerung gegen terroristische oder kriegerische Pockenvirus-Angriffe wurden vom Bundesgesundheitsministerium wieder mehrere Millionen Impfdosen bevorratet. Die Verwendung von Impfviren aus Zellkulturen soll die Gefahr von Impfkomplikationen (Enzephalitis) gering halten.

Mit dem Nachlassen des allgemeinen Impfschutzes gegen die echten Pocken werden gelegentlich wieder

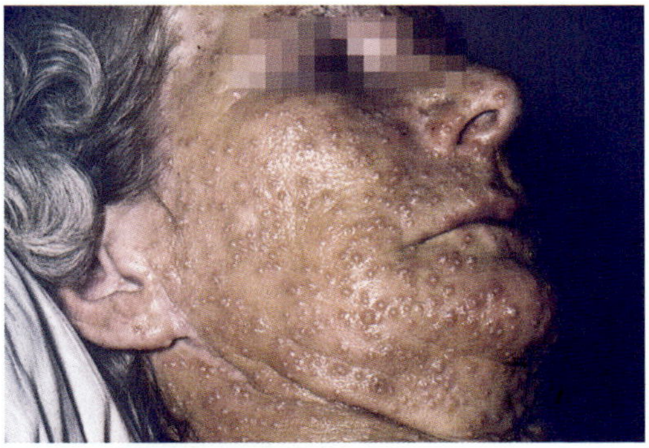

**Abb. 17.6 Pocken.** Pockeneffloreszenzen nach Einschleppung.

Kuhpocken, Hausratten aus Zoohandlungen oder andere Tierpocken (Orthopoxviren bei Katzen, Hunden, Affen) beobachtet, die auch von Mensch zu Mensch weiter übertragen werden können. Die Infektion verläuft in der Regel unter dem Bild der milden Pocken, Immunsupprimierte erkranken schwerer.

● MERKE *Verdachtsfälle sind bereits meldepflichtig.*

● WISSEN *Im Orient wurde schon lange die „Variolation", die Impfung mit echten Pocken, durchgeführt. In Europa konnte sich die Methode nicht durchsetzen, zumal es teilweise zu fulminanten Verläufen nach der Impfung kam. Erst Ende des 18. Jahrhunderts entdeckte der englische Landarzt Edward Jenner (1749–1823), dass Landarbeiter, die sich zuvor mit Kuhpocken infiziert hatten, von den Menschenpocken verschont blieben. Er entwickelte eine ungefährlichere Impfmethode, die schließlich zur Ausrottung der Krankheit führte.*

## 17.5.4 Masern (Morbilli)

*Epidemiologie und Pathogenese*

Die Empfänglichkeit des Menschen für das Masernvirus ist so groß, dass in dicht besiedelten Gebieten die meisten schulpflichtigen Kinder die Erkrankung durchgemacht haben. In den sog. Entwicklungsländern spielen die Masern als Ursache der frühkindlichen Sterblichkeit eine große Rolle, da vielfach unterernährte und von anderen Krankheiten (Wurmbefall, Malaria) befallene Kinder betroffen sind.

● MERKE *Auch in unseren Breiten gelten die Masern nicht mehr als harmlose Kinderkrankheit, seitdem man weiß, dass das Masernvirus häufig das Zentralnervensystem befällt und die Rate der zerebralen Komplikationen z. B. höher ist als bei einer Poliovirusinfektion. Darüber hinaus hinterlassen die Masern über mehrere Wochen eine Immunschwäche, die das Angehen anderer Infektionen (Tbc) begünstigt.*

Die Übertragung des Virus erfolgt durch Tröpfcheninfektion. Die intrauterine Übertragung führt nicht zur Schädigung des Fetus.

Inkubationszeit: 2 Wochen (bis zum Exanthemausbruch).

### *Symptome und Diagnostik*

Die Krankheit beginnt mit Schnupfen, Rachenentzündung, Konjunktivitis und Fieber. Typisch in diesem *katarrhalischen Vorstadium* sind kalkspritzerartige Flecken auf der Wangenschleimhaut (Koplik-Flecken). Nach 3–5 Tagen entwickelt sich nach vorübergehendem Fieberabfall das *Masernexanthem*. Es beginnt am Kopf und breitet sich schnell mit etwa linsengroßen, leicht erhabenen und unregelmäßig begrenzten roten Flecken über Rumpf und Extremitäten aus (**Abb. 17.7**). Der Rachen ist dunkelrot entzündet, die Halslymphknoten und die Milz sind geschwollen. Nach 3 Tagen blasst das Exanthem unter Fieberabfall ab und zeigt eine kleieförmige Schuppung.

Als *Komplikationen* werden Otitis, Tonsillitis und Pneumonie beobachtet. Die Masernpneumonie kann besonders bei Kleinkindern einen schweren Verlauf nehmen. Die Masernenzephalitis ist mit einer hohen Letalität (10–20 %) belastet.

Diagnose: Katarrhalisches Vorstadium, Koplik-Flecken, Art und Ausbreitung des Exanthems und Umgebungsinfektionen bestimmen in der Praxis die Diagnose.

### *Therapie*

Die Therapie ist symptomatisch. Anhaltendes Fieber spricht für eine Sekundärinfektion, die mit Antibiotika zu bekämpfen ist. Bei Säuglingen und Kleinkindern besteht die Möglichkeit, die Infektion durch Gamma-Globulin-Gaben zu unterdrücken oder zumindest abzumildern.

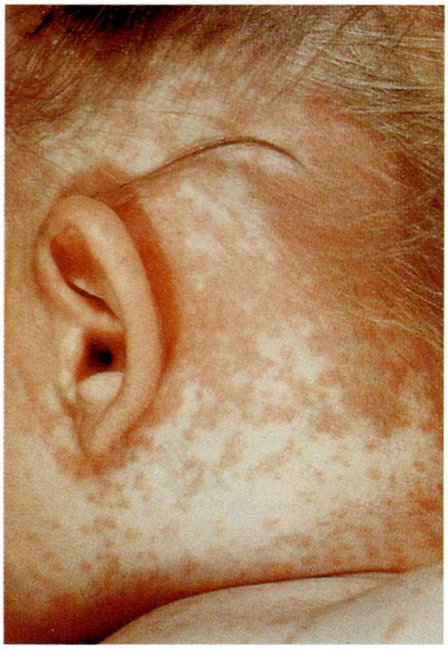

**Abb. 17.7 Masern.** Masernexanthem bei einem jungen Kind.

### *Prophylaxe*

Die aktive Schutzimpfung mit lebenden, abgeschwächten Masernviren hat heute schon weite Verbreitung gefunden. Die WHO strebt an, durch ein groß angelegtes Impfprogramm die Masern in den nächsten Jahren auszurotten.

Die Impfung erfolgt meist in Kombination mit der Mumps- und Rötelnvakzine zu Beginn des zweiten Lebensjahres mit Auffrischimpfungen während des ersten Schuljahres (z. Z. 30 %!). Die Dauer des Impfschutzes ist wahrscheinlich lebenslang. Die natürliche Infektion hinterlässt eine lebenslange Immunität. In den ersten 3–4 Lebensmonaten sind die Säuglinge im Allgemeinen durch die von der Mutter übertragenen Antikörper geschützt. Ungeimpfte bzw. empfängliche Personen, die als Ärzte und Pflegepersonal in der Pädiatrie und Onkologie arbeiten oder Immundefiziente betreuen, sollten einmalig geimpft werden, zweckmäßigerweise mit dem MMR-Impfstoff (Mumps, Masern, Röteln). Gleiches gilt für das Personal, das in Vorschulkindereinrichtungen tätig ist.

## 17.5.5 Röteln (Rubeola)

### *Pathogenese*

Die Empfänglichkeit für Röteln ist nicht so groß. Die *Übertragung* erfolgt bei engem Kontakt durch Tröpfcheninfektion.

● MERKE *Die an sich harmlose Erkrankung wird in der Schwangerschaft gefürchtet, da das Rötelnvirus besonders in den ersten drei Schwangerschaftsmonaten zu schweren kindlichen Fehlbildungen führen kann (Rötelnembryopathie).*

Eine Ansteckungsgefahr besteht schon eine Woche vor und eine Woche nach Ausbruch des Exanthems.

Inkubationszeit: 2–3 Wochen.

### *Symptome und Diagnostik*

Nach einem kurzen katarrhalischen Prodromalstadium breitet sich ein blassrosa, masernähnliches Exanthem, am Kopf beginnend, über den ganzen Körper aus. Fieber wechselnder Höhe besteht nur 2–3 Tage. Typisch sind die geschwollenen Lymphknoten okzipital und zervikal. Es können aber auch weitere Lymphknoten wie auch die Milz geschwollen sein. Das Blutbild zeigt eine Leukopenie mit relativer Lymphomonozytose. Die Erkrankung dauert nur 4–5 Tage; die Lymphknoten sind länger tastbar.

#### *Therapie und Prophylaxe*

Abgesehen von allgemeiner Schonung erübrigt sich eine Therapie. Hat eine Schwangere Kontakt mit einem an Röteln erkrankten Kind, sollte zunächst eine Antikörperbestimmung durchgeführt werden, um festzustellen, ob die Schwangere früher Röteln durchgemacht hat. Bei negativem Ausfall des Tests sollte eine Gamma-Globulin-Prophylaxe durchgeführt werden.

Junge Mädchen sollten durch eine aktive Immunisierung geschützt werden.

### 17.5.6 Exanthema subitum

#### *Ursachen und Pathogenese*

Diese auch Roseola infantum oder Dreitagefieber genannte Erkrankung tritt vorwiegend bei Kleinkindern auf. Der Erreger ist ein bisher unbekanntes Virus (Adenoviren?). Vielleicht rufen aber auch unterschiedliche Viren das klinisch recht typische Krankheitsbild hervor.

Inkubationszeit: 3–9 Tage.

#### *Symptome, Diagnostik und Therapie*

Ein schneller Fieberanstieg mit Krampfbereitschaft des Kindes und katarrhalischen Erscheinungen ist charakteristisch. Nach etwa 3 Tagen erscheint mit kritischer Entfieberung ein oft nur flüchtiges blass-hellrotes Exanthem an Haut, Nacken, Rumpf und proximalen Extremitätenabschnitten. Gleichzeitig bessert sich das Allgemeinbefinden deutlich. Das Blutbild zeigt jetzt eine Leukopenie mit relativer Lymphomonozytose. Die Erkrankung verläuft fast immer gutartig. Zerebrale Schäden sind sehr selten.

Weitere diagnostische Maßnahmen sind überflüssig. Die Therapie ist symptomatisch (Fiebersenkung).

### 17.5.7 Erythema infectiosum (Ringelröteln)

#### *Ursachen und Pathogenese*

Der Erreger der Ringelröteln ist das Parvovirus B19. Die Übertragung erfolgt durch Tröpfcheninfektion. Kleinraumepidemien in Kindergärten und Schulen sind häufig. Während der gesamten Schwangerschaft kann das Virus auf den Feten übertragen werden und führt in bis zu 10% der Fälle zum Fruchttod. Organschäden der überlebenden Kinder wurden bisher nicht beobachtet.

Inkubationszeit: 13–18 Tage.

#### *Symptome, Diagnostik und Therapie*

Das klinische Bild ist gekennzeichnet durch ein girlandenförmiges Exanthem (Ringelröteln) mit grippeähnlichen Beschwerden und Lymphknotenschwellung sowie Gelenkbeschwerden. Die Vermehrung der Viren in den erythropoetischen Knochenmarkszellen (S. 542) verursacht in einem Teil der Fälle eine hämolytische bis aplastische Anämie.

Diagnose: Die Diagnose der akuten Infektion lässt sich durch IgM-Antikörper sichern. Den Durchseuchungsgrad von ca. 50% in Deutschland zeigen IgG-Antikörper an.

Therapie: Die Therapie bei unkompliziertem Verlauf ist symptomatisch. Die ausgeprägte Anämie erfordert Bluttransfusionen, ggf. auch intrauterin.

## 17.6 Weitere Viruskrankheiten

### 17.6.1 Parotitis epidemica (Mumps)

#### *Pathogenese*

Das Mumpsvirus wird vorwiegend bei engem Kontakt durch Tröpfcheninfektion im Kindesalter übertragen (Geschwister, Spiel- und Schulfreunde). Es handelt sich immer um eine Allgemeinerkrankung, bei der neben der Parotis auch andere Drüsenorgane und das Zentralnervensystem befallen sein können.

Inkubationszeit: 18–21 Tage.

#### *Symptome*

Unter Fieberanstieg entwickelt sich typischerweise die Entzündung in einer Ohrspeicheldrüse, die schmerzhaft geschwollen ist und das Ohrläppchen dabei abhebt. Durch die teigig-ödematöse Schwellung auch der Umgebung besteht eine Kieferklemme. Nach vorübergehendem Fieberabfall folgt in den meisten Fällen nach 3–4 Tagen ein Befall der anderen Seite. Speicheldrüsen, Hoden, Eierstöcke, Bauchspeicheldrüse und Leber können ebenfalls betroffen sein. Die sehr schmerzhafte Hodenentzündung (Orchitis) kann zur Hodenatrophie und bei beidseitigem Befall im Wachstumsalter zum eunuchoidalen Hochwuchs führen.

Eine relativ häufige *Komplikation* ist die Mumpsmeningitis, die auch ohne erkennbare Parotitis auftreten kann. Sie ist im Allgemeinen harmlos, im Gegensatz zur selteneren Mumpsenzephalitis.

#### *Diagnostik und Therapie*

Neben dem klinischen Bild lassen sich am Ende der ersten Krankheitswoche Antikörper (KBR) nachweisen. In den meisten Fällen ist auch die Serumamylase erhöht.

Die Therapie ist symptomatisch, die aktive Immunisierung wird in der Regel mit der Masernimpfung kombiniert.

## 17.6.2 Infektiöse Mononukleose (Pfeiffer-Drüsenfieber)

### *Ursachen und Pathogenese*

Das Virus der infektiösen Mononukleose (Epstein-Barr-Virus, EBV) wird bei engem Kontakt durch Tröpfcheninfektion übertragen („kissing disease", „college disease"). Die Mehrzahl der Infektionen verläuft wahrscheinlich unter dem Bild eines grippalen Infekts. Unter besonderen Bedingungen ruft das Virus bei manchen afrikanischen Stämmen einen Gesichtstumor (Burkitt-Lymphom) hervor.

Inkubationszeit: 4–10 Tage.



### *Symptome und Diagnostik*

Das Krankheitsbild entwickelt sich wechselnd schnell zunächst als fieberhafte Angina. In der zweiten Krankheitswoche tritt eine generalisierte Lymphknotenschwellung hinzu. Leber und Milz sind mitbetroffen und jetzt auch tastbar vergrößert. Die Hepatitis hat Übelkeit, Appetitlosigkeit, Druckgefühl im rechten Oberbauch und einen wechselnd starken Ikterus im Gefolge. Die Leberwerte sind typisch verändert.

Das Blutbild weist eine charakteristische Lymphomonozytose auf. In der akuten Krankheitsphase sind die Zellen sehr formvariabel; später herrscht ein uniformes Bild mit kleinen Lymphozyten vor.

Als *Komplikationen* kommen Meningoenzephalitis, Polyneuritis, Bronchopneumonie, Nephritis und Myokarditis vor.

Diagnose: Das typische Blutbild, die Lymphknotenschwellung und die Leberbeteiligung weisen auf das Krankheitsbild hin. Antikörper gegen das EB-Virus lassen sich im Serum nachweisen. In über 50% der Fälle treten heterophile Antikörper auf, die Schaferythrozyten zur Agglutination bringen (Hanganutziu-Deicher-Reaktion, Paul-Bunnell-Test).

● PFLEGE ***Ernährung.*** *Menschen mit Mononukleose können unter heftigen Schluckbeschwerden leiden. Bestellen Sie daher weiche Kost und Speiseeis!*

### *Therapie*

Die Therapie ist symptomatisch und richtet sich insbesondere nach den hepatischen und zerebralen Komplikationen.

## 17.6.3 Zytomegalievirus-Infektion

### *Epidemiologie und Pathogenese*

Die Durchseuchung der Bevölkerung mit dem Zytomegalievirus ist offenbar groß. Das Virus findet sich in Riesenzellen in verschiedenen Organen, besonders in Speicheldrüsen, Nieren, Lunge und Leber. Über die *Übertragungsart* beim Erwachsenen ist nichts bekannt. Etwa 1% der Neugeborenen wird intrauterin oder kurz nach der Geburt (Austauschtransfusion) infiziert. Das Virus wird monatelang mit Urin und Speichel ausgeschieden.

Inkubationszeit: unbekannt.

### *Symptome*

Jugendliche und Erwachsene sind meist latent infiziert. Sonst wird das Virus mit interstitieller Pneumonie, Myoperikarditis, granulomatöser Hepatitis und ulzerösen Magen-Darm-Entzündungen in Verbindung gebracht. Relativ oft haben Patienten mit Lymphogranulomatose, Leukämie, malignen Tumoren und nach Transplantation einen positiven Virusbefund. AIDS-Patienten erkranken gehäuft.

Infizierte *Neugeborene* können generalisiert mit Hämolyse, Leber- und Milzschwellung, Bronchopneumonie und rezidivierender Dyspepsie erkranken. Besonders folgenschwer ist der Befall des Zentralnervensystems mit neurologischen Ausfällen und retardierter Entwicklung, die z.T. erst nach Monaten oder Jahren augenfällig wird. In einem Teil der Fälle ist die Erkrankung mehr organgebunden. Intrakranielle Verkalkungsherde weisen auf eine intrauterin abgelaufene Infektion hin (s. auch Toxoplasmose, S. 619).

### *Diagnostik und Therapie*

Erwachsene haben zu etwa 80% Antikörper im Serum. Ein eindeutiger Antikörpertiteranstieg weist auf eine frische Infektion hin. Die typischen Riesenzellen finden sich im Speichel, Urin, in der Magenflüssigkeit, im Liquor und in Probeexzisionsmaterial.

Eine Behandlung mit virushemmenden Substanzen (z.B. Valganciclovir) ist indiziert. Nach Organ- oder haematogener Stammzelltransplantation müssen die Substanzen langfristig gegeben werden.

## 17.6.4 Hantavirus-Infektion

### *Ursachen und Pathogenese*

Hantaviren sind weltweit verbreitet. Sie kommen in West- und Süddeutschland in bestimmten Regionen endemisch vor. Ihre *Übertragung* erfolgt durch die Ausscheidungen von Mäusen (Gartenarbeit, Camping).

Inkubationszeit: 12–21 Tage.

*Symptome, Diagnostik und Therapie*

Der Hantavirustyp *Hantaan* verursacht zunächst Fieber mit konjunktivaler Blutung und führt dann zu einer Schocksymptomatik mit Blutdruckabfall, petechialen Haut- und Schleimhautblutungen, Verbrauchskoagulopathie sowie Niereninsuffizienz. Der Virustyp *Puumala* ist für die Nephropathia epidemica verantwortlich, die mit Fieber, Kopfschmerzen, Husten und rheumatischen Beschwerden beginnt und in eine akute Niereninsuffizienz übergehen kann. Gelegentlich wird auch eine respiratorische Insuffizienz (vorwiegend in den USA) beobachtet.

Die Diagnose wird durch den Nachweis von Antikörpern bestätigt. Die frühe Anwendung von Ribaverin kann die Mortalität senken.

Schon der *Krankheitsverdacht* ist meldepflichtig.

### 17.6.5 Noro-Virus-Infektion

*Ursachen und Pathogenese*

Noro-Viren wurden erstmals 1968 in Norwalk (Ohio, USA) während einer Epidemie mit akuter Gastroenteritis elektronenoptisch nachgewiesen. Seither konnten zahlreiche Gastroenteritisfälle in Krankenhäusern und anderen Gemeinschaftseinrichtungen auf eine Infektion mit Noro-Viren zurückgeführt werden.

Die Übertragung erfolgt fäkal-oral von Mensch zu Mensch, aber auch durch kontaminiertes Wasser, Lebensmittel oder aerogen (Erbrochenes). Die Infektiosität ist sehr hoch. Das Virus kann über Wochen mit dem Stuhl ausgeschieden werden, sodass in Krankenhausabteilungen über mehrere Wochen Infektionen auftreten können.

*Symptome, Diagnostik, Therapie*

Die Erkrankung beginnt akut innerhalb von 12–51 Stunden mit Erbrechen und Durchfällen und klingt nach 24–48 Stunden auch ohne Behandlung wieder ab. Die Temperatur ist nur mäßig erhöht, bei heftigem Durchfall ist Flüssigkeitssubstitution erforderlich.

Der Virusnachweis kann bisher nur elektronenmikroskopisch geführt werden.

*Prophylaxe*

- Isolierung der Erkrankten, auch in Gruppen
- Arbeitsverbot des erkrankten Pflegepersonals
- strenge Hygienemaßnahmen mit Schutzkittel und Handschuhpflicht
- Flächendesinfektion, eventuell vorübergehend konzentriertere Händedesinfektionsmittel als üblich

Virusnachweis und nosokomiale Ausbrüche sind meldepflichtig. Eine Impfung steht bisher nicht zur Verfügung.

### 17.6.6 Rota-Virus-Infektion

*Ursachen und Pathogenese*

Rota-Viren wurden erstmals bei an Durchfall erkrankten Kindern gefunden. Sie sind sehr umweltresistent und zeigen elektronenmikroskopisch eine typische Radspeichenstruktur (lat. *rota:* Rad). Die Übertragung erfolgt fäkal oral. Die Viren produzieren Toxine, die schon in kleinsten Mengen die Dünndarmzotten schädigen, wodurch es zu massiven Durchfällen kommt. Die Viren werden etwa 2 Wochen mit dem Stuhl ausgeschieden.

*Symptome, Diagnostik und Therapie*

Die Erkrankung tritt vorwiegend in den Wintermonaten auf. Die Inkubationszeit beträgt ein bis drei Tage. Charakteristisch sind plötzlich auftretende wässrige Durchfälle und Erbrechen, z.T. mit Fieber und Bauchschmerzen. Die Durchfälle können bis zu einer Woche anhalten. Durch den großen Flüssigkeitsverlust sind besonders Säuglinge und Kleinkinder gefährdet. Infusionen müssen rechtzeitig gegeben werden. Für besonders gefährdete Kinder mit Vorschädigungen steht eine Schluckimpfung zur Verfügung.

Ein ähnliches, aber milder verlaufendes Krankheitsbild wird durch Astro-Viren verursacht.

## 17.7 Rickettsiosen

DEFINITION *Rickettsien sind gramnegative Stäbchen, die sich wie die Viren nur in lebenden Zellen vermehren können (Ausnahme: Rickettsia quintana). Sie besitzen eine besondere Affinität zu den Endothelzellen der kleinen Gefäße. Es sind mehr als 20 verschiedene Rickettsienarten bekannt, die über die ganze Erde verbreitet sind. Außer den in Mitteleuropa schon lange bekannten Rickettsien (s. u.) wurden in den letzten Jahren durch die große Reisetätigkeit häufiger Rickettsia conoris (Mittelmeerfieber) und Rickettsia africae (Afrikanisches Zeckenbissfieber) eingeschleppt.*

In Europa kommen folgende Erkrankungen durch Rickettsien beim Menschen vor:

- klassisches Fleckfieber
- wolhynisches Fieber
- Q-Fieber

17

## 17.7.1 Klassisches Fleckfieber

*Ursachen und Pathogenese*

Erreger des klassischen Fleckfiebers (Flecktyphus, Typhusfieber) ist Rickettsia prowazeki, die von Mensch zu Mensch durch Läuse (Kot) übertragen wird. Die Rickettsien befallen in erster Linie die kleinen Gefäße des Zentralnervensystems, der Haut und des Herzmuskels.

Inkubationszeit: 10–14 Tage.

*Symptome*

Beginn: Schüttelfrost, rascher Fieberanstieg, schweres Krankheitsgefühl, Kopf- und Gliederschmerzen, Konjunktivitis und Tracheobronchitis.

3.–5. Krankheitstag: Unter Aussparung des Gesichts erscheint das Fleckfieberexanthem am Rumpf und breitet sich über die Extremitäten bis zu den Händen und Füßen aus. Die einzelnen Flecken sind rot bis dunkel-schmutzig und unscharf begrenzt.

Die Beteiligung des Gehirns führt zu Bewusstseinstrübung, Erregungszuständen, meist vorübergehenden Hör- und Sehstörungen oder peripheren Lähmungen sowie in schweren Fällen zur Schädigung lebenswichtiger Zentren und zum Tode. Eine Myokarditis ist immer zu beobachten. Haarausfall und eine oft Monate währende Hinfälligkeit mit psychischen und nervösen Störungen gehören zum Krankheitsbild.

Die Rickettsien können jahrelang im Organismus überdauern und bis zu 30 Jahre noch zu Spätrückfällen führen (Brill-Zinsser-Krankheit).

*Diagnostik, Therapie und Prophylaxe*

Fieber, Exanthem und enzephalitische Zeichen nach Verlausung weisen auf Fleckfieber hin. Die Erreger sind aus dem Blut im Tierversuch (Läusefütterungsversuch) nachweisbar. Antikörper können in Speziallaboratorien bestimmt werden. Die Fähigkeit der Antikörper, Proteusbakterien zu agglutinieren, wird in der sog. Weil-Felix-Reaktion geprüft.

Therapie mit Breitbandantibiotika (Tetrazykline, Chloramphenicol), Kreislaufüberwachung und Allgemeinbehandlung.

Zur Prophylaxe dienen aktive Schutzimpfung bei Gefährdeten und Läusebekämpfung. Bereits *Verdachtsfälle* sind meldepflichtig.

## 17.7.2 Wolhynisches Fieber

*Ursachen und Pathogenese*

Der Erreger des wolhynischen Fiebers, Rickettsia quintana, wird durch Läuse von Mensch zu Mensch übertragen (Läusekot). In beiden Weltkriegen sind in Südosteuropa und Russland bei Soldaten und Zivilbevölkerung zahlreiche Infektionen beobachtet worden.

Inkubationszeit: 2 bis mehrere Wochen.

*Symptome, Diagnostik und Therapie*

Die Erkrankung ist charakterisiert durch schnellen Fieberanstieg, heftige neuralgische Schmerzen, besonders Schienbeinschmerzen und flüchtiges Exanthem. Das Fieber verläuft in 3–12 Schüben, die jeweils von heftigen neuralgischen Schmerzen begleitet sind. Magen-Darm-Störungen werden beobachtet. Spätrückfälle können bis zu 15 Jahre auftreten.

Diagnose: durch klinisches Bild und Läusefütterungsversuch.

Therapie: Breitbandantibiotika.

## 17.7.3 Q-Fieber

*Ursachen und Pathogenese*

Der Erreger des Q-Fiebers (Query-Fieber, Balkangrippe), Rickettsia oder Coxiella burnetii, ist im Tierreich weit verbreitet (Schafe, Damwild); er wird mit Milch, Urin, Kot und Lochien ausgeschieden. Das Blut der befallenen Tiere (rohes Fleisch) ist ebenfalls infektiös. Die Erreger vermehren sich in den mononukleären Zellen und bilden außerhalb der Zellen sehr widerstandsfähige Sporen. Der Mensch infiziert sich durch sporenhaltigen Staub (Heu, Wolle).

Inkubationszeit: 2–3 Wochen.

*Symptome, Diagnostik und Therapie*

Etwa die Hälfte der Infektionen heilt ohne erkennbare klinische Symptome innerhalb von zwei Wochen ab. In den übrigen Fällen entwickelt sich ein grippeähnliches Krankheitsbild, das plötzlich mit Fieber, Schüttelfrost, sowie mit Kopf- und Gliederschmerzen beginnt. Es folgt eine Bronchopneumonie mit schmerzhaftem Reizhusten, glasig-schleimigem Sputum und mattglasartigen Lungeninfiltraten (primär-atypische Pneumonie). Als Komplikationen können Enzephalitis, Myokarditis und Endokarditis auftreten. Ein Exanthem fehlt bei dieser Rickettsiose. Bei einer Infektion in der Frühschwangerschaft kommt es oft zum Abort.

Die Krankheit ist meldepflichtig.

Die Diagnose wird gesichert durch

- Erregernachweis aus Blut, Sputum und Urin,
- Histologie mit typische Granulomen (Leber, Knochenmark) und
- Nachweis von Antikörpern (PCR, indirekte Immunfluoreszens).

Zur Therapie eignen sich Breitbandantibiotika in Kombination mit Hydroxychloroquin.

## 17.8 Mykoplasmeninfektionen

### *Ursachen und Pathogenese*

Mykoplasmen sind die kleinsten bekannten Mikroorganismen, die auf künstlichen Nährböden wachsen und heute zu einer besonderen Klasse von Bakterien gerechnet werden. Beim Menschen wurden bisher Mykoplasmastämme aus dem Nasen-Rachen-Raum, dem Urogenitaltrakt und aus Gelenkflüssigkeit isoliert. Eine sicher krank machende Wirkung wurde nur für Mycoplasma pneumoniae gesichert (S. 582).

Die Übertragung erfolgt bei engem Kontakt.

Inkubationszeit: 8–16 Tage.

### *Symptome*

Die Erkrankung beginnt akut mit einem Racheninfekt und hohem Fieber. Hartnäckiger Husten mit zunächst wenig Auswurf weist auf die sich entwickelnde primär atypische Pneumonie hin (S. 337). Lymphknotenschwellung, Pleuritis, Myokarditis, Perikarditis und hämolytische Anämie infolge von Kälteagglutininen sowie reaktive Arthritis (S. 381) können hinzutreten. Auch unter Behandlung bilden sich die Symptome nur langsam zurück.

### *Diagnostik*

Bei dem Krankheitsbild einer primär atypischen Pneumonie sichert der Nachweis eines hohen Titers Komplement bindender Antikörper und von Kälteagglutininen (80%) die Diagnose. Die Züchtung der Erreger ist schwierig.

### *Therapie*

Tetrazykline und Erythromycin besitzen eine sichere Wirkung auf Mykoplasmen.



## 17.9 Chlamydien-Infektionen

### *Ursachen*

Chlamydien sind bakterienähnliche Mikroorganismen, die sich nur in Wirtszellen vermehren können, da sie zur Synthese ihres eigenen Eiweißes die energiereichen Phosphate (Adenosintriphosphat, ATP) der Wirtszelle benötigen. Drei Spezies von Chlamydien sind heute bekannt: Chlamydia trachomatis, pneumoniae und psittaci, die weltweit verbreitet sind.

*Chlamydia trachomatis* ist mit verschiedenen Serotypen in den tropischen und subtrophischen Zonen die Ursache von Trachom und Lymphogranuloma venerum. Die Augenkrankheit Trachom (chronische Keratokonjunktivitis) tritt unter schlechten hygienischen Bedingungen schon im Kindesalter auf und führt mit häufigen Rezidiven durch bakterielle Superinfektionen und Narbenbildung zur Erblindung. 400–500 Millionen Menschen sind betroffen. Durch groß angelegte internationale Behandlungsprogramme wird versucht, schon die Kinder vor der Erblindung zu schützen.

Die Geschlechtskrankheit *Lymphogranuloma inguinale* ist in Asien, Afrika und Südamerika endemisch verbreitet. Durch den Geschlechtsakt übertragen, bilden sich an den Eintrittspforten ein Geschwür. Nachfolgend kommt es zu einer eitrigen Entzündung der Leistenlymphknoten mit Durchbruch, narbiger Abheilung und Fistelbildung. *Urogenital- und Augeninfektionen* durch andere Serotypen kommen auch verbreitet in den gemäßigten Zonen, so auch in Deutschland, vor. Durch Sexualverkehr übertragen, kommt es bei Frauen zur Schleimhautentzündung im Gebärmutterkanal, zunächst ohne auffallende Symptome. Etwa 10% aller jungen Mädchen waren bei Schuluntersuchungen infiziert. Die Entzündung kann sich auf Blase, Uterus und Eileiter ausbreiten und ist heute die Hauptursache für infektiös bedingte Sterilität in Europa und den USA. Männer erkranken mit Urethritis und Epididymitis (Nebenhodenentzündung). Bei einem Teil der Infizierten entwickelt sich eine reaktive Arthritis (S. 381), besonders wenn sie HLA-B27-positiv sind.

*Augeninfektionen* entstehen unter dem Bild einer follikulären Konjunktivitis und sind als Schwimmbadkonjunktivitis bekannt. *Neugeborene* infizierter Mütter entwickeln 2–25 Tage nach der Geburt eine Konjunktivitis, z.T. auch eitrige Augenentzündung und nach Wochen in etwa 20% eine Pneumonie.

Therapie: Mit einer frühzeitigen Gabe von Doxycyclin, Erythromycin und Ofloxacin lässt sich eine Infektionen beherrschen. Für die Trachombehandlung wird lokal auch Sulfonamidsalbe eingesetzt.

**Chlamydia pneumoniae** 1985 erstmals beschrieben, ist einer der häufigsten Erreger ambulant erworbener Pneumonien. Pharyngitis und Laryngitis mit Heiserkeit und hartnäckiger Husten stehen oft im Vordergrund. Der Pneumonieverlauf ist zwar hartnäckig, in der Regel aber gutartig unter dem Bild einer primär atypischen Pneumonie (S. 337). Tetrazykline und Makrolide über 2-3 Wochen gegeben, sind sicher wirksam.

**Chlamydia psittaci** ist der Erreger der Ornithose (Papageienkrankheit) und kommt bei fast allen Vogelarten vor. Das Virus wird mit den Ausscheidungen der Tiere durch Tröpfchen-, Staub- und Schmierinfektion auf den Menschen übertragen. Die *Inkubationszeit* beträgt 1–2

Wochen. Die Erkrankung beginnt wie ein schwerer grippaler Infekt mit hohem Fieber. Zunehmender Husten mit rostbraunem Sputum weist auf die atypische Pneumonie hin. Kreislaufschwäche und langsame Rekonvaleszenz sind weitere Charakteristika. Das Blutbild zeigt eine Leukopenie. Der Puls ist entsprechend der Fieberhöhe nur wenig beschleunigt (relative Bradykardie).

Die Diagnose kann durch den Erregernachweis (Sputum, Blut), in der Routine durch den Antikörpernachweis erhärtet werden.

Die Therapie entspricht der Chlamydia pneumoniae-Infektion. Schon *Verdachtsfälle* sind meldepflichtig.

# 17.10 Bakteriell bedingte Infektionskrankheiten

## 17.10.1 Keuchhusten (Pertussis)

### *Ursachen und Pathogenese*

Der Erreger des Keuchhustens ist ein gramnegatives, gegen Austrocknung empfindliches Stäbchen (Bordetella pertussis). Die *Übertragung* geschieht durch Tröpfcheninfektion und direkten Kontakt. Ansteckungsgefahr besteht während des katarrhalischen Vorstadiums und während der ersten Hustenperiode. Die überstandene Erkrankung hinterlässt eine meist lebenslange Immunität. Da immer wieder empfängliche Kinder heranwachsen, häufen sich alle 3–5 Jahre die Erkrankungsfälle in einem Gebiet.

Inkubationszeit: 1–2 Wochen.

### *Symptome*

Der Keuchhusten beginnt uncharakteristisch mit einem Rachenkatarrh. Ohne besondere Störung des Allgemeinbefindens entwickelt sich ein trockener Husten, der in der zweiten Krankheitswoche zunehmend abends und nachts auftritt. Die einzelnen Hustenstöße rücken zusammen, bis typische heftige Hustenanfälle auftreten mit einer Serie von Hustenstößen, zwischen denen das Kind nicht einatmen kann, blau anläuft (Stickhusten). Erst ein ziehendes, pfeifendes Einatmen beendet den Anfall. Unter Würgen und eventuell Erbrechen wird nach mehreren Anfällen etwas zäher Schleim herausgebracht.

Der beschriebene Zustand kann sich über 3–6 Wochen hinziehen. Zwischen den Anfallsperioden fühlen sich die Kinder gesund. Erstickungsgefahr besteht nicht; gelegentlich können aber konjunktivale Blutungen und sehr selten einmal eine zerebrale Blutung auftreten.

MERKE *Psychische Faktoren (überängstliche Eltern) spielen nach dem Abklingen der Infektion für die Auslösung weiterer Hustenanfälle eine große Rolle. Die Kinder erfahren schnell, dass sie bei Hustenanfällen mehr Zuwendung durch die Eltern erhalten.*

Für *Säuglinge* bedeutet der Keuchhusten durch eine meist superinfizierte Bronchopneumonie eine erhebliche Gefahr. Eine Beteiligung des Gehirns kommt vor.

Erwachsene können wieder erkranken. Ein pertussisähnliches Krankheitsbild wird durch Bordetella parapertussis und bronchiseptica hervorgerufen.

### *Diagnostik*

Die typischen Hustenanfälle erlauben in den meisten Fällen eine sichere Diagnose ohne bakteriologischen Nachweis der Erreger (Nasopharyngealabstrich, Hustenagarplatten) und ohne serologischen Nachweis von Antikörpern.

### *Therapie*

Erythromycin besitzt eine sichere Wirkung auf Bordetella pertussis. Gefährdete Kinder und besonders Säuglinge sollten durch eine passive Immunisierung geschützt werden (Pertussis-Hyperimmunserum). Symptomatisch sorgen hustendämpfende Mittel für die erforderliche Nachtruhe. Frische Luft, Klimakammer, Höhenklima (Fliegen) wirken über psychische Faktoren oft günstig auf die Hustenanfälle. Die aktive Schutzimpfung wird in Kombination mit Diphtherie und Tetanus durchgeführt (**Tab. 17.2** u. **Tab. 17.3**). Die Pertussisimpfung wird auch für gefährdete Erwachsene empfohlen.

*Krankheits- und Todesfall* sind meldepflichtig.

## 17.10.2 Diphtherie

### *Ursachen und Pathogenese*

DEFINITION *Diphtheriebakterien sind grampositive Stäbchen mit charakteristischen Polkörperchen (Färbung nach Neisser). Sie bilden von Stamm zu Stamm unterschiedlich starke Toxine, die einerseits lokal im Rachen zu Schleimhautnekrose und zu dem typischen fibrinösen Exsudat führen und andererseits nach Resorption besonders die Zellen des Zentralnervensystems und des Herzens schädigen.*

**Tab. 17.2 Impfempfehlung der ständigen Impfkommission am Robert-Koch-Institut (STIKO) für Kinder.**

| *Alter* | *Impfung* |
|---|---|
| ab Beginn 3. Lebensmonat | 1. Hepatitis B<br>1. Poliomyelitis-Impfung, parenteral<br>1. Diphtherie/Keuchhusten/Tetanus/Haemophilus influenzae Typ b oder<br>1. Diphtherie/Keuchhusten/Tetanus und<br>1. Haemophilus influenzae Typ b<br>1. Pneumokokken |
| ab Beginn 4. Lebensmonat | 2. Diphtherie/Keuchhusten/Tetanus/Haemophilus influenzae Typ b oder<br>2. Diphtherie/Keuchhusten/Tetanus<br>2. Pneumokokken |
| ab Beginn 5. Lebensmonat | 2. Hepatitis B<br>2. Poliomyelitis-Impfung, parenteral<br>3. Diphtherie/Keuchhusten/Tetanus/Haemophilus influenzae Typ b oder<br>3. Diphtherie/Keuchhusten/Tetanus und<br>2. Tetanus/Haemophilus influenzae Typ b<br>3. Pneumokokken |
| ab Beginn 12.–15. Lebensmonat | 3. Hepatitis B<br>3. Poliomyelitis-Impfung, parenteral<br>4. Diphtherie/Keuchhusten/Tetanus/Haemophilus influenzae Typ b oder<br>4. Diphtherie/Keuchhusten/Tetanus und<br>3. Haemophilus influenzae Typ b<br>1. Masern/Mumps/Röteln<br>4. Pneumokokken<br>1. Varizellen<br>2. Varizellen (15–23. Monat) |
| ab Beginn 6. Lebensjahr | 1. Auffrischung Tetanus/Diphtherie (Td)<br>2. Masern/Mumps/Röteln |
| 11.–15. Lebensjahr | 1. Auffrischung Poliomyelitis-Impfung, parenteral<br>2. Auffrischung Tetanus(Diphtherie (Td) Röteln (alle Mädchen)<br>Hepatitis B für ungeimpfte Jugendliche |

**Tab. 17.3 Impfempfehlung der ständigen Impfkommission am Robert-Koch-Institut (STIKO) für Erwachsene.**

| *Impfung* | *Personengruppe* | *Zeitpunkt der Impfung* |
|---|---|---|
| Diphtherie | für alle Erwachsenen | Grundimmunisierung, Routine-auffrischung alle 10 Jahre, kombiniert mit |
| Tetanus | für alle Erwachsenen | Grundimmunisierung, Routineauffri-schung alle 10 Jahre |
| Poliomyelitis | für alle Erwachsenen* vor Fernreisen | Grundimmunisierung (Standard)<br>Auffrischung nach Indikation |
| Influenza | für bestimmte Berufs- und Risikogruppen, für Personen über 60 Jahre, bei Epipandemien | Routineimpfung jährlich |
| FSME (Zeckenenzephalitis) | gefährdete Personen in Endemiegebieten* (Zeckenstichgefährdung) | Grundimmunisierung, Auffrischung nach 3–5 Jahren |
| Hepatitis A | für bestimmte Berufsgruppen, für Personen mit erhöhter Infektionsgefahr* | Grundimmunisierung, Auffrischung nach 5–10 Jahren |
| Hepatitis B | für bestimmte Berufsgruppen, für Personen mit erhöhter Infektionsgefahr* | Grundimmunisierung, Auffrischung bei bestimmtem Blutwert, sonst alle 10 Jahre |
| Pneumokokken | für alle Erwachsene | Ab 60 Jahre, Auffrischimpfung für Immungeschwächte alle 5 Jahre. |

** Indikationsimpfung Quelle: STIKO.*

Seit der letzten Erkrankungswelle mit vielen Todesfällen nach dem Zweiten Weltkrieg ist die Diphtherie im Winter 1975/76 erstmals wieder in nennenswertem Ausmaß in Deutschland aufgetreten.

Die *Übertragung* erfolgt durch Tröpfcheninfektion, durch direkten Kontakt, aber auch z.B. durch verunreinigtes Spielzeug.

Inkubationszeit: 3–5 Tage.

Zur Prüfung der Immunität gegenüber dem Diphtherietoxin spritzt man eine kleine Menge Toxin in die Haut. Bei genügend hohem Antikörperspiegel wird das Gift neutralisiert und eine Hautentzündungsreaktion bleibt aus (Schick-Test).



● WISSEN *Eine der herausragendsten Persönlichkeiten bei der Erforschung der Diphtherie war Emil von Behring (1854–1917). Seine Idee war es, die Krankheitserreger mit Mitteln zu bekämpfen, die der Körper selbst zur Abwehr produziert. Erste klinische Erprobungen seines Immunserums gegen das Toxin der Bakterien erfolgten 1892. Seit 1913 wurden Kinder regelmäßig damit immunisiert. Behring erhielt 1901 als erster Arzt den Nobelpreis und wurde geadelt.*

### *Symptome*

Die Diphtherie beginnt mit Fieber, Halsschmerzen und Schluckbeschwerden. Auf den hochroten, geschwollenen Tonsillen bilden sich fest haftende weiße Beläge, die auf die Umgebung übergreifen können und einen sehr typischen süßlichen Geruch ausströmen. Bei schwer verlaufender Diphtherie greift die Entzündung auf den Kehlkopf über. Die ganze Halspartie ist geschwollen (Zäsarenhals), und es kommt zu einer zunehmenden Atembehinderung.

● MERKE *Der drohende Erstickungstod kann oftmals nur durch eine Intubation oder Tracheotomie verhindert werden.*

Das resorbierte Toxin führt zu

- Nervenschädigung (Fazialisparese, Lähmung des Gaumensegels),
- Reizleitungsstörungen am Herzen (Arrhythmien, Blockierungen im Erregungsleitungssystem) und
- einer oft tödlich verlaufenden Myokarditis.

Säuglinge können an einer Nasendiphtherie ohne auffällige Allgemeinerscheinungen erkranken.

### *Diagnostik*

Fest haftende Beläge bei heftiger Rachenentzündung und süßlicher Mundgeruch weisen auf die Diagnose Diphtherie hin; diese wird durch die Neisser-Polkörperchenfärbung in einem Rachenabstrich bestätigt. Auf Spezialnährböden lassen sich die Diphtheriebakterien züchten.

### *Therapie*

Bei *Diphtherieverdacht* ist unverzüglich mit antitoxischem Immunserum (100–150 E/kg Körpergewicht) zu behandeln. Bei schweren Krankheitsbildern sollte man wegen der noch schnelleren Wirksamkeit gleichzeitig Gamma-Globulin intravenös geben. An die Serumbehandlung schließt sich die Bekämpfung der Bakterien durch ein Penicillinpräparat an.

### *Prophylaxe*

Bereits im ersten Lebensjahr sollte eine vollständige Immunisierung gegen das Toxin (Formoltoxoid) durchgeführt werden (s. Impfempfehlung, **Tab. 17.2**). Eine Auffrischimpfung ist bei Schuleintritt vorzusehen. Später muss ein Impfstoff mit herabgesetzter Dosis verwandt werden.

*Krankheits- und Todesfall* sind meldepflichtig.

## 17.10.3 Scharlach

### *Ursachen und Pathogenese*

Die Erreger des Scharlachs, Streptokokken, werden durch Tröpfcheninfektion oder durch infizierte Gegenstände von Mensch zu Mensch übertragen. Betroffen sind vorwiegend Kinder zwischen dem 2. und 10. Lebensjahr. Spritzt man Streptokokkentoxin in die Haut, so entwickelt sich – vgl. Schick-Test bei Diphtherie – nur bei einem Scharlachempfänglichen eine Hautrötung (Dick-Test).

Inkubationszeit: 3–4 Tage.

### *Symptome und Diagnostik*

Zu Beginn entwickelt sich eine fieberhafte *Streptokokkenangina* mit weißlichen Belägen auf den geschwollenen Tonsillen. Im Gegensatz zur Diphtherie sind die Beläge leicht abwischbar. Sehr typisch ist in diesem Stadium das blass ausgesparte Munddreieck im fieberhaft geröteten Gesicht.

Das *Scharlachexanthem* tritt etwa 2 Tage später unter Aussparung des Gesichts in einem Schub auf. Besonders intensiv sind die Hautfalten (Leisten, Achseln) betroffen. Auf der allgemein leicht geröteten Haut heben sich die dicht gesäten, stecknadelkopfgroßen roten Effloreszenzen kaum ab. Spritzt man ein Streptokokkenantiserum in die Haut, so blasst das Exanthem an dieser Stelle ab (Schultz-Charlton-Auslöschphänomen).

Unter Fieberabfall blasst das Exanthem nach 2–3 Tagen ab. Mit der dritten Krankheitswoche setzt eine *kleieförmige Schuppung* der gesamten Haut ein. Diese Schuppung wird auch dann beobachtet, wenn das Exanthem sehr flüchtig oder gar nicht sichtbar war. Der sich ablösende Zungenbelag lässt eine hochrote Zunge mit geschwollenen Papillen sichtbar werden (Himbeer- oder Erdbeerzunge, **Abb. 17.8**).

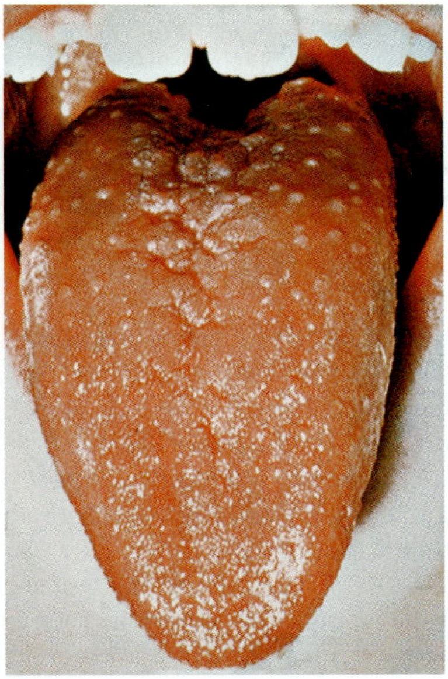

**Abb. 17.8 Scharlach.** Hochrote Zunge mit geschwollenen Papillen (Himbeerzunge).

Das Krankheitsbild vervollständigen rheumatische Beschwerden, Leukozytose mit Linksverschiebung und Eosinophilie, Proteinurie und Kapillarschädigung (positives Rumpel-Leede-Zeichen).

● MERKE *Drei Wochen nach der Erkrankung können – bedingt durch eine Sensibilisierung gegen das Streptokokkentoxin – rheumatisches Fieber oder Glomerulonephritis als Folgekrankheiten auftreten.*

Ein Scharlachrezidiv, das früher besonders auf großen Scharlachstationen innerhalb der ersten 7 Wochen gesehen wurde, kommt heute dank der Antibiotikatherapie praktisch nicht mehr vor.

Die Diagnose des Scharlachs stützt sich auf die klinischen Zeichen, den positiven Rachenabstrich und auf einen ansteigenden Antistreptolysintiter.

### Therapie

Da die Scharlachstreptokokken bis heute penicillinempfindlich geblieben sind, genügt im Allgemeinen eine zweiwöchige orale Penicillinbehandlung, wenn die Möglichkeit einer Rezidivinfektion ausgeschaltet wird. In schwer verlaufenden, toxischen Fällen sollte frühzeitig mit antitoxischem Serum behandelt werden.

*Krankheits- und Todesfälle* sind meldepflichtig.

## 17.10.4 Katzenkratzkrankheit

### Ursachen und Pathogenese

Die Katzenkratzkrankheit wird durch ein gramnegatives Bakterium (Bartonella henselae) übertragen. Von Katzen, die selbst keine Krankheitserscheinungen zeigen, kann es durch Biss- und Kratzwunden auf den Menschen übertragen werden.

Inkubationszeit: 3–20 Tage.

### Symptome

An der Eintrittspforte entwickelt sich zunächst eine kleine Pustel mit rotem Hof, die nach etwa 2 Wochen abheilt. Etwa zur gleichen Zeit schwellen die regionalen Lymphknoten bis zu Pflaumengröße an, schmelzen z.T. ein und können nach außen durchbrechen. Subfebrile Temperatur, Eosinophilie und zu Beginn eine Leukopenie kennzeichnen weiter das Krankheitsbild. Nach mehreren Wochen tritt meist eine Spontanheilung ein.

### Diagnostik und Therapie

Mikroskopischer Nachweis aus Lymphknoten, Antikörperbestimmung und positive Hautreaktionen bei Testung mit einem Abszesseiterantigen sichern die Diagnose. Bartonellen-Infektionen werden heute wieder gehäuft bei HIV-Infizierten beobachtet.

Die Therapie besteht aus Breitbandantibiotikagabe (Gentamycin, Erythromycin) und ggf. Eröffnung abszedierter Lymphknoten.

## 17.10.5 Erysipel

### Ursachen und Pathogenese

Hämolysierende Streptokokken sind die Ursache einer Entzündung, die sich von kleinen Hautläsionen oder Verletzungen kontinuierlich über Gewebsspalten und Lymphwege ausbreitet (Wundrose). Betroffen sind meist bettlägerige, geschwächte Patienten. Die *Übertragung* erfolgt durch Schmutz- und Schmierinfektion.

Inkubationszeit: Stunden bis 2 Tage.

### Symptome

Unter Schüttelfrost und schnellem Fieberanstieg entwickelt sich an der Eintrittspforte der Erreger eine schmerzhafte Rötung und Schwellung. Die Entzündung breitet sich mit scharf abgesetzten unregelmäßigen Rändern nach allen Seiten hin aus. Während die Ränder immer hochakut entzündet sind, blassen die zentralen Stellen schon wieder ab. Lockeres Gewebe kann erheblich anschwellen; empfindliche Haut kann sich in Blasen abheben. Die regionalen Lymphknoten sind geschwollen.

● MERKE *Herz- und Kreislauf sind durch Toxineinwirkung gefährdet. Unbehandelt kann die Infektion tödlich sein.*

17

*Diagnostik, Therapie und Prophylaxe*
Die Diagnose wird nach dem klinischen Bild gestellt. Im Abstrich sind Streptokokken nachweisbar.

Eine frühzeitige hoch dosierte Penicillintherapie ist das Mittel der Wahl.

MERKE *Um ein Verschleppen der Keime zu verhindern, sind die Hygienerichtlinien auf den Krankenstationen besonders sorgfältig zu beachten.*

## 17.10.6 Hämophilus-influenzae-Infektion

Hämophilus influenzae, ein gramnegatives Stäbchen aus der Familie der Pasteurellen, wurde 1891 erstmals beschrieben und zunächst als Erreger der Influenza angesehen.



*Symptome*
Durch den Kapseltyp b kommt es im Kindesalter zu Sinusitis, Epiglottitis, Bronchitis und Pneumonie. Der Erreger wurde auch bei eitriger Meningitis und septischen Gelenkentzündungen gefunden.

Unbekapselte Bakterien finden sich in allen Altersstufen als Ursache der ambulant erworbenen Pneumonie und bei den chronisch-obstruktiven Lungenerkrankungen.

*Diagnostik*
Mikroskopischer und kultureller Nachweis der Bakterien, die Laboratoriumswerte zeigen eine mittelgradige Entzündung an.

*Therapie*
Wegen der verbreiteten Resistenzentwicklung sind Aminopenicillin mit einem Betalactamase-Inhibitor (z.B. Ampicillin-Sulbactam) oder Chephalosporine der zweiten Generation (z.B. Cefuroxim) parenteral erforderlich.

## 17.10.7 Sepsis

*Ursachen und Pathogenese*

DEFINITION *Von einer Sepsis sprechen wir dann, wenn von einem Bakterienherd periodisch oder dauernd pathogene Keime ins Blut eingeschwemmt werden, die durch Absiedlung oder Toxinwirkung zu weiteren Krankheitszeichen führen.*

MERKE *Durch die Zunahme eingreifender Therapien (Chemotherapie, radikale Tumortherapie) ist die Gefahr einer bakteriellen Infektion mit Sepsis und nachfolgendem Multiorganversagen deutlich angestiegen.*

Sepsiserreger kann grundsätzlich jede Bakterienart sein. Sehr häufig findet man Staphylokokken, Streptokokken, Meningokokken, Pneumokokken, Kolibakterien, Proteus und Pseudomonas. Sepsisherde können sein: Abszesse, Tonsillen, Gallenblase, Venenentzündung (Verweilkatheter), Pneumonie unter Beatmung u.a.

*Symptome*
Erregerart, Sepsisherd, Toxinwirkung und metastatische Absiedlungen wechseln von Fall zu Fall. Dennoch weisen alle Sepsiskranken gemeinsame Züge auf: Die Patienten sind schwer krank und hinfällig. Septische Fieberzacken (Schüttelfrost, Fieberanstieg, Schweißausbruch bei Entfieberung) wiederholen sich regelmäßig 1–2-mal täglich. Die Milz ist groß und weich; das Blutbild zeigt eine Leukozytose mit Linksverschiebung; die BSG ist deutlich beschleunigt; es besteht eine Proteinurie. Der Kreislauf ist auffällig labil.

Der *Sepsisherd* kann deutliche Krankheitszeichen auslösen (Peritonsillarabszess, Cholezystitis, Thrombophlebitis), ist aber ebenso oft nicht erkennbar.

Die *Toxinwirkung* – besonders der gramnegativen Erreger – reicht vom toxischen Kapillarschaden über Exantheme, Gelenkergussbildung, Kreislaufstörung bis hin zur Verbrauchskoagulopathie (Endotoxinschock, S. 566, S. 687).

Die *Absiedlung der Bakterien* kann in jedes Organ erfolgen: Haut, Niere (Herdnephritis, Abszess), Nebennieren, Knochen, Lunge, Herz (Endokarditis), Gehirn und Rückenmarkshäute. Die Absiedlungen selbst können wieder zu einem neuen Sepsisherd werden.

*Diagnostik*
Bei Verdacht auf das Vorliegen einer Sepsis sollte vor der Gabe von Antibiotika versucht werden, durch mehrere Blutkulturen, die zu Beginn des Fieberanstiegs in der Phase des Schüttelfrostes abgenommen werden, die Erreger zu züchten.

Zu den erweiterten Diagnosekriterien gehören die Zeichen einer systemischen Entzündung (Fieber, Tachykardie, Tachypnoe, Leukozytose) und die Zeichen einer akuten Organschädigung wie Enzephalopathie, metabolische Azidose, renale Funktionsstörung, Hypoxie, Hypertension und Thrombozytenabfall.

Der Nachweis von hohen Entzündungszeichen im Blut wie der Anstieg von Interleukin-6 oder Prokalzitonin erleichtern eine schnelle Diagnose, die für die Prognose ganz entscheidend ist.

*Therapie*
- nach Möglichkeit Ausschaltung des Sepsisherdes, in der Regel chirurgisch

- rechtzeitig hoch dosierte und genügend lang andauernde Antibiotikatherapie, je nach Keimart und Resistenzbestimmung
- supportive Therapie bei Multiorganversagen durch
  - Beatmung bei akutem Lungenversagen,
  - Volumenersatz und Transfusion zur Kreislaufstabilisierung,
  - Insulingabe zur Normalisierung der Hyperglykämie,
  - Noradrenalin und Dobutamin,
  - zusätzlich ggf. Kortison (200–300 mg über 7 Tage) und Gaben von aktiviertem Protein C (Xigris).

Bis zum Vorliegen des bakteriologischen Ergebnisses und bei Misslingen des Erregernachweises behandelt man mit einem gramnegative und grampositive Bakterien gleichermaßen erfassenden Antibiotikum. Die bakterielle Endokarditis (lenta) bedarf einer besonders langen Therapie.

● PFLEGE ***Aspekte der Pflege.*** *Patienten mit Sepsis sind lebensbedrohlich erkrankt. Sie bedürfen der Intensivpflege und sind abhängig in nahezu allen ATLs. Engmaschige Vitalzeichenkontrollen sowie die Durchführung sämtlicher Prophylaxen sind erforderlich. Da bei Patienten mit Sepsis die Blutgerinnung gestört sein kann und Blutungen auftreten können, achten Sie bei der Pflege auf Anzeichen einer Blutung und betreiben Sie Blutungsprophylaxe: vorsichtige Mundpflege, Trockenrasur, keine fest klebenden Pflaster verwenden, bei verwirrten Patienten Verletzungsgefahr minimieren.*

## 17.10.8 Salmonellosen

Zu den Salmonellosen gehören zwei recht unterschiedliche Krankheitsbilder:

- Typhus und Paratyphus (Übertragung von Mensch zu Mensch)
- infektiöse akute Gastroenteritis oder bakterielle Lebensmittelvergiftung (Übertragung von Tieren auf den Menschen)

Eine dritte Gruppe von Salmonellen kommt nur im Tierreich vor.

### Typhus (Paratyphus)

#### *Ursachen und Pathogenese*

Typhus und Paratyphus werden durch Salmonella typhi und Salmonella paratyphi A, B und C hervorgerufen. In Deutschland herrschen Typhus- und Paratyphus-B-Infektionen in den Spätsommermonaten vor. Die *Übertragung* erfolgt von Mensch zu Mensch, besonders durch unerkannte Dauerausscheider, über eine Schmutz- und Schmierinfektion, über direkten Kontakt, über verunreinigte Lebensmittel oder über verseuchtes Wasser. Die Bakterien vermehren sich im lymphatischen Gewebe des Dünndarms mit Schwellung (1. Woche), Nekrose (2. Woche), Geschwürbildung und Verschorfung (3. Woche) sowie Geschwürreinigung und Abheilung unter Narbenbildung (4. Woche). Über den Blutweg bilden sich metastatische Typhusgranulome in fast allen Organen.

Inkubationszeit: 1–3 Wochen.

#### *Symptome*

Das Bild des Typhus ist gekennzeichnet durch einen langsamen Krankheitsbeginn mit Abgeschlagenheit, rheumatischen Beschwerden und Halsentzündung (Angina typhosa).

In der *1. Krankheitswoche* steigt das Fieber stufenförmig bis zu einer gleich bleibenden Höhe (Kontinua) an. Die Patienten sind benommen, nachts oft delirant. Als Besonderheiten bestehen in dieser Phase hartnäckige Obstipation, graubraun belegte Zunge, relative Bradykardie, Leukopenie mit Linksverschiebung und Verschwinden der eosinophilen Granulozyten, mäßig erhöhte BSG und febrile Proteinurie.

In der *2. Krankheitswoche* erscheinen an Brust und Bauch die meist spärlich gesäten, linsengroßen, braunroten Typhusroseolen als Folge von Bakterienmetastasen in den Hauptkapillaren.

In der *3. Krankheitswoche* treten mit der Geschwürbildung im Darm erbsenbreiartige Durchfälle auf. Darmblutung und Perforation sind seltene Komplikationen. Durch die Toxinwirkung sind dagegen jetzt Herz und Kreislauf stärker gefährdet. Fast regelmäßig sind Leber, Milz, Nieren, Gallenwege und Knochen durch die Entzündungsherde infolge der allgemeinen hämatogenen Streuung der Bakterien in Mitleidenschaft gezogen.

Mit der *4. Krankheitswoche* bessert sich das Allgemeinbefinden, und die Temperatur sinkt unregelmäßig schwankend ab. Die Rekonvaleszenz verläuft langsam und wird in etwa 10 % der Fälle durch ein leichtes und kürzer verlaufendes Rezidiv unterbrochen.

Wie bei allen Infektionskrankheiten beobachtet man sämtliche Spielarten zwischen abortiven und sehr rasch toxisch verlaufenden Krankheitsbildern. Infektionen mit den Paratyphuserregern verlaufen im Allgemeinen weniger heftig.

#### *Diagnostik*

Jedes unklare länger anhaltende Fieber sollte an Typhus denken lassen. Die Bakterien lassen sich in der 1. Woche aus dem Blut, von der 2. Woche ab auch aus Stuhl und Urin nachweisen. Agglutinierende Antikörper erscheinen am Ende der 1. Woche im Serum (Widal-Reaktion).

#### *Therapie*

Sichere Mittel bei Typhuserkrankungen sind Cotrimoxazol, Amoxicillin, Ciprofloxacin oder Chloramphenicol. Man beginnt mit einer kleinen Dosis, um nicht plötzlich große Toxinmengen aus den Bakterien freizusetzen. Bei schwerem toxischem Verlauf setzt man kurzfristig Glukokortikoide ein. Unverändert wichtige Komponenten der Therapie sind Fiebersenkung, darmschonende Diät und Kreislaufüberwachung.

Nach Abschluss der Behandlung müssen drei Stuhl- und Urinproben verschiedener Tage salmonellenfrei sein. Eine Keimausscheidung über 10 Wochen ist als Dauerausscheidung anzusehen. Die Keime siedeln dann, ohne Krankheitserscheinungen hervorzurufen, in den Gallenwegen, im Darm oder auch in den Harnwegen. Eine Sanierung gelingt heute in den meisten Fällen durch eine oder mehrere Behandlungsserien mit Ampicillin oder Bactrim. In hartnäckigen Fällen wird eine Cholezystektomie durchgeführt.



● MERKE *Solange eine Salmonellenausscheidung vorliegt, unterliegen die Betroffenen der Überwachung durch das Gesundheitsamt. Sie dürfen in bestimmten Bereichen (Krankenhäuser, Lebensmittelbetriebe, Küchenbetriebe usw.) nicht tätig sein.*

### *Prophylaxe*

- strenge Isolierung der Kranken
- sorgfältige Desinfektion der Ausscheidungen
- Sanierung der Dauerausscheider
- aktive Schutzimpfung mit lebenden oder abgetöteten Erregern

Bereits *Verdachtsfälle* sind meldepflichtig.

## Infektiöse Gastroenteritis

### *Ursachen und Pathogenese*

Die infektiöse Gastroenteritis wird durch mehr als 500 verschiedene Salmonellen hervorgerufen, die von Tieren und Tierprodukten auf den Menschen übertragen werden.

Die Gastroenteritissalmonellen sind im Tierreich weit verbreitet. Infiziertes Fleisch, Eier (Hühnereier, Enteneier!) oder Eiprodukte und verunreinigte Lebensmittel sind die Hauptinfektionsquellen für den Menschen. Da die Salmonellen bereits in den Lebensmitteln Toxine bilden, sind die ersten akuten Krankheitszeichen überwiegend durch die Aufnahme der Toxine bedingt. Die Vermehrung der Bakterien selbst bleibt, abgesehen von wenigen Ausnahmen, auf die Darmschleimhaut beschränkt. In den letzten Jahren wird eine Zunahme der Infektionen besonders mit Salmonella typhimurium und Salmonella enteritidis in Deutschland beobachtet. Hauptinfektionsquelle sind nicht genügend erhitzte Eier und Eiprodukte.

Inkubationszeit: wenige Stunden (Toxin) bis Tage (Bakterien).

### *Symptome*

Die Erkrankung beginnt akut mit Kopfschmerzen, Übelkeit, Leibschmerzen, Fieber und schnell einsetzenden breiigen bis wässrigen Durchfällen, denen Schleim und gelegentlich etwas Blut beigemengt sind. Wasser- und Elektrolytverlust führen in schweren Fällen zur Exsikkose und zum Blutdruckabfall.

● MERKE *Zusammen mit der Toxinwirkung kann es zum tödlichen Kreislaufversagen kommen, wenn die Therapie zu spät einsetzt.*

Typhöse Krankheitsbilder schließen sich in den Fällen an, in denen die Enteritiserreger ausnahmsweise in die Blutbahn übergehen. Häufiger sind abortive und leichte Verläufe mit vorübergehendem Unwohlsein und 1- bis 2-tägigen Durchfällen.

### *Diagnostik und Therapie*

Bei akuter Durchfallerkrankung lässt sich die Diagnose durch den Bakteriennachweis im Stuhl sichern.

Therapie: Schnelle Flüssigkeits- und Elektrolytzufuhr, auch oral, sowie Azidoseausgleich sind in schweren Fällen lebensrettend. Unter Nahrungskarenz und vorsichtigem Kostaufbau heilen die meisten Fälle aus. Antibiotika werden nur bei längerem oder invasivem Verlauf eingesetzt, da sie die Bakterienausscheidung verlängern und die Resistenzentwicklung anderer Darmbakterien fördern können.

● PFLEGE ***Pflege bei Durchfall.*** *Wählen Sie für einen Patienten mit Diarrhö ein Zimmer mit angegliederter Nasszelle aus und stellen Sie ihm eventuell einen Nachtstuhl bereit, damit er die Sicherheit hat, die Toilette rechtzeitig zu erreichen. Wenn der Betroffene stark geschwächt ist bzw. Kreislaufschwankungen hat – was bei Durchfall häufig vorkommt –, sollte er auf der Toilette nicht allein gelassen werden. Legen Sie eine hautschützende Salbe (z. B. Panthenol) und weiches Toilettenpapier zur Analpflege bereit. Beobachten Sie den Stuhl auf Veränderungen. Menschen mit Diarrhö benötigen viel Flüssigkeit, um verlorenes Wasser und Salze wieder auszugleichen, z. B. 2–3 l Mineralwasser am Tag. Wenn keine Nahrungskarenz besteht, ist ballaststoffarme Kost sinnvoll, weil sie den Darm nicht noch zusätzlich reizt oder zur Peristaltik anregt. Geschälte, frisch geriebene Äpfel sind empfehlenswert.*

### *Prophylaxe*

Strenge Einfuhrkontrollen, Überwachung der Lebensmittelherstellung und -haltung und gründliches Kochen oder Garen sind wirksame Maßnahmen. Bei allen Salmonellosen ist schon der *Krankheitsverdacht* meldepflichtig.

## 17.10.9 Shigellosen (Bakterienruhr)

### *Ursachen und Pathogenese*

Die Ruhrbakterien sind gramnegative unbewegliche Stäbchen. Starke Toxinbildner wie die Shigella dysenteriae sind vorwiegend in Osteuropa, im Vorderen Orient und in Asien verbreitet. Die bei uns vorherrschenden Bakterien (Shigella sonnei, flexneri, boydii, schmitzii) sind giftärmer.

Die *Übertragung* erfolgt von Mensch zu Mensch durch eine Schmutz- und Schmierinfektion direkt oder auch über Zwischenträger (Fliegen, Schaben). Die Ruhr ist in Kriegs- und Notzeiten epidemisch besonders in Lagern unter schlechten hygienischen Verhältnissen verbreitet.

Inkubationszeit: 2–7 Tage.

Die Ruhrbakterien führen zunächst zu einer katarrhalischen, später zu einer geschwürig-nekrotischen Entzündung des Dickdarmes.

### *Symptome*

Charakteristisch für die Ruhr sind – verbunden mit leichtem Fieber – Übelkeit, Leibschmerzen und schnell einsetzende, übelriechende wässrige Durchfälle. Die Stuhlfrequenz nimmt auf 20–40 Stühle pro Tag zu. Die Stuhlbeschaffenheit wird glasig-schleimig, vermischt mit Blut und Eiterfetzen. Es bestehen heftige Dickdarmkoliken und schmerzhafter Stuhldrang (Tenesmen). Wasser- und Elektrolytverlust gefährden Kreislauf und Nierenfunktion. Infektionen mit giftreichen Ruhrbakterien können eine hohe Sterblichkeitsrate aufweisen. Darmperforation und Darmblutung sind seltene Komplikationen: Periproktische Abszesse und Fistelbildung werden beobachtet.

● MERKE *Die überstandene Ruhr kann über Jahre oder Jahrzehnte eine Anfälligkeit des Darmes hinterlassen. Nach Diätfehlern, Alkoholgenuss, kalten Getränken treten dann erneut Durchfälle auf.*

Eine weitere Folge der Ruhr kann eine reaktive Arthritis sein (S. 381).

### *Diagnostik*

- Klinisches Bild, typisch nur in ausgeprägten Fällen,
- Bakteriennachweis im Stuhl, gelingt wegen der Empfindlichkeit der Bakterien nur aus frischem, warmem Stuhl,
- Antikörpernachweis ab Anfang der 2. Krankheitswoche mit wechselnd hohen Serumtitern.

### *Therapie*

Eine sichere Wirkung haben schwer resorbierbare Sulfonamide und Gyrasehemmer.

Neben dem Flüssigkeits- und Elektrolytausgleich spielen diätetische Maßnahmen eine große Rolle. Nach 2–3 Tagen wird die Kost vorsichtig über leicht aufschließbare Kohlenhydrate (Wasserreis, Schleimsuppen) und Eiweißzulage (Nudeln, geschabtes mageres Fleisch) langsam aufgebaut. Fette Speisen, Pfannengerichte und scharfe Gewürze sowie kalte Getränke werden über lange Zeit nicht vertragen.

Bei allen Shigellosen ist schon der *Krankheitsverdacht* meldepflichtig.

## 17.10.10 Cholera

### *Ursachen, Pathogenese und Epidemiologie*

Jahrhundertelang hat die Cholera in großen Seuchenzügen Millionen Menschen dahingerafft. Deutschland erlebte die letzte große Epidemie 1892 in Hamburg mit fast 9 000 Toten.

Der *Vibrio cholerae*, ein gramnegatives, bewegliches, kommaförmiges Stäbchen, wurde 1883 von Robert Koch in Ägypten als Erreger der Cholera identifiziert. Die *Übertragung* erfolgt von Mensch zu Mensch durch direkten Kontakt oder über verseuchtes Wasser oder verseuchte Lebensmittel. Die Vibrionen bilden Toxine, die die Darmwand derart schädigen, dass es zu einem profusen Verlust von Wasser und Elektrolyten kommt.

Inkubationszeit: durchschnittlich 3 Tage; bei toxinreichen Stämmen wenige Stunden.

In den letzten Jahren hat sich, von Asien ausgehend, eine neue Variante der Choleravibrionen (Stamm El Tor) bis in die Balkan- und Mittelmeerländer (Rumänien und Portugal) ausgebreitet und zuletzt in Südamerika zu Epidemien geführt.

### *Symptome*

Die Erkrankung beginnt meist plötzlich mit einem Brechdurchfall. Die Stühle werden schnell wässrig und sind mit Schleimflocken durchmischt (Reiswasserstuhl). Übelkeit, Bauchschmerzen und Fieber fehlen. Nach 1–2 Tagen kommt es zur massiven Exsikkose.

*Zeichen einer schweren Exsikkose bei Cholera*

- trockene Haut und Schleimhaut
- blasses, eingefallenes Gesicht
- tonlose Stimme
- Versiegen der Urinproduktion
- Wadenkrämpfe
- Eindickung des Blutes (Hämatokrit erhöht)
- zunehmende Apathie
- Untertemperatur
- Kreislaufversagen

Ohne sofortige Flüssigkeits- und Elektrolytzufuhr kann der Tod in Stunden eintreten. Bei leichterem Verlauf erholen sich die Kranken sehr rasch.

### *Diagnostik und Therapie*

Außerhalb von Epidemiezeiten und bei leichten Verläufen ist die Diagnose nur durch den Bakteriennachweis im Stuhl oder auch im Erbrochenen zu stellen.

Therapie: Schnelle Flüssigkeits- und Elektrolytzufuhr, auch oral, ist besonders wichtig. In fortgeschrittenen Fällen müssen zusätzlich Plasmaexpander und Kreislaufmittel gegeben werden. Schwer resorbierbare Sulfonamide sowie Streptomycin und Breitbandantibiotika (zunehmende Tetrazyklinresistenz) sind gegen die Vibrionen wirksam.

### *Prophylaxe*

Strenge Isolierung, sorgfältige Desinfektion und einwandfreie Toilettenhygiene sind wichtige Maßnahmen. Die bisherigen Impfstoffe hatten keinen genügenden Effekt. Ein wirksamerer oraler Impfstoff steht in der Erprobung.

*Verdachtsfälle* sind bereits meldepflichtig.



## 17.10.11 Botulismus (Lebensmittelvergiftung)

### *Ursachen und Pathogenese*

Botulismusbazillen (Clostridium botulinum) sind unter Sauerstoffabschluss wachsende grampositive, Sporen bildende Stäbchen. Sie kommen ubiquitär im Boden vor. In verunreinigten Konserven (Fleisch, Gemüse, Obst, Fisch) bzw. geräucherten oder gepökelten Fleischwaren können die sehr hitzebeständigen Sporen unter Luftabschluss auskeimen und gefährliche Giftstoffe bilden, die die Nerven lähmen (Acetylcholinhemmung). Verdorbene Lebensmittel erkennt man leicht an Verfärbung, säuerlichem Geruch, Verflüssigung oder an den durch Gasbildung ausgewölbten Konserven.

● MERKE *Die Krankheitserscheinungen werden durch das schon in den Nahrungsmitteln gebildete Gift hervorgerufen. Die Aufnahme von Bazillen oder Sporen selbst ist ungefährlich.*

Durch 15–30-minütiges Kochen wird das Gift zerstört.

Inkubationszeit: je nach Menge des aufgenommenen Gifts wenige Stunden bis 3 Tage.

### *Symptome*

Bei deutlichen Vergiftungserscheinungen treten zu Übelkeit und Magenschmerzen schnell Kopfschmerzen, Schwindel, Augenmuskellähmungen (Akkommodationsstörungen, Doppelbilder), trockener Mund, Schluck- und Sprachstörung sowie eventuell Harnverhaltung und Ileuszeichen hinzu.

Periphere Lähmungen sind selten; Sensibilität und Bewusstsein sind nicht gestört. Der Tod kann durch zentrale Atemlähmung oder zentral bedingten Herzstillstand eintreten. Sonst bilden sich die Lähmungserscheinungen langsam zurück.

### *Diagnostik*

Die Diagnose kann durch den Nachweis des Botulismustoxins in den verdächtigen Lebensmitteln oder auch aus Mageninhalt gesichert werden (Verimpfen auf Meerschweinchen).

### *Therapie*

**Sofortmaßnahmen:** Magenspülung, medizinische Kohle, Einlauf, Abführmittel, 100 ml antitoxisches Botulinusserum (i.m., i.v.).

**Weitere Maßnahmen:** Je nach Schwere der Vergiftung Fortführung der Serumtherapie, Kreislaufmittel, Parasympathikomimetika, künstliche Beatmung.

### *Prophylaxe*

Wegwerfen aller verdächtigen Nahrungsmittel, Kochen verderblicher Speisen vor dem Genuss.

Schon der *Krankheitsverdacht* ist meldepflichtig.

## 17.10.12 Leptospirosen

### *Ursachen und Pathogenese*

Leptospiren sind Schraubenbakterien mit vielen freien Windungen, die von Tieren mit dem Urin direkt oder indirekt auf den Menschen übertragen werden. Sie sind weltweit verbreitet (z. B. auch in Thailand). Von den vielen Leptospirenarten sind für menschliche Erkrankungen die in **Tab. 17.4** aufgeführten wichtig.

Inkubationszeit: 5–14 Tage.

Eintrittspforte der Erreger sind kleine Haut- oder Schleimhautwunden. In feuchtem Milieu und Wärme sind die Leptospiren lange infektionstüchtig. Bestimmte Berufsgruppen sind besonders gefährdet (Kanalarbeiter, Bergleute, Reisfeldarbeiter, Tierärzte, Tierpfleger, Metzger usw.). Zweiphasiger Fieberverlauf und Befall von Leber, Nieren und Meningen sind in wechselnder Ausprägung allen Leptospirosen gemeinsam.

### *Symptome*

Die *Weil-Krankheit* ist die gefährlichste Leptospirose. Sie beginnt akut mit Schüttelfrost, hohem Fieber, schwerem Krankheitsgefühl und Wadenschmerzen. Kopfschmerzen und Nackensteifigkeit weisen auf eine frühe meningeale Beteiligung hin. Das Fieber fällt vorübergehend für etwa 2 Tage ab. Am Ende der 1. Krankheitswoche tritt die Organbeteiligung in den Vordergrund, und zwar in Form

**Tab. 17.4 Für menschliche Erkrankungen wichtige Leptospirenarten.**

| *Erreger* | *Überträger* | *Krankheit* |
|---|---|---|
| Leptospira icterohaemorrhagica | Wanderratte | Weil-Krankheit |
| Leptospira grippothyphosa | Feldmaus, Hamster | Ernte-, Feld- und Schlammfieber |
| Leptospira canicola | Hund | Kanikolafieber |
| Leptospira pomona | Schwein | Schweinehüterkrankheit |
| Leptospira bataviae | Zwergmaus | Reisfeldfieber |

- einer Hepatitis (Ikterus, Transaminasenerhöhung),
- einer Nephritis (Ausscheidung von Eiweiß, Zylindern, Erythrozyten, Leukozyten, Erhöhung harnpflichtiger Substanzen),
- einer meist leichten Meningitis (Eiweiß- und Zellzahlvermehrung im Liquor).

Häufig werden Augenentzündungen (Episkleritis, Iridozyklitis) und Blutungsneigung sowie flüchtiges Exanthem beobachtet. Todesfälle können durch Versagen der Nieren- und Leberfunktion oder des Kreislaufs eintreten.

Die übrigen Leptospirosen verlaufen ähnlich, aber milder. Beim Ernte-, Feld- und Schlammfieber sowie bei der Schweinehüterkrankheit steht die Meningitis im Vordergrund.

#### *Diagnostik und Therapie*

Im Frühstadium lassen sich die Leptospiren aus Blut oder Liquor auf Spezialnährböden oder im Tierversuch züchten. Nach der 1. Krankheitswoche sind Antikörper im Serum nachweisbar.

Penicillin (2–5 Mega täglich) und Tetrazykline (200 mg Doxycyclin täglich) sind, frühzeitig eingesetzt, sehr wirksam. Nierenversagen, Leberbeteiligung und Kreislaufschädigung sind speziell zu behandeln.

#### *Prophylaxe*

Bekämpfung des tierischen Erregerreservoirs, Schutzbekleidung und eventuell aktive Schutzimpfung besonders gefährdeter Berufsgruppen.

Bei Leptospirosen besteht Meldepflicht im *Erkrankungsfall.*

### 17.10.13 Rückfallfieber

#### *Ursachen und Pathogenese*

Die Erreger des Rückfallfiebers sind ebenfalls Schraubenbakterien (Borrelien), die durch Läuse oder Zecken von Mensch zu Mensch übertragen werden. Läuserückfallfieber kam in Kriegszeiten mit starker Verlausung vor, besonders in Ost- und Südosteuropa, während das Zeckenrückfallfieber vorwiegend in Afrika verbreitet ist.

#### *Symptome, Diagnostik und Therapie*

Wiederholte Fieberanfälle mit Milz- und Leberschwellung, Ikterus, Knochenschmerzen, Anämie und petechialen Blutungen sowie starke Leukozytose mit Linksverschiebung kennzeichnen das Krankheitsbild.

Während eines Fieberanfalls sind im Blut die Borrelien nachweisbar (Dunkelfeld, Ausstrich).

Penicillin und Tetracycline in hoher Dosierung sind therapeutisch wirksam. Beim Rückfallfieber besteht Meldepflicht im *Erkrankungsfall.*

### 17.10.14 Lyme-Borreliose

#### *Ursachen und Pathogenese*

Die Lyme-Borreliose (s. a. S. 379) wird durch verschiedene Borrelienstämme hervorgerufen, in den USA vorwiegend durch B. burgdorferi, in Europa vorwiegend durch B. garinii und afcelii. Überträger der Borrelien sind in Deutschland Schildzecken, selten wahrscheinlich auch Mücken und Fliegen. Die Zecken halten sich in Bodennähe auf, die Larvenstadien an Gräsern, die Erwachsenen Zecken auch an knie- bis hüfthohen Sträuchern. Bei Berührung haften sie an unbedeckten Hautstellen. Zeckenstiche an Gesäß oder Bauch sind wahrscheinlich durch Wanderung der Zecken bedingt.

Die Zecken besitzen einen ausgebildeten Stechapparat mit Widerhaken zum Anhaften (**Abb. 17.9**). Mit dem Speichel sondern sie lokal betäubende und gerinnungshemmende Substanzen ab. Für eine vollständige Blutmahlzeit benötigt die Zecke 2–3 Tage und schwillt dabei deutlich sichtbar an. Die mit dem Stich übertragenen Borrelien vermehren sich zunächst örtlich und verbreiten sich dann mit dem Lymph- und Blutstrom im Körper.

In Deutschland erkranken durchschnittlich 80 000 Menschen pro Jahr.

#### *Symptome*

Das frühe Stadium der Borreliose beginnt Tage bis wenige Wochen nach einem Zeckenstich und ist gekennzeichnet durch

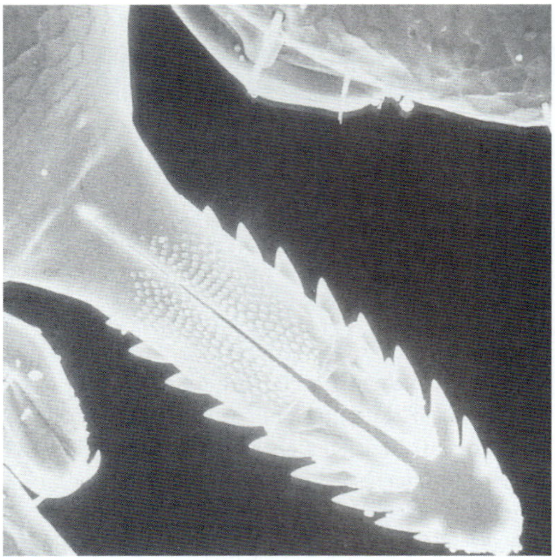

**Abb. 17.9 Zecke.** Stechapparat einer Zecke.

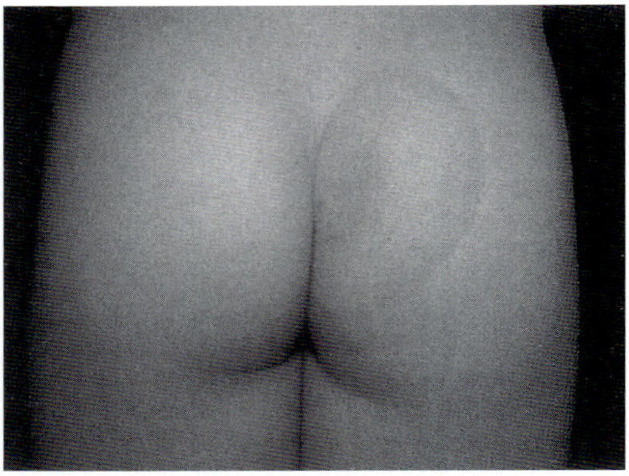

**Abb. 17.10 Erythem.** Erythema chronicum migrans.



- wechselhaft starke unspezifische Allgemeinsymptome, wie Fieber, Kopfschmerzen, Konjunktivitis und Lymphknotenschwellung,
- durch das charakteristische Erythema chronicum migrans, einer von der Stichstelle ausgehenden, schmerzlosen, kreisförmigen Rötung mit abblassendem Zentrum (**Abb. 17.10**),
- durch die Lymphadenosis benigna cutis in Form von blau-roten und z. T. knotigen Hautverdickungen, z. B. an den Ohren oder im Genitalbereich.

Das erste Stadium klingt nach Wochen spontan ab und wird bei geringer Ausprägung oft übersehen.

1–12 Monate später entwickelt sich das zweite, disseminierte Stadium der Ausbreitung der Borrelien im ganzen Körper. Im Vordergrund steht der Befall des Nervensystems mit heftigen Nervenschmerzen und Lähmungen einzelner peripherer Nerven. Bei Erwachsenen kann sich eine chronische Enzephalomyelitis entwickeln. Im Kindesalter werden häufig nur leichte meningitische Zeichen mit einseitiger Fazialisparese beobachtet. Die Entzündung des Herzmuskels kann zu Reizleitungsstörungen führen, an den Augen findet sich meist nur eine Konjunktivitis. Die typische Lyme-Arthritis (S. 379) kann in dieser Phase schon auftreten und manchmal das hervorstechende Symptom sein.

Das dritte Stadium der Infektion tritt wahrscheinlich erst nach Jahren auf und ist durch die Lyme-Arthritis, durch eine chronische und schließlich mit Schrumpfung einhergehende Hautentzündung (Acrodermatitis atrophicans) und eine chronische Enzephalomyelitis gekennzeichnet. Die Symptome können beim einzelnen Patienten wechselnd lange über Jahre nebeneinander oder auch einzeln bestehen. Dadurch ist das Krankheitsbild oft schwer zu erkennen.

### *Diagnostik*

Da die klinischen Erscheinungen sehr wechselnd ausgeprägt sein können, über Jahre in Schüben auftreten und gerade die neurologischen Symptome erst nach Jahren auffällig werden können, ist der Nachweis von Antikörpern im Blut und/oder Liquor zur Diagnosesicherung erforderlich. Für moderne und sichere Testverfahren (Polymyrasekettenreaktion, Immunoblot, ELISA) stehen Speziallaboratorien zur Verfügung.

In Hautbiopsien aus dem Erythema migrans lassen sich Borrelien nachweisen.

### *Therapie und Prophylaxe*

Die Bekämpfung der Borrelien erfolgt mit Antibiotika. In der ersten Phase mit oralen Gaben von Doxycyclin oder Amoxicillin (Kinder, Schwangere), in den späteren Stadien auch intravenös mit Cefotaxin oder Ceftriaxon über 2–3 Wochen. Alternativ kann auch Penicillin in hohen Dosen intravenös gegeben werden. Nicht selten sind mehrere Therapiezyklen erforderlich, um eine endgültige Ausheilung zu erreichen. Vorbeugend ist das Tragen bedeckender Kleidung (lange Hosen, geschlossene Schuhe) und vor allem nach Ausflügen in Waldgebiete ist abends das Absuchen des Körpers nach Zecken wichtig.

## 17.10.15 Brucellosen

### *Ursachen und Pathogenese*

Brucellen sind gramnegative unbewegliche Stäbchen. Drei Arten werden unterschieden (**Tab. 17.5**).

Die Brucellen werden mit den Exkrementen, Lochien und der Milch ausgeschieden. Der Mensch infiziert sich durch direkten oder indirekten Kontakt.

● MERKE *Bestimmte Berufsgruppen, wie Tierärzte, Melker, Schlachthofpersonal, sind besonders gefährdet.*

**Tab. 17.5 Brucellenarten.**

| *Erreger* | *Vorkommen* | *Krankheit* |
|---|---|---|
| Brucella abortus | bei Rindern | Bang-Krankheit |
| Brucella melitensis | vorwiegend bei Ziegen und Schafen | Maltafieber |
| Brucella suis | bei Schweinen | Schweinebrucellose |

In Deutschland sind die meisten Rinderbestände inzwischen „Bang"-frei. Das Pasteurisieren der Milch zerstört die Brucellen.

Das Krankheitsbild ist vielgestaltig. Die Brucellen können sich monatelang in den Zellen des retikuloendothelialen Systems (RES), in Milz, Leber, Lymphknoten, Knochenmark und Nieren ansiedeln.

Inkubationszeit: 1–3 Wochen, gelegentlich länger.

#### *Symptome*

Am Beginn stehen oft Leistungsschwäche, rheumatische Beschwerden, Kopfschmerzen, Schlaflosigkeit. Abends wird Fieber beobachtet, das in den Morgenstunden unter Schweißausbruch wieder abfällt. Tagelange fieberfreie Intervalle sind typisch (wellenförmiger Fieberverlauf). Diese Krankheitsphase, in der ein Teil der Betroffenen noch seiner Arbeit nachzugehen vermag, kann mehrere Wochen anhalten.

Bei der Untersuchung findet man aber schon Lymphknotenschwellungen sowie eine vergrößerte Leber und Milz. Das Blutbild zeigt eine Leukopenie mit Lymphomonozytose und Eosinophilie. Weitere Organmanifestationen in Form von Osteomyelitis, Karditis, Nephritis, Thrombophlebitis, Pneumonie, Orchitis und Neuritis können auftreten. Ein monatelanger Verlauf ist nicht selten.

#### *Diagnostik und Therapie*

Man muss bei entsprechenden unklaren Krankheitsbildern an eine Brucellose denken und die Diagnose sichern durch den direkten Erregernachweis aus Blut, Liquor, Sternalmark, Gallensaft, Urin oder Organpunktaten und/oder durch einen signifikanten Titeranstieg agglutinierender Antikörper im Serum.

Eine mehrwöchige Behandlung mit Tetracyclinen, Streptomycin und einem Sulfonamid ist erforderlich.

#### *Prophylaxe*

Schutzimpfung der Jungtiere, Vernichten des infizierten Viehbestandes, Schutzbekleidung, Pasteurisieren der Milch.

Bei Brucellosen besteht Meldepflicht im *Erkrankungsfall.*

### 17.10.16 Tularämie

#### *Ursachen und Pathogenese*

Tularämie ist eine unter Nagern weit verbreitete und meist tödlich verlaufende Sepsis. Für menschliche Infektionen spielen besonders Hasen und Kaninchen eine Rolle. Die *Übertragung* des Erregers, Francisella tularensis, erfolgt durch direkten Kontakt, durch verunreinigte Lebensmittel oder über Zwischenwirte (Zecken). Eintrittspforten sind die Haut oder die Schleimhäute.

Inkubationszeit: 2–5 Tage.

● WISSEN *Die Hasenpest kommt weltweit vor, außer in Australien und der Antarktis. Der Erreger wurde 1912 in Tulare County in Kalifornien entdeckt. Edward Francis konnte 1919 den Übertragungsweg aufklären. Nach ihm heißt der Erreger „Francisella".*

#### *Symptome*

An der *Eintrittspforte* entstehen unter Fieberanstieg ein schmerzhaftes Geschwür und eine Anschwellung der regionalen Lymphknoten. Haut, Bindehaut des Auges, Mund- und Rachenschleimhaut, aber auch Bronchial- und Darmschleimhaut können Sitz der Primärläsion sein. *Allgemeinerscheinungen*, wie Abgeschlagenheit, Gliederschmerzen, Übelkeit, Erbrechen und Diarrhö, können auftreten. Meistens klingt die Infektion nach mehreren Wochen ab. Seltener entsteht ein Generalisationsstadium mit Befall vieler Organe einschließlich des Zentralnervensystems.

#### *Diagnostik und Therapie*

Erregernachweis durch Kultur oder Tierversuch und deutlicher Antikörpertiteranstieg sichern die Diagnose. Der intrakutane Hauttest mit Pasteurellenantigen besagt nur, dass zu irgendeinem Zeitpunkt eine Infektion abgelaufen ist.

Therapie: Ciprofloxacin, Inzision eingeschmolzener Lymphknoten.

Bei Tularämie besteht Meldepflicht bereits bei *Krankheitsverdacht.*

## 17.10.17 Yersiniosen

### Pest

#### *Ursachen, Pathogenese und Epidemiologie*

Der Erreger der Pest, Yersinia pestis, ist unter wild lebenden Nagetieren verbreitet. Durch den Pestfloh (**Abb. 17.11**) können über Hausratten Menschen infiziert werden. An Lungenpest erkrankte Menschen sorgen durch Tröpfcheninfektion für eine schnelle Verbreitung der Pest. Die besonders im Mittelalter in großen Seuchenzügen in Europa verbreitete Krankheit kommt heute in endemischen Herden in Ostasien, Afrika und Südamerika vor.

Inkubationszeit: Haut- und Beulenpest 3–4 Tage, Lungenpest 1–2 Tage.

● WISSEN *Zwischen 531 n. Chr. und 580 n. Chr. rottete die erste große Pestwelle ganze Städte aus. Eine zweite Welle traf Europa 1347–1352. Die Krankheit wurde auch als der „schwarze Tod" bezeichnet und galt als Strafe Gottes. Die Gläubigen flehten daher den Pestheiligen St. Rochus um Hilfe an.*

#### *Symptome*

Plötzlicher Krankheitsbeginn mit Schüttelfrost, Fieber, schwerem Krankheitsgefühl, Angst, Kopf- und Gliederschmerzen, Erbrechen sowie Kreislaufstörung kennzeichnen das Bild. An der Eintrittspforte (Flohstich) entwickelt sich meist eine nekrotisierende Entzündung. Die regionalen Lymphknoten schwellen schmerzhaft an, verbacken und schmelzen schließlich ein.

Breitet sich die Pest über die Lymphbahnen nicht weiter aus, kann die Erkrankung in diesem Stadium zum Stillstand kommen. Sonst führt eine Septikämie zum Befall fast aller Organe und zum schnellen Tod. Die gefürchtete Lungenpest, verbreitet durch Tröpfcheninfektion, endet unbehandelt ebenfalls in einer Pestsepsis und schnell mit dem Tod.

#### *Diagnostik und Therapie*

Einzelfälle außerhalb von Endemiegebieten sind schwer zu diagnostizieren. Die Züchtung der Erreger ist Speziallaboratorien vorbehalten. Antikörper sind mit der passiven Hämagglutinationsreaktion nachweisbar.

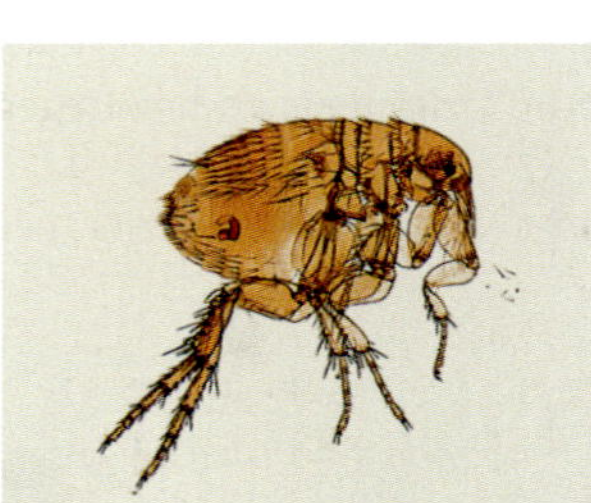

**Abb. 17.11 Pestfloh.** Überträger der Pest von Hausratten auf den Menschen.

Therapie: Frühzeitige, hoch dosierte intravenöse Gabe von Breitbandantibiotika in Kombination mit Streptomycin ist erforderlich.

Bei Pest besteht Meldepflicht bereits bei *Krankheitsverdacht.*

### Yersinia-pseudotuberculosis- und -enterocolitica-Infektion

#### *Ursachen, Pathogenese und Symptome*

Von den im Tierreich verbreiteten Yersinienarten sind Y. pseudotuberculosis und Y. enterocolitica für den Menschen pathogen. Die oral aufgenommenen Erreger rufen nach einer *Inkubationszeit* von 3–10 Tagen das Krankheitsbild einer Enterokolitis hervor.

● MERKE *Bei Kindern und Jugendlichen entsteht durch eine mesenteriale Lymphadenitis und Ileitis terminalis häufig das Bild einer Appendizitis mit Fieber, Durchfall und Schmerzbetonung im rechten Unterbauch (Pseudo-Appendizitis).*

Bei Erwachsenen kann sich das Bild einer chronisch rezidivierenden Ileokolitis entwickeln und in einem Teil der Fälle (HLA-B27-Träger) eine reaktive Arthritis (S. 381). Bei älteren Menschen werden septische Verläufe beobachtet.

#### *Diagnostik und Therapie*

Die Diagnose kann durch Nachweis der Erreger im Stuhl und von Antikörpern (IgG, IgA) im Serum gestellt werden.

Yersinien sprechen auf Tetrazykline und Cotrimoxazol gut an. Sie sind resistent gegen Ampicillin und Cephalosporin der 1. und 2. Generation.

## 17.10.18 Weitere Bakterienenteritiden

Zahlreiche akute Durchfallerkrankungen werden durch weitere Bakterien oder deren Toxine verursacht. Die Übertragung erfolgt durch infizierte Lebensmittel, in denen sich die Keime vermehren und auch schon ihre Toxine bilden, sodass einmal, wie beim Botulismus, die vorgebildeten Toxine die Krankheitserscheinungen auslösen können, bei anderen Erkrankungen, wie bei den Salmonellosen, die Keime sich zunächst im Darm vermehren.

### Campylobacter-Enteritis

Campylobacter jejuni, ein gramnegatives Stäbchen, wird in den letzten Jahren zunehmend häufiger aus dem Stuhl von Patienten mit akuter Enteritis isoliert.

Verunreinigtes Fleisch ist in der Regel die Ursache der Infektion, die meist 4–5 Tage andauert und von Muskel- und Gliederschmerzen begleitet wird (reaktive Arthritis, S. 381).

Die Abheilung erfolgt in der Regel spontan. Die Bedeutung anderer Helicobacter-Bakterien für die Entstehung von Gastritis und Magenulkus s. S. 52.

### Staphylokokken-Enteritis

Staphylokokken vermehren sich als Verunreinigung in Lebensmitteln, die in ungenügend gekühltem Zustand längere Zeit aufbewahrt werden. Die Bakterien bilden dabei Toxine, die z.T. sehr hitzeresistent sind, sodass auch das Kochen der Speisen das Toxin nicht zerstört. Es erkranken deshalb oft alle Personen, die von den Speisen gegessen haben, innerhalb von 2–4 Stunden mit heftigem Brechdurchfall, begleitet von Bauchkrämpfen. Unter Flüssigkeitszufuhr erholen sich die Patienten schon in 1–2 Tagen.

### Escherichia-coli-Enteritis

Coli-Bakterien, nach dem Erstbeschreiber Theodor Escherich (1894) als Escherichia Coli (E. coli) benannt sind mit Salmonellen und Campylobacter die häufigste Ursache von Durchfallerkrankungen im Kindes- und Erwachsenenalter.

Die Übertragung erfolgt durch verunreinigtes, unzureichend gegartes Fleisch, nicht pasteurisierte Milch oder rohes Gemüse. Die Keime schädigen die Darmschleimhaut direkt oder durch ihre unterschiedlichen Toxine. Vier Stämme werden unterschieden:

- Enteropathische Stämme verursachen die Säuglingsenteritis.
- Enterohämorrhagische Stämme führen zur hämorrhagischen Kolitis und zum besonders bei Kleinkindern gefährlichen hämorrhagisch-urämischen Syndrom mit Nierenversagen.
- Enterotoxin-bildende Stämme sind die häufigste Ursache der sog. Reisediarrhö („Montezumas Rache“, „Fluch der Pharaonen“).
- Enteroinvasive Stämme verursachen in allen Altersstufen Enterocolitis-Beschwerden und kommen vorwiegend in tropischen und subtropischen Ländern mit geringem Hygienestandard vor.

Die pathogenen Kolibakterien sind in Stuhlkulturen nur schwer von den Kolikeimen der normalen Stuhlflora zu unterscheiden.

#### *Therapie*

Antibiotika, wie Aminopenicilline, Cephalosporine oder Cotrimoxazol, sind in der Regel gut wirksam. Schneller Flüssigkeits- und Elektrolytersatz sind besonders bei Säuglingen und Kleinkindern notwendig. Bei nosokomialen Infektionen (S. 612) finden sich häufig betalactamasepositive Keime.

Bereits der *Krankheitsverdacht* ist meldepflichtig!

## 17.10.19 Bakterielle Meningitis

### Nicht-epidemische eitrige Meningitis

#### *Ursachen und Pathogenese*

Erreger der eitrigen Meningitis sind vorwiegend Pneumokokken, Streptokokken, Staphylokokken, Enterokokken, Haemophilus-influenzae-Bakterien, Kolibakterien und Salmonellen. Die Bakterien gelangen, fortgeleitet aus der Umgebung nach Schädeltraumen, hämatogen oder über die Lymphbahnen zu den Hirnhäuten. Der Ausgangsherd der Keime kann versteckt und symptomarm sein (z.B. chronische Felsenbeinentzündung) oder in anderen Fällen eine schwerwiegende Grundkrankheit darstellen (z.B. Sepsis, Bronchiektasen).



#### *Symptome*

Das klinische Bild unterscheidet sich im Prinzip nicht von dem einer Virusmeningitis (S. 582). Die meningitischen Symptome beginnen meist plötzlich, gelegentlich aber auch über einige Tage einschleichend. Im Rahmen einer schweren Grundkrankheit können die meningitischen Zeichen zunächst wenig auffallen. Die Laborbefunde zeigen eine deutliche BSG-Beschleunigung sowie eine Leukozytose mit Linksverschiebung. Der Liquor ist durch Eiweißvermehrung und Zellzahlerhöhung getrübt bis eitrig.

#### *Diagnostik und Therapie*

Meningitiszeichen und eitrig getrübter Liquor mit Granulozyten führen zur Diagnose. Die Bakterien lassen sich manchmal schon im Liquorzellausstrich nachweisen (intrazellulär). Eine Züchtung der Bakterien aus dem Liquor oder dem Ausgangsherd mit anschließender Resistenzbestimmung sollte in jedem Fall versucht werden.

Therapie: Sofortbehandlung mit hohen Dosen breit wirksamer Antibiotika (Cephalosporine, Aminoglykoside), die intravenös zu verabreichen sind, bis eine gezielte Therapie nach entsprechender Resistenzbestimmung durchgeführt werden kann. Chloramphenicol besitzt eine gute Liquorgängigkeit. Die Pneumokokkenmeningitis erfordert eine intensive Therapie. In schwer verlaufenden Fällen gibt man zusätzlich für 3–5 Tage Dexamethason.

● PFLEGE ***Aspekte der Pflege.*** *Patienten mit Meningitis sind schwer krank und bedürfen meist der Intensivpflege. Solange der Erreger und damit der Grad der Ansteckungsgefahr nicht bekannt ist, sollten Sie die strengsten Isolierungsvorkehrungen treffen. Die Patienten sind sehr* *reizempfindlich. Dunkeln Sie das Zimmer leicht ab und sorgen Sie so gut es geht für eine ruhige Atmosphäre. Ruckartige pflegerische Aktionen sollten vermieden werden, da sie dem Patienten zusätzliche Kopf- und Nackenschmerzen verursachen.*

### Epidemische Meningitis

Die Erreger der epidemischen Meningitis sind gramnegative Diplokokken (Neisseria meningitidis). Der Serotyp A ist verantwortlich für Epidemien in Südamerika, im „Meningitisgürtel" Afrikas und in Asien. In den Industrieländern kommen die Typen B und C bei Einzel- oder Gruppenerkrankungen vor. Betroffen sind Kinder unter 5 Jahren und Jugendliche, vorwiegend in den Wintermonaten. Die *Übertragung* geschieht durch Tröpfcheninfektion.

Inkubationszeit durchschnittlich 3 Tage.



#### *Symptome*

Nach kurzem katarrhalischem Vorstadium, oft verbunden mit einem Herpes labialis treten unter Schüttelfrost, Fieber und starken Kopfschmerzen die typischen Zeichen einer Meningitis auf. Darüber hinaus können als Folge der hämatogenen Aussaat der Keime Konjunktivitis, Sinusitis, Otitis, Myokarditis, Arthritis und vielgestaltige Exantheme auftreten.

● MERKE *Einen besonders schweren Verlauf zeigt die Meningokokkensepsis, bei der Blutungen in die Nebennieren, Hautblutungen und schwerer Kreislaufschock in Stunden zum Tode führen können (Waterhouse-Friderichsen-Syndrom, S. 566).*

#### *Diagnostik und Therapie*

Getrübter Liquor und der mikroskopische Nachweis gramnegativer Diplokokken in den Liquorgranulozyten sichern die Diagnose. Eine Kultur gelingt nur aus frischem körperwarmem Liquor auf Spezialnährböden.

Therapie: Die in Deutschland vorkommenden Stämme sind penizillinempfindlich, das hochdosiert intravenös gegeben werden muss. Im Ausland ist wegen Penizillinresistenz Cefotaxim zu empfehlen. Bei engen Kontaktpersonen ist eine Chemoprophylaxe mit Rifampicin oder Ciprofloxazin zu empfehlen. Der bisher zur Verfügung stehende Impfstoff ist nicht gegen die in Deutschland vorwiegend vorkommende Serogruppe B wirksam.

Bei Meningitis epidemica besteht Meldepflicht bereits bei *Krankheitsverdacht.*

### Meningitis tuberculosa

#### *Pathogenese*

Die tuberkulöse Meningitis kann im Rahmen der ersten hämatogenen Streuung und bei einer Miliartuberkulose auftreten (S. 617). Die Entzündung manifestiert sich vorwiegend an der Hirnbasis. Die hier verlaufenden Nerven (N. abducens) und die angrenzende Hirnrinde werden in die Entzündung miteinbezogen.

#### *Symptome*

Schleichender Beginn (eventuell über 2–3 Wochen) mit Kopfschmerzen, psychischen Veränderungen und subfebrilen Temperaturen ist typisch für die Meningitis tuberculosa. Mit den meningitischen Symptomen tritt häufig eine Abduzensparese auf. Die Lumbalpunktion zeigt in frischen Fällen einen klaren Liquor, vorwiegend Lymphozyten im Sediment und einen deutlich erniedrigten Liquorzucker (unter 30 mg/dl = 1,7 mmol/l). Nach längerem Stehen bildet sich ein sog. Spinnwebhäutchen im Liquor, in dem besonders angereichert die Tuberkelbakterien haften.

#### *Diagnostik und Therapie*

Schleichender Beginn, typischer Liquorbefund und der Nachweis der Tuberkelbakterien im Liquor sichern die Diagnose. Eine Züchtung der Tuberkelbakterien (Kultur, Tierversuch) und eine anschließende Resistenzbestimmung sollten immer angestrebt werden. Neuerdings steht ein Latexagglutinationstest mit Liquor zur Verfügung.

Therapie: Neben einer Dreierkombination, z. B. mit Streptomycin, Rifampicin und Ethambutol (S. 618), können in schweren Fällen die Medikamente auch intralumbal gegeben werden. Wichtig ist die frühzeitige und ausreichend lange Behandlung.

Bei Meningitis tuberculosa besteht Meldepflicht im *Erkrankungsfall.*

## 17.10.20 Listeriose

#### *Ursachen und Pathogenese*

Listeria monocytogenes ist ein grampositives bewegliches Stäbchen, das im Tierreich weit verbreitet ist und auch im Erdboden vorkommt. Die *Übertragung* auf den Menschen erfolgt als Schmutz- und Schmierinfektion von latent infizierten Menschen oder durch Verzehr roher Fleischerzeugnisse.

Vorzugsweise erkranken Neugeborene, ältere Menschen und Kranke mit geschwächter Abwehrlage (Leukämie, AIDS, Immunsuppression).

#### *Symptome*

Die Listerieninfektion tritt unter verschiedenen Krankheitsbildern auf:

- Listerienmeningitis bzw. -meningoenzephalitis
- glanduläre Form mit Monozytenangina und Lymphknotenschwellung
- septisch-typhöse Verlaufsform

- Otitis
- Pneumonie
- Keratokonjunktivitis

Latente Infektionen sind offenbar weit verbreitet.

In der Schwangerschaft können die Listerien die Plazentaschranke durchbrechen, auf den Fetus übergehen und zu einer meist tödlich verlaufenden Sepsis führen.

### Diagnostik und Therapie

Züchtung der Bakterien aus Liquor, Mekonium, Fruchtwasser, Organabstrichen oder Punktaten sowie Nachweis von Antikörpern sichern die Diagnose.

Therapeutisch werden über 4 Wochen Amoxicillin und Gentamycin in Kombination eingesetzt.

## 17.10.21 Tetanus (Wundstarrkrampf)

### Ursachen und Pathogenese

Der Erreger des Tetanus (Clostridium tetani) ist ein grampositives, anaerob wachsendes Stäbchen, das in Sporenform im Erdreich weit verbreitet ist. Der Mensch infiziert sich durch Verletzungen, die den Tetanussporen ein Auskeimen unter Sauerstoffabschluss gewährleisten und die von Bagatellverletzungen (Holzsplitter) bis zu großen verschmutzten Verletzungen (Autounfälle) reichen. Die Tetanusbazillen bilden Toxine, die sich entlang der Nervenbahnen ausbreiten und motorische wie sensible Nerven schädigen.

Inkubationszeit: abhängig von der Massivität der Infektion und dem Wachstumsmilieu 4 Tage bis 4 Wochen.

● MERKE *Je kürzer die Inkubationszeit, desto schwerer der Verlauf. Sporen können latent über Jahre im Gewebe verbleiben (z. B. Granatsplitter).*

### Symptome

Muskelstarre, Reflexsteigerung und klares Bewusstsein kennzeichnen das Krankheitsbild. Die Starre der Kaumuskulatur tritt frühzeitig ein; ihr Ausmaß gibt einen Anhalt für die Schwere der Infektion. Im weiteren Verlauf werden die übrige Gesichtsmuskulatur, Nacken-, Rücken-, Thorax-, Bauchmuskulatur und schließlich die Muskulatur der unteren und weniger stark der oberen Extremitäten betroffen. Die Patienten liegen in starr verkrampfter Haltung. Licht-, Geräusch- oder Berührungsreize lösen unerträglich schmerzhafte Muskelkrämpfe aus, wobei es zu Muskelrissen und sogar zu Knochenbrüchen kommen kann. Ateminsuffizienz bzw. Herz- und Kreislaufversagen führen in schweren Fällen innerhalb von Tagen zum Tode. Überleben die Patienten, werden die Heilungsaussichten mit jedem Tag besser. Abortive Verläufe mit geringer Toxinwirkung kommen vor.

● PFLEGE ***Aspekte der Pflege.*** *Patienten mit Tetanus sind intensivpflegebedürftig; sie erhalten starke Beruhigungsmittel und werden künstlich beatmet. Da schon geringste äußere Reize extrem schmerzhafte Muskelkrämpfe auslösen, ist es wichtig, dass Sie den Patienten in einem abgedunkelten, ruhigen Einzelzimmer unterbringen. Planen Sie alle Pflegeaktionen genau vor, damit sie immer während des Wirkungsgipfels der Beruhigungsmittel ausgeführt werden.*

### Diagnostik und Therapie

Das charakteristische klinische Bild bestimmt die Diagnose. Die Züchtung der Bazillen ist zeitraubend und schwierig.

Therapeutisch erfolgt eine schnelle passive Immunisierung mit einem Tetanushyperimmunglobulin, gleichzeitig aktive Immunisierung mit Tetanustoxoid. Darüber hinaus Muskelrelaxanzien und künstliche Beatmung sowie Vermeidung von Lichtreizen. Die Tetanusbazillen selbst und Mischkeime werden durch Antibiotika bekämpft.

### Prophylaxe

Bereits im 1. Lebensjahr sollte eine aktive Immunisierung mit Tetanustoxoid (in Kombination mit Diphtherieimpfstoff) durchgeführt und bei Schuleintritt nachgeimpft werden (S. 597, **Tab. 17.2**). Für einen wirksamen Schutz sind Nachimpfungen alle 6–10 Jahre erforderlich.

*Tetanuserkrankung* ist meldepflichtig.

## 17.10.22 Milzbrand

### Ursachen und Pathogenese

Die Milzbranderreger sind große grampositive Stäbchen, die sehr dauerhafte Sporen bilden. Weidetiere erkranken an einer zum Tode führenden Sepsis. Der Mensch infiziert sich bei Kontakt mit Tieren oder tierischen Verarbeitungsprodukten (Tierhäute, Felle, Wolle).

● MERKE *Bestimmte Berufsgruppen, wie Tierärzte, Landwirte, Metzger, Hafen- und Lederfabrikarbeiter, sind besonders gefährdet.*

Die *Übertragung* erfolgt durch direkten Kontakt (Hautmilzbrand), aerogen durch milzbrandsporenhaltigen Staub (Lungenmilzbrand) oder gelegentlich oral (Darmmilzbrand).

Inkubationszeit: 2–3 Tage.

17

*Symptome*
Beim Hautmilzbrand entwickelt sich an der Eintrittspforte ein schmerzloses Bläschen, das sich vom eingetrockneten, schwärzlich verkrusteten Zentrum mit Ödem und weiterer Bläschenbildung ausbreitet. Über die Lymphbahnen und Lymphknoten kann der Entzündungsprozess zu einer tödlichen Sepsis werden. Besonders gefährlich sind Infektionen im Gesicht.

Der seltene Lungenmilzbrand verläuft ohne Behandlung rasch tödlich. Beim Darmmilzbrand kommt es zu heftigen blutigen Durchfällen mit hoher Sterblichkeit.

*Diagnostik und Therapie*
Es ist wichtig, bei den entsprechenden Berufsgruppen an eine Milzbrandinfektion zu denken. Die Milzbrandstäbchen lassen sich mikroskopisch in Ausstrichpräparaten nachweisen.

Therapeutisch kommen hohe Dosen Penicillin in Kombination mit einem Breitbandantibiotikum zum Einsatz.

Als mögliche biologische Kampfstoffe haben die Milzbranderreger in den letzten Jahren große Bedeutung gewonnen. Sie lassen sich ohne großen technischen Aufwand in fast jeder Menge herstellen und sind dadurch terroristischen Gruppen und auch z. B. ärmeren Entwicklungsländern zugänglich. Durch chemische und technische Behandlung lassen sich besonders aggressive Milzbrandstämme herstellen. Als feinstverteilte Aerosole stellen die Sporen einen gefährlichen Kampfstoff dar. Japan, Russland und auch die USA haben seit den 30er-Jahren solche Aerosole entwickelt und Milzbrandstämme auch anderen Ländern (z. B. Irak) zur Verfügung gestellt.

Bei Angriffen mit Milzbranderregern können exponierte Bevölkerungsgruppen durch eine Chemoprophylaxe (Ciprofloxacin, Amoxycillin, Doxicyclin) geschützt werden. Ein Impfstoff steht in Deutschland zurzeit nicht zur Verfügung. Verseuchte Landstriche bleiben über viele Jahre durch die große Widerstandsfähigkeit der Sporen infektiös.

● MERKE *Jeder Verdacht auf Milzbrand ist sofort meldepflichtig!*

### 17.10.23 Gasbrand

*Ursachen und Pathogenese*
Erreger des Gasbrands sind mehrere Sporen bildende, anaerob wachsende Bazillen, die vielfach im Darm von Mensch und Tieren vorkommen und mit den Exkrementen ubiquitär im Erdreich verbreitet werden. Menschliche Infektionen entstehen durch tiefe verschmutzte Wunden (Lazarettbrand) oder auch bei Injektionen oder Operationen (Hospitalbrand). Infiziertes Fleisch kann zum Darmgasbrand oder über die Toxinwirkung zu einer akuten Enteritis (Fleischvergiftung) führen.

Inkubationszeit: 1–3 Tage.

*Symptome*
Die Gasbrandinfektion bei Wunden ist durch hämorrhagisches Ödem, Gewebsauflösung und Gasbildung gekennzeichnet. Bei oberflächlicher Gasbrandinfektion (epifaszial) ist die Gasbildung sichtbar und fühlbar. Tiefere Infektionen (subfaszial) sind immer sehr gefährlich. Die Wunden schmerzen stark, werden brandig, schmutzig-braun und sind eher trocken. Blasen zeigen ein serös-hämorrhagisches Sekret. Rötung, Wärme, Lymphangitis und Lymphknotenschwellung fehlen. Die Gasbrandtoxine schädigen Herz und Kreislauf.

Beim Darmgasbrand entwickelt sich eine ulzerösnekrotisierende Dünndarmentzündung. Die orale Aufnahme der Toxine führt zu einer meist nur kurzfristigen heftigen Enteritis.

*Diagnostik und Therapie*
Neben dem klinischen Bild führt der Erregernachweis (Abstrich, Stuhl) und der Nachweis der Gasbildung im Gewebe (Röntgen, Ultraschall) zur Sicherung der Diagnose.

**Therapeutische Maßnahmen bei Gasbrand:**
- chirurgische Wundversorgung, Amputation bei fortgeschrittenem Prozess
- Sauerstoffatmung unter Überdruck
- passive Immunisierung mit antitoxischem Gasbrandserum
- Penicillin und Breitbandantibiotika
- Glukokortikoide, Kreislaufüberwachung
- Antitoxin in schweren Fällen

## 17.11 Krankenhausinfektionen (nosokomiale Infektionen)

*Epidemiologie*
Im Krankenhaus (griech. *nosokomeion*) erworbene Infektionen stellen ein zunehmendes Problem dar, besonders in den operativen Fächern, in intensivmedizinischen Abteilungen und bei multimorbiden, abwehrgeschwächten älteren Patienten.

● MERKE *Etwa 1 Million, d. h. 7 % aller Patienten in deutschen Krankenhäusern erleiden eine nosokomiale Infektion. Auf einer Intensivstation kann die Erkrankungshäufigkeit auf 12–20 % ansteigen und zu Todesfällen (1 500 bis 4 500 pro Jahr) führen.*

Atemwegsinfektionen, Harnwegsinfektionen, postoperative Wundinfektionen und Sepsis sind die häufigsten Komplikationen.

### *Ursachen und Pathogenese*

Harnwegskatheter, Intubations- und Beatmungsgeräte, Venenkatheter sowie postoperativer Verbandwechsel sind die Wegbereiter der Keimbesiedlung. Die Keime stammen entweder vom endogenen Reservoir der Patienten selbst oder vom exogenen Keimreservoir des ärztlichen und pflegerischen Personals.

Viren und Pilze, vor allem aber Bakterien sind die Erreger nosokomialer Infektionen. Haut und Schleimhäute stellen das Hauptreservoir dar. Die Gefährlichkeit nosokomialer Infektionen wächst durch eine zunehmende *Antibiotikaresistenz* von Bakterienstämmen. Nach Vancomycin-resistenten Enterokokken (VRE), resistenten Pneumokokken, Staphylococcus epidermidis und sogar vergrünenden Streptokokken stellen heute *multiresistente Staphylokokken* (MRSA: multiresistenter bzw. methicillinresistenter Staphylococcus aureus) bzw. alle *Extended-Spectrum-Beta-Lactamase* (ESBL) *bildenden gramnegativen Bakterien* die gefährlichsten Erreger dar.

### *Prophylaxe*

Das Versagen der antibiotischen Therapie bei diesen Keimen (in Deutschland besteht zurzeit noch keine Resistenz dieser Staphylokokkenart gegen Glykopeptide und eine neue Antibiotikaklasse, Linozolid) erfordert ein Umdenken aller Beteiligten und die Rückbesinnung auf eine wirksame *Infektionsprophylaxe*. Diese beginnt mit sachgerechter und disziplinierter Hygiene und erfordert eine gezielte Strategie zum Auffinden multiresistenter Keime. Durch strenge standardisierte Isolierungsmaßnahmen sowie durch die konsequente Desinfektion aller Gegenstände, der Kleidung und Räume muss versucht werden, die weitere Ausbreitung der multiresistenten Keime zu verhindern.

Der *gründlichen Händedesinfektion* kommt nach allen Erfahrungen eine ganz entscheidende Bedeutung zu. Das Beispiel eines Desinfektions- und Hygieneplans beim Auftreten von multiresistenten Staphylokokken zeigt die Komplexität eines erfolgreichen Vorgehens und unterstreicht die besondere Verantwortung des Pflegepersonals (**Tab. 17.6**).



**Tab. 17.6 Desinfektions- und Hygieneplan bei MRSA-Vorkommen (vom Autor gekürzte Fassung).**

| *Was?* | *Wie oft?* | *Wie?* | *Womit?* | *Verantwortlich?* |
|---|---|---|---|---|
| ***Patient*** | | | | |
| Isolierung | | Einzelzimmer, Nasszelle, Schleuse; ggf. Kohortenisolierung, Zimmer kennzeichnen | | Ärzte Stationspersonal |
| Transport | nur wenn unbedingt erforderlich | Trage, Patientenbett bleibt im Zimmer; Patient trägt Mund-, Nasen- und Haarschutz | | Stationspersonal |
| Untersuchung | | Vorabinformation der Zielabteilung, Untersuchung als letzter Patient | | Stationspersonal |
| | nach Benutzung | Raum- und Gerätedesinfektion | 0,5 % Incidur | Abteilungspersonal |
| Sanierung:<br>– Nasenvorhof<br>– Rachen<br>– Hautareale<br><br>– Haare<br>– infizierte Hautläsionen | 5 Tage lang<br>3-mal tägl.<br>3-mal tägl.<br>1-mal tägl.<br><br>1-mal tägl.<br>1- bis 3-mal tägl. | <br>einreiben<br>gurgeln<br>Waschen, Duschen mit antiseptischen Mitteln<br>Waschen, Haare nicht fönen<br>Behandlung mit antiseptischen Salben | <br>Muporicin-Salbe<br>Chlorhexidin-Lsg.<br>Chlorhexidin-Lsg.<br><br>Muporicin Octenisept usw. | Stationspersonal |
| systemische Therapie | | lt. Antibiogramm | | Ärzte |
| Aufhebung der Isolation | nach drei negativen Abstrichserien | entnommen an mindestens drei Körperstellen im Abstand von 48 Stunden | | Ärzte |

**Tab. 17.6 Fortsetzung.**

| *Was?* | *Wie oft?* | *Wie?* | *Womit?* | *Verantwortlich?* |
|---|---|---|---|---|
| Verlegung eines nicht sanierten MRSA-Patienten | sobald es möglich ist | Transportdienst, Zielinstitution, Hausarzt, Pflegedienst, Angehörige informieren; MRSA-Vermerk auf Verlegungsbericht und Krankenakte | | Personal Ärzte |
| ***Personal*** | | | | |
| hygienische Händedesinfektion | vor Betreten und vor Verlassen des Patientenzimmers, nach Kontakt mit Blut, Ausscheidungen, nach Patientenkontakt und Kontakt mit Gegenständen | vor Betreten vor der Tür Entnahme von 3 ml, Benetzen der äußeren Türklinke, Benetzen der inneren Türklinke, dann Verreiben in den Händen; bei Verlassen des Zimmers in umgekehrter Reihenfolge | Sterillium | Personal |
| Überkittel | bei Betreten des Zimmers, Wechsel alle 8 Stunden | Anlegen in der Schleuse, im Patientenzimmer; Kittel bleibt im Zimmer oder wird nach Benutzung im Zimmer entsorgt | roter Wäschesack | Personal |
| Mund- und Nasenschutz, Kopfhaube | bei Patientenkontakt (Pflege, Eingriffe) | Mund und Nase müssen bedeckt sein, durchfeuchteten und defekten „Schutz“ sofort verwerfen | Müllbox im Patientenzimmer | Personal |
| Handschuhe | bei Patientenkontakt, Kontakt mit Ausscheidungen und Gegenständen | anziehen | unsterile Einmalhandschuhe | Personal |
| Schuhe | | Straßenschuhe | | |
| ***Gegenstände und Flächen*** | | | | |
| Gegenstände und patientennahe Flächen | 1-mal täglich | Wischdesinfektion | Incidur 0,5 % | Personal |
| Pflege- und Untersuchungsutensilien | 1-mal täglich und nach Gebrauch | Wischdesinfektion, Pflegeutensilien und Untersuchungsinstrumente bleiben im Zimmer; angebrochene Pflegeutensilien bei Entlassung verwerfen, Untersuchungsinstrumente desinfizieren | Incidur 0,5 % | Personal |
| Verbandwagen | | bleibt im Flur | | |
| Wäsche | 1-mal täglich | zeitgleicher Wechsel der Bett- und Nachtwäsche; benutzte und unbenutzte Wäsche wird im Zimmer entsorgt | roter Wäschesack | Personal |
| Müll | bei Bedarf | bleibt im Zimmer (Abfallgruppe B) | | Personal |
| patienteneigene Gegenstände | | Kämme, Bürsten, Hygieneartikel desinfizieren | Incidur 0,5 % | Personal |
| Bett | | Desinfektion und Wechsel nach Sanierung | Incidur 0,5 % | Personal |
| Ausbruch von MRSA; Meldung an das Gesundheitsamt | | Betriebsarzt informieren; nosokomiale MRSA-Fälle melden | | Personal Ärzte |

● PFLEGE ***Sicherheit.*** *Man geht davon aus, dass jede dritte Nosokomialinfektion durch Einhalten der Hygienerichtlinien seitens des Krankenhauspersonals vermeidbar wäre. Schätzungen zufolge sterben in Deutschland jedes Jahr etwa 20 000 Menschen an den Folgen einer im Krankenhaus erworbenen Infektion. Versuchen Sie angesichts dieser Zahlen Ihren Blick für die scheinbar kleinen, alltäglichen Hygienefehler zu schärfen. Das Durchlesen des Hygieneplanes Ihres Krankenhauses kann Ihnen hierbei eine wertvolle Hilfe sein. Prägen Sie Ihr hygienisches Handeln durch folgendes Motto: So wie ich gepflegt sein will, so pflege ich die mir anvertrauten Patienten.*

Strenge und immer wieder eingeübte Hygienemaßnahmen, klare Hygienevorschriften, Überwachung der korrekten Technik aller Eingriffe und pflegerischen Maßnahmen sowie schließlich die lückenlose Dokumentation aller nosokomialen Infektionen einer Abteilung sind unerlässliche Maßnahmen, die Zahl der Infektionen zu begrenzen. Hygienefachkräfte und Hygienebeauftragte koordinieren und überwachen in enger Zusammenarbeit mit einem bakteriologischen Laboratorium und einem Krankenhaushygieniker die Hygienevorschriften.

## 17.12 Tuberkulose

### *Ursachen und Pathogenese*

Der Erreger der Tuberkulose, ein gramnegatives, säurefestes Stäbchen, gehört zur Gruppe der Mykobakterien. Er wurde 1882 von Robert Koch entdeckt. Zwei Typen der Mykobakterien sind für die menschliche Tuberkulose von Bedeutung:

- Der *Typus humanus* (Mycobacterium tuberculosis) wird von Mensch zu Mensch übertragen und führt zur Lungentuberkulose. In Deutschland werden 98 % der Infektionen durch diesen Typ ausgelöst.
- Der *Typus bovinus* (Mycobacterium bovinum) wird mit der Kuhmilch übertragen (Lymphknoten-Tbc); er kommt heute bei uns nach Ausrottung der Rindertuberkulose praktisch nicht mehr vor.

*Atypische Mykobakterien* (MOTT: Mycobacteria Other Than Tuberculosis), wie z. B. Mykobakterium avium (Geflügeltuberkulose), können besonders bei immunsupprimierten Menschen zu tuberkuloseähnlichen Bildern führen.

● WISSEN *Robert Koch (1843–1919) gelang es, den Erreger anzuzüchten und zu färben. Er machte auch therapeutische Versuche mit Glycerinextrakt und löste damit große Hoffnungen aus, die aber bald schwer enttäuscht wurden. Eine wirksame Therapie stand erst Jahre später zur Verfügung. Koch entdeckte auch den Choleraerreger. 1905 erhielt er den Nobelpreis.*

Die Übertragung der Tuberkulose geschieht fast ausnahmslos durch Tröpfcheninfektion; eine Infektion entweder durch bakterienhaltigen Staub oder infizierte Gegenstände (Endoskope) ist aber nicht auszuschließen.

Die Erstinfektion mit Tuberkelbakterien löst Überempfindlichkeits- und Immunisierungsvorgänge vom zellulären Typ aus, die den Ablauf der Tuberkuloseerkrankung beim Menschen mitbestimmen. Diese Umstimmung des Organismus ist mit der sog. Tuberkulinreaktion messbar.

Ein positiver **Tuberkulintest** zeigt an, dass das Immunsystem Kontakt mit Tuberkelbakterien hatte. Er wird 5–6 Wochen nach der Erstinfektion positiv. Tuberkulin ist ein Extrakt aus Tuberkelbakterien und wird intrakutan verabreicht. Der Test wird positiv bewertet, wenn sich nach 48–72 Stunden das Hautareal rötet und sich Papeln bilden. Ein positiver Test wird als Hinweis, nicht aber als Beweis gewertet. Er ersetzt nicht andere Methoden der Tuberkulosediagnostik.

### *Häufigkeit*

Die Tuberkulose ist weltweit verbreitet mit geschätzt 1,7 Milliarden Erkrankten. Vorwiegend in den Entwicklungsländern werden jährlich 8–9 Millionen Tuberkuloseneuerkrankungen registriert. In Deutschland sind die Neuerkrankungen rückläufig, 2007 wurden noch 5 000 Fälle amtlich gemeldet. Bei einem Drittel der Fälle handelte es sich um Einwanderer aus der ehemaligen Sowjetunion, dem ehemaligen Jugoslawien und aus der Türkei. HIV infizierte Menschen (s. S. 574) erkranken aufgrund ihrer Immunschwäche relativ oft an Tuberkulose.

Die generelle frühe *Impfung* im Säuglings- und Kleinkindesalter mit einem abgewandelten Tuberkelbakterienstamm (BCG) wird heute nicht mehr empfohlen, um den wichtigen diagnostischen Hinweis für eine Erstinfektion nicht zu verfälschen. Darüber hinaus wurden nach der Impfung selten auch unkontrolliert fortschreitende Infektionen mit dem Impfbakterienstamm beobachtet. Nur bei besonders gefährdeten Kindern, z. B. in Tuberkulose-Familien und in Entwicklungsländern mit weit verbreiteter Tuberkuloseinfektion, wird die Impfung weiterhin empfohlen.

*Pathologisch-anatomisch* ist die spezifische tuberkulöse Entzündung durch die Bildung von Tuberkelknötchen gekennzeichnet, die aus einem Kranz von Epitheloidzellen und Langhans-Riesenzellen um ein verkäsendes Nekrosezentrum bestehen und von einem

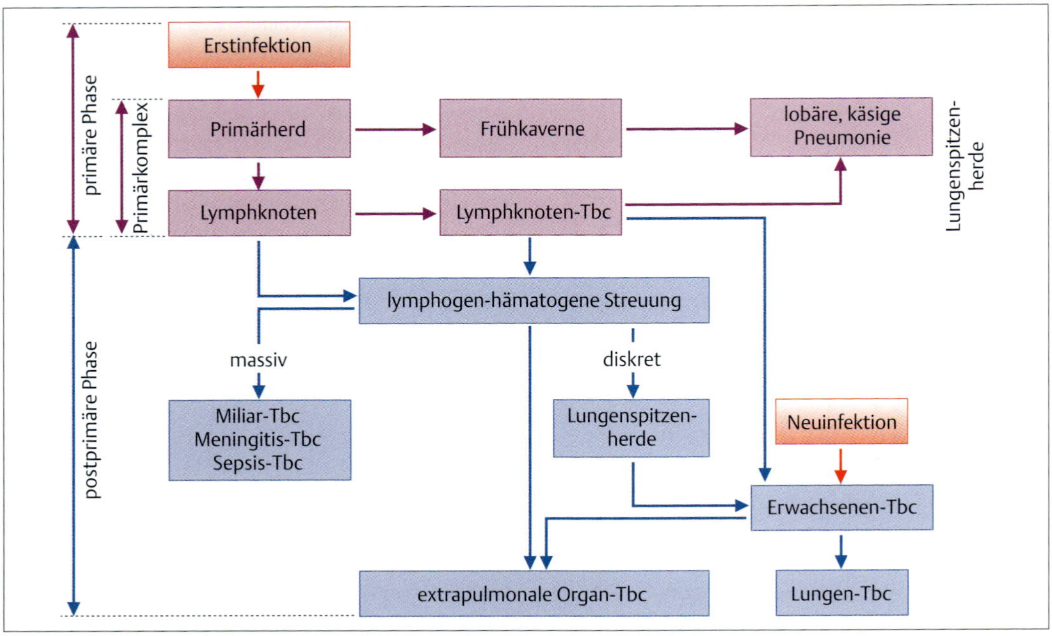


**Abb. 17.12 Tuberkulose.** Schema des Erkrankungsablaufes.



Wall aus Lymphozyten umgeben sind. Im weiteren Verlauf wachsen als Heilungsreaktion Bindegewebszellen (Fibroblasten) ein; das Entzündungsgewebe vernarbt und verkalkt schließlich.

### *Verlauf*

Im Ablauf der Tuberkulose unterscheidet man eine primäre und eine postprimäre Phase (**Abb. 17.12**):

- Die *primäre Phase* wird praktisch von jedem Menschen durchlaufen und manifestiert sich als Primärkomplex; zu ihm gehören
  - ein Primärherd im Gewebe,
  - über die Lymphbahnen eine Mitbeteiligung der entsprechenden Lymphknotengebiete.
- Die *postprimäre Phase* kann sich durch kontinuierliche, bronchogene, lymphogene oder hämatogene Ausbreitung der Tuberkelbakterien unmittelbar anschließen, oder sie entwickelt sich Jahre später durch das Wiederaufflackern alter tuberkulöser Herde oder infolge einer Neuinfektion. Für die Ausweitung der Tuberkulose über die Erstinfektion hinaus werden konstitutionelle Faktoren, Unterernährung sowie andere Faktoren, die die allgemeine Widerstandskraft schwächen, als ursächlich angesehen.

## Primäre Phase

### *Symptome*

*Pulmonaler Primärherd*

Die Erstinfektion mit Tuberkelbakterien führt in über 90% der Fälle zum pulmonalen Primärherd, der 5–6 Wochen nach der Infektion röntgenologisch sichtbar wird und meistens im Unterlappen oder in den unteren Abschnitten des Oberlappens lokalisiert ist. Über die Lymphbahnen greift die tuberkulöse Entzündung auf die regionalen Lymphknoten im Lungenhilus über (Primär-Komplex). Klinisch können in dieser Zeit allgemeine Abgeschlagenheit, Leistungsschwäche und Zeichen eines leichten grippalen Infekts, eventuell mit subfebrilen Temperaturen, auftreten.

Durch eine Beteiligung der Pleura können eine *Pleuritis tuberculosa* mit Schmerzen bei der Atmung und schließlich Ergussbildung auftreten. Als allergisch-hyperergische Reaktion beobachtet man bei manchen Menschen in diesem Stadium ein *Erythema nodosum*, das sich in Form schmerzhafter, entzündlicher, bläulich-roter, erbsen- bis bohnengroßer Knoten, vorwiegend an den Schienbeinen, manifestiert.

In den meisten Fällen heilt der Primärkomplex ab und verkalkt, sodass im späteren Leben bei vielen Menschen die verkalkten Hiluslymphknoten im Röntgenbild zu sehen sind.

● MERKE *Infektionstüchtige Tuberkelbakterien können sich jahrelang in den „abgeheilten" Lymphknoten abkapseln und später Ausgangsherd der Erwachsenentuberkulose sein.*

*Kavernenbildung*

In wenigen Fällen mit schlechter Abwehrlage heilt der Primärkomplex nicht ab. Es kommt zur käsigen Einschmelzung, und anstelle des Primärherdes entsteht eine Kaverne. Von hier aus können über den Bronchialweg weitere Lungenabschnitte befallen werden; eine *käsige lobäre Pneumonie* entsteht. Auch vom Lymphknoten des Primärkomplexes kann die Tuberkulose auf weitere Lymphknoten der Umgebung übergreifen (*Hiluslymphknotentuberkulose*) und über die Bronchien weitere Lungenabschnitte erfassen. Klinisch weisen Fieber, Husten, Nachtschweiß, schweres Krankheitsgefühl, deutliche BSG-Beschleunigung und Leukozytose auf dieses Krankheitsbild hin.

*Hämatogen-lymphogene Streuung*

Wichtig für den weiteren Ablauf der Tuberkulose ist die *hämatogen-lymphogene Streuung* der Tuberkelbakterien. In geringem Ausmaß findet sie wohl bei jeder Primärinfektion statt, bleibt aber in der Regel ohne klinische Folgen. Am häufigsten erfolgt die Streuung der Tuberkelbakterien aus den befallenen Lymphknoten.

Folge einer massiven hämatogenen Streuung im Anschluss an die Erstherdentstehung ist die *akute Miliartuberkulose*. Die hämatogene Aussaat der Tuberkelbakterien in die Lunge (pulmonale Form) ist klinisch von allgemeiner Abgeschlagenheit, Fieber, Husten und Dyspnoe begleitet. Das Sputum ist meist spärlich und anfangs bakterienfrei. Auch die Tuberkulinprobe kann in dieser Phase noch negativ sein. Das Blutbild zeigt eine Leukozytopenie und Lymphozytopenie; die Milz ist vergrößert zu tasten. Ein Teil der Patienten ist benommen, sodass eine Verwechslung mit einer Typhusinfektion (S. 601) möglich ist. Röntgenologisch führt die Aussaat der Tuberkelbakterien in die Lunge zu dicht gesäten miliaren Fleckschatten, die über allen Lungenabschnitten, von kranial nach kaudal abnehmend, zur Darstellung kommen.

Eine weitere Folge der miliaren Aussaat der Tuberkelbakterien kann die *Meningitis tuberculosa* sein (meningeale Form). Hier treten die zerebralen Erscheinungen ganz in den Vordergrund des Krankheitsbildes (S. 582).

Als Sonderform einer massiven hämatogenen Streuung kommt es bei fehlender immunologischer Abwehr (Anergie) des Organismus zur *Sepsis tuberculosa*. Bei dieser schweren Erkrankung treten tuberkulöse Entzündungsherde ohne nennenswerte abgrenzende Gewebsreaktionen in allen Organen auf, besonders auch in der Haut.

Für die **Diagnose** der massiven hämatogenen Aussaat von Tuberkelbakterien im Anschluss an die Primärinfektion kommt neben dem Bakteriennachweis und dem Röntgenbild der Spiegelung des Augenhintergrundes eine große Bedeutung zu. In vielen Fällen sieht man sehr früh Tuberkelherde in der Aderhaut und sichert damit die Diagnose.

● MERKE *Eine diskrete hämatogene Streuung im Anschluss an die Ersthertentstehung führt auf der einen Seite zu Lungenspitzenherden (verkalkte Simon-Huebschmann-Herde, vernarbte Malmros-Herde) und auf der anderen Seite zur Absiedlung in andere Organe. Die Herde verkäsen und verkalken oder heilen bindegewebig ab, können aber über viele Jahre noch infektionstüchtige Tuberkelbakterien enthalten und Ausgangspunkt der Erwachsenentuberkulose der Lungen oder der extrapulmonalen Organtuberkulose sein.*

### Postprimäre Lungentuberkulose (Erwachsenentuberkulose)

Entstehung einer chronischen Erwachsenentuberkulose:

- aus einem Assmann-Frühinfiltrat
- aus anderen älteren Lungenstreuherden
- aus einer alten Lymphknotentuberkulose
- seltener aus einer Neuinfektion

Das Assmann-Frühinfiltrat entwickelt sich aus einem älteren Spitzenherd; es liegt typischerweise infraklavikulär im Oberlappen. Klinisch bestehen in dieser Zeit meist wenige Erscheinungen, vielleicht das Bild eines verschleppten grippalen Infekts. Heilt das Frühinfiltrat nicht ab, so kann es direkt oder über die Bildung einer Frühkaverne zur bronchogenen Ausbreitung der Tuberkulose kommen. Auf diesem Weg entsteht wohl am häufigsten die chronische Erwachsenentuberkulose, die dann einen sehr unterschiedlichen Verlauf nehmen kann.

#### *Symptome und Verlauf*

*Exsudative Verlaufsform*

Die *exsudative Verlaufsform* der Lungentuberkulose ist gekennzeichnet durch verkäsende pneumonische Herde, die sich im Röntgenbild unscharf begrenzt abzeichnen und zur Kavernenbildung neigen. Die Kavernen entstehen durch Einschmelzung der käsigen Nekrose. Durch Anschluss an einen Bronchus wird das eingeschmolzene bakterienhaltige Material abgehustet (offene Tuberkulose). Werden gleichzeitig Blutgefäße eröffnet, kommt es zu Blutbeimengungen zum Sputum oder – bei Eröffnung großer Gefäße – auch zum Bluthusten (Hämoptoe). Der die Nekrose umgebende Zellwall ist im Röntgenbild als Ringwall zu erkennen.

Klinisch ist die exsudative Lungentuberkulose gekennzeichnet durch eine stärkere Beeinträchtigung des Allgemeinbefindens, durch Gewichtsabnahme, Fieber und Husten mit blutigem Sputum.

*Produktive Verlaufsform*
Die produktive Verlaufsform führt zu röntgenologisch schärfer abgegrenzten Herden, die überwiegend in den Oberlappen zu finden sind und seltener zur Kavernenbildung neigen. Das Allgemeinbefinden ist weniger beeinträchtigt, der Verlauf chronischer als bei der exsudativen Form. Nachtschweiß, allgemeine Leistungsschwäche, subfebrile Temperaturen, umschattete Augen, rezidivierender Husten sowie BSG-Beschleunigung kennzeichnen dieses Stadium. Bei der bindegewebigen Abheilung tendiert die produktive Lungentuberkulose zur narbigen Schrumpfung und Verziehung. Raffung der Lungenhili, Bronchiektasenbildung und kompensatorisches Emphysem sind die Folgen.

*Bronchustuberkulose und Pleuritis tuberculosa*
In allen Stadien der Lungentuberkulose kann sich eine Bronchustuberkulose entwickeln; sie entsteht

- entweder durch den hämatogenen Befall vieler kleiner Bronchien und ohne erkennbare Lungenparenchymherde,
- durch den Einbruch eines tuberkulösen Lymphknotens in einen Bronchus oder
- fortgeleitet von einer Kaverne mit Bronchusanschluss.

Eine *Pleuritis tuberculosa* kann ebenfalls in allen Stadien der Tuberkulose auftreten, wird aber bevorzugt bei einer Erstinfektion im jugendlichen Erwachsenenalter gefunden. Der Beginn ist meist akut mit hohem Fieber, Krankheitsgefühl, Schweißneigung, Husten und starken atemabhängigen einseitigen Brustschmerzen. Der sich bildende Erguss (Pleuritis exsudativa) ist klar bis hämorrhagisch, eiweißhaltig, lymphozytenreich und enthält nur geringe Mengen säurefester Stäbchen. Nach Resorption des Ergusses, die sich über Wochen hinziehen kann, bleiben strang- oder flächenhafte Pleuraverwachsungen zurück.

Durch hämatogene Streuung kann gelegentlich auch eine *Pericarditis tuberculosa* auftreten.

## Extrapulmonale Organtuberkulose

Bei einer schwer verlaufenden Lungentuberkulose kann es zur Absiedlung und zum Angehen der Tuberkulose in anderen Organen kommen. Die extrapulmonale Organtuberkulose stellt dann in der Regel das Finalstadium der Erkrankung dar.

Häufiger wird eine isolierte Organtuberkulose 1–20 Jahre nach der Primärinfektion beobachtet. Sie entsteht durch die Reaktivierung unbemerkt abgelaufener postprimärer hämatogener Streuherde. Am häufigsten beobachtet werden Nierentuberkulose (S. 511), Knochentuberkulose, Nebennierentuberkulose (S. 449), Gelenk- bzw. Wirbeltuberkulose (S. 173) und Genitaltuberkulose.

Der oft schleichende Verlauf der extrapulmonalen Organtuberkulose und die uncharakteristischen Allgemeinsymptome, wie Abgeschlagenheit, subfebrile Temperatur, Gewichtsabnahme, mäßige BSG-Beschleunigung und eventuell Leukozytose, erschweren die Diagnose des tuberkulösen Entzündungsprozesses.

### *Diagnostik*
Der Röntgenuntersuchung und dem Erregernachweis kommen bei der Tuberkulose die größte diagnostische Bedeutung zu.

Nicht selten deckt das Röntgenbild der Lunge zufällig bei einer Reihenuntersuchung oder bei unklaren fieberhaften Krankheitszuständen tuberkuloseverdächtige Veränderungen auf. Die weitere diagnostische Sicherung muss dann durch den Erregernachweis aus Sputum, Magensaft (verschlucktes Sputum), Pleuraexsudat, Liquor, Urin oder Stuhl erfolgen.

**Methoden zum Nachweis der Tuberkelbakterien:**

- mikroskopische Untersuchung auf säurefeste Stäbchen (Färbung nach Ziehl-Neelsen)
- Kultur auf Spezialnährböden
- molekularbiologischer Nachweis auch kleinster tuberkulosespezifischer RNA- oder DNA-Sequenzen nach Anreicherung in vitro

Sind verdächtige Lymphknoten erreichbar, kann auch die histologische Untersuchung die Diagnose sichern.

Der Nachweis von Antikörpern spielt bei der Tuberkulose wegen des Überwiegens der zellulären Immunreaktion kaum eine Rolle. Eine positive Tuberkulinprobe besagt lediglich, dass eine Auseinandersetzung mit Tuberkelbakterien stattgefunden hat, die im Allgemeinen mehr als 6 Wochen zurückliegt. Spezifischer (fast 100%) und sensibler (über 90%) ist der Nachweis einer Infektion mit dem Mycobacterium tuberculosis ist der so genannte Interferon-Gamma-Release-Assay (IGRA). Er beruht auf der Kenntnis, dass T-Lymphozyten von Tuberkulosekranken gegen Tuberkelbakterien-Antigen sensibilisiert sind. Gibt man Tbc-Antigen zu einer Blutprobe eines Tbc verdächtigen Patienten, so produzieren dessen T-Lymphozyten Interferon-Gamma, das gemessen werden kann.

### *Therapie*
Wegen der besonders in Osteuropa weit verbreiteten und zunehmenden Resistenzentwicklung bei den Tuberkelbakterienstämmen und der Gefahr ihrer Einschleppung wird auch bei uns stets eine *Kombinationsbehandlung* durchgeführt. Bewährt hat sich die Kombination aus Isoniazid, Rifampicin, Pyrazinamid und Ethambutol oder Streptomycin über 2 Monate und anschließend für weitere 4 Monate die Zweierkombination aus Isoniazid und Rifampicin. Bei Verdacht auf

einen multiresistenten Stamm sollten immer die kulturelle Anzüchtung und die Empfindlichkeitstestung gegen alle zur Verfügung stehenden Medikamente einschließlich Streptomycin angestrebt werden. Die Behandlung dieser MDR (Multi Drug Resistenten) Tuberkulosen wird mit einer Fünfer- oder sogar Sechserkombination über 2 Jahre durchgeführt.

Neben der medikamentösen Therapie ist auch heute noch die *Allgemeinbehandlung* mit Ruhe, Schonung, ausgewogener Kost und eventuell Klimatherapie nicht zu vernachlässigen.

Bei therapieresistenten Kavernen, zerfallenen Tuberkulomen oder auch bei Bronchusstenosen muss ein operatives Vorgehen in Erwägung gezogen werden. Die Kollapsbehandlung (d.h. Stilllegen eines Lungenteils durch Lufteinfüllung in den Pleuraspalt [Pneumothorax]) ist heute kaum mehr erforderlich.

# 17.13 Krankheiten durch Protozoen

## 17.13.1 Toxoplasmose

### *Ursachen und Pathogenese*

Die Toxoplasmose ist unter Wild- und Haustieren weit verbreitet. Der Erreger, Toxoplasma gondii, ist ein einzelliges Lebewesen, das sich in den Zellen des retikuloendothelialen Systems vermehrt und in der akuten Krankheitsphase eine charakteristische Sichelform zeigt. Im darauf folgenden latenten Stadium entstehen in verschiedenen Organen Zysten mit mehreren tausend rundlich-ovalen Parasiten, die jahrelang überdauern können.

Der Mensch infiziert sich durch eine Schmutz- und Schmierinfektion, durch rohes Fleisch oder bei der angeborenen Form über die Plazenta. In manchen Gebieten ist die Bevölkerung bis zu 80% durchseucht.

### *Symptome*

Die Infektion verläuft bei Kindern und Erwachsenen in den meisten Fällen unterschwellig oder als banaler Erkältungsinfekt. Typischere Krankheitserscheinungen treten in Form von Lymphknotenschwellungen besonders an Hals und Nacken auf, die über viele Wochen bestehen bleiben können. In einem Teil der Fälle beobachtet man Fieber, allgemeine Abgeschlagenheit, Gliederschmerzen und einen wechselnden Organbefall. Neben Bronchitis, Pneumonie, Myokarditis, Kolitis, Hepatitis und Nephritis wird gelegentlich auch eine Beteiligung des Gehirns und der Rückenmarkshäute, besonders bei Immungeschwächten (AIDS-Patienten, S. 574), beobachtet.

Die *intrauterine Übertragung* der Toxoplasmen bei einer akuten Infektion oder einer in der Schwangerschaft aktivierten Infektion führt in vielen Fällen zum Absterben der Frucht. Ausgetragene Kinder zeigen als Hinweis auf eine abgelaufene Infektion Verkalkungsherde im Gehirn, Ventrikelerweiterung und Augenfehlbildungen. Eine noch floride Entzündung äußert sich in einer Meningoenzephalitis und zahlreichen Organschädigungen.

● PFLEGE ***Ernährungs- und Gesundheitsberatung.*** *Weisen Sie schwangere Frauen darauf hin, den Kontakt mit Katzen zu vermeiden, weil die Toxoplasmose auch durch infizierten Katzenkot übertragen wird. Daher sollten sie insbesondere nicht das Katzenklo säubern. Darüber hinaus sollten Schwangere kein rohes oder halbrohes Fleisch zu sich nehmen; Rohkost muss vor dem Verzehr mehrfach gewaschen werden.*

### *Diagnostik*

Der Nachweis von Antikörpern (KBR, Sabin-Feldman-Test, Immunfluoreszenztest) und typische histologische Veränderungen (Lymphknoten), eventuell mit dem Nachweis der Erreger in dem Gewebe, sichern die Diagnose.

### *Therapie*

Der Therapie zugänglich sind nur die akuten Phasen der Infektion. Bewährt hat sich eine Behandlung mit Sulfadiazin in Kombination mit Pyrimethamin sowie Folinsäure (über 3 Wochen). Ansteigende serologische Titer in der Schwangerschaft erfordern in den ersten Monaten eine Behandlung mit Spiramycin; ab dem 4. Schwangerschaftsmonat kann auch Daraprim eingesetzt werden.

## 17.13.2 Lambliasis

### *Ursachen und Pathogenese*

Lamblien (Giardia lamblia) sind begeißelte birnenförmige Einzeller, die das Duodenum besiedeln können. Mit dem Stuhl werden die ovalen Dauerformen ausgeschieden. Die *Übertragung* erfolgt von Mensch zu Mensch durch eine Schmutz- und Schmierinfektion.

### *Symptome, Diagnostik und Therapie*

Nur ein stärkerer Befall führt zu Beschwerden, wie wechselnden Oberbauchschmerzen, Durchfallneigung und nervösen Erscheinungen.

Im frischen Duodenalsaft lassen sich die Lamblien besonders nach Magnesiumsulfatgabe (sog. B-Galle) mikroskopisch als bewegliche Einzeller nachweisen.

Therapeutisch sind Resochin oder Metronidazol gegen Lamblien wirksam.

### 17.13.3 Trichomonasis

***Ursachen und Pathogenese***

Trichomonas vaginalis ist ein ovaler begeißelter Einzeller, der überwiegend beim Geschlechtsakt von Mensch zu Mensch übertragen wird.

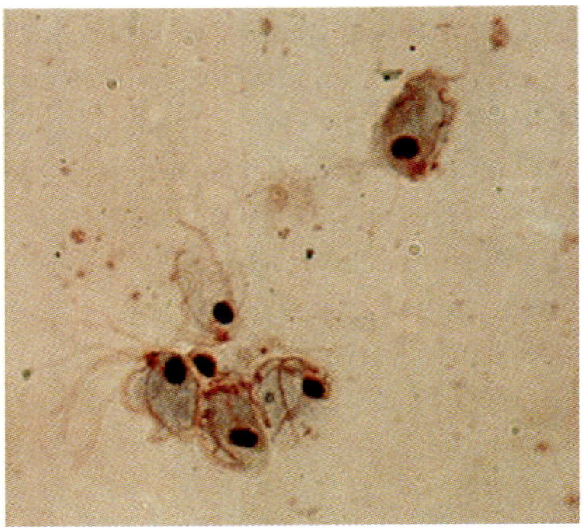

**Abb. 17.13 Trichomonasis.** Trichomonaden-Präparat.

***Symptome, Diagnostik und Therapie***

Bei Frauen führt die Trichomonasis zu einem hartnäckigen Fluor und besonders zur Zeit der Menstruation zu Reizung, Schwellung und Entzündung der Vagina und ihrer Umgebung. Männer und Frauen können an einer akuten oder chronischen Urethritis erkranken. In Abstrichen sind die Trichomonaden mikroskopisch nachweisbar (**Abb. 17.13**).

Therapeutisch sprechen die Trichomonaden gut auf Metronidazol (z. B. Clont, 2 Tabletten täglich über 8 Tage) an. Eine Behandlung des jeweiligen Partners ist wichtig.



## 17.14 Befall mit Nematoden (Fadenwürmer)

### 17.14.1 Askaridiasis (Spulwurmbefall)

***Ursachen und Pathogenese***

Der Spulwurm-(Ascaris-lumbricoides-)Befall ist weltweit verbreitet. Wurmbefallene Menschen scheiden die sehr widerstandsfähigen Eier mit dem Stuhl aus. Durch Kopfdüngung oder unsachgemäße Rieselfelddüngung können Gemüse und Obst verunreinigt werden. Aus den aufgenommenen Eiern schlüpfen im Dünndarm die Larven aus. Sie dringen in die Darmwand und die Darmvenen ein und gelangen mit dem Blutstrom zunächst in die Leber, dann über das rechte Herz nach 5–10 Tagen in die Lunge. Sie durchwandern die Alveolenwand, werden mit dem Flimmerstrom und durch Hustenstöße bis zum Kehlkopf befördert und erreichen durch Verschlucken nach etwa 20 Tagen wieder den Dünndarm, wo sie zu geschlechtsreifen Würmern heranreifen. Die Weibchen werden 30 cm, die Männchen 20 cm lang. Die Eiablage beginnt 70 Tage nach dem Befall.

***Symptome***

Die Wanderung der Larven durch die *Lunge* ruft in vielen Fällen eine flüchtige umschriebene Entzündungsreaktion hervor (eosinophiles Lungeninfiltrat) mit Reizhusten, Vermehrung der eosinophilen Granulozyten im Blut, eventuell Fieber und begleitenden allergischen Hautreaktionen (Gesichtsödem), hervorgerufen durch die Stoffwechselprodukte der Würmer.

Die erwachsenen Würmer und ihre Ausscheidungsprodukte im *Darm* können Appetitlosigkeit, Nervosität, Schlafstörung, wechselnde Oberbauchbeschwerden, Stuhlunregelmäßigkeit auslösen. Empfindliche Menschen reagieren besonders beim Absterben der Würmer (Wurmkur!) mit Schocksymptomen und Krämpfen (Askaridenschock).

Mechanisch können Wurmknäuel zu einem *Ileus* führen. Würmer können in den Pankreasgang oder die Gallengänge wandern und Entzündungen und Verschlusskolik auslösen. In den Magen gelangte Würmer werden nicht selten erbrochen.

***Diagnostik und Therapie***

Die Wurmeier lassen sich im Stuhl nachweisen. Röntgenologisch gelingt es manchmal, die Würmer nach Kontrastmittelgabe im Dünndarm darzustellen.

Therapeutisch bewährt hat sich bei Nematodenbefall Albendazol (Eskazole) neben Mebendazol (Vermox). Als Nebenwirkungen können Schwindel, Übelkeit und allergische Reaktionen auftreten. Für regelmäßigen Stuhlgang ist zu sorgen.

***Prophylaxe***

Einwandfreie Fäkalienbeseitigung, keine Kopfdüngung. Heißes Wasser (60 °C) tötet die Askarideneier ab.

### 17.14.2 Enterobiasis (Madenwurmbefall)

***Ursachen und Pathogenese***

Der Madenwurm (Enterobius vermicularis) kommt vorwiegend bei Kindern vor. Die Würmer leben in der

Ileozäkalregion bis zum Colon transversum. Die Weibchen wandern besonders nachts zum After und legen in den Afterfalten ihre Eier ab.

Die *Übertragung* erfolgt durch Staub oder den After-Finger-Mund-Weg. Etwa 40 Tage nach dem Befall erfolgt die erste Eiablage.

#### Symptome

Der Befall des Darmes führt nur gelegentlich zu appendizitisähnlichen Beschwerden. Die Eiablage am After ist mit Juckreiz und eventuell mit Ekzem verbunden. Die erkrankten Kinder sind in der Nachtruhe gestört und reagieren nervös. Das Eindringen der Würmer oder der Larven in die Vulva führt zu Fluor oder seltener zu Salpingitis und Endometritis.

#### Diagnostik

Die 4 mm (Männchen) bis 10 mm (Weibchen) langen weißen Würmer sind oft auf der Kotsäule zu erkennen. Die Eier lassen sich am besten durch das mehrfache Aufpressen von Zellophanklebestreifen auf die Analhaut und anschließende Untersuchung unter dem Mikroskop nach Auftropfen von Zedernöl nachweisen.

#### Therapie

Eskazole oder Vermox haben eine sichere Wirkung auf die Würmer. Ein erneuter Befall ist durch strenge Sauberkeit (Händewaschen, extrem kurz geschnittene Fingernägel, Analpflege, eng anliegende Höschen in der Nacht) zu vermeiden.

### 17.14.3 Trichuriasis (Peitschenwurmbefall)

#### Ursachen und Pathogenese

Der Peitschenwurm (Trichuris trichiura) ist in tropischen und subtropischen Gebieten weit verbreitet, kommt aber auch bei uns regional gehäuft vor. Die ca. 4 cm langen Würmer bohren sich bis zu zwei Drittel in die Schleimhaut des Zäkums und des Kolons ein. Der *Übertragungsmodus* der mit dem Stuhl ausgeschiedenen Eier ist der gleiche wie bei den Spulwürmern.

#### Symptome, Diagnostik und Therapie

Nur ein sehr starker Befall führt zu wechselnden Oberbauchbeschwerden, zu Obstipation oder auch zu Durchfallneigung sowie zu allergischen Reaktionen (Eosinophilie, Urtikarina).

Diagnose: durch Einachweis im Stuhl.

Therapie: Die Parasiten sind in der Darmmukosa schwer zu erreichen. Die Behandlung mit Mebendazol (Vermox) oder Albendazol (Eskazole) muss in vielen Fällen wiederholt werden.

### 17.14.4 Trichinose (Trichinenbefall)

#### Ursachen und Pathogenese

Trichinella spiralis kommt in Europa und Amerika vor. Befallen werden Menschen und fleischfressende Säugetiere. Die *Übertragung* erfolgt durch rohes Fleisch (Muskulatur), das die infektionstüchtigen Larven enthält (trichinenhaltiges Schweinefleisch).

Die aufgenommenen Larven werden durch die Verdauungssäfte aus ihren Hüllen freigesetzt, wachsen in der Darmschleimhaut heran und kehren zur Kopulation wieder in das Darmlumen zurück. Die Männchen sterben ab; die Weibchen setzen nach wenigen Tagen ca. 1 000 lebende Larven in der Darmwand ab, die mit dem Blut- und Lymphstrom besonders in die quergestreifte Muskulatur wandern. Hier verkapseln sich die spiralig aufgerollten Larven und werden durch eine allmählich zunehmende Verkalkung röntgenologisch sichtbar.



#### Symptome

Abhängig von der Stärke des Wurmbefalls treten 5–7 Tage nach dem Genuss trichinenhaltigen Fleisches Bauchschmerzen, Übelkeit, Brechreiz und Durchfälle auf. Das Einwandern der Larven in die Gewebe erfolgt etwa 30 Tage später und geht mit Fieber, heftigen Muskelschmerzen, allergischen Reaktionen, Blutungs- und Thromboseneigung sowie in schweren Fällen mit Meningoenzephalitis, Myokarditis und Kreislaufversagen einher. Unbehandelt kann die Krankheit in 10–30 % der Fälle tödlich sein.

#### Diagnostik und Therapie

Die sicherste Diagnose ist der histologische Nachweis der Trichinenlarven aus einer Muskelprobeexzision. Antikörper (KBR, Präzipitation) werden nach ca. 10 Tagen gefunden.

Therapie: Thiabendazol (Minzolum) vermag bis zu 6 Wochen nach dem Befall die Larven noch abzutöten (2-mal 25 mg/kg über 5–8 Tage). Antihistaminika und Glukokortikoide hemmen die starken allergischen Reaktionen.

#### Prophylaxe

In Deutschland hat die gesetzlich vorgeschriebene Fleischbeschau der geschlachteten Schweine (Untersuchung von Muskelproben auf Trichinenlarven) die Trichinose stark zurückgedrängt. Schweine sollten nicht mit ungekochten Schlachtabfällen gefüttert werden. Pökeln und Tieffrieren tötet die Trichinenlarven nicht sicher ab, wohl aber Erhitzen auf über 65 °C.

*Erkrankungs- und Todesfälle* sind meldepflichtig.

# 17.15 Befall mit Zestoden (Bandwürmer)

## 17.15.1 Täniasis (Bandwurmbefall)

### *Ursachen und Pathogenese*

*Taenia saginata* (Rinderbandwurm) und *Taenia solium* (Schweinebandwurm) haften beim Menschen im oberen Dünndarm. Taenia saginata besitzt vier Saugnäpfe am Kopf und erreicht etwa 10 m Länge; die Uteri in den einzelnen Bandwurmgliedern besitzen 20–35 Seitenäste. *Taenia solium* besitzt neben Saugnäpfen einen Hakenkranz, die Länge beträgt bis zu 3 m, die Zahl der Uteriseitenäste nur 6–8.

Mit dem Stuhl werden die beweglichen Bandwurmglieder einzeln oder in Ketten ausgeschieden. Werden die darin enthaltenen Eier von geeigneten Zwischenwirten (Rinder, Schweine) aufgenommen, so schlüpfen im Darm die Larven aus, dringen in die Darmwand ein und werden mit dem Blutstrom in die Organe und die Muskulatur verschleppt, wo sie zu Finnen (Zystizerken) heranwachsen und sich abkapseln. Die *Übertragung* auf den Menschen geschieht vornehmlich durch rohes Fleisch (Tatar!). 12 Wochen später sind die ersten Bandwurmglieder im Stuhl zu erwarten.

### *Symptome*

Vielfach fehlen beim Bandwurmbefall jegliche Beschwerden. Sonst werden wechselnde Bauchbeschwerden, Gewichtsabnahme, Appetitlosigkeit und besonders bei Kindern blasses Aussehen mit halonierten Augen beobachtet. Allergische Reaktionen sind selten. In Einzelfällen wurden bei einer Appendizitis Bandwurmglieder in der Appendix gefunden.

● PFLEGE **Sicherheit.** *Raten Sie Patienten mit Bandwurmbefall dringend, sich nach dem Besuch der Toilette die Hände gründlich zu waschen. Ihr Stuhl enthält Bandwurmeier, die oral aufgenommen zur Zystizerkose führen können (s. u.). Die gängigen Händedesinfektionsmittel zerstören die Eier nur unzureichend. Tragen Sie daher im Umgang mit dem Stuhl eines betroffenen Patienten immer Handschuhe und waschen Sie hinterher Ihre Hände sehr sorgfältig.*

### *Diagnostik*

In der Regel werden die sich aktiv bewegenden Bandwurmglieder von den Patienten selbst im Stuhl entdeckt. Die Eier sind meist nur spärlich im Stuhl nachweisbar.

### *Therapie und Prophylaxe*

Niclosamid (Yomesan) und Praziquantel (Cesol) haben eine verlässliche Wirkung auf Zestoden. Die Bandwurmglieder gehen in unterschiedlich langen Ketten ab. Da der Kopf meist zerstört wird, kann der Erfolg erst durch eine Stuhlkontrolle 3–4 Monate später endgültig gesichert werden. Wegen der Gefahr einer Zystizerkose (s. u.) ist bei Taenia solium während der Wurmkur Erbrechen unbedingt zu verhüten.

**Maßnahmen zur Prophylaxe des Bandwurmbefalls:**

- Verbrennen ausgeschiedener Bandwurmglieder
- Verzicht auf Weidedüngung
- Fleischbeschau
- kein Verzehr rohen oder ungenügend erhitzten Fleisches
- Tiefkühlen (unter 10 °C über 5 Tage)

## 17.15.2 Zystizerkose (Zystizerkenbefall)

### *Ursachen und Pathogenese*

Bei der Zystizerkose ist der Mensch Zwischenwirt des Schweinebandwurms. Die Bandwurmglieder mit den Eiern werden mit kopfgedüngtem Gemüse aufgenommen, oder es kommt in selteneren Fällen zu einer Eigenübertragung (Erbrechen, Anus-Finger-Mund-Weg) bei Bandwurmträgern. Die Larven gelangen vornehmlich in Haut, Muskeln, Gehirn und Augen. Die nach 3–4 Jahren absterbenden Zystizerken werden von einer Kapsel umgeben und verkalken schließlich.

### *Symptome*

Haut- und Muskelzystizerken sind als erbsen- bis haselnussgroße Knoten zu tasten. Sie verursachen nur bei starkem Befall Beschwerden in Form rheumatischer Schmerzen. Der Sitz der Zystizerken im Auge (Glaskörper, subretinal) kann Sehstörungen auslösen. Die zerebrale Zystizerkose führt zu einer basalen Meningitis, zur Ansiedlung im IV. Ventrikel oder zum Befall der Hirnrinde (Krampfanfälle).

### *Diagnostik*

- Nachweis von Finnen aus Haut-Muskel-Probeexzisionen
- Röntgendarstellung verkalkter Zysten
- Antikörpernachweis mittels Komplementbindungsreaktion
- eosinophile Granulozyten im Liquor

### *Therapie*

Chirurgische Entfernung der Zystizerken, besonders aus Gehirn und Auge. Ist die chirurgische Therapie nicht erfolgreich, wird ein Behandlungsversuch mit Albendazol (Eskazole) in Kombination mit Dexamethason durchgeführt.

## 17.15.3 Diphyllobothrium-latum-Befall (Fischbandwurmbefall)

### Ursachen und Pathogenese

Verbreitungsgebiete des Fischbandwurms in Europa sind die östliche Ostsee, Seen in der Schweiz und Norditalien sowie das Donaudelta. Die Entwicklung des Bandwurms aus den Eiern erfolgt im Wasser zunächst in kleinen Krebsen und dann in Fischen, die sich von den Krebsen ernähren.

Roher oder ungenügend gekochter bzw. geräucherter Fisch stellt die Infektionsquelle für den Menschen dar. Der bis zu 10 m lange Bandwurm haftet mit zwei Sauggruben im Dünndarm. Die ausgereiften Glieder sind breiter als lang.

#### *Symptome*

Bauchbeschwerden, Appetitlosigkeit und Gewichtsverlust können auftreten. Eine Vitamin-$B_{12}$-Mangel-Anämie (perniziöse Anämie, S. 544) kann auftreten, wenn der Bandwurm sich im Duodenum festsetzt. Wahrscheinlich entzieht der Wurm das Vitamin $B_{12}$ der Nahrung.

#### *Diagnostik und Therapie*

Einachweis im Stuhl. Nur gelegentlich findet man Gliederketten. Therapie wie bei Tänienbefall.

## 17.15.4 Echinokokkose (Echinokokkenbefall)

Unter Echinokokkose versteht man den Befall des Menschen mit Finnen zweier Bandwürmer, die vorwiegend bei Hunden, Füchsen und Katzen vorkommen.

### Echinococcus-cysticus-Befall

#### *Ursachen und Pathogenese*

Der Bandwurm (Echinococcus granulosus) kommt vorwiegend bei Hunden und wilden Kaninchen vor. Zwischenwirte sind Pferde, Rinder, Schafe und nur gelegentlich der Mensch über verunreinigte Lebensmittel.

Die aus den Eiern ausschlüpfenden Larven dringen in die Darmvenen ein und siedeln zu 75% in der Leber, zu 10–20% in der Lunge und selten in anderen Organen. Es bilden sich mit Flüssigkeit gefüllte Zysten (Hydatidenflüssigkeit). Durch Sprossung neuer Tochterzysten wachsen die Zysten und verdrängen das umgebende Gewebe. Jede Tochterzyste enthält einen Bandwurmkopf (Skolex) mit vier Saugnäpfen und einen Hakenkranz.

In Südosteuropa (Griechenland, Türkei) ist der Befall in weiten Landstrichen sehr verbreitet (Gastarbeiter!).

**WISSEN** *Die Echinokokkenblase, der sog. „Hülsenwurm", war bereits den Ärzten des Mittelalters bekannt. Der deutsche Zoologe von Siebold konnte 1853 durch Übertragungsversuche Zusammenhänge mit Darmwürmern von Hunden feststellen. Vogel bewies 1954, dass es verschiedene für den Menschen pathogene Arten gibt.*

#### *Symptome*

Das langsame Wachstum der Zysten kann lange Zeit ohne Beschwerden bleiben. Der Befall der Leber geht mit Druckgefühl im rechten Oberbauch und Stauung der Gallenwege (Ikterus) einher. In der Lunge führen die Zysten zu Reizhusten, Bronchitis, Pleuritis und bei Bronchusarrosion zu blutigem Sputum, das Skolizeshaken enthält. Ein Teil der Zysten heilt spontan ab und verkalkt. Austretende Hydatidenflüssigkeit (spontan, Perforation, Operation) löst einen schweren anaphylaktischen Schock aus. Ausgetretene Tochterzysten wachsen weiter.

#### *Diagnostik*

- Nachweis der Zysten sonografisch, röntgenologisch oder szintigrafisch
- Antikörpernachweis mittels Hauttest und Komplementbindungsreaktion
- Eosinophilie

#### *Therapie*

- operative Entfernung der Zysten, nach Punktion eventuell mit 90%igem Alkohol spülen
- Versuch einer Therapie mit Mebendazol (Vermox) oder Albendazol (Eskazole)

### Echinococcus-alveolaris-Befall

#### *Ursachen, Pathogenese und Symptome*

Der Bandwurm (Echinococcus multilocularis) kommt bei Füchsen, Katzen und Hunden vor. Zwischenwirt ist die Feldmaus, nur sehr selten der Mensch. Der alveoläre Echinokokkus siedelt fast ausnahmslos in der Leber und sprosst mit stecknadelkopf bis erbsengroßen Tochterbläschen zerstörend in die Umgebung. Das zerstörte Lebergewebe wird durch Granulationsgewebe ersetzt. Es entsteht das Bild einer hypertrophischen Leberzirrhose.

#### *Diagnostik und Therapie*

Der Echinokokkus lässt sich sonografisch, röntgenologisch, szintigrafisch und arteriografisch darstellen. Antikörper sind fast immer nachweisbar.

Therapeutisch kann die operative Entfernung versucht werden. Nachbehandlung mit Mebendazol oder Albendazol über Jahre.

#### *Prophylaxe*

- Sauberkeit im Umgang mit Hunden, Entwurmen der Hunde
- Vorsicht beim Genuss von Bodenfrüchten in Endemiegebieten
- sachgemäße Beseitigung von Schlachtabfällen

## 17.16 Befall mit Trematoden (Saugwürmer)

### 17.16.1 Fasziolosis (Leberegelbefall)

*Ursachen und Pathogenese*

Fasciola hepatica (Distomum hepaticum), der große Leberegel, kommt bei Rindern und Schafen vor. Aus den ausgeschiedenen Eiern entwickeln sich die Larven in bestimmten Wasserschnecken und setzen sich an Pflanzen und Gräsern ab. Durch Essen von Wasserkresse, Fallobst aus Wassergräben und wohl auch durch Verschlucken beim Baden nimmt der Mensch gelegentlich die abgekapselten Larven auf. Sie wandern durch die Darmwand und die freie Bauchhöhle zur Leber und dringen dann bis zu den Hauptgallengängen vor, in denen sie heranwachsen, die sie verstopfen und in denen sie ihre Eier ablegen.



*Symptome*

Der Befall mit vielen Wurmlarven ruft Fieber, Übelkeit, schmerzhafte Lebervergrößerung, hohe Bluteosinophilie (bis zu 80%), stark beschleunigte BSG und pathologische Leberwerte hervor. Nach 2–3 Monaten kann sich ein chronisches Stadium unter dem Bild einer biliären Leberzirrhose (S. 107) anschließen. Der Befall mit wenigen Larven geht meist nur mit uncharakteristischen Oberbauchbeschwerden einher und kann Monate und Jahre latent bestehen bleiben. Auch in diesen Fällen ist eine starke Eosinophilie im Blut auffällig.

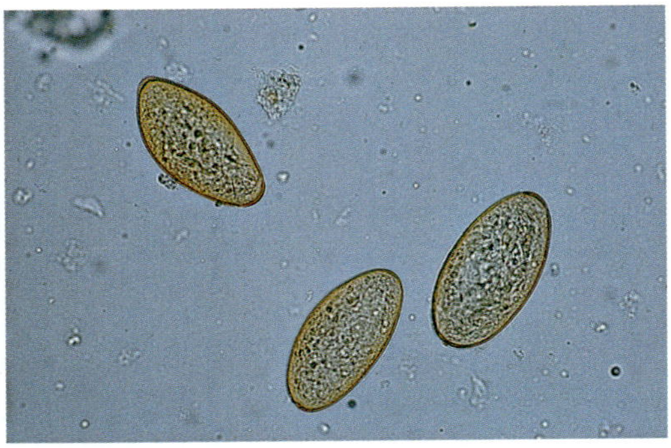

**Abb. 17.14 Fasziolosis.** Eier des Leberegels (Fasciola hepatica).

*Diagnostik und Therapie*

Der Einachweis gelingt 3–4 Monate nach dem Wurmbefall aus Gallensaft und Stuhl (**Abb. 17.14**). Antikörper sind mittels Komplementbindungsreaktion nachweisbar.

Therapie mit Emetinhydrochlorid (Erwachsene), Chloroquin (Kinder), Triclabendazol (Fasinex).

## P 17.17 Pflegeschwerpunkt Lungentuberkulose

Franz Sitzmann

### 17.17.1 Maßnahmen zur Infektionsprophylaxe

Infizierte Personen husten eine große Zahl von Mykobakterien ab und schleudern dabei Tröpfchen mit einem Durchmesser von 100 µm in die Umgebung. Die Infektiösität großer, ausgehusteter Tröpfchen ist jedoch gering. Die Tröpfchen sedimentieren langsam und verdunsten. Zurück bleiben kleinste Tröpfchenkerne (Durchmesser < 5 µm) mit Infektionskeimen. Dank ihrer wachsartigen Oberfläche können die Mykobakterien das Austrocknen überstehen und in der Luft bis zu 24 Stunden schweben. Die Wahrscheinlichkeit, diese Tröpfchenkerne mit Tbc-Bakterien in die Alveolen zu inhalieren und sich zu infizieren, steigt mit der Dauer des Aufenthalts in Räumen mit bakteriell kontaminierter Luft und/oder der Anzahl der Mikroben in der eingeatmeten Luft (aerogene Infektion).

Daraus lassen sich zwei Pflegeprinzipien ableiten:

- Dispositionsprophylaxe
- Expositionsprophylaxe

**Dispositionsprophylaxe.** Säuglinge, Kleinkinder, ältere Menschen und Patienten mit Diabetes mellitus, in Dialysebehandlung, immunsuppressiver Therapie u.a. haben ein höheres Erkrankungsrisiko. Untergewichtige Menschen (durch Armut, Alkoholismus, maligne Tumoren) sind stärker infektionsgefährdet. Durch die Förderung hygienischer und positiver Lebensbedingungen soll das Infektionsrisiko möglichst gering gehalten werden.

Eine Maßnahme zur Umgebungsgestaltung ist z.B. die häufige Raumlufterneuerung, indem das Patientenzimmer bei geschlossener Zimmertür gelüftet wird.

**Expositionsprophylaxe.** Im Vordergrund steht die Reduktion des direkten und körpernahen Kontaktes mit dem Tbc-Kranken:

- Isolierung (nur bei offener Lungentuberkulose!)
- Hygieneprinzip der Distanzierung beachten
- als Mund-Nasen-Schutz eine Partikelmaske der Schutzstufe FFP2 tragen (besonders beim Umgang mit mikrobenhaltigen Körpersekreten, **Abb. 17.15**)
- Patienten zu Hustenetikette („cough etiquette") anhalten, d.h. den Patienten auffordern, beim

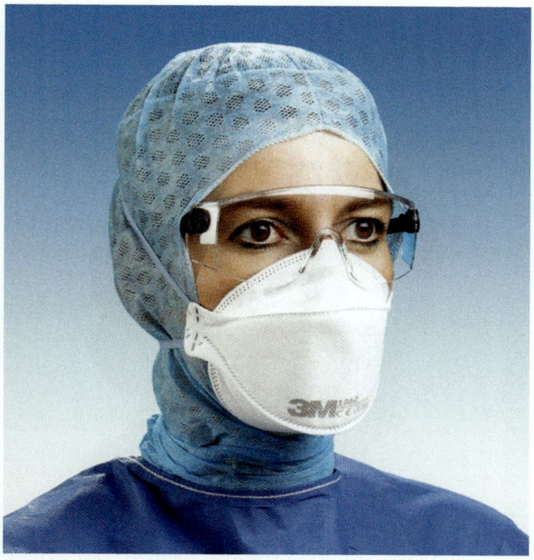


**Abb. 17.15 Partikelmaske.** Ein höherwertiger Mund-Nasen-schutz (Partikelmaske der Schutzstufe FFP 2) soll bei der Pflege von Patienten mit offener Lungen-Tbc getragen werden.

Husten den Mund mit einem Papiertaschentuch zu bedecken → damit wird die Freisetzung respiratorischer Tröpfchen vermindert
- Bezugspflege (begrenzte Zahl an Mitarbeitern, die das Isolierzimmer betreten)

Ist eine Einzelzimmer-Isolation nicht möglich, müssen Patienten mit identischem Resistenzmuster zusammen betreut werden (Gruppenisolierung).

## 17.17.2 Maßnahmen, um die Compliance zu steigern

Eine ambulante Behandlung ist möglich, wenn es der Krankheitsverlauf, die sozialen Verhältnisse und die Patientencompliance zulassen. Insbesondere bei Obdachlosen, Menschen mit Alkoholabusus, Kindern von Asylbewerbern und älteren Menschen ist jedoch eine stationäre Therapie häufig vorzuziehen.

DEFINITION *Als Compliance wird die Bereitschaft eines Patienten zur Mitarbeit an diagnostischen bzw. therapeutischen Maßnahmen bezeichnet, die Zuverlässigkeit (sog. Verordnungstreue) verlangen. Sie hängt vom Krankheitsverständnis, von Persönlichkeitsmerkmalen, sozialen Faktoren, Nebenwirkungen der Behandlung u. a. ab.*

Da eine unregelmäßige Medikamenteneinnahme zur Selektion resistenter Keime führt, ist es besonders wichtig, dass die Patienten ihre Medikamente korrekt einnehmen. Die teilweise sehr unangenehmen Nebenwirkungen führen dazu, dass Patienten die Medikamente in Eigenregie zu früh absetzen. Einige Pflegedienste sind daher sogar dazu übergegangen Belohnungssysteme für ambulante Patienten einzuführen, die ihre Therapie einhalten.

17

# 18 Tropenkrankheiten und Reisemedizin

Wilhelm Wirth

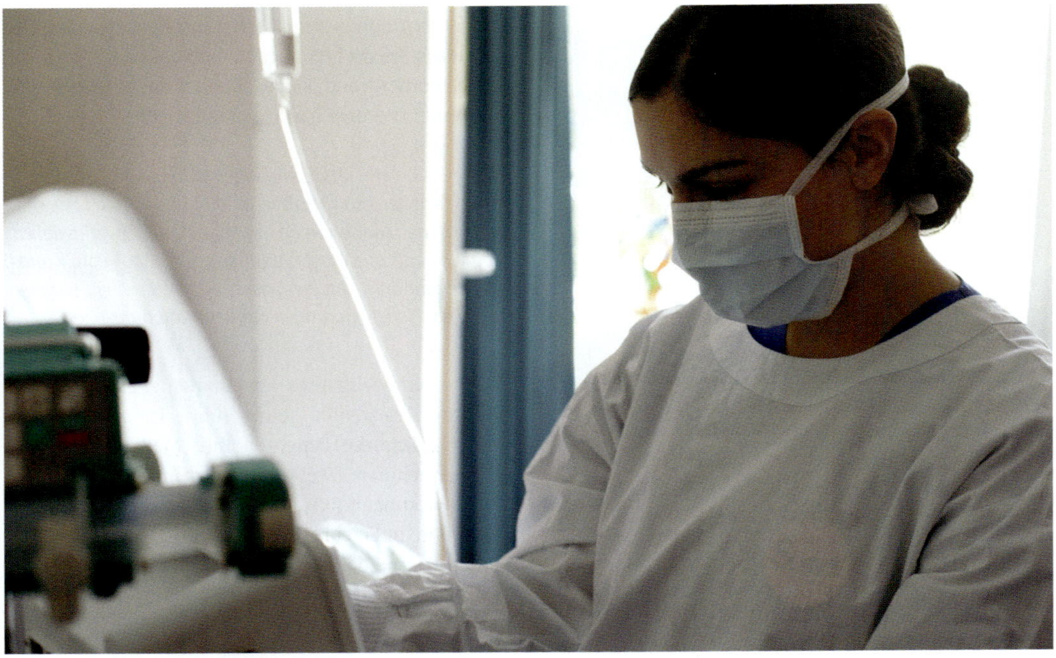



## 18.1 Virusbedingte Tropenkrankheiten

Neben den über die ganze Erde verbreiteten Viruskrankheiten, wie Masern, Poliomyelitis, Hepatitis oder Erkältungsinfekten, kommen in den tropischen Gebieten Virusarten vor, die durch Insekten übertragen werden (Arboviren, S. 628). In den meisten Fällen können sich diese Viren nur in ganz bestimmten Insektenarten vermehren, sodass Erkrankungen durch sie nur im Verbreitungsgebiet dieser Insekten vorkommen.

Über 40 verschiedene Arboviren sind inzwischen bekannt geworden, die recht unterschiedliche Krankheitsbilder hervorrufen. Neben allgemeinen, oft kurz dauernden fieberhaften Infekten kommen auch schwere, tödlich verlaufende Fälle mit Enzephalitis, Hepatitis, Nephritis bzw. ausgeprägter hämorrhagischer Diathese vor.

● MERKE *Lassa-Fieber, Marburg-Virus-Krankheit und Ebola-Krankheit (hämorrhagisches Fieber) haben durch eingeschleppte Fälle auch in Deutschland wieder Aktualität gewonnen.*

Weitere wichtige tropische Viruskrankheiten sind Gelbfieber, Denguefieber und – auch in Südeuropa vorkommend – Pappataci-Fieber.

### 18.1.1 Gelbfieber

#### *Ursachen und Pathogenese*

*Erreger:* Gelbfiebervirus. *Verbreitungsgebiet:* West- und Zentralafrika, Südamerika, besonders nördlich des Äquators bis Mittelamerika. *Übertragungsweg:* Als Überträger des Virus kommen in erster Linie Mücken der Gattung Aedes (Aedes aegypti) infrage (**Abb. 18.1**). In wenig besiedelten Gebieten stellen Affen das Virus-

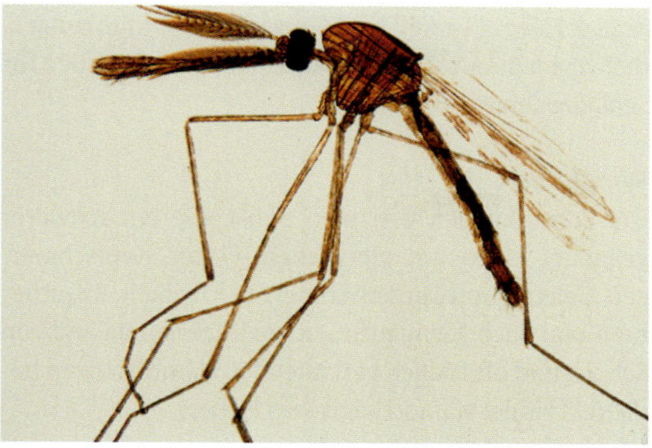

**Abb. 18.1 Gelbfiebervirus.** Wichtigster Überträger: Aedes aegypti.

reservoir dar (Dschungel- und Buschgelbfieber), sonst der Mensch (Stadtgelbfieber).

Inkubationszeit: 3–6 Tage.

#### *Symptome*

Der Beginn ist akut mit schwerem Krankheitsgefühl, Kopf- und Gliederschmerzen sowie Fieberanstieg. Nach einer kurz dauernden Remission folgen die Zeichen der Leberschädigung (Ikterus) und der Nierenschädigung (Proteinurie, Oligurie, Kreatininanstieg). Das Blutbild zeigt eine deutliche Leukozytopenie; eine Störung der Blutgerinnung kann zu Haut- und Schleimhautblutungen führen. Neben leichten Verläufen kann das Gelbfieber innerhalb von 10 Tagen durch Leber-, Nieren- und Kreislaufversagen zum Tode führen.

#### *Diagnostik, Therapie und Prophylaxe*

Diagnose durch klinisches Bild nach Aufenthalt in endemischen Gelbfiebergebieten, Nachweis neutralisierender Antikörper. Die Therapie ist symptomatisch.

Als Prophylaxe dienen Gelbfieberschutzimpfung und Mückenbekämpfung.

### 18.1.2 Denguefieber (7-Tage-Fieber)

#### *Ursachen und Pathogenese*

*Erreger:* Denguevirus, vier Typen. *Verbreitungsgebiet:* Mittelmeergebiet, Südostasien, Mittel- und Südamerika, Australien, Karibik. Reisende in diese Gebiete sind gefährdet (Thailand). Man rechnet mit 3000–4000 importierten Fällen pro Jahr in Deutschland. *Übertragungsweg:* Von Mensch zu Mensch durch Aedes-Mücken.

Inkubationszeit: 5–7 Tage.

#### *Symptome*

Das Denguefieber beginnt plötzlich mit besonders heftigen Kopf-, Muskel- und Gelenkschmerzen sowie schnellem Fieberanstieg mit z.T. katarrhalischen Erscheinungen. Nach 2–3 Tagen sinkt das Fieber kurzfristig ab, und es folgt ein zweiter Fieberschub mit einem vielgestaltigen Exanthem. Deutliche Leukozytopenie, Thrombozytopenie, Bradykardie und Hypotonie kennzeichnen weiter das Krankheitsbild.

In einem Teil der Fälle, besonders bei Reinfektion, kommt es zu einem hämorrhagischen Fieber mit schweren Haut- und Schleimhautblutungen sowie zum Kreislaufschock, der tödlich enden kann.

#### *Diagnostik und Therapie*

Klinisches Bild und Antikörpernachweis dienen der Diagnose. Die Therapie ist rein symptomatisch.

Bei hämorrhagischem Dengue-Fieber ist schon der *Krankheitsverdacht* meldepflichtig.

### 18.1.3 Pappataci-Fieber (Sandfliegen-Fieber)



#### *Ursachen und Pathogenese*

*Erreger:* Bunyacvirus, verschiedene Serotypen. *Verbreitungsgebiet:* Mittelmeergebiet, trockene Zonen in Afrika, Vorderer Orient und Asien. *Übertragungsweg:* Von Mensch zu Mensch durch kleine Mücken (Phlebotomen, Sandfly; **Abb. 18.2**).

Inkubationszeit: 3–6 Tage.

#### *Symptome*

Die Erkrankung beginnt plötzlich mit Fieber, Kopfschmerzen, Augenschmerzen, Konjunktivitis, Nacken- und Gliederschmerzen. Katarrhalische Zeichen und Diarrhö kommen vor. Leukozytopenie und Bradykardie sind auffällig. Innerhalb einer Woche normalisiert sich die Körpertemperatur. Anschließend können enzephalitische und meningitische Symptome auftreten. Die

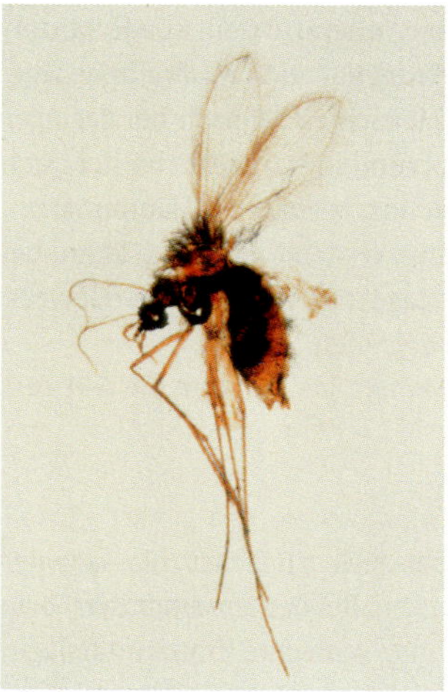

**Abb. 18.2 Pappataci-Fieber.** Phlebotomus pappataci überträgt das Virus von Mensch zu Mensch.

Rekonvaleszenz ist verzögert mit lang anhaltenden Kopfschmerzen. Die Prognose ist gut.

*Diagnostik und Therapie*

Klinisches Bild und Antikörpernachweis zur Diagnosestellung. Die Therapie ist symptomatisch.

### 18.1.4 Weitere tropische Viruskrankheiten

In tropischen und subtropischen Zonen kommen zahlreiche Virusinfektionen vor mit z.T. schweren, tödlichen Verläufen. Sie wurden in den letzten Jahrzehnten auch immer wieder in die gemäßigten Zonen eingeschleppt. Eine wichtige Gruppe dieser Viren wird als Arboviren (arthropoded born virus, S. 585) zusammengefasst. Zu ihnen gehören die Familien der Toga-, Flavi-, Bunga- und Arena-Viren. Der Erregerreservoir bilden Arthropoden (Gliederfüßler), d.h. Menschen und Tiere. Überträger sind vielfach Mücken, Stechfliegen und Zecken. Eine Übertragung von Mensch zu Mensch, durch direkten Kontakt mit Tieren (Affen, Fledermäuse, Nagetiere) oder deren Ausscheidungen kommt vor. Die Inkubationszeiten schwanken zwischen wenigen Tagen und 3 Wochen.

Lassa-Fieber, Ebola, Rifttal-Fieber, Hanta-Virus-Infektion, Marburger Affenvirus-Erkrankung oder Krim-Kongo-Fieber (Türkei) sind einige dieser Erkrankungen, die wegen ihrer oft tödlich verlaufenden Epidemien für Schlagzeilen gesorgt haben.

*Symptome*

Die Erkrankungen verlaufen meist wie ein schwerer grippaler Infekt mit plötzlichem Fieber, Kopfschmerzen, Gelenk- und Muskelschmerzen, Übelkeit, Exanthemen und auch Meningitis. Einige Infektionen sind von Schock und oft tödlich verlaufenden Hämorrhagien begleitet (virales hämorrhagisches Fieber).

*Diagnostik*

Die diagnostischen Möglichkeiten entsprechen denen anderer Virusinfektionen. Das Auftreten außerhalb der üblichen Verbreitungsgebiete stellt hohe differenzialdiagnostische Anforderungen.

*Therapie und Prophylaxe*

Die Therapie beschränkt sich bis heute auf symptomatische Maßnahmen. Bei hämorrhagischem Fieber ist eine intensivmedizinische Behandlung erforderlich.

Wegen der vielfältigen Übertragungsmöglichkeiten ist in Verdachtsfällen für Kontaktpersonen und Pflegepersonal größte Vorsicht geboten.

Für wenige Infektionen (Rifttalfieber, Krim-Kongo-Fieber) stehen bisher Impfstoffe zur Verfügung.

## 18.2 Bakteriell bedingte Tropenkrankheit

### 18.2.1 Lepra (Aussatz)

*Ursachen und Pathogenese*

*Erreger:* Mycobacterium leprae, säurefestes, gramnegatives Stäbchen, dem Tuberkelbakterium ähnlich. *Verbreitungsgebiet:* vorwiegend Indien, Afrika, Herde in Asien, Südosteuropa, Vorderer Orient sowie Mittel- und Südamerika. *Übertragungs- und Ausbreitungsweg:* direkter Kontakt von Mensch zu Mensch bei geringer Kontagiosität. Der Entzündungsprozess breitet sich chronisch von der Haut aus, bezieht die Hautanhangsgebilde, Gefäße und Nerven mit ein und kann bei schlechter Immunitätslage auf die tieferen Gewebe (Knorpel, Knochen) übergreifen.

Inkubationszeit: 6 Monate bis 30 Jahre, im Mittel 1 Jahr.

*Symptome*

Schleichend entwickeln sich zunächst blasse oder bräunlich-rote Hautflecken. Bei der *lepromatösen Form* (starker Bakterienbefund, schlechte Immunitätslage) beginnen die Herde oft im Gesicht, begleitet von chronischem Schnupfen. Die Infiltrate führen zu knolligen Verdickungen. Versiegen der Schweißsekretion, Haarausfall, Sensibilitätsstörung, trophische Störungen und eine allmähliche Ausbreitung der Entzündung in die Tiefe mit Zerstörung von Haut und Knochen kennzeichnen das chronische Bild. Sekundärinfektionen und trophische Störungen bewirken die charakteristischen Verstümmelungen (**Abb. 18.3**). Absiedlungen in die inneren Organe und septische Prozesse können das Leben beenden.

Bei der *tuberkuloiden Form* (wenig Bakterien, gute Immunitätslage) ist der Prozess begrenzter. Beteiligung der peripheren Nerven, trophische Störungen und Sekundärinfektionen können aber auch hier zu Verstümmelungen führen.

Dazwischen gibt es Übergangs-(Borderline-)Formen.

*Diagnostik und Therapie*

Der Bakteriennachweis aus Nasensekret, Hautabstrich oder Probeexzisionsmaterial in Verbindung mit dem histologischen Bild sichert die Diagnose. Der Lepromin-Hauttest gibt Auskunft über die Immunitätslage (Lepromin: Bakterienextrakt).

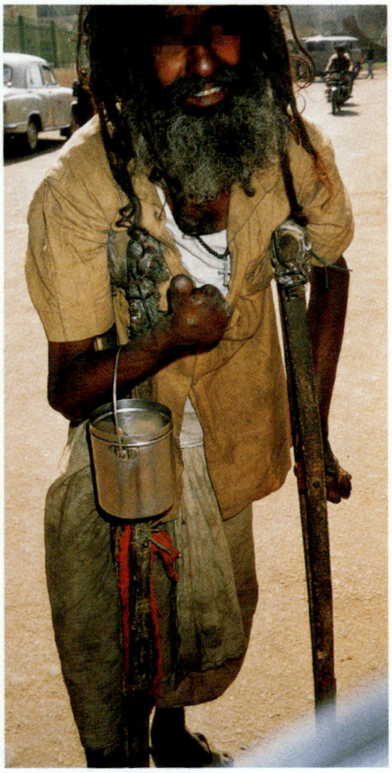

Abb. 18.3 **Lepra.** Leprakranker in Indien.

Therapie: Mit einer Kombinationstherapie (Rifampicin-Isoniazid-Protionamid-Dapson) über 2 Jahre ist die Lepra heute in vielen Fällen heilbar. Rifampicin-Isoniazid und Cotrimoxazol über nur 2 Monate gegeben, haben denselben Effekt. Mit diesen Kombinationen werden gleichzeitig die Tuberkulose und auch opportunistische Infektionen bei AIDS (S. 574) mitbehandelt.

***Prophylaxe***

Isolierung bakterienreicher Fälle, BCG-Impfung zur Änderung der Reaktionslage.



# 18.3 Tropenkrankheiten durch Protozoen

## 18.3.1 Malaria

***Ursachen und Pathogenese***

*Verbreitungsgebiet:* Die Malaria gehört immer noch zu den weit verbreiteten Infektionskrankheiten in den tropischen und subtropischen Zonen. Im Jahr 2006 erkrankten weltweit 257 Millionen Menschen an einer Malaria. 880 000 Personen verstarben daran, darunter waren vor allem Kinder. *Erreger:* Die Erreger der Malaria sind Plasmodien (Einzeller = Protozoen), die durch weibliche Mücken der Gattung Anopheles auf den Menschen übertragen werden. *Übertragungsweg:* Die beim Saugakt von der Mücke aufgenommenen Geschlechtsformen der Malariaerreger durchlaufen in der Mücke einen Entwicklungszyklus und werden beim Stich der Mücke mit dem Speichel auf den Menschen übertragen.

Die Erreger (Sporozoiten) gelangen zunächst in die Leber. In den Leberzellen vermehren sie sich durch Teilung (Schizogonie) über mehrere Generationen. Nach 1–2 Wochen erfolgt der Befall des Bluts. In den roten Blutkörperchen wachsen die Erreger (jetzt Schizonten genannt) zu 10–20 Merozoiten heran. Mit dem Platzen der Erythrozyten werden die Erreger frei und befallen neue Erythrozyten. Das Heranwachsen geschieht nach 2–3 Teilungsphasen synchron, sodass in regelmäßigem Rhythmus durch die Stoffwechselprodukte, die beim Platzen der Erythrozyten frei werden, Fieberschübe auftreten. Nach mehreren Vermehrungszyklen treten Geschlechtsformen der Erreger (Gameten) auf, die sich – von Mücken beim Blutsaugen aufgenommen – wieder weitervermehren können (**Abb. 18.4**).

*Inkubationszeit:* Die Inkubationszeit der Malaria beträgt je nach Stärke des Befalls 8–20 Tage, bei der Ma-

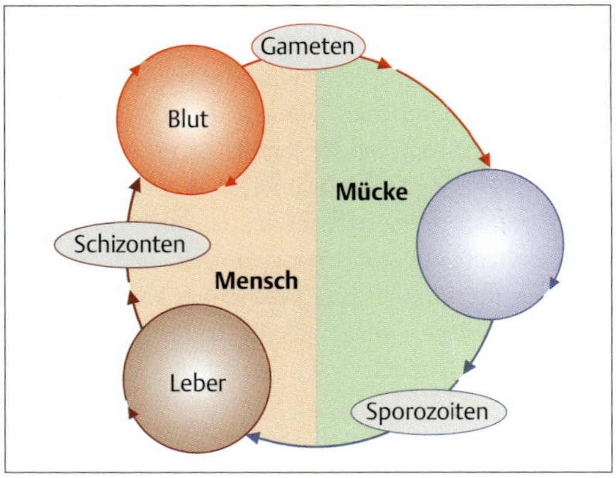


Abb. 18.4 **Malariaerreger.** Entwicklungszyklus der Erkrankung.

laria quartana auch bis zu 40 Tage. Gelegentlich wird eine überlange Inkubationszeit von ½ Jahr beobachtet.

### Formen der Malaria

Es werden drei Malariaformen unterschieden:

- Bei der *Malaria tertiana* vermehren sich die Plasmodien im 48-Stunden-Rhythmus, sodass alle 2–3 Tage ein Fieberschub auftritt. In den Erythrozyten erscheinen die Plasmodien zunächst als Ringformen (**Abb. 18.5**); durch Teilung entstehen 16–20 Merozoiten. Die Erythrozyten selbst sind vergrößert und zeigen bei der Färbung nach Giemsa eine typische rosa Tüpfelung (Schüffner-Tüpfelung).
- Bei der *Malaria quartana* entsteht ein 72-Stunden-Rhythmus. Die heranwachsenden Parasiten ziehen nach der Ringform zunächst bandförmig durch die Erythrozyten, ehe sie sich zu 8–12 gänseblumenartig angeordneten Merozoiten teilen.
- Bei der *Malaria tropica* wachsen die Parasiten im 48-Stunden-Rhythmus heran, jedoch meist ohne Synchronisation, sodass ein unregelmäßiger Fiebertyp vorherrscht. Die befallenen Erythrozyten haften in den kleinen Kapillaren, besonders des Gehirns, des Herzens und der Nieren, sodass im peripheren Blut nur die jungen, oft zweikernigen Ringformen und später die apfelsinenscheibenartigen Gametenformen zu finden sind.

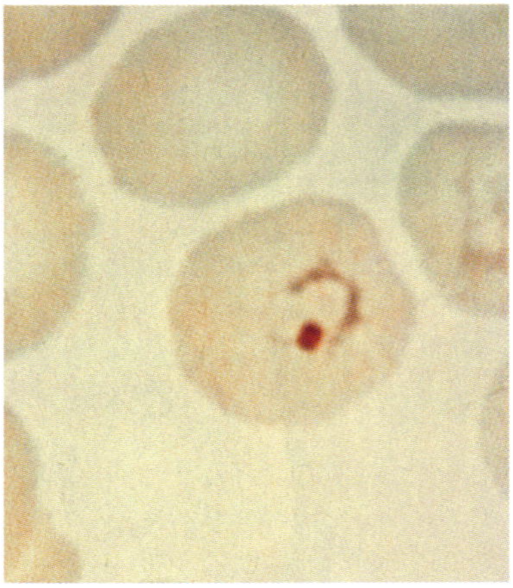

**Abb. 18.5 Malaria.** Plasmodium vivax, Ringform.

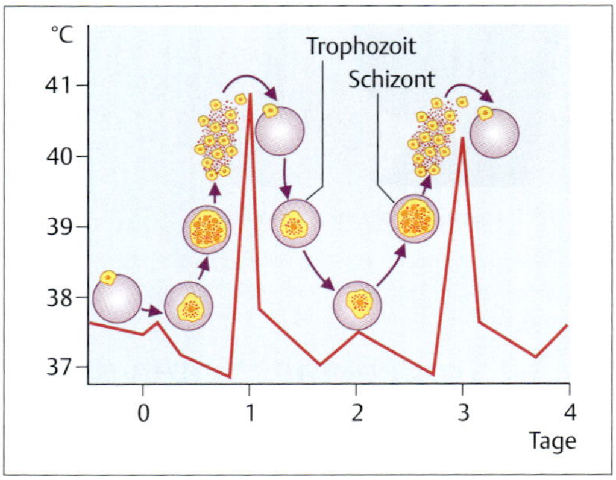


**Abb. 18.6 Fieber bei Malaria.** Fieber in Abhängigkeit vom Entwicklungsstadium bei Plasmodium vivax (nach van Soest u. Kretschmer).

### *Symptome*

Das Krankheitsbild beginnt mit Fieber, Kopf- und Gliederschmerzen sowie Übelkeit und Erbrechen. Nach wenigen Tagen stellen sich die typischen Malariaanfälle mit Schüttelfrost, schnellem Fieberanstieg (40 °C und mehr) und nach wenigen Stunden kritischem Fieberabfall unter Schweißausbruch ein (**Abb. 18.6**). Zwischen den Fieberanfällen ist das Allgemeinbefinden relativ gut.

Als Zeichen der Hämolyse findet man Bilirubin- und LDH-Erhöhung im Serum, Urobilinogenausscheidung im Urin sowie Leber- und Milzschwellung. Der Kreislauf ist labil; Proteinurie, Leukozyturie und Erythrozyturie weisen auf eine Beteiligung der Nieren hin.

Bei der gefährlichen Malaria tropica kann sich durch die Verstopfung der Kapillaren und durch eine sich rasch entwickelnde Hämolyse in wenigen Tagen ein zerebrales Koma entwickeln, das durch Herz- und Nierenschädigung (toxisch-ischämisch) und eine allgemeine Blutungsneigung (Verbrauchskoagulopathie, S. 566) kompliziert wird und ohne frühzeitige Behandlung oft tödlich endet.

● PFLEGE ***Patientenbeobachtung.*** *In Deutschland trifft man am häufigsten auf Patienten mit eingeschleppter Malaria tropica, der gefährlichsten Malariaform. Die Betroffenen wirken oft auf den ersten Blick gesund, sind sonnengebräunt, was leicht darüber hinwegtäuscht, wie ernsthaft sie erkrankt sind. In der Pflege hat die Patientenbeobachtung oberste Priorität: Kontrollieren Sie engmaschig die Körpertemperatur, um einen Überblick über den Fieberverlauf zu erhalten. Der Früherkennung von Herz- oder Kreislaufkomplikationen dient die engmaschige Bestimmung von Puls und Blutdruck. Bilanzieren Sie Ein- und Ausfuhr, damit eine Nierenbeteiligung rechtzeitig erkannt wird. Neben der Beobachtung des Bewusstseins achten Sie auch auf Zeichen einer Blutung, weil bei Patienten mit Malaria als Komplikation eine Verbrauchskoagulopathie eintreten kann.*

Neben den sich manchmal über mehrere Wochen hinziehenden Frührezidiven können bei der Malaria tertiana bis zu 3 Jahre, bei der Malaria quartana bis zu 10 Jahre und bei der Malaria tropica bis zu 1 Jahr Spätrezidive auftreten.

### *Diagnostik*

Bei jedem unklaren Fieber bei Patienten, die sich in tropischen oder subtropischen Gebieten aufgehalten haben, ist an Malaria zu denken. Die Diagnose wird durch den Nachweis der Plasmodien im Blutausstrich und Dicken Tropfen gestellt. Antikörper lassen sich mittels Komplementbindungsreaktion und Immunfluoreszenztest nachweisen. Für die Malaria tropica steht neuerdings ein Schnelltest zur Verfügung.

### *Therapie*

● MERKE *Die Behandlung und Prophylaxe der Malaria wird durch die zunehmende Resistenz der Erreger gegen fast alle Mittel erschwert.*

Besonders problematisch ist die Resistenzentwicklung von Plasmodium falciparum (Malaria tropica) in weiten Teilen Afrikas, im Amazonasbecken und in Teilen Ostasiens. Bei Erkrankungen in diesen Gebieten sollte die Primärbehandlung mit Lariam, Malarone oder Riamet erfolgen. Halfan eignet sich auch als „Stand-by-Präparat" zur Notfallselbstbehandlung.

Sonst gibt man Chloroquin (Resochin) in Form einer Stoßtherapie mit 2,5 g Base in 3 Tagen. Zur Vernichtung der Gameten und der Gewebsformen gibt man bei Malaria tertiana anschließend 1 Tablette Primaquin täglich über 2 Wochen. In schweren Fällen von Malaria tropica wird Chinin eingesetzt. Bei Chloroquinresistenz gibt man Lariam oder Malarone. Herz und Kreislauf, Nierenfunktion und Atmung sind zu überwachen, die Anämie durch eine Transfusion auszugleichen.

### *Prophylaxe*

Neben der Expositionsprophylaxe (Kleidung, Moskitonetz, Repellens wie Autan) ist eine Chemoprophylaxe in malariagefährdeten Ländern dringend anzuraten. Wegen der schnellen weltweiten Resistenzentwicklung der Malariaerreger gegen die in den letzten Jahren eingesetzten Medikamente ist es ratsam, sich vor einer Reise über die aktuellen Malaria-Prophylaxe-Empfehlungen für das entsprechende Reisegebiet zu informieren (Tropenabteilungen, Reisebüros oder unter http://www.dtg.mwn.de). Zur regelmäßigen Vorbeugung werden derzeit Lariam oder Malarone empfohlen.

Die Entwicklung eines allgemein anwendbaren wirksamen Impfstoffes ist bisher nicht gelungen.

● FALLBEISPIEL MALARIA *Ein 36-jähriger Monteur war 6 Monate zu Montagearbeiten in Ghana eingesetzt. In dieser Zeit nahm er nur unregelmäßig Lariam zur Malariaprophylaxe ein. In den letzten Wochen seines Einsatzes traten vorübergehend Halsschmerzen, Frösteln und Übelkeit auf. Er deutete die Beschwerden als grippalen Infekt. Der Rückflug in die Heimat erfolgte bei Wohlbefinden. Drei Tage später erkrankte er mit Kopfschmerzen, Übelkeit, Brechreiz und Muskelschmerzen und Fieber um 39 °C. Der Hausarzt verordnete zunächst ein Grippemittel und ein Antibiotikum. Die Krankheitssymptome besserten sich in den nächsten Tagen nicht. Das Allgemeinbefinden des Patienten verschlechterte sich. Er bekam Fieberschübe bis 40,2 °C und Schüttelfrost, Oberbauchschmerzen und einen leichten Sklerenikterus, sodass der Hausarzt die stationäre Einweisung veranlasste.*
*Der Aufnahmebefund im Krankenhaus beschreibt einen schwerkranken, hoch fiebernden, leicht komatösen Patienten mit einem Haut- und Sklerenikterus. Es fanden sich vergrößerte derbe Lymphknoten am Hals und inguinal, Leber und Milz waren vergrößert tastbar, die Wadenmuskulatur und die Schädelkalotte druckschmerzhaft. Die Temperatur stieg am Aufnahmetag auf 41 °C an. Nach 4 Stunden trat eine kritische Entfieberung mit Schweißausbruch ein. Aufgrund der Vorgeschichte mit Aufenthalt in einem Malariagebiet und dem Krankheitsbild mit Fieberschüben, Leber- und Milzvergrößerung und Hämolysezeichen (Ikterus, Erhöhung des indirekten Bilirubin und der LDH) wurde an eine Malariainfektion gedacht. In den noch am Aufnahmetag angefertigten Blutausstrichpräparaten und im „Dicken Tropfen" fanden sich in den Erythrozyten typische Ringformen der Plasmodien z. T. mit Doppelbefall und auch einzelne apfelsinenscheibenartige Gametenformen. Die Diagnose „Malaria tropica" war damit gesichert. Die sofort eingeleitete Therapie mit Chloroquin (Resochin) und Chininhydrochlorid besserte die subjektiven und klinischen Zeichen der Infektion schnell. Innerhalb von 3 Tagen war der Patient fieberfrei und das Blut frei von Malariaparasiten. Rückfälle traten nicht mehr auf.*

## 18.3.2 Schlafkrankheit

### *Ursachen und Pathogenese*

*Erreger:* Trypanosomen (Trypanosoma brucei gambiense, rhodesiense). *Überträger:* Tsetsefliegen. *Übertragungs- und Ausbreitungsweg:* Mit dem Blutsaugen übertragen die Stechfliegen die Erreger von Mensch zu Mensch. Nach Vermehrung an der Stichstelle befallen die Trypanosomen das Blut- und Lymphsystem sowie nach einiger Zeit auch das Liquorsystem. Durch immunologische Abwehrreaktionen werden die Erreger abgetötet. Die frei werdenden Toxine schädigen Gehirn (Meningoenzephalitis) und andere Organe.

### *Symptome*

Dem entzündlichen Infiltrat an der Stichstelle folgt eine Anschwellung der regionalen Lymphknoten und nach 2–3 Wochen ein unregelmäßiges Fieber. Allmählich tritt die Organschädigung zutage: Leber- und Milzschwellung, Proteinurie, Anämie, Orchitis, Tachykardie. Zunehmende Erschöpfung, neurologische Ausfälle, Lethargie, Schlafbedürfnis leiten über zu Verwahrlosung, extremer Abmagerung, Sekundärinfektionen und schließlich zum Tode.

*Diagnostik, Therapie und Prophylaxe*

Erregernachweis aus Primäraffekt, Blut, Lymphknotenpunktat und Liquor; Antikörpernachweis im Serum. Suramin oder Pentamidin als Therapie in der Frühphase, Tryparsomid oder Mel B nach Befall des Zentralnervensystems. Chemoprophylaxe mit Pentamidin, prophylaktische Fliegenbekämpfung.

## 18.3.3 Chagas-Krankheit

*Ursachen und Pathogenese*

*Erreger:* Trypanosoma cruzi. *Überträger:* Blut saugende Raubwanzen (Triatomen). *Übertragungs- und Ausbreitungsweg:* Die mit dem Kot ausgeschiedenen Erreger gelangen durch Stich- und Kratzwunden in die Haut und nach erster Vermehrung über den Blutweg in die Herz- und Skelettmuskulatur, in das retikuloendotheliale System oder auch ins Gehirn, wo sie chronische Entzündungsprozesse auslösen.



*Symptome*

Besonders bei Jugendlichen findet man die akute Verlaufsform mit Entzündung an der Eintrittspforte (Lidödem), unregelmäßigem Fieber, allergischen Reaktionen (Urtikaria, Ödem) und Lymphknotenschwellung. In schwer verlaufenden Fällen können Herz- und Kreislaufversagen oder eine Meningoenzephalitis zum Tode führen.

Häufiger ist ein chronischer Organbefall mit Myokarditis, Leber- und Milzschwellung sowie unterschiedlich ausgeprägten zerebralen Schädigungen.

*Diagnostik, Therapie und Prophylaxe*

Erregernachweis aus Blut- oder Lymphknotenpunktat, eventuell in trypanosomenfreien Wanzen, die man an infizierten Menschen saugen lässt (Xenodiagnose). Antikörpernachweis im Serum. Therapie mit Lamit (Nifurtimox) oder Rochagan (Benznidazol), Antibiotika. Prophylaxe durch Wanzenbekämpfung.

## 18.3.4 Leishmaniasen

*Erreger:* verschiedene Leishmanienarten, die unterschiedliche Krankheitsbilder hervorrufen. *Überträger:* weibliche Mücken der Gattung Phlebotomus (Sandfliegen), die nachts Blut saugen. Das Erregerreservoir stellen Haus- und Wildtiere dar.

### Orientbeule (kutane, mukokutane Leishmaniase)

*Ursachen und Pathogenese*

*Erreger:* Leishmania tropica. *Verbreitungsgebiet:* Vorderer Orient, Mittelmeerraum, Ostasien, Afrika, spärlich in Südamerika. *Ausbreitungsweg:* ortsständige Vermehrung in der Haut.

*Symptome*

Nach Tagen bis Monaten entwickelt sich an der Stichstelle aus einer kleinen juckenden Papel allmählich ein ausgedehntes, schmerzloses, zerklüftetes Geschwür mit infiltrierten Rändern. Nach etwa 1 Jahr heilt das Geschwür unter Narbenbildung spontan ab.

### Kala-Azar

*Ursachen und Pathogenese*

*Erreger:* Leishmania donovani. *Verbreitungsgebiet:* wie Orientbeule, im Mittelmeerraum bis Spanien, Südfrankreich, Italien und Griechenland reichend. *Ausbreitungsweg:* Vermehrung in den Zellen des retikuloendothelialen Systems (Milz, Leber, Knochenmark).

Nach einer ***Inkubationszeit*** von 2 Wochen bis zu 6 Monaten setzt ein schleichendes Krankheitsbild mit Fieber, Abgeschlagenheit, Leber- und Milzschwellung und schweren Blutbildveränderungen (Leukozytopenie, Anämie, Thrombozytopenie) ein. Durch Thrombozytenmangel und Gerinnungsstörungen treten Hautblutungen (Kala-Azar = „schwarze Krankheit") auf. Herzmuskelschaden, Enterokolitis und eine allgemeine Infektabwehrschwäche können das Leben gefährden.

### Südamerikanische Haut- und Schleimhautleishmaniase

*Ursachen und Pathogenese*

*Erreger:* Leishmania brasiliensis. *Verbreitungsgebiet:* Mittel- und Südamerika. *Ausbreitungsweg:* Übergreifen von der Haut auf die tieferen Gewebsschichten. Eine direkte Übertragung von Mensch zu Mensch ist möglich.

*Symptome und Diagnostik*

Zunächst entsteht eine Geschwürbildung ähnlich der Orientbeule. Dann greift der Prozess auch auf die Schleimhäute, den Knorpel und den Knochen über und kann, über Jahre sich hinziehend, zu schweren Gewebszerstörungen führen.

Diagnostisch Erregernachweis aus Knochenmark, Milz, Leber; Antikörpernachweis im Serum.

*Therapie*

Fünfwertige Antimonpräparate (Pentostam, Glucantime) und liposomales Amphotericin B (AmBisome) bei den viszeralen Formen, Chloroquin, Paromomycin-Harnstoff-Salbe bei den kutanen Formen, ggf. chirurgische Entfernung.

## 18.3.5 Amöbiasis

*Ursachen und Pathogenese*

*Erreger:* Entamoeba histolytica. *Verbreitungsgebiet:* vorwiegend tropische und subtropische Gebiete. *Übertragungs- und Ausbreitungsweg:* Die mit dem Stuhl ausgeschiedenen Dauerformen der Amöben (vierkernige Zyste) sorgen über verunreinigtes Wasser oder Lebensmittel für die Verbreitung von Mensch zu Mensch. Aus der Zyste geht im Darm die Minutaform hervor, die Wochen und Monate ohne Krankheitszeichen das Darmlumen besiedeln kann. Unter der Einwirkung weiterer schädigender Faktoren (Darminfektion, Klima- und Reisestress u. a.) wandelt sich die Minutaform zur Magnaform, dringt in die Darmwand ein und löst einen nekrotisierenden Entzündungsprozess aus. Von konfluierenden unterminierten Geschwüren geht die Entzündung in die Tiefe. Durch Einbruch in die Gefäße erfolgt die Verschleppung in die Leber.

*Symptome*

Die Erkrankung beginnt meistens akut mit Bauchschmerzen, glasig-blutigen Schleimbeimengungen zum Stuhl, der durchfällig wird und in schweren Fällen schließlich nur aus himbeergeleeartigem Schleim besteht. Nach Abklingen der akuten Durchfallsphase bleiben oft Wochen und Monate uncharakteristische Bauchschmerzen und eine Neigung zu Rezidiven (durch Diätfehler, körperliche Überbelastung usw.) zurück. Im Darm können sich tumorartige Verdickungen entwickeln (Amöbome).

Die Absiedlung der Amöben in die Leber macht sich meist erst nach Monaten durch Druckgefühl im Oberbauch, dyspeptische Beschwerden und Lebervergrößerung bemerkbar. Nach einer diffusen Entzündungsreaktion in der Leber (Amöbenhepatitis) entwickelt sich ein Leberabszess, der Kindskopfgröße erreichen kann.

● MERKE *Durch Perforation in die Bauchhöhle oder in die Pleura entstehen lebensbedrohliche Zustände.*

*Diagnostik*

- Nachweis der Amöben im Stuhl oder in Probeexzisionen aus dem Darm
- Nachweis von Antikörpern im Serum
- Darstellung des Leberabszesses (Sonografie, Szintigrafie, CT)

*Therapie*

1. Medikamente, die auf die Darmlumenform wirken (Paramomycin)
2. Medikamente, die auf die Gewebsform wirken (Metronidazol, beim Leberabszess zusätzlich Chloroquin, Nachbehandlung mit Paramomycin)

18

# 18.4 Tropenkrankheiten durch Wurmbefall

## 18.4.1 Bilharziose (Schistosomiasis)

*Ursachen und Pathogenese*

*Erreger und Verbreitungsgebiet:* Die Würmer leben als Pärchen in den Blutgefäßen, wobei das größere Männchen das fadenförmige Weibchen umschließt (**Abb. 18.7**).

Drei Arten sind weltweit (ca. 200 Millionen Infizierte) verbreitet:

- Schistosoma haematobium in Afrika und Vorderasien
- Schistosoma mansoni in Afrika und Südamerika
- Schistosoma japonicum in Ostasien

*Entwicklungszyklus und Übertragungsweg:* Aus den mit Stuhl und Urin ausgeschiedenen Eiern schlüpfen im Wasser die Larven (Mirazidien) aus und entwickeln sich in Schnecken weiter. Die im Wasser frei umherschwimmenden voll entwickelten Larven (Zerkarien) vermögen die menschliche Haut zu durchdringen. Auf dem Lymph- und Blutweg gelangen sie zu den Pfortadervenen, reifen zu geschlechtsreifen Würmern heran und suchen, zu Paaren vereint, die Mesenterial- und Darmvenen (Sch. mansoni, Sch. japonicum) oder die Urogenitalvenen (Sch. haematobium) auf. Leber-, Lungen- oder Gehirngefäße werden seltener befallen.

Um die verstopften Venen entstehen Infiltrate und Fremdkörpergranulome. Die Eier können durch Enzymabsonderung die Blasen- und Darmwand durchdringen und so ausgeschieden werden.

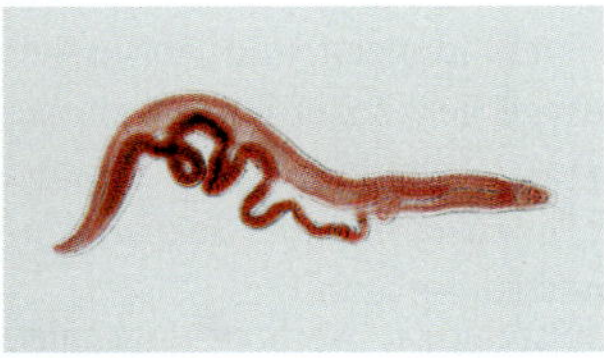

**Abb. 18.7 Bilharziose.** Schistosoma mansoni, Wurmpärchen. Das größere Männchen umschließt das fadenförmige Weibchen.

*Symptome*

Beim Eindringen der Larven durch die Haut können flüchtige Reizerscheinungen auftreten (Zerkariendermatitis). 4–7 Wochen später entwickelt sich ein febril-allergisches Stadium mit Ödem, Urtikaria, Gliederschmerzen, Leber- und Milzschwellung, Bronchitis, Darmstörungen und Bluteosinophilie als erste Reaktionen auf den *Befall der Organe* mit den Würmern und Eiern. Das anschließende chronische Stadium kann sich über Wochen und Monate hinziehen:

18

- Die *Urogenitalbilharziose* ist gekennzeichnet durch Blasenbeschwerden und pathologischen Urinbefund mit Leukozyten, Erythrozyten und eventuell Wurmeiern (ab dem 40. Tag). Zystoskopisch ist die Blasenwand gerötet und verdickt; die Entzündungsreaktionen und die Wurmeier sind als helle Knötchen mit rotem Hof zu erkennen. Sekundärinfektionen können hinzutreten. Eine karzinomatöse Entartung (20%) ist gefürchtet.
- Die *Darmbilharziose* verursacht je nach Stärke des Befalls Bilder von dyspeptischen Beschwerden bis zur schweren ulzerierenden Kolitis. Auch hier sind rektoskopisch die Eigranulome zu erkennen.
- Die *hepatolienale Bilharziose* führt zu einer beträchtlichen Vergrößerung von Leber und Milz. Die zunehmende Fibrosierung der Eigranulome bewirkt das Bild einer Leberzirrhose mit Pfortaderstauung.
- Die *Lungenbilharziose* ist im Röntgenbild erkennbar an einer miliaren Zeichnung und später an Infiltratbildungen sowie an den bronchitischen Zeichen und einer zunehmenden Rechtsherzbelastung.
- Die *Gehirnbilharziose* weist das Bild einer Meningoenzephalitis oder eines Herdgeschehens im Gehirn auf.

*Diagnostik*

Einachweis in Stuhl, Urin oder Biopsiematerial (Zystoskopie, Rektoskopie). Eier von Schistosoma mansoni besitzen einen Seitenstachel (**Abb. 18.8**), von Schistosoma haematobium einen Endstachel, von Schistosoma japonicum keinen Stachel. Antikörper sind nach wenigen Wochen nachweisbar.

*Therapie*

Praziquantel (Biltricide, Cesol) wirkt auf alle drei Schistosoma-Arten. Die Eier haben nur eine kurze Lebensdauer. Der Erfolg der Kur ist über ½ Jahr zu kontrollieren.

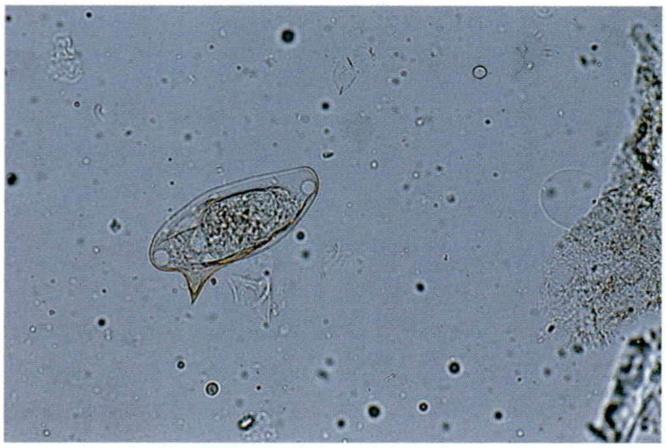

**Abb. 18.8 Schistosoma Mansoni.** Mikroskopisches Präparat der Eier mit Seitenstachel.

*Prophylaxe*

Behandlung der Eiausscheider, Freihalten der Gewässer von Fäkalien, Vernichtung der Zwischenwirtsschnecken, Meiden verseuchter Gewässer.

● PFLEGE ***Patienteninformation.*** *Die Süßwasserschnecken befinden sich in warmen, stehenden Süßgewässern auch in touristisch erschlossenen Gegenden um das Mittelmeer, in Afrika und in der Karibik. Raten Sie Menschen, die dorthin verreisen, niemals ihre Haut in Kontakt mit den beschriebenen Gewässern kommen zu lassen; die Zerkarien brauchen nur kurze Zeit zum Eindringen.*

## 18.4.2 Filariosen

Filarien, schlanke Nematoden, werden von blutsaugenden Insekten, in denen sie einen Entwicklungszyklus durchlaufen, übertragen. Vier Filarienarten führen beim Menschen zu Erkrankungen.

### Befall mit Wuchereria bancrofti und Brugia malayi

*Ursachen und Pathogenese*

Beide Filarienarten rufen gleichartige, durch Lymphangitis und Lymphstauung gekennzeichnete Krankheitsbilder hervor. Sie werden durch Mücken übertragen.

*Wuchereria bancrofti* ist im Vorderen Orient, in Ostasien, Australien, Afrika, in der Südsee und teilweise auch in Mittel- und Südamerika verbreitet.

*Brugia malayi* wird in begrenzten Gebieten Ostasiens gefunden und kann auch Katzen und Affen befallen.

Die mit dem Stich übertragenen Filarien wachsen im Gewebe heran und wandern in den Lymphbahnen in das Körperinnere, wo sie zu Entzündungsreaktionen in den Lymphgefäßen und Lymphknoten führen. Nach etwa einem Jahr treten erstmals junge Filarien (Mikrofilarien) auf, die sich tagsüber im Lungenkapillarnetz aufhalten und nachts in die Blutbahn ausgeschwemmt werden.

*Symptome*

Monate nach dem Befall machen sich Juckreiz, Lymphknotenschwellungen, nächtlicher Hodenschmerz und Taubheitsgefühl in den Extremitäten bemerkbar. Neben allergischen Reaktionen ist der weitere Verlauf durch rezidivierende Entzündungen und Abflussbehinderung der Lymphwege gekennzeichnet. Groteske Stauungen (Elephantiasis, Lymphskrotum) können schließlich auftreten. Hinzukommende Sekundärinfektionen führen im Endstadium zum Tod.

#### *Diagnostik und Therapie*

Der Mikrofilariennachweis erfolgt aus einem nächtlichen Blutausstrich.

Therapie: Diäthylcarbamazin (Hetrazan) und Ivermectin (Stromectol, Mectizan) töten die Mikrofilarien und z.T. auch die erwachsenen Würmer ab, mehrere Kuren sind deshalb zu empfehlen.

### Befall mit Loa-Loa

#### *Ursachen und Pathogenese*

Loa-Loa ist im tropischen Regenwald Afrikas verbreitet. Überträger sind Bremsen. Die Filarien befallen das Unterhautbindegewebe; ihre Larven treten nach Monaten bis Jahren erstmals auf und schwärmen tagsüber ins Blut aus.

#### *Symptome, Diagnostik und Therapie*

1–2 Jahre nach dem Befall kommt es zu ödematösen Hautschwellungen, Pruritus und juckenden Knötchen. Gelegentlich sind unter der Haut oder auch mitunter in der Konjunktiva die geschlängelten Filarien zu erkennen. Die Lebensdauer der Filarien beträgt bis zu 15 Jahre.

Diagnose: Nachweis der Filarien im Auge oder seltener der Mikrofilarien im Blut. Antikörpernachweis mittels Komplementbindungsreaktion.

Therapie: Hetrazan oder Ivermectin, gleichzeitig Glukokortikoide und Antihistaminika gegen die allergischen Reaktionen.

### Befall mit Onchocerca volvulus

#### *Ursachen und Pathogenese*

Die Onchozerkose ist in Mittelafrika, Venezuela und Guatemala verbreitet und wird durch Kriebelmücken (Simulien) übertragen. Die bis zu 50cm langen erwachsenen Würmer liegen aufgeknäuelt in der Unterhaut; die Mikrofilarien wandern über große Strecken im Bindegewebe der Haut.

#### *Symptome, Diagnostik und Therapie*

Es entwickeln sich über 1–2 Jahre schmerzlose linsengroße Bindegewebsknoten. Die wandernden Mikrofilarien rufen stark juckende und allmählich sklerosierende Hautreaktionen hervor. Auch die Augen können befallen werden, wenn die Knoten (Filarien) am Kopf sitzen (Blindheit).

Diagnose: Nachweis der Mikrofilarien in der Haut und im Auge, Nachweis der Filarien in den Knötchen.

Therapie: chirurgische Entfernung der Knoten. Ivermectin und auch Hetrazan wirken auf die Mikrofilarien, während Suramin (Germanin) auch auf die erwachsenen Würmer wirkt. Doxycyclin führt über eine Elimination von Bakterien in den weiblichen Würmern zur Sterilisation.

## 18.4.3 Ankylostomiasis

#### *Ursachen, Pathogenese und Epidemiologie*

*Erreger und Verbreitungsgebiet:* Die Hakenwurmkrankheit ist über die ganze Erde in feuchtwarmen Gebieten bis zum 30. Breitengrad beiderseits des Äquators verbreitet. Ein Fünftel der Erdbevölkerung ist befallen. In Deutschland sind in den Bergwerken (Wärme, Feuchtigkeit, $O_2$-Zutritt) Erkrankungen aufgetreten.

Zwei Hakenwurmarten kommen beim Menschen vor:

- Ancylostoma duodenale
- Necator americanus

*Übertragung und Entwicklungszyklus:* Aus den Eiern entwickeln sich die Larven unter günstigen klimatischen Bedingungen im Erdboden. Sie bohren sich aktiv durch die Haut, wandern über die Lymphbahnen und das rechte Herz in die Lungenkapillaren, durchbohren die Alveolenwand und erreichen mit verschlucktem Bronchialsekret den Dünndarm, wo sie sich mit dem dünneren vorderen Ende in die Darmwand einbohren und Blut saugen. Nach etwa 6 Wochen erscheinen die ersten Eier im Stuhl.

#### *Symptome*

An der Eintrittspforte der Larven können juckende Papeln entstehen. Die Wanderung durch die Lunge löst bronchitische Symptome aus. Der Darmbefall verursacht uncharakteristische Bauchbeschwerden, Appetitlosigkeit, Blähungen und Durchfallneigung. Allergische Reaktionen (Ödeme, Eosinophilie) werden immer beobachtet. Bei starkem Befall kommt es zu einer Eisenmangelanämie durch den chronischen Blutverlust. Es resultiert eine allgemeine Resistenzminderung gegenüber weiteren Noxen.

#### *Diagnostik, Therapie und Prophylaxe*

Diagnose: durch Einachweis im Stuhl.

Therapie: Albendazol (Eskazole), Mebendazol (Vermox), Pyrantelpaomat (Helmex) oder auch Thiabendazol (Minzolum) haben eine verlässliche Wirkung.

Prophylaxe: Hygienisch einwandfreie Abortanlagen, Entwurmung der Bevölkerung, Fußbekleidung.

## 18.4.4 Paragonimiasis

#### *Ursachen und Pathogenese*

Paragonimus westermani, der Lungenegel, ist in Ostasien verbreitet. Gelangen Paragonimuseier ins Wasser, so schlüpfen die Larven aus und entwickeln sich zunächst in Schnecken und dann in Krabben und kleinen Krebsen zu infektionstüchtigen Larven. Der Mensch wird durch rohe Krabben- und Krebsgerichte befallen. Die Larven wandern vom Dünndarm durch die freie

Bauchhöhle und das Zwerchfell in die Lunge, wo sie zu Zystenbildung mit blutig-schleimigem Inhalt führen. Abirrende Larven können sich gelegentlich in anderen Organen absiedeln (Gehirn).

*Symptome*

3–6 Wochen nach dem Befall machen sich die klinischen Erscheinungen unter dem Bild einer chronischen Bronchitis bemerkbar, die sich über Monate hinzieht. Das meist spärliche Sputum enthält Blutspuren, reichlich eosinophile Zellen und gelegentlich Paragonimuseier. Die Lungenzysten sind als 1–2 cm große Rundherde röntgenologisch zu erkennen. Sekundärinfektionen können hinzutreten.

*Diagnostik, Therapie und Prophylaxe*

Diagnose durch Einachweis aus Sputum und Stuhl.

Therapie: Praziquantel (Cesol, Biltricide), bei ZNS-Befall Kortikosteroide.

Prophylaxe: Vermeidung roher Krabben- und Krebsgerichte.



### 18.4.5 Clonorchis- und Opisthorchisbefall

*Ursachen und Pathogenese*

Die kleinen Leberegel kommen in Ostasien (Clonorchis sinensis, Opisthorchis viverrinus) und in den Mündungsgebieten großer Flüsse Osteuropas (z. B. Weichsel) und Sibiriens (Opisthorchis felineus) vor. Die Larven entwickeln sich in Schnecken und dann in Fischen, besonders Karpfen. Rohe oder schwach geräucherte Fischspeisen führen zum Befall des Menschen. Die Larven wandern über die Gallengänge in die Leber und führen zu Entzündungsreaktionen und schließlich zur Fibrosierung des Organs.

*Symptome*

Ein leichter Befall bleibt ohne Beschwerden, sonst treten Leberdruckschmerz, dyspeptische Beschwerden und Cholezystopathie auf. Am Ende kann eine fortschreitende Leberzirrhose stehen. Leberkarzinome treten gehäuft auf.

*Diagnostik, Therapie und Prophylaxe*

Diagnose durch Nachweis der Eier im Stuhl und Gallensaft.

Die Therapie mit Praziquantel hat eine verlässliche Wirkung.

Prophylaktisch Vermeidung roher Fischspeisen (Salate).

# 19 Allgemeine internistische Onkologie

Hermann Wagner

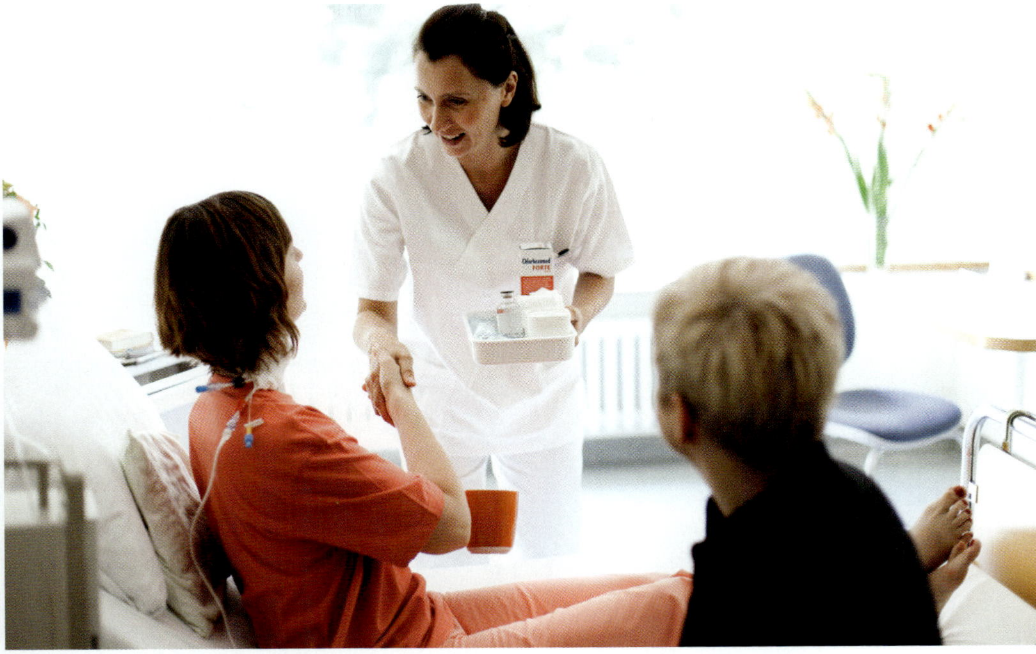



## 19.1 Tumorentstehung, Häufigkeit, Vorsorge

Biochemie, Molekularbiologie und Molekulargenetik der Zellen, sowohl der normalen als auch der Karzinomzellen, haben in den letzten Jahren zu wichtigen neuen Erkenntnissen über Entstehung, Wachstum und Metastasierung von Tumoren geführt. Es ist daher zu hoffen, dass in naher Zukunft weitere neue Behandlungsmodalitäten, wie z.B. Immuntherapie und der Einsatz von Substanzen, die zu einem Wachstumsstopp des Tumors und zu einer Verhinderung der Metastasenbildung führen, entwickelt werden.

Die Behandlung der bösartigen Erkrankungen richtet sich nach der Organspezifität, der Ausdehnung der Erkrankung und dem Allgemeinzustand des Patienten. Der wichtigste Faktor einer kurativen Therapie ist die Früherkennung. Allen Patienten muss daher die Krebsvorsorgeuntersuchung immer wieder angeraten werden.

### 19.1.1 Häufigkeit

Die Krankheit Krebs nimmt mit ca. 25% aller Todesfälle pro Jahr hinter den Herz-Kreislauf-Erkrankungen noch den zweiten Platz ein.

Die Inzidenz beträgt zurzeit ca. 450000 Krebsneuerkrankungen jährlich, wobei aufgrund der demografischen Entwicklung eine steigende Tendenz nachweisbar ist.

Die Verteilung der einzelnen Krebsarten schwankt weltweit deutlich. In den westlichen Industrieländern steht bei Männern das Prostatakarzinom an erster Stelle gefolgt von Darm- und Lungenkrebs, bei den Frauen das Mammakarzinom gefolgt von Darm- und Lungenkrebs (**Abb. 19.1**). In Afrika und Asien ist das primäre Leberzellkarzinom die häufigste Tumorart. Konstant rückläufig ist seit vielen Jahren das Magenkarzinom, während der Lungenkrebs bei Frauen und der Haut-

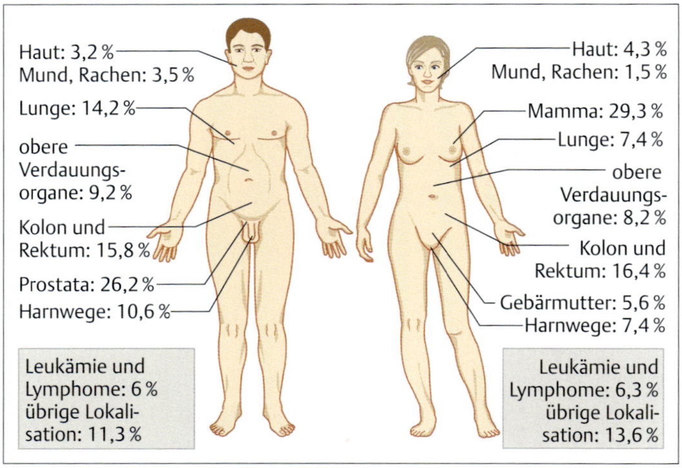


**Abb. 19.1 Häufigkeit bösartiger Tumoren.** Verteilung bei Männern und Frauen.



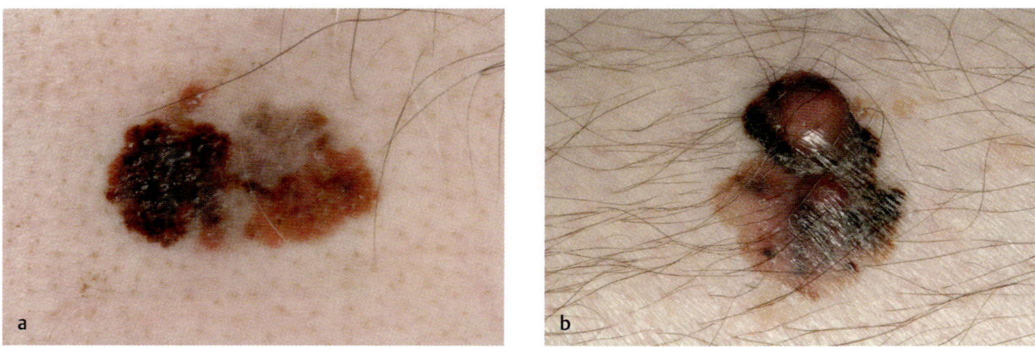


**Abb. 19.2 Malignes Melanom. a** Superfiziell spreitendes malignes Melanom (häufigste Form). Geht von den Pigmentzellen (Melanozyten) der Haut aus. Häufigkeit:13 – 15/100000 Einw. Männer und Frauen erkranken in etwa gleich häufig; Alter: 30 – 60 Jahre mit einem Altersgipfel von über 50 Jahren. Ursachen für die Entstehung und das vermehrte Auftreten: zum großen Teil hohe Sonnenexposition (auch Sonnenbänke!) aufgrund veränderten Freizeitverhaltens. Ein erhöhtes Risiko für die Entwicklung eines Melanoms besteht z.B. bei Personen mit blonden oder roten Haaren, lichtempfindlichen Hauttypen, Melanom in der Familie. Achtung: Warnsymptome sind Vergrößerung, Farbänderung sowie Jucken von Pigmentflecken („Leberflecken"). Wichtig: hautfachärztliche Untersuchung einschließlich Dermatoskopie und Auflichtmikroskopie. Therapie: operative Entfernung mit Sicherheitsabstand. **b** Sekundär knotiges superfiziell spreitendes malignes Melanom (aggressivste Form).

krebs (malignes Melanom, **Abb. 19.2**) stark ansteigen. Steigende Tendenzen bei Mammakarzinom, Ovarialkarzinom und Darmkarzinom sind nachweisbar. Die Erkrankungsrate des Bauchspeicheldrüsenkarzinoms hat sich in den letzten 50 Jahren verdoppelt.

Es besteht eine deutliche Abhängigkeit der Krebsinzidenz von Geschlecht, Rasse und geografischer Lokalisation; darüber hinaus ist die Häufigkeit bestimmter Krebsarten mitbedingt durch sich wandelnde Umwelt- sowie Lebensgewohnheiten. Auch ist Krebs eine Krankheit des höheren Lebensalters: ¾ aller an Krebs Verstorbenen sind 65 Jahre oder älter. Eine Ausnahme bilden die Hodentumoren (bevorzugt im zweiten und dritten Lebensjahrzehnt) sowie z. B. der Wilms-Tumor bei Kindern. Der Morbus Hodgkin weist einen zweigipfligen Verlauf auf.

● MERKE *Von 100 000 Einwohnern erkranken jährlich ca. 400 an einer bösartigen Erkrankung; die Mortalitätsinzidenz (Letalität) beträgt 200 pro 100 000 Einwohner und Jahr.*

## 19.1.2 Krebsursachen

Die Krebsentstehung verläuft in mehreren Schritten (**Abb. 19.3**). Zahlreiche exogene und endogene Faktoren sind für genetische Veränderungen in der betroffenen Zelle ursächlich verantwortlich (**Abb. 19.4**).

Von zentraler Bedeutung sind z. B. Onkogen-Aktivierung, Verlust von Tumorsuppressorgenen, Translokationen/Inversionen/Punktmutationen mit Veränderung der Genexpression. Bestehen bereits Krebsgene in der Keimbahn, ist ein erhöhtes Risiko für Krebserkrankun-

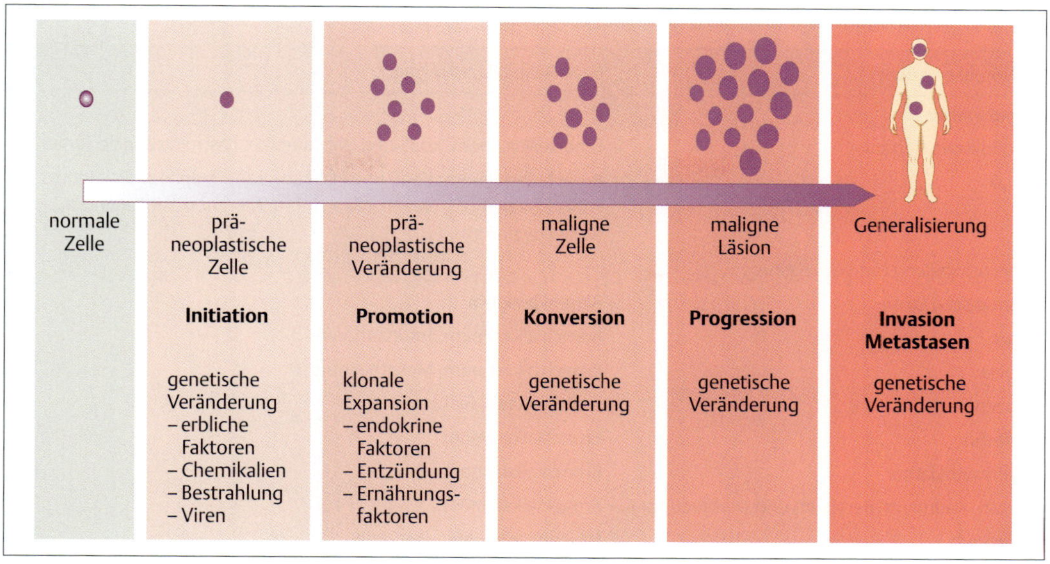


**Abb. 19.3 Schritte der Tumorentstehung.** Modell der Entstehung eines malignen Tumors in mehreren Schritten.



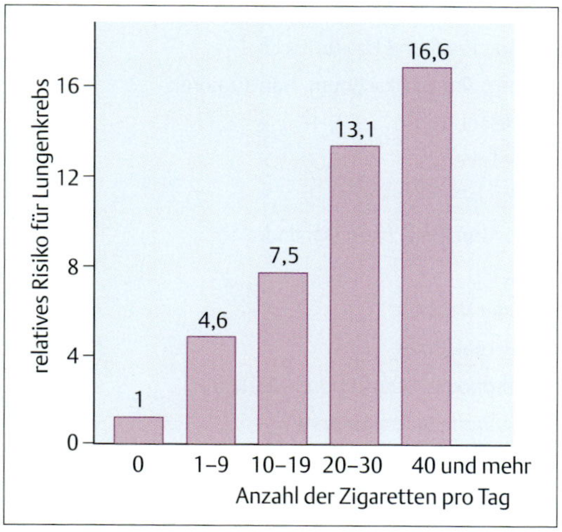


**Abb. 19.4 Lungenkrebsrisiko und Zigarettenkonsum.** Das Risiko, an Lungenkrebs zu erkranken, steigt mit der Anzahl der täglich gerauchten Zigaretten. Bei einem täglichen Konsum von 10–19 Zigaretten ist es, verglichen mit einem Nichtraucher, 7,5-mal höher. Allerdings hat auch ein Nichtraucher ein geringes Risiko einer Lungenkrebserkrankung.

gen die Folge. Krebsgene sind vererbbar, können aber auch spontan („somatische Mutation") in der Keimzelle als Folge des Einwirkens von Karzinogenen auftreten (**Tab. 19.1**). So weist die familiäre Häufung bei Brustkrebs auf die Bedeutung genetischer Faktoren hin. Ähnliches gilt auch für Haut-, Magen-, Darm- und Blasenkrebs.

Maligne Zellen weisen drei charakteristische Eigenschaften auf:

- Unabhängigkeit vom Kontrollsystem des Zellwachstums, das in gesunden Geweben funktionsfähig ist
- Infiltration benachbarter Gewebe (im Unterschied zu gutartigen Tumoren)
- Bildung von Metastasen durch lymphogene oder hämatogene Aussaat

Zwischen der Entstehung einer malignen Erkrankung bis zum klinisch manifesten Tumor liegt eine Zeitspanne von oft mehreren Jahrzehnten (**Abb. 19.5**).

Der Schädigung der Erbinformation in der Zelle durch Karzinogene stehen allerdings auch Reparaturmechanismen gegenüber, sodass in zahlreichen Fällen Krebsvorstufen sich auch wieder zurückbilden können. Dem Immunsystem kommt bei der Bekämpfung von karzinomatös entarteten Zellen ebenso wie bei der Verhinderung von Absiedlungen einzelner Zellen in fremden Organen (Metastasierung) große Bedeutung zu.

Durch Absiedlung einzelner Zellen bilden maligne Tumoren Metastasen, die entweder mit dem Blutstrom (**Abb. 19.6**) und/oder dem Lymphstrom (**Abb. 19.7**) in andere Organe gelangen. Aus Mikrometastasen entstehen durch unkontrollierte Zellteilung größere Tumoren, wobei durch die Bildung neuer Blutgefäße eine eigene Blutversorgung für den Tumor geschaffen wird. Etwa eine von 1 Million Tumorzellen des Primärtumors ist in der Lage, eine Metastase zu bilden.

**Tab. 19.1 Karzinogene und assoziierte humane Neoplasien.**

| *Karzinogen/Gruppe* | *assoziierte Erkrankungen* |
|---|---|
| ***Genussmittel*** | |
| alkoholische Getränke | Leberzellkarzinom, Kopf- und Halstumoren, gastrointestinale Tumoren |
| Tabak | Bronchialkarzinom, Kopf- und Halstumoren, Ösophaguskarzinom, Pankreaskarzinom, Nierenzellkarzinom, Nierenbeckenkarzinom, Blasenkarzinom |
| ***Arbeitsstoffe und Umweltbelastung*** | |
| aromatische Stoffe | Blasenkarzinom |
| Arsen | Bronchialkarzinom, Hauttumoren |
| Asbest | Bronchialkarzinom, Mesotheliome |
| Benzen | akute myeloische Leukämie |
| Benzidin | Bronchialkarzinom |
| Chlormethyläther | Bronchialkarzinom |
| Chrom, Kadmium, Beryllium und -verbindungen | Bronchialkarzinom |
| Holzstaub | Nasennebenhöhlen-Tumoren |
| ionisierte Strahlung | verschiedene solide Tumoren, Leukämien |
| Isopropylalkoholprodukte | Nasennebenhöhlen-Tumoren |
| Radon und Zerfallsprodukte | Bronchialkarzinom |
| Senfgas | Bronchialkarzinom, Kopf- und Halstumoren |
| Nickel und Nickelverbindungen | Bronchialkarzinom, Kopf- und Halstumoren |
| polyzyklische Kohlenwasserstoffe | Bronchialkarzinom, Skrotumkarzinom, Hauttumoren |
| UV-Licht (Sonnenlicht, UV-B) | Hauttumoren, Melanom |
| Vinylchlorid | Angiosarkom der Leber |
| ***Medikamente*** | |
| Alkylantien | akute myeloische Leukämie, Blasenkarzinom |
| androgene Steroide | Leberzellkarzinom |
| Diethylstilbestrol (pränatal) | Adenokarzinom der Vagina |
| Epipodophyllotoxinderivate | akute myeloische Leukämie |
| Immunsuppressiva (Azathioprin, Cyclosporin) | Non-Hodgkin-Lymphome, Hauttumoren, Sarkome |
| Phenazetin | Nierenbeckenkarzinom, Blasenkarzinom |
| synthetische Östrogene | Endometriumkarzinom |
| ***Bakterien, Viren, Pilze*** | |
| Aflatoxine | Leberzellkarzinom |
| chronische Hepatitis B, C (HBV, HCV) | Leberzellkarzinom |
| Epstein-Barr-Virus (EBV) | Burkitt-Lymphom, Nasopharynx-Karzinom |
| HIV | Lymphome, Kaposi-Sarkom |
| HTLV-1 | adulte T-Zell-Leukämie/Lymphom |
| Humane Papillomaviren (HPV) | Zervixkarzinom, Analkarzinom |
| KSHV/HHV-8 | Kaposi-Sarkom, Plasmozytom (?) |
| Schistosomiasis | Blasenkarzinom |

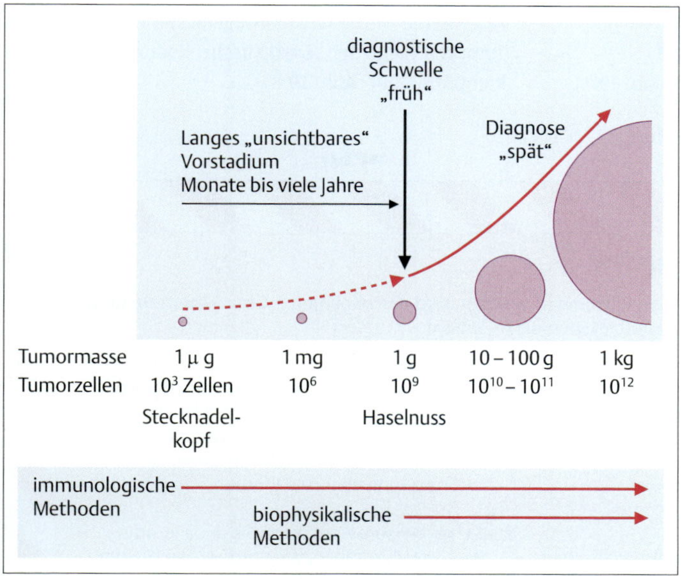


**Abb. 19.5 Tumordiagnostik und Tumorgröße.** Diagnostische Erfassung eines Tumors durch immunologische und biophysikalische Methoden in Abhängigkeit von der Tumorgröße.



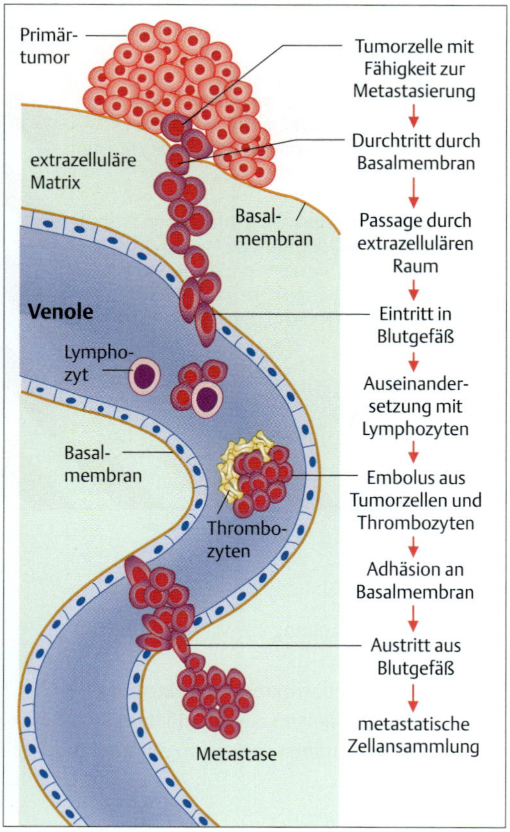


**Abb. 19.6 Hämatogene Metastasierung.** Vorgänge bei der Metastasierung auf dem Blutweg.

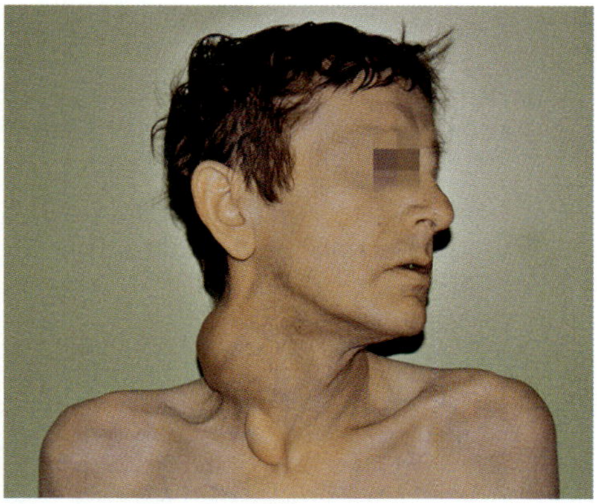

**Abb. 19.7 Lymphogene Metastasierung.** 41-jähriger Patient mit einer Lymphknotenmetastase eines Larynxkarzinoms.

## 19.1.3 Prävention

DEFINITION *Man versteht unter*
- *primärer Prävention, die Verhinderung der Tumorentstehung,*
- *sekundärer Prävention, die Tumorfrüherkennung,*
- *tertiärer Prävention, die Nachsorge nach Behandlung eines Tumors zur Rezidiverkennung.*

Nicht realistisch ist zurzeit eine allgemeine primäre Prävention, da es zahlreiche Entstehungsmechanismen bösartiger Krebskrankheiten gibt und die Ätiologie und Pathogenese derartiger Tumoren ungeklärt ist.

Zahlreiche epidemiologische Studien geben Hinweise, dass das Risiko an verschiedenen Tumoren zu erkranken reduziert werden kann durch

- adäquate Ernährung (**Tab. 19.2**),
- vermehrte körperliche Aktivität (S. 653),
- Vermeidung exogener Risikofaktoren (**Tab. 19.1**).

Allgemeine Verhaltensmaßregeln zur Prävention von Tumoren zeigt der „Europäische Kodex zur Krebsbekämpfung" auf (**Abb. 19.8**).

### Europäischer Kodex zur Krebsbekämpfung

**Europäischer Kodex zur Krebsbekämpfung**

**Bestimmte Krebskrankheiten können vermieden werden, und der allgemeine Gesundheitszustand lässt sich verbessern, wenn Sie gesundheitsbewusster leben!**

1. Rauchen Sie nicht! Raucher sollten so schnell wie möglich aufhören und schon gar nicht in Anwesenheit anderer rauchen.
2. Verringern Sie Ihren Alkoholkonsum! Dies gilt für Bier, Wein und Spirituosen.
3. Erhöhen Sie ihren täglichen Verzehr an frischem Obst und Gemüse sowie an ballaststoffreichen Getreideprodukten. (Zielaktion in den USA: „five a day" = 5 x 100g frisches Obst und Gemüse pro Tag essen)
4. Vermeiden Sie Übergewicht, sorgen Sie für mehr körperliche Bewegung und begrenzen Sie die Aufnahme fettreicher Nahrungsmittel.
5. Vermeiden Sie übermäßige Sonnenbestrahlung und Sonnenbrände; dies gilt insbesondere für Kinder.
6. Halten Sie genauestens die Vorschriften ein, durch die Sie vor einem Kontakt mit krebserregenden Stoffen geschützt werden sollen. Folgen Sie genau den Gesundheits- und Sicherheitsvorschriften über Substanzen, die Krebs verursachen können. Es ließen sich mehr Krebskrankheiten heilen, wenn sie früher erkannt würden.
7. Gehen Sie zum Arzt, wenn Sie eine ungewohnte Schwellung bemerken, eine Wunde (auch im Mund), die nicht abheilt, eine Veränderung der Form, Größe und Farbe an einem Hautmal oder eine abnorme Blutung.
8. Gehen Sie zum Arzt, wenn Sie andauernde Beschwerden haben, wie chronischen Husten oder anhaltende Heiserkeit, eine Veränderung beim Stuhlgang oder beim Urinieren feststellen oder wenn Sie unerklärlichen Gewichtsverlust bemerken. Es ließen sich mehr Krebskrankheiten heilen für Frauen.
9. Lassen Sie regelmäßig einen Abstrich vom Gebärmutterhals machen. Nutzen Sie die systematischen Früherkennungsuntersuchungen auf Gebärmutterhalskrebs.
10. Untersuchen Sie regelmäßig Ihre Brüste, nutzen Sie die Früherkennungsuntersuchungen auf Brustkrebs, wenn Sie über 30 sind. Wenn Sie über 50 sind, besprechen Sie mit Ihrem Arzt, ob Mammografieuntersuchungen für Sie notwendig sind.

**Abb. 19.8** Europäische Kodex zur Krebsbekämpfung.



### Sekundäre Prävention

Zusammenfassung der klinischen Krebsfrüherkennungsuntersuchungen:

- Selbstuntersuchung der Brust monatlich
- ärztliche Untersuchung der Brust bei Frauen über 40 Jahren
- Mammografie bei Frauen über 50 Jahren
- Prostatauntersuchung bei Männern über 40 jährlich
- Koloskopie zur Darmkrebsfrüherkennung

Bei hohem individuellem oder familiärem Risiko müssen intensivere Untersuchungsprogramme durchgeführt werden.

**Tab. 19.2 Beziehungen zwischen Ernährung und der Entstehung von Krebs; fettarme ballaststoff- reiche Ernährung geht mit einem wesentlich niedrigeren Krebsrisiko einher als fettreiche, geräucherte, ballaststoffarme Ernährung.**

| *Nahrungsbestandteil* | *Einfluss auf die Krebsentstehung* | *vermuteter Mechanismus* | *Tumorarten* |
|---|---|---|---|
| Fett | fördernd | kokarzinogen | Kolon, Brust, Prostata, Rektum, Endometrium |
| Kalorienmenge, Körpergewicht | fördernd | Fettgewebe als Speicher für Karzinogene | Kolon, Brust, Prostata, Schilddrüse, Niere, Zervix |
| Fasern | hemmend | verkürzte Darmpassagezeit | Kolon |
| Früchte, Gemüse | hemmend | enthalten Schutzfaktoren | Lunge, Kolon, Brust, Prostata, Blase, Magen, Endometrium |
| Alkohol | fördernd | synergistische Wirkung zusammen mit Rauchen | Lunge, Brust, Rektum, Ösophagus |
| gepökeltes Fleisch | fördernd | karzinogen | Magen, Ösophagus |



# 19.2 Diagnostik und Stadieneinteilung

● MERKE *Grundsätzlich hat vor Beginn einer onkologischen Therapie eine histologische Diagnose vorzuliegen; in Ausnahmefällen wird die Therapie aufgrund zytologischer Sicherung begonnen.*

Therapie und Prognose der malignen Erkrankung werden im Wesentlichen vom **Ausbreitungsgrad**, d. h. dem Tumorstadium, bestimmt. Bei Vorliegen von Metastasen verschlechtert sich die Prognose des Tumorpatienten dramatisch. Die therapeutischen Möglichkeiten sind von einer möglichst frühzeitigen Diagnose abhängig.

Mittels biophysikalischer Methoden (z. B. Röntgenuntersuchung, Computertomografie) werden Tumoren erst ab einer Größe von ca. 1 Milliarde (109) Zellen – entspricht etwa der Größe einer Haselnuss – erfasst (**Abb. 19.5**).

Wichtige apparative Untersuchungen in der Tumordiagnose sind in **Tab. 19.3** wiedergegeben.

Neben der lokoregionären Ausbreitung des Tumors wird auch die Metastasenlokalisation dokumentiert (**Tab. 19.4**). Bei ca. 10 % der Patienten wird der Primärtumor nicht entdeckt, sondern nur Metastasen.

## 19.2.1 TNM-System

Zur besseren Vergleichbarkeit der Befunde bei soliden Organtumoren besteht seit 1968 international das standardisierte TNM-System zur Stadieneinteilung und Verlaufsdokumentation. Neben Tumorgröße (T) werden der Lymphknotenbefall (N) und die Fernmetastasierung (M) angegeben. Die Bösartigkeit des Tumors wird in Form des Grading (G) beschrieben (**Tab. 19.5**).

Neben dieser prätherapeutischen Klassifikation gibt es auch eine postoperative pTNM-Klassifikation. Ein C-Faktor (C für „certainty“, Befundsicherung) kann zusätzlich zum TNM-System angegeben werden.

Stadieneinteilungen, die nicht nach dem eben angegebenen Prinzip aufgebaut sind bzw. ergänzend eingeführt wurden, finden sich u. a. bei kolorektalen Tumoren (Tumorstadien nach Dukes), bei gynäkologischen Tumoren (FIGO-Einteilung bei Ovarialkarzinom) oder beim kleinzelligen Bronchialkarzinom („limited disease“ und „extensive disease“). In **Abb. 19.11** ist die Klassifikation eines Mammakarzinoms wiedergegeben.

Von großer Bedeutung für die Therapieplanung ist der **Allgemeinzustand** eines Patienten. Der Karnofsky-Index und die AJCC-Performance-Status-Skala sind die gebräuchlichsten Schemata zur Beurteilung des Allgemeinzustandes von Patienten in der Onkologie (**Tab. 19.6**).

19

**Tab. 19.3 Wichtige apparative Untersuchungen in der Tumordiagnostik, Zielorgane und Indikationen.**

| *Untersuchungstechnik* | *Zielorgane/Zielregion* |
|---|---|
| Röntgenuntersuchungen | |
| – konventionell | Thorax (Lunge)<br>Skelett<br>Brust (Mammografie) |
| – mit Kontrastmittel | ableitende Harnwege (Infusionsurografie)<br>Gefäßdarstellungen (Angiografie) |
| – CT | Schädel, Skelett (Gehirn)<br>Kopf-Hals-Bereich<br>Pankreas<br>Niere, Urogenitaltrakt<br>Retroperitoneum (Lymphknoten) |
| MRT (MRI) | Gehirn/ZNS/Spinalkanal (**Abb. 19.9**) |
| MRT-Angiografie | Kopf-Hals-Bereich (Weichteile!)<br>Thorax (Mediastinum, Lungenhilus)<br>Abdomen/Becken<br>Extremitäten/Weichteile |
| Sonografie | Abdomen (Leber!)<br>Schilddrüse<br>Niere<br>kleines Becken |
| Endosonografie | Speiseröhre, Magen, Darm, Pankreas |
| Positronenemissionstomografie (PET/CT) (**Abb. 19.9, Abb. 19.10**) | z. B. Lymphome, Prostata-Ca., Bronchial-Ca., kolorektale Tumoren<br>Metastasensuche |
| Szintigrafie | Skelett, Schilddrüse |
| endoskopische Verfahren: | |
| – Bronchoskopie<br>– Gastroskopie<br>– Koloskopie<br>– Zystoskopie<br>– Thorakoskopie<br>– Mediastinoskopie<br>– Laparoskopie | Trachea, Bronchien<br>Speiseröhre, Magen, Duodenum<br>End- und Dickdarm<br>Harnblase<br>Pleura, Lungenoberfläche<br>Mediastinum<br>Bauchfell und intra abdominale Oberflächen (z. B. Leber, Darm, Peritoneum) |

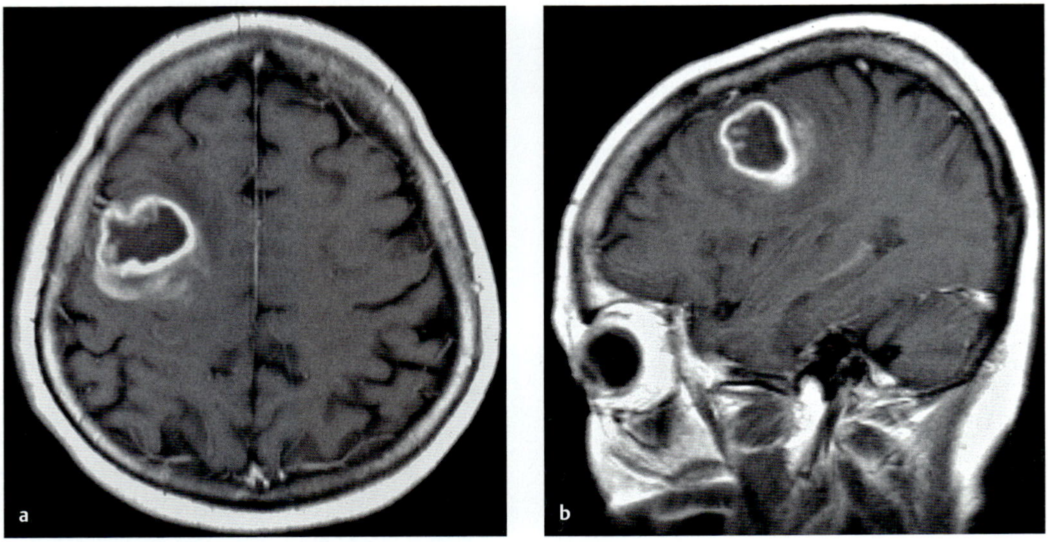


**Abb. 19.9 Glioblastom.** Zentral-nekrotisches Glioblastom (Grad IV nach WHO) im Horizontalschnitt (a) und im Sagittalschnitt (b).

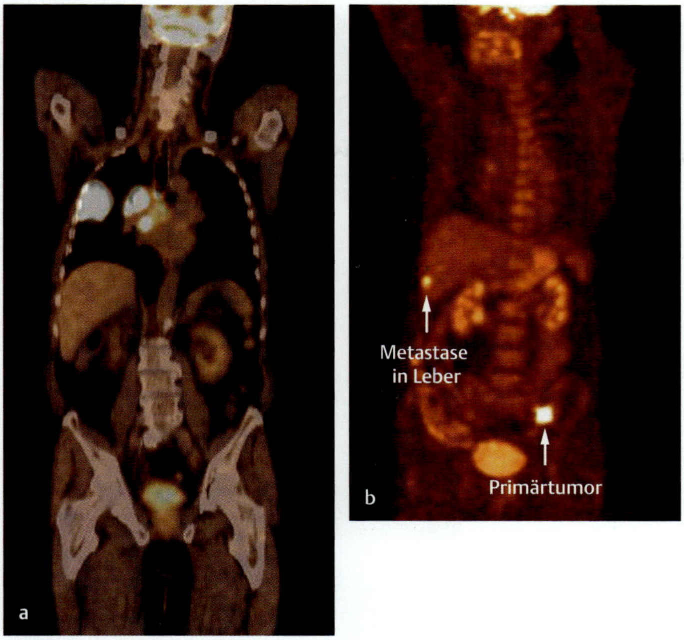


**Abb. 19.10 PET/CT. a** Vor Therapie bei metastasierendem nichtkleinzelligem Bronchialkarzinom. Die Positronenemissionstomografie (PET) und die Computertomografie (CT) sind zwei unterschiedliche bildgebende Untersuchungsverfahren. PET ist eine nuklearmedizinische Methode, bei der dem Patienten winzige Mengen eines radioaktiv markierten Stoffes (sog. Tracer ) injiziert werden; die unterschiedliche Anreicherung dieses Tracers in den Körperzellen macht die PET-Kamera sichtbar. Bei der CT werden Röntgenstrahlen benutzt, die die inneren Strukturen des Körpers ggf. auch unter Verabreichung von Kontrastmitteln zeigen. Durch gleichzeitige Kombination beider Untersuchungsverfahren werden aussagekräftige Fusionsbilder erzielt; diese sind in Diagnostik, Nachsorge und Therapiekontrolle bei Krebskrankheiten von großer Bedeutung. **b** Vor Therapie bei metastasierendem Colon-Ca. Neben dem Primärtumor im Darm sind eine größere und eine kleinere Metastase in der Leber nachweisbar.

**Tab. 19.4 Typische Metastasierungsmuster einiger Tumorarten.**

| *Primärtumor* | *typisches Metastasierungsziel* |
|---|---|
| Mammakarzinom | Knochen, Gehirn, Lunge, Leber, Niere |
| Prostatakarzinom | Knochen |
| kleinzelliges Bronchialkarzinom | Gehirn, Leber, Knochenmark |
| malignes Melanom | Leber, Gehirn, Darm |
| Nierenzellkarzinom | Lunge, Knochen, Niere |
| follikuläres Schilddrüsenkarzinom | Knochen, Lunge |

**Tab. 19.5 TNM-System – Klassifizierungssystem für solide Tumoren (gekürzt nach UICC: TNM classification of malignant tumors).**

| *Kürzel* | *Beschreibung des Tumorstadiums* |
|---|---|
| **T** | **Ausdehnung des Primärtumors** |
| Tis | nichtinvasives Karzinom (Tumor in situ; auch: Carcinoma in situ = Cis) |
| T0 | keine Anhaltspunkte für Primärtumor |
| T1, T2, T3, T4 | zunehmende Größe und Ausdehnung des Primärtumors |
| TX | Mindesterfordernisse zur Erfassung des Primärtumors nicht erfüllt |

**Tab. 19.5 Fortsetzung.**

| *Kürzel* | *Beschreibung des Tumorstadiums* |
|---|---|
| **N** | **regionäre Lymphknoten** |
| N0 | keine Anhaltspunkte für regionale Lymphknotenbeteiligung |
| N1, N2, N3 | Anhaltspunkte für regionalen Lymphknotenbefall (Unterteilung in N1, N2, N3 je nach Zahl und Lokalisation der betroffenen Lymphknoten) |
| N4 | Anhaltspunkte für Befall nichtregionaler Lymphknoten |
| NX | Mindesterfordernisse zur Erfassung von Lymphknotenbeteiligung nicht erfüllt |
| **M** | **Metastasen** |
| M0 | keine Anhaltspunkte für Fernmetastasen |
| M1 | Anhaltspunkte für Fernmetastasen |
| MX | Mindesterfordernisse zur Erfassung von Fernmetastasen nicht erfüllt |
| **G** | **histopathologisches Grading** |
| G1, G2, G3 | gut, mäßig, schlecht differenziert |
| G4 | undifferenziert |
| GX | Differenzierungsgrad kann nicht bestimmt werden |
| **R** | **Resektionsart** |
| R0 | im Gesunden |
| R1 | mikroskopische Tumorreste |
| R2 | makroskopische Tumorreste |

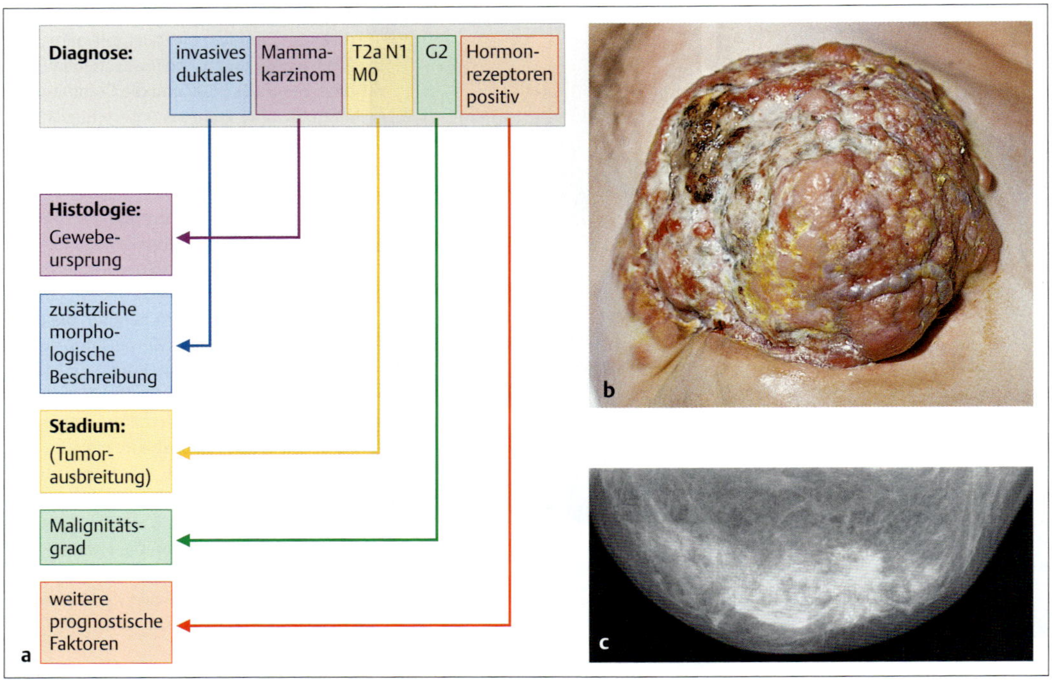


**Abb. 19.11 Mammakarzinom.** **a** Kombination verschiedener Einteilungssysteme am Beispiel der Diagnosestellung für ein Mammakarzinom, **b** Mammakarzinom im T4-Stadium, **c** mammografische Darstellung eines ausgeprägten Mammakarzinoms mit Einziehung der Mamille.

**Tab. 19.6 AJCC (American Joint Committee of Cancer)-Performance-Status-Scale und der Karnofsky-Index zur Beurteilung des Allgemeinzustandes.**

| *AJCC-Performance-Status-Scale* | | *Karnofsky-Index* | |
|---|---|---|---|
| H0 | normale Aktivität | 100 % | normal, keine Beschwerden, keine Krankheitszeichen sichtbar |
| | | 90 % | fähig zu normaler Aktivität, keine Symptome oder Zeichen der Krankheit |
| H1 | ambulant mit Beschwerden, kann sich selbst versorgen | 80 % | normale Aktivität unter Anstrengung, einige Krankheitszeichen oder Symptome |
| | | 70 % | sorgt für sich selbst, unfähig zu normaler Aktivität oder aktiver Arbeit |
| H2 | nicht bettlägerig in mehr als der Hälfte der Zeit, bisweilen fremder Hilfe bedürftig | 60 % | braucht gelegentlich Hilfe, ist aber fähig, für die meisten seiner Angelegenheiten selbst zu sorgen |
| | | 50 % | braucht beträchtliche Hilfe und oft professionelle Pflege |
| H3 | zur Hälfte der Zeit oder mehr bettlägerig, pflegebedürftig | 40 % | braucht besondere Pflege |
| | | 30 % | stark behindert, Krankenhausaufnahme ist indiziert, noch keine Lebensgefahr |
| H4 | bettlägerig, stationäre Behandlung nötig | 20 % | Krankenhausaufnahme notwendig, sehr krank, aktive unterstützende Therapie notwendig |
| | | 10 % | sterbend |

### 19.2.2 Tumormarker

DEFINITION *Tumormarker sind vom Tumor gebildete oder induzierte Substanzen (z. B. onkofetale Antigene, tumorassoziierte Antigene, Hormone), die entweder histologisch am Tumorgewebe (zelluläre Tumormarker) oder im Blut (humorale Tumormarker) nachweisbar sind.*

Zwischen der Höhe der Konzentration der Tumormarker im Blut und der Größe der Tumormasse besteht eine gewisse positive Korrelation. In **Tab. 19.7** sind einige wichtige Tumormarker aufgeführt.

Die Hauptindikation der Bestimmung von Tumormarkern liegt in der Verlaufskontrolle für die Wirksamkeit einer Therapie (Operation, Chemotherapie, Bestrahlung, Hormontherapie); deshalb vor Therapie Messung des geeigneten, deutlich erhöhten Markers und Kontrolle in entsprechenden Abständen nach Therapie. Der Wiederanstieg eines Markers nach erfolgreicher Therapie kann auf ein Rezidiv bzw. auf Metastasierung hinweisen.

Tumormarker sind in der Regel zur Primärdiagnostik und zum Screening (Ausnahme PSA bei Prostatakarzinom, AFP bei Leberzell-Karzinom) unbrauchbar.

**Tab. 19.7 Einige wichtige Tumormarker.**

| *Marker* | *Vorkommen* |
|---|---|
| Alphafetoprotein (AFP) | Leberzellkarzinom, Keimzelltumoren des Hodens |
| hCG | Keimzelltumoren des Hodens |
| karzinoembryonales Antigen (CEA) | Kolonkarzinom, Magenkarzinom, Mammakarzinom |
| prostataspezifisches Antigen (PSA) | Prostatakarzinom |
| CA 125 | Ovarialkarzinom |
| CA 19-9 | Pankreaskarzinom |
| CA 15-3 | Mammakarzinom |

### 19.2.3 Paraneoplastische Syndrome

DEFINITION *Paraneoplastische Syndrome sind tumorinduzierte Funktionsstörungen, die durch ektope Bildung von z. B. Peptidhormonen bzw. hormonartig wirkenden Polypeptiden bedingt sind.*

**Häufigkeit:** kleiner als 5% aller Tumoren, bei einzelnen Tumorformen größer als 20% (vor allen Dingen kleinzelliges Bronchialkarzinom, Karzinoid, selten Gastrointestinaltrakt- und Genitaltumoren).

***Symptome***

Typische Funktionsstörungen sind z.B.
- an der Haut: Akanthosis nigricans maligna bei kleinzelligem Bronchial- und Magenkarzinom, bullöses Pemphigoid bei Nierenzellkarzinom,
- Thrombophlebitis migrans/saltans bei Pankreaskarzinom,
- Neuro- und Myopathien, Polymyositis, Dermatomyositis bei kleinzelligem Bronchialkarzinom und Karzinom des Magen-Darm-Traktes,
- endokrine Dysfunktion: Hyperkortizismus bei kleinzelligem Bronchialkarzinom,
- Gynäkomastie bei Hodentumoren,
- Polyglobulie durch Erythropoetin bei Nierentumoren,
- hämatologische Veränderungen: Polyglobulie, Anämie, Hyperfibrinolyse, Thromboseneigung, autoimmunhämolytische Anämie bei Prostatakarzinom und Pankreaskarzinom und Nierentumoren.

## 19.3 Onkologische Therapien

Obwohl die Diagnose „Krebs" von den Patienten auf unterschiedliche Weise aufgenommen wird, lassen sich regelhaft phasisch ablaufende Verhaltensmuster einhergehend mit Schockzustand, Aggression, Verdrängung sowie Akzeptanz nachweisen. In dieser emotional äußerst schwierigen Situation, in der sich der Krebskranke befindet, wird die Frage „Warum ich?" immer wieder gestellt.

In dieser schweren Belastungssituation ist selbstverständlich der Arzt, aber auch das gesamte Behandlungsteam (s. Kapitel Palliativmedizin, S. 663) gefordert, dem Patienten das Unfassbare in Zusammenhänge zu stellen, damit der Krebskranke die Kontrolle über sein Leben zurückgewinnen kann.

Frühzeitig sollte insbesondere die psychoonkologische Betreuung der Patienten in den vielen Phasen der Erkrankung bei z.B. Mitteilung der Diagnose, der Besprechung von Prognose, dem möglichen Verlauf der Erkrankung sowie vorhersehbaren Leiden und Schmerzen gewährleistet sein.

Aus diesen Gründen sollte das gesamte Behandlungsteam bestehend aus Ärzten, Pflegenden, Psychologen/Psychotherapeuten psychoonkologisch geschult sein, um dem Patienten bei der Bewältigung seiner Erkrankung hilfreich zur Seite stehen zu können.

Grundsätzlich stehen für die Behandlung bösartiger Tumoren vier verschiedene Therapiearten zur Verfügung:

- Operation
- Strahlentherapie (**Abb. 19.12**)
- medikamentöse oder internistische Behandlung:
  - Chemotherapie (systemisch oder regional)
  - Hormontherapie
  - Immuntherapie
  - Gentherapie
- supportive Therapie (unterstützende Maßnahmen)

Die einzelnen Therapieverfahren können allein, miteinander kombiniert oder zeitlich gestaffelt eingesetzt werden. Die interdisziplinäre Behandlungsstrategie erfolgt in Absprache zwischen Internisten, Onkologen, Chirurgen und Radiotherapeuten in der regelmäßig stattfindenden **Tumorkonferenz**. Hilfreich für die Therapieplanung ist die Einschätzung der Leistungsfähigkeit des Patienten.

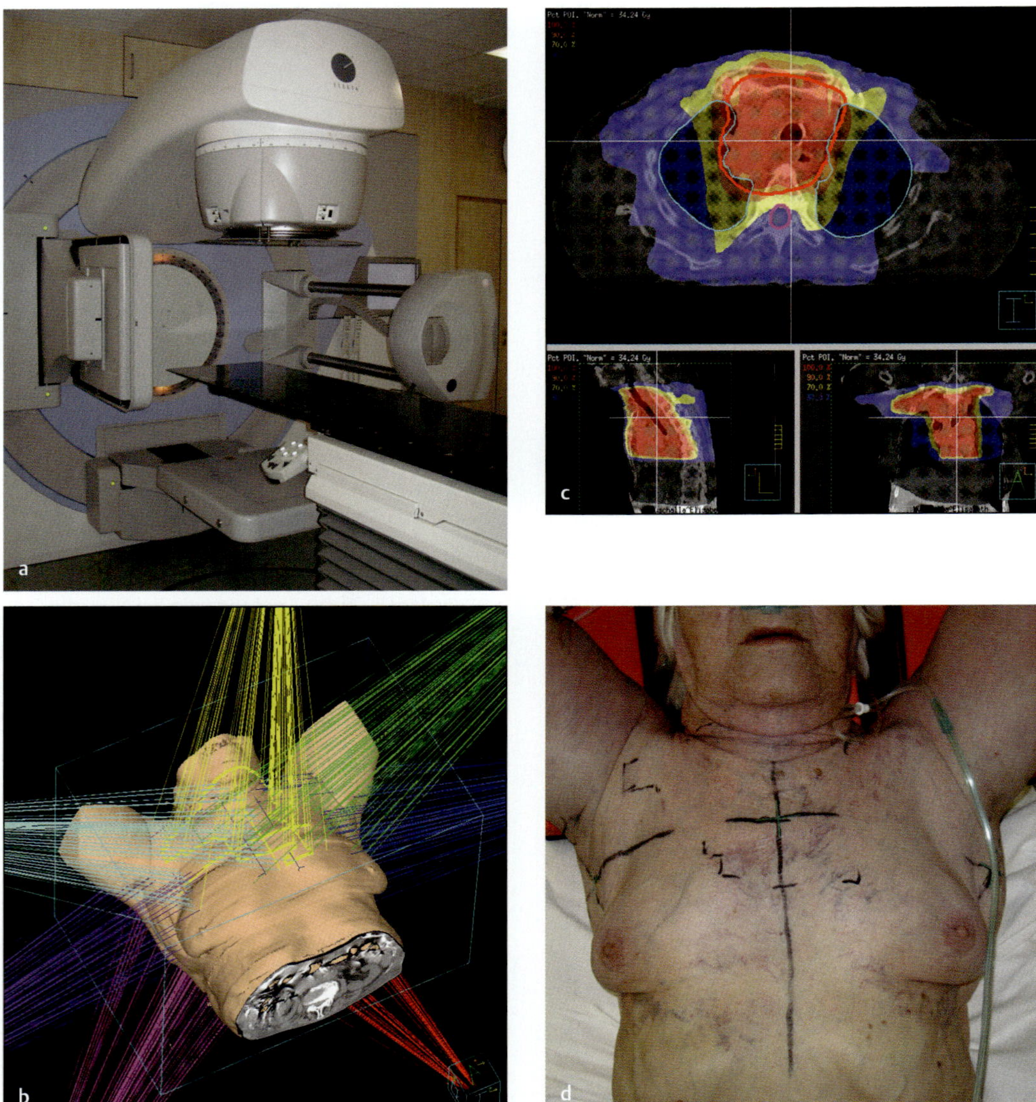

**Abb. 19.12 Strahlentherapie. a** Das moderne Bestrahlungsgerät – hier Abbildung eines Linearbeschleunigers – garantiert eine exakte Bestrahlung auch von in der Tiefe des Körpers gelegenen Tumoren. Durch Einsatz von CT oder MR wurde eine dreidimensionale, computergesteuerte Bestrahlungsplanung entwickelt. Damit einhergehend verbesserte sich die Wirksamkeit der Strahlentherapie bei gleichzeitiger Reduzierung der Nebenwirkungen. **b** Bestrahlungsplan mit sieben Einstrahlrichtungen (farbig markiert ) zur Erfassung des Tumorvolumens (hier: Bronchialkarzinom) bei gleichzeitiger Schonung der Lunge und des Rückenmarks. **c** 3D-Darstellung des Bestrahlungsvolumens (rot) und der Risikoorgane Lunge (blau), Rückenmark (pink) sowie der Dosisverteilung (100 % [rot], 80 % [ocker],70 % [gelb], 30 % [grau]). **d** Foto der Patientin mit ausgedehntem metastasierendem Bronchialkarzinom und massiver oberer Einflussstauung mit Venenstauung am Hals und Körperstamm (Umgehungskreisläufe) sowie stauungsbedingtem Ödem der oberen Extremitäten (s. S. 658).

Entsprechend dem Therapieziel werden unterschieden:

- **Kurative Behandlung** (lat. *curatio*: Heilung): Heilung wird angestrebt bei potenziell kurablen Tumoren, z. B. bei lokal oder lokoregionär begrenzten soliden Tumoren, Nebentumoren, bestimmten Formen von malignen Lymphomen und Leukämien (**Tab. 19.8**).
- **Adjuvante Behandlung** (lat. *adjuvare*: zusätzlich helfen): unterstützende zusätzliche systemische Chemo- und/oder Strahlentherapie nach erfolgter kurativer Operation. Der Patient hat keinen nachweisbaren Krebs mehr (vgl. Rektum- oder Kolontumoren, S. 83).
- **Neoadjuvante Behandlung**: Hierunter wird eine Systemtherapie verstanden, die vor der lokalen, in der Regel chirurgischen Behandlung eines bösartigen Tumors durchgeführt wird. Ziel ist die Verkleinerung des Primärtumors vor der Operation (Verbesserung der Operabilität) mit kurativem Ziel.
- **Palliative Behandlung** durch Verringerung der Tumormasse bis zur Milderung von Krankheitssymptomen, ohne dass Aussicht auf Heilung besteht; darüber hinaus Verbesserung der Lebensqualität, eventuell der Lebenserwartung.
- **Symptomatische Behandlung**: Diese Therapieform ist auf die Linderung von Symptomen, wie Schmerzen, Husten, Fieber, tumorbedingte Anämie, ausgerichtet.

**Tab. 19.8 Bösartige Erkrankungen, die auch im fortgeschrittenen Stadium durch Chemotherapie heilbar sind.**

| *Tumor* | *komplette Remissionen (in %)* | *5-Jahres-Überlebensrate (in %)* |
|---|---|---|
| Chorionkarzinom der Frau | 90 | 80 |
| Hodentumoren | 90 | 75 |
| akute lymphatische Leukämie | 90 | 50 |
| Morbus Hodgkin (Stadien III u. IV) | 80 | 70 |
| Burkitt-Lymphom (Stadien III u. IV) | 80 | 40 |
| Non-Hodgkin-Lymphome (Stadien III u. IV) | 80 | 30 |
| akute myeloische Leukämie | 70 | 20 |
| kleinzelliges Bronchialkarzinom | 60 | 10 |

PFLEGE ***Pflege bestrahlter Haut.*** *Das bestrahlte Hautareal ist mit Fettstift umrandet, damit das Bestrahlungsfeld bei jeder Therapiesitzung immer wieder richtig eingestellt werden kann. Entfernen Sie diese Markierung nicht. Sie hilft Ihnen und dem Patienten beim Auffinden der besonders empfindlichen Hautstelle. Informieren Sie den Patienten, dass er die bestrahlte Haut nicht waschen, cremen, rasieren oder desodorieren darf. Er soll dort nicht reiben oder kratzen. Mehrmals täglich kann Kamillenpuder aufgetragen werden. Das Hautareal sollte nur mit Naturfasern bedeckt und vor Sonne, Hitze und Kälte geschützt werden. Verwenden Sie keine Wärmflaschen oder Kühlelemente und kleben Sie keine Pflaster auf. Verschmutzungen werden mit Kamillen- oder Panthenollösung vorsichtig entfernt.*

MERKE *Gesicherte Indikationen für eine adjuvante Chemotherapie sind*

- *Wilms-Tumor,*
- *Ewing-Sarkom,*
- *Rhabdomyosarkom,*
- *Medulloblastom,*
- *Mammakarzinom,*
- *osteogenes Sarkom,*
- *Hodentumoren,*
- *kolorektale Karzinome.*

## Chemotherapie

DEFINITION *Als Chemotherapie wird die Behandlung eines Tumors mit zytostatischen Substanzen bezeichnet. Ziel ist, die Zellteilung der Tumorzellen zu verhindern bzw. zu verringern.*

Da auch die gesunden Zellen in ihrer Zellteilung beeinträchtigt werden, sind unerwünschte Wirkungen an gesunden Geweben und Organen die Folge.

Eine zytostatische Monotherapie ist nur in Ausnahmefällen angezeigt. Die *Polychemotherapie*, d. h. Kombination mehrerer Zytostatika mit unterschiedlichem Ansatzpunkt im Verlauf des Zellzyklus, wird bei den meisten internistischen Chemotherapiekonzepten bevorzugt. Die Zytostatika werden gleichzeitig oder in enger zeitlicher Folge hintereinander eingesetzt. Durch den kombinierten Einsatz der Zytostatika werden die Remissionsraten verbessert, die Entwicklung resistenter Klone verhindert bzw. verzögert.

Hochdosischemotherapien einschließlich hämatopoetischer Stammzelltransplantation mit definierten und gereinigten Zellfraktionen von hämatopoetischen Zellen aus Knochenmark, peripherem Blut und Nabelschnurblut sind nur bei Hämoplastosen und wenigen spezifischen Tumorentitäten (z. B. Hodenkarzinom, ggf. Ovarialkarzinom) sinnvoll.

***Wichtige antineoplastisch wirksame Substanzen (WHO) und Zytokine***

- Antimetabolite: Hemmer (auch „falsche Bausteine") wichtiger Schlüsselenzyme der Zelle, z. B.:
  - Methotrexat (MTX)
  - 5-Fluorouracil (5-FU)
  - Azathioprin und 6-Mercaptopurin
  - Fludarabin
  - Gemcitabin
- Alkylierende Substanzen gehen Bindungen mit der DNS ein und wirken deshalb zytostatisch, z. B.:
  - Cyclophosphamid und seine Derivate (Endoxan)
  - Chlorambucil (Alkeran)
  - Cisplatin und Carboplatin
  - Carmustin (BCNU)
- Antitumor-Antibiotika: Diese Substanzen wurden aus Antibiotika entwickelt, z. B.:
  - Bleomycin
  - Doxorubicin
  - Mitomycin C
  - Mitoxantron
- Pflanzenalkaloide wirken z. T. als Mitosehemmer, z. T. Wirkung nicht geklärt, z. B.:
  - Metaphasengifte aus Vinca rosea (Vincristin, Vinblastin, Vindesin, Vinorelbin)
  - Topoisomerase-I-Inhibitoren: Irinotecan, Topotecan
  - Topoisomerase-II-Inhibitoren: Etoposid, Teniposid
  - Taxoide (Taxane): aus Eibe (Taxus-Arten z. B. Paclitaxel, Docetaxel)
- Hormone und Antihormone, z.B.:
  - Antiöstrogen (Tamoxifen, Toremiphen, Droloxiphen)
  - Aromatasehemmer (Anastrozol, Formestan, Exemestan)
  - Gestagene (Medroxyprogesteronacetat, Megestrolacetat)
  - GnRH-Analoga (Buserelin, Goserelin, Leuprolinacetat, Triptorilin)
  - Antiandrogene (Flutamid, Bicarlutamid, Cyproteronacetat)
  - Östrogene (Fosferol, Polyestradiol)
- sonstige Zytostatika, z. B.:
  - Dacarbazin
  - Procarbazin
  - L-Asparaginase
- Signaltransduktions-Inhibitoren (s. S. 652, **Tab. 19.9**)
- Monoklonale Antikörper(s. S. 652, **Abb. 19.13**):

**Tab. 19.9 Medikamente zur targeted therapy und deren Zielstrukturen.**

| *Medikamentenname* | *definiertes Ziel* | *Indikationen* |
|---|---|---|
| ***monoklonale Antikörper*** | | |
| Rituximab (z. B. Mabthera) | CD20 * | Lymphome, rheumatische Arthritis |
| Trastuzumab (z. B. Herceptin) | HER-2 * | Mammakarzinom |
| Alemtuzumab (z. B. Mabcampath) | CD52 * | chronisch lymphatische Leukämie |
| Bevacizumab (z. B. Avastin; **Abb. 19.13**) | VEGFR * | kolorektale Tumoren, Mammakarzinom, Bronchialkarzinom, Nierenzellkarzinom |
| Cetuximab (z. B. Erbitux) | EGF-Rezeptor | kolorektale Tumoren, HNO-Tumoren |
| Panitomumab (z. B. Vectibix) | EGF-Rezeptor | kolorektale Tumoren |
| ***kleinmolekulare Substanzen*** | | |
| *Tyrosin-Kinase-Inhibitoren* | | |
| Imatinib (z. B. Glivec) | PDGFR * usw. | CML, GIST, Ph$^+$-All usw. |
| Sorafenib (z. B. Nexavar) | VEGFR, PDGFR * usw. | Leberzellkarzinom, Nierenzellkarzinom |
| Erlotinib (z. B. Tarceva) | EGFR | Pankreaskarzinom, Nichtkleinzelliges Bronchialkarzinom |
| Lapatinib (z. B. Tyverb) | EGFR, HER-2 * | Mammakarzinom |
| *mTOR-Inhibitoren* | | |
| Everolimus (z. B. Certican) | mTOR | Herz- und Nierentransplantationen |
| Temsirolimus (z. B. Torisel) | mTOR | Nierenzellkarzinom |
| *Proteasom-Inhibitor* | | |
| Bortezomid (z. B. Velcade) | Proteasom * | Plasmozytom |

** PDGFR = Plateled Derived Growth Factor-Rezeptor, VEGFR = Vascular Endothelial Growth Factor-Rezeptor, HER-2 = Human Epidermal Growth Factor-Rezeptor, CD52 = Eiweiß auf der Oberfläche von Lymphozyten, CD20 = Eiweiß auf der Oberfläche aller B-Lymphozyten, Proteasom = Eiweißkomplex in der Zelle (in Zellkern und Zytoplasma).*

- Zytokine:
  - Wachstumsfaktoren (Filgastrim, Lenogastrim, Erythopoetin, Thrombopoetin)
  - Interferone (Alpha-Beta-Gamma-Interferone)
  - Interleukine (Interleukin-II, Interleukin-III)

### *Nebenwirkungen*

Nebenwirkungen der Zytostatika sind obligat und führen in unterschiedlichem Ausmaß zu

- Knochenmarksdepression (Leukopenie, Thrombopenie, Anämie),
- Schädigungen von Schleimhäuten (Stomatitis, Ulzera, Enterokolitis, Diarrhö),
- Appetitverlust, Übelkeit, Erbrechen,
- kardialer und pulmonaler Toxizität sowie Nephrotoxizität,
- Schädigung des Nervensystems (Polyneuropathie und paralytischer Ileus, zentralnervöse Störungen nach intrathekaler Applikation von Zytostatika),
- dermatologischen Nebenwirkungen,
- Haarausfall sowie Hautverfärbungen, z. B. nach 5-Fluorouracil (**Abb. 19.14**),
- karzinogener und teratogener Wirkung mit Auftreten von sekundären Neoplasien,
- reproduktiver Toxizität: sekundäre Amenorrhö bzw. Oligo- und Azoospermie.



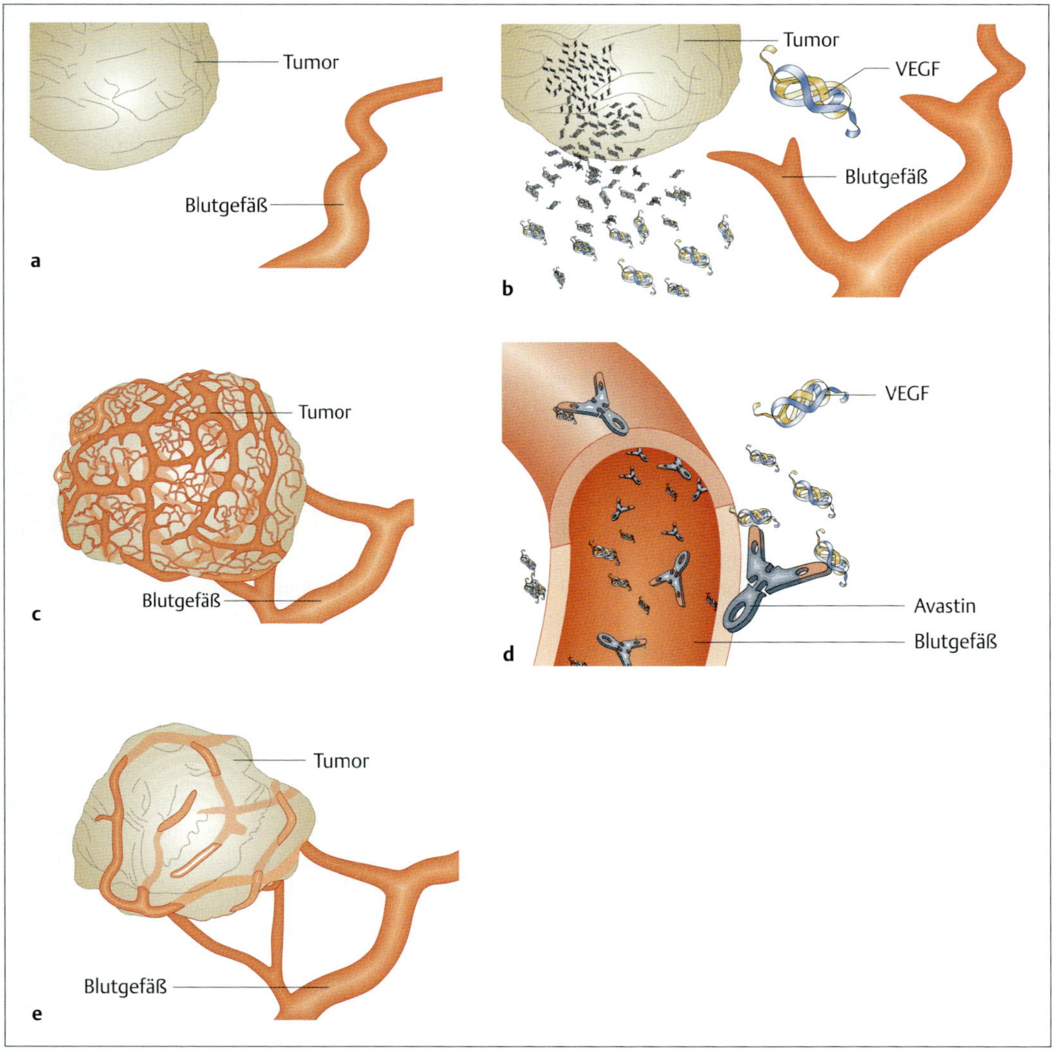


**Abb. 19.13 Wirkung von Bevacizumab. a** Unterhalb einer Größe von 1–2 mm benötigt ein Tumor keine eigene Blutversorgung. **b** Durch die Freisetzung von VEGF regt der Tumor die Gefäßneubildung (Angiogenese) an. **c** Durch die Tumor-Angiogenese bildet sich ein dichtes Gefäßnetz um den Tumor. **d** Der Antikörper Avastin (Bevacizumab) bindet mit hoher Affinität an VEGF. **e** Avastin unterdrückt die Neubildung und das Wachstum von Tumorgefäßen.

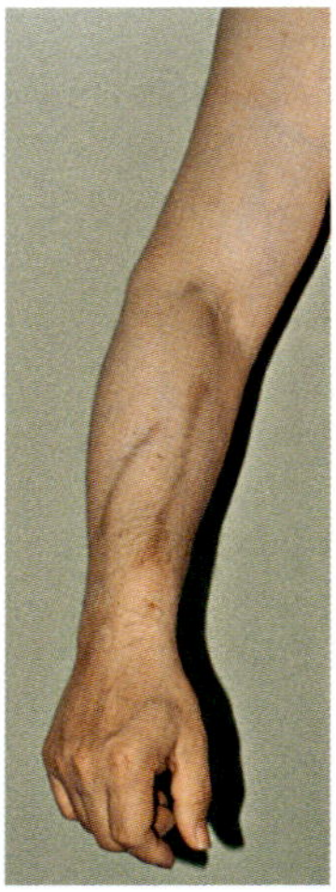

**Abb. 19.14 Zytostatikanebenwirkung.** Dunkelbraune Verfärbung der Venen am Arm durch adjuvante Chemotherapie mit 5-Fluorouracil.

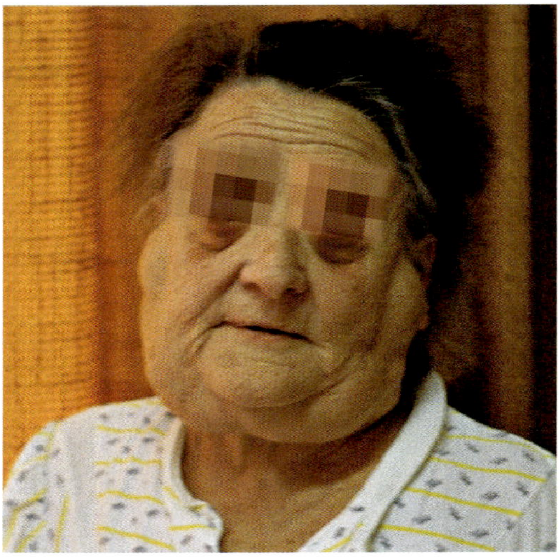

**Abb. 19.15 Lymphom.** Patientin mit Non-Hodgkin-Lymphom.

## Zielgerichtete Therapie (targeted therapy)

In diesem neuen Konzept in der Krebstherapie wird im Gegensatz zur Chemotherapie ein *definiertes Ziel* in der Krebszelle angegriffen. In der Fokussierung auf molekulare und zelluläre Veränderungen zeichnen sich die neuen zielgerichteten Medikamente durch erhöhte Wirksamkeit bei gleichzeitig verringerter Nebenwirkungsrate aus.

Es werden gentechnisch hergestellte *monoklonale Antikörper* (Namensendung: „mab") von sog. *kleinmolekularen Substanzen* ([„small molecules"] Namensendung: „mib, "nib") unterschieden. Nach der Zielstruktur in der Krebszelle wird zwischen Rezeptorantagonisten, Signaltransduktionsinhibitoren (z. B.Tyrosinkinase-Inhibitor [TKI], mTOR-Hemmer), dem molekularen Wirkort (EGF [Epidermal growth factor]-Rezeptor, CD20 ) differenziert. Tyrosinkinase-Inhibitoren hemmen oft bei allerdings unterschiedlicher Spezifität mehrere Ziele (multitarget). Monoklonale Antikörper werden u.a. der besseren Wirksamkeit wegen mit Radionukliden gekoppelt (Radioimmuntherapie). Kombinationen mit Chemo- und/oder Bestrahlungstherapie sind üblich.

mTOR (mammalian target of Rapamycin) ist ein intrazelluläres Schlüsselenzym. Neben der Angiogenese werden Zellwachstum, Zellproliferation sowie weitere zentrale Stoffwechselvorgänge durch dieses Enzym beeinflusst. In den Tumorzellen ist mTOR überaktiviert und stellt somit ein ausgezeichnetes Ziel für Medikamente dar.

Proteasom ist ein Proteinkomplex in der Zelle; es wird den eiweißabbauenden Enzymen (Proteasen) zugerechnet: Proteinabbau ist für die Zelle lebensnotwendig. Bortezomid ist der erste Proteasominhibitor und wird mit gutem Erfolg in der Therapie des Plasmozytoms eingesetzt. In **Tab. 19.9** sind einige Medikamente dieser zielgerichteten Therapie einschließlich ihrer Zielstrukturen aufgelistet.

## Hormontherapie

Die *additive* Hormontherapie besteht in der Zufuhr von Hormonen, z. B. Gabe von Östrogenen bei Prostatakarzinom. Des Weiteren werden Glukokortikoide bei Lymphomen (**Abb. 19.15**) eingesetzt. Die *ablative* Hormontherapie, d. h. der Entzug von Hormonen, besteht z. B. in der Gabe von LH-RH-Analoga bei metastasierendem Prostatakarzinom. Darüber hinaus werden Hormonantagonisten, wie das Antiöstrogen Tamoxifen oder Steroidsynthesehemmer, z. B. Formestan, bei Mammakarzinom eingesetzt. Die Antiandrogene Cyproteronacetat und Flutamid sind bei metastasierendem Prostatakarzinom indiziert.

Voraussetzung für eine rationale Hormontherapie ist neben der Bestimmung der Hormonspiegel im Blut die Messung der Hormonrezeptoren im Tumorgewebe.

## Immuntherapie

Bei dieser Form der internistischen Tumortherapie wird zwischen systemischer und lokaler Immuntherapie unterschieden; bei der *lokalen* werden immunstimulierende Vakzine (z. B. Bacillus Calmette-Guerin [BCG]) in den Tumor direkt oder wie beim oberflächlichen Urothelkarzinom in die Harnblase instilliert.

Bei der systemischen Immuntherapie kann zwischen aktiver und passiver Immunbehandlung differenziert werden.

Die passive Immuntherapie mit der Gabe von monoklonalen Antikörpern allein oder in Kombination mit anderen Zytostatika und/oder Bestrahlung hat sich bestens bewährt und ist etabliert (s. zielgerichtete Therapie, S. 652).

Bei der aktiven Immuntherapie (Applikation von Tumorvakzinen), die erste Erfolge aufweist, gibt es zwei unterschiedliche Impfstrategien:

- Impfung mit Antigen-beladenen dendritischen Zellen, z. B. Verabreichung von mit prostatakarzinomspezifischen Tumorantigenen beladenen dendritischen Zellen bei metastasierendem Prostatakarzinom.
- Aktivierung von sog. zytotoxischen T-Lymphozyten („Killerzellen"). Diese sind in der Lage normale Zellen von Tumorzellen zu unterscheiden. Erste positive Behandlungsergebnisse mit tumorinfiltrierenden Lymphozyten liegen bei Brust-, Prostata- und kolorektalen Karzinomen vor.

Humane Papillomviren und hier besonders die Hochrisikotypen HPV 16 und 18 sind wesentlich an der Entstehung von bestimmten Formen des Zervixkarzinoms beteiligt. Die prophylaktische Impfung bei Mädchen und Frauen reduziert deutlich das Risiko für Gebärmutterhalskrebs. Zum Schutz vor der der HPV-Infektion stehen zwei Impfstoffe (Gardasil und Cervarix) zur Verfügung.

Im weiteren Sinne gehört zur Immuntherapie auch die Behandlung mit sog. Immunmodulatoren, den Zytokinen, wie z. B. Alpha-Interferon (bei Haarzellleukämie, chronisch myeloischer Leukämie, Kaposisarkom) und Interleukin 2 bei Nierenzellkarzinom.

**Abb. 19.16** zeigt beispielhaft die Wirkungsweise einer Immuntherapie auf eine Tumorzelle.

## Gentherapie

Da bösartige Erkrankungen als Folge von genetischen Veränderungen in einer Zelle anzusehen sind, ist es konsequent, nach therapeutischen Angriffspunkten auf genetischer Ebene zu suchen. So bestehen erste Erfahrungen mit dem

- Transfer von „Suizidgenen", sodass in malignen Zellen ein genetisch fixiertes Zelltodprogramm (Apoptosis) ausgelöst wird,
- Ersatz defekter Gene (z. B. p53),
- Transfer von Zytokin-Genen (z. B. Einbau von Genen des Tumornekrosefaktors TNF in aktivierte Lymphozyten).

## Andere Therapieverfahren

Weitere Therapieverfahren, wie Hyperthermie (Überwärmung des Körpers), die lokal oder systemisch eingesetzt werden kann, sind als Ergänzung zu den bereits bestehenden Chemotherapieformen im Einsatz.

## Supportive Therapie

Um die Lebensqualität des in der Regel schwer kranken Tumorpatienten zu verbessern, ist neben der psychosozialen Betreuung eine symptomlindernde Behandlung angezeigt. Die zu behandelnden Symptome können durch den Tumor selbst oder als Nebenwirkung z. B. einer Chemotherapie ausgelöst werden.

Die supportiven Maßnahmen umfassen die nachfolgenden Punkte.

### *Ernährung*

Ausreichende Ernährung durch Einsatz appetitsteigernder Medikamente, Ernährung per os, Anlage einer Magensonde, ggf. PEG, parenterale Ernährung, Trinknahrung, z. B. Fresubin plus, ballaststoffreich, bei Stenosen im Magen-Darm-Trakt ballaststoffarm.

*Menge* der künstlichen Ernährung: Gesamtkalorienbedarf 30–40 kcal/kg Körpergewicht pro Tag sind notwendig zur Erhaltung des Körpergewichtes. 45–60 kcal/kg Körpergewicht pro Tag sind notwendig zur Gewichtszunahme bei mangelernährten Patienten. Bei ausgeprägtem Katabolismus kann der Bedarf wesentlich höher liegen. Die Gabe von Vitaminen und Spurenelementen bei parenteraler Ernährung ist wichtig!



### *Körperliche Bewegung und Sport*

Regelmäßige körperliche Bewegung beugt der Neubildung von bösartigen Tumoren vor. Besonders für Kolonkarzinome und hormonabhängige Tumoren der weiblichen Brustdrüse, in der Menopause ist die Evidenz für die protektiven Effekte sehr hoch (World Cancer Research Fund [WCRF], London). Diese Effekte gelten mit größter Wahrscheinlichkeit auch für andere Malignome.

Aber nicht nur in der Primärprävention, sondern auch für die Vorbeugung von Rezidiven (Tertiärprävention) sowie während der onkologischen Therapie, in der Rehabilitation, Nachsorge und auf der Palliativstation ist – wenn möglich – regelmäßige körperliche Aktivität von großer Bedeutung.

Körperliches Ausdauertraining fördert nicht nur die allgemeine Fitness und das seelische Wohlbefinden, sondern wirkt darüber hinaus positiv auf Hormon- und Nervensystem, Psyche, Skelettmuskulatur und Bewegungsapparat.

Neben einer Verbesserung der Herzkreislauffunktion wird die Funktion des Immunsystems gesteigert, z. B. Vorbeugen von Infekten. Die oft mit der Krebskrankheit verbundenen chronischen Erschöpfungszustände (Fatigue-Syndrom) treten deutlich seltener auf.

Durch die Steigerung der körperlichen Leistungsfähigkeit wird die Wirkung onkologischer Behandlungsmaßnahmen unterstützt sowie deren Nebenwirkungen vermindert. Besonders geeignet für ein Ausdauer-

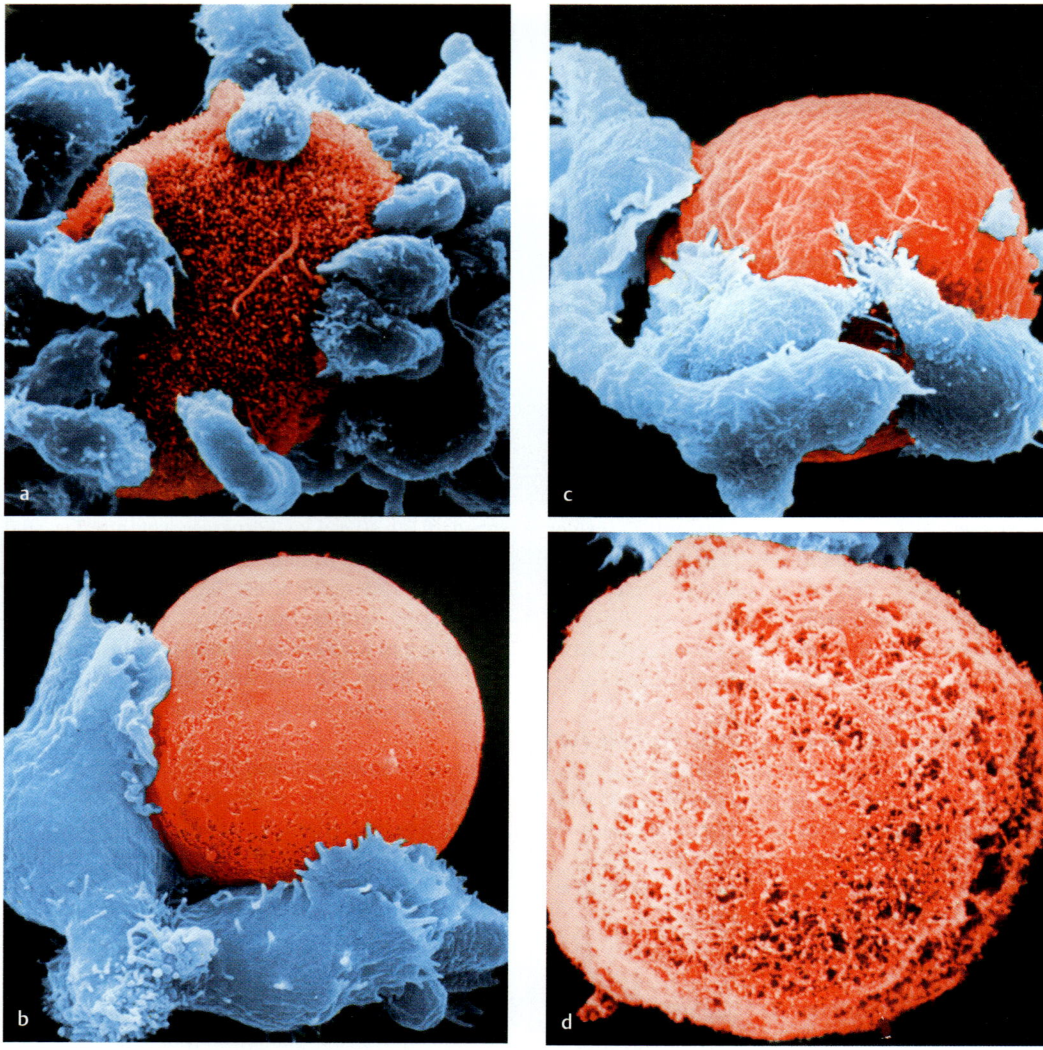


**Abb. 19.16 Wirkungsweise einer Immuntherapie auf eine Tumorzelle.** **a** Mehrere natürliche Killerzellen (NK-Zellen) haben sich an die Oberfläche einer Tumorzelle angelagert. Die Tumorzelle weist an ihrer Oberfläche zahlreiche Mikrovilli auf als Zeichen ihrer Intaktheit. **b** Die Mikrovilli sind eingezogen. Durch diese Gegenmaßnahme, die eine Verkleinerung der Oberfläche zur Folge hat, versucht sich die Tumorzelle gegenüber der Attacke der NK-Zellen zu schützen. **c** Auf der Oberfläche der Tumorzelle sind hier Membrandefekte zu erkennen. Diese Perforationen werden ursächlich von Proteinen hervorgerufen, die von den NK-Zellen produziert werden. d Im letzten Stadium der Zellzerstörung ist die Membran der Tumorzelle volldestabilisiert. Die äußere Form der Zelle wird nur noch durch das interne Zytoskelett aufrechterhalten (Foto: Heinz G. Beer, Luis Filgueira/Universiät Zürich).

training sind Walken, Radfahren, Schwimmen, Nordic Walking und Skilanglauf. Empfehlenswert sind jeweils 30–60 Minuten pro Tag insgesamt 4–5-mal pro Woche; 1-mal pro Woche sollte Gymnastik (Koordination, Dehnungen, Krafttraining) durchgeführt werden.

Die Pulsfrequenz sollte 150 Schläge pro Minute, der Blutdruck 160/100 mmHg nicht überschreiten. Zur Kontrolle der Pulsfrequenz ist die Anschaffung eines Pulsmessgerätes empfehlenswert; als Faustregel gilt:

180 – Lebensalter = Höhe der Pulsfrequenz

### *Antiemetische Therapie*

Antiemetika, Mittel gegen Erbrechen, werden vor, während und nach der Chemotherapie gegeben:

- Einsatz von Metoclopramid, z. B. Paspertin als Bolus vor Zytostase oder über Perfusor; Antidot: Biperiden, z. B. Akineton
- sehr wirksame Substanzen sind die 5-HT3-Rezeptorantagonisten = Serotoninrezeptorantagonisten, wie z. B. Topisetron (Navoban und Ondansetron [Zofran]) sowie die Neurochinin-I-Antagonisten

(z. B. Aprepitant [Emend]) eventuell in Kombination mit Dexamethason (Fortecortin).
- Keine antiemetische Therapie nach Bedarf! Der Übelkeit und dem Erbrechen stets einen Schritt voraus sein!
- Beginn der antiemetischen Therapie stets vor Beginn der Chemotherapie!

PFLEGE ***Übelkeit bei Chemotherapie.*** *Die meisten Patienten klagen nach Verabreichung von Zytostatika über massive Übelkeit, viele müssen erbrechen. Achten Sie insbesondere vor der ersten Chemotherapie darauf, dass der Patient zur Prophylaxe antiemetisch wirksame Medikamente erhält, weil sonst vor den folgenden Therapiekursen die Angst vor der Übelkeit das Auftreten von Übelkeit begünstigt bzw. die Übelkeit verstärkt.*

### *Schmerztherapie*

Die Ursachen der Schmerzen bei onkologischen Patienten sind in der Regel (ca. 70 %) direkt im Tumorleiden zu suchen (**Tab. 19.10**).

Die Schmerztherapie erfolgt mit dem Ziel der weitgehenden („90 %igen") Beschwerdefreiheit. Analgetika sollten regelmäßig (prophylaktisch) unter exakter Festlegung der Einnahmeintervalle verordnet werden. Die Verordnung „nur bei Bedarf" ist unzureichend. Nach Möglichkeit ist die orale oder transdermale Form (Pflaster) der Schmerztherapie zu wählen. Eine parenterale Gabe ist nur bei zwingenden Gründen indiziert, z. B. unstillbares Erbrechen. Die Anwendung von Morphin oder anderen stark wirksamen Opioiden sollte nicht hinausgezögert werden. Die adjuvante Medikation (bei Opioidtherapie Laxanzien und Antiemetika) und Koanalgetika (z. B. Antidepressiva) sind zur Optimierung der Behandlung häufig erforderlich. Schlaflosigkeit ist konsequent zu therapieren.

In **Abb. 19.17** ist der Stufenplan der WHO über Schmerztherapie dargestellt.

#### *Einteilung der Analgetika und Koanalgetika*

- peripher wirkende Analgetika (Nichtopioide):
  - Paracetamol
  - nichtsteroidale Antirheumatika
  - Metamizol
- schwache, zentral wirkende Analgetika (schwache Opioide):
  - Kodein
  - Dihydrokodein
  - Tramadol
  - Tilidin/Naloxon

**Tab. 19.10 Klassifikation von Tumorschmerzen.**

| *Schmerzklassifikation* | *Anteil* |
|---|---|
| Tumorbedingte Schmerzen:<br>– Infiltration von Knochen, Weichteilen, Nerven, Rückenmark, Blutgefäßen, abdominellen und thorakalen Organen<br>– paraneoplastisches Syndrom | 60–90 % |
| Tumorassoziierte Schmerzen:<br>– Herpes-zoster-assoziierter Schmerz, postzosterische Neuralgie<br>– Dekubitalulzera<br>– Venenthrombosen | 5–20 % |
| Therapiebedingte Schmerzen:<br>– Chemotherapie (Mukositis, Polyneuropathie)<br>– operative Eingriffe (Stumpf, Phantomschmerz nach Amputation, Postthorakotomie-Syndrom, Schmerzen nach radikaler Neck-dissection)<br>– Strahlentherapie (Mukositis, Strahlenfibrose neuronaler Strukturen) | 10–15 % |
| Tumorunabhängige Schmerzen:<br>– Kopfschmerzen<br>– degenerative entzündliche Erkrankungen des Bewegungsapparates | 3–10 % |

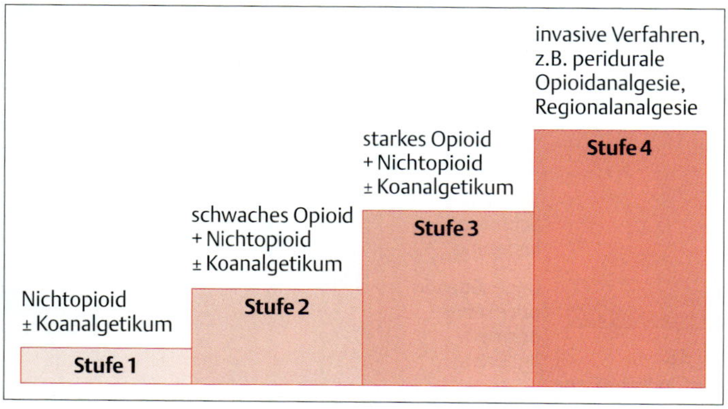


**Abb. 19.17 Schmerztherapie bei Tumorkranken.** Von der WHO entwickelter Stufenplan für eine rationale Schmerztherapie.

19

- starke, zentral wirkende Analgetika (starke Opioide):
  - Morphin (BtM)
  - Buprenorphin (BtM)
  - Levomethadon (BtM)
  - Fentanyl (BtM)
- Koanalgetika:
  - Antidepressiva
  - Antikonvulsiva
  - Neuroleptika
  - Kortikosteroide
  - Anxiolytika
  - Hypnotika
  - Muskelrelaxanzien
  - Biphosphonate

**Abb. 19.18** verdeutlicht den Vorteil der regelmäßigen Gabe von Analgetika, der zu einer besseren Schmerzlinderung bzw. -freiheit führt als die sog. Bedarfsmedikation.

Weitere Möglichkeiten zur Linderung von Tumorschmerzen bestehen in

- Strahlentherapie (Schmerzbestrahlung),
- osteosynthetischen Maßnahmen (z. B. bei Wirbelkörpereinbrüchen),
- Einsatz von Biphosphonaten, z. B. Pamidronsäure (Aredia), Alendronsäure (Fosamax), Zoledronsäure (Zometa) sowie Kalzitonin bei Knochenschmerzen und Knochenmetastasen.

Weitere supportive Therapiemaßnahmen sind

- Einsatz von hämatopoetischen Wachstumsfaktoren (GCSF, GM-CSF) und autologen Stammzelltransplantationen zur Prophylaxe und Behandlung der myelosuppressiven Nebenwirkung der Chemotherapie,
- Infektionsprophylaxe und -therapie (Behandlung der Granulozytopenie!),
- Transfusion von Erythrozyten oder Thrombozyten nach Bedarf,
- Behandlung der Anämie bei Tumorpatienten (Gabe von Erythropoetin),
- Therapie der zytostatikabedingten Diarrhö durch Gabe z. B. von Loperamid, Octreotid, Atropin, Prophylaxe der Harnsäurenephropathie und hämorrhagischen Zystitis sowie der Nierenschäden durch z. B. Cisplatin.

### Beurteilung des Therapieerfolges

Nach Abschluss einer Therapie werden zur Beurteilung des Behandlungserfolges die Untersuchungsmethoden, die zuvor zur Erkennung der Tumormanifestation notwendig waren, wiederum eingesetzt.

Zusammenfassend wird der Therapieerfolg, wie in **Tab. 19.11** dargestellt, beurteilt.

### Nachsorge

Nach Beendigung einer Chemotherapie ist eine weitere sorgfältige Betreuung des krebskranken Patienten notwendig, obwohl nach Abschluss dieser Therapie in vielen Fällen die Hoffnung berechtigt ist, dass die Erkrankung durch die Behandlung zum Stillstand gekommen oder sogar überhaupt nicht mehr nachweisbar ist. Durch die Nachsorge soll sichergestellt werden, dass ein Rückfall der Erkrankung baldmöglichst bemerkt wird. Des Weiteren können auch Folgen der Krebserkrankungen oder der Behandlung weitere Maßnahmen erforderlich machen.

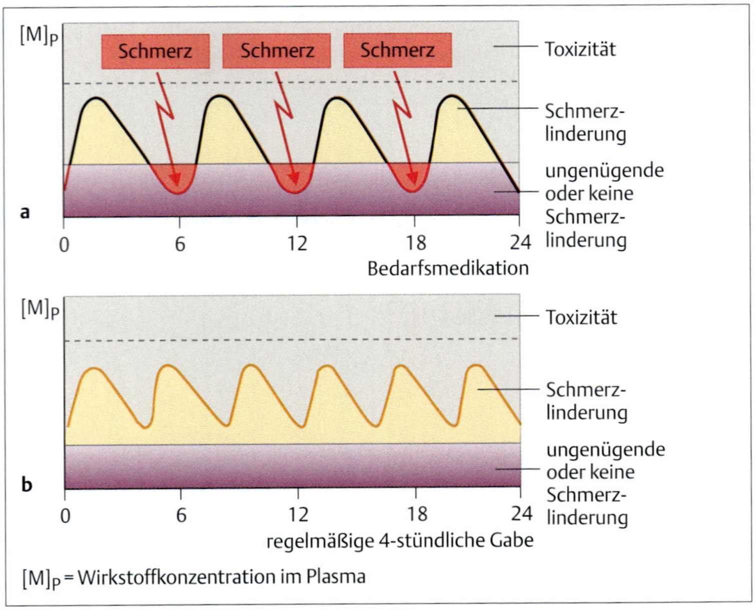


**Abb. 19.18 Bedarfsmedikation und regelmäßige Analgetikagabe im Vergleich. a** Werden Schmerzmittel nur bei Bedarf verabreicht, dann ist die Schmerzlinderung immer wieder ungenügend. **b** Bei einer kontinuierlichen Gabe von Schmerzmitteln ist die Schmerzlinderung anhaltend.

**Tab. 19.11 Bewertung des Therapieerfolgs bei Tumorerkrankungen.**

| *Therapieergebnis* | *Beschreibung* |
|---|---|
| komplette Remission (CR) | vollständige Rückbildung sämtlicher nachweisbarer Tumormanifestationen für mindestens 1 Monat |
| kontinuierliche komplette Remission (CCR) | mehr als 10 Jahre anhaltende Remission (entspricht „Heilung") |
| partielle Remission (PR) | Rückgang aller Tumorparameter, z. B. bei soliden Tumoren >50 % der initialen Größe |
| kein Ansprechen („no change"; NC) | keine Größenänderung oder <50 % Rückbildung messbarer Tumorparameter |
| Progression (PG) | >25 %ige Zunahme der Tumorparameter oder Zunahme/Neumanifestation von sicher tumorbedingten Symptomen |
| Rezidiv | erneute Tumormanifestation nach Erreichen einer CR |

Spezielle Nachsorgeprogramme wurden für die meisten Krebserkrankungen ausgearbeitet. Wichtig in der Nachsorge ist der **Tumornachsorgekalender**:
- Erinnerungshilfe für den Patienten
- Nachsorgetermine, wichtigste Daten zur Therapie, Raum für Notizen des Patienten
- Unterstützung der Patient-Arzt-Kommunikation
- Kontinuität der Eintragung erlaubt Konzentration auf aktuelle Probleme, der Patient kann Probleme schriftlich mitteilen
- Unterstützung der Arzt-Arzt-Kommunikation; Angaben zur Primärtherapie geben Hinweise über den Grad der Aufklärung, durchgeführte diagnostische und therapeutische Maßnahmen, direkte Übermittlung der wichtigsten Befunde
- minimale inhaltliche Vorgaben schaffen Raum für individuellen Informationsaustausch
- es werden dokumentiert: Fakten zur Erkrankung, durchgeführte Therapie, Befunde im Krankheitsverlauf, Therapieschemata, Schmerzmittelbedarf, Allergien, Begleiterkrankungen, Nachsorgetermine usw.
- Aushändigung des Kalenders schafft größere Offenheit
- Patientenaufklärung, Vertrauen Patient-Arzt, Patient als aktiver Kooperationspartner



# 19.4 Onkologische Notfälle

## 19.4.1 Tumorhyperkalzämie

Auftreten bei Tumoren mit ausgedehnter Skelettmanifestierung, meist Mamma-, Bronchial-, Nierenkarzinom, Plasmozytom, sowie bei Tumoren mit ektoper Parathormonbildung (Bronchial-, hepatozelluläres Karzinom, **Abb. 19.19**).

### *Symptome*
Übelkeit, Erbrechen, Polyurie und Polydipsie. Neuromuskuläre Störungen, wie Müdigkeit und Muskelschwäche sowie psychische Störungen bis zum Koma.

### *Therapie*
Bei Serumkalziumwerten über 3,2 mmol/l Rehydrierung durch Gabe von 0,9 % NaCl-Lösung i.v. 2–3 l pro Tag; Schleifendiuretika: Furosemid 40–120 mg im Abstand von 4 Stunden; Kalzitonin 4 Einheiten/kg Körpergewicht i.v. im Abstand von 12 Stunden; Biphosphonate (Clodronat bzw. Pamidronat) zur Hemmung des tumorbedingten osteoklastären Knochenabbaus. Absetzen der Digitalismedikation wegen Gefahr von Rhythmusstörungen.

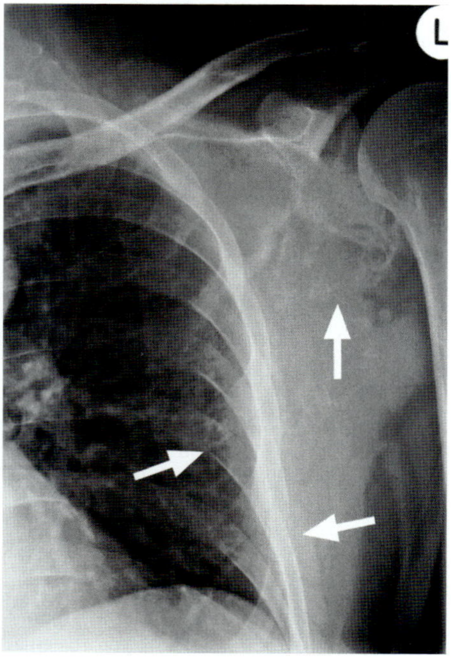


**Abb. 19.19 Hyperkalzämiesyndrom.** Hyperkalzämiesyndrom bei einem in die Knochen metastasierenden Bronchialkarzinom; der → Pfeil weist auf die Metastasen der 7. Rippe hin, die Skapula ist total zerstört ↑.

## 19.4.2 Obere Einflussstauung

Sie ist Folge einer Abflussbehinderung im Bereich der Vena cava superior (**Abb. 19.12d**), z. B. durch Bronchialkarzinome, Lymphome, lokal infiltrierende Karzinome sowie sonstige Mediastinaltumoren. Es kommt zu einer venösen Stauung im Bereich des Kopfes, des Halses und der Brust.

### *Therapie*

Bestrahlung; gleichzeitig Beginn einer Glukokortikoidgabe mit 4–6 mg Dexamethason alle 6 Stunden i.v.; systemische Chemotherapie parallel oder nach Abschluss der Bestrahlung.

## 19.4.3 Querschnittssyndrom

DEFINITION *Beim Querschnittssyndrom handelt es sich um eine Rückenmarkkompression mit neurologischen Ausfällen durch maligne Erkrankung.*

Besonders Auftreten bei Tumoren mit Tendenz zu ausgedehnter Skelettmetastasierung (Bronchial-, Mamma-, Prostatakarzinom, Hypernephrom, Plasmozytom), aber auch bei Melanomen und Lymphomen.

### *Symptome*

Schleichende Entwicklung über längere Zeit („Rückenschmerzen“, LWS-Syndrom) möglich; neurologische Ausfälle u. U. jedoch innerhalb weniger Stunden bei rasch proliferierenden Tumoren, wie kleinzelligem Bronchialkarzinom oder Nierenzellkarzinom möglich. Es können bilaterale motorische Störungen (Paresen) sowie sensible Ausfälle („Reithosenanästhesie“) und Blasen- und Mastdarmlähmung entstehen.

WISSEN *Bei der Reithosenanästhesie fallen die Berührungsempfindung und oft auch die Schmerzempfindung im Bereich der Dermatome S3–S5 aus, was in etwa dem Lederbesatz einer Reithose entspricht. Gleichzeitig sind Miktion, Defäkation und Sexualfunktion gestört.*

### *Diagnostik und Therapie*

MERKE *Es darf hier kein Zeitverlust durch Diagnostik und Therapie entstehen. Lähmungen, die länger als 24 Stunden bestehen, sind kaum noch beeinflussbar.*

Therapie nach Sicherung der Diagnose durch CT bzw. MRT: neurochirurgische Intervention (Laminektomie), Glukokortikoide (4–6 mg Dexamethason alle 4–6 Stunden i.v.), lokale Strahlentherapie.

## 19.4.4 Tumorlysesyndrom

### *Ursachen und Symptome*

Das Krankheitsbild kann bei schnellem Zerfall großer Tumormassen mit Freisetzung intrazellulärer Bestandteile bei chemotherapieempfindlichen Tumoren (maligne Lymphome, Leukämien, seltener solide Tumoren) entstehen. Von pathologischer Bedeutung ist insbesondere die Freisetzung von Harnsäure, Kalium und Phosphat durch den schnellen Zellzerfall; eine sekundäre Niereninsuffizienz kann entstehen.

Symptome: Neben Herzrhythmusstörungen (Arrhythmien, Kammerflimmern) kann es zu Muskelkrämpfen und Tetanien sowie Parästhesien, Kopfschmerzen und Nierenversagen kommen.

### *Prophylaxe und Therapie*

EKG-Kontrollen, ggf. Monitorüberwachung, reichlich Flüssigkeitszufuhr (mindestens 2–3 l 0,9 %ige NaCl-Lösung pro Tag). Bei Hyperkaliämie Resonium oral oder als Klysma alle 6 Stunden; Furosemid. Frühzeitig Dialyse erwägen.

## 19.4.5 Hirnmetastasen

Komplikation vor allem von Bronchial- und Mammakarzinomen (**Abb. 19.20**). Hirnmetastasen manifestieren sich häufig unter einer sonst erfolgreichen Chemotherapie, da praktisch alle Zytostatika mit Ausnahme der Harnstoffderivate BCNU, ACNU und CCNU nicht oder nur ungenügend die Blut-Hirn-Schranke passieren.

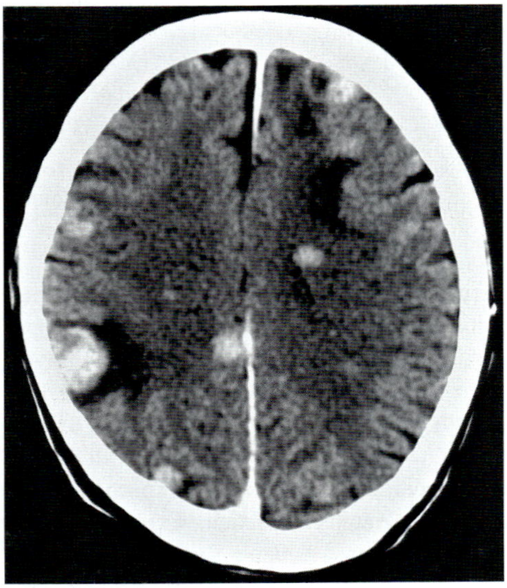

**Abb. 19.20 Hirnmetastasen.** Computertomografisches Bild von Hirnmetastasen eines Bronchialkarzinoms.

*Therapie*

Dexamethason 3- bis zu 6-mal 8 mg pro Tag sowie Mannit-Infusion (Osmofundin) zur Behandlung des begleitenden Hirnödems. Bestrahlung des zentralen Nervensystems. Nur in Einzelfällen sollte eine chirurgische Intervention erwogen werden, z. B. bei einer Solitärmetastase eines strahlenresistenten Tumors.

## 19.5 Handhabung von Zytostatika

● MERKE *Da es bei unsachgemäßem Umgang mit Zytostatika zu Schädigungen bei Ärzten und Pflegenden kommen kann, müssen außerordentliche Sicherheitsmaßnahmen eingehalten werden.*

Grundsätzlich können Zytostatika durch Haut und Schleimhäute resorbiert werden. Durch direkten Kontakt mit Zytostatika können Hautreizungen und Phlebitiden bis hin zu Gewebsnekrosen hervorgerufen werden. Schleimhautreizungen besonders an den Augen sind bekannt. Übelkeit und Kopfschmerzen werden durch direkten Kontakt mit Zytostatika verursacht.

Zytostatika werden durch Urin, Stuhl, Atemluft und Schweiß ausgeschieden. Ärzte und Pflegepersonal müssen daher sowohl bei der Zubereitung wie auch beim Umgang mit Zytostatikalösungen besondere Vorsichtsmaßnahmen beachten. Regelmäßig müssen diese Berufsgruppen

- über den sachgerechten Umgang mit Zytostatika,
- die Maßnahmen zur Gefahrenabwehr,
- die Entsorgung kontaminierten Materials unterrichtet und
- vorsorglich arbeitsmedizinisch überwacht werden.

● PFLEGE ***Sicherheit.*** *In größeren Kliniken werden die Zytostatikalösungen meist in der Apotheke auf einer Laminarflow-Werkbank (***Abb. 19.21***) – hier herrscht ein wirbelfreier, gerichteter Luftstrom – zubereitet und fertig auf die Station geliefert. In anderen Kliniken ist das Pflegepersonal für die Zubereitung zuständig. Als Mindestanforderung an den Zubereitungsplatz gilt dann ein Abzug. Darüber hinaus sollte der Raum ruhig gelegen sein, d. h. die zubereitende Pflegeperson darf nicht in die Stationsroutine (Telefon, Patientenklingel u. ä.) integriert sein, sondern muss ohne Störungen konzentriert arbeiten können. Tragen Sie einen langärmeligen Schutzkittel, Handschuhe, Mundschutz und Schutzbrille! Dies gilt auch für zuschauende Personen, die z. B. angeleitet werden. Decken Sie die Arbeitsfläche mit einer Einmalunterlage ab und stellen Sie alle benötigten Materialien bereit, bevor Sie mit der Zubereitung beginnen.*

Bei der **Herstellung** von Lösungen aus Trockensubstanz ist auf Druckausgleich zu achten, damit es nicht zur Aerosolbildung und damit verbundener Atemluftkontamination kommt. Außenseiten von Spritzen oder Infusionsflaschen, die mit Zytostatika kontaminiert wurden, sind mit 70 %igem Alkohol abzuwischen.

Beim **Verabreichen** von Zytostatika (Injizieren von Lösungen oder Umgang mit Infusionsflaschen) sind Einweghandschuhe, Schutzkittel, Schutzbrille und Mundschutz zu tragen. Tabletten oder Dragees werden in gesonderten Tablettenschälchen und unmittelbar vor Einnahme an den Patienten ausgegeben.

Zu **Zytostatikaabfällen**, die gesondert beseitigt werden müssen, zählen

- alle Gefäße, Spritzen, Schlauchleitungen und sonstige bei Herstellung und Applikation verwendeten Hilfsmittel,
- leere Ampullen, Durchstechflaschen, Infusionsflaschen, Infusionssysteme,
- kontaminierte Einmalartikel, z. B. Zytostatikahandschuhe, Zellstoff, Tupfer, Kompressen, Einmaltücher, Einmalkittel,

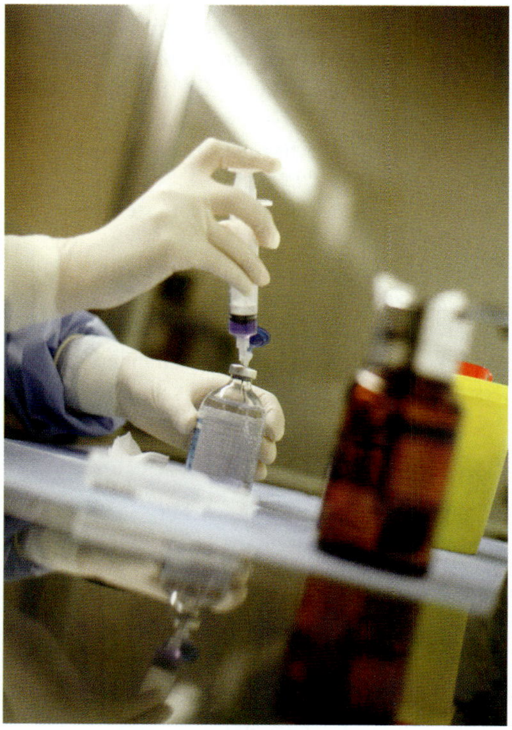

**Abb. 19.21 Sicherheit.** Die Zubereitung von Zytostatika muss unter besonderen Vorsichtsmaßnahmen erfolgen, hier mit einer Laminarflow-Werkbank.

19

- verfallene Zytostatikazubereitungen (diese sind in jedem Fall über die Apotheke zu entsorgen),
- Restmengen von Zytostatika,
- ausgetauschte Filter des Laminarflow-Gerätes.

MERKE *Schwangere Beschäftigte und Jugendliche unter 18 Jahren dürfen nicht mit Zytostatika umgehen.*

Bei **Kontamination** der Haut wird die betroffene Stelle sofort mit Seife und viel Wasser wiederholt gewaschen. Gelangen trotz Schutzbrille Zytostatikaspritzer ins Auge, so wird hier ebenfalls 10 Minuten lang gespült sowie das weitere Vorgehen mit einem Augenarzt besprochen. Aus versicherungstechnischen Gründen müssen Unfälle mit Zytostatika dem Betriebsarzt gemeldet werden.

***Vorgehen bei Paravasaten***

Besonders gefährlich sind bei versehentlicher Verabreichung in das gefäßumgebende Gewebe (Paravasat) Vincristin, Vinblastin, Adriamycin, Etoposid sowie Mitomycin C. Die Zytostatikagabe wird sofort unterbrochen und wenn möglich das Paravasat aspiriert und danach die Nadel entfernt. Bei Blasen und großem Paravasat wird von allen Seiten transkutan abgesaugt. Die Extremität wird hoch gelagert, trockene Eiswickel bzw. Eiswasserumschläge zur Schmerzlinderung appliziert.

Bei Etoposid, Vinblastin, Vincristin und Vindesin hilft milde trockene Wärme (Paravasatstelle mit Decke warm halten). Bei progredienter Gewebsnekrose eventuell chirurgische Intervention.

Alle Paravasate, Vorgehensweisen und Maßnahmen werden genauestens dokumentiert.



## P 19.6 Pflegeschwerpunkt Onkologie

Elke Goldhammer, Claudia Rössig

Die verschiedenen zur Therapie eingesetzten Zytostatika und die Strahlentherapie können eine Vielzahl unerwünschter Nebenwirkungen hervorrufen. Das Auftreten und die Ausprägung der Nebenwirkungen hängen von den jeweiligen Zytostatika, ihrer Dosierung sowie von der Dauer der Verabreichung ab. Außerdem spielen die individuelle Verträglichkeit und der Allgemeinzustand des Patienten eine ganz entscheidende Rolle.

**Nebenwirkungen der Therapie.** Zu den häufigsten Nebenwirkungen, die während der Therapie auftreten können zählen:
- Übelkeit und Erbrechen (Nausea und Emesis)
- Haarausfall (Alopezie)
- Mund- und Schleimhautveränderungen (Mukositis)
- Blutbildveränderungen (Knochenmarkdepression)
- Ernährungsstörungen

Diese Nebenwirkungen können von Patient zu Patient und je nach Chemotherapie und Bestrahlung sehr unterschiedlich ausgeprägt sein.

### 19.6.1 Übelkeit und Erbrechen

Die Pflegenden nehmen eine wichtige Rolle im Umgang mit therapieinduzierter Übelkeit und Erbrechen ein. Sie informieren über Zusammenhänge, Ursachen, Behandlungsmöglichkeiten und Umgang mit Übelkeit und Erbrechen und reduzieren so Verunsicherungen und Ängste der Betroffenen. Wichtig ist hierbei, dass sie das Auftreten von Nausea und Emesis realistisch darstellen.

Die Pflegeanamnese ist ein hilfreiches Instrument, frühzeitig zu erfassen, ob Übelkeit und Erbrechen zu erwarten sind und welche Lebensgewohnheiten der Patient hat. Neben Maßnahmen, die das allgemeine Wohlbefinden des Patienten fördern, unterstützenden Maßnahmen sowie Ernährungsempfehlungen ist es wichtig verordnete Medikamente vorbeugend und rechtzeitig zu verabreichen.

Bei Übelkeit und Erbrechen können folgende Maßnahmen helfen:
- Ablenkung durch Musik, Lesen oder Fernsehen
- Entspannungstechniken anbieten und einüben:
  - entspannende Atemtechniken
  - Progressive Muskelentspannung (nach Jakobsen)
  - gelenkte Imaginationen
  - Maltherapie
  - Autogenes Training
  - Phantasiereisen
  - Massage
- Aromatherapie (Pfefferminze, Ingwer, Kardamom, Patchouli, Krause Minze)

### 19.6.2 Haarausfall

Der Haarausfall ist eine häufige Nebenwirkung der medikamentösen Tumortherapie und seltener der Strahlentherapie. Die Betroffenen gehen ganz unterschiedlich mit dem plötzlichen Haarverlust um. Manche akzeptieren den Haarverlust als unabänderliche Nebenwirkung der Chemotherapie, andere wiederum haben große Probleme mit der Veränderung ihres Körperbildes. Die Tumorerkrankung wird plötzlich für alle öffentlich gemacht. Der Betroffene fühlt sich als Krebskranker gezeichnet und ist damit allen Vorurteilen der Gesellschaft gegenüber einer Krebserkrankung ausgesetzt.

Pflegende und Ärzte müssen die Patienten frühzeitig darüber informieren, ob bei der bevorstehenden Therapie ein Haarausfall zu erwarten ist. Es ist wichtig, dass der Betroffene genügend Zeit hat, sich auf die körperliche Veränderung einzustellen und die Möglichkeit bekommt, sich frühzeitig um einen Haarersatz zu kümmern.

## 19.6.3 Mund- und Schleimhautveränderungen

Eine Schleimhautschädigung stellt eine besondere Gefährdung für den Patienten dar. Bakterien und Viren können ungehindert in den Körper eindringen und lebensbedrohliche Infektionen auslösen. Sekretions- und Resorptionsstörungen führen zu Mundtrockenheit, schmerzhaften Einrissen der Mukosa und zu Nährstoff- und Wasserverlusten. Diarrhöen sind häufig die Folge einer Schleimhautschädigung.

Diese Auswirkungen einer Mukositis machen eine sorgfältige Prophylaxe von Entzündungen im Mund- und Rachenraum erforderlich. In erster Linie ist es die Aufgabe der Pflegenden, die Patienten sehr gut über die Zusammenhänge der Chemo- bzw. Strahlentherapie auf die Mundschleimhaut und die Immunabwehr, zu informieren. Der Patient soll befähigt werden, selbstständig und eigenverantwortlich Mundpflege und Mundinspektion durchzuführen und mögliche Veränderungen festzustellen. Gerade im Hinblick auf ambulante Patienten sind diese Informationen von entscheidender Bedeutung. Eine weitere wichtige Aufgabe der Pflegenden ist es, den Patienten zu instruieren und ihn immer wieder zu motivieren, die Mundpflege durchzuführen. Dies gestaltet sich häufig als sehr schwierig, da die Mundpflege von den Patienten meist als sehr unangenehm empfunden wird.

**Therapiebedingte Diarrhö.** Da nicht nur die Mundschleimhaut betroffen sein kann, sondern auch die (gastro)intestinale Schleimhaut, reagieren Patienten während einer medikamentösen Tumortherapie oder einer Strahlentherapie im Abdominal- und Beckenbereich häufig mit starken Durchfällen (Diarrhöen). Diarrhöen können die Befindlichkeit des Patienten erheblich beeinträchtigen, sodass sich zeitgerechte Therapien dadurch verzögern können.

## 19.6.4 Blutbildveränderungen

Im Rahmen zytostatischer Chemotherapien kommt es relativ häufig zur Einschränkung der Knochenmarkfunktion und dadurch zu einer unterschiedlich ausgeprägten Beeinflussung des peripheren Blutbildes. Durch die Strahlentherapie soll das Tumorgewebe maximal geschädigt werden. Trotz angestrebter maximaler Schonung des umgebenden gesunden Gewebes, kann es in bestrahlten Regionen zu einer Verminderung der Blutzellen und bei entsprechender Dosis sogar zur Knochenmarkaplasie kommen.

Für das therapeutische Team, die Patienten und Angehörigen ist es besonders wichtig, auf Anzeichen einer möglichen Infektion zu achten, damit eine entsprechende Therapie rechtzeitig eingeleitet werden kann. Ebenfalls höchste Priorität hat die sorgfältige Beobachtung des Patienten hinsichtlich auftretender Blutungen und Blutungsanzeichen. Mögliche Zeichen einer ausgeprägten Blutung sind z. B. Tachykardie und Hypotonie; bei intrazerebraler Blutung kann es zu Vigilanzveränderungen kommen. Es ist wichtig, diese Zeichen sofort zu erkennen und schnellstens zu reagieren, um mögliche Komplikationen zu verhindern.

**Prophylaktische Maßnahmen zur Vermeidung von Blutungen.** Im Hinblick auf die ambulante Weiterbehandlung stellt die Weitergabe von umfassenden Informationen an den Patienten und seine Angehörigen, einen wichtigen Pfeiler der Pflege dar. Vor der Entlassung stationärer und ambulanter Patienten ist ein ausführliches Gespräch über die Blutungszeichen sowie die prophylaktischen und therapeutischen Maßnahmen bei potenziellen bzw. auftretenden Blutungen zu führen.

**Anämie.** Die Anämie stellt die häufigste hämatologische Komplikation bei onkologischen Patienten dar. Aufgabe der Pflegenden ist es, den Patienten sorgfältig zu beobachten und das Aktivitätsspektrum den aufgetretenen Symptomen anzupassen. Ein Problembewusstsein muss sowohl bei Patienten, Angehörigen und Fachpersonal geschaffen werden, da die Symptome der Anämie, insbesondere von Fatigue, häufig unterschätzt werden.

Die subjektiven Empfindungen des Patienten müssen in der Planung der Pflegemaßnahmen stets berücksichtigt werden.

## 19.6.5 Ernährungsstörungen

Ernährungsstörungen treten in der Regel bei allen Tumorpatienten im Laufe ihrer Erkrankung und während der Behandlung auf. Die Folge von Ernährungsstörungen ist fast immer ein ungewollter Gewichtsverlust, der schließlich zu einer Mangelernährung führt. Ernährungszustand und Gewichtsverlust bei Tumorpatienten haben einen gravierenden Einfluss auf die Lebensqualität, den Behandlungsverlauf und -erfolg sowie auf die Überlebenszeit.

Die Mangelernährung stellt nicht nur für den Betroffenen, sondern auch für die Angehörigen und das therapeutische Team ein großes Problem und damit eine große Herausforderung dar. Fast jeder Krebspatient hat Angst vor dem Abnehmen, weil der Gewichtsverlust unbewusst mit einem Fortschreiten der Tumorerkrankung verbunden wird. Die Angehörigen versuchen alles, um das Fortschreiten der Gewichtsabnahme zu verhindern. Mit dem Kochen von Lieblingsgerichten und dem häufigen Auffordern, etwas zu essen, kommt es nicht selten zu Konfliktsituationen zwischen den Partnern oder Eltern und ihren Kindern. Angehörige und Pflegende sollten keinen Druck betreffend der Nahrungsaufnahme auf den Patienten ausüben. Die Beteiligten sollten herausfinden, was in der gegenwärtigen Situation dem Patienten am besten hilft.

Wenn während der Chemo- und/oder Strahlentherapie keine Ernährungsstörungen auftreten, benötigt der Tumorerkrankte meist keine spezielle Nahrung. Er kann sich mit einer ausgewogenen, leicht verdaulichen, abwechslungsreichen sowie vitamin- und mineralstoffreichen Kost, die nach seinen Wünschen und Bedürfnissen (Wunschkost) zusammengestellt ist, ernähren.

**Ernährungsberatung.** Während des Klinikaufenthaltes ist die Zusammenarbeit des therapeutischen Teams (Pflegende, Ernährungsberaterinnen, Ärzte) von enormer Bedeutung. Die Pflegenden ermitteln die Menge der Nahrungszufuhr mittels einer mündlichen Ernährungsanamnese. Gleichzeitig gibt die Anamnese Aufschluss über die individuellen Ernährungsgewohnheiten und Ernährungsbedürfnisse des Patienten. Da die Pflegenden den Patienten während der Therapie rund um die Uhr pflegen, versorgen und ihn beobachten, erkennen sie frühzeitig, wenn die Nährstoffaufnahme aufgrund von therapiebedingten Störungen (Mukositis, Diarrhö, Schmerzen, Erbrechen) nicht mehr ausreichend ist.

# 20 Palliativmedizin

Hermann Wagner

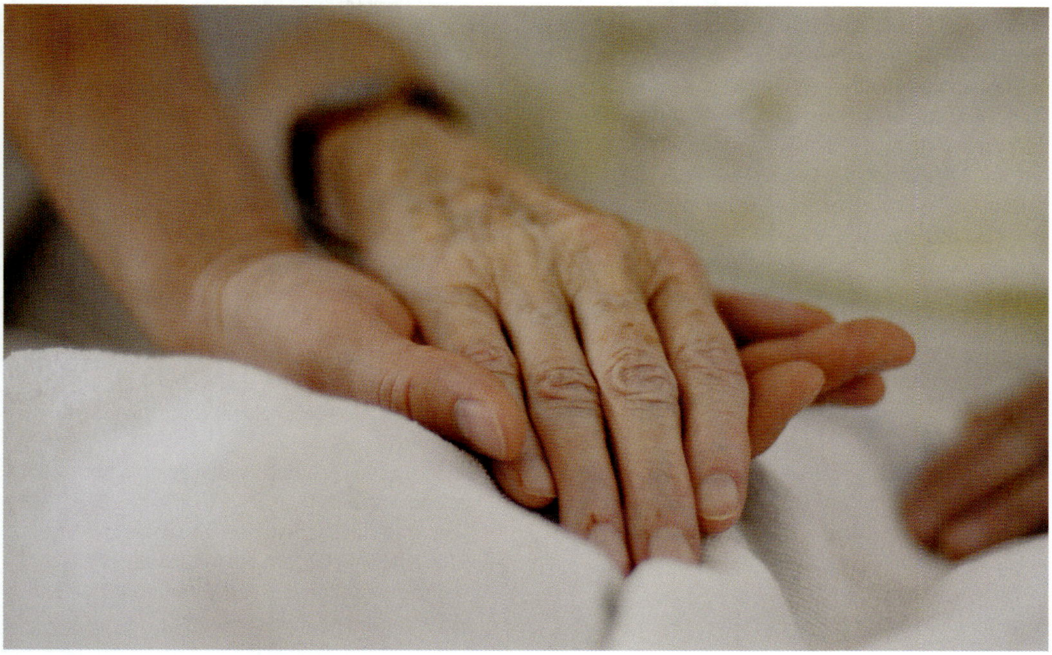



## 20.1 Grundlagen

### 20.1.1 Begriffsklärung

Die Weltgesundheitsorganisation (WHO) definiert 2002 Palliativmedizin (lat. *pallium*: schützender Mantel vor physischem und psychischem Leid) als „einen Ansatz zur Verbesserung der Lebensqualität von Patienten und ihren Familien, die mit den Problemen konfrontiert sind, die mit einer lebensbedrohlichen Erkrankung einhergehen und zwar durch Vorbeugen und Lindern von Leiden, durch frühzeitiges Erkennen, gewissenhafte Einschätzung und Behandlung von Schmerzen sowie anderen belastenden Beschwerden körperlicher, psychosozialer und spiritueller Art."

Die deutsche Gesellschaft für Palliativmedizin (DGP) formuliert 2003 die Palliativmedizin als „die Behandlung von Patienten mit einer nicht heilbaren progredienten und weit fortgeschrittenen Erkrankung mit begrenzter Lebenserwartung, für die das Hauptziel der Begleitung die Lebensqualität ist."

### 20.1.2 Historische Entwicklung

Im Mittelalter betreuten Mönche zunächst Reisende aber auch zunehmend mehr Kranke und Sterbende in Herbergen. Es entwickelte sich über Jahrhunderte aus diesen Hospizen (lat. ***hospitium:*** Gastfreundschaft, Herberge) das Betreuungskonzept und -programm der Hospizbewegung.

Durch Zusammenführen der christlichen Tradition der Sterbebegleitung mit den Erkenntnissen der modernen Medizin gründete die englische Krankenschwester und Sozialarbeiterin Cicely Saunders 1967 das St. Christopher's Hospice in London. Dies war die

Keimzelle für die weltweite Entstehung von Hospizeinrichtungen (besonders in den angloamerikanischen Ländern) sowie der deutschen Palliativstationen.

Die erste deutsche Palliativstation wurde 1983 an der Kölner Universitätsklinik eröffnet. Bis 2008 wuchs die Anzahl der Palliativstationen in Deutschland auf 166. Zudem entstanden 1 500 ambulante Hospizdienste und 162 stationäre Hospize – Tendenz steigend.

Zurzeit stehen in Palliativeinrichtungen 20–46 Betten pro 1 Millionen Einwohner zur Verfügung; dabei herrschen jedoch erhebliche regionale Unterschiede vor. Zukünftig werden etwa 50–90 Betten pro 1 Million Einwohner in Palliativ-und Hospizeinrichtungen benötigt.



## 20.1.3 Organisation und Ziele der Palliativmedizin

Aus medizinischen, gesellschaftlichen, aber auch ökonomischen Gründen gewinnt die Palliativmedizin zunehmend an Bedeutung. In palliativmedizinischen Einrichtungen werden Patienten mit unheilbaren

- onkologischen,
- neurologischen,
- kardiologischen,
- pulmonologischen und
- renalen Krankheiten sowie AIDS betreut.

Etwa 90 % der Erkrankten sind Patienten mit Tumoren.

Als Organisationsformen haben sich eigenständige an ein Krankenhaus angebundene oder *integrierte Palliativstationen, palliativmedizinische Konsiliardienste* sowie *Zentren für Palliativmedizin* bewährt. Diese Zentren verfügen neben einer Station über ambulante Palliativdienste, palliativmedizinische Konsiliardienste, Tagesklinik, Trauerberatungsstelle, Aus-und Weiterbildungseinrichtungen sowie eventuell eine Forschungseinheit.

Des Weiteren wird auch die Hospizidee durch die Einrichtung ***ambulanter Hospizdienste*** sowie ***Hospize*** in einem „frei stehenden Gebäude“ mit eigener Infrastruktur weiter verwirklicht. Hier werden schwerstkranke und sterbende Menschen durch in freier Praxis niedergelassene Ärzte zusammen mit palliativmedizinisch geschultem Personal und unterstützt durch Ehrenamtliche betreut.

Auf der Palliativstation gewährleistet das **Behandlungsteam** bestehend aus *Ärzten, Pflegenden, Psychologen, Seelsorgern, Sozialarbeitern* und *Physiotherapeuten* die Verwirklichung des ganzheitlichen Behandlungsansatzes sowie der weiteren Ziele der Palliativmedizin. *Ehrenamtliche* sowie die zusätzliche Einbindung von *Ergo-, Musik- und Kunsttherapeuten* komplettieren die umfassende Betreuung der Schwerstkranken und Sterbenden sowie deren Angehörigen.

● MERKE *Bestmögliche Lebensqualität von Patienten und Angehörigen steht vor Lebensquantität (Lebensverlängerung).*

**Ziele der Palliativ-und Hospizbetreuung:**

- ganzheitliche Behandlung: das Menschlich-Ethische steht im Vordergrund; das Medizinisch-technisch Machbare rückt in den Hintergrund
- Berücksichtigung psychischer, spiritueller, sozialer und physischer Wünsche des Patienten
- Wahrhaftigkeit im Umgang mit Sterben und Tod: Patient und familiäres Umfeld sind über Diagnose, Prognose und nahenden Tod informiert
- Bejahung des Lebens bei gleichzeitiger Akzeptanz des Sterbens als ein Teil des Lebens
- keine Verschlechterung der Lebensqualität durch Diagnostik und Therapie
- Linderung von Schmerzen und Symptomen, Minderung des Leids
- Sicherung einer angemessenen Ernährung
- keine lebensverlängernden Maßnahmen
- Förderung der nonverbalen Kommunikation u. a. durch Musik-und Kunsttherapie
- Begleitung der unheilbar Kranken und Sterbenden während der Erkrankung, in der Zeit des Sterbens und dem nahenden Tod, Beistand in der Todesstunde
- Fortsetzung der Betreuung der Angehörigen und Freunde in der Trauerphase nach dem Tod

● FALLBEISPIEL *Herr R. kommt sehr erschöpft von zu Hause aus auf unsere Palliativstation. Vor ca. vier Monaten wurde bei dem 54-Jährigem ein Mundbodenkarzinom (T4, N2c, M1 rechts mit Exulzeration und Fistelbildung nach außen) festgestellt. Aufgrund der Inoperabilität wurde dieses primär mit Radiochemotherapie behandelt. Neben den ziehenden Schmerzen im rechten Gesichts- und Halsbereich besteht eine monströse Zungenschwellung. Diese macht seit einigen Wochen eine normale Nahrungsaufnahme unmöglich, deshalb erhielt der Patient eine PEG-Sonde. Im häuslichen Umfeld wird Herr R. palliativsymptomatisch behandelt; die Ernährung erfolgt über die liegende PEG-Sonde. Auf unserer Station erhält der Patient Fresubin energy-Trinknahrung, sodass ihm mindestens 1 500 kcal pro Tag durch diese Zusatznahrung zugeführt werden. Darüber hinaus werden über die PEG-Sonde Wasser, Tee, Bier und Suppe verabreicht.*
*Am Nachmittag des Aufnahmetages entleert sich Blut aus der Fistel am Hals und in den Mund. Die Blutung sistiert nach mehreren Stunden jedoch spontan. Aus der Fistel am Hals entleert sich immer wieder schleimiges, foetides Sekret (***Abb. 20.1***). Die Wundreinigung erfolgt dreimal*

*täglich, die Fistelöffnung wird mit in Metronidazol-Infusionslösung getränkten Mulltupfern abgedeckt. Gegen die Schmerzen erhält der Patient Durogesic 75 µg/Stunde TTS; das Schmerzpflaster wird alle 3 Tage gewechselt. Bei Bedarf erhält der Patient 40 Tropfen Novalgin über die PEG-Sonde. Während des 12-tägigen stationären Aufenthalts auf der Palliativstation wird die Zungenschwellung durch tägliche Lymphdrainage des Gesichtes einschließlich manueller Mundinnendrainage behandelt. So kann die extreme Schwellung vermindert werden.*
*Herr R. wird mit einem Körpergewicht von 50,7 kg bei 176 cm Körpergröße in leicht gebesserten Allgemeinzustand in die hausärztliche Betreuung entlassen.*

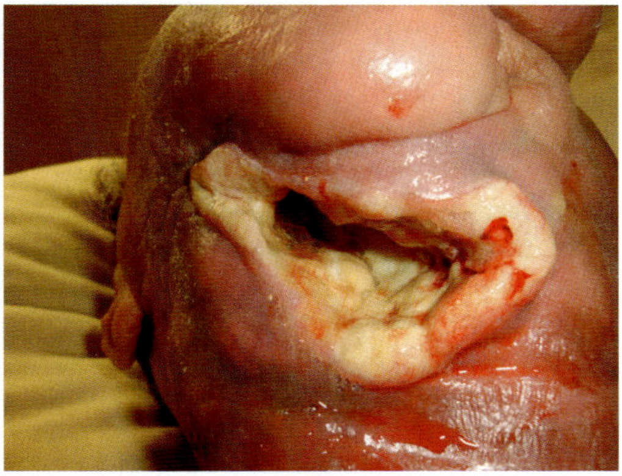

**Abb. 20.1 Fistelbildung bei Mundbodenkarzinom.** Große Fistelbildung am Hals rechts bei inoperablem metastasierenden Mundbodenkarzinom. Es entleerte sich schleimiges, foetide riechendes Sekret.



## 20.2 Palliativmedizinisches Konzept

Das palliativmedizinische Konzept unterscheidet zwischen
- Rehabilitationsphase,
- Präterminalphase,
- Terminalphase und
- Finalphase.

In **Abb. 20.2** ist am Beispiel von Tumorerkrankungen die Bedeutung der Palliativmedizin als ein Teil des medizinischen Gesamtkonzepts grafisch dargestellt. Während der **Rehabilitationsphase**, deren Dauer einige Monate, selten Jahre beträgt, wird trotz fortschreitender Erkrankung ein weitgehend normales, aktives Leben unter Beibehaltung der Mobilität angestrebt. Eine spezifische Tumortherapie kann in dieser Zeit fortgeführt werden. Es bestehen fließende Übergänge zwischen *kurativen* und *palliativen Therapiemaßnahmen* sowie schließlich dem *palliativmedizinischem Krankheitsstadium.*

Die **Präterminalphase** ist durch die Progredienz der Erkrankung einhergehend mit einer deutlichen Beeinträchtigung der Aktivität des Betroffenen gekennzeichnet. Es ist die Phase der letzten Wochen bis Monate. Gute Schmerzkontrolle und Symptomkontrolle sind jetzt unabdingbar. Eine engmaschige Betreuung durch das Behandlungsteam ist jetzt unbedingt notwendig. Auch die Angehörigen sind intensiv gefordert.

Die letzten Tage vor Eintritt des Todes werden als **Terminalphase** (lat: *terminal:* zum Ende gehörend) bezeichnet. Es besteht Bettlägerigkeit und Symptome wie Atemnot, Schwäche und mangelnde Nahrungsaufnah-

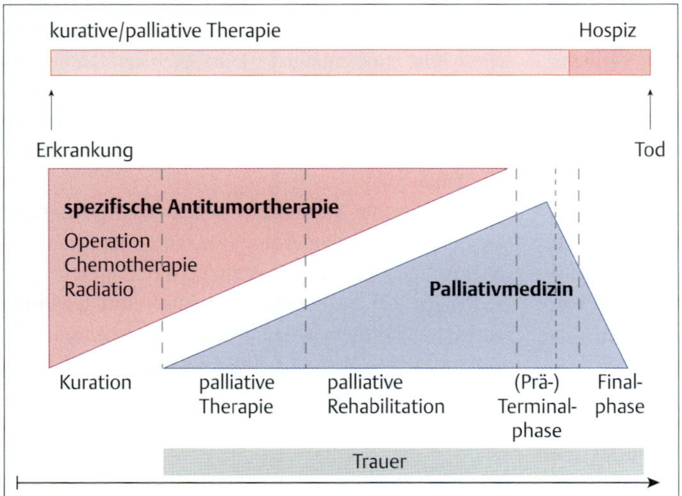


**Abb. 20.2 Bedeutung der Palliativmedizin.** Die Abbildung gibt am Beispiel von Tumorkrankheiten die Bedeutung der Stellung der Palliativmedizin im Gefüge des medizinischen Gesamtkonzepts wieder. Während sich die traditionelle Hospizarbeit auf die Sterbephase beschränkt, setzt die palliativmedizinische Behandlung und Betreuung der Patienten sehr viel früher ein (nach Holtmann et al. 2008).

me stehen im Vordergrund. Ruhelosigkeit, Angst, Rückzug von der Außenwelt sowie gelegentlich Bettflucht sind weitere Kennzeichen dieser Phase.

Die **Sterbephase** (Finalphase; lat. *final*: den Schluss bildend) umschreibt die letzten Minuten bzw. Stunden (selten Tage) des Lebens. Typische Zeichen des nahen Todes sind z.B. Bewusstseinseintrübung, Rasselatmung, Schnappatmung.

Die Achtung vor der Persönlichkeit des Sterbenden erleichtert die Betreuung, um einen friedlichen Übergang zu ermöglichen. Ob und welche religiöse Begleitung gewünscht wird, ist rechtzeitig zu klären. Angehörige und Freunde sind die wichtigsten Begleiter des Sterbenden; sie müssen auch über den Tod hinaus mit der veränderten Situation zurechtkommen. Ihre Betreuung und Unterstützung wird daher auch in der Trauerzeit fortgesetzt.



### Spezielle Anforderungen und Therapieverfahren

Wesentliche Ziele der palliativmedizinischen Therapie wurden bereits genannt. Neben der Behandlung körperlicher Symptome ist die Betreuung bewusst auf die psychosozialen und spirituellen Bedürfnisse der Patienten und ihrer Angehörigen ausgerichtet. Zuwendung und Kommunikation zwischen dem Behandlungsteam und dem Patienten sowie seinen Angehörigen sind die Grundlage einer ganzheitlichen Betreuung und für eine erfolgreiche Behandlung und Versorgung von großer Bedeutung.

● MERKE *Palliativmedizin ist nicht diagnostik- und heilungsorientiert; es ist eine „bedürfnisorientierte" Medizin.*

Die Beherrschung der Grundregeln der Gesprächsführung einhergehend mit Zuhören und Sich-Selbst-Zurücknehmen ist notwendig, um die Situation des Patienten und seiner Leiden zu erkennen. Verbale Kommunikation ist immer mit der Übermittlung nonverbaler Informationen und Reaktionen verbunden. Ein wesentlicher Teil der nonverbalen Kommunikation ist die Körpersprache, die oft mehr ausdrückt, als der Patient gerade sagen kann oder will.

Musik- und Kunsttherapie sind oft sehr hilfreich in der palliativen Psychotherapie. Gerade durch die Musik kommt der Patient zu tiefen Erfahrungen über sich selbst. Neben der aktiven wird die rezeptive Musiktherapie einhergehend mit entspannendem Hören von Tönen, Klängen und Musik geschätzt. Als Träger religiöser Gedanken schafft die Musik Zugang zu eigenen spirituellen Bildern und hilft bei der Verarbeitung der Erkrankung.

Der Arzt ist in der Betreuung der Patienten ein Teil des Behandlungsteams und oft nicht der wichtigste und erste Ansprechpartner des Kranken. Von wesentlicher Bedeutung sind das Team und die wahrhaftige Kommunikation und Anerkennung der Teammitglieder untereinander. Der ständige Umgang mit unheilbar Kranken und Sterbenden stellt eine erhebliche Belastung des Betreuungsteams dar; Teamgespräche sowie Einzel-und Gruppensupervisionen sind daher unbedingt notwendig.

## 20.3 Symptomkontrolle

Die Palliativmedizin ist für die Onkologie von großer Bedeutung, da etwa 90% der palliativmedizinisch behandelten Patienten an einem fortgeschrittenen Tumor leiden. Meist zeigen sich Symptomen des Tumors und/oder die Nebenwirkungen der Therapie. Ziele der Behandlung sind Beschwerdelinderung und Verbesserung der Lebensqualität.

In **Tab. 20.1** sind die Symptome bei fortgeschrittenen Tumorerkrankungen der Häufigkeit nach aufgelistet.

### Schmerzen

Mit den heutigen Möglichkeiten der Schmerztherapie (s. S. 655 ff) lassen sich *Schmerzen* fast immer *beseitigen* oder zumindest befriedigend *lindern* (siehe Fallbeispiele). Wichtig für eine gute Schmerzkontrolle ist die Mitarbeit des Betroffenen.

**Morphin** nimmt in der Behandlung von Tumorschmerzen eine herausragende Stellung ein. Es sollte frühzeitig eingesetzt werden. Eine Höchstdosis gibt es nicht. Übelkeit, Erbrechen und Müdigkeit halten als unerwünschte Nebenwirkungen häufig nur eine Woche an und sind gut behandelbar. Bei der *opioidbedingten Obstipation* werden die Abführmittel nicht nur vorbeugend, sondern während der gesamten Behandlungsdauer konsequent und regelmäßig eingesetzt. Wichtig ist des Weiteren neben einer ballaststoffreichen Kost eine adäquate Flüssigkeitsaufnahme. Als **Laxanzien** haben sich Polyethylenglykol (als Pulver in einem Glas Wasser aufgelöst) oder 10 bis 20 Tropfen Natriumpicosulfat bewährt. Beide Substanzen sind gut kombinierbar.

Als adjuvante Substanzen in der Schmerztherapie können die Glukokortikoide (z.B. Dexamethason) sowie Antidepressiva z.B. Amitryptilin (Saroten) 10–75 mg/Tag bei neuropathischen und Antikonvulsiva bei neuralgiformen Schmerzen eingesetzt werden, z.B. Carbamazepin (Tegretal) 100–1 000 mg und Gabapentin (Neurontin) 300–2 400 mg/Tag.

FALLBEISPIEL *Die Diagnose Brustkrebs wurde im November 2005 gestellt, es folgten Operation, Strahlentherapie und zahlreiche Chemotherapien. Frau S. ist mittlerweile 74 Jahre alt und wird nun stationär auf unserer Palliativstation aufgenommen. Daheim kommt sie schon seit einiger Zeit nicht mehr ohne Hilfe zurecht. Die Schmerzen und besonders die offene Wunde im gesamten Rumpfbereich machen ihr zuschaffen. Sie gibt an außerdem seit einiger Zeit an Atemnot zu leiden. Besonders wenn sie die Treppe hoch läuft, meint sie zu ersticken.*

### *Diagnose*

1. *Mammakarzinom rechts oben innen*
   - *Histologie: Invasiv duktales Karzinom, teilweise extrazellulär verschleimend;*
   - *extensive intraduktale Tumorkomponente R1*
   - *TNM: pT2, G3, pN1(2/22), L1, V1, R0, M0*
   - *Rezeptoren: ER-, PR-, Her2 neu +++*
   - *Cancer en cuirasse (Mai2007)*
   - *Lymphangiosis carcinomatosa*
   - *pulmonale Metastasierung mit Belastungsdyspnoe*
   - *Tumoranämie*
   - *Z. n. OP rechts mit Axilladissektion, Radiatio und zahlreichen Chemotherapien*
2. *Koronare Herzkrankheit, Z. n. Stentimplatation 2004*
3. *Metabolisches Syndrom*
   - *arterielle Hypertonie*
   - *Hypercholesterinämie*
   - *Diabetes mellitus Typ 2*
   - *Hyperurikämie*

**Tab. 20.1 Häufigkeit der Beschwerden bei fortgeschrittener Tumorerkrankung.**

| *Symptom* | *Häufigkeit in %* |
|---|---|
| Schmerzen | 70 |
| Mundtrockenheit | 68 |
| Anorexie | 61 |
| Schwäche | 47 |
| Obstipation | 45 |
| Dyspnoe | 42 |
| Übelkeit, Erbrechen | 36 |
| Schlaflosigkeit | 34 |
| Schwitzen | 25 |
| Schluckbeschwerden | 23 |
| Miktionsbeschwerden | 21 |
| neuropsychiatrische Beschwerden wie Bewusstseinsstörungen, Krämpfe, Schwindel, Unruhe | 20 |
| Hauterscheinungen wie Pruritus, Allergie, Infektion, Dekubitus | 16 |
| Dyspepsie | 11 |
| Diarrhö | 8 |

*Aufgrund des Tumors ist der gesamte Rumpfbereich von frontal über beidseits lateral bis dorsal umfassend mit stark nässenden, fibrinbelegten, blutverkrusteten, foetide riechenden Erosionen bedeckt (***Abb. 20.3***). Sie leidet unter starken Schmerzen und schämt sich für ihren eigenen Geruch. Sie erzählt, dass sie selbst, wenn ihr Sohn sie besuchen kommt, sich kaum traut, diesen in ihre Wohnung zu lassen. Die von ihr beschriebene Atemnot resultiert aus der umfangreichen pulmonalen Metastasierung. Zudem wurden eine Tumoranämie und ein metabolisches Syndrom festgestellt.*

### *Therapie und Verlauf*

*Die Aufnahme auf unsere Palliativstation erfolgt mit dem Ziel der Schmerzfreiheit und aufgrund der superinfizierten, sezernierenden, großflächigen Tumorwundflächen. Durch die Gabe von 160 mg Morphin/24 Stunden und 4-mal 40 Tropfen Metamizol/Tag konnte Schmerzfreiheit erreicht werden. Ein schmerzarmer Verbandswechsel der großflächigen Wunden wurde angestrebt:*

- *Entfernen der alten Kompressen jeden zweiten Tag; bei Bedarf mit reichlich NaCl 0,9 %-Lösung, um Blutungen beim Ablösen der Verkrustungen zu verhindern.*
- *Abtupfen eventueller Blutungen mit sterilen Kompressen 10 × 10 cm.*
- *Befeuchten der Wundflächen mit Gemisch aus Lavasept/Polyhexanid 0,04 %-Gel und Clont/Metronidazol-Infusionslösung (Geruchsbindung).*

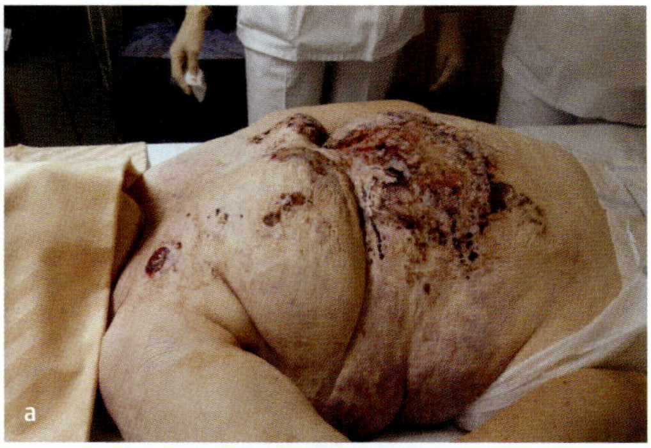


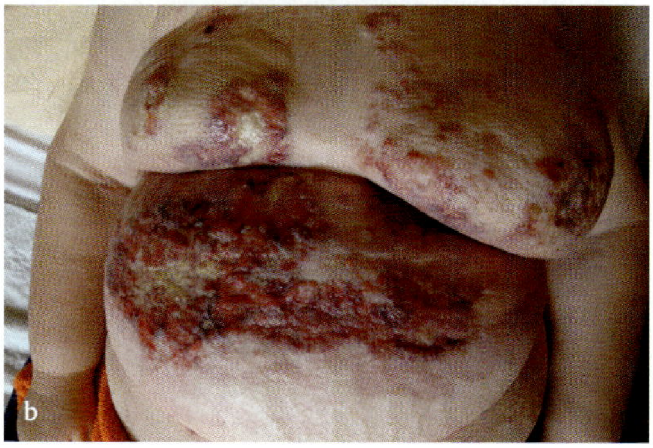


**Abb. 20.3 Metastasierendes Mammakarzinom.** Es bestehen großflächige Tumorinfiltrationen, die superinfiziert sind und z. T. nässen, im Bereich des gesamten Rumpfes. Die panzerartig wachsenden Tumorplatten ummauerten u. a. den Brustkorb derart, dass die Atmung massivst eingeschränkt war.

- *Abdecken mit 4–5 Vliwasorb 20 × 20 cm Kompressen (Aufsaugen der z. T. reichlichen Sekretion).*
- *Abdecken mit 2 Saugkompressen 20 × 40 cm und 2 Zetuvit-Saugkompressen 10 × 20 cm.*
- *Fixierung der Kompressen untereinander mit Pflaster (Hautareale nicht bekleben) und insgesamt mit Netzverband.*

*Nach 8 Tagen Aufenthalt wurde Frau S. wieder in ihre häusliche Umgebung entlassen. Dort wird sie durch einen häuslichen Pflegedienst weiter betreut.*
*Frau S. wird einen Monat später erneut auf die Palliativstation aufgenommen. Nachdem sich der Lokalbefund weiter ausgebreitet hat und nun beidseits bis an den oberen Scapularand reicht. Aufgrund der eingeschränkten Nierenfunktion setzten Morphin-bedingte Muskelkrämpfe ein, sodass die gesamte Schmerzeinstellung Perfusorgesteuert umgestellt werden musste. Der Lokalbefund exazerbierte mit täglich dicker werdenden Tumorplatten und ständig neu aufbrechenden Hautgeschwüren. Nach wenigen Tagen ist Schmerzfreiheit nur noch über höchste Opiatdosen durch Perfusor zu erzielen. Die stetig wachsenden Tumorplatten hatten in der Sterbephase den gesamten Rumpfbereich panzerartig infiltriert und erschwerten die Atmung. Die hinzukommende Einflussstauung führte zum klinischen Bild des kardiorespiratorischen Versagens. Frau S. verstirbt, begleitet von ihrem Sohn, wenige Tage nach ihrer Aufnahme.*

20

### Übelkeit und Erbrechen

Ca. 40–70 % der Patienten mit fortgeschrittenem Tumorleiden klagen über Übelkeit und Erbrechen. In der symptomatischen Therapie werden neben **Antiemetika** (s. S. 654 ff) und niedrig dosierten Neuroleptika Glukokortikoide sowie Cannabisderivate eingesetzt. Wirksam sind auch Akupunktur oder Akupressur (s. S. 30).

### Appetitlosigkeit

Durch Reduktion des Allgemeinzustandes kommt es bei vielen Patienten zu Müdigkeit und Schwäche. Darüber hinaus besteht oft Appetitlosigkeit. Diese Symptome können durch die Nebenwirkungen der Therapie hervorgerufen werden, sodass nach Überprüfung des Medikamentenplans durchaus auch Dosisreduktion und Absetzen von Medikamenten sinnvoll ist.

Es stehen zudem weitere Maßnahmen zur **Appetitverbesserung** zur Verfügung:
- nichtmedikamentöse Maßnahmen z. B.:
  - häufig kleine Mahlzeiten
  - Lieblingsessen von daheim mitbringen lassen
  - Essen in Gesellschaft
  - reichliches Trinken
- medikamentöse Maßnahmen z. B.:
  - Dexamethason
  - Megesterol
  - Dronabinol

### Dyspnoe

Dyspnoe (Atemnot) ist ein häufiges Symptom bei Patienten mit fortgeschrittenen Tumorleiden. Sie kann kontinuierlich bestehen oder in Form von Attacken akut auftreten. Die Patienten können mit Erregung, Angst, Depression und Panik reagieren.

*Kausal* therapiert wird, wenn dies zumutbar, sinnvoll und möglich ist, z. B. Punktion eines Pleuraergusses oder Aszites, Antibiose bei Pneumonie. Neben Allgemeinmaßnahmen wie Öffnen der Fenster, Hochlagerung des Oberkörpers und der beruhigenden Anwesenheit eines Teammitglieds, ist die Sedierung durch ein Benzodiazepinpräparat angezeigt, z. B. Lorazepam (Tavor expidet 1–2,5 mg sublingual, 3–4-mal täglich). Angst und Unruhezustände werden hierdurch vermindert.

Nach pulsoxymetrischer Messung der Sauerstoffsättigung transkutan an der Fingerspitze oder am Ohrläppchen kann eine Hypoxämie durch Sauerstoffgabe korrigiert werden. Die Gabe über eine Nasensonde ist in der Regel sehr angenehm; die **Sauerstoffgabe** ist oft auch dann, wenn ihr Nutzen nicht länger vorhanden ist, für Patient und Angehörige *psychologisch* sehr hilfreich.

In der Dosis von 2–10 mg sublingual oder 2,5–5 mg s.c. oder i.v. alle 2–4 Stunden bewirkt Morphin eine schnelle Linderung der Kurzatmigkeit bei Morphin-naiven Patienten. Bei Einnahme von Opioiden in schmerztypischer Dosierung bewirkt erst die Gabe größerer Opioidmengen eine adäquate Symptomkontrolle.

### Angstzustände und Depression

Nächtliche Angstzustände und depressive Symptomatiken quälen zahlreiche Palliativpatienten. Erfahrene Ärzte, Geistliche, Pflegende oder Sozialarbeiter geben dem Patienten *psychologische Unterstützung* durch Besprechung von Sorgen, Nöten und Gefühlen. In der Akutsituation ist der Einsatz von Lorazepam (Tavor)1–4 mg Tagesdosis aufgrund der anxiolytischen Wirkung besonders hilfreich; die Tagesdosis für Tranxilium beträgt 5–20 mg.

Die manifeste Depression wird mit trizyklischen Antidepressiva (sedierender Effekt!) oder selektiven Serotoninwiederaufnahmehemmern (SSRI) behandelt.

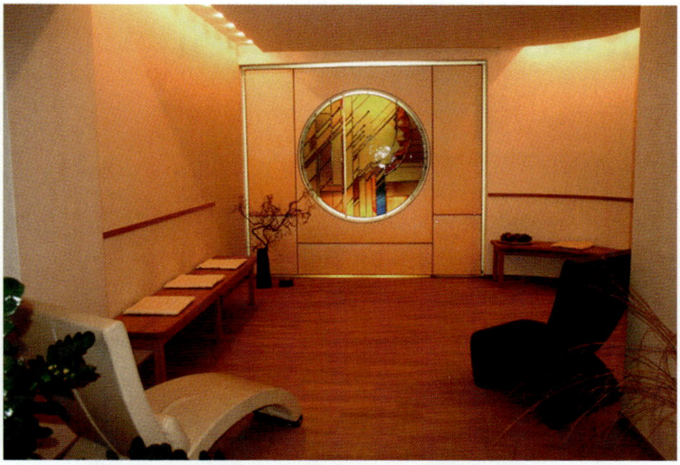

**Abb. 20.4 Raum der Stille im Bereich der Palliativstation des Klinikums Weiden (Kliniken Oberpfalz-Nord).** Raum und kreisrundes Fenster wurden von Max Fischer (Kunstmaler und Bildhauer, Neustadt a. d. Waldnaab) gestaltet. Der Kreis, da ohne Anfang und Ende, steht als Symbol für Ganzheit und Gleichgewicht sowie für Harmonie und Ausgewogenheit. Der mit warmen Farben ausgekleidete Raum lädt ein zum Entspannen und Ausruhen. In dieser Oase für Ohren, Augen, Seele und Geist kann der Patient nachdenken, zur Mitte finden, meditieren und beten.



## 20.4 Ethische Aspekte

*Aktive Sterbehilfe* ist in Deutschland verboten und strafbar, selbst wenn der Patient dies verlangt.

Unter aktiver Sterbehilfe wird das absichtliche und aktive, in der Regel ärztliche Eingreifen, verstanden, um auf Wunsch des Patienten den Eintritt des Todes zu beschleunigen.

Aus dem **Selbstbestimmungsrecht** des Patienten lässt sich das Verlangen nach einer Behandlung mit dem Ziel der Lebensbeendigung nicht ableiten. Bei guter medizinischer und ärztlicher Behandlung und Betreuung kommen allerdings Fragen nach aktiver Sterbehilfe oder anderem Fehlverhalten nur sehr selten auf.

Bei Erfüllung der Voraussetzungen ist auf dem Boden der gesetzlichen Bestimmungen eine *passive Sterbehilfe* möglich. Hierunter wird der Behandlungsverzicht oder die Beendigung von Therapiemaßnahmen,die das Sterben verlängern, verstanden.

Um sicherzustellen, dass die persönlichen Wünsche und Bedürfnisse jederzeit bei den medizinischen Maßnahmen berücksichtigt werden, sollten eine aktuelle **Patientenverfügung** und eine **Vorsorgevollmacht** des Patienten vorliegen. Inhalte der Patientenverfügung sind z. B.

- Aussagen zur Schmerzbehandlung,
- Aussagen zur Wiederbelebung ,künstlichen Ernährung und Beatmung,
- Ablehnung dieser Maßnahmen unter bestimmten Bedingungen,
- Vorgehen bei chronischen Krankheiten im Endstadium.

# 21 Geriatrie und geriatrische Erkrankungen

Wilhelm Wirth

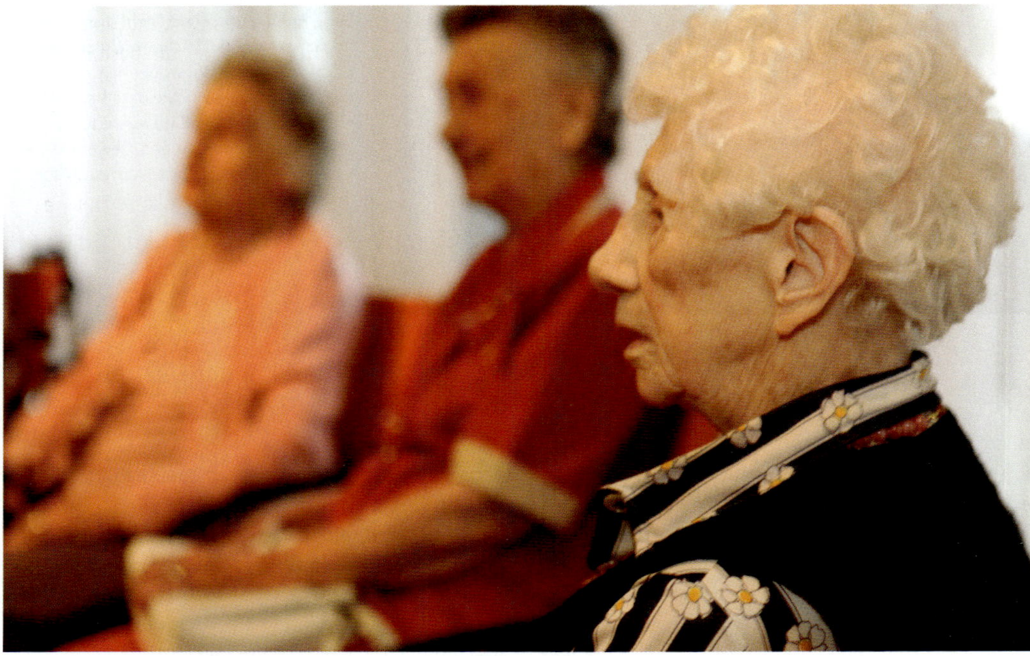



## 21.1 Prävention

Die durchschnittliche Lebenserwartung von Frauen und Männern hat in den letzten 100 Jahren rapide zugenommen und ein Ende dieser Entwicklung ist noch nicht abzusehen. Prävention in der Geriatrie hat die Aufgabe, Krankheiten beim alternden Menschen zu verhindern oder zumindest zeitlich hinauszuzögern. Es liegt auf der Hand, dass viele dieser präventiven Maßnahmen zur Verhinderung von Alterskrankheiten übereinstimmen mit allgemeinen Verhaltensregeln, wie der Einzelne möglichst spät körperlich und geistig altert.

Nicht nur die Anforderungen an die Altersmedizin wachsen rapide, sondern auch die mit dem Altern verbundenen ökonomischen und sozialen Probleme. Die Prävention der Alterskrankheiten kann sich deshalb nicht nur auf gute Ratschläge und Lebensregeln für den Einzelnen beschränken, sondern muss allgemein verbindliche Programme entwickeln, wie es beispielsweise für die Prävention des Mamma- oder Prostatakarzinoms zurzeit geschieht.

Gesundes und optimales Altern erfordern einen gesundheitsfördernden Lebensstil. Risikofaktoren, wie Übergewicht, Hochdruck, Bewegungsmangel, Diabetes und Nikotin sind uns als Risikofaktoren für Herz- und Kreislauferkrankungen geläufig, sie gelten auch als Risikofaktoren im höheren Alter. Zur Prävention auf dem Weg ins Altern gehören weiterhin Maßnahmen zur Erhaltung der körperlichen und geistigen Beweglichkeit sowie eine ausgewogene Ernährung. Da Altern ein kontinuierlicher, natürlicher biologischer Prozess ist, sind alle präventiven Maßnahmen an den jeweiligen Altersabschnitt anzupassen. Altersgemäßes Training von Ausdauer, Kraft und Koordination zwei- bis dreimal pro Woche hat sich als wichtiger Faktor für ein gesundes Altern und für die Lebensqualität im Alter erwiesen. Herz- und Kreislauferkrankungen sowie die

Sturzgefährdung werden dadurch signifikant verringert, Gebrechlichkeit und Morbidität hinausgezögert. Auch für alte Menschen mit schon bestehenden Krankheiten und Behinderungen wurden effektive Trainingsmethoden entwickelt.

Kommerziell vermarkteten Anti-Aging-Programmen, wie z.B. einer Hormonersatztherapie ist mit großer Skepsis zu begegnen. Eine medikamentöse Prävention des Alterns steckt noch in den Kinderschuhen. Wichtige Maßnahmen im Alter sind dagegen Impfungen gegen Grippe, Pneumokokken und Tetanus.

Die Prävention von Alterskrankheiten schließt schließlich auch eine geistige und psychische Haltung ein, die es erlaubt, mit den natürlicherweise nachlassenden physischen Kräften und Fähigkeiten umzugehen. Beispielhaft hat dies der Pianist Arthur Rubinstein formuliert, der mit über 80 Jahren noch erfolgreich große Konzerte gab. Auf die Frage, wie er das noch fertig bringe, verriet er seinen Umgang mit dem Altern: „Ich spiele nur noch Stücke, die mir besonders viel Freude bereiten, d.h. **ich selektiere**. Diese Stücke kann ich dann besonders intensiv üben, d.h. **ich optimiere**. Vor schnellen Passagen spiele ich langsamer, damit anschließend mein normales Tempo von den Zuhörern als schnell empfunden wird, d.h. **ich kompensiere**."

## 21.2 Einführung und Definition

Die demografische Entwicklung in Deutschland wird bestimmt durch einen kontinuierlichen Anstieg der durchschnittlichen Lebenserwartung auf der einen Seite und einem stetigen Rückgang der Geburten auf der anderen Seite. Folge davon ist ein überproportionaler Anstieg des Anteils alter Menschen bis hin zu den Hundertjährigen in der Bevölkerung. Dieser Trend wird sich in den nächsten Jahrzehnten fortsetzen mit allen gesundheitlichen, sozialen, gesellschaftlichen und ökonomischen Folgen (**Abb. 21.1**).

Ein heute 60-jähriger Mann kann mit einer Lebenserwartung von weiteren 20 Jahren rechnen, eine 60-jährige Frau von mehr als 23 Jahren. Hilfs- und Pflegebedürftigkeit werden im gleichen Ausmaß zunehmen, wenn durch eine umfassende Gesundheitsprävention im Vorfeld nicht entgegengesteuert wird.

DEFINITION *Die Wissenschaft, die sich mit den natürlichen Alternsvorgängen beim Menschen beschäftigt, wird mit Gerontologie (Alternsforschung; griech. „geron": Alter) bezeichnet. Geriatrie ist die Lehre von den Krankheiten, die bevorzugt bei alten Menschen auftreten oder aus jüngeren Jahren ins höhere Alter mitgenommen werden und hier eine besondere Ausprägung erfahren. Als besonderer Zweig der Geriatrie ist die Gerontopsychiatrie zu erwähnen, da mit den psychischen und intellektuellen Veränderungen im Alter die Persönlichkeit eines Menschen besonders betroffen ist (***Tab. 21.1***).*

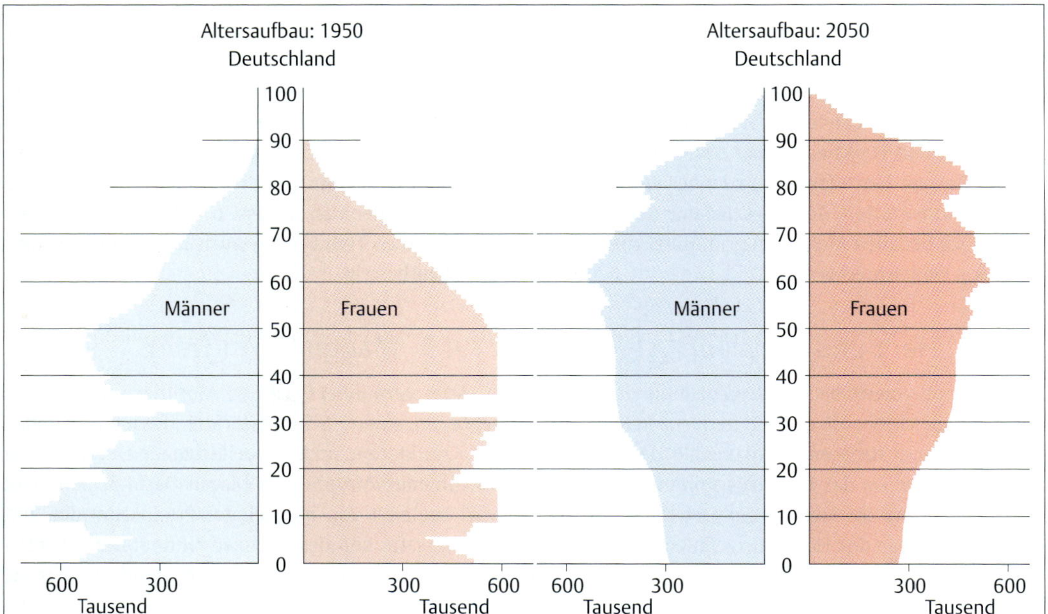


**Abb. 21.1 Bevölkerungsentwicklung.** Alterspyramide 1950 und 2050 (Quelle: Statistisches Bundesamt).

**Tab. 21.1 Zuordnung der Fachbegriffe.**

| *Fachbegriff* | *Arbeitsgebiet* |
|---|---|
| Gerontologie | Alternsforschung: umfasst biologische, psychologische, soziale Aspekte des Alterns |
| Geriatrie | Altersheilkunde: umfasst die Krankheitslehre alter Menschen |
| Gerontopsychiatrie | wichtiger Zweig der Geriatrie, der sich mit den psychischen Erkrankungen alter Menschen befasst |



## 21.3 Physiologie des Alterns

Alle Zellen und Zellsysteme unseres Organismus unterliegen einem natürlichen Alterungsprozess. Umwelteinflüsse und Lebensbedingungen können diesen Prozess verzögern, aber auch beschleunigen, bis schließlich der Zelltod eintritt. Wir registrieren heute ein zunehmendes Auseinanderklaffen zwischen dem biologischen und dem kalendarischen Alter. Noch vor zwei oder drei Generationen war ein 50-Jähriger alt, während von unserer Generation dieses Alter als Lebensmitte empfunden wird. Welche Prozesse das Alter bestimmen, ist bis heute letztlich ungeklärt.

Nach der *Genregulationstheorie* werden die Entwicklung, Fortpflanzung und Alterung durch eine fein abgestimmte und kompliziert verknüpfte Aktivierung und Hemmung von Genen gesteuert. Die gesuchten eigentlichen Altersgene (Gerontogene) sind bis heute noch nicht gefunden.

Nach der *Zellulartheorie* des Alterungsprozesses führen freie Sauerstoffradikale zum Zelltod. Die Radikale entstehen bei allen Stoffwechselprozessen und können durch Oxidation DNA, Enzyme und Membranprotein zerstören. Es sinkt die Fähigkeit, DNA-Schäden zu reparieren. Auch nimmt im Laufe des Lebens ab die Fähigkeit ab, Radikale zu neutralisieren (Vitamin E, Superoxid-Dismutase u. a.). Die Schäden im Alter können beispielhaft auch an den Chromosomen abgelesen werden. Bei jeder Zellteilung verkürzen sich die Chromosomenenden (Telomeren) bis der Zelltod eintritt.

## 21.4 Veränderungen der Organsysteme im Alter

Der Alterungsprozess betrifft nicht nur den Aufbau und die Struktur unserer Organe bis hin zur einzelnen Zelle, sondern ebenso die Funktion der verschiedenen Organsysteme. Viele Prozesse laufen im Alter langsamer ab, manche versiegen ganz. Die funktionelle Kapazität verringert sich, Reserven sind schneller erschöpft und ein guter Trainingszustand ist nur begrenzt und deutlich langsamer zu erreichen. Wenn auch im Einzelfall Organe und Funktionen sehr unterschiedlich von diesem Prozess betroffen sind, können abhängig von ererbter Konstitution, Trainingszustand und Lebensweise doch bei allen Menschen grundsätzliche Veränderungen beobachtet werden.

### 21.4.1 Herz und Kreislaufsystem

Die Herzgröße bleibt bei leichter Zunahme des linken Ventrikels gleich, ebenso die Herzfrequenz in Ruhe. Unter Belastung ist dagegen die maximale Herzfrequenz vermindert, ebenso das Herzschlagvolumen. Bindegewebsvermehrung im Herzen und arteriosklerotische Veränderungen an den Herzkranzgefäßen sind Ursache von Reizleitungsstörungen und koronarer Herzkrankheit. Altersveränderungen an den übrigen Gefäßen führen zum systolischen Blutdruckanstieg sowie eventuell zu peripheren und zerebralen Durchblutungsstörungen.

### 21.4.2 Respirationstrakt

Das Altersemphysem entsteht durch Abnahme der Alveolarsepten und der elastischen Fasern. Die Sauerstoffaufnahmekapazität und das Atemzugvolumen sinken ab. Auf Sauerstoffmangel sprechen alte Menschen nur vermindert mit der Erhöhung der Atemzüge und der Herzfrequenz an, sodass in Verbindung mit einer zunehmenden Thoraxstarre auch eine erhöhte Infektionsgefahr besteht.

### 21.4.3 Magen-Darm-Trakt

Im Alter vermindert sich die Motilität im gesamten Verdauungstrakt. Schluckstörung, Refluxösophagitis und Obstipation sind die belästigenden Folgen. Eine zunehmende Atrophie der Magen-Darm-Schleimhaut wird begleitet von mangelnder Produktion der Verdauungssäfte und des Intrinsic-Faktors. Die Resorption von Nährstoffen und auch von Medikamenten ist gestört.

### 21.4.4 Nieren

Im Alter ist die Verdünnungs- und Konzentrationsfähigkeit der Niere eingeschränkt. Die Zahl der Nephrone nimmt ab, die Basalmembranen verdicken sich. Manche Stoffe werden weniger rückresorbiert, d.h. vermehrt ausgeschieden, wie z.B. Natrium und Glukose. Viele nierengängige Medikamente werden dagegen weniger schnell ausgeschieden, ihre Nierenschwelle erhöht sich. Die verlängerte Halbwertzeit dieser Medikamente im Alter (Schlaf- und Beruhigungsmittel) muss bei der Dosierung beachtet werden.

### 21.4.5 Hormonhaushalt

Änderungen im Hormonsystem sind eng mit der körperlichen und psychischen Entwicklung des Menschen verbunden. Mit dem Erlöschen der Keimdrüsenfunktion in der Menopause kommt es zu einem Absinken des Östrogen- und Progesteronspiegels im Blut. Auch der Wachstumshormonspiegel nimmt ab. Beim Mann bleiben auch im hohen Alter die Testosteronspiegel gleich hoch, dagegen nimmt die Zahl der funktionstüchtigen Spermien ab. Die Sexualität kann bis ins hohe Alter erhalten bleiben. Zu beachten ist auch, das die Zielorgane der Hormone (Schilddrüse, Nebenniere, Knochen) im Alter vermindert ansprechen.

Die Darstellungen der normalen Altersvorgänge an weiteren Organsystemen finden sich in den entsprechenden Kapiteln dieses Buches (Gefäße, Gelenke und Bindegewebe, Blut) oder in den speziellen Lehrbüchern (Sinnesorgane, Nervengewebe).



## 21.5 Wichtige geriatrische Erkrankungen

Über die physiologischen Altersvorgänge, die an allen Organen und Organsystemen zu beobachten sind, hinaus, gibt es Krankheiten im Alter, die durch ihre Häufigkeit und ihre medizinischen, sozialen und ökonomischen Folgen zu Volkskrankheiten der alten Menschen werden.

### 21.5.1 Altersosteoporose, postmenopausale Osteoporose

DEFINITION *Osteoporose ist charakterisiert durch eine Verminderung der Knochenmasse und Verschlechterung der Mikroarchitektur (Spongiosa-Bälkchen-Struktur), wodurch die Festigkeit gemindert und die Frakturneigung erhöht werden.*

***Pathophysiologie***

Im ständigen Umbauprozess des Knochens verschiebt sich im Alter langsam die Knochenbilanz zur negativen Seite (Low-Turnover-Osteoporose). In der Menopause beschleunigt die nachlassende Östrogenproduktion den Knochenabbau (High-Turnover-Osteoporose). Betroffen ist in erster Linie der spongiöse Knochen, der den Hauptanteil in Wirbelkörpern, im Oberschenkelhals und im distalen Radius bildet. Hier liegen deshalb auch die Hauptrisikoregionen für Frakturen im Alter. Neben der Hormonumstellung fördern Bewegungsmangel, Muskelschwäche, einseitige Ernährung (vitamin- und mineralstoffarm), aber auch toxische Faktoren (Rauchen, Alkohol) und chronische Entzündungen (Rheuma) und Medikamente (Kortison) bei den alten Menschen die negative Knochenbilanz. Eine gute Knochenausgangsmasse (Peak-bone-mass) mindert das Frakturrisiko.

***Symptome***

Die senile Osteoporose kann lange ohne Beschwerden bleiben. Röntgenaufnahmen zeigen erst Veränderungen an, wenn bereits 30% der Knochenmasse geschwunden ist.

Schon kleinste Wirbelkörpereinbrüche lösen Rückenschmerzen aus, die an Heftigkeit und Ausstrahlung zunehmen, wenn die Wirbelkörper – bevorzugt an den Vorderkanten – sintern (S. 168). Es entsteht die bekannte Kyphose im Brustwirbelsäulenbereich (Witwenbuckel). Die Körperlänge nimmt ab, die Rückenhaut weist eine typische Faltenbildung auf (Tannenbaumphänomen). Die schmerzbedingte Bewegungsarmut verstärkt die Osteoporose. Die zunehmende Instabilität des osteoporotischen Knochens führt beim Sturz zu den typischen Frakturen im Alter an Oberschenkel, Unterarm und Wirbel. Mit fortschreitender Osteoporose sind die Anlässe immer banaler, in extremen Fällen genügt ein ungeschicktes Umdrehen, wie beispielsweise beim pflegerischen Lagewechsel, um eine Fraktur auszulösen. Hinweisend dafür ist immer ein plötzlich auftretender, fast unerträglicher Schmerz.

***Diagnostik***

Für eine fortgeschrittene Osteoporose im Alter sprechen

- Knochenbruch aus banalem Anlass,
- zunehmende Kyphose der BWS,
- Abnahme der Körpergröße um mehr als 4cm,

- Hormonmangel (Menopause),
- Kortison-Langzeittherapie (auch kleine Dosen),
- familiär bekanntes Osteoporoserisiko.

Eine Objektivierung der Osteoporose erfolgt durch
- Knochendichtemessung (Osteodensitometrie), DEXA-Methode (Dual-Energy-X-ray-Absorptiometry),
- Skelettszintigrafie,
- Ultraschalluntersuchung (Ultrasonometrie) mit zunehmender Bedeutung und
- Laboruntersuchungen (Calcium, Phosphat, alkalische Phosphatase, Parathormon) zur Absicherung der Diagnose und zur Abgrenzung gegenüber anderen stoffwechselbedingten Knochenerkrankungen wie z. B. Osteomalzie.

*Therapie*

Die Behandlung der Osteoporose sollte schon im präklinischen Stadium beginnen. Sie ist aber auch im hohen Alter, konsequent durchgeführt, noch erfolgreich.

**Östrogene.** Die Hormonersatztherapie vermag nach der Menopause wirksam die Osteoporoseentwicklung zu hemmen. Niedrige Dosierung, Dauer der Behandlung und Risiken (Mammakarzinom, Thrombose) sind zu beachten.

**Bisphosphonate.** Sie hemmen die Osteoklastenaktivität und verkleinern die Resorptionslakunen. Da nur wenige Prozent vom Darm resorbiert werden, ist gerade bei alten Menschen darauf zu achten, dass die Einnahmevorschriften eingehalten werden.

**Fluoride.** Sie regen die Osteoblastentätigkeit an und fördern die Gerüstsynthese. Zu starker Einbau von Fluor führt zu Mineralisationsstörungen, weshalb die gleichzeitige Gabe von Vitamin-D und Kalzium sowie eine maximale Therapiedauer von 2–3 Jahren empfohlen werden. Auf eine unkontrollierte Einnahme von Fluorpräparaten ist bei alten Menschen deswegen besonders zu achten.

**Kalzitonin.** Das Peptidhormon der Schilddrüse hemmt die Osteoklastentätigkeit und besitzt eine schnelle schmerzstillende Wirkung. Alte Menschen können sich unter Kalzitonintherapie wieder frühzeitig bewegen.

**Östradiol-Rezeptor-Modulatoren.** Die mehrjährige Gabe von Östradiol-Rezeptor-Modulatoren (Ratoxifen) steigert den Mineralsalzgehalt des Knochens und verhindert osteoporosebedingte Wirbelkörperfrakturen ohne die Nebenwirkungen einer Hormontherapie zu besitzen.

**Kalzium, Vitamin-D.** Neben der Hormonersatztherapie werden Kalzium und Vitamin-D als Basistherapie bei der postmenopausalen Osteoporose als positiv bewertet. Eine langfristige und frühzeitige Gabe gehört bei der Prävention und Behandlung der Altersosteoporose zur Basisversorgung.

In allen Behandlungsphasen sind Bewegungstherapie, Krankengymnastik, Lockerungsmassage und Bäder die unentbehrliche Stütze der Osteoporosetherapie. Die medikamentöse Schmerztherapie ermöglicht eine frühzeitige Mobilisierung nach osteoporotischer Fraktur. Das tägliche Muskel- und Bewegungstraining schützt vor Sturz und Verletzungen. Zur Sturzprophylaxe haben sich Hüftgelenkspolster und zur vorübergehenden Stabilisierung der Wirbelsäule eine Rückenorthese als hilfreich erwiesen.

## 21.5.2 Altersdiabetes

In unserer Wohlstandsgesellschaft ist ein immer größer werdender Anteil der älteren Bevölkerung übergewichtig. Die Insulinempfindlichkeit der Gewebe sinkt, verstärkt noch durch die Abnahme der Muskelmasse infolge Bewegungsmangel. Durch die Insulinresistenz steigt der Insulinbedarf. Die insulinproduzierenden B-Zellen im alternden Pankreas werden überfordert und brennen schließlich aus. Zur Insulinresistenz tritt eine Insulinmangelproduktion hinzu. Für die Therapie des Altersdiabetes bedeutet dieser Ablauf, dass jetzt die insulinstimulierenden Medikamente nicht mehr ausreichen und der Patient mit Altersdiabetes insulinpflichtig wird.

*Symptome und Diagnostik*

Zu Beginn des Altersdiabetes fehlen meist typische Symptome, sodass oft Jahre bis zur endgültigen Diagnose vergehen. Allgemeine Leistungsschwäche, Infektneigung und Sehstörungen sind gewöhnlich die ersten Hinweise. Polyurie und Polydypsie als typische Diabeteszeichen machen sich wegen der ansteigenden Nierenschwelle für Glukose und des herabgesetzten Durstempfindens im Alter erst spät bemerkbar. Das Risiko für Herzinfarkt und Apoplex ist deutlich erhöht. Das diabetische Fußsyndrom durch eine periphere Verschlusskrankheit in Verbindung mit einer diabetischen Neuropathie (geringe Schmerzempfindung) ist im Alter eine besonders schwerwiegende Komplikation.

Diagnostisch zeigt der Blutzuckerspiegel 2 Stunden nach eine Mahlzeit (postprandialer Wert) besonders empfindlich einen beginnenden Altersdiabetes an. Er soll im Normfall 140 mg/dl (7,8 mmol/l) nicht übersteigen, Werte von 140–190 mg/dl (7,8–10,6 mmol/l) kennzeichnen einen Risikobereich. In 50 % der Fälle ist dann mit der Entwicklung eines manifesten Diabetes zu rechnen.

*Therapie*

Die Therapie setzt auch beim Altersdiabetes bei der Änderung des Lebensstils und der Essgewohnheiten an. Gewohnheitsänderungen sind alten Menschen immer schwer zu vermitteln, da gerade das Essen für viele ein Ersatz für altersbedingte Einschränkungen im

Leben darstellt. Wird durch Gewichtsabnahme, Bewegungssteigerung und gesunde Kost das Ziel, die postprandialen Spitzen zu beseitigen, nicht erreicht, setzt man orale Antidiabetika ein (S. 421).

*Biguanide* (Metformin) führen nicht zur Gewichtszunahme, sind aber bei multimorbiden geriatrischen Patienten mit Nieren- und Herzinsuffizienz wegen der Laktazidose-Gefahr nur beschränkt einsetzbar. Auch die heute vielfach empfohlenen *Alpha-Glucosidase-Hemmer* (Acarbose) sind wegen der gastrointestinalen Nebenwirkungen (Blähungen, Völlegefühl) weniger gut geeignet. Eher zu empfehlen sind wegen der doch zunehmenden Einschränkung der Insulinsekretion im Alter moderne Sulfonyl-Harnstoff-Derivate (Amaryl), wenn die korrekte Einnahme wegen der Gefahr der Hypoglykämie gesichert werden kann. Glitazon bessert die Insulinempfindlichkeit, führt seltener zu Hypoglykämien und senkt darüber hinaus das kardiovaskuläre Risiko.

*Insulinbehandlung*

Wird eine befriedigende Stoffwechseleinstellung durch altersgerechte Diät und ein orales Antidiabetikum nicht erreicht, sollte frühzeitig bei älteren Menschen Insulin eingesetzt werden. Jede Blutzuckerspitze führt zu einer weiteren Schädigung der insulinproduzierenden B-Zellen im Pankreas. Von den vielen Insulinbehandlungsschemata hat sich in der Geriatrie als erste Umstellung von der oralen Therapie bewährt, morgens die orale Therapie, z. B. eine Tablette Amaryl, beizubehalten und abends möglichst spät ein Langzeitinsulin (z. B. Lantus) zu geben. Man beginnt mit 10 IE und erhöht pro Woche höchstens um 2–4 IE bis befriedigende Nüchternwerte und insbesondere postprandiale Werte erreicht werden (BET, basal unterstützte orale Therapie). Insulinanaloga wie Levemir sind für abends ebenfalls gut geeignet.

Abhängig von der geistigen und körperlichen Aktivität der Patienten sind auch intensivere Insulintherapie bis zur Insulinpumpe einsetzbar. Sind bei Stoffwechselentgleisung, akuter Entzündung (Gangrän) oder operativen Eingriffen Insulingaben erforderlich, sollte man daran denken, dass die Insulintherapie anschließend vielleicht auch wieder beendet werden kann.

## 21.5.3 Fettstoffwechselstörung im Alter

Auch für geriatrische Patienten sind erhöhte Fettwerte ein Risikofaktor für Herzinfarkt und Schlaganfall. In früheren Jahren waren viele alte Menschen durch Mangelernährung und konsumierende Erkrankungen oft untergewichtig mit niedrigem Cholesterinspiegel. Heute begleitet das metabolische Syndrom mit Übergewicht, hohen Fettwerten, Diabetes und Hochdruck die Menschen bis ins hohe Alter. Durch eine primäre Prävention (Gewichtsreduktion, angepasste Ernährung, Bewegung) kann die Mitnahme einer Fettstoffwechselstörung ins höhere Alter vermieden werden. Neue Studien zeigen, dass auch 70- und 80-Jährige noch von einer diätetischen und medikamentösen Behandlung zu hoher Fettwerte profitieren.

Den familiär genetisch bedingten (primären) Hyperlipidämien (S. 151) begegnen wir bei alten Menschen selten. Die Hyperlipidämie im Alter ist in der Regel eine Wohlstandskrankheit und steht in direktem Zusammenhang mit unseren Lebensgewohnheiten und insbesondere mit dem Übergewicht.

Das *Übergewicht* als Risikofaktor für Arteriosklerose und Schlaganfall ist im höheren Alter differenzierter zu betrachten als in den jüngeren Jahren. Ein Body-Mass-Index (BMI) von 25–30 ist bei über 65-Jährigen als „normal" zu tolerieren, wenn nicht schwerwiegende weitere Risikofaktoren vorliegen. Werte über 30 sind als krankmachende Adipositas einzuordnen, wobei die intraabdominelle Fettsucht (Bauchumfang!) am häufigsten mit der Verkürzung der Lebenserwartung korreliert.

***Therapie der Fettstoffwechselstörung im Alter***

Erhöhte Fettwerte bei Übergewicht im Alter sind zunächst durch Gewichtsreduktion mit einer kalorien- und cholesterinbeschränkten Kost anzugehen. Zur Diätempfehlung gehören

- Analyse der individuellen Essgewohnheiten,
- auch ausreichendes Angebot an Vitamin- und Ballaststoffen,
- regelmäßige Mahlzeiten zu festen Zeiten,
- geschmacklich ansprechende Kost (Gewürze, auch Salz) und
- Vermeidung einseitiger, auf schnelle Erfolge ausgerichteter Diät.

Reicht die Kostumstellung nicht aus, die erhöhten Cholesterinwerte zu senken, ist auch bei älteren Menschen eine medikamentöse Einstellung indiziert. Das Ziel, Senkung des oxidierten LDL und der Triglyzeride und Anhebung des HDL-Spiegels, ist beispielsweise mit den Statinen (Synvostatin, Pravastatin, Atorvastin) in niedriger Dosis meistens ausreichend zu erreichen. Die gleichzeitige entzündungshemmende Wirkung der Statine wird als Schutzfaktor vor arteriosklerotischen Prozessen gewertet. Auf Muskel- und Gelenkschmerzen (CK-Erhöhung) als beginnende Nebenwirkung ist zu achten.

Altersvergesslichkeit, Depression und Demenz sind häufig Hinderungsgründe, die notwendige Behandlung bei geriatrischen Patienten langfristig zu gewährleisten.

## 21.5.4 Morbus Parkinson – Parkinson-Syndrom

### *Ursachen und Pathogenese*

Der Morbus Parkinson mit seinen Hauptmerkmalen – Ruhetremor, Rigor und Hypokinese – ist die häufigste neurologische Erkrankung im Alter. Etwa 1–1,5% der über 60-Jährigen sind mit steigender Alterstendenz betroffen. Nur in 1,5% der Fälle lässt sich ein Erbgang feststellen, der vermutete Gendefekt wurde bisher nicht gefunden.

Vom Parkinson-Syndrom sprechen wir auch, wenn Durchblutungsstörung, Sauerstoffmangel oder Entzündungen die Ursache der Schädigung sind. Auch Medikamente, wie Neuroleptika und Dopamin-Antagonisten (Paspertin, Propulsin), können ein Parkinson-Syndrom auslösen.

Ursache des Morbus Parkinson ist ein Dopaminmangel, der durch einen fortschreitenden Untergang dopaminbildender Zellen entsteht. Dadurch kann der Gegenspieler Acethylcholin überwiegen. Das ausgeglichene Verhältnis beider Substanzen ist die Voraussetzung für eine koordinierte Bewegung. Durch Ersatz des Dopamins und/oder Hemmung des Acethylcholins lassen sich deshalb die Parkinson-Symptome bessern (s. Therapie). Für den Untergang der dopaminergen Zellen spielen offenbar freie Radikale (oxidativer Stress) eine große Rolle.

### *Symptome und Diagnostik*

Die Hauptsymptome des Morbus Parkinson (Ruhetremor, Rigor, Hypokinese) können beim einzelnen Patienten unterschiedlich stark im Vordergrund stehen. Treten alle drei Symptome gleich stark auf, spricht man vom Äquivalenztyp (**Abb. 21.2**).

Den Früh- oder Vorsymptomen des Morbus Parkinson wird heute besondere Aufmerksamkeit geschenkt, da nur die frühe Therapie auch erfolgreich sein kann. Frühzeichen des Morbus Parkinson sind

- allgemeine Abgeschlagenheit und depressive Verstimmung,
- vegetative Zeichen mit Hyperhydrosis, wechselnde Herzfrequenz und Obstipation,
- Riech- und Geschmacksstörungen (Oreganon-Gewürz = „Pizza-Syndrom"),
- nächtliche Unruhe,
- Störung der Feinmotorik (Musizieren, Schreiben),
- pseudoradikuläre Schmerzen,
- Verkürzung der Schrittlänge.

Diese Zeichen können 5–10 Jahre vorausgehen, ehe die Hauptsymptome deutlicher hervortreten.

Der *Ruhetremor* tritt oft früh auf und kann lange Zeit das klinische Bild beherrschen (Tremordominanztyp). Bei gezielter Bewegung, beim Zufassen klingt der Tremor ab, in Stresssituationen verstärkt sich der Tremor.

Der *Rigor* entsteht durch die gleichzeitige Erhöhung des Muskeltonus für Anspannung und Gegenspan-

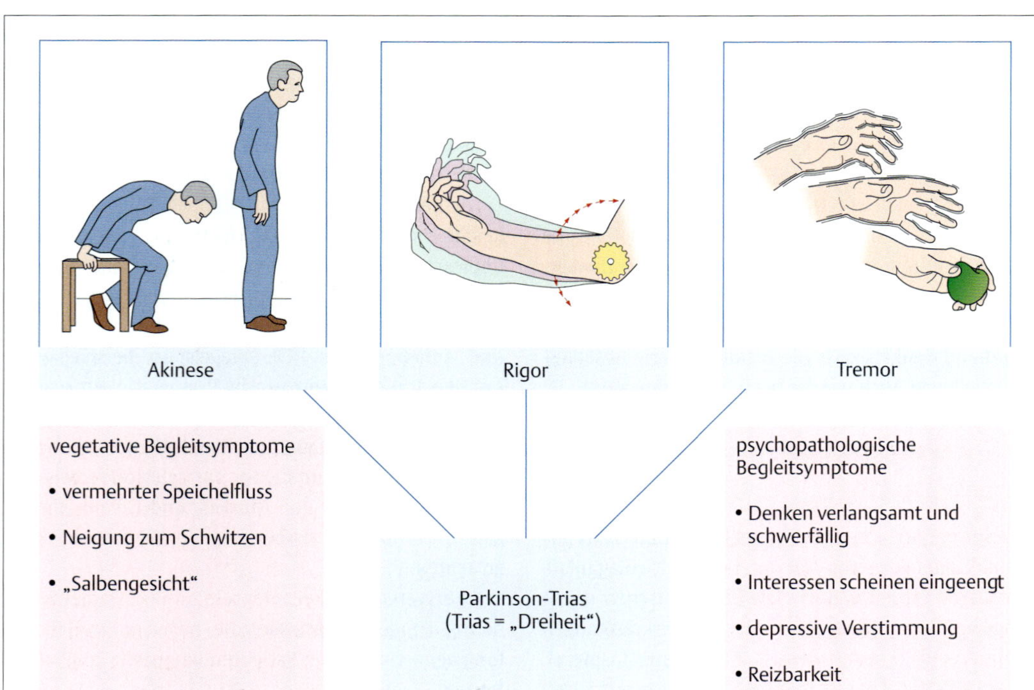


**Abb. 21.2 Morbus Parkinson.** Parkinson Trias.

nung. Beuger und Strecker zeigen einen gleichzeitigen Dehnungswiderstand (Nacken, Extremitäten). Beim passiven Bewegen entsteht entsprechend der Tremorfrequenz eine kurze rhythmische Unterbrechung des Widerstandes wie bei einem defekten Zahnrad (Zahnradphänomen).

Die *Akinese* (Bewegungsarmut) ist das Hauptsymptom der Parkinsonkrankheit. Die mimische Muskulatur erstarrt und führt zu einem teilnahmslosen Gesichtsausdruck. In Verbindung mit Schwitzen und verstärktem Speichelfluss entsteht das typische Salbengesicht. Spontane Bewegungen fallen immer schwerer, viele Bewegungen gelingen erst nach mehrfachem Anlauf oder auf Kommando (Starter-Hemmung). Alle Bewegungen sind zudem verlangsamt, die Schritte werden zunehmend kleiner. Nach vorn geneigt wird der Kopf nur zusammen mit den Schultern und dem Rumpf bewegt, Knie- und Hüftgelenke bleiben in Beugestellung. Plötzliche Vor- und Rückwärtsbewegungen bedeuten wegen der fehlenden reflektorischen Ausgleichsbewegung Sturzgefahr.

Neben den klinischen Zeichen können zur Diagnose heute Ultraschalluntersuchung, PET und SPECT der geschädigten Hirnregion (Substantia nigra) herangezogen werden.

***Verlauf und Therapie***

Der Verlauf der Parkinsonkrankheit, d.h. der fortschreitende Untergang der dopaminergen Neurone kann bisher nicht verhindert werden. Die Symptome lassen sich nur zeitweise mildern und das Fortschreiten der Erkrankung hinauszögern.

Ziel der Therapie ist es, langfristig den Dopaminmangel auszugleichen und damit das gestörte Gleichgewicht zwischen dopaminergen und cholinergen Mechanismen wieder herzustellen.

Bei älteren Patienten beginnt man gewöhnlich mit kleinen, über den Tag verteilten Dosen von L-Dopa in Verbindung mit einem Decarboxylasehemmer (z.B. Madopar). Als Nebenwirkungen treten choreatische Bewegungsstörungen und stundenweise eine Verschlechterung der Parkinsonsymptome auf (Off-Phasen). Nach Jahren kommt es zum Wirkungsverlust der Medikamente.

Zur weiteren medikamentösen Therapie stehen Dopaminagonisten (z.B. Pravidel) und Substanzen zur Verfügung, die den peripheren Abbau des Dopamin hemmen (z.B. Stavilo). Alle medikamentösen Maßnahmen zielen darauf ab, an den Rezeptoren der Synapsen wieder eine ausreichende und gleichmäßige Wirkung des Dopamins zu erzielen.

Wichtige weitere therapeutische Maßnahmen sind
- regelmäßige körperliche Aktivität,
- Vermeidung von Überanstrengung,
- gezielte physiotherapeutische Maßnahmen,
- eiweißbegrenzte Ernährung,
- ausreichende Flüssigkeitszufuhr,
- Aufrechterhaltung sozialer Kontakte (Selbsthilfegruppen).

### 21.5.5 Altersvergesslichkeit, Demenz, Alzheimer-Krankheit

Alle Menschen erfahren beim Älterwerden Einschränkungen und Behinderungen nicht nur in ihren körperlichen Fähigkeiten, sondern besonders auch in ihrem geistig-seelischen Verhalten. Merkfähigkeit, Konzentration und Gedächtnis lassen nach. Affekte lassen sich nicht mehr in jeder Situation kontrollieren (Weinen). Allen geläufig ist die gutartige Altersvergesslichkeit. „Wie heißt der noch mal?", „wann war das noch?" tauchen als Fragen im Alltagsgespräch immer häufiger auf. Die Altersvergesslichkeit beruht auf einer natürlichen Verlangsamung der Denkprozesse. Sie wird den alternden Menschen durchaus bewusst und fällt unter Zeitdruck und bei plötzlicher Ansprache am ehesten auf. Viele alte Menschen reagieren dann mit Gereiztheit oder sogar aggressivem Verhalten.

Als Ursache der Altersvergesslichkeit nimmt man an, dass durch die lange Lebenserfahrung die Gedächtniszellen weitgehend besetzt sind. Dadurch bleibt Neues nicht mehr so gut haften. Das Altgedächtnis dagegen funktioniert weiter, weil zurückliegende Dinge in tieferen Hirnschichten gespeichert sind. Durch bestimmte Stimmungen, auf ein Stichwort hin oder auch z.B. durch die Wahrnehmung eines bestimmten Geruches tauchen sie wieder ins Bewusstsein auf. Alte Menschen erzählen gerne alte Geschichten und erinnern sich mühelos an erstaunlich viele Einzelheiten aus der Vergangenheit.

Die Unterscheidung der gutartigen Altersvergesslichkeit von einer beginnenden Demenz ist schwierig, weil die Demenz schleichend einsetzt und sich die Symptome zunächst sehr ähneln.

*Demenzen* sind degenerative Hirnerkrankungen, die zur Hirnleistungsstörung führen. Es kommt zu einer fortschreitenden Atrophie des Gehirnparenchyms mit Untergang von Nervenzellen und damit zum Verlust von Synapsen und Transmitterstoffen. Mit der Zahl älterer Menschen steigt auch die Anzahl der Demenzkranken. Während die Häufigkeit der Demenz bei 65–70-Jährigen 3–5% beträgt, steigt die Zahl bei über 80-Jährigen bereits auf 20–25% an.

Die häufigste Form der Demenz ist mit mehr als 60% die Demenz vom *Alzheimer-Typ*. Aus bisher unbekannter Ursache kommt es im Gehirn zu einer falschen Faltung von Proteinen (Beta-Amyloid-Peptide). Diese reichern sich in den Gehirnzellen an, da sie von den abbauenden Enzymen nicht mehr angreifbar sind. Dazu kommt, dass falsch gefaltete Proteine die Bildung neuer Proteine mit falscher Faltung anregen. Die starke Anhäufung dieser Proteine in der Zelle führt schließlich zum Zelltod. Nach heutiger Kenntnis spielen bei der Bildung und Ablagerung der Proteine genetische Faktoren, oxidativer Stress und das Apolipoprotein E eine Rolle.

Die *vaskulär bedingte Demenz* durch arteriosklerotische Gefäßwandveränderungen kommt in etwa 10% der Fälle vor. Weitere Demenzformen sind seltener.

*Hirnleistungsstörungen im Alter*

- primäre degenerative Demenz (Alzheimer)
- vaskuläre Demenz:
  - metabolisch-toxische Demenz
  - infektiöse Demenz – Enzephalopathie



### Symptome

Der Beginn der Alzheimer-Demenz ist immer schleichend, weil gesunde Nervenzellen den Funktionsverlust durch die abgestorbenen Zellen längere Zeit ausgleichen können. Störungen des Urteilsvermögens, der Lernfähigkeit und des sprachlichen Ausdrucks werden oft noch als altersgemäß eingestuft. Erst wenn durch den fortschreitenden Zellzerfall weitergehende Denk-, Gedächtnis- und Orientierungsstörungen auftreten, fallen die Veränderungen auch Außenstehenden auf. Früh besteht eine Affektlabilität (Weinen) gepaart mit apathischem und depressivem Verhalten.

Der Betroffene merkt, dass etwas mit ihm nicht mehr stimmt. Die Folge ist ein Rückzug aus dem sozialen Umfeld mit zunehmender Vereinsamung. Charakteristisch entwickeln sich dann Wahnideen (bestohlen werden, nicht im eigenen Haus sein) und eine aggressive, feindliche Haltung gegen die eigene Familie. Die Betroffenen fühlen sich bedroht und haben nicht nachvollziehbare Ängste (**Abb. 21.3**). Sie leben in einer wirklichkeitsfremden Welt. Im weiteren Verlauf treten die kognitiven und Verhaltensstörungen immer deutlicher hervor. Die Demenzkranken versterben schließlich an den Sekundärfolgen (Pneumonie) der Immobilität und der Reduktion des Allgemeinzustandes.

*Demenzielle Störungen*

**Kognitive Störungen:**

- Gedächtnis
- Denkvermögen
- Erkennen
- Sprache

**Verhaltensstörungen:**

- Antriebsminderung
- Orientierungsstörung
- Wahnvorstellung, Halluzination
- Aggressivität
- depressive Verstimmung
- Verlust von Takt- und Schamgefühl
- gestörter Schlaf-Wach-Rhythmus

### Differenzialdiagnose

Differenzialdiagnostisch wichtig für alle Pflegenden (Nachtdienst) ist die Abgrenzung Demenzkranker von Patienten mit einem Delir bzw. Durchgangssyndrom, das sich in Form eines akuten Verwirrtheitszustandes äußert. Charakteristisch dafür ist der akute Beginn (Angaben der Angehörigen sind wichtig) mit Verwirrtheit, Orientierungslosigkeit, optischen Halluzinationen, Zerfahrenheit und vegetativen Symptomen in raschem zeitlichen Wechsel.

Auslöser bei alten Menschen sind oft ein Wechsel der gewohnten Umgebung (Krankenhauseinweisung), oft auch Infekte (Harnverhalt, Blasenkatheter), aber auch Alkohol und Medikamente (z. B. Antidepressiva, Antiarrhythmika, Kortison, Antibiotika). Therapeutisch haben sich Haloperidol und Diazepam bewährt. Auf Einzelheit wird in den Lehrbüchern der Neurologie/Psychiatrie eingegangen.

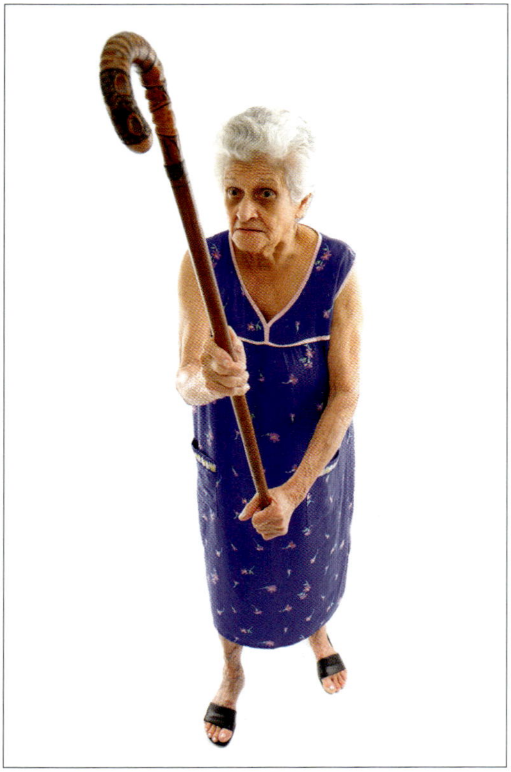

**Abb. 21.3 Demenz.** Aggressive Haltung bei einer Demenzpatientin (Situation nachgestellt).

### *Diagnostik*

Für die Therapie der Demenz ist die frühe Diagnose ganz entscheidend. Zur Abgrenzung gegen physiologische Altersveränderungen und Depression haben sich praxisgängige geriatrische Assessments bewährt (**Abb. 21.4**).

Die Wertungen der Assessments geben auch Auskunft über

- Alltagskompetenz: Essen, Waschen, Treppensteigen, Toilettenbenutzung, Einkaufen,
- kognitive Fähigkeiten: Orientierung, Gedächtnis, Konzentration, Schreiben, Depression,
- Multimorbidität: Mangelernährung, Schmerzen, Dekubitus, Medikamente,
- soziale Situation: Kontakte, Aktivität, Wohnverhältnisse, finanzielle Situation.

Ärzten und Pflegepersonen wird es dadurch möglich zu entscheiden, ob ambulante Versorgung noch möglich ist, eine Heimunterbringung anzuraten oder eine vorübergehende Hospitalisierung nötig sind.

Zur frühen Diagnostik der Alzheimer-Krankheit bewährt hat sich der sog. Uhrentest. Man fordert den Patienten auf, in einem Kreis die Ziffern der Uhr in der richtigen Reihenfolge einzusetzen. Die **Abb. 21.5** zeigt das charakteristische Ergebnis bei einem Alzheimerpatienten.

**Mini-Mental State Examination MMSE**

| | | | |
|---|---|---|---|
| Was für ein Datum ist heute? | | | 1/0 |
| Welche Jahreszeit? | | | 1/0 |
| Welches Jahr? | | | 1/0 |
| Welcher Wochentag? | | | 1/0 |
| Welcher Monat? | | | 1/0 |
| Wo sind wir? (Bundesland) | | | 1/0 |
| Welche Stadt? | | | 1/0 |
| Welcher Stadtteil? | | | 1/0 |
| Welches Krankenhaus? | | | 1/0 |
| Welche Station/Stockwerk? | | | 1/0 |
| Bitte merken Sie sich: | Apfel | | |
| | Cent | | |
| | Tisch | Anzahl der Versuche _______ | 1/0 |
| Ziehen Sie von 100 jeweils 7 ab oder buchstabieren Sie STUHL rückwärts: | | | |
| | 93 | L | 1/0 |
| | 86 | H | 1/0 |
| | 79 | U | 1/0 |
| | 72 | T | 1/0 |
| | 65 | S | 1/0 |
| Was waren die Dinge, die Sie sich vorhin gemerkt hatten? | | | |
| | Apfel | | 1/0 |
| | Cent | | 1/0 |
| | Tisch | | 1/0 |
| Was ist das? | Uhr | | 1/0 |
| | Bleistift/Kugelschreiber | | 1/0 |
| Sprechen Sie bitte nach: | **Kein wenn und aber** | | 1/0 |
| Machen Sie bitte Folgendes: | das Blatt in die Hand nehmen | | 1/0 |
| | in der Mitte falten | | 1/0 |
| | auf den Boden fallen lassen | | 1/0 |
| Zusatzseite bearbeiten: | Augen schließen | | 1/0 |
| | Satz schreiben | | 1/0 |
| | Fünfecke zeichnen | | 1/0 |
| | | **Summe:** | _______ |

**Abb. 21.4 Assessment.** Beispiel eines Assessments.

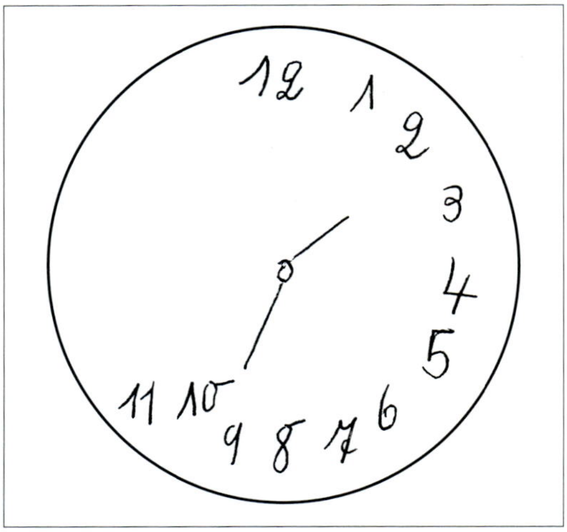


**Abb. 21.5 Uhrentest.** Aufgabe: Zeichnen Sie ein Zifferblatt, Uhrzeit 15:20 Uhr.



*Bildgebende Verfahren*

Besonders die Computertomografie (SPECT = Single Protone Emission Computed Tomography) zeigt frühzeitig typische Veränderungen im Gehirn an und belegt, dass schon Jahre vor den ersten klinischen Symptomen die Erkrankung im Gehirn beginnt.

***Therapie***

Die *medikamentöse Therapie* der Alzheimer-Demenz steht noch in den Anfängen. Medikamente wie Acethylcholinesterasehemmer (Donepecil oder N-Methyl-D-Aspartat-Antagonisen (Memantine)) können die geistige Leistungsfähigkeit und die Alltagskompetenz der Patienten bessern und so in vielen Fällen eine Heimeinweisung um 1–2 Jahre hinauszögern. Oft ist es nötig, gleichzeitig die begleitende Depression mit einem modernen Antidepressivum (selektive Serotonin-Wiederaufnahmehemmer, Seratril) zu behandeln. Die erhöhte Ablagerung selbst zu verhindern oder rückgängig zu machen, gelingt bisher nicht.

Maßnahmen der *nicht medikamentösen* Therapie dienen dazu, die Lebensqualität der Betroffenen und auch ihres Umfeldes (Angehörige, Pflegende) zu bessern. Im Vordergrund stehen bei den Dementen oft Verhaltensstörungen, wie Unruhe, Aggressivität, Angst, Depression, Wahnvorstellungen und Sinnestäuschungen sowie eine Störung des Schlaf-Wach-Rhythmus. Dem kann begegnet werden durch eine Milieu-Therapie, d. h. die Sorge für ein Gleichmaß in Umgebung, Tagesablauf, Bezugspersonen, Sinneseindrücken und Tätigkeiten. Hilfreich ist oft die zusätzliche Gabe eines atypischen Neuroleptikums (z. B. Risperdal). Ergänzend werden Ergotherapie, Verhaltenstherapie, Musiktherapie, kreative Therapie und kognitives Training eingesetzt,

Zur Therapie gehört auch die Unterstützung der Angehörigen, die oft seelisch und körperlich durch die Pflege bis zur Erschöpfung beansprucht sind. Beratung über Selbsthilfegruppen, Pflegedienste, Tagesplätze und Kurzzeitpflege wirkt stabilisierend und kann eine Heimeinweisung hinausschieben.

## P 21.6 Pflegeschwerpunkt Geriatrie

Wilhelm Wirth

### 21.6.1 Umgang mit alten Menschen

Im kontinuierlichen Prozess des Alterns wird oftmals alten Menschen durch einen Wechsel der Lebensumstände (Krankheit, Wohnungswechsel, Verlust von Angehörigen) bewusst, dass sie alt geworden und spürbare geistige und körperliche Defizite aufweisen. Das soziale Alter, besonders die zunehmende Abhängigkeit von anderen und das gespürte psychische Altern mit Nachlassen von Interessen und Aktivitäten, wiegt dabei schwerer als chronologisches und biologisches Alter. Bei vielen Menschen löst diese Erkenntnis negative Gefühle aus. Sie reagieren mit depressiver Verstimmung, Jammern und Rückzug aus dem Umfeld, andere zeigen Gereiztheit und Aggressivität gegenüber Angehörigen und Pflegepersonen. Durch Reaktion und Gegenreaktion kann es dann leicht zu Konflikten zwischen Patienten und Pflegenden kommen. Es ist gerade für Pflegeanfänger nicht leicht, in solchen Situationen besonnen zu handeln.

Die Würde und Persönlichkeit des Patienten sollten immer Leitschiene des Umgangs mit ihm sein. Die Kenntnis der Biografie des Patienten, seiner Lebensleistung und seines persönlichen und beruflichen Hintergrundes erleichtern das Verständnis, warum und wie ein Patient in einer bestimmten Situation reagiert. Man gewinnt dadurch Anhaltspunkte für eine richtige Ansprache und Führung. Unbedingt zu vermeiden ist, alte Menschen wie Kinder zu behandeln, wenn auch oft – wie in der Kindererziehung – eine liebevolle Strenge angezeigt ist. In vielen Fällen ist die Pflegeperson die Bezugsperson, der der Patient vertraut und am ehesten Sorgen und Ängste signalisiert und mitteilt. Sie nimmt dann oft die Vermittlerrolle zwischen Patient und Angehörigen oder Arzt ein. Eine freundliche Bestimmtheit wird den Pflegenden auch davor schützen, dass der Patient persönliche Grenzen verletzt.

## 21.6.2 Pflegebedarf

Die Pflege alter Menschen umfasst das ganze Spektrum des täglichen Lebens, wie Körperpflege und Kleidung, Essen und Trinken, Aktivität und Bewegung sowie Orientierung und Kommunikation. Im Vordergrund der Pflege steht zunächst das Bestreben, die noch vorhandenen körperlichen und geistigen Fähigkeiten des Patienten zu aktivieren und zu fördern. Der Begriff „**Selbstpflege**" umfasst alle Aktivitäten des täglichen Lebens, die viele „junge Alte" noch selbst leisten können und darin auch Sinn und Befriedigung finden.

Den nächsten Pflegegrad stellt die **Laienpflege** dar. Hier erfährt der Patient in der Familie oder auch in einer Wohngemeinschaft Unterstützung in Bereichen, die er selbst nicht mehr alleine bewältigen kann. Gleichzeitig bringt der Patient seine Möglichkeiten ein, die Tochter, den Nachbarn oder Mitbewohner zu unterstützen. Dieses Geben und Nehmen, diese Bereitschaft zur Gegenseitigkeit hat sich gerade bei beginnender Demenz als sehr wertvoll erwiesen.

Die **professionelle Pflege** übernimmt dann zunehmend die Führung in der Betreuung der alten Menschen, in der alle speziellen Kenntnisse und Erfahrungen einzubringen sind. Hierzu gehören auch: einzuschätzen, welcher Grad der Pflegebedürftigkeit vorliegt, welche Behinderungen im Gehen, Hören und Sehen vorhanden sind und an welchen behandlungsbedürftigen Krankheiten der Patient leidet. Die individuellen Bedürfnisse des alten Menschen sind zu berücksichtigen, seine eigene Aktivität zu fördern und nicht aus Zeitnot oder Unduldsamkeit durch pflegerisches Eingreifen zu unterdrücken.

## 21.6.3 Mobilität

Die **Immobilität** alter Menschen durch Einsteifung, Arthrose, Schmerzen oder mangelnden Antrieb ist ein folgenschweres Pflegeproblem. Muskelschwäche und mangelndes Balance-Training erhöhen die Sturzgefahr mit allen Folgen. 80% der 80-Jährigen stürzen einmal im Jahr mit hohem Frakturrisiko. Pflegende sind besonders gefordert, die Sturzgefährdung zu beurteilen und geeignete Gegenmaßnahmen zu veranlassen. Diese reichen von Unterweisung im Bewegungstraining über Beseitigung von Stolperfallen (Teppichränder) und Sorge für Haltegriffe und Hilfsmittel (Gehwagen) bis hin zum Anlegen von Hüftschutzkappen. Besonderer Wert sollte auch eine genaue Dokumentation der veranlassten Maßnahmen und eines Sturzereignisses gelegt werden. Immer häufiger kommt es bei Unfällen zu Regressansprüchen seitens der Betroffenen und deren Angehörigen gegenüber den Pflegenden.

## 21.6.4 Essen und Trinken

Essen und Trinken bedürfen im Alter besonderer Aufmerksamkeit. Im Gegensatz zu früher stellt heute bei sinkendem Kalorienbedarf im Alter eine einseitige kohlehydratreiche Ernährung (Fastfood) das Problem dar. Untersuchungen in Altenheimen haben darüber hinaus ergeben, dass sich durch das Essverhalten alter Menschen in Verbindung mit einer sog. altersgerechten Schonkost Vitamin- und Mineralstoffmangel ergeben. Aufgabe der Pflegenden kann auch hier sein, für eine ausgewogene und geschmackvolle Kost (Gewürze, Salz) zu sorgen. Bei Übergewicht, hohen Fettwerten und Diabetesneigung sind auch im höheren Alter diätetische Grundsätze und eventuell eine medikamentöse Therapie zu beachten.

## 21.6.5 Diabetisches Fußsyndrom

Große pflegerische Aufmerksamkeit verlangt das diabetische Fußsyndrom (DFS, S. 431). Immer mehr alte Menschen nehmen ihre diabetische Anlage bzw. ihren Diabetes mit ins hohe Alter. Herabgesetztes Schmerzempfinden durch die diabetische Neuropathie lassen Druckstellen und Ulzera infolge peripherer Durchblutungsstörung und Infektionen an den Füßen unbemerkt entstehen. Anleitung zur Fußpflege, druckfreies Schuhwerk und regelmäßige Selbstbeobachtung der Fußsohlen mit Hilfe eines großen Spiegels verringern die hohe Zahl von Amputationen bei alten Menschen.

## 21.6.6 Demenz

Zu einem der wichtigsten Pflegeschwerpunkte in der Geriatrie ist heute der Umgang mit der zunehmenden Zahl dementer Patienten geworden. Demenz bedeutet ein über Monate und Jahre sich entwickelnder Verlust im normalen Denken, in der Wahrnehmung, im Erleben und auch im alltäglichen Verhalten. Menschen auf dem Weg in die Demenz spüren über Monate und Jahre, dass sich mit Ihnen etwas verändert und dass sich ihr Kontakt mit der Umwelt ändert. Sie reagieren mit Hilflosigkeit, entwickeln sich zu eigenbrötlerischen, mürrischen Menschen und reagieren oft mit Aggressivität gegen eine Umgebung, in der sie Verständnislosigkeit, Ablehnung und Verärgerung spüren. Sie gleiten zunehmend in eine andere Welt und fühlen, dass ihnen im Denken, Fühlen und Handeln die gewohnte Welt entgleitet.

In die Diagnose der Frühphase der Demenz müssen sich neben den Ärzten gerade auch die Pflegenden einüben. Eine wertvolle Hilfe zur Beurteilung, ob eine Verhaltensänderung eines alternden Menschen über das normale Maß hinausgeht, bieten praktikable Assessments (S. 679). Patient, Angehörige und Pflegende können sich dann auf die neue Situation im Umgang miteinander einstellen. Wenn Demenz bis heute letztlich nicht heilbar ist, kann der Verlauf doch durch Verhaltens- und Behandlungsregeln beeinflusst werden. Eine zwar eingeschränkte, aber letztlich doch sinnvolle Lebensqualität ist dadurch über einen längeren Zeitraum zu gewährleisten. Zu den Verhaltensregeln gehören

- einfühlsamer Umgang mit den Kranken,
- Erkennen und Akzeptieren der anderen Welt des Dementen, wie z. B. einen Aufräumzwang einer nur in der Welt des Dementen bestehenden Unordnung,
- Übertragen von Aufgaben, die vom Dementen noch geleistet werden können und ihm offenbar Freude bereiten,
- Anregen von Erinnerungen durch alte Fotos oder anderen Erinnerungsstücke aus früherer Zeit (Gedankenreisen zurück ins gesunde Leben),
- feinfühlig eingesetzte körperliche Kontakte,
- Anregung alter und jetzt verschütteter Gewohnheiten, wie Kartenspielen oder Singen altbekannter Lieder,
- gute, sich gleichmäßig wiederholende Orientierungshilfen, um das Zurechtfinden zu erleichtern, mit Farben, Bildern und großer Beschriftung,
- Eingehen auf beobachtete Gewohnheiten und Vorlieben des Patienten,
- Förderung der Kontakte, auch unter gleich Betroffenen.

In vielen Fällen lassen sich in häuslicher Umgebung oder Pflegeheimen die Grundzüge des Umgangs mit dementen Patienten verwirklichen. Der neue Weg, Demente in Wohngemeinschaften zusammenzuführen, in denen sie Aufgaben für sich und für andere übernehmen, die zwanglose Kontakte erleichtern und helfen, sich in ihrer neuen Welt zurechtzufinden, sind ein viel versprechendes Modell der modernen Demenzbetreuung.

# 22 Notfallsituationen

Hermann Wagner, Wilhelm Wirth, Florian Neuhierl

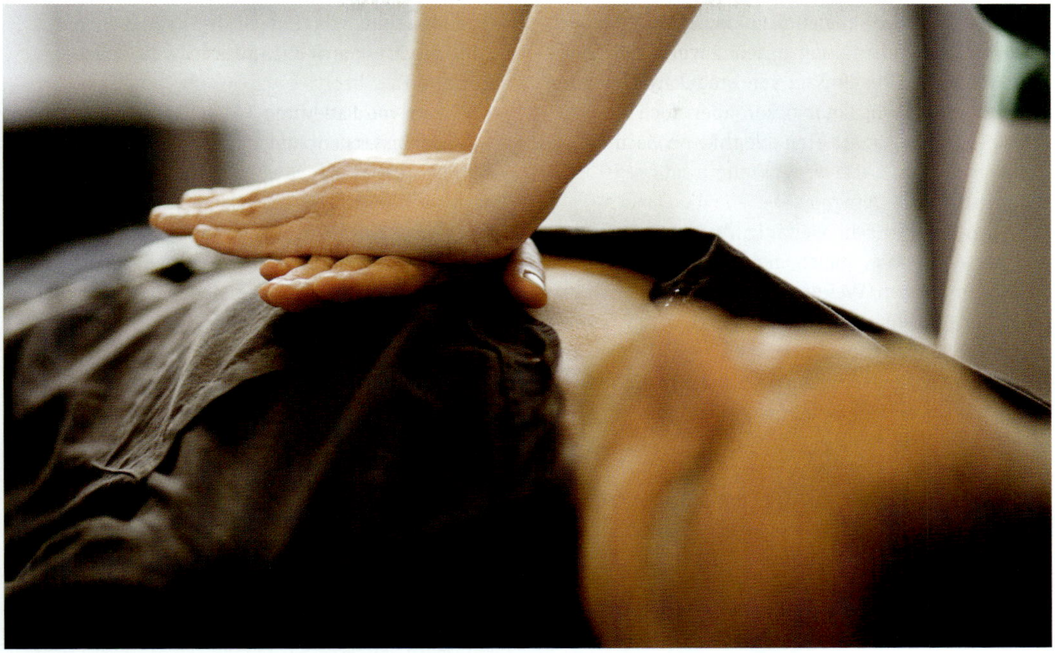



22

## 22.1 Der bewusstlose Patient

Hermann Wagner, Florian Neuhierl

Etwa 5% der Krankenhauspatienten werden aufgrund eines akuten Bewusstseinsverlustes eingewiesen. Neben den Sofortmaßnahmen wird in der Klinik dann nach den Ursachen für den Bewusstseinsverlust gesucht. Nicht selten treten bei Patienten Synkope, Krampfanfall, Koma oder Schock während eines Krankenhausaufenthaltes erstmals oder zum wiederholten Mal auf. Auch hier ist die Differenzialdiagnose der Ausgangspunkt für die Therapie.

### 22.1.1 Synkopen

● DEFINITION *Unter einer Synkope versteht man eine plötzlich eintretende kurze Bewusstlosigkeit infolge einer Unterversorgung des Gehirns mit Sauerstoff. Sie wird im Volksmund auch als Ohnmacht bezeichnet.*

*Ursachen*

Als **kardiovaskuläre Ursachen** kommen Herzrhythmusstörungen, Karotissinussyndrom, Herzinsuffizienz bis hin zum Herzinfarkt und Herzfehler in Betracht. Darüber hinaus gibt es noch orthostatische, vasovagale sowie z. B. Husten- oder Miktionssynkopen.

Eine **zerebrovaskuläre Ursache** liegt u. a. bei Stenosen oder Verschlüssen der hirnversorgenden Arterien vor. Zu den Differenzialdiagnosen **zerebraler Ursachen** zählen Krampfanfälle, deren klinischer Aspekt anfangs mit einer einfachen Synkope verwechselt werden kann.

Adams-Stokes-Anfälle sind die klassische Form der kardial bedingten Synkope (s. S. 186).

MERKE *Jeder Patient mit ungeklärter Bewusstlosigkeit ohne Nachweis einer klaren neurologischen Ursache (z. B. generalisierter Krampfanfall und längere Nachschlafphase) wird zunächst eingehend kardiologisch untersucht.*

Patienten mit medikamentös induzierten Synkopen werden unter Behandlung mit Blutdruck senkenden Mitteln sowie unter Einsatz von bradykardisierenden Medikamenten wie Betablocker, aber auch durch L-Dopa, Neuroleptika und Thymoleptika beobachtet.

***Diagnostik***

Die Diagnostik ist sehr vielfältig. An erster Stelle stehen die Anamnese, meist Fremdanamnese, und die klinischen Zeichen. Weitere Hinweise geben Laboruntersuchungen, Ruhe- und Langzeit-EKG, Orthostasetest nach Schellong, Echokardiogramm, Farb-Duplex der Karotiden, Langzeit-Blutdruckmessung, neurologische Diagnostik sowie CT bzw. Kernspintomogramm.



***Therapie***

Die Therapie ist kausal, z.B. Korrekturen des Wasser-Elektrolyt-Haushalts, Weglassen von Medikamenten bei symptomatischen Hypotonien oder Bradykardien bzw. Behandlung von Herzrhythmusstörungen und Herzinsuffizienz (s. S. 207 u. 223).

## 22.1.2 Krampfanfälle

Die Differenzialdiagnostik und Therapie des akuten Bewusstseinsverlustes mit oder ohne motorische Krampferscheinungen fällt in den Grenzbereich zwischen Innerer Medizin und Neurologie. Eine einfache Unterscheidung gelingt in den meisten Fällen durch die Beobachtung des Muskeltonus in der Zeit der Bewusstlosigkeit und des nachfolgenden Zeitraumes:

- Bei den meisten Krampfanfällen besteht eine erhöhte tonische und/oder klonische Aktivität der Muskulatur. Die Patienten sind oft noch längere Zeit desorientiert.
- Bei Synkopen (und Komata) besteht oft ein Tonusverlust der Muskulatur. Die Patienten erholen sich schnell und sind zügig wieder voll orientiert.

Bei den **zerebralen Anfällen** werden unterschieden:

- primär generalisierte Anfälle: große tonisch-klonische Krämpfe und Absencen mit charakteristischen generalisierten Krampferscheinungen im EEG
- Herdanfälle: partielle Anfälle; es besteht ein umschriebener Krampffokus

### Generalisierter Krampfanfall

Der große Krampfanfall (Grand Mal-Anfall) ist gekennzeichnet durch plötzliches Hinstürzen mit einem allgemeinen tonischen Muskelkrampf; er dauert etwa 30 Sekunden und geht dann in das klonische Stadium mit Zuckungen des ganzen Körpers über. Generalisierte Krampfanfälle sistieren meist innerhalb der ersten 2 Minuten.

Die folgenden Symptome können, müssen aber nicht vorhanden sein:

- Initialschrei durch Krampf von Zwerchfell und Stimmritze
- Schaum vor dem Mund
- Zungenbiss (bevorzugt an der Zungenseite)
- Stuhl- oder Urinabgang

Der typisch postiktale (nach dem Anfall auftretende) Dämmerzustand sowie Muskelkater am folgenden Tag sind beim Krampfanfall sehr häufig, bei der differenzialdiagnostisch zur Diskussion stehenden Synkope hingegen nicht zu beobachten.

PFLEGE ***Sicherheit.*** *Folgende Maßnahmen sollten bei einem Krampfanfall durch Sie eingeleitet werden:*

- *Rufen Sie sofort den Arzt. Gerade die frühzeitige Beurteilung des Patienten erleichtert die Diagnosefindung!*
- *Lassen Sie sich Ihre Notfallausrüstung (Notfallkoffer/-wagen, Sauerstoff, Absaugpumpe, EKG-/Defibrillatoreinheit) bringen.*
- *Bleiben Sie während eines Grand Mal-Anfalls möglichst beim Patienten und entfernen Sie mögliche Verletzungsquellen (z. B. Stühle, Patientenbett) aus seiner direkten Umgebung.*
- *Sollte der Patient auf dem Boden liegen, versuchen Sie nicht, ihn ins Bett zu heben,*
- *Schieben Sie keine Beißkeile, Guedeltuben o. ä. zwischen die Zähne des Patienten, weil dies nur in den seltensten Fällen den Zungenbiss verhindern kann, jedoch die Gefahr von zusätzlichen Irritationen, Erbrechen, Verletzungen der Mundhöhle und Zähne erhöht und die Atmung behindert wird.*
- *Während des Anfalls besteht Aspirationsgefahr! Flößen Sie dem Patienten daher keine Flüssigkeiten oder Medikamente ein.*
- *Bereiten Sie die weiteren Maßnahmen vor:*
  - *Sauerstoffgabe*
  - *Absaugbereitschaft*
  - *Monitoring (Blutdruck, Puls, EKG, Sauerstoffsättigung)*
  - *i.v.-Zugang mit Medikamenten (z. B. Benzodiazepine [Tavor])*

Folgen mehrere Grand Mal-Anfälle aufeinander, ohne dass der Patient das Bewusstsein vollständig wiedererlangt, oder dauert ein generalisierter Anfall länger als 5 Minuten spricht man von einem **Status epilepticus**.

MERKE *Ein Status epilepticus ist für den Patienten lebensgefährlich.*

### Fokale Anfälle

Einfache fokale Anfälle können ohne Bewusstseinsverlust einhergehen.

Die *komplexen Herdanfälle* (Dämmerattacken oder psychomotorische Anfälle) weisen wechselnd ausgeprägte Bewusstseinsstörungen auf. Neben Bewegungsautomatismen (Lippenlecken, Schmatzen, Kauen, Murmeln oder Nesteln) manifestieren sich diese Anfälle in rastlosem Handeln (z. B. Herumirren, An- und Ausziehen) sowie stark eingeschränkter Aufnahmefähigkeit.

Die einfache *Absence* äußert sich in Sekunden dauernder geistiger Abwesenheit, Blickstarre, oft in tonischer Blickwendung nach oben und Augenblinzeln. Die Absence ist eine Form der generalisierten Epilepsie, bei der der Patient die Statik nicht verliert.

In **Tab. 22.1** sind die verschiedenen Krampfanfälle nach ihren Symptomen eingeteilt.

Dauern fokale Anfälle länger als 20 Minuten spricht man auch hier vom **Status epilepticus**.

#### *Therapie der Krampfanfälle*

Die medikamentöse Langzeittherapie richtet sich zunächst nach den Symptomen. Bei generalisierten Grand Mal-Anfällen sowie Absencen werden Phenytoin (Zentropil), Carbamazepin (Tegretal), Levetiracetam (Keppra) oder Valproinsäure (Ergenyl) gegeben. Bei einem einzelnen epileptischen Anfall ist eine medikamentöse Therapie nicht unbedingt nötig.

Beim Status epilepticus ist eine Therapie unbedingt erforderlich. Bewährt hat sich die Gabe eines Benzodiazepins (z. B. Lorazepam [Tavor] 2 mg oder Midazolam [Dormicum] titrierend bis zu 15 mg). Gerade Midazolam ist ein für die Notfallsituation sehr geeignetes Medikament, weil es nahezu in allen medizinischen Abteilungen verfügbar und vielseitig applizierbar ist. Midazolam kann intravenös, intramuskulär, nasal und rektal verabreicht werden. Falls das Midazolam nicht intravenös gegeben wird, sollte die höher konzentrierte Form (15 mg/3 ml) gewählt werden, weil die Resorption verbessert ist.

● MERKE *Benzodiazepine sollten immer langsam i.v. injiziert werden, weil sonst die Gefahr eines Atemstillstandes erhöht wird.*

## 22.1.3 Koma

Ein wesentliches Unterscheidungsmerkmal zwischen Synkope und Koma ist die Dauer des Bewusstseinsverlustes. Die Synkope beginnt plötzlich und dauert nur Sekunden bis Minuten. Das Koma entwickelt sich langsam fortschreitend und hält Stunden bis Tage an. Die Ursachen für die Entstehung eines Komas sind sehr vielfältig.

#### *Ursachen für ein Koma*

**Stoffwechselstörungen:**

- Hypoglykämie (S. 427 ff)
- diabetische Ketoazidose (S. 425 ff)
- hyperosmolares Koma (S. 425 ff)
- Laktatazidose (S. 427)
- hepatisches Koma (S. 105)
- urämisches Koma (S. 526 ff)
- hypophysäres Koma (S. 437 ff)
- thyreotoxische Krise (S. 477)
- Myxödemkoma (S. 482)
- Hyperviskositätskoma (S. 687)
- Störungen im Wasser-, Elektrolyt- und Säure-Basen-Haushalt (S. 714 ff)

**Exogene Intoxikationen:**

- Alkohol
- Schlaf- und Beruhigungsmittel
- Opiate u. a.

Die häufigste Koma-Ursache ist die Schlafmittelvergiftung (40 % der Fälle, S. 698), gefolgt von zerebrovaskulären Ereignissen (S. 277), metabolischen Störungen, Entzündungen oder hypoxischen Schäden des ZNS (S. 277).

#### *Diagnostik*

Im Notfall können Fremdanamnese und sorgfältige Untersuchung des Patienten und seiner Umgebung wichtige Hinweise liefern. Eine standardisierte Einschätzung des Schweregrades einer Bewusstseinstrübung ist mithilfe des Koma-Scores der Glasgow-Koma-Skala zwanglos möglich (**Tab. 22.2**).

Die Glasgow-Koma-Skala beurteilt die beste Reaktion des Patienten. Sie ist nicht für Kinder unter 36 Monaten und pflegebedürftige Patienten mit ohnehin eingeschränkter Kontaktaufnahme geeignet.

**Tab. 22.1 Formen der Epilepsie.**

| *generalisierte Anfälle* | *fokale bzw. fokal beginnende sekundär generalisierte Anfälle* |
|---|---|
| „Grand Mal“: großer Anfall mit/ohne Aura oder fokalen Beginn | motorisch (Jackson-Anfälle) |
| „Petit Mal“: BNS-(Blitz-Nick-Salaam-)Attacken bei Kleinkindern, Pyknolepsie, (Absencen), astatisch-akinetische Anfälle, myoklonische Attacken | sensibel/sensorisch |
| | komplexe Symptomatik (z. B. Dämmerattacken, psychomotorische Anfälle) |
| | viszerale und autonome Anfälle |
| | Epilepsia corticalis partialis continua (Kojevnikov) |

Tab. 22.2 Glasgow-Koma-Skala.

| | *neurologische Funktion* | *Bewertung in Punkten* |
|---|---|---|
| Augen öffnen | spontan | 4 |
| | auf Ansprechen | 3 |
| | auf Schmerzreiz | 2 |
| | keine Reaktion | 1 |
| verbale Reaktion | orientiert | 5 |
| | desorientiert, verwirrt | 4 |
| | einzelne Worte | 3 |
| | unverständliche Laute | 2 |
| | keine Reaktion | 1 |
| motorische Reaktion auf Schmerzreize | folgt Aufforderung | 6 |
| | gezielte Schmerzreaktion | 5 |
| | ungezielte Schmerzreaktion | 4 |
| | Beugesynergismen | 3 |
| | Strecksynergismen | 2 |
| | keine Reaktion | 1 |
| **maximale Punktzahl** | | **15** |
| **minimale Punktzahl** | | **3** |

*Beispiel: Ein 74-jähriger Patient mit bestehender Halbseitenlähmung links nach einem Schlaganfall vor 5 Jahren ist plötzlich sehr schläfrig. Auf Ansprache öffnet er die Augen, spricht verwirrt, drückt aber mit der gesunden Hand auf Aufforderung zu. Es ergibt sich ein GCS-Wert von 13.*

Die **Notfalldiagnostik** läuft nach einem festen Schema ab:

1. Ist der Patient wach oder bewusstlos?
   (Bis zur weiteren Differenzierung gilt jede Einschränkung des Wachheitsgrades als Bewusstlosigkeit.)
2. Atmet der Patient normal und ausreichend?
   (Bei Bestehen von schweren Störungen der Atemtätigkeit und/oder Kreislaufschock ist die Annahme einer Hypoxie als Ursache des Bewusstseinsverlustes wahrscheinlich.)
3. Kann der Carotispuls (bei Bewusstlosen) oder der Radialispuls (bei wachen Patienten) getastet werden?
4. Welche Pulsqualität liegt vor? (schnell/langsam, stark/schwach, rhythmisch/arrhythmisch)
5. Liegt eine Hypoglykämie vor?
6. Wie schwer ist die Bewusstseinsstörung und welche Ursache liegt vor, wenn Kreislaufstillstand, Hypoxie und Hypoglykämie ausgeschlossen sind?

PFLEGE *Stellen Sie sich dem Patienten vor. Fragen Sie nach seinem Namen. Wenn Sie eine Antwort bekommen, haben Sie die ersten drei diagnostischen Kriterien Vigilanz, Atmung und Kreislauf bereits grob eruiert.*

Eine weitere Differenzierung der Ursache eines nicht traumatischen Komas ist unter den Bedingungen einer Soforttherapie weniger dringlich, sollte jedoch nicht vernachlässigt werden.

Durch gezieltes Befragen des Patienten oder anwesender Personen lassen sich in der Regel die folgenden Notfalldiagnosen stellen: Verdacht auf exogene Intoxikation, Stoffwechselkoma, kardiovaskuläre Ursache, zerebrovaskulärer Insult, Subarachnoidalblutung oder postiktaler Dämmerzustand.

### *Therapie*

In der Akutsituation werden zuerst nur lebensrettende *Sofortmaßnahmen* durchgeführt:

- Atemweg freimachen und freihalten
  - Unterkiefer anheben (Esmarch'scher Handgriff/Kieferwinkelgriff)
  - ggf. Kopf zur Seite drehen und Fremdkörper oder Erbrochenes ausräumen oder absaugen
  - ggf. Oro- oder Nasopharyngealtuben einlegen (z. B. Guedeltubus, Wendeltubus)
- bewusstseinsgestörte Patienten mit ausreichender Eigenatmung in die stabile Seitenlage bringen. Ziel dieser Lagerung ist, die Mundöffnung tiefer als den Magen zu lagern, damit Erbrochenes ungehindert ablaufen kann.
- wache Patienten werden entsprechend der aktuelle Situation gelagert, z. B. bei Atemnot oder Brustschmerzen mit erhöhten Oberkörper, bei nicht kardiogenen Schockformen mit erhöhten Beinen, bei Schmerzen Unterstützung der natürlichen Schonhaltung. Verschiedene Möglichkeiten hierzu sind in **Abb. 22.1** dargestellt.
- Sauerstoffgabe
- Blutdruck-, Herzfrequenzüberwachung und Pulsoximetrie (falls vorhanden)
- Legen eines Venenzugangs

*Spezielle Maßnahmen* sind angezeigt bei Hypoglykämie (S. 427), bei Verdacht auf diabetisches Koma (S. 425 ff), bei Intoxikationen (S. 697) und bei zerebrovaskulärem Insult (S. 284). Nach großen Krampfanfällen mit anhaltender Bewusstseinstrübung ist eine Rezidivprophylaxe zu erwägen.

## 22.1.4 Schock

DEFINITION *Der Schock ist eine Herzkreislaufstörung durch ein Missverhältnis von Sauerstoffangebot und Sauerstoffbedarf oft durch ein Missverhältnis von kreisender Blutmenge und Bedarf. Er führt zu einer kritischen Verminderung der Mikrozirkulation, einhergehend mit akut unzureichender Versorgung der lebenswichtigen Organe; durch Gewebehypoxie resultieren metabolische Störungen.*

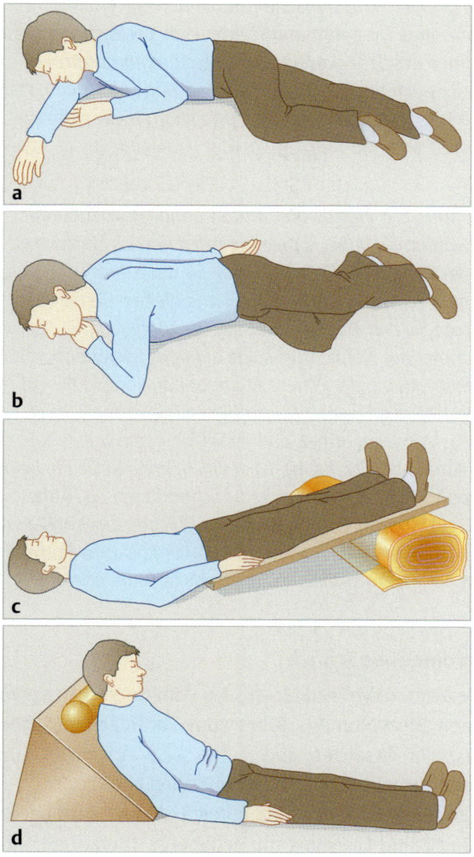


Abb. 22.1 **Lagerungsformen.** Ziel jeder Form der stabilen Seitenlage ist das Freihalten des Atemweges. Hierzu muss der Mund tiefer als der Magen liegen, damit Erbrochenes und Speichel abfließen kann. **a** Stabile Seitenlage, **b** sog. NATO-Seitenlage, **c** Hochlagerung der Beine bei hypovolämischem Schock zur Verbesserung des venösen Rückstroms, **d** Hochlagerung des Oberkörpers bei kardialer Ursache zur Senkung der kardialen Vorlast.

In der Notfallmedizin sind vier Hauptschockformen relevant:
- kardiogener Schock: Pumpversagen des Herzens
- hypovolämischer Schock: Verminderung der intravasalen Blutmenge
- anaphylaktischer Schock: allergische Reaktion vom Soforttyp (I) mit Flüssigkeitsverlust in das Gewebe und somit verringerter intravasaler Blutmenge
- septischer Schock: als Komplikation eines schweren infektiösen Prozesses mit Streuung der Erreger im Körper und Störung von Herz und Kreislauf

### *Pathophysiologie*

Die Ursache für die Durchblutungsstörung der Organe beim Schock liegt in einer Minderversorgung der kapillären Strombahn. In den meisten Fällen liegt der schockbestimmenden **Mikrozirkulationsstörung** eine Verminderung der **Makrozirkulation** zugrunde (hypovolämischer Schock, kardiogener Schock).

Beim **anaphylaktischen Schock** liegen eine generalisierte Vasodilatation und eine erhöhte Gefäßpermeabilität vor, die zu einem Zusammenbruch der Makrozirkulation führen. Eine Ausnahme bildet der **septische** bzw. **Endotoxinschock**, bei dem primär die Mikrozirkulation geschädigt wird und erst sekundär die Makrozirkulation betroffen ist.

Folgende Faktoren führen zu einer **Minderperfusion** der kapillären Strombahn:
- vermindertes Blutvolumen
- vermindertes Schlagvolumen
- arterioläre und postkapilläre Vasokonstriktion bzw. Öffnung arteriovenöser Shunts
- Störungen in der kapillären Strombahn selbst (intravasale Koagulation, Hyperviskosität, Permeabilitätsstörung)

Der Schock ist immer ein dynamisches Geschehen. Eine alleinige Betrachtung eines kurzen Moments und das Ableiten von Handlungsansätzen hieraus ist meist nicht zielführend. Vielmehr muss die Dynamik der jeweiligen Schockform berücksichtigt werden, um den weiteren Verlauf einschätzen und dessen Wertigkeit beurteilen zu können.

Liegt beispielsweise ein Volumenmangel aufgrund einer aktiven Blutung vor, so wird in der Anfangsphase zwar eine Tachykardie messbar, der Blutdruck aber noch normal oder gar erhöht sein. Erst im weiteren Verlauf werden die Kompensationsmechanismen des Körpers nicht mehr ausreichen und ein Blutdruckabfall folgen. Bei deutlicher Abnahme des Herzzeitvolumens (HZV, Pumpmenge des Herzens in Liter/Minute) spricht man von **hypodynamer**, bei gesteigertem HZV von **hyperdynamer** Phase.

Bei kardiogenem, Volumenmangel- und anaphylaktischem Schock imponiert eine hypodyname Kreislaufsituation. Bei der Sepsis kommt es in der Anfangsphase zu einer hyperdynamen Kreislauflage mit deutlich gesteigertem HZV, die später in die hypodyname Form, den septischen Schock, übergeht. Um rechtzeitig entgegenzuwirken, muss Ärzten und Pflegepersonal dieser charakteristische Verlauf bekannt sein.

In der Regel (abgesehen von der hyperdynamen Phase des septischen Schocks) ist die Frühphase eines Schocks also durch eine Abnahme des Herzzeitvolumens und konsekutiv des mittleren arteriellen Blutdrucks charakterisiert. Der Körper versucht, durch folgende **Kompensationsmechanismen** gegenzusteuern:
- Aktivierung des Sympathikus, d. h. Ausschüttung von Adrenalin und Noradrenalin

- Ausschüttung von Aldosteron und antidiuretischem Hormon (ADH) zur Volumenregulation

Die Katecholamine führen u.a. zu einer Konstriktion vorwiegend der präkapillären Arteriolen und weniger der postkapillären Venen in den meisten Organen.

● MERKE *Die Erhöhung des Gesamtwiderstandes und des arteriellen Blutdruckes um den Preis der Verminderung der Durchblutung peripherer Organe (Zentralisation) dient dazu, die Durchblutung von Herz und Gehirn aufrechtzuerhalten, die entsprechend dem unterschiedlichen Verteilungsmuster von Alpha- und Beta-Rezeptoren von der ansonsten generalisierten Vasokonstriktion ausgenommen sind.*

Im Vollbild des Schocks sind grundlegende Funktionen des Stoffwechsels und der Blutgerinnung gestört. So bewirken die Katecholamine direkt eine Hyperkoagulabilität und erhöhte Aggregationsneigung der Thrombozyten, die durch die Verminderung des Blutflusses aufgrund der Vasokonstriktion noch verstärkt wird. Diese und weitere (teils noch unbekannte) Mechanismen können eine Blutgerinnung im Gefäßsystem hervorrufen. Bei dieser, als disseminierten intravasalen Gerinnung (DIC) bezeichneten, Störungen werden durch unkontrollierte Gerinnung mehr Gerinnungsfaktoren verbraucht als neu gebildet. Mögliche Folgen zum einen der Verschluss der Mikrostrombahn durch Thromben als auch der Verbrauch von Gerinnungsfaktoren mit nachfolgend verstärkter Blutungsneigung. Man spricht auch von einer *Verbrauchskoagulopathie* (VCP). Die kapilläre Minderperfusion führt zu einem Anstieg saurer Stoffwechselprodukte mit Erhöhung des Laktatspiegels und Ausbildung einer metabolischen Azidose. Dies führt u.a. zu einer Unempfindlichkeit der präkapillären Arteriolen gegen die konstringierende Wirkung der Katecholamine. Kapilläre Vasodilatation und dadurch weiterer Plasmaverlust und Blutdruckabfall sind die Folgen.

Werden die Schockmechanismen nicht durchbrochen, so führt die kapilläre Minderperfusion unausweichlich zu Zellfunktionsstörungen und schließlich zu Zellnekrosen. Betroffen sind zunächst z.B. Haut, Muskulatur, Nieren und Splanchnikusgebiet. Endorganschäden treten daher beim Schocksyndrom primär an Niere und Leber auf (Schockorgane). Zu den Schockorganen zählt auch die Lunge. Als pathogenetische Mechanismen spielen hier ebenfalls eine Störung der Mikrozirkulation, Ausbildung von Mikrothromben sowie eine direkte Kapillarschädigung durch toxische Einflüsse (z.B. Sepsis) eine Rolle.

● MERKE *Entscheidend für alle Schockformen sind frühzeitige Diagnose und Therapie, da die Pathomechanismen des Schockgeschehens ab einem bestimmten Punkt auch bei Beseitigung der zugrunde liegenden Ursache eigengesetzlich ablaufen und kaum mehr zu beeinflussen sind. Man spricht von der „Golden Hour of Shock".*

● PFLEGE ***Notfall auf Station*** *(ohne Reanimation). Bewahren Sie Ruhe. Für jeden Notfall gilt das Sprichwort: In der Ruhe liegt die Kraft. Treten Sie auch dem Patienten gegenüber ruhig und sicher auf und bleiben Sie bei ihm. Lassen Sie den Arzt bzw. Notarzt verständigen (die Telefonnummer des Notdienstes sollte auf dem Telefonapparat stehen). Wenn der Patient Atemnot hat, können Sie ggf. selbstständig Sauerstoff insufflieren (bis 6 l/min). Ist er bewusstlos und atmet, drehen Sie ihn in die stabile Seitenlage (***Abb. 22.1a, b***). Ist er wach, bringen Sie ihn beim hypovolämischen Schock in die Schocklagerung (***Abb. 22.1c***). Kontrollieren Sie seine Vitalzeichen regelmäßig und in kurzen Abständen (alle 3–5 Minuten) bis zum Eintreffen des Arztes. Protokollieren Sie sämtliche Maßnahmen.*

### Kardiogener Schock

Die primäre Verminderung des vom Herzen ausgeworfenen Blutvolumens führt zum kardiogenen Schock. Mögliche Ursachen sind in **Tab. 22.3** aufgelistet. Häufigste Ursache ist der akute Myokardinfarkt.

*Allgemeine Sofortmaßnahmen* beim kardiogenen Schock sind Lagerung mit erhöhtem Oberkörper (**Abb. 22.1d**), Sauerstoffgabe (3–4 l/min über Nasensonde oder > 6 l/min über Inhalationsmaske). Die medikamentöse Therapie richtet sich nach der mutmaßlichen Ursache des kardiogenen Schocks. Ruhe und Abschirmung des Patienten sind wesentliche Therapieziele; ggf. kann dies durch Sedierung (z.B. Dormicum 1–5 mg i.v.) oder Analgosedierung (z.B. Morphin 2–10 mg i.v.) erreicht werden.

*Spezifische Sofortmaßnahmen* bestehen z.B. in der Gabe von Thrombozytenaggregationshemmern (Acetylsalicylsäure 500 mg i.v./ Clopidogrel 600 mg p.o.), Gerinnungsinhibitoren (Heparin 5 000 I.E. i.v.) (S. 204) und ggf. Kontrolle der Herzfrequenz (Metoprolol 1–5 mg i.v.) beim akuten Myokardinfarkt (S. 199).

**Tab. 22.3 Ursachen des kardiogenen Schocks.**

| *Verminderung der Förderleistung des Herzens* | *Behinderung der Füllung des Herzens* |
|---|---|
| – Myokardinfarkt<br>– Myokarditis<br>– Kardiomyopathie<br>– Herzklappenfehler<br>– Herzrhythmusstörung (tachykard/bradykard) | – Herzbeuteltamponade<br>– Lungenembolie |

### Hypovolämischer Schock

Die Ursachen liegen in einem Blut- oder Plasmaverlust bzw. in einer Exsikkose.

#### *Ursachen des hypovolämischen Schocks*

- Blutung:
  - nach außen: traumatisch, gastrointestinal, urogenital, pulmonal
  - nach innen: z. B. Aneurysmablutung, Leberruptur, Extrauteringravidität, Weichteilhämatom usw.
- Plasmaverlust
- Dehydratation:
  - Erbrechen, Durchfall
  - Polyurie (z. B. Diabetes mellitus, Diuretika usw.)
  - Peritonitis, Ileus usw.

#### *Diagnostik*

Wegweisend neben den direkten Hinweisen auf die Ursache der Hypovolämie sind die Zeichen der sympathoadrenergen Aktivierung, wie Unruhe, Hautblässe, Kaltschweißigkeit und Weitstellung der Pupillen. Als kritische Zeichen sind Blutdruckabfall und Herzfrequenzanstieg bei auch im Liegen fehlender Füllung der Halsvene zu werten. Ein systolischer Blutdruck unter 100 mmHg und eine Herzfrequenz über 100/min zeigen das Versagen der Kompensationsmechanismen an. Der früher erhobene **Schockindex** (Quotient aus Herzfrequenz und systolischem Blutdruck) wird heute wegen der oben genannten Dynamik des Schocks nicht mehr bewertet. Ein unter 60 mmHg liegender oder nicht messbarer systolischer Blutdruck ist Ausdruck eines manifesten oder unmittelbar bevorstehenden Kreislaufzusammenbruchs mit Bewusstlosigkeit.

#### *Therapie*

*Sofortmaßnahmen* bestehen in

- Freihalten der Atemwege, $O_2$-Gabe,
- Schock-, Flach- oder Seitenlagerung je nach Bewusstseinslage (**Abb. 22.1**) mit Schutz vor Auskühlung,
- engmaschige Puls- und Blutdruckkontrollen,
- intravenöse Zugänge (mindestens zwei großlumige, > 18 G)
- intravenösem Volumenersatz durch kristalline (balancierte) Vollelektrolytlösungen und kolloidale Plasmaersatzmittel (z. B. HAES 6 % 130/0,4 in balancierter Elektrolytlösung)
  Isotonische NaCl 0.9 % Lösung sollte nicht zum Volumenersatz verwendet werden.
- ggf. Korrektur einer metabolischen Azidose mit Bikarbonatpuffer
- bei Schocklunge (ARDS) schonende (protektive) Respirationsbehandlung mit niedrigen Atemzugvolumen (6 ml kg/ korrigiertem Körpergewicht) mit positivem endexspiratorischem Druck (PEEP)

Körpereigene kolloidale Lösungen (Plasmapräparate) zum Plasmaersatz sind Humanalbumin, pasteurisierte Plasmaproteinlösung (PPL) und gerinnungsaktive Präparate, wie Fresh-frozen-Plasma (FFP).

### Septischer Schock

Diese Schockform tritt meist als Komplikation bei einer Infektion mit gramnegativen Erregern auf, z. B. bei urogenitalen oder nosokomialen Infektionen.

Im Gegensatz zu allen anderen Schockformen liegt in der Frühphase des septischen Schocks eine Hyperzirkulation vor (**hyperdyname Phase**) einhergehend mit rosiger, trockener, warmer Haut, erhöhtem Herzzeitvolumen und normalem oder nur leicht erniedrigtem Blutdruck. Als Verdachtsmomente sind das Zusammentreffen von Hyperventilation, Tachykardie, Fieber (oft mit Schüttelfrost), erhöhten Entzündungsparametern und plötzliche Verwirrtheit (auch Delir) anzusehen. Bereits im hyperdynamen Stadium kommt es zu Störungen im Gerinnungssystem (Thrombozytenabfall, Verminderung von Fibrinogen, AT III, Quickwert).

Schließlich folgt der septische Schock mit **hypodynamer Phase**, gekennzeichnet durch Hypotonie, Tachykardie, metabolischer Azidose und Oligo-/Anurie.

#### *Therapie*

Bislang zeigte sich, dass zur Verbesserung des Überlebens von Sepsis und septischen Schock die Zeit der entscheidende Faktor ist. Die Sofortmaßnahmen bestehen in der Stabilisierung des Kreislaufes und der Sauerstoffversorgung des Körpers. Hierzu gehören Volumengabe, Katecholamine und eventuelle Bluttransfusionen. Zeitgleich sollten Blutkulturen und falls möglich weitere bakterielle Kulturen (Sputum, Urin usw.) entnommen und danach sofort eine breite antibiotische Therapie begonnen werden. Sofern möglich muss die chirurgische Sanierung des Infektherdes schnellstmöglich erfolgen.

● MERKE *Besonders wichtig ist die Beseitigung der Schockursache (z. B. Sanierung des Infektherdes).*

### Anaphylaktischer Schock

● DEFINITION *Der anaphylaktische Schock stellt die schwere Verlaufsform einer Überempfindlichkeitsreaktion dar.*

22

*Ursachen*

Ursachen sind
- diagnostische und therapeutische Eingriffe, wie z. B. Röntgen-Kontrastmittel (Achtung: Anaphylaxieprophylaxe!) Medikamente (besonders Penicillin, aber auch Lokalanästhetika, Pyrazolone, ASS und Jodid), koloidale Volumenersatzmittel (Dextran- und Gelatinepräparate),
- Fremdeiweiße und Polysaccharide,
- Insekten (Bienen-, Wespen-, Hornissen- und Hummelstiche) und Schlangengifte; danach Vakzine, Organextrakte, Allergene bei Hauttestungen und Desensibilisierung,
- Nahrungsmittelallergie, besonders Nuss- und Erdnussallergien sind für lebensbedrohliche Anaphylaxien verantwortlich.

*Symptome*

Bei den Überempfindlichkeitsreaktionen werden vier Schwierigkeitsgrade unterschieden (**Tab. 22.4**).

● MERKE *Die Schweregrade müssen nicht regelhaft nacheinander auftreten! Ein anaphylaktischer Schock kann innerhalb kürzester Zeit entstehen, einen dramatischen Verlauf nehmen und nach kurzer Zeit tödlich enden.*

**Tab. 22.4 Schweregrade bei Überempfindlichkeitsreaktionen.**

| *Grad* | *Symptome* |
|---|---|
| 0 | – lokal begrenzte kutane Reaktion (keine klinische Bedeutung) |
| I | – leichte Allgemeinreaktion<br>– Schwindel, Unruhe, Angst, Kopfschmerz<br>– disseminierte Hautreaktion (z. B. Juckreiz, Flush, Urtikaria)<br>– Schleimhautreaktion (z. B. Nase, Konjunktiven) |
| II | – ausgeprägte Allgemeinreaktion<br>– Kreislaufveränderungen (RR-Abfall, Tachykardie)<br>– leichte Dyspnoe, beginnender Bronchospasmus<br>– gastrointestinale Symptome (Übelkeit, Erbrechen, Durchfall) |
| III | – bedrohliche Allgemeinreaktion<br>– Schock<br>– Bronchospasmus (schwere Dyspnoe)<br>– ggf. Larynxödem<br>– ggf. Krampfanfälle |
| IV | – vitales Organversagen<br>– Atem-, Kreislaufstillstand |

*Therapie*

- sofortige Unterbindung weiterer Allergenzufuhr (i.v.-Nadel bei Kontrastmittelapplikation liegen lassen!)
- Sauerstoffgabe (15 l/min über Inhalationsmaske)
- **Achtung**: Einhaltung der Reihenfolge: Volumen und ggf. Adrenalingabe vor Glukokortikoiden und Antihistaminika.
- Adrenalin (Suprarenin) parenteral:
  - 0,1 mg Adrenalin i.v. (1 mg in 10 ml NaCl 0,9 %, davon 1 ml) i.v.; ggf. Wiederholung,
  - notfalls 0,5 mg Adrenalin i.m.
- Glukokortikoide: z. B. Methylprednisolon 500 mg i.v.
- Volumensubstitution (z. B. Ringerlösung 1–2 l)
- Histaminantagonisten:
  - H1-Antagonisten (z. B. Dimetindenmaleat [Fenistil] 4 mg i.v.),
  - H2-Antagonisten (z. B. Ranitidin [Ranitic] 50 mg i.v.),
  - bei Bronchospasmus:
    - Salbutamol per inhalationem (2,5 mg + 3 ml NaCl 0,9 % in Vernebler)
    - ggf. Ipratropiumbromid (Atrovent) 0,5 mg per inhalationem
    - ggf. Reproterol (z. B. Bronchospasmin) 0,09 mg als Kurzinfusion
- bei Verdacht auf zunehmende Schwellung der Atemwege rechtzeitige Intubation; als Ultima ratio Notfallkoniotomie z. B. bei Glottisödem oder Verlegung der Atemwege durch einen Fremdkörper.
- 24-Stunden-Überwachung auf der Intensivstation.

*Prophylaxe*

Vermeidung von Substanzen, die anaphylaktisch-anaphylaktoid wirken. Ist dies nicht möglich, Prämedikation mit H1- und H2-Rezeptorantagonisten sowie Glukokortikoiden!

## 22.1.5 Herz-Kreislauf-Stillstand

● DEFINITION *Der Begriff Herzstillstand ist funktionell definiert als vollständiger Verlust der Pumpleistung des Herzens. Es resultiert ein Stillstand der Blutzirkulation (Kreislaufstillstand) mit einer akuten Mangelversorgung sämtlicher Organe mit oxygeniertem Blut.*

Am Gehirn, dem Organ mit der geringsten Ischämietoleranz, treten bereits nach 3–5 Minuten irreversible Schäden auf.

Die Erfolgsaussichten von Wiederbelebungsmaßnahmen sinken wegen der zunehmenden Gewebehypoxie und Azidose mit steigender Dauer des Herzstillstandes. Wiederbelebungsmaßnahmen sind daher *sofort* einzuleiten.

*Ursachen*

Die Ursachen eines Herz-Kreislauf-Stillstandes sind vielfältig:

- primär kardiale Ursachen:
  - Myokardinfarkt
  - Myokarditis
  - Kardiomyopathie u. a.
- reflektorischer Herzstillstand:
  - Vagusreiz (Karotissinussyndrom u. a.)
- extrakardiale Ursachen:
  - Thoraxtrauma
  - Lungenembolie u. a.
- Medikamente:
  - Digitalis, Antiarrhythmika u. a.

In seltenen Fällen ist der Kreislaufstillstand Folge einer Asystolie. Meist resultiert er aus einer pathologisch gesteigerten Herzaktivität, die wegen der extrem verkürzten Diastole keine adäquate Füllung der Kammern erlaubt (Tachykardie und Kammerflattern, S. 209) oder bei der einzelne Myokardbezirke unkoordiniert aktiviert werden (Kammerflimmern, S. 212).

Für Laien ohne weitere Ausrüstung spielt die Art der zugrunde liegenden Störung keine Rolle. Sofern erweiterte Hilfsmittel, insbesondere ein Defibrillator, zur Verfügung stehen, ist die Form des Herz-Kreislauf-Stillstandes essenziell. Kammerflimmern und -flattern kann durch die Defibrillation wirksam durchbrochen werden. Allerdings sinkt die Erfolgsrate hierfür um 10% pro Minute. Frühzeitige Defibrillation ist also überlebenswichtig für Patienten mit pulsloser ventrikulärer Tachykardie oder Kammerflimmern.

*Klinik und Differenzialdiagnose*

**Tab. 22.5** gibt einen Anhalt für die zeitliche Abfolge der Leitsymptome des Herz-Kreislauf-Stillstandes.

Die Diagnose des Herz-Kreislauf-Stillstandes erfordert den Nachweis der *Pulslosigkeit* (**Abb. 22.2**). Am sichersten gelingt dies durch Palpation der A. carotis; in zweiter Linie kommt die Palpation der A. femoralis infrage.

Als Folge des Kreislaufstillstandes tritt eine *Zyanose* auf. Da das Gehirn das Organ der geringsten Ischämietoleranz ist, stehen neben der Pulslosigkeit zunächst Symptome seitens des ZNS im Vordergrund, zu denen auch der *Atemstillstand* gehört.

**Tab. 22.5 Leitsymptome des Herz-Kreislauf-Stillstandes.**

| *Symptom* | *Latenz* |
|---|---|
| Pulslosigkeit | sofort |
| Bewusstlosigkeit | 6–12 s |
| Atemstillstand | 30–60 s |
| weite, reaktionslose Pupillen | 2–3 min |

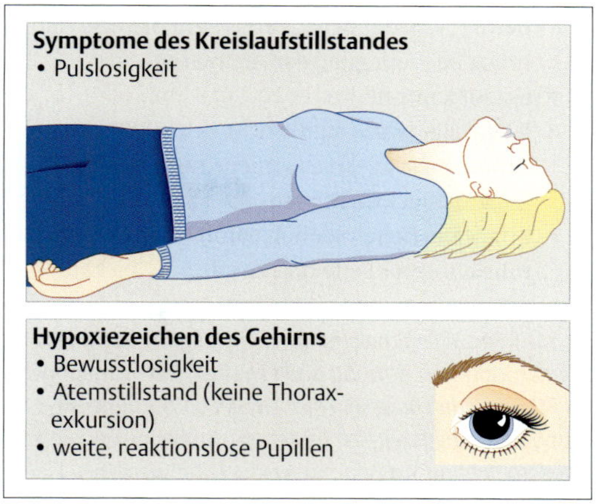


**Abb. 22.2 Herz-Kreislauf-Stillstand.** Symptome.

Die schnelle Aufeinanderfolge der Ereignisse mit dem rasch einsetzenden Atemstillstand unterscheidet den Herz-Kreislauf-Stillstand von anderen Formen der Bewusstlosigkeit. Gelegentlich können nach Eintreten der *Bewusstlosigkeit* generalisierte Krampfanfälle auftreten. Eine Schnappatmung ist Ausdruck einer erheblichen Schädigung des Atemzentrums und kommt funktionell einem Atemstillstand gleich. Weite, reaktionslose Pupillen zeigen in der Regel den irreversiblen Untergang von Gehirnzellen an.

Eine Differenzierung des zugrunde liegenden Mechanismus (Asystolie, Tachykardie, Kammerflattern, Kammerflimmern) ist nur durch EKG-Analyse möglich, ohne die eine sinnvolle Elektrotherapie (Schrittmacher/Kardioversion, Defibrillation) nicht durchgeführt werden kann.

## Kardiopulmonale Reanimation (Herz-Lungen-Wiederbelebung)

● MERKE *Keine Zeit verlieren durch Auskultation, RR-Messung, EKG-Registrierung u. a. Sofort die nachstehenden Maßnahmen durchführen!*

**Basismaßnahmen (Basic Life Support, BLS):** Liegt eine Gefährdung für Patient oder Helfer vor? BAK – Schema:

- Bewusstsein kontrollieren:
  - ansprechen („Hallo, was ist passiert?")
  - anfassen
- Atmung kontrollieren
  - Hals überstrecken (sofern keine HWS-Verletzung zu vermuten ist)
  - Kinn anheben
  - bei überstreckten Hals und angehobenen Kinn nach Zeichen normaler Atmung suchen:
    Ist die Atmung zu hören?
    Ist ein Atemstoß zu spüren?

Bewegt sich der Brustkorb? (Cave: inverse Atmung bei Verlegung der Atemwege)
- Kreislauf kontrollieren:
  - Wenn Sie nervös sind, reicht es aus, neben der Atmung nach Lebenszeichen zu suchen (Bewegung, Schlucken, Husten ...).
  - Erfahrene Helfer können parallel zur Atemkontrolle auf einer Seite den Karotispuls suchen.

MERKE *Wiederbelebung – unverzüglich beginnen! Die Kontrolle von Atmung und Kreislauf soll nicht länger als 10 Sekunden dauern! Falls Zweifel an normaler Atmung und Lebenszeichen bestehen, müssen unverzüglich Wiederbelebungsmaßnahmen eingeleitet werden!*
*Nur durch eine sofortige kontinuierliche und effektive Thoraxkompression ist die Wiederbelebung erfolgreich.*



**Erweiterte Maßnahmen (Advanced Life Support, ALS):**
- EKG-Diagnostik und Elektrotherapie
- medikamentöse Behandlung
- fortgesetzte Maßnahmen auf Intensivstation

PFLEGE ***Selbstschutz.*** *Während ein Patient defibrilliert wird, dürfen Sie weder ihn noch sein Bett berühren, da sonst Sie, und nicht nur der Patient, den Stromschlag bekommen.*

**Reanimation** bedeutet Wiederbelebung bei Herz-Kreislauf-Stillstand. Primäre Maßnahmen zur Reanimation sind Herzdruckmassage und Atemspende. Ziel dieser Maßnahme ist es, einen Minimalkreislauf zu erzeugen und dadurch den Zelluntergang in lebenswichtigen Organen zu verhindern. Im Idealfall gelingt die Wiederherstellung der spontanen Atem- und Kreislauffunktion des Patienten bei Vermeidung irreversibler Organschäden.

### *Indikation*

Die Indikation zur kardiopulmonalen Reanimation besteht bei jedem Herz-Kreislauf-Stillstand. Nach Feststellung des Kreislauf- und Atemstillstandes muss sofort mit Atemspende und Herzmassage begonnen werden.

Die Entscheidung, ob bei Vorliegen infauster Grundleiden (z. B. Krebserkrankungen im Endstadium, eingetretener Sterbeprozess u. ä.) mit den Wiederbelebungsmaßnahmen begonnen wird, ist eine ärztliche Entscheidung.

### *Durchführung*

Zur Vereinfachung wurde das praktische Vorgehen bei Wiederbelebungsmaßnahmen so vereinfacht, dass im Ablauf nicht zwischen einem oder mehreren Helfern unterschieden wird. Die Reanimation wird immer in folgendem Rhythmus durchgeführt:

**30 Thoraxkompressionen – 2 Beatmungen**

In jedem Fall werden 30 Herzdruckmassagen (Druckfrequenz: 100–120 pro Minute) im Wechseln mit jeweils 2 Atemspenden durchgeführt. Stehen zwei Ersthelfer zur Verfügung, verabreicht der zweite Helfer nach jeder 30. Herzmassage 2 tiefe Atemspenden (**Abb. 22.4**).

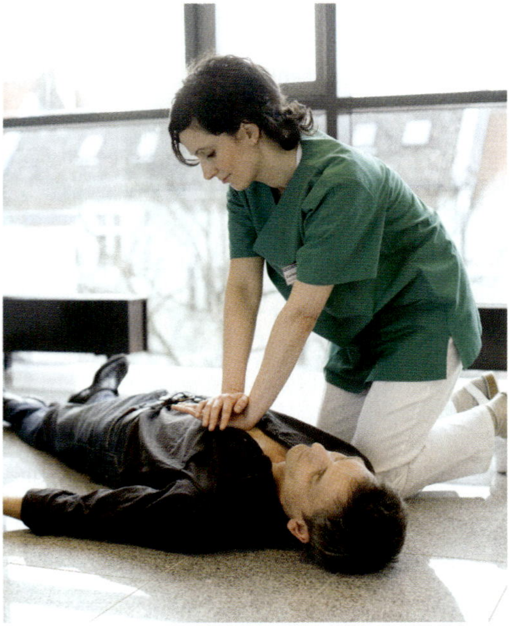

**Abb. 22.3 Kardiopulmonale Reanimation.** Position eines Helfers.

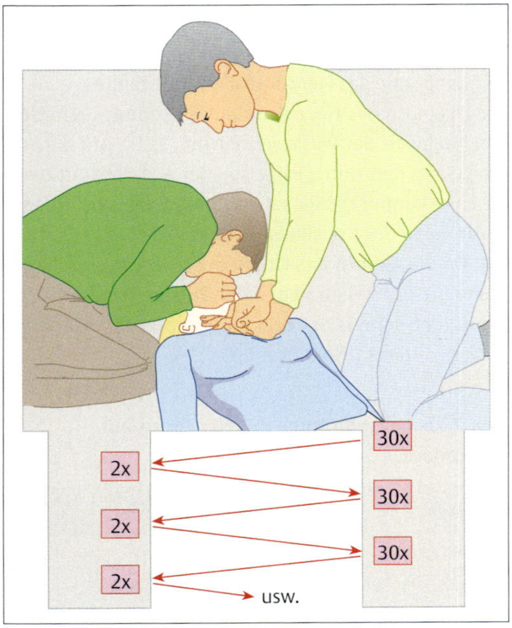


**Abb. 22.4 Kardiopulmonale Reanimation.** Positionen zweier Helfer.

Die **Herzdruckmassage** ist nur effektiv, wenn der Patient auf einer harten Unterlage liegt. Die Kompression muss in der Mitte des Brustkorbes durch Druckausübung in senkrechter Richtung mit ausgestreckten Armen erfolgen (**Abb. 22.5**). Das Sternum sollte bei Erwachsenen um ca. 5–6 cm eingedrückt werden („push hard").

**MERKE** *Unterbrechungen der Thoraxkompression sind auf ein Minimum zu beschränken; z. B. nur bei Schockabgabe des Defibrillators, nicht während des Aufladens des Gerätes.*

Die Beatmung erfolgt meist durch eine Mund-zu-Mund- oder Mund-zu-Nase-Beatmung (**Abb. 22.6**). Falls vorhanden, erleichtern Guedel- bzw. Wendl-Tuben das Freihalten der Atemwege (**Abb. 22.7**). Die endotracheale Intubation ist ärztliche Aufgabe.

Die Technik der Herzdruckmassage und Beatmung muss durch praktische Übungen geschult sein. Unterbrechen Sie diese Basisreanimation nicht, außer um den Patienten erneut zu untersuchen, falls er zu atmen beginnt.

Für die effiziente Herzdruckmassage sind folgende Schritte wichtig:

- Patient auf eine harte Unterlage legen. Hierdurch wird gewährleistet, dass der bei der Herzdruckmassage ausgeübte Druck tatsächlich auf den intrathorakalen Raum übertragen wird.
- Der Patient wird flach auf den Rücken gelagert. Der Kopf liegt nie höher als das Herz, da sonst die zerebrale Perfusion gemindert wird.
- Brustkorb des Patienten freimachen. Nur so kann der exakte Druckpunkt lokalisiert und eine Minderung der Effektivität durch ein eventuell dickes Kleiderpolster vermieden werden.
- Seitlich vom Patienten in Thoraxhöhe Druckpunkt suchen.
- Richtige Körperhaltung einnehmen.
- *Druckphase:* Sternum etwa 5–6 cm in Richtung Wirbelsäule drücken; Oberkörper auf die gestreckten Arme verlagern (**Abb. 22.5**).
- *Entlastungsphase:* Sternum wird vollkommen entlastet, ohne die Handballen vom Druckpunkt abzuheben; Druck- und Entlastungsphase dauern etwa gleich lang.

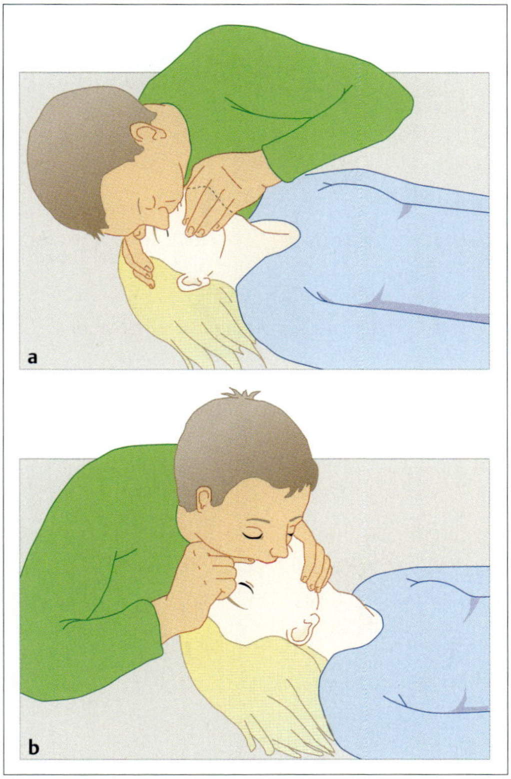

**Abb. 22.6 Beatmung.** Überstreckung des Halses zur Freihaltung der Atemwege, **a** Mund-zu-Nase-Beatmung, **b** Mund-zu-Mund-Beatmung.

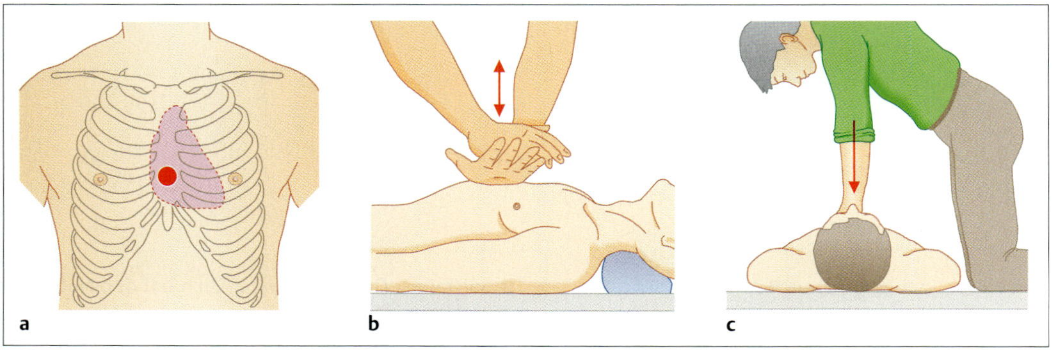

**Abb. 22.5 Herzdruckmassage. a** Bestimmung des Druckpunkts in der Mitte des Brustkorbs, **b** Aufsetzen des Handballens auf den Druckpunkt, Finger anheben, **c** Druckausübung senkrecht mit gestreckten Armen durch Gewichtsverlagerung des Oberkörpers.

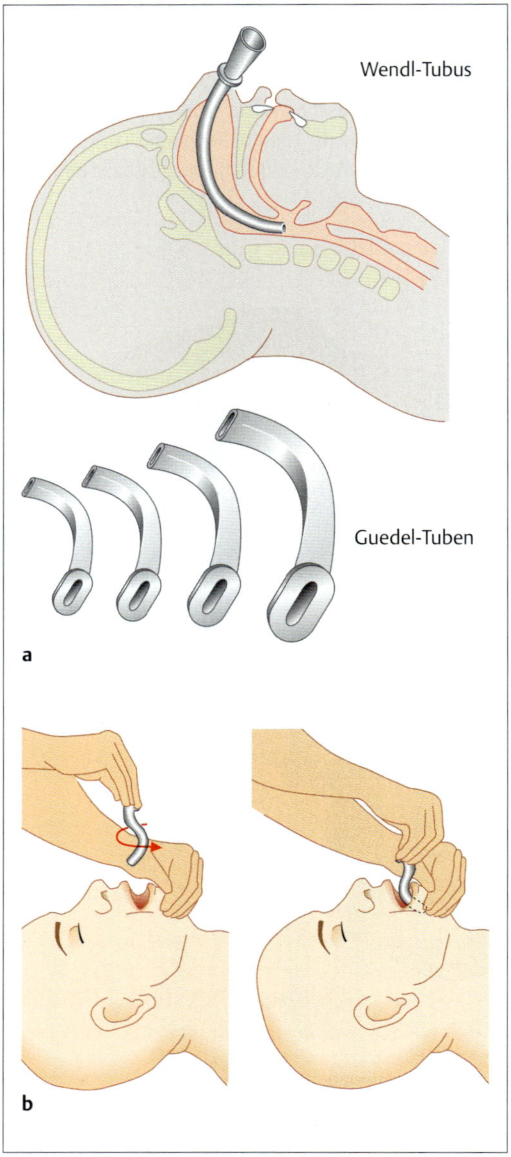


**Abb. 22.7 Oropharyngealtuben. a** Verschiedene Atemtuben zur Erst- und Notversorgung. **b** Einführen eines Guedel-Tubus durch typische Drehung in der Mundhöhle.

- Die Frequenz der externen Herzdruckmassage beträgt beim Erwachsenen 100–120/min („push fast").
- Herzdruckmassage nur für Beatmung (solange nicht intubiert), Rhythmusanalysen und Defibrillationen unterbrechen.

Bei sorgfältiger Anwendung der zuvor angegebenen Technik werden Komplikationen weitgehend ausgeschaltet. In fast 50% der Fälle sind Rippenfrakturen – besonders bei älteren Patienten – dennoch unvermeidbar.

***Häufige Fehler bei der Herzdruckmassage***

- keine harte Unterlage
- falscher Druckpunkt
- Kompression nur ruckartig und damit zu kurz
- Druckrichtung nicht senkrecht
- Handballen in der Entlastungsphase vom Thorax abgehoben oder nicht komplett entlastet
- unnötige Unterbrechungen

## 22.2 Vergiftungen

Wilhelm Wirth

***Prävention von Vergiftungen***

Die Prävention von Giften und Suchtstoffen ist eine vordringliche Aufgabe unserer Gesellschaft. Bis zu 20% der Notarztwageneinsätze in Städten, aber auch auf dem Lande, erfolgen wegen eines Vergiftungsfalles. Dabei handelt es sich bei den Notfällen in 80–90% um eine Giftaufnahme in suizidaler Absicht. Schlafmittel- und Psychopharmaka stehen an erster Stelle, nicht selten in Kombination mit Alkohol.

Etwa 5 % aller Vergiftungen sind durch gewerbliche Gifte bedingt. Die Erkennung, Registrierung und Vermeidung gewerblicher Giftgefahren ist heute eine wesentliche Aufgabe der Berufsgenossenschaften. Sie sind nicht nur zuständig für die Entschädigung und Anerkennung einer Schädigung durch berufsbedingte Schadstoffe, sondern wenden sich im verstärkten Maße der Prävention solcher Schädigungsmöglichkeiten zu. Die Umgangs- und Meldevorschriften der Berufsgenossenschaften wenden sich in Krankenhäusern und Praxen neben dem ärztlichen Dienst besonders auch dem Pflegepersonal zu, sei es beispielsweise beim Umgang mit ätzenden Reinigungsmitteln oder mit infektiösem Material.

10–15 % der Vergiftungsfälle sind akzidentielle Vergiftungen, zu denen auch die Unfälle in Haushalten gehören. In vielen Fällen handelt es sich um Verwechslungen von Gefäßen oder um einen sorglosen Umgang mit Reinigungsmitteln. Kinder sind besonders gefährdet, wenn sie Zugang zu Putzmitteln oder Medikamenten haben. Die Gefährdung alter Menschen liegt oft in ihrer Vergesslichkeit. Sie erinnern sich nicht mehr, dass sie beispielsweise die morgendliche Tablettenration bereits eingenommen haben, und nehmen dann die Medikamente zum wiederholten Male ein. Toxische Wirkungen von Schlafmitteln, Kreislaufmitteln oder blutdrucksenkenden Mitteln sind dann die Folge.

In Praxen und Krankenhäusern ist die sachgemäße Aufbewahrung, Kennzeichnung und Anwendung von Desinfektionslösungen und Reinigungsmitteln oder sonstigen toxischen Substanzen (Zytostatika, Narkosemittel) besonders wichtig. Unsachgemäßer Umgang und Verwechslungen können zu Verätzungen an Haut-, Mund- und Rachenschleimhaut sowie Augen führen. Arbeitssicherheitsbestimmungen, Desinfektionspläne und schließlich auch Erste-Hilfe-Pläne sichtbar zugänglich gemacht für alle Pflegepersonen, stellen eine wirksame Prophylaxe für akute und chronische Vergiftungen dar.

## 22.2.1 Allgemeine Symptomatik und Grundzüge der Therapie

● DEFINITION *Man unterscheidet eine akute Vergiftung von einer chronischen Vergiftung; letztere kann auch durch langfristige Zufuhr unterschwelliger Dosen eines Giftes zustande kommen.*

Paracelsus von Hohenheim (1493–1541) wird der Ausspruch zugeschrieben: „Allein die Dosis macht ein Gift". Dieser auch heute noch gültige Satz umreißt knapp die Problematik einer Vergiftung: Eine Substanz kann – in einer kleinen Menge eingenommen – durchaus einen gewünschten, z. B. schlaffördernden Effekt haben, wohingegen dieselbe Substanz – in großer Menge eingenommen – eine lebensbedrohliche Vergiftung hervorzurufen vermag.

● WISSEN *Paracelsus, auch Phillip Theophrast Bombast von Hohenheim genannt, gilt als Begründer einer auf Naturbeobachtung und Erfahrung begründeten Medizin. Seine Therapie stützt sich auf Verwendung von Mineralien und Metallen und trägt alchemistische und magische Züge. Er forderte Barmherzigkeit und Liebe zum Kranken als Grundlage für das ärztliche Handeln.*

Die ***akuten Vergiftungen*** lassen sich nach den näheren Umständen der Giftzufuhr einteilen:
- Vergiftungen in suizidaler Absicht (80–90 %)
- akzidentelle (zufällige) Vergiftungen (10–15 %)
- gewerbliche (berufsbedingte) Vergiftungen (5 %)
- im Alltag werden Vergiftungen oft durch eine Überdosis von Alkohol oder Rauschmitteln hervorgerufen.

Nach den näheren Umständen der Giftaufnahme unterscheidet man:
- Inhalationsgifte, die über die Atemwege ins Blut gelangen.
- perkutan resorbierbare Gifte, die über die Haut ins Blut gelangen.
- Ingestionsgifte, die über den Magen-Darm-Trakt ins Blut gelangen.

### *Pathophysiologie*

Abhängig von der Art der Vergiftung kommt es zu einer Schädigung verschiedener Organsysteme:
- **Herz** und **Kreislauf** werden vielfach durch unmittelbare Einwirkung des Giftes auf die Erregungsbildung im Herzen, die Erregungsleitung oder den Herzmuskel selbst betroffen. Klinische Zeichen der Gifteinwirkung sind Herzrhythmusstörung, Verbreiterung des QRS-Komplexes im EKG und Störung der QT-Strecke. Der Kreislauf im engeren Sinne wird beispielsweise durch eine Überdosis von Schlafmitteln (Vasomotorenlähmung) oder durch Antihypertonika geschädigt.
- Die **Lunge** kann als erstes Organ erkranken bei Inhalationsvergiftungen, d. h. bei Einatmung von giftigen Dämpfen, wie sie z. B. bei Explosion und Brand entstehen können. Darüber hinaus kann die Lunge aber auch – wie das Beispiel einer Paraquatvergiftung zeigt (S. 702) – durch oral aufgenommene Gifte erkranken (progrediente Lungenfibrose). Schließlich kann die Lunge auch im Sinne einer sog. Schocklunge mitreagieren bei primärer Gifteinwirkung auf das Herz-Kreislauf-System.

22

- Die **Niere** kann unmittelbar durch eine Vergiftung betroffen sein, wie beispielsweise durch organische Lösungsmittel oder Knollenblätterpilzvergiftung (S. 704). Die Tubuli können durch Ausflockung von Hämoglobin bei denjenigen Intoxikationen verstopft werden, die zu einer erheblichen Hämolyse führen. Häufig wird die Niere auch bei einer akuten Vergiftung indirekt in Mitleidenschaft gezogen durch Minderperfusion infolge eines Kreislaufschocks.
- Die **Leber** ist angesichts ihrer zentralen Stellung im Stoffwechsel bei zahlreichen Vergiftungen mitbetroffen. Mögliche Reaktionsformen der Leber sind eine Cholestase, ein hepatitisähnliches Schädigungsmuster oder ein akutes Leberversagen.



### *Anamnese*

Die Angaben des Kranken, seiner Angehörigen sowie eventuell der Besatzung des Rettungswagens sind von großer Bedeutung, um eine Vergiftung zu erkennen. Insbesondere die Umstände, unter denen der ggf. bereits bewusstlose Patient angetroffen wurde, legen den Verdacht auf eine Vergiftung nahe. In der Umgebung des Patienten aufgefundene leere Arzneimittelpackungen geben Hinweise auf eingenommene Substanzen.

Entscheidend ist, an eine Vergiftung zu denken. Dies sollte immer dann geschehen, wenn sich bei der Eigen- und evtl. Fremdanamnese widersprüchliche Angaben finden, oder wenn die bei einem Patienten erhobenen Befunde nicht zwanglos zu einem der herkömmlichen Krankheitsbilder passen.

### *Symptome*

Gestützt auf die (Fremd-)Anamnese, den klinischen Befund sowie eventuell den Giftnachweis ist die Frage zu klären, ob überhaupt eine Vergiftung vorliegt. Häufige Symptome bei einer Vergiftung sind

- zentralnervöse Störungen,
- Magen-Darm-Störungen,
- Hautzeichen (Druckstellen, Blasen, Ätzspuren, Einstichstellen).

Die Schwere der Bewusstseinsstörung gibt einen Anhalt für den Schweregrad der Vergiftung.

*Schweregrad einer Vergiftung*

**0:** keine Funktionseinschränkung
**I:** Patient schläfrig, aber ansprechbar
**II:** nicht ansprechbar, Reaktion auf leichtere Schmerzreize
**III:** nicht ansprechbar, Reaktion auf stärkere Schmerzreize
**IV:** keine Reaktion auf maximale Schmerzreize, alle Reflexe fehlen

### *Diagnostik*

Die Sicherung der Diagnose gelingt am besten durch den toxikologischen Giftnachweis. Aus diesem Grund sollten eine Blutprobe, Urin, Stuhl sowie das Spülwasser der Magenspülung für einen Giftnachweis aufbewahrt werden. Mit Schnelltests gelingt der Nachweis bestimmter Giftgruppen oder gar von Einzelgiften. Bei inhalatorischen Vergiftungen kann man die Ausatmungsluft mit Hilfe von Gasspürgeräten untersuchen. Genauer ist der dünnschicht- oder gaschromatografische (Trennung von Gas- oder dampfförmigen Flüssigkeitsgemischen) Nachweis der Gifte.

In allen unklaren Fällen sind die Giftinformationszentralen mit 24-Stunden-Dienst zurate zu ziehen.

● MERKE *Für die Behandlung des Vergifteten kann jedoch auf den exakten Giftnachweis nicht gewartet werden, da bereits bei begründetem Verdacht sofort eine Therapie einzuleiten ist.*

### *Differenzialdiagnose*

Eine Vergiftung ist differenzialdiagnostisch abzugrenzen von Bewusstseinsstörungen, im Rahmen von Stoffwechselerkrankungen und hormonellen Entgleisungen:

- Coma diabeticum
- Leberkoma
- Nierenkoma
- Elektrolytentgleisungen
- Schilddrüsenkoma
- Addison-Krise (Nebennierenkoma)

Die Besprechung dieser Komata erfolgt bei den jeweiligen Krankheiten. Darüber hinaus können auch eine Meningitis oder Enzephalitis sowie ein subdurales Hämatom nach Sturz ebenso zum Koma führen, wie ein Hirntumor.

● MERKE *Stets ist zu beachten, dass Alkoholgeruch in der Atemluft (Foetor alcoholicus) nie eine Alkoholintoxikation beweist, sondern oft nur Begleitsymptom einer anderen Vergiftung ist!*

## Sofortmaßnahmen bei Vergiftungen und Rauschzuständen

Die Sofortmaßnahmen bei einer Vergiftung entsprechen den allgemeinen Maßnahmen, die auch bei anderen Notfällen angewendet werden. Bewusstlosigkeit, Störung der Atemfunktion und Störung der Kreislauffunktion sind die häufigsten Vitalfunktionsstörungen bei Vergifteten. Die Erstmaßnahmen sind in der Reihenfolge gezielt nach festgelegtem Schema und in ruhiger Übersicht durchzuführen.

Wichtige Erstmaßnahme ist die Lagerung in *stabiler Seitenlage*, um die Atemwege frei zu halten und eine Aspiration zu verhindern. Durch Bewusstseinstrübung und Erbrechen bei verminderten Schutzreflexen wird die Aspirationsgefahr bei Vergifteten besonders groß. Speise- und Giftreste sind aus Mund und Rachen manuell vor Ort und im Krankenhaus auch durch *Absaugen* zu entfernen. Bei Bewusstlosigkeit ist ein *Tubus einzulegen*, um ein Zurückgleiten der Zunge zu verhindern.

MERKE *Vorsicht ist geboten für den Ersthelfer bei der Atemspende, da er möglicherweise selbst das Gift inhalieren kann. Aus diesem Grunde sollte die Beatmung bevorzugt mit einem Atembeutel erfolgen. Im Rettungswagen ist dann auch eine maschinelle Beatmung möglich.*

Weitere Sofortmaßnahmen sind *Beatmung* bei Ateminsuffizienz, das Anlegen einer *Infusion* zur Volumensubstitution bei Schocksymptomatik und eventuell die *kardiopulmonale Reanimation* (S. 691).

### Entgiftung (Detoxikation)

Die zur Entgiftung erforderlichen Maßnahmen trennt man in primäre Entgiftung (Detoxikation) und sekundäre Entgiftungsbehandlung.

#### *Primäre Detoxikation*

Bei oral aufgenommenen Giften kann Erbrechen rasch zur Entfernung größerer Giftmengen aus dem Körper beitragen (primäre Detoxikation). Dies kommt jedoch nur in Betracht, solange die Patienten ansprechbar sind.

MERKE *Bei bereits somnolenten oder gar bewusstlosen Kranken verbietet sich wegen der Aspirationsgefahr das provozierte Erbrechen. Auch bei Schaum bildenden Giften, wie z. B. Waschmitteln, bei ätzenden Substanzen und bei organischen Lösungsmitteln darf Erbrechen nicht ausgelöst werden.*

Die zur Provokation des Erbrechens benutzte hypertone Kochsalzlösung birgt das Risiko einer starken Natriumbelastung, falls es nicht zum Erbrechen kommt. Eine mechanische Reizung des Gaumens, Brechsirup (Ipecucuanha-Saft) sowie in Ausnahmefällen Apomorphin werden ebenfalls verwendet, um Erbrechen auszulösen.

PFLEGE ***Induziertes Erbrechen.*** *Lassen Sie einen Patienten, der aufgrund einer Vergiftung erbrechen soll, nicht alleine, weil die Gefahr der Aspiration und einer plötzlichen Bewusstseinseintrübung (je nach eingenommener Substanz) nicht ganz auszuschließen ist. Geben Sie dem Patienten ausreichend Zellstoff und stellen Sie einen Eimer zum Erbrechen bereit. Eine Nierenschale reicht – insbesondere, wenn der Patient Brechsirup bekommen hat – für das heftige Erbrechen nicht aus. Nach dem Erbrechen reichlich trinken lassen.*

Kommt es nicht zum Erbrechen, ist eine **Magenspülung** notwendig. Diese wird durchgeführt nach vorheriger Prämedikation mit 0,5 mg Atropin i.v. In Linksseitenlage wird, eventuell nach vorheriger endotrachealer Intubation zur Aspirationsprophylaxe, ein fingerdicker gleitfähig gemachter Magenschlauch in den Magen eingeführt. Durch einen Gummikeil wird er vor dem Zerbeißen gesichert. Von der korrekten Lage des Schlauches überzeugt man sich durch Luftinsufflation unter epigastrischer Auskultation oder durch die spontane Entleerung von Mageninhalt. Die Magenspülung erfolgt mit Einzelportionen von ca. 300 ml Wasser unter Kontrolle der instillierten und abgeleiteten Flüssigkeitsmenge. Die Spülung wird solange fortgeführt, bis die Spülflüssigkeit klar zurückkommt. Vor Entfernung des Magenschlauches wird Aktivkohle und eventuell Glaubersalz instilliert, um Giftreste zu binden und eine forcierte (gesteigerte) Diarrhö zu erreichen.

PFLEGE ***Magenspülung.*** *Eine Magenspülung bedeutet für den Patienten immer eine erhebliche körperliche und psychische Belastung, auch wenn sein Bewusstsein getrübt ist. Mitunter werden bis zu 100 Liter Spülflüssigkeit benötigt, sodass der Spülvorgang eine Stunde oder länger dauern kann. Wirken Sie währenddessen beruhigend auf den Patienten ein. Vor einiger Zeit, z. T. auch noch heute, wurde die Ansicht vertreten, ein Patient, der sich in suizidaler Absicht vergiftet hat, müsse durch die Magenspülung oder durch die Wahl eines besonders dicken Magenschlauches „bestraft" werden, um ihn dadurch von einem erneuten Selbstmordversuch abzuschrecken. Lassen Sie diese Einstellung im Interesse des Patienten der Vergangenheit angehören.*

Bei *perkutaner Giftaufnahme* müssen alle kontaminierten Kleidungsstücke entfernt und der Körper reichlich mit Wasser und Seife gewaschen werden. Aus Sicherheitsgründen müssen dabei Schutzhandschuhe getragen werden.

Sollten die Augen durch Gifteinwirkung geschädigt sein, ist so früh wie möglich eine ausgiebige Spülung (Leitungswasser) durchzuführen.

Zur Giftneutralisation lässt man bei der Einnahme ätzender Substanzen reichlich trinken (sog. Spültherapie).

Bei schaumbildenden Substanzen gibt man Entschäumer, wie z. B. Lefax.

Bei Einnahme organischer Lösungsmittel oder öliger Substanzen hat sich besonders Aktivkohle in hoher Dosierung bewährt, die bei schweren Vergiftungen über eine Magensonde gegeben wird (25–100 g).

Für eine Reihe von Giften stehen sog. **Antidote** zur Verfügung (**Tab. 22.6**). Dies sind Substanzen, die das aufgenommene Gift entweder durch Abbindung neutralisieren, zu unwirksamen Derivaten umwandeln, von den Bindungsrezeptoren verdrängen oder eine direkte Gegenwirkung entfalten.

Jeder Patient mit einer schwerwiegenden Vergiftung gehört in die Klinik und wird dort intensivmedizinisch behandelt. Dies umfasst die Überwachung und Aufrechterhaltung der Atmung, des Kreislaufs sowie der Herzfunktionen. Überwachung der Körpertemperatur, Bilanzierung der Flüssigkeitsein- und -ausfuhr sowie eine parenterale Ernährung ergänzen erforderlichenfalls die intensivmedizinische Betreuung (Basistherapie).

Ist das Gift bereits im Körper aufgenommen, vermag die **forcierte Diarrhö** (z.B. mit Glaubersalz) zu helfen, den enterohepatischen Kreislauf mancher Giftstoffe bei gleichzeitiger Gabe von Kohle zu unterbrechen.

***Sekundäre Detoxikation***

Ist das Gift durch die Haut, die Atemwege oder den Magen-Darm-Trakt in den Körper gelangt, sind die Möglichkeiten der primären Detoxikation erschöpft. Eine **forcierte Diurese** kommt bei solchen Giftstoffen in Betracht, die nierengängig sind (z.B. zahlreiche Schlafmittel). Unter forcierter Diurese versteht man die Durchspülung mit 10–20 l/24 h. Kurzfristige Kontrollen der Flüssigkeitsbilanz, des zentralen Venendrucks sowie der Serumelektrolyte sind erforderlich, um die Diurese adäquat steuern zu können. Kontraindikationen zu einer forcierten Diurese sind u.a. Herzinsuffizienz, Niereninsuffizienz sowie Hirnödem.

Soll bei Niereninsuffizienz ein prinzipiell renal eliminierbares Gift dennoch aus dem Körper entfernt werden, bietet sich eine **Hämodialyse** zur extrakorporalen Detoxikation an. Diese setzt jedoch eine gute Wasserlöslichkeit und eine geringe Eiweißbindung des Giftstoffes voraus.

Diese Einschränkungen entfallen bei der **Hämoperfusion**. Bei diesem Verfahren wird Blut unter sterilen Bedingungen maschinell durch eine Säule mit mikroverkapselten Kohlepartikeln gepumpt. Dabei absorbiert die Kohle Giftstoffe aus dem Blut, unabhängig davon, ob diese wasserlöslich, fettlöslich oder eiweißgebunden sind. Die Hämoperfusion hat den Nachteil, dass auch andere Blutbestandteile, wie beispielsweise die Thrombozyten, bei der Passage der mit Aktivkohle angefüllten Säule zerstört werden können.

Aus diesem Grund wurde das Verfahren erweitert zur **Plasmaperfusion**. Dabei wird zunächst das Blutplasma unter sterilen Kautelen separiert (Plasmapherese) und dieses dann frei von korpuskulären Blutbestandteilen über eine entsprechend beschichtete Säule gegeben. Auf diese Weise können die Nebenwirkungen der Aktivkohleperfusion deutlich gemindert werden. Voraussetzung für diese Form der extrakorporalen Detoxikation ist ein Giftstoff, welcher an Kohle oder einen Kunststoff (Adsorber) absorbiert werden kann.

Gifte, die sich primär im Gewebe ansammeln, können durch diese Verfahren nicht oder nur ungenügend eliminiert werden.

## 22.2.2 Spezielle Vergiftungen

Ohne Anspruch auf Vollständigkeit sollen im Folgenden einige klinisch häufiger in Erscheinung tretende akute Vergiftungen besprochen werden.

### Schlafmittelvergiftungen

***Häufigkeit***

Schlafmittel und Sedativa gehören zu den am häufigsten eingenommenen Medikamenten. Sie machen 60% der Arzneimittelintoxikation aus. Benzodiazepine, Antihistaminika und Barbiturate sind die Hauptvertreter. Prinzipiell kann bei entsprechend hoher Dosierung auch mit rezeptfreien Schlafmitteln eine tödliche Intoxikation herbeigeführt werden.

***Symptome und Diagnostik***

Die klinische Symptomatik ist abhängig von der Menge des eingenommenen Schlafmittels sowie vom Stadium, in welchem sich der Patient bereits befindet. Allen Schlafmitteln ist gemeinsam, dass sie über Müdigkeit, Schläfrigkeit, Somnolenz (Benommenheit) zum Schlaf und weiter zur Bewusstlosigkeit und zum tiefen Koma mit oder ohne Störungen der Atmung führen können. Erregungszustände (Exzitationen) oder Krampfbilder können das klinische Bild überlagern. Erbricht der Patient, dann kann es darüber hinaus durch Verlegung der Atemwege zur Erstickung kommen. Wesentlich ist die exakte Erfassung des jeweiligen Narkosestadiums. Dabei orientiert man sich an der Atemtätigkeit, den noch vorhandenen Reflexen und der Pupillenweite (**Abb. 22.8**). Bei Antihistaminikavergiftung ist die agitierte Psychose (anticholinergisches Syndrom) auffällig.

PFLEGE ***Sicherheit.*** *Patienten mit schwerer Barbituratvergiftung neigen zu Atemdepression, Kreislaufstörungen und Hypothermie. Kontrollieren Sie die entsprechenden Parameter engmaschig, am besten per Monitor. Decken Sie den Patienten warm zu. Nach Barbituratvergiftungen entstehen häufig großflächige Hautblasen und -nekrosen, besonders an Hautstellen mit hohem Auflagedruck. Prophylaktisch wirkt hier die Weichlagerung.*

Oft gibt die Fremdanamnese Hinweise auf die Art der Intoxikation. Wichtig ist auch die Suche nach eventuellen Tablettenröhrchen in der näheren Umgebung des Patienten, um die Art des eingenommenen Giftes zu erkennen.

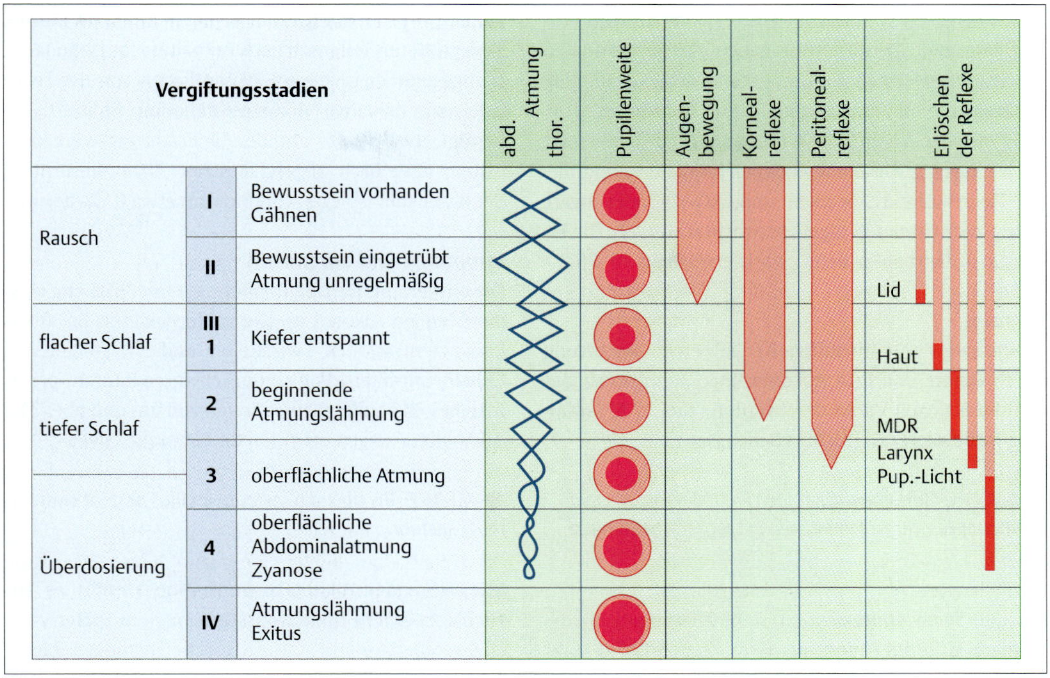


**Abb. 22.8 Schlafmittelvergiftung.** Schematische Darstellung der in verschiedenen Stadien einer Schlafmittelvergiftung (Komastadien) noch nachweisbaren bzw. bereits erloschenen Reflexe (nach Guedel). Abd. = abdominal, thor. = thorakal, MDR = Muskeldehnungsreflexe, Pup.-Licht = Reaktion der Pupillen auf Licht.



Nach Lagerung Freimachen der Atemwege, Erbrechen und Magenspülung (primäre Detoxikation). Bei der Benzodiazepinvergiftung gibt man Flumazenil als Antidot, führt man bei der Barbituratvergiftung eine forcierte Diurese oder evtl. auch Hämoperfusion durch und behandelt die anticholinergischen Erscheinungen der Antihistaminikavergiftung mit Physostigmin.

● MERKE *Je schwerer die Vergiftungssymptome, desto eher wird man die extrakorporale Detoxikation einsetzen.*

### *Nachsorge*

Ist die akute Phase der Schlafmittelintoxikation überwunden, werden Arzt und Pflegeperson versuchen, mit dem Patienten in ein vertrauensvolles Gespräch zu kommen, um die Ursache des Suizidversuches zu ergründen. Eine fachpsychiatrische Beratung und nachfolgende sozialmedizinische Betreuung sollen helfen, die Rezidivgefahr zu vermindern.

Darüber hinaus ist medizinisch die Behandlung der Sekundärkomplikationen der Intoxikation, wie beispielsweise einer Pneumonie, erforderlich. Hat der Patient vor Krankenhauseinweisung längere Zeit bewusstlos zu Hause gelegen, können sich sog. Barbituratnekrosen an den Fersen entwickeln, die sehr hartnäckig sind und hautärztliche Betreuung erfordern.

## Schmerzmittelvergiftung

### *Vorkommen und Häufigkeit*

Vergiftungen durch Schmerzmittel werden nicht selten als Begleiterscheinung einer Schlafmittelvergiftung beobachtet. Die Einnahme der Tabletten erfolgt häufig in suizidaler Absicht. Alleinige Analgetikavergiftungen machen nur etwa 10 % aller zur Klinikaufnahme kommenden Vergiftungsfälle aus.

### *Symptome*

Das klinische Bild einer Schmerzmittelvergiftung wird stark beeinflusst von der Art und der Menge sowie dem Applikationsweg (oral oder intravenös) des Analgetikums. Gerade bei den *Opiaten* und ihren Abkömmlingen besteht eine deutliche Abhängigkeit der klinischen Symptomatik vom Grad der Gewöhnung.

Überdosierung von *Acetylsalicylsäure* führt zu starken Veränderungen im Säure-Basen-Gleichgewicht sowie im Wasser- und Elektrolythaushalt. Ausgeprägte Hyperventilation, Somnolenz oder delirante Zustände sowie Schwitzen und Dehydratation können das klinische Bild einer Salicylatvergiftung prägen. Während für Erwachsene die letale Dosis bei etwa 30–40 g liegt, beträgt diese für Kinder nur 3 g! Daher sind gerade Kinder durch versehentliche Einnahme von salicylathaltigen Medikamenten gefährdet.

Das in vielen Schmerzmitteln verwendete *Paracetamol* kann bei Überdosierung neben gastrointestinalen Beschwerden vornehmlich eine starke Leberschädigung auslösen, die bis zum Leberkoma und Tod führen kann. Die typischen Vergiftungssymptome treten häufig erst nach 2 Tagen auf. Daneben können kardiale Symptome, wie Herzrhythmusstörungen und EKG-Veränderungen, selten auch Nierenversagen, beobachtet werden. Die letale Dosis beträgt für den Erwachsenen etwa 10–20 g.

### *Therapie*

Die schwere Ateminsuffizienz bei einer Vergiftung durch *Opiate* und ihre Abkömmlinge kann durch das Antidot Naloxon verhindert werden (**Tab. 22.6**), wenn eine Intubation akut nicht möglich ist.

● MERKE *Bei Drogensüchtigen kann die rasche Opiatantagonisierung zu schwersten Entzugserscheinungen führen.*



Bei der *Salicylatintoxikation* steht therapeutisch die primäre Giftentfernung aus dem Magen-Darm-Trakt durch Magenspülung und forcierte Diarrhö im Vordergrund. Unter den sekundären Detoxikationsmaßnahmen erlaubt die forcierte Diurese bei gleichzeitiger Alkalisierung des Urins eine deutliche Steigerung der Salicylatausscheidung im Urin. Erforderlichenfalls kann auch eine Hämodialyse eingesetzt werden.

Bei *Paracetamolintoxikation* steht die Verhinderung einer weiteren Leberschädigung therapeutisch im Vordergrund. Aus diesem Grund gibt man als Antidot N-Acetylcystein – eine Substanz, die als Mukolytikum leicht verfügbar ist. Wichtig ist, dieses Antidot frühzeitig zu geben, da nach bereits eingetretenem schwerem Leberschaden dieser durch das Antidot verschlimmert werden könnte.

## Alkoholintoxikation durch Äthanol

### *Häufigkeit*

Vergiftungen durch Äthanol (Äthylalkohol) gehören infolge der leichten Verfügbarkeit dieser Substanz zu den häufigsten Vergiftungen überhaupt. Der jährliche Äthylalkoholverbrauch beträgt in Deutschland – bezogen auf erwachsene Personen – ca. 15 l reinen Alkohol. Berücksichtigt man weiter, dass bei einem durchschnittlich 75 kg schweren Erwachsenen etwa 200 g reiner Alkohol für einen schweren Rausch ausreichen, wird deutlich, wie oft Alkoholintoxikationen vorkommen.

### *Physiologie*

Der Alkoholgehalt üblicher Getränke schwankt stark. Bier hat etwa 2–5 % Alkohol, deutscher Wein etwa 6–12 %, Südweine 15–22 % und Schnäpse sowie Liköre können zwischen 30 und 60 % Alkohol enthalten. Die Alkoholresorption erfolgt zum geringen Anteil im Magen, zum größeren Teil rasch nach Aufnahme im Dünndarm. Demgegenüber ist die im Wesentlichen von der Leber geleistete oxidative Alkoholelimination limitiert. Sie beträgt etwa 7 g pro Stunde. Als Erfahrungswert kann gelten, dass nach abgeschlossener Alkoholresorption der Blutalkoholspiegel stündlich um etwa 0,1 ‰ absinkt.

### *Symptome und Diagnostik*

Die enthemmende und euphorisierende Wirkung kleiner Mengen Alkohol ist allgemein bekannt. Bei Alkoholkonzentrationen zwischen 1 und 2 ‰ stellen sich Gehstörungen ein. Von einem schweren Rausch spricht man bei Alkoholkonzentrationen von um und über 3 ‰. Alkoholiker zeigen oft einen Gewöhnungseffekt.

● MERKE *Bei über 4 ‰ Alkohol im Blut besteht akute Lebensgefahr.*

Mit steigender Alkoholkonzentration kommt es zunächst zu einem Exzitationsstadium, dem später visuelle, zerebellare und statoakustische Störungen folgen. Gangstörungen bis zum Torkeln, lallende Sprache und Greifstörungen sind die typischen klinischen Symptome. Im Spätstadium kommt es zur Alkoholnarkose, die in Atemdepression und Hypothermie übergehen kann.

*Differenzialdiagnostisch* ist die Alkoholintoxikation von allen anderen Vergiftungen abzugrenzen. Aus dem Umstand, dass ein Patient eine „Alkoholfahne" hat, darf nie nur auf einen Alkoholrausch geschlossen werden. Andere Erkrankungen, wie beispielsweise Schädel-Hirntraumen oder Stoffwechselkomata, müssen ausgeschlossen werden, an gleichzeitig eingenommene Medikamente ist zu denken. Die Sicherung der Diagnose geschieht durch Alkoholbestimmung im Blut.

Bei der *chronischen Vergiftung* mit Äthylalkohol stehen Persönlichkeitsveränderungen im Vordergrund. Abnehmendes Urteilsvermögen und Verlust der Persönlichkeitsstruktur werden beobachtet. Klinisch führt chronischer Alkoholmissbrauch zu Magenschleimhautentzündung und Magengeschwür. Erkrankungen der Leber, der Bauchspeicheldrüse oder Störungen des Fettstoffwechsels können die Folge sein.

### *Therapie*

Die Behandlung der akuten Alkoholintoxikation folgt weitgehend der für die Schlafmittelintoxikation. Sie beginnt – falls erforderlich – mit rascher Eliminierung noch nicht resorbierter Alkoholmengen aus dem Magen und umfasst symptomatische Maßnahmen, wie künstliche Beatmung, Kreislaufstützung und Elektrolytausgleich, nach klinischem Bedarf.

Ist die akute Phase der Alkoholvergiftung überwunden, muss auf Symptome einer dann oft einsetzenden

Entzugssymptomatik mit Delir geachtet und frühzeitig medikamentös eingegriffen werden.

### Alkoholintoxikation durch Methanol

Gänzlich anders als die Äthanolvergiftung verläuft die Vergiftung mit dem Alkohol Methanol (Methylalkohol). Ursache ist häufig eine Verwechslung mit dem Äthanol.

#### *Symptome*

Klinisch kommt es bald nach der Methanolaufnahme zu einem narkoseähnlichen Zustand mit Erbrechen. Nach einer Latenzzeit von etwa 20 Stunden, in der Methanol oxidativ abgebaut wird, entwickeln sich Kussmaul-Atmung (langsame, vertiefte Atmung), Unruhe und Zyanose. Im weiteren Verlauf kann es zu Lähmungserscheinungen kommen. Typische Spätfolge ist die Erblindung. Bei Überdosierung tritt der Tod unter den Zeichen der Atemlähmung ein.

#### *Therapie*

Durch Magenspülung wird versucht, die noch nicht absorbierten Methanolreste aus dem Körper zu eliminieren. Die Gabe von Äthanol (z. B. 100 ml 50%iger Schnaps; **Tab. 22.6**) verlangsamt den Methanolabbau zur toxischen Ameisensäure und vermindert dadurch die drohende Azidose. Forcierte Diurese und eventuell eine frühzeitige Dialyse sind neben der immer erforderlichen Alkalisierung zur Bekämpfung der Azidose bewährte Maßnahmen.

### Vergiftungen durch Ätzgift Säure

#### *Pathogenese*

Säuren führen über Eiweißfällung zu einer Zellnekrose. Nach oraler Säureaufnahme kommt es zu einer Verätzung des oberen Gastrointestinaltrakts mit einer sog. Koagulationsnekrose. Das Ausmaß der Schädigung wird von der Konzentration der Säure, ihrem Dissoziationsgrad sowie der Dauer der Einwirkung bestimmt.

#### *Symptome*

Meist unmittelbar nach Trinken der Säure entsteht eine schwere, schmerzhafte Stomatitis mit schmutziggrauen Belägen. Reaktiv entwickelt sich ein starker Speichelfluss. Nicht selten kommt es zum Erbrechen von kaffeesatzartig verfärbtem Blut. Ein Kreislaufkollaps kann sich entwickeln. Örtliche Komplikationen, wie ein Glottisödem oder eine Magenperforation, können zum Tode führen.

#### *Therapie und Prognose*

Die Behandlung zielt auf rasche Neutralisation der aufgenommenen Säure, Verminderung der eingetretenen Schäden und Verhinderung von Spätkomplikationen. Dazu wird zunächst bei Säurevergiftung alkalisierend mit Magnesiumperoxid behandelt.

● MERKE *Vor der unkontrollierten Auslösung von Erbrechen muss bei Säure- und Laugenvergiftungen gewarnt werden, da dadurch erneut die Speiseröhre beschädigt werden und rupturieren kann.*

Besondere Vorsicht ist bei Essigsäureverätzung geboten, die zu einer Hämolyse und konsekutiv zu einer Anurie führen kann. Oxalsäurevergiftung kann durch Ausfällung der Kalziumionen zu einer Hypokalzämie mit tetanischen Anfällen führen.

Über die akute Behandlung hinaus müssen Patienten mit einer Säurevergiftung des oberen Gastrointestinaltrakts besonders intensiv nachbeobachtet werden. Ein ausreichender Volumenersatz ist in allen Fällen wichtig. Die Rückbildung der eingetretenen Koagulationsnekrose nimmt erfahrungsgemäß längere Zeit in Anspruch. Im Rahmen der Ausheilung kann es zu narbigen Stenosen der Speiseröhre oder selten auch des Zwölffingerdarms kommen.



### Vergiftungen durch Ätzgift Lauge

#### *Pathogenese*

Im Gegensatz zur Vergiftung mit Säure führt die Laugenverätzung (z. B. mit Abflussreiniger) zu einer weichen, verquollenen Nekrose mit eher sulziger Oberflächenbeschaffenheit (sog. Kolliquationsnekrose). Sie wirkt sich insbesondere in Mund und Ösophagus aus.

#### *Symptome*

Die Klinik der Laugenverätzung gleicht zunächst derjenigen der Säurevergiftung. Bedingt durch die sulzigweiche Kolliquationsnekrose ist eine Speiseröhrenperforationen eher möglich. Mit Lackmuspapier kann man schnell zwischen Säuren und Laugen unterscheiden.

#### *Therapie*

Therapeutisch versucht man, die aufgenommene Lauge durch Gabe von Zitronensaft oder verdünntem Essig zu neutralisieren. Auch reichlich Wasser wird empfohlen.

### Vergiftungen durch organische Lösungsmittel

#### *Definition und Vorkommen*

Die Gruppe der organischen Lösungsmittel umfasst eine Vielzahl chemisch unterschiedlicher Substanzen. Ihnen ist gemeinsam, dass sie gut fettlöslich, schwer wasserlöslich und relativ leicht flüchtig sind. Chemisch gesehen handelt es sich um Äther, Phenole, Alkohole, Chlorkohlenwasserstoffe, Benzol und andere organische Lösungsmittel.

Organische Lösungsmittel sind in Industrie und Haushalt weit verbreitet. Erinnert sei in diesem Zusammenhang an Lösungsvermittler in Lacken und Klebstoffen sowie in zahlreichen Pflegemitteln oder an die Fleckenentferner.

Angesichts der weiten Verbreitung organischer Lösungsmittel sind in dieser Gruppe akzidentelle Vergiftungen besonders häufig.

*Pathogenese*
Angesichts der vielfältigen chemischen Strukturen organischer Lösungsmittel sind die Stoffwechselwege dieser Substanzen im Körper recht unterschiedlich. Aufgrund der hohen Fettlöslichkeit reichern sie sich bevorzugt im Zentralnervensystem an. Darüber hinaus können sie zu einer Schädigung blutbildender Organe führen. Teilweise sind erst die im Körper entstandenen Stoffwechselprodukte der Lösungsvermittler toxisch.

*Symptome*
Entsprechend der Vielzahl der chemischen Substanzen kann das klinische Bild außerordentlich variieren. Beispielhaft soll die Vergiftung mit *Tetrachlorkohlenstoff* eingehender besprochen werden. Sie verläuft in mehreren Phasen:

- Nach oraler Aufnahme kommt es in der *1. Phase* zunächst zu gastrointestinalen Störungen und einer Art Katerstimmung. Bereits in diesem Stadium kann ggf. durch Atemlähmung der Tod eintreten.
- Im *2. Stadium* werden klinisch kaum Symptome beobachtet. Demgegenüber lässt sich die Schwere der Erkrankung in diesem Stadium durch Anstieg der Transaminasen im Serum erkennen. Wegen der fehlenden klinischen Symptome wird in diesem Stadium oft die Schwere der Erkrankung verkannt.
- Im *3. Stadium* schließlich stehen toxische Leber- und/oder Nierenschäden im Vordergrund. Ohne Behandlung entwickelt sich Leberkoma oder Nierenversagen. Beide führen zum Tod. Die berufsbedingte Benzolexposition (Benzin, Tankanlagen) kann zu malignen Entartungen myeloischer und lymphatischer Blutzellen führen. Diese Leukämien werden als Berufskrankheit anerkannt (s. S. 550).

*Diagnostik*
Die Diagnose einer Lösungsmittelvergiftung beruht auf einer eingehenden Anamnese einschließlich Fremdangaben. Beweisend für die Intoxikation ist letztlich der toxikologische Nachweis, der jedoch schwierig und zeitraubend ist. Dafür stehen verschiedene Methoden wie Gaschromatografie, Spektrophotometrie u.a. in der Atemluft wie im Harn zur Verfügung. Vergiftungszentralen sind Tag und Nacht erreichbar!

*Therapie*
Eine kausale Therapie der Vergiftung mit organischen Lösungsmitteln ist bislang nicht möglich. Nur selten wird es gelingen, durch Magenspülung noch Giftreste aus dem Körper zu entfernen. Die Resorption kann durch Gabe von flüssigem Paraffin unterbunden werden. Kontraindiziert sind Alkohol, Milch oder Rizinusöl, da dadurch die Resorption gefördert werden kann. Erfolgte die Giftaufnahme perkutan ist eine sorgfältige Reinigung der Haut mit Seife angezeigt. Alkohol zur Hautreinigung ist verboten.

*Prognose*
Die Prognose der akuten Vergiftung wird vom Zeitpunkt bestimmt, in welchem die Therapie einsetzt. Die Letalität wird mit etwa 5–10% angegeben. Wird die akute Vergiftungsphase überstanden, hängt der weitere Krankheitsverlauf von der Schädigung lebensnotwendiger Organe, wie Zentralnervensystem oder Leber bzw. Niere, ab.

### Vergiftung mit Pflanzenschutzmitteln

*Definition und Vorkommen*
Die Vielzahl der verwendeten Pflanzenschutzmittel lässt sich unter vergiftungsmedizinischen Aspekten nach den verschiedenen chemischen Wirkgruppen unterscheiden in

- organische Phosphorverbindungen,
- Chlorkohlenwasserstoffe,
- Mittel auf Strychninbasis,
- Metaldehyd,
- Paraquat.

Angesichts der weiten Verbreitung von Pflanzenschutzstoffen in der Landwirtschaft sind berufliche und akzidentelle Vergiftungen mit dieser Substanzgruppe nicht selten. Häufiger werden sie jedoch zu Suizidversuchen verwendet.

*Pathogenese*
Die Resorption der Pflanzenschutzmittel steht in enger Beziehung zu ihrer chemischen Struktur. Chlorierte Kohlenwasserstoffe und organische Phosphorverbindungen können oral, durch Einatmen oder perkutan resorbiert werden. Bei den Insektiziden kommt es in der Regel zu einer Acetylcholinvergiftung durch Hemmung der Cholinesterase und damit zu Störungen an den neurogenen Synapsen.

*Symptome*
Die Vielzahl der verwendeten Stoffe macht es praktisch unmöglich, die Vergiftungserscheinungen auch nur einigermaßen vollständig darzustellen. Bei Organophosphorverbindungen (E605, Metasystox) stehen so verschiedene Symptome wie vermehrter Speichelfluss, Bradykardie, Bronchospasmus, Brechdurchfall oder kolikartige Bauchbeschwerden im Vordergrund.

PFLEGE ***Aspekte der Pflege.*** *Menschen mit E605-Vergiftung sind intensivpflegebedürftig und erfordern* *den Einsatz erfahrener Pflegepersonen. Sie sind nicht nur vital gefährdet durch das eingenommene Gift, sondern auch durch hoch dosierte Verabreichung des Gegengifts Atropin. So beobachtet man häufig neben den oben genannten Symptomen auch eine Tachykardie und Darmlähmung, die die Ausscheidung des Giftes behindert und somit lange Einwirkzeiten begünstigt.*

***Selbstschutz.*** *Tragen Sie bei jedem Kontakt mit dem Kranken Handschuhe, da das Gift auch perkutan ausgeschieden und aufgenommen wird. Der Patient muss in der Akutphase in einem Einzelzimmer liegen. Mitglieder des Behandlungsteams klagen nach Einatmen der stechend riechenden Raumluft oft über Kopfschmerzen und Unruhe. Lüften Sie daher gut durch (auch bei Zimmern mit Klimaanlage).*

Der Tod kann unter Atemlähmung eintreten. Chlorierte Tetrachlorkohlenstoffe können darüber hinaus zu Leber- und Nierenschäden führen. Pflanzenschutzmittel auf Strychninbasis verursachen vornehmlich Muskelkrämpfe. Paraquatpräparate verursachen typischerweise mit einer Latenzzeit von mehreren Stunden Darmkoliken und hämorrhagische Durchfälle. Ödematöse Verquellung der Alveolen kann zu einer tödlichen Lungenparenchymschädigung führen.

### *Diagnostik*

Die Diagnose basiert auf dem Nachweis des Giftes in der Spülflüssigkeit des Magen-Darm-Trakts und der Giftmetaboliten in Blut oder Urin. Die organischen Phosphorverbindungen besitzen einen stechenden aromatischen Geruch, der Magensaft ist durch eine beigefügte Farbe immer blau gefärbt, die Aktivität der Serum-Cholinesterase stark vermindert.

### *Therapie und Prognose*

Giftentfernung (Magenspülung) und Aufrechterhaltung der Vitalfunktionen stehen im Vordergrund der Therapie. Bei Acetylcholinvergiftung gibt man Atropin in hoher Dosierung (**Tab. 22.6**) unter Kontrolle von Bronchialsekretion, vermehrtem Speichelfluss und eventuell auch Pupillenweite, Darmperistaltik und Speichelsekretion. Toxigonin reaktiviert anschließend die blockierte Esterase.

Die Prognose hängt entscheidend vom rechtzeitigen Einsatz der Maßnahmen ab.

22

**Tab. 22.6 Antidottherapie für den Vor-Ort-Gebrauch (Zilker 2009).**

| *Gift* | *Antidot* | *Handelsname* | *Dosis* |
|---|---|---|---|
| ***supportive Antidote:*** | | | |
| Anticholinergika | Physostigmin | Anticholium | 1–2 mg i.v. |
| Benzodiazepine, Zolpidem, Zopiclon | Flumazenil | Anexate | 0,5–1 mg i.v. |
| Neuroleptika | Biperiden | Akineton | 5 mg i.v. |
| Opiate/Opioide | Naloxon | Narcanti u. a. | fraktioniert 0,1–0,4–(0,8) mg i.v |
| Reizgase | Salbutamol | Salbutamol als Dosieraerosol u. a. | 2 Hübe alle 4 Stunden |
| ***potenziell lebensrettende Antidote:*** | | | |
| Blausäure im Rauch | Hydroxocobalamin | Cyanokit | 5 g i.v. |
| Chloroquin | Diazepam | Valium u. a. | 60–120 mg i.v. |
| Ethylenglykol, Methanol | Ethanol | Ethanol 95 % Braun | 100 ml, 1 : 1 verdünnt, p.o. |
| Kohlenmonoxid | Sauerstoff | | 10 l/min per Inhalation |
| Sulfonylharnstoff, Glinide, Insulin | Glukose 20 % | | 100 ml i.v. |
| trizyklische Antidepressiva | Natriumhydrogencarbonat 1 molar | | 100 ml i.v. |
| ***unverzichtbare lebensrettende Antidote:*** | | | |
| Organophosphate | Atropin 1 % | Atropinsulfat 100 mg/10 ml | 1–5 ml i.v. |
| | Obidoxim | Toxogonin | 250 mg i.v |
| Zyanide | 4-DMAP | 4-DMAP | 250 mg i.v. |
| | Natriumthiosulfat | Natriumthiosulfat 10 % | 100 ml |

## Schwermetallvergiftungen

Eine Reihe von Schwermetallionen wirkt überwiegend durch Blockade enzymatischer Reaktionen giftig. Die Wichtigeren werden im Folgenden besprochen.

### *Quecksilbervergiftung*

Metallisches Quecksilber wie auch Quecksilberverbindungen sind in der Industrie weit verbreitet. Während die orale Aufnahme von metallischem Quecksilber – z.B. aus einem zerbrochenen Fieberthermometer – in der Regel keine Vergiftungserscheinungen verursacht, kann die Inhalation von Quecksilberdampf sowie die Zufuhr von Quecksilberverbindungen (Methyl-Hg) schwere Vergiftungserscheinungen zur Folge haben. Amalganfüllungen führen in der Regel nicht zu erhöhten Quecksilberspiegeln im Blut, Fische können stärker quecksilberbelastet sein.

Nach Hustenreiz und gastroenteritischen Beschwerden führt die Resorption zur Nierenschädigung und durch Anreicherung im ZNS zur Quecksilberenzephalopathie.

22

Therapeutisch gibt man als spezifisches Antidot DMPS (Dimercaptopropansulfonsäure), das Quecksilber, wie auch andere Schwermetalle, zu einem unlöslichen Komplex bindet.

### *Arsenvergiftung*

Arsen findet in der Industrie (Legierungen, Halbleiter) wie auch zur Schädlingsbekämpfung (Herbizide) Verwendung. Es wird vom Magen-Darm-Trakt rasch aufgenommen und über die Nieren ausgeschieden. Die Vergiftungserscheinungen machen sich durch Erbrechen, Bauchkoliken, Durchfälle und Nierenversagen bemerkbar. Kreislaufversagen kann zum Tode führen. Chronische Arsenvergiftungen führen zu Haut- und Schleimhautschäden bis zur Karzinombildung sowie zur Polyneuropathie.

Als Antidot wird ebenfalls DMPS gegeben. In Haaren und Nägeln kann Arsen nach überstandener Krankheit noch lange Zeit nachgewiesen werden.

### *Thalliumvergiftung*

Thallium wird in Form von Pasten oder Giftweizenkörnern zur Mäusebekämpfung verwendet. Es führt akut zu Erbrechen, abdominellen Koliken und Durchfall. Im weiteren Verlauf treten Nervenschädigungen auf, von einer Polyneuropathie bis zu Lähmungen. Die Haarwurzeln färben sich typischerweise schwarz, die Haare fallen nach etwa 3 Wochen aus. Mit Magenspülung und Abführmaßnahmen wird die Giftentfernung versucht. Berliner Blau kann die Resorption hemmen.

### *Bleivergiftung*

Bleiverbindungen werden über die Lungen und den Magen-Darm-Trakt (Kleinkinder in 5-facher Menge) resorbiert und vorwiegend im Knochen abgelagert. Bei akuter Vergiftung beobachtet man Metallgeschmack und vermehrten Speichelfluss, es kommt zu heftigen gastrointestinalen Beschwerden. Spätstadien sind durch eine Polyneuropathie und chronische hypochrome Anämie gekennzeichnet. Das Zahnfleisch weist den typischen Bleisaum auf. Bleifreie Kraftstoffe und Ersatz der Bleirohre der Wasserleitungen haben die Bleibelastung in der Bevölkerung deutlich vermindert.

Therapeutisch versucht man das Blei durch DMPS oder Kalzium-EDTA zu binden.

## Dioxin-Vergiftung

Dioxine entstehen bei Verbrennungen (Waldbrände, Müllverbrennung), wenn organische Verbindungen in Gegenwart von Halogenverbindungen (Chlor, Brom) oxidieren. Dioxine werden mit belasteten Lebensmitteln wie Milch, Eiern, Fleisch und Fisch vom Menschen aufgenommen und nur über Jahrzehnte langsam wieder ausgeschieden. Massenvergiftungen können sich bei Industrieunfällen (Norditalien) ereignen; prominenter Fall einer chronischen Vergiftung ist der ukrainische Politiker Juschtschenko.

### *Symptome*

Die akute Vergiftung löst Übelkeit, Erbrechen und Reizung der Atemwege aus. Die schleichende chronische Vergiftung ist charakterisiert durch die Chlor-Akne in Gesicht und an Extremitäten, durch Leberschädigung, Polyneuropathie und psychische Symptome wie Neurasthenie, Depression und Schwächung des Immunsystems.

### *Therapie*

Eine spezifische Therapie ist nicht bekannt. Eine Steigerung der Dioxinausscheidung durch Vitamingaben, Medizinalkohle oder Parafinöl ist nicht bewiesen.

## Pilzvergiftung

### *Symptome*

Giftige Pilze werden meist infolge einer Verwechslung genossen. Charakteristisch für die Pilzvergiftung ist ein von Stunden bis selten zu Tagen reichendes Latenzstadium im Anschluss an die Pilzmahlzeit. Das Spektrum klinischer Symptome beginnt mit gastrointestinalen Beschwerden und kann bei langer Latenz bis zu Leber- und Nierenschäden reichen.

Die gefürchtete *Knollenblätterpilzvergiftung* verursacht durch den Giftstoff Amanitin eine schwere Leberschädigung. Laborchemisch erinnern die Befunde an eine nekrotisierende Hepatitis. Unbehandelt führt das Leiden zum Tod durch Leberversagen.

WISSEN *Knollenblätterpilzarten wachsen von Juni bis Oktober auf lockerem Boden in Misch- und Laubwäldern, häufig in der Nähe von Eichen oder Buchen. Vor allem junge Knollenblätterpilze werden häufig mit Champignonarten verwechselt. Sie sind geschmacksneutral und können aus Pilzgerichten nicht herausgeschmeckt werden. Mehr als 90 % aller tödlich verlaufenden Pilzvergiftungen gehen auf den Verzehr des grünen Knollenblätterpilz zurück.*

#### Therapie

In der Frühphase einer Pilzvergiftung sollte durch Magenspülung versucht werden, eventuelle Reste der Giftmahlzeit zu entfernen. Zusätzlich wird eine forcierte Diarrhö eingeleitet. Bei schwerem Verlauf wird eine parenterale hyperkalorische Ernährung durchgeführt. Bei Knollenblätterpilzvergiftung wird versucht, durch extrakorporale Detoxikation (S. 698) Amanitin aus dem Körper zu entfernen.

#### Prognose

Die Prognose der Pilzvergiftung hängt von der Art sowie der Menge der aufgenommenen Pilze ab. Kommt es trotz extrakorporaler Detoxikation zum Leberversagen, ist die Prognose ernst. Anderenfalls kann aber die Leber ohne bleibenden Schaden ausheilen.

### Inhalatorische Vergiftungen

#### Reizgase

Gase können durch Einatmung (Inhalation) starke Reizzustände im Respirationstrakt und Vergiftungserscheinungen auslösen. *Wasserlösliche Reizgase*, wie Ammoniak oder Chlorwasserstoff, schädigen vorwiegend im oberen Respirationstrakt, *fettlösliche Reizgase*, wie Stickstoffdioxid oder Phosgen, vorwiegend im unteren Respirationstrakt. Brandgase enthalten meist mehrere toxische Substanzen (Kunststoffe) bis hin zur Beimischung von Blausäure. Kampfgase sind meist Organophosphorverbindungen. Die Symptome ähneln denen der E605-Vergiftung (S. 702).

*Symptome, Diagnostik und Therapie*

Husten, Atemnot und konjunktivale Reizung zeigen sich als Sofortreaktion. Bei Brandunfällen findet man die Schleimhäute meist mit Ruß- und Rauchpartikeln verklebt. Ein toxisches Lungenödem kann sehr kurzfristig, aber auch erst nach Stunden auftreten, weshalb bei Verdacht auf eine Reizgasvergiftung immer eine 12–24-stündige Beobachtungszeit eingehalten werden muss.

Durch sofortige Inhalation von Kortikoiden wird versucht, die akute Schleimhaut- und Alveolenreaktion zu hemmen. Stellt sich eine respiratorische Insuffizienz ein, muss rechtzeitig intubiert und beatmet werden.

Mit Gasspürröhrchen können unbekannte Gase am Unfallort identifiziert werden. Auch die Rettungsmannschaft ist durch die Gase gefährdet!

#### Kohlenmonoxidvergiftung

*Vorkommen und Pathogenese*

Die Inhalation eines Luftgemisches mit mehr als 0,2 % Kohlenmonoxid-(CO-)Anteil führt beim Menschen innerhalb kurzer Zeit zur Vergiftung und infolge von Hypoxie zum Tode. CO entsteht durch unvollständige Verbrennung organischen Materials. Eine gefährliche CO-Anreicherung kann auch durch Autoabgase in geschlossenen Räumen hervorgerufen werden. Die toxische Wirkung des CO beruht auf Verdrängung des Sauerstoffs aus seiner Bindung am Hämoglobinmolekül. Es wirkt somit nicht direkt toxisch, sondern führt über Verdrängung von Sauerstoff zur Gewebshypoxie. Vergiftungen kommen in suizidaler Absicht oder berufsbedingt vor, aber auch durch Ofengase bei unvollkommener Verbrennung.

*Symptome und Diagnostik*

Klinisch ist die akute CO-Vergiftung durch eine charakteristische kirschrote Hautverfärbung gekennzeichnet. Dieses nur im akuten Stadium nachweisbare Symptom wird später durch andere Zeichen überlagert. Leichte Formen der CO-Vergiftung führen nur zu klopfenden Kopfschmerzen. Schwerere Formen gehen mit Sehstörungen, Erbrechen, Übelkeit und Schwindel einher. Unter Anstieg der Atemfrequenz und Kollapserscheinungen kann durch Atemlähmung der Tod eintreten. Die Diagnosesicherung erfolgt durch Nachweis von CO in der Atemluft (Prüfröhrchen) oder durch Messung des CO-Hämoglobins.

*Therapie*

Die Therapie beginnt mit unverzüglicher Entfernung des Patienten aus dem gefährlichen Bereich. Bei der Bergungsaktion müssen die Helfer einen entsprechenden Atemschutz anlegen. Durch Sauerstoffbeatmung gelingt es, die reversible CO-Bindung am Hämoglobin aufzulösen. Die metabolische Azidose wird mit Bikarbonat korrigiert.

#### Blausäurevergiftung

*Vorkommen und Pathogenese*

Blausäure wird als Schädlingsbekämpfungsmittel vereinzelt in der Industrie angewendet. Die toxische Wirkung beruht auf Blockierung von Zellatmungsenzymen. Bei oraler Aufnahme sind 100 mg Cyanid in wenigen Minuten tödlich.

*Symptome*
Klinisch kann man die akute Blausäurevergiftung am Bittermandelgeruch der Ausatmungsluft und an der Symptomkombination Atemnot und Bewusstlosigkeit bei fehlender Zyanose erkennen.

Wegen der schnellen Giftwirkung wird sofort mit reinem Sauerstoff beatmet und das Antidot 4-Dimethylaminophenon gegeben, wodurch aus normalem Hämoglobin Methämoglobin gebildet wird, das eine mehrfach tödliche Blausäuredosis binden kann. Durch die zusätzliche Gabe von Natriumthiosulfat werden weitere Giftmengen neutralisiert.

### Vergiftungen durch Schlangenbisse

***Pathogenese und Symptome***
Verschiedene Schlangen, wie Kreuzottern, Giftnattern und Klapperschlangen, können bei ihrem Biss Gift in die Bisswunde einspritzen. Man erkennt den Kreuzotterbiss an zwei symmetrischen und typischerweise etwa 1 cm auseinander liegenden Bissstellen. Lokalerscheinungen umfassen Ödem, blaurote Verfärbung der Haut und Lymphangitis. Etwa 1 Stunde nach dem Biss treten Allgemeinerscheinungen auf, wie Schwindel, Schweißausbruch und Herzbeschwerden.

● WISSEN *Klapperschlangenbisse kommen jährlich mehrfach in den USA und in Afrika vor. Das Gift enthält Neurotoxine, Myotoxine und Toxine, die die Blutgerinnung stören. Örtliche und allgemeine Symptome sind entsprechend gefährlich. Die Betroffenen sollten immer intensivmedizinisch überwacht und behandelt werden, da Lebensgefahr bestehen kann (Blutungen, Rhabdomyolyse mit Nierenversagen, respiratorische Insuffizienz).*

***Therapie***
Kompression der betroffenen Extremität und Exzision der Bissstelle werden als Sofortmaßnahmen unterschiedlich beurteilt. So kann die Abbindung einer Extremität zur stärkeren Giftbildung an der Bissstelle führen. Bei einer erheblichen Schwellung kann dagegen eine Entlastungsoperation sinnvoll sein.

Antitoxine (Serum) gegen die betreffende Schlagenart und polyvalentes Schlangenserum (Antivenin) werden meistens aus Pferdeserum gewonnen, sodass allergische Reaktionen auftreten können. Eine Therapie sollte deshalb nur unter intensivmedizinischen Bedingungen und nach Rücksprache mit einer Giftinformationszentrale erfolgen. Bei Notfällen ist daran zu denken, dass Tierhandlungen und zoologische Gärten meist über ein Schlangenserum-Depot verfügen.

● WISSEN *Zu den Giftschlangen zählen Kobras, Mambas, Seeschlangen, Vipern und Crotalidae, zu denen auch die vorwiegend in Amerika verbreiteten Klapperschlangen gehören. Zu den Vipern zählen die in Deutschland vorkommenden Kreuzottern und Aspisvipern. Die einheimischen Arten ernähren sich von Mäusen und sind gesetzlich geschützt, da sie vom Aussterben bedroht sind.*

### Vergiftungen durch giftige Meerestiere

Vergiftungen durch Meerestiere kommen in unseren Breiten vorwiegend durch Petermännchen-Fische und Nesseltiere (Quallen) vor. Sie führen in der Regel nur zu örtlichen Reizungen und Schmerzen.

**Petermännchen** kommen im Mittelmeer, Schwarzen Meer, westlichem Atlantik und in der Nord- und Ostsee vor. In der Laichzeit im Frühjahr und Sommer suchen die Fische flache Gewässer (Wattenmeer) auf und graben sich im Sand ein. Das Gift der Rückenstachel löst heftige, oft noch lang andauernde Schmerzen aus. Eine besonders wirksame Behandlungsmethode ist die Temperatur-Schock-Methode, bei der das betroffene Areal zunächst bis zur Erträglichkeitsgrenze erwärmt und anschließend mit Eis gekühlt wird.

**Quallen** injizieren durch Schlauchapparate (Nesseln) an ihren z.T. meterlangen Tentakeln Gift in die Haut. Quallen mit neurotoxischen, u.U. lebensgefährlichen Giften kommen in europäischen Gewässern nicht vor. Die Tentakelgifte der einheimischen Quallen können aber zu heftigen, schmerzhaften Hautreaktionen führen. Immer sollten Betroffene sofort das Wasser verlassen (Kreislaufreaktionen) und die Haut mit Essig bzw. Salmiakgeist (pH-Erniedrigung) oder Rasierschaum (Neutralisierung) behandelt werden.

# P 22.3 Pflegeschwerpunkt Organisation der Reanimation

Hermann Wagner, Florian Neuhierl

## 22.3.1 Merkblatt 1 Reanimationstraining (für Stationsbesprechung)

**Vorbereitung des Trainings.** Regelmäßiges Training der Notfallversorgung und Basisreanimation sollte fester Bestandteil in der jährlichen Fortbildung jedes Mitarbeiter in der direkten Patientenversorgung sein. Die leitenden Pflegekräfte werden gebeten, zusätzlich halbjährlich im Rahmen der Stations-/Funktionsbesprechungen den ordnungsgemäßen Ablauf einer Reanimation mit den Teilnehmern zu rekapitulieren. Hierzu sollen Stations-/Funktionsärzte sowie Bereichsoberarzt mit eingeladen werden. Im Bereich der Intensivmedizin oder bei fortgeschrittenen Teilnehmern sollte nicht nur die Reanimation, sondern auch die erweiterte Versorgung verschiedener Notfallpatienten gelehrt und trainiert werden. Hierbei sollte unbedingt ein Arzt mitwirken.

**Erforderliches Material:**

- Megacodesimulator mit Laptop und Verbrauchsmaterial
- vollständig bestückter Notfallwagen oder Notfallkoffer/-rucksack
- EKG-Gerät/Defibrillator (inkl. Übungskabel)
- Absauggerät
- Sauerstoff

**Checkliste und Ablauf eines Notfalltrainings:**

- Hinweis auf und Durchgehen des Merkblattes im Notfallwagen
- Kurzeinweisung in Funktionen des Advanced Life Support Simulators/Megacodetrainers
- Handhabung Defibrillator
- Bedienung Sauerstoffflasche
- Konnektion Sauerstoffflasche mit Beatmungsbeutel/Maske
- Durchführung Notruf
- Handhabung Reanimationsbrett
- Durchführung Herzdruckmassage
- Auswahl und Einlegen Guedeltubus
- Beatmung mit Beatmungsbeutel (Maske-Auswahl, Handhaltung, Abstimmung mit Herzdruckmassage)
- Handhabung Absauggerät
- Ausfüllen Reanimationsprotokoll
- Überprüfung der Organisation des Routinechecks der Notfallmaterialien auf Vollständigkeit, Funktionstüchtigkeit, Verfallsdatum (muss alle 2 Wochen erfolgen)

## 22.3.2 Merkblatt 2 Reanimationspflegekraft

Aus dem Pflegeteam der internistischen Intensivstation wird in jeder Schicht eine sog. Reanimationspflegekraft (R.) zur Verfügung gestellt.

Einsatzbereich der R. sind die internistischen und neurologischen Normalstationen und bei Bedarf auch die Funktionsbereiche dieser Abteilungen. Darüber hinaus kann die R. in begründeten Ausnahmefällen auch von anderen Bereichen des Klinikums (Krankenhauses) angefordert werden.

Die R. ist mit einem mobilen Haustelefon ausgestattet, das nur für Reanimationsnotrufe verwendet werden darf.

Notrufe aus dem Zuständigkeitsbereich werden primär an die R. gerichtet. Diese sorgt für die Information der internistischen diensthabenden Ärzte und begibt sich unverzüglich zur Notfallstelle. Wenn eben möglich, delegiert die R. den telefonischen Kontakt mit den diensthabenden internistischen Ärzten an andere Mitarbeiter der Intensivstation (Arzt oder Pflegende), damit die Zeitspanne bis zum Erreichen der Notfallstelle so kurz wie möglich gehalten wird.

An der Notfallstelle sorgt die R. bis zum Eintreffen von Ärzten in eigener Regie für die ordnungsgemäße Rhythmusüberprüfung (ggf. Defibrillation, Herzdruckmassage, Sauerstoff-Maskenbeatmung der reanimierten Person. Bis zum Eintreffen von Ärzten übernimmt sie die Reanimationsleitung. Später assistiert sie dem reanimationsleitenden Arzt (Rhythmusüberwachung/ggf. Defibrillation, Beatmung, Intubation, Venenzugang, Medikation, Transport, Übergabe Intensivstation).

Die R. informiert die Intensivstation bei geplantem Transport des Reanimationspatienten dorthin.

Die R. ist mit einem Fahrstuhl-Vorzugsschlüssel ausgestattet. Der als R. tätige Personenkreis hat im Vorfeld einen Plan über die Durchführung des Transports von Reanimationspatienten auf die Intensivstation aus den verschiedenen möglichen Einsatzbereichen vorzubereiten.

Die R. ist zuständig für die Instandhaltung und Lagerung des Materials für das Defibrillatortraining (Akku, Simulator). Diese Materialien können von den Bereichen zu Trainingszwecken ausgeliehen werden. Bei Bedarf berät und informiert die R. die Stationsleitungen bzw. von diesen beauftragte Personen über die Handhabung der Defibrillatoren. Die R. beschafft und lagert Ersatzbatterien für die Defibrillatoren und gibt sie bei Bedarf an die Normalstationen/Funktionsabteilungen aus.

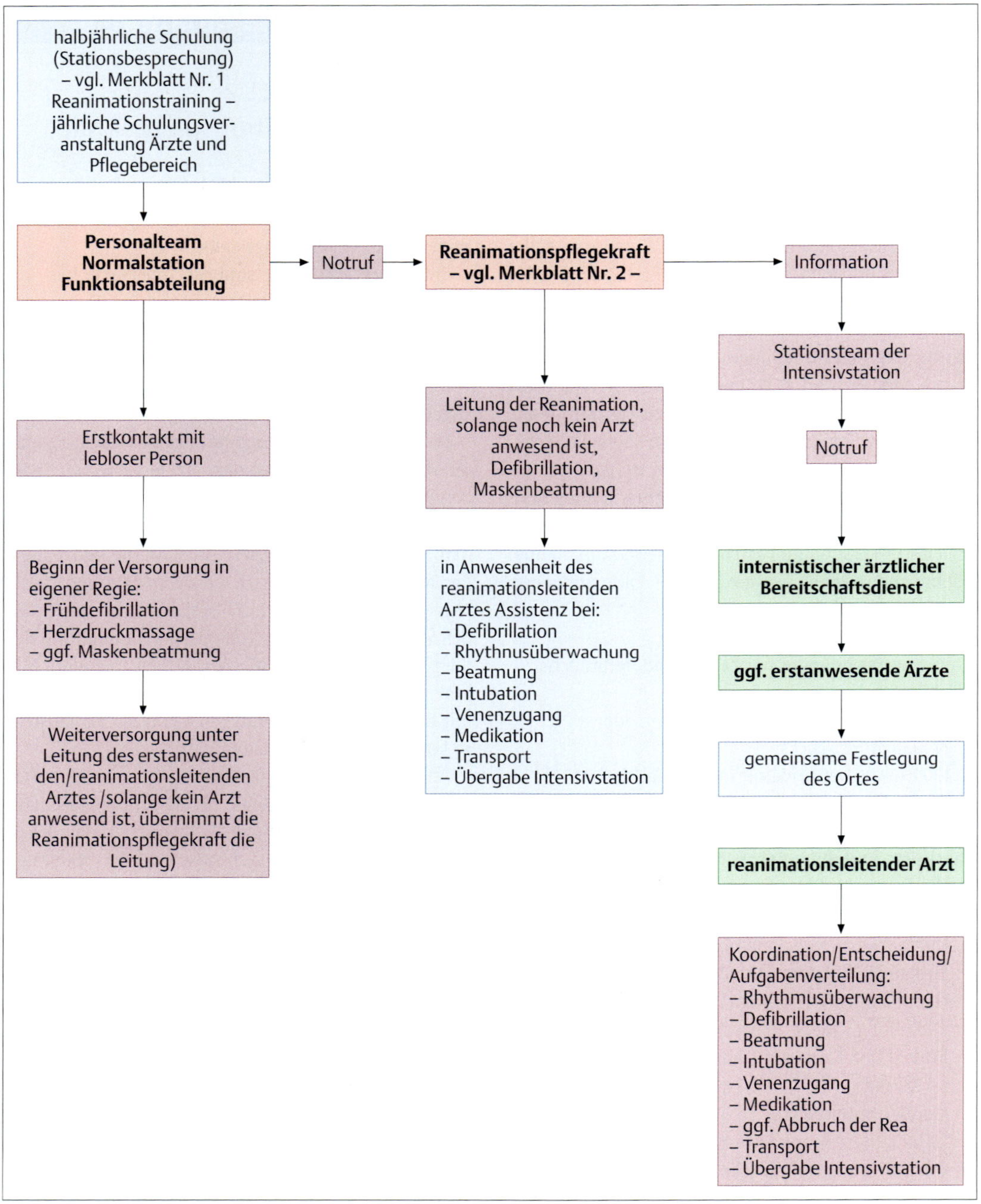


**Abb. 22.9 Reanimationsablauf.** Übersichtsdiagramm eines Reanimationsablaufs für die medizinische und neurologische Klinik.

Die Reanimationspflegekraft ist mit einem Reanimationsrucksack ausgestattet, der folgenden Inhalt hat:
- 1 Beatmungsbeutel (Ambu oder Laerdal),
- 1 Beatmungsmaske, Größe 4,
- 1 Beatmungsmaske, Größe 5,
- 1 Guedel-Tubus, Größe 4,
- 1 Guedel-Tubus, Größe 5,
- 1 Tracheal-Tubus, Größe 7,0,
- 1 Tracheal-Tubus, Größe 8,0,
- 1 Magill-Zange,
- 1 Blockspritze 10 ml,
- 1 Pean-Klemme,
- 1 Rolle Pflaster (braun), Breite 1,25 cm,
- 1 Stethoskop,
- 1 Sauerstoffflasche (klein) mit Verbindungsschlauch zum Beatmungsbeutel,
- 2 Infusionssysteme,

- 2 Dreiwegehähne,
- 5 Luer-Schraubstopfen („Rotkäppchen“),
- 5 Injektionskanülen (Braun Sterican, Gr. 1, Durchmesser 0,9 mm oder vergleichbar),
- 5 Aufziehkanülen (BD Microlance 3, Durchmesser 1,2 mm oder vergleichbar),
- 2 Venenverweilkanülen (BD Venflon Pro [„rosa Viggo“] Durchmesser 1,1 mm oder vergleichbar,
- 2 Venenverweilkanülen (BD Venflon Pro [„grüne Viggo“], Durchmesser 1,3 mm oder vergleichbar,
- Einmalspritzen (2/5/10 ml) 3 Stück je Größe,
- sterile Tupfer 5x5 cm,
- Hautdesinfektionsmittel,
- 2 Venenkatheterverbände (z. B. BD Veca-C oder vergleichbar),
- 1 Rolle Pflaster (braun) 2,5 cm,
- 2 Amp. Amiodaron (z. B. Cordarex) 150 mg,
- 10 Amp. Atropin (z. B. Atropinsulfat) 0,5 mg,
- 2 Amp. Adrenalin (z. B. Suprarenin) 1,0 mg,
- 1 Durchstechflasche Adrenalin (z. B. Suprarenin) 25 mg,
- 2 Amp. Midazolan (z. B. Midazolam [Curamed]) 15 mg,
- halbautomatischer Defibrillator mit Klebeelektroden.

● MERKE *Die Reanimationspflegekraft ist für die vollständige Bestückung des Reanimationsrucksacks mit funktionstüchtigem Material zuständig.*

## 22.3.3 Notfallmaterialien auf Allgemeinstation

Folgende Materialien sind auf den Stationen vorzuhalten und regelmäßig auf Vollständigkeit und Funktionstüchtigkeit zu prüfen:

**Notfallwagen.** Obere Etage mit:

- **Notfallkoffer:**
  - Beatmungsmaterial in die Box (s. dort) auslagern
  - sonst unverändert

  Untere Etage mit:
- **Box:**
  - 1 Merkblatt zur Reanimationsdurchführung
  - Beatmungsmaterial:
    1 Laryngoskop mit normalem und kurzem Spatel
    1 Endotrachealtubus 7,0
    1 Endotrachealtubus 8,0
    1 Führungsstab für den Trachealtubus
    1 Tube Gleitmittel für Tubus und Führungsstab (Xylocain-Gel, Gelicain)
    1 Blockspritze 10 ml
    1 Magillzange für Erwachsene
    1 Pean-Klemme
    1 Rolle Pflaster (braun), Breite 1,25 cm
    1 Beatmungsbeutel (Ambu, Laerdal)
    1 Maske Größe 4
    1 Maske Größe 5
    1 Guedeltubus Größe 4
    1 Guedeltubus Größe 5
    1 Stethoskop
- **Sauerstoffflasche** mit angeklebtem original verpackten Verbindungsschlauch zum Beatmungsbeutel
- **Defibrillator** mit Klebeelektroden

Wagen Schmalseite:

- **Reanimationsbrett**
- **Absauggerät**

## 22.3.4 Fallbeispiel stationärer Notfall 1

Es ist Sonntag, 06:30 Uhr. Sie haben mit dem Frühdienst begonnen und befinden sich gerade während der Pflegeübergabe. Ein Patient im Zimmer 5 betätigt die Glocke. Kurze Zeit später hören Sie Hilferufe. Sie und zwei Kollegen laufen sofort los. Das Zimmer ist mit zwei Patienten belegt. Beide sind gastroenterologische Patienten. Herr G. (67) wurde wegen anhaltender Bauchschmerzen zur Magenspiegelung aufgenommen und hat nach Ihnen gerufen. Sein Bettnachbar, Herr P. (58) sei auf die Toilette gegangen. Kurz darauf habe er einen dumpfen Schlag gehört. Er selbst habe versucht die Toilettentür zu öffnen, diese sei aber verriegelt. Herr P. reagiere nicht auf sein Rufen.

**Erste Überlegungen.** Als dienstälteste Pflegende übernehmen Sie die Leitung. Sie haben zwei Kollegen an Ihrer Seite. Die Situation ist bis zum Beweis des Gegenteils als lebensbedrohlich einzustufen (vermutlich bewusstloser Patient).

Folgende Punkte sollten Sie möglichst zügig abarbeiten:

1. Eigenschutz beachten (besteht irgendeine Gefährdung?)
2. Hilfe (z. B. Arzt) rufen
3. Zugang zum Patienten schaffen
4. Notfallausrüstung holen

**Erste Maßnahmen.** Sie schicken eine Kollegin zum Absetzen des „Notrufs“ und Holen des Notfallwagens (**Abb. 22.10**). Ihren zweiten Kollegen lassen Sie den Toilettenschlüssel bringen. Sie selbst beruhigen Herrn G. und bitten ihn, den Raum kurz zu verlassen. Sie können nun schon prophylaktisch etwas Platz im Raum schaffen. Beide Kollegen treffen ein. Der Dienstarzt ist informiert, das Notfallteam ebenfalls. Sie öffnen die Toilettentür und finden Herrn P. leblos neben der Toilette vor. Sein Gesicht ist livide verfärbt, Erbrochenes befindet sich auf seinem Hemd.

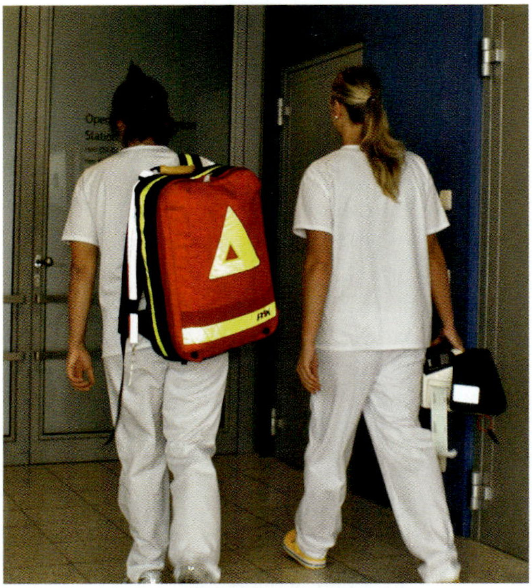

**Abb. 22.10 Notfallteam.** Der Notruf muss schnellstmöglich abgesetzt werden.

**Sofortmaßnahmen.** Sie tragen den Patienten sofort aus der Toilette. (Die Zeit, die hierbei verloren geht, gewinnen Sie durch die Arbeit unter besseren Platzverhältnissen leicht zurück.) Sie entschließen sich, Herrn P. vorerst auf dem Fußboden zu behandeln. Ansprechen, anfassen ergab keine Reaktion. Während des Tragens konnten Sie keine Lebenszeichen bemerken. Sie haben bereits sichtbare Reste von Erbrochenem abgesaugt, ohne Reaktion des Patienten.

Nachdem Sie den Kopf des Patienten nackenwärts gebeugt und das Kinn angehoben haben kontrollieren Sie die Atmung (maximal 10 Sekunden lang). Als erfahrene Pflegeperson können Sie gleichzeitig versuchen, den Karotispuls auf einer Seite zu tasten.

**Ergebnisse:**

- bewusstlos
- keine Atmung
- keine Lebenszeichen

**Fazit:**

- Beginn der Wiederbelebungsmaßnahmen
  - 30 Thoraxkompressionen
  - 2 Beatmungen

**Weiterer Verlauf.** Das zügig alarmierte Notfallteam trifft ein. Defibrillatorklebeelektroden werden angelegt. Der Herzrhythmus wird analysiert. Bei vorliegendem Kammerflimmern erfolgt eine Defibrillation. Ein intravenöser Zugang wird gelegt und der hinzugerufene Dienstarzt sichert den Atemweg im Verlauf durch die endotracheale Intubation. Nach 30-minütiger Reanimation wird der Patient auf die Intensivstation verbracht. Bei Verdacht auf Lungenembolie bei tiefer Beinvenenthrombose erfolgt eine Notfalllyse unter Fortführung der kardiopulmonalen Reanimation. Der Kreislauf stabilisiert sich in den folgenden 60 Minuten.

Der Patient wird nun für 24 Stunden gekühlt (32–34 °C) und kann 3 Tage später extubiert werden. Im weiteren Verlauf kann Herr P. mit leichtem neurologischem Defizit zur Rehabilitation entlassen werden.

**Klarer Überlebensvorteil:**

- sofortiger Hilferuf seines Bettnachbarn
- sofortiger Beginn mit Herz-Lungen-Wiederbelebung
- schnelle Defibrillation
- schnelle Einleitung erweiterter Maßnahmen
- prolongierte Reanimation nach Lyse

Zusammenfassung: Zeit ist Herz (und Hirn)!

## 22.3.5 Fallbeispiel stationärer Notfall 2

Sie haben Frühdienst. Die Übergabe ist beendet und Sie beginnen sich einen Überblick über die Patienten zu verschaffen. Frau H. ist eine 76-jährige sehr rüstige Dame. Ursprünglich wurde Sie wegen wiederholter Hypoglykämien zur weiteren Diagnostik und Therapie eingewiesen. Sie unterhalten sich gern mit Frau H., die trotz ihres Alters geistig jung geblieben ist. Weil sie Frau H. schon seit einer Woche kennen, finden Sie es absolut untypisch, dass die Dame um 7:00 Uhr noch schläft.

Eine Stunden später sehen Sie noch einmal nach ihr. Sie versuchen die Patientin zu wecken. Sie erwacht auch, reagiert aber verlangsamt und scheint verwirrt. Die routinemäßige Erhebung der Vitalfunktionen ergibt folgende Werte:

- Puls: 130/min und arrhythmisch
- Blutdruck: 94/58 mmHg
- Blutzucker: 154 mg/dl
- Atemfrequenz: 22/min und flach
- Temperatur: 39,4 °C

**Erste Überlegungen:**

- Bei älteren Menschen ist nicht jeder Tag gleich?
- Eventuell kann ich abwarten?
- Sollte ich dem Arzt sofort Bescheid sagen oder die Mittagsvisite abwarten?

**Ergebnis.** Sie entschließen sich, dem Dienstarzt sofort Bescheid zu geben. Sie erkennen die prinzipiell lebensbedrohliche Situation der Patientin mit (beginnender) schwerer Sepsis.

Im weiteren Verlauf folgt die körperliche Untersuchung durch den Dienstarzt, Abnahme von mehreren Blutkulturen-Sets, Beginn der kalkulierten antibiotischen Therapie, Übernahme auf die Intensivstation zur Stabilisierung des Kreislaufs und engmaschigen Überwachung, Laboruntersuchung und Thoraxröntgen. Die Patientin hat hohe Entzündungsparameter, schlechte Nierenwerte bei sinkender Diurese (Stundenurinmessung!) und schlechte Oxygenierungswerte in der arteriellen Blutgasanalyse. Das Röntgenbild gibt Hinweise auf eine schwere Pneumonie. Die Patientin wird auf der Intensivstation intubiert, Volumen und Katecholamine werden zur Kreislaufstabilisierung verabreicht. In den folgenden Tagen wird die Patientin mehrfach dialysiert, die Antibiose gemäß Antibiogramm angepasst. Nach 5 Tagen fallen die Entzündungswerte deutlich, die Patientin ist fieberfrei und kann am sechsten Tag extubiert werden. Nach 8 Tagen erfolgt die Rückverlegung auf Normalstation.

**Zusammenfassung.** Die akute Lebensbedrohung durch schwere Infektionen und deren Frühwarnzeichen müssen unbedingt erkannt werden. Die Einleitung von diagnostischen und therapeutischen Maßnahmen bis zum Beginn der antibiotischen Therapie sollen innerhalb einer Stunde möglichst standardisiert umgesetzt werden. Nur eine funktionierende Kette von der Stationspflege über den „ersteintreffenden" Arzt bis zum Team der Intensivstation kann die hohe Sterblichkeit der Sepsis verringern.

## 22.3.6 Fallbeispiel stationärer Notfall 3

Sie haben an einem Wochenende Spätdienst. Es ist ein schöner Sommertag. Gegen 14:30 Uhr scheinen alle Angehörigen Ihrer Patienten zum Besuch eingetroffen zu sein. Der Patientengarten ist für die gehfähigen Patienten ein willkommener Ort, dem Klinikalltag zu entfliehen. Die endlich eingekehrte Ruhe auf Station wird durch den Hilferuf eines jungen Mannes gestört. Er habe seine Großmutter, Frau Z., in den Patientengarten begleitet. Dort sei sie plötzlich zusammengebrochen, habe sich übergeben und sich „seltsam" verrenkt. Frau Z. ist 86 Jahre und wurde wegen bradykarder Herzrhythmusstörungen zur Implantation eines Herzschrittmacher eingewiesen. Der Eingriff wurde vor 2 Tagen durchgeführt. Es ergaben sich keine Probleme.

**Erste Überlegungen:**
- Krampfanfall?
- Synkope?
- Herzrhythmusstörungen?

**Erste Maßnahmen.** Sie informieren das Notfallteam, den Dienstarzt und laufen mit ihrer Notfallausrüstung und einem Kollegen in den Garten. Dort finden Sie Frau Z. Auf Ansprache und Schütteln ist sie nicht erweckbar. Sie gibt lediglich ein paar stöhnende Laute von sich. Sie untersuchen nach gängigem Algorithmus die Atmung und Kreislauffunktion und machen folgende Feststellung:
- Vigilanz: bewusstlos
- Atmung: regelhaft, Frequenz 12/min
- Blutdruck: 150/95 mmHg
- Herzfrequenz: 110/min, arrhythmisch
- Haut: kalt und verschwitzt
- Sauerstoffsättigung: kein Gerät
- Temperatur: Thermometer defekt

Sie bringen die Patientin in die stabile Seitenlage und kontrollieren regelmäßig Bewusstsein, Atmung und Kreislauf. Sie verabreichen Sauerstoff aus Ihrer Notfallausrüstung (4 l/min über Nasensonde).

Das Notfallteam trifft ein. Eine ausführlichere körperliche Untersuchung und eine detaillierte Fremdanamnese umstehender Zeugen ergibt neue Befunde:
- Sauerstoffsättigung: 97 % mit 4 l/min Sauerstoff über Nasensonde
- EKG: absolute Arrhythmie (bereits vorbestehend)
- Blutzucker: 34 mg/dl

**Weiterer Verlauf.** Nach Anlage eines intravenösen Zugangs werden unter laufender Infusion (zur geringeren Venenreizung) langsam 12 g Glucose injiziert (z. B. 30 ml Glucose 40 %). 5 Minuten später wird Frau Z. wacher und ist nach 10 Minuten wieder voll orientiert. Sie berichtet heute wenig Appetit gehabt und trotz normaler Insulininjektion nichts gegessen zu haben.

**Zusammenfassung.** Akute Hypoglykämien können verschiedene Krankheitsbilder „vortäuschen". Lähmungen, Sprachstörungen und hängende Mundwinkel können den Eindruck eines Schlaganfalls erwecken. Ebenso können Krampfanfälle mit nachfolgender Bewusstlosigkeit auftreten. Die Bestimmung des Blutzuckers ist bei jedem Notfall sinnvoll und bei jedem bewusstseinsgestörten Patienten Pflicht!

# 23 Wasser-, Elektrolyt- und Säure-Basen-Haushalt

Hermann Wagner

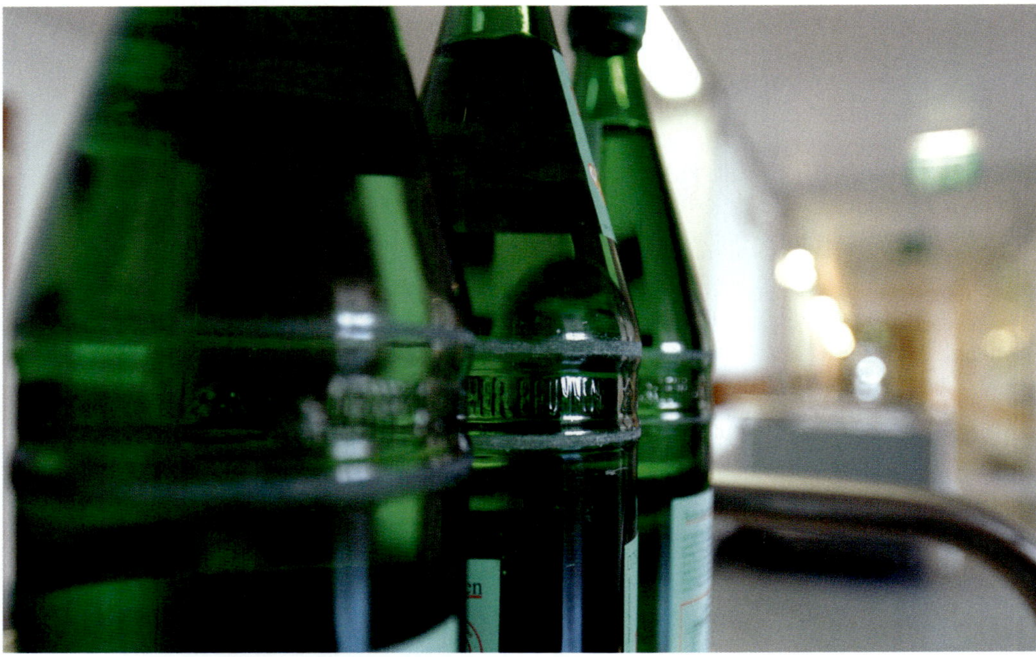



## 23.1 Wasserhaushalt

Der menschliche Organismus besteht beim erwachsenen Mann zu 60% des Gesamtkörpergewichtes, bei der Frau zu 50% des Gesamtkörpergewichtes (größerer Fettanteil) aus Wasser.

Bezogen auf das Körpergewicht weisen adipöse Menschen einen niedrigen Anteil Wasser, dagegen Magere einen höheren Anteil Wasser auf. Der prozentuale Wassergehalt sinkt im Alter ab.

Neugeborene weisen mit bis zu 80% des Körpergewichts den prozentual höchsten Wassergehalt auf.

Die intrazelluläre Flüssigkeit (intrazellulärer Raum) beträgt $^2/_3$ (40%) des Körpergewichtes. Die extrazelluläre Flüssigkeit (extrazellulärer Raum) beträgt $^1/_3$ (20%) des Körpergewichtes.

Das extrazelluläre Volumen setzt sich wiederum zusammen aus

- Intravasalvolumen (Plasmavolumen, ca. 5% des Körpergewichtes) und
- interstitiellem Volumen (ca. 15% des Körpergewichts).

Im sog. dritten Raum (Third Space), der dem extrazellulären Volumen zugerechnet wird, befindet sich die *transzelluläre Flüssigkeit* in den verschiedenen Hohlräumen des Körpers, wie z.B. Gastrointestinaltrakt, Pleura- und Peritonealraum, Zerebrospinalraum. Die transzelluläre Flüssigkeit im dritten Raum kann sich unter pathologischen Bedingungen deutlich vermehrt ausbilden. In den zuvor genannten Körperhöhlen, wie z.B. dem Peritonealraum dem Gastrointestinalraum oder im Bindegewebe, sammelt sich durch „Verluste nach innen" vermehrt Flüssigkeit. Dies äußert sich klinisch z.B. in Ödemen, Aszites, Ergüssen (z.B. Pleuraerguss) oder Flüssigkeitsablagerungen in den Darmschlingen (wie z.B. bei Ileus). Funktionell steht diese Flüssigkeit, die erheblich sein kann, dem Körper nicht zur Verfügung und ist der Regulation entzogen. Es kann ein funktioneller intra- oder extrazellulärer Flüssigkeitsmangel bestehen, obwohl die Gesamtkörperflüssigkeit stark vermehrt ist.

Wasser ist aufgrund seiner guten Permeabilität gleichmäßig intra- und extrazellulär verteilt, Na+ ist überwiegend extrazellulär infolge aktiver Transportmechanismen (Na+/K+-ATPase) vorhanden. Auch Chlorid und Bikarbonat sind überwiegend extrazellulär, während Kalium und Phosphat überwiegend intrazellulär vorliegen.

In **Tab. 23.1** ist die tägliche Flüssigkeitsbilanz bei einem gesunden Erwachsenen in 24 Stunden wiedergeben.

Da die meisten Zellmembranen stark wasserdurchlässig sind, wird der Austausch von Wasser zwischen Intra- und Extrazellulärraum zum großen Teil über die unterschiedliche Osmolalität in den einzelnen Kompartementen reguliert. Die Osmolalität der extrazellulären Flüssigkeit (280–296 mOsm/kg Wasser) gleicht normalerweise der Osmolalität der intrazellulären Flüssigkeit.

MERKE *Die Osmolalität einer Lösung ist die Molkonzentration aller in 1 kg Lösungsmittel osmotisch aktiven Teilchen.*

Die **Plasmaosmolalität** ist somit ein einfach zu bestimmender und zuverlässiger Anhalt für die intrazelluläre Osmolalität. Durch folgende Formel wird die Osmolalität der Körperflüssigkeit annäherungsweise bestimmt:

Plasmaosmolalität (mOsmol/kg$H_2O$) = 2 × Serum-Na + [(Glukose : 18) + (Harnstoff : 2,8)]

Serum-$Na^+$-Konzentrationen werden in mmol/l, Glukose- und Harnstoffkonzentrationen in mg/dl angegeben.

Aufgrund dieser Formel wird klar, dass der wichtigste Faktor bei der Aufrechterhaltung der Plasmaosmolalität die Natriumkonzentration ist. Besteht somit eine *Hypernatriämie*, kommt es zu einer Dehydratation in den Zellen. Die *Hyponatriämie* zeigt eine Hypotonizität im Plasma und in den Zellen an.

Normalerweise wird die Plasmaosmolalität nicht durch unterschiedliche Glukose- oder Harnstoffkonzentrationen beeinflusst. Hyperglykämie oder ausgeprägte Azotämie können jedoch zum Anstieg der Plasmaosmolalität führen.

DEFINITION *Unter Isoosmolalität (=Isotonie) wird die Konstanterhaltung der Osmolalität im physiologischen Bereich verstanden.*

Durch Anpassung der Ausscheidung von Wasser und Elektrolyten kann der gesunde Organismus ohne Weiteres Schwankungen in der Aufnahme von Flüssigkeiten kompensieren. Zahlreiche Regelmechanismen, die in einem höchst komplizierten System zusammenarbeiten, garantieren die Homöostase in den Flüssigkeitsräumen (**Abb. 23.1**). An der Regulation beteiligt sind neben Nieren und Nebennieren die Hypophyse, Lungen, das sympathische Nervensystem, aber auch Hormone aus Herz und Blutgefäßen. Es wird unterschieden zwischen der Osmo- und der Volumenregulation.

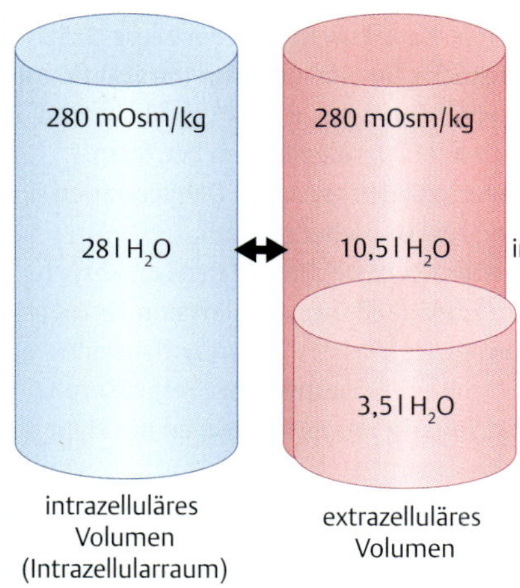


**Abb. 23.1** Homöostase in den Flüssigkeitsräumen. Das Gesamtkörperwasser beträgt 42 l (60 % des Körpergewichts).

**Tab. 23.1 Tägliche Flüssigkeitsbilanz *.**

| *Aufnahme (ml)* | | *Ausscheidung (ml)* | |
|---|---|---|---|
| Flüssigkeit | 1 000–1 500 | Flüssigkeit | 1 000–1 500 |
| feste Nahrung | 600 | feste Nahrung | 600 |
| endogenes Oxidationswasser | 400 | endogenes Oxidationswasser | 400 |
| | **+ 2 500 ml** | | **+ 2 500 ml** |

* *Ein gesunder erwachsener Mann mit einem Körpergewicht von 70 kg und normalen Ess- und Trinkgewohnheiten weist die dargestellte tägliche Flüssigkeitsbilanz auf. Durch Verbrennung in den Mitochondrien entsteht das Oxidationswasser (100 ml/100 g Fett, 41 ml/100 g Eiweiß, 55 ml/100 g Kohlenhydrate). Die Wasserabgabe z. B. der Lunge wird beeinflusst durch Frequenz und Tiefe der Atmung, Luftfeuchtigkeit und Raumtemperatur,*

Im Einzelnen wird der Wasser- und Elektrolythaushalt durch Rezeptoren (Barorezeptoren in den juxtaglomerulären Zellen der Nieren, Volumenrezeptoren in Herz und Lungenvenen, Osmorezeptoren im Hypothalamus) sowie durch verschiedene Hormone (Renin-Angiotensin-Aldosteron-System [RAAS, S. 445]), antidiuretisches Hormon (ADH), ANP (*a*triales *n*atriuretisches *P*eptid), BNP (*b*rain *n*atriuretisches *P*eptid [aus Herzkammer]) sowie CNP (Typ C natriuretisches Peptid [in Blutgefäßen]) reguliert. Darüber hinaus nimmt das sympathische Nervensystem über z.B. die Katecholamine Einfluss auf renale Salzausscheidung und damit die Volumenhomöostase. So werden z.B. Volumenverluste durch gesteigerte Herzfrequenz und verminderte periphere Durchblutung einhergehend mit Verschluss präkapillärer Sphinkteren im arteriellen System kompensiert.

Ziel der Regulation ist die Aufrechterhaltung von Isotonie und Isovolämie im Intravasalraum.

Bei den Störungen im Natrium- und Wasserhaushalt wird unterschieden zwischen Volumenänderungen, die vorzugweise den Intravasal- und solchen, die den gesamten Extrazellulärraum betreffen.

Hypovolämie (s. Kap. Notfallsituationen, S. 689) und Hypervolämie (s. Kap. Krankheiten der Niere, S. 526 ff) sind kennzeichnend für Störungen im Intravasalraum.

Bei Volumenänderungen im Extrazellulärraum ist sekundär auch der Intrazellulärraum betroffen.

Es wird unterschieden zwischen Dehydratation (Volumenmangel) und Hyperhydratation:

- *Dehydratation:* Es besteht ein Mangel an Körperwasser im Extra- und Intrazellulärraum als Folge einer Störung des Wasser-/Elektrolythaushalts.
- *Hyperhydratation:* Es besteht eine Vergrößerung des Extrazellulärraums einhergehend mit Hypervolämie und Ödemen.

## 23.1.1 Dehydratation

Bei der Dehydratation wird unterschieden zwischen

- isotoner Dehydratation,
- hypotoner Dehydratation und
- hypertoner Dehydratation.

Die isotone Dehydratation entsteht durch renale Verluste (z.B. polyurische Phase während eines Nierenversagens) sowie durch extrarenale Verluste bei Diarrhöen und Erbrechen bzw. Peritonitis oder Ileus bzw. Verbrennungen (Verluste über die Haut).

Klinisch finden sich neben Durst und Tachykardie Kollapsneigung und Oligurie. Serum-$Na^+$ und Osmolalität sind unauffällig, Hämatokrit und Hämoglobin erhöht.

Bei der hypotonen Hydratation finden sich die gleichen Ursachen wie bei der isotonen Dehydratation. Klinisch bestehen eine ausgeprägte Kollapsneigung sowie zerebrale Symptome einhergehend mit zerebralen Krämpfen und Benommenheit. Natrium im Serum ist erniedrigt, Hämoglobin und Hämatokrit sind erhöht.

Ursächlich verantwortlich für die hypertone Dehydratation sind ungenügende Flüssigkeitszufuhr (mangelndes Durstgefühl) sowie hohe Flüssigkeitsverluste (transdermal durch Schwitzen, Nieren [Diabetes insipidus, diabetisches Koma], gastrointestinal) u.a. durch Arzneimittel.

### *Symptome*

Klinische Symptome sind

- Durstgefühl,
- Trockenheit von Zunge- und Mundschleimhaut,
- Abnahme des Gewebsturgors,
- Blutdruckabfall,
- Tachykardie,
- Verwirrung,
- Delirium,
- Koma.

Es besteht Oligurie.

Laborchemisch sind Serum-$Na^+$ und Serumosmolalität erhöht, ebenso Hämatokrit und Hämoglobin.

### *Therapie*

Behandlung der Grunderkrankung.

● MERKE *Flüssigkeitsdefizit nicht zu schnell korrigieren. Symptomatische Therapie nach Ausprägung der Dehydratation, s. oben.*

Bei Fehlen intestinaler Störungen wird Flüssigkeit (Fruchtsäfte, dünner Tee, Mineralwasser mit niedrigem Elektrolytgehalt) per os verabreicht.

Bei schwerem Volumenmangel Flüssigkeitssubstitution unter ZVD- und Körpergewichtkontrolle.

## 23.1.2 Hyperhydratation

Es besteht ein übermäßiger Wassergehalt des Körpers, der zu Hypervolämie und Ödemen führt.

Ursächlich verantwortlich sind Nieren- und Herzinsuffizienz sowie Eiweißmangel durch Eiweißverlust oder verminderte Eiweißsynthese (Leberzirrhose) bzw. verminderte Eiweißzufuhr (Hungerödeme). Auch zahlreiche Medikamente (z.B. Vincristin, Cyclophosphamid, nichtsteroidale Antiphlogistika) verursachen eine Wasserretention.

Das Syndrom der inadäquaten AHD-Sekretion (Schwartz-Bartter-Syndrom) zeigt keine Ödeme.

*Symptome*
In der Klinik finden sich neben Gewichtszunahme Ödeme, Luftnot und Lungenödem sowie ggf. Pleuraergüsse und Aszites.

*Therapie*
Behandlung der Grunderkrankung (Herz-, Niereninsuffizienz). Neben der Bilanzierung von Ein- und Ausfuhr, Kontrolle des Körpergewichts sowie der Elektrolyte im Serum, ggf. Gabe von Diuretika.

## 23.2 Elektrolythaushalt

### 23.2.1 Natrium

#### Hyponatriämie

DEFINITION *Serum-$Na^+$ < 135 mmol/l als Folge eines Wasserüberschusses im Verhältnis zu gelösten Stoffen.*

Die Hyponatriämie ist die häufigste Elektrolytstörung (bei ca. 2,5–20 % aller stationären Patienten).

*Ursachen*
Ursachen sind: Extrarenaler Verlust von Na (Erbrechen, Ileus, Verbrennung, Diarrhö) sowie renaler Verlust, Mineralocorticoidmangel (z. B. Morbus Addison), Diuretikabehandlung, osmotische Diurese, Nierenerkrankung (z. B. interstielle Nephritis).

Weitere Ursachen sind bei hypotoner Hyperhydration Herzinsuffizienz, Leberzirrhose, Niereninsuffizienz unterschiedlicher Ätiologie, nephrotisches Syndrom.

Das Syndrom der inadäquaten ADH-Sekretion (S. 443) sowie Medikamente wie z. B. Vasopressinanaloga, Zytostatika, Antidepressiva und Neuroleptika führen zu isovolämischer Hyponatriämie.

*Symptome*
Die Ausprägung der Symptome ist abhängig von der Geschwindigkeit des Auftretens der Hyponatriämie und der Höhe der $Na^+$-Serumkonzentration. Neben Übelkeit, Erbrechen und Kopfschmerzen finden sich bei Natriumwerten < 115 mmol/l zerebrale Krampfanfälle, Verwirrtheit bzw. Koma.

MERKE *Insbesondere bei älteren Patienten ist eine milde Hyponatriämie Ursache für Gangstörungen, Schwindel und Stürze.*

Als Nebenwirkungen einer Behandlung mit Carbamazepin werden milde chronische Hyponatriämien (> 125 mmol/l) oft toleriert, gerade wenn sie keine offensichtlichen Beschwerden verursachen.

*Therapie*
Unter Bilanzierung und Messung des ZVD Volumensubstitution mit isotoner NaCl-Lösung (hypovolämische Hyponatriämie); bei isovolämischer Hyponatriämie sehr langsame Natriumsubstitution, bei klinischer Symptomatik zusätzlich Furosemid; bei hypervolämischer Hyponatriämie Flüssigkeitseinfuhr beschränken, ggf. Hämodialyse.

#### Hypernatriämie

DEFINITION *Serum-$Na^+$ > 145 mmol/l; häufig hypertone Dehydratation (Kleinkinder, ältere Patienten) durch Verlust von Körperflüssigkeiten.*

Bei Erwachsenen besteht eine Mortalität von 40–60 %.

*Symptome*
Das Hauptsymptom der Hypernatriämie ist Durst. Besteht bei bewusstseinsklaren Patienten kein Durst, so weist dies auf ein gestörtes Durstgefühl hin (Achtung vor allem bei älteren Menschen!).

Die Hauptsymptome der Hypernatriämie sind auf ZNS-Störungen, wie Verwirrtheit, neuromuskuläre Erregbarkeit, Krämpfe oder sogar Koma zurückzuführen.

*Therapie*
Wiederauffüllung der Wasserspeicher: Bei bewusstseinsklaren Patienten ohne gastrointestinale Probleme wird Wasser oral gegeben. Intravenöse Volumensubstitution mit 5 %iger Glukoselösung sowie $^1/_3$ des Flüssigkeitsdefizits als isotonische Elektrolytlösung bei hypovolämischer Hyponatriämie.

Bei hypervolämischer Hypernatriämie ggf. Zufuhr der hypertonen Lösung beenden. Bei Serum-$Na^+$ > 160 mmol/l Gabe von 5 %iger Glukoselösung und negative Bilanzierung mit Furosemid, ggf. Hämodialyse bei Niereninsuffizienz.

### 23.2.2 Kalium

Kalium ist das wichtigste intrazelluläre Kation. Extrazellulär liegen nur ca. 2 % des Gesamtbestandes des Körpers an Kalium vor, 98 % befinden sich in Zellen, der Hauptanteil des Kaliums ist in den Muskelzellen.

Insulin und Aldosteron fördern die Einlagerung von $K^+$ in die Zellen bei gleichzeitiger Erniedrigung der Serum-$K^+$-Konzentration.

Azidose führt zur Hyperkaliämie; s. diabetische Ketoazidose bei fehlendem Insulin (S. 425 ff): Anstieg des Serum-$K^+$-Spiegels. Alkalose führt zu Hypokaliämie.

Magnesiummangel bewirkt $K^+$-Verlust aus Herz- und Skelettmuskelzellen.

### Hypokaliämie

DEFINITION *Serum-$K^+$ < 3,5 mmol/l bedingt durch ein Defizit im Gesamtkörper-$K^+$ oder gestörten $K^+$-Transfer in die Zellen.*

#### *Ursachen*

MERKE *Unklare Hypokaliämien bei jungen Frauen entstehen oft durch chronischen Laxanzienabusus. Weitere Medikamente, die zu Hypokaliämie führen sind Diuretika, Glukokortikoide, Aminoglykoside, Penicilline, Insulin, Amphotericin B, Platinderivate.*

Weitere Ursachen sind Diarrhoe, villöse Adenome, primärer renaler $K^+$-Verlust durch Nierenerkrankungen, Alkalose, Insulinbehandlung bei Koma diabeticum.

Selten: Verminderte orale Zufuhr von $K^+$.

23

#### *Symptome*

- Müdigkeit
- Muskelschwäche
- Muskelkrämpfe
- Rhabdomyolyse
- Zwerchfelllähmung
- Obstipation
- hypodynamischer Ileus
- Beeinträchtigung von Ureter und Harnblasenfunktion
- Herzrhythmusstörungen verschiedenster Art (ST-Streckensenkung, U-Wellen im EKG)
- Einschränkung der Konzentrationsfähigkeit der Nieren einhergehend mit Polyurie und sekundärer Polydipsie

MERKE *Achtung: erhöhte Digitalisempfindlichkeit.*

#### *Therapie*

Absetzen von Laxanzien, kaliumsparende Diuretika.

Orale $K^+$-Substitution durch kaliumhaltige Nahrungsmittel (Obst, Gemüse, Nüsse), orale Substitution mit z. B. Kalinor Brause 40 mmol/Tbl. Parenterale Kaliumsubstitution.

MERKE *Kalium höchstens 40 mmol/l per intravenös, sonst über ZVK, da Venenschädigung.*

Bei intravenöser $K^+$-Zufuhr Kaliumkontrollen im Blut, ggf. EKG-Überwachung.

### Hyperkaliämie

DEFINITION *Serum-$K^+$ > 5,5 mmol/l. Bedingt durch Überschuss an Gesamtkörper-$K^+$ oder $K^+$-Verschiebung aus der Zelle raus.*
*Notfallsituation ab 7–8 mmol/l.*

MERKE *Achtung: Meist Kombination mit metabolischer Azidose.*

#### *Ursachen*

Ursächlich liegt häufig ein akutes Stadium oder Endstadium des chronischen Nierenversagens vor. Mangel an Insulin und/oder an Mineralokortikoiden bewirkt unzureichende Kaliumaufnahme in die Zelle. Bei schwerer körperlicher Belastung oder metabolischer Azidose Verteilungsstörungen mit $K^+$-Ausstrom aus der Zelle. $K^+$-Freisetzung aus dem Gewebe bei Trauma (Rhabdomyolyse), OP, Verbrennungen, Zytostatikatherapie und Hämolyse, Transfusion kalten Blutes.

MERKE *Pseudohyperkaliämie bei Blutabnahme als Folge einer artifiziellen Hämolyse.*

#### *Symptome*

Lebensbedrohliche Herzrhythmusstörungen (Bradykardie, polytope Extrasystolen, Kammerflimmern) bis zum Herzstillstand, aufsteigende Muskelschwäche, Hypo- und Areflexie, Obstipation.

#### *Diagnostik*

Elektrolyte im Serum (s. Pseudohyperkaliämie). Kreatinin, LDH, CK, Myoglobin. Blutgasanalyse (Azidose).

EKG: Nodale und ventrikuläre Rhythmusstörung, Verbreiterung des QRS-Komplexes, verlängertes PR-Intervall, Z-förmige T-Wellen, AV-Blockierung, Schenkelblockbilder (**Abb. 23.2**). Überhöhte T-Welle (Kirchturm-T, **Abb. 23.2**).

#### *Therapie*

- Behandlung der Ursachen
- Steigerung der $K^+$-Ausscheidung durch den Darm mittels Kationenaustauschern (z. B. Resonium als Klysma)
- rektale Applikation wirkt effektiver als die orale!
- Natriumbicarbonat: 50–100 ml einer 8,4 %igen Lösung über 30 Minuten i.v.
- Beta-II-Sympatomimetika (z. B. Salbutamol) oral per inhalationem oder i.v.
- Beschleunigung des $K^+$-Einstroms in die Zelle durch Insulin-Glukose-Infusionen in 6-stündigen Abständen,
- Dialysetherapie bei lebensbedrohlicher Hyperkaliämie und Nichtansprechen konservativer Maßnahmen

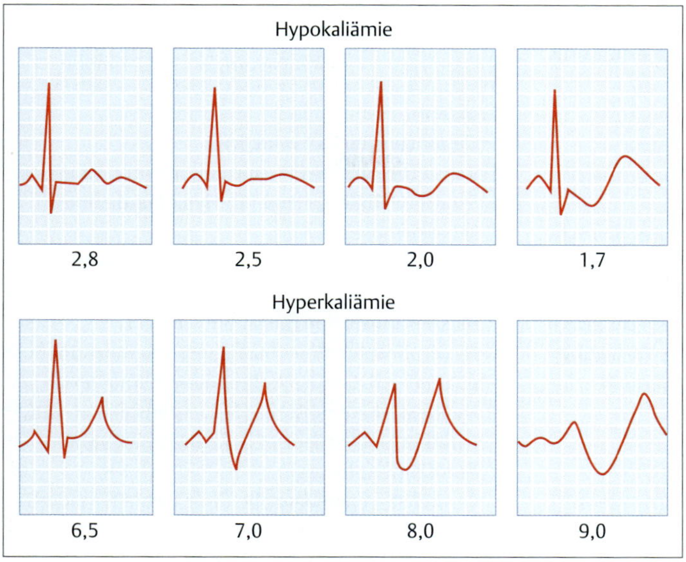


**Abb. 23.2 Hypo- und Hyperkaliämie.** Veränderungen des EKG bei Hypo- und Hyperkaliämie (Serumkalium im mÄq/l).



## 23.2.3 Magnesium

Der Gesamtbestand des menschlichen Körpers an Magnesium beträgt 22 g (900 mmol):

- ca. 60 % im Knochen gebunden
- ca. 40 % in der Skelettmuskulatur
- 1 % im Plasma (ca. 60 % frei ionisiert, 25 % an Albumin und 15 % komplex gebunden)

Kalzium und Magnesium verfügen über die gleichen Bindungsstellen am Eiweiß.

Täglich werden mit der Nahrung ca. 12–15 mmol (300–400 mg) Magnesium zugeführt. 25–60 % davon werden absorbiert.

Normale Serumkonzentration: 0,7–1,0 mmol/l. Zahlreiche Enzyme werden von Magnesium aktiviert oder sind magnesiumabhängig (z. B. Aktivierung der $Na^+/K^+$-ATPase und wirkt somit auf die Kaliumverteilung). Magnesium hemmt die intrazelluläre $Ca^{++}$-Bereitstellung.

### Hypomagnesiämie

DEFINITION *Serummagnesium < 0,7 mmol/l.*

*Ursachen*

Ursachen sind

- verminderte Zufuhr (Mangelernährung, Alkoholabusus, parenterale Ernährung, Malabsorption),
- Magnesium-Shift (Z. n. Parathyreoidektomie, Schwangerschaft, Behandlung der diabetischen Ketoazidose, akute Pankreatitis),
- renal: vermehrte Ausscheidung, polyurische Störung, Therapie mit Diuretika, osmotische Diurese, Hyperaldosteronismus, Therapie mit Zytostatika (z. B. Iphosphamid, Cisplatin),
- enteral: Laxanzienabusus, Diarrhö.

*Symptome*

Muskelschwäche, Muskelkrämpfe, Bewusstseinsstörungen, Psychosen; kardiovaskuläre Symptome einhergehend mit Rhythmusstörungen, Herzinsuffizienz, erhöhte Digitialisempfindlichkeit, Stenokardien sowie Magen-Darm-Trakt-Symptome (Ösophagusspasmus, Darmkrämpfe, Dysphagien).

*Therapie*

Behandlung der Ursachen (s. oben), symptomatische Therapie mit Magnesium oral durch Magnesiumsalze (Dosis: 10–50 mmol Mg/Tag), magnesiumhaltige Nahrung (Obst, Gemüse, Nüsse), parenterale Zufuhr mit Magnesiumsulfat (Dauerzufuhr) bei ausgeprägtem Defizit.

### Hypermagnesiämie

DEFINITION *Serummagnesium > 1,6 mmol/l.*

*Ursachen*

**Vermehrte Zufuhr:** Antazida, Magnesiumbehandlung, magnesiumhaltige Laxanzien.

**Verminderte renale Ausscheidung:** akute und chronische Niereninsuffizienz, Behandlung mit Lithiumpräparaten, Hypothyreose, NNR-Insuffizienz.

**Endogene Freisetzung:** Rhabdomyolyse, Behandlung mit Zytostatika.

*Symptome*

Häufig asymptomatisch, bei gleichzeitig bestehender Hypokalzämie und/oder Hyperkaliämie Symptome, wie Muskelschwäche, Verwirrtheit, Bewusstseinsstörungen, Hypotonie, Bradykardie, verbreiterte QRS-Komplexe, PQ-Verlängerung, Übelkeit, Brechreiz, Blasen- und Mastdarmlähmung.

#### *Therapie*

Kalziumglukonat 10% i.v.; Glukose-Insulin-Infusion. Dialyse bei terminaler Niereninsuffizienz.

## 23.2.4 Kalzium

Siehe Nebenschilddrüse S. 460 ff.

Die ca. 1 000 g Kalzium (25 000 mmol) des menschlichen Körpers sind zu 99% in Form von Hydroxyappatitkristallen gelagert. Etwa 1% des Knochenkalziums ist frei austauschbar und steht somit für den Ausgleich von Schwankungen im Kalziumspiegel zur Verfügung.

Normales Serum-Gesamt-$Ca^{++}$: 2,2–2,6 mmol/l.

Davon sind

- 50% frei ionisiert,
- 40% proteingebunden,
- 10% komplexgebunden (Bikarbonat, Zitrat, Phosphat).

23

Zu 75% ist das Albumin an der Proteinbindung beteiligt.

Tagesbedarf an Kalzium:

- Erwachsene 1 000 mg pro Tag
- Jugendliche, Schwangerschaft, Stillzeit, postmenopausal, Männer > 65 Jahre: 1 500 mg pro Tag.

Bei ausgewogener Ernährung wird ca. 1 g $Ca^{++}$ (25 mmol $Ca^{++}$) pro Tag aufgenommen. In Abhängigkeit von der Konzentration des zirkulierenden 1,25$(OH)_2$- -Vitamin $D_3$ werden ca. 200–400 mg $Ca^{++}$ täglich aus dem Darm absorbiert.

Etwa 800 mg $Ca^{++}$/Tag werden mit dem Stuhl, 200 mg $Ca^{++}$/Tag über die Nieren ausgeschieden.

Parathormon (PTH) erhöht Serum-$Ca^{++}$ und senkt Serumphosphat. In der Niere stimuliert PTH die Synthese von 1,25-$(OH)_2$+-Vitamin $D_3$.

1,25-$(OH)_2$+-Vitamin-$D_3$ (Calcitriol) fördert die Resorption von $Ca^{++}$ aus dem Darm, die $Ca^{++}$- und Phosphatrückresorption in der Niere sowie die Knochenmineralisation.

Kalzitonin senkt das Serum-$Ca^{++}$.

Bei der klinisch-laborchemischen Messung des Serum-$Ca^{++}$ wird das Gesamtkalzium (proteinkomplexgebundes sowie ionisiertes Kalzium) gemessen.

Die Eiweißbindung von $Ca^{++}$ unterliegt pH-Schwankungen dahin gehend, dass eine Azidose den Anteil des ionisierten $Ca^{++}$ am Gesamt-$Ca^{++}$ steigert, während eine Alkalose das ionisierte $Ca^{++}$ senkt (Ursache der Hyperventilationstetanie).

● MERKE *Die Aussagefähigkeit des gemessenen Gesamt-$Ca^{++}$-Serums ist sehr begrenzt, da nur der ionisierte Anteil des $Ca^{++}$ für die klinische Symptomatik wichtig ist.*

### Hypokalzämie

● DEFINITION *Gesamtserum-$Ca^{++}$ < 2,2 mmol/l.*

#### *Ursachen*

- Gesamtserum-$Ca^{++}$ erniedrigt
- ionisiertes Serum-$Ca^{++}$ normal: nephrotisches Syndrom einhergehend mit Hypalbuminämie, Leberzirrhose
- Gesamtserum-$Ca^{++}$ und ionisiertes $Ca^{++}$ erniedrigt: akute Pankreatitis
- Massentransfusion (Zitrat bindet $Ca^{++}$!)
- Hyperphosphatämie (Ausfällung von Kalziumphosphat bei z. B. Sepsis, Verbrennung, Tumorzerfall),
- Hypoparathyreoidismus (Serumphosphat erhöht, Parathormon erniedrigt bei z. B. Strumektomie, Autoimmunprozess)
- vermehrte renale Ausscheidung: Schleifendiuretika, renal-tubuläre Azidose
- Vitamin-D-Stoffwechselstörung
- Malabsorptionssyndrom
- selten medulläres Schilddrüsenkarzinom (Kalzitoninüberproduktion)
- osteoplastische Tumormetastasen bei z. B. Mamma-, Bronchial-, Prostatakarzinom

#### *Symptome*

**Akut:** Tetanie (S. 464), einhergehend mit Parästhesien, Pfötchenstellung (Carpopedalspasmen), Laryngospasmen, fokal oder generalisierte Krampfanfälle, Müdigkeit, Verwirrtheit, Vergesslichkeit, Psychosen, Chvostekzeichen (Beklopfen des Fazialisstammes vor dem Kiefergelenk löst Zucken der Mundwinkel aus), Trousseauzeichen (Pfötchenstellung, Armmuskelkrampf) bei Aufpumpen der Blutdruckmanschette zwischen systolischem und diastolischem RR, zerebraler Krampfanfall.
**Chronische Hypokalzämie:** *ektodermale Symptome* (trockene Haut, Ekzeme, Alopezie, brüchige Nägel, Katarakte), Diarrhöen, Osteomalazie, Herzinsuffizienz, Rhythmusstörungen, Hypotonie.

#### *Diagnostik*

Labor, $Ca^{++}$, Kreatinin, alkalische Phosphatase, Albumin, Blutgasanalyse, ggf. Vitamin D und Parathormon.

EKG: QT-Verlängerung, Arrhythmien.

#### *Therapie*

- kausal (s. unter Ursachen)

Symptomatisch:

- $Ca^{++}$-reiche Kost (z. B. Milchprodukte)
- orale $Ca^{++}$-Gabe (1 g/Tag) und ggf. Vitamin-D-Substitution
- i.v.-Substitution bei Tetanie $Ca^{++}$ i.v. (z. B. 20 ml $Ca^{++}$-Glukonat 10%) langsam Cave: gleichzeitige Digitalismedikation.

### Hyperkalzämie

DEFINITION *Gesamtserum-$Ca^{++}$ > 2,7 mmol/l.*

*Ursachen*
- maligne Erkrankung (häufigste Ursache!, Osteolysen oder paraneoplastisch bei Bronchial-, Mamma-, Prostata-, Nierenzellkarzinom-, Plasmozytom, Leukämien)
- endokrine Erkrankungen (primärer Hyperparathyreoidismus, Hyperthyreose, Morbus Addison, Phäochromozytom, multiple endokrine Neoplasie [MEN])
- granulomatöse Erkrankungen (z.B. Sarkoidose)
- Medikamente (Vitamin-D-, Vitamin-A-Intoxikation, Thiaziddiuretika, Östrogene, Androgene, Tamoxifen, Lithium), Milch-Alkali-Syndrom
- Immobilisation
- selten Morbus Paget

*Symptome und Therapie*
s. S. 462

## 23.3 Säure-Basen-Haushalt

Für den korrekten Ablauf sämtlicher Stoffwechselvorgänge ist die Einhaltung der Konzentration von $H^+$-Ionen im Blut innerhalb enger Grenzen unabdingbar. Als Maß der physiologischen $H^+$-Konzentration wird der pH-Wert in der Klinik eingesetzt.
- normale arterielle $H^+$-Plasmakonzentration: zwischen 37 und 43 nmol/l
- normaler arterieller Blut-pH: Zwischen 7,36 und 7,4

Sauere Metabolite sind
- Kohlensäure (20 000 mmol/Tag) und
- nichtflüchtige Säuren (Milchsäure und Azidessigsäure (80 mmol/Tag).

Der täglich anfallende Säureüberschuss (80 mmol Anionen) aus Nahrung und Stoffwechsel wird durch die extra -und intrazellulären Puffersysteme und durch die Ausscheidung über die Nieren reguliert. Der extrazelluläre Bikarbonatpuffer $HCO_3^-$ spielt in diesem System die wesentliche Rolle.

Bei vermehrtem Anfall von $H^+$-Ionen wird über die Lunge $CO_2$ abgeatmet (ca. 400 l täglich). In der Niere wird Bikarbonat rückresorbiert, Harnstoff und Ammoniumionen werden ausgeschieden. Die Leber metabolisiert Ammoniumionen.

Um den Säure-Basen-Haushalt zu beurteilen, werden die Normalwerte des pH- und $pCO_2$-Wertes, des Standardbikarbonats (Konzentration des Bikarbonats bei normalem $pCO_2$ von 40 000) und des „base-excess“ (Mangel an Säure oder Base, die notwendig wäre um den pH-Wert bei Abweichung wieder zu korrigieren) benötigt:
- pH: 7,36–7,44
- $pCO_2$ (arteriell): 36–44 Torr (mmHg)
- $pCO_2$ (venös): 44–52 Torr (mmHg)
- Standardbikarbonat: 22–26 mmol/l
- Base-excess: 0 $^+/_-$ 2 mmol/l

Die Störungen des Säure-Basen Haushaltes können im Prinzip auf zwei Wegen entstehen,
1. durch veränderten metabolischen Abfall und/oder renale Ausscheidung von Säureäquivalenten (metabolische Azidose und Alkalose) sowie
2. durch gestörte alveoläre Ventilation(respiratorische Azidose und Alkalose).

Die Einteilung erfolgt daher in
- metabolische Azidose,
- respiratorische Azidose (respiratorische Insuffizienz unterschiedlicher Ursachen, s. Lungenkrankheiten, S. 317),
- metabolische Alkalose,
- respiratorische Alkalose: infolge Hyperventilation.

In **Tab. 23.2** ist die Blutgasanalyse bei Störungen im Säure-Basen-Haushalt wiedergegeben.

**Tab. 23.2 Blutgasanalyse bei Störungen im Säure-Basen-Haushalt.**

| *Störung* | *pH* | *$pCO_2$* | *$HCO_3^-$* |
|---|---|---|---|
| metabolische Azidose | erniedrigt | erniedrigt (kompensatorisch) | erniedrigt (kausal) |
| respiratorische Azidose | erniedrigt | erhöht | erhöht (kompensatorisch) |
| metabolische Alkalose | erhöht | erhöht (kompensatorisch) | erhöht (kausal) |
| respiratorische Alkalose | erhöht | erniedrigt (kausal) | erniedrigt (kompensatorisch) |

### 23.3.1 Metabolische Azidose

DEFINITION *pH < 7,35. Es besteht eine Erhöhung der extrazellulären Wasser-$H^+$-Ionen-Konzentration sowie Abnahme der $HCO_3^-$-Konzentration unter 19 mmol/l; bei Kompensation Abnahme von $pCO_2$.*

**Ursachen**

Verstärke Produktion von $H^+$-Ionen; Additionsazidose bei Hypermetabolismus, Überproduktion von

- Betahydroxybuthyrat und Azetoazetat bei Diabetes mellitus,
- Laktat bei Hypoxie und Schock (Laktatazidose), selten Therapie mit dem Biguanid Metformin (S. 421) oder Hypnotikum Propofol.
- Medikamentös durch Intoxikation mit Acetylsalicylsäure, Metyl- und Äthylalkohol, Paraldehyd,
- Subtraktionsazidose bei intestinalem Basenverlust durch Diarrhöen und intestinale Fisteln.

Verminderte renale Säureausscheidung (Retentionsazidose) bei renaler Insuffizienz oder renal-tubulärer Azidose.

**Symptome**

- vertiefte Kussmaulatmung (= Kompensation)
- Abnahme von Blutdruck und Herzschlagvolumen, Herzinsuffizienz
- Kalziumverluste aus dem Skelettsystem
- Abbau von Muskelprotein
- Übelkeit, Erbrechen, Koma
- Hyperkaliämie mit z. B. Herzrhythmusstörungen

**Therapie**

Wesentlich ist die Beseitigung der Ursachen, die symptomatische Behandlung mit z. B. Bikarbonat ist sehr zurückhaltend und vorsichtig durchzuführen.

### 23.3.2 Metabolische Alkalose

DEFINITION *pH-Wert > 7,44; $HCO_3^-$ > 27 mmol/l. Es besteht ein relativer oder absoluter Mangel an $H^+$-Ionen in der Extrazellulärflüssigkeit.*

**Ursachen**

Erheblicher Säurenverlust durch Erbrechen oder Magendrainage sowie durch exzessive Diuretikatherapie einhergehend mit Hypokaliämie (bei Kaliummangel werden vermehrt $H^+$-Ionen über die Niere ausgeschieden).

Mineralo- und Glucocorticoidexzess (Conn-Syndrom, AGS, Cushing-Syndrom, Therapie mit Mineralokortikoiden (s. S. 450 f).

**Symptome**

Durch die enge Verbindung zwischen $K^+$ und Säure-Basen-Haushalt sind die klinischen Symptome überwiegend durch das Kaliumdefizit bestimmt.

Die Verringerung des ionisierten $Ca^{++}$-Anteils bewirkt Tetanie. Weitere Symptome sind Hypoventilation, Herzrhythmusstörungen, Verwirrtheit, Somnolenz, Koma.

**Diagnostik**

Klinik und Blutgasanalyse.

**Therapie**

Behandlung der Grundkrankheit (z. B. Absetzen von Diuretika).

Bei Bedarf Kaliumsubstitution, bei bedrohlicher Alkalose (pH > 7,55 L-Agininhydrochlorid über ZVK), Überwachung und Therapie auf Intensivstation.

## P 23.4 Pflegeschwerpunkt Infusion richten

Dietmar Stolecki

Infusionslösungen müssen aus hygienischen Gründen immer zeitnah zum Applikationszeitpunkt vorbereitet werden. Bevor eine Infusionstherapie gemäß der Verordnung des Arztes gestartet werden kann, wird die Arbeitsfläche wischdesinfiziert und das notwendige Material zusammengestellt. Benötigt werden:

- Infusionsständer
- Infusionslösung mit passendem Überleitsystem
- bei Glasflaschen ggf. zusätzliche Aufhängung
- ggf. eine Infusionspumpe

Der Ablauf zur Vorbereitung einer Infusion sieht folgendermaßen aus (**Abb. 23.3**):

PFLEGE *Überprüfen Sie, wann eine Desinfektion des Gummistopfens erforderlich und welche Einwirkzeit bei einer Desinfektion notwendig ist.*

### 23.4.1 Medikamente hinzufügen

Sollen der Infusionslösung Medikamente zugesetzt werden, sollte auf folgende sechs Prinzipien geachtet werden:

**1. Hygiene.** Das Richten erfolgt unter sterilen Kautelen an einem sauberen Arbeitsplatz (Hände-, Flächendesinfektion mit einem gelisteten Mittel der Deutschen Gesellschaft für Hygiene und Mikrobiologie, kurz

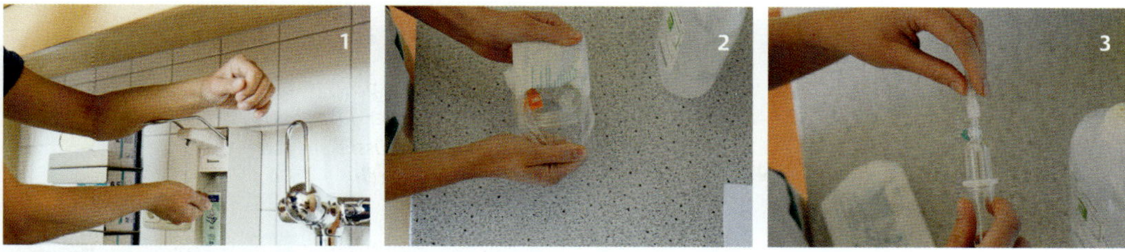


Die Pflegence desinfiziert die Hände.

Sie nimmt ein Infusionbesteck aus der Verpackung (peel-off) und entfernt die Schutzkappe vom Einstichdorn.

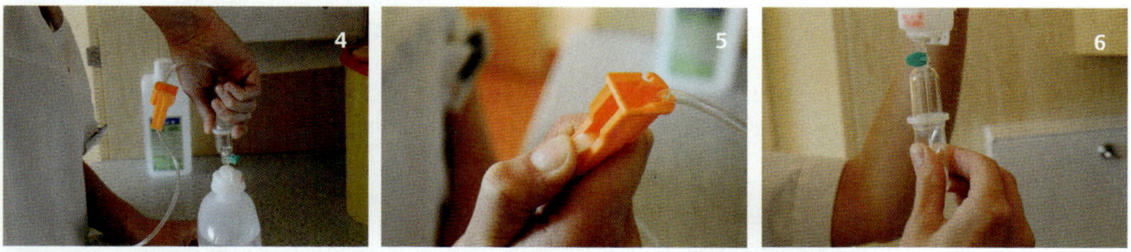


Sie führt den Einstichdorn in die Infusionsflasche und schließt die Rollerklemme.

Sie füllt die Tropfenkammer,



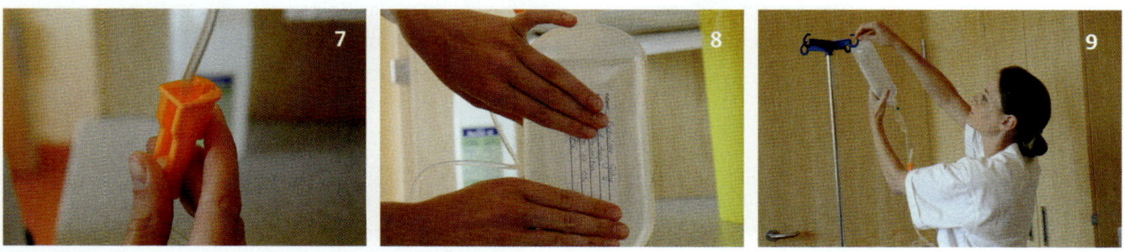


öffnet die Rollerklemme und macht das System luftleer.

Anschließend beschriftet sie die Infusion und hängt sie an den Infusionsständer.

**Abb. 23.3 Infusion richten.** Die Fotoserie zeigt eine Variante, wie eine Infusion vorbereitet wird. Alternativ kann die Infusion schon zum Füllen des Systems an den Infusionsständer gehängt werden, nachdem die Rollerklemme geschlossen wurde.

DGHM). Es werden nur die aktuell notwendigen Infusionen vorbereitet (keine Lagerhaltung).

**2. Kontrolle.** Medikamente werden auf Verfallsdaten und mögliche Inkompatibilitäten (Unverträglichkeiten mit anderen Arzneimitteln) kontrolliert, in sterilen Einmalspritzen aufgezogen und mittels Kanüle oder durch so genannte Zuspritzspikes durch den Gummistopfen der Infusionsflasche in die Lösung gespritzt.

**3.** Dokumentation. Die injizierten Medikamente, die Dosierung, Name des Patienten, Datum und Uhrzeit sowie der Name des die Infusion richtenden Mitarbeiters werden auf der Infusionslösung notiert.

**4. Vermischung.** Die Infusionslösung wird abschließend zur besseren Verteilung der Zusätze leicht gedreht oder gekippt. Vorsicht: Bei nicht durchmischten Lösungen kann sich der medikamentöse Zusatz so absetzen, dass er mit den ersten Millilitern bereits infundiert wird, was einer sehr hohen und damit gefährlichen Konzentration entsprechen kann!

**5. Veränderungen.** Bei Veränderungen der Lösung in Form von Farbe oder Konsistenz (Ausflockungen) darf die Lösung nicht verwendet werden. Das ist nicht immer leicht zu beurteilen, da die Medikamente z.T. selbst farbig sind.

**6. Überdruck.** Sollte ein größeres Volumen an Medikamenten zugesetzt werden müssen, so wird zunächst die gleiche Menge an Infusionslösung aus dem Behälter entnommen, damit es nicht zur Überfüllung kommt. Damit wird der Infusionsbehälter gleichzeitig entlüftet, sodass durch Überdruck keine Fontäne emporschießt! Geeignet sind dazu Spikes. Die notwendigerweise entnommene Menge an Lösung wird in der Bilanz berücksichtigt. Das bedeutet in der Bilanz: 460 ml Infusionslösung + 40 ml Medikamente.

● MERKE *Vorsicht beim nachträglichen Zumischen von Medikamenten in eine bereits laufende Infusion! Beachten Sie unbedingt die Restmenge an Trägerlösung in Bezug zum medikamentösen Zusatz, da die Konzentration ggf. gefährlich hoch werden kann. Unbedingt Rücksprache mit dem Arzt halten.*

# 24 Referenzbereiche für gebräuchliche Laboratoriumsuntersuchungen bei Erwachsenen

Ulrich Gerlach

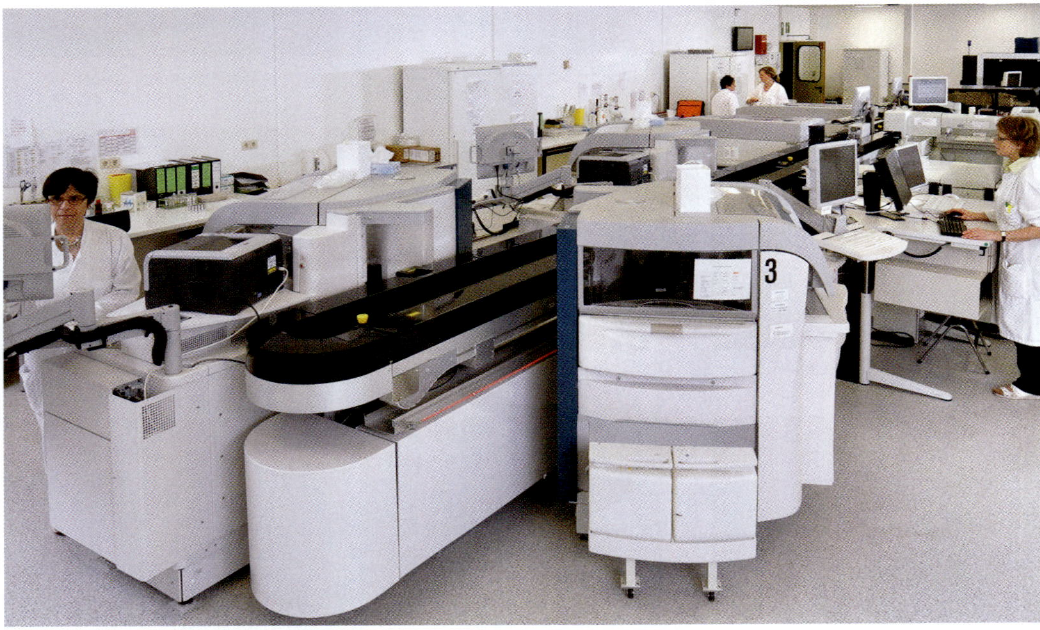


24

Die Referenzwerte sind in sog. konventionellen Messgrößen und in SI-Einheiten (Système International d'Unitées) angegeben. Die Verwendung von SI-Einheiten hat zum Ziel, Messwerte international besser vergleichbar zu machen. Um biochemische Reaktionen zu beurteilen, ist es übersichtlicher, ihren Ablauf als molekulare Reaktion zu betrachten. Wenn das Molekulargewicht bekannt ist, soll deshalb die Konzentration in Mol pro Liter angegeben werden. Ist das Molekulargewicht eines Stoffes nicht bekannt, werden Gewichtskonzentrationen, bezogen auf 1 Liter bzw. 1 Kilogramm, verwendet.

In der medizinischen Praxis werden vielfach weiterhin die konventionellen Einheiten benutzt, die auch für viele Patienten die Gewichtung pathologischer Laborwerte erleichtern.

Die Referenzbereiche sind bei manchen Messungen von der verwendeten Methode abhängig.

**Abkürzungen:**

| | | | | | |
|---|---|---|---|---|---|
| aB | = | arterielles Blut | P | = | Plasma |
| abs. | = | absolut | S | = | Serum |
| B | = | Blut | U | = | Urin |
| L | = | Liquor | | | |

**Umrechnungen:**

konventionelle E : Faktor = SI

SI × Faktor = konventionelle E

Faktor = konventionelle E : SI

| *Einheiten* | *Vorsilbe* | *Symbol* |
|---|---|---|
| $10^{18}$ | exa | E |
| $10^{15}$ | peta | P |
| $10^{12}$ | tera | T |
| $10^{9}$ | giga | G |
| $10^{6}$ | mega | M |
| $10^{3}$ | kilo | k |
| 1 | – | – |

| *Einheiten* | *Vorsilbe* | *Symbol* |
|---|---|---|
| $10^{-3}$ | milli | m |
| $10^{-6}$ | mikro | µ |
| $10^{-9}$ | nano | n |
| $10^{-12}$ | piko | p |
| $10^{-15}$ | femto | f |
| $10^{-18}$ | atto | a |

| *Bezeichnung der Analyse* | *Referenzbereich konventionell* | | *SI* |
|---|---|---|---|
| ***Entzündungszeichen*** | | | |
| Blutsenkungsgeschwindigkeit nach Westergren (BSG) | mm nach 1 Std.<br>mm nach 1 Std. | Frauen < 20<br>Männer < 17 | |
| C-reaktives Protein | mg/l | < 5 | |
| ***Blutbild*** | | | |
| Leukozyten | Tsd./µl | 4,0–10,0 | 4–10 G/l |
| Erythrozyten | Mio./µl | 4,0–5,9 | 4–5,9 T/l |
| Hämoglobin | g/dl | 12,0–16,0 | 7,45–9,93 mmol/l |
| Hämatokrit | % | 37–47 | |
| MCV (mean corpuscular volume) | fl | 83–103 | 83–103 $\mu m^3$ |
| MCH (mean corpuscular hemoglobin) | pg | 28–34 | 1,6–2,1 f mol |
| MCHC (mean corpuscular hemoglobin concentration) | g/dl | 32–36 | 20,2–22,7 mmol/l |
| Thrombozyten | Tsd./µl | 150–350 | 150–350 G/l |
| ***Differenzialblutbild*** | | | |
| Neutrophile Granulozyten (rel.) | % | 40–80, davon 0–6 % stabkernige | Tsd/µl = $10^9$/l |
| Neutrophile (abs.) | Tsd./µl | 1,60–8,00 | |
| Lymphozyten (rel.) | % | 20–50 | |
| Lymphozyten (abs.) | Tsd./µl | 0,80–5,00 | |
| Monozyten (rel.) | % | 1–10 | |
| Monozyten (abs.) | Tsd./µl | 0,04–1,00 | |
| Eosinophile Granulozyten (rel.) | % | 1–6 | |
| Eosinophile (abs.) | Tsd./µl | 0,04–0,60 | |
| Basophile Granulozyten (rel.) | % | 0–2 | |
| Basophile (abs.) | Tsd./µl | 0,00–0,20 | |
| ***Retikulozyten*** | | | |
| Retikulozyten (rel.) | % | 0,5–2,5 | $10^9$/l |
| Retikulozyten (abs.) | Tsd./µl | 22–139 | |
| ***Elektrolyte und Elemente im Serum*** | | | |
| Natrium | 132–155 mval/l | | 132–155 mmol/l |
| Kalium | 3,5–5,2 mval/l | | 3,5–5,2 mmol/l |
| Kalzium | 9–10,5 mg/dl | | 2,10–2,65 mmol/l |
| Chlorid | 96–107 mval/l | | 96–107 mmol/l |
| anorganisches Phosphat | 2,4–4,6 mg/dl | | 0,77–1,5 mmol/l |
| Magnesium | 1,8–3,0 mg/dl | | 0,8–1,2 mmol/l |
| Zink | 80–150 µg/dl | | 12,2–30 µmol/l |
| ***Eisenstoffwechsel*** | | | |
| Eisen (Ferrum) | 60–140 µg/dl | | 11–25 µmol/l |
| Ferritin | 30–400 ng/ml | | 30–400 µg/l |
| Transferrin | 200–360 mg/dl | | 2–3,6 g/l |
| ***Kupferstoffwechsel*** | | | |
| Kupfer | 80–130 µg/dl | | 12–20,4 µmol/l |
| Caeruloplasmin | 20–60 mg /dl | | 0,94–3,75 µmol/l |

| *Bezeichnung der Analyse* | *Referenzbereich konventionell* | | *SI* |
|---|---|---|---|
| ***Enzymaktivität im Serum*** | | | |
| Aminotransferasen | | | |
| GOT (AST) | < 50 U/l | | 1 Unit = 1 µmol Substratumsatz/min |
| GPT (ALT) | < 50 U/l | | |
| Gamma-GT | < 66 U/l | | |
| alkalische Phosphatase | 40–129 U/l | | |
| LDH (Laktatdehydrogenase) | < 225 U/l | | |
| PCHE | 5300–12900 U/l | | |
| CK (Kreatinkinase) | < 174 U/l | | |
| CK-MB | < 24 U/l | | |
| Amylase | 60–180 U/l | | |
| Pankreas-Amylase | 28–100 U/l | | |
| Speicheldrüsen-Amylase | 13–53 U/l | | |
| Lipase | 13–60 U/l | | |
| GLDH (Glutamatdehydrogenase) | < 5 U/l | | |
| ACE (Angiotensinconverting enzyme) | 8–52 U/l | | |
| Lysozym | 4,6–17,6 U/l | | |
| ***Isoenzyme im Serum*** | | | |
| alkalische Phosphatase (Leber) | 6–74 U/l | | 1 Unit = 1 µmol Substratumsatz/min |
| alkalische Phosphatase (Knochen) | 11–102 U/l | | |
| saure Phosphatase | < 4,5 U/l | | |
| pankreasspezifische Amylase | < 450 U/l | | |
| ***Protein im Serum*** | | | |
| Gesamtprotein | 6–8 g/dl | | 60–80 g/l |
| ***Protein-Elektrophorese*** | *%* | *g/dl* | *g/l* |
| Albumin | 55,3–68,9 | 4,15–5,17 | 41,5–51,7 |
| $\alpha_1$-Globulin | 1,6–5,6 | 0,12–0,42 | 1,2–4,2 |
| $\alpha_2$-Globulin | 5,9–11,1 | 0,44–0,83 | 4,4–8,3 |
| β-Globulin | 7,9–11,1 | 0,59–0,83 | 5,9–8,3 |
| γ-Globulin | 11,4–20,0 | 0,86–1,50 | 8,6–15,0 |
| ***Herzspezifische Proteine*** | | | |
| Kardiales Troponin T (cTnT) | < 0,1 µg/ml (Blutserum oder Plasma)<br>*Kommentar:* cTnT ist ein Protein des Herzmuskels, das bei Myokardschädigung frei wird. cTnT ist herzspezifisch | | |
| ANP (atriales natriuretisches Peptid) | 0,11–0,6 nmol/l (EDTA-Plasma). ANP ist erhöht bei Herzinsuffizienz: Marker für Vorhofüberdehnung | | |
| BNP (B-type natriuretic peptide) | 1,5-9 pmol/l (EDTA-Plasma). BNP ist erhöht bei Herzinsuffizienz: Marker für Ventrikel-Überlastung. | | |
| ***Lipidstoffwechsel (Serum)*** | | | |
| Cholesterin | s. u. | | |
| Triglyzeride | < 150 mg/dl | | < 2 mmol/l |
| LDL-Cholesterin | s. u. | | |
| HDL-Cholesterin | > 35 mg/dl | | > 0,9 mmol/l |
| Cholesterin/HDL-Cholesterin | < 5,0 | | |
| Lp(a) | < 30 mg/dl | | 300 mg/l |
| Homocystein | 5,8–11,9 µmol/l | | 5,8–11,9 µmol/l |
| | *Kommentar:* Zur Prävention der koronaren Herzkrankheit (KHK) wurden von der *International Task Force for the Prevention of Coronary Heart Disease* für Erwachsene folgende Zielwerte empfohlen (Nutr. Metab. Cardiovasc. Dis. 2, 113–156, 1992) | | |

| *Zielwerte für Patienten* | *Gesamtcholesterin im Serum* | | *LDL-Cholesterin im Serum* | |
|---|---|---|---|---|
| | *konv. Einheiten* | *SI Einheiten* | *konv. Einheiten* | *SI Einheiten* |
| Patienten ohne KHK und ohne zusätzliche Risikofaktoren (s. u.) (Primärprävention) | < 230 mg/dl | < 5,9 mmol/l | < 175 mg/dl | < 5,9 mmol/l |
| Patienten ohne KHK mit einem zusätzlichen Risikofaktor (s. u.) (Primärprävention) | < 195 mg/dl | < 5,0 mmol/l | < 155 mg/dl | < 4,0 mmol/l |
| Patienten ohne KHK mit zwei Risikofaktoren (s. u.) oder nachgewiesener familiärer Hypercholesterinämie (LDL-Rezeptordefekt oder Apo B 3500) (Primärprävention) | < 195 mg/dl | < 5,0 mmol/l | < 135 mg/dl | < 3,5 mmol/l |
| Patienten mit KHK (Sekundärprävention) | < 175 mg/dl | < 4,53 mmol/l | < 100 mg/dl | < 2,6 mmol/l |
| | *Kommentar:* Zusätzliche Risikofaktoren sind: HDL-Cholesterin < 35 mg/dl (Männer) bzw. < 45 mg/dl (Frauen), Triglyzeride > 200 mg/dl, Lp(a) > 30 mg/dl, Homocystein-Plasmaspiegel ≥12 µmol/l, Zigarettenrauchen, Übergewicht, arterielle Hypertonie, Diabetes mellitus, arteriosklerotische Gefäßerkrankungen in der Familienanamnese, männliches Geschlecht, Menopause | | | |

| *Bezeichnung der Analyse* | *Referenzbereich konventionell* | *SI* |
|---|---|---|
| ***Leber, Galle*** | | |
| siehe Enzymaktivität im Serum | | |
| Ammoniak | 80–110 µg/dl | 47–65 µmol/l |
| Bilirubin (gesamt) | 0,2–1 mg/dl | 3,4–17,1 µmol/l |
| Alpha-1-Antitrypsin | 0,9–2,1 g/l | |
| Blutzucker/Insulin | | |
| Glukose nüchtern (KB) | 55–110 mg/dl | 3,05–6,1 mmol/l |
| Oraler Glukose-Toleranztest 2 Std. nach 75 g Glukose oral | < 200 mg/dl | < 11,1 mmol/l |
| | *Kommentar:* Ein Diabetes mellitus besteht, wenn die Glukose im Kapillarblut beim nüchternen Patienten ≥113 mg/dl bzw. nach 2 Stunden im oralen GTT oder in einer zufällig genommenen Probe > 200 mg/dl ist. Eine gestörte Glukosetoleranz besteht bei Nüchtern-Glukose im Kapillarblut > 98 mg/dl und < 113 mg/dl oder zufällig bestimmter Glukose im Kapillarblut ≥140 mg/dl und < 200 mg/dl. | |
| ***Insulin/C-Peptid im oralen Glukose-Toleranztest (oGTT)*** | | |
| Insulin oGTT 0 min | 8–24 µU/ml | 58–172 pmol/l |
| Insulin oGTT 120 min | | |
| C-Peptid oGTT 0 min | 1,0–3,0 ng/ml | 0,37–1,0 nmol/l |
| C-Peptid oGTT 120 min | | |
| | *Kommentar:* Insulin/C-Peptid im oralen Glukosetoleranztest: normalerweise Anstieg des Insulins auf 2–10fachen Basalwert, Anstieg des C-Peptids auf 3–5fachen Basalwert. Frühe exzessive Insulinanstiege (> 300 µU/ml) sind typisch für postabsorptive Hypoglykämien, verzögerte Insulinanstiege treten bei gestörter Glukosetoleranz auf. | |
| ***Diabetes-Kontrolle*** | | |
| Hb A1C (Erythrozyten) | 2,7–6,6 % | |
| Hb A1 (Erythrozyten) | 4–8 % | |

| *Bezeichnung der Analyse* | *Referenzbereich konventionell* | *SI* |
|---|---|---|
| ***Hormone im Serum*** | | |
| ***Hypophyse*** | | |
| Wachstumshormon (Growthhormone GH) | < 4 ng/ml | < 4 µg/l |
| Adrenokortikotropes Hormon (ACTH) (zirkadianer Rhythmus) | 5–60 ng/l (morgens 8–9 Uhr) | 1,1–13,3 pmol/l |
| Thyroidea-stimulierendes Hormon (TSH) | 0,4–4,0 µU/ml | 0,4-4,0 mU/l |
| Prolaktin | | |
| – Frauen | 72–353 mU/l | 3,0–14,7 µg/l |
| – Männer | 91–557 mU/l | 3,8–23,2 µg/l |
| Gonadotropine<br>– LH (Luteinisierendes Hormon)<br>– FSH (Follikelstimulierendes Hormon) | 0,5–17 ng/ml | 0,5–17 µg/l |
| *LH basal:* | | |
| Männer (vor der Pubertät) | < 1,3 mU/ml | U/l |
| Männer (nach der Pubertät) | 2,0–18,0 mU/ml | |
| Frauen (vor der Menarche) | < 1,3 mU/ml | |
| Frauen (nach der Menarche)<br>– Follikelphase<br>– Ovulation<br>– Lutealphase | zyklusabhängig<br>0,8–9,8 mU/ml<br>17,5–49,0 mU/ml<br>0,6–10,8 mU/ml | |
| Frauen (postmenopausal) | 30,0–72,6 mU/ml | |
| *FSH basal:* | | |
| Männer (vor der Pubertät) | 0,4–2,1 mU/ml | U/l |
| Männer (nach der Pubertät) | 1,6–18,1 mU/ml | |
| Frauen (vor der Menarche) | 0,4–7,1 mU/ml | |
| Frauen (nach der Menarche)<br>– Follikelphase<br>– Ovulation<br>– Lutealphase | zyklusabhängig<br>1,5–11,4 mU/ml<br>5,1–34,2 mU/ml<br>1,1–8,4 mU/ml | |
| Frauen (postmenopausal) | 27,6–132,9 mU/ml | |
| ***Schilddrüse*** | | |
| Thyroxin (T4) | 5–12 µg/dl | 64–154 nmol/l |
| freies T4 | 1–2,3 ng/dl | 13–30 pmol/l |
| freies T3 | 2,2–5,6 pg/ml | 3,39–8,62 pmol/l |
| Thyroglobulin | < 80,0 ng/ml | < 80 µg/l |
| Kalzitonin basal | < 48 pg/ml | < 13,44 pmol/l |
| ***Nebenschilddrüse*** | | |
| Parathormon, intaktes Molekül | 15–65 ng/l | 1,5–6,5 pmol/l |
| ***Nebennierenrinde*** | | |
| Kortisol basal | 15–250 ng/ml | 41–690 nmol/l |
| *Kortisol im zirkadianen Rhythmus:* | | |
| 8 Uhr | 50–250 ng/m | 149–690 nmol/l |
| 16 Uhr | 25–130 ng/ml | 69–358 nmol/l |
| 24 Uhr | 15–115 ng/ml | 41–317 nmol/l |
| Aldosteron (im Liegen) | < 150 pg/ml | < 414 pmol/l |
| ***Nebennierenmark*** | | |
| Adrenalin (Plasma) | 48–124 ng/l | 0,26–0,68 nmol/l |
| Noradrenalin (Plasma) | 126–255 ng/l | 0,74–1,50 nmol/l |

| *Bezeichnung der Analyse* | *Referenzbereich konventionell* | *SI* |
|---|---|---|
| *Magen* | | |
| Gastrin basal | < 125 pg/ml | < 62,5 pmol/l |
| *Pankreas* | | |
| Insulin basal | 8–24 µU/ml | 58–172 pmol/l |
| Glukagon (Plasma) | 50–250 pg/ml | 50–250 ng/l |
| *Darm* | | |
| Vasoaktives intestinales Polypeptid (VIP) | 32–63 pg/ml | 32–63 ng/l |
| *Sexualhormone* | | |
| *Testosteron* | | |
| Männer | 3–10 ng/ml | 10–35 nmol/l |
| Frauen | < 1 ng/ml | < 3,5 nmol/l |
| *Östradiol* | | |
| Frauen | | |
| – vor der Pubertät | < 43 pg/ml | < 157 pmol/l |
| – Follikelphase | 26–158 pg/ml | 95–580 pmol/l |
| – Ovulation | 69–364 pg/ml | 253–1336 pmol/l |
| – Lutealphase | 51–219 pg/ml | 187–804 pmol/l |
| – postmenopausal | < 47 pg/ml | < 173 pmol/l |
| Männer | | |
| – vor der Pubertät | < 29 pg/ml | < 106 pmol/l |
| – nach der Pubertät | 13–47 pg/ml | 48–173 pmol/l |
| *Serumanalytik bei Rheumatismus, Kollagenosen, Immunopathien* | | |
| Waaler-Rose-Test | negativ | |
| Rheumafaktor Latex | < 20 IU/ml | |
| Anti-CCP (Antizyklisches Citrullin-Peptid) | negativ | |
| Anti-Streptolysin O | < 200 IU/ml | |
| Anti-Staphylolysin | negativ | |
| Zirkulierende Immunkomplexe (ZIK C1q IgG) | < 6 mg/ml | |
| Beta-2-Mikroglobulin | < 2 mg/l | |
| C-reaktives Protein (CRP) | < 0,5 mg/dl | < 5 mg/l |
| *Autoantikörper (S)* | | |
| ANA Antinukleäre Autoantikörper (Suchtest) | 1 : < 40 Titer | |
| ds DNA (Doppelstrang-DNA) Antikörper | < 8 IU/ml | |
| ANCA Granulozyten-Cytoplasma- Autoantikörper | | |
| c-ANCA | < 5 U/ml | |
| p-ANCA | < 5 U/ml | |
| SS-A/Ro-Autoantikörper | < 25 U/ml | |
| SS-B/La-Autoantikörper | < 25 U/ml | |
| Kardiolipin-Autoantikörper | < 25 U/ml | |
| Autoantikörper gegen Mitochondrien | 1 : < 20 Titer | |
| gegen glatte Muskulatur | 1 : < 20 Titer | |
| *Zellulärer Immunstatus* | | |
| Lymphozyten, ges. | 800–5000 abs./µl | |
| B-Lymphozyten | 7,0–23,0 % | |
| B-Lymphozyten | 60–1150 abs./µl | |
| T-Lymphozyten | 60,0–85,0 % | |
| T-Lymphozyten | 480–4250 abs./µl | |

| *Bezeichnung der Analyse* | *Referenzbereich konventionell* | *SI* |
|---|---|---|
| CD4–pos. T-Lymphozyten | 30,0–62,0 % | |
| CD4-pos. T-Lymphozyten | 240–3100 abs./µl | |
| CD8-pos. T-Lymphozyten | 21,0–49,0 % | |
| CD8-pos. T-Lymphozyten | 170–2450 abs./µl | |
| NK-Zellen | 5,0–29,0 % | |
| NK-Zellen | 40–1450 abs./µl | |
| ***Serologischer Immunstatus*** | | |
| α1-Glykoprotein | 50–120 mg/dl | 0,5–1,2 g/l |
| Haptoglobin | 30–200 mg/dl | 0,3–2,0 g/l |
| CRP | < 0,5 mg/dl | < 5 mg/l |
| IgG | 700–1600 mg/dl | 7–16 g/l |
| IgM | 40–230 mg/dl | 0,4–2,3 g/l |
| IgA | 70–400 mg/dl | 0,7–4,0 g/l |
| IgE | < 100 IU/ml | |
| $C_3$ Complement | | 0,9–1,8 g/l |
| $C_4$ Complement | | 0,1–0,4 g/l |
| ***Blutgerinnung*** | | |
| TPZ/Quick | 70–120 % | |
| INR | 0,85–1,15 | |
| PTT | 26–36 sek | |
| TZ | 14–21 sek | |
| Fibrinogen | 180–350 mg/dl | 5,4–10,5 µmol/l |
| Faktor XIII | 70–140 % | |
| Antithrombin III (AT III) | 80–120 % | |
| Protein C-Aktivität | 70–140 % | |
| Protein S-Aktivität | 65–145 % | |
| Plasminogen | 75–120 % | |
| D-Dimer | < 0,3 µg/ml | < 0,3 mg/l |
| Fibrinmonomere | negativ | |

*Abkürzungen: TPZ = Thromboplastinzeit, INR = international normalize ratio, PTT = partielle Thromboplastinzeit, TZ = Plasma-Thrombinzeit*

| *TPZ/Quick*<br>*Therapeutische Bereiche* | *Quick %* | *INR* |
|---|---|---|
| ***Indikationen*** | | |
| postoperative Thromboseprophylaxe ohne zusätzliche Risikofaktoren | 35 | 2,0 |
| postoperative Thromboseprophylaxe bei Risikofaktoren Venenthrombose, Lungenarterienembolie, Herzklappenfehler mit Vorhofflimmern | 21–27 | 2,5–3,0 |
| arterielle Thrombosen, Myokardinfarkt, rezidivierende Embolien, künstliche Herzklappen | 15–17 | 3,5–4,0 |

24

| *Bezeichnung der Analyse* | *Referenzbereich konventionell* | *SI* |
|---|---|---|
| ***onkologische Analytik im Serum*** | | |
| Alpha-1-Fetoprotein (AFP) | < 7 ng/ml | |
| Humanes Beta-Choriongonadotropin (Beta-HCG) | < 5 mU/ml | |
| Beta-2-Mikroglobulin | < 2 mg/l | |
| Carcino-embryonales Antigen (CEA) | < 5 ng/ml | |
| Prostataspezifisches Antigen (t-PSA) | < 4 ng/ml (altersabhängig) | |
| Carbohydrate Antigen (CA 19-9) | < 33 U/ml | |
| CA 72-4 | < 6 U/ml | |
| Tissue Polypeptide Specific Antigen (TPS) | < 55 U/l | |
| CYFRA 21-1 (Cytokeratin-Fragmente (bei Verdacht auf Bronchialkarzinom) | < 2,0 ng/ml | |
| NSE, Gamma-Enolase (bei Verdacht auf Bronchialkarzinom) | < 1000 ng/ml | |
| ***Säure-Basen-Haushalt*** | | |
| Basenexzess (aB) | | –3 bis +3 mmol/l |
| $O_2$-Sättigung (aB) | 95–98 % | |
| $P_aCO_2$ (aB) | 36–44 mmHg | 4,7–5,9 kPa |
| $P_aO_2$ (aB) | 70–100 mmHg | 9,3–13,3 kPa |
| pH (aB) | 7,36–7,44 | |
| Standardbikarbonat (aB) | | 22–26 mmol/l |
| Laktat (P) | 9–16 mg/dl | 1–1,8 mmol/l |
| ***Liquor*** | | |
| Glukose | 40–70 mg/dl | 2,2–3,9 mmol/l |
| pH | 7,31–7,4 | |
| spezifisches Gewicht | 1006–1008 g/l | |
| Gesamteiweiß | 20–50 mg/dl | 0,2–0,5 g/l |
| IgG | 1–1,4 mg/dl | 0,01–0,014 g/l |
| Laktat | 10–20 mg/dl | 1–2 mmol/l |
| Zellen | < 10/3 | |
| Leukozyten | < 4 /ml | |
| ***Porphyrine im Harn*** | | |
| Porphyrine gesamt | 40–150 µg/l | 48 –180 nmol/l |
| D-Aminolävulinsäure | 1000–4500 µg/l | 7,63–34,335 µmol/l |
| Uroporphobilinogen | 400–1200 µg/l | 1,768–5,304 µmol/l |
| ***Nierenfunktion (Serum)*** | | |
| Kreatinin | 0,5–1,4 mg/dl | 44–106 µmol/l |
| Kreatinin-Clearance | 100–160 ml/min/1,73 $m^2$ Körperoberfläche | |
| Harnsäure | 2,5–7 mg/dl | 155–384 µmol/l |
| Harnstoff | 10–55 mg/dl | 1,7–9,3 mmol/l |
| ***Nierenfunktion (Plasma)*** | | |
| Osmolalität | | 280–300 mosm/l |
| Renin (im Liegen) | | 3–19 ng/l |

| *Bezeichnung der Analyse* | *Referenzbereich konventionell* | *SI* |
|---|---|---|
| ***Spontanharn*** | | |
| *Status* | | |
| Leukozyten | negativ | Bestimmung mit einem Teststreifen |
| Nitrit | negativ | |
| pH | 4,8–7,4 | |
| Eiweiß | negativ | |
| Glukose | negativ | |
| Ketonkörper | negativ | |
| Urobilinogen | negativ | |
| Bilirubin | negativ | |
| Erythrozyten | negativ | |
| Hämoglobin | negativ | |
| Dichte (g/l) | 1002–1030 | Bestimmung mit einem Dichtemesser |
| Osmolalität | 50–1200 mosm/kg | |
| ***Harnsediment mikroskopisch*** | | |
| Erythrozyten | 0–1/Gesichtsfeld | nach Zentrifugation in Spitzröhrchen mikroskopisch bei Vergrößerung 1 : 400 |
| dysmorphe Erythrozyten (Zerreißformen) bei glomerulärer Blutung | | |
| eumorphe Erythrozyten bei urologischer Blutung | | |
| Leukozyten | 1–4/Gesichtsfeld | |
| Plattenepithelien | < 10/Gesichtsfeld | |
| Nierenepithelien | keine | |
| granulierte Zylinder | keine | |
| hyaline Zylinder | 0–1/Gesichtsfeld | |
| Harnsäurekristalle | negativ | |
| ***Quantitative Harnuntersuchungen (im 24 Std. Sammelharn)*** | | |
| Glukose | 50–300 mg/24 Std. | 0,3–1,7 mmol |
| Protein | < 150 mg/24 Std. | |
| Albumin | < 30 mg/24 Std. | |
| Alpha-1-Mikroglobulin | < 8 mg/l | |
| Beta-2-Mikroglbulin | ≤ 0,3 mg/l | |
| Harnstoff | 13–33 g/24 Std. | < 0,55 mol |
| Harnsäure | 0,3–0,8 g/24 Std. | < 4,8 mmol |
| Natrium | 3–6 g/24 Std. | 100–260 mmol |
| Calcium | 0,1–0,4 g/24 Std. | < 3,8 mmol |
| Kalium | | 25–105 mmol/24 Std. |
| Chlorid | | 80–270 mmol/24 Std. |
| Phosphat | | 4–36 mmol/24 Std. |
| Magnesium | | 2–7 mmol/24 Std. |
| Alpha-Amylase | ≤530 U/l | |
| Osmolalität | 50–1200 mosm/l | |
| pH | 4,8–7,4 | |
| Volumen | 600–2500 ml/24 Std. | |

| *Bezeichnung der Analyse* | *Referenzbereich konventionell* | *SI* |
|---|---|---|
| ***Funktionsproben*** | | |
| *Konzentrationsversuch (nach 12 Std. Dursten)* | | |
| Harn-Dichte (relative, g/kg $H_2O$) | 1030–1035 | |
| Kreatinin-Clearance (S, SU) | | |
| – Frauen | 95–160 ml/min | |
| – Männer | 98–156 ml/min | |
| *Kommentar*: Die Werte sind auf eine durchschnittliche Körperoberfläche von 1,73 $m^2$ bezogen. | | |
| Laktose Toleranztest | 50 g Laktose in 400 ml Wasser oral Blutentnahme vor und 30, 60, 90, 120 min nach Verabreichung | Anstieg von Glukose im Blut um > 20 mg/dl |
| PABA-Test (Paraaminobenzoesäure) | | Ausscheidung von mehr als 50 % der zugeführten PABA im 6-Std.-Harn = normal |
| TRH-Test (Thyreotropin releasing hormone) | Messparameter TSH | Nach Injektion von 200 µg TRH Anstieg von TSH um 2–25 µU/ml Serum = normal |
| Xylose-Absorptionstest | (25 g Belastung) | 5–8,5 g im 5-Std.-Harn |
| Stuhl-Untersuchung | Anzahl in 24 Std., Farbe, Konsistenz, Beimengungen oder Auflagerungen (Blut, Schleim), Fettmenge < 7g/24 Std., Probe auf okkultes Blut normal: negativ | |

# Anhang

# Literatur


Andreae A et al. Lexikon der Krankheiten und Untersuchungen. 2. Aufl. Stuttgart: Thieme; 2008

Arndt, M. Ethik denken. 2.Aufl. Thieme 2007

Assmann G et al. Prävention der Koronaren Herzkrankheit. International Task Force for Prevention of Coronary Heart Disease and International Atherosclerosis Society. Grünwald: Börm Bruckmeier Verlag; 2003

Assmann G, Wahrburg U. Adipositas; Fettstoffwechselstörungen. Handbuch für Diagnose und Therapie. München: CEDIP Verlagsgesellschaft; 2002

Bartl R. Osteoporose. 4. Aufl. Stuttgart: Thieme; 2010

Bausewein C et al. Leitfaden Palliativmedizin – Palliative Care. 3. Aufl. München: Urban & Fischer; 2007

Berger DP et al. Das Rote Buch. Hämatologie und internistische Onkologie. 4. Aufl. Landsberg/Lech: Ecomed; 2010

Biesalski HK et al. Hrsg. Ernährungsmedizin. 4. Aufl. Stuttgart: Thieme; 2010

Böcker W, Denk H, Heitz Ph, Hrsg. Pathologie. München: Urban & Fischer 2008

Bucka-Lassen E. Das schwere Gespräch. Köln: Deutscher Ärzte-Verlag; 2005

Bünte H, Bünte K. Das Spektrum der Medizin. Stuttgart: Schattauer; 2004

Caspary WF et al. Therapie gastroenterologischer Erkrankungen. Berlin: Springer; 2005

Classen M et al. Hrsg. Gastroenterologische Endoskopie. Stuttgart: Thieme; 2004

Classen M et al. Hrsg. Innere Medizin. 6. Aufl. München: Urban & Fischer; 2010

Deetjen P, Speckmann EJ. Hrsg. Physiologie. 4. Aufl. München: Urban & Fischer; 2004

Deutsche Ges. f. Endokrinologie, Redaktion Lehnert H. Rationelle Diagnostik und Therapie in Endokrinologie, Diabetologie und Stoffwechsel. 3.Aufl. Stuttgart: Thieme; 2009

Dörner K. Der gute Arzt. 2. Aufl. Stuttgart: Schattauer; 2003

Eibach U, Ewig S, Zwirner K. Medizin, Ökonomie und der kranke Mensch. Freiburg: Lambertus-Verlag; 2009

Ekert B, Ekert C. Psychologie für Pflegeberufe. Stuttgart: Thieme; 2004

Erdmann E. Hrsg. Klinische Kardiologie. 7. Aufl. Berlin: Springer; 2008

Ewig S. Atemwegserkrankungen bei Erwachsenen und Kindern. Stuttgart: Thieme; 2003

Fogazzi GB et al. The urinary sediment. Masson S. p.A. 1993

Frühmorgen P. Gastroenterologische Endoskopie. 4. Aufl. Berlin: Springer; 1999

Greten H et al. Hrsg. Innere Medizin. 13. Aufl. Stuttgart: Thieme; 2010

Gerok W et al. Die innere Medizin. 12. Aufl. Stuttgart: Schattauer; 2007

Gesellschaft der Epidemiologischen Krebsregister in Deutschland (GEKID), Robert Koch-Institut, Hrsg. Krebs in Deutschland 2005/2006, Häufigkeiten und Trends. 7. Ausgabe. Berlin; 2010

Hahn JM. Checkliste Innere Medizin. 6.Aufl. Stuttgart: Thieme; 2010

Handermann M et al. Lexikon der Infektionskrankheiten des Menschen. Berlin: Springer; 1997

Häring HU et al. Diabetologie in Klinik und Praxis. 6.Aufl. Stuttgart: Thieme; 2010

Harrison TR et al. (Ed.): Harrisons Principles of Internal Medicine. 17th Edition. Mc Graw-Hill; 2009

Holtmann MH et al. Gastroenterologische Palliativmedizin. Z Gastroenterol 2008; 46: 712–724

Kasper H. Ernährungsmedizin und Diätetik. 10. Aufl. München: Urban & Fischer; 2004

Kellnhauser E et al. Hrsg. THIEMEs Pflege. 10. Aufl. Stuttgart: Thieme; 2004

Köhler D, Schönhofer B, Voshaar T. Pneumologie. Stuttgart: Thieme; 2010

Koop I. Gastroenterologie compact: Alles für Station und Weiterbildung. 2. Aufl. Stuttgart: Thieme; 2009

Lauber A. Grundlagen beruflicher Pflege. 2. Aufl. Stuttgart: Thieme; 2007

Leidenberger FA. Klinische Endokrinologie für Frauenärzte. 4. Aufl. Berlin: Springer; 2009

Leuschner U et al. Hrsg. Steatohepatitis. Dordrecht: Kluwer; 2001

Ludwig,M. et al. Gefäßmedizin in Klinik und Praxis. 2. Aufl. Stuttgart, Thieme 2010

Lüllmann H et al. Pharmakologie und Toxikologie. 15. Aufl. Stuttgart: Thieme; 2003

Mehnert H et al. Hrsg. Diabetologie in Klinik und Praxis, 5. Aufl. Stuttgart: Thieme; 2003

Meier KP. Hepatitis – Hepatitisfolgen. Stuttgart: Thieme; 2000

Müller-Quernheim J. Interstitielle Lungenerkrankungen. Stuttgart: Thieme; 2003

Nawroth PP, Ziegler R, Hrsg. Klinische Endokrinologie und Stoffwechsel. Berlin: Springer; 2000

Nieschlag E et al. Hrsg. Andrologie. 3 Aufl. Heidelberg: Springer; 2009

Paetz B. Chirurgie für Pflegeberufe. 21. Aufl. Stuttgart: Thieme; 2008

Paumgartner G. Hrsg. Therapie Innerer Krankheiten. 11. Aufl. Berlin: Springer; 2005

Pohle T, Domschke W. Gastroösophageale Refluxkrankheit (GERD) – Barrett – Ösophagus. Bremen: Uni-Med Verlag; 2002

Pott G. Koloskopie-Atlas. 2. Aufl. Stuttgart: Schattauer; 2004

Pott G. Ethik am Lebensende. Stuttgart: Schattauer; 2007

Pott G. Hrsg. Palliativmedizinische Gastroenterologie. Stuttgart: Schattauer; 2010

Pschyrembel. Klinisches Wörterbuch. 262. Aufl. Berlin: de Gruyter; 2010

Rabady S, Rebhandl E, Sönnichsen A, Hrsg. Evidenzbasierte Medizin für Klinik und Praxis, 4. Aufl. Köln: Deutscher Ärzte-Verlag; 2009

Riemann JF, Fischbach W, Galle PR, Mössner J, Hrsg. Gastroenterologie. Stuttgart: Thieme; 2010

Ringe JD. Osteoporose Dialog. 2. Aufl. Stuttgart: Thieme; 2003

Robert-Koch-Institut/Arbeitsgemeinschaft Bevölkerungsbezogener Krebsregister in Deutschland, Hrsg. Krebs in Deutschland. 4. Ausgabe, Saarbrücken; 2004

Roche Lexikon Medizin. 5. Aufl. München: Urban & Fischer; 2003

Schewior-Popp S, Sitzmann F, Ullrich L. Hrsg. Thiemes Pflege. 11. Aufl. Stuttgart: Thieme; 2009

Schmoll HJ et al. Kompendium Internistische Onkologie, Standards in Diagnostik und Therapie. 4.Aufl. Heidelberg: Springer; 2006

Schwegler JS. Der Mensch – Anatomie und Physiologie. 3. Aufl. Stuttgart: Thieme; 2002

Siegenthaler W, Hrsg. Siegenthalers Differentialdiagnose: Innere Krankheiten – vom Symptom zur Diagnose. 19. Aufl. Stuttgart: Thieme; 2005

Siegenthaler W, Blum H. Klinische Pathophysiologie, 2.Aufl. Stuttgart: Thieme; 2006

Thomas L. Hrsg. Labor und Diagnose. 6. Aufl. Frankfurt/Main: TH-Books Verlagsgesellschaft mbH; 2005

Ulmer W. Hrsg. Lungenfunktions-Manual. 2. Aufl. Stuttgart: Thieme; 2004

Wahrburg U, Assmann G. Hyperlipoproteinosen; Arteriosklerose und koronare Herzkrankheit. In: Biesalski. Hrsg. Ernährungsmedizin. 3. Aufl. Stuttgart: Thieme; 2004

Wolff HP, Weihrauch TR. Internistische Therapie 2010/2011, 15. Aufl. München: Urban & Fischer; 2010

Zeidler H et al. Hrsg. Interdisziplinäre klinische Rheumatologie. 2. Aufl. Berlin: Springer; 2008

Ziegler R et al. Rationelle Therapie in der Endokrinologie, 2. Aufl. Stuttgart: Thieme; 2002

Zilker T. Vergiftungen. CME 2009-6(2), S.13

# Internetadressen

Deutsche Gesellschaft für Allgemeinmedizin (DEGAM): http://www.degam.de
Deutsche Gesellschaft für Innere Medizin (DGIM): http://www.dgim.de
Vereinigung Hausärztlicher Internisten (VHIN): http://www.vhin.de
Deutsche Gesellschaft für Internistische Intensiv- medizin und Notfallmedizin: http://www.dgiin.de
Harrison's online: http://www.accessmedicine.com/
Bundesarbeitsgemeinschaft für Behinderte (BAGH): http://www.bagh.de
Internetadressen von Selbsthilfegruppen: http://www.medizin-netz.de/adrselbsth.htm

## Kapitel 3 bis 8

Deutsche Gesellschaft für Verdauungs- und Stoffwechselkrankheiten (DGVS): http://www.dgvs.de
Deutsche Arbeitsgemeinschaft Selbsthilfegruppen e.V.: http://www.dag-selbsthilfegruppen.de
Pflanzliche Lebensmittel: http://www.terfloth-stiftung.de
Assmann-Stiftung für Prävention: http://www.assmann-stiftung.de
International Task Force for Prevention of Coronary Heart Disease: http://www.chd-taskforce.com
Evidenzbasierte Leitlinien: http://www.leitlinien.net
Evidenzbasierte Medizin: http://www.evidence.de
Fachportal der Suchtvorbeugung: http://www.prevnet.de
Deutsche Gesellschaft zur Bekämpfung von Fettstoffwechselstörungen und ihren Folgeerkrankungen: http://www.lipid-liga.de
Deutsche Adipositas Gesellschaft: http://www.adipositas-gesellschaft.de
Bundeszentrale für gesundheitliche Aufklärung: http://www.bzga-essstoerungen.de

## Kapitel 9

Deutsche Herzstiftung e.V.: http.//www.herzstiftung.de
Deutsche Gesellschaft für Kardiologie: http://www.dgk.org

## Kapitel 10

Deutsche Gesellschaft für Angiologie: http://www.dgangiol.de
Deutsche Hochdruckliga e.V. DHL, Deutsche Hypertonie Gesellschaft: http://www.paritaet.org/hochdruckliga/

## Kapitel 11

Deutsche Atemwegsliga e.V.: http://www.atemwegsliga.de
Deutsche Gesellschaft für Pneumologie und Beatmungsmedizin: http://www.pneumologie.de
The Global initiative for chronic Obstructive Lung Disease: http://www.goldcopd.com
Ambulant erworbene Pneumonie: http://www.capnetz.de
Deutsches Krebsforschungszentrum Heidelberg: http://www.tabakkontrolle.de

## Kapitel 12

Deutsche Gesellschaft für Rheumatologie: http://www.dgrh.de

## Kapitel 13

Deutsche Diabetesgesellschaft: http://www.deutsche-diabetes-gesellschaft.de
Deutsche Gesellschaft für Endokrinologie: http://www.endokrinologie.de

## Kapitel 14

Deutsche Gesellschaft für Nephrologie: http://nierengesellschaft.de

## Kapitel 16, 17 und 18

Deutsche Gesellschaft für Tropenmedizin und Internationale Gesundheit: http://www.dtg.org.de
Deutsche Gesellschaft für Infektiologie: http://www.dgi-net.de

## Kapitel 15, 19 und 20

Deutsche Gesellschaft für Hämatologie und Onkologie: http://www.dgho.de
Deutsche Krebsgesellschaft e.V.: http://www.deutsche-krebsgesellschaft.de
Deutsche Schmerzgesellschaft e.V.: http://www.deutsche-schmerzgesellschaft.org.
Deutsche Gesellschaft für Palliativmedizin (DGP ): http://www.dgpalliativmedizin.de
Deutsche Hospizstiftung: http://www.hospiz.de

## Kapitel 21

Deutsche Gesellschaft für Geriatrie: http://www.ggg.de

## Kapitel 24

Deutsche Vereinte Gesellschaft für Klinische Chemie und Laboratoriumsmedizin: http://www.dgkl.de

# Danke

Unser besonderer Dank gilt den Bewohnern, Patienten, Angehörigen, Pflegenden, Ärztinnen, Ärzten und Angestellten der Pflegeheime, Sozialstationen, Krankenhäuser, Ambulanzen und Firmen, die uns bei den Film- und Fotoaufnahmen großartig unterstützt haben.

Es ist nicht selbstverständlich, sich bei der Arbeit so genau über die Schulter sehen zu lassen. Umso mehr bedanken wir uns für die Geduld, aktive Unterstützung und freundliche Betreuung.

**Diakonie-Klinikum Stuttgart**
Rosenbergstraße 40
70176 Stuttgart

**Klinik Holthausen**
Klinik für Neurochirurgische Rehabilitation
Am Hagen 20
45527 Hattingen

**Kreiskrankenhaus Tauberbischofsheim**
Albert-Schweitzer-Straße 37
97941 Tauberbischofsheim

**Pflegeheim Pleystein GmbH**
Wohnen am Kreuzberg
Vohenstraußer Straße 7
92714 Pleystein

**Pflegeheim Süßen**
Lange Straße 23–25
73079 Süßen

**Polytech Ophthalmologie GmbH**
Arheilger Weg 6
64380 Rossdorf

**Seniorenresidenz am Kaiserring**
Kaiserring 2
78050 Villingen-Schwenningen

# Sachverzeichnis

## A

## C

## E

## F

## G

## H

## L

## M

## O

## P

## Q



## R

## S

## T

## U

## V

## W

## X



## Y



## Z